NOUVEAUX ÉLÉMENTS

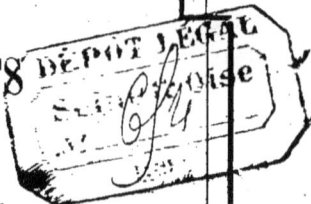

DE

PHARMACIE

PAR

A. ANDOUARD

PROFESSEUR A L'ÉCOLE DE PLEIN EXERCICE DE MÉDECINE ET DE PHARMACIE DE NANTES
CORRESPONDANT DE L'ACADÉMIE DE MÉDECINE

QUATRIÈME ÉDITION REVUE ET AUGMENTÉE

1re PARTIE
(Pages 1 à 640, avec figures 1 à 114

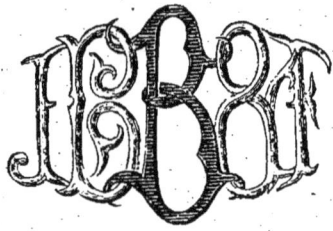

PARIS
LIBRAIRIE J.-B. BAILLIÈRE ET FILS
19, rue Hautefeuille, près du boulevard St-Germain
1892

La 4e édition des **Nouveaux Eléments de Pharmacie**, par A. ANDOUARD, formera
un volume grand in-8 de 1000 pages avec 250 figures. Prix de l'ouvrage complet. 18 fr.

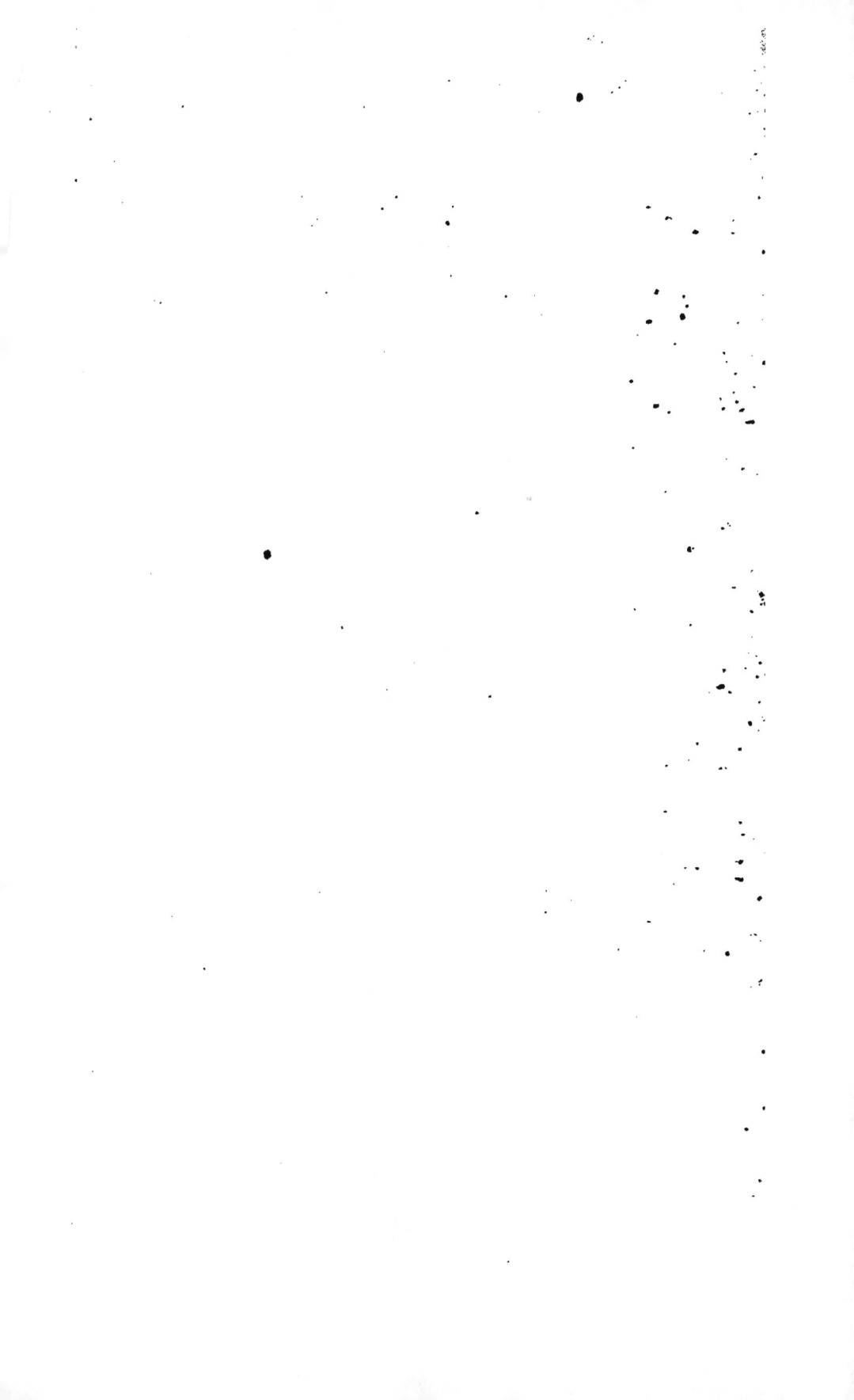

NOUVEAUX ÉLÉMENTS

DE

PHARMACIE

Manipulations de physique, par Henri Buignet, professeur de physique à l'École supérieure de pharmacie de Paris. 1 vol. in-8 de 788 pages, avec 205 fig. et pl. col., cart.. 16 fr.

Manipulations de chimie, par E. Jungfleisch, professeur à l'École supérieure de pharmacie de Paris. 2e *édition*, 1892, 1 vol. gr. in-8 de 1,200 pages, avec 272 figures, cartonné.. 25 fr.

Manipulations de botanique médicale et pharmaceutique. Iconographie histologique des plantes médicinales, par Hérail, professeur agrégé de l'École de pharmacie de Paris, professeur à l'École de médecine d'Alger, et V. Bonnet, préparateur des travaux micrographiques. Préface par le professeur G. Planchon, 1891, 1 vol. gr. in-8 de 320 pages, avec 223 figures et 36 pl. coloriées, cart... 20 fr.

Histoire naturelle des drogues simples, par J.-B. Guibourt et G. Planchon, professeurs à l'École supérieure de pharmacie de Paris. 7e *édition*, 4 forts volumes in-8, avec 1,024 figures..................... 36 fr.

Aide-mémoire de pharmacie. Vade-mecum du pharmacien à l'officine et au laboratoire, par E. Ferrand. 5e *édition*, comprenant les formules du Codex, les médicaments nouveaux, les formules nouvelles et un formulaire vétérinaire. 1891, 1 vol. in-18 jésus de 852 pages, avec 168 figures, cart. 8 fr.

Manuel de l'étudiant en pharmacie, par Ludovic Jammes. *Aide-mémoire d'analyse chimique et de toxicologie*, 1892, 1 vol. in-18, avec fig., cart. 3 fr.

Aide-mémoire de physique, 1 vol. in-18, avec figures, cart............ 3 fr.

Aide-mémoire d'hydrologie, de minéralogie et de géologie, 1892, 1 vol. in-18, avec figures, cart.. 3 fr.

Aide-mémoire de botanique, 1892, 1 vol. in-18, avec fig., cart......... 3 fr.

Aide-mémoire de chimie, 1892, 1 vol. in-18, avec figures, cart.......... 3 fr.

Aide-mémoire de micrographie et de zoologie, 1 vol. in-18, avec fig., cart. 3 fr.

Nouveaux éléments de chimie médicale et de chimie biologique, avec les applications à l'hygiène, à la médecine légale et à la pharmacie, par R. Engel, professeur à la Faculté de médecine de Montpellier. 4e *édition*, revue et corrigée. 1892, 1 vol. in-8 de 800 pages, avec 250 figures.. 7 fr.

Formulaire des médicaments nouveaux et des médications nouvelles, par H. Bocquillon-Limousin, pharmacien de première classe. 3e *édition*, 1892, 1 vol. in-16 de 300 p., cart..................................... 3 fr.

Formulaire officinal et magistral international, comprenant environ quatre mille formules, par J. Jeannel, professeur à la Faculté de médecine de Lille, et M. Jeannel, professeur à la Faculté de médecine de Toulouse. 4e *édition*, 1 vol. in-18 de xvi-1040 pages, cart............ 6 fr. 50

Formulaire de l'Union médicale, douze cents formules favorites des médecins français et étrangers, par le docteur N. Gallois, 4e *édition*, 1 vol. in-32 de 640 pages, cartonné .... 3 fr. 50

8165-90. — Corbeil. Imprimerie Crété.

NOUVEAUX ÉLÉMENTS

DE

PHARMACIE

PAR

A. ANDOUARD

PROFESSEUR A L'ÉCOLE DE PLEIN EXERCICE DE MÉDECINE ET DE PHARMACIE DE NANTES
CORRESPONDANT DE L'ACADÉMIE DE MÉDECINE

QUATRIÈME ÉDITION REVUE ET AUGMENTÉE

Avec 200 figures intercalées dans le texte

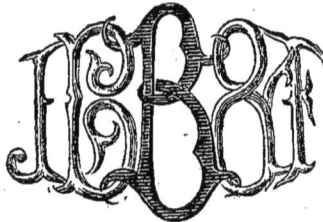

PARIS

LIBRAIRIE J.-B. BAILLIÈRE ET FILS

19, rue Hautefeuille, près du boulevard Saint-Germain

1892

PRÉFACE

Les sciences médicales font, depuis quelques années, une évolution prévue, dont la portée sur la thérapeutique est déjà considérable. Les belles théories de M. Pasteur y règnent désormais en souveraines ; aussi, la principale préoccupation du médecin est-elle, aujourd'hui, de détruire ou tout au moins de réduire à l'impuissance les microbes dont sont justiciables un grand nombre de maladies. De là une recherche ardente autant que générale des germicides les plus efficaces et, par suite, l'accroissement incessant de leur nombre dans l'arsenal pharmaceutique.

D'un autre côté, les préférences des praticiens pour les médicaments simples se dessinent chaque jour davantage. Elles tendent au délaissement absolu des mélanges complexes légués par les premiers âges de la médecine et à l'emploi presque exclusif des principes immédiats, dont l'action physiologique peut seule être rigoureusement définie.

J'ai dû tenir grand compte de ce double courant, dans cette *quatrième édition*. Il était nécessaire de marquer l'état actuel de la transformation qui s'accomplit à grands pas et qui oblige le pharmacien à être plus que jamais un chimiste habile.

A cet effet, j'ai élargi, dans la mesure du possible, la nomenclature des antiseptiques et j'ai consacré des pages nombreuses à tous les autres médicaments nouveaux que l'expérimentation a recommandés, sans pour cela les considérer comme définitivement acquis à la matière médicale. Qu'on ne soit point surpris des lacunes laissées à dessein parmi les découvertes de la dernière heure. Plus d'une de ces découvertes semble déjà vouée à l'oubli, au lendemain de son apparition ; en outre, il n'était pas possible de transformer en encyclopédie un ouvrage destiné avant tout à faciliter aux étudiants le succès de leurs examens. Ces deux considérations m'imposaient une certaine réserve dans le choix des additions à réaliser.

Les avantages, pour l'étude, de la classification des médicaments précédemment adoptée ayant reçu maintenant la consécration du temps, je n'ai apporté au plan du livre que des modifications de détail sans importance. Voici, dans leur ensemble, la distribution des divers chapitres et la justification de l'ordre suivant lequel ils sont disposés.

On définit ordinairement la pharmacie : *l'art de préparer les médicaments.*

Il serait plus exact de l'appeler *la science des médicaments et de leur préparation*, car le pharmacien ne doit pas seulement savoir manipuler les substances médicinales, il doit connaître tout ce qui a trait à leurs propriétés physiques et chimiques, aux altérations et aux falsifications dont elles peuvent être l'objet.

Cette dernière partie de la science pharmaceutique est même la plus importante. En effet, sans la connaissance approfondie de la composition des substances et des réactions qu'elles peuvent subir et engendrer, le médecin ne pourra formuler avec sécurité, et le pharmacien, manquant de guide dans le choix des méthodes de préparation, ne saura prévoir les actions de contact, ni prévenir les décompositions qui en sont la conséquence.

Le Codex de 1866 donnait le nom de médicament à *toute substance introduite dans l'économie en vue de remédier à un état de maladie.*

Le nombre des médicaments successivement inscrits dans la matière médicale est considérable. On les dit *officinaux* ou *magistraux*, suivant qu'on les prépare à l'avance ou seulement à l'instant du besoin ; *simples* ou *composés*, selon qu'ils sont formés d'une ou de plusieurs substances ; enfin, ils sont *internes* ou *externes*, d'après l'usage auquel on les destine.

Les pharmacologistes ont réparti ces médicaments en groupes nombreux, fondés soit sur leurs propriétés médicinales, soit sur leurs affinités pharmaceutiques. Je n'adopte pas la première classification, parce qu'elle a le défaut de placer les uns près des autres les produits les plus disparates au point de vue du genre. La seconde me paraît préférable, mais j'écarte également les nomenclatures jusqu'à présent proposées. Elles n'ont servi qu'à compliquer l'étude, en introduisant dans la science une foule de termes inutiles, alors qu'en matière d'enseignement on doit s'efforcer de simplifier.

Je regarde la chimie comme la meilleure base de classification pharmaceutique et je partage les médicaments en deux séries, suivant que leur composition chimique est connue d'une manière *complète* ou seulement d'une manière *approximative*.

Ces deux classes répondent à celles des *médicaments chimiques* et *galéniques*, autrefois usitées, mais elles ont un sens plus exact. En outre, je les ai placées dans un ordre inverse de celui qui est généralement adopté. Il est logique de procéder du simple au composé ;

on ne peut interpréter facilement les phénomènes chimiques, dont les mélanges doivent être le siège, si l'on n'est familiarisé d'avance avec les métamorphoses que peuvent éprouver leurs éléments.

Dans la première série, les médicaments sont distribués d'après leur fonction chimique, seul lien qu'ils offrent entre eux. J'ai réuni dans un premier chapitre les opérations pharmaceutiques les plus importantes. Je décris ensuite les *corps simples*, puis les *composés minéraux binaires et ternaires*, enfin les *composés de nature organique*. Cette disposition a pour avantage d'être claire et de rappeler à la mémoire la fonction de chaque substance, dans l'ordre chimique.

Pour grouper les produits de la deuxième série, j'ai choisi comme base le véhicule employé à leur préparation. Après avoir tracé les préceptes qui doivent présider à la récolte et à la dessiccation des substances végétales ou animales, je passe successivement en revue les *poudres*, les *pulpes*, les *sucs* et les *espèces*, puis les médicaments obtenus par l'intermédiaire de *l'eau*, de *l'alcool*, de la *glycérine*, de *l'éther*, des *corps gras*, des *essences*, du *vin*, du *vinaigre*, et de la *bière*.

Les derniers chapitres sont consacrés aux médicaments à la composition desquels concourent tous les autres : *pilules*, *capsules*, *liniments* et *fumigations*.

J'analyse, dans chaque subdivision, les produits les plus importants. Leur préparation est l'objet d'une description très condensée, mais toujours minutieuse. J'indique, en premier lieu, le procédé inscrit au Codex, que tout praticien doit savoir, et lorsque le formulaire légal est muet, je choisis, parmi les moyens préconisés, celui qui me paraît le meilleur. Convaincu que la connaissance des autres procédés a son utilité, même lorsqu'ils sont un peu défectueux, j'en donne quelques-uns à la suite, en indiquant leurs avantages et leurs inconvénients respectifs.

On entend souvent répéter que la pharmacie doit rester désormais étrangère à la préparation des produits chimiques. Dans ces termes absolus, cette opinion est fausse et dangereuse ; le pharmacien a le devoir étroit de préparer un grand nombre de ces produits. D'un autre côté, il ne peut ignorer les procédés qu'emploie l'industrie pour fabriquer les autres. Il doit également être à même de vérifier l'identité de ces derniers et de les purifier, quand ils ne satisfont pas aux exigences pharmaceutiques.

Afin de répondre à ces divers besoins, j'ai donné des détails circonstanciés sur les *caractères* des médicaments, sur leur *purification* et sur la recherche des principales *fraudes* auxquelles ils sont exposés.

J'ai traduit, pour en faciliter l'intelligence, la plupart des réactions chimiques en formules empruntées aux systèmes des équivalents et des poids atomiques, tous deux employés aujourd'hui dans l'enseignement, en attendant le jour peut-être encore lointain où une seule notation, dégagée des hypothèses qui encombrent la science actuelle, sera universellement appliquée à l'interprétation des phénomènes chimiques.

Un dernier paragraphe contient les notions relatives à l'usage des substances médicinales, à l'historique abrégé de leurs applications et aux altérations qu'elles subissent, quand leur emploi n'est pas immédiat.

Je me suis efforcé d'accumuler dans ce traité le plus grand nombre de faits possible . J'y ai consigné toutes les formules du Codex, et beaucoup d'autres que recommandent leur ancienneté ou leur usage fréquent. Pour le compléter, j'ai mis à contribution les pharmacopées les plus estimées et les publications périodiques françaises et étrangères. J'espère qu'il résume fidèlement les derniers progrès de la science, et qu'il sera utilement consulté tant par les étudiants en pharmacie et en médecine, qui préparent des examens ou des concours, que par les praticiens eux-mêmes.

A. ANDOUARD.

Nantes, le 20 février 1892.

TABLE DES MATIÈRES

LIVRE I

MÉDICAMENTS DE COMPOSITION CHIMIQUE SIMPLE ET DÉFINIE

SELS OXYGÉNÉS.

LIVRE II

MÉDICAMENTS DE COMPOSITION CHIMIQUE COMPLEXE ET SOUVENT PEU DÉFINIE

Classification des médicaments.

MÉDICAMENTS de composition chimique simple et définie.

- **MINÉRAUX** ....
  - Corps simples.
  - Corps composés....
    - Corps neutres.
    - Acides minéraux.
    - Alcalis et oxydes métalliques.
    - Sels.
- **ORGANIQUES** ....
  - Acides organiques..
  - Alcalis organiques.
  - Sels.
  - Alcools.
  - Aldéhydes.
  - Phénols.
  - Éthers.
  - Glucosides et hydrates de carbone.
  - Amides, ferments solubles.
  - Hydrocarbures, corps non classés.

MÉDICAMENTS de composition chimique complexe et souvent peu définie.

POUDRES.
PULPES.

- **SUCS.**
  - Animaux.
  - Végétaux....
    - Aqueux ......
      - Acides.
      - Sucrés.
      - Extractifs.
    - Gommeux.
    - Résineux....
      - Sucs laiteux.
      - Térébenthines.
      - Résines proprement dites.
      - Baumes.
    - Huileux.
    - Essences.

ESPÈCES.

MÉDICAMENTS préparés avec

- L'eau ....
  - Apozèmes.
  - Bains.
  - Bouillons.
  - Cataplasmes.
  - Collyres.
  - Conserves, chocolats.
  - Eaux distillées.
  - Électuaires, confections, opiats.
  - Émulsions, loochs.
  - Extraits aqueux.
  - Gargarismes, collutoires.
  - Gelées.
  - Injections, lavements.
  - Lotions, fomentations.
  - Mellites.
  - Mucilages.
  - Pâtes.
  - Potions.
  - Saccharures.
  - Sirops.
  - Tablettes, pastilles.
  - Tisanes.
- L'alcool ....
  - Teintures alcooliques.
  - Alcoolats.
  - Extraits alcooliques.
- La glycérine ....
  - Glycérés.
- L'éther ....
  - Teintures éthérées.
  - Extraits éthérés.
- Les corps gras....
  - Cérats.
  - Écussons.
  - Emplâtres.
  - Huiles médicinales.
  - Onguents.
  - Pommades.
  - Sparadraps.
  - Suppositoires.
- Les essences........
  - Myrolés.
  - Oléosaccharures.
- Le vin ....
  - Vins médicinaux.
- Le vinaigre........
  - Vinaigres médicinaux.
- La bière............
  - Bières médicinales.

PILULES.
CAPSULES, CACHETS MÉDICAMENTEUX.
LINIMENTS.
FUMIGATIONS.

Équivalents et poids atomiques des corps simples.

CORPS SIMPLES.	SYMBOLE.	ÉQUIVALENT.	POIDS ATOMIQUE.
Aluminiun....................	Al	13.75	27.5
Antimoine.....	Sb	122	122
Argent.......................	Ag	108	108
Arsenic.......................	As	75	75
Azote.......................	Az	14	14
Baryum.......................	Ba	68.5	137
Bismuth......................	Bi	210	210
Bore........................	Bo	11	11
Brome.......................	Br	80	80
Cadmium	Cd	56	112
Calcium......................	Ca	20	40
Carbone......................	C	6	12
Chlore.......................	Cl	35.5	35.5
Chrome........	Cr	26.3	52.4
Cobalt.......................	Co	29.5	59
Cuivre.......................	Cu	31.75	63.5
Étain........................	Sn	59	118
Fer..........	Fe	28	56
Fluor.....	Fl	19	19
Iode........................	I	127	127
Lithium......................	Li	7	7
Magnésium....................	Mg	12	24
Manganèse....................	Mn	27.5	55
Mercure........	Hg	100	200
Molybdène................ ..	Mo	48	96
Nickel.......................	Ni	29.5	59
Or...........................	Au	98.5	197
Oxygène......................	O	8	16
Phosphore	P	31	31
Platine......................	Pt	98.5	197
Plomb	Pb	103.5	207
Potassium	K	39.1	39.1
Silicium....	Si	14	28
Sodium..................... ..	Na	23	23
Soufre.....................	S	16	32
Strontium....................	Sr	43.75	87.5
Thallium.....................	Tl	204	204
Titane.......................	Ti	25	50
Tungstène	Tu	92	184
Uranium....	U	60	120
Vanadium	V	51.4	51.4
Zinc........................	Zn	32.5	65

Table de solubilité de quelques médicaments.

UNE PARTIE EST SOLUBLE dans :	EAU à 15°.	EAU à 100°.	ALCOOL à 90°.	ÉTHER.	CHLORO-FORME.	GLYCÉRINE D=1,142.
Acétate de plomb neutre...	1.69	»	8	»	»	5
Acide arsénieux opaque...	80	9	140.83	»	»	5
— arsénique..........	2	»	»	»	»	5
— benzoïque.........	400	12.03	2 40	3.18	»	10
— borique cristallisé...	30	3.5	16	»	»	10
— citrique...........	0.75	0.59	1.89	44.15	»	toute prop.
— oxalique..........	8.71	1	6.8	78.9	»	7 50
— phénique..........	16	»	toute prop.	toute prop.	»	très soluble.
— salicylique........	413.22	12.6	2.37	1.98	»	»
— tartrique..........	0.66	0.50	2.43	250	»	toute prop.
Arséniate de soude.......	4	»	60	»	»	2
Azotate d'argent..........	1	0.50	10	»	»	toute prop.
— de baryte.........	20	2.84	insoluble.	»	»	»
— de plomb	7.5	»	insoluble.	»	»	»
— de potasse.........	3.94	0.4	»	»	»	»
— de strychnine.......	90	3	60	insoluble.	15	25
Baryte hydratée cristallisée.	25	10	insoluble.	»	»	»
Borate de soude prismatiq.	22	2	insoluble.	»	»	1.66
Brome..................	30.09	»	soluble.	très soluble.	facil. solub.	toute prop.
Bromure de potassium.....	très soluble.	»	peu soluble.	insoluble.	»	4
Camphre...............	840	»	0.83(alc.80°)	soluble.	soluble.	insoluble.
Carbonate d'ammoniaque..	3.6	»	insoluble.	insoluble.	»	5
— de potasse.........	0.92	»	insoluble.	insoluble.	insoluble.	»
— de potasse (bi) cristal.	4	décomposé.	»	»	»	»
— de soude cristallisé.	2	0.22	»	»	»	1.02
— de soude (bi).......	13	décomposé.	»	»	»	12.50
Chaux..................	781	1270	»	»	»	»
Chlorate de potasse.......	16.6	1.66	»	»	»	30.3
— de soude...........	3	0.5	»	»	»	»
Chlorhydrate d'ammoniaq.	2.72	1	8.3	»	»	5
— de morphine.......	20	1	soluble.	»	»	5
Chloroforme.............	100	»	toute prop.	toute prop.	»	insoluble.
Chlorure de baryum	2.5	1.3	»	»	»	10
— de mercure (bi).....	15.2	1.85	3.61	4.10	»	13.33
— de sodium.........	2.79	2.47	»	»	»	5
Chromate de potasse (bi)...	10	»	décomposé.	insoluble.	»	décomposé.
Créosote	80 à 90	»	facil. solub.	»	»	toute prop.
Cyanure de mercure.....	8	2.7	20	»	»	3.73
— de potassium.......	très soluble.	»	83	»	»	3.12
Ether officinal à 0,720.....	9	»	toute prop.	»	»	insoluble.
Iode...................	7000	«	très soluble.	très soluble.	très soluble.	52.63
Iodoforme..............	insoluble.	»	très soluble.	»	»	»
Iodure de potassium.....	0.71	0.45	18	»	»	2.50
Oxalate (bi) de potasse....	40	5.55	insoluble.	»	»	»
Permanganate de potasse.	15.15	»	décomposé.	»	»	décomposé.
Phosphate de soude cristall.	4	2	»	»	»	»
Santonine................	diffic. solub.	250	44	70	5	»
Soude pure..............	1	»	facil. solub.	insoluble.	»	toute prop.
Sucre de canne...........	0.45	0.2	111	insoluble.	»	»
— de lait............	5	2.5	insoluble.	insoluble.	»	»
Sulfate d'alumine et de po-tasse (alun)......	10.5	0.3	insoluble.	insoluble.	»	2.50
— d'atropine.........	soluble.	»	»	»	»	3.03
— de chaux......	382	400	»	»	»	»
— de cinchouidine	96	»	»	»	»	»
— de cinchonine basiq.	65	14	»	»	60	14.92
— de cuivre cristallisé.	4	2	»	»	»	3.33
— de fer cristallisé....	2	0.3	»	»	»	4
— de magnésie........	1	0.15	»	»	»	»
— de potasse	9.46	3.79	»	»	»	»
— de quinidine	110	»	»	»	»	»
— de quinine ordinaire basique..........	755	30.76	80 (alc.à 80°)	»	»	36.36
— de quinine neutre...	10.9	»	32	»	»	»
— de soude..........	2.8	0.5	insoluble.	»	»	0.86
— de strychnine off....	10	2	75	»	»	4.44
— de zinc...........	0.74	0.15	insoluble.	»	»	»
Tannate de quinine.......	peu soluble.	»	très soluble.	»	»	200
Tanuin	peu soluble.	»	soluble.	peu soluble.	»	2
Tartrate d'antimoine et de potasse (émétique).	14	1.8	»	»	»	18.18
— borico-potasique...	0.75	0.25	»	»	»	»
— de potasse acide....	250	15.01	»	»	»	»
— de potasse neutre...	4	toute prop.	»	»	»	»
— de potasse et soude..	1.2	toute prop.	insoluble.	»	»	»
Urée...................	1	»	5	très peu sol.	»	2
Valérianate de quinine....	110	40	6	très peu sol.	»	»

ÉLÉMENTS
DE PHARMACIE

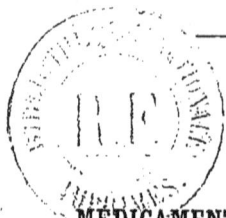

LIVRE PREMIER

MÉDICAMENTS DE COMPOSITION CHIMIQUE SIMPLE ET DÉFINIE

CHAPITRE PREMIER

MANIPULATIONS PHARMACEUTIQUES

Les manipulations auxquelles on a recours, pour préparer ou pour analyser les médicaments, sont très variées. Les principales sont au nombre de vingt-cinq ; elles seront décrites dans l'ordre suivant :

1. Section.	10. Congélation.	18. Fusion.
2. Pulvérisation.	11. Évaporation.	19. Carbonisation.
3. Tamisation.	12. Vaporisation.	20. Calcination.
4. Dilution.	13. Distillation.	21. Incinération.
5. Pulpation.	14. Cristallisation.	22. Réduction.
6. Expression.	15. Dessiccation.	23. Fermentation.
7. Dissolution.	16. Trochiscation.	24. Dialyse.
8. Clarification.	17. Torréfaction.	25. Pesage, mesurage.
9. Lavage.		

§ 1. SECTION.

La *section* a pour objet la division des substances médicamenteuses, au moyen d'un instrument tranchant.

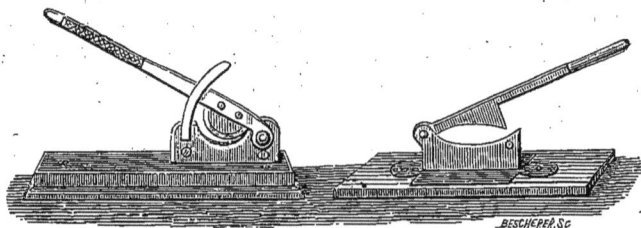

Fig. 1. — Coupe-racines à lame convexe.   Fig. 2. — Coupe-racines à lame concave, de Deschamps.

On l'exécute en coupant ces substances avec des couteaux, des haches ou des ciseaux, suivant la résistance qu'elles offrent à la division.

ANDOUARD. — 4e édition.   1

On construit, pour la section des racines, des couteaux particuliers d'une grande puissance, composés de deux lames tranchantes, dont l'inférieure est fixe, tandis que la supérieure est mobile. Différentes formes sont données à ces lames; les plus usitées et les plus commodes sont représentées dans les figures 1 et 2.

§ 2. PULVÉRISATION.

On donne le nom de *pulvérisation* à l'opération à l'aide de laquelle on réduit les médicaments en particules plus ou moins ténues.

Plusieurs moyens conduisent à ce résultat, et leur variété est imposée par la nature même des substances à pulvériser. Ceux qu'on emploie en pharmacie sont au nombre de dix, à savoir : la *rasion*, la *mouture*, la *contusion*, la *trituration*, le *frottement*, la *porphyrisation*, la *pulvérisation par intermède*, la *précipitation*, l'*efflorescence* et la *réduction*.

A. RASION. — Le nom de *rasion* s'applique à la division faite au moyen de la râpe ou de la lime.

Les corps qu'on pulvérise ainsi sont ceux qui possèdent une grande élasticité, tels sont : les bois, la noix vomique, la fève Saint-Ignace, le camphre, les métaux mous, comme l'étain, ou fibreux et tenaces, comme le fer. La rasion ne peut fournir qu'une poudre relativement grossière.

B. MOUTURE. — La *mouture* est la pulvérisation obtenue à l'aide d'un instrument appelé moulin. Elle est réservée aux semences, principalement à celles qui contiennent de l'huile, et qui ne se pulvériseraient pas facilement par les autres méthodes.

La construction des moulins est très différente, suivant leur appropriation; mais leur pièce principale consiste toujours en deux surfaces rugueuses, dont l'une peut être fixe et l'autre mobile, ou qui tournent toutes deux en sens inverse. Les aspérités de ces surfaces sont formées par des dents ou par des arêtes tranchantes. Ce dernier genre convient aux semences huileuses mieux que le premier; il n'exerce pas une pression aussi forte et ne provoque pas l'expulsion de l'huile.

C. CONTUSION. — On appelle *contusion* la division que l'on effectue en frappant énergiquement avec un pilon une substance placée dans un mortier (fig. 3, 4).

Le mortier doit être de nature telle qu'il ne soit pas attaqué par le corps à mettre en poudre. On le choisit de préférence en fer, quand il s'agit de pulvériser des matières sèches et dures, les racines, les écorces, les semences, et même les feuilles et les fleurs. On le prend en marbre ou en porcelaine, lorsque les substances sont friables, comme le sucre, la gomme et la plupart des sels. Il n'est pas prudent de se servir de mortiers de laiton ; il s'en détache facilement des parcelles d'alliage, qui se mélangent à la poudre. Enfin, les médicaments acides et ceux qui attaquent les métaux doivent être pulvérisés dans des mortiers de porcelaine, de biscuit ou de verre.

Les pilons sont généralement de même nature que les mortiers ; cependant on frappe avec des pilons de bois ou de porcelaine dans les mortiers de, marbre. Lorsqu'ils sont de bois, on les façonne avec les essences les plus compactes et les plus dures : buis, gaïac, etc. Leur forme est peu variée ; on les termine le plus souvent par un renflement piriforme, quelquefois par un prolongement sphérique ou cylindrique, ou par des lames tranchantes et divergentes. Ces modifications sont indiquées par la texture des matières à contuser.

Lorsque les poudres qu'on prépare sont dangereuses à respirer, on couvre le mortier avec un cône de peau souple, exactement adapté sur ses bords ou sur un couvercle spécial et percé d'un trou au sommet, pour le passage du pilon (fig. 5). La même précaution convient également lorsqu'on opère sur des substances inoffensives ; dans tous les cas, elle s'oppose à la déperdition du produit.

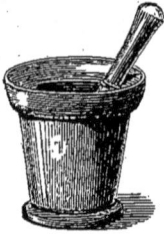

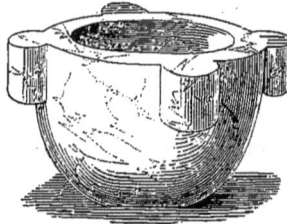

Fig. 3 et 4. — Mortiers.   Fig. 5. — Mortier couvert.

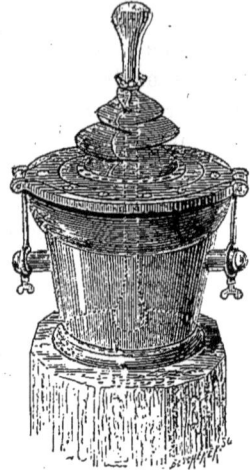

Pendant la contusion, les chocs répétés du pilon échauffent le mortier et son contenu. Cette opération n'est donc pas applicable aux médicaments que ramollit facilement la chaleur.

D. Trituration. — La *trituration* consiste à broyer les matières sous le pilon, en imprimant à celui-ci un mouvement circulaire dans le mortier. Elle est employée à la division des corps friables, parmi lesquels on peut ranger un certain nombre de sels, et aussi à la pulvérisation des résines et des gommes-résines, qui s'agglomèreraient en s'échauffant par la contusion.

E. Frottement. — On pulvérise par frottement, en les promenant sur un tamis, les substances faciles à désagréger : la céruse, le carbonate de magnésium et l'agaric blanc, par exemple. Cette méthode ne comporte qu'un très petit nombre d'applications.

F. Porphyrisation. — La *porphyrisation* est une trituration prolongée qui se fait sur une

Fig. 6. — Molette M et tablette pour porphyriser.

pierre dure (*porphyre*), au moyen d'un instrument nommé *molette* (fig. 6). Elle a pour but de donner aux poudres déjà obtenues un degré de ténuité très grand, et elle convient surtout aux substances minérales.

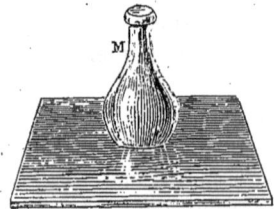

La tablette sur laquelle on pratique la porphyrisation est en pierre très dure, en marbre ou en verre. Il faut que la matière dont elle est formée soit nécessairement plus dure que la substance à porphyriser, et qu'elle ne puisse être attaquée par celle-ci.

Quant à la molette, c'est un pilon raccourci, de même nature que la tablette, et dont l'extrémité inférieure doit être un peu convexe ; autrement construite, elle chasserait la poudre devant elle sans la saisir. Pour faciliter son action, souvent on humecte la poudre avec de l'eau ou avec un autre liquide approprié. Ce moyen n'est bon qu'autant que l'eau ne peut ni dissoudre, ni altérer le médicament. L'huile a été proposée pour remplacer l'eau, mais elle doit être absolument rejetée, car il est difficile ensuite de la séparer de la poudre, à laquelle elle communique une odeur et une saveur désagréables.

G. PULVÉRISATION PAR INTERMÈDE. — On appelle ainsi la pulvérisation dans laquelle on interpose les particules d'un corps étranger entre celles des corps à diviser. L'intermédiaire peut être *solide*, *liquide* ou *gazeux*.

a. Intermédiaire solide. — On pulvérise avec du sucre ou un sel soluble : l'or, l'argent, l'étain, préalablement laminés. Quand la division est complète, on traite le mélange par l'eau bouillante, qui dissout l'intermédiaire, et on recueille la poudre sur un filtre.

Si les métaux sont facilement fusibles, on peut les diviser en les introduisant, fondus, dans une boîte sphérique, rugueuse et frottée de craie, à laquelle on imprime un mouvement rapide et continu.

Avec le sucre également, on met en poudre la vanille, la muscade, les semences huileuses, et toutes les substances de consistance molle, qu'on ne peut sécher sans les altérer. Dans ces cas, le sucre reste mélangé au médicament.

b. Intermédiaire liquide. — Un certain nombre de médicaments ne peuvent être divisés qu'à l'aide d'un intermédiaire liquide. Le riz, le salep, la noix vomique et les substances douées d'une grande élasticité exigent l'intervention de l'eau ; pour le camphre, on prend de l'alcool ou de l'éther ; avec le phosphore, les dissolutions salines réussissent mieux que l'eau pure.

La même méthode est souvent appliquée à la pulvérisation des sels cristallisés : chlorure d'ammonium, nitrate de potassium, etc. On dissout ces produits dans la plus petite quantité d'eau possible et l'on en trouble la cristallisation par une agitation soutenue, qui donne une poudre d'une ténuité satisfaisante.

c. Intermédiaire gazeux. — On a recours à un intermédiaire gazeux, qui est habituellement l'air, quand on veut pulvériser le soufre ou le calomel. Si l'on fait arriver ces corps, en vapeurs, dans des chambres d'assez vaste capacité, les vapeurs se condensent au contact de l'air froid et se déposent en poudre d'une grande ténuité.

H. EFFLORESCENCE. — Les sels qui renferment un certain nombre d'équivalents d'eau, et qui sont efflorescents, sont pulvérisés par un artifice très simple. Il suffit de faciliter leur efflorescence, en les exposant au soleil, ou à l'air sec et tiède d'une étuve peu chauffée. Ils se transforment en une poudre très ténue, représentant un sel moins hydraté, ou un sel anhydre, suivant leur nature et la température à laquelle ils ont été exposés.

I. Précipitation. — Le meilleur moyen de mettre en poudre impalpable un sel insoluble dans l'eau est de le préparer par précipitation chimique. En mélangeant, par exemple, une dissolution d'azotate mercureux à une dissolution de chlorure de sodium, on obtient du chlorure mercureux dans le plus grand état de division possible. Il en est de même du soufre, de l'oxyde mercurique, de l'iodure de plomb, et de tous les sels fournis par la précipitation, lorsqu'ils n'affectent pas l'état gélatineux. On ne doit pas oublier que cette méthode, hydratant quelquefois les corps, peut en modifier les propriétés.

J. Réduction. — Cette méthode est rarement applicable. Cependant c'est elle qui donne du fer d'une grande ténuité, lorsqu'on chauffe le sesquioxyde de ce métal dans un courant d'hydrogène.

§ 3. TAMISATION, CRIBRATION.

La *tamisation* est le complément obligé de la pulvérisation. Son but est de donner aux poudres une ténuité déterminée, en les faisant passer au travers d'instruments nommés *tamis*.

Un tamis est un tronçon de cylindre, à large diamètre et à faible hauteur, formé par deux cercles en bois mince, entre lesquels on tend des tissus à mailles plus ou moins serrées. Lorsque les mailles sont très écartées, le tamis prend le nom de *crible*, et la tamisation celui de *cribration*.

Les tamis fins sont faits avec des tissus de laiton, de crin ou de soie ; les cribles, avec de la peau percée de trous, ou avec des toiles métalliques en fil de fer ou de laiton. On les distingue entre eux

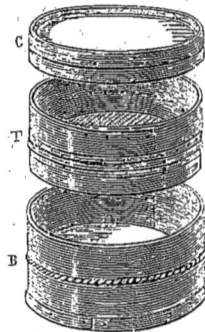

Fig. 7. — Tamis à tambour.

par des numéros indiquant le nombre de mailles qu'ils présentent par pouce carré ($0^m,027$ car.). Les tamis de soie sont parfois aussi désignés comme il suit : 00 (140 mailles) ; 0 (120 mailles) ; n° 1 (100 mailles) ; n° 2 (90 mailles) ; n° 3 (80 mailles) ; etc.

Lorsqu'on veut tamiser une poudre, on imprime au tamis un mouvement de va-et-vient, en le promenant doucement sur une surface horizontale. On a soin d'éviter les chocs, qui feraient passer une poudre plus grossière à travers les mailles du tamis.

Pour la tamisation des poudres très ténues ou dangereuses à respirer, dont on tient à éviter la dispersion dans l'atmosphère du laboratoire, on fait entrer, à frottement, le tamis T (fig. 7) dans un cylindre clos inférieurement B appelé *tambour*, où se rassemble la poudre tamisée ; puis on lui superpose un couvercle C, qui le ferme hermétiquement. A l'aide de cette précaution, la tamisation se fait sans perte, et elle est sans danger pour l'opérateur.

§ 4. DILUTION.

La *dilution* consiste à délayer une poudre dans de l'eau, à laisser reposer pendant quelques instants, pour permettre aux particules les plus grossières de se précipiter, et à décanter, dans un autre vase, celles qui sont encore en suspension. On recueille alors celles-ci, par filtration ou par décantation. Quant à la poudre grossière, on la porphyrise de nouveau, s'il y a lieu de lui faire subir une deuxième dilution.

Cette opération sert à isoler les poudres de ténuité différente, qui proviennent de la porphyrisation. Elle ne peut être appliquée qu'à la séparation des poudres minérales auxquelles l'eau ne fait éprouver aucune décomposition : bol d'Arménie, cinabre, hématite, etc.

§ 5. PULPATION.

On désigne sous le nom de *pulpation* l'opération à l'aide de laquelle on transforme en pâte les végétaux succulents, en séparant leur parenchyme des parties fibreuses et membraneuses.

On pulpe de trois manières : 1° on râpe les racines, les tubercules et les fruits dont la consistance est très ferme, comme les pommes de terre, les oignons, les betteraves, les coings, etc. ;

2° Quand on opère sur des substances molles, on se contente, après les avoir contusées s'il y a lieu, de les écraser sur un tamis de crin, avec une spatule de forme particulière nommée *pulpoire*. Dans ce cas sont les feuilles et les fleurs des plantes fraîches, ainsi que les fruits naturellement mous;

3° On ramollit, à l'aide de la vapeur d'eau ou de l'eau bouillante, les végétaux desséchés et ceux dont on veut éliminer certains principes par la chaleur. On pulpe ensuite, par un des premiers procédés. (V. *Pulpes.*)

§ 6. EXPRESSION.

L'*expression* est une action mécanique ayant pour effet d'expulser les liquides des corps qui en sont imprégnés.

Quand elle n'exige pas l'intervention d'une grande force, on l'exécute en serrant dans les mains la substance à exprimer, ou en l'enfermant dans une toile, à laquelle on fait subir une torsion prolongée. Si ces moyens sont insuffisants, on a recours à des instruments bien connus sous le nom de *presses* (fig. 8 et 9), et dont la puissance est plus ou moins considérable, suivant leur construction.

Plusieurs précautions sont nécessaires pour assurer le fonctionnement satisfaisant d'une presse. Il faut :

1° *Étendre la matière en une couche d'égale épaisseur dans toutes ses parties, fin que la pression soit uniforme;*

2° *Placer cette matière exactement au centre du plateau inférieur, pour ne pas fausser la vis;*

3° *Augmenter lentement la pression, pour éviter la rupture des toiles qui enveloppent la substance;*

4° *Chauffer les plateaux métalliques de la presse, en les plongeant dans l'eau bouillante, quand il est nécessaire*

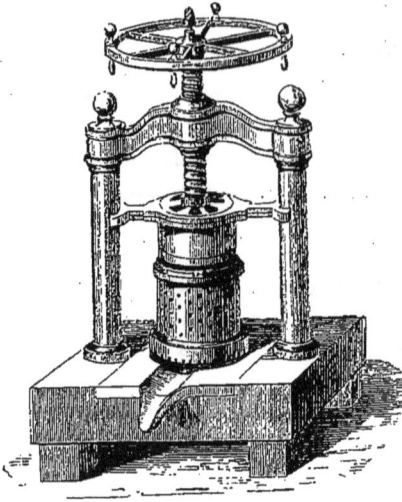

Fig. 8. — Presse à percussion.

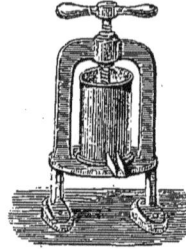

Fig. 9. — Presse-teinture de M. Collas.

de fluidifier des corps visqueux, comme le beurre de muscade, l'huile de ricin
5° *Avoir soin de choisir des plateaux inattaquables par les corps pressés.*

§ 7. DISSOLUTION.

La *dissolution*, ou *solution*, est l'opération qui consiste à désagréger les médicaments au moyen de liquides jouissant de la propriété de diviser à l'infini leurs molécules. Ces liquides prennent le nom de *dissolvants* ou de *véhicules*. Le mélange prend le nom de *soluté*.

Autrefois, le mot *dissolution* désignait plus particulièrement l'opération dans laquelle le corps dissous subit une métamorphose chimique, ainsi qu'il arrive, par exemple, quand on mélange le mercure avec l'acide azotique; et le mot *solution* était employé dans les cas où la substance n'éprouve qu'une modification physique, ce qui semble avoir lieu pour les solutions de gomme ou de sucre dans l'eau. Cette division ne peut être maintenue aujourd'hui. Les solutions d'ordre purement physique sont très peu nombreuses et, la plupart du temps, il est difficile de distinguer nettement la dissolution de la combinaison. Les deux phénomènes ont généralement pour signe commun un effet thermique. Pour la dissolution compliquée d'une action chimique, cet effet est la somme algébrique de l'absorption de chaleur due au travail de liquéfaction et de dilatation du corps dissous, et du dégagement réciproque imputable à la combinaison de ce corps avec son dissolvant. La quantité de chaleur dégagée peut être inférieure, égale ou supérieure à celle qui est absorbée. On constate, dans le premier cas, un abaissement de température, une élévation dans le troisième, tandis qu'aucune manifestation thermique n'a lieu dans le deuxième cas, où les deux effets se compensent.

La dissolution peut être obtenue par six procédés distincts, auxquels on donne les noms de : *solution, macération, lixiviation, infusion, digestion* et *décoction*.

A. SOLUTION. — Il y a *solution* toutes les fois qu'un corps disparaît dans un liquide, sans en troubler la limpidité. Le produit de l'opération est souvent appelé *solutum* ou *soluté*.

Pour faciliter la solution d'un corps *solide*, on le divise, le plus possible, et l'on agite constamment, dans un mortier (fig. 10, 11) ou dans un flacon, la poudre et son dissolvant, afin de mélanger le liquide saturé à celui qui ne l'est pas.

On réussit également bien en plaçant le médicament dans une toile ou sur un diaphragme perforé, que l'on maintient à la surface du dissolvant. Dans ce cas, les portions supérieures du liquide acquièrent, en se saturant, plus de densité; elles tombent au fond du vase, en faisant remonter à la surface les parties du liquide les moins chargées, partant les plus propres à opérer la solution. Il s'établit ainsi un courant, qui tourne au profit de la rapidité de l'opération.

On accélère encore la solution en chauffant le dissolvant, car la solubilité croit généralement avec la température. Quelques substances, cependant, ne se dissolvent pas

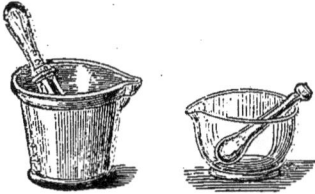

Fig. 10 et 11. — Mortiers.

sensiblement mieux à chaud qu'à froid : ainsi le chlorure de sodium; d'autres même, telles que le sulfate de sodium, sont moins solubles à 100° qu'à une plus basse température.

Les corps très solubles ou volatils doivent être dissous à froid. Il en est de même de ceux qu'il faut traiter par des dissolvants qui, tels que le vin et le vinaigre, sont altérés par la chaleur.

La solution des *liquides* est généralement très facile. On la fait à froid et par le simple mélange du liquide à son dissolvant.

S'il s'agit de dissoudre des *gaz*, les préceptes changent. La solubilité des fluides gazeux obéit à d'autres lois que celle des solides, et les seules conditions qui puissent la favoriser sont : l'*abaissement de la température* du dissolvant, et la *pression* exercée sur le gaz à dissoudre.

Coefficient de partage. — Quand on cherche à enlever à un liquide une substance tenue par lui en dissolution, en se servant pour cela d'un autre liquide insoluble ou peu soluble dans le premier, il est nécessaire de ne pas oublier que la substance ne se dissout jamais intégralement dans un seul des deux liquides en présence. Ceux-ci se partagent le corps soluble, en raison de leur pouvoir dissolvant respectif et d'après une relation simple, formulée comme il suit par MM. Berthelot et Jungfleisch :

Si un corps soluble est sollicité par deux liquides différents et non miscibles l'un à l'autre, les quantités dissoutes par un même volume des deux liqueurs sont entre elles dans un rapport constant.

Ce rapport prend le nom de *coefficient de partage*. Il est indépendant des volumes relatifs des deux dissolvants; il varie, suivant une progression lente, avec la température et la concentration finale des dissolvants.

B. Macération. — La *macération* est l'immersion plus ou moins prolongée des médicaments dans les liquides *froids*, susceptibles de leur enlever leurs principes solubles. Le produit prend le nom de *maceratum* ou *macéré*.

Il n'y a que deux règles à observer pour bien exécuter une macération : diviser autant que possible le corps à traiter; prolonger son contact avec le dissolvant, d'autant plus qu'il est moins facile à dissoudre.

Cette opération convient aux substances très solubles ou altérables par la chaleur, ainsi qu'à celles qui céderaient, à chaud, des principes que l'on veut éviter de dissoudre ; enfin, à toutes les matières qui doivent être épuisées par des liquides, dont on ne peut sans inconvénient élever la température.

Méthode de Cadet. — On donne ce nom à une méthode qui associe l'expression à la macération. On pourrait l'appeler *macération fractionnée.* Pour la mettre en pratique, on fait macérer les poudres avec le double de leur poids de liquide, pendant vingt-quatre heures, et on exprime ; on remet macérer pendant le même temps la poudre déjà traitée ; on exprime de nouveau et l'on recommence une troisième fois, s'il est nécessaire.

L'avantage de ce procédé est de fournir des dissolutions très concentrées. Son principal inconvénient tient à la perte du dissolvant, pendant l'expression, ce qui le rend impraticable avec des liquides très volatils. D'un autre côté, lorsqu'on se sert de l'eau, il ne faut pas trop prolonger l'opération, sinon les liquides sont exposés à fermenter, pendant les chaleurs de l'été surtout.

C. Lixiviation. — On nomme *lixiviation* l'opération dans laquelle on fait passer un liquide à travers une couche épaisse du médicament dont on veut enlever les principes solubles.

Empruntée à l'industrie, qui s'en servait depuis longtemps, la lixiviation a été appliquée aux manipulations pharmaceutiques par MM. Boullay, qui lui donnèrent le nom de *méthode de déplacement.* En la nommant ainsi, ils croyaient qu'un liquide versé sur celui qui imprègne la poudre peut le chasser, le déplacer en un mot, sans s'y mélanger. L'inexactitude de ce fait a été reconnue par Soubeiran, puis par Guilliermond et confirmée par MM. Adrian, Deschamps et Desnoix. Des expériences nombreuses ont prouvé que des liquides superposés se mêlent inévitablement et d'autant plus vite, qu'il y a moins de différence entre leurs densités, et qu'ils sont plus solubles l'un dans l'autre. Malgré ce défaut, la lixiviation rend chaque jour les plus grands services à l'art pharmaceutique.

L'appareil à lessiver le plus employé (fig. 12) est un cylindre en étain, en fer-blanc ou en cuivre étamé, d'une longueur quatre fois plus grande que son diamètre, et terminé inférieurement par un cône muni d'un robinet R. Un diaphragme percé de trous D supporte le médicament; un second diaphragme semblable, A, est posé à la surface de la poudre. Un couvercle C ferme au besoin le cylindre. Le diaphragme supérieur maintient la poudre, et empêche sa surface de se creuser sous le poids du liquide qu'on verse. Quant au robinet, il sert à modérer l'écoulement du liquide, ou à le suspendre, suivant les circonstances.

Cet instrument a reçu de nombreuses modifications dans sa forme et dans ses dimensions. On lui substitue même, pour le traitement des petites quantités de matières, une allonge cylindrique en verre (fig. 13), bouchée ou non, et portant en bas un robinet, qu'on remplace souvent par un simple tampon de coton cardé.

Plusieurs précautions sont essentielles au succès de la lixiviation. En général, il faut d'abord faire, avec la substance à lessiver, une poudre qui ne soit ni ténue, ni grossière, puis tasser cette poudre modérément dans l'appareil. Avec une poudre fine, ou forte-ment tassée, on produit un écoulement trop lent, quelquefois presque nul. Une poudre grossière ou insuffisamment tassée laisse marcher l'opération trop rapidement, et garde une partie des principes qu'elle doit céder.

Le tassement doit être très uniforme ; iné-gal, il permet au liquide de se frayer, dans les parties les moins pressées, des chemins qu'il parcourt alors exclusivement, sans im-prégner ou tout au moins sans épuiser certaines portions de la poudre.

Quand on lessive avec de l'alcool, de l'éther ou du chloroforme, on a moins à se préoccuper de ces inconvénients ; l'opération marche en général très régulièrement. Mais quand on se sert de l'eau, la poudre se gonfle au contact du liquide, et la compres-sion qui en résulte entrave parfois complè-tement la lixiviation. Ces difficultés réunies font que cette manipulation ne réussit qu'entre des mains exercées. Elles obligent à connaître le degré de tassement et de ténuité nécessaire à chaque poudre ; la pratique seule familiarise avec ces détails.

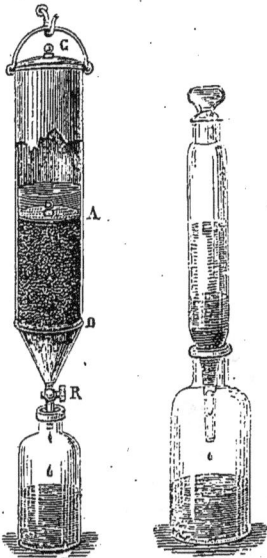

Fig. 12. — Appareil à déplacement (*).

Fig. 13. Appareil simplifié.

Ce qui se passe dans la lixiviation est facile à interpréter. Les premières portions de liquide déposées sur la poudre la pénètrent et se chargent de ses principes. A mesure qu'elle descend dans l'appareil, cette solution ren-contrant d'autre poudre lui soustrait aussi ses éléments solubles, jusqu'à ce qu'elle en soit saturée. Si on verse alors une nouvelle quantité du dissol-vant sur la première, celle-ci quitte la poudre, et s'échappe par l'orifice infé-rieur du cylindre. La liqueur qui passe d'abord est fortement colorée, indice de la grande quantité de matière qu'elle tient en dissolution ; les fractions suivantes sont moins chargées et vont en s'appauvrissant très rapidement.

(*) A, diaphragme déposé sur la poudre. D, diaphragme supportant la poudre. C, couvercle du cylindre. R, clé pour régler l'écoulement.

Dausse a proposé une modification heureuse au procédé primitif de lixiviation : elle consiste à laisser macérer la poudre pendant plusieurs heures avec la moitié de son poids d'eau froide, avant de la tasser dans l'appareil à déplacement. Soubeiran a généralisé cette méthode et le Codex de 1866 l'avait adoptée.

Mouchon la prescrit également, mais il augmente la proportion du liquide, de manière à obtenir une pâte coulante. En opérant ainsi, on provoque le gonflement anticipé de la poudre : on chasse l'air qui lui est adhérent et qui s'opposerait plus tard à son imprégnation ; on obtient

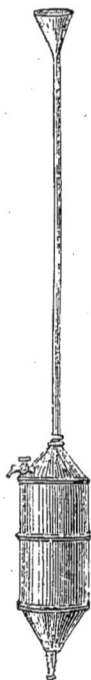

Fig. 14. — Filtre-presse Réal.　　Fig. 15. — Apppareil à déplacement de Berjot (*).　　Fig. 16. — Appareil à déplacement de Payen (**).

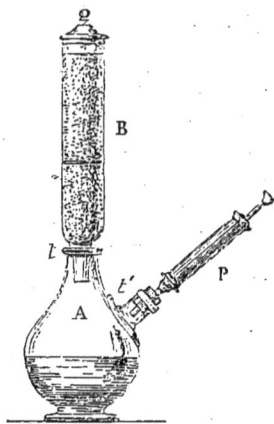

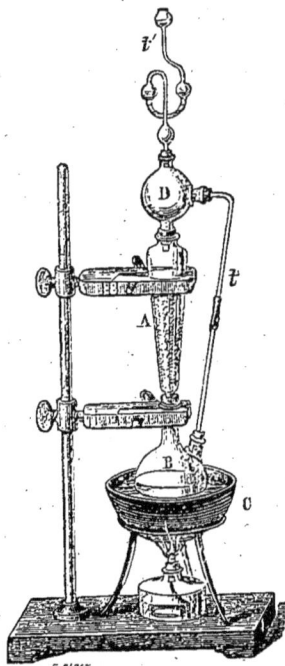

enfin, quand on verse la pâte dans le cylindre, un tassement aussi régulier que possible, et qui met à l'abri des fausses voies. Cette manœuvre très simple diminue beaucoup les chances défavorables de la lixiviation, et quelquefois les efface entièrement.

Quand les poudres médicamenteuses renferment une forte proportion de principe mucilagineux (rhubarbe, noix vomique), on peut les mélanger de sable ou de paille hachée, pour les traiter par déplacement ; néanmoins, leur lessivage est toujours fort difficile à réaliser.

On a cherché à utiliser la *pression*, pour rendre la lixiviation plus prompte

(*) A, récipient. B, allonge contenant la poudre à lessiver et fermant la tubulure *t*. P, pompe aspirante fixée dans la tubulure *t'*.

(**) A, allonge. B, récipient chauffé dans un bain-marie C. D, ballon condensateur. *t*, tube de communication entre les ballons. *t'*, tube de sûreté.

et plus complète. Le premier essai dans ce sens a été fait par le comte
Réal, qui surmontait l'appareil à déplacement d'un long tube, dans lequel
il mit de l'eau d'abord et plus tard du mercure, pour rendre l'instrument
moins embarrassant (fig. 14). Depuis, plusieurs praticiens ont recommandé
de comprimer le liquide avec de la vapeur d'eau ou avec une pompe foulante. Mais il ne semble pas que ces innovations aient tenu toutes leurs pro-
messes; en accélérant le passage du liquide, la pression atténue l'action
du dissolvant; aussi son intervention est-elle à peu près abandonnée.

D'autres pharmacologistes ont pensé qu'il serait avantageux de diminuer la pression, dans le vase où l'on reçoit le produit du lessivage. On y
parvient en déterminant une aspiration, qui peut avoir son utilité dans les
cas où l'on opère avec des liquides un peu visqueux, mais à laquelle on
peut faire les mêmes reproches qu'à l'augmentation de pression. Lorsque,
cependant, cette manipulation est nettement indiquée, on l'effectue commodément dans l'appareil de Berjot (fig. 15).

Quel que soit, d'ailleurs, le soin que l'on prenne en lessivant une poudre
végétale, on ne parvient jamais à lui soustraire tout ce qu'elle renferme de
soluble. Cette insuffisance, qui est encore bien plus marquée dans les
autres procédés de dissolution, n'enlève pas à celui-ci sa supériorité sur les
premiers.

La lixiviation est presque toujours faite à froid; mais on la pratique aussi
avec des liquides chauds et même bouillants. Si ces liquides sont très volatils, on évite leur déperdition par l'emploi de l'appareil de Payen (fig. 16),
où la même fraction du dissolvant passe sur la poudre autant de fois qu'il
est nécessaire pour l'épuiser.

Cet instrument a été modifié dans ses détails par MM. Kopp, Maumené,
Cazeneuve et Caillol, Barbier, Guérin, etc.

L'appareil de M. Guérin (fig. 17) est un perfectionnement de celui de
M. Barbier. Il est composé : 1° d'un ballon à large col B, qui reçoit le
liquide livixiateur; 2° d'une allonge A, renfermant la substance à épuiser;
3° d'un récipient sphérique V, à trois tubulures; 4° d'un réfrigérant composé d'une allonge surmontée d'un tube à boules contenant du mercure et
enveloppée d'une cloche bitubulée, où circule un courant d'eau froide. Un
tube droit T, de fort calibre, destiné à l'ascension des vapeurs, débouche
dans le ballon B, traverse l'allonge A, le récipient V et s'engage, sans
contact, dans l'allonge condensatrice, où il pénètre de 4 à 5 centimètres.

Le liquide du ballon B, réduit en vapeurs, monte jusqu'au réfrigérant,
ruisselle sur les parois de l'allonge et tombe dans le récipient V, directement relié à l'allonge A.

Tout l'appareil est exempt de caoutchouc; la tubulure supérieure du
récipient V, ainsi que l'extrémité inférieure de l'allonge du réfrigérant,
sont rodées à l'émeri et se juxtaposent en *m*; une bandelette de toile sili-
catée suffit pour en assurer le maintien.

D. Infusion. — L'*infusion* est une macération faite avec de l'eau bouillante, et dont la durée a pour limite celle du refroidissement du liquide.

On la fait en plaçant le médicament dans un vase qui soit mauvais conducteur de la chaleur, et en le recouvrant d'eau en ébullition, qu'on

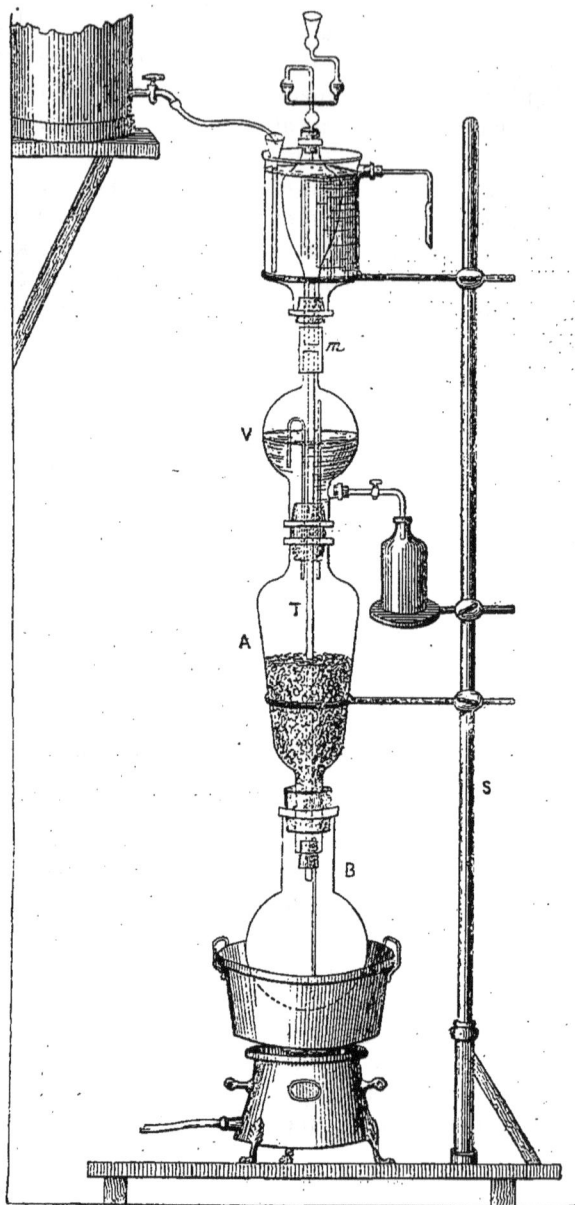

Fig. 17. — Appareil à déplacement continu de M. Guérin.

laisse refroidir après avoir fermé le vase. La liqueur obtenue se nomme *infusum* ou *infusé*.

La température communiquée au médicament, dans cette opération, est environ de 75 à 80°, par suite du refroidissement instantané du liquide, au contact du vase et de son contenu.

Ce moyen de dissolution est un des plus employés. On l'applique avantageusement aux substances faciles à pénétrer, comme les feuilles et les fleurs et, en général, à toutes les substances aromatiques. On peut l'étendre au traitement des corps compactes (écorces, racines, semences), si on prend soin de diviser ceux-ci préalablement.

E. DIGESTION. — La *digestion* est une infusion *prolongée*, faite à une température inférieure à celle de l'ébullition du dissolvant. Le produit qu'elle fournit est appelé *digestum* ou *digesté*.

On recourt à la digestion toutes les fois qu'on doit agir sur des matières difficilement perméables, ou qu'on veut dissoudre des principes sur lesquels l'infusion simple n'aurait pas assez d'action. On introduit, dans un

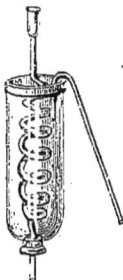

Fig. 18. — Réfrigérant en verre.   Fig. 19. — Appareil à digestion (*).

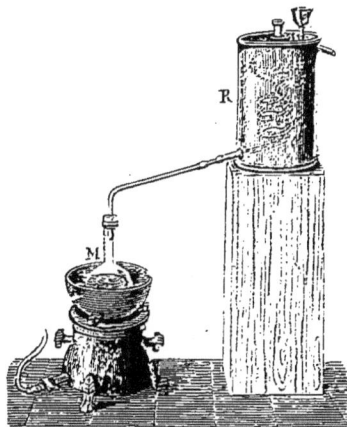

vase approprié, le médicament et son dissolvant, et on les chauffe à une température déterminée, soit à l'étuve, soit au bain-marie, et même quelquefois à feu nu.

Quand on se sert de liquides volatils, la digestion se fait dans un matras, que l'on met en communication avec un serpentin en verre (fig. 18) ou avec tout autre appareil propre à condenser les vapeurs produites. Une des plus simples dispositions qu'on puisse adopter, en pareil cas, est celle qui est représentée dans la figure 19 et qui a été indiquée par Soubeiran.

F. DÉCOCTION. — Par *décoction* on entend l'opération dans laquelle on met les médicaments en contact plus ou moins prolongé avec un liquide maintenu à l'ébullition. La solution que l'on obtient est appelée *decoctum* ou *décocté*.

Lorsque l'opération est faite à l'air libre, la température du mélange est celle de l'ébullition du dissolvant. S'il est nécessaire de fournir au médica-

(*) M, matras chauffé au bain de sable. R, réfrigérant destiné à condenser les vapeurs.

ment plus de chaleur, on opère en vase clos et la température s'élève alors, grâce à la pression exercée par la vapeur captive.

La décoction est réservée aux substances compactes et à celles dont les principes ne se dissolvent pas sans l'intervention persistante de la chaleur ; dans cette catégorie sont les matières amylacées, résineuses et quelques produits mucilagineux. Son efficacité est naturellement favorisée par la division des corps à traiter.

Tous les instruments conviennent pour faire une décoction avec de l'eau. Mais, quand on emploie un liquide dont le prix est élevé, tel que l'alcool ou l'éther, il est bon de faire usage d'appareils condensateurs semblables à ceux qui servent à la digestion, pour éviter la déperdition des vapeurs.

La décoction enlève aux médicaments tous leurs principes solubles à chaud, et en laisse déposer une partie pendant le refroidissement. Elle donne donc des liqueurs troubles, difficiles à clarifier par repos et décantation, et dont la composition est sujette à varier, par suite du dépôt qu'elles abandonnent. Ce mode de dissolution était autrefois le plus fréquemment employé. Depuis qu'on connaît mieux la composition des végétaux et les transformations chimiques de leurs éléments, on n'en fait usage que dans les cas où il est inévitable. Il entraîne fatalement l'oxydation de certaines matières organiques, facilitée par la température élevée à laquelle il les tient longtemps en présence de l'air ; il coagule les substances albuminoïdes, dissipe les produits volatils et, sans doute, on peut lui imputer bien d'autres altérations, qui nous échappent dans l'état actuel de la science.

§ 8. CLARIFICATION.

On nomme *clarification* la manipulation à l'aide de laquelle on sépare un liquide des matières solides qu'il tient en suspension.

On clarifie par trois procédés, qui sont : la *décantation*, la *filtration* et la *coagulation*.

A. DÉCANTATION. — *Décanter*, c'est isoler un liquide du produit insoluble qu'il a laissé déposer.

Lorsque le précipité est lourd, on décante aisément la liqueur surnageante, en inclinant le vase qui la contient. Mais si le précipité est à peu près de même densité que le liquide auquel il est mélangé, il se détache du fond du vase à la plus légère agitation et la décantation devient impossible. On se sert alors du *siphon*, pour effectuer la séparation.

Le *siphon* est un tube recourbé, à deux branches inégales (fig. 20). Pour le faire fonctionner, on plonge sa courte branche dans le liquide et on aspire par l'extrémité libre de la plus grande. Dès que le liquide aspiré a dépassé le point C, l'écoulement commence, et il continue tant qu'il y a du liquide pour l'alimenter. Cet écoulement tient à ce que la pression est diminuée, dans la grande branche, du poids de la colonne d'eau CB, qui représente la différence du niveau des liquides dans le siphon et dans le flacon. Il n'est donc pas *nécessaire*, comme on le croit souvent, que les deux branches du siphon soient d'inégale longueur, pour que celui-ci puisse être amorcé. Il suffit que l'extrémité libre du siphon se trouve sur un plan inférieur à la surface du liquide contenu dans le flacon.

Quand les liquides ne peuvent, sans danger pour l'opérateur, pénétrer dans la bouche, pendant l'aspiration, on en remplit préalablement le siphon pour l'amorcer. Au siphon simple on substitue, dans le même but, le siphon de Bunten (fig. 21), dans la boule duquel on verse d'abord de

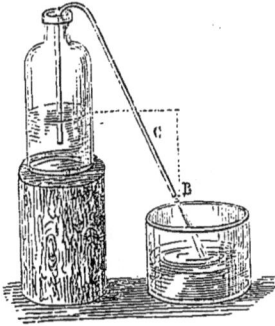

Fig. 20. — Siphon simple.   Fig. 21. — Siphon de Bunten.   Fig. 22. — Siphon à branche.

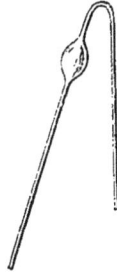

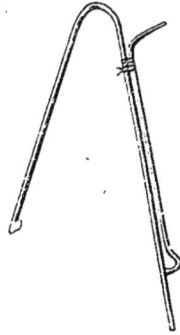

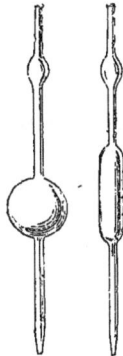

l'eau; ou encore celui qui porte, soudé à sa longue branche, un tube coudé, avec lequel on pratique impunément l'aspiration (fig. 22).

Un autre moyen permet la décantation des liquides qui répandent des vapeurs irrespirables. On ferme le flacon qui les contient avec un bouchon percé de deux trous (fig. 23). Dans un de ces trous, on introduit un petit tube courbé T, dans l'autre un siphon S, que l'on amorce en soufflant par le tube T, jusqu'à ce que commence l'écoulement.

Si l'on veut décanter des quantités peu considérables de liquide, on emploie la *pipette*, c'est-à-dire un tube présentant un renflement cylindrique ou sphérique, et effilé à l'une de ses extrémités (fig. 24). En aspirant par l'ouverture supérieure, on fait monter le liquide dans la pipette, où on le retient par l'application immédiate du doigt

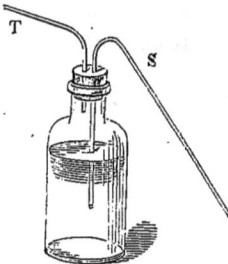

Fig. 23 — Siphon monté.   Fig. 24. — Pipettes.

sur le même orifice. Pour vider l'instrument, on n'a qu'à soulever le doigt, le liquide s'échappe aussitôt.

Les liquides ont-ils un volume plus faible encore, on se contente d'y plonger le bout d'une mèche de coton, dont on laisse pendre l'autre extrémité; cette mèche fait l'office de siphon, par capillarité. Une étroite bande de toile ou de papier sans colle, un seul fil même, peut remplacer la mèche de coton.

B. Filtration. — La *filtration* est un mode de clarification résultant du passage des liquides à travers des substances poreuses, nommées *filtres*, qui retiennent les corps solides à leur surface. Les matières susceptibles de servir de filtre sont très nombreuses.

1° Filtres de papier. — Ces filtres sont les plus employés. On les fait avec du *papier sans colle*, *gris* ou *blanc*, ou avec du *papier suédois*. Le papier gris filtre rapidement, mais il a le défaut de céder aux liqueurs des matières colorantes et souvent du fer et de la chaux. Le papier suédois est le moins poreux et filtre par conséquent avec plus d'exactitude ; en outre, il est formé de cellulose presque pure et, par suite, il convient à la filtration de tous les liquides, tandis que les deux autres sont fréquemment chargés de sulfate de chaux. Ils ont besoin, dans certains cas, d'être lavés à l'eau distillée bouillante et même à l'acide chlorhydrique ou à l'acide fluorhydrique, avant de pouvoir être employés.

On donne au papier une forme conique et, le plus souvent, on y fait de nombreux plis longitudinaux, destinés à diminuer ses points de contact avec l'entonnoir (fig. 25). Mais s'il s'agit de recueillir un précipité, on emploie de préférence des filtres sans plis, que l'on obtient en ouvrant une feuille de pa-
pier pliée en quatre (fig. 26). Ces derniers débitent beau-
coup moins de liquide que les premiers, dans le même temps, à cause de leur adhérence aux entonnoirs.

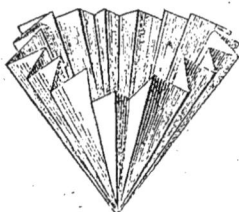

Fig, 25. — Filtre plissé.   Fig. 26. — Filtre sans plis.

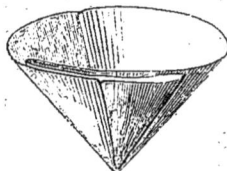

Lorsqu'on doit filtrer des précipités très ténus, il est parfois commode de verser préalablement sur le filtre une bouillie très fluide de papier à filtrer, que l'on a lavé d'abord à l'eau régale, puis à l'eau distillée. La pâte de papier vient obstruer les pores du filtre et rend la clarification parfaite.

Les filtres ne doivent jamais dépasser les bords de l'entonnoir sur lequel on les dépose. De plus, il faut les enfoncer suffisamment pour que leur pointe ne soit pas trop large et ne se déchire pas sous la pression du liquide, mais non pas de manière à boucher trop complètement la douille de l'entonnoir, ce qui aurait pour effet de ralentir l'opération. Divers moyens ont été proposés en vue d'accélérer la filtration au papier, qui est assez lente.

M. Dublanc conseille de placer le filtre dans un cône de toile métallique de même forme que lui, qui l'isole de l'entonnoir. Pour qu'il rendît de véritables services, il faudrait que ce cône fût construit avec un métal inaltérable, tel que le platine.

En Angleterre, aux États-Unis et en Allemagne, on fabrique des entonnoirs portant des cannelures intérieures droites ou en spirale (fig. 27, 28).

M. Picard applique avec soin un filtre sans plis sur un entonnoir exac-

tement conique et le mouille avec le doigt, pour chasser l'air interposé
entre le verre et le papier (fig. 29). A l'aide d'un tube en caoutchouc, il
réunit l'entonnoir à un tube de verre long et étroit, recourbé circulairement
à sa partie supérieure. Le tout est placé verticalement et fonctionne
comme un aspirateur, en produisant une filtration dix à douze fois plus
rapide que la filtration ordinaire.

La filtration des liquides qui craignent le contact de l'air ou qui sont

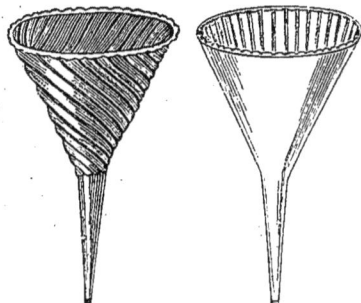

Fig. 27 et 28. — Entonnoirs cannelés.   Fig. 29. — Filtre Picard.   Fig. 30. — Filtre Riouffe.

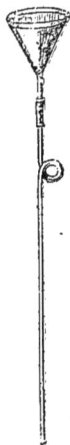

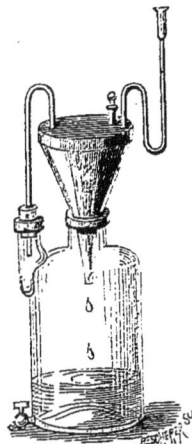

très volatils se fait commodément dans le filtre Riouffe (fig. 30). Ce filtre
est placé dans un entonnoir muni d'un couvercle, dans lequel on a ménagé
trois ouvertures. L'une de ces ouvertures livre passage à un tube en S, par
lequel on introduit la liqueur à filtrer ; la seconde
est fermée par un bouchon, que l'on soulève pour
laisser échapper l'air déplacé par le liquide, la
troisième reçoit un tube qui sert à prévenir un excès
de pression dans le flacon, en mettant celui-ci en
communication avec l'entonnoir.

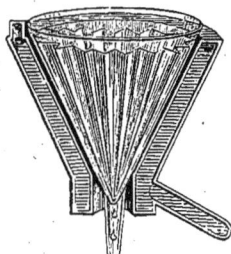

Fig. 31. — Entonnoir à eau
bouillante.

Enfin, pour les huiles et les liquides visqueux,
on construit des entonnoirs doubles (fig. 31), dans
l'intervalle desquels on fait circuler de l'eau chaude
ou de la vapeur d'eau qui, en élevant leur température, augmente la fluidité des liquides et facilite
leur filtration.

Filtres renforcés. — Tous les filtres de papier ont le défaut de résister faiblement à la pression. Il n'en est plus ainsi quand ils ont été mouillés
pendant quelques instants avec de l'acide azotique de densité 1,42, puis
lavés à l'eau. Ils deviennent alors dix fois plus solides, sans perdre leurs
propriétés filtrantes ; en cet état, ils sont particulièrement propres à
recueillir les précipités qui doivent être enlevés du filtre encore humides.

2° **Filtres de tissus.** — La filtration des liquides épais comme les sirops, ou dont la quantité est trop considérable pour passer facilement à travers le papier, est faite sur des tissus de laine, de chanvre ou de coton.

Les filtres de chanvre ou de coton sont de simples carrés de toile, que l'on tend modérément sur des châssis hérissés de pointes (fig. 32).

Les filtres de laine prennent différents noms, suivant leur forme :

a. L'*étamine* ou *blanchet* est un carré d'étoffe de laine que l'on dresse sur un châssis, comme les toiles.

b. La *chausse*, autrefois appelée *chausse d'Hippocrate*, est un cône allongé (fig. 33). Un fil attaché dans l'intérieur, au sommet du cône, permet de le relever (fig. 34), pour mettre le liquide en contact avec les parties supérieures de l'étoffe, moins engorgées que les autres par les impuretés qui se sont déposées.

c. Le *filtre Taylor* est un sac de laine ou de coton serré, de 2 mètres de longueur sur 30 centimètres de largeur. Un lien fixé à l'intérieur sert à remonter le fond du sac, comme dans la chausse. On enveloppe le sac dans

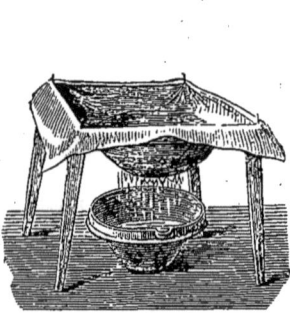

Fig. 32. — Toile tendue sur un châssis.   Fig. 33-34. — Chausses.

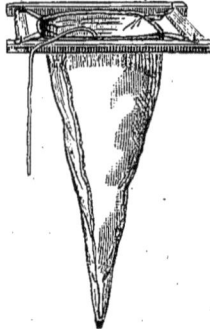

un panier ou dans un étui de toile forte, de 1 mètre de longueur, et on place le tout dans un cylindre de cuivre, qui s'oppose à l'évaporation et au refroidissement. Ce filtre débite très rapidement et trouve son emploi principalement dans l'industrie.

Les filtres de laine ne peuvent servir à la clarification des liqueurs alcalines, car ces liqueurs les détruisent.

Desmarets a combiné les filtrations à la toile et au papier, de façon à utiliser celle-ci dans les opérations en grand. Il lave du papier sans colle dans de l'eau pure et le réduit en bouillie; il exprime la pâte obtenue, la délaie dans le liquide à clarifier, et jette le tout sur une toile ou sur une étamine. La pulpe de papier se dépose sur le tissu et donne, au bout de quelques instants, une filtration parfaite et qui est en même temps assez rapide. On reverse sur le filtre les premiers produits passés, lorsqu'ils sont troubles.

Tous ces filtres sont assez promptement obstrués, quand les liquides qui les traversent tiennent en suspension beaucoup de particules insolubles. M. Dufour a cherché à remédier à cet inconvénient en renversant le sens du courant filtrant. Son appareil (fig. 35) est composé d'une rondelle de papier ou de molleton, serrée entre une cuvette et un disque de même diamètre. Le disque est échancré d'un côté, en forme de bec et muni d'une grille en métal inoxydable, qui recouvre la rondelle et la maintient. Le liquide à filtrer, versé par l'entonnoir, remplit d'abord la cuvette, puis il sort, de bas en haut, à travers le filtre, avec une rapidité proportionnée à la hauteur du tube à entonnoir. Pour terminer l'opération, il suffit de faire basculer la cuvette, qui se vide alors complètement.

3° **Filtre de coton cardé.** — Pour la filtration des très petites quantités de liquides, on se sert fréquemment de coton cardé, que l'on place au fond d'un entonnoir en le tassant modérément. Le meilleur moyen d'obtenir un tassement régulier est d'aspirer fortement le tampon avec la bouche, par la douille de l'entonnoir.

La charpie peut, dans bien des cas, remplacer le coton cardé.

4° **Filtres de fulmi-coton.** — M. Bœttger recommande le fulmi-coton pour la filtration des liquides qui s'altèrent au contact des matières organiques. Ce moyen peut servir à clarifier la solution de permanganate de potassium, par exemple, et un certain nombre d'acides.

5° **Filtres de verre.** — Les acides concentrés, les alcalis caustiques et tous les liquides qui attaquent les filtres de nature organique, peuvent être filtrés sur du verre pilé. A cet effet, on

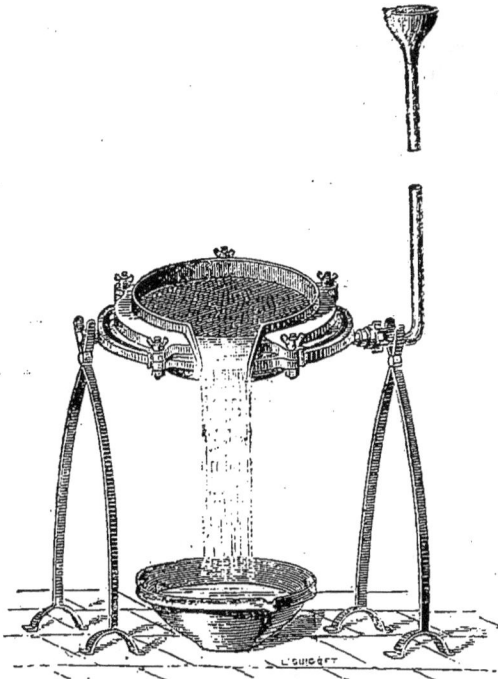

Fig. 35. — Filtre Dufour.

obstrue la douille d'un entonnoir avec quelques fragments de verre un peu gros ; on recouvre ces fragments avec du verre un peu plus divisé, et sur le tout on dépose une couche de verre en poudre.

Il est plus commode de faire usage du *coton de verre* ou *glaswolle*, verre étiré en fils d'une ténuité extrême, que l'on foule aisément dans les entonnoirs et qui offre l'avantage d'une assez longue durée.

6° **Filtres divers.** — On fait servir encore à la clarification des liquides et spécialement à celle de l'eau : le sable, le charbon, les pierres poreuses, le feutre, la laine, les éponges, etc. A part les pierres poreuses, ces filtres ne trouvent guère leur place dans le laboratoire du pharmacien ; ils sont employés surtout par l'industrie.

Il en est autrement de la *peau de mouton* préparée, communément appelée *peau de chamois*. Un fragment de cette peau, dégraissé par une solution faible de carbonate de sodium et lavé à l'eau froide, laisse filtrer rapidement les teintures, les sirops et même les mucilages. Sa durée est assez longue, si on le lave soigneusement après chaque opération.

'C. Clarification par coagulation. — La *clarification par coagulation* est basée sur la propriété que possèdent certains corps solubles dans l'eau de se solidifier, lorsqu'on les chauffe ou qu'on les précipite par une autre substance. Les agents le plus habituellement employés dans ce sens sont : *l'albumine animale*, *l'albumine végétale*, la *gélatine*, la *colle de poisson*.

L'albumine animale est empruntée tantôt à l'œuf des gallinacés, tantôt au sérum du sang de bœuf.

Le *blanc d'œuf* suffit pour toutes les opérations qui sont pratiquées en petit. On le délaie dans une faible quantité du liquide à clarifier, de manière à dissoudre l'albumine en brisant les cellules qui la renferment, mais sans produire une mousse trop considérable. On verse la solution dans le reste du liquide et on chauffe doucement. Quand la température atteint 75°, l'albumine devient insoluble; elle emprisonne, en se solidifiant, les impuretés du liquide et les amène à la surface, sous forme d'une écume légère.

Au lieu de mélanger la solution albumineuse au liquide froid, on peut la verser, par parties et d'un peu haut, pendant l'ébullition. La clarification se fait encore en vertu du même principe, seulement elle est beaucoup plus imparfaite que dans le premier cas, la coagulation, trop brusque, ne laissant pas à l'albumine le temps de se mettre en rapport avec tout le liquide.

On a recours au *sang de bœuf défibriné*, lorsqu'il s'agit de clarifier de grandes quantités de liqueurs, comme cela a lieu dans l'épuration industrielle du sucre.

L'albumine végétale se trouve dans tous les sucs extraits à froid des plantes vertes et elle les clarifie, quand on les porte à l'ébullition, comme le ferait l'albumine animale.

La gélatine et la **colle de poisson** servent à la dépuration des vins. Cependant, pour le vin rouge, on emploie de préférence le *blanc d'œuf;* il forme avec le tannin du vin une combinaison insoluble, qui se précipite en entraînant les corps en suspension.

Certains sucs, tels que ceux des fruits acides, sont clarifiés spontanément par la coagulation de *l'acide pectique* qui s'y forme.

§ 9. LAVAGE.

Sous le nom de *lavage* (1) et quelquefois de *lotion*, on désigne l'opération au moyen de laquelle on enlève aux précipités chimiques les solutions des corps étrangers, dont ils sont imprégnés au moment de leur précipitation.

---

(1) La même dénomination s'applique également à l'opération purement mécanique au moyen de laquelle on dépouille les végétaux de la terre ou des impuretés qui les recouvrent, opération qui n'a rien de commun avec le lavage des précipités chimiques.

Ce lavage est fait par *décantation* ou par *filtration* et, souvent, par les deux moyens réunis.

Pour laver par *filtration*, on jette le précipité sur un filtre sans plis, puis on le recouvre avec le liquide laveur. Dès que celui-ci s'est *complètement écoulé*, on remplit à nouveau le filtre et on répète plusieurs fois cette affusion. Le lavage est complet, quand le liquide filtré n'indique plus aux réactifs la présence du corps à éliminer, ou qu'il ne laisse pas de résidu fixe, lorsqu'on en évapore quelques gouttes sur une lame de platine.

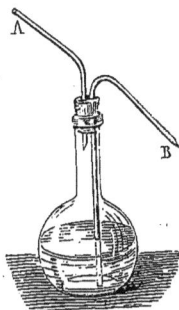

Fig. 36. — Flacon laveur.

Il est important de ne remettre du liquide sur le filtre qu'après l'écoulement *total* de celui qu'on y avait versé précédemment ; sans cela, le lavage est beaucoup plus lent. Il suit de là que l'usage des appareils inventés pour le lavage *continu* des précipités est défectueux. Il exige un temps très long et l'emploi d'une quantité plus considérable de liquide.

Le lavage intermittent est fait aisément à l'aide de flacons spéciaux. On construit un appareil de ce genre en fermant un matras (fig. 36), avec un bouchon muni de deux tubes coudés. Quand on souffle en A, la pression augmente dans le matras et le liquide, s'échappant par le tube B, est dirigé à volonté sur tous les points du filtre.

Les liquides chauds donnent des lavages plus complets et plus rapides que les liquides froids. Néanmoins, le lavage par filtration étant une véritable lixiviation est presque toujours imparfait ; on ne peut l'utiliser avec sécurité, que si l'on opère sur des poids faibles de précipité.

Lorsqu'on veut laver une masse un peu considérable, il vaut mieux recourir à la *décantation :* on délaie le précipité dans un volume suffisant de liquide, on le laisse se déposer et on l'isole en inclinant convenablement le vase qui le contient. En répétant ces manipulations un certain nombre de fois, on arrive à un lavage très exact.

§ 10. CONGÉLATION.

On appelle *congélation* le phénomène qui est produit quand un liquide passe à l'état solide.

On se sert de la congélation non seulement pour solidifier les corps, mais aussi pour séparer d'un mélange les produits qui ne cessent pas d'être fluides, quand on abaisse leur température dans une limite déterminée.

L'abaissement artificiel de la température est encore utilisé dans la distillation, pour assurer la condensation des liquides très volatils. On lui demande aussi la conservation des produits qui ne supportent pas, sans se vaporiser ou sans se décomposer, une température de quelques degrés au-dessus de zéro. Dans ces deux cas, on fait une *réfrigération* et non une congélation véritable.

L'eau est le liquide qu'on solidifie le plus fréquemment. Un grand nombre d'appareils ont été proposés pour la fabrication de la glace ; un des plus simples est celui de M. Carré (fig. 37), qui a pour principe le froid produit par la volatilisation de l'ammoniaque.

Pour faire fonctionner cet appareil, on chauffe pendant quelques instants la chaudière A sur un petit fourneau ; l'ammoniaque se volatilise et se condense dans le réservoir B. En plongeant alors la chaudière dans le réfrigérant D, on détermine le retour de l'ammoniaque à son point de départ, grâce au vide produit pendant la première partie de l'opération. La chaleur nécessaire à cette seconde vaporisation est empruntée au

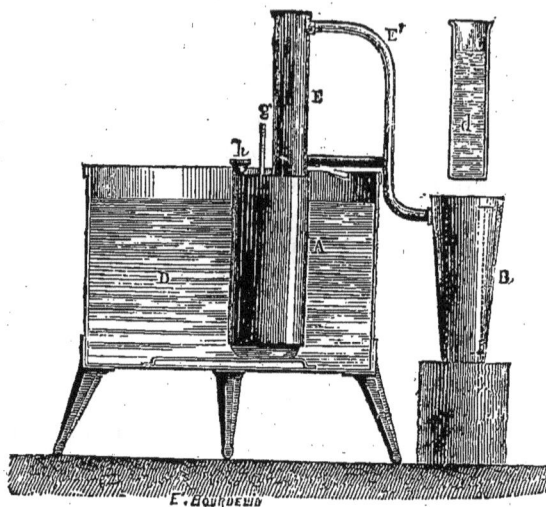

Fig. 37. — Appareil Carré pour la production de la glace (*).

cylindre mobile *d*, dont l'abaissement de température amène rapidement la solidification de l'eau qu'il contient.

M. Vincent obtient le même résultat en vaporisant du chlorure de méthyle dans un vase à double fond, où l'on met la substance à refroidir.

Lorsqu'on ne possède aucun de ces instruments, on peut faire de la glace, ou abaisser la température à un degré déterminé, au moyen d'un des mélanges ci-après :

Sulfate de sodium pulvérisé...........	4	de + 10° à — 8°
Acide sulfurique à 36°...............	3	
Chlorure d'ammonium...............	5	de + 10° à — 12°
Nitrate de potassium...............	5	
Eau.................................	16	
Nitrate d'ammonium................	1	de + 10° à — 16°
Eau	1	
Sulfate de sodium...................	8	de + 10° à — 17°
Acide chlorhydrique................	5	
Neige ou glace pilée................	2	de 0° à — 20°
Sel marin.........................	1	
Phosphate de sodium................	9	de + 10° à — 29°
Acide azotique.....................	4	

(*) Chaudière contenant de l'ammoniaque liquide. B, condensateur. D, réfrigérant rempli d'eau froide. *d*, cylindre mobile placé dans le condenseur et contenant l'eau à congeler. EE′, tubes de communication entre la chaudière et le condenseur. *g*, thermomètre. *h*, ouverture pour l'introduction de l'ammoniaque.

§ 11. ÉVAPORATION.

L'*évaporation* est une opération qui consiste à volatiliser des liquides tenant en dissolution des principes médicamenteux, que l'on veut concentrer sous un moindre volume, ou amener à l'état de siccité.

On en distingue trois modes : *Évaporation spontanée, évaporation dans le vide, évaporation par la chaleur.*

1° L'ÉVAPORATION SPONTANÉE est celle qui se produit quand on abandonne à l'air libre un liquide volatil. Elle est d'autant plus prompte que l'*air* est *plus sec, plus chaud, plus rapidement renouvelé,* et que le liquide offre une plus large surface à son action. Il est nécessaire de recouvrir les liquides qu'on évapore par cette méthode, avec un papier ou une toile métallique, qui les préserve de la poussière sans empêcher leur volatilisation.

Cette opération est sûre et rapide, quand elle porte sur des liquides très volatils, tels que l'alcool, l'éther, le chloroforme. Elle est très lente avec l'eau ; et il ne faut pas oublier que, dans ce milieu, certains médicaments peuvent éprouver des altérations profondes, au contact de l'air.

Il est souvent commode de l'effectuer sous une cloche, en plaçant, à côté de la capsule qui contient le liquide à évaporer, une substance pouvant absorber les vapeurs, à mesure qu'elles se produisent. L'acide sulfurique, le chlorure de calcium, la chaux, s'emparent facilement de la vapeur d'eau. Liebermann a indiqué la paraffine comme très propre à absorber les vapeurs d'éther, de chloroforme, de sulfure de carbone ou de benzine.

2° L'ÉVAPORATION DANS LE VIDE est obtenue en plaçant les liqueurs à évaporer dans un appareil fermé, où l'on fait le vide au moyen de la machine pneumatique, ou par la condensation de vapeur d'eau, dont on le remplit tout d'abord, ou à l'aide d'une trompe.

Les bénéfices de cette méthode sont d'éviter l'élévation de la température et la présence de l'oxygène, causes principales de la décomposition des produits organiques, et de rendre l'évaporation plus prompte que par tous les autres moyens.

Quand on évapore sous la cloche de la machine pneumatique, on place à côté du liquide : de la chaux vive, du chlorure de calcium, de la potasse caustique, ou toute autre substance susceptible d'absorber les vapeurs, comme dans le cas précédent.

3° L'ÉVAPORATION PAR LA CHALEUR est réalisée de plusieurs manières :

a. Si les liquides sont faciles à volatiliser ou altérables par la chaleur, on en met une couche mince dans des vases peu profonds, que l'on dispose dans une étuve chauffée à 40° environ ;

b. On chauffe, au bain-marie ou à la vapeur d'eau, ceux qui peuvent supporter une température de 100° ;

c. Enfin, on évapore à feu nu ceux que la chaleur ne décompose pas.

Hempel a proposé d'évaporer les liquides par le rayonnement d'une flamme annulaire disposée de manière à lécher leur surface. On évite ainsi les projections qui se produisent, quand on chauffe à feu nu, et l'opération marche six fois plus rapidement qu'au bain-marie.

Les évaporations se font dans des vases de verre, de porcelaine, de fer, de cuivre, de plomb, d'argent, de platine, selon les propriétés chimiques des liqueurs à traiter.

§ 12. VAPORISATION.

La *vaporisation* est, comme la manipulation précédente, une transformation des corps en vapeurs.

Mais la vaporisation et l'évaporation diffèrent, pratiquement, en ce que la première a pour but l'emploi des vapeurs obtenues, et la deuxième l'emploi du résidu. Elles diffèrent aussi en ce que la vaporisation peut être subie par les corps solides et par les liquides, tandis que les liquides seuls peuvent être évaporés.

§ 13. DISTILLATION.

On nomme *distillation* l'opération qui consiste à isoler les corps volatils de ceux qui ne le sont pas, ou qui le sont à un moindre degré.

Son invention est généralement attribuée aux Arabes, en particulier à Geber, qui vivait au VIIe siècle. On a prétendu aussi qu'Aristote, Hippocrate, Galien et d'autres l'avaient connue.

Les anciens pharmacologistes distinguaient trois espèces de distillation :

Distillation *per ascensum*, qu'on faisait dans les alambics ;

Distillation *per latus*, ou à la cornue ;

Distillation *per descensum*, dans laquelle on obligeait les vapeurs à se diriger de haut en bas, comme on le fait encore pour la préparation

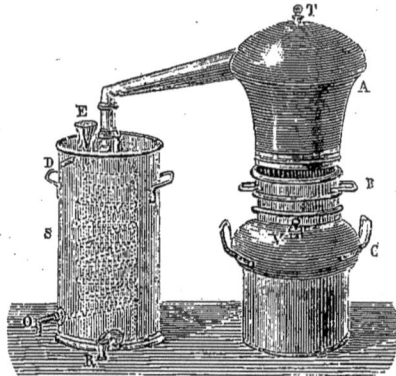

Fig. 38. — Alambic (*).

du zinc, d'après la méthode anglaise. Ces dénominations sont tombées en désuétude et la distillation *per descensum*, très défectueuse dans son principe, n'est plus appliquée à la préparation des médicaments. On ne distille aujourd'hui qu'à l'alambic et à la cornue.

A. Distillation a l'alambic. — Un *alambic* (fig. 38) est un appareil en cuivre étamé, formé de plusieurs pièces, dont l'une C porte le nom de *cucurbite* et reçoit le liquide à distiller ; la seconde, ou *chapiteau* A, est placée

(*) C, cucurbite. V, tubulure pour introduire les liquides dans la cucurbite. B, bain-marie. A, chapiteau. T, tubulure pour introduire les liquides dans le bain-marie. S, serpentin. E, entonnoir conduisant l'eau froide au fond du réfrigérant. D, trop-plein. O, bec d'écoulement du serpentin. R, clé pour enlever l'eau du réfrigérant.

sur la première et conduit les vapeurs, par un large tube recourbé, dans le serpentin S, où elles se condensent. Le serpentin est un tube d'étain tourné en spirale, et entouré d'eau froide constamment renouvelée. Une quatrième pièce B, appelée *bain-marie*, se met à volonté entre le chapiteau et la cucurbite, dans laquelle elle pénètre profondément. Elle sert à la distillation des liquides plus volatils que l'eau, et à celle des plantes qu'on traite par la vapeur (1).

Pour se servir de l'alambic, on remplit la cucurbite au plus aux deux

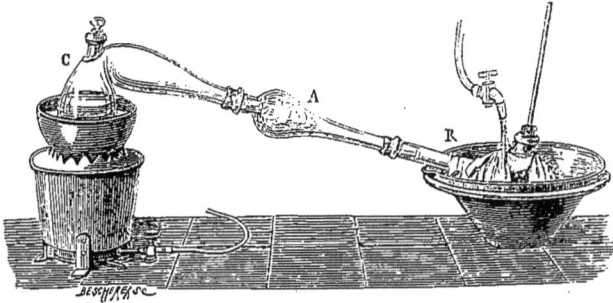

Fig. 39. — Appareil distillatoire (*).

tiers, avec le liquide à distiller. On ajuste le chapiteau sur la cucurbite et sur le serpentin, puis on assujettit des bandes de toile ou de papier, sur toutes les jointures, avec de la colle d'amidon ou de farine, de manière à obtenir une fermeture exacte.

Des condensateurs de formes diverses ont été proposés par Gadda, Mitscherlich, Schrader, Kolle, etc., pour remplacer le serpentin, qui est

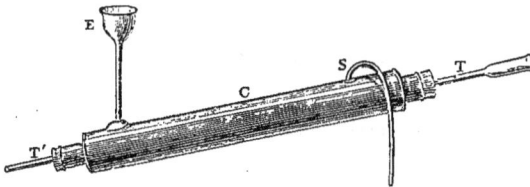

Fig. 40. — Réfrigérant de Liebig (**).

d'un nettoyage difficile. Mais ces appareils ne condensent pas plus exactement les vapeurs; aussi leur usage est-il assez restreint.

B. DISTILLATION A LA CORNUE. — La distillation à la cornue repose sur le même principe que la précédente, et l'appareil dans lequel on l'exécute (fig. 39) offre une grande analogie avec l'alambic. Il est composé d'une cornue C en verre, en grès ou en porcelaine, suivant la nature des corps à distiller; on y adapte une allonge A, suivie d'un récipient R, dans lequel s'achève la condensation commencée dans l'allonge et facilitée par un

(1) Voy. EAUX DISTILLÉES.

(*) C, cornue. A, allonge. B, ballon récipient.
(**) TT', tube de verre dans lequel passent les vapeurs à condenser. C, manchon métallique rempli d'eau froide, qu'on introduit par l'entonnoir E et qui s'échappe par le tube recourbé S.

arrosage continu à l'eau froide. Un tube, fixé dans la tubulure du récipient, est destiné à mettre la pression intérieure de l'appareil en équilibre avec celle de l'atmosphère; souvent aussi il sert à conduire, dans une cheminée d'appel, les produits gazeux de la distillation, quand ils sont nuisibles.

On peut remplacer avantageusement l'allonge par le réfrigérant de Liebig (fig. 40), c'est-à-dire par un cylindre de zinc ou de laiton C, dans lequel un tube de verre TT' livre passage aux vapeurs à condenser et se trouve entouré d'eau froide, qu'on introduit en E et qui sort en S.

Pour la condensation des vapeurs dangereuses à respirer ou volatiles à une basse température, il est bon de prendre pour récipient un flacon allongé ou un matras, que l'on plonge dans un mélange réfrigérant (*page* 27).

Deux précautions doivent être prises, dans les opérations à la cornue : 1° ne pas chauffer trop de liquide à la fois, de peur que l'ébullition n'en projette dans l'allonge quelques gouttes, qui se mêleraient ensuite au produit distillé ; 2° mettre dans la cornue des fils de platine ou quelques fragments de pierre ponce, parfois même de petites rondelles de liège, pour faciliter l'ébullition, qui est toujours inégale et accompagnée de soubresauts dans les vases de verre.

Si l'on a besoin de distiller à des températures inférieures à 100°, on immerge la cornue dans un bain-marie, à la surface duquel on verse une couche d'huile, qui s'oppose à l'évaporation de l'eau, et on observe la température à l'aide d'un thermomètre placé dans le bain-marie.

Veut-on atteindre des températures supérieures à 100°, on remplace l'eau du bain-marie par du sable fin ou par des dissolutions salines. Voici l'indication des températures qu'on peut obtenir en se servant des solutions saturées de quelques sels :

Carbonate de sodium.	104°,6
Chlorure de sodium.	108 ,4
Nitrate de potassium.	115 ,9
— de sodium	121
Carbonate de potassium	135
Nitrate de calcium	151
Chlorure de calcium	179 ,5
Nitrate d'ammonium	180

Avec un bain de mercure, on peut aller jusqu'à 150°; avec l'acide sulfurique, jusqu'à 200°; avec les huiles ou la paraffine, jusqu'à 300°; avec l'alliage fusible de d'Arcet, on atteint le rouge sombre.

Sublimation. — La distillation des corps solides prend ordinairement le nom de *sublimation*. On l'effectue le plus souvent dans des matras de verre, ou dans des cornues de grès ou de porcelaine. La condensation des vapeurs étant presque toujours facile ne nécessite pas l'emploi du réfrigérant; on couvre imparfaitement les matras, on bouche à demi les cornues et cela suffit.

Cohobation. — La cohobation est une manœuvre qui consiste à chauffer une seconde et même une troisième fois le liquide distillé, avec le résidu de la première opération ou avec une nouvelle quantité de substance. Elle s'applique principalement à la distillation des plantes.

Rectification. — La rectification est une distillation lente, qu'on fait subir aux liquides, pour les purifier. Elle est généralement effectuée à la cornue.

Distillation fractionnée. — Quand on veut séparer plusieurs liquides mélangés, dont le point d'ébullition n'est pas le même, on les distille en plongeant un thermomètre dans leur vapeur. Chaque fois que la température s'élève, pendant l'ébullition, on change le récipient et, de cette manière, on isole les divers éléments du mélange.

La séparation n'est jamais complète. On la rend un peu plus exacte, en faisant communiquer le générateur et le réfrigérant au moyen d'un tube à plusieurs boules, imaginé par Wurtz et perfectionné par divers chimistes, notamment par Lebel et Henninger. Ce tube (fig. 41) favorise le départ des vapeurs les plus volatiles, en provoquant la condensation des autres, qui retombent incessamment dans le liquide en

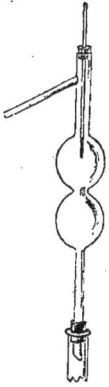

Fig. 41. — Tube à boule de Wurtz.

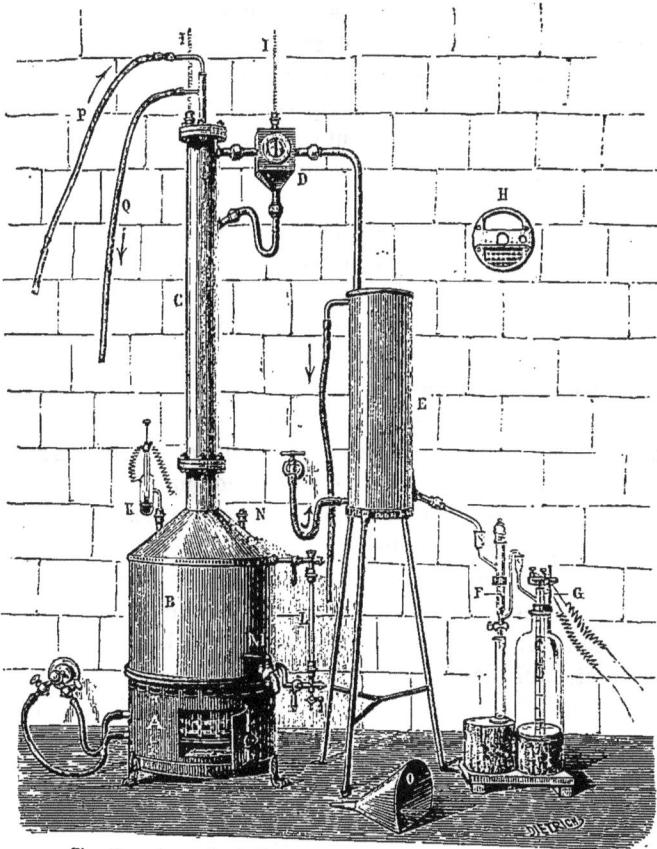

Fig. 42. — Appareil métallique à colonne de MM. Claudon et Morin.

ébullition, jusqu'au moment où l'élévation de la température permet leur passage dans le récipient.

MM. Claudon et Morin ont remplacé le tube à boule par un appareil métallique, à colonne, qui donne d'excellents résultats et qui abrège considérablement les opérations (fig. 42).

§ 14. CRISTALLISATION.

La *cristallisation* est le phénomène qui s'accomplit quand un corps prend l'état solide, en affectant une forme géométrique déterminée. On la produit *par dissolution, par fusion et par volatilisation.*

1° **Par dissolution.** — Ce mode est celui qui permet le plus grand nombre de cristallisations, aussi est-il le plus employé. On le pratique de plusieurs manières.

a. On abandonne la dissolution à l'évaporation spontanée ou à l'étuve. C'est le procédé qui fournit les plus beaux cristaux.

b. On fait dissoudre les corps, jusqu'à refus, dans des liqueurs bouillantes. La cristallisation a lieu pendant le refroidissement, en vertu de la moindre solubilité du produit à une basse température.

c. On concentre les dissolutions trop étendues, jusqu'à ce qu'elles aient acquis une consistance convenable, qui est spéciale à chaque substance. Elles cristallisent alors plus ou moins promptement au repos.

Les cristaux volumineux ne se forment que dans des dissolutions peu concentrées et qui s'évaporent avec beaucoup de lenteur. Par contre, les les cristaux très fins se produisent quand on agite vivement une liqueur très chargée, au moment où elle va se prendre en masse. Une table, dressée par MM. Finot et Bertrand, indique la densité que doit avoir la solution d'un grand nombre de sels, pour fournir une belle cristallisation.

Lorsqu'une dissolution reste à l'état de sursaturation, il suffit pour provoquer immédiatement la cristallisation, d'y projeter un cristal de la même nature que ceux qu'on veut obtenir.

2° **Par fusion.** — On fait cristalliser par fusion les corps auxquels on ne connaît pas de dissolvant neutre, tels que les métaux, les alliages, et ceux dont on veut modifier la forme cristalline, comme le soufre. Pour y parvenir, on fait fondre ces corps au feu, dans un creuset ou dans tout autre vase, et on laisse refroidir lentement. Dès qu'il s'est formé une croûte solide à la surface, on la perce et on fait écouler la partie encore liquide. On trouve les cristaux au fond du creuset et sur ses parois.

3° **Par volatilisation.** — Quand on veut faire cristalliser un corps par sublimation, on l'introduit dans un matras ou dans une cornue, que l'on chauffe au bain de sable. L'opération terminée, on brise la cornue ou le matras, et on enlève les cristaux qui tapissent la voûte. Ce moyen est employé pour faire cristalliser le calomel et plusieurs autres chlorures métalliques, les sels ammoniacaux, etc.

§ 15. DESSICATION.

La *dessiccation* a pour objet d'enlever aux médicaments l'eau dont ils sont imprégnés. On la pratique de plusieurs manières.

1° Tantôt on sèche à l'air libre et à la température ordinaire. On se borne alors à étaler les substances en couche mince, après les avoir divisées, et à renouveler fréquemment les surfaces en contact avec l'air. C'est ainsi qu'on dessèche le sesquioxyde de fer hydraté et la plupart des plantes (1).

2° On comprime dans du papier sans colle les sels qui ne peuvent, sans être effleuris, subir l'action de l'air sec. Dans cette catégorie sont : les sels de sodium en général, le sulfate de magnésium, le tartrate double de potassium et de sodium, etc.

3° Les sels que la chaleur décompose sont exposés, sous une cloche, à

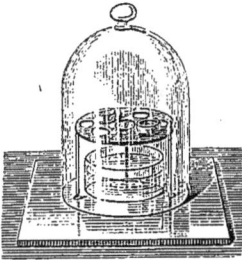

Fig. 43. — Appareil pour dessécher au moyen de l'acide sulfurique.

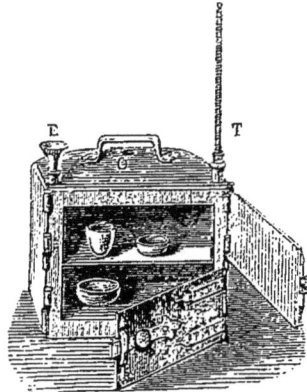

Fig. 44. — Étuve de Gay-Lussac (*).

l'action dessiccative de l'acide sulfurique concentré ou de toute autre substance avide d'eau (fig. 42).

4° Lorsque les médicaments supportent, sans altération, une température de 100 à 200°, on les sèche dans des chambres de capacité quelconque, où circule un courant d'air chaud et que l'on nomme *étuves*. L'étuve à huile de Gay-Lussac (fig. 43) est suffisante quand on n'opère que sur de petites proportions de matière. Dans le cas contraire, on construit des chambres en maçonnerie, d'une disposition spéciale, pourvues d'un foyer avec lequel elles n'ont aucune communication. Les produits de la combustion sont dirigés dans plusieurs tuyaux de tôle qui, parcourant l'étuve horizontalement, en échauffent l'intérieur, sans permettre aux cendres de se répandre sur les objets que l'on dessèche. L'air doit traverser l'étuve

(1) Voy. livre II.

(*) E, entonnoir pour l'introduction de l'huile dans le double fond. O, ouverture pour la sortie de l'air saturé d'humidité. T, thermomètre.

avec une certaine lenteur ; autrement il produirait un refroidissement préjudiciable à la dessiccation. On conçoit d'ailleurs qu'une étuve doive offrir un aménagement différent, suivant les besoins pour lesquels elle est établie.

5° On peut aussi sécher, en les soumettant directement au feu, dans des vases appropriés, toutes les matières que ne décompose pas une haute température.

6° Levallois a établi qu'on peut sécher les plantes, au moins partiellement, en les immergeant dans une solution de chlorure de calcium ou de chlorure de magnésium. La durée de l'immersion varie de 20 à 60 heures et plus, suivant la nature du végétal. Ce procédé offre de l'intérêt pour la dessiccation des plantes aromatiques, dont il conserve le parfum sans altération.

§ 16. TROCHISCATION.

On donne le nom de *trochiscation* à la manipulation au moyen de laquelle on divise, en petites masses coniques, les précipités encore humides de l'eau qui a servi à leur lavage. On fait subir cette opération à quelques poudres minérales, afin de hâter leur dessiccation.

Pour trochisquer, on place la pâte à diviser dans un entonnoir en verre ou en fer-blanc, que l'on introduit dans une planchette percée. En frappant légèrement sur la planchette, on détache de l'entonnoir de petits cônes, qu'on reçoit sur des feuilles de papier sans colle et qui portent le nom de *trochisques*. On fait sécher ces trochisques à l'étuve.

§ 17. TORRÉFACTION.

La *torréfaction* consiste à soumettre à une chaleur modérée, pendant un temps généralement court, les corps que l'on veut priver d'eau, ou dont on veut modifier certains principes.

Cette opération n'est appliquée qu'aux matières organiques, sur lesquelles elle produit des effets très différents. On s'en sert pour développer l'arome du café, pour enlever au cacao l'odeur de moisi communiquée par le terrage, pour faire perdre à la rhubarbe ses propriétés purgatives, etc.

On torréfie les médicaments en les chauffant sur une plaque métallique, dans une capsule, ou dans un cylindre fermé tournant sur son axe. Il est indispensable d'agiter sans cesse la matière, pour empêcher qu'elle ne reçoive, en certains points, un excès de chaleur capable d'amener sa décomposition partielle.

§ 18. FUSION.

On nomme *fusion*, et quelquefois *liquéfaction*, l'opération dans laquelle on fait passer un médicament de l'état solide à l'état liquide, en le chauffant à une température convenable.

On réserve plus spécialement la deuxième dénomination à l'action de la

chaleur sur les matières végétales ou animales fusibles : résines, graisses, etc. Cette manipulation est très simple et n'exige d'autre précaution
que celle d'élever aussi peu que possible la température du corps à
liquéfier.

Appliquée aux sels, la **fusion** est dite *aqueuse* ou *ignée*.

La *fusion aqueuse* a lieu quand on chauffe un sel renfermant de l'eau de
cristallisation. C'est une véritable dissolution du sel dans l'eau qui s'y
trouve combinée.

La *fusion ignée* est la fusion des sels qui sont anhydres soit naturellement, soit par suite d'une fusion aqueuse prolongée ou d'une dessiccation
complète.

Cette opération est pratiquée, le plus souvent, dans des creusets de terre
ou de métal, parfois dans des capsules d'argent ou de platine. Le choix à
faire entre ces différents vases est dicté par les propriétés du corps à fondre. Quant à la température de la fusion, elle est invariable pour chaque
substance et ne doit jamais être dépassée. Si on chauffait notablement au-
dessus de ce point, on déterminerait souvent la volatilisation ou la décomposition des produits.

§ 19. CARBONISATION.

Carboniser, c'est mettre à découvert tout ou partie du carbone contenu
dans une matière organique, en la chauffant en vase clos pendant un
temps assez prolongé.

Lorsqu'on soumet un médicament à cette opération, la haute température à laquelle on le porte n'épargne guère que le charbon et les substances
minérales fixes; les autres éléments se volatilisent pour la plupart. Il
est nécessaire d'opérer dans des vases bien fermés (creusets, capsules,
cornues), sans quoi le carbone lui-même serait brûlé par l'oxygène de
l'air.

Le bois est à peu près la seule substance que l'on carbonise aujour-
d'hui, pour les besoins de la pharmacie.

§ 20. CALCINATION, GRILLAGE.

La *calcination* a pour but de modifier profondément la composition des
substances minérales. On la réalise en chauffant ces substances à une
température très élevée, et souvent à l'air libre.

C'est par la calcination qu'on transforme le tartrate acide de potassium
en carbonate du même métal, le sulfate ou l'oxalate ferreux en sesquioxyde de fer, l'iodate de potassium en iodure de potassium.

Quand elle exige l'intervention de l'air, elle prend le nom de *grillage*.
On grille les sulfures métalliques, pour les convertir en sulfates et en
oxydes.

§ 21. INCINÉRATION.

On donne spécialement le nom d'*incinération* à la calcination que l'on fait éprouver aux matières organisées, pour en extraire les substances minérales (*cendres*) qui s'y trouvent contenues.

Pour incinérer un corps, on le chauffe au rouge sombre ou au rouge vif, selon sa nature, et dans un courant d'air. L'oxygène brûle le carbone et l'hydrogène des composés ; l'azote est dégagé ; il ne reste que les matières minérales fixes, ou volatiles à une température supérieure à celle à laquelle on a opéré.

Un grand nombre de substances ne brûlent que très lentement ; on active leur combustion en y ajoutant, quand cela est sans inconvénient, du chlorate de potassium, de l'azotate de potassium, d'ammonium ou d'urée, de l'acide sulfurique, etc. On peut également diriger un courant d'oxygène sur la matière à incinérer, au moment où elle est portée au rouge ; c'est même le meilleur moyen de hâter l'opération.

L'incinération est employée pour extraire le phosphate de calcium des os, le carbonate de potassium des plantes herbacées terrestres, le carbonate de sodium des algues marines, etc.

§ 22. RÉDUCTION.

La *réduction* est une opération qui consiste à soustraire de l'oxygène aux composés, soit pour abaisser leur degré d'oxydation, soit pour les désoxyder entièrement. On fait une réduction, lorsqu'on transforme l'acide sulfurique SO^3 en acide sulfureux SO^2, la litharge PbO en plomb métallique Pb, les sulfates en sulfures, etc.

Pour réduire un sel ou un oxyde, on le chauffe à une haute température, en présence d'un corps susceptible de lui enlever de l'oxygène et qu'on nomme *réducteur*.

Les agents de réduction le plus employés sont le carbone et l'hydrogène, qui forment, avec l'oxygène des composés, de l'oxyde de carbone, de l'acide carbonique et de l'eau.

La chaleur peut aussi, à elle seule, jouer le rôle de réducteur, vis-à-vis des combinaisons facilement décomposables, telles que les oxydes des métaux de la dernière section.

§ 23. FERMENTATION.

M. Pasteur nomme *fermentation* le phénomène qui s'accomplit lorsqu'un composé organique est transformé en corps, généralement plus simples, par un *ferment* toujours dépourvu de chlorophylle, qui vit au milieu du liquide fermentescible.

Les *ferments* sont des organismes unicellulaires, dont le rôle est encore enveloppé d'obscurité. On y distingue deux groupes principaux :

1° Les *Levures* ou Saccharomycètes (*Saccharomyces*);

2° Les *Bactéries* ou Schizomycètes (*Micrococcus, Bacterium, Bacillus, Vibrio, Spirillum, Spirochœte*).

Placés sur les confins des champignons et des algues inférieurs, ces microbes sont rangés par les naturalistes tantôt dans l'une, tantôt dans l'autre famille. En général, cependant, on considère les levures comme des champignons et les bactéries comme des algues. Quelques savants continuent à maintenir dans le règne animal les genres : *Bacterium, Vibrio, Spirillum.*

A côté des fermentations intimement liées à la vie des ferments, on place des transformations chimiques analogues, provoquées par des principes solubles, émanés d'organismes vivants, mais susceptibles d'agir après en avoir été isolés. On donne à ces métamorphoses le nom de *fermentations indirectes*, et aux agents qui les produisent celui de *diastases*, de *zymases*, de *ferments solubles* ou de *ferments indirects*. Les plus importants de ces ferments solubles sont : la *diastase*, l'*émulsine*, la *myrosine*, l'*invertine*, la *pepsine*, la *pancréatine*, la *ptyaline*, la *papaïne*.

Le mécanisme des transformations qu'ils opèrent est, à l'heure actuelle, au moins aussi impénétrable que celui des dédoublements dus aux ferments figurés. On incline à croire qu'ils contractent tout d'abord, avec la substance fermentescible, une combinaison que l'eau détruit ensuite, en les régénérant. Cette interprétation hypothétique se trouve fortifiée par les travaux de Wurtz sur la papaïne.

Les fermentations intéressant la pharmacie seront étudiées avec les corps qu'elles servent à produire ou à dédoubler. Seule, la fermentation alcoolique mérite ici une mention particulière, parce que ses fréquentes applications peuvent la faire regarder comme une opération générale.

Fermentation alcoolique. — La *fermentation alcoolique* est celle que subissent les matières sucrées, sous l'influence de ferments végétaux, notamment de la levure de bière (*Saccharomyces cerevisiæ*).

Elle consiste, essentiellement, dans la transformation du sucre en alcool et en acide carbonique (V. *Glucose*).

Pour la produire, on délaie de la levure de bière dans la solution de la substance fermentescible, et on expose le mélange *à une température de 25 à 30°*. Les proportions les plus convenables pour obtenir une fermentation rapide sont les suivantes :

Sucre	16
Eau	80
Levure en pâte	4

Les dernières expériences de Dumas ont démontré que cette opération est susceptible d'être régularisée et mesurée, à la manière d'une réaction chimique. Voici les conclusions de l'illustre savant :

« La durée de la fermentation alcoolique est exactement proportionnelle à la quantité de sucre contenue dans le liquide;

» Sa marche est plus lente dans l'obscurité et dans le vide;

» Pendant la fermentation, il ne se produit pas d'oxydation. Au contraire, le soufre se change en hydrogène sulfuré ;

» Les gaz neutres ne modifient pas le pouvoir de la levure ;

» Les acides très affaiblis ne le changent pas ; mais, à dose élevée, ils le détruisent ;

» Les alcalis très affaiblis retardent la fermentation ; plus abondants, ils la suppriment ;

» Les carbonates alcalins ne l'empêchent qu'à dose très élevée ;

» Les carbonates terreux ne l'arrêtent pas ;

» Les sels neutres de potassium et ceux de quelques autres bases lui laissent son allure naturelle ;

» Le borax neutralise l'action de la levure sur le sucre. »

On sait, depuis longtemps, que la fermentation est entravée par : le chlore, l'iode, le tannin, la glycérine, la créosote, l'acide phénique, l'alcool, les essences de térébenthine et de citron, les sulfites, les bisulfites, le chlorure mercurique et un grand nombre d'autres sels métalliques.

§ 24. DIALYSE.

La *dialyse* est une opération proposée par Graham, pour séparer les substances cristallisables (*cristalloïdes*) des substances incristallisables

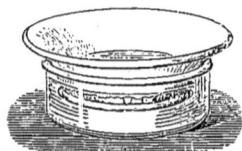

Fig. 45. — Dialyseur.   Fig. 46. — Tambour du dialyseur.

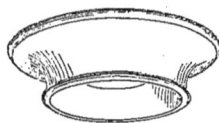

(*colloïdes*) avec lesquelles elles se trouvent mélangées dans une dissolution. On la pratique au moyen d'un appareil nommé *dialyseur* (fig. 45).

Le dialyseur est composé de deux vases ; l'un sert de récipient et supporte l'autre, qui est la pièce principale et qu'on nomme *tambour*. Le tambour (fig. 46) est un manchon pouvant affecter différentes formes et dont l'extrémité inférieure est fermée par une feuille de parchemin végétal.

Lorsqu'on veut employer cet appareil, on fait préalablement macérer le parchemin dans l'eau pendant 10 à 12 heures et, quand il est devenu translucide, on le tend soigneusement sur le tambour, en le serrant avec un fil. On met de l'eau distillée dans le récipient, on y plonge la partie inférieure du tambour, puis on verse sur le parchemin la liqueur à dialyser. Pour que la dialyse soit rapide, il faut que la hauteur du liquide déposé sur le parchemin n'excède pas 12 millimètres. De plus, l'eau du récipient doit être en assez grande quantité, ou plusieurs fois renouvelée pendant l'opération. Dans ces conditions, 24 heures à peu près suffisent pour dialyser un liquide.

Un filtre de papier parchemin est un dialyseur très pratique et à grande surface.

Tous les cristalloïdes (sels, alcaloïdes, sucres, etc.) traversent facilement le parchemin végétal, qui, au contraire, ne livre pas passage aux colloïdes, tels que la gélatine, le caramel ou l'albumine. Cette loi souffre toutefois exception pour certaines substances incristallisables, en petit nombre d'ailleurs. Ainsi, la gomme, le tannin et la dextrine se diffusent à travers le parchemin, mais avec une très grande lenteur.

La dialyse n'a pas encore été utilement appliquée à la préparation des médicaments, mais il est probable qu'elle le sera dans l'avenir. Dès à présent, elle sert à l'analyse de quelques produits et elle méritait, à ce titre, une courte mention.

§ 23. PESAGE, MESURAGE.

La connaissance exacte des anciens poids et mesures et de ceux qui sont encore en usage chez les différentes nations n'est pas indispensable, aujourd'hui que le système métrique est universellement répandu et qu'il a été adopté, en principe, par l'Europe entière. Cependant, comme elle est nécessaire pour l'intelligence des anciens livres et des pharmacopées étrangères, voici, sous forme de tableaux, des notions empruntées sur ce sujet au Codex français et à diverses autres sources.

Rapport de la livre métrique et de l'ancienne livre poids de marc avec le gramme.

	VALEUR DE LA LIVRE	
	métrique. gr.	poids de marc. gr.
2 livres..	1000.00	979.01
1 livre ou 16 onces.............................	500.00	489.51
1/2 livre ou 8 onces............................	250.00	244.75
1/4 de livre ou 4 onces.........................	125.00	122.38
1 once..	31.25	30.59
1/2 once ou 4 gros..............................	15.62	15.30
2 gros..	7.81	7.65
1 gros ou 72 grains.............................	3.90	3.82
2 scrupules ou 48 grains........................	2.60	2.55
1/2 gros ou 36 grains...........................	1.95	1.91
1 scrupule ou 24 grains.........................	1.30	1.27
1 grain...	0.054	0.053

Rapport des différents poids médicinaux étrangers avec le poids du gramme.

	LIVRE. Gr.	ONCE. Gr.	GROS. Gr.	SCRUP. Gr.	GRAIN. Gr.
Autriche.........................	420.009	35.001	4.375	1.458	0.073
Belgique. Hollande...............	375.000	31.250	3.906	1.302	0.065
Amérique (livre Troy)............	373.246	31.104	3.888	1.295	0.065
Angleterre (livre avoir du poids).	453.592	28.34	3.888	1.296	0.065
Bavière..........................	360.000	30.000	3.750	1.250	0.063
Russie...........................	358.322	29.860	3.732	1.244	0.062

	LIVRE. Gr.	ONCE. Gr.	GROS. Gr.	SCRUP. Gr.	GRAIN. Gr.
Prusse					
Saxe					
Norwège	357.854	29.812	3.727	1.242	0.062
Nuremberg					
Wurtemberg					
Berne	356.578	29.715	3.714	1.238	0.062
Suède	356.437	29.686	3.711	1.237	0.062
Hambourg	350.784	29.232	3.654	1.218	0.061
Hanovre					
Espagne	345.072	28.756	3.595	1.198	0.050
Portugal	344.190	28.683	3.585	1.195	0.050
Rome	339.151	28.263	3.533	1.177	0.049

Les pharmacopées anglaise et américaine font usage de mesures de capacité spéciales :

	ÉTATS-UNIS.		ANGLETERRE.	
	Litres.	Grammes.	Litres.	Grammes.
Gallon = 8 pintes	3.785	3785	4.543	4543
Quart	0.946	946	1.135	1135
Pinte = 16 onces fluides	0.473144	473.144	0.567936	567.936
Once fluide	0.029571	29.571	0.028396	28.396
Drachme	0.003696	3.696	0.003549	3.549
Scrupule fluide	0.001232	1.232	»	»
Minime	0.0000616	0.0616	0.000059	0.059

Évaluation en poids des cuillerées, verrées, etc. :

	Grammes.
Une cuillerée à café d'eau équivaut à	5
— à dessert —	10
— ordinaire —	15
Une verrée équivaut à 10 cuillerées ordinaires, ou	150
Un œuf de poule récemment pondu pèse, terme moyen	64
— le blanc seul —	44
— le jaune seul —	20

Dosage par gouttes. — Il est d'usage, en médecine, de doser par gouttes un grand nombre de médicaments; cet usage est regrettable à plus d'un titre. En effet, les conditions d'échappement étant les mêmes, le poids des gouttes varie d'après la densité et la cohésion des liquides, sans qu'il soit possible de déterminer, *à priori*, l'étendue de ces variations. Ce poids dépend encore du diamètre du tube d'écoulement, de la température des liqueurs et de la pression qu'elles supportent. Ces remarques suffisent pour établir que le dosage par gouttes expose à des écarts considérables, quand on le fait au hasard.

Réveil s'est attaché à le régulariser. Il a démontré que le poids d'une goutte de liquide, les autres influences étant négligées, est lié au *diamètre extérieur* du tube qui lui livre passage, l'action du diamètre intérieur se bornant à accélérer ou à retarder l'écoulement. Comme conséquence de ce fait, il a proposé l'usage du *compte-gouttes* de Salleron (fig. 47) qui, à la température de 15°, fournit des gouttes d'eau pesant exactement 5 centigrammes.

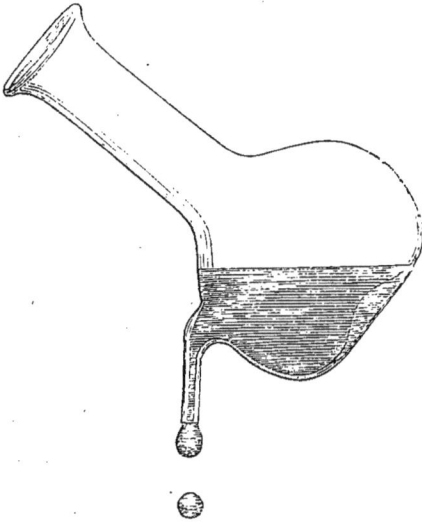

Fig. 47. — Compte-gouttes de Salleron.

Dans un travail plus récent, M. Lebaigue fait connaître les conditions
que doit remplir un compte-gouttes
pour être bien réglé. Il a confirmé
l'affirmation de Réveil, relativement à l'influence du diamètre extérieur du tube d'écoulement et, de
plus, il a prouvé que ce diamètre
doit être rigoureusement de 3 millimètres, pour donner des gouttes
d'eau du poids de 5 centigrammes.
Quand le diamètre d'écoulement
dépasse cette dimension, le poids
des gouttes s'élève sensiblement
de 13 milligrammes par millimètre
d'augmentation de diamètre. Les
instruments construits d'après ces
données (fig. 48, 49, 50, 51, 52)
sont d'un usage commode et d'une
grande exactitude, lorsque, suivant l'observation de M. Lebaigue, on a soin

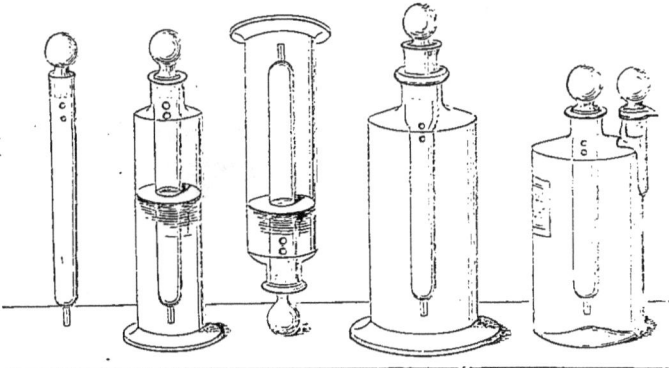

Fig. 48, 49, 50, 51, 52. — Compte-gouttes de Lebaigue.

de tenir leur tube capillaire très propre à l'extérieur. Il en est de même de
celui qui a été adopté par M. Limousin
(fig. 53 et 54). Malheureusement, ces compte-
gouttes ne sont pas dans toutes les mains(1).
En outre, l'adoption, par le Codex, d'un
compte-gouttes titré suppose chez le méde-

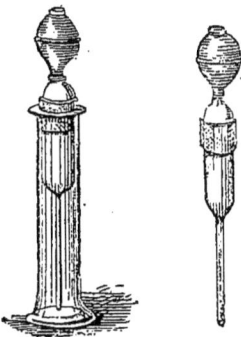

Fig. 53, 54. — Compte-gouttes de Limousin.

(1) Il n'est pas indispensable pour le pharmacien de
se servir de ces instruments. On peut se contenter de
noter, sur les flacons, le volume et le poids de 20
gouttes du liquide qu'ils renferment. Mais comme
chaque goulot laisse tomber des gouttes d'un poids
différent, il faut modifier cette indication toutes les
fois qu'on change le médicament de flacon. L'usage
d'un compte-gouttes bien calibré est encore préférable
de beaucoup.

cin une mémoire assez heureuse pour retenir le poids d'une goutte de chaque médicament. Il est donc vrai de dire, que *la prescription médicale par gouttes est défectueuse et devrait toujours être remplacée par la prescription en poids*, la seule qui ne puisse donner lieu à des erreurs de mesure.

M. A. Jannin a cependant fait faire au dosage par gouttes un progrès, qui tend à effacer l'inconvénient ci-dessus. Son compte-gouttes *posimétrique* (fig. 55 à 57) est un flacon dont le col est percé de deux trous communiquant avec deux rainures tracées dans le bouchon. L'un de ces trous H, sert à l'entrée de l'air dans le flacon ; à l'autre on adapte un ajutage en métal argenté ou en caoutchouc durci G, qui livre passage au liquide

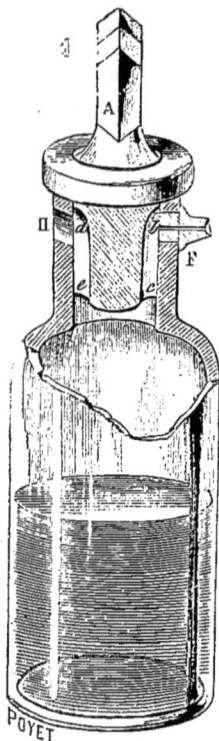

Fig. 55. — Compte-gouttes posimétrique.

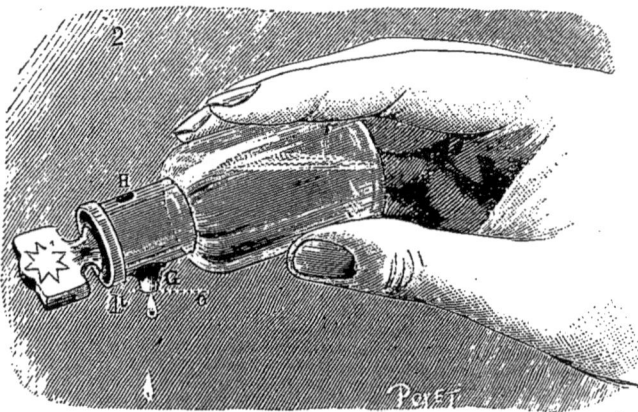

Fig. 56. — Compte-gouttes posimétrique.

à mesurer. Cet instrument présente sur les précédents deux avantages : il ne laisse pas le liquide remonter sur les bords extérieurs de l'ajutage,

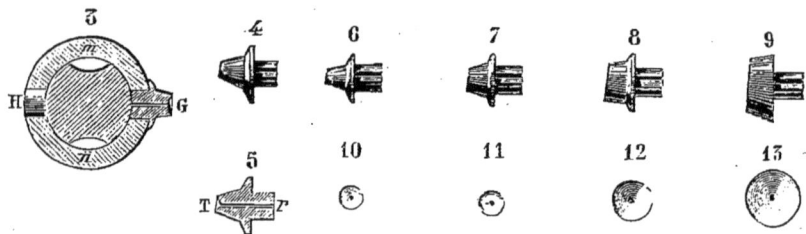

Fig. 57. — Ajutages du compte-gouttes *posimétrique*.

grâce au cône très ouvert (T, 5), qui termine celui-ci ; en second lieu, il donne, avec un liquide d'une densité quelconque, des gouttes pesant exactement 5 centigrammes, pour peu que l'on augmente convenablement le diamètre de l'extrémité du cône, ainsi que l'a réalisé M. Jannin.

Poids des gouttes obtenues avec le compte-gouttes normal, à + 15°.

	Poids de 1 goutte.	Nombre pour 1 gr.
Acide acétique cristallisable D = 1,0635...............	0.0181	55
— azotique officinal D = 1,390..........	0.0434	23
— — alcoolisé (alcool nitrique)...............	0.0185	54
— chlorhydrique officinal D = 1,171...............	0.0476	21
— cyanhydrique médicinal au 1/200e...............	0.0500	20
— phénique (acide, 1 p.; alcool à 90°, 1 p.)..........	0.0200	50
— sulfurique officinal D = 1,843.................	0.0384	26
— — dilué au 1/20e....................	0.0500	20
— — alcoolisé (eau de Rabel)...............	0.0185	54
Alcool à 90° D = 0,8339.....	0.0164	61
— à 80° D = 0,8638..........	0.0178	56
— à 60° D = 0,9133........	0.0192	52
Alcoolature d'aconit (feuille)........	0.0189	53
— — (racine)........	0.0189	53
Ammoniaque liquide officinale D = 0,925......:	0.0454	22
Chloroforme D = 1,500	0.0178	56
Chlorure (per) de fer, solution officinale D = 1,26.... ..	0.0500	20
Créosote du hêtre D = 1,067...........................	0.0232	43
Éther acétique D = 0,915........	0.0172	58
— officinal D = 0,720........	0.0111	90
— — alcoolisé (liq. d'Hoffmann)...............	0.0139	72
Glycérine officinale D = 1,242.....................	0.0400	25
Gouttes amères de Baumé.......................	0.0189	53
— noires anglaises...........	0.0270	37
Huile de croton................................. .	0.0208	48
— phosphorée.........................	0,0208	48
— volatile de menthe...........................	0.0200	50
— — de pétrole.........................	0.0175	57
— — de térébenthine D = 0,864...............	0.0185	54
Laudanum de Rousseau...........................	0.0285	35
— de Sydenham.......................	0.0303	33
Liqueur de Fowler au 1/100e........................	0.0434	23
Soluté de chloral au tiers....................:.....	0.0322	31
— de chlorhydrate de morphine 1/20e et 1/100e.....	0.0500	20
— d'azotate d'argent au 1/8e, au 1/4, à PE.......	0.0500	20
— de sulfate d'atropine au 1/100e et au 1/1000e.....	0.0500	20
— — de strychnine —	0.0500	20
— — de zinc — et saturé.	0.0500	20
Teinture d'aconit (feuille).........................	0.0189	53
— — (racine).......................	0.0189	53
— de belladone	0.0189	53
— de cantharide.............	0.0175	57
— de castoréum......	0.0175	57
— — éthérée.....................	0.0121	82
— de colchique (bulbe).....................	0.0189	53
— — (semence).....................	0.0189	53
— de digitale.....................	0.0189	53
— d'extrait d'opium.....................	0.0189	53
— d'iode..........................	0.0164	61
— de noix vomique.....................	0.0175	57
— d'opium camphré (élixir parégorique)..........	0.0192	52
— de scille........................	0.0189	53
— de valériane	0.0189	53
Vin de colchique (bulbe)	0.0303	33
— — (semence).....................	0.0303	33
— Grenache D = 1,028.....................	0.0303	33
Vinaigre, à 8 p. 100 d'acide réel.....................	0.0384	26
— scillitique..................:.......: ...	0.0384	26

TEMPÉRATURES. — Le thermomètre exclusivement adopté par le Codex, pour l'évaluation des températures, est le thermomètre centigrade. Les thermomètres de Réaumur et de Fahrenheit étant encore en usage dans plusieurs contrées, le tableau ci-après permettra de convertir leurs indications en degrés du thermomètre centigrade.

Tableau comparatif des thermomètres centigrade, Réaumur et Fahrenheit.

CENTIGRADE.	RÉAUMUR.	FAHRENHEIT.	CENTIGRADE.	RÉAUMUR.	FAHRENHEIT.
— 20°	— 16°	— 4°	+ 55°	+ 44°	+ 131°
— 15	— 12	+ 5	60	48	140
— 10	— 8	14	65	52	149
— 5	— 4	23	70	56	158
0	0	32	75	60	167
+ 5	+ 4	41	80	64	176
10	8	50	85	68	185
15	12	59	90	72	194
20	16	68	95	76	203
25	20	77	100	80	212
30	24	86	105	84	221
35	28	95	110	88	230
40	32	104	115	92	239
45	36	113	120	96	248
50	40	122			

DENSITÉS. — On se sert, pour déterminer rapidement la densité des liquides, de plusieurs instruments, qui sont : l'*Aréomètre de Baumé*, le *Densimètre de Brisson*, et l'*Alcoomètre centésimal de Gay-Lussac*.

L'*aréomètre de Baumé* est un instrument à graduation arbitraire, dont l'usage devrait être abandonné. Ses indications ne figurent pas au Codex de 1884; il est à désirer qu'elles disparaissent de tous les livres scientifiques.

Le **densimètre**, inventé par Brisson, est un instrument de forme analogue à celle des aréomètres de Baumé et gradué de telle sorte, que le chiffre marqué à son point d'affleurement dans un liquide représente la densité de celui-ci. Il suffit à tous les besoins.

On conserve encore cependant, pour l'essai de l'alcool, un aréomètre spécial, que Gay-Lussac, son inventeur, a nommé **Alcoomètre centésimal**. L'alcoomètre diffère du densimètre, en ce qu'au lieu de fournir la densité du liquide alcoolique dans lequel on le plonge, il indique les *volumes* d'eau et d'alcool absolu dont celui-ci est formé. Lorsqu'il affleure par exemple à 80 degrés, cela veut dire que 100 centimètres cubes de l'alcool essayé se composent de 80 centimètres cubes d'alcool absolu et de 20 centimètres cubes d'eau. Il est divisé en 100 parties : le 0 placé au bas de la tige correspond à l'affleurement de l'appareil dans l'eau distillée à 15°, et le 100e degré correspond à l'affleurement dans l'alcool anhydre. On obtient les degrés intermédiaires en immergeant l'alcoomètre dans des mélanges d'eau et d'alcool contenant 90, 80, 70, etc., du premier liquide, pour 10, 20, 30, etc., du second.

Les indications de l'alcoomètre centésimal ne sont exactes qu'à la température de 15°; prises à des températures différentes, elles nécessitent des corrections, qu'on effectue au moyen de tables calculées par Gay-Lussac (V. *Alcool*).

Tableau des densités à + 12°,5, correspondant aux degrés de l'aréomètre de Baumé, avec le poids du litre du liquide pesé dans l'air, sous la pression de 0ᵐ,760 et à la même température. (Cette table peut servir à + 15° et à toute température voisine.)

POIDS DU LITRE dans le vide ou densité à + 12°,5.	DEGRÉS aréométriques.	POIDS DU LITRE dans l'air à + 12°,5.	POIDS DU LITRE dans le vide ou densité à + 12°,5.	DEGRÉS aréométriques	POIDS DU LITRE dans l'air à + 12°,5	POIDS DU LITRE dans le vide ou densité à + 12°,5.	DEGRÉS aréométriques.	POIDS DU LITRE dans l'air à + 12°,5.
0.99049	0	998.404	1.211	26	1210	1.537	52	1536
1.0061	1	1005	1.221	27	1220	1.5535	53	1552.5
1.0131	2	1012	1.231	28	1230	1.570	54	1569
1.0201	3	1019	1.2415	29	1240.5	1.587	55	1586
1.0271	4	1026	1.252	30	1251	1.604	56	1603
1.0341	5	1033	1.263	31	1262	1.621	57	1620
1.0411	6	1040	1.2735	32	1272.5	1.639	58	1638
1.0486	7	1047.5	1.284	33	1283	1.6575	59	1656.5
1.0561	8	1055	1.296	34	1295	1.676	60	1675
1.0641	9	1063	1.307	35	1306	1.6949	61	1694
1.0716	10	1070.5	1.319	36	1318	1.7149	62	1714
1.0791	11	1078	1.331	37	1330	1.7349	63	1734
1.0871	12	1086	1.343	38	1342	1.7554	64	1754.5
1.0951	13	1094	1.355	39	1354	1.7764	65	1775.5
1.1031	14	1102	1.367	40	1366	1.7979	66	1797
1.11164	15	1110.57	1.380	41	1379	1.8299	67	1819
1.1201	16	1119	1.393	42	1392	1.8425	68	1841.5
1.1286	17	1127.5	1.406	43	1405	1.8659	69	1865
1.1371	18	1136	1.4195	44	1418.5	1.8899	70	1889
1.1461	19	1145	1.4335	45	1432.5	1.9149	71	1914
1.1551	20	1154	1.4475	46	1446.5	1.9389	72	1938
1.164	21	1163	1.4615	47	1460.5	1.9649	73	1964
1.173	22	1172	1.476	48	1475	1.9909	74	1990
1.1825	23	1181.5	1.491	49	1490	2.01793	75	2017
1.192	24	1191	1.506	50	1505			
1.2015	25	1200.5	1.5215	51	1520.5			

Correspondance des degrés de l'alcoomètre centésimal avec les densités.

DEGRÉS CENTÉSIMAUX.	DENSITÉS CORRESPONDANTES.	DEGRÉS CENTÉSIMAUX.	DENSITÉS CORRESPONDANTES.	DEGRÉS CENTÉSIMAUX.	DENSITÉS CORRESPONDANTES.	DEGRÉS CENTÉSIMAUX.	DENSITÉS CORRESPONDANTES.
0	1.000	26	0.970	52	0.931	78	0.870
1	0.998	27	0.969	53	0.929	79	0.867
2	0.997	28	0.968	54	0.927	80	0.864
3	0.996	29	0.967	55	0.925	81	0.862
4	0.994	30	0.966	56	0.923	82	0.859
5	0.993	31	0.965	57	0.921	83	0.856
6	0.991	32	0.963	58	0.018	84	0.853
7	0.990	33	0.962	59	0.916	85	0.850
8	0.989	34	0.961	60	0.914	86	0.847
9	0.988	35	0.959	61	0.912	87	0.844
10	0.987	36	0.958	62	0.910	88	0.841
11	0.985	37	0.957	63	0.907	89	0.838
12	0.984	38	0.955	64	0.905	90	8.835
13	0.983	39	0.954	65	0.903	91	0.831
14	0.982	40	0.952	66	0.900	92	0.828
15	0.981	41	0.951	67	0.898	93	0.824
16	0.880	42	0.949	68	0.896	94	0.820
17	0.979	43	0.947	69	0.893	95	0.817
18	0.978	44	0.946	70	0.891	96	0.813
19	0.977	45	0.944	71	0.888	97	0.809
20	0.976	46	0.942	72	0.886	98	0.804
21	0.975	47	0.940	73	0.883	99	0.799
22	0.974	48	0.938	74	0.880	100	0.795
23	0.973	49	0.937	75	0.878		
24	0.972	50	0.935	76	0.875		
25	0.971	51	0.933	77	0.873		

CHAPITRE II

MÉDICAMENTS MINÉRAUX

—

I. CORPS SIMPLES

§ 1. ANTIMOINE. Sb — Eq. et P. at. = 120.

Mentionné pour la première fois au XVᵉ siècle, dans les écrits de Basile Valentin.

Préparation. — 1º Pour préparer l'antimoine, on fond son sulfure naturel (*stibine*) pour en séparer la gangue, et on le grille afin de le changer en oxysulfure, qu'on réduit avec du charbon imprégné de carbonate de sodium.

2º On peut aussi décomposer le sulfure d'antimoine par le fer; mais, dans ce cas, le métal reste toujours ferrugineux.

Purification. — On rencontre souvent dans l'antimoine du commerce : du *fer*, du *plomb*, du *cuivre*, du *soufre* et de l'*arsenic*. Un grand nombre de moyens ont été donnés pour le purifier; voici les principaux :

1º *Procédé de Liebig.* — On introduit dans un creuset de terre, après mélange exact :

Antimoine du commerce pulvérisé..................	1600 gr.
Sulfure d'antimoine naturel pulvérisé...............	100
Carbonate de sodium sec.....................	500

On chauffe au rouge, pour obtenir la fusion; on laisse refroidir le creuset, on en retire le culot d'antimoine, que l'on pulvérise et qu'on soumet à une fusion prolongée pendant deux heures, avec son poids de carbonate de sodium (*Codex*).

2º M. Lefort accuse le procédé Liebig de ne pas enlever l'arsenic en totalité. Il préfère oxyder l'antimoine avec le double de son poids d'acide azotique, laver l'acide antimonique obtenu, et le réduire en le chauffant avec du sucre.

3º On obtient de l'antimoine chimiquement pur, en chauffant au rouge :

Oxychlorure d'antimoine.............................	100
Carbonate de sodium sec.............................	80
Charbon...	20

(Artus.)

Propriétés physiques et chimiques. — L'antimoine est blanc, légèrement bleuâtre. Densité 6,72. Il offre, à sa surface, des traces de cristallisation en forme de feuilles de fougère. Il fond vers 450º et se volatilise lentement, à la chaleur blanche, dans un courant d'hydrogène. Il est très cassant et facile à pulvériser.

L'antimoine ne se combine pas à froid à l'oxygène, il se conserve sans altération dans l'air et dans l'eau; mais il s'oxyde rapidement, quand on le fond au contact de l'air. Les acides minéraux étendus ne l'attaquent pas, à l'exception de l'acide azotique, qui le change en acide antimonique, sans le dissoudre. Il décompose l'eau à la température rouge, mais avec difficulté.

Essai. — L'antimoine est quelquefois mélangé de *fer*, de *plomb*, de *cuivre*, de *soufre* et d'*arsenic*.

Pour constater la présence de ces corps étrangers, on attaque le métal par l'acide azotique étendu et on filtre, pour séparer l'antimoine, qui s'est déposé sous forme d'acide antimonique. La liqueur précipite :

Par le chlorure de baryum, si elle contient de l'acide sulfurique provenant de l'oxydation du *soufre ;*

Par l'acide sulfurique, si elle contient du *plomb ;*

Par le ferrocyanure de potassium, si elle tient en dissolution du *fer* (opérer sur liquide faiblement acide) ;

Elle se colore en bleu avec l'ammoniaque, quand il s'y trouve du *cuivre ;*

Elle donne des taches d'arsenic, dans l'appareil de Marsh, si elle est *arsenicale.*

Pharmacologie. — L'antimoine a été appliqué au traitement des maladies par Basile Valentin, d'abord, et presque aussitôt par Paracelse. Vanté outre mesure par le premier de ces alchimistes, qui, dans son enthousiasme, le nommait *une des sept merveilles du monde*, il ne tarda pas à tomber dans un discrédit général, à la suite d'accidents dus peut-être à l'arsenic, qu'on y rencontre souvent. Un arrêt du parlement défendit même, en 1566, d'employer les antimoniaux en médecine et, pendant un siècle que dura la proscription, une lutte ardente divisa les médecins, au sujet de ces médicaments. La guérison de Louis XIV, en 1658, par l'un des remèdes prohibés (*émétique*), rendit à l'antimoine la faveur qu'il a conservée depuis.

Au xviie siècle, on l'administrait comme purgatif, sous forme de petites balles, religieusement conservées dans les familles et qu'on appelait *pilules perpétuelles*. On en façonnait aussi des gobelets, auxquels on donnait les noms de *coupes émétiques* et de *calices vomitoires*. Dans ces gobelets on faisait macérer du vin blanc, qui acquérait des propriétés émétiques, par suite d'une dissolution légère d'antimoine, provoquée par la crème de tartre du vin. Ce médicament, de composition très variable, se montrait peu constant dans ses effets.

La médecine n'a plus recours à l'antimoine libre. Mais elle se fait de puissants auxiliaires d'un certain nombre des combinaisons de ce métal, au premier rang desquelles il faut placer l'*émétique* et le *kermès*.

§ 2. ARGENT. Ag — Eq. et P. at. = 108.

Préparation. — 1° Lorsque l'argent est engagé dans un minerai plombifère, on sépare la plus grande partie du plomb, par cristallisation, et le reste par coupellation.

2° Si l'argent est exempt de plomb et mélangé à des pyrites ferrugineuses et cuivreuses, on grille le minerai avec du chlorure de sodium, qui convertit l'argent en chlorure. Le résidu du grillage est pulvérisé et placé dans des tonnes tournantes, avec du fer et du mercure,

Quand la réaction est terminée, on enlève le mercure ; on le fait passer à travers des toiles, qui retiennent un amalgame pâteux d'argent et de cuivre. On chauffe cet amalgame, pour en chasser le mercure ; enfin, on enlève le cuivre par coupellation.

Purification. — L'argent est souvent allié à du *cuivre*, dont on peut le séparer par divers procédés :

1° On dissout les métaux dans l'acide azotique, et on précipite la dissolution par l'acide chlorhydrique. Le précipité est lavé avec soin, séché et calciné dans un creuset de terre, avec la moitié de son poids de carbonate de sodium anhydre. Il se forme du chlorure de sodium, l'acide carbonique se dégage, et l'argent pur se réunit au fond du creuset :

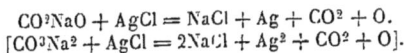

$$CO^3NaO + AgCl = NaCl + Ag + CO^2 + O.$$
$$[CO^3Na^2 + AgCl = 2NaCl + Ag^2 + CO^2 + O].$$

2° On dissout l'alliage dans l'acide azotique, et on sature l'excès d'acide avec de la craie exempte de chlorure. Pour précipiter le cuivre, on porte la liqueur à l'ébullition et on y ajoute une nouvelle quantité de craie. Quand le ferrocyanure de potassium n'indique plus la présence du cuivre, on filtre, pour séparer le carbonate de cuivre. La liqueur contient des nitrates d'argent et de calcium qu'on précipite, à l'ébullition, par le carbonate de sodium. Le mélange de carbonate de calcium et d'argent, qui en résulte, donne, par calcination, de l'argent métallique et du carbonate calcaire. On lave le produit à l'acide chlorhydrique étendu, puis à l'eau distillée, et on le fond avec du borax (*Grœger*).

3° On peut aussi réduire le chlorure d'argent par l'hydrogène naissant. Toutefois ce procédé est défectueux, l'argent qu'il fournit étant toujours allié à une petite quantité du zinc employé à la production de l'hydrogène.

Propriétés physiques et chimiques. — L'argent est le plus blanc des métaux. Il est très malléable, très ductile et assez tenace; mais il a peu de dureté. Sa densité est 10,53. Il fond vers 1000° et se volatilise rapidement, dans un courant de gaz. Lorsqu'il est fondu, il dissout 22 fois son volume d'oxygène, qu'il laisse dégager intégralement pendant le refroidissement.

Il est inaltérable, même au rouge; il faut, pour l'oxyder, le soumettre à l'action du chalumeau à gaz oxygène et hydrogène. Il ne décompose l'eau que difficilement, et aux températures les plus élevées. Son meilleur dissolvant est l'acide azotique. Les acides sulfurique et chlorhydrique ne l'attaquent que s'ils sont concentrés et bouillants. Les alcalis caustiques ne l'altèrent pas; aussi a-t-on recours aux vases d'argent pour fondre ces alcalis, leurs carbonates et leurs azotates.

Essai. — Pour s'assurer que l'argent ne contient pas de *cuivre*, on le dissout dans de l'acide azotique et on sursature par un grand excès d'ammoniaque. La liqueur prend une teinte bleue, s'il y a du cuivre; elle reste incolore, dans le cas contraire.

Pharmacologie. — La croyance aux propriétés médicinales de l'argent métallique est née chez les Arabes et s'est éteinte avec le XVIIe siècle. Paul d'Égine prétend que le simple contact de l'argent est propre à guérir les piqûres du scorpion. Avicenne indique la limaille d'argent comme remède aux palpitations du cœur et à la fétidité de l'haleine. Enfin au XVIIe siècle, lors de l'invasion de l'astrologie dans le domaine de la médecine, on fit de l'argent un spécifique des maladies cérébrales et, en vertu des *correspondances* alors admises entre la tête et le satellite de la terre, on lui donna les noms de *Lune* et de *Diane*, qu'il a conservés longtemps.

L'argent ne sert maintenant, en pharmacie, qu'à former une enveloppe protectrice à la surface des pilules, et à préparer les sels argentiques.

§ 3. BISMUTH. Bi -- Eq. et P. at. = 210.

Préparation. — Le bismuth se rencontrant presque toujours à l'état natif, il suffit, pour le préparer, de faire fondre son minerai dans des tuyaux de fonte légèrement inclinés. Le métal coule dans des récipients, laissant dans les cylindres sa gangue quartzeuse infusible.

Purification. — Le bismuth renferme habituellement du *fer*, du *plomb*, du *nickel*, de l'*argent*, du *cuivre*, du *soufre* et de l'*arsenic*. Pour le purifier, il ne suffit pas de le fondre avec du nitrate de potassium. Il vaut mieux recourir au procédé suivant, donné par M. Méhu :

Dans un vase à large surface, on chauffe le métal à une température sensiblement plus élevée que celle de son point de fusion, jusqu'à ce qu'on ait oxydé le quart de la matière. Le soufre et l'arsenic se volatilisent à l'état d'acide sulfureux et d'acide arsénieux. On laisse refroidir, on pulvérise la masse métallique et on y mélange l'oxyde de bismuth qui la recouvrait, plus du carbonate de potassium (1) exempt de sulfates, du charbon et du savon desséché. On introduit ce mélange dans un creuset de terre, que l'on achève de remplir avec du charbon végétal en poudre et bien lavé. On ferme le creuset avec son couvercle et on le maintient, pendant une heure environ, à la température du rouge vif. On trouve au fond du creuset, après refroidissement, un alliage de bismuth et de potassium. On débarrasse cet alliage du métal alcalin, en le tenant en fusion dans un vase large et plat, de terre ou de fer ; le potassium s'oxyde ; on rejette sur les bords du vase la potasse formée, et on cesse de chauffer, quand la surface du métal commence à se couvrir d'une couche jaune d'oxyde de bismuth.

Une seule opération ne suffit pas toujours pour purifier le bismuth ; souvent il en faut une seconde.

Propriétés physiques et chimiques. — Le bismuth présente un reflet rougeâtre. Il cristallise facilement, par fusion, en rhomboèdres, qui se recouvrent d'une mince pellicule d'oxyde offrant de riches teintes irisées. Sa densité est 9,8 et elle diminue par la pression (*Scheerer* et *Marchand*). Il fond à 264° et se volatilise à 30° du pyromètre. Lorsqu'il est pur, il est malléable à chaud ; vers 100°, il se laisse ployer, en faisant entendre le *cri* de l'étain (*C. Méhu*).

L'air sec ne l'altère pas, mais il se ternit à l'air humide et il s'oxyde rapidement quand on le chauffe. Les acides étendus le dissolvent lentement ; concentrés, ils l'attaquent avec vivacité. L'eau décompose toutes ces dissolutions ; il se forme un sel basique, insoluble, et un sel neutre qui reste dissous.

Essai. — Lorsqu'on veut vérifier la pureté du bismuth, on le dissout dans l'acide azotique et on ajoute beaucoup d'eau à la solution. Le bismuth est précipité en grande partie. On filtre ; on fait passer un courant d'acide sulfhydrique dans la liqueur et, dans le précipité sulfuré qui se dépose, on recherche l'*arsenic*, le *plomb* et le *cuivre*.

On enlève au précipité le sulfure d'*arsenic*, au moyen du sulfure d'ammonium, qui le dissout, et on le précipite avec un peu d'acide chlorhydrique, pour le caractériser.

(1) 1/4 du poids du métal primitivement employé.

Le reste du précipité, dissous dans l'acide azotique, fournit avec l'acide sulfurique un précipité blanc, s'il y a du *plomb*, et se colore en bleu, par un excès d'ammoniaque, s'il y a du *cuivre*.

La liqueur, séparée du précipité fourni par l'acide sulfhydrique, forme avec le sulfure d'ammonium un précipité noir, si elle contient du *fer* (*Bolley*).

Pharmacologie. — Le bismuth métallique n'est point employé en pharmacie; mais il fournit des médicaments importants : *nitrate, salicylate de bismuth.*

§ 4. BROME. Br — Eq. et P. at. = 80.

Découvert en 1826 par Balard.

Préparation. — 1° Pour préparer le brome, dans les laboratoires, on décompose le bromure de potassium par l'acide sulfurique et le bioxyde de manganèse.

On introduit le bromure et l'oxyde dans une cornue disposée sur un

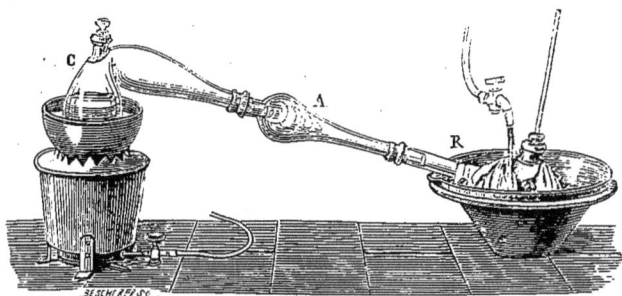

Fig. 58. — Appareil pour la préparation du brome.

bain de sable (fig. 58), et à laquelle on adapte une allonge et un récipient bien refroidi. On verse peu à peu, sur le mélange, l'acide sulfurique étendu de la moitié de son poids d'eau, et on chauffe doucement. Le brome se condense dans le récipient, avec un peu d'eau; on le sèche en le distillant sur du chlorure de calcium.

Il se forme, dans cette opération, des sulfates de potassium et de manganèse, et le brome devient libre :

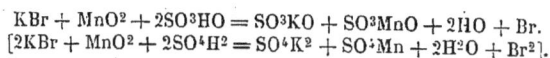

$$KBr + MnO^2 + 2SO^3HO = SO^3KO + SO^3MnO + 2HO + Br.$$
$$[2KBr + MnO^2 + 2SO^4H^2 = SO^4K^2 + SO^4Mn + 2H^2O + Br^2].$$

2° L'industrie retire le brome des eaux-mères des cendres de varech ou des marais salants. Lorsqu'on a précipité l'iode dissous dans ces eaux-mères, on convertit en bromure de calcium, au moyen d'un lait de chaux, le bromure de magnésium, qui se décomposerait pendant l'ébullition des liqueurs. On concentre et on distille le produit avec de l'acide sulfurique et du bioxyde de manganèse.

Purification. — Lorsque le brome a été préparé avec un bromure mélangé de chlorure, ce qui est fréquent dans l'industrie, il contient du *chlore.*

Pour l'en débarrasser, on le sature avec de l'hydrate de baryte; on obtient un mélange de chlorure, de bromure et de bromate de baryum, que l'on chauffe au rouge, pour convertir le bromate en bromure. Le produit de la calcination est formé de chlorure et de bromure de baryum; on le traite par l'alcool, qui ne dissout que le dernier sel et l'abandonne ensuite par évaporation. Avec ce bromure on peut préparer du brome très pur.

Propriétés physiques et chimiques. — Le brome est un liquide rouge foncé, dont les vapeurs sont irritantes et douées d'une odeur désagréable rappelant celle du chlore. Sa densité est 2,99 à 15°; celle de sa vapeur 5,54. Il se solidifie à — 24°,5 (*Baumhauer*); il commence à donner des vapeurs rouges au-dessus de 0° et bout à 63°. L'eau en dissout 3,1 p. 100 de son poids à + 5°. Il est plus soluble dans l'alcool, soluble en toutes proportions dans l'éther, le chloroforme, la benzine, le sulfure de carbone.

Comme le chlore, il est avide d'hydrogène, mais à un moindre degré; en revanche, il a plus d'affinité que lui pour l'oxygène. En présence de l'eau, c'est un oxydant énergique et, par suite, un décolorant et un désinfectant. Le chlore le chasse de ses combinaisons; à son tour, il déplace l'iode.

Il colore l'amidon en rouge orangé. Il donne, avec l'azotate d'argent, un précipité blanc sale de bromure d'argent, *peu soluble dans l'ammoniaque*. Ces deux réactions le distinguent du chlore.

Essai. — Le brome qui n'a pas été purifié peut contenir du *chlore*, de l'*iode*, et quelquefois du *bromoforme* C^2HBr^3 [$CHBr^3$].

Pour déceler la présence du *chlore*, on sature le brome par la baryte; on calcine le produit, après dessiccation, et on épuise le résidu par l'alcool, qui ne dissout pas le chlorure de baryum.

On recherche l'*iode* en combinant le brome à la potasse et en décomposant le sel par le chlore, en présence d'un peu d'empois, qui bleuit, s'il y a de l'iode.

On peut aussi saturer le brome impur par la potasse et faire bouillir la solution avec du bichromate de potassium : l'*iode* est précipité. On le sépare et on distille le liquide avec de l'acide sulfurique dilué : le *brome* passe dans le récipient, le *chlore* est resté en solution, on le précipite avec le nitrate d'argent (*Dechan*).

Quant au *bromoforme*, on le met en évidence par le moyen suivant : On distille le brome, sans dépasser la température de 63° : s'il y a un résidu, on y ajoute une solution concentrée de potasse caustique, et on chauffe *légèrement;* il se dégage de l'oxyde de carbone, si le brome renfermait du bromoforme (*Bolley*).

Pharmacologie. — Le brome est vénéneux à l'égal du chlore. Il tache l'épiderme en jaune et le mortifie; il attaque aussi toutes les matières organiques. En solution aqueuse ou alcoolique, il a été proposé successivement comme destructeur des fausses membranes (*Ozanam*) et comme désinfectant (*Lowig, Duflos*). Alvaro Reynoso a cru trouver en lui un antidote du curare et du venin de la vipère ; il n'est malheureusement pas démontré qu'il neutralise réellement ces poisons. Il est plus usité en médecine sous forme de combinaisons métalliques qu'à l'état libre.

Sous le nom de *brome solide*, on prépare, en Allemagne, comme désinfectant, des cubes ou des baguettes de terre à infusoires imprégnée de 75° p. 100 de brome. Une baguette pesant 20 grammes suffit pour désinfecter un espace de 4 mètres cubes, en six heures.●

L'*eau bromée* est un réactif commode pour déceler la présence de l'iode dans bien des cas. Elle peut servir également à la recherche de l'acide phénique et des alcaloïdes en solution (*Landolt*). (V. *ces médicaments.*)

EAU BROMÉE.	On agite vivement, à plusieurs reprises, et
Eau distillée.................. 1000 gr.	on décante quand l'eau est saturée.
Brome pur.................. 40	

§ 5. CARBONE. C — Eq. = 6. — P. at. = 12.

Le diamant ne fait plus partie, comme autrefois, de la matière médicale : mais on se sert fréquemment, en pharmacie, du carbone impur fourni par la carbonisation du bois, des os d'animaux et de quelques autres substances organisées.

A. — CHARBON VÉGÉTAL.

Préparation. — On introduit, dans un creuset de terre, des fragments de *bois non résineux*. On comble les vides avec de la poudre de charbon ordinaire, dont on ajoute une quantité suffisante pour former une couche de 2 ou 3 centimètres, au-dessus du bois. On lute le couvercle du creuset et on chauffe au rouge, pendant une heure environ. On laisse refroidir le creuset, et on enferme les fragments de charbon dans un flacon bouché (*Codex*).

Propriétés physiques et chimiques. — Le charbon végétal est amorphe, insoluble dans tous les dissolvants neutres, mauvais conducteur de la chaleur et de l'électricité, à moins qu'il n'ait été porté à une très haute température (*braise*). Il a pour densité 1,57 environ. Exposé à l'air libre, il attire rapidement 10 à 12 p. 100 d'eau. Il contient, en outre, de 1 à 5 p. 100 de sels minéraux riches en carbonates de potassium et de calcium, plus un peu d'hydrogène, qu'on ne peut lui enlever que par une calcination prolongée au rouge vif.

Il absorbe les gaz, en proportion d'autant plus considérable que ces fluides sont plus solubles dans l'eau. Il précipite l'iode de ses dissolutions dans l'iodure de potassium et il s'empare également du phosphore, des matières colorantes, d'un grand nombre de sels métalliques, de quelques résines et des alcalis végétaux. Il est important de se rappeler cette propriété, dans la préparation des alcaloïdes et surtout dans les recherches de chimie légale.

Le charbon ne contracte pas de combinaison à froid ; mais à la température rouge, il forme, avec l'oxygène, de l'oxyde de carbone ou de l'acide carbonique; avec le soufre, du sulfure de carbone, et avec l'azote, du cyanogène, en présence des alcalis. Aidé de la chaleur, il réduit presque tous les composés oxygénés. Si la réduction est facile, il se dégage de l'acide carbonique; quand elle exige une température très élevée, il ne se produit que de l'oxyde de carbone.

Essai. — Le charbon végétal imparfaitement calciné peut contenir des *produits organiques*. Pour s'assurer de sa pureté, on en projette un fragment dans une solution bouillante de potasse caustique, qui doit rester incolore après cette épreuve.

Une autre portion, fortement chauffée dans un tube bouché, ne doit pas fournir de produits empyreumatiques.

B. — CHARBON ANIMAL.
Charbon d'os, noir animal, noir d'os.

Préparation. — Le noir animal est obtenu, dans l'industrie, par la calcination, en vase à peu près clos, des os d'animaux préalablement dégraissés. Lorsque la carbonisation est complète, on laisse refroidir le produit, on le concasse au moulin, et on le passe au crible, pour séparer le *noir en grain* du *noir en poudre*.

Purification. — 1° Le charbon animal ne peut être employé en pharmacie tel qu'il est livré par le commerce, parce qu'il contient une *matière animale*, dont l'odeur et la saveur sont extrêmement désagréables, et des *sulfures* et *cyanures* de *calcium* et de *fer*.

On le purifie de la manière suivante :

Noir animal pulvérisé....................................	1000 gr.
Eau distillée..	4000
Acide chlorhydrique officinal...........................	1000

Le noir étant délayé dans l'eau, on y ajoute l'acide peu à peu, et en agitant constamment. Après douze heures de contact, on décante, on lave le résidu à l'eau distillée chaude, jusqu'à cessation de réaction acide et de précipité par l'azotate d'argent. On égoutte alors le charbon, on le sèche à 150°, on le passe au tamis de soie n° 100, et on l'enferme dans un flacon bouché (*Codex*).

L'acide chlorhydrique enlève au noir animal les sulfures et cyanures métalliques et une partie du carbonate et du phosphate calcaires qu'il contient. L'eau bouillante entraîne ensuite cette dissolution, en même temps que la matière animale, qui est soluble.

2° Suivant M. Grœger, on obtient un charbon doué d'un pouvoir décolorant intense, en lavant le charbon d'os, à l'ébullition, d'abord avec de l'eau contenant 5 p. 100 de carbonate de sodium, puis avec de l'acide chlorhydrique qu'on renouvelle aussi longtemps qu'il se trouble par l'ammoniaque.

Le produit de cette opération est léger et se trouve formé de charbon à peu près complètement dépouillé de matière minérale.

Propriétés physiques et chimiques. — Le charbon animal est amorphe, comme le charbon de bois, mais, à l'inverse de celui-ci, il renferme peu de carbone et beaucoup d'éléments minéraux, quand il n'a pas été purifié. De plus, il retient toujours un peu d'azote, tandis que le premier recèle de l'hydrogène. Sa composition est, en moyenne, la suivante :

Charbon et matière organique	10.8
Sels solubles dans l'eau	0.8
Résidu siliceux	2.8
Alumine et oxyde de fer	0.7
Phosphate de calcium et magnésium	81.7
Carbonate de calcium	3.0
Perte	0.2
(Bobierre.) Total	100.00

Le charbon animal est moins propre à condenser les gaz qu'à s'emparer des matières colorantes. On sait, depuis Lowitz (1813), que sa puissance décolorante est beaucoup plus considérable que celle du charbon végétal.

Pharmacologie. — La pharmacie tire parti de la faculté absorbante du *charbon de bois*, du pouvoir décolorant du *charbon animal*, et des propriétés spéciales des *charbons d'éponge* et de *fucus*, et du produit complexe fourni par la fumée de bois et désigné sous le nom de *suie*.

CHARBON VÉGÉTAL. — Le charbon végétal, destiné à servir de médicament, doit être préparé suivant les indications du Codex. On rejette d'une manière absolue le charbon dont l'origine est industrielle, particulièrement celui qui provient de la *carbonisation en meules*, et qui renferme presque toujours des matières empyreumatiques. S'il faut en croire M. Belloc, le peuplier est le seul bois convenable pour la préparation du charbon médicinal, les autres bois donnant tous des produits irritants pour l'estomac. M. Belloc recommande, en outre, de faire macérer, pendant trois ou quatre jours, dans de l'eau froide, le charbon préalablement pulvérisé, pour le dépouiller des composés minéraux qu'il contient. D'autres pensent qu'il est utile de le laver à l'eau bouillante, ou même à l'acide azotique. Ces précautions n'ont point un caractère indispensable, tant est faible la proportion des sels qu'on trouve dans le charbon végétal. Contrairement à l'opinion de M. Belloc, on peut dire aussi que tous les bois blancs, légers et dépourvus de résine, valent celui du peuplier pour cette préparation.

Le charbon de bois, retenant aisément dans ses pores les fluides gazeux, sert à la désinfection de l'haleine et des plaies fétides, ainsi qu'à l'absorption des gaz, qui se forment dans l'estomac. On le prescrit le plus souvent en poudre *demi-fine*, pour l'usage interne; et comme il perd beaucoup de son pouvoir absorbant, quand il est humide, on l'enveloppe dans du pain azyme, pour le faire pénétrer sec dans l'estomac. On en fait aussi des tablettes, des pilules, des injections, des lavements et des poudres dentifrices. Pour faciliter les pansements au charbon, Le Perdriel plaçait, entre deux feuilles de papier sans colle, un carré de mousseline, sur lequel il avait préalablement fixé avec de la gomme du charbon très divisé.

A défaut d'agent plus efficace, le charbon végétal peut aider à combattre les empoisonnements par les sels métalliques et par les alcaloïdes. Il est prudent, toutefois, de ne pas accorder une confiance illimitée à la propriété qu'il possède d'absorber ces poisons.

Charbon animal. — Le charbon animal n'est employé en pharmacie que pour décolorer les solutions médicamenteuses. Il est à peine utile de dire qu'avant de l'affecter à cet usage, il est indispensable de le débarrasser, par un lavage soigneux, des produits capables d'altérer la saveur des liquides auxquels on le mélange. Sa puissance décolorante est plus grande à chaud qu'à froid, et elle s'exerce mieux dans des liqueurs neutres que dans des liqueurs alcalines. On ne doit jamais le mettre en contact avec des solutions acides, car il modifierait leur composition, en leur cédant des sels calcaires. Il ne faut pas oublier non plus, dans les opérations pharmaceutiques, que sa faculté absorbante s'étend aux combinaisons salines et aux alcalis végétaux.

On admet, généralement, que le lavage à l'acide chlorhydrique multiplie son pouvoir décolorant, en augmentant sa porosité. Collas affirme, au contraire, que l'intervention de l'acide est ici plus nuisible qu'avantageuse. Pour lui, le phosphate de calcium partage les propriétés décolorantes du charbon, et le soustraire au noir animal, c'est affaiblir l'efficacité de ce dernier. En conséquence, il conseille de purifier le charbon d'os par un simple lavage à l'eau pure.

Éponge torréfiée. — On prépare ce médicament en torréfiant, dans un cylindre métallique, des éponges *fines dépoudrées et non lavées* (1), jusqu'à ce qu'elles aient perdu le quart de leur poids (*Codex*).

Si l'opération a été bien conduite, les éponges ont pris une couleur brun noirâtre et, suivant Guibourt, l'iode et la chaux, enfermés dans leurs tissus, ont produit de l'iodure de calcium. Une trop haute température décomposerait l'iodure, en volatilisant l'iode; elle changerait en sulfures les sulfates contenus dans l'éponge, et donnerait naissance à des cyanures. Il y a donc une très grande différence entre les produits de la torréfaction, suivant la manière dont ils ont été chauffés.

Charbon de fucus. — On a cherché à introduire dans la matière médicale les charbons de fucus, qui sont à peu près inusités aujourd'hui. Leur composition n'est pas sans analogie avec celle des éponges torréfiées; on y trouve plus ou moins d'iode, suivant le végétal qui les a fournis.

Suie. — La suie est du noir de fumée imprégné, dans des proportions très faibles et on ne peut plus variables, de tous les produits de la décomposition ignée du bois : sels ammoniacaux, acide acétique, matières empyreumatiques, créosote, etc. Braconnot en a retiré une substance huileuse, jaune et amère, à laquelle il a donné le nom d'*asboline*. On trouve de l'*arsenic* dans celle qui provient de la combustion de la houille (*Macadam*).

On se servait autrefois de la suie à titre de vermifuge, d'antiherpétique et d'antiophtalmique; on en préparait une décoction, un extrait, des teintures, des collyres, des pommades, etc. On y a fort peu recours aujourd'hui; cependant, elle fait encore partie des gouttes amères de Baumé, médicament inscrit au Codex depuis 1866.

(1) On peut laver les éponges à l'eau froide, et même à l'eau chaude, sans craindre de leur enlever l'iode, qui s'y trouve à l'état de combinaison insoluble.

POUDRE DE CHARBON.

On pulvérise le charbon végétal dans un mortier couvert, et on passe au tamis de soie n° 120.

Pour l'usage interne, on prépare une poudre moins ténue (tamis de soie n° 80), dont on sépare les sels solubles, par un lavage à l'eau.   (*Codex.*)

POUDRE D'ÉPONGE TORRÉFIÉE.

On pulvérise les éponges torréfiées, et on passe la poudre au tamis n° 100.

                (*Codex.*)

POUDRE DENTIFRICE AU CHARBON ET AU QUINQUINA.

Charbon végétal pulvérisé...... 200 gr.
Poudre de quinquina gris...... 100
Essence de menthe poivrée..... 1
                (*Codex.*)

TABLETTES DE CHARBON.

Charbon végétal pulvérisé...... 200 gr.
Sucre pulvérisé............... 200
Mucilage de gomme adragante.. 50
Faites des tablettes de 1 gr., dont chacune contiendra 50 centigr. de charbon. (*Codex.*)

§ 6. CHLORE. Cl — Eq. et P. at. $= 35,4$.

Découvert en 1774 par Scheele, pharmacien suédois.

Préparation. — 1° On obtient le chlore en décomposant l'acide chlorhydrique par le bioxyde de manganèse.

On introduit l'oxyde dans un matras B, dont le bouchon porte un tube

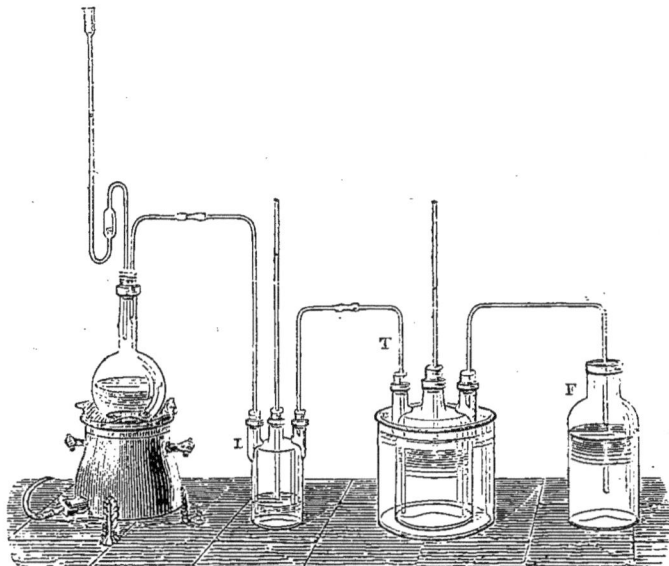

Fig. 59. — Appareil pour la préparation du chlore (*).

de sûreté S et un tube de dégagement D (fig. 59). On verse l'acide par le tube de sûreté : la réaction commence à froid; pour la terminer, on chauffe légèrement. En sortant du matras, le gaz passe dans un flacon laveur L, où il se dépouille de l'acide chlorhydrique qu'il a pu entraîner. Il se rend ensuite dans des flacons de Woolf FF, remplis aux trois quarts d'eau distillée maintenue à une température aussi rapprochée que possible

(*) B, ballon contenant le bioxyde de manganèse et l'acide chlorhydrique. S. tube de sûreté. DDDD, tube de dégagement. AAA, tubes abducteurs. L., flacon laveur contenant un peu d'eau. FF, flacons de Woolf. RR, réfrigérants. E. éprouvette remplie d'un lait de chaux.

de + 12°. Pour se mettre à l'abri du dégagement qui suit la saturation de l'eau, on termine l'appareil par une éprouvette E, dans laquelle on met un lait de chaux destiné à retenir le chlore en excès (*Codex*).

Lorsqu'on veut recueillir le chlore à l'état gazeux, on le dessèche en le faisant passer sur du chlorure de calcium, et on le reçoit dans un flacon bien sec, que l'on bouche aussitôt qu'il en est rempli.

La formation du chlore, dans cette opération, est due au dédoublement de l'acide chlorhydrique, dont l'hydrogène se combine à l'oxygène du bioxyde de manganèse, pour former de l'eau, tandis que le chlore s'unit en partie au métal et en partie se dégage :

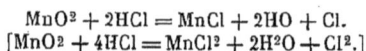

$$MnO^2 + 2HCl = MnCl + 2HO + Cl.$$
$$[MnO^2 + 4HCl = MnCl^2 + 2H^2O + Cl^2.]$$

400 gr. d'acide et 100 gr. de bioxyde donnent environ 24 litres de chlore.

2° On peut aussi décomposer le sel marin par l'acide sulfurique, en présence du bioxyde de manganèse. Il se forme de l'acide chlorhydrique, qui est détruit par le bioxyde, comme dans l'équation précédente :

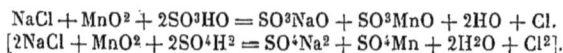

$$NaCl + MnO^2 + 2SO^3HO = SO^2NaO + SO^3MnO + 2HO + Cl.$$
$$[2NaCl + MnO^2 + 2SO^4H^2 = SO^4Na^2 + SO^4Mn + 2H^2O + Cl^2].$$

Propriétés physiques et chimiques. — Le chlore est un gaz jaune verdâtre, d'une odeur suffocante, et très dangereux à respirer. Il a pour densité 2,44 à la température de 0°. Lieben a trouvé cette densité réduite à 1,63 entre 1200° et 1500°, ce qui lui a fait mettre en doute la nature simple du chlore. Ce gaz devient liquide sous une pression de 6 atmosphères, ou à — 40°, sous la pression ordinaire. Un litre d'eau à + 12° en dissout 1^{lit},5 (*Berthelot*) ; la solubilité du gaz décroît au-dessous et au-dessus de cette température ; l'ébullition le chasse entièrement de sa dissolution.

Le chlore se combine avec énergie et souvent avec dégagement de lumière, à la plupart des métalloïdes et des métaux. Sa propriété principale est sa grande affinité pour l'hydrogène, dont il s'empare partout où il le rencontre. C'est pour cette raison qu'il décompose l'acide sulfhydrique, en mettant du soufre en liberté, et qu'il joue le rôle d'oxydant en présence de l'eau :

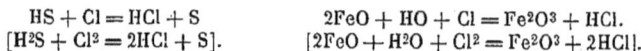

$$HS + Cl = HCl + S \qquad 2FeO + HO + Cl = Fe^2O^3 + HCl.$$
$$[H^2S + Cl^2 = 2HCl + S]. \qquad [2FeO + H^2O + Cl^2 = Fe^2O^3 + 2HCl].$$

La solution aqueuse refroidie à 0° dépose des cristaux jaunâtres d'un hydrate à 10 éq. d'eau : Cl + 10 HO [Cl + 5H²O]. A la température ordinaire, elle s'altère rapidement, surtout si on l'expose à la lumière du soleil ; l'eau est dissociée, son hydrogène fait avec le chlore de l'acide chlorhydrique, et l'oxygène devient libre :

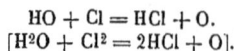

$$HO + Cl = HCl + O.$$
$$[H^2O + Cl^2 = 2HCl + O].$$

Il y a, en même temps, production d'acide chlorique (*Popper*).

Le réactif du chlore est l'azotate d'argent, qui donne, à son contact, un précipité blanc, cailleboté, de chlorure d'argent, *soluble dans l'ammoniaque* et *se colorant en violet sous l'influence des rayons solaires.*

Pharmacologie. — Le chlore est le plus puissant agent de décoloration et de désinfection connu; il possède, en outre, le pouvoir de suspendre la fermentation putride. Ses propriétés désinfectantes ont été signalées en 1785 par Hallé, confirmées par Fourcroy en 1791, et plus tard seulement par Guyton de Morveau, qui s'en est cependant attribué la découverte.

L'action désorganisatrice qu'il exerce sur toutes les substances organiques semblait promettre à la thérapeutique un médicament précieux, pour le traitement des maladies dont la cause est microbienne. Mais l'irritation violente qu'il provoque si facilement, quand on le respire ou qu'on boit sa solution aqueuse, oblige à n'en administrer que des quantités insuffisantes pour la destruction du principe morbifique. De plus, il perd sans doute rapidement toute action, en se transformant en chlorure au milieu des liquides alcalins de l'économie. Pour les mêmes motifs, on ne saurait continuer à le regarder comme un utile contre-poison de la strychnine, des acides sulfhydrique et cyanhydrique, et du sulfure d'ammonium. On conteste également son action sur les organismes répandus dans l'air; néanmoins, les fumigations chlorées sont toujours au nombre des moyens employés pour assainir les appartements.

Le chlore peut rendre quelques services en applications externes. En 1846, Roux a proposé de panser les plaies avec de la charpie imprégnée de ce gaz par un contact de vingt-quatre heures en vase clos.

On a reconnu à l'*eau chlorée* des propriétés antipsoriques et antiparasitaires; toutefois, on lui préfère en général les hypochlorites, dont l'action est moins vive. Cette solution sert principalement de réactif dans les laboratoires, à la condition de n'être pas altérée. On retarde sa décomposition en l'enfermant dans des flacons bien bouchés, qu'on recouvre de papier noir, ou qu'on place dans un lieu inaccessible à la lumière.

FUMIGATION GUYTONIENNE.

Chlorure de sodium pulvérisé... 250 gr.
Bioxyde de manganèse......... 100
Acide sulfurique à 1,84........ 200
Eau...................... 200
On mêle avec soin le chlorure et le bioxyde, on délaie le mélange dans l'eau, et on y ajoute l'acide sulfurique.

La quantité de chlore fournie par les substances indiquées dans la formule ci-dessus est suffisante pour une pièce d'environ 100 mètres cubes de capacité. (*Codex.*)

§ 7. ÉTAIN. Sn — Eq. = 59. — P. at. = 118

Préparation. — La *cassitérite*, ou bioxyde d'étain naturel, est le minerai qui fournit ce métal. On la grille dans un four à réverbère, on lave le produit et on le fond avec du charbon.

Purification. — L'étain de premier jet est presque toujours allié au *fer*, au *cuivre*, au *zinc*, au *plomb*, au *bismuth*, à l'*antimoine* et à l'*arsenic*.

Pour le purifier, on le fond dans un courant d'air ménagé, qui oxyde les autres métaux; ou bien on le soumet à la liquation: l'étain pur coule le premier, les alliages restent sur la sole du fourneau.

On obtient l'étain chimiquement pur, en réduisant l'acide stannique par le charbon, dans un creuset brasqué.

Propriétés physiques et chimiques. — L'étain est brillant et d'un blanc d'argent, très malléable et peu tenace. Son odeur est désagréable. Il a pour densité 7,28 et il fond à 228°. Il cristallise dans le système du prisme à base carrée; peut-être est-il dimorphe.

Il ne s'oxyde pas à froid, mais il s'empare rapidement de l'oxygène, quand on le chauffe. Il décompose l'eau à la température rouge. Les alcalis le dissolvent en donnant naissance à de l'hydrogène. Les acides le dissolvent également, à l'exception de l'acide azotique qui le transforme en acide métastannique insoluble. La solution de chlorure de sodium l'attaque, surtout à chaud et en présence des acides, ce qui se produit journellement dans la préparation des aliments.

Essai. — Pour vérifier la pureté de l'étain, on le traite par l'acide azotique étendu, qui dissout tous les autres métaux, à l'exception de l'*antimoine*.

Pour isoler le *plomb*, on verse un peu d'acide sulfurique dans la liqueur filtrée : il se produit un précipité blanc de sulfate de plomb.

Le *bismuth* se précipite à l'état d'azotate basique, lorsqu'on ajoute beaucoup d'eau à la solution acide.

S'il y a du *cuivre*, la liqueur se colore en bleu par un excès d'ammoniaque.

Le *fer* fournit un précipité bleu avec le ferrocyanure de potassium, si la liqueur n'est pas trop acide.

L'*arsenic* et l'*antimoine* se reconnaissent à ce qu'ils donnent de l'hydrogène arsénié ou antimonié, dans l'appareil de Marsh.

Pharmacologie. — L'étain, autrefois *Jupiter*, a été préconisé comme vermifuge, par Paracelse, et son usage s'est prolongé jusqu'à nos jours. On l'a presque toujours employé à l'état de limaille, seul ou associé à d'autres médicaments. Cependant au temps de Fourcroy, on administrait, à titre d'anthelminthique, du vin sucré qu'on avait laissé séjourner pendant 24 heures dans un vase d'étain.

L'étain est inerte par lui-même et doit ses propriétés médicinales aux combinaisons salines qu'il forme, au contact des acides sécrétés dans les voies digestives. Il tend à disparaître aujourd'hui de la matière médicale.

Appliqué sur une tache d'encre, avec de l'oxalate de potassium, il favorise l'action de l'acide oxalique sur le sel de fer.

On en fabrique des couvercles destinés à fermer les pots, les cruches, etc., usités dans les laboratoires. Lorsque le métal est allié au plomb, il arrive infailliblement que le couvercle est oxydé. Du carbonate, ou un autre sel de plomb, peut alors tomber dans les médicaments et leur communiquer des propriétés nuisibles. Il est nécessaire de vérifier la composition de ces couvercles.

POUDRE D'ÉTAIN.

La consistance molle de l'étain ne permet pas de le pulvériser au mortier. On le divise à la lime, lorsqu'on veut le transformer en limaille. Mais, s'il faut le pulvériser plus finement, on est forcé de recourir à l'un des artifices suivants :

1° On verse de l'étain fondu dans un mortier de fer fortement chauffé, et on agite vivement, jusqu'à solidification du métal. (*Codex.*)

2° On met dans le mortier du sel marin en fusion en même temps que l'étain. La température restant longtemps élevée, la division de l'étain est plus complète. Le sel est enlevé ensuite avec de l'eau bouillante.

3° On triture des feuilles d'étain avec du sulfate de potassium, qu'on soustrait après l'opération, en lavant le produit. Mais l'étain laminé, contenant du plomb, ne doit pas servir de médicament.

Quel que soit le procédé employé, on termine toujours la pulvérisation en passant la poudre au tamis de soie.

ÉLECTUAIRE D'ÉTAIN.

Poudre d'étain . . . . 10 gr.
Miel blanc 10

§ 8. FER. Fe — Eq. = 28. — P. at. = 56.

Préparation. — La préparation du fer est nécessairement industrielle et consiste dans la réduction du sesquioxyde de fer par le charbon :

$$Fe^2O^3 + 3C = Fe^2 + 3CO.$$

On la fait par la *méthode catalane* (au bois), qui donne directement du fer doux, ou par la *méthode des hauts fourneaux* (à la houille), qui fournit de la fonte. Au moyen d'une oxydation ménagée, nommée *affinage*, on enlève à la fonte la plus grande partie de son carbone, et on la convertit en fer doux, le seul employé en pharmacie.

Propriétés physiques et chimiques. — Le fer est gris bleuâtre, doué d'une odeur faible et d'une saveur métallique. Il est malléable, ductile et très tenace, attirable à l'aimant et susceptible d'absorber les gaz en proportion notable, à la température rouge. Sa densité est 7,8. Il fond vers 1500° environ, et il cristallise en cubes ou en octaèdres, pendant le refroidissement.

L'oxygène sec ne peut l'oxyder qu'au rouge. Mais, dans l'air humide, la combinaison se fait à la température ordinaire, en produisant du sesquioxyde de fer hydraté (*rouille*) $2Fe^2O^3,3HO[2Fe^2O^3,3H^2O]$.

Le fer décompose à froid la plupart des acides, en dégageant de l'hydrogène. Les acides azotique et acétique concentrés, l'ammoniaque, la potasse et l'alcool le rendent *passif*. Aussi, ne décompose-t-il ni une solution alcoolique d'azotate de cuivre, ni une solution de cuivre dans l'ammoniaque. Les métalloïdes et les autres métaux s'unissent aisément à lui.

Le fer doux le mieux préparé n'est jamais pur ; il contient habituellement du *carbone*, du *soufre*, du *phosphore*, du *silicium*, de l'*arsenic*, et quelquefois du *cuivre*.

Pharmacologie. — Le fer (*Mars* des alchimistes) a été employé de toute antiquité, à titre de remède. Mais la faveur universelle et légitime dont il jouit actuellement, ne date que des travaux publiés par Sydenham, à la fin du XVIIᵉ siècle. Le nombre des produits qu'il fournit à la matière médicale, à l'état libre et surtout en combinaison, est considérable. Ce nombre sera probablement réduit par les progrès de la thérapeutique, sans que cette élimination rationnelle porte atteinte à l'importance du fer en tant que médicament.

La pharmacie prépare deux espèces de fer métallique, connues sous les dénominations de *limaille de fer* et de *fer réduit*.

A. — LIMAILLE DE FER.

Préparation. — On obtient la limaille de fer, en soumettant du fer doux à l'action d'une lime d'acier. La poudre qui en résulte est grossière, brillante et complètement attirable à l'aimant.

Pour avoir la *limaille de fer porphyrisée*, on broie sur un porphyre, par petites quantités et à sec, la limaille de fer préparée (*Codex*).

Le produit a perdu, en grande partie, l'éclat métallique et a pris une apparence terne ; il est très oxydable et il demande à être conservé dans des flacons secs et bien bouchés.

Essai. — La limaille de fer contient inévitablement toutes les impuretés du fer doux, plus du *sesquioxyde de fer* ou de l'*oxyde salin*, lorsqu'elle n'a pas été préservée des influences oxydantes.

On y constate la présence de l'*arsenic*, avec l'appareil de Marsh, et celle du *cuivre* en dissolvant le métal dans un acide et en précipitant la solution par un excès d'ammoniaque ; la liqueur devient bleue, si elle renferme du cuivre.

Le *phosphore* et le *soufre* s'oxydent et se dissolvent, quand on traite le fer par l'eau régale. On les reconnaît à leurs réactions propres.

Le *carbone* et le *silicium* restent comme résidu, quand on dissout le fer dans de l'acide sulfurique étendu.

B. — FER RÉDUIT.

L'idée de préparer le fer métallique, en réduisant par l'hydrogène l'un de ses oxydes, est due à Quévenne. Le fer, que l'on obtient par cette méthode, doit être très divisé, d'un *gris foncé* et non pas noir, comme l'est souvent celui du commerce. Il est très oxydable et fortement attirable à l'aimant ; il devient incandescent, quand on le touche avec un corps en ignition. On le croyait chimiquement pur, tout d'abord, mais il résulte des analyses de M. Dusart que le fer réduit le mieux préparé ne renferme que 87 p. 100 au plus de fer métallique. Le reste est constitué par un oxyde Fe^2O, irréductible par l'hydrogène, et par les corps étrangers qui peuvent se trouver mêlés au sesquioxyde de fer.

Pour obvier à ce défaut de pureté, M. Collas emploie un procédé de réduction, qui consiste à précipiter par un courant électrique la solution d'un sel ferreux, et qui fournit un produit supérieur au fer réduit par l'hydrogène. Voici les opérations au moyen desquelles on obtient ces deux médicaments.

a. FER RÉDUIT PAR L'HYDROGÈNE. — **Préparation**. — On prend du sesquioxyde de fer obtenu par la précipitation du *perchlorure de fer au moyen de l'ammoniaque* ; on le dessèche complètement et on l'introduit dans un tube de fer ou de porcelaine, communiquant, d'un côté avec une source d'hydrogène *pur* et *sec*, et de l'autre avec un tube effilé (fig. 60). Ce tube étant disposé horizontalement sur un fourneau, on y fait passer l'hydrogène et, quand l'air est entièrement expulsé, on chauffe au rouge obscur. Le peroxyde de fer est décomposé et ramené à l'état métallique ; il y a en même temps production d'eau, qui s'échappe en vapeur par le tube effilé :

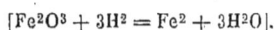

$$Fe^2O^3 + H^3 = Fe^2 + 3HO. \qquad [Fe^2O^3 + 3H^2 = Fe^2 + 3H^2O].$$

Il est *important* que l'hydrogène soit exempt d'acides sulfureux et sulfhydrique, dont la présence amènerait la formation de sulfure de fer. Il
est *essentiel* aussi de bien régler la température : si la réduction a lieu
au-dessous du *rouge obscur*, le produit est noir et pyrophorique ; si elle est
effectuée au *rouge vif*, les particules métalliques s'agglutinent, et le fer
n'a ni la ténuité, ni la solubilité voulues.

L'opération est terminée quand la vapeur d'eau cesse de se dégager de
l'appareil. On laisse refroidir le fer au milieu du courant d'hydrogène, et
on l'enferme dans des flacons bien bouchés (*Codex*).

Il faut éviter de se servir, pour cette opération, d'oxyde de fer préparé
avec le sulfate ferreux, car cet oxyde retient un peu de sulfate basique de
fer, que l'hydrogène change en sulfure.

Lorsque l'hydrogène n'est pas préparé avec du zinc et de l'acide sulfurique purs, il peut être mélangé d'hydrogènes arsénié, sulfuré, phosphoré,
silicié et carboné, qui abandonnent au fer réduit leurs éléments électro-
négatifs. Pour avoir du gaz très pur, MM. Bouis, Vée et Baudrimont con-

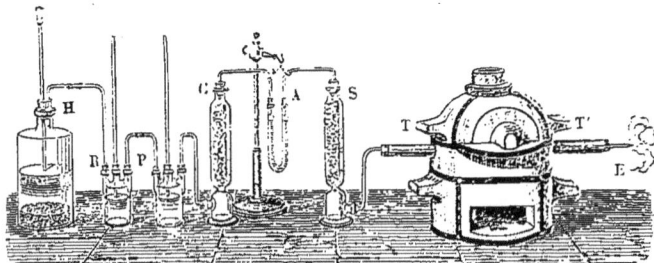

Fig. 60. — Appareil pour la préparation du fer réduit par l'hydrogène (*).

seillent de le faire passer successivement dans de l'eau régale, dans une
solution de potasse caustique, sur des fragments de potasse ou de chaux
vive, dans une solution de nitrate d'argent, qui accuse sa pureté, enfin
sur de la pierre ponce imprégnée d'acide sulfurique concentré, qui le dessèche entièrement. M. J. Regnault fait remarquer que ces précautions
sont sans effet, si le dégagement gazeux est trop rapide et si la pierre
ponce n'a pas été préalablement calcinée, pour détruire les poussières
organiques qui la recouvrent et qui peuvent réduire l'acide sulfurique en
acide sulfureux.

Bien préparé, le produit est d'un *gris de fer* et entièrement soluble
dans les acides. Celui qui est noir est un mélange de fer, de protoxyde et
d'oxyde magnétique (*Moissan*).

Essai. — Si le fer réduit est bien pur, il se dissout dans l'acide chlorhydrique, en dégageant de l'hydrogène complètement *inodore*. La solution donne avec le ferrocyanure de potassium un précipité *blanc*, qui devient bleu au contact de l'air.

(*) H, générateur d'hydrogène. R, flacon contenant de l'eau régale. P, flacon contenant une solution de
potasse caustique. C, éprouvette remplie de chaux vive. A, tube rempli de solution de nitrate d'argent.
S, éprouvette remplie de pierre ponce imprégnée d'acide sulfurique. TT', tube de fer ou de porcelaine contenant
le sesquioxyde de fer. E, tube effilé par lequel s'échappe la vapeur d'eau produite par la réduction.

Un gramme de fer pur donne, au contact de l'acide chlorhydrique dilué, 400 centimètres cubes d'hydrogène, dans les conditions normales de température et de pression.

La recherche des éléments étrangers qu'il peut contenir doit être faite comme pour la limaille de fer.

b. FER RÉDUIT PAR L'ÉLECTRICITÉ. — Pour préparer ce médicament, M. Collas fait passer un courant électrique faible à travers une solution de chlorure ferreux pur et marquant 35° Baumé. Le fer se dépose sur des plaques d'acier plongées dans la liqueur et mises en communication avec le pôle négatif de la pile ; on le sèche rapidement et on le porphyrise.

Le fer réduit par l'électricité est gris et brillant ; il est très oxydable, sans être pyrophorique, et beaucoup plus soluble dans les acides dilués que le fer réduit par l'hydrogène. Sa pureté est presque absolue ; Byasson n'a pu y découvrir ni soufre, ni arsenic, ni silicium, ni antimoine ; il n'y a trouvé, à l'analyse, qu'une quantité insignifiante de carbone. Ce produit offre donc, sur le fer réduit par l'hydrogène, une supériorité marquée, au point de vue de la pureté chimique et conséquemment de la valeur médicinale.

§ 9. IODE. I — Eq. et P. at. = 127.

Découvert par Courtois en 1811.

Préparation. — 1° On peut obtenir l'iode par un procédé analogue à

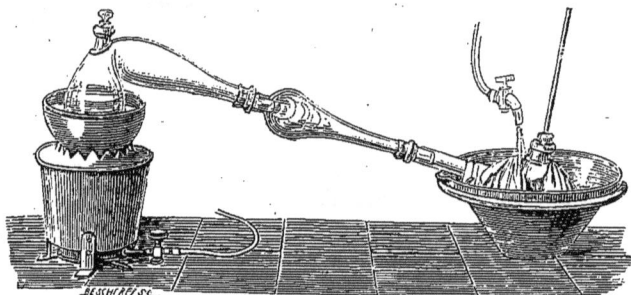

Fig. 61. — Appareil pour la préparation de l'iode.

celui qui fournit le chlore et le brome, en décomposant un iodure alcalin par l'acide sulfurique et le bioxyde de manganèse, dans un appareil distillatoire (fig. 61). L'iode se condense dans le récipient et il reste dans la cornue un mélange de sulfates de potassium et de manganèse :

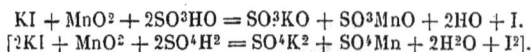

$$KI + MnO^2 + 2SO^3HO = SO^3KO + SO^3MnO + 2HO + I.$$
$$[2KI + MnO^2 + 2SO^4H^2 = SO^4K^2 + SO^4Mn + 2H^2O + I^2].$$

2° Lorsqu'on fait bouillir une solution d'iodure alcalin avec du perchlorure de fer, l'iode est précipité d'après l'équation suivante :

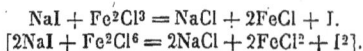

$$NaI + Fe^2Cl^3 = NaCl + 2FeCl + I.$$
$$[2NaI + Fe^2Cl^6 = 2NaCl + 2FeCl^2 + I^2].$$

On enlève l'iode au moyen du sulfure de carbone, que l'on retire par distillation, au bain-marie, à 55°.

Ce qui rend ce procédé intéressant, c'est qu'il ne décompose pas les bromures métalliques.

3° On dissout 25 p. d'iodure alcalin dans 50 p. d'eau, et on y ajoute peu à peu 25 p. d'acide sulfurique pur et 7 p. de bichromate de potassium pulvérisé. On agite vivement, et l'iode se précipite presque en totalité (*Luchs*).

4° On prépare l'iode, industriellement, en faisant passer un courant de chlore dans les eaux-mères des soudes de varech, privées de sulfates et de chlorures et marquant 25° à l'aréomètre Baumé :

$$KI + Cl = KCl + I.$$

On a soin d'arrêter le courant de chlore, dès que la précipitation de l'iode est complète; un excès de gaz redissoudrait le précipité sous forme de chlorure (*Barruel*).

5° Les eaux mères des soudes de varech abandonnent leur iode, quand on les traite par l'acide azotique; il se fait en même temps de l'azotate de potassium et de l'hypoazotide (*Tissier*) :

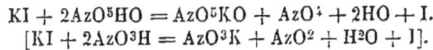

$$KI + 2AzO^5HO = AzO^5KO + AzO^4 + 2HO + I.$$
$$[KI + 2AzO^3H = AzO^3K + AzO^2 + H^2O + I].$$

6° L'iode peut être extrait de l'azotate de sodium naturel du Chili, qui le contient à l'état d'iodure et à l'état d'iodate formé aux dépens du premier, au cours de la nitrification (*A. Müntz*). On précipite l'iodate par le bisulfite de sodium, et l'iodure par le chlore.

7° M. Moride retire l'iode des charbons d'algues marines. Il épuise les charbons par lixiviation, précipite l'iode par l'hypoazotide, le dissout dans la benzine et le combine à la potasse ou à la soude. Le mélange d'iodate et d'iodure alcalin est converti en iodure, par calcination, et traité par les procédés ordinaires.

8° En 1852, M. Tissier a proposé de distiller des fucus marins, séchés et comprimés, dans des cornues chauffées au rouge sombre. Suivant l'auteur, on ne perd pas d'iode par ce procédé, et on obtient en plus : du goudron, de l'ammoniaque, de l'acide acétique, un gaz applicable à l'éclairage, et un charbon pouvant servir à décolorer ou à désinfecter. Le même procédé a été réédité par M. Stenford, en 1871.

9° Suivant MM. Pellieux et Allary, on a 7 à 9 fois plus d'iode par l'osmose du jus fermenté de varechs frais, que par l'incinération.

Quant l'iode *brut* a été obtenu par un des moyens ci-dessus, on le sèche à l'étuve, ou mieux par compression, et on le sublime dans des cornues de grès chauffées au bain de sable. Il se dépose, en paillettes cristallines, à la voûte des récipients.

Purification. — Pour avoir de l'iode parfaitement pur, on sature celui du commerce avec de la potasse, on traite sa solution aqueuse par un excès de chlore, qui redissout l'iode d'abord précipité. A cette dissolution, on ajoute un poids d'iodure de potassium trois fois plus fort que celui qui a été primitivement employé ; l'iode se précipite, on le lave avec soin et on le dessèche (*Millon*).

Propriétés physiques et chimiques. — L'iode cristallise en octaèdres aigus à base rhombe, très aplatis et offrant l'éclat métallique. Son odeur est analogue à celle du chlore et du brome. Sa densité est 4,95 à l'état solide, et 8,71 à l'état gazeux. Il répand des vapeurs à la température ordinaire ; il fond à 107°, et à 180° il entre en ébullition. L'eau n'en dissout que $\frac{1}{7000}$ de son poids. Il est beaucoup plus soluble dans l'alcool, l'éther, le chloroforme, la benzine, le sulfure de carbone et les huiles grasses. Les iodures alcalins en solution le dissolvent aussi, probablement sans s'y combiner, car il est facile de le leur enlever au moyen de l'alcool ou de ses autres dissolvants.

L'iode attaque facilement les métaux et les matières organiques. Il a moins d'affinité pour l'hydrogène, et plus d'affinité pour l'oxygène que le chlore et le brome. Aussi est-il décolorant et désinfectant. Il fait cependant fonction d'oxydant en présence de l'eau et, sous l'influence de la lumière solaire, il décompose l'eau à froid, mais très lentement, en formant de l'acide iodhydrique :

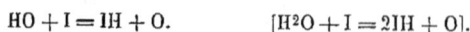

$$HO + I = IH + O. \qquad [H^2O + I = 2IH + O].$$

Le charbon le précipite de toutes les dissolutions dans lesquelles il est à l'état libre, et il le retient avec une énergie qui ne peut être vaincue que par l'intervention d'une puissante affinité chimique.

Son réactif le plus sensible est l'amidon, avec lequel il forme une laque insoluble, d'un bleu foncé, connue sous le nom peu exact d'*iodure d'amidon*. Avec l'azotate d'argent, il donne naissance à un précipité d'iodure d'argent jaune et *insoluble dans l'ammoniaque*.

Essai. — L'iode du commerce est fréquemment impur. On y a trouvé : de l'*eau*, du *chlore*, du *bioxyde de manganèse*, de l'*ardoise*, de la *houille*, de la *plombagine*, même des *chlorures de calcium* et de *magnésium*.

Pour y démontrer la présence de l'*eau*, on en combine environ 2 grammes avec 16 grammes de mercure, on sèche l'iodure formé et on le pèse. Si cette pesée ne représente pas la somme des composants, la différence entre elle et cette somme indique la quantité d'eau dont l'iode se trouve imprégné (*Bolley*).

On isole le *chlore* en dissolvant l'iode dans une solution de potasse caustique, qu'on acidule et qu'on précipite par l'azotate d'argent. S'il y a du chlore, le précipité cède à l'ammoniaque du chlorure d'argent, qu'on met en évidence en le précipitant de nouveau par l'acide azotique.

Les *sels solubles* sont faciles à caractériser, en traitant l'iode par l'eau distillée et la solution par les réactifs.

Le *bioxyde de manganèse* et *les autres substances insolubles* peuvent être découvertes par l'intermédiaire de la chaleur et de l'alcool. L'iode pur doit se volatiliser entièrement, quand on le chauffe, et se dissoudre sans résidu dans l'alcool.

Tous ces moyens sont exacts ; mais pour avoir des données précises sur le degré de pureté de l'iode, il n'est pas toujours nécessaire de constater la nature des substances qui s'y trouvent mélangées ; il suffit de doser le métalloïde même, et c'est à quoi l'on parvient rapidement par l'une des méthodes ci-dessous.

1° *Procédé de Bobierre*. — Bobierre applique au titrage de l'iode le procédé de Mohr, qu'il a modifié de manière à le rendre plus sensible. Voici son manuel opératoire :

On fait une liqueur normale d'arsénite de sodium, en dissolvant 4^{gr},95 d'acide arsénieux et 15^{gr},50 de bicarbonate de sodium dans l'eau nécessaire pour avoir 1 litre de solution. On mesure, dans un flacon à l'émeri, 10 centimètres cubes de cette liqueur, 5 centimètres cubes d'une solution un peu concentrée de bicarbonate de sodium, et 4 centimètres cubes de benzine incolore.

D'un autre côté, on prend un poids quelconque d'iode bien pur, qu'on dissout dans 100 centimètres cubes de solution concentrée d'iodure de potassium, et l'on en remplit une burette graduée. En faisant tomber, goutte à goutte, la liqueur iodée dans l'arsénite et en agitant vivement, on transforme l'acide arsénieux en acide arsénique. Lorsque l'oxydation est complète, une trace d'iode colore la benzine en rose, et la liqueur aqueuse prend une teinte jaunâtre.

Un second essai, fait sur l'iode à titrer employé sous le même poids, indique la richesse du produit, les volumes de solution nécessaires pour oxyder l'arsénite alcalin étant *inversement proportionnels* à la quantité d'iode qu'il s'agit de connaitre.

2° *Procédé de Mohr.* — Ce procédé repose sur la transformation de l'arsénite de sodium en arséniate, au contact de l'iode et de l'eau.

On prépare la solution d'arsénite de sodium en dissolvant 0^{gr},949 d'acide arsénieux et 4 à 5 gr. de bicarbonate de sodium dans 200 gr. d'eau. Lorsque l'effervescence est terminée, on laisse refroidir et on étend la solution avec assez d'eau pour qu'elle occupe le volume de 1 litre. Chaque cent. cube de liqueur contient la quantité d'acide arsénieux susceptible d'être transformée en acide arsénique par 0^{gr},005 d'iode.

Pour faire l'essai, on dissout 1 gr. d'iode dans une solution d'iodure de potassium et, à l'aide d'une burette graduée, on y verse la solution arsenicale, jusqu'à décoloration complète. Le nombre de cent. cubes de liqueur employée, multiplié par 0,005, fait connaitre le poids d'iode pur qui existe dans 1 gr. de l'iode essayé.

3° *Procédé de Bunsen.* — M. Bunsen prend une solution titrée d'acide sulfureux et l'oxyde avec l'iode à essayer :

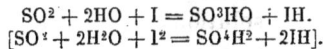

$$SO^2 + 2HO + I = SO^3HO + IH.$$
$$[SO^4 + 2H^2O + I^2 = SO^4H^2 + 2IH].$$

Lorsqu'il n'y a plus d'acide sulfureux à changer en acide sulfurique, la moindre trace d'iode ajouté colore en bleu l'empois d'amidon mis dans la liqueur pour attester la fin de l'opération.

Pharmacologie. — Introduit dans la matière médicale, en 1819, par Coindet, de Genève, l'iode est un des médicaments le plus employés aujourd'hui, tant à l'état libre qu'en combinaison. Il est toxique, mais à un plus faible degré que le chlore ou le brome. C'est encore un des antidotes supposés du curare et du venin des serpents, contre lesquels il est sans action.

Lorsqu'on l'administre à l'intérieur, il doit être nécessairement dissous, car il est irritant et même caustique. Ses solutions dans l'alcool (*teinture d'iode*) ou dans les iodures alcalins remplissent presque toutes les indications. Cependant, Personne et Berthé ont proposé l'usage de l'*huile iodée*, et M. Renault celui de l'*albumine iodée*, comme succédanés de l'huile de foie de morue. MM. Socquet et Guilliermond recommandent les solutions d'iode faites à la faveur du tannin, d'après la méthode de M. Debaüque, d'Anvers (*solutions iodotanniques*). On le donne aussi sous forme de sirops (*sirops de lait iodé* et de *raifort iodé*). On le dissout avantageusement, suivant le conseil de Boinet, dans des liquides servant habituellement de boisson, tels que le lait, le café, le vin ou la bière; ou bien on le mélange à des aliments solides, par exemple à du chocolat, à du pain, ou à des biscuits. Pour toutes ces préparations, Boinet préfère l'emploi de l'iode pur à celui des combinaisons naturelles que forme ce médicament dans les végétaux ; il se sert principalement de la poudre du *fucus vesiculosus*

Enfin, l'iode est un des éléments constants d'un certain nombre d'eaux minérales naturelles (V. *Eaux minérales*), de l'air et de toutes les plantes d'eau douce (*Chatin*). Aussitôt qu'il a été ingéré, il se combine aux alcalis et peut-être aux principes organiques, qu'il rencontre dans les voies digestives ; on le trouve, dans le sang, à l'état d'iodure de sodium.

On pratique parfois des inhalations de vapeur d'iode. Pour cela, on aspire l'air contenu dans un flacon à deux tubulures, dans lequel on a placé, soit quelques paillettes d'iode, soit un mélange d'iodure et d'iodate de potassium et d'acide sulfurique dilué. L'iode se trouve mis en liberté, dans ce mélange, par suite de la formation de sulfate de potassium :

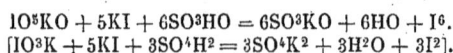

$$IO^5KO + 5KI + 6SO^3HO = 6SO^3KO + 6HO + I^6.$$
$$[IO^3K + 5KI + 3SO^4H^2 = 3SO^4K^2 + 3H^2O + 3I^2].$$

On utilise, à l'extérieur, ses propriétés irritantes et antiseptiques. Avec ses solutions dans l'alcool ou dans les iodures alcalins, on prépare des gargarismes, des collyres, des injections, des lotions, des pommades, des glycérés, dont la composition peut varier à l'infini. L'iode produit sur l'épiderme une tache brune, qui s'efface lentement à l'air, par évaporation, ou instantanément, au contact d'une dissolution d'ammoniaque, d'hyposulfite de sodium, d'iodure ou de cyanure de potassium.

La teinture d'iode et les autres solutions iodées provoquent sur la peau une irritation douloureuse, voire même la vésication. A ces liquides, M. Méhu substitue un produit d'une action plus douce, qu'il nomme *coton iodé*. Pour préparer le coton iodé, il chauffe, au bain-marie presque bouillant, dans un flacon bouché :

Coton cardé séché à l'étuve.......................... 25 gr.
Iode finement pulvérisé............................. 2
(*Codex.*)

Au bout d'une heure au plus, le coton a pris la teinte du café torréfié, en fixant une proportion d'iode qui peut s'élever à 10 p. 100, et qu'il est susceptible de perdre graduellement à l'air, en se décolorant entièrement. Appliqué sur la peau, il lui offre incessamment de l'iode en vapeur, c'est-à-dire sous la forme qui favorise le plus sa pénétration à travers l'épiderme. De plus, il ne cause aucune irritation, s'il n'a pas été recouvert d'un tissu capable de supprimer d'une manière absolue la vaporisation de l'iode. Il peut donc remplacer efficacement la teinture d'iode, de même que les *sachets iodés*, dont on faisait usage autrefois.

M. Dannecy réalise autrement les applications d'iode. Il badigeonne la partie malade avec une solution composée de :

Iodure de potassium................................. 10 gr.
Iodate de potassium................................. 1
Eau... 50

Lorsque la couche appliquée est sèche, on la recouvre de la solution ci-après, en se servant d'un autre pinceau :

Acide citrique...................................... 10 gr.
Eau distillée....................................... 50

L'iode est mis à nu immédiatement.

M. Eymonnet a modifié la méthode précédente en imprégnant du papier sans colle avec des solutions d'iodure et d'iodate de potassium additionné d'acide tartrique. Pour s'en servir, on trempe dans l'eau le système des feuilles préparées ; l'iode devient libre. L'auteur assure que le médicament est bien toléré, quoique son action soit beaucoup plus intense que celle des autres topiques iodés.

Lorsqu'on veut faire disparaître la douleur causée par une application d'iode, ou les taches qui sont la conséquence de son contact avec la peau, on y réussit instantanément avec une solution de sulfite ou d'hyposulfite alcalin. M. Carles préfère la solution de monosulfure de sodium contenant de 1 à 10 p. 100 de sel.

EAU IODÉE.

Iode..........................	0gr,20
Iodure de potassium..........	0 40
Eau distillée..................	1000 00

Pour boisson. (*Lugol.*)

IODE CAUSTIQUE.

Iode..........................	1 gr.
Iodure de potassium...........	1
Eau	2

(*Lugol.*)

INJECTION IODÉE.

Teinture d'iode...............	100 gr.
Eau tiède.....................	200

Mêlez et filtrez. (*Velpeau.*)

On fait souvent usage de cette injection sans la filtrer ; elle contient alors les 7/10mes de l'iode en suspension, lorsque la teinture d'iode est récemment préparée ; la proportion de l'iode précipité par l'eau décroît en raison directe de l'ancienneté de la teinture, suivant la remarque de Guibourt. Cette diminution tient à la formation progressive, dans la teinture, d'acide iodhydrique, qui fait entrer en dissolution une quantité d'iode toujours croissante.

Au lieu de filtrer ce mélange, il serait plus rationnel de n'y introduire que le poids d'iode susceptible de rester dissous après l'addition de l'eau. On obtient ce résultat en se servant de la formule suivante donnée par M. Falières :

Teinture d'iode...............	3 gr.
Alcool à 90°..................	7
Eau tiède....................	20

SOLUTÉ D'IODE IODURÉ.

Iode	5 gr.
Iodure de potassium..........	5
Alcool à 90°..................	50
Eau distillée..	90

(*Codex.*)

TEINTURE D'IODE.

Iode..........................	10 gr.
Alcool à 90°..................	120

Dissolvez et filtrez. (*Codex.*)

Au lieu de dissoudre l'iode par trituration, il est plus commode et plus rapide de le mettre dans un nouet de tarlatane, que l'on suspend à la surface de l'alcool, de telle sorte qu'il y plonge à peine. La dissolution exige environ une heure (*Gareau*).

L'alcool doit être bien rectifié. Celui qui contient de l'acétone communique à la teinture des propriétés irritantes, qui impressionnent péniblement la partie malade et même les yeux.

La teinture d'iode est la première préparation iodée dont on ait fait usage en médecine ; elle renferme le treizième de son poids d'iode. Sa couleur est d'un rouge tellement foncé qu'elle parait noire. Quand on mélange de l'eau à cette teinture, on en précipite la plus grande partie de l'iode ; mais on peut prévenir cette précipitation en ajoutant à la liqueur un peu d'iodure de potassium.

La teinture d'iode s'altère rapidement. L'iode qui n'était d'abord que dissous entre bientôt en combinaison avec son dissolvant, et produit de l'acide iodhydrique et probablement un peu d'éther iodhydrique. La chaleur accélère cette transformation ; aussi doit-on toujours préparer le médicament *à froid*.

On peut prévenir la formation de l'acide iodhydrique en ajoutant à la teinture 1/130me d'iodate de potassium, qui se décompose au contact de l'acide et en régénère l'iode (*J. Casthelaz*) :

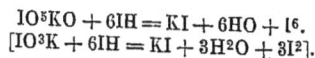

$$IO^5KO + 6IH = KI + 6HO + I^6.$$
$$[IO^3K + 6IH = KI + 3H^2O + 3I^2].$$

On vérifie le titre et la pureté de la teinture d'iode par les méthodes qui servent à l'essai de l'iode (page 63).

POMMADE D'IODURE DE POTASSIUM
IODURÉ.

Iode...................... 2 gr.
Iodure de potassium........... 10

Axonge benzoïnée.............. 80 gr.
Eau distillée.................. 10

(*Codex.*)

§ 10. MERCURE. Hg — Eq. = 100. — P. at. = 200.

Préparation. — Le principal minerai de mercure est le sulfure appelé *cinabre*. Suivant sa nature, on le traite de deux façons différentes :

1° Lorsque le minerai n'est pas calcaire, on le grille dans un courant d'air ; le soufre est changé en acide sulfureux, le mercure distille et se condense dans des appareils appropriés :

$$HgS + O^2 = Hg + SO^2.$$

2° Si le minerai est calcaire, on se borne à le calciner dans des cornues en terre ; le calcium s'empare du soufre et le mercure devient libre.

Purification. — Le mercure tient presque toujours en dissolution du *zinc*, de l'*étain*, du *cuivre*, du *plomb*, ou du *bismuth*. Plusieurs méthodes permettent de le séparer plus ou moins complètement de ces métaux.

1° On introduit dans un flacon :

Mercure du commerce........................... 2000 gr.
Acide azotique officinal....................... 20

On prolonge le contact pendant 24 heures, en agitant fréquemment la masse. Au bout de ce temps, on enlève par décantation la solution surna-

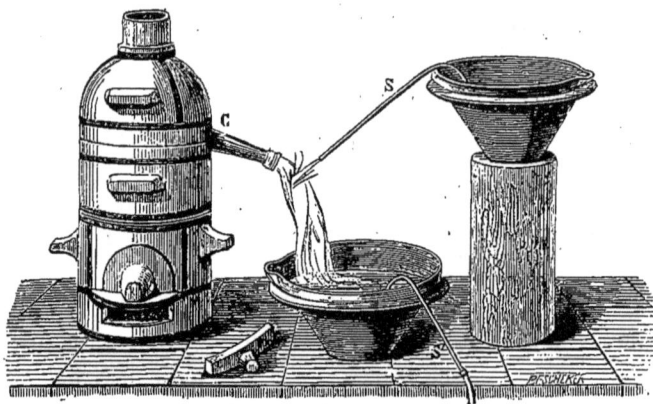

Fig. 62. — Appareil pour la purification du mercure (*).

geante, qui emporte avec elle les métaux étrangers ; on lave à grande eau le mercure ainsi purifié, et on le fait sécher avec soin (*Codex*).

2° On purifie aussi le mercure en le distillant dans une cornue de terre, au col de laquelle on attache un tube de toile, que l'on tient constamment humide pendant l'opération (fig. 62).

3° Ce dernier moyen ne donne de mercure chimiquement pur, que si on opère dans le vide, ou si on répète nombre de fois la distillation. Le suivant a été proposé, par M. Vincenzo Riatti, comme préférable à tous les autres :

On prépare du nitrate acide de mercure, dans une capsule de porcelaine, en ayant soin de bien étendre le sel sur les parois de la capsule. On y ajoute le mercure à purifier, en

(*) C, cornue contenant le mercure, et dont le col est engagé dans un tube de toile arrosé par le siphon. S, S', siphon servant de trop-plein.

quantité telle que la hauteur du ménisque mercuriel ne dépasse pas 1 centimètre, et on chauffe. Le mercure est bientôt animé d'un mouvement vertical régulier, qui met toutes ses parties en contact avec le sel acide et qui produit une purification complète. L'auteur a purifié de cette façon 100 grammes de mercure en vingt minutes.

4° M. Crafts se borne à faire passer un courant d'air pendant quarante-huit heures, dans le métal à purifier, au moyen d'une aspiration continue. Le résultat est bon.

Propriétés physiques et chimiques. — Le mercure est liquide à la température ordinaire, solide à — 40°. Sa densité est 13,59 à 0°; celle de sa vapeur 6,97. Il ne bout qu'à 350° du thermomètre à air, mais la tension de sa vapeur est sensible à 0°, et même après la solidification du métal (*Merget*). Lorsqu'il est pur et qu'on le projette sur une surface plane et *sèche*, il se divise en globules arrondis et indépendants les uns des autres. Est-il allié à d'autres métaux, ses globules ont une forme allongée, qui trahit son impureté. Toutefois, ce caractère n'a pas une grande valeur.

Le mercure est insoluble dans l'eau. Cependant l'eau distillée, qui a bouilli pendant quelques heures avec ce métal, en garde une quantité qu'on peut rendre sensible par les réactifs. Quand on se sert d'eau commune, la solution est plus chargée encore. Sans doute, dans ce dernier cas, les chlorures de l'eau ont cédé une partie de leur chlore au mercure et ont ensuite dissous le chlorure formé. Dans le premier cas, on admet que le mercure est à l'état métallique en suspension dans l'eau. Lecanu le supposait à l'état d'oxyde mercurique, ce qui est improbable.

A la température ordinaire, l'oxygène ne se combine pas au mercure, qui ne s'oxyde même que lentement à 300 ou 350°. Ce métal ne décompose l'eau à aucune température. L'acide azotique concentré l'attaque à froid; l'acide sulfurique monohydraté le dissout à chaud. L'acide chlorhydrique ne le dissout pas sensiblement. Il se combine avec facilité au soufre, au chlore, au brome, à l'iode et à la plupart des métaux, même à froid.

Les dissolutions salines des métaux précieux sont réduites par les vapeurs mercurielles, dont elles constituent le réactif le plus sensible. Pour s'en servir, on trace quelques traits à la plume, sur une feuille de papier ordinaire, avec une solution d'azotate d'argent ammoniacal, ou mieux de chlorure de palladium ou de platine, que n'altère pas la lumière; les traits noircissent, quand on les expose aux vapeurs du mercure. A l'aide de ce réactif, on peut constater que la vaporisation du mercure n'est pas interrompue à — 44°, et que les vapeurs émises ont un pouvoir diffusif considérable, puisqu'on les retrouve au plafond de locaux très vastes et très élevés, dans lesquels on a placé du mercure en assez faible proportion. Le charbon et le platine condensent les vapeurs mercurielles, qui traversent au contraire, avec une extrême facilité, les corps poreux tels que le bois, la porcelaine dégourdie, etc. (*Merget*).

Essai. — On peut vérifier la pureté du mercure en constatant qu'il ne laisse pas de résidu, quand on le volatilise. Il est plus sûr de le dissoudre dans l'acide azotique et de chercher à en séparer les métaux étrangers, par les méthodes analytiques ordinaires.

Pharmacologie. — Le mercure a été connu des Grecs et des Romains, mais ce sont les médecins arabes qui lui ont fait prendre rang dans la matière médicale. Redoutant son action vénéneuse, qui ne leur avait point échappé, ils ne s'en servaient guère qu'à l'extérieur. On leur attribue l'invention des pommades mercurielles.

Le mercure métallique paraît avoir été administré pour la première fois à l'intérieur par Jean de Vigo, qui vivait au xvie siècle, et depuis cette époque il n'a cessé de figurer dans tous les formulaires. Il est généralement inoffensif, quand on en prend une grande quantité à la fois, tandis qu'à doses faibles il a souvent produit des accidents. Son innocuité, dans le premier cas, peut s'expliquer par la moindre durée de son séjour dans le tube digestif. On ne sait pas encore, d'une manière bien certaine, ce qu'il devient au contact prolongé des liquides de l'économie. Guibourt croyait à son oxydation. Mialhe admet sa conversion en chlorure mercurique, qui se dissout dans les chlorures alcalins ou, suivant d'autres, dans les principes albuminoïdes. Enfin, M. Rabuteau professe qu'il est absorbé en nature, et d'autant plus vite qu'il est plus divisé; il assimile ainsi ce phénomène à celui de la pénétration des vapeurs mercurielles à travers la peau.

A l'état de vapeur, le mercure est toxique pour tous les animaux, d'où son emploi comme parasiticide. On s'en sert conséquemment pour soustraire les plantes aux ravages des insectes; à cet effet, on en place quelques globules au fond des vases qui contiennent les végétaux à préserver.

Les préparations pharmaceutiques à base de mercure métallique sont très nombreuses. Parmi les plus usitées se trouvent : les *pilules bleues*, celles de *Belloste*, de *Plenck*, de *Sédillot* et de *Lagneau;* les *pommades*, les *cérats* et les *onguents mercuriels*, l'*emplâtre de Vigo*. La décoction aqueuse de mercure ou *eau mercurielle*, vermifuge autrefois renommé, est rarement prescrite aujourd'hui.

EMPLATRE MERCURIEL.
Emplâtre de Vigo cum mercurio.

Emplâtre simple.............	2000 gr.
Cire jaune.................	100
Colophane.................	100
Bdellium.................	30
Gomme ammoniaque purifiée..	30
Oliban.................	30
Myrrhe.................	30
Safran.................	20
Mercure.................	600
Styrax liquide purifié........	300
Térébenthine du mélèze......	100
Huile volatile de lavande......	10

On pulvérise le bdellium, l'oliban, la myrrhe et le safran; d'autre part, on triture, dans un mortier de fer légèrement chauffé, le mercure, le styrax, la térébenthine et l'essence de lavande, jusqu'à disparition complète des globules métalliques. On liquéfie l'emplâtre simple avec la cire, la colophane et la gomme ammoniaque. On ajoute les substances pulvérisées et, quand l'emplâtre a pris, par refroidissement, la consistance d'une pommade molle, on y incorpore, par l'agitation, le mélange mercuriel (*Codex*).

EMPLATRE RÉSOLUTIF.
Emplâtre des 4 fondants.

Emplâtre de savon...........	100 gr.
— de ciguë...........	100
— diachylon gommé....	100
— mercuriel...........	100

On liquéfie à une douce chaleur, et on mélange par agitation (*Codex*).

PILULES BLEUES.
Pilules mercurielles simples.

Mercure purifié.............	5 gr.
Conserve de rose...........	7^{gr},50
Poudre de réglisse..........	2 50

Divisez en 100 pilules, dont chacune contient 5 centigr. de mercure (*Codex*).

PILULES DE BELLOSTE.		PILULES DE SÉDILLOT.	
Mercure pur.................	60 gr.	Pommade mercurielle........	30 gr.
Miel blanc.................	60	Savon médicinal pulvérisé.....	20
Poudre d'aloès..............	60	Poudre de réglisse..........	10
— de poivre noir.........	10		
— de rhubarbe..........	30		
— de scammonnée d'Alep.	20		

Divisez en pilules de 20 centigr. Chaque pilule contient 5 centigr. de mercure et 5 centigr. d'aloès (*Codex*).

Divisez en pilules de 0gr,20. Chaque pilule contient 5 centigr. de mercure (*Codex*).

HYDRARGYRUM CUM CRETA.
(*Brit. pharm.*)

Mercure............	28gr,35
Carbonate de calcium........	56 70

§ 11. OR. Au — Eq. et P. at. = 197.

Préparation. — On rencontre presque toujours l'or à l'état de pureté dans la nature. Pour l'isoler des roches ou des sables qui le contiennent, on a recours à un lavage, qui entraîne les corps étrangers, laissant à découvert l'or, dont la densité est beaucoup plus grande. On purifie le métal en le dissolvant dans du mercure, qu'on met ensuite en liberté par distillation.

Propriétés physiques et chimiques. — L'or est jaune par réflexion et vert par transparence; mou et peu tenace, il tient le premier rang parmi les métaux, pour la ductilité et la malléabilité. Sa densité est 19.5. Il fond vers 1100° et paraît alors vert; il cristallise en octaèdres en se refroidissant.

Il est entièrement inoxydable à l'air, à froid et à chaud. Les acides minéraux concentrés ne l'attaquent pas, même à l'ébullition; mais il se dissout avec facilité dans l'eau régale. Le chlore et le brome le dissolvent faiblement. Le soufre ne s'y combine à aucune température.

Pharmacologie. — Il est peu de substances qui aient eu le privilège d'exciter, au même degré que l'or, les recherches des anciens médecins, et auxquelles on ait gratuitement concédé plus de propriétés. On s'en servait déjà au huitième siècle, car Geber voyait dans l'emploi de sa *teinture* un moyen d'éloigner la vieillesse. Plus tard, Avicenne lui accorda le pouvoir de dissiper la tristesse, aussi bien que la faiblesse de la vue. Mais sa réputation médicinale a été faite principalement par les alchimistes, qui s'obstinèrent à l'envi à le regarder comme un remède universel. Ils lui donnaient le nom de *Soleil* et l'introduisaient dans une foule de médicaments, qui recevaient par suite la qualification de *solaires*. L'or faisait partie de la *confection d'hyacinthe*, de la *confection alkermès*, de la *poudre de joie*, de la *poudre pannonique*, de la *poudre antiépileptique de Guttète*, etc. Au seizième siècle, on le portait en amulette, pour chasser la mélancolie et pour préserver de la lèpre. Souvent aussi, on le chauffait au rouge, et on l'*éteignait* dans des tisanes, dont on pensait augmenter ainsi l'efficacité. Sous la forme de *limaille*, il a été anciennement recommandé comme contre-poison du mercure et de l'aimant, qui passait alors pour vénéneux.

De ces merveilleuses propriétés et de bien d'autres, il ne reste rien aujourd'hui, bien qu'on ait tenté d'en rajeunir un certain nombre, au commencement de ce siècle. L'or métallique est inerte et la pharmacie n'en fait usage que bien rarement, pour *dorer les pilules*.

§ 12. OXYGÈNE. O — Eq. = 8. — P. at. = 16.

Découvert en 1774, par Priestley et isolé, presque en même temps, par Scheele.

Préparation. — On peut obtenir l'oxygène par de nombreux procédés.

1° On introduit du chlorate de potassium fondu dans une petite cornue de verre (fig. 63), à laquelle on adapte un tube recourbé propre à con-

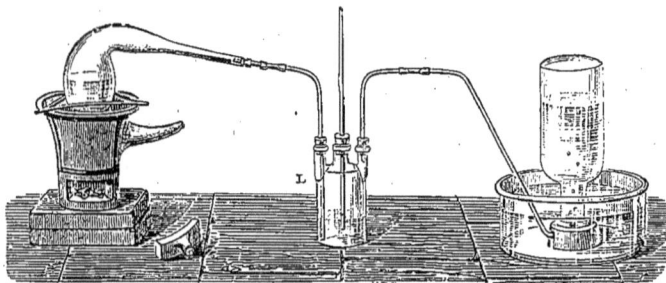

Fig. 63. — Appareil pour la préparation de l'oxygène (*).

duire les gaz dans des flacons remplis d'eau et renversés sur la cuve hydropneumatique. On chauffe graduellement à feu nu : le sel fond et le gaz, qui se dégage, vient se rendre dans les flacons. On modère le feu, si le dégagement est trop rapide, et on pousse l'opération jusqu'à ce qu'il ne s'échappe plus de gaz.

100 gram. de chlorate donnent 27 litres 37 centilitres d'oxygène.

En se décomposant, le sel abandonne tout son oxygène et se change en chlorure de potassium :

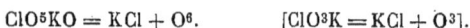

$$ClO^5KO = KCl + O^6. \qquad [ClO^3K = KCl + O^3].$$

Lorsqu'on ne chauffe que la partie inférieure de la cornue, le sel en fusion ne tarde pas à s'épaissir et le dégagement se ralentit ou même s'arrête. Ce phénomène tient à ce que le chlorate non décomposé absorbe une partie de l'oxygène mis en liberté et se convertit en perchlorate, qui est plus stable que lui :

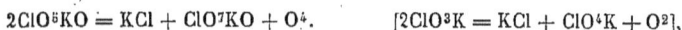

$$2ClO^5KO = KCl + ClO^7KO + O^4. \qquad [2ClO^3K = KCl + ClO^4K + O^2],$$

Il faut alors chauffer davantage, bien qu'avec ménagement, pour éviter les explosions : le perchlorate se résout à son tour en oxygène et en chlorure de potassium :

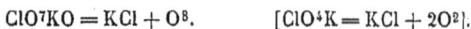

$$ClO^7KO = KCl + O^8. \qquad [ClO^4K = KCl + 2O^2].$$

Si on chauffait trop fortement le chlorate de potassium, il deviendrait incandescent et produirait la rupture de l'appareil, en abandonnant brusquement tout son oxygène. On rend sa décomposition plus facile, en le

(*) C, cornue contenant le chlorate de potassium. L, flacon laveur dont l'eau est destinée à retenir le chlore que fournit quelquefois la décomposition du chlorate. F, récipient.

mélangeant à du bioxyde de manganèse, de l'oxyde noir de cuivre ou du sesquioxyde de fer. L'action est si vive, avec ce dernier, qu'elle est dangereuse; il est préférable de se servir de bioxyde de manganèse. Le mélange ne fond pas, si la proportion de bioxyde est suffisante, et le dédoublement du chlorate ainsi additionné s'effectue régulièrement à une température peu élevée. Il faut seulement se mettre en garde contre les explosions, qui résultent de la présence de matières combustibles dans le bioxyde de manganèse. Pour les éviter, M. J. Regnauld conseille les précautions suivantes:

a. Calciner le bioxyde de manganèse avant de l'employer.

b. Prendre un poids de bioxyde égal au poids du chlorate de potassium, et mélanger le tout *exactement*.

c. Chauffer le mélange *aussi doucement que possible*.

d. Ne prendre que du chlorate *sec* et dont on a vérifié la pureté.

e. S'assurer qu'on n'a pas mélangé ou substitué au bioxyde: du *sulfure d'antimoine* ou de la *plombagine*, qui provoqueraient des explosions redoutables.

Le Codex de 1884 adopte ce procédé, mais il ne mélange au chlorate que la moitié de son poids de bioxyde de manganèse.

Le gaz obtenu contient presque toujours du chlore.

2° On décompose le bioxyde de mercure par la chaleur; il se dédouble en métal et en oxygène (*Priestley*) :

$$HgO = Hg + O.$$

3° On chauffe au rouge vif, dans une cornue de grès, du bioxyde de manganèse, qui se convertit en oxyde salin de manganèse et en oxygène :

$$3MnO^2 = Mn^3O^4 + O^2.$$

Le gaz préparé par cette méthode contient généralement de l'acide carbonique, fourni par le carbonate de calcium, qui se trouve presque toujours mélangé à l'oxyde de manganèse.

4° On fait agir l'acide sulfurique étendu d'eau sur le bioxyde de manganèse; il se produit du sulfate de manganèse, de l'eau et de l'oxygène (*Scheele*) :

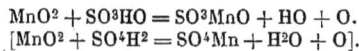

$$MnO^2 + SO^3HO = SO^3MnO + HO + O.$$
$$[MnO^2 + SO^4H^2 = SO^4Mn + H^2O + O].$$

5° On chauffe doucement, dans un matras, un mélange de 3 parties de bichromate de potassium et de 4 parties d'acide sulfurique concentré; on obtient, avec l'oxygène, de l'eau et des sulfates de potassium et de sesquioxyde de chrome :

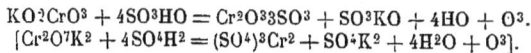

$$KO^2CrO^3 + 4SO^3HO = Cr^2O^33SO^3 + SO^3KO + 4HO + O^3.$$
$$[Cr^2O^7K^2 + 4SO^4H^2 = (SO^4)^3Cr^2 + SO^4K^2 + 4H^2O + O^3].$$

6° La solution d'hypochlorite de calcium, chauffée avec une très petite quantité de chlorure de cobalt, donne encore de l'oxygène; il se forme en même temps du chlorure de calcium (*Rosenstiehl*) :

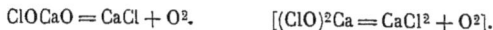

$$ClOCaO = CaCl + O^2. \qquad [(ClO)^2Ca = CaCl^2 + O^2].$$

7° On obtient à *froid* un dégagement régulier d'oxygène très pur, en plaçant dans une cornue de l'acide azotique dilué, puis un mélange à poids égaux de bioxyde de plomb et de bioxyde de baryum. Il y a formation d'eau oxygénée qui, se trouvant ensuite décomposée par le bioxyde de plomb, abandonne de l'oxygène (*Boettger*).

8° On met dans un matras : eau oxygénée 1 kil., acide sulfurique (1 : 5) 300 gram. et, dans le mélange, on fait arriver par un tube effilé et recourbé une solution de permanganate de potassium (1 : 16). 56 gram. de permanganate donnent 20 litres d'oxygène.

9° M. Denigès mélange 2 à 3 cc. de solution concentrée de sulfate de cuivre à 40 cc. de lessive des savonniers étendue d'autant d'eau et porte le tout à l'ébullition. Dans le liquide il fait alors tomber 10 cc. de brome goutte à goutte; l'oxygène se dégage régulièrement :

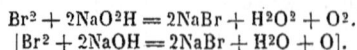

$$Br^2 + 2NaO^2H = 2NaBr + H^2O^2 + O^2.$$
$$[Br^2 + 2NaOH = 2NaBr + H^2O + O].$$

Les autres procédés appartiennent presque tous à l'industrie et ne peuvent être employés dans les laboratoires.

Propriétés physiques et chimiques. — L'oxygène est un gaz incolore, sans odeur ni saveur, et dont la densité est 1,056. Il a été liquéfié, presque en même temps, par M. Cailletet puis par M. Pictet, en opérant à — 140° environ, sous une pression de 300 atmosphères. Un litre d'eau à + 20° en dissout 28 c. cub. ; un litre d'alcool peut en dissoudre 280 c. cub., à + 15°. Le litre d'oxygène pèse 1^{gr},43, dans les conditions normales de température et de pression.

Ce gaz est l'agent par excellence de la combustion ; il oxyde à peu près tous les corps à chaud ou à froid. C'est à ses propriétés comburantes qu'il faut imputer la plupart des altérations qu'éprouvent les médicaments, pendant leur préparation et pendant le temps de leur conservation.

Soumis à l'action du phosphore ou de l'étincelle électrique, il acquiert une odeur spéciale et une énergie bien supérieure à celle de l'oxygène ordinaire. On le nomme alors *ozone*. L'ozone oxyde la plupart des métaux, l'ammoniaque et les matières organiques, lorsqu'il est *humide*. Il décompose l'iodure de potassium sec, et change en iodate de potassium celui qui est dissous. Vu sous une épaisseur suffisante, il est coloré en bleu-azur à toutes les tensions ; il est beaucoup plus facile à liquéfier que l'oxygène et un peu moins que l'acide carbonique (*Hautefeuille* et *Chappuis*).

Les huiles fixes et les essences ozonisent l'oxygène en l'absorbant. L'éther, l'alcool absolu et les solutions alcooliques de camphre et de quelques résines produisent le même effet au contact de l'air et des rayons solaires. Les huiles de foie de morue et de croton forment même assez d'ozone pour donner naissance à de l'eau oxygénée, quand on les met en présence de l'eau (*Schœnbein*).

Pharmacologie. — Priestley venait à peine de découvrir l'oxygène, que déjà il proposait de l'employer comme médicament. On essaya successivement l'efficacité de ce gaz dans le traitement de l'asphyxie, des fièvres et des affections pulmonaires. Des insuccès répétés, dus en grande partie à des applications inopportunes, ne tardèrent pas à détruire les espérances primitivement conçues, et l'oxygène fut même condamné comme irritant et nuisible. Lavoisier et Séguin, et après eux Regnault et Reiset, prouvèrent aisément qu'il n'est pas nuisible et que, pour être irritant, il faut qu'il soit impur; mais c'est surtout aux expériences de MM. Demarquay et Leconte qu'il doit d'avoir retrouvé un peu de crédit dans la pratique médicale.

Il résulte de ces expériences, que l'oxygène mis en rapport avec les plaies y produit une vive excitation; que l'homme peut impunément et pendant longtemps en respirer de 20 à 40 litres par jour, et qu'il n'y a même aucun inconvénient à en injecter dans les veines et dans les cavités muqueuses ou séreuses. On s'en sert aujourd'hui à l'*état gazeux*, soit en applications topiques, soit en inhalations et sous forme de *dissolution aqueuse* sursaturée.

Pour produire l'oxygène nécessaire aux besoins de la thérapeutique, Limousin a construit un appareil portatif très simple (fig. 64). Cet appareil se compose d'une cornue en acier, dans laquelle on introduit un mélange de chlorate de potassium et de bioxyde de manganèse, et qu'on chauffe au moyen d'une lampe à alcool. Au sortir de la cornue, le gaz traverse une solution alcaline placée dans un flacon tubulé, et se rend dans un récipient de caoutchouc. Lorsqu'on veut pratiquer des inhalations, on sépare le récipient du générateur, et on aspire directement le gaz, en prenant encore la précaution de le faire passer dans un flacon renfermant de l'eau.

L'oxygène est l'agent le plus énergique et le plus utile à employer, pour combattre l'asphyxie et les empoisonnements par le choroforme, l'éther, le chloral, l'opium et ses alcalis, l'oxyde de carbone et les acides sulfhydrique et cyanhydrique.

La *solution aqueuse d'oxygène*, préparée pour la première fois vers la fin

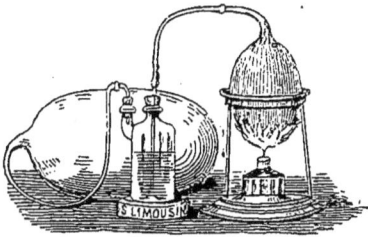

Fig. 64. — Appareil de Limousin pour préparer l'oxygène médicinal.

du XVIIIe siècle et improprement nommée *eau oxygénée*, fut regardée à l'origine comme un remède des plus puissants. Cette opinion n'a rien de surprenant, si l'on considère qu'à l'époque où elle a été formulée, on accordait aux médicaments une action proportionnelle à la quantité d'oxygène qu'ils contiennent. Les progrès de la chimie pathologique ont réduit cette appréciation à ses justes limites, et la solution d'oxygène n'est utilisée actuellement qu'à titre de léger stimulant de la digestion. Limousin la préparait en comprimant, à 7 ou 8 atmosphères, de l'oxygène dans de l'eau. Il est à peine besoin de faire remarquer que ce médicament, simple dissolution d'oxygène, est bien différent de l'eau oxygénée des chimistes, $HO^2[H^2O^2]$, qui est une combinaison.

Quant à l'*ozone*, son étude est encore trop incomplète pour que la médecine ait pu tirer parti de ses propriétés. On sait qu'il est irritant et même toxique, à haute dose, pour les animaux ; mais le rôle, sans doute important, qu'il joue dans l'organisme est peu connu. Toutefois, les expériences de Schœnbein, de Lewisson, de Schmidt, ont établi déjà que l'oxygène, dans le sang, se comporte comme s'il était ozonisé, et Schœnbein pense avoir démontré la présence de l'eau oxygénée dans l'urine. Ces faits permettent d'interpréter, d'une manière plus satisfaisante qu'on ne l'avait fait auparavant, les phénomènes chimiques qui s'accomplissent dans le torrent circulatoire, en les rattachant à l'influence de l'ozone. En outre, des hypothèses qui tendent à s'accréditer admettent une coïncidence marquée entre le développement de certaines épidémies et l'absence de l'ozone dans l'atmosphère. Il est au moins acquis, dès à présent, que l'ozone est un purificateur de l'air atmosphérique.

§ 13. PHOSPHORE. Ph — Eq. et P. at. $=31$.

Découvert en 1669, par Brandt.

Préparation. — 1° Le phosphore est extrait du phosphate calcaire des os, au moyen d'un procédé indiqué, en 1769, par Gahn et Scheele et consistant, sommairement, dans la transformation de ce phosphate en métaphosphate de calcium et dans la réduction du métaphosphate par le charbon.

On calcine des os de mouton, pour détruire l'osséine; on pulvérise le résidu et on le délaie dans de l'eau. On y ajoute alors, peu à peu et en agitant sans cesse, les 3/4 de son poids d'acide sulfurique concentré. Le phosphate et le carbonate calcaires des os sont décomposés; le premier cède à l'acide sulfurique les deux tiers de sa base et se change en phosphate acide, pendant que le carbonate perd son acide carbonique et forme aussi du sulfate de calcium :

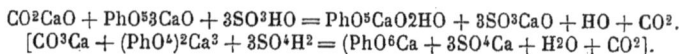

$$CO^2CaO + PhO^5 3CaO + 3SO^3HO = PhO^5CaO2HO + 3SO^3CaO + HO + CO^2.$$
$$[CO^3Ca + (PhO^4)^2Ca^3 + 3SO^4H^2 = (PhO^6Ca + 3SO^4Ca + H^2O + CO^2].$$

Le mélange s'épaissit promptement, par suite de l'hydratation du sulfate de calcium; on y met un peu d'eau, pour lui conserver une consistance demi-liquide. Au bout de 24 heures, on le délaie dans de l'eau bouillante et on le jette sur une toile, qui retient le sulfate et laisse passer la dissolution de phosphate acide de calcium. On lave le sulfate à l'eau bouillante, sur la toile, on réunit toutes les liqueurs et on les évapore aux trois quarts, dans un vase de plomb. On sépare le dépôt de sulfate de calcium qui se produit, et on concentre jusqu'à consistance sirupeuse. Il se dépose encore du sulfate de calcium, que l'on isole, comme le premier, par décantation.

La liqueur contient à ce moment du phosphate acide de calcium a peu près pur; on y mélange un quart de son poids de charbon de bois pulvérisé, puis on dessèche la matière dans un vase de fonte, au rouge obscur, jusqu'à ce qu'il se dégage des vapeurs de phosphore. Le phosphate acide de calcium est alors converti en métaphosphate :

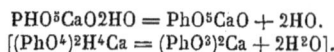

$$PHO^5CaO2HO = PhO^5CaO + 2HO.$$
$$[(PhO^4)^2H^4Ca = (PhO^3)^2Ca + 2H^2O].$$

On retire alors le mélange du feu, et on en remplit aux trois quarts une cornue de grès recouverte d'un lut réfractaire. Ou adapte au col de la cornue un tube de cuivre, dont l'extrémité libre plonge dans un récipient métallique tubulé, à moitié rempli d'eau et placé lui-même dans un vase contenant de l'eau froide. On chauffe avec précaution, pour ne pas briser la cornue, et, quand la température s'est élevée au rouge vif, on entretient un feu soutenu. Il distille d'abord une partie de l'eau, que la dessiccation n'a pu chasser; puis le reste se décompose et ses éléments, s'unissant au phosphore et au charbon, produisent de l'oxyde de carbone, de l'hydrogène carboné, enfin de l'hydrogène phosphoré, dont l'apparition annonce la réduction de l'acide phosphorique. L'hydrogène phosphoré, prenant feu au contact de l'air, enflamme les autres gaz et la combustion qu'il produit sert à régler la conduite du feu, qu'on éteint dès que cesse le dégagement gazeux.

Dans cette dernière partie de l'opération, le carbone réduit la moitié de l'acide phosphorique; l'autre moitié reste dans la cornue, à l'état de pyrophosphate de calcium.

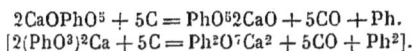

$$2CaOPhO^5 + 5C = PhO^52CaO + 5CO + Ph.$$
$$[2(PhO^3)^2Ca + 5C = Ph^2O^7Ca^2 + 5CO + Ph^2].$$

En résumé, le phosphate tricalcique des os est d'abord changé en *phosphate acide*, par l'acide sulfurique; le phosphate acide devient *métaphosphate*, par calcination; et celui-ci enfin se dédouble, au rouge, en présence du charbon, en *phosphore* et en *pyrophosphate de calcium*.

2º Wœhler conseille d'ajouter du sable au mélange de charbon et de phosphate de calcium. La silice se combinant à la chaux met *tout* le phosphore en liberté.

Purification. — Au sortir du récipient, le phosphore est mélangé de charbon et d'autres impuretés entraînées à la distillation. Pour le purifier, on le fond sous l'eau chaude, après y avoir ajouté du noir animal, s'il est coloré, puis on le filtre en le forçant à passer à travers une peau de chamois.

On peut aussi le distiller dans un courant d'hydrogène; ce moyen est le meilleur, mais il offre des dangers, qui nécessitent de sévères précautions.

Propriétés physiques et chimiques. — Le phosphore est incolore et transparent, solide, mais facile à rayer avec l'ongle. Son odeur faiblement alliacée est due, d'après Schœnbein, à l'ozone et à l'acide phosphoreux, qu'il produit au contact de l'air. Sa densité est 1,83; celle de sa vapeur 4,32. Il fond à 44°,2 et bout à 290°; il se vaporise bien au-dessous de son point d'ébullition, car il émet des vapeurs dans le vide et distille avec l'eau, quand on les chauffe ensemble. Il est lumineux dans l'obscurité, en présence de l'oxygène.

Le phosphore cristallise en dodécaèdres rhomboïdaux. Il est soluble dans l'alcool, l'éther, les huiles fixes, les essences, et surtout dans le sulfure de carbone, qui en prend des quantités considérables.

Conservé sous l'eau, à la lumière diffuse, il devient *blanc* et opaque, sans que l'on puisse expliquer comment s'accomplit cette modification. Chauffé à 70° et projeté vivement dans de l'eau à 0° il est *noir*. (*Thénard*) (cette couleur est peut-être due à la présence d'un phosphure métallique). Soumis à l'influence des rayons solaires et surtout des rayons violets, ou à l'action prolongée d'une température de 240°, il devient *rouge*. A cet état il a pour densité 1,96; il est infusible et insoluble dans les dissolvants du phosphore blanc; aussi n'est-il pas vénéneux. Porté à 447°, il redevient phosphore ordinaire (*Hittorf*). Il n'est pas toujours amorphe, comme on l'avait cru d'abord. Il donne des cristaux rhomboédriques d'un noir violacé, quand on le chauffe dans le vide, à 530°. Il cristallise également dans le plomb en fusion.

Le *phosphore ordinaire* possède une très grande affinité pour l'oxygène. Il s'y combine, même à froid, avec une telle vivacité, qu'on ne peut le maintenir longtemps hors de l'eau, sans qu'il ne s'enflamme. Il prend feu au contact du chlore et fait explosion avec le brome et le soufre. C'est un réducteur puissant. Il se dissout, à l'ébullition, dans la potasse caustique, en dégageant de l'hydrogène phosphoré.

Le *phosphore rouge* a les mêmes affinités, mais à un degré infiniment plus faible.

Essai. — On rencontre quelquefois, dans le phosphore, de l'*arsenic*, et plus rarement du *soufre*.

Pour s'assurer de la présence de ces métalloïdes, on oxyde le phosphore par l'acide azotique pur, et on filtre. La liqueur donne un précipité *jaune* avec l'hydrogène sulfuré, si elle contient de l'*arsenic*, et un précipité *blanc* avec le chlorure de baryum, si elle renferme du *soufre*.

Pharmacologie. — On attribue à Kunckel (xviiᵉ siècle) l'idée d'appliquer le phosphore au traitement des maladies; il administrait cette substance divisée dans des pilules, qu'il nommait *Pilules lumineuses*. Cette forme pharmaceutique était mauvaise, en raison de la combustibilité du phosphore, et les anciens pharmacologistes ne méconnurent point la nécessité de la remplacer par des dissolutions. Ils effectuaient ces dissolutions au moyen de l'alcool, de l'éther, des essences et des corps gras solides et liquides. Le *Phosphore liquide* de Lémery était le produit de la macération du phosphore dans l'essence de girofle. Plus tard, on se servit, dans le même but, de l'acide acétique, de l'huile animale de Dippel et, plus rationnellement, du chloroforme et du sulfure de carbone.

La solution éthérée, proposée par Hoffmann en 1732, a été pendant longtemps la plus usitée. Elle est avec raison abandonnée aujourd'hui, parce que la vaporisation facile de l'éther peut modifier son titre et provoquer la précipitation d'une partie du phosphore. La meilleure de toutes les préparations de phosphore est l'*huile phosphorée*, dont on peut garantir le dosage et l'inaltérabilité, depuis les recherches de Méhu. On la donne à l'intérieur, en capsules ou en potions, et on la fait également servir aux usages externes.

Sous la modification rouge, le phosphore serait un médicament inerte.

Le phosphore ordinaire est un violent poison. Il trouble l'hématose, soit en s'oxydant directement aux dépens du sang, soit en se transformant en hydrogène phosphoré, à la faveur de l'alcalinité de ce liquide. Plusieurs substances ont été indiquées pour combattre son action toxique.

Admettant qu'il peut s'oxyder dans le tube digestif, Poggiale conseille de saturer par la *magnésie hydratée*, et Gubler par l'*eau de chaux*, les acides produits dans cette hypothèse. Gubler recommande, en outre, l'emploi du *charbon* et même celui de l'*huile*, qui est pourtant un dissolvant du phosphore.

Personne a préconisé l'usage de l'*essence de térébenthine* basé sur ce fait, signalé par Vauquelin, qu'en présence de cette essence le phosphore ne peut s'oxyder. Niée par MM. Curie et Vigier, l'efficacité de ce moyen a été affirmée de nouveau par MM. Kœhler et Schimpf, en 1872. Mais au lieu de croire, avec Personne, que l'essence de térébenthine se borne à préserver le sang de la désoxydation, ces derniers attribuent ses effets à la production d'un composé cristallisable et inoffensif, qu'elle formerait avec le phosphore et auquel ils ont donné le nom d'*acide térébinthophosphoreux*.

MM. Eulenberg et Vohl ont conclu, d'expériences récentes, que le *charbon animal* jouit de la propriété d'absorber le phosphore. Ils font prendre ce contre-poison en pilules, dont l'excipient est un mucilage de gomme adragante, et ils pensent que, sous cette forme, le charbon peut conserver son pouvoir absorbant pendant plusieurs années. Ceci demande confirmation.

Le phosphore rouge n'est pas vénéneux.

POUDRE DE PHOSPHORE.

On pulvérise le phosphore au moyen d'un intermédiaire liquide. Leroy le faisait fondre sous l'eau, dans un petit flacon bouché avec soin, qu'il agitait ensuite jusqu'à refroidissement complet.

Casaseca préférait à l'emploi de l'eau celui de l'alcool concentré.

M. Bœttger ayant remarqué qu'une solution d'urée fournit une poudre bien plus ténue que l'eau pure, M. Blondlot a établi qu'il ne faut point attribuer à l'urée seule une propriété qui appartient aussi à tous les sels et même à toutes les substances solubles. Le phénomène se trouve donc réduit à une simple question de viscosité du liquide pulvérisateur.

HUILE PHOSPHORÉE.

Phosphore blanc............... 1 gr.
Huile d'amande douce décolorée. 95
Éther officinal................. 4

On met l'huile dans un flacon à l'émeri, d'une capacité telle qu'il soit rempli aux neuf dixièmes; on ajoute le phosphore et on chauffe peu à peu au bain-marie, jusque vers 80°. Quand la dissolution est complète, on laisse refroidir et on ajoute l'éther.

(Codex.)

M. Méhu, qui a donné cette formule, a proposé de décolorer l'huile en la chauffant pendant un quart d'heure à 150°, puis pendant dix minutes entre 200 et 250°. L'huile d'amande (douce ou amère) devient incolore; celle des amandes de pêche ou d'abricot reste colorée. La proportion du phosphore, indiquée au *Codex* précédent, a été réduite de moitié; il ne s'en dépose plus, quelle que soit la durée de la conservation du médicament. Enfin, l'éther empêche la phosphorescence du produit, partant son oxydation.

Pour l'usage interne, on prépare une huile au millième comme il suit :

Huile phosphorée au centième... 10 gr.
Huile d'amande douce décolorée. 90

(Codex.)

POTION PHOSPHORÉE.

Huile phosphorée à 1/1000...... 0gr,10
Sirop de gomme................ 30
Eau distillée de menthe........ 30

On introduit d'abord dans une fiole le sirop de gomme, on y ajoute l'huile phosphorée et on agite fortement; on complète le mélange par l'addition de l'eau de menthe. L'huile monte au bout de peu de temps à la surface du liquide; aussi est-il nécessaire d'agiter vivement la potion, au moment de l'administrer. (C. *Méhu*.)

§ 14. SOUFRE. S — Eq. = 16. — P. at. = 32.

Préparation. — La préparation du soufre est tout industrielle, elle se résume en deux distillations successives. La première, qui se fait sur les lieux de récolte, est très imparfaite et laisse de 5 à 10 p. 100 de terre dans le produit. La seconde donne du soufre pur et sous deux formes différentes. Si l'opération marche lentement et n'est pas de longue durée, le soufre est pulvérulent et nommé *fleur de soufre*. La distillation est-elle vive et prolongée, les parois de la chambre de condensation s'échauffent et le soufre fond ; on le coule dans des moules coniques et on lui donne le nom de *soufre en canons*.

Propriétés physiques et chimiques. — Le soufre est solide, inodore, insipide, de couleur jaune clair, mauvais conducteur de la chaleur et de l'électricité. Il est dimorphe ; il cristallise, par fusion, en *prismes rhomboïdaux obliques* et, par dissolution, en *octaèdres orthorhombiques*. Sa densité est 2,087 ; celle de sa vapeur 2,22 à 1000° (*H. Sainte-Claire Deville et Troost*).

Le soufre fond à 111°, 5 ; vers 150°, il devient jaune foncé ; à 190° rouge orangé ; à 260°, il est brun ; à 440°, il entre en ébullition. D'après M. Berthelot, le soufre est jaune à toutes les températures et, lorsqu'il acquiert des teintes foncées, c'est qu'il n'est pas pur. Vers 200°, il devient visqueux : si en cet état on le refroidit brusquement dans l'eau, il reste transparent et élastique pendant un certain temps, et porte le nom de *soufre mou*.

Il est insoluble dans l'eau, à peine soluble dans l'alcool, un peu plus soluble dans l'éther, la benzine, l'acide acétique (*Liebermann*), les huiles fixes et les huiles essentielles. Ses meilleurs dissolvants sont : le sulfure de carbone, qui en prend 38 % à 15° et 181 % à 55° (*Cossa*), et les huiles lourdes de houille, qui en dissolvent une quantité pour ainsi dire illimitée (*J. Pelouze*). Il devient en grande partie insoluble, quand on le chauffe à 170°. Porté rapidement à 180° sur une plaque de terre, à l'intérieur d'un bain d'air en tôle, il est phosphorescent (*K. Heumann*).

Il possède une grande affinité pour l'oxygène ; il forme, en brûlant, de l'acide sulfureux. Il se combine avec la même facilité à la plupart des métalloïdes et des métaux ; c'est le plus puissant minéralisateur de la nature. Mélangé à froid à la lessive de soude et à l'ammoniaque, il donne naissance à un hyposulfite, à un monosulfure et à un polysulfure alcalin (*Filhol et Senderens*).

Essai. — Le soufre du commerce peut contenir des *matières minérales* ou *organiques*, de l'*acide sulfurique* et de l'*arsenic*.

S'il renferme des *matières minérales*, il laisse un résidu fixe quand on le chauffe sur une lame de platine. Mélangé de *matières organiques*, il fournit un produit charbonneux, quand on le calcine dans un tube bouché.

Pour y reconnaître la présence de l'*acide sulfurique*, on le traite par l'eau bouillante ; la liqueur rougit le tournesol bleu, et donne un précipité blanc avec le chlorure de baryum, si elle a dissous de l'acide sulfurique.

On isole l'*arsenic* en faisant digérer le soufre avec de l'ammoniaque liquide. La liqueur, évaporée, abandonne un résidu solide, dans le cas où le soufre est arsenical; elle ne laisse rien, s'il est pur. Sursaturée par l'acide chlorhydrique, elle fournit un précipité jaune, lorsqu'elle contient du sulfure d'arsenic.

Pharmacologie. — Le soufre a été employé comme prophylactique, dans les temps les plus anciens. Il en est parlé dans la *Genèse*, et on lit dans Homère, que *ses vapeurs salutaires détruisent le germe de nos maux*. Hippocrate, Galien et après eux les médecins de toutes les époques l'ont préconisé dans le traitement d'une foule de maladies et sous les formes les plus variées.

Il a pour propriétés d'être stimulant et altérant, à petites doses, laxatif et même purgatif, à doses plus élevées. Il est toxique pour les organismes inférieurs; on s'en sert pour détruire les parasites végétaux et animaux de l'homme, particulièrement le sarcopte de la gale et les vers intestinaux. On pense qu'il agit en formant avec les alcalis de nos humeurs des sulfures, qui se transforment ensuite dans l'économie en hyposulfites, en sulfites et en sulfates.

Trois espèces de soufre sont usitées en pharmacie : le *soufre sublimé*, le *soufre lavé* et le *soufre précipité*. Leurs applications sont extrêmement nombreuses; on en fait des poudres composées, des électuaires, des tablettes, des pilules, des pommades, et des solutions dans les huiles fixes et dans les huiles volatiles (*V. Myrolés*).

1° SOUFRE SUBLIMÉ. — Sous cette dénomination, on désigne la fleur de soufre du commerce. Ce produit est formé de petites utricules, qui se sont imprégnées d'acide sulfureux, dans les chambres de condensation. En présence de l'oxygène humide de l'air, l'acide sulfureux devient acide sulfurique; aussi le soufre sublimé manifeste-t-il toujours des propriétés acides. Pour ce motif, il ne peut servir qu'à des usages externes; il est irritant.

2° SOUFRE LAVÉ. — Pour priver le soufre sublimé de l'acide sulfurique dont il est imprégné, on le soumet à un lavage continu. On en fait, avec de l'eau distillée froide, une pâte molle, que l'on délaie ensuite dans de l'eau bouillante. On laisse déposer, on décante le liquide qui surnage et on le remplace par de nouvelle eau chaude. On répète ces opérations jusqu'à ce que l'eau de lavage ne rougisse plus le papier de tournesol; on jette alors le soufre sur une toile, on le fait sécher et on le passe au tamis de soie n° 100 (*Codex*).

Le soufre lavé est celui qui est le plus souvent prescrit, tant à l'intérieur qu'à l'extérieur. Il a été adopté par le Codex.

3° SOUFRE PRÉCIPITÉ. — Le soufre précipité, *magistère de soufre* des anciens, est préparé en décomposant, par l'acide chlorhydrique dilué et pur, une solution très étendue de polysulfure de calcium. Il se produit du chlorure de calcium et de l'hydrogène sulfuré, du soufre se dépose :

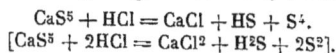

$$CaS^5 + HCl = CaCl + HS + S^4.$$
$$[CaS^5 + 2HCl = CaCl^2 + H^2S + 2S^2].$$

Lorsque la liqueur est devenue fortement acide, on la décante et on lave le précipité à l'eau bouillante, tant que l'eau de lavage rougit le tour-nesol. Il est essentiel, dans cette opération, de verser *l'acide dans le sulfure*, de ne mettre que de petites quantités d'acide à la fois, et d'agiter vive-ment le mélange. En versant le sulfure dans l'acide, on obtiendrait du polysulfure d'hydrogène, au lieu d'un dépôt de soufre. Il faut éviter aussi de se servir d'acide chlorhydrique et de polysulfure de potassium du commerce, qui sont toujours ferrugineux et qui fourniraient un précipité rougeâtre.

Le soufre précipité est plus divisé que les précédents et de couleur presque blanche. Il possède, au moment de sa préparation et longtemps encore après, une odeur propre, due à la présence d'une petite quantité d'acide sulfhydrique ou d'un autre sulfure d'hydrogène indéterminé, que des lavages multipliés ne peuvent lui soustraire. Il est beaucoup plus actif que le soufre lavé, sans doute à cause de sa grande ténuité. Il peut convenir aussi bien dans la médication interne que dans la médication externe, et l'on ne saurait dire pourquoi il est à peu près inusité. En lui accordant la préférence qu'il mérite, on bénéficierait, non seulement de son activité, mais encore de l'avantage de pouvoir l'administrer à doses plus faibles que le soufre lavé.

ÉLECTUAIRE DE SOUFRE.

Soufre sublimé et lavé.........	50 gr.
Miel blanc.....................	50

TABLETTES DE SOUFRE.

Soufre sublimé et lavé.........	100 gr.
Sucre blanc....................	900
Gomme adragante.............	10
Eau de fleur d'oranger.........	90

Faites des tablettes du poids de 1 gr., dont chacune contiendra 10 centigr. de soufre. (*Codex.*)

GLYCÉRÉ DE SOUFRE.

Soufre sublimé et lavé.........	10 gr.
Glycéré d'amidon..............	40

(*Codex.*)

POMMADE SOUFRÉE.

Soufre sublimé et lavé.........	15 gr.
Huile d'amande douce.........	10
Axonge benzoïnée.............	30

(*Codex.*)

POMMADE D'HELMERICH.

Soufre sublimé et lavé.........	10 gr.
Carbonate de potassium.......	5
Eau distillée..................	5
Huile d'amande douce.........	5
Axonge.......................	35

(*Codex.*)

CÉRAT SOUFRÉ.

Soufre sublimé et lavé.........	20 gr.
Huile d'amande douce.........	10
Cérat de Galien...............	100

(*Codex.*)

§ 15. ZINC. Zn — Eq. = 32,5. — P. at. = 65.

Préparation. — On extrait le zinc de son sulfure (*blende*) et de son carbonate (*smithso-nite*). On grille ces deux minerais, qui se transforment en oxyde, et on réduit l'oxyde par le charbon, à une haute température, dans des appareils distillatoires.

Purification. — Le zinc du commerce renferme souvent : du *plomb*, du *fer*, du *cuivre*, de l'*étain*, de l'*antimoine*, du *cadmium*, du *soufre* et de l'*arsenic*.

On le sépare des *métaux* étrangers en le distillant de nouveau.

Mais le meilleur moyen d'obtenir le métal très pur est de réduire de l'oxyde de zinc pur par le charbon.

Propriétés physiques et chimiques. — A l'état pur, le zinc est blanc bleuâtre, un peu mou, malléable et peu tenace. Sa densité est 6,86 quand il a été fondu, et 7,21 s'il a été laminé. Il fond à 412° et distille à 1040°.

Inaltérable à l'air sec, il est rapidement oxydé par l'air humide, qui le transforme en hydrocarbonate. Il brûle au rouge avec une flamme verte, et décompose l'eau à la même température. Il se dissout à froid dans les acides étendus, et à l'ébullition dans les dissolutions de potasse et de soude caustiques et dans les liquides salés, avec dégagement d'hydrogène dans tous les cas.

Essai. — On s'assure que le zinc ne contient pas de *métaux étrangers*, en le dissolvant dans un acide et en précipitant la liqueur par le ferrocyanure de potassium et par le sulfhydrate d'ammoniaque. Les précipités doivent rester parfaitement *blancs* au contact de l'air, si le métal est pur.

La présence de l'*arsenic* est attestée par les taches caractéristiques que donne le zinc, traité par l'acide sulfurique pur et dilué, dans l'appareil de Marsh.

Pharmacologie. — Le zinc métallique sert fréquemment en pharmacie à la préparation de l'hydrogène, mais il n'a pas d'emploi thérapeutique direct. Par contre, ses combinaisons font partie d'un grand nombre de médicaments.

CHAPITRE III

II. CORPS NEUTRES

§ 1. EAU. HO = 9. — [H²O] = 18.

L'eau se rencontre partout dans la nature, libre ou en combinaison, mais jamais à l'état de pureté. En tombant sur la terre et pendant le séjour qu'elle fait à sa surface ou dans ses profondeurs, elle dissout des gaz, des principes minéraux et des matières organiques. Les eaux naturelles sont nommées *météoriques*, lorsqu'elles proviennent de la neige ou de pluie qui n'a pas encore touché le sol; on les appelle *telluriques*, quand elles coulent sur la croûte terrestre.

Les *eaux météoriques* renferment peu de matériaux fixes; cependant elles sont loin d'être pures. Elles dérobent, à l'air qu'elles traversent, ses éléments gazeux, du carbone, du carbonate et de l'azotate d'ammonium, des traces de sels minéraux, de l'iode (M. *Chatin*) et des poussières organisées, dont la présence est une cause d'altération incessante, en été surtout. On n'en fait pas usage habituellement en pharmacie.

Les *eaux telluriques* offrent une composition très variable, suivant leur origine et suivant la nature des terrains qu'elles parcourent. On les divise en *eaux douces* et en *eaux minérales*, d'après l'espèce et la proportion des principes qu'elles tiennent dissous. Les eaux comprises dans ces deux groupes sont utilisées en pharmacie, dans des circonstances nombreuses.

Enfin, l'on emploie aussi à la préparation des médicaments l'eau privée d'éléments étrangers par la distillation et rendue pure, sinon chimiquement, du moins suffisamment pour les besoins auxquels elle doit satisfaire.

A. Eau distillée.

Préparation. — On prépare l'eau distillée, en condensant de l'eau réduite en vapeurs dans un appareil distillatoire quelconque, le plus souvent dans un alambic (page 25). Pour obtenir de l'eau très pure, l'opérateur doit se conformer aux précautions ci-après :

1° Distiller de l'eau aussi peu chargée que possible de matières salines

2° Rejeter les premières parties condensées, qui contiennent: de l'oxygène, de l'azote, de l'acide carbonique, et souvent de l'ammoniaque ou des sels ammoniacaux (1);

3° Cesser l'opération, lorsqu'il reste encore dans la cucurbite un quart du liquide primitivement employé. En dépassant cette limite, les matières organiques et les sels fixes, déposés sur les parois de l'alambic par l'éva-

---

(1) Lorsque, dans une opération continue, on remplit plusieurs fois de suite l'alambic, il est indispensable de rejeter à chaque fois les premiers produits.

poration de l'eau, se trouveraient portés à une température assez élevée pour fournir des produits volatils de décomposition, qui viendraient souiller l'eau distillée ;

4° Quand on est obligé de distiller de l'eau contenant une forte proportion de bicarbonate de calcium, on paralyse le dégagement continu de l'acide carbonique du sel, en mettant un peu de lait de chaux dans l'alambic, suivant le conseil de Guéranger ;

5° Pelletier a recommandé d'ajouter du phosphate acide de calcium aux eaux qui contiennent des produits azotés, afin de prévenir la volatilisation de l'ammoniaque, qui suivrait la décomposition de ces produits. Le Codex conseille l'addition de $0^{gr},10$ de sulfate d'alumine par litre, et le rejet des premiers litres condensés pour éviter l'ammoniaque.

Essai. — Lorsqu'elle est pure, l'eau distillée ne laisse pas de résidu, quand on en évapore quelques gouttes sur une lame de platine. En outre, elle ne donne aucun précipité avec les réactifs suivants :

Eau de chaux, acétate basique de plomb, réactifs de l'acide carbonique ;

Azotate d'argent, réactif de l'acide chlorhydrique et des chlorures ;

Chlorure de baryum, réactif des sulfates ;

Chlorure mercurique, réactif de l'ammoniaque et des sels ammoniacaux ;

Oxalate d'ammonium, réactif de la chaux.

Propriétés physiques et chimiques. — L'eau pure est insipide, inodore et incolore, quand elle est vue en petite masse. Solide à 0°, elle est liquide depuis cette température jusqu'à celle de 100°, où elle entre en vapeur, sous la pression de $0^m,76$. Sa densité, représentée par 1, à la température de 4°, sert de terme de comparaison à celle de tous les corps solides et liquides; la densité de sa vapeur est 0,622. Placée sur un corps chauffé à 171°, elle prend l'*état sphéroïdal* et ne touche pas à la surface chauffée. A la température de 1200°, elle subit la *dissociation;* son hydrogène se sépare de l'oxygène (*H. Sainte-Claire Deville*).

C'est le dissolvant par excellence; on peut dire qu'il n'est pas de substance absolument insoluble dans l'eau. Elle s'empare des gaz comme des solides et des liquides, avec cette différence, que les gaz y sont d'autant plus solubles que sa température est plus basse, tandis qu'à très peu d'exceptions près, la solubilité des liquides et des solides croît avec la température.

L'eau est neutre aux réactifs colorés. Elle se combine aux acides, aux bases et aux sels, et cette indifférence est son principal caractère chimique. Elle intervient, d'une manière nécessaire, dans un très grand nombre de réactions.

B. Eaux douces.

On réunit, sous la dénomination d'*eaux douces*, les eaux de *sources*, de *rivières*, de *lacs*, d'*étangs* et de *puits*. Les substances qu'on y rencontre normalement sont : les gaz atmosphériques, des sels alcalins, calcaires et magnésiens, du fer, du manganèse, de l'aluminium, de la silice et des matières organiques.

Les eaux de sources et de rivières sont généralement les plus pures. Les eaux dormantes des lacs et des étangs contiennent toujours des matières organiques, produites par la décomposition des végétaux qui s'y développent. Quant aux eaux de puits, elles sont fréquemment *séléniteuses*, c'est-à-dire qu'elles renferment du sulfate de calcium, en quantité suffisante pour qu'elles soient *lourdes* à l'estomac. On y trouve aussi, près des habitations, des matières organiques, des azotites et des azotates alcalins, de la gélatine au voisinage des cimetières (*Lefort*), partout, enfin, des micro-organismes variés.

Quelle que soit leur origine, les eaux douces peuvent recevoir, dans des circonstances déterminées, des applications pharmaceutiques, quand elles sont *légères* et *potables*, ce qu'on reconnaît aux caractères suivants :

Une *eau potable* est fraîche, limpide, sans odeur ;

Elle possède une saveur très faible, ni fade, ni salée, ni douceâtre ;

Elle contient, au plus, $0^{gr},50$ de matières solides par litre ;

Elle contient de l'air en dissolution ;

Elle dissout le savon, sans former de grumeaux ;

Elle cuit les légumes, en les ramollissant ;

Elle ne renferme pas de matières organiques ou n'en renferme que des traces ;

Elle ne doit tenir en suspension que très peu de micro-organismes.

En ce qui concerne les matières organiques, il est à noter qu'aucune eau n'en est absolument exempte, si ce n'est peut-être l'eau de certaines sources, au moment de son émergence. Le point essentiel pour qu'une eau soit salubre, est qu'elle renferme une proportion très faible de produits organiques non putrescibles.

Essai. — L'essai d'une eau potable consiste, principalement, à s'assurer que cette eau ne contient pas de *sels calcaires* en excès, de *matières organiques* en quantité notable, ni d'*azotites* ou d'*azotates*.

Les *matières organiques* sont accusées indistinctement par le permanganate de potassium, qu'elles décolorent, et par le chlorure d'or, qu'elles réduisent à l'ébullition. Celles qui sont d'origine animale sont réputées plus nuisibles que celles qui proviennent des végétaux.

Pour savoir si elles sont susceptibles de rendre l'eau malsaine, M. de Chaumont conseille de doser par les hydrosulfites, suivant la méthode de MM. Schutzenberger et Gérardin, l'oxygène contenu dans l'eau, à l'instant de la prise d'essai, puis après un séjour dans un vase fermé. Toute eau dont l'oxygène disparaît, dans cette dernière condition, renferme des éléments putrescibles.

E. Baudrimont a proposé un moyen très simple pour déterminer si les matières organiques proviennent d'infiltrations émanées de *fosses d'aisances*. Il agite 50^{cc} d'eau suspecte avec 25^{cc} d'éther, employés en deux fois, il décante et il évapore l'éther au bain-marie. Le résidu de cette opération offre une odeur non douteuse de matière fécale, dans le cas où l'eau se trouve souillée par des produits de cette nature.

Veut-on manifester l'existence des *micro-organismes*, on met dans un tube bouché ou dans un matras Pasteur quelques centimètres cubes de solution de gélatine nutritive, on stérilise et on ensemence avec une ou deux gouttes de l'eau à vérifier. On agite, pour mélanger les deux liquides, et on maintient le tout dans une étuve à 25°, pendant 2 ou 3 jours. S'il y a des microbes dans l'eau, on aperçoit bientôt, dans la gélatine, de petites sphères, qui vont en augmentant de volume; on en compte le nombre. En dernier lieu, on note la résistance de la gélatine à la liquéfaction.

Il est également important de rechercher et souvent de doser le *chlore*, les *nitrites* et les *nitrates*, qui sont l'indice de la présence des substances animales.

On dose le *chlore* au moyen d'une solution titrée de nitrate d'argent.

On s'assure de l'existence des *nitrites*, en ajoutant à 10^{cc} d'eau, acidulée par une goutte d'acide sulfurique au 1/4, une goutte de solution saturée d'acide sulfanilique, puis une goutte de solution de sulfate de naphtylamine. Le mélange prend une teinte rose croissant jusqu'au rouge, quand l'eau contient un millionième d'azote nitreux.

Pour les *nitrates*, on ajoute, à quelques gouttes de l'eau à essayer, deux gouttes d'une solution saturée de brucine, puis un peu d'acide sulfurique : le mélange devient rose s'il y a des nitrates dissous. Avec la diphénylamine et l'acide sulfurique en excès, le liquide devient bleu, dans les mêmes conditions.

Le *bicarbonate de calcium* est reconnu : 1° par l'ébullition, qui chasse l'excès d'acide carbonique et qui précipite du carbonate neutre de calcium (1); 2° par l'eau de chaux, qui s'empare de la moitié de l'acide carbonique et forme du carbonate neutre insoluble; 3° par la teinture de campêche, qui prend une teinte violette en sa présence.

Le *sulfate de calcium* communique aux eaux qui en renferment la propriété de précipiter abondamment par le chlorure de baryum, par l'oxalate d'ammonium et par la solution alcoolique de savon.

Sur cette dernière réaction, déjà étudiée par Clarke, en 1847, Boutron et Boudet ont établi une méthode générale d'analyse des eaux douces, à laquelle ils ont donné le nom d'*hydrotimétrie*.

Hydrotimétrie. — Les essais hydrotimétriques sont fondés sur ce fait que 1 décigramme de savon donne à un litre d'eau distillée la propriété de fournir, par l'agitation, une mousse persistante; alors qu'une eau, chargée de sels de calcium et de magnésium, exige, pour produire le même phénomène, une quantité de savon plus considérable et proportionnelle au poids de ces sels.

On exécute l'analyse au moyen d'une dissolution titrée de savon et d'une burette marquant 22°, pour une capacité de 2^{cc},4. Une division supplémentaire, placée au-dessus du zéro (fig. 65), n'est pas comptée dans les essais; elle représente la quantité de savon qui serait nécessaire pour réaliser la formation de la mousse, dans l'eau à essayer, si cette eau était pure.

---

(1) Une eau séléniteuse se trouble aussi à l'ébullition, lorsqu'elle est saturée de sulfate de calcium.

Pour préparer la liqueur hydrotimétrique, on prend :

Savon blanc (1).....................................	10 gr.
Alcool à 90°...........................	160
On fait bouillir, on filtre et on ajoute :	
Eau distillée......................................	100

Cette dissolution est titrée avec une liqueur contenant, par litre, $0^{gr},25$ de chlorure de calcium fondu, ou $0^{gr},59$ d'azotate de baryum ; 40 cent. cub. de la liqueur d'épreuve doivent décomposer 22 divisions de solution de savon.

Pour faire l'essai d'une eau douce, on en mesure 40 c. cub. dans un flacon

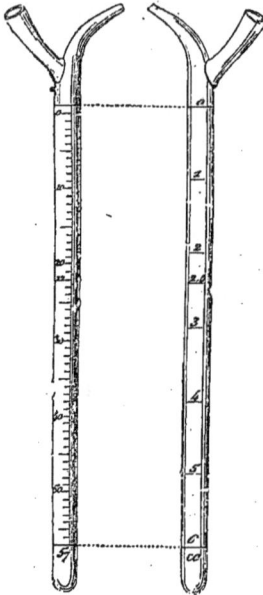

Fig. 65. — Hydrotimètre.

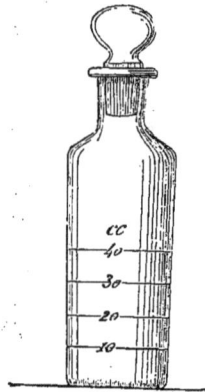

Fig. 66. — Flacon jaugé.

jaugé (fig. 66) ; on y verse goutte à goutte la liqueur hydrotimétrique, en agitant vivement le flacon après chaque addition, et l'on s'arrête dès qu'on a obtenu une mousse de 1/2 centimètre d'épaisseur, se maintenant pendant 10 minutes.

Le nombre des degrés hydrotimétriques, atteint dans l'essai, indique

(1) Suivant Robinet, on obtient une liqueur exactement titrée, en substituant au savon blanc le savon amygdalin.

Dibdin dissout le savon dans l'alcool méthylique étendu de 2 volumes d'eau et il y ajoute un excès d'ammoniaque pour assurer sa conservation.

M. Guichard propose une formule toute différente :

Acide oléique du commerce.................	300 cc.	
Soude normale...........................	300 —	(12 gr. soude caust.)
Alcool à 95°...........................	1500 —	

On mélange à froid et on filtre. Cette liqueur est employée comme celle de Boutron et Boudet.

celui des décigrammes de savon que neutralise un litre d'eau analysée et, *approximativement*, le nombre de centigrammes de sels terreux qu'elle contient sous le même volume. Par exemple, un litre d'eau titrant 10° hydrotimétriques renferme environ $0^{gr},10$ de sels calcaires et magnésiens et précipite 1 gr. de savon.

Les indications de l'hydrotimètre ne sont plus exactes au-dessus de 22°. Pour ne pas dépasser cette limite, on ajoute, aux eaux fortement chargées

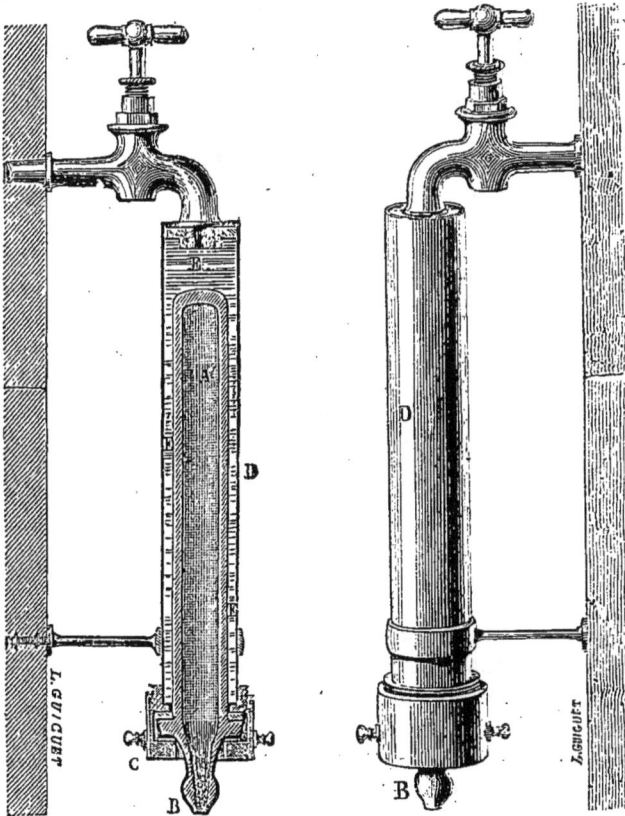

Coupe du filtre.   Fig. 67. — Filtre Chamberland (*).   Filtre en place.

de sels terreux, de l'eau distillée, dont on tient compte dans l'appréciation du résultat.

Pharmacologie. — Dans les temps anciens, l'eau était regardée comme propre à la guérison de toutes les maladies. Hippocrate prescrit de ne pas administrer autre chose, pendant trois jours, dans certaines fièvres; Galien veut même qu'on en donne au malade jusqu'à suffocation. Au dix-huitième siècle, Hancocke y voyait un fébrifuge plus efficace que le quinquina, et

---

(*) A, bougie de porcelaine à travers laquelle filtre l'eau. B, ouverture de la bougie par laquelle sort l'eau filtrée. C, écrou maintenant la bougie dans le tube métallique. D, tube en métal renfermant la bougie. E, espace rempli par l'eau.

il va jusqu'à la considérer comme un sûr préservatif de la peste. D'autres affirment qu'elle triomphe de l'asthme, de la goutte et de la rage, aussi bien que de la mélancolie et du penchant au suicide. Pour Hoffmann, l'eau est le *remède universel.*

Aujourd'hui, l'eau n'est plus un médicament. Mais on s'en sert dans un grand nombre d'opérations pharmaceutiques, qu'il serait sans intérêt d'énumérer. Pour tous ces usages, il importe de ne prendre que de l'eau distillée, ou de l'eau douce, dont on ait soigneusement contrôlé la pureté.

En ce qui concerne spécialement l'eau distillée, il ne faut pas oublier la facilité avec laquelle elle dissout l'air et les vapeurs des laboratoires. Pour la conserver pure, il faut donc l'enfermer, aussitôt préparée, dans des vases *pleins* et *bien bouchés* en ayant soin d'éviter qu'elle n'ait le contact de clés ou d'autres accessoires en plomb. Effectivement, l'eau distillée attaque le le plomb, lorsqu'elle est aérée. Le maximum d'action a lieu pour une eau contenant 2 vol. d'acide carbonique et 1 vol. d'oxygène, rapports nécessaires pour convertir le métal en carbonate (Müller).

Quant à l'eau douce, on ne doit l'employer qu'après l'avoir soigneusement clarifiée. Le meilleur moyen d'y parvenir est de la filtrer dans l'un des appareils perfectionnés qu'offre l'industrie, en particulier dans celui de M. Chamberland (fig. 67) : l'eau, sortie du robinet en E, remplit le tube métallique D, traverse la bougie de porcelaine dégourdie A et coule par l'orifice B, entièrement dépouillée des impuretés et même des microbes qu'elle tenait en suspension, lorsque la bougie est suffisamment compacte.

C. Eaux minérales.

Les eaux minérales, qui seraient plus exactement nommées *eaux médicinales,* sont caractérisées par l'action qu'elles exercent sur l'organisme. Elles sont généralement plus chargées de principes fixes que les eaux douces.

On les dit *froides,* quand leur température n'excède pas 20°, *thermales,* quand elle dépasse 28°. Quelquefois, on nomme *tempérées* celles dont la température est comprise entre 20 et 30°. L'eau la plus chaude de France est celle de la source du Par, à Chaudesaigues (Cantal) : elle marque 81°,5. Il en existe, en Islande, dont la température dépasse 100°.

Leur composition est extrêmement variée : on y rencontre des éléments minéraux très nombreux, des gaz et des matières organiques particulières. A cette diversité, au point de vue chimique, répond une divergence parfois considérable dans les propriétés médicinales. Malgré ces différences, les transitions sont souvent si peu sensibles, qu'on ne saurait, dans l'état actuel de la science, dresser une classification rigoureuse des eaux minérales. Ce travail a cependant plusieurs fois été tenté ; on a pris, pour guide du groupement, tantôt la chimie, tantôt la géologie ou la thérapeutique. Bien que toutes les classifications proposées soient plus ou moins défectueuses, celle qui est basée sur la chimie est la plus généralement acceptée ; elle partage les eaux minérales en cinq classes, sous les dénominations d'eaux : *acidules, alcalines, ferrugineuses, sulfureuses et salines.*

1° Eaux acidules ou gazeuses. — Ces eaux se distinguent par un excès d'acide carbonique et par une faible proportion de matières salines. Leur saveur est aigrelette.

Toutes sont froides et viennent des terrains primitifs. Elles renferment, par litre, de 250 à 1000 cent. cubes et plus, d'acide carbonique. Grâce aux sels qu'elles contiennent, et principalement aux carbonates, elles perdent ce gaz, à l'air, avec plus de lenteur que l'eau qui en est saturée artificiellement.

Les plus recherchées sont celles de Condillac, Renaison, Seltz, Soulzmatt, Saint-Alban, Saint-Galmier.

EAU DE SAINT-GALMIER.
Source Fonfort.

	lit.
Acide carbonique libre.............	1.20

	gr.
Bicarbonate de calcium.......... ⎱	1.037
— magnésium....... ⎰	
— sodium...........	0.238
— strontium.........	0.007
— fer............. ⎱	0.009
— manganèse....... ⎰	
Sulfate de sodium...	0.079
— calcium................	0.180
Azotate de magnésium.............	0.060
Chlorure de sodium................	0.216
Phosphate soluble................	traces
Matière organique non azotée.......	0.024
Acide silicique et alumine..........	0.036
Total......	1.886

(O. Henry.)

EAU DE CONDILLAC.
Source Anastasie.

	lit.
Acide carbonique libre........... ..	0.548

	gr.
Bicarbonate de calcium.....	1.359
— sodium...........	0.166
— magnésium.........	0.035
Sulfate de sodium...........	0.175
— calcium................	0.053
Chlorure de sodium.............. ⎰	0.150
— calcium.... .... ⎱	
Sel de potassium................ ⎰	traces
Iodure, azotate................. ⎱	
Silicate de calcium et d'aluminium.	0.245
Oxyde de fer crénaté et carbonaté..	0.010
Matière organique................	traces
Total......	2.193

(O. Henry.)

2° Eaux alcalines. — On désigne sous ce nom, les eaux à réaction alcaline. Elles ont une saveur désagréable, qui, lorsqu'elles sont gazeuses, se manifeste surtout après le dégagement de l'acide carbonique.

Elles sont froides ou thermales et, de même que les eaux acidules, elles sourdent des terrains primitifs. Leur alcalinité est due tantôt au silicate de sodium (*Plombières*), ou au carbonate neutre de sodium, tantôt encore au sesquicarbonate de sodium (*quelques lacs d'Égypte et de Hongrie*), ou bien au carbonate acide de sodium, comme à Vichy, à Ems, à Vals, etc.

M. Chatin a démontré la présence de l'iode dans les eaux de Vals et de Vichy.

En confirmant ce résultat (1873), M. de Gouvenain a trouvé, dans les eaux de Vichy, du brome et du fluor en quantité plus forte que celle de l'iode. Suivant ses analyses, la source de la Grande-Grille, contient, par litre, 0gr,0008 de brome, et 0gr,0076 de fluor; et dans le dépôt calcaire abandonné par la même eau, se trouvent : de l'arsenic, du cuivre, du cobalt, du zinc, de l'alumine et du manganèse. Le dépôt de la source de l'Hôpital fournit beaucoup d'arsenic, un peu de cuivre, mais pas de plomb. Le même auteur a constaté également, dans les eaux de Néris, la présence de l'iode, du brome et du fluor. Le fluor seul a été dosé; l'eau en renferme

$0^{gr},00614$ par litre, soit 1,6 p. 100 du poids total des sels solubles, proportion qui n'a encore été observée dans aucune eau minérale.

Les eaux alcalines, qui sont riches en acide carbonique libre, ont été souvent, pour ce motif, rangées parmi les eaux acidules, dont elles s'éloignent cependant beaucoup, par leur composition chimique.

EAU DE VICHY.
Hôpital.

	gr.
Acide carbonique total............	4.708
— — libre............	1.177
Bicarbonate de sodium............	4.987
— potassium...........	0.401
— lithium...........	0.036
— calcium...........	0.544
— magnésium.......	0.079
— ferreux.............	0.004
Sulfate de sodium...............	0.267
Chlorure de sodium..............	0.567
Arséniate disodique..............	0.012
Silice............................	0.062
Iodure et bromure de sodium......	*traces*
Total pour 1 litre......	5.183

(*Willm.*)

EAU DE ROYAT.
La Commune.

	gr.
Acide carbonique libre...........	1.395
Bicarbonate de sodium...........	1.169
— potassinm.........	0.207
— lithium.........	0.059
— calcium...........	1.118
— magnésium........	0.500
— ferreux.............	0.074
Sulfate de sodium...............	1.164
Chlorure de sodium..........	1.672
Arséniate de fer.................	0.008
Silice..........................	0.103
Total pour 1 litre......	4.030

(*Willm.*)

EAU DE VALS.
Source Saint-Jean, 15°.

	gr.
Acide carbonique libre...........	0.425
Bicarbonate de calcium..........	0.310
— magnésium.......	0.120
— sodium...........	1.480
— potassium........	0.040
— lithium...........	*indice*
— protoxyde de fer avec trace de manganèse....	0.006
Arséniate de sodium...........	*t. sensible*
Iodure alcalin.................	*indice*
Chlorure de sodium et potassium.	0.060
Sulfate de sodium.............	0.054
— calcium.............	0.070
Alumine.....................	0.011
Matière organique.............	*indéterm.*
Total pour 1 litre.....	2.576

(*O. Henry.*)

EAU DE VALS.
Vivaraise n° 5.

	gr.
Acide carbonique libre...........	2.225
Bicarbonate de sodium..........	4.410
— potassium........	0.222
— lithium...........	0.024
— calcium...........	0.210
— magnésium........	0.235
Sulfate de potassium.............	0.026
— sodium...............	0.021
Chlorure de potassium..........	0.068
— sodium..............	0.053
Silice..........................	0.084
Total pour 1 litre......	5.353

(*A. Glénard.*)

3° EAUX FERRUGINEUSES. — Les *eaux ferrugineuses* sont celles qui contiennent assez de fer pour rendre dominantes les propriétés médicinales de ce métal. On les reconnaît à leur saveur métallique, au dépôt ocreux qu'elles abandonnent au contact de l'air, au précipité bleu foncé qu'elles donnent avec le ferricyanure de potassium. Elles renferment rarement de l'hydrogène sulfuré, souvent du manganèse, presque toujours de l'arsenic. Elles sont presque toutes froides; on cite, par exception, l'eau de Luxeuil, qui marque 35°.

Les eaux ferrugineuses sont très répandues sur le globe; elles émergent des terrains secondaires ou de transition. On les range en trois groupes : *eaux carbonatées, eaux crénatées, eaux sulfatées.*

a. **Eaux ferrugineuses carbonatées.** — Ce sont les plus nombreuses. Le fer s'y trouve à l'état de bicarbonate de protoxyde, souvent avec un excès d'acide carbonique, qui les rend mousseuses. Leur saveur est plus agréable que celle des autres eaux ferrugineuses.

Limpides à leur source, elles se troublent promptement à l'air; l'acide carbonique s'échappant, le carbonate ferreux se dépose, absorbe de l'oxygène et se convertit en sesquioxyde de fer hydraté. Lorsqu'elles contiennent des carbonates alcalins ou terreux, elles conservent plus longtemps leur acide carbonique. On range dans ce groupe les eaux de Spa, Orezza, Soultzbach, Sylvanès, Saint-Julien, Oriol, Pyrmont, Préfailles, La Malou, etc.

EAU DE SPA. Source Pouhon.		EAU D'OREZZA. Source d'en bas.	
	lit.		lit.
Acide carbonique............	1.170	Acide carbonique............	1.248
		Air..........................	0.011
	gr.		gr.
Carbonate de fer............	0.0927	Carbonate de fer............	0.128
— sodium.............	0.0959	— calcium.............	0.602
— calcium............	0.0795	— magnésium............	0.074
— magnésium.........	0.0331	— lithium......)	
— aluminium.........	0.0033	— manganèse........ } traces	
Chlorure de sodium............	0.0216	— cobalt.............)	
Silice.......................	0.0298	Sulfate de calcium............	0.021
Perte.......................	0.0016	Chlorure de potassium......... (	0.014
Total pour 1 litre......	0.3575	— sodium............)	
(Monheim.)		Alumine......................	0.006
		Acide salicique...............	0.004
		Acide arsénique............. (	
		Fluorure de calcium........... } traces	
		Matière organique... ....)	
		Total pour 1 litre......	0.849
		(Poggiale.)	

b. **Eaux ferrugineuses crénatées.** — On comprend sous cette désignation les eaux dans lesquelles le fer semble uni à un acide d'origine organique, nommé par Berzélius *acide crénique.*

On suppose que cet acide se forme, aux dépens des matières ulmiques des terrains tourbeux, de la manière suivante. Les matières organiques se trouvant fréquemment, dans ces terrains, en présence de sesquioxyde de fer hydraté, le réduisent à l'état de protoxyde et, s'appropriant l'oxygène mis en liberté, elles donnent naissance à l'acide crénique, lequel s'unit aussitôt à l'oxyde ferreux. Suivant Berzélius, l'acide crénique est jaune, amorphe, soluble dans l'eau et dans l'alcool. Au contact de l'air, il s'oxyde et se transforme en *acide apocrénique;* celui-ci est brun, et à peine soluble dans l'eau. L'un et l'autre sont encore assez peu étudiés.

Le fer se trouve à l'état de protoxyde dans les eaux crénatées. Il y est toujours accompagné d'un excès d'acide carbonique libre, ce qui permet de douter qu'il soit réellement combiné à l'acide organique.

Parmi les eaux regardées comme crénatées sont celles de Provins, Forges, Bussang, Porla, etc. On les reconnaît à ce que le nitrate d'argent y produit une coloration violette particulière, et quelquefois un précipité de même nuance.

EAU DE BUSSANG.
Salmade.

	gr.
Acide carbonique libre............	1.7886
Bicarbonate de calcium..........	0.3198
— do magnésium........	0.1771
— ferreux...............	0.0080
— de manganèse.........	0.0029
Arséniate de fer..........	0.0012
Phosphate, borate, fluorure calcique.	*traces*
Acide silicique..................	0.0641
Alumine..................	0.0012
Bicarbonate de sodium............	0.6285
— potassium..........	0.0612
— lithium..	0.0061
Sulfate de sodium...............	0.1387
Chlorure de sodium..............	0.0836
Total pour 1 litre......	3.3360

(*Willm.*)

EAU DE FORGES.
Source cardinale.

	lit.
Acide carbonique libre......... ...	0.225
Azote avec oxygène..............	*traces*
	gr.
Bicarbonate de magnésium.........	0.0761
Crénate de protoxyde de fer......	0.0980
— manganèse...........	*traces*
— potassium.............	0.0020
Sulfate de calcium..............	0.0400
— sodium..............	0.0060
Chlorure de sodium..........	0.0120
— magnésium...........	0.0030
Sel ammoniacal (carbonate ?)......	*traces*
Total pour 1 litre......	0.2701

(*Girardin et Morin.*)

c. **Eaux ferrugineuses sulfatées.** — Eaux plus rares que les précédentes ; on ne cite guère que celles de Passy et d'Auteuil, près Paris, de Cransac (Aveyron), et de Bléville (Seine-Inférieure).

EAU D'AUTEUIL.

	gr.
Sulfate de protoxyde de fer et d'aluminium.................	0.7150
— calcium........... ..	0.7400
— strontium.............	*traces*
— magnésium.......	0.1100
— sodium	0.2920
— aluminium, potassium et ammonium............	0.0510
Sel de manganèse................	0.0140
Azotate de potassium.............	*traces*
Acide silicique..................	0.1400
Arsenic.....................	*sensible*
Matière organique et perte........	0.0730
Total pour 1 litre......	3.2550

(*O. Henry père.*)

EAU DE CRANSAC.
Source basse.

	lit.
Acide carbonique libre............	0.0175
Sulfate de magnésium	1.7920
— calcium..............	1.5640
— aluminium............	0.2800
— manganèse	0 0158
— nickel................. .	0.0007
— potassium et sodium....	0.2230
— lithium, rubidium, zinc..	*traces*
Chlorure de sodium..............	0.0151
Silice.....................	0.0790
Acides borique et phosphorique....	*traces*
Total pour 1 litre.......	3.9696

(*Willm.*)

Le fer n'est pas constant dans cette eau.

Elles sont beaucoup plus chargées de fer que les eaux carbonatées et crénatées, et d'une saveur bien plus désagréable. Le fer s'y trouve à l'état de sulfate de protoxyde. Exposées à l'air, elles déposent un sulfate basique de sesquioxyde de fer insoluble et retiennent un sulfate ferroso-ferrique, qui s'altère plus lentement.

4° EAUX SULFUREUSES. — Très nombreuses en France, ces eaux sont caractérisées par leur odeur et leur saveur d'œufs pourris, et par le précipité noir qu'elles donnent avec les dissolutions des sels de plomb. On en fait généralement deux groupes, sous les dénominations d'*eaux sulfureuses naturelles* et d'*eaux sulfureuses accidentelles*.

a. **Eaux sulfureuses naturelles.** — Ces eaux sont presque toutes thermales ; celles de Labassère, par exception, marquent 12° au thermomètre. On les rencontre en abondance dans les Pyrénées, où elles sourdent des terrains primitifs.

Elles sont alcalines, généralement limpides, incolores ou à peine jaunâtres. Leur composition est assez uniforme. La somme des principes fixes qu'elles contiennent dépasse rarement 40 centigrammes pour 1000 grammes. Elles ont pour élément actif le monosulfure de sodium, dont la proportion varie de 1 à 8 centigrammes par litre d'eau. Ce sulfure est accompagné de carbonate et de silicate de sodium, souvent avec excès d'acide silicique, comme dans les Eaux-Bonnes. Quelques-unes renferment de l'iode; dans celle d'Olette, M. Bouis a rencontré de l'acide borique; on trouve enfin, dans un grand nombre, une matière organique azotée nommée *barégine*. Obtenue par évaporation, la barégine est jaune, en partie soluble dans l'eau, d'où elle est précipitée par les sels de plomb et d'argent. Elle contient, ainsi que les eaux de Barèges, de l'arsenic, à l'état d'arséniate et de sulfo-arséniate alcalin (*Schlagdenhauffen*).

Les tuyaux et les réservoirs où séjournent les eaux sulfureuses sont fréquemment encombrés par une substance gélatineuse blanchâtre, rose, verte, rouge ou noire, qu'on appelle *glairine*. Cette matière est azotée et contient de la silice, dans une proportion qui s'élève parfois à 80 p. 100 de son poids. On la regarde comme de la barégine altérée. Des recherches récentes, sur la glairine des eaux de Molitg, ont conduit M. Béchamp à regarder cette substance comme un agrégat de ferments organisés (*microzymas*), producteurs d'alcool et d'acide acétique, et capables d'évoluer en bactéries.

Quelques eaux sulfureuses deviennent laiteuses en présence de l'air. Ce phénomène est attribué, par Wurtz, à l'acide silicique, qui provoque l'oxydation du sulfure alcalin des eaux, sature la soude formée et laisse déposer du soufre. Filhol en a récemment donné (1873) une autre interprétation; voici les déductions que l'on peut tirer de ses recherches :

Les eaux qui contiennent de l'*acide sulfhydrique libre* sont décomposées par l'oxygène de l'air, avec formation d'un dépôt de *soufre* seulement.

Quand elles sont minéralisées par le *monosulfure de sodium*, la majeure partie du sulfure se convertit en sulfate de sodium, sans dépôt de soufre, à la température ordinaire et lorsque l'eau présente une surface peu étendue. Mais si l'acide carbonique intervient dans la réaction, les eaux blanchissent; il se produit, d'abord, du sulfhydrate de sodium :

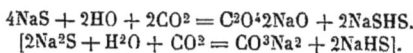

$$4NaS + 2HO + 2CO^2 = C^2O^4 2NaO + 2NaSHS.$$
$$[2Na^2S + H^2O + CO^2 = CO^3Na^2 + 2NaHS].$$

Le sulfhydrate se change en polysulfure, par oxydation :

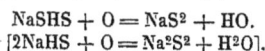

$$NaSHS + O = NaS^2 + HO.$$
$$[2NaHS + O = Na^2S^2 + H^2O].$$

Et le polysulfure donne, en présence de l'acide carbonique et de l'eau : du carbonate de sodium, de l'hydrogène sulfuré, plus un précipité de soufre :

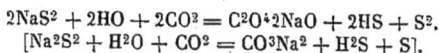

$$2NaS^2 + 2HO + 2CO^2 = C^2O^4 2NaO + 2HS + S^2.$$
$$[Na^2S^2 + H^2O + CO^2 = CO^3Na^2 + H^2S + S].$$

Dans les eaux dont la température est inférieure à 50° se développent souvent des conferves très déliées, appelées *sulfuraires* par Fontan.

Les sulfuraires sont des *beggiatoa*; elles ne contiennent pas de chlorophylle et doivent être rapprochées des bactéries. Elles sont remplies de granulations de soufre mou, représentant 80 à 95 p. 100 de leur poids. M. Winogradski donne le nom de *sulfobactéries* à ces organismes et à ceux qui jouissent des propriétés suivantes : 1° ils oxydent l'hydrogène sulfuré et ils en séparent du soufre mou, qui se dépose dans leurs cellules; 2° ils oxydent ce soufre et en font de l'acide sulfurique, immédiatement neutralisé par les carbonates; 3° ils meurent promptement dans un milieu privé de soufre; 4° ils ne réduisent pas le sulfate de calcium en produisant de l'acide sulfhydrique; cette réduction est le fait de la putréfaction préalable d'une matière organique existant dans l'eau. M. Winogradski assimile l'oxydation du soufre dans les sulfobactéries à l'acte respiratoire qui engendre l'acide carbonique chez les végétaux.

La nomenclature des eaux sulfureuses naturelles serait fort longue. Les plus recherchées sont les eaux de Barèges, Cauterets, Bagnères-de-Luchon et de Bigorre, Eaux-Bonnes, Saint-Sauveur, Olette, le Vernet, Ax, Amélie-les-Bains, et presque toutes les autres sources des Pyrénées.

EAU DE BAGNÈRES-DE-LUCHON.
Source la Reine.

	gr.
Sulfure de sodium..............	0.0508
— fer...............	0.0022
— manganèse.........	0.0028
Chlorure de sodium.............	0.0624
Sulfate de potassium...........	0.0092
— sodium	0.0312
— calcium.............	0.0312
Silicate de sodium	traces
— calcium............	0.0102
— magnésium.........	0.0048
— aluminium	0.0255
Carbonate de sodium...........	traces
Silice libre....................	0.0209
Matière organique.............	non dosée
Total pour 1 litre......	0.2511
(*Filhol.*)	

EAU DE CAUTERETS.
Source des Espagnols.

	gr.
Sulfure de sodium...............	0.0219
Hyposulfite de sodium............	0.0158
Silicate de sodium	0.0245
— magnésium....... ...	0.0021
— calcium.........	0.0134
Silice en excès	0.0476
Sulfate de sodium	0.0320
— potassium	0.0068
Chlorure de sodium.............	0.0632
— lithium............. ⎱	
Ammoniaque................. ⎰	traces
Sulfarséniate de sodium........ ⎱	
Matière organique	0.0120
Total pour 1 litre......	0.2393
(*Willm.*)	

EAUX-BONNES.
Source Vieille.

	gr.
Sulfure de sodium...............	0.0210
— calcium..............	traces
Sulfate de calcium.............	0.1750
— potassium .... ⎱	
— sodium............. ⎰	traces
— magnésium......... ⎱	
Chlorure de sodium.............	0.2640
Silicate de sodium..............	0.0310
Silice........................	0.0320
Borate de sodium.............. ⎱	
Iode......................... ⎰	traces
Fer (sulfure?)................. ⎱	
Matière organique..............	0.0480
Total pour 1 litre......	0.5710
(*Filhol.*)	

EAU DE LABASSÈRE.

	gr.
Carbonate de sodium	0.0232
Sulfure de sodium..............	0.0464
— de fer, de cuivre et de manganèse	traces
Sulfate de sodium............. ⎱	
— potassium .... ⎰	traces
— calcium .. .. ⎱	
Chlorure de sodium...	0.2058
— potassium	0.0036
Silicate de calcium..............	0.0452
— ⸦ aluminium	0.0007
— magnésium...........	0.0096
Alumine.....................	0.0018
Iode.........................	traces
Matière organique...............	0.1450
Total pour 1 litre......	0.4813
(*Filhol.*)	

b. **Eaux sulfureuses accidentelles.** — Les *eaux sulfureuses acciden-telles* se forment dans les couches superficielles du sol. Elles doivent leur sulfuration à la réduction de leurs sulfates par les matières organiques des terrains qu'elles traversent.

Le plus souvent elles sont froides, très riches en substances salines et ammoniacales, d'après les travaux de J. Bouis.

On les subdivise en trois espèces, suivant qu'elles contiennent : de l'hy-drogène *sulfuré libre,* comme les eaux d'Uriage, d'Aix (Savoie), de Bagnols, ou de Schinznach (Suisse) ; du *sulfure de calcium* comme celles d'Enghien ; du *sulfure de sodium,* comme les eaux d'Aix-la-Chapelle (Prusse).

EAU D'URIAGE.	gr.
Acide sulfhydrique	0.010
Carbonate de calcium	0.388
Chlorure de sodium	6.000
— potassium	0.402
Sulfate de calcium	1.143
— sodium	1.253
— magnésium	0.609
Arséniate de sodium	0.002
Silice	0.014
Total pour 1 litre	9.821
(*Péligot.*)	

EAU D'ENGHIEN.	
Source Cotte.	gr.
Azote	0.019560
Acide carbonique libre	0.119580
— sulfhydrique libre	0.025541
Carbonate de calcium	0.217850
— magnésium	0.016766
Sulfate de potassium	0.008963
— sodium	0.050310
— calcium	0.319093
— magnésium	0.090514
— aluminium	0.039045
Chlorure de sodium	0.039237
Acide silicique	0.028782
Oxyde de fer	*traces*
Matière organique	*indéterm.*
Total pour 1 litre	0.975201
(*De Puisaye et Leconte.*)	

5° Eaux salines. — Par *eaux salines,* on entend celles qui sont assez for-tement chargées de sels, et qui sont privées d'ailleurs des caractères propres à chacune des autres classes.

Leur groupement est des plus difficiles, tant elles ont souvent de simili-tude entre elles. On en fait trois catégories, en se guidant sur la quantité de sulfates et de chlorures qu'elles contiennent, ou sur la présence des bromures et des iodures.

a. **Eaux salines sulfatées.** — Ces eaux doivent leur nom à la prédo-minance des sulfates sur les autres sels. Elles sont souvent purgatives.

Le *sulfate de sodium* est l'élément principal des eaux de Marienbad et de Carlsbad ; le *sulfate de magnésium,* celui des eaux d'Epsom, de Saidschütz, de Pullna, de Sedlitz ; dans d'autres, c'est le *sulfate de calcium* qui domine.

EAU DE PULLNA.	gr.
Acide carbonique	0.8069
Sulfate de magnésium	12.1209
— sodium	16.1200
— potassium	0.6245
— lithium	0.0004
— calcium	0.3385
— strontium	0.0028
— baryum	0.0001

Chlorure de magnésium	2.2606
Carbonate de magnésium	0.8339
Silice libre et combinée	
Carbonate de fer	0.0229
Alumine et oxyde de manganèse.	
Carbonate de manganèse	0.0026
Phosphate de potassium	0.0132
Total pour 1 litre	32.4407
(*Struve.*)	

EAU DE SEDLITZ.		Carbonate de magnésium...........	0.036
	gr.	— calcium..............	0.760
Acide carbonique................	0.450	— strontium...........	0.008
Sulfate de magnésium	20.810	Silice libre et combinée........	
— sodium..............	5.180	Carbonate de fer...............	0.007
— potassium............	0.570	Alumine et oxyde de manganèse.	
— calcium..............	0.830	Total pour 1 litre......	26.369
Chlorure de magnésium..........	0.138		

(Steinmann.)

b. **Eaux salines chlorurées.** — Elles sont principalement riches en *chlorure de sodium*, qui leur communique une saveur salée. On y trouve, en outre, des chlorures de magnésium et de calcium, des sulfates et des carbonates alcalins, du sulfate de calcium, souvent de l'acide carbonique. M. Grandeau a signalé l'existence du *cæsium* et du *rubidium* dans l'eau de Bourbonne-les-Bains. M. de Gouvenain a dosé, dans les eaux de Bourbon-l'Archambault, $0^{gr},00268$ de fluor, par litre.

A cette section appartiennent les eaux de toutes les mers, celles de Balaruc, Bourbonne-les-Bains, Bourbon-l'Archambault, Niederbronn, Kissingen, La Bourboule, Hombourg, etc.

OCÉAN.		EAU DE BALARUC.	
	gr.		gr.
Chlorure de sodium	25.10	Acide carbonique libre......	0.0984
— potassium........ ..	0.50	Azote et oxygène................	13cc,42
— magnésium.........	3.50		gr.
Sulfate de magnésium..........	5.78	Chlorure de sodium............	7.0450
— calcium.............	0.15	— lithium...........	0.0070
Carbonate de magnésium..........	0.18	— magnésium..........	0.8890
— calcium.............	0.02	— cuivre	0.0007
— potassium.......... .	0.23	Sulfate de potassium............	0.1460
Iodure, bromure............. .	traces	— calcium.............	0.9960
Matière organique............		Bicarbonate de calcium..........	0.8360
Eau et perte..................	964.54	— magnésium.......	0.2170
Total pour 1 litre......	1000.00	Acide silicique................	0.0230
		— borique...................	0.0080
		Oxyde ferrique...............	
		Acide phosphorique...........	0.0010
		Manganèse....................	
		Total pour 1 litre......	10.1702

(Béchamp et A. Gautier.)

c. **Eaux salines bromo-iodurées.** — On ne range, dans cette catégorie, que les eaux renfermant assez de bromures et d'iodures pour manifester les propriétés médicinales de ces sels.

L'eau de la mer Morte est particulièrement riche en bromure de magnésium. Celles de Challes (Savoie) et de Saxon (Suisse) contiennent à la fois du bromure de sodium et de l'iodure de potassium; dans la dernière on trouve même de l'iode libre.

EAU DE SALIES DE BÉARN.		Carbonate de magnésium........	0.0302
	gr.	— ferreux.............	0.042
Acide carbonique total.........	0.316	Sulfate de sodium............	0.667
Chlorure de sodium............	245.449	— calcium........ .	2.740
— potassium..........	2.304	— magnésium.........	2.577
— lithium............	0.017	Silice.......................	0.184
Bromure de sodium.............	0.162	Total pour 1 litre......	256.204
Carbonate de calcium...........	0.2699		

(Willm.)

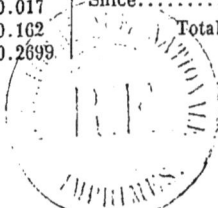

ANDOUARD. — 4e édition.   7

EAU DE CHALLES.		Silice................................	0.0227
Source principale 10°,5.		Alumine...........................	0.0059
		Sulfhydrate de sodium...........	0.3594
	gr.	Carbonate de sodium.............	0.5952
Titre sulfhydrométrique..........	0.2127	Sulfate de sodium...............	0.0638
Acide carbonique...............	0.0674	Chlorure de sodium..............	0.1554
Azote.........................	24cc,3	Bromure de sodium..............	0.00376
	gr.	Iodure de sodium...............	0.01235
Carbonate de calcium............	0.0772	Total pour 1 litre......	1.21851
— magnésium........	0.0496	(E. Willm.)	
Dépôt pour 1 litre..............	0.1268		

Pharmacologie. — Les eaux minérales ont toujours tenu une place importante dans la thérapeutique. Les anciens les désignaient souvent par le nom d'une divinité, et ils se plaisaient à rattacher à des causes surnaturelles leurs propriétés médicinales. Les temps sont loin où on les regardait comme des sécrétions d'un être organisé, et où on leur accordait une sorte de vitalité. Les conquêtes modernes de la chimie et de la physiologie ont, depuis longtemps déjà, porté la lumière sur bien des points de leur histoire médicale, qui cependant reste encore incomplète. Pour ce qui est de leur origine, elle est toujours due à des infiltrations, qui se produisent à la surface de la terre et particulièrement sur les montagnes.

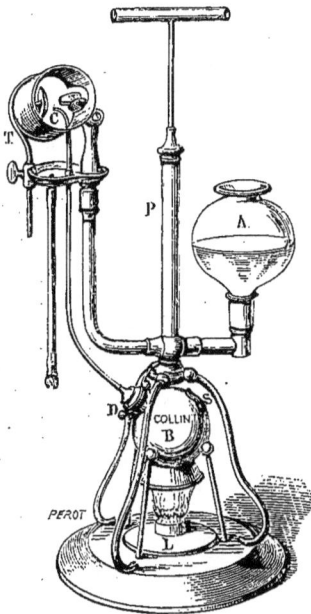

Fig. 68. — Pulvérisateur de Collin (*).

Leur valeur thérapeutique est plus appréciée que jamais. On les administre en boissons, en gargarismes, en lotions, en bains, en douches, en injections et, sous forme de poussière, en inhalations. Un certain nombre d'appareils ont été inventés, pour rendre facile et complète la pulvérisation des eaux minérales. Ils se composent, en général, d'une pompe foulante, dont l'action projette un mince filet d'eau sur un disque obliquement placé dans un petit cylindre ouvert aux deux extrémités. Le choc de l'eau sur le disque la divise en une multitude infinie de petites globules, que l'on peut diriger à volonté sur les surfaces malades, et faire pénétrer même dans les voies pulmonaires. Le plus commode des appareils propres à poudroyer les eaux minérales est représenté dans la figure 68 ; il permet d'obtenir un brouillard froid ou chaud, au gré de l'opérateur.

L'usage toujours croissant de ces précieux remèdes devait inspirer le désir de les employer loin des lieux d'origine. Mais les eaux transportées jouissent-elles bien de toutes les propriétés qu'elles avaient au griffon ?

(*) A, réservoir pour l'eau minérale. P, pompe aspirante et foulante. T, tambour contenant un disque sur lequel se brise le jet d'eau minérale. B, sphère remplie d'eau ordinaire, qu'on chauffe avec la lampe L et qui, s'échappant par le tube C, se mélange à l'eau minérale et lui communique une température de 25°. D, écrou qu'on dévisse pour introduire l'eau dans la sphère.

Évidemment non, car elles n'ont pas la même composition chimique, dans les deux cas :

Les *eaux thermales* perdent leur température initiale, et ce refroidissement peut causer des mouvements moléculaires capables de modifier l'état primitif d'agrégation des éléments combinés ;

Les *eaux acidules* ou *alcalines* et toutes celles qui renferment de l'acide carbonique, abandonnant ce gaz peu à peu, laissent déposer les substances minérales qu'il avait dissoutes ;

Les *eaux ferrugineuses bicarbonatées* éprouvent la même altération ; leur protoxyde de fer se précipite, par le fait du dégagement de l'acide carbonique, et se convertit en sesquioxyde. Les *eaux crénatées* ne se conservent pas mieux. Celles qui sont *sulfatées* se gardent un peu plus longtemps ; mais elles finissent également par être privées de fer et, d'ailleurs, leurs applications restreintes les rendent moins intéressantes que les premières ;

Dans les *eaux sulfureuses*, l'hydrogène sulfuré libre et le monosulfure de sodium s'oxydent et deviennent inactifs ;

Enfin, les *matières organiques* s'altèrent avec le temps et réduisent partiellement les sulfates en sulfures, qui produisent à leur tour de l'hydrogène sulfuré. Cette réduction est facile à constater sur une eau minérale non sulfureuse, mise en bouteilles depuis plusieurs mois.

Indépendamment des altérations connues, combien d'autres, encore ignorées, concourent à modifier la constitution primitive des eaux transportées. Une foule de réactions lentes et mal définies entraînent des échanges multiples entre les divers éléments qui minéralisent les eaux. Ces déplacements moléculaires doivent avoir pour conséquence une modification plus ou moins profonde des vertus médicinales. Aussi a-t-on souvent remarqué que les eaux minérales, actives et facilement supportées à leur point d'émergence sont, après un séjour prolongé en bouteilles, lourdes, indigestes et fréquemment inertes. Si elles n'ont pas ce dernier défaut, il est rare qu'elles échappent au premier ; c'est là une règle qui malheureusement ne souffre guère d'exception que pour quelques eaux salines sulfatées.

EAUX MINÉRALES ARTIFICIELLES.

L'utilité des eaux minérales naturelles et la difficulté de leur conservation ont fait naître, au dix-septième siècle, l'industrie des eaux minérales artificielles. Deux Anglais, Jenning et Howart, prirent les premiers un brevet pour la fabrication des eaux ferrugineuses. Mais ces imitations, imparfaites il est vrai, n'eurent pas une longue faveur ; elles tombèrent promptement dans un oubli à peu près complet, d'où elles ne furent tirées que longtemps après, par Struve.

Au moment de leur réapparition, les eaux minérales factices excitèrent un engouement peu justifié. On leur attribua une supériorité considérable sur les eaux naturelles ; tandis que leur seul avantage est d'être, par suite de leur préparation instantanée, momentanément à l'abri des altérations chimiques auxquelles celles-ci sont exposées. De plus, on leur reprochera

longtemps, sans doute, de ne pas représenter exactement la composition
des eaux naturelles. Car, si les progrès de l'analyse chimique tendent à
révéler de plus en plus fidèlement le nombre et la nature des éléments
minéraux en solution dans l'eau, elle est encore impuissante à déterminer,
d'une manière certaine, le groupement de ces éléments entre eux. Et, en
admettant même que l'on puisse prétendre à la solution de ce problème,
il est une difficulté qui restera probablement insurmontable, c'est celle de
reproduire les matières organiques, dont le rôle est peut-être important,
dans la plupart des eaux minérales naturelles.

La fabrication des eaux minérales artificielles ne semble donc pas avoir
beaucoup d'avenir. Les pharmacopées regorgent de formules presque
toutes abandonnées aujourd'hui, par suite des facilités du transport des
eaux naturelles. Quelques-unes de ces formules ont cependant été inscrites
au formulaire légal. Ce sont, pour la plupart, des dissolutions de sels dans
de l'eau sursaturée d'acide carbonique, au moyen de la pression. Elles

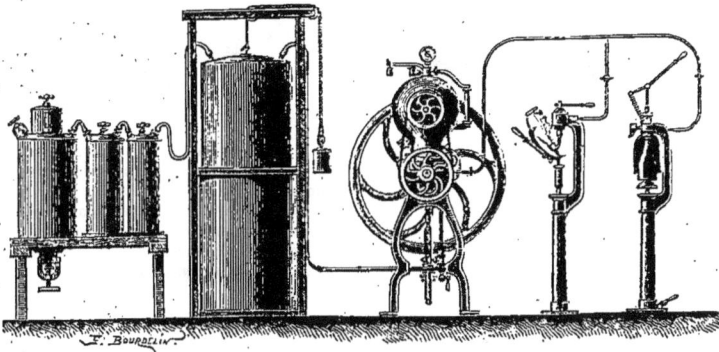

Générateur. Épurateur. Gazomètre.   Saturateur.   Clés pour tirage.
Fig. 69. — Appareil François, pour la préparation continue de l'eau gazeuse.

répondent, en tant qu'effet, aux eaux les plus employées de chacune des
cinq classes ci-dessus étudiées.

Les règles à suivre, dans la préparation des eaux minérales artificielles
sont les suivantes :

1° Employer de l'eau potable de bonne qualité, à l'exclusion des eaux
séléniteuses ;

2° Laver avec soin l'acide carbonique, pour qu'il ne contienne pas
d'acide étranger ;

3° Dissoudre les sels solubles dans une petite quantité d'eau, ou dans la
totalité de celle qui doit être chargée d'acide carbonique ;

4° Quand les sels sont des carbonates solubles seulement dans l'acide
carbonique, on les forme par double décomposition, et on les soumet à
l'action dissolvante de l'acide carbonique, qui s'exerce alors avec plus de
facilité.

EAU GAZEUSE.

Plus connue sous le nom impropre d'*Eau
de Seltz*, l'eau gazeuse est une simple dissolution d'acide carbonique dans l'eau, favorisée par une pression de 7 à 10 atmosphères.

Cette pression était obtenue, à l'origine, à

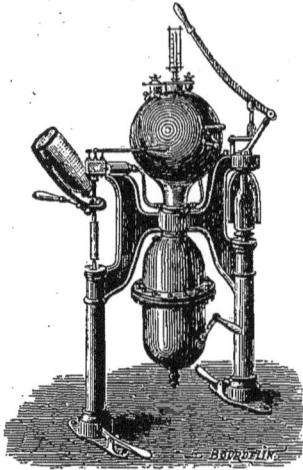

Fig. 70. — Appareil François, pour la
préparation de l'eau gazeuse.

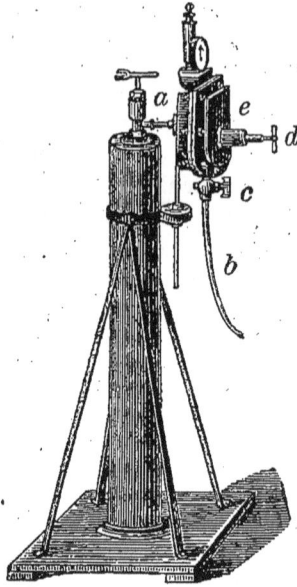

Fig. 71. — Régulateur de pression. *a*, écrou et rondelles servant à faire l'accord de la tubulure,
de la bouteille et du régulateur ; *b*, tuyau en caoutchouc qui met en communication le régulateur, soit
avec le plongeur, soit avec le tuyauteur de la cuve ;
c, robinet inférieur ; *d*, clé du régulateur. (Société
La carbonique française.)

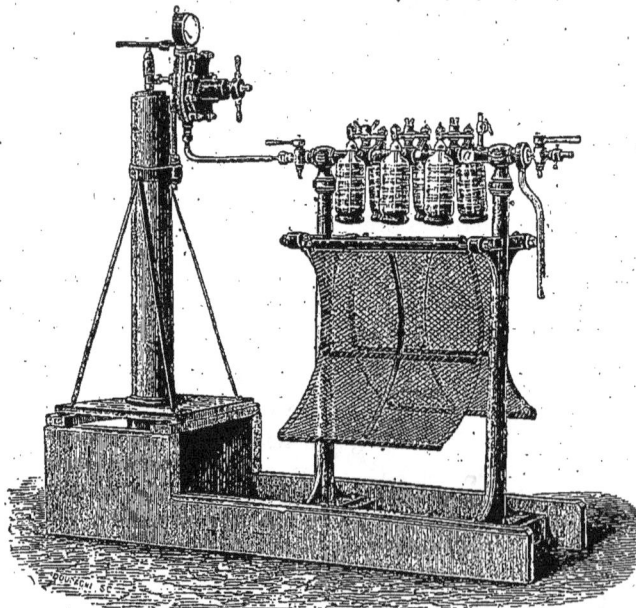

Fig. 72. — Remplissage des siphons. *d*, leviers doubles ; *e*, ajutages dans lesquels on introduit les becs ;
f, pied de biche ; *g*, robinet par lequel l'eau pénètre dans les siphons ; *h*, robinet du régulateur ; *i*, levier
de manœuvre ; *j*, robinet de purge. (Société *La carbonique française*.)

l'aide d'une pompe aspirante et foulante, qui prenait l'acide carbonique dans un gazomètre et le comprimait dans l'eau à saturer. Barruel et Vernaut proposèrent de comprimer le gaz par lui-même, en mettant son générateur en communication avec le vase où se trouve l'eau qui doit le dissoudre. L'appareil de Barruel et Vernaut a été simplifié par Savaresse, François, Ozouf, Greffier, etc., son système est généralement adopté maintenant (fig. 69 et 70).

Un assez grand nombre d'appareils portatifs, basés sur le même principe, ont été inventés pour la préparation de l'eau gazeuse dans les ménages. De ces appareils, ceux-là seulement sont bons, dans lesquels l'acide carbonique est produit en dehors du liquide qu'on veut saturer. Il faut les préférer à ceux qui laissent dans l'eau gazeuse les substances destinées à engendrer l'acide carbonique et qui fournissent une boisson purgative, au lieu d'eau seulement gazeuse.

L'industrie livre aujourd'hui, à des conditions avantageuses, de l'acide carbonique

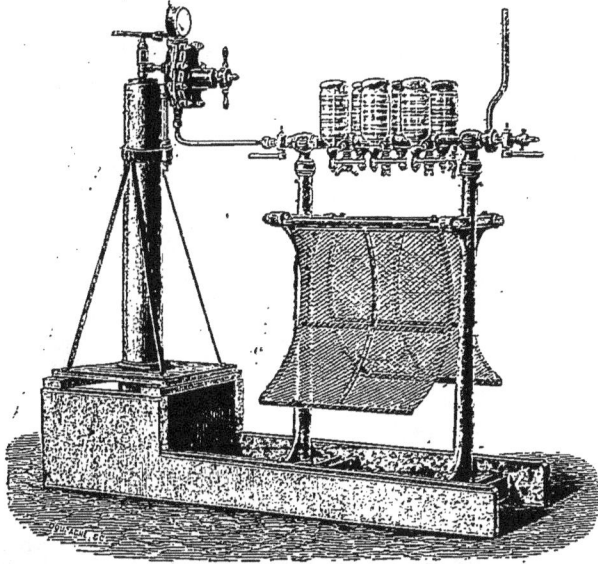

Fig. 73. — Renversement des siphons, pour le chargement de l'acide ou saturation.
(Société *La carbonique française.*)

liquide, avec lequel on peut aisément remplir d'eau gazeuse des récipients de toute espèce. Un appareil tel que celui de la Société la Carbonique française, (fig. 71, 72 et 73), beaucoup moins encombrant que les précédents, permet un remplissage rapide et commode.

L'eau gazeuse remplace les eaux naturelles acidules. On l'enferme dans des bouteilles bouchées en liège, ou mieux dans des vases siphoïdes, dont la construction ne permet pas la déperdition de l'acide carbonique. Bien qu'introduite sous une pression de 10 atmosphères, l'eau contenue dans ces vases ne tient en dissolution que 4 ou 5 volumes d'acide carbonique. Pour en dissoudre davantage, il faudrait laisser longtemps le gaz en contact avec l'eau, et agiter fréquemment le mélange.

En mettant 80 grammes de sirop de limon dans chaque bouteille, avant d'y introduire l'eau chargée d'acide carbonique, on obtient la boisson désignée sous le nom de *limonade gazeuse.*

PRINCIPALES EAUX MINÉRALES NATURELLES.

TEMPÉRATURE
des sources.

					TEMPÉRATURE des sources
ACIDULES	*Toutes froides.*		Condillac	Drôme	
			Renaison	Loire	
			Saint-Galmier	Loire	
			Seltz	Nassau	
			Soultzmatt	Haut-Rhin	
ALCALINES		*Froides*	Cusset	Allier	
			Hauterive	Allier	
			Saint-Yorre	Allier	
			Vals	Ardèche	
		Thermales	Ems	Nassau	29° à 47°
			Néris	Allier	46° à 52°
			Plombières	Vosges	11° à 71°
			Saint-Nectaire	Puy-de-Dôme	18° à 40°
			Vichy	Allier	33° à 45°
FERRUGINEUSES	BICARBONATÉES	*Froides*	Orezza	Corse	
			Préfailles	Loire-Inférieure	
			Soultzbach	Haut-Rhin	
			Spa	Belgique	
		Thermales	Barbotan	Gers	31° à 38°
			Rennes-les-Bains	Aude	51°
			Sylvanès	Aveyron	33° à 38°
	CRÉNATÉES	*Froides*	Bussang	Vosges	
			Forges	Seine-Inférieure	
			Provins	Seine-et-Marne	
	SULFATÉES	*Froides*	Auteuil	Seine	
			Bléville	Seine-Inférieure	
			Cransac	Aveyron	
			Passy	Seine	
SULFUREUSES	NATURELLES	*Froides*	Cadéac	Htes-Pyrénées	
			Labassère	Allier	
		Thermales	Amélie-les-Bains	Ariège	24° à 77°
			Ax	Pyrénées-Orles	20° à 61°
			Bagnères-de-Bigorre	Htes-Pyrénées	13° à 51°
			Bagnères-de-Luchon	Hte-Garonne	17° à 66°
			Barèges	Htes-Pyrénées	28° à 44°
			Cauterets	Htes-Pyrénées	24° à 60°
			Eaux-Bonnes	Bses-Pyrénées	12° à 33°
			Eaux-Chaudes	Bses-Pyrénées	10° à 36°
			Olette	Pyrénées-Orles	27° à 78°
			Saint-Honoré	Nièvre	32°
			Saint-Sauveur	Htes-Pyrénées	19° à 35°
			Le Vernet	Pyrénées-Orles	18° à 58°
	ACCIDENTELLES	*Froides*	Enghien	Seine-et-Oise	
			Pierrefonds	Oise	
		Thermales	Allevard	Isère	24°
			Aix	Savoie	21° à 37°
			Aix-la-Chapelle	Prusse	45° à 55°
			Bagnols	Lozère	31° à 42°
			Schinznach	Suisse	36°
			Uriage	Isère	26°
SALINES	SULFATÉES	*Froides*	Contrexéville	Vosges	
			Epsom	Angleterre	
			Friedrichsall	Saxe-Meiningen	
			Pullna	Saxe-Meiningen	
			Saidchutz	Saxe-Meiningen	
			Sedlitz	Saxe-Meiningen	
		Thermale.	Carlsbad	Bohême	30° à 73°
	CHLORURÉES	*Froides*	Kissingen	Bavière	
			Niederbronn	Bas-Rhin	
		Thermales	Balaruc	Hérault	48°
			Bourbon-l'Archamb.	Allier	45°
			Bourbonne-les-Bains	Haute-Marne	52°
			La Bourboule	Puy-de-Dôme	50° à 58
			Luxeuil	Haute-Saône	52°
	BROMO-IODURÉES	*Froide.*	Challes	Savoie	19° à 56
		Thermale.	Saxon	Suisse	25°

§ 2. EAU OXYGÉNÉE. $HO^2 = 17 — [H^2O^2] = 34$.
Bioxyde d'hydrogène.

Découverte par Thénard, en 1818.

Préparation. — L'eau oxygénée peut être obtenue à l'état de pureté en décomposant, par l'acide sulfurique au 1/5, le bioxyde de baryum précipité :

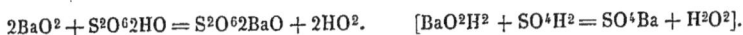

$$2BaO^2 + S^2O^62HO = S^2O^62BaO + 2HO^2. \qquad [BaO^2H^2 + SO^4H^2 = SO^4Ba + H^2O^2].$$

La réaction est réitérée autant de fois qu'il est nécessaire pour concentrer convenablement le produit; on termine en éliminant l'acide sulfurique par la baryte (*Thomsen*).

Propriétés physiques et chimiques. — L'eau oxygénée est incolore, inodore et douée de saveur métallique. Densité 1,45. Elle est instable, cependant on peut la distiller sans décomposition, tant que sa concentration ne dépasse pas 150 volumes d'oxygène (*Hanriot*). Plus chargée, elle se résout, à l'ébullition, en eau et en oxygène.

Elle blanchit la peau et la désorganise. Elle oxyde l'arsenic, certains acides, oxydes et sels (BaO, CaO, SrO, CuO, PbS, SO^2, IH, etc.). Elle provoque, en se décomposant aussi, la réduction de l'ozone, des oxydes d'argent, de plomb (PbO^2), de mercure, etc. Elle est dédoublée en eau et en oxygène par le charbon divisé, par les métaux précieux, la fibrine et quelques tissus vivants ; tandis que l'albumine, le lait, l'urine, les graisses, les sucres, les diastases, l'amidon, les jus de fruits, etc., sont sans action sur elle (*P. Bert* et *P. Regnard*).

On reconnaît sa présence à trois caractères :

Au contact de l'acide chromique, elle forme une combinaison d'un beau bleu CrO^3HO^2 [CrO^3,H^2O^2], soluble dans l'éther ;

Les solutions diluées, additionnées d'iodure de potassium, de sulfate ferreux et d'empois d'amidon, prennent une teinte bleue;

Les mêmes solutions sont également colorées en bleu par une trace de sulfate ferreux et quelques gouttes de teinture de gaïac.

Essai. — La vérification de l'eau oxygénée destinée aux usages médicaux comporte la recherche de l'*acide sulfurique*, dont elle est additionnée pour sa conservation, et le dosage de l'*oxygène* qu'elle peut céder.

Pour déceler l'*acide sulfurique*, il faut y ajouter une solution de chlorure de baryum, après l'avoir acidulée par l'acide chlorhydrique. Elle reste limpide, si elle est pure.

Le dosage de l'*oxygène* peut être effectué de deux manières :

B. — 1° Dans un matras en verre de 200^{cc}, auquel est fixé un tube à gaz deux fois recourbé, on introduit 4 à 6^{cc} d'eau oxygénée au plus, un excès d'acide sulfurique au dixième et on glisse dans le col du matras un petit tube bouché contenant 0^{gr},50 de bioxyde de manganèse. On ferme le matras, on engage l'extrémité libre du tube de dégagement dans une éprouvette graduée, puis on fait tomber dans le matras le bioxyde de manganèse. On agite le tout à plusieurs reprises et, quand le dégagement a cessé, on mesure l'oxygène enfermé dans l'éprouvette. Ce gaz provient, par moitié, de l'eau oxygénée et du bioxyde de manganèse ; son volume est par conséquent divisé par deux et le quotient sert à calculer la proportion centésimale de l'oxygène fourni par l'eau oxygénée.

Le dosage peut être fait en liqueur alcaline, mais, dans ce cas, il y a toujours surcharge d'oxygène ; il vaut mieux opérer en présence de l'acide sulfurique (*A. Riche*).

2° On prépare une solution contenant, par litre, $3^{gr},162$ de permanganate de potassium. Dans un vase à saturation, on met 2^{cc} d'eau oxygénée, 300^{cc} d'eau et 5^{cc} d'acide sulfurique. On verse alors avec une burette graduée, en agitant sans cesse, la solution manganique, jusqu'à coloration rose persistante. Chaque centimètre cube de liqueur employée correspond à $0^{gr},0017$ d'eau oxygénée (*Ebell*). Connaissant le poids du bioxyde contenu, il est facile de déterminer celui de l'oxygène qu'il peut dégager.

Pharmacologie. — L'eau oxygénée est entrée récemment dans la thérapeutique. Les expériences de MM. Miquel, Paul Bert et P. Regnard ayant démontré qu'à la dose de quelques gouttes elle détruit les ferments figurés, on a aussitôt essayé de l'appliquer au pansement des plaies. MM. Péan et Baldy ont reconnu qu'elle remplace avantageusement l'alcool et l'acide phénique et qu'on peut l'administrer à l'intérieur sans inconvénient. Elle n'est ni toxique ni odorante, et son application n'est pas douloureuse. Son action destructive ne s'étend pas à tous les microbes, mais on la regarde cependant comme un antiseptique extrêmement puissant et susceptible d'une foule d'usages.

Pour les besoins de la médecine, on la prend généralement au titre de 2 à 6 volumes d'oxygène. Celle du commerce peut être utilisée, à la condition qu'elle ne renferme ni acide sulfurique ni baryte, ce qu'il est facile de réaliser.

M. Sonnerat conseille de la conserver au titre de 6 ou 7 volumes, en y ajoutant 10 grammes d'acide sulfurique par litre. Au moment du besoin, on en élimine l'acide sulfurique avec une solution titrée de baryte employée en quantité exactement suffisante. On s'assure, avec un sulfate alcalin, s'il n'y a pas de baryte dans le médicament.

L'acide acétique, le chloral, le chloroforme, la glycérine, l'alcool éthylique surtout la préservent également bien de toute altération (*Kingzett*).

§ 3. PROTOXYDE D'AZOTE. $AzO = 22 - [Az^2O] = 44$.
Gaz hilarant.

Découvert par Priestley, en 1776.

Préparation. — Le protoxyde d'azote prend naissance, quand on décompose l'azotate d'ammonium par la chaleur.

On met dans une cornue (fig. 74) l'azotate, *bien desséché ;* on chauffe *doucement.* Le sel fond à 108° et se décompose, à 250°, en eau et en protoxyde d'azote :

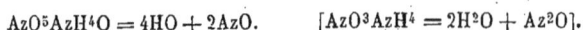

$$AzO^5AzH^4O = 4HO + 2AzO. \qquad [AzO^3AzH^4 = 2H^2O + Az^2O].$$

Si la température dépasse 300°, il se produit aussi de l'azote, de l'oxygène, du bioxyde d'azote, de l'hypoazotide et de l'ammoniaque ; il peut même y avoir explosion. Il est prudent de placer un thermomètre dans le sel en fusion et de régler, sur ses indications, la conduite du feu.

Purification. — Quel que soit le soin avec lequel on prépare le protoxyde d'azote, il contient toujours les produits ci-dessus désignés. On le purifie en le faisant passer sur de la pierre ponce imprégnée de potasse caustique, qui retient le chlore et les acides, puis sur des cristaux de sulfate ferreux mouillés, qui absorbent le bioxyde d'azote et l'hypoazotide, enfin dans l'eau distillée, qui dissout l'ammoniaque. On recueille le produit sur l'eau ou sur le mercure.

Propriétés physiques et chimiques. — Le protoxyde d'azote est un gaz incolore, sans odeur, doué d'une saveur légèrement sucrée. Il est

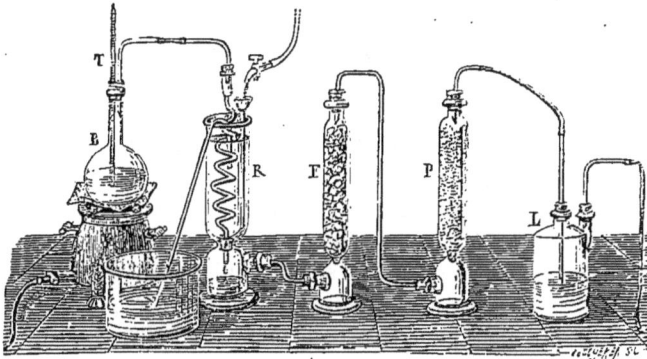

Fig. 74. — Appareil pour la préparation du protoxyde d'azote (*).

liquéfiable à 0°, sous la pression de 30 atmosphères, et il peut être maintenu liquide assez longtemps, dans des vases ouverts.

On obtient facilement sa solidification en le refroidissant à — 100°, ou en faisant passer un rapide courant d'air à travers ce gaz liquéfié (*Wills*). Exposé à l'influence de l'électricité, il devient fortement lumineux, dès que sa pression est égale au plus à 2 millimètres de mercure (*Sarazin*). Sa densité est 1,52. L'eau en dissout 1 volume à 5° ; l'alcool, 4 volumes à 0° (*Carius*) ; l'éther, 8 volumes à — 12° (*Limousin*).

Le protoxyde d'azote n'est pas comburant ; il n'entretient la combustion qu'à la condition d'être décomposé par une température élevée. A ce titre, il est impropre à la respiration animale.

Pharmacologie. — Le protoxyde d'azote est le premier anesthésique connu. En 1790, H. Davy l'expérimenta sur lui-même et, constatant qu'il produit une ivresse agréable, accompagnée d'insensibilité physique, il conclut qu'on pourrait s'en servir avec avantage dans quelques opérations

---

(*) B, ballon dans lequel on place l'azotate d'ammoniaque. T, thermomètre plongeant dans le sel ammoniacal. R, réfrigérant destiné à condenser la vapeur d'eau, qui se dégage avec le protoxyde d'azote. F, éprouvette remplie de sulfate ferreux. P, éprouvette remplie de pierre ponce imprégnée de potasse caustique. L, flacon contenant de l'eau distillée.

chirurgicales. Cette opinion fut défendue par Wells, en 1844, et ruinée presque aussitôt, à la suite d'une expérience publique mal réussie. Vers 1864, l'étude de l'anesthésie par le gaz hilarant fut reprise en Amérique. Elle eut pour résultat la confirmation des premiers essais, à savoir que les inhalations de protoxyde d'azote procurent un sommeil de courte durée, qui paraît exempt de danger, lorsque le gaz est pur.

M. Hermann soutient, au contraire, que cet anesthésique n'est inoffensif qu'à la condition d'être mélangé d'oxgyène ; et il le regarde comme d'autant plus dangereux que l'enivrement consécutif à son absorption ne prémunit pas contre l'asphyxie.

Paul Bert a démontré qu'on peut obtenir une anesthésie indéfiniment prolongée, sans risque d'asphyxie, en faisant respirer, sous pression, l'oxygène en même temps que le protoxyde d'azote. On réalise les conditions nécessaires, en plaçant le malade dans un appareil, où il supporte une pression de deux atmosphères, et en lui faisant inspirer un mélange à volumes égaux d'air et de protoxyde d'azote.

M. de Saint-Martin dit qu'on peut opérer à la pression ordinaire, en employant un mélange de : 85 litres de protoxyde d'azote, 15 litres d'oxygène, et 6 à 7 grammes de chloroforme. L'anesthésie est rapide et sans période d'excitation.

Dans tous les cas, M. Cazeneuve recommande de préparer le protoxyde d'azote à l'avance et de le laisser séjourner sur l'eau, pour en séparer les traces d'hypoazotide que les lavages sont impuissants à lui enlever.

En dehors de ses applications comme hypnotique, le protoxyde d'azote n'a pas été fréquemment employé en médecine. Cependant, en 1832, Sérullas avait conseillé sa *solution aqueuse*, comme succédané de l'eau saturée d'oxygène, dans le traitement de la période asphyxique du choléra. Plus récemment (1869), Limousin a proposé l'usage de la même solution, saturée, à titre de stimulant de la digestion. Il a signalé, en outre, comme intéressant l'anesthésie locale, la rapidité avec laquelle s'évapore la solution éthérée de protoxyde d'azote, et l'action sédative qu'exerce sur les dents cariées un mélange de cette solution et d'alcool à 90°.

CHAPITRE IV

III. ACIDES MINÉRAUX.

§ 1. ACIDE ANTIMONIQUE. $SbO^5 = 160 - [Sb^2O^5] = 320$.

Préparation. — 1° On sature, par l'acide sulfurique, une dissolution d'antimoniate acide de potassium.

Il se forme du sulfate de potassium, qui reste dissous, et de l'acide antimonique, qui se dépose :

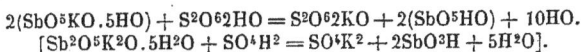

$$2(SbO^5KO.5HO) + S^2O^62HO = S^2O^62KO + 2(SbO^5HO) + 10HO.$$
$$[Sb^2O^5K^2O.5H^2O + SO^4H^2 = SO^4K^2 + 2SbO^3H + 5H^2O].$$

2° On décompose par l'eau le perchlorure d'antimoine. On obtient de l'acide antimonique et de l'acide chlorhydrique :

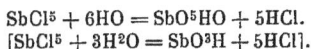

$$SbCl^5 + 6HO = SbO^5HO + 5HCl.$$
$$[SbCl^5 + 3H^2O = SbO^3H + 5HCl].$$

3° On traite l'antimoine à chaud par l'acide azotique, ou mieux par l'eau régale avec excès d'acide azotique. On le convertit en une poudre blanche, qui est de l'acide antimonique.

Ces trois procédés fournissent de l'acide antimonique hydraté. Pour l'avoir anhydre, on calcine légèrement le produit.

Propriétés physiques et chimiques. — L'acide *anhydre* est jaunâtre, d'une densité de 6,6 ; il est insoluble dans l'eau et dans les acides. La chaleur le décompose et le transforme en un oxyde salin nommé autrefois *acide antimonieux*, aujourd'hui *peroxyde* ou *antimoniate d'antimoine :* $Sb^2O^8 = SbO^3SbO^5 - [(Sb^2O^4)^2 = Sb^2O^3. Sb^2O^5]$.

Hydraté il est blanc et un peu soluble dans l'eau.

Il se combine aux oxydes métalliques. Celui qu'on obtient par l'action de l'acide azotique est monobasique. M. Frémy le nomme *acide antimonique :* $SbO^5HO [SbO^3H]$. Quand il est préparé avec le perchlorure d'antimoine ou l'antimoniate de potassium, M. Frémy le regarde comme bibasique et l'appelle acide *méta-antimonique :* $SbO^52HO [Sb^4O^7H^4]$. Ces dénominations devraient être interverties, par suite de l'analogie qui existe entre les acides de l'antimoine et ceux de l'arsenic, et l'acide méta-antimonique de M. Frémy devrait porter le nom d'acide pyro-antimonique. L'acide normal a pour composition $SbO^53HO [SbO^4H^3]$.

Pharmacologie. — L'acide antimonique précipité de l'antimoniate de potassium jouissait autrefois d'une grande réputation, sous le nom de *matière perlée de Kerkringius.* Ce médicament est peu actif, et n'offre d'autre intérêt que celui d'appartenir à l'histoire de la médecine. Il est à peu près inusité.

§ 2. ACIDE ARSÉNIEUX. $AsO^3 = 99 - [As^2O^3] = 198$.

Connu vers le ix° siècle.

Préparation. — La préparation de l'acide arsénieux est industrielle; elle consiste à griller le *mispickel* Fe^2AsS^2 [FeAsS], dans des moufles que traverse un courant d'air. On condense les vapeurs d'acide arsénieux dans des chambres divisées en compartiments superposés.

Purification. — L'acide provenant du grillage contient ordinairement du soufre. Pour le purifier, on y mélange de la potasse caustique et on sublime dans des cylindres de fonte, sur les parois desquels l'acide arsénieux se dépose en masses transparentes comme le verre.

Propriétés physiques et chimiques. — Vitreux au moment de sa préparation, l'acide arsénieux ne tarde pas à devenir opaque comme de la porcelaine, sous l'influence de l'humidité de l'air (*Winkler*). Ses propriétés sont différentes sous ces deux états.

L'*acide vitreux* est amorphe et il a pour densité 3,68 (*Winkler*). Il se dissout dans 27 parties d'eau froide et dans 9 parties d'eau bouillante. Il est plus soluble dans l'alcool absolu que dans l'alcool faible.

L'*acide porcelanique* cristallise en octaèdres réguliers, ou en tétraèdres. Sa densité est 3,64 (*Winkler*). Il est moins soluble que le premier, car il exige 58 parties d'eau froide pour se dissoudre (*Winkler*). Mais l'alcool faible le dissout mieux que l'alcool concentré, à froid ou à chaud.

Par la trituration, ou par l'application d'une température de 100°, on transforme l'acide vitreux en acide opaque. Par contre, l'ébullition avec l'eau change l'acide opaque en acide vitreux.

L'acide arsénieux est dimorphe (*Pasteur*, *Wœhler*): il cristallise en *octaèdres réguliers* ou en *tétraèdres*, et en *prismes rhomboïdaux droits*. Il est plus soluble dans les acides chlorhydrique et sulfurique que dans l'eau et chaque cristal formé, pendant le refroidissement de la solution chlorhydrique, est annoncé par une émission de lumière (*H. Rose*). Il se volatilise, sans fondre, au-dessous du rouge. La densité de sa vapeur est 13,85 (*Mitscherlich*). Cette vapeur est complètement inodore, quand on la produit sur une brique chauffée; mais elle a une forte odeur d'ail, quand elle se forme au contact d'un charbon incandescent. On a attribué d'abord son odeur à la vapeur du métalloïde mis en liberté par le charbon. Mais l'arsenic volatilisé dans une atmosphère d'azote étant inodore, on suppose maintenant que l'odeur alliacée est due à un oxyde indéterminé, qui prend naissance pendant la vaporisation.

L'acide arsénieux est un acide faible, qui se combine à 1, 2 ou 3 équivalents de base. Il est indécomposable par la chaleur, mais facilement réduit, au rouge obscur, par le carbone, l'hydrogène, le phosphore et quelques métaux. Les oxydants le changent avec facilité en acide arsénique :

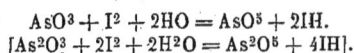

$$AsO^3 + I^2 + 2HO = AsO^5 + 2IH.$$
$$[As^2O^3 + 2I^2 + 2H^2O = As^2O^5 + 4IH].$$

Lorsqu'on sature sa solution dans l'eau par l'ammoniaque, elle fournit

avec l'azotate d'argent un précipité *jaune* d'arsénite d'argent et, avec le
sulfate de cuivre, un précipité *vert* d'arsénite de cuivre (*vert de Scheele*),
soluble dans les acides. L'hydrogène sulfuré forme, dans sa solution
acidulée par l'acide chlorhydrique, un précipité *jaune* de sulfure d'arsenic,
soluble dans les alcalis et dans les sulfures alcalins. Chauffé avec un acétate
alcalin, dans un tube bouché, il dégage du cacodyle $C^8H^{12}As^2$ [$2As(CH^3)^2$],
dont l'odeur fétide est caractéristique. Quand on ajoute à sa solution du
chlorure d'étain et un excès d'acide chlorhydrique concentré, il se fait un
dépôt brun d'arsenic métallique (*Bettendorf*).

Essai. — L'acide arsénieux contient quelquefois du *sulfure d'arsenic* ou
de l'*oxyde d'antimoine* et, lorsqu'il a perdu l'état vitreux, la fraude y mélange des *sels d'ammonium*, de *calcium* et de *baryum*.

Pour rechercher le *sulfure d'arsenic*, on chauffe une petite quantité
d'acide arsénieux, dans une capsule de porcelaine recouverte d'une capsule
semblable. L'acide est sulfuré, si le produit de la sublimation est rouge ou
d'un jaune rougeâtre. On peut aussi le traiter par l'ammoniaque qui
dissout le sulfure et le laisse déposer quand on neutralise la solution par
l'acide chlorhydrique.

L'*oxyde d'antimoine* peut être dissous dans l'acide chlorhydrique; il
donne alors, avec l'acide sulfhydrique, un précipité rouge orangé, tandis
que celui de l'arsenic est jaune.

Quand l'acide arsénieux est mêlé de *sels ammoniacaux*, il donne, par
ébullition avec la lessive des savonniers, des vapeurs d'ammoniaque, qui
ramènent au bleu le papier de tournesol rouge et qui rougissent le papier
de curcuma.

On constate sa falsification par les *sulfates calcaire* et *barytique* et par
les autres matières fixes, en le chauffant dans un tube ouvert aux deux
extrémités, ou dans une petite capsule. Il doit se volatiliser sans résidu,
s'il est pur. Lorsqu'on fait cet essai, il ne faut pas négliger de se garantir
des vapeurs d'acide arsénieux, qui sont très vénéneuses.

Pharmacologie. — L'acide arsénieux paraît avoir été cité, pour la
première fois, dans les ouvrages de Geber; mais son emploi, dans la Chine
et dans l'Inde, est peut-être encore plus ancien.

C'est un poison malheureusement trop célèbre et, à l'état anhydre, c'est
un caustique puissant. Son action n'est point désorganisatrice, comme
celle de ses congénères. Il cautérise parce qu'il met obstacle à la nutrition
des cellules qu'il a pénétrées; celles-ci deviennent alors des corps étrangers,
dont les tissus vivants se débarrassent par inflammation. Les principales
préparations corrosives dont il fait partie sont : le *liniment arsenical de
Swédiaur*, et les *poudres escharotiques* de *Frère Côme*, de *Rousselot*, de
Justamond, de *Dupuytren* et d'*Antoine Dubois*. Il sert aussi de caustique
dentaire, soit seul, soit associé à un sel de morphine.

On l'administre, à l'intérieur, sous forme de solution aqueuse, de pilules
ou de granules. La *solution du docteur Boudin* et les *pilules asiatiques*
comptent parmi les plus employés de ces médicaments. Trousseau a
introduit l'usage de désigner les pilules arsenicales sous le nom de *pilules*

de Dioscoride, pour dissimuler leur composition. La même dénomination est appliquée aux granules arsenicaux.

Les meilleurs antidotes de l'acide arsénieux sont l'hydrate de sesquioxyde de fer et surtout l'hydrate de magnésie (*Bussy*), avec lesquels il forme des combinaisons insolubles dans l'eau, mais *solubles dans les acides*. Pour éviter cette dissolution, qui pourrait s'effectuer au contact des acides des voies digestives, il est nécessaire d'employer un grand excès d'oxyde métallique. En outre, M. Carles recommande de ne jamais mélanger de *sucre* à l'hydrate magnésien, car, d'après ses expériences, l'eau sucrée dissout facilement l'arsénite de magnésium, et s'oppose même à sa formation.

POUDRE ESCHAROTIQUE ARSENICALE.
Poudre de Frère Côme.

Acide arsénieux pulvérisé........ 1 gr.
Sulfure rouge de mercure pulv... 5
Éponge torréfiée pulvérisée....... 2

Cette poudre contient 1/8 de son poids d'acide arsénieux (*Codex*).

SOLUTÉ D'ACIDE ARSÉNIEUX.
Liqueur de Boudin.

Acide arsénieux.............. 1 gr.
Eau distillée................. 1000

On fait bouillir, jusqu'à dissolution complète de l'acide arsénieux; après refroidissement, on rétablit le poids de 1000 gr. de liquide (*Codex*).

On abrège beaucoup l'opération en dissolvant l'acide dans de l'alcool, qu'on chasse ensuite, par ébullition, après l'avoir mélangé avec l'eau distillée.

PILULES ARSENICALES.
Pilules asiatiques.

	gr.
Acide arsénieux porphyrisé........	0.05
Poivre noir pulvérisé.............	0.50
Gomme arabique pulvérisée.......	0.10
Eau distillée....................	q. s.

Pour 10 pilules, dont chacune contient 5 milligr. d'acide arsénieux (*Codex*).

GRANULES DE DIOSCORIDE.

	gr.
Acide arsénieux.................	0.10
Sucre de lait...................	4.00
Poudre de gomme...............	1.00
Mellite simple..................	q. s.

Pour 100 granules. Chaque granule contient 1 milligr. d'acide arsénieux (*Codex*).

§ 3. ACIDE ARSÉNIQUE. $AsO^5 = 115 — [As^2O^5] = 230$.

Découvert par Scheele en 1775.

· **Préparation.** — On obtient l'acide arsénique en oxydant l'acide arsénieux par l'eau régale, dans un appareil distillatoire. On prend :

Acide arsénieux.............................:. 14 gr.
— chlorhydrique à 1,20.................... 11
— azotique à 1,25................. 112

On chauffe au bain de sable et, quand l'acide arsénieux est dissous, on dessèche le produit et on élève peu à peu sa température au rouge sombre.

Propriétés physiques et chimiques. — L'acide arsénique anhydre est blanc et *poreux*, quand il n'a pas été fortement chauffé, *vitreux* s'il a été fondu. Sous ce dernier état, sa densité est 3,73 (*Karsten*) et il se dissout très lentement dans l'eau. Il est tribasique, et ses combinaisons sont stables. La chaleur rouge le décompose en acide arsénieux et en oxygène.

Lorsqu'on fait cristalliser sa solution aqueuse, il se dépose un hydrate $AsO^5 3HO + HO [2AsO^4H^3 + H^2O]$, qu'on peut déshydrater entièrement par la chaleur. On obtient alors successivement trois hydrates : $AsO^5 3HO$

[AsO⁴H³] — AsO⁵2HO [As²O⁷H⁴] — AsO⁵HO [AsO³H] analogues à ceux de l'acide phosphorique, au point de vue de la composition, mais ayant tous la faculté de saturer trois équivalents de base, en présence de l'eau. L'acide trihydraté est le plus soluble dans l'eau.

L'acide arsénique est réduit en acide arsénieux par l'acide sulfureux, et en arsenic par l'hydrogène, à l'état naissant, l'hydrogène le transforme en hydrure d'arsenic, mais plus difficilement que l'acide arsénieux. L'hydrogène sulfuré précipite de ses solutions, après un contact assez prolongé, un mélange de soufre, de trisulfure et de pentasulfure d'arsenic. Le pentasulfure est d'autant plus abondant que le liquide est plus acide, le courant d'hydrogène sulfuré plus rapide et la température plus basse. L'acide arsénique est réduit plus aisément que les arséniates, et il est plus facile d'obtenir un pentasulfure qu'un trisulfure (*Brauner* et *Tomicen*).

Sa solution, neutralisée par l'ammoniaque, donne : avec l'azotate d'argent, un précipité *rouge brique* d'arséniate d'argent ; avec le sulfate de cuivre, un précipité *bleuâtre* d'arséniate de cuivre ; avec l'ammoniaque et le sulfate de magnésium, un précipité *blanc* d'arséniate ammoniaco-magnésien ; avec le chlorure d'étain, un précipité *brun* d'arsenic métallique.

Pharmacologie. — L'acide arsénique est un poison moins violent que l'acide arsénieux, quand il est dilué (*Wœhler et Frerichs*). Appliqué sur la peau, à l'état concentré, il y produit rapidement des ampoules. On n'utilise en médecine que ses combinaisons salines.

§ 4. ACIDE AZOTIQUE. AzO⁵HO [AzO³H] = 63.
Acide nitrique, eau-forte.

Découvert par Geber, au huitième siècle.

Préparation. — On le prépare en décomposant les azotates de potassium ou de sodium par l'acide sulfurique :

Nitrate de potassium pulvérisé...................... 1000 gr.
Acide sulfurique à 1,84........................... 1000

On met le sel dans une cornue de verre (fig. 75) ; on y verse l'acide, au moyen d'un tube, qui doit descendre jusque dans la panse de la cornue et qu'on retire avec précaution, de manière à ne pas répandre d'acide dans l'intérieur du col. On adapte à la cornue un récipient refroidi ; on chauffe doucement d'abord, puis un peu plus vers la fin de l'opération, jusqu'à ce qu'il ne distille plus rien. On obtient ainsi 650 grammes d'acide nitrique impur.

Une seule molécule d'acide suffit à la décomposition de deux molécules d'azotate ; on en fait intervenir deux, pour éviter l'élévation de la température, qui détruirait une partie de l'acide azotique. Il se produit du sulfate acide de potassium et l'acide azotique devient libre :

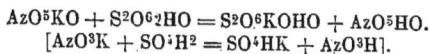

$$AzO^5KO + S^2O^6 2HO = S^2O^6KOHO + AzO^5HO.$$
$$[AzO^3K + SO^4H^2 = SO^4HK + AzO^3H].$$

L'acide ne doit distiller que goutte à goutte, sans quoi il se produirait un boursouflement susceptible de faire passer dans le récipient tout le liquide de la cornue. Des vapeurs rouges d'hypoazotide se produisent au début ; elles sont dues à la déshydratation des premières portions d'acide azotique par l'excès d'acide sulfurique ; puis l'acide distille incolore ; enfin, les mêmes vapeurs rouges marquent la fin de la réaction ; à ce moment, elles ont pour cause l'élévation de la température.

Purification. — L'acide azotique du commerce contient, presque toujours : de l'*acide sulfurique*, entraîné à la distillation ; de l'*acide chlorhydrique*, cédé par les chlorures que renferment les azotates ; des *produits nitreux*, dus à la décomposition partielle de l'acide azotique ; des *sels fixes*,

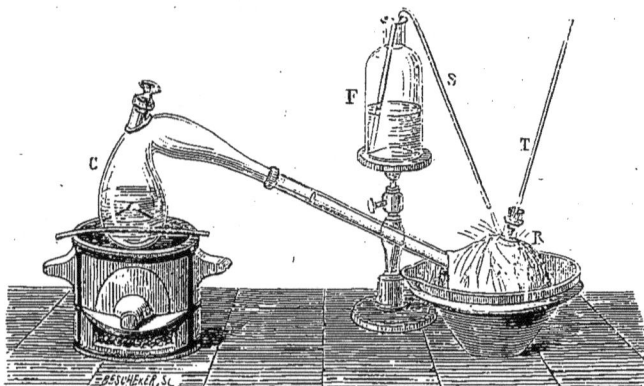

Fig. 75. — Appareil pour la préparation de l'acide azotique (*).

quand il a été mélangé d'eau ; de l'*iode*, s'il provient de l'azotate de sodium naturel.

Pour le priver d'*acide sulfurique*, on y ajoute un peu d'azotate de baryum, qui forme du sulfate de baryum insoluble :

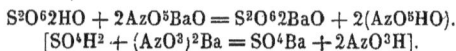

$$S^2O^62HO + 2AzO^5BaO = S^2O^62BaO + 2(AzO^5HO).$$
$$[SO^4H^2 + (AzO^3)^2Ba = SO^4Ba + 2AzO^3H].$$

On précipite l'*acide chlorhydrique*, avec l'azotate d'argent, à l'état de chlorure d'argent :

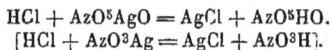

$$HCl + AzO^5AgO = AgCl + AzO^5HO.$$
$$[HCl + AzO^3Ag = AgCl + AzO^3H].$$

Pour enlever les *produits nitreux*, on chauffe l'acide et on y fait passer un courant d'acide carbonique sec ; ou bien on le distille avec une petite quantité d'urée (*Millon*), ou avec 1/100e de son poids de bichromate de potassium. Le premier moyen suffit.

Les *sels*, et l'*iode* qui se trouve à l'état d'acide iodique, n'étant pas volatils, sont séparés par une simple distillation.

Propriétés physiques et chimiques. — L'acide azotique monohydraté est un liquide incolore, d'une odeur suffocante, qui répand à l'air des vapeurs blanches abondantes. Il est monobasique. Densité = 1,52. Il se solidifie à — 49° ; il bout à 86°. Mélangé à l'eau, il en prend 3 équivalents,

(*) C, cornue contenant le nitrate de potasse et l'acide sulfurique. R, récipient refroidi par l'eau du flacon F, qui s'écoule par le siphon S.

pour former un hydrate liquide $AzO^5 4HO$ $[Az^2O^5 4H^2O]$ (*Dalton*), contesté par Roscoe.

La lumière le décompose, à froid, en produisant de l'eau, de l'oxygène et de l'hypoazotide, qui colore en jaune le reste de l'acide. La chaleur agit de la même manière; la décomposition se fait à la température de l'ébullition et elle continue, jusqu'à ce que l'acide qui distille ait la composition $AzO^5 4HO$ $[Az^2O^5 4H^2O]$. En même temps, la température s'élève et elle se fixe, d'une manière à peu près constante, à 123°, à la fin de l'opération.

La facile réduction de l'acide azotique en fait un oxydant des plus énergiques. Il oxyde presque tous les métalloïdes; mais il n'attaque les métaux que s'il est dilué. Font exception à cette règle les métaux très oxydables, comme le potassium et le sodium. Son action sur le fer est particulière : il le rend *passif*, c'est-à-dire inattaquable par l'acide azotique étendu d'eau. Il tache en jaune les substances albuminoïdes. Il détruit toutes les matières colorantes.

Ses réactifs sont : la *brucine*, qu'il colore en rouge; le *sulfate ferreux*, qu'il colore en brun; le *sulfate de diphénylamine*, qu'il colore en bleu foncé; le *sulfate de paratoluidine* qui à son contact devient bleu, puis violet, rouge et finalement brun jaunâtre. Moins sensible que la brucine et la diphénylamine, la paratoluidine a sur elles l'avantage de n'être pas colorée par les azides azoteux, chlorique, bromique et iodique.

Essai. — L'acide azotique pur ne laisse *aucun résidu*, quand on l'évapore sur une lame de platine.

Étendu d'eau, il ne se trouble ni par les acides chlorhydrique et sulfurique, s'il ne contient pas d'*azotate d'argent* ou de *baryum*, ni par ces mêmes azotates, s'il ne s'y trouve point d'*acide chlorhydrique* ou *sulfurique*.

La présence des *produits nitreux* est manifestée par la teinte jaune qu'ils lui communiquent.

Pour savoir s'il renferme de l'*iode*, on le sature par la potasse; on introduit un peu du liquide dans un tube, on y ajoute de l'acide sulfurique et de l'acide azotique fumant et on suspend, au-dessus du mélange, un papier imprégné d'empois d'amidon. L'empois bleuit s'il y a de l'iode et, dans le cas contraire, il ne change pas.

Pharmacologie. — L'acide azotique monohydraté est un poison énergique et un caustique violent. Ses meilleurs antidotes sont la magnésie et la chaux, ou leurs carbonates. La médecine utilise quelquefois ses propriétés cathérétiques; elle fait un plus fréquent usage de l'acide dilué.

ACIDE AZOTIQUE OFFICINAL. $AzO^5 HO + 4HO = 99$ $[Az^2O^5 H^2O + 4H^2O] = 198$. — Le Codex a donné la qualification d'*officinal* à l'acide azotique monohydraté additionné de deux molécules d'eau.

Pour l'obtenir, on introduit dans un flacon bouché 2000 grammes d'acide du commerce à 1,39. On y verse goutte à goutte une solution saturée d'azotate d'argent, jusqu'à cessation de précipité, puis 20 grammes d'azotate de baryum en poudre; on remue énergiquement et on laisse en contact pendant 12 heures, en agitant de temps en temps. Quand le liquide, éclairci, n'est plus troublé par les azotates de baryum et d'argent, on le distille presque sans résidu, après y avoir introduit 20 grammes de bichromate de potassium pur ou 10 grammes d'urée (*Codex*).

L'acide ainsi préparé doit être à peine coloré ; il pèse 1,39 à +15°, il bout à 119° et il contient 54,5 p. 100 d'acide anhydre ou 63,6 p. 100 d'acide monohydraté.

Son action topique est celle de l'acide monohydraté. Étendu de beaucoup d'eau, il est employé comme astringent, en lotion, en tisane, en gargarisme, etc. Il sert à préparer la *pommade oxygénée*, l'*alcool nitrique*, et la *limonade nitrique*, improprement nommée autrefois *eau oxygénée*. C'est, de plus, un réactif et un agent de dissolution d'un usage journalier, dans la préparation des produits chimiques.

LIMONADE NITRIQUE.

Acide nitrique officinal au 10°..	20 gr.
Eau distillée.................	875
Sirop de sucre................	125

(*Codex*.)

ACIDE AZOTIQUE ALCOOLISÉ.
Alcool nitrique, Esprit de nitre dulcifié.

Acide azotique officinal........	78 gr.
Eau distillée.................	22
Alcool à 90°.................	300

On verse peu à peu l'acide sur l'alcool, préalablement introduit dans un flacon à l'émeri. On débouche de temps en temps, pendant deux ou trois jours, pour donner issue aux gaz que l'action chimique développe (*Codex*).

L'alcool nitrique est un mélange d'alcool, d'acide nitrique et des produits d'oxydation du premier par le second. Parmi ces produits se trouve l'éther azoteux, qui communique au médicament une odeur agréable.

M. Peyrusson le regarde comme un excellent désinfectant.

§ 5. ACIDE BORIQUE. $BoO^3 3HO$ [$Bo(OH)^3$] = 62.
Sel sédatif de Homberg.

Découvert, en 1702, par Homberg.

Préparation. — 1° On extrait l'acide borique du borate de sodium, au moyen de l'acide sulfurique :

Borate de sodium................................	300 gr.
Eau distillée...................................	1200
Acide sulfurique à 1,84.	100
Blanc d'œuf....................................	N° 1

On dissout, à chaud, le borax dans la moitié de l'eau. On partage la seconde moitié de l'eau en deux parties égales, dont l'une sert à délayer le blanc d'œuf, l'autre à étendre l'acide sulfurique. On mêle la solution albumineuse à la solution de borax, on porte à l'ébullition, on ajoute l'acide sulfurique et on filtre dans un vase placé dans un lieu chaud et tranquille. L'acide borique cristallise pendant le refroidissement ; on fait écouler l'eau mère, on lave les cristaux, jusqu'à ce que l'eau n'ait plus de saveur, et on les sèche dans du papier sans colle.

Dans cette opération, l'acide sulfurique déplace l'acide borique et forme du sulfate de sodium :

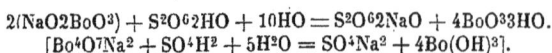

$$2(NaO2BoO^3) + S^2O^6 2HO + 10HO = S^2O^6 2NaO + 4BoO^3 3HO.$$
$$[Bo^4O^7Na^2 + SO^4H^2 + 5H^2O = SO^4Na^2 + 4Bo(OH)^3].$$

On ne peut retirer des eaux mères l'acide borique qu'elles contiennent, parce que le sulfate de sodium se déposerait en même temps que lui.

2° Il est avantageux de substituer l'acide chlorhydrique à l'acide sulfurique, dans cette opération. Le chlorure de sodium, qui en résulte, reste en solution dans les eaux-mères et permet la cristallisation de la totalité de l'acide borique.

3° On peut se contenter de purifier l'acide borique naturel, en le faisant cristalliser à plusieurs reprises.

Propriétés physiques et chimiques. — L'acide borique cristallise en paillettes nacrées, incolores, grasses au toucher et d'une saveur faible BoO^6H^3 [BoO^3H^3]. Sa densité est 1,48. Il se dissout, à $+10°$, dans 35 parties d'eau, dans un peu moins d'alcool et dans 4 parties de glycérine (*Hooper*). Quand on porte sa dissolution aqueuse à l'ébullition, il est entraîné mécaniquement par l'eau qui se vaporise. Sa solution alcoolique offre le même phénomène, à un degré plus marqué encore; de plus, elle brûle avec une flamme verte caractéristique.

La magnésie calcinée augmente sa solubilité. En le faisant bouillir avec autant de fois $1^{gr},25$ de magnésie calcinée qu'il y a de fois 10 gr. d'acide en plus de la quantité normale de 40 gr. par litre, on obtient une solution pouvant contenir jusqu'à 12 p. 100 d'acide.

Chauffé à 100°, il perd la moitié de son eau de cristallisation; au rouge, il devient anhydre, subit la fusion ignée puis se volatilise sans décomposition. *Anhydre*, il est vitreux et amorphe; et si on l'expose à l'air humide, il absorbe de l'eau et se couvre d'une poussière blanche d'acide hydraté.

L'acide borique peut se combiner aux bases dans des proportions très diverses; tantôt 1 éq. d'acide prend de 1 à 9 éq. de base; d'autres fois, au contraire, 1 seul éq. de base prend de 1 à 6 éq. d'acide. Il a des affinités faibles; cependant sa stabilité lui permet de déplacer les acides les plus énergiques, quand ils sont plus volatils que lui.

Aucun métalloïde ne le décompose. Mais le charbon et le chlore *réunis* le convertissent en chlorure de bore et en oxyde de carbone :

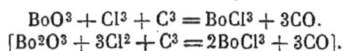

$$BoO^3 + Cl^3 + C^3 = BoCl^3 + 3CO.$$
$$[Bo^2O^3 + 3Cl^2 + C^3 = 2BoCl^3 + 3CO].$$

Le réactif le plus sensible de l'acide borique *libre* est la flamme du gaz d'éclairage. Il suffit de diriger cette flamme sur la parcelle d'acide, ou de lui faire traverser de la vapeur d'eau s'échappant d'une solution d'acide borique en ébullition, pour qu'elle prenne une magnifique teinte verte (*Bidaud*).

Le papier de curcuma trempé dans sa solution et séché devient brun, puis bleu, si on le touche avec l'ammoniaque.

Pharmacologie. — Au dire de Homberg, l'acide borique est un calmant très efficace. La thérapeutique moderne lui conteste cette propriété. Mais elle l'emploie à l'état libre, ou en combinaison avec les bases et avec le tartrate acide de potassium, en raison de son action antiseptique. On l'applique au pansement des plaies et aux traitements internes, dans lesquels on fait intervenir des agents antifermentescibles. Il semble appelé à jouer un rôle utile dans la thérapeutique des affections parasitaires.

Sa pulvérisation présente quelque difficulté. On la rend facile en frottant l'acide avec la main sur un tamis (*Communeau*), ou en agitant vivement et jusqu'à refroidissement sa solution bouillante et saturée (*Yernaux*).

§ 6. ACIDE BROMHYDRIQUE. HBr = 81.

Préparation. — Le Codex de 1884 prescrit les procédés suivants, pour obtenir l'acide anhydre et sa dissolution :

Acide anhydre.

Paraffine .... Environ 300 gr.
Brome .... — 100

La paraffine, divisée en fragments, est introduite dans une cornue tubulée placée sur un bain de sable. Un entonnoir à robinet, bouché à l'émeri, traverse la tubulure. Au col de la cornue on adapte : un tube en U, un tube à boules contenant de l'eau, un second tube en U rempli d'un mélange de phosphore rouge et de fragments de verre mouillés, un tube à dégagement.

Le brome est mis dans l'entonnoir et recouvert d'un peu d'eau. On chauffe jusqu'à 180°, puis on laisse tomber le brome, goutte à goutte, sur la paraffine. Il se produit aussitôt un dégagement très régulier d'acide bromhydrique.

Acide bromhydrique dissous: acide bromhydrique officinal :

Bromure de baryum pur cristallisé.................... 50 gr.
Eau distillée.. 100
Acide sulfurique officinal............................ 15

Le bromure est dissous dans l'eau ; on y ajoute alors l'acide, étendu de 30 grammes d'eau distillée ; on agite et on laisse au repos pendant six heures. On sépare le sulfate de baryum par un filtre, qu'on lave avec 30 grammes d'eau. Le liquide total est ensuite introduit dans une cornue tubulée, dont le col pénètre dans un ballon à long col ; on le distille, au bain de sable, presque intégralement. La solution distillée est amenée à la densité 1,077, par dilution.

Propriétés physiques et chimiques. — L'*acide bromhydrique anhydre* est un gaz incolore, suffocant, fumant au contact de l'air. Il est extrêmement soluble dans l'eau. Densité : 2,798. Le chlore le décompose, à froid ; l'iode ne le dédouble pas. Vers 0°, il forme un hydrate cristallisé : HBr4HO[HBr.2H²O].

La *solution officinale* est incolore, inodore, très limpide. Elle contient, en poids, 10 p. 100 d'acide gazeux. Elle ne doit être troublée ni par l'acide sulfurique, ni par le chlorure de baryum.

Pharmacologie. — L'acide bromhydrique n'est pas employé directement, en médecine. Il sert uniquement à la préparation de quelques bromhydrates. L'acide officinal doit être conservé à l'abri de la lumière, qui le colore en mettant le brome en liberté.

§ 7. ACIDE CARBONIQUE. CO² = 22 — [CO²] = 44.

Découvert par Van Helmont, en 1648.

Préparation. — 1° On décompose le carbonate de calcium par l'acide chlorhydrique.

Marbre blanc en petits fragments...................... 100 gr.
Eau... 500
Acide chlorhydrique....................................... 170

On introduit le marbre et l'eau dans un flacòn à deux tubulures, qui communique avec un premier flacon contenant un peu d'eau, puis avec une série de flacon de Woolf (fig. 76), ou avec des cloches disposées sur le mercure, suivant qu'on veut recueillir l'acide carbonique à l'état de dissolution ou à l'état de gaz. On verse peu à peu l'acide chlorhydrique par le tube à entonnoir; l'acide carbonique se dégage d'une façon régu-

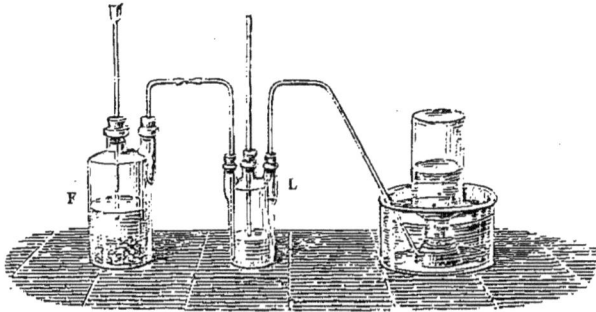

Fig. 76. — Appareil pour la préparation de l'acide carbonique (*).

lière. Pour l'avoir sec, on le fait passer sur du chlorure de calcium fondu et concassé.

L'action de l'acide chlorhydrique sur le marbre produit du chlorure de calcium, qui reste dissous, et de l'acide carbonique qui s'échappe :

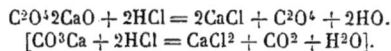

$$C^2O^4 2CaO + 2HCl = 2CaCl + C^2O^4 + 2HO.$$
$$[CO^3Ca + 2HCl = CaCl^2 + CO^2 + H^2O].$$

2° L'industrie prépare l'acide carbonique au moyen de la craie et de l'acide sulfurique. Il a, dans ce cas, formation de sulfate de calcium :

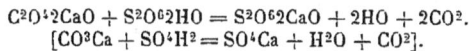

$$C^2O^4 2CaO + S^2O^6 2HO = S^2O^6 2CaO + 2HO + 2CO^2.$$
$$[CO^3Ca + SO^4H^2 = SO^4Ca + H^2O + CO^2].$$

Cette méthode exige qu'on agite fréquemment le mélange producteur d'acide carbonique, afin d'empêcher que le sulfate de calcium ne forme, à la surface de la craie, une couche imperméable à l'acide sulfurique, et n'interrompe le dégagement gazeux.

3° On peut encore obtenir l'acide carbonique en décomposant le carbonate de calcium par la chaleur :

$$C^2O^4 2CaO = 2CaO + 2CO^2.$$

Le gaz entraîne presque toujours un peu d'acide sulfurique, qui est arrêté par l'eau du flacon laveur.

Propriétés physiques et chimiques. — Gaz incolore, inodore, et d'une saveur légèrement piquante. Il a pour densité 1,53. On peut le liquéfier à 0°, en le comprimant à 30 atmosphères, et le solidifier à —87°. L'eau

(*) F, flacon contenant le marbre et l'eau. T, entonnoir par lequel on introduit l'acide sulfurique dans le flacon. L, laveur contenant de l'eau distillée.

en dissout son volume, à la pression normale, sans former d'hydrate défini ; l'hydrate hypothétique ($C^2O^4 2HO [CO^3H^2]$), qui correspond aux carbonates, représente un acide bibasique non isolé. Cette solubilité augmente avec la pression et peut être facilement quintuplée ou même décuplée. Le gaz carbonique est trois fois plus soluble dans l'alcool que dans l'eau, aux mêmes températures.

Presque tous les acides le chassent de ses combinaisons. Une température de 1300° le dissocie en oxygène et en oxyde de carbone. A la chaleur rouge, il est réduit par l'hydrogène et par le carbone :

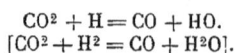

$$CO^2 + C = 2CO \qquad\qquad CO^2 + H = CO + HO.$$
$$[CO^2 + H^2 = CO + H^2O].$$

En présence de l'eau, il dissout rapidement les carbonates de calcium, de magnésium et de fer ; il dissout aussi le phosphate tricalcique, qu'il convertit en phosphate acide de calcium.

Pharmacologie. — L'acide carbonique *gazeux* est un anesthésique dont les propriétés ont été signalées, à la fin du siècle dernier, par Ingenhousz, Bergmann, Chaptal et quelques autres praticiens. Il provoque le sommeil et l'insensibilité, lorsqu'on le respire ; et sans croire, avec Ozanam, que ce soit le meilleur des anesthésiques, on ne peut nier les services qu'il est susceptible de rendre, en applications locales, telle que douches, bains, ou injections. Trousseau attribuait à ses effets sédatifs l'influence bienfaisante, sur les plaies, du *cataplasme de levure de bière*. Peut-être faut-il rapporter à la même cause l'action anti-émétique de l'*eau gazeuse*, de la *potion de Rivière* et des *vins mousseux*, et le calme que le séjour dans les étables fait éprouver à certains malades.

Fig. 77. — Appareil gazo-injecteur de Fordos (*).

Les injections d'acide carbonique gazeux sont faciles à donner au moyen de l'appareil de Fordos. Cet appareil (fig. 77) est composé d'une carafe A, dans laquelle on place, d'abord 30 grammes d'acide tartrique en cristaux gros comme des noisettes, puis 30 grammes de bicarbonate de sodium pulvérisé et, sur le tout, 250 grammes d'eau. On ferme la carafe avec un tube en étain B percé de trous et contenant, au fond, une couche de marbre recouverte d'une couche plus épaisse de fragments d'éponge. Le gaz produit dans la carafe se purifie en traversant le

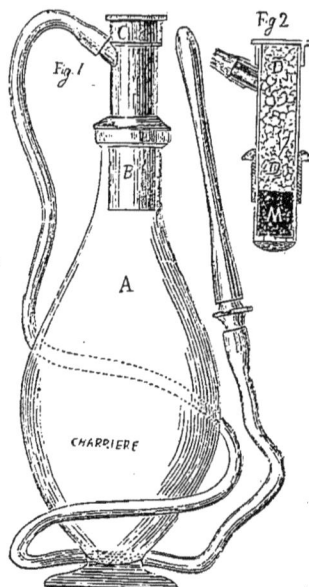

(*) A, carafe en verre épais d'une capacité de 1 litre. B, tube en étain contenant dans sa partie inférieure (fig. 2, M) une couche de fragments de marbre, et par-dessus une couche plus épaisse (fig. 2, D,D) de morceaux d'éponges. Ce tube est percé de trous, inférieurement, pour le passage du gaz, et fermé en haut par un couvercle vissé (fig. 1, C). Au-dessous du couvercle est une tubulure destinée à la sortie du gaz et qu'on engage dans un long tube de caoutchouc.

tube d'étain et s'échappe par un tube de caoutchouc terminé par une canule, qui sert à diriger le courant gazeux.

L'acide carbonique n'est pas vénéneux, mais il produit l'asphyxie, en entravant l'acte respiratoire. Aussi doit-on le mélanger à beaucoup d'air, pour les inhalations. On a proposé d'utiliser son action cicatrisante et germicide, en lavant les plaies avec de l'*eau gazeuse*. Ce pansement n'est pas usuel.

L'industrie fabrique de grandes quantités d'acide carbonique et le livre dans des tubes de fer forgé, dont le maniement facile va multiplier les applications de cet utile antiseptique.

§ 8. ACIDE CHLORHYDRIQUE. HCl = 36,50.
Acide muriatique, acide hydrochlorique.

Connu des alchimistes.

Préparation. — 1° On obtient l'acide chlorhydrique en faisant agir l'acide sulfurique sur le sel marin.

Sel marin purifié et décrépité (1).....................	1560 gr.
Acide sulfurique pur à 1,84.........................	2500
Eau distillée.......................................	800

On introduit le sel dans un matras placé sur un bain de sable et communiquant avec un flacon de lavage, contenant 100 grammes d'eau (2), puis avec deux flacons, dans chacun desquels il y aura 600 grammes d'eau distillée (fig. 78). Ces flacons doivent avoir au moins *un tiers* de leur capacité libre, en raison de l'augmentation de volume qu'éprouve le liquide, à mesure qu'il se sature. On les entoure d'eau, que l'on maintient froide pendant toute la durée de l'opération (pour favoriser la dissolution du gaz). Enfin, les tubes abducteurs plongeront *à peine* dans le liquide, afin de mettre l'acide immédiatement en contact avec l'eau la moins saturée.

L'appareil étant ainsi disposé, on verse peu à peu, par le tube de sûreté, l'acide sulfurique étendu d'eau et on chauffe doucement, jusqu'à ce qu'il n'y ait plus de dégagement. L'eau du second et du troisième flacon est convertie en une solution d'acide chlorhydrique incolore et très pure, qui devra marquer 1,17 au densimètre (*Codex*).

L'acide sulfurique forme, d'abord, avec la moitié du sel marin, du sulfate acide de sodium et de l'acide chlorhydrique :

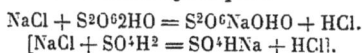

$$NaCl + S^2O^6 2HO = S^2O^6 NaOHO + HCl.$$
$$[NaCl + SO^4 H^2 = SO^4 HNa + HCl].$$

L'action s'arrête là, si la température est peu élevée. Mais, en chauffant davantage, le sulfate acide réagit sur le reste du chlorure de sodium et devient sulfate neutre, en mettant en liberté la totalité de l'acide chlorhydrique :

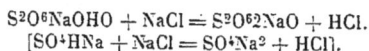

$$S^2O^6 NaOHO + NaCl = S^2O^6 2NaO + HCl.$$
$$[SO^4 HNa + NaCl = SO^4 Na^2 + HCl].$$

(1) Lorsque le sel marin n'a pas été purifié, on le fond pour détruire les matières organiques et les azotates terreux qu'il renferme, et dont la décomposition introduirait, dans l'acide chlorhydrique, de l'acide sulfureux et des produits nitrés.

(2) On recueille l'acide chlorhydrique sur le mercure, au sortir du flacon laveur, quand on a besoin de l'avoir à l'état gazeux.

2° On prépare économiquement l'acide chlorhydrique, en plaçant celui du commerce dans un matras, où l'on fait arriver *très lentement* de l'acide sulfurique concentré. Le gaz chlorhydrique se dégage parce que l'acide sulfurique s'empare de l'eau dans laquelle il est dissous. On le condense dans de l'eau distillée, comme il est dit plus haut.

Purification. — L'acide chlorhydrique du commerce est coloré en jaune par du *perchlorure de fer* enlevé aux cylindres dans lesquels on a opéré. On peut y trouver, en outre, des *acides sulfureux* et *sulfurique*, du *chlore*, de l'*arsenic*, des *sels* fournis par l'eau employée à sa condensation, du *sélénium* et, quelquefois, des *matières organiques*.

On le débarrasse du *fer*, des *sels* et des *produits organiques*, par une distillation ménagée, en prenant le soin de refroidir le flacon laveur.

On enlève l'*acide sulfurique* en même temps que l'*acide sulfureux*. Pour

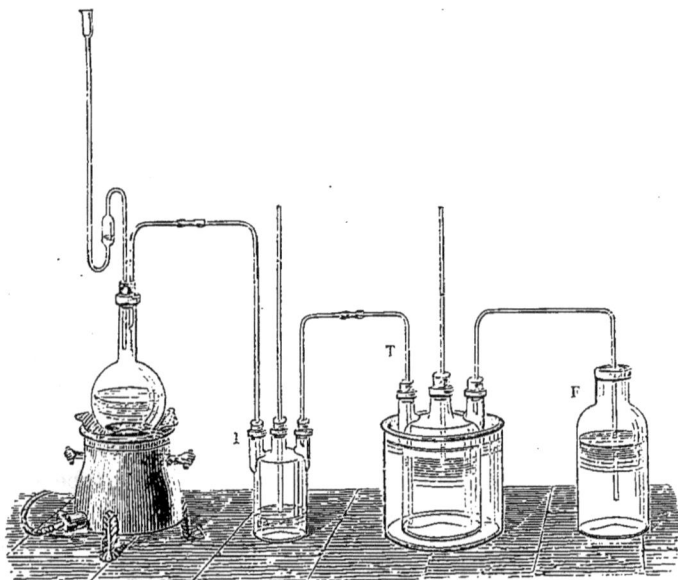

Fig. 78. — Appareil pour la préparation de l'acide chlorhydrique (*).

cela, on ajoute à l'acide chlorhydrique un peu de bioxyde de manganèse ou de chlorate de potassium, il se dégage du chlore, qui convertit l'acide sulfureux en acide sulfurique :

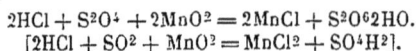

$$2HCl + S^2O^4 + 2MnO^2 = 2MnCl + S^2O^62HO.$$
$$[2HCl + SO^2 + MnO^2 = MnCl^2 + SO^4H^2].$$

Il n'y a qu'à distiller avec précaution, ou à précipiter l'acide sulfurique par le chlorure de baryum.

Le *chlore* se dégage, dès qu'on chauffe l'acide chlorhydrique. On met de côté les produits distillés, tant qu'ils accusent la présence du chlore.

(*) Ballon renfermant le sel marin et muni d'un tube de sûreté par lequel on verse l'acide sulfurique. L, flacon laveur, dans lequel on met *très peu* d'eau. T, tube abducteur du gaz, plongeant à peine dans l'eau. R, réfrigérant destiné à prévenir l'échauffement du liquide contenu dans le flacon de Woolff. F, flacon aux deux tiers rempli d'eau distillée, et qu'il est bon de refroidir comme le précédent.

Pour précipiter le *sélénium*, il suffit de faire passer dans l'acide chlorhydrique un courant d'acide sulfureux, ou d'y verser un peu de chlorure stanneux dissous.

Plusieurs moyens permettent de séparer l'*arsenic*.

1° On mélange à 1 litre d'acide chlorhydrique 4 à 5 grammes d'hypophosphite de potassium dissous dans un peu d'eau. Au bout d'une heure ou deux, le liquide devient jaune, puis brun et laisse déposer de l'arsenic. On décante, après 48 heures, et on distille *presque* à siccité. Le chlore est éliminé aussi dans cette opération (*Engel*).

2° On étend l'acide avec de l'eau, pour l'amener à une densité de 1,13; on y plonge des lames de cuivre bien décapées, qu'on laisse digérer pendant vingt-quatre heures, à la température de 30°. Après ce temps, on nettoie les lames de cuivre et on les remet digérer dans l'acide. Cette seconde digestion achève de précipiter l'arsenic sur le cuivre. Elle précipite aussi le thallium, s'il y en a dans l'acide chlorhydrique; de plus, elle réduit le chlorure ferrique en chlorure ferreux (*Duflos*).

3° On ajoute à l'acide chlorhydrique quelques millièmes de sulfure de baryum; il se précipite du sulfure d'arsenic, qui est fixe :

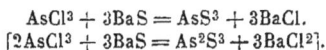

$$AsCl^3 + 3BaS = AsS^3 + 3BaCl.$$
$$[2AsCl^3 + 3BaS = As^2S^3 + 3BaCl^2].$$

Propriétés physiques et chimiques. — L'acide chlorhydrique est un gaz incolore, très irritant, donnant des fumées blanches au contact de l'air humide. Densité : 1,24. Il se liquéfie, sous la pression de 40 atmosphères, ou à la température de —50°. L'eau en dissout 480 fois son volume, à la température ordinaire; la solution a pour densité 1,21. C'est un acide puissant, monobasique, et qui n'est décomposé ni par la chaleur ni par le plus grand nombre des métalloïdes. Presque tous les métaux l'attaquent; ils lui enlèvent le chlore et mettent l'hydrogène en liberté.

On reconnaît l'acide chlorhydrique au moyen du nitrate d'argent, qui forme, avec lui un chlorure blanc, insoluble dans les acides, soluble dans l'ammoniaque et noircissant à la lumière. En outre, un papier trempé dans une solution de baies d'airelle dans l'alcool amylique, devient rose au contact du même acide (*Uffelman*).

L'eau forme avec l'acide chlorhydrique un hydrate cristallisable HCl4HO [HCl.2H²O], qui prend naissance à — 25° et fond à —18° (*I. Pierre* et *Puchot*). M. Berthelot a déduit de ses expériences calorimétriques l'existence d'un autre hydrate HCl12HO [HCl.6H²O], stable à la température ordinaire et déjà indiqué par Bineau.

L'acide *officinal* contient 34,4 p. 100 d'acide gazeux.

Quand on mélange la solution d'acide chlorhydrique à l'acide azotique, il y a décomposition partielle des deux liquides et formation de chlore et d'hypoazotide; le produit prend le nom d'*eau régale :*

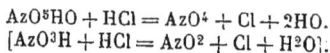

$$AzO^5HO + HCl = AzO^4 + Cl + 2HO.$$
$$[AzO^3H + HCl = AzO^2 + Cl + H^2O].$$

L'*eau régale* a la propriété de dissoudre les métaux inattaquables par les acides chlorhydrique et azotique, par exemple l'or et le platine. C'est de plus un oxydant énergique.

Essai. — L'acide chlorhydrique dissous et pur est incolore ; son essai doit porter sur tous les corps dont on le purifie :

Il laisse un résidu, par évaporation, quand il contient des *sels* ou des *matières organiques*.

Il précipite en bleu le ferrocyanure de potassium, s'il est *ferrugineux*.

Il décolore le permanganate de potassium et l'indigo, lorsqu'il renferme du *chlore*, de l'*acide sulfureux* ou des *produits nitreux*.

Il donne un précipité blanc avec le chlorure de baryum, dans le cas où il est mélangé d'*acide sulfurique*.

Le chlorure stanneux indique la présence du sélénium.

Enfin, il forme un précipité jaune avec l'acide sulfhydrique, et un précipité brun avec l'hypophosphite de potassium (*Engel*), s'il a dissous de l'*arsenic*.

Pharmacologie. — On ne se sert pas, en pharmacie, d'acide chlorhydrique *gazeux*. En 1773, Guyton de Morveau proposa de l'employer comme désinfectant. Cette application illogique ne survécut pas longtemps à la découverte du chlore, ainsi que l'avait pressenti Guyton de Morveau lui-même.

La *solution* d'acide chlorhydrique est un poison irritant d'une grande énergie. Les carbonates alcalins, en solution étendue, la magnésie et les carbonates calcaire et magnésien sont les agents les plus propres à neutraliser ses effets toxiques. Lorsqu'elle est concentrée, elle est caustique à la manière des acides sulfurique et azotique, sans avoir toutefois la même intensité d'action. Diluée dans l'eau ou dans l'alcool, elle est astringente et rafraichissante ; on en fait une limonade, des gargarismes, des collutoires, des bains, des lotions et des injections. Elle facilite la digestion des matières protéiques ; on l'administre mélangée à de l'eau, à du vin ordinaire, ou à du vin médicamenteux, pour suppléer à l'insuffisance du suc gastrique. Liebig conseille d'en ajouter une petite quantité aux bouillons alimentaires, afin d'augmenter leur richesse en produits albuminoïdes et en phosphate de calcium.

L'*eau régale*, beaucoup plus active que l'acide chlorhydrique, ne sert que sous la forme de bain. On la prépare suivant plusieurs proportions, dont la plus usitée est la suivante :

Acide azotique officinal.............................	80 gr.
Eau distillée...	20
Acide chlorhydrique à 1,17....	300

(Codex.)

POTION ANTIDYSPEPTIQUE.

Acide chlorhydrique à 1,17.....	1 gr.
Sirop thébaïque...............	30
Vin de quinquina au bordeaux..	100

(Malherbe.)

Cette formule est une modification de celle qui a été proposée primitivement par M. Caron, et qui contenait de 2 à 6 gr. d'acide pour les mêmes proportions de vin et de sirop.

PÉDILUVE NITRO-MURIATIQUE.

Eau régale...................	100 gr.
Eau tiède....................	6000

§ 9. ACIDE CHROMIQUE. $CrO^3 = 50,20 - [CrO^3] = 100,40$.

Découvert par Vauquelin en 1797.

Préparation. — 1° On obtient l'acide chromique en décomposant le bichromate de potassium par l'acide sulfurique :

Bichromate de potassium cristallisé..................	1000 gr.
Eau..	10000
Acide sulfurique à 1,84..........................	20000

On met le sel et l'eau dans une terrine de grès vernissée, et on fait dissoudre au bain-marie. On verse l'acide sulfurique dans le liquide encore chaud, en n'ajoutant que de petites quantités à la fois et en agitant vivement avec une baguette de verre. On laisse reposer le mélange pendant 24 heures ; l'acide chromique cristallise. On décante avec soin la liqueur acide et quand, par une inclinaison convenable, on a fait écouler la plus grande partie de l'eau mère, on détache les cristaux avec une carte de corne, et on les fait égoutter sur un entonnoir imparfaitement bouché par des fragments de verre. Pour les sécher, on les dépose sur une brique poreuse, dans une étuve chauffée à 35°.

Il se produit, dans cette opération, du sulfate de potassium et l'acide chromique est mis en liberté :

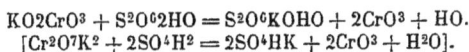

$$KO2CrO^3 + S^2O^62HO = S^2O^6KOHO + 2CrO^3 + HO.$$
$$[Cr^2O^7K^2 + 2SO^4H^2 = 2SO^4HK + 2CrO^3 + H^2O].$$

2° On délaye 100 p. de chromate de baryum dans 100 p. d'eau bouillante, et l'on ajoute 140 p. d'acide nitrique. On ajoute encore 200 p. d'eau, on fait bouillir et on laisse cristalliser, par refroidissement, la majeure partie du nitrate de baryum. On décante et on concentre le liquide jusqu'au volume de l'acide nitrique employé ; presque tout le nitrate resté en dissolution se précipite. Après le refroidissement, on trouve des cristaux d'acide chromique ne contenant plus que $0^{gr},50$ de nitrate de baryum. On chasse l'excès d'acide nitrique, en évaporant presque à sec et en ajoutant de l'eau à plusieurs reprises au résidu, jusqu'à ce qu'il ne se dégage plus d'acide. On peut enfin éliminer les dernières traces de baryte, en les précipitant à l'ébullition, par l'acide sulfurique, et en expulsant comme ci-dessus l'acide nitrique introduit par cette purification dans la liqueur (*Duvillier*).

Purification. — L'acide chromique retient souvent un peu d'*acide sulfurique*, de *sulfate de potassium* ou d'acide nitrique.

Pour le purifier, on ajoute à sa solution aqueuse du chromate de baryum, qui précipite l'acide sulfurique, sous forme de sulfate de baryum, et qui substitue, dans la liqueur, une porportion équivalente d'acide chromique. On décante la solution et on l'évapore, pour avoir de l'acide chromique pur.

M. Moissan conseille le procédé suivant : on fait fondre l'acide chromique dans une capsule de platine, à un feu *très modéré*. L'eau se dégage d'abord, puis la masse fond ; l'acide sulfurique surnage et se volatilise en grande partie. On coule alors le tout sur de la porcelaine : l'acide sulfurique tombe le premier ; on déplace la capsule au fur et à mesure que coule le liquide ; la solidification est très rapide et l'on obtient ainsi des baguettes rouges d'acide chromique. On les concasse rapidement, on choisit les fragments exempts d'acide sulfurique et on les enferme dans des flacons bien secs.

Propriétés physiques et chimiques. — L'acide chromique cristallise en aiguilles rouges, qui paraissent anhydres. Il est inodore, déliquescent et très soluble dans l'alcool. Sa saveur est désagréable. Il teint la peau en jaune. Sa densité est 2,78. Il noircit, quand le chauffe, et redevient rouge par le refroidissement. A 300° il entre en fusion. Au-dessus de cette température, il se décompose en sesquioxyde de chrome et en oxygène :

$$2CrO^3 = Cr^2O^3 + O^3.$$

C'est un oxydant énergique. Il transforme l'oxyde de carbone en acide carbonique et l'hydrogène en eau (*Ludwig*). Mis en contact avec de l'alcool anhydre, il l'enflamme et devient incandescent. Sa dissolution dans l'alcool étendu est décomposée par la chaleur et par la lumière. Toutes les matières organiques le réduisent en sesquioxyde de chrome. L'acide sulfurique concentré le dissout à froid ; à chaud, il le décompose en formant du sulfate de sesquioxyde de chrome :

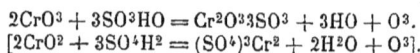

$$2CrO^3 + 3SO^3HO = Cr^2O^33SO^3 + 3HO + O^3.$$
$$[2CrO^2 + 3SO^4H^2 = (SO^4)^3Cr^2 + 2H^2O + O^3].$$

L'acide chlorhydrique dissous le change en sesquichlorure de chrome et abandonne en même temps du chlore :

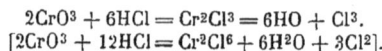

$$2CrO^3 + 6HCl = Cr^2Cl^3 = 6HO + Cl^3.$$
$$[2CrO^3 + 12HCl = Cr^2Cl^6 + 6H^2O + 3Cl^2].$$

L'acide chlorhydrique gazeux attaque l'acide chromique libre ou combiné, en donnant des vapeurs rouges caractérisques d'acide chlorochromique CrO^2Cl [CrO^2Cl^2] (*Moissan*). Dissous dans l'eau, l'acide chromique s'hydrate et fournit alors des cristaux d'un rouge orangé ayant pour composition CrO^3HO [CrO^4H^2] (*Moissan*).

Pharmacologie. — L'acide chromique solide ou en solution concentrée est le plus violent des escharotiques. Lorsqu'il est déposé sur les tissus vivants, il les attaque, les noircit et les désorganise, en produisant une élévation notable de température. Il agit, dans ce cas, comme un oxydant ou, d'après Gubler, comme un déshydratant. Il n'est affecté qu'à des usages externes.

Lorsqu'on le destine à produire la cautérisation, on emploie soit les cristaux, soit la *solution officinale* du Codex, qui contient la moitié de son poids d'acide cristallisé. Pour se servir du liquide, on fait usage d'une baguette de verre ou d'un pinceau d'amiante, car il carboniserait, en peu d'instants, la charpie et les autres matières organiques. En solution étendue, l'acide chromique n'est qu'astringent. Sous cette forme, on l'applique à la conservation des pièces anatomiques, qu'il durcit. Son pouvoir coagulant est dix fois plus considérable que celui de l'acide phénique. Il constitue dès lors un excellent réactif de l'albumine. C'est aussi l'agent le plus efficace, pour préserver les liquides de l'invasion des infusoires (*Dougall*).

Ses contre-poisons sont les alcalis, le lait et le blanc d'œuf. Gubler pensait que de l'eau chargée d'amidon et fortement sucrée remplirait le même but.

SOLUTION OFFICINALE D'ACIDE CHROMIQUE.

Acide chromique cristallisé..... 100 gr.
Eau distillée................. 100

Le liquide marque 1,47 à la température de + 15° (*Codex*).

§ 10. ACIDE CYANHYDRIQUE. C^2AzH [CAzH] $= 27$.
Acide prussique.

Découvert en 1782, par Scheele. Il est très répandu dans la nature : il existe dans un très grand nombre de plantes (*Jorissen*), dans les produits de la fermentation bactérienne des albuminoïdes à l'abri de l'air (*Gautier et Étard*), dans le venin du crapaud (*Calmels*), dans un myriapode du genre *Fontaria*, etc.

Préparation. — *Procédé de Pessina, Gmelin, Trautwein, Wœhler.*

Ferrocyanure de potassium	10 gr.
Acide sulfurique officinal	5
Eau distillée	150

On introduit le ferrocyanure (en poudre), et le mélange d'acide et d'eau dans un ballon, que l'on met en communication avec un réfrigérant de Liebig, dont l'extrémité plonge dans un flacon gradué entouré d'eau froide, et qui contient 60 centimètres cubes d'eau distillée. On distille doucement et l'on s'arrête, quand le volume du liquide recueilli est 100 centimètres cubes. On mélange par agitation.

La réaction qui fournit l'acide cyanhydrique, dans cette préparation, est celle-ci :

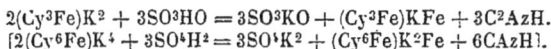

$$2(Cy^3Fe)K^2 + 3SO^3HO = 3SO^3KO + (Cy^2Fe)KFe + 3C^2AzH.$$
$$[2(Cy^6Fe)K^4 + 3SO^4H^2 = 3SO^4K^2 + (Cy^6Fe)K^2Fe + 6CAzH].$$

Pour titrer le produit, on en met 1 centimètre cube dans un vase à saturation, avec 2 centimètres cubes de solution de potasse caustique au dixième, quelques gouttes de solution de chlorure de sodium et 6 à 7 centimètres cubes d'eau distillée. Dans ce mélange on verse goutte à goutte, au moyen d'une burette graduée, une solution décime d'azotate d'argent (azotate 1,79 p. 100), jusqu'à formation d'un trouble persistant. Chaque centimètre cube de liqueur argentique équivaut à $0^{gr},0054$ d'acide cyanhydrique. On calcule alors ce qu'il faut ajouter d'eau pour avoir une solution contenant, en volume, 1 p. 100 d'acide cyanhydrique (*Codex*).

2° *Procédé de Gay-Lussac, modifié par Bussy et Buignet.* On décompose le cyanure de mercure par l'acide chlorhydrique :

Cyanure de mercure	100 gr.
Chlorure d'ammonium	45
Acide chlorhydrique à 1,17	90

On réduit les deux sels en poudre fine et on en fait un mélange intime, que l'on introduit dans une petite cornue de verre tubulée (fig. 79). A cette cornue on adapte un tube de $0^m,50$ de longueur sur $0^m,015$ de diamètre, dont on remplit le premier tiers avec du marbre blanc, et le reste avec du chlorure de calcium fondu. Un petit tube coudé termine l'appareil et pénètre dans un matras à long col, entouré d'un mélange réfrigérant.

L'appareil étant ainsi disposé et les bouchons hermétiquement joints, on verse l'acide par la tubulure de la cornue et on bouche. On chauffe lentement ; l'acide cyanhydrique se dégage en abondance et se condense dans le tube horizontal. On promène, à distance, un charbon ardent dans toute la longueur de ce tube, pour chasser l'acide dans le récipient, et on s'arrête dès que, le liquide étant en pleine ébullition dans la cornue, on ne voit plus de vapeur se condenser à l'extrémité du tube horizontal. Le tube abducteur ne doit pas plonger dans l'acide cyanhydrique du récipient, de peur d'absorption à la fin de l'opération.

Théoriquement, l'acide chlorhydrique forme, en agissant sur le cyanure de mercure, du chlorure mercurique, et met l'acide cyanhydrique en liberté :

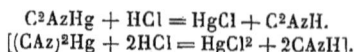

$$C^2AzHg + HCl = HgCl + C^2AzH.$$
$$[(CAz)^2Hg + 2HCl = HgCl^2 + 2CAzH].$$

Mais, en réalité, un tiers de l'acide prussique se combine au chlorure de mercure et ne se dégage pas. Le sel ammoniacal ajouté par Bussy et Buignet, s'unissant au chlorure mercurique, a pour effet de rendre libre la totalité de l'acide.

3° *Procédé de Vauquelin.* On fait passer un courant d'acide sulfhydrique bien sec sur du cyanure de mercure pulvérisé placé dans un tube horizontal. Il y a production de sulfure de mercure et d'acide prussique :

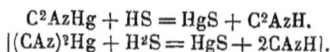

$$C^2AzHg + HS = HgS + C^2AzH.$$
$$[(CAz)^2Hg + H^2S = HgS + 2CAzH].$$

4° *Procédé Clarke.* Ce procédé permet de préparer l'acide cyanhydrique sans le concours de la chaleur. On met dans une fiole, qui en doit être remplie, une solution de 9 parties d'acide tartrique dans 60 parties d'eau; on y ajoute 4 parties de cyanure de potassium bien pur, on bouche avec soin et on agite légèrement. Il se dépose du bitartrate de potassium, dont il se dissout seulement des traces avec l'acide cyanhydrique :

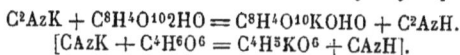

$$C^2AzK + C^8H^4O^{10}2HO = C^8H^4O^{10}KOHO + C^2AzH.$$
$$[CAzK + C^4H^6O^6 = C^4H^5KO^6 + CAzH].$$

Propriétés physiques et chimiques. — L'acide cyanhydrique est un liquide incolore, très mobile, dont l'odeur rappelle celle de l'essence d'amande amère. Sa densité est 0,69 à + 18°; celle de sa vapeur est 0,96. Il

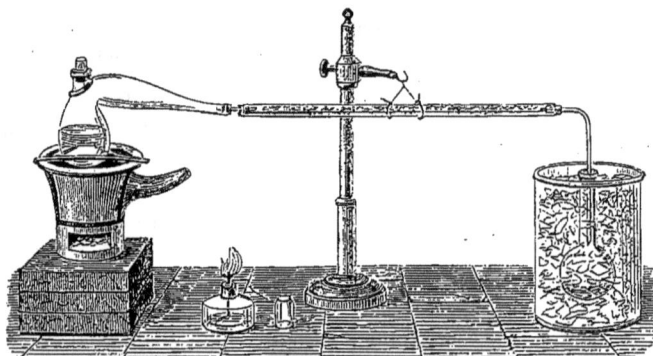

Fig. 79. — Appareil pour la préparation de l'acide cyanhydrique (*).

se solidifie à — 15° et bout à + 26°. L'eau, l'alcool et l'éther le dissolvent en toutes proportions. Sa dissolution dans l'eau produit un abaissement de température et une contraction de volume (*Bussy* et *Buignet*). Il brûle avec une flamme violacée.

Ses affinités sont faibles; l'acide carbonique même le chasse de ses combinaisons. Il se décompose promptement, surtout à la lumière, en produisant plusieurs composés, au nombre desquels on trouve de l'ammoniaque, de l'acide tricyanhydrique Cy^3H^3, des azulmines et de l'acide azulmique (*Lange, Wippermann*). Une trace d'un acide minéral énergique aide à sa conservation. Suivant M. A. Gautier, il serait inaltérable, s'il était absolu-

(*) C, cornue contenant les sels et l'acide chlorhydrique. AD, tube de 0m,50 de longueur sur 0m,015 de diamètre rempli, de A en B, de marbre blanc et, de B en D, de chlorure de calcium fondu. T, tube terminé en biseau plongeant dans le col seulement d'un petit matras disposé dans un réfrigérant R.

ment pur et anhydre. Les acides puissants le convertissent en acide formique et en ammoniaque, en fixant sur lui deux molécules d'eau :

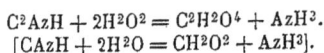

$$C^2AzH + 2H^2O^2 = C^2H^2O^4 + AzH^3.$$
$$[CAzH + 2H^2O = CH^2O^2 + AzH^3].$$

L'acide cyanhydrique a plusieurs réactifs. Il donne, avec les sels d'argent,
un précipité *blanc*, soluble dans l'ammoniaque. Il ne précipite pas, à l'état
libre, les sels de fer ; mais il y forme, en présence de la potasse caustique,
un précipité *bleu* de cyanure de fer, mêlé d'oxyde ferrique, et dont la couleur foncée apparaît, quand on dissout l'oxyde dans l'acide chlorhydrique.
Quelques gouttes de sa dissolution, chauffées avec une goutte de sulfure d'ammonium, jusqu'à décoloration, produisent du sulfocyanate d'ammonium,
qui communique une teinte *rouge* sang aux sels de peroxyde de fer. Schœnbein a indiqué, on outre, la résine de gayac, comme un réactif d'une grande
sensibilité. Du papier imprégné d'une solution alcoolique de cette résine
(3 p. 100), puis d'une solution de sulfate de cuivre (2/1000e) devient *bleu*,
dans une atmosphère contenant un quarante millionième d'acide cyanhydrique. Ce réactif serait précieux, s'il était exclusivement propre à l'acide
cyanhydrique. Il perd beaucoup de son importance, depuis que Lebaigue
a démontré qu'il est coloré par un assez grand nombre de corps oxydants.

Quand on chauffe une solution de cyanure alcalin avec quelques gouttes de
solution d'azotite de potassium, trois gouttes de protochlorure de fer et assez
d'acide sulfurique dilué pour dissoudre le sel ferreux basique précipité, on
change le cyanure en nitro-prussiate. Pour le caractériser, on élimine l'excès
de fer par quelques gouttes d'ammoniaque, on filtre et on ajoute quelques
gouttes de sulfure d'ammonium incolore et très dilué : le liquide prend
alors une teinte violette, passant du bleu au vert et au violet (*Vortmann*).

Pharmacologie. — L'acide cyanhydrique est un poison redoutable,
dont l'action sur l'hématose est instantanée. Il n'a pas de véritable antidote. Le chlore et l'ammoniaque, proposés comme tels, formeraient avec
lui, s'ils pouvaient l'atteindre dans le sang, du chlorure de cyanogène et
du cyanure d'ammonium, également vénéneux. L'oxygène et le sulfate de
fer sont des antagonistes plus rationnels, mais bien peu efficaces.

Hufeland ét Magendie sont les promoteurs de l'emploi médical de l'acide
cyanhydrique. Ce médicament est un calmant actif, qu'on n'administre qu'à
doses très faibles. Le Codex prescrit, comme *acide officinal*, sa solution au 100e.
Il est généralement administré en potion, ou en solution dans du sirop de
sucre. Plus rarement il sert à l'extérieur, en solution ou en pommade. Les
eaux distillées de laurier-cerise et d'amande amère lui doivent leur efficacité. Il existe aussi dans le suc des fleurs du pêcher, dans le looch blanc, dans
le sirop d'orgeat, dans l'essence d'amande amère qui n'a pas été purifiée, etc.

L'acide cyanhydrique doit être conservé à l'abri de la lumière et rejeté
dès que se manifeste sa décomposition. Suivant M. A. Petit, on peut le rendre
presque inaltérable, en le diluant de telle sorte que la solution ne contienne
qu'un millième de son poids d'acide anhydre. Ce fait mérite de fixer l'attention des praticiens.

§ 11. ACIDE FLUORHYDRIQUE. HFl = 20.

Découvert par Scheele, en 1771.

Préparation. — Dans une cornue de plomb, reliée à un tube en U de même nature plongeant dans de la glace et contenant un peu d'eau, on chauffe 1 p. de fluorure de calcium avec 3 p. d'acide sulfurique, sans dépasser 300°. Quand la décomposition est complète, on enferme la solution condensée dans le tube refroidi dans des flacons de gutta-percha.

Propriétés physiques et chimiques. — La solution d'acide fluorhydrique est un liquide incolore, très acide, d'une saveur insupportable. Elle perd du gaz fluorhydrique, lorsqu'on la chauffe. A 120°, distille un hydrate représenté par HFl. 4HO [HFl. 2 H^{2}O] et qui contient 35 p. 100 d'acide anhydre.

Parmi les métalloïdes, elle n'attaque que le bore et le silicium. Elle dissout tous les métaux, le plomb lentement, en dégageant de l'hydrogène. Son principal caractère est de décomposer la silice libre ou combinée, en produisant de l'acide hydrofluosilicique :

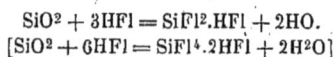

$$SiO^2 + 3HFl = SiFl^2.HFl + 2HO.$$
$$[SiO^2 + 6HFl = SiFl^4.2HFl + 2H^2O]$$

Elle décompose aussi beaucoup de matières organiques. Appliquée sur la peau, elle cause des douleurs intolérables, lorsque, par évaporation, elle a mis de l'acide concentré au contact de l'épiderme ; il peut même alors se former des ulcères très rebelles à la guérison.

Pharmacologie. — L'acide fluorhydrique est un antiseptique très énergique ; un dix-millième suffit pour entraver tout développement microbien dans un liquide (*Chevy*). Aussi peut-on utilement employer au lavage des plaies des solutions de cet acide à 1/1000 et même à 1/500.

A l'état gazeux, il paraît efficace contre la tuberculose et la diphtérie. On pratique les inhalations en faisant respirer aux malades soit de l'air, soit de l'acide carbonique ayant traversé une solution d'acide fluorhydrique à 10 ou 15 p. 100. Elles sont bien supportées, lorsque le médicament est exempt d'acides sulfureux et sulfhydrique.

§ 12. ACIDE IODIQUE. IO^{5}HO [IO^{3}H] = 176.

Découvert par Davy.

Préparation. — 1° On obtient l'acide iodique en oxydant l'iode par le chlorate de potassium. On fait chauffer, à l'ébullition, dans un matras :

Iode	80 gr.
Chlorate de potassium	75
Eau distillée	400
Acide azotique	1

Quand l'iode a disparu et qu'il ne se dégage plus de chlore, on verse dans la liqueur une dissolution de 90 grammes d'azotate de baryum, qui précipite l'acide iodique à l'état d'iodate. On lave avec soin le précipité, on le délaie dans 150 grammes d'eau, à laquelle on ajoute 40 grammes d'acide sulfurique, et on fait bouillir pour faciliter la décomposition. On sépare par filtration le sulfate de baryum, on concentre et on laisse cristalliser l'acide iodique (*Millon*).

L'acide azotique n'intervient que pour commencer la réaction; il déplace un peu d'acide chlorique, qui est réduit par l'iode et dégage du chlore. L'acide iodique, qui a pris naissance, agit à son tour sur le chlorate de potassium, dont il chasse tout le chlore :

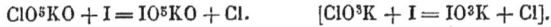

$$ClO^5KO + I = IO^5KO + Cl. \qquad [ClO^3K + I = IO^3K + Cl].$$

2° On fait passer un courant de chlore dans de l'eau tenant de l'iode en suspension; il se produit de l'acide iodique et de l'acide chlorhydrique.

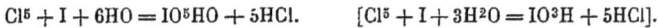

$$Cl^5 + I + 6HO = IO^5HO + 5HCl. \qquad [Cl^5 + I + 3H^2O = IO^3H + 5HCl].$$

3° On prépare aussi l'acide iodique en oxydant l'iode par l'acide azotique, ou en faisant dissoudre ce métalloïde dans de la potasse caustique. (V. *Iodure de potassium*.)

Propriétés physiques et chimiques. — L'acide iodique hydraté cristallise en prismes rhomboïdaux droits, d'une densité de 4,62. Il est très soluble dans l'eau, insoluble dans l'alcool absolu, l'éther, le chloroforme et le sulfure de carbone.

Chauffé à 175°, l'acide monohydraté devient anhydre; il se décompose, au rouge sombre, en iode et en oxygène. Il oxyde énergiquement, à froid, en solution concentrée ou étendue, l'arsenic et le phosphore, même le phosphore rouge, et il les convertit en acides arsénique et phosphorique. Il change le carbone en acide carbonique, entre 160 et 180° (*Ditte*). L'acide sulfureux et, en général, tous les corps réducteurs le réduisent facilement.

Pharmacologie. — L'acide iodique est inusité en médecine. Mais on a préconisé l'emploi de ses combinaisons avec la strychnine et les alcalis minéraux. Il sert de réactif à la morphine.

§ 13. ACIDE PHOSPHORIQUE. PhO⁵ 3HO [PhO⁴H³] = 98.

Découvert, en 1740, par Margraff.

Préparation. — 1° On obtient l'acide phosphorique, en faisant agir l'acide azotique étendu d'eau sur le phosphore rouge :

Phosphore rouge entier...............................	10 gr.
Acide nitrique officinal..............................	66
Eau distillée......................................	44

On introduit le mélange d'acide et d'eau, D. = 1,24, dans une cornue bouchée à l'émeri, à laquelle on adapte un récipient entouré d'eau froide (fig. 80). La tubulure du récipient doit être munie d'un long tube, destiné à donner issue aux vapeurs non condensées.

On coupe le phosphore en 6 ou 8 fragments, qu'on introduit dans la cornue et l'on chauffe doucement, jusqu'à ce que la totalité du métalloïde ait disparu dans l'acide. Lorsque le phosphore est entièrement dissous, on verse dans la cornue l'acide azotique, qui s'est condensé dans le récipient, et on distille de nouveau. Le liquide qui reste enfin dans la cornue est concentré, dans une capsule de platine, en consistance de sirop épais, sans dépasser la température de 180°. Le produit est ensuite étendu d'eau, jusqu'à ce qu'il marque 1,35 au densimètre (*Codex*).

Dans la première partie de l'opération, le phosphore est oxydé et converti en acide phosphorique et en acide phosphoreux. C'est pour compléter

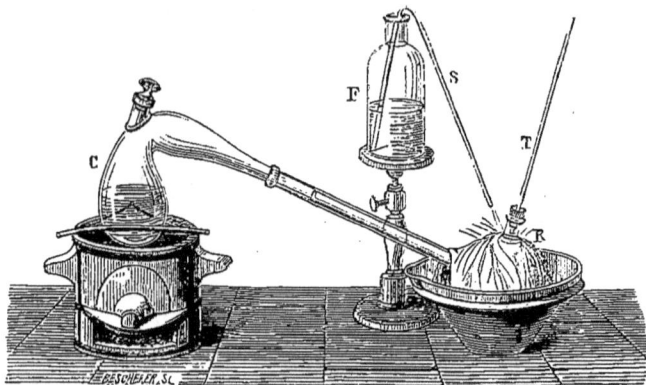

Fig. 80. — Appareil pour la préparation de l'acide phosphorique (*).

la transformation de ce dernier, qu'on verse l'acide azotique du récipient dans la cornue. Enfin, on concentre les liqueurs, dans le but d'en chasser entièrement l'acide nitrique qu'elles contiennent. L'oxydation de l'acide phosphoreux produit souvent un dégagement subit de vapeurs nitreuses, susceptible de déterminer la rupture de l'appareil. Pour écarter ce danger, on chauffe très doucement dans la deuxième partie de l'opération.

2° On traite par l'eau le perchlorure de phosphore, qui fournit de l'acide chlorhydrique et de l'acide phosphorique :

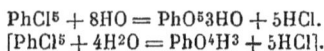

$$PhCl^5 + 8HO = PhO^53HO + 5HCl.$$
$$[PhCl^5 + 4H^2O = PhO^4H^3 + 5HCl].$$

3° On peut obtenir, à froid, de l'acide phosphorique, en mélangeant dans un matras : acide azotique (D = 1.42), 365 grammes; eau, 365 grammes; brome, 4 centigrammes; iode, 0^{gr},65; phosphore, 62 grammes. On refroidit le matras, quand l'action devient trop vive; l'opération est achevée en vingt-quatre heures (*Markoe*).

Il n'est pas nécessaire d'employer à la fois l'iode et le brome, l'un ou l'autre suffit. Avec 0^{gr},10 ou 0^{gr},30 d'iode seul, on parvient au même résultat, mais plus lentement.

4° On chauffe du phosphate mono-ammonique (privé d'arsenic par HS) avec un excès d'acide chlorhydrique. Du chlorure d'ammonium cristallise par refroidissement. Le liquide surnageant est chauffé doucement dans une capsule de porcelaine et additionné de petites quantités d'acide azotique, pour chasser l'ammoniaque et l'acide chlorhydrique. Quand ce dernier a disparu, on achève l'évaporation dans une capsule de platine et on fait bouillir le liquide sirupeux avec un peu d'eau pendant quelques instants (*Joly*).

Propriétés physiques et chimiques. — L'acide phosphorique trihydraté est un liquide sirupeux, incolore, inodore, d'une saveur très acide mais non désagréable. Il est soluble en toutes proportions dans l'eau. Il

(*) C, cornue tubulée contenant l'acide nitrique. R, récipient refroidi par l'eau du flacon F déversée par le siphon S. T, tube pour le dégagement des vapeurs non condensées.

cristallise, très lentement, en prismes rhomboïdaux, et il se volatilise difficilement au rouge. Il est tribasique.

Chauffé à 213°, il perd 1 équiv. d'eau et devient *acide pyrophosphorique* PhO^52HO [$Ph^2O^7H^4$]. A une plus haute température, l'acide pyrophosphorique se déshydrate lui-même et se change en *acide métaphosphorique* PhO^5HO [PhO^3H]. La chaleur ne parvient pas à chasser le dernier équivalent d'eau.

L'acide phosphorique attaque le verre et la porcelaine. Le charbon le réduit, au rouge sombre. Ses traits caractéristiques sont de ne précipiter ni l'albumine, ni le chlorure de baryum : de précipiter l'eau de baryte; de donner, avec l'azotate d'argent, un précipité *jaune* de phosphate d'argent. Pour que cette dernière réaction se produise, il faut que l'acide soit saturé par une base.

Essai. — L'acide phosphorique mal préparé, ou fait avec de l'acide azotique impur, peut contenir les *acides azotique, sulfurique, chlorhydrique* et *phosphoreux*, de l'*ammoniaque*, du *plomb* et de l'*arsenic*.

Les *acides chlorhydrique* et *sulfurique* sont accusés par l'azotate d'argent et par le chlorure de baryum, avec lesquels ils forment des précipités *blancs*.

L'*acide azotique* peut être décelé par un des moyens indiqués à l'essai de l'acide sulfurique (p. 153).

On reconnaît l'*acide phosphoreux*, en chauffant l'acide suspect avec une solution d'acide sulfureux. Il se produit de l'hydrogène sulfuré qui, décomposé par l'excès d'acide sulfureux, dépose du soufre (*Wœhler*).

Pour attester la présence de l'*ammoniaque*, on sature l'acide avec un excès de soude et on chauffe. Les vapeurs, qui s'échappent, ramènent au bleu le papier de tournesol rouge et donnent des fumées blanches, avec l'acide chlorhydrique, si elles sont ammoniacales.

On recherche enfin l'*arsenic* et le *plomb*, au moyen de l'hydrogène sulfuré, qui fournit, avec le premier, un précipité *jaune* et avec le second, un précipité *noir*.

Pharmacologie. — L'acide phosphorique est un médicament plus employé sous forme de combinaison qu'à l'état libre. Concentré, il est caustique. Lorsqu'il est étendu d'eau, il passe cependant pour moins irritant que les autres acides minéraux, dont il a, d'ailleurs, les propriétés générales; de plus, il est d'une assimilation très rapide, parce qu'il ne coagule pas l'albumine. On le donne quelquefois en pilules, mais le plus souvent en solution dans l'eau, dans une tisane, dans une potion ou dans un sirop. Pour préparer ces médicaments, on se sert d'une liqueur marquant 1,35 au densimètre et désignée au Codex sous le nom d'*acide phosphorique officinal*. Cette solution contient environ 50 p. 100 d'acide PhO^53HO [PhO^4H^3]. correspondant à 36^{gr},4 d'acide anhydre.

LIMONADE PHOSPHORIQUE.

Acide phosphorique officinal dilué au 10e...............	20 gr.
Eau................	875
Sirop de sucre....	125

(*Codex.*)

SIROP D'ACIDE PHOSPHORIQUE.

Acide phosphorique à 1,45....	17 gr.
Sirop de sucre...............	1000

30 gr. de sirop contiennent 50 centigr. d'acide phosphorique officinal (*Guibourt*).

§ 14. ACIDE SULFHYDRIQUE. HS $=$ 17 $-$ [H²S] $=$ 34.
Hydrogène sulfuré.

Découvert par Scheele.

Préparation. — 1° On prépare l'acide sulfhydrique, en attaquant le sulfure d'antimoine par l'acide chlorhydrique :

Sulfure d'antimoine pulvérisé...................... 100 gr.
Sable fin, siliceux................................. 50
Acide chlorhydrique du commerce.................... 400

On chauffe doucement les deux substances, dans un matras muni d'un tube de sûreté et posé sur un bain de sable (fig. 81). Le gaz passe dans un flacon contenant de l'eau, destinée à retenir l'acide chlorhydrique en-

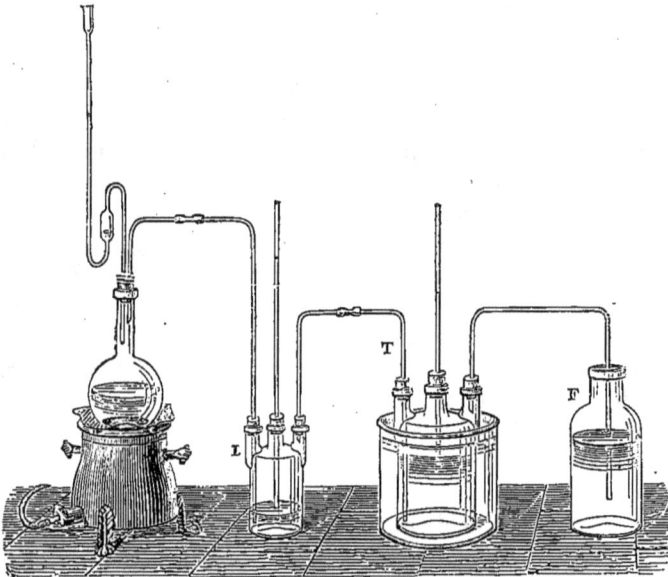

Fig. 81. — Appareil pour la préparation de l'acide sulfhydrique (*).

traîné; on peut ensuite le recueillir sur l'eau. Quand on veut l'avoir en dissolution, on place, à la suite du laveur, une série de flacons de Woolf, aux trois quarts remplis d'eau distillée *bouillie* et *refroidie à l'abri de l'air*. De la lessive des savonniers, placée dans une éprouvette, à l'extrémité de l'appareil, absorbe le gaz qui n'est pas dissous. Malgré cette précaution, il est prudent d'opérer dans un endroit très aéré, afin de se soustraire à l'action délétère du gaz sulfhydrique (*Codex*).

En agissant sur le sulfure d'antimoine, l'acide chlorhydrique produit du chlorure d'antimoine et de l'hydrogène sulfuré :

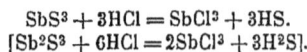

$$SbS^3 + 3HCl = SbCl^3 + 3HS.$$
$$[Sb^2S^3 + 6HCl = 2SbCl^3 + 3H^2S].$$

(*) L'acide sulfhydrique produit dans le ballon est lavé dans l'eau du flacon L, et dissous dans celle des flacons T et F.

2º On peut obtenir l'acide sulhydrique, à froid, en décomposant le sulfure de fer par l'acide sulfurique étendu, dans un flacon bitubulé (fig. 82). Le sulfure est converti en sulfate ferreux, que l'eau dissout, et le gaz sulfhydrique se dégage :

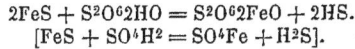

$$2FeS + S^2O^62HO = S^2O^62FeO + 2HS.$$
$$[FeS + SO^4H^2 = SO^4Fe + H^2S].$$

Le sulfure de fer contenant presque toujours du fer métallique, il se produit, au contact de l'acide sulfurique, de l'hydrogène en même temps que de l'acide sulfhydrique. Ce procédé ne peut donc être employé que dans les cas où il n'est pas nécessaire de compter sur la pureté du gaz.

3º En chauffant, un peu au-dessus de 140º, un mélange à parties égales de soufre et de paraffine, on obtient un courant régulier d'acide sulfhydrique, qui cesse dès qu'on retire le feu (*Galletly*).

Propriétés physiques et chimiques. — L'acide sulfhydrique est gazeux, incolore et il a une odeur d'œufs pourris. Il est liquide sous la pression de 17 atmosphères, à la température ordinaire, et solide à — 85º,5 (*Faraday*). Sa densité est 1,19. Un litre d'eau en dissout 4^l,37 à 0º, et 2^l,90 à + 20º. L'alcool peut en dissoudre près de 18 fois son volume, à 0º.

L'hydrogène sulfuré est un acide peu énergique. L'oxygène *sec* ne le décompose qu'au rouge, en produisant de l'acide sulfureux :

$$HS + O^3 = SO^2 + HO \qquad [H^2S + O^3 = SO^2 + H^2O].$$

En présence d'une quantité insuffisante d'oxygène, l'acide sulfureux se trouve réduit par l'acide sulfhydrique non brûlé ; du soufre se dépose :

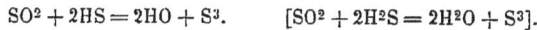

$$SO^2 + 2HS = 2HO + S^3. \qquad [SO^2 + 2H^2S = 2H^2O + S^3].$$

Quand l'oxygène est humide, la décomposition se fait à froid, d'où l'altération facile de la solution sulfhydrique :

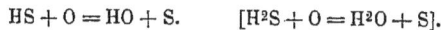

$$HS + O = HO + S. \qquad [H^2S + O = H^2O + S].$$

Et si la réaction se passe au sein d'un corps poreux, dans un tissu par exemple, le soufre déposé s'oxyde et devient de l'acide sulfurique (*Dumas*) :

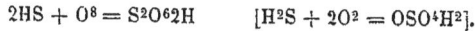

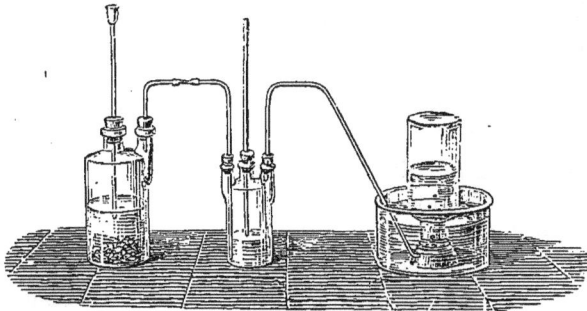

$$2HS + O^8 = S^2O^62H \qquad [H^2S + 2O^2 = OSO^4H^2].$$

Fig. 82. — Appareil pour la préparation de l'acide sulfhydrique (*).

Le chlore, le brome et l'iode décomposent, à froid, l'hydrogène sulfuré :

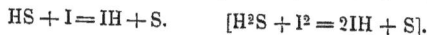

$$HS + I = IH + S. \qquad [H^2S + I^2 = 2IH + S].$$

(*) F, flacon contenant le sulfure de fer et l'eau. T, tube à entonnoir par lequel on introduit l'acide sulfurique dans le flacon. L, laveur contenant de l'eau distillée bouillie.

Dupasquier a basé sur cette propriété une méthode d'analyse des eaux minérales sulfurées, connue sous le nom de *sulfhydrométrie*.

Pharmacologie. — L'acide sulfhydrique jouit des propriétés stimulantes du soufre, et il les possède même à un plus haut degré. On le fait respirer, avec ménagement, aux malades, dans les stations d'eaux minérales. D'autres fois on le donne en lavement, dilué dans une grande quantité d'acide carbonique pur. Il est vénéneux à très faible dose et, pour combattre son action sur les globules du sang, on a préconisé les inhalations de chlore. A cet antidote, qui ne peut être que dangereux ou impuissant (V. *Chlore*), il est rationnel de substituer l'oxygène, dont l'efficacité est réelle et l'emploi inoffensif.

On fait usage de l'acide sulfhydrique, dans les laboratoires, comme agent de réduction et de sulfuration.

Sa solution aqueuse sert à imiter les eaux sulfureuses naturelles et à caractériser la plupart des combinaisons métalliques. On a voulu en faire un contre-poison de l'acide arsénieux et de plusieurs métaux; mais ses qualités toxiques empêchent d'y recourir avec sécurité. Elle est éminemment oxydable et dépose du soufre, au bout d'un temps très court. Pour ralentir sa décomposition, il faut, suivant le conseil de M. Lepage, ajouter à l'eau distillée 50 p. 100 de son poids de glycérine bien pure, avant de la saturer par l'acide sulfhydrique. Ainsi préparée, cette solution peut être conservée pendant plus d'une année.

§ 15. ACIDE SULFUREUX. $SO^2 = 32 — [SO^2] = 64$.

Préparation. — On prépare l'acide sulfureux en réduisant l'acide sulfurique au moyen du cuivre, du mercure, du soufre, du charbon ou de la sciure de bois.

Le mercure fournit une réaction moins vive et plus régulière que celle de la plupart des autres substances et, surtout, que celle du cuivre. On l'introduit, avec l'acide, dans un matras à la suite duquel on place un flacon laveur, puis un récipient disposé sur la cuve à mercure, et l'on chauffe doucement. Il se forme du sulfate mercurique et il se dégage de l'acide sulfureux :

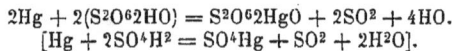

$$2Hg + 2(S^2O^6 2HO) = S^2O^6 2HgO + 2SO^2 + 4HO.$$
$$[Hg + 2SO^4H^2 = SO^4Hg + SO^2 + 2H^2O].$$

Lorsqu'on veut avoir une dissolution d'acide sulfureux, on fait communiquer le flacon laveur L avec un ou plusieurs flacons de Woolf à moitié remplis d'eau distillée *bouillie* (fig. 83). Le tube T, qui amène le gaz, pénètre jusqu'au fond du flacon, et celui-ci est entouré d'eau froide, destinée à favoriser la saturation du liquide intérieur, en abaissant sa température. Un flacon F termine l'appareil et contient de l'eau, ou mieux une solution alcaline, qui s'empare de l'acide en excès.

Le bois et le charbon fournissent l'acide sulfureux plus économiquement que les métaux; mais le gaz qu'ils donnent est mêlé d'acide carbonique et même d'oxyde de carbone et d'hydrogène carboné :

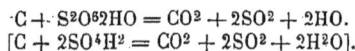

$$C + S^2O^6 2HO = CO^2 + 2SO^2 + 2HO.$$
$$[C + 2SO^4H^2 = CO^2 + 2SO^2 + 2H^2O].$$

Il résulte de là, que le produit ne convient qu'aux opérations dans lesquelles la présence des gaz précités n'offre aucun inconvénient, par exemple, à la préparation des sulfites et de l'acide sulfureux dissous.

Propriétés physiques et chimiques. — Le gaz acide sulfureux est incolore, suffocant, d'une odeur·caractéristique. Sa densité est 2,234. Il se liquéfie à — 8°, et devient solide à — 75°. L'hydrogène le réduit au rouge sombre :

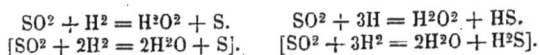

$$SO^2 + H^2 = H^2O^2 + S. \qquad SO^2 + 3H = H^2O^2 + HS.$$
$$[SO^2 + 2H^2 = 2H^2O + S]. \qquad [SO^2 + 3H^2 = 2H^2O + H^2S].$$

Si l'hydrogène est à l'état naissant, la réduction a lieu à froid, avec production d'hydrogène sulfuré. L'eau en dissout environ 50 fois son volume à + 15°, et l'alcool 115 fois son volume à + 20°. La solution aqueuse saturée a pour densité 1,04.

L'acide sulfureux forme avec l'eau un seul hydrate certain $SO^2 9HO$

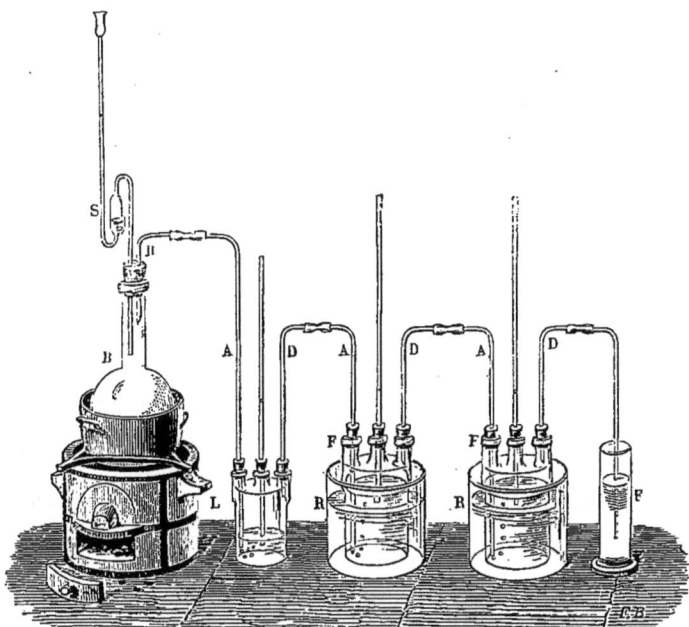

Fig. 83. — Appareil pour la préparation de l'acide sulfureux dissous.

$[SO^2 9H^2O]$ (*I. Pierre*), $SO^2 7HO$ $[SO^2 7H^2O]$ (*Geuther*). L'acide dissous est bibasique; mais la formule $S^2O^4 2HO$ $[SO^3H^2]$, qui représente sa capacité de saturation, ne correspond pas à un hydrate connu.

L'acide sulfureux fait fonction de réducteur vis-à-vis de nombreux composés oxygénés. C'est ainsi qu'il est converti en acide sulfurique, au contact du bioxyde de plomb, du permanganate de potassium et des acides azotique, arsénique, iodique et phosphoreux. On ignore encore si c'est à son oxydabilité qu'il doit d'être décolorant; comme il ne détruit pas, immédiatement du moins, les matières colorantes, quelques chimistes admettent qu'il forme avec elles des combinaisons incolores. Mais, en présence de l'air, l'acide sulfureux devient acide sulfurique et l'eau oxygénée, qui se forme en même temps, détruit sans retour la matière colorante.

La solution d'acide sulfureux est décomposée par la lumière solaire : une partie de l'acide sulfureux est transformée aux dépens de l'autre, en acide sulfurique, et du soufre se dépose (*Lœv*).

Pharmacologie. — L'acide sulfureux *gazeux* a été de tout temps employé en médecine, comme antiseptique et comme prophylactique des maladies contagieuses, car c'est à lui qu'il faut rapporter ce que les premiers médecins disaient des vapeurs du soufre. Il est tellement irritant, qu'on ne l'a utilisé tout d'abord que pour les usages externes : traitement de la gale et des autres affections parasitaires, désinfection des locaux malsains. Sous ce dernier rapport il est supérieur au chlore gazeux, dans une atmosphère humide (*Melhausen*). Depuis quelques années, on le fait servir en inhalations au traitement de la phtisie. On a tenté aussi, sans grand succès, d'injecter sous la peau de la vaseline liquide saturée d'acide sulfureux.

La *solution aqueuse* jouit des propriétés parasiticides de l'acide anhydre ; elle a été quelquefois aussi administrée à l'intérieur. Comme désinfectant, M. Gamgee lui préfère la solution alcoolique qui, sous le même volume, renferme beaucoup plus d'acide sulfureux.

§ 16. ACIDE SULFURIQUE. $S^2O^6 2HO$. $[SO^4H^2] = 98$.
Huile de vitriol.

On attribue sa découverte à Basile Valentin.

Préparation. — L'industrie prépare l'acide sulfurique en oxydant l'acide sulfureux par l'acide azotique, en présence de l'air et de la vapeur d'eau.

Tout d'abord, l'acide azotique est réduit en hypoazotide par l'acide sulfureux (1) :

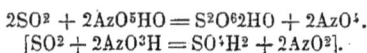

$$2SO^2 + 2AzO^5HO = S^2O^6 2HO + 2AzO^4.$$
$$[SO^2 + 2AzO^3H = SO^4H^2 + 2AzO^2].$$

Au contact de la vapeur d'eau, l'hypoazotide se dédouble en acide azotique et en acide azoteux :

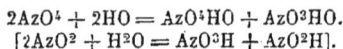

$$2AzO^4 + 2HO = AzO^4HO + AzO^3HO.$$
$$[2AzO^2 + H^2O = AzO^3H + AzO^2H].$$

L'acide azoteux, rencontrant de l'anhydride sulfureux, se convertit en acide sulfurique et devient bioxyde d'azote :

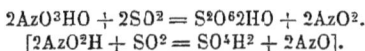

$$2AzO^3HO + 2SO^2 = S^2O^6 2HO + 2AzO^2.$$
$$[2AzO^2H + SO^2 = SO^4H^2 + 2AzO].$$

Enfin, le bioxyde d'azote prend, à l'air des appareils, de l'oxygène avec lequel il reforme de l'hypoazotide :

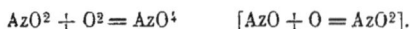

$$AzO^2 + O^2 = AzO^4 \qquad [AzO + O = AzO^2].$$

Tel est le cercle dans lequel se meut sans cesse l'acide azotique, dans la fabrication de l'acide sulfurique. Au sortir des chambres de condensation, celui-ci est concentré dans des bassines de plomb, jusqu'à ce qu'il marque 60° Baumé, puis dans des vases de platine, où il atteint le titre de 66°.

Purification. — On trouve habituellement dans l'acide sulfurique du

(1) Suivant Lunge, c'est l'acide azoteux et non l'hypoazotide qui joue le principal rôle dans les appareils fonctionnant bien.

commerce : des *sulfates de plomb* et *d'étain*, des *produits nitreux*, de l'*acide sulfureux*, de l'*acide chlorhydrique*, de l'*acide fluorhydrique*, de l'*arsenic* et quelquefois du *sélénium*. Voici le procédé indiqué par le Codex pour sa purification.

On introduit 1000 grammes d'acide du commerce, et 10 grammes de sulfate d'ammonium, dans une cornue de verre, dans laquelle on a préalablement placé trois ou quatre spirales de fil de platine, ou quelques fragments de silex à bords anguleux. On adapte à la cornue, sans bouchon ni lut, un ballon de verre; on la recouvre d'un couvercle en tôle, pour la préserver du refroidissement, et on la chauffe, sur ses parois latérales *seulement*, au moyen d'une grille annulaire spéciale (fig. 84). A l'aide de ces précautions, l'acide sulfurique distille sans soubresauts et, par conséquent, sans danger pour l'opérateur.

Dès que l'on a recueilli le dixième, environ, du liquide, on remplace le récipient par un autre ballon sec et chaud et l'on met de côté le produit distillé, qui renferme les *acides sulfureux* et *chlorhydrique*.

On poursuit enfin la distillation, jusqu'à ce qu'on ait obtenu à peu près les deux tiers du liquide soumis à l'expérience. L'acide condensé, dans cette dernière partie de l'opération, est pur. Celui qui reste dans la cornue retient l'*arsenic* (1) et les *sulfates métalliques*.

Le sulfate d'ammonium a pour effet de détruire les produits nitreux, avec lesquels il forme : de l'eau, de l'acide sulfurique et de l'azote qui se dégage (*Pelouze*) :

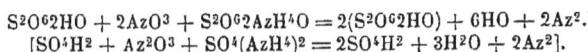

$$S^2O^62HO + 2AzO^3 + S^2O^62AzH^4O = 2(S^2O^62HO) + 6HO + 2Az^2.$$
$$[SO^4H^2 + Az^2O^3 + SO^4(AzH^4)^2 = 2SO^4H^2 + 3H^2O + 2Az^2].$$

Pour chasser l'*acide fluorhydrique*, on chauffe pendant deux jours, au bain de sable et à une température voisine de son point d'ébullition, l'acide sulfurique étendu de deux fois son volume d'eau. On remplace l'eau à mesure de son évaporation. L'acide fluorhydrique se volatilise (*Nicklès*).

S'il y a du *sélénium*, on ajoute à l'acide environ 4 fois son volume d'eau; on filtre la liqueur refroidie, pour en séparer le sulfate de plomb; on y mélange une dissolution d'acide sulfureux. L'acide prend une teinte jaune orange, qui passe au rouge, et il laisse déposer des flocons rouges de sélénium, qu'on enlève par filtration (*Personne*).

Il est prudent de ne pas rectifier plus d'un kilogramme d'acide à la fois; avec une plus grande quantité, l'ébullition produit des soubresauts qui rendent l'opération dangereuse.

Propriétés physiques et chimiques. — L'acide sulfurique est un liquide oléagineux et incolore, dont la densité est 1,84. Suivant Marignac, l'acide réputé pur retient 1/12 d'équivalent d'eau en excès, que ne peut lui

---

(1) L'arsenic ne reste dans la cornue qu'autant qu'il est à l'état d'*acide arsénique*. Or, cette condition n'est sûrement remplie que dans le cas où l'acide sulfurique contient des produits nitreux. S'il n'en contient pas, il faut le chauffer avec un peu d'acide azotique, pour oxyder l'acide arsénieux qui, sans cette précaution, pourrait distiller avec lui (*Bussy et Buignet*).

faire perdre la distillation ; le véritable acide monohydraté, obtenu par cristallisation, fond à + 10°,5 et bout à 338°. Il n'émet pas de vapeurs sensibles à la température ordinaire.

Cet acide est bi-basique et il a pour formule S^2O^62HO [SO^4H^2]. Son énergie est considérable : il chasse presque tous les acides de leurs combinaisons. Il est extrêmement avide d'eau ; quand on le mélange à ce liquide, on observe une élévation de température qui peut dépasser 100°, et en même temps une contraction de volume. Il se combine avec l'eau et forme

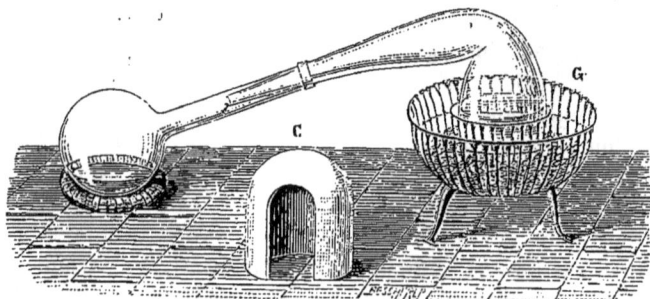

Fig. 84. — Appareil pour distiller l'acide sulfurique (*).

un second hydrate SO^32HO [SO^32H^2O] susceptible de cristalliser à + 8°. L'existence d'un troisième hydrate SO^33HO [SO^33H^2O] est probable sans être entièrement démontrée.

La chaleur, le soufre, le phosphore et la plupart des métaux le réduisent en acide sulfureux :

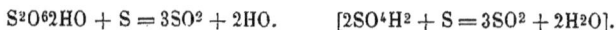

$$S^2O^62HO + S = 3SO^2 + 2HO. \qquad [2SO^4H^2 + S = 3SO^2 + 2H^2O].$$

Il charbonne toutes les matières organiques, en les déshydratant. Son réactif est la baryte, avec laquelle il donne un sulfate insoluble dans l'eau et dans les acides concentrés. Afin de caractériser plus complètement ce sulfate, on le calcine avec du charbon ; il en résulte du sulfure de baryum et de l'oxyde de carbone :

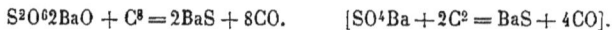

$$S^2O^62BaO + C^8 = 2BaS + 8CO. \qquad [SO^4Ba + 2C^2 = BaS + 4CO].$$

Et pour s'assurer que le résidu est du sulfure de baryum, on le traite par de l'acide chlorhydrique ; il se dégage de l'hydrogène sulfuré :

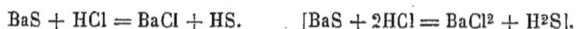

$$BaS + HCl = BaCl + HS. \qquad [BaS + 2HCl = BaCl^2 + H^2S].$$

Essai. — La vérification de la pureté de l'acide sulfurique comprend une série de recherches :

Le *plomb* et l'*étain* sont dénoncés par l'hydrogène sulfuré, avec lequel ils donnent un précipité noir, dans une *solution étendue*.

L'*arsenic* fournit avec le même réactif un précipité jaune, soluble dans les alcalis et dans les sulfures alcalins.

(*) G, grille circulaire recevant une cornue munie d'un récipient. C, couvercle en tôle destiné à protéger la cornue contre les refroidissements brusques.

La présence des *produits nitreux* peut être attestée de plusieurs manières :

1º On projette un peu de sulfate de protoxyde de fer en poudre dans l'acide à essayer : celui-ci reste incolore, quand il est pur, et prend une teinte *rose* ou *brune*, s'il est nitreux ou sélénieux. Pour décider de la nature de l'impureté, on chauffe : la coloration disparaît si elle est due à de l'hypoazotide; elle persiste quand elle provient du sélénium, qui alors se dépose (*Lunge*);

2º On touche un cristal de brucine ou de narcotine avec l'acide sulfurique; le cristal jaunit à peine avec l'acide pur, tandis qu'il devient *rouge sang* au contact des produits nitrés;

3º On mélange à l'acide un peu d'empois d'amidon imprégné d'iodure de potassium : il y a coloration *bleue*, en présence de l'hypoazotide;

4º En chauffant l'acide sulfurique nitré avec de la tournure de cuivre, on fait naître des *vapeurs rutilantes;*

5º On met dans un verre de montre 1 centimètre cube d'acide sulfurique pur, auquel on ajoute, goutte à goutte, 1 demi-centimètre cube de sulfate d'aniline, préparé avec 10 gouttes d'aniline pour 50 centimètres cubes d'acide sulfurique étendu de 6 p. d'eau. On agite, avec ce mélange, quelques gouttes de l'acide à essayer, puis on souffle à la surface du liquide. On voit apparaître des franges d'un rouge d'autant plus foncé qu'il y a plus de produits nitrés en présence. Ce réactif est d'une sensibilité extrême (*Braun*);

6º L'acide sulfurique nitreux décolore l'indigo et colore en bleu la diphénylamine.

L'acide sélénifère donne les mêmes réactions que l'acide nitreux. Aussi, pour les distinguer, est-il nécessaire de recourir toujours à la brucine, qui n'est pas colorée par le sélénium (*Lunge*).

L'*acide chlorhydrique* est facilement mis en évidence par le nitrate d'argent, qu'il précipite en blanc.

Pour constater la présence du *sélénium*, on procède comme il est dit à la *purification* de l'acide.

Quant à l'*acide sulfureux*, on le convertit en hydrogène sulfuré, en mettant un fragment de zinc *pur* et une trace de chlorure de platine dans l'acide sulfurique. Cette transformation est révélée par la teinte noire que prend un papier imprégné d'acétate de plomb et placé au-dessus du liquide.

Pharmacologie. — L'acide sulfurique concentré (*officinal*) désorganise instantanément les tissus; mais sa fluidité en rend l'usage difficile pour les cautérisations. A l'imitation de Rust, Velpeau remédiait à cet inconvénient, en mélangeant à l'acide la moitié de son poids de safran pulvérisé (*caustique safrano-sulfurique*), Ricord remplace le safran par le charbon (*caustique carbo-sulfurique*); d'autres préfèrent les poudres de guimauve ou de réglisse, qui ne laissent pas couler l'acide, comme le fait le charbon. Aucune de ces substances ne remplit aussi bien le but que le safran.

Étendu d'eau, l'acide sulfurique est un astringent dont on faisait abus autrefois. Les pharmacopées anciennes sont encombrées de formules de tisanes, de sirops, de potions, de gargarismes, de collutoires, de lotions, de liniments et de pommades à base d'acide sulfurique. Ce médicament faisait partie d'une foule d'*élixirs acides*, dont les plus renommés sont ceux de *Haller*, de *Schulz*, de *Dippel* et de *Mynsicht*, l'*eau de Rabel* et l'*eau de Théden*. Quelques-unes de ces préparations sont encore usitées aujourd'hui.

L'acide sulfurique est un poison redoutable, dont l'action est si rapide, qu'il est difficile de la combattre en temps utile. Les substances les plus propres à neutraliser ses effets sont la chaux, la magnésie et leurs carbonates.

On doit le conserver dans des flacons secs bouchés en verre et parfaitement clos, attendu qu'il est très hygrométrique et que le liège et les poussières organiques de l'air le colorent en brun.

ACIDE SULFURIQUE DILUÉ.

Acide sulfurique officinal...... 100 gr.
Eau distillée.................. 900
Versez l'acide peu à peu dans l'eau, en agitant sans cesse, et non pas l'eau dans l'acide (*Codex*).

LIMONADE SULFURIQUE.

Acide sulfurique dilué au 10°... 20 gr.
Eau 875
Sirop de sucre............... 125
(*Codex*.)

EAU DE RABEL.

Acide sulfurique alcoolisé, alcool sulfurique.

Acide sulfurique officinal...... 400 gr.
Alcool à 90°.................. 300
Pétales de coquelicot.......... 4

On met l'alcool dans un matras, on y verse l'acide sulfurique, par petites quantités et en agitant le mélange, puis on ajoute les pétales de coquelicot. On laisse macérer pendant quatre jours, on filtre et on conserve dans un flacon bouché à l'émeri (*Codex*).

Par suite de l'action de l'acide sulfurique sur l'alcool, ce médicament contient, aussitôt sa préparation, des traces d'acide sulfovinique $S^2O^8H^2.C^4H^4$ [$SO^4H.C^2H^5$], dont la proportion augmente lentement, de manière à éthérifier 7,2 p. 100 de l'acide sulfurique en sept mois (*Gautherand*). Plus tard, se mêle à l'acide sulfovinique un peu d'éther vinique, dont la présence est sensible à l'odorat.

L'eau de Rabel était connue de Beccher et d'Astruc, avant d'être vulgarisée par l'empirique dont elle a conservé le nom.

CHAPITRE V

IV. — ALCALIS ET OXYDES MÉTALLIQUES

§ 1. AMMONIAQUE. AzH³ = 17.
Alcali volatil.

Préparé pour la première fois à l'état de pureté par Priestley.

Préparation. — 1° On obtient le gaz ammoniac, en décomposant le chlorure d'ammonium par la chaux :

Chlorure d'ammonium en poudre.................... 2000 gr.
Chaux éteinte....................................... 2000

On mélange les deux poudres rapidement et aussi exactement que possible, et on les introduit dans une cornue de grès lutée, communiquant avec un flacon laveur, dans lequel on a mis 100 grammes de lessive des

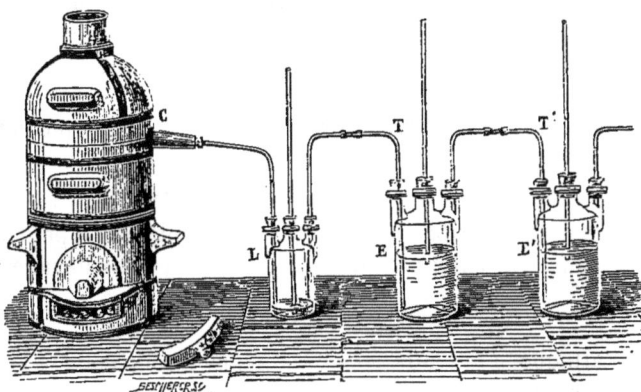

Fig. 85. — Appareil pour la préparation de l'ammoniaque (*).

savonniers. On chauffe légèrement la cornue pour faciliter le dégagement de l'ammoniaque, puis on élève graduellement la température, jusqu'à ce qu'il ne se dégage plus rien. On recueille le gaz sur le mercure, après l'avoir desséché, s'il est nécessaire, en le faisant passer sur de la potasse caustique.

Ammoniaque liquide officinale. Ammoniaque pure. — Quand on veut avoir l'ammoniaque dissoute, on chauffe au bain de sable, dans un grand matras, 1,500 grammes d'ammoniaque liquide du commerce et on dispose, à la

(*) C, cornue de grès contenant le mélange de chaux et de sel ammoniac et chauffé dans un fourneau à réverbère. L, flacon laveur contenant *très peu* d'eau. EE', flacons *à moitié* remplis d'eau distillée, et refroidis pendant toute la durée de l'opération. TT, tubes abducteurs plongeant jusqu'au fond du liquide.

suite du laveur, deux flacons de Woolf, contenant chacun 1,000 grammes d'eau distillée (fig. 85). Les tubes qui amènent le gaz doivent plonger jusqu'à la partie inférieure du liquide, parce que c'est là que se trouvera toujours l'eau la moins saturée, la solution d'ammoniaque étant plus légère que l'eau pure. On refroidit constamment les flacons de Woolf, pour éviter l'élévation de température produite par la condensation du gaz et qui serait nuisible à la saturation du liquide. Il convient enfin que les flacons ne soient pas remplis à plus de moitié de leur capacité, au moment où commence l'opération, à cause de l'augmentation de volume que fait éprouver à l'eau la dissolution du gaz ammoniac. On retire du deuxième flacon une solution d'ammoniaque très pure, qui doit marquer 0.925 au densimètre. Le dernier contient de l'ammoniaque faible, qu'on peut employer au lieu d'eau pure, dans une opération suivante (*Codex*).

La réaction qui, dans ces circonstances, produit l'ammoniaque, est la conversion du chlorure d'ammonium en chlorure de calcium ; il se dégage de l'eau en même temps que le gaz ammoniac :

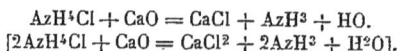

$$AzH^4Cl + CaO = CaCl + AzH^3 + HO.$$
$$[2AzH^4Cl + CaO = CaCl^2 + 2AzH^3 + H^2O].$$

Propriétés physiques et chimiques. — Le *gaz ammoniac* est incolore et très irritant. Sa densité est 0,59. Il devient liquide à — 40° et prend l'état solide à — 75°, par évaporation dans le vide. L'eau en dissout 1.147 fois son volume à 0°, et 785 volumes à + 15°. L'alcool et l'éther en absorbent également de fortes proportions. Il a la propriété d'éteindre les corps en combustion.

Il s'unit facilement aux acides, en formant parfois des composés pluri-ammoniacaux :

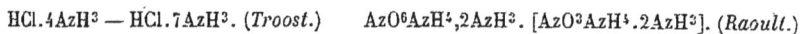

$$HCl.4AzH^3 — HCl.7AzH^3. \text{ (\textit{Troost.})} \qquad AzO^6AzH^4,2AzH^3. [AzO^3AzH^4.2AzH^3]. \text{ (\textit{Raoult.})}$$

La chaleur rouge le dédouble en azote et en hydrogène ; il peut brûler dans l'oxygène pur. Le chlore le décompose à froid, en dégageant de l'azote :

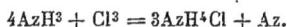

$$4AzH^3 + Cl^3 = 3AzH^4Cl + Az.$$

Le charbon l'attaque, à la température rouge, en produisant du cyanure d'ammonium et de l'hydrogène :

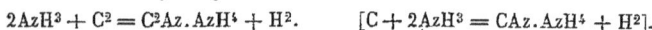

$$2AzH^3 + C^2 = C^2Az.AzH^4 + H^2. \qquad [C + 2AzH^3 = CAz.AzH^4 + H^2].$$

L'ammoniaque liquide officinale est incolore et dégage incessamment du gaz ammoniac, à la température ordinaire ; elle a pour densité 0,925 et elle contient le cinquième de son poids de gaz ammoniac. Saturée à + 14°, elle pèse 0,88 au densimètre et renferme 36 p. 100 de gaz ammoniac. Exposée à l'air, elle perd peu à peu toute l'ammoniaque qui s'y trouve dissoute. L'expulsion du gaz est plus rapide, quand on opère dans le vide ou avec le concours de la chaleur ; elle est totale à la température de 100°. L'ammoniaque ne semble donc pas former de combinaison avec l'eau, à la température ordinaire. Mais, à basse température, on peut faire cristalliser des hydrates instables.

Au contact de l'iode, l'ammoniaque forme un iodure fulminant AzI^3.

Elle dissout le cuivre, à froid et en présence de l'air, en s'oxydant elle-même.

La présence de l'ammoniaque, dans une liqueur, est facilement accusée par le chlorure mercurique, qui forme avec l'alcali un précipité blanc de *chloramidure de mercure* HgCl.AzH^{2}Hg [HgCl^{2}Az^{2}H^{4}Hg]. Nessler donne, comme un réactif beaucoup plus sensible, la solution d'iodomercurate de potassium (1). Quelques centimètres cubes de cette solution, mélangés à une liqueur contenant soit de l'ammoniaque libre, soit un sel ammonique, produisent une coloration jaune ou brune, suivant la proportion d'ammoniaque en présence.

Un papier trempé dans une solution aqueuse de fuchsine, rendue jaune par addition d'acide sulfurique, puis séché, devient rouge carmin par l'action du gaz ammoniac.

Essai. — L'ammoniaque liquide du commerce n'est jamais pure. Elle est colorée en jaune par des *matières organiques;* elle contient tous les *sels*, qui se trouvent dissous dans l'eau employée à sa préparation et, parfois, de l'*acide carbonique*, du *plomb* et du *cuivre*.

Préparée avec de l'eau distillée, elle ne laisse *pas de résidu*, quand on l'évapore sur une lame de platine.

Neutralisée par un excès d'acide azotique, elle précipite par l'azotate d'argent, si elle renferme des *chlorures*, et par l'azotate de baryum, si elle contient des *sulfates*.

Elle donne un précipité blanc avec l'eau de chaux, quand elle est *carbonatée;* un précipité blanc avec l'oxalate d'ammonium, si elle recèle de la *chaux;* et un précipité noir avec l'acide sulfhydrique, dans le cas où elle tient en dissolution du *plomb* ou du *cuivre*.

Pharmacologie. — Le gaz ammoniac rend peu de services à l'art médical. Cependant, il peut être utile pour combattre la syncope, le vertige et l'asphyxie produite par l'acide carbonique.

Sa *solution aqueuse* est irritante ou caustique, suivant sa concentration et suivant son mode d'emploi. Lorsqu'elle est saturée, elle produit très rapidement la vésication, soit qu'on s'en serve à l'état de pureté, mélangée à de l'*huile*, ou dissimulée dans l'*eau de Luce* ou dans la *pommade de Gondret*. Plus étendue, elle n'est que rubéfiante ; c'est ainsi qu'elle agit dans l'*eau sédative*, le *liniment ammoniacal* et le *baume opodeldoch*.

Elle est efficace contre les suites des piqûres d'insectes. On l'avait regardée comme un spécifique contre le venin de la vipère, sur lequel elle paraît malheureusement sans action. A l'intérieur, on l'administre en potion ou dans un autre breuvage, à titre de stimulant diffusible, ou pour

(1) Pour préparer ce réactif, on dissout dans 1 demi-litre d'eau distillée 62^{gr},50 d'iodure de potassium ; on verse dans la liqueur une solution chaude et concentrée de sublimé corrosif, jusqu'à ce qu'il se précipite un peu d'iodure de mercure qui ne se dissolve pas par l'agitation. On ajoute alors 150 grammes de potasse caustique dissoute dans son poids d'eau, et on complète avec de l'eau distillée le volume de 1 litre. On abandonne à elle-même, pendant plusieurs jours, la liqueur qui est ordinairement brune et, quand elle s'est décolorée, on la décante dans des flacons bouchés à l'émeri.

(2) L'eau de Luce est également employée à l'intérieur.

dissiper le météorisme des bestiaux et l'ivresse. Elle fait partie d'un grand nombre d'anciennes formules de remèdes internes, parmi lesquels on a conservé l'*alcool ammoniacal*, l'*esprit volatil aromatique de Sylvius*, les *gouttes céphaliques anglaises* et quelques autres.

Employée sans ménagement, elle est toxique. Ses antidotes sont les acides dilués.

On ne doit affecter aux usages pharmaceutiques que la solution d'ammoniaque pure et non les solutions du commerce, fréquemment préparées avec les produits des usines à gaz et renfermant des bases susceptibles d'être colorées en rouge par les acides.

EAU SÉDATIVE.

Ammoniaque liquide à 0,92....	60 gr.
Alcool camphré...............	10
Chlorure de sodium...	60
Eau distillée.................	1000

On fait dissoudre le sel dans l'eau, on ajoute l'alcool camphré, puis l'ammoniaque (*Codex*).

ALCOOLAT AROMATIQUE AMMONIACAL.

Écorces fraîches d'orange......	100 gr.
— de citron......	100
Vanille......................	30
Cannelle de Ceylan...........	15
Girofles.....................	10
Chlorhydrate d'ammoniaque....	500
Carbonate de potassium........	500
Eau de cannelle..............	500
Alcool à 80°.................	500

On incise les écorces d'orange et de citron ainsi que la vanille; on concasse la cannelle et les girofles, et on introduit le tout dans une cornue de verre, avec le sel ammoniac, l'eau de cannelle et l'alcool. On laisse macérer pendant trois ou quatre jours, en agitant de temps en temps. On ajoute le carbonate de potassium, on mélange exactement, et après quelques heures, on distille au bain-marie, pour retirer 500 gr. d'alcoolat aromatique.

Cet alcoolat se colore promptement à la lumière. Il faut le conserver dans des flacons de petite capacité, bouchés à l'émeri (*Codex*).

POMMADE DE GONDRET.
Pommade ammoniacale.

Suif de mouton..............	10 gr.
Axonge......	10
Ammoniaque liquide à 0,92......	20

On liquéfie les corps gras dans un flacon à l'émeri. Quand ils sont en partie refroidis, on ajoute l'ammoniaque, on agite vivement et on plonge dans l'eau froide, pour hâter le refroidissement (*Codex*).

Pour que cette préparation réussisse, il faut que l'ammoniaque n'ait pas une densité supérieure à 0,92.

LINIMENT AMMONIACAL.

Huile d'amande douce.........	90 gr.
Ammoniaque liquide...........	10
(*Codex*.)	

M. Alcock recommande de substituer l'huile de sésame à l'huile d'amande; le mélange reste émulsionné, pendant au moins trois mois, et ne manifeste aucune altération.

LINIMENT AMMONIACAL CAMPHRÉ.

Huile camphrée...............	90 gr.
Ammoniaque liquide...........	10
(*Codex*.)	

BAUME OPODELDOCH.

Savon *animal* desséché........	120 gr.
Camphre....................	96
Ammoniaque liquide..........	40
Huile volatile de romarin......	24
— de thym........	8
Alcool à 90°.................	1000

On fait dissoudre le savon dans l'alcool au bain-marie, on ajoute le camphre, puis les huiles volatiles. On met dans la liqueur 100 gr. de charbon animal, on agite, on mélange l'ammoniaque et on filtre (*Codex*).

Dietrich obtient un baume à peu près incolore et dépourvu de cristaux étoilés, en remplaçant le savon animal par du savon dialysé.

BAUME OPODELDOCH LIQUIDE.

Savon *médicinal* desséché.....	100 gr.
Camphre pulvérisé...........	90
Huile volatile de romarin......	20
— de thym........	10
Ammoniaque liquide..........	30
Alcool à 80°.................	1000

Manuel opératoire semblable à celui du baume solide (*Codex*).

§ 2. CHAUX. CaO = 28. — [CaO] = 56.

Préparation. — Pour préparer la chaux vive, on décompose par la chaleur le carbonate de calcium.

On casse du marbre blanc en petits fragments que l'on place, alternativement avec des charbons, sur une grille, dans le laboratoire d'un fourneau à réverbère muni d'un bon tirage. On allume le feu par dessous et on maintient le carbonate à la température rouge, jusqu'à ce qu'il soit complètement décomposé. Lorsque le fourneau est presque refroidi, on enlève les fragments de chaux et on les enferme rapidement dans des flacons bien bouchés.

Propriétés physiques et chimiques. — La chaux est très blanche, infusible aux plus hautes températures, plus soluble dans l'eau froide que dans l'eau chaude : il faut 778 p. d'eau à 15°, et 1270 p. d'eau à 100° pour en dissoudre une partie. Sa densité est 2,3. Elle manifeste, dans les réactions chimiques, les propriétés des bases fortes. Elle est très avide d'eau et produit, au contact de ce liquide, un hydrate CaOHO [CaO²H²], dont la formation est accompagnée d'une élévation de température pouvant aller jusqu'à 300°. Elle devient alors pulvérulente et prend les noms de *chaux éteinte* et de *chaux délitée*. En cet état, elle s'unit facilement à l'acide carbonique. Elle se combine également au sucre de canne, et le composé auquel elle donne naissance (*saccharate de chaux*) est moins soluble à chaud qu'à froid. Tous les alcools polyatomiques exaltent, comme le sucre, la solubilité de la chaux.

Pharmacologie. — La pharmacie utilise la *chaux vive* et son *hydrate*.

La *chaux vive* est caustique. A ce titre, elle fait partie de médicaments déjà cités (*poudre de Vienne, Caustique de Filhos*) et elle sert à préparer plusieurs *poudres épilatoires* et quelques produits chimiques.

L'*hydrate de chaux*, beaucoup moins irritant, est plus fréquemment employé à l'extérieur, et le seul qui puisse servir de remède interne. Il a des propriétés anti-acides, qu'on recherche dans l'*eau de chaux*, dans le *sirop de chaux* et dans le *lait de chaux*. Quand on a besoin de ses effets topiques, on a recours au *liniment calcaire*, ou encore à l'*eau de chaux*, avec laquelle on fait souvent des lotions ou des injections. Enfin, on peut attribuer à la chaux hydratée une valeur réelle, comme contre-poison des acides en général. Avant d'en faire usage, il est indispensable de la laver avec soin à l'eau pure, pour lui enlever la potasse caustique, qu'elle contient presque toujours et qui a pour origine soit la cendre du charbon, soit le carbonate calcaire avec lequel on l'a préparée.

EAU DE CHAUX.

Pour faire de l'eau de chaux, on délite de la chaux vive, et on l'agite avec 40 fois son poids d'eau, pour lui enlever la potasse libre qu'elle peut contenir. On laisse reposer le liquide, on le décante et on le rejette. Puis on verse, sur la chaux ainsi lavée, 100 fois au moins son poids d'eau distillée. On laisse en contact pendant quelques heures, en ayant soin d'agiter de temps à autre, et on abandonne au repos. La liqueur éclaircie et décantée est l'*eau de chaux médicinale* (*Codex*).

L'eau de chaux contient 1ᵍʳ,285 de chaux caustique par litre. Elle absorbe rapidement l'acide carbonique de l'air et se recouvre d'une couche mince de carbonate de calcium. On doit la tenir dans des flacons pleins et bien bouchés et, pour plus de sûreté, laisser un excès de chaux non dissoute au fond des flacons.

On la nommait autrefois *eau de chaux seconde*, pour indiquer qu'il ne fallait pas faire usage de la première eau versée sur la chaux. Obtenue d'après le procédé du Codex, elle retient des traces de chlorures, qui la rendent impropre à certaines préparations. Pour avoir de l'eau de chaux exempte de ces sels, on lave la chaux jusqu'à ce que le nitrate d'argent forme dans l'eau de lavage un précipité complètement soluble dans l'acide nitrique.

En dehors des cas où elle est employée seule, l'eau de chaux sert à la préparation du *sirop de chaux*, du *liniment calcaire* et de *l'eau phagédénique*. Elle peut préserver le lait de la fermentation acide et des développements mycodermiques. M. Dauverné la regarde comme le meilleur calmant des douleurs qu'occasionnent les piqûres des abeilles, des guêpes et des frelons.

LINIMENT CALCAIRE.

Liniment oléo-calcaire, savon calcaire.

Huile d'amande douce......... 100 gr.
Eau de chaux.................. 900

On agite vivement le mélange, dans un flacon bouché (*Codex*). (Voy. *Glycéré de sucrate de chaux et glycéré calcaire*.)

POMMADE CONTRE LA TEIGNE.

Pommade des frères Mahon.

Axonge...................... 80 gr.
Carbonate de sodium.,......... 15
Chaux éteinte................. 10
(*Cadet de Gassicourt*.)

§ 3. OXYDES DE FER.

Parmi les oxydes du fer, le sesquioxyde et l'oxyde ferroso-ferrique sont seuls employés en nature par le pharmacien. Le protoxyde, très instable à l'état libre, ne sert qu'en combinaison.

A. Sesquioxyde de fer. $Fe^2O^3 = 80. — [Fe^2O^3] = 160.$

Quatre produits distincts, représentant du sesquioxyde de fer plus ou moins pur, sont usités en pharmacie ; deux sont *anhydres :* le *colcothar* et le *safran de Mars astringent;* deux sont *hydratés :* le *safran de Mars apéritif* et le *sesquioxyde de fer précipité.*

a. — COLCOTHAR.

Préparation. — 1° On dessèche, dans une bassine de fonte, du sulfate ferreux purifié; on met le résidu dans un creuset de terre et l'on chauffe au rouge vif, jusqu'à ce qu'il ne se dégage plus de vapeurs. On pulvérise la masse refroidie, on la lave à l'eau bouillante, jusqu'à ce que les eaux de lavage n'entraînent plus rien, et on la porphyrise.

Le sulfate de fer se trouve décomposé par la chaleur ; une partie de l'acide sulfurique se dégage à l'état anhydre, l'autre à l'état d'acide sulfureux, après avoir cédé de l'oxygène au protoxyde de fer :

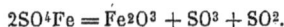

$$2SO^4Fe = Fe^2O^3 + SO^3 + SO^2.$$

Si la calcination n'a pas été suffisamment prolongée, il reste du sulfate de sesquioxyde de fer non décomposé, qu'on enlève par les lavages. Dans tous les cas, un peu de sulfate basique prend naissance et demeure mélangé au colcothar, en raison de son insolubilité.

2° M. Vogel prépare le sesquioxyde de fer anhydre en calcinant l'oxalate ferreux au contact de l'air, sur une plaque de tôle ou dans une capsule de porcelaine. Il obtient un oxyde très divisé et plus soluble que le précédent, parce qu'il n'a pas été porté à une aussi haute température.

Propriétés physiques et chimiques. — Le colcothar est amorphe, d'un beau rouge, insoluble dans l'eau et dans tous les liquides neutres, et non volatil.

Il est inaltérable à l'air. A la chaleur blanche, il perd de l'oxygène et se change en oxyde magnétique Fe^3O^4. A la température du rouge sombre, l'hydrogène et le charbon le réduisent facilement. A froid, les matières organiques le ramènent à l'état de protoxyde, en présence de l'eau. Il se dissout lentement dans les acides, qu'il sature moins bien que le protoxyde de fer.

b.   **SESQUIOXYDE DE FER BIHYDRATÉ.** $Fe^2O^32HO = 98$. $[Fe^2O^32H^2O] = 196$.
Hydrate ferrique.

Préparation. — 1° On pèse séparément :

Perchlorure de fer officinal............................ 1000 gr.
Ammoniaque liquide officinale...................... 400

On verse, en agitant sans cesse, la solution de perchlorure de fer étendue de 50 parties d'eau, dans l'ammoniaque diluée de 5 fois son poids d'eau. Il se forme un précipité rougeâtre, gélatineux, qu'on lave par décantation, jusqu'à ce que l'eau de lavage ne précipite plus le nitrate d'argent acidulé par l'acide nitrique (*Codex*).

L'ammoniaque forme, avec le chlore, du chlorure d'ammonium, et l'oxyde ferrique se dépose :

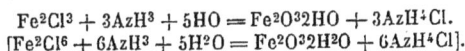

$$Fe^2Cl^3 + 3AzH^3 + 5HO = Fe^2O^32HO + 3AzH^4Cl.$$
$$[Fe^2Cl^6 + 6AzH^3 + 5H^2O = Fe^2O^32H^2O + 6AzH^4Cl].$$

La précipitation ne doit jamais être faite avec la potasse ou la soude, car, dans ce cas, le précipité retient un peu d'alcali, que les lavages ne peuvent lui enlever. Le même inconvénient se produit avec l'ammoniaque, mais à un degré bien moindre. Soubeiran préfère le bicarbonate de potassium qui, dit-il, fournit un oxyde plus pur.

2° On fait une dissolution de chlorure ferreux cristallisé, d'une densité de 1,21. Si cette liqueur précipite par le chlorure de baryum, on y ajoute peu à peu assez de ce réactif pour que, filtrée de nouveau, elle ne précipite plus. On verse la solution sur de l'acide azotique *exempt d'acide sulfurique* (1), et on chauffe doucement à 50° pendant une demi-heure.

On étend la liqueur ferrique de 50 à 60 fois son volume d'eau distillée tiède, et on la sature par un léger excès d'ammoniaque liquide pure, *privée de sulfate d'ammonium* et diluée dans 5 fois son volume d'eau. On verse, sur un filtre de papier, le liquide salin tenant en suspension l'hydrate ferrique gélatineux. On lave à l'eau distillée tiède le précipité retenu sur le filtre, jusqu'à ce que l'eau passe insipide; puis on continue le lavage avec de l'eau distillée, acidulée par 1 ou 2 millièmes d'acide chlorhydrique *pur*, jusqu'au moment où le liquide filtré, qui d'abord a pris une saveur salée, passe légèrement coloré en jaune rougeâtre et devienne presque insipide. La filtration se ralentit beaucoup, dès que l'hydrate ferrique cesse d'être alcalin. On laisse égoutter le filtre pendant trois jours.

L'hydrate ferrique forme alors une masse adhérente au filtre et qu'il est facile d'en retirer tout d'une pièce, en retournant l'entonnoir au-dessus d'une assiette. On fait sécher cette masse à l'air libre sur du papier buvard, reposant lui-même sur des briques sèches, jusqu'à ce qu'elle ne retienne plus que 80 centièmes d'eau. 70 de fer métallique doivent donner 500 gr. d'*hydrate ferrique stable* et très soluble dans les acides affaiblis (*Jeannel*).

2° On mélange des poids égaux de sirop de sucre, et d'une solution de perchlorure de fer contenant 15 p. 100 de métal. On y ajoute une solution de soude caustique, jusqu'à ce que le précipité formé d'abord se redissolve; on filtre, on étend la liqueur d'une grande quantité d'eau, et on porte à l'ébullition. Si on y introduit alors du chlorure de sodium, le sesquioxyde de fer se précipite sous sa modification soluble. On le recueille sur un filtre, on le lave et on le sèche au bain-marie (*Kœhler* et *Hornemann*).

Propriétés physiques et chimiques. — Le bihydrate de peroxyde de fer est gélatineux, brun, terne et insoluble dans l'eau. Il se dissout rapidement dans les acides dilués et dans le sirop de sucre, au moment de sa préparation ; mais 24 heures suffisent pour diminuer sa solubilité dans les

(1) 40 cent. cubes d'acide azotique à 1,36 suffisent pour oxyder 175 cent. cubes de la solution de chlorure ferreux. Un excès d'acide azotique n'offre aucun inconvénient.

acides et pour le rendre à peu près insoluble dans le sirop de sucre (*Duquesnel*). Quand on le conserve plus longtemps, il perd sa légèreté, en même temps que 1/2 éq. d'eau (*Lefort*) et, suivant Wittstein, il prend peu à peu la forme cristalline. M. Leroy rattache sa déshydratation uniquement aux variations de température, sans admettre que le temps et la lumière puissent avoir de l'influence sur ce phénomène. En conséquence, il conseille de tenir à la cave le sesquioxyde de fer hydraté, pour retarder autant que possible son altération.

Lorsqu'on met cet hydrate en contact avec une trace d'acide sulfurique ou avec de l'ammoniaque ou de l'eau contenant un sulfate, il devient insoluble dans les acides faibles. Pour l'obtenir au maximum de solubilité, il faut l'extraire du perchlorure de fer pur, et le laver avec de l'eau distillée à laquelle on a ajouté 1 à 2 millièmes d'acide chlorhydrique (*Jeannel*). Précipité par le chlorure de sodium, en présence du sucre, il est soluble dans l'eau pure ou sucrée et dans la glycérine. Ces solutions sont insipides (*Kœhler* ·et *Hornemann*).

Séché dans le vide, il se déshydrate partiellement et sa composition devient : $2Fe^2O^3HO$ [$2Fe^2O^33H^2O$]. L'eau bouillante lui prend 1 éq. d'eau; il acquiert une teinte rouge et il devient moins soluble dans les acides. par le fait de cette soustraction. Chauffé au rouge sombre, il entre subitement en incandescence et il passe à l'état anhydre.

c. — SAFRAN DE MARS APÉRITIF.
Oxyde de fer hydraté.

Préparation. — On préparait autrefois le safran de Mars apéritif, en exposant la limaille de fer à la rosée du mois de mai. On a recours aujourd'hui à un procédé d'une exécution plus rapide et indépendante des saisons. On prend :

Sulfate ferreux cristallisé......................... 1000 gr.
Carbonate de sodium pur cristallisé................ 1200
Eau distillée..................................... 14000

On fait dissoudre séparément les deux sels et on filtre les liquides. On verse par petites parties la solution du carbonate dans celle du sulfate, en agitant pour favoriser la réaction. Il se dépose un précipité blanc de carbonate de fer, qu'on lave *à froid* par décantation et qu'on sèche sur des toiles à la *température ordinaire* et à l'*air libre*, en ayant soin de l'agiter fréquemment pour l'oxyder (*Codex*).

La double décomposition fournit du sulfate de sodium et du carbonate de protoxyde de fer :

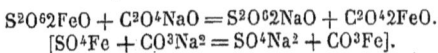

$$S^2O^62FeO + C^2O^4NaO = S^2O^62NaO + C^2O^42FeO.$$
$$[SO^4Fe + CO^3Na^2 = SO^4Na^2 + CO^3Fe].$$

Au contact de l'air et de l'eau aérée qui sert à le laver, le carbonate ferreux absorbe de l'oxygène, perd de l'acide carbonique et se convertit en oxyde salin, puis en peroxyde de fer qui reste hydraté. Ces transformations sont marquées par le changement de couleur du précipité qui, d'abord blanc, devient vert, puis noir et enfin jaune rougeâtre. On doit faire à froid les lavages et la dessiccation, pour prévenir la déshydratation de l'oxyde.

Propriétés physiques et chimiques. — Le safran de Mars apéritif est de l'hydrate de peroxyde de fer mélangé de carbonate ferreux en proportion généralement faible, mais d'autant plus accusée que le produit a été séché plus promptement. C'est donc à tort qu'on lui donne souvent le nom de *carbonate de fer*.

Il est amorphe, rouge brun, insipide, insoluble dans l'eau et facilement soluble dans les acides.

Essai. — Le safran de Mars est quelquefois fraudé avec du *colcothar*, de l'*ocre* ou de la *brique en poudre*.

On y reconnaît la présence du *colcothar* à la difficulté qu'offre sa dissolution dans l'acide chlorhydrique; celle de l'*ocre* et de la *brique*, à leur insolubilité dans le même acide.

d. — SAFRAN DE MARS ASTRINGENT.

Préparation. — Pour préparer le safran de Mars astringent des anciennes pharmacopées, on calcine au rouge le safran de Mars apéritif ou l'oxyde des battitures et on porphyrise le produit.

Propriétés physiques et chimiques. — Le safran de Mars astringent est du sesquioxyde de fer anhydre. Il est très peu attaquable par les acides, et il possède toutes les autres propriétés du colcothar. On y trouve parfois du protoxyde de fer, provenant du safran de Mars apéritif employé à sa préparation.

B. OXYDE FERROSO-FERRIQUE. $Fe^3O^4 = 116. — [Fe^2O^4] = 232$.
Oxyde noir de fer, *Ethiops martial*.

Préparation. — 1° *Procédé de Cavezzali.* — On obtient l'oxyde ferroso-ferrique en oxydant la limaille de fer, en présence de l'air et de l'eau.

On place de la limaille de fer fine et pure dans une terrine de grès, avec assez d'eau pour qu'elle soit humectée, mais sans que le liquide puisse couler quand on incline le vase. On tasse un peu le mélange et on l'abandonne à l'action de l'air. La masse ne tarde pas à s'échauffer; on la remue avec une spatule, pour multiplier ses points de contact avec l'air, et on ajoute de l'eau de temps à autre, pour remplacer celle qui s'évapore. Quand on opère sur des masses un peu considérables, la température s'élève jusqu'à 60 et 70°, et il se dégage un peu d'hydrogène et d'ammoniaque. Au bout de deux ou trois jours, la limaille est entièrement refroidie et l'oxydation cesse.

On met le produit dans un mortier de fer et on le triture fortement, pour séparer l'oxyde du fer non attaqué. On jette sur un tamis de crin serré et on lave à grande eau, jusqu'à ce que le liquide cesse de passer coloré en noir. La limaille reste en grande partie sur le tamis; l'oxyde est entraîné par l'eau. On agite celle-ci et on la décante rapidement pour enlever l'oxyde; la limaille demeure au fond du flacon. L'oxyde est jeté sur une toile serrée, égoutté et mis à la presse. On le sèche rapidement entre des feuilles de papier sans colle pour éviter que l'air ne l'oxyde pendant qu'il est encore mouillé. Pendant l'hiver, l'opération est lente; on accélère la réaction en la faisant dans une étuve chauffée à 30° environ.

2° On arrive plus vite et plus sûrement au même résultat, en décomposant une solution bouillante de carbonate de sodium, par une dissolution contenant équivalents égaux de sulfate de protoxyde et de sulfate de sesquioxyde de fer. L'oxyde ferroso-ferrique se dépose, du sulfate de sodium se dissout et l'acide carbonique s'échappe (*Soubeiran*) :

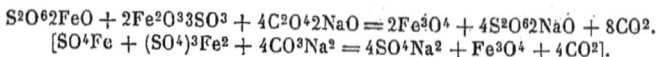

$$S^2O^6 2FeO + 2Fe^2O^3 3SO^3 + 4C^2O^4 2NaO = 2Fe^3O^4 + 4S^2O^6 2NaO + 8CO^2.$$
$$[SO^4Fe + (SO^4)^3Fe^2 + 4CO^3Na^2 = 4SO^4Na^2 + Fe^3O^4 + 4CO^2].$$

Pour rendre la dessiccation plus prompte, Geiger a proposé de délayer l'oxyde dans de l'alcool, qui s'évapore plus vite que l'eau.

3° M. Lefort a modifié le procédé de Soubeiran de la manière suivante :

On prend 100 gr. de sulfate ferreux cristallisé, qu'on fait dissoudre *à froid* et à l'abri de l'air, dans une très petite quantité d'eau distillée bouillie.

D'autre part, on met 200 gr. de sulfate ferreux cristallisé dans une capsule de porcelaine contenant déjà 80 gr. d'acide nitrique et 50 gr. d'eau. On chauffe au bain de sable, jusqu'à ce que le sel ferreux soit entièrement suroxydé, et on laisse refroidir la solution.

Enfin, on fait dissoudre à chaud, dans dix fois son poids d'eau distillée, un grand excès de potasse ou de soude caustique et, lorsque la liqueur est en ébullition, on y verse goutte à goutte les solutions de sulfates de fer, que l'on mélange à cet instant seulement. L'addition du sulfate ferroso-ferrique dans l'alcali élève la température du liquide et occasionne un bruit semblable à celui d'un fer rouge plongé dans l'eau. Il se précipite de l'oxyde noir de fer, qu'on lave, par décantation, avec de l'eau distillée bouillie.

Propriétés physiques et chimiques. — L'oxyde ferroso-ferrique est une poudre noire, amorphe, attirable à l'aimant, soluble sans effervescence dans les acides. Il est formé, comme l'oxyde magnétique, par l'union du protoxyde et du peroxyde de fer : $Fe^3O^4 = FeOFe^2O^3$. Il contient un éq. d'eau, quand il a été obtenu par précipitation. Chauffé au-dessus de 90°, il se déshydrate et se convertit en oxyde ferrique (*Lefort*).

Préparé par le procédé de Cavezzali, il n'est pas pur. Il contient du sesquioxyde de fer, dont la formation est inévitable pendant sa préparation et sa dessiccation, et, en outre, un peu d'ammoniaque due à la combinaison de l'azote de l'air avec l'hydrogène naissant. Il est pur, au contraire, s'il est obtenu par le procédé de Soubeiran, et sa composition est constante.

Pharmacologie. — Les oxydes du fer comptent parmi les médicaments les plus anciens. Ils ont été employés à toutes les époques, à peu près sans discernement, et, au commencement de ce siècle, on accordait encore au safran de Mars astringent autant d'efficacité qu'au safran de Mars apéritif. Il est facile actuellement de préciser leur valeur médicinale relative, en s'appuyant sur ce principe qu'un médicament est, en général, d'autant plus actif qu'il est plus soluble. Le plus assimilable des suroxydes de fer est l'hydrate ferrique gélatineux, qui se dissout avec une facilité remarquable dans les acides et même dans les liquides neutres, quand il a été préparé par le procédé de MM. Kœhler et Hornemann. Le safran de Mars apéritif et l'oxyde ferroso-ferrique doivent être placés au second rang et à peu près sur la même ligne. Quant au colcothar et au safran de Mars astringent, leur insolubilité devrait les faire rejeter de la pratique médicale.

Le *colcothar* entre néanmoins dans la composition de l'*emplâtre de Canet*, et dans celle d'un grand nombre de vieilles préparations, avec raison oubliées. Mais le *safran de Mars astringent* paraît rayé de tous les formulaires, et ce n'est que justice.

L'*hydrate de peroxyde de fer gélatineux* mériterait de remplacer un grand nombre de ferrugineux moins assimilables que lui. Il est insipide et, par conséquent, facilement accepté par les malades. Pour lui assurer son efficacité maximum, il est important d'éviter tout ce qui peut provoquer sa déshydratation.

Actuellement, il ne sert guère qu'à la préparation de quelques sels ferriques (tartrate, citrate, etc.). Il a été proposé par Bunsen comme contrepoison de l'acide arsénieux, avec lequel il forme un arsénite insoluble. Lorsqu'on le réserve à ce dernier usage, il faut, comme l'indique le Codex, le conserver sous l'eau distillée, dans un lieu dont la température ne soit pas supérieure à + 12°. Cette précaution a pour but d'éloigner les modifications moléculaires qu'il éprouve à la longue et par suite desquelles il se combine difficilement à l'acide arsénieux ; mais elle ne peut les prévenir totalement ; aussi est-il nécessaire de renouveler de temps à autre l'hydrate ferrique destiné à combattre l'intoxication arsenicale.

Le *safran de Mars apéritif*, improprement désigné quelquefois par le nom de *sous-carbonate de fer*, est un médicament qui n'est efficace que si on l'a préparé avec soin, c'est-à-dire en évitant de le déshydrater. Il faisait autrefois partie de formules nombreuses de poudres composées, de pilules, d'électuaires, etc. On le donne encore fréquemment en nature ou en pilules, généralement mélangé à d'autres substances médicamenteuses (*Bol ferrugineux de Velpeau*).

L'*oxyde ferroso-ferrique* est regardé par quelques praticiens comme préférable au safran de Mars apéritif, parce qu'il fournit directement au suc gastrique du protoxyde de fer. Il est, comme celui-ci, employé sous forme de poudre, de pilules, de tablettes ou d'électuaire. On le trouve dans les pilules de *Vogel*, de *Swédiaur* et de *Vicq d'Azyr*.

On a proposé récemment l'usage médical d'une combinaison de sucre et d'oxyde de fer, à laquelle on donne le nom de *saccharate de fer*. Pour préparer ce médicament, M. Hayer ajoute une petite quantité d'ammoniaque à l'hydrate ferrique gélatineux, pris sous un poids connu, et il fait dissoudre le mélange, à chaud, dans du sirop de sucre.

M. Duquesnel a donné la formule d'un sirop de saccharate de fer, qu'on prépare de la manière suivante :

Solution de perchlorure de fer à 1,26................   5 gr.
Sirop de sucre........................... .... .100
Solution de soude caustique 1/10................. ..   q. s.

On mélange le perchlorure au sirop et on y ajoute goutte à goutte la solution de soude, jusqu'à ce que la liqueur offre une réaction légèrement alcaline. Une cuillerée à bouche de ce sirop contient 10 centigr. de fer métallique, plus un peu de chlorure de sodium formé par la décomposition du perchlorure de fer.

Si l'on veut administrer le saccharate de fer à l'état pur et sec, on additionne son sirop d'un grand excès d'alcool à 90°. Il se fait un précipité rougeâtre, qu'on lave à l'alcool et qu'on dessèche. Le saccharate de fer sec est très soluble dans l'eau ; il contient environ 20 p. 100 d'oxyde de fer et présente une saveur légèrement sucrée, mais non ferrugineuse. Sa solution est d'un rouge foncé ; elle ne donne pas toutes les réactions des sels de fer (*Duquesnel*).

EMPLATRE DE CANET.

Emplâtre simple................	100 gr.
— diachylon gommé.....	100
Cire jaune....................	100
Huile d'olive.................	100
Colcothar....................	100

On porphyrise le colcothar avec la moitié de l'huile, on fait liquéfier les emplâtres et la cire avec le reste de l'huile. On ajoute le colcothar et on remue, jusqu'à ce que la masse emplastique soit entièrement refroidie (*Codex*).

CHOCOLAT FERRUGINEUX.

Chocolat simple..............	990 gr.
Safran de Mars apéritif...........	10

Ce produit ne doit pas être préparé longtemps à l'avance (*Codex*).

§ 4. MAGNÉSIE. MgO = 20. — [MgO] = 40.

Préparation. — La magnésie est extraite de son hydrocarbonate, par calcination.

On prend de grands creusets, ou mieux des vases de terre non vernissés nommés *camions* (*fig*. 86). On renverse deux de ces vases l'un sur l'autre, on les assujettit au moyen d'un fil de fer, et on pratique une ouverture dans le fond du vase supérieur. On introduit par cette ouverture de l'hydrocarbonate de magnésium pulvérisé et on chauffe, au *rouge naissant*, dans un fourneau. On évite une trop haute température, qui rendrait la magnésie plus dense et moins facilement soluble dans les acides.

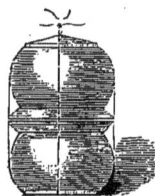

Fig. 86. — Camions pour calciner le carbonate de magnésium.

La magnésie est suffisamment calcinée, lorsque projetée, après refroidissement, dans de l'eau acidulée par l'acide sulfurique, elle s'y dissout sans effervescence (*Codex*).

Pendant la calcination, les éléments du carbonate de magnésium sont dissociés par la chaleur; l'acide carbonique et l'eau s'échappent par l'ouverture du vase supérieur :

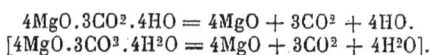

$$4MgO.3CO^2.4HO = 4MgO + 3CO^2 + 4HO.$$
$$[4MgO.3CO^3.4H^2O = 4MgO + 3CO^2 + 4H^2O].$$

Il est habituellement recommandé de ne pas mettre de fer en contact avec la magnésie, pendant la calcination, de peur de colorer le produit. M. Vée s'est assuré que cette coloration ne se manifeste que si la température est très élevée. Aussi conseille-t-il de remplacer les vases en terre, employés jusqu'ici, par des cornues en tôle rectangulaires et très surbaissées, avec lesquelles la marche de l'opération est plus rapide. La décomposition commence à 200° et s'achève au rouge obscur, en une heure et demie. Le produit est aussi léger que le carbonate de magnésium et d'une solubilité instantanée dans les acides étendus, ce qui tient au peu de temps pendant lequel il a été exposé au feu.

Propriétés physiques et chimiques. — La magnésie pure est très blanche, infusible, sans odeur ni saveur. Sa densité est 2,3. L'eau froide la dissout mieux que l'eau bouillante.

Exposée à l'air, elle absorbe facilement la vapeur d'eau, en formant un hydrate MgOHO [MgO²H²], qui s'empare lentement ensuite de l'acide carbonique. L'hydrate colore en bleu le papier de tournesol rouge et humide; il sature très bien les acides.

Essai. — L'essai de la magnésie comporte : l'appréciation de sa solubilité dans les acides, et la recherche de l'*acide carbonique*, de la *silice*, de l'*alumine*, du *fer* et de la *chaux*, qui peuvent y être mélangés. M. Vée a indiqué une méthode rapide pour atteindre ce résultat.

On prend 1 gr. de magnésie calcinée, que l'on dissout dans de l'acide sulfurique étendu d'eau, en notant la facilité avec laquelle se fait la dissolution. On conclut à la présence de l'*acide carbonique*, si la solution est accompagnée d'effervescence, et à celle de l'*acide silicique*, s'il se dépose un résidu insoluble.

On ajoute ensuite assez d'eau pour avoir 100 gr. de liqueur, qu'on divise en deux parties égales. Dans l'une de ces parties on verse 50 gr. d'alcool à 90°, qui précipite du *sulfate de calcium*, si la magnésie est calcaire. L'autre partie est sursaturée par l'ammoniaque, qui déplace l'*alumine* et l'*oxyde de fer*. Il reste à peser les précipités, si l'on veut connaître la proportion des éléments étrangers à la magnésie.

Pharmacologie. — La magnésie a été introduite par Hoffmann dans la matière médicale. Elle ne semble pas avoir été connue avant le commencement du dix-huitième siècle, époque à laquelle on la donnait, comme une panacée, sous le nom de *poudre du comte de Palme*. Elle est laxative et même purgative à haute dose, à cause sans doute des combinaisons qu'elle forme en saturant les acides des voies digestives. Son action peut donc être favorisée par l'ingestion de boissons acidules, et retardée, annulée même par celle de boissons alcalines.

On estimait beaucoup autrefois un produit d'origine anglaise, nommé *magnésie de Henry*, qui est doux au toucher, très dense et peu soluble dans les acides. M. Collas est parvenu à imiter ce produit, en faisant avec le carbonate de magnésium et de l'eau une pâte ferme, qu'il sèche à l'étuve et qu'il calcine à une haute température, dans des creusets où elle a été fortement tassée. Dans le même but, le *Codex* prescrit la calcination du carbonate obtenu par précipitation dans l'eau bouillante. La magnésie légère est plus efficace, en raison de sa solubilité; elle doit être préférée à celle-ci, mais l'*hydrate de magnésie* vaut mieux encore.

HYDRATE DE MAGNÉSIE. $MgOHO = 29$. — $[MgO^2H^2] = 58$.

On a donné longtemps ce nom à la magnésie incomplètement hydratée et carbonatée, que l'on obtient par une exposition plus ou moins prolongée à l'air humide.

Le *Codex* prépare la magnésie hydratée suivant le procédé de Vée, qui donne en peu de temps une hydratation parfaite. Ce procédé consiste à faire bouillir la magnésie calcinée avec vingt fois son poids d'eau, pendant vingt minutes. On jette sur une toile, on laisse égoutter et on sèche dans une étuve chauffée à 50°, jusqu'à cessation de perte de poids.

L'hydrate de magnésie contient 37 p. 100 d'eau et une proportion insignifiante d'acide carbonique. Il est préférable à la magnésie calcinée, pour les usages médicaux; il est plus soluble dans les acides, il n'a pas le défaut de s'agréger en masses dures quand on le conserve, et son action est plus douce. On le donne en nature, en potion, mêlé à du chocolat, ou simplement délayé dans de l'eau (*lait de magnésie*). Il jouit de la propriété de durcir le baume de copahu et quelques autres térébenthines.

Mieux que tous les autres oxydes, il convient pour arrêter les accidents consécutifs aux empoisonnements par les acides. C'est aussi le meilleur antidote de l'arsenic (*Bussy*). Mais, pour qu'il soit efficace, il est important de ne point y associer de sucre. Non seulement l'arsenic ne se combine pas à la magnésie, en présence du sucre, mais l'eau sucrée dissout l'arsénite de magnésium. Le concours du sucre est au contraire utile, quand la magnésie est destinée à servir de contre-poison aux sels d'antimoine, de cuivre, de plomb et de mercure. Le sucrate de magnésie décompose rapidement ces sels, et le sucre peut même jouer le rôle de réducteur vis-à-vis des combinaisons du cuivre, du mercure, etc. Sous ce rapport, le miel serait encore supérieur au sucre (*Carles*).

POTION A LA MAGNÉSIE.
Médecine blanche.

Magnésie calcinée.............	8 gr.
Sucre blanc..................	50
Eau..........................	40
Eau de fleur d'oranger.........	20

On porte à l'ébullition l'eau dans laquelle on a délayé la magnésie; on retire du feu, on ajoute le sucre et l'eau de fleur d'oran-ger, et on passe à travers un tamis de soie peu serré (*Codex*).

CHOCOLAT A LA MAGNÉSIE.

Magnésie calcinée............	100 gr.
Chocolat.....................	1000

(*Dorvault.*)

On divise en tablettes de 30 gr. contenant chacune 3 gr. de magnésie.

§ 5. OXYDE MERCURIQUE. HgO = 108. — [HgO] = 216.
Bioxyde de mercure.

Préparation. — 1° VOIE SÈCHE. — *Oxyde rouge, précipité rouge.* — On introduit dans un matras :

Mercure pur..............	100 gr.
Acide nitrique officinal.................	80
Eau distillée.............................	20

On chauffe au bain de sable tiède (fig. 87), jusqu'à ce que le métal soit entièrement dissous. On augmente alors la chaleur, pour vaporiser le liquide. Quand le nitrate de mercure est desséché, on élève encore la température. On s'arrête quand on ne voit plus se dégager de vapeurs nitreuses, et on enlève l'oxyde après refroidissement (*Codex*).

Dès que le mercure est mis en contact avec l'acide azotique, il le réduit et il se convertit en oxydes mercureux et mercurique, qui se combinent à l'acide excédant. La calcination décompose ensuite les azotates; elle en dégage l'acide azotique, qui fait passer au maximum d'oxydation l'azotate mercureux. Lorsqu'elle est terminée, il ne reste que de l'oxyde mercurique dans le matras. On reconnaît que la décomposition est totale à la suppression des vapeurs nitreuses et à la facilité avec laquelle on peut introduire une baguette de verre dans la couche d'oxyde. Quand la baguette ne peut être enfoncée sans effort dans la matière, celle-ci contient encore de l'azotate de mercure. Si on chauffe trop longtemps ou trop fortement le matras, il y a perte d'oxyde de mercure, qui se trouve partiellement réduit en oxygène et en métal. Il faut se garder avec plus de soin encore de ne pas élever assez la température, car une partie du nitrate échapperait à la décomposition et rendrait le produit caustique.

2° Voie humide. — *Oxyde jaune.* — On l'obtient par précipitation :

Chlorure mercurique	100 gr.
Eau distillée	3000
Potasse caustique à l'alcool	60

Le chlorure est dissous dans les deux tiers de l'eau, la potasse dans l'autre tiers. On verse alors la solution mercurielle dans la liqueur alcaline, en agitant sans cesse. On lave l'oxyde par décantation, jusqu'à ce que l'azotate d'argent ne trouble plus l'eau de lavage ; on recueille le précipité sur un filtre sans plis et on le sèche à une douce chaleur (*Codex*):

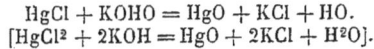

$$HgCl + KOHO = HgO + KCl + HO.$$
$$[HgCl^2 + 2KOH = HgO + 2KCl + H^2O].$$

Propriétés physiques et chimiques. — L'oxyde mercurique est de couleur *rouge brique* lorsqu'il a été préparé par la voie sèche, et *jaune foncé* quand il a été obtenu par voie humide.

Fig. 87. — Appareil pour la préparation de l'oxyde mercurique.

L'*oxyde rouge* est cristallin et il prend une teinte orangée quand on le porphyrise. Il devient rouge rouge vif, puis noir, si on le chauffe.

L'*oxyde jaune* est amorphe. Il est anhydre, comme le premier. Tous deux exigent, pour se dissoudre, 20,000 parties d'eau (*Wallace*).

La lumière décompose l'oxyde mercurique et le colore en noir. Une température de 400° dissocie ses éléments : $HgO = Hg + O$.

C'est un oxydant énergique, qui est réduit avec facilité par tous les corps avides d'oxygène. Toutefois, l'oxyde jaune a des affinités plus vives que l'oxyde rouge, ce qui tient peut-être à sa plus grande division. Il est plus facilement attaqué par le chlore que ce dernier ; il se combine *à froid* à l'ammoniaque et à l'acide oxalique.

Essai. — L'oxyde mercurique peut être fraudé par l'*ocre*, la *brique* ou le *minium.*

Comme il est *entièrement volatilisable* par la chaleur, il suffit de le chauffer dans un tube, pour constater sa pureté.

Pharmacologie. — L'oxyde mercurique paraît avoir été connu de Geber, mais il n'a guère été employé comme médicament avant le seizième siècle. A cette époque, on le trouve dans les *pilules* du corsaire *Barberousse* et dans plusieurs autres préparations également destinées à être adminis-

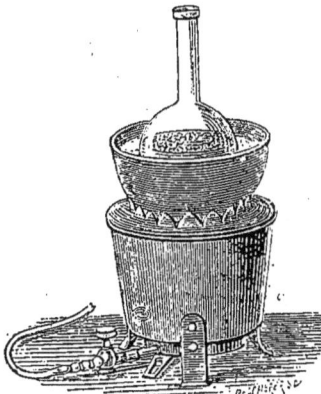

trées à l'intérieur. Il est irritant, cathérétique même et exclusivement réservé aujourd'hui aux usages externes. Il fait partie des *pommades ophthalmiques* de *Lyon*, de *Régent*, de *Desault*, de *Saint-Yves* et de la *veuve Farnier*, de l'*onguent brun* et de bien d'autres topiques.

C'est l'oxyde rouge qui sert presque toujours, par tradition sans doute plutôt que par calcul, à préparer les médicaments à base d'oxyde mercurique. Il faut, avant de l'employer, le porphyriser avec soin, sinon il perd beaucoup de sa valeur thérapeutique.

L'oxyde jaune a pris rang depuis quelques années dans la matière médicale, mais il n'est pas assez employé. On devrait le substituer partout à l'oxyde rouge, auquel il est très supérieur par la constance de ses effets et par l'énergie qu'il doit à sa ténuité extrême et invariable. Actuellement, il est presque exclusivement réservé à la confection des pommades ophtalmiques. C'est aussi le principe actif de l'*eau phagédénique*. Il doit être d'un beau jaune. Une couleur foncée indique un mélange d'*oxychlorure de mercure* et doit le faire rejeter.

Les pommades et les onguents, qui renferment de l'oxyde mercurique, changent de couleur au bout d'un certain temps. Cette modification tient à la combinaison de l'oxyde avec les corps gras ou à sa réduction par les mêmes composés.

POMMADE DE LYON.

Vaseline....................... 15 gr.
Oxyde rouge de mercure porphyr. 1
On prépare de la même manière la *pommade avec l'oxyde jaune de mercure (Codex)*.

POMMADE DE RÉGENT.

	gr.
Vaseline.......................	18.00
Oxyde rouge de mercure porphyr.	1.00
Acétate de plomb cristallisé......	1.00
Camphre pulvérisé..............	0.10

(*Codex.*)

§ 6. OXYDES DE PLOMB.

Des cinq oxydes du plomb, deux seulement, la *litharge* et le *minium*, servent à la préparation de quelques médicaments.

A. PROTOXYDE DE PLOMB. $PbO = 111,5.$ — $[PbO] = 223.$
Litharge, massicot.

Préparation. — La préparation du protoxyde de plomb est industrielle : elle consiste à chauffer le métal au contact de l'air, ou à décomposer son carbonate par la chaleur.

Lorsque l'oxyde de plomb n'est pas chauffé à la température de sa fusion, il est pulvérulent et il porte le nom de *massicot*. S'il a été fondu, il prend celui de *litharge* et présente une apparence cristalline.

Propriétés physiques et chimiques. — Le protoxyde de plomb est solide, fusible à la chaleur rouge et susceptible de cristalliser en octaèdres à base rhombe, pendant le refroidissement. Quand il est en fusion, il absorbe de l'oxygène, qu'il abandonne en reprenant l'état solide (*Le Blanc*). Il est tantôt jaune (*litharge d'argent*), tantôt rouge (*litharge d'or*). La modification jaune cristallise en prismes orthorhombiques; $D = 9,29.$ Elle devient rouge par le frottement et par la pression. La modification rouge cristallise en prismes à base carrée; $D = 9,12$ (*Geuther*). Il forme avec l'eau un hydrate

PbOHO [PbO²H²] soluble dans 7,000 fois son poids d'eau distillée, mais insoluble dans de l'eau chargée d'un sel quelconque. Son meilleur dissolvant est l'acide azotique dilué.

Il se comporte comme une base vis-à-vis des acides faibles, et comme un acide vis-à-vis des bases fortes. Il s'unit aisément à la potasse, à la chaux, à la baryte, etc. A une haute température, il attaque les matières siliceuses; si on le fond dans un creuset de terre, celui-ci est promptement percé, par suite de la formation d'un silicate de plomb fusible. A la température rouge, l'hydrogène et le charbon le réduisent avec facilité.

Essai. — La litharge contient souvent de l'*acide carbonique*, du *fer*, du *cuivre* et, par fraude, du *carbonate de calcium*, du *sable*, de l'*ocre*, ou de la *brique en poudre*.

Elle renferme un *carbonate*, quand elle fait effervescence avec les acides; de l'*ocre*, du *sable* ou de la *brique*, si elle n'est pas entièrement soluble dans l'acide azotique étendu.

Pour savoir si elle est *ferrugineuse* ou *cuivreuse*, on la dissout dans de l'acide azotique, et on précipite le plomb par l'acide sulfurique. Un excès d'ammoniaque, versé dans la liqueur filtrée, précipite l'oxyde de *fer* et redissout l'oxyde de *cuivre*, en prenant une teinte d'un bleu foncé.

On recherche la *chaux*, en précipitant par l'hydrogène sulfuré la solution azotique de la litharge; on filtre pour séparer le sulfure de plomb, et on essaie la liqueur par l'oxalate d'ammonium, qui précipite les sels de calcium.

$$\text{B. Minium. } Pb^3O^4 = 342,5. — [Pb^3O^4] = 685.$$

Préparation. — On prépare le minium en chauffant le massicot à une température de 300° au plus. Le produit varie dans sa composition, suivant la durée de l'opération; cependant, en général, il répond à la formule Pb^3O^4.

Propriétés physiques et chimiques. — Le minium possède une couleur d'un rouge vif, qui devient plus foncée sous l'influence de la chaleur. Il est insoluble dans l'eau. La chaleur rouge le convertit en protoxyde de plomb. L'acide azotique le dédouble en protoxyde et en acide plombique :

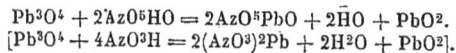

$$Pb^3O^4 + 2AzO^5HO = 2AzO^5PbO + 2\overline{H}O + PbO^2.$$
$$[Pb^3O^4 + 4AzO^3H = 2(AzO^3)^2Pb + 2H^2O + PbO^2].$$

Il se dissout partiellement dans l'acide acétique concentré et dans l'acide phosphorique. La lumière le noircit.

Essai. — Le minium est l'objet des mêmes falsifications que la litharge. Son essai s'effectue de la manière suivante :

1° On calcine le minium à la température rouge; le résidu est *jaune* (PbO) si le produit est pur, et *rouge* s'il est mélangé d'*oxyde de fer*, d'*ocre* ou de *brique*;

2° On le traite par une dissolution d'acétate *neutre* de plomb, qui dissout le protoxyde et laisse l'acide plombique, dont la couleur *brune* doit être franche;

3° On fait bouillir le minium avec de l'eau sucrée légèrement aiguisée d'acide azotique; il se dissout entièrement s'il est pur (*Fordos* et *Gélis*).

La présence des autres substances pourrait être constatée à l'aide des moyens indiqués à l'essai de la litharge.

Pharmacologie. — La *litharge* sert en pharmacie à la préparation de *l'extrait de Saturne* et de *l'emplâtre simple;* mais elle n'est pas usitée à l'état libre. Sa poudre était autrefois employée comme ophtalmique, et elle entrait dans la composition de cataplasmes résolutifs.

Le *minium* peut remplacer la litharge, dans l'emplâtre simple, tout en lui étant inférieur au point de vue de la rapidité de son action sur les graisses. On en fait des pommades et il sert également à préparer le *papier chimique*, *l'emplâtre fondant* et *l'emplâtre de Nuremberg*.

On a, depuis longtemps, renoncé à l'usage interne de ces oxydes, qui sont vénéneux et dont néanmoins on se servait fréquemment dans l'ancienne médecine.

EMPLATRE CÉROÈNE.

Poix de Bourgogne	400 gr.
— noire	100
Cire jaune	100
Suif de mouton	50
Bol d'Arménie préparé	100
Myrrhe pulvérisée	20
Encens pulvérisé	20
Minium pulvérisé	20

(*Codex.*)

EMPLATRE DE MINIUM CAMPHRÉ.
Emplâtre de Nuremberg.

Emplâtre simple	600 gr.
Cire jaune	300
Huile d'olive	100
Minium	150
Camphre pulvérisé	12

(*Codex*)

PAPIER CHIMIQUE.

Huile d'olive	2000 gr.
Minium pulvérisé	1000
Cire jaune	60

On chauffe l'huile dans une bassine d'une grande capacité et à un feu assez vif. Quand elle commence à répandre des vapeurs, on y ajoute le minium, en agitant. Lorsque la tuméfaction s'est apaisée, on continue d'agiter le mélange sur le feu, jusqu'à ce qu'il se produise un dernier boursouflement, qu'il faut surveiller, car il se répand alors une fumée qu'il est prudent d'éviter. On retire du feu, en continuant d'agiter jusqu'au moment où il se forme une écume blanchâtre. On ajoute la cire, et on agite encore quelques instants après sa fusion.

Le papier destiné à recevoir cette composition emplastique doit être du papier mousseline, rendu imperméable avec le mélange suivant :

Huile de lin	1000 gr.
Ail épluché et coupé menu	100
Essence de térébenthine	800
Oxyde de fer rouge porphyr	400
Céruse broyée à l'huile	150

On met l'huile et l'ail dans une grande bassine sur un feu doux, et on chauffe jusqu'à ce que l'ail soit très brun, en remuant sans cesse pour chasser l'humidité; on passe à travers un linge. On remet l'huile ainsi préparée sur le feu avec les autres substances, on agite le mélange et on l'étend avec une éponge sur le papier, qu'on laisse sécher ensuite pendant quinze jours, suspendu sur des baguettes.

Quand le papier est sec, on applique sur l'une de ses surfaces la composition emplastique chaude, à l'aide d'un pinceau ou d'un appareil quelconque approprié à cet usage (*Codex.*)

§ 7. HYDRATE DE POTASSE. KOHO [KOH] = 56. 10.
Potasse caustique, pierre à cautères.

Préparation. — 1° La préparation de la potasse caustique est basée sur la décomposition du carbonate de potassium par la chaux :

Carbonate de potassium	1000 gr.
Chaux vive	500
Eau	12000

On éteint la chaux et on la délaie dans 5 à 6 fois son poids d'eau. Le reste du liquide sert à dissoudre le carbonate de potassium; on fait bouillir la solution dans une chaudière de fer et on y ajoute le lait de chaux, par petites quantités à la fois, de manière à ne pas interrompre l'ébullition. On agite le mélange avec une spatule de fer, et on maintient la liqueur bouillante, pendant une demi-heure, en remplaçant l'eau qui s'évapore.

A ce terme, une portion de la liqueur, étendue de son volume d'eau et filtrée, ne doit plus être troublée par l'addition de quelques gouttes d'eau de chaux. S'il en est autrement, on continue l'ébullition, jusqu'à décomposition complète du carbonate de potassium.

On jette la masse sur des toiles, pour séparer le carbonate de calcium, qu'on lave avec soin. On réunit les liqueurs claires, on les évapore rapidement à siccité, dans une bassine d'argent, et on chauffe fortement le produit, jusqu'à ce qu'il éprouve la fusion ignée. La matière en fusion est coulée sur des plaques métalliques (*Codex*).

Pendant l'ébullition, la chaux s'est unie à l'acide du carbonate de potassium :

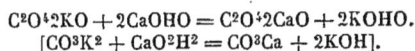

$$C^2O^4 2KO + 2CaOHO = C^2O^4 2CaO + 2KOHO.$$
$$[CO^3K^2 + CaO^2H^2 = CO^3Ca + 2KOH].$$

Il est à remarquer que cet échange n'est possible qu'en présence de beaucoup d'eau (*Descroizilles*). Dans les liqueurs concentrées, au contraire, ce serait la potasse qui enlèverait l'acide carbonique à la chaux.

Lorsqu'on essaie la solution alcaline, pour savoir si elle ne contient plus de carbonate de potassium, il faut avoir soin de la diluer. Autrement la potasse pourrait précipiter la chaux du réactif, en la déshydratant, et faire croire à la présence de carbonate de potassium, alors que ce sel serait entièrement décomposé.

2° On précipite exactement une solution de sulfate de potassium par de la baryte ; du sulfate de baryum se dépose et de l'hydrate de potasse reste dissous :

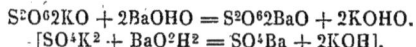

$$S^2O^6 2KO + 2BaOHO = S^2O^6 2BaO + 2KOHO.$$
$$[SO^4K^2 + BaO^2H^2 = SO^4Ba + 2KOH].$$

3° On met dans un flacon, que l'on bouche hermétiquement :

Carbonate de potassium............................ 10 gr.
Chaux récemment éteinte, lavée et séchée............ 10
Eau distillée.................................... 120

On agite fréquemment, pendant quelques jours, et on décante. Ce procédé, fondé sur la même réaction que celui du Codex, est commode dans les laboratoires.

4° On calcine au rouge un mélange d'azotate de potassium et de tournure de cuivre divisée. On lessive le produit, qui est formé de potasse et d'oxyde cuivrique, et on filtre pour séparer ce dernier (*Wœhler*).

5° On triture 1 p. de nitrate de potassium avec 2 ou 3 p. de limaille de fer, et l'on chauffe le mélange dans un vase de fer, à la température rouge. La masse devient rouge en quelques instants ; quand elle est refroidie, on la traite par l'eau, on laisse reposer et on décante. La solution peut être employée telle qu'elle est, ou évaporée, si l'on veut avoir de la potasse solide (*Pollacci*).

Purification. — La potasse obtenue par le procédé du Codex porte le nom de *potasse à la chaux*. Elle peut contenir, lorsqu'elle a été préparée avec du carbonate de potassium impur, du *chlorure de potassium*, du *sulfate*, de l'*azotate* et du *silicate de potassium*, de la *chaux*, et du *carbonate de potassium*, qui s'est reformé pendant l'évaporation.

Pour la purifier, on la divise grossièrement, on la met en macération avec son poids d'alcool à 90°, dans un vase de verre bien bouché et l'on agite fréquemment pour favoriser la dissolution. Après quarante-huit heures, on décante la partie liquide, et on verse la même quantité d'alcool sur le résidu. On décante, après le même temps, et on fait un troisième traitement semblable. On réunit les solutions alcooliques, on les laisse déposer dans un flacon étroit et bien bouché ; on décante le liquide clair et on le distille dans une cornue de verre, jusqu'à moitié de son volume. On achève la concentration dans une capsule d'argent.

Sur la fin de l'opération, le liquide prend une teinte rougeâtre foncée ; quelques instants après, on voit apparaître à la surface une matière noire charbonneuse, qu'il faut enlever avec soin, pour qu'elle ne colore pas le produit (*Codex*).

Ainsi purifiée, la potasse est nommée *potasse à l'alcool*. Elle n'est pas encore chimiquement pure. Elle a retenu un peu de chlorure et de nitrate de potassium dissous par l'alcool ; de plus, elle est toujours carbonatée. Le seul moyen d'avoir un hydrate d'une pureté absolue est de traiter du carbonate de potassium pur par de la chaux éteinte pure et bien lavée.

Propriétés physiques et chimiques. — L'hydrate de potasse est solide, blanc, onctueux au toucher. Il fond au rouge sombre et se volatilise au rouge blanc. Sa densité est 2,1. Il est déliquescent et soluble dans l'alcool ; la dissolution a lieu avec dégagement de chaleur. Il peut absorber jusqu'à 50 p. 100 d'eau, sans perdre l'état solide. En présence de deux molécules d'eau, il donne un hydrate cristallisable $KO.5HO$ [$KOH.2H^2O$].

C'est un des alcalis les plus puissants. Il est très avide d'acide carbonique et, comme toutes les bases alcalines, il verdit le sirop de violettes, ramène au bleu le tournesol rougi par un acide et brunit le curcuma. Il dissout l'épiderme et la plupart des matières organisées. Il attaque le verre et la porcelaine, en s'emparant de la silice et de l'alumine. Presque tous les métalloïdes le décomposent. A la chaleur rouge, le charbon et quelques métaux le réduisent.

Essai. — La potasse pure doit se dissoudre *sans résidu* dans l'eau et dans l'alcool.

Elle ne fait point effervescence, quand on la sature par l'acide azotique et la liqueur ne précipite ni l'azotate d'argent ni l'azotate de baryum, si elle ne contient ni *chlorure* ni *sulfate*.

Calcinée dans un creuset d'argent, elle ne perd de son poids, que si elle a été frauduleusement additionnée d'*eau*.

Pharmacologie. — La potasse doit à ses propriétés désorganisatrices le nom de *pierre à cautère*. Elle attaque violemment la peau, la dessèche et la dissout, en formant une eschare molle et translucide. Pour faciliter son emploi, on la façonne en *pastilles* et en *cylindres* d'un petit volume. Quand on veut faire les pastilles, on verse la potasse en fusion, goutte à goutte, sur un marbre, au moyen d'une cuillère d'argent munie d'un bec. On prépare les cylindres, en coulant la potasse fondue dans des lingotières métalliques (*fig.* 88).

Employée comme caustique, la potasse se dissout dans l'eau qu'elle soustrait aux tissus, et elle produit une eschare beaucoup plus large que

Fig. 88. — Lingotière.

le diamètre du fragment cautérisant. On corrige ce défaut en la divisant avec de la chaux vive, comme cela a lieu pour la préparation de la *poudre de Vienne* et du *caustique de Filhos.*

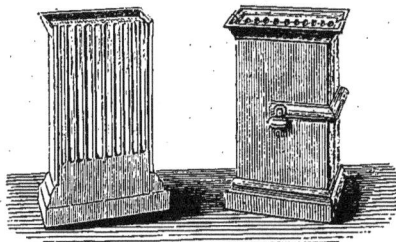

On ne la donne pas à l'intérieur, à cause de ses propriétés irritantes; elle est avantageusement remplacée par son carbonate, qui possède les mêmes qualités médicinales sans

avoir ses inconvénients. Lorsqu'elle a été ingérée à dose toxique, on essaie de conjurer les accidents qu'elle détermine, en administrant de l'eau vinaigrée ou tout autre acide dilué ; mais presque toujours le remède arrive trop tard, tant est prompte l'action dissolvante de l'alcali.

POUDRE DE VIENNE.
Caustique de Vienne.

Potasse à la chaux.............. 50 gr.
Chaux vive.................... 60

On pulvérise séparément les deux substances, dans un mortier de fer chauffé; on les mélange, et on enferme la poudre dans de petits flacons bien secs et parfaitement bouchés (*Codex*).

Quand la potasse contient de l'eau en excès, elle fond à la chaleur du mortier, ce qui rend l'opération moins facile. En outre, elle se trouve alors en quantité trop faible dans la poudre et, dans ce cas, M. J. Regnauld propose de renverser les proportions du mélange.

CAUSTIQUE DE FILHOS.

Potasse à la chaux.............. 100 gr.
Chaux vive pulvérisée.......... 20

On fond la potasse, on y ajoute la chaux, et on coule dans des tubes de plomb de différents diamètres, ou dans des lingotières. Dans ce dernier cas, il faut que les cylindres soient immédiatement enveloppés de gutta-percha. On conserve ces deux sortes de cylindres dans des tubes de verre remplis de chaux vive et fermés (*Codex*).

§ 8. HYDRATE de SOUDE. NaOHO [NaOH] = 40.
Soude caustique.

Préparation. — 1° On prépare, exactement comme la potasse, la *soude à la chaux* et la *soude à l'alcool*, en substituant le carbonate de sodium au carbonate de potassium, dans les opérations. On a pour produit de l'hydrate de soude et du carbonate de calcium.

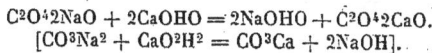

$$C^2O^4 2NaO + 2CaOHO = 2NaOHO + C^2O^4 2CaO.$$
$$[CO^3Na^2 + CaO^2H^2 = CO^3Ca + 2NaOH].$$

2° On chauffe au rouge, dans un vase de fer, un mélange de 1 p. de nitrate de sodium et de 2 ou 3 p. de limaille de fer. Après refroidissement, on traite la matière par l'eau, on laisse reposer, on décante et, s'il y a lieu, on évapore à siccité (*Pollacci*).

Propriétés physiques et chimiques. — La soude caustique a les mêmes propriétés physiques et chimiques que l'hydrate de potasse. Elle diffère cependant de celui-ci en ce que le carbonate qu'elle forme, par exposition à l'air, devient *sec* et *pulvérulent* à la longue, au lieu d'être déliquescent comme le carbonate de potassium.

Essai. — Semblable à celui de la potasse caustique.

Pharmacologie. — En médecine, l'hydrate de soude n'est pas employé à l'état solide, bien qu'il soit escharotique au même degré que la pierre à cautère. Mais on fait usage, dans quelques opérations pharmaceutiques, de sa solution concentrée, connue sous le nom de *lessive des savonniers.*

LESSIVE DES SAVONNIERS. — Pour préparer cette solution, on prend :

Carbonate de sodium sec du commerce.............. 500 gr.
Chaux vive... 400
Eau.. 6000

On éteint la chaux, on la délaie dans l'eau, on y ajoute le carbonate de sodium et on fait bouillir le mélange pendant une demi-heure dans une chaudière de fer, en agitant continuellement et en remplaçant l'eau qui s'évapore.

On essaie de temps en temps la liqueur, comme dans la préparation de la potasse à la chaux, et quand la soude a perdu tout son acide carbonique, on jette le tout sur une toile. On lave exactement le résidu, on réunit les solutions et on les évapore rapidement dans une bassine d'argent, jusqu'à ce que le liquide, *bouillant,* marque 1,28 au densimètre (*Codex*).

Cette lessive contient environ 29 p. 100 de soude hydratée, correspondant à 23 grammes d'oxyde de sodium anhydre. Elle renferme, en outre, les sels étrangers qui se trouvaient dans le carbonate de sodium, s'il n'était pas pur, et ceux de l'eau employée à le dissoudre. Elle est presque toujours colorée. Pour l'avoir entièrement blanche, il faut l'évaporer à siccité, fondre la soude et la redissoudre dans le poids d'eau nécessaire pour que la dissolution *froide* ait une densité de 1,33. On la conserve dans des flacons fermés par de bons bouchons de liège bouillis dans la cire ou dans la paraffine.

§ 9. OXYDE DE ZINC. ZnO = 40,5 — [ZnO] = 81.
Fleurs de zinc, laine philosophique.

Préparation. — 1° VOIE SÈCHE. — On introduit du zinc exempt d'arsenic dans un creuset d'un litre de capacité, que l'on dispose dans un fourneau, sous un angle de 45°, et que l'on couvre incomplètement, de manière à laisser accès à l'air. On porte le creuset au rouge : le zinc fond, se volatilise, s'oxyde, et vient se déposer dans la partie supérieure du creuset, sous forme de flocons lanugineux. On enlève l'oxyde à mesure qu'il se produit, on le laisse refroidir et on l'enferme dans un flacon (*Codex*).

2° VOIE HUMIDE. — On décompose le sulfate de zinc par le carbonate de sodium, à l'ébullition :

Sulfate de zinc cristallisé......................... 200 gr.
Carbonate de sodium cristallisé.................... 220
Eau.. 2000

On fait dissoudre chacun des sels dans la moitié de l'eau prescrite. On fait bouillir la solution de carbonate de sodium, dans une capsule de porcelaine, et on y verse peu à peu, en agitant sans cesse, la solution de sulfate de zinc. On obtient un dépôt blanc d'hydro-carbonate et d'oxyde de zinc, et de l'acide carbonique se dégage. On entretient l'ébullition, pendant un quart d'heure, pour détruire l'état gélatineux du précipité. On laisse déposer ; on lave par décantation, jusqu'à ce que l'eau de lavage ne précipite plus par le chlorure de baryum, et on sèche à l'étuve. On n'a plus qu'à le chauffer au rouge sombre dans un creuset, jusqu'à ce qu'il ne fasse plus effervescence dans l'acide sulfurique étendu (*Codex*).

La calcination transforme le carbonate de zinc en oxyde ; on doit la faire à la température du rouge obscur ; au rouge vif, l'oxyde prend souvent une teinte jaune, en s'emparant du fer des creusets.

Purification. — Lorsque l'oxyde de zinc est *arsenical*, on le purifie en le calcinant avec 3 p. 100 d'azotate de potassium pulvérisé. L'arsenic passe à l'état d'arséniate alcalin, qu'on enlève par des lavages (*Falières*).

Propriétés physiques et chimiques. — L'oxyde de zinc est anhydre blanc à froid et jaune quand on le chauffe, insoluble dans l'eau et soluble *sans effervescence* dans les acides. Il est léger et lanugineux, lorsqu'il a été obtenu par voie sèche ; lourd et pulvérulent, quand il a été préparé par voie humide. La moindre trace de fer lui communique une teinte jaune.

La chaleur ne le décompose pas, mais, à une haute température, il est réduit par l'hydrogène et par le charbon. Il forme avec l'eau un hydrate représenté par la formule $ZnOHO$ [ZnO^2H^2]. Cet oxyde est une base faible et susceptible de jouer le rôle d'acide vis-à-vis des alcalis minéraux. Il se dissout facilement, surtout lorsqu'il est hydraté, dans la potasse, la soude et l'ammoniaque, en donnant naissance à des combinaisons appelées *zincates*.

Essai. — L'oxyde de zinc est quelquefois *ferrugineux* ou *arsenical*. De plus, on l'a falsifié avec du *carbonate de calcium*, du *talc* et de la *fécule*.

Pour s'assurer de sa pureté, on le dissout dans l'acide sulfurique : la liqueur donne : un précipité bleu avec le ferrocyanure de potassium, si elle contient du *fer* ; un précipité blanc avec l'oxalate d'ammonium, si elle renferme de la *chaux* ; des taches dans l'appareil de Marsh, si elle est *arsenicale*.

Le *talc* ne se dissout pas dans les acides ; et l'*amidon*, enlevé au moyen de l'eau bouillante, se reconnaît à la teinte bleue qu'il produit au contact de l'iode.

Pharmacologie. — L'oxyde de zinc, nommé *pompholyx* par Galien et par Dioscoride, n'était employé dans l'antiquité qu'aux usages externes. Plus tard, on le préconisa, sous le nom de *lune fixée*, comme un antiépileptique puissant, et on le fit entrer dans un grand nombre de formules, à titre d'antispasmodique et d'astringent. Au nombre de ces formules sont les *pilules de Méglin*, encore usitées aujourd'hui, et une foule de poudres et de pommades ophtalmiques et antiherpétiques, abandonnées pour la plupart.

L'oxyde de zinc *hydraté*, saturant bien les acides, peut être employé à les neutraliser, soit à l'intérieur, soit à l'extérieur. Il pourrait également servir d'antidote à l'acide arsénieux.

La *tuthie* ou *cadmie des fourneaux*, si fréquemment inscrite dans les anciennes pharmacopées, était un oxyde de zinc impur, recueilli dans les fours où l'on préparait le zinc métallique. On en faisait un succédané de l'oxyde pur. On a cessé de recourir à son emploi, à cause de la variabilité de sa composition et de l'arsenic qu'on y rencontre souvent.

GLYCÉRÉ D'OXYDE DE ZINC.

Oxyde de zinc par voie sèche.... 10 gr.
Glycéré d'amidon.............. 20
(Codex.)

PILULES DE JUSQUIAME ET DE VALÉRIANE COMPOSÉES.
Pilules de Méglin.

	gr.
Extrait alcoolique de jusquiame....	0,50
— de valériane....	0,50
Oxyde de zinc par voie sèche......	0,50

Faites 10 pilules. Chaque pilule contient 5 centigr. de chacun des médicaments qui la composent (*Codex*).

POMMADE D'OXYDE DE ZINC.

Oxyde de zinc................. 10 gr.
Axonge benzoïnée.............. 90
(Codex.)

POUDRE D'OXYDE DE ZINC AMYLACÉE.

Oxyde de zinc................. 10 gr.
Amidon pulvérisé.............. 90
(Cazenave.)

CHAPITRE VI

V. — SELS

I. — BROMURES.

§ 1. BROMURE D'AMMONIUM. $AzH^4Br = 98$.

Préparation. — On obtient aisément le bromure d'ammonium, en versant peu à peu du brome pur dans la solution aqueuse d'ammoniaque. On agite continuellement, pour favoriser la combinaison, et l'on s'arrête lorsque la liqueur reste teintée par la dernière addition de brome. Quelques gouttes d'ammoniaque suffisent alors pour décolorer la solution, que l'on concentre ensuite pour la faire cristalliser.

Propriétés physiques et chimiques. — Le bromure d'ammonium affecte la forme de prismes incolores, très solubles dans l'eau, peu solubles dans l'alcool. Légèrement chauffé, il se volatilise sans fondre. L'air le jaunit en le décomposant : du brome est mis en liberté, puis il se forme un peu d'acide bromhydrique.

Pharmacologie. — Le bromure d'ammonium est un calmant analogue au bromure de potassium. Il peut être donné en dissolution dans l'eau ou dans un sirop. On ne doit appliquer aux usages pharmaceutiques que le sel exempt d'iode et non altéré par l'action de l'air.

On a préconisé un *bromure double d'ammonium et de rubidium*, contre l'épilepsie. C'est une poudre blanche, cristalline et soluble dans l'eau, que l'on administre en potion.

§ 2. BROMURE FERREUX. $FeBr. = 108 - [FeBr^2] = 216$.

Préparation. — Le bromure *hydraté* est seul employé en pharmacie. Pour le préparer, on introduit dans un matras :

Eau distillée..	100 gr.	
Brome......	30	(ou 13cc,4).
Limaille de fer......................................	20	

La limaille ne doit être ajoutée que par fractions. On chauffe légèrement, pour compléter la réaction et, quand elle est terminée, on verse dans un flacon à l'émeri la solution et le fer non dissous. Cette solution contient le tiers de son poids de bromure ferreux (*Codex*).

Propriétés physiques et chimiques. — *Anhydre*, le bromure ferreux est cristallin, très fusible et d'un jaune pâle. Il se dissout rapidement dans l'eau, en donnant une solution peu colorée, qui ne tarde pas à s'oxyder au contact de l'air.

Le sel *hydraté* est vert, très soluble dans l'eau et très altérable à l'air. Il offre, d'ailleurs, une grande analogie de propriétés avec le chlorure ferreux.

Pharmacologie. — Le bromure ferreux hydraté est employé depuis peu en médecine. Il est aussi altérable que le protochlorure du même métal et, dès lors, il convient de le préparer au moment du besoin. On peut l'administrer en pilules, en dragées ou dissimulé dans un sirop, qui le préserve longtemps de l'influence de l'oxygène atmosphérique.

PILULES DE BROMURE FERREUX.

Solution officinale de bromure ferreux.......................	15 gr.
Limaille de fer porphyrisée.......	0.10
Gomme arabique pulvérisée......	q. s.
Réglisse pulvérisée.............	q. s.

On évapore la solution, en présence du fer, jusqu'à réduction à un tiers, on y incorpore aussitôt la gomme et la réglisse et on divise la masse en 100 pilules, contenant chacune 5 centigr. de bromure ferreux (*Codex.*)

§ 3. BROMURE DE LITHIUM. LiBr = 87.

Préparation. — Dans une dissolution de bromure de fer, encore chaude, on introduit du carbonate de lithium (38 gr. de carbonate, pour 80 gr. de brome employé) ; on chauffe, pour achever la réaction, on filtre et on évapore à siccité. Le produit, coulé sous forme de plaques, est enfermé de suite dans des flacons secs et bien bouchés (*Soc. de ph. de Paris*).

Propriétés physiques et chimiques. — Le bromure de lithium est incolore et déliquescent. L'air ne l'altère pas. Il supporte, sans décomposition, l'action d'une température assez élevée.

Pharmacologie. — Mêmes applications et mêmes formes pharmaceutiques que les bromures alcalins.

§ 4. BROMURE DE POTASSIUM. KBr = 119,10.

Préparation. — 1° On fait dissoudre de la potasse caustique dans quinze fois son poids d'eau et l'on place la solution dans un vase étroit et allongé. On fait arriver du brome peu à peu, à l'aide d'un entonnoir effilé, dans les couches inférieures de la solution alcaline, et on mélange les deux liquides en agitant la masse. On continue à ajouter du brome, jusqu'à ce que la liqueur reste faiblement colorée en jaune, et on évapore à siccité, dans une capsule de porcelaine. On met le résidu dans une bassine en fonte et on le maintient au rouge obscur pendant quelques minutes. On redissout dans l'eau distillée et on fait cristalliser (*Codex*).

En se combinant à la potasse, le brome forme du bromure et du bromate de potassium :

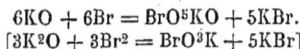

$$6KO + 6Br = BrO^5KO + 5KBr.$$
$$[3K^2O + 3Br^2 = BrO^3K + 5KBr].$$

Lorsqu'on calcine ce mélange, on transforme le bromate en bromure, en chassant l'oxygène :

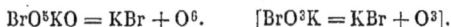

$$BrO^5KO = KBr + O^6. \qquad [BrO^3K = KBr + O^3].$$

2° M. Falières a trouvé une méthode aussi ingénieuse que rapide, pour faire du bromure de potassium chimiquement pur :
On commence par purifier le brome, en l'agitant à plusieurs reprises avec le cinquième

de son poids d'une solution aqueuse contenant 10 p. 100 de bromure de potassium, qui n'a pas besoin d'être pur. Au contact du bromure, le chlore que peut renfermer le brome produit du chlorure de potassium et met du brome en liberté. Le chlorure alcalin reste en dissolution dans l'eau. Pour savoir si la purification est totale, on prend une petite quantité de la solution aqueuse surnageante, on la chauffe jusqu'à décoloration, et on y ajoute un peu de nitrate d'argent. S'il se dépose un précipité jaune de bromure d'argent, incomplètement soluble dans l'ammoniaque, on en conclut que le brome est privé de chlorure ; mais si le précipité est entièrement soluble dans l'ammoniaque, il n'est formé que de chlorure d'argent, ce qui indique que le bromure n'était pas en proportion suffisante pour absorber le chlore. On introduit de nouveaux cristaux de bromure dans la liqueur, tant qu'il n'y en a pas en excès. Lorsque la réaction est terminée, le brome ne retient plus que de l'iode, qu'on éliminera à la fin de l'opération. On prend alors :

Brome purifié..	80 gr.
Bicarbonate de potassium pur............................	100
Eau distillée..	500
Ammoniaque liquide à 0,875...............................	30

On introduit le bicarbonate et l'eau distillée dans un flacon fermé par un bouchon de liège muni d'un tube à entonnoir, *qui ne pénètre pas dans le liquide*. On ajoute le brome, et quand le dégagement d'acide carbonique a cessé, on verse peu à peu la solution bromurée dans l'ammoniaque étendue de 3 fois son poids d'eau distillée. On évapore à siccité, dans une capsule de porcelaine ; on maintient le résidu à une température peu élevée, jusqu'à ce qu'il ne se dégage plus de vapeurs blanches, puis on le fait fondre à la chaleur rouge. Le produit, dissous dans l'eau distillée et privé d'iode par le procédé de Baudrimont (V. *Purification*), fournit, par cristallisation, du bromure de potassium parfaitement pur.

Lorsqu'on verse le brome dans la solution de bicarbonate, il se dégage des torrents d'acide carbonique et il se forme du bromure et du bromate de potassium. Toutefois, la décomposition n'est pas complète ; il reste dans la liqueur un peu de carbonate alcalin, que le brome n'attaque même pas à chaud. C'est pour le décomposer qu'on ajoute de l'ammoniaque ; il se produit du bromure d'ammonium, qui donne par double échange, quand on chauffe le sel desséché, du bromure de potassium et du carbonate d'ammonium. Le carbonate ammoniacal se volatilise, et la fusion transforme le bromate en bromure de potassium.

Purification.

—Le bromure de potassium du commerce étant souvent préparé avec du bromure et de la potasse impurs et par des procédés imparfaits, peut contenir de l'*iodure* et du *chlorure de potassium*, de la *potasse libre* ou *carbonatée*, du *sulfate* et du *bromate de potassium* et, quelquefois, de l'*azotate de sodium*.

Baudrimont a proposé de chasser l'*iode*, en dissolvant le bromure dans l'eau distillée et en y versant, à l'ébullition, de l'eau bromée, jusqu'à ce que la liqueur, agitée avec du sulfure de carbone et quelques gouttes d'eau bromée, ne colore plus en violet le sulfure. Le brome déplace l'iode et, comme on a dû en employer un excès, on évapore à siccité, pour volatiliser le brome libre, puis on dissout le sel et on le fait cristalliser de nouveau.

Ce procédé, aussi simple que sûr, a été recommandé depuis par Bobierre, Herbelin et Falières, mais il n'atteint que l'iodure de potassium. Et, comme il est impossible d'enlever au bromure les autres sels qui peuvent y être mélangés, il vaut mieux préparer du bromure pur par l'excellente méthode de M. Falières, que de purifier d'une manière incomplète le sel du commerce.

Propriétés physiques et chimiques.

— Le bromure de potassium cristallise en cubes anhydres, incolores, d'une saveur salée et piquante. Densité : 2,697. Il est très soluble dans l'eau, un peu soluble dans l'alcool.

Lorsqu'on le chauffe, il décrépite. Il fond au rouge et peut être volatilisé à une température plus élevée. Le chlore le décompose et en élimine le brome.

Essai. — M. Falières a tracé un tableau complet de la recherche de tous les composés que peut renfermer le bromure de potassium impur :

Iodure de potassium. — On fait bouillir une dissolution du bromure à essayer avec quelques gouttes de perchlorure de fer, et on y plonge une petite bande de papier amidonné. Le papier bleuit, s'il y a de l'iodure;

Chlorure de potassium. — On dissout 1 gramme de bromure dans 30 grammes d'eau distillée; on y ajoute une solution de $1^{gr},427$ d'azotate d'argent et on agite. Quand le liquide est éclairci, on y verse une goutte d'une solution de nitrate d'argent : il doit rester liquide, si le bromure est pur, tandis qu'il se trouble s'il contient du chlorure de potassium (1).

Potasse, carbonate de potassium. — On projette dans la solution de bromure un très petit cristal d'iode. La liqueur devient jaune si le sel est pur, et reste incolore s'il est mélangé de potasse libre ou carbonatée.

Bromate de potassium. — On traite le bromure par l'acide chlorhydrique concentré, qui prend une teinte jaune verdàtre, en présence du bromate de potassium.

Sulfate de potassium. — Les sels de baryum donnent un précipité blanc, insoluble dans les acides, avec le bromure mêlé de sulfates. Ce réactif peut aussi servir à déceler le carbonate de potassium, mais, dans ce cas, le précipité est soluble dans l'acide chlorhydrique.

Azotate de sodium. — Le bromure mélangé d'azotate donne des vapeurs rutilantes d'hypoazotide, au contact de l'acide sulfurique concentré. Pur, il ne fournit que des vapeurs blanches d'acide bromhydrique et une petite quantité de vapeurs de brome, d'un jaune rougeâtre. Cette réaction n'est pas très sensible. Il est plus sûr de recourir à la diphénylamine.

Pharmacologie. — Le bromure de potassium a pris depuis quelques années une place importante dans la thérapeutique. Il a des propriétés sédatives et même anesthésiques très marquées; on le donne aussi comme fondant. Il est employé en solution dans l'eau, dans une potion ou dans un sirop, en pommades, et quelquefois en dragées ou en pilules. Cette dernière forme pharmaceutique ne lui convient pas aussi bien, parce qu'il est hygrométrique. Trousseau le faisait mélanger à du beurre, avec du chlorure et de l'iodure de potassium, pour remplacer l'huile de foie de morue. On le trouve dans un grand nombre d'eaux minérables naturelles.

Il ne faut pas l'associer aux sels de morphine, dans les solutions; il précipiterait du bromhydrate de morphine peu soluble (*Kunz*).

SIROP DE BROMURE DE POTASSIUM.	
Bromure de potassium......... 50 gr.	20 gr. de sirop contiennent 1 gr. de bromure alcalin (*Codex*).
Eau........................ 50	
Sirop d'écorce d'orange amère.. 900	

(1) Lorsqu'on veut connaître la proportion de chlorure mélangée au bromure, on prépare une *liqueur bromométrique*, en dissolvant $0^{gr},852$ de nitrate d'argent dans 100 cent. cubes d'eau distillée. On prend la liqueur contenant 1 gr. de bromure et $1^{gr},427$ d'azotate d'argent et, lorsqu'elle s'est éclaircie, on y verse goutte à goutte la liqueur bromométrique, au moyen d'une burette graduée, jusqu'à ce que la solution ne se trouble plus par le réactif. Le nombre de centimètres cubes employés à opérer une précipitation complète indique la proportion de chlorure. Si, par exemple, on a versé 12 cent. cubes de liqueur bromométrique, le bromure contient 12 p. 100 de chlorure de potassium.

§ 5. BROMURE DE SODIUM. NaBr = 204.

Préparation. — On sature, dans un appareil de Woolf, de l'ammoniaque pure par du brome, que l'on fait tomber goutte à goutte. On fait cristalliser le bromure d'ammonium, pour le séparer de l'iodure d'ammonium plus soluble, qui reste dans les eaux-mères. On décompose ensuite ce bromure par de la soude caustique ou par du carbonate de sodium exempt de chlorure et de sulfate (*Casthelaz*).

Propriétés physiques et chimiques. — Le bromure de sodium cristallise en cubes anhydres, blancs, d'une saveur piquante et salée. Il est très soluble dans l'eau, soluble dans l'alcool. Suivant Mitscherlich, celui qui cristallise au-dessous de 20° forme des tables hexagonales contenant deux molécules d'eau.

Pharmacologie. — Le bromure de sodium est sédatif comme le précédent et peut être prescrit de la même manière. Il paraît mieux toléré que celui-ci, à doses élevées, et il ne produit pas comme lui l'affaiblissement musculaire (*Rabuteau*).

II. — CHLORURES.

§ 1. CHLORURE D'AMMONIUM. AzH⁴Cl = 53,5.
Chlorhydrate d'ammoniaque, sel ammoniac.

Préparation. — Le chlorure d'ammonium est préparé par l'industrie d'après plusieurs procédés. Les plus usités sont les suivants :

1° On décompose le sulfate d'ammonium par le chlorure de sodium, à l'aide de la chaleur :

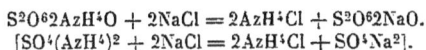

$$S^2O^62AzH^4O + 2NaCl = 2AzH^4Cl + S^2O^62NaO.$$
$$[SO^4(AzH^4)^2 + 2NaCl = 2AzH^4Cl + SO^4Na^2].$$

2° On sature de l'acide chlorhydrique avec le carbonate d'ammonium, qui provient des eaux d'épuration du gaz ou des vidanges.

Purification. — Lorsque le sel est coloré, on le purifie en le sublimant dans des matras, à la partie supérieure desquels il se condense.

Propriétés physiques et chimiques. — Le chlorure d'ammonium est anhydre, blanc, inodore, d'une saveur piquante et amère. Il cristallise en octaèdres, en cubes, ou plus souvent en longues aiguilles groupées comme des barbes de plume. Il est soluble dans son poids d'eau bouillante, dans 2,72 p. d'eau à 18°,7 et dans 8 p. d'alcool. Il se volatilise un peu au-dessous du rouge sombre. Sa densité est 1,45.

La chaleur ne le décompose pas. Les métaux des premières sections lui dérobent le chlore et dégagent de l'ammoniaque et de l'hydrogène. Les oxydes l'attaquent presque tous et forment des chlorures métalliques, de l'azote et de l'eau. Sa solution aqueuse dissout l'oxyde de zinc.

Essai. — Le sel ammoniac pur est incolore, neutre aux réactifs colorés et complètement volatil.

Sa solution ne précipite ni les sels de baryum, ni le sulfure ou l'oxalate d'ammonium, s'il ne contient pas de *sulfate*, de *métal lourd* ou de *chaux*.

Pharmacologie. — Le sel ammoniac est un stimulant et un résolutif énergique, dont l'usage est très ancien. Il a joui d'une certaine vogue comme fébrifuge. On le donne à l'intérieur, en pilules, en tisane ou en potion, à dose toujours faible, car à dose élevée il est vénéneux. Il existe dans la formule du *vin antiscorbutique*. On en fait, pour l'extérieur, des lotions, des collyres, des gargarismes, des cataplasmes et des pommades. Son action physiologique est celle d'un oxydant; le sang mis en contact avec lui devient rutilant et ne se coagule pas. Il ne paraît pas se décomposer en traversant l'économie (*Rabuteau*).

Son élasticité le rend difficile à pulvériser par contusion; on le divise au moyen de la râpe ou, mieux, en faisant, à l'ébullition, une solution aqueuse saturée, qu'on agite sans cesse pendant son refroidissement. Le sel se dépose en cristaux très ténus.

§ 2. CHLORURE D'ANTIMOINE. $SbCl^3 = 226,50$.
Beurre d'antimoine.

Préparation. — 1° On prend le résidu de la préparation de l'acide sulfhydrique (V. p. 132), on le décante dans une capsule de porcelaine et on l'évapore, sous une cheminée à fort tirage, jusqu'à ce qu'une goutte, posée sur une lame de verre, se solidifie par refroidissement.

On verse alors la liqueur dans une cornue de verre munie d'une allonge et d'un récipient bien secs. On chauffe au bain de sable et on distille presque à siccité. On évite l'obstruction du col de la cornue ou de l'allonge, en chauffant avec un charbon ardent les endroits où s'opère quelquefois la solidification du chlorure. La masse cristalline, condensée dans le récipient, est souvent surnagée par une petite quantité de liquide, qu'on sépare par décantation; ensuite on fait fondre le chlorure et on le coule dans des flacons à large ouverture (*Codex*).

2° On obtient plus rapidement du chlorure d'antimoine, en faisant passer du chlore sur de l'antimoine en grenaille placé dans une cornue, que l'on chauffe légèrement, pour faciliter la volatilisation du chlorure produit. Soubeiran recommande ce procédé.

Propriétés physiques et chimiques. — Le chlorure d'antimoine est transparent et incolore. Il cristallise en tétraèdres, fusibles à 73°,2 et volatils à 225°. Lorsqu'il est fondu, sa densité est 2,67. La densité de sa vapeur est 8,10. Il est déliquescent et il se dissout, sans décomposition, dans 1,2 à 2 molécules d'*eau*. Une grande quantité d'eau le décompose : il se précipite un oxychlorure blanc, insoluble, autrefois nommé *Poudre d'Algaroth* et dont la composition varie avec les conditions de sa formation. Le précipité obtenu avec 1 molécule de chlorure et 4,5 molécules d'eau froide a pour composition SbO^2Cl [$SbOCl$]; si l'eau est bouillante, l'oxychlorure est représenté par la formule Sb^2O^5Cl [$Sb^4O^5Cl^2$]; enfin, l'eau froide, employée en proportion supérieure à celle qui précède, donne l'oxychlorure $SbO^3.2SbO^2Cl$ [$Sb^2O^3.2SbOCl$], ou des mélanges multiples de ce composé et d'oxyde SbO^3 [Sb^2O^3] (*Sabanejeff*). Quand on y ajoute de l'acide tartrique, la solution de chlorure d'antimoine n'est pas troublée par l'eau.

Pharmacologie. — Le chlorure d'antimoine est vénéneux et caustique; comme le chlorure de zinc, il désorganise facilement les tissus. Son application provoque de vives douleurs. On l'emploie seul et presque à l'état *liquide.* Pour l'obtenir sous cette forme, on met le chlorure solide dans un entonnoir de verre, que l'on place sous une cloche, à côté d'un vase plein d'eau. Le chlorure ne tarde pas à se liquéfier, sans se décomposer, car il n'absorbe que la quantité d'eau nécessaire à sa dissolution.

On conserve ce médicament dans des flacons bien bouchés, pour qu'il ne s'empare pas de l'humidité de l'air. Jamais on n'en fait usage à l'intérieur; mais, s'il a servi à commettre un empoisonnement, on peut neutraliser ses effets toxiques au moyen du tannin, du sulfure de fer hydraté ou de la magnésie hydratée et sucrée.

La *Poudre d'Algaroth* était autrefois préparée en délayant du chlorure d'antimoine dans 40 fois son poids d'eau. Le précipité, lavé et séché, servait de vomitif au XVIIe siècle, sous le nom de *Poudre émétique;* plus tard il fut employé à la préparation du *tartre stibié.*

§ 3. CHLORURE DE BARYUM. $BaCl + 2HO = 122.$
$$[BaCl^2 + 2H^2O] = 244..$$

Préparation. — 1° VOIE SÈCHE. — On réduit, au rouge, le sulfate de baryum par la moitié de son poids de noir de fumée :

$$SO^4Ba + 2C^2 = BaS + 4CO.$$

On dissout ensuite le sulfure dans l'acide chlorhydrique, qui le convertit en chlorure; il s'échappe des torrents d'hydrogène sulfuré, qu'il est bon d'enflammer pour ne pas être exposé à leur action délétère :

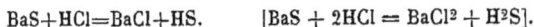

$$BaS + HCl = BaCl + HS. \qquad |BaS + 2HCl = BaCl^2 + H^2S].$$

2° VOIE HUMIDE. — On dissout du carbonate de baryum dans de l'acide chlorhydrique étendu; il y a formation d'eau, de chlorure de baryum et d'acide carbonique :

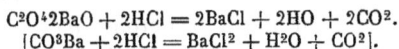

$$C^2O^4 2BaO + 2HCl = 2BaCl + 2HO + 2CO^2.$$
$$[CO^3Ba + 2HCl = BaCl^2 + H^2O + CO^2].$$

Propriétés physiques et chimiques. — Le chlorure de baryum cristallise en tables rhomboïdales, contenant 14,75 p. 100 d'eau. Sa saveur est amère et désagréable; sa densité est 3,05. Il se déshydrate entièrement, quand on le chauffe à 100°, puis il subit la fusion ignée; 100 p. d'eau en dissolvent 43,5 p. à 15°, et 78 p. à 100°. C'est le réactif de l'acide sulfurique et des sulfates (V. p. 139).

Essai. — Lorsque le chlorure de baryum est pur et qu'on précipite sa solution aqueuse par l'acide sulfurique, la liqueur filtrée ne laisse aucun résidu solide, par l'évaporation.

Pharmacologie. — Le chlorure de baryum est très vénéneux et n'a pas de propriétés médicinales démontrées.

Il a été employé à la conservation des cadavres.

§ 4. CHLORURE DE CALCIUM. $CaCl = 55,50 - [CaCl^2] = 111.$

Préparation. — 1° On obtient le chlorure de calcium, en saturant l'acide chlorhydrique par le carbonate de calcium.

On étend de l'acide chlorhydrique avec son volume d'eau et on projette du carbonate de calcium, peu à peu, pour éviter une trop vive effervescence. Quand la réaction est terminée, on filtre et on concentre la solution, jusqu'à ce qu'elle marque 1,38 au densimètre; elle donne de beaux cristaux par le refroidissement.

Si on évapore la liqueur à siccité, on obtient le *chlorure de calcium desséché*.

Pour avoir le *chlorure de calcium fondu*, on introduit le sel desséché, dans un creuset de terre; on lui fait subir la fusion ignée, puis on le coule sur un marbre poli (*Codex*).

La formation du chlorure de calcium est accompagnée, dans cette préparation, d'un dégagement d'acide carbonique :

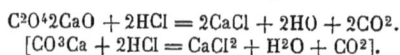

$$C^2O^4 2CaO + 2HCl = 2CaCl + 2HO + 2CO^2.$$
$$[CO^3Ca + 2HCl = CaCl^2 + H^2O + CO^2].$$

2º Le résidu de la préparation de l'ammoniaque, par le sel ammoniac et la chaux, peut servir aussi à la fabrication du chlorure de calcium. Il suffit de le dissoudre dans de l'eau et d'évaporer la solution.

Propriétés physiques et chimiques. — *Le chlorure de calcium cristallisé* se présente sous la forme de prismes à 6 pans, incolores, d'une saveur amère et contenant 49,64 p. 100 d'eau : $CaCl + 6HO$ [$CaCl^2 + 6H^2O$]. Il abaisse notablement la température de l'eau dans laquelle on le dissout et, quand on le mélange avec de la neige, il produit un froid capable de congeler le mercure.

Il perd, dans le vide, les deux tiers de son eau de cristallisation. Quand on le chauffe, il subit la fusion aqueuse et il abandonne 16,43 p. 100 d'eau à 200° (*chlorure desséché*); il ne devient anhydre qu'au rouge, en éprouvant la fusion ignée. La chaleur ne le décompose pas.

Le *chlorure de calcium anhydre* est blanc, extrêmement déliquescent et très soluble dans l'alcool. Il absorbe plus que son poids d'ammoniaque, en formant une combinaison représentée par la formule $CaCl4AzH^3$ [$CaCl^2.8AzH^3$]; aussi ne peut-il servir à la dessiccation de ce gaz.

Essai. — Le chlorure de calcium pur est incolore et neutre aux réactifs. Il ne perd pas de son poids, quand on le chauffe après l'avoir fondu. Il ne précipite ni par l'ammoniaque ni par l'hydrogène sulfuré.

Pharmacologie. — Le chlorure de calcium *cristallisé* est seul et bien rarement employé en pharmacie, à titre de médicament. Il a été vanté par Fourcroy, comme antiscrofuleux, et par d'autres, comme stimulant. C'est aussi un purgatif inusité. On le fait servir à la préparation des eaux minérales artificielles.

Le chlorure *desséché* $CaCl + 4HO$ [$CaCl^2 + 4H^2O$] et le chlorure *fondu* $CaCl$ [$CaCl^2$] trouvent des applications fréquentes dans plusieurs opérations chimiques, principalement dans la dessiccation des liquides et des gaz, l'ammoniaque exceptée.

On conserve ces chlorures dans des flacons bouchés avec soin, afin qu'ils n'absorbent pas l'humidité de l'air.

§ 5. CHLORURES DE FER.

Il existe deux chlorures de fer : FeCl [FeCl²] et Fe²Cl³ [Fe²Cl⁶], correspondant aux oxydes du même métal. Tous les deux sont rangés parmi les médicaments.

A. Chlorure ferreux. FeCl + 4HO = 99,5 — FeCl² + 4H²O = 199.
Protochlorure de fer.

Préparation. — 1° Voie humide. — Pour préparer le protochlorure de fer, on chauffe doucement :

> Tournure de fer ou pointes de Paris.............. .... 100 gr.
> Acide chlorhydrique officinal 300

Quand la saturation est complète, on filtre et on évapore rapidement, jusqu'à ce que la solution marque 1,38 au densimètre. On laisse cristalliser, on égoutte les cristaux, on les lave à l'eau distillée bouillie, puis on les sèche dans du papier sans colle (*Codex*).

2° Voie sèche. — Le meilleur procédé pour avoir du chlorure ferreux pur et anhydre consiste à diriger un courant de gaz chlorhydrique sec sur du fer porté au rouge, dans un tube de porcelaine.

Propriétés physiques et chimiques. — Le chlorure ferreux *anhydre* est blanc, solide, volatil, très soluble dans l'eau et dans l'alcool. Il s'hydrate facilement et cristallise alors en prismes rhomboïdaux obliques verdâtres, qui renferment 36,15 p. 100 d'eau : FeCl + 4HO [FeCl² + 4H²O]. La chaleur lui fait perdre cette eau d'hydratation.

Il forme, avec l'ammoniaque, une combinaison qui répond à la formule FeCl,6AzH³ [FeCl².6AzH³]. Il est difficile de le conserver intact, car il s'empare avidement de l'oxygène et de l'humidité atmosphériques; on doit l'enfermer dans des flacons bien bouchés.

B. Chlorure ferrique. Fe²Cl³ = 162,50 — [Fe²Cl⁶] = 325.
Sesquichlorure de fer, perchlorure de fer.

Préparation. — 1° Voie humide. — *Procédé de M. Adrian :*

> Tournure de fer ou pointes de Paris................. 1000 gr.
> Acide chlorhydrique officinal....................... 3000

On procède comme dans la préparation du chlorure ferreux et on dissout les cristaux dans assez d'eau distillée pour que la solution marque 1,10 au densimètre.

On introduit la liqueur dans les flacons d'un appareil de Woolf (fig. 89), et on y fait passer un courant de chlore. On arrête l'opération quand le protochlorure est totalement converti en perchlorure, ce qui a lieu lorsque le ferricyanure de potassium ne le précipite plus.

Pour saturer le chlore libre, on ajoute peu à peu et *sans excès* une solution de chlorure ferreux (*Bouilhon*). Il n'y a plus ensuite qu'à ramener le liquide à la densité 1,26 en y versant de l'eau distillée (*Codex*).

L'action chimique, qui donne naissance au perchlorure de fer, est des plus simples; elle se borne à la fixation du chlore sur le protochlorure de fer. Au moment de l'émission des premières bulles de gaz, la solution de chlorure ferreux, qui est *verte*, prend une teinte plus foncée; elle est *noire*, quand la moitié du protochlorure est passée à l'état de sesquichlorure de fer; puis sa nuance se dégrade, à mesure que la chloruration s'achève, et elle devient *safranée* à la fin de l'opération. Le courant qui traverse la liqueur ne doit pas être trop rapide, car la solution s'échaufferait d'une

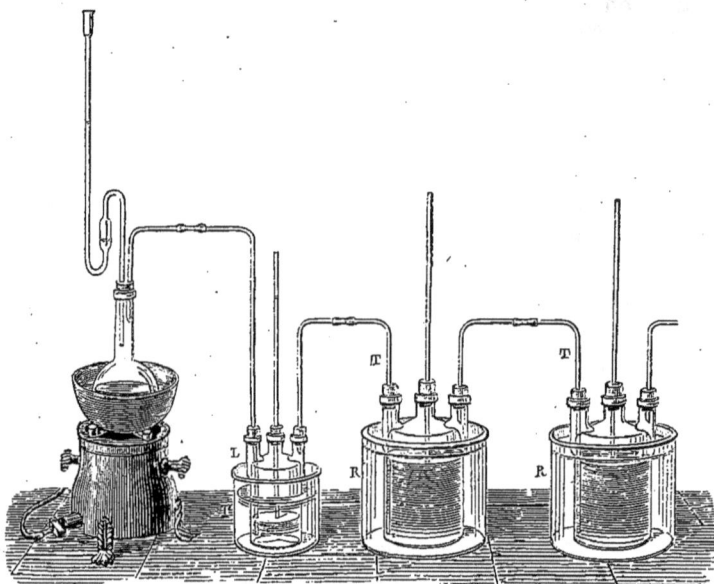

Fig. 89. — Appareil pour la préparation du perchlorure de fer (*).

manière nuisible à la réaction et beaucoup de gaz se dégagerait sans se combiner. Il est bon, du reste, afin d'éviter cet échauffement, de refroidir constamment les flacons qui contiennent le chlorure à transformer.

Lorsqu'on veut avoir du chlorure ferrique *cristallisé*, on évapore la solution du Codex. La liqueur, moyennement concentrée, fournit des cristaux jaunes, représentant un hydrate à 39,92 p. 100 d'eau : $Fe^2Cl^3 + 12HO$ $[Fe^2Cl^6 + 12H^2O]$; amenée à consistance sirupeuse, elle donne des cristaux d'un rouge brun : $Fe^2Cl^3 + 6HO$ $[Fe^2Cl^6 + 6H^2O]$, moins hydratés, mais plus déliquescents.

2° M. Jeannel préfère dissoudre 94,05 d'hydrate de peroxyde de fer contenant 75 p. 100 d'eau et complètement exempt de sulfate, dans 100 d'acide chlorhydrique pesant 1,16. La solution se fait à froid, par trituration, avec dégagement de chaleur; elle marque 1.26 au densimètre et possède toutes les propriétés de celle du Codex.

(*) Le chlore produit dans le ballon se purifie en traversant l'eau du flacon laveur L, et se combine au chlorure ferreux contenu dans les flacons de Woolf. Les tubes abducteurs TT doivent plonger jusqu'au fond du liquide. PRR, réfrigérants remplis d'eau froide.

Ce procédé est celui qui ournit le plus facilement du chlorure ferrique neutre.

3° Voie sèche. — Quand on fait passer du chlore sec sur du fer chauffé au rouge, la combinaison se fait avec incandescence et fournit du perchlorure *anhydre*.

Propriétés physiques et chimiques. — Le chlorure ferrique *anhydre* est en lames violacées, brillantes, volatiles au-dessus de 100°. Il est soluble dans l'eau, l'alcool et l'éther, et même déliquescent. Ses solutions alcoolique et éthérée sont décomposées par la lumière solaire ; le perchlorure est converti en protochlorure, qui reste dissous dans l'alcool, mais qui se précipite de la liqueur éthérée.

Hydraté, il répond à des formules qui diffèrent, selon la manière dont il a été préparé : $Fe^2Cl^3,4HO$ $[Fe^2Cl^6,4H^2O]$; $Fe^2Cl^3,6HO$ $[Fe^2Cl^6,6H^2O]$; $Fe^2Cl^3,12HO$ $[Fe^2Cl^6,12H^2O]$. Il fond, en cet état, à 42°, à 35°, ou à 31°, suivant son hydratation.

L'eau le décompose à une haute température ; il se forme de l'acide chlorhydrique et de l'oxyde ferrique cristallisé :

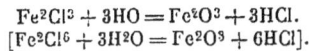

$$Fe^2Cl^3 + 3HO = Fe^2O^3 + 3HCl.$$
$$[Fe^2Cl^6 + 3H^2O = Fe^2O^3 + 6HCl].$$

A la température rouge, l'oxygène le détruit également. Lorsqu'on chauffe longtemps à 100° sa solution aqueuse, elle s'altère et dépose de l'hydrate ferrique, insoluble dans les acides étendus. L'hydrogène, le fer, le zinc, le sucre, l'alcool, l'éther et la plupart des autres agents réducteurs le transforment en chlorure ferreux.

Il coagule l'albumine, et il se combine à l'ammoniaque, comme le protochlorure. En solution aqueuse, il dissout le peroxyde de fer, avec lequel il forme un oxychlorure.

Pharmacologie. — Le *protochlorure de fer* a été proposé à diverses reprises, comme médicament, mais son introduction définitive dans la thérapeutique est récente. Les travaux de Rabuteau ont affirmé sa valeur médicinale.

Rabuteau a établi expérimentalement que c'est sous forme de protochlorure que le fer pénètre dans le sang, lorsqu'on administre le chlorure ferrique, le fer métallique ou l'un de ses oxydes. Il y a donc avantage à se servir de ce sel, qui est directement et promptement absorbé, tandis que le chlorure ferrique a besoin d'être réduit et que les ferrugineux insolubles doivent se combiner à l'acide chlorhydrique du suc gastrique, avant d'être assimilés. En outre, ce composé est inoffensif et il ne coagule ni le sang ni l'albumine ; bien loin de là, il augmente la fluidité du sang. Son seul inconvénient est son oxydabilité. Mais on peut le préserver de toute altération, en l'enfermant dans des pilules soigneusement enrobées, ou en le dissolvant dans une liqueur sucrée ou alcoolique, qui agit vis-à-vis de lui comme un agent de réduction. On le fait aussi entrer dans la composition de quelques eaux minérales ferrugineuses artificielles.

Sous le nom de *fleurs martiales*, on employait autrefois, à titre de fébrifuge, un mélange de protochlorure de fer et de sel ammoniac, à l'usage duquel on a depuis longtemps renoncé.

Le *perchlorure de fer* est l'astringent le plus puissant de la matière médicale; on a sans cesse recours à ses propriétés hémostatiques. Il coagule le sérum du sang et l'albumine de l'œuf, mais le coagulum est aisément redissous par un excès de perchlorure. On l'emploie en pilules et en dissolution dans du sirop de sucre ou dans une liqueur alcoolique éthérée (*teinture de Bestuchef*). Dans ses solutions, il est vite converti en chlorure ferreux, circonstance favorable à son efficacité, d'après Rabuteau. Pour tous les usages externes et souvent pour les préparations destinées à l'intérieur, on se sert de chlorure ferrique en solution aqueuse. La solution très concentrée, marquant 1,43 au densimètre, est un véritable caustique, dont l'usage a été abandonné.

La *solution officinale* du Codex, plus diluée, est moins irritante et peut remplir les mêmes indications. Cette solution doit être limpide et d'un jaune rougeâtre. Sa densité est 1,27 (30° *Baumé*). Elle contient 26 p. 100 de chlorure anhydre et elle ne doit renfermer ni *acide libre*, ni *chlore libre*, ni *chlorure ferreux*. Cependant, quand on termine sa préparation en saturant l'excès de chlore par le chlorure ferreux, on y introduit forcément ce composé, mais en proportion si faible, qu'il n'y a pas lieu de s'en préoccuper. Le chlore devient assez promptement acide chlorhydrique, dans cette solution. Pour savoir si elle en contient, on verse, après l'avoir diluée, 1 goutte de solution de phénol à 1 p. 100 : le mélange ne se colore pas si le perchlorure est très acide; il manifeste une coloration passagère, s'il est légèrement acide; il prend rapidement une teinte foncée, quand le perchlorure est neutre et qu'on augmente sa proportion dans le mélange.

Si l'on a besoin de diminuer sa concentration, dans des proportions déterminées, on peut recourir au tableau dressé par M. Adrian à cet effet :

SOLUTION OFFICINALE	+	EAU DISTILLÉE	donnent	SOLUTION MARQUANT :
20 gr.		5 gr.		1.21 = 25° Baumé.
20 —		10 —		1.16 = 20° —
20 —		20 —		1.11 = 15° —
20 —		40 —		1.07 = 10° —

Lorsqu'on veut adoucir l'action corrosive de ce médicament sur les dents, Sager conseille d'y mélanger de la glycérine ou du sirop de sucre, puis du lait de vache.

M. Jeannel a proposé de remplacer la solution officinale de perchlorure de fer, par une liqueur contenant 5 éq. de peroxyde de fer pour 1 éq. de perchlorure, à laquelle il donne le nom de *chloroxyde ferrique*. Il prépare ce produit en dissolvant 522 p. d'hydrate ferrique à 75 p. 100 d'eau, dans 100 p. d'acide chlorhydrique d'une densité de 1,15. Suivant l'auteur, les avantages du chloroxyde ferrique sont d'avoir une saveur moins désagréable que celle du perchlorure de fer, d'être plus astringent que ce chlorure, sans être aussi caustique, et de coaguler plus efficacement le sang et l'albumine, sans redissoudre le coagulum. Il ne perd pas sa solubilité, quand on le dessèche à 40°, et sa poudre constitue un excellent topique pour les plaies de mauvaise nature.

Sous le nom d'*albuminate de fer*, on a préconisé une combinaison soluble d'albumine et d'oxyde ferrique. Pour obtenir un produit de composition constante, il faut saturer de sel marin une solution d'albumine, puis y verser un excès de perchlorure de fer dissous. L'albuminate de fer précipité est lavé à l'eau salée, pressé et desséché. Il contient environ 5 p. 100 d'oxyde ferrique (*Diehl*).

PILULES DE CHLORURE FERREUX.

Chlorure ferreux desséché........ 1gr
Poudre de gomme................ 0.50
    — de réglisse................ 0.50
Eau.............................. Q.S.

Pour 10 pilules, que l'on enrobe comme les pilules d'iodure de fer (*Codex*).

A cette formule, Herbelin préférait la suivante, qui ne contient pas de gomme :

Chlorure ferreux................ 10 gr.
Sucre pulvérisé................. 6
Fer réduit...................... 0.50
Eau distillée................... 6
Poudre de réglisse............. Q.S.

Pour 100 pilules, que l'on enrobe avec le baume de Tolu.

SIROP DE CHLORURE FERREUX.

Sirop de gomme........ ...... 800 gr.
   — de fleurs d'oranger....... 175
Eau de fleurs d'oranger........ 20
Chlorure ferreux sec.......... 5

20 gr. de sirop contiennent 10 centigr. de sel ferreux (*Soc. de ph. de Paris*).

POTION ANTIHÉMORRHAGIQUE.

Solution officinale de perchlorure
    de fer...................... 1 gr.
Sirop de sucre................ 30
Eau distillée...... 100

TEINTURE DE BESTUCHEF.

Perchlorure de fer cristallisé.... 1 gr.
Liqueur d'Hoffmann............ 7
        (*Codex de* 1837.)

Ce médicament était célèbre au commencement du dix-huitième siècle, sous les noms d'*élixir d'or* et de *gouttes d'or du général de la Mothe*. La lumière le décolore; le chlorure ferrique passe à l'état de chlorure ferreux, il se forme de l'acide chlorhydrique et, dès lors, de l'éther chlorhydrique. Au contact de l'air, le sel ferrique dépose du sesquioxyde de fer. C'est un médicament défectueux.

§ 6. CHLORURE DE MAGNÉSIUM. MgCl + 6HO = 101,50. [MgCl² + 6H²O] = 203.

Préparation. — Pour obtenir ce chlorure, on sature de l'acide chlorhydrique, étendu de deux fois son poids d'eau, par un léger excès de carbonate de magnésium. On chauffe légèrement, pour terminer la saturation. Le liquide dépose de la silice, de l'oxyde de fer, de l'alumine. On le filtre et on l'évapore, jusqu'à ce qu'il marque 1,38 au densimètre. On l'introduit alors dans un flacon à large ouverture et on laisse cristalliser, par refroidissement.

La décomposition du carbonate magnésien par l'acide chlorhydrique fournit du chlorure de magnésium, de l'eau et de l'acide carbonique :

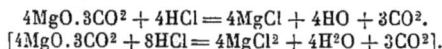

$$4MgO.3CO^2 + 4HCl = 4MgCl + 4HO + 3CO^2.$$
$$[4MgO.3CO^2 + 8HCl = 4MgCl^2 + 4H^2O + 3CO^2].$$

Propriétés physiques et chimiques. — Le chlorure de magnésium hydraté est un des sels les plus déliquescents que l'on connaisse. L'alcool en dissout la moitié de son poids. Sa saveur est très amère. Il cristallise en prismes, qu'on ne peut dessécher sans les décomposer; il suffit même de les faire bouillir avec de l'eau, pour les convertir en acide chlorhydrique et en magnésie :

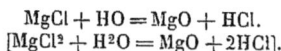

$$MgCl + HO = MgO + HCl.$$
$$[MgCl^2 + H^2O = MgO + 2HCl].$$

De là la présence de l'acide chlorhydrique dans l'eau distillée préparée avec des eaux qui contiennent ce chlorure.

Pharmacologie. — Les propriétés médicinales du chlorure de magnésium sont analogues à celles des chlorures alcalins. Hahnemann et Chevallier lui attribuent une action purgative à la fois plus forte et plus douce que celle du sulfate de magnésium. On ne le met pas souvent à contribution cependant ; il ne sert guère qu'à la préparation d'un petit nombre d'eaux minérales artificielles.

§ 7. CHLORURES DE MERCURE.

La pharmacie utilise les deux combinaisons du chlore avec le mercure : Hg^2Cl [Hg^2Cl^2] chlorure mercureux, et $HgCl$ [$HgCl2$] chlorure mercurique.

A. CHLORURE MERCUREUX. $Hg^2Cl = 235,50 — [Hg^2Cl^2] = 471.$
Protochlorure de mercure, calomel, calomélas, mercure doux.

Mentionné pour la première fois par Béguin, en 1608.
Préparation. — 1° VOIE SÈCHE. — CALOMEL CRISTALLISÉ. On prépare le

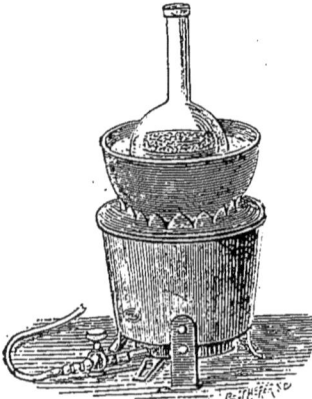

Fig. 90. — Appareil pour la préparation du calomel cristallisé.

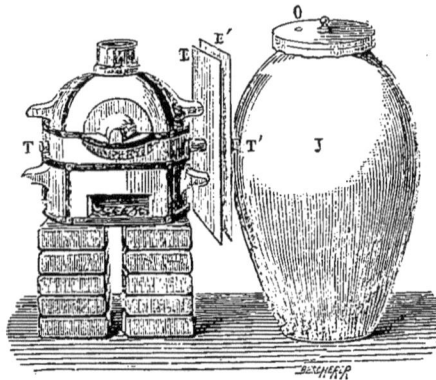

Fig. 91. — Appareil pour la préparation du calomel dit à la vapeur (*).

chlorure mercureux, en combinant 1 éq. de mercure au chlorure mercurique. On broie dans un mortier, avec un peu d'eau :

Chlorure mercurique...................................... 400 gr.
Mercure.. 300

On triture, jusqu'à disparition complète du métal ; on sèche le mélange à l'étuve et on l'introduit dans un matras à fond plat, que l'on en remplit à moitié. On place le matras dans un bain de sable (fig. 90), et on sublime en ménageant la chaleur. Le calomel cristallise à la partie supérieure du matras (*Codex*).

La formation du chlorure mercureux résulte de l'union directe du mercure métallique au chlorure mercurique :

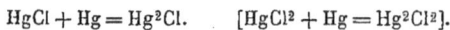

$$HgCl + Hg = Hg^2Cl. \qquad [HgCl^2 + Hg = Hg^2Cl^2].$$

Au lieu de chlorure mercurique, on peut employer le sulfate, qui donne,

(*) TT', tube contenant le calomel cristallisé. J, jarre destinée à condenser les vapeurs du chlorure mercuriel. G, ouverture pour la sortie de l'air dilaté. EE', écrans préservant la jarre de la chaleur du fourneau.

par trituration avec du mercure, du sulfate mercureux. En sublimant un mélange de ce sulfate mercureux et de chlorure de sodium, on a, par double décomposition, du calomel et du sulfate de sodium (*Planche*) :

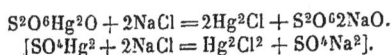

$$S^2O^6Hg^2O + 2NaCl = 2Hg^2Cl + S^2O^62NaO.$$
$$[SO^4Hg^2 + 2NaCl = Hg^2Cl^2 + SO^4Na^2].$$

2° CALOMEL A LA VAPEUR. — Le premier procédé pour la préparation du calomel à la vapeur est dû à Howard et à J. Jewel. Il consistait à faire pénétrer en même temps, dans un large récipient, des vapeurs d'eau et de chlorure mercureux. Divisé par la vapeur d'eau, le calomel se déposait alors, en poudre impalpable.

Soubeiran a démontré que l'intermédiaire de la vapeur d'eau est inutile, quand on reçoit les vapeurs mercurielles dans des récipients de grande capacité ; l'air suffit à condenser et à diviser le chlorure mercureux. Cette simplification a été adoptée par le Codex, qui opère ainsi qu'il suit :

On introduit du chlorure mercureux en fragments, dans un tube de terre fermé à une extrémité et recouvert d'un lut argileux. On place ce tube dans un fourneau allongé, disposé près d'une grande fontaine de grès destinée à servir de récipient (fig. 91). Celle-ci est percée, aux deux tiers de sa hauteur, d'un orifice circulaire, dans lequel l'extrémité ouverte du tube pénètre à frottement. On lute la jointure ; on lute également le couvercle de la fontaine, après y avoir pratiqué une petite ouverture, pour la sortie de l'air dilaté.

Le récipient doit être aussi rapproché que possible du fourneau, pour éviter que le chlorure ne se condense à l'extrémité du tube ; pour la même raison, celle-ci ne doit pas dépasser la paroi interne du récipient. Enfin, pour soustraire le récipient à la chaleur du fourneau, on bouche avec de la terre l'ouverture qui donne passage au tube, et on interpose deux diaphragmes métalliques, entre le récipient et le fourneau.

On chauffe le tube au rouge sombre, *d'abord dans la partie la plus voisine du récipient*, puis peu à peu dans toute sa longueur. Quand la volatilisation du protochlorure est complète, on délute l'appareil et on recueille le calomel (*Codex*).

3° VOIE HUMIDE. — PRÉCIPITÉ BLANC.

Azotate mercureux cristallisé.......................	100 gr.
Acide chlorhydrique officinal........................	50
Acide azotique officinal.............................	Q.S.
Eau distillée.......................................	Q.S.

On broie, dans un mortier de porcelaine, les cristaux d'azotate mercureux et on les dissout dans l'acide azotique dilué au 10ᵉ, étendu de 4 fois son poids d'eau. Puis on verse dans la solution l'acide chlorhydrique. Il se forme un précipité de chlorure mercureux ; on le lave par décantation, avec de l'eau distillée tiède, on l'égoutte sur une toile et on le sèche à l'étuve (*Codex*).

La décomposition du nitrate mercureux par l'acide chlorhydrique produit du chlorure mercureux et met en liberté de l'acide azotique :

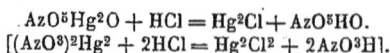

$$AzO^5Hg^2O + HCl = Hg^2Cl + AzO^5HO.$$
$$[(AzO^3)^2Hg^2 + 2HCl = Hg^2Cl^2 + 2AzO^3H].$$

On peut, dans l'opération précédente, se servir de sel marin au lieu d'acide chlorhydrique. Mais il faut alors agir sur des liqueurs fortement acidulées par l'acide nitrique, autrement il se déposerait du nitrate basique de mercure, qu'on ne pourrait enlever par les lavages. L'acide chlorhydrique est préférable.

Purification. — Lorsque le calomel a été préparé par sublimation, il est toujours mélangé d'un peu de *chlorure mercurique*. Il est très important de le séparer de ce dernier, qui est vénéneux. On y parvient aisément, en lavant à l'eau distillée bouillante le calomel porphyrisé, jusqu'à ce que les eaux de lavage ne précipitent ni par l'hydrogène sulfuré, ni par l'ammoniaque.

Propriétés physiques et chimiques. — Le chlorure mercureux est blanc, inodore, insipide. Il cristallise en prismes à 4 pans demi-translucides et il se volatilise, sans fondre, entre 440° et 500° (*Marignac*). Sa densité est 7,14; celle de sa vapeur 8,35. Il est insoluble dans l'eau, fusible et volatil.

Le contact prolongé de l'eau en ébullition le change en chlorure mercurique et du mercure se dépose. Guibourt attribue cette réaction à l'oxygène dissous dans l'eau. La lumière le décompose aussi; sous son influence, il devient jaune, puis gris longtemps après; une partie du sel est alors dédoublée en métal et en chlorure mercurique. Les alcalis le colorent en noir. Les chlorures et les carbonates alcalins dissous le font passer à l'état de sel mercurique, ainsi que les acides azotique et chlorhydrique bouillants. Traité par une solution d'iodure de potassium, il se convertit en iodure mercureux et même en iodure mercurique, s'il y a un excès d'iodure alcalin. L'albumine paraît le transformer en chlorure mercurique. En présence de l'acide cyanhydrique, il donne du cyanure de mercure, du mercure métallique et de l'acide chlorhydrique (*Scheele*). Bussy et Buignet admettent une réaction différente, transformant le calomel en mercure et en chlorure mercurique :

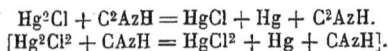

$$Hg^2Cl + C^2AzH = HgCl + Hg + C^2AzH.$$
$$[Hg^2Cl^2 + CAzH = HgCl^2 + Hg + CAzH].$$

Essai. — Le calomel obtenu par voie sèche contient du *chlorure mercurique*, lorsqu'il a été incomplètement lavé. En outre, il peut être frauduleusement mélangé de *sulfate de baryum*, de *sels calcaires* ou d'autres poudres blanches et pesantes.

Pour savoir s'il contient du *chlorure mercurique*, on le traite par l'eau distillée bouillante et on filtre. La liqueur ne précipite par aucun réactif, si le calomel est pur; tandis que, dans le cas contraire, elle donne : avec l'ammoniaque un précipité *blanc*, avec l'eau de chaux un précipité *jaune*, avec l'acide sulfhydrique un précipité *noir*. On peut aussi déposer un peu de calomel sur une lame de fer poli et l'arroser avec une goutte d'alcool ou d'éther. La lame noircit, même en présence de 1/50000 de sublimé corrosif (*Bonnewyn*). L'éther, agité en plus grande quantité avec du calomel impur, noircit au contact de l'acide sulfhydrique.

On recherche les *sels étrangers* en chauffant, dans une petite capsule, le calomel suspect, qui doit se volatiliser entièrement, quand il n'est pas falsifié. S'il laisse un résidu, on soumet celui-ci à l'analyse.

B. Chlorure mercurique. — HgCl = 135,50 — [HgCl²] = 271.
Bichlorure de mercure, sublimé corrosif.

Connu des Arabes ; Geber a décrit sa préparation au viiie siècle.

Préparation. — 1° Voie sèche. — La préparation du chlorure mercurique consiste à décomposer le sulfate mercurique par le chlorure de sodium. On pulvérise séparément :

Sulfate mercurique.................................... 500 gr.
Chlorure de sodium décrépité........................ 500

On mélange ces substances et on en remplit à moitié des matras à fond plat, que l'on dispose dans un bain de sable et qu'on recouvre jusqu'au col. On chauffe quelques heures après seulement, et tant que de la vapeur d'eau se dégage, on laisse les matras ouverts. Quand l'humidité est tout à fait dissipée, on enlève assez de sable pour découvrir la moitié supérieure de chaque matras, on pose sur leur orifice une petite capsule et on augmente le feu. L'alimentation du foyer réclame les plus grands soins; et lorsque, pour consolider le pain, on élève la température, vers la fin de l'opération, on ne doit jamais la soutenir trop longtemps de suite; il faut, alternativement l'abaisser et l'augmenter, afin d'éviter la dispersion du chlorure à l'extérieur. Si cet accident a lieu, malgré les précautions prises, on dégarnit immédiatement les matras du sable qui les recouvre. C'est là le moment qui exige le plus d'attention et qui offre le plus de danger pour l'opérateur. Pour terminer, on recouvre les matras de sable chaud et on les laisse refroidir lentement, de crainte de rupture. Lorsqu'ils sont froids, on les casse avec précaution et on détache les pains de sublimé corrosif (*Codex*).

L'échange qui se fait, entre les éléments du sulfate mercurique et du chlorure de sodium, est analogue à celui qui a fourni le calomel :

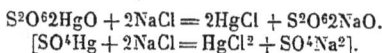

$$S^2O^62HgO + 2NaCl = 2HgCl + S^2O^62NaO.$$
$$[SO^4Hg + 2NaCl = HgCl^2 + SO^4Na^2].$$

On ajoutait autrefois du bioxyde de manganèse au mélange, pour prévenir la formation d'un peu de calomel, qui se produirait si le sulfate de mercure n'était pas entièrement au maximum d'oxydation. M. J. Regnauld fait observer que l'efficacité de ce moyen n'est pas prouvée, et qu'il vaut mieux s'assurer de la pureté du sulfate mercurique avant de l'employer (V. *Sulfate mercurique*).

· 2° En Angleterre, on prépare le chlorure mercurique en faisant passer un courant de chlore sur du mercure chauffé.

3° Voie humide. — On peut encore l'obtenir en dissolvant du mercure dans l'eau régale et en faisant cristalliser.

Propriétés physiques et chimiques. — Le chlorure mercurique est blanc, transparent, d'une saveur métallique excessivement désagréable. Obtenu par voie sèche, il cristallise en *octaèdres* à base rectangle ; préparé par voie humide, il est en *prismes* rhomboïdaux droits. Il a pour densité 5,32 et sa vapeur 9,42. Il fond vers 265° et bout à 295°. Il exige, pour se dissoudre : 15 p. d'eau à + 10°, moins de 2 p. d'eau bouillante, 3,61 p. d'alcool à 90° froid, 1,5 p. d'alcool bouillant, 4 p. d'éther et 13,33 p. de glycérine. Il est soluble dans les chlorures alcalins, le chlorure d'ammonium et l'acide chlorhydrique. Il présente, comme l'acide arsénieux, l'état vitreux et l'état opaque (*Personne*). Il devient phosphorescent par trituration (*Ménière*).

L'air et la lumière n'altèrent point le chlorure mercurique *sec*. Mais sa dissolution aqueuse, exposée aux rayons solaires, devient acide et dépose du chlorure mercureux. L'ammoniaque le précipite à l'état de *chloramidure de mercure* blanc $HgCl.AzH^2Hg$ $[HgCl^2.Az^2H^4Hg]$:

$$2HgCl + 2AzH^3 = AzH^4Cl + HgCl.AzH^2Hg.$$
$$[2HgCl^2 + 4AzH^3 = 2AzH^4Cl + HgCl^2.Az^2H^4Hg].$$

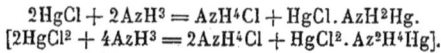

Il cède du chlore à la plupart des métaux. Les matières organiques le réduisent en chlorure mercureux. L'albumine forme avec lui un composé insoluble dans l'eau, *soluble dans un excès d'albumine* et dans les *chlorures alcalins*.

Essai. — Le chlorure mercurique est rarement fraudé. S'il l'était, on pourrait le séparer des corps étrangers, en mettant à profit sa solubilité dans l'éther et sa volatilité.

Pharmacologie. — Le *chlorure mercureux* porte en pharmacie trois noms, qui correspondent à ses origines différentes ; on le nomme *Mercure doux*, *Calomel à la vapeur* ou *Précipité blanc*.

Le *mercure doux* est celui qu'on prépare en porphyrisant le chlorure cristallisé. Il a été nommé *Calomélas* par Mayerne, en souvenir d'un nègre qui l'avait aidé à découvrir son mode de préparation. Il est inusité, en tant que médicament, de même que la *panacée mercurielle* des anciennes pharmacopées, qui n'était autre chose que du mercure doux, auquel on avait fait subir 5 ou 6 sublimations. Il ne sert qu'à préparer le calomel à la vapeur.

Le *calomel à la vapeur* est pulvérulent et très ténu, mais sa poudre a quelque chose de cristallin. Il est purgatif et vermifuge, on le dit aussi *altérant*. Pour Mialhe, son action médicinale est liée à sa transformation en chlorure mercurique, au contact des chlorures alcalins de l'économie. M. Jeannel fait jouer le même rôle aux carbonates alcalins. Rabuteau admet sa conversion en mercure métallique et en chlorure mercurique ; mais, de plus, il croit que ce dernier sel se résout à son tour en mercure métallique, et que c'est à cet état que le calomel agit sur l'organisme.

Des trois modifications du chlorure mercureux, le calomel à la vapeur est la plus employée en pharmacie. Ou l'administre en nature, en tablettes, en pilules, ou incorporé à de la pâte de biscuit ou à du chocolat.

Il fait partie d'un nombre considérable de formules, parmi lesquelles on peut citer : la *poudre de Godernaux*, la *poudre mercurielle arsenicale de Dupuytren*, les *bols de Chaussier*, les *pilules mineures d'Hoffmann*, les *pilules fondantes de Weickard*, etc. On en fait quelquefois des fumigations.

Lorsqu'on le suspend dans un looch blanc, il est changé en chlorure mercurique, en présence de l'acide cyanhydrique fourni par les amandes amères. Les eaux distillées de laurier-cerise et d'amande amère produisent le même résultat. Il est donc prudent de ne pas l'associer à ces médicaments, non plus qu'à des composés alcalins. M. Vulpius s'est assuré qu'un mélange de calomel, de bicarbonate de sodium et de sucre de canne contient, au bout de trois mois, une forte proportion de chlorure mercurique. Suivant M. Jolly, le sucre brut contenant de l'hydrate de chaux aurait la même influence. La chloruration du calomel, dans ces conditions, est due à l'intervention de l'eau absorbée par le sucre de canne ; car, en remplaçant ce dernier par le sucre de lait, qui n'est pas hygrométrique, la formation du sublimé corrosif, dans le mélange, est à peine sensible au bout du même temps. Il n'en reste pas moins établi qu'il est dangereux de mélanger, à l'avance, du calomel à des substances alcalines.

Il est également incompatible avec le bromure de potassium, qui le transforme en grande partie en bromure mercureux (*Vigier*).

Le *précipité blanc* est beaucoup plus divisé que le calomel, et dès lors plus actif. On le repousse habituellement et bien à tort de la médication interne, sous prétexte qu'il renferme des nitrates de mercure et de l'acide azotique. Ce défaut de pureté n'existe que dans les produits mal préparés; le précipité blanc retient un peu d'eau interposée, mais il est *pur*, quand il a été obtenu au moyen de l'acide chlorhydrique et bien lavé. En dépit de cette vérité, on ne fait appel qu'à ses effets topiques : on l'emploie en pommades, en injections et sous forme de collyres secs.

Pour conserver intact le chlorure mercureux, il faut le soustraire à l'influence des rayons lumineux, qui le décomposent.

Le *sublimé corrosif* ou *chlorure mercurique* était déjà au nombre des médicaments usités chez les Arabes, mais sa réputation, comme antisyphilitique, ne date que du seizième siècle. Son nom révèle ses propriétés caustiques. Lorsqu'on l'applique sur la peau, en quantité un peu considérable, il détermine une escharification douloureuse, dont la médecine ne tire pas souvent parti. Mais ses solutions plus ou moins diluées sont précieuses, pour le traitement des affections cutanées et pour la destruction des parasites végétaux et animaux. Administré à l'intérieur, il se comporte tout autrement que le calomel, car il ne produit pas la salivation. Sa puissance médicatrice est considérable et, comme il est toxique à très faible dose, il demande à être manié avec prudence et dosé avec rigueur. L'albumine est son meilleur antidote, à la condition de n'être pas employée en trop forte proportion, car un excès d'albumine redissout le précipité formé d'abord. Il faut un blanc d'œuf pour neutraliser 25 centigrammes de sublimé corrosif (*Peschier*). On doit d'ailleurs provoquer le vomissement du composé albumineux.

Ce médicament revêt toute espèce de formes pharmaceutiques. C'est le principe actif des *liqueurs* de *Van Swieten* et de *Gowland*, de l'*eau pha-gédénique*, des *pommades* de *Cirillo* et de *Græfe*, des *pilules majeures d'Hoffmann*, des *pilules* de *Dupuytren*, de *Cullerier*, etc. Il entrait autre-fois dans la composition du *sirop de Portal;* le Codex l'a rayé avec raison de cette formule. L'usage de ce médicament pouvait avoir des inconvé-nients sinon des dangers, dans la médecine des enfants, lorsque le sirop était nouvellement préparé; et, s'il était fait depuis longtemps, le chlo-rure mercurique, se trouvant réduit, n'avait plus d'action. Dans les deux cas, la suppression du sel mercurique était indiquée.

Malgré cette facile réduction du sublimé corrosif par les substances organiques, souvent, pour modérer son action irritante, on l'unit à des préparations riches en matières extractives, telles que des sirops com-posés ou des extraits. Dans le même but, on le dissout dans du lait ou bien on le mêle à de la pâte de biscuit. Dans tous ces médica-ments, il se résout en calomel, puis en mercure métallique, au bout d'un temps, qui est très court pour le *sirop de Cuisinier*, mais qui paraît plus long pour les *pilules de Dupuytren* et pour plusieurs autres produits. Il est néanmoins utile de ne préparer ces mélanges qu'au moment de s'en servir.

Mialhe a proposé de combiner le chlorure mercurique à l'albumine et à un chlorure alcalin, avant de l'administrer à l'intérieur, de telle sorte qu'il n'ait rien à emprunter aux organes digestifs, pour se dissoudre et pour pénétrer dans le torrent circulatoire. D'autres ont préconisé l'emploi des chlorures doubles de *mercure et de morphine* et de *mercure et de qui-nine*, qu'on obtient en versant une solution concentrée de sublimé corrosif, dans des solutions de chlorhydrates de morphine et de quinine. Ces com-binaisons sont inusitées. Mais quand on a besoin de dissoudre, dans une faible quantité d'eau, une forte proportion de chlorure mercurique, on y ajoute du sel ammoniac, qui forme avec lui un chlorure double très solu-ble, nommé jadis *sel Alembroth.*

On applique fréquemment les dissolutions aqueuses ou alcooliques de sublimé corrosif à la conservation des matières végétales et animales, qu'elles préservent des insectes et de la putréfaction. Il est antiseptique.

COLLYRE SEC AU CALOMEL.

Calomel à la vapeur..........	10 gr.
Sucre en poudre..............	10
(Codex.)	

POMMADE DE CALOMEL.

Calomel......	10 gr.
Axonge benzoïnée.............	90
(Codex.)	

POUDRE A POUDRER.

Précipité blanc..............	5 gr.
Amidon parfumé..............	100
Insecticide (*Trousseau*).	

TABLETTES DE CALOMEL.

Calomel à la vapeur............	5 gr.
Sucre blanc..................	90
Carmin n° 40................	0.05
Mucilage de gomme adragante.	10

Faites des tablettes du poids de 1 gr. dont chacune contiendra 5 centigr. de calomel *(Codex)*.

BAIN DE SUBLIMÉ CORROSIF.

Chlorure mercurique.........	20 gr.
Chlorure d'ammonium........	20
Eau distillée.................	200
(Codex.)	

COLLODION CAUSTIQUE.

Sublimé corrosif...............	4 gr.
Collodion	30

(*Macke.*)

EAU PHAGÉDÉNIQUE.

	gr.
Chlorure mercurique...........	0.40
Eau de chaux.................	120 00

(*Codex.*)

LIQUOR GOWLANDI.
(*Pharm. Hag.*)

Chlorure mercurique...........	1 gr.
Chlorure d'ammonium.........	1
Émulsion d'amandes amères....	480

LIQUEUR DE VAN SWIETEN.

Chlorure mercurique...........	1 gr.
Eau distillée..................	900
Alcool à 80°..................	100

(*Codex.*)

PILULES DE DUPUYTREN.

	gr.
Chlorure mercurique porphyrisé..	0.10
Extrait d'opium................	0.20
Extrait de gaïac...............	0.40

Divisez en 10 pilules. Chaque pilule contient 1 centigr. de chlorure et 2 centigr. d'extrait d'opium (*Codex*).

§ 8. CHLORURE D'OR. $AuCl^3 = 303,50$.
Perchlorure d'or, chlorure aurique.

Préparation. — Pour préparer le chlorure d'or, on chauffe doucement dans un matras, au bain de sable :

Or laminé...	10 gr.
Acide azotique officinal.......	8
— chlorhydrique officinal..........	40
Eau distillée..... ......·...........................	2

Lorsque le métal a complètement disparu, on verse dans une capsule de porcelaine la dissolution, puis on l'évapore au bain de sable, pour en chasser l'eau et l'excès d'acide. Dès que des traces de chlore commencent à se dégager, on retire la capsule du feu. Le sel se prend, par le refroidissement complet, en une masse solide et cristalline, qu'on introduit immédiatement dans un flacon à l'émeri (*Codex*).

Propriétés physiques et chimiques. — Le résultat de l'action de l'eau régale sur l'or est un composé de chlorure d'or et d'acide chlorhydrique. Ce sel cristallise en prismes quadrilatères jaunes, très déliquescents et solubles dans l'éther. Sa solution aqueuse est décomposée par la lumière, par la peau, qu'elle colore en violet, par le phosphore, l'acide sulfureux, la plupart des métaux et par toutes les matières organiques. Il forme des sels doubles avec les chlorures alcalins.

Pharmacologie. — Le chlorure d'or est peu employé en pharmacie, si ce n'est comme réactif des matières organiques, pour l'essai des eaux potables. C'est un poison corrosif. Il ne saurait avoir beaucoup d'usages externes, à cause de sa réduction facile. Dissous dans l'eau régale, il constitue le *caustique de Récamier*.

On lui préfère le *chlorure d'or* et *de sodium*, qui est plus stable.

§ 9. CHLORURE D'OR ET DE SODIUM.
$NaCl. AuCl^3 + 4HO [AuCl^4Na + 2H^2O] = 398$.

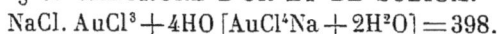

Préparation. — On introduit, dans un matras, de l'or et de l'eau régale, en mêmes proportions que pour préparer le chlorure d'or. On évapore la solution en consistance sirupeuse, on ajoute au liquide son volume d'eau, puis 3 grammes de chlorure de sodium, en agitant avec une baguette de verre. On concentre d'abord au bain de sable, puis au bain-marie à siccité. Si on veut obtenir le sel cristallisé, il suffit d'évaporer la solution à pellicule et de laisser refroidir (*Codex*).

Propriétés physiques et chimiques. — Le chlorure d'or et de sodium cristallise en longs prismes à 4 pans, d'un beau jaune. Il est très soluble dans l'eau et inaltérable à l'air. Les matières organiques le réduisent, comme le chlorure aurique.

Pharmacologie. — Le chlorure d'or et de sodium est donné à l'intérieur, comme antisyphilitique, sous forme de pilules ou de sirop. On en fait des pommades, pour les usages externes. Tous ces médicaments doivent être préparés à mesure de leur emploi, car le sel d'or y est promptement réduit.

SIROP DE CHLORURE D'OR ET DE SODIUM.		PILULES DE CHRESTIEN.	
	gr.		gr.
Chlorure d'or et de sodium.....	0.05	Chlorure d'or et de sodium........	0.05
Sirop de sucre................	200.00	Fécule de pomme de terre........	2.00
		Gomme arabique.................	0.40
		Eau	Q.S.
		Divisez en 12 pilules.	

§ 10. CHLORURE DE POTASSIUM. KCl = 74,6.

Le chlorure de potassium était autrefois connu sous les dénominations de *sel fébrifuge de Sylvius* et de *sel digestif*, qui révèlent ses premières applications thérapeutiques. Il a les propriétés médicinales et toxiques du chlorure d'ammonium. Liebig, ayant constaté sa présence dans la chair musculaire, proposa d'en ajouter au bouillon destiné à relever les forces des convalescents. Cette pratique n'a pas été adoptée.

§ 11. CHLORURE DE SODIUM. NaCl = 58,50.
Sel gemme, sel marin, sel de cuisine.

Préparation. — Le chlorure de sodium est retiré des eaux de la mer ou des mines terrestres. Quand il a cette dernière origine, il porte le nom de *sel gemme*.

Le commerce le livre à l'état brut ou raffiné, mais toujours mélangé de *chlorure de magnésium*, d'eau et parfois de *matières organiques*.

Purification. — Pour purifier le sel marin, on le dissout dans de l'eau et on ajoute, goutte à goutte, à la liqueur, une solution de carbonate de sodium, tant qu'il se forme un précipité. On élimine ainsi les chlorures déliquescents mélangés au sel. On filtre, on évapore la solution dans une capsule de porcelaine et on enlève avec une écumoire les cristaux qui se forment par l'évaporation. On recueille ces cristaux sur un entonnoir, on les laisse égoutter et on les lave avec une petite quantité d'eau distilllée, puis on les fait sécher.

Si l'on veut seulement détruire les matières organiques et dessécher le sel, on le chauffe dans une chaudière de fonte, en l'agitant fréquemment. Le produit est appelé *sel marin décrépité* (*Codex*).

Propriétés physiques et chimiques. — Le chlorure de sodium est anhydre, incolore, cristallisé en cubes, dont la densité est 2,15 et qui retiennent un peu d'eau interposée entre leurs feuillets. Sa saveur est salée et moins amère que celle du chlorure de potassium.

L'alcool anhydre ne le dissout pas, mais l'alcool affaibli en prend d'autant plus qu'il est plus aqueux. Il est à peu près aussi soluble dans l'eau *à froid qu'à chaud*, car 100 p. de ce liquide en dissolvent 35,87 p. à 14° et 39,61 p. 100°. Chauffé au rouge, il entre en fusion et il se réduit en vapeurs à la chaleur blanche.

Essai. — Le chlorure de sodium non purifié peut contenir des *sulfates*, du *chlorure de magnésium*, de la *chaux*, du *fer* et de l'*iode*.

Les *sulfates* peuvent être décelés par le chlorure de baryum; le *chlorure de magnésium*, par le carbonate de sodium; la *chaux*, par l'oxalate d'ammonium; le *fer*, par le ferrocyanure de potassium.

Pour découvrir l'*iode*, on dissout le sel dans une quantité d'eau aussi faible que possible, on y ajoute quelques gouttes d'acide sulfurique et on touche avec le liquide un papier imprégné d'empois d'amidon. L'empois ne tarde pas à bleuir, s'il y a de l'iode.

Pharmacologie. — Le chlorure de sodium est depuis longtemps regardé comme un médicament. Au XVIIe siècle, il était recommandé contre la peste et la fièvre. Peu à peu on en fit usage dans presque toutes les maladies et on le considéra comme un antidote des poisons végétaux, du virus rabique et de tous les venins. Stahl, devenu sceptique en vieillissant, ne prescrivait plus d'autre remède que quelques grains de cette substance, dans la plupart des maladies.

Si la thérapeutique actuelle n'accepte pas à l'égard du sel marin toutes les croyances du passé, elle le tient néanmoins pour un utile auxiliaire, dans un grand nombre de cas. Le sang en renferme normalement de 4 à 5 millièmes de son poids, et cette proportion ne peut diminuer sans qu'il en résulte des perturbations plus ou moins graves dans la santé. Son rôle, dans ce liquide, est des plus importants; il augmente le nombre des globules sanguins et, conséquemment, les combustions qui entretiennent la vie. Sous son influence, le sang prend une couleur rutilante, la chaleur animale s'élève et la sécrétion gastrique devient plus abondante et plus acide (*Rabuteau*). Il favorise la dissolution du phosphate de calcium dans l'estomac (*Sabelin* et *Dorogow*). Ces propriétés justifient son emploi dans l'alimentation et dans le traitement de la phtisie, du choléra, de quelques affections gastriques ou intestinales, etc. On le donne à l'intérieur en nature, en pilules et, sous forme de dissolution, dans les eaux minérales naturelles ou artificielles (1). A dose peu élevée (30 à 40 grammes), il est purgatif, mais sa saveur désagréable empêche de l'administrer autrement qu'en lavement.

_____

(1) Les aliments salés remplacent avantageusement tous ces produits. Il faut se garder d'ailleurs d'abuser du sel marin, qui n'est point absolument inoffensif.

En applications externes, il est irritant ; il sert à préparer des lotions, des collyres et des bains, qui sont souvent appelés à remplacer les bains d'eau de mer, dont ils ne représentent cependant la composition que d'une manière très imparfaite.

Avec le chlorure de sodium on fait, dans les laboratoires, l'acide chlorhydrique et plusieurs autres produits chimiques et pharmaceutiques.

BAIN DE SEL MARIN.

Sel marin..................... 5.000 gr.
Pour un bain. (*Codex.*)
Si l'on veut avoir un bain se rapprochant le plus possible du *bain de mer*, on emploie le résidu de l'évaporation de 250 litres d'eau de mer, qu'on ajoute à l'eau d'un bain ordinaire.

§ 12. CHLORURE DE ZINC. $ZnCl = 68 — [ZnCl^2] = 136$.
Beurre de zinc.

Préparation. — La préparation du chlorure de zinc consiste à dissoudre le zinc dans l'acide chlorhydrique. On fait agir, à froid, le métal sur de l'acide chlorhydrique pesant 1,17 et étendu de 2 fois son volume d'eau. Lorsque tout dégagement gazeux cesse, il doit rester un peu de métal non dissous. On décante le liquide, après repos, et on l'introduit dans un vase de forme allongée. On dirige à travers la solution un courant de chlore, en agitant souvent le liquide. Le chlorure ferreux, qui se trouve mélangé au chlorure de zinc est bientôt changé en chlorure ferrique. La solution est alors chauffée dans des capsules, pour chasser tout l'excès de chlore.

Dans la liqueur portée ensuite à l'ébullition, on ajoute, par fractions, de l'oxyde de zinc, 1/100 environ du poids du zinc ; le chlorure ferrique est changé en chlorure de zinc et de l'oxyde ferrique se dépose. On décante, on filtre au besoin sur de l'amiante, et on évapore les liqueurs, jusqu'à ce qu'on puisse les couler en plaques. La combinaison du zinc avec l'acide chlorhydrique est accompagnée d'un dégagement d'hydrogène :

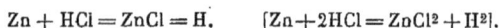

$$Zn + HCl = ZnCl = H. \qquad [Zn + 2HCl = ZnCl^2 + H^2].$$

Propriétés physiques et chimiques. — Le chlorure de zinc est blanc, anhydre, difficilement cristallisable, fusible au-dessous de 100°, volatil au rouge. Il est déliquescent ; c'est un des sels les plus avides d'eau que l'on connaisse. Il forme avec ce liquide au moins trois hydrates, dont deux sont cristallisables : $ZnCl,3HO$ $[ZnCl^2,3H^2O]$ — $ZnCl,2HO$ $[ZnCl^2,2H^2O]$ — $2ZnCl,3HO$ $[(ZnCl^2)^2,3H^2O]$ (*Engel*).

Il se dissout dans l'alcool anhydre et, si on chauffe, il le déshydrate et le convertit en éther ordinaire.

L'oxygène le décompose, à la température du rouge.

Essai. — Le *fer* et un peu d'oxyde de zinc sont à peu près les seuls corps étrangers que l'on rencontre habituellement dans le chlorure de zinc. On reconnaît le fer au précipité *bleu* qu'il donne avec le ferrocyanure de potassium ; l'*oxyde de zinc*, à ce que la solution dans l'eau est trouble.

Pharmacologie. — Le chlorure de zinc est réputé antispasmodique à petites doses, mais il est inusité. A hautes doses, il est vénéneux. Il a pour principaux antidotes les alcalis, les carbonates alcalins et le sulfure de fer hydraté.

C'est un excellent caustique. Il attaque lentement l'épiderme, mais il agit avec promptitude sur la peau dénudée. Pour le manier facilement, Canquoin l'incorporait à de la pâte de farine de froment. M. Sommé a proposé de le mélanger au gluten, qui donne un produit peu déliquescent au contact de l'air. En 1860, M. Sommé, mettant à profit une observation de Robiquet, a préparé des cylindres caustiques. en mélangeant du chlorure de zinc à son poids de gutta-percha ramollie dans l'alcool bouillant. On conserve ces crayons dans des flacons bouchés, au milieu de chaux vive en poudre.

On emploie encore le chlorure de zinc en injections, pour conserver les cadavres.

SOLUTION POUR CONSERVER LES CADAVRES.

Chlorure de zinc fondu........ 100 gr.
Eau distillée................. 200

On dissout, en ajoutant à l'eau la quantité strictement nécessaire d'acide chlorhydrique (environ 3 gr.) pour dissoudre l'oxyde de zinc contenu dans le chlorure fondu. Le liquide marque 1,33 au densimètre.

PATE DE CANQUOIN.
Caustique au chlorure de zinc.

Chlorure de zinc............... 32 gr.
Farine de froment séchée....... 24
Oxyde de zinc................. 8
Eau distillée................. 4

On fait dissoudre le sel dans l'eau ; on ajoute la farine et l'oxyde, et on fait une pâte serrée, qu'on étend en plaque de l'épaisseur d'une pièce de dix centimes environ. On la divise en flèches ou autrement, et on la sèche à 100°.

Cette préparation doit être conservée dans un flacon bouché contenant de la chaux vive (*Codex*).

La pâte de Canquoin durcit assez rapidement en vase clos, et elle absorbe de l'humidité à l'air libre.

M. de Beck propose la formule suivante, lorsque la pâte doit être conservée longtemps :

Chlorure de zinc.............. 150 gr.
Farine de blé................. 148
Glycéré d'amidon............. 30

M. Carles préfère le mélange ci-après, qui donne un produit peu hygrométrique et d'une souplesse durable :

Chlorure de zinc fondu......... 10 gr.
Alcool à 60°................... 2
Farine de froment............. 15

La pâte, étendue au rouleau, est séchée à l'air, pendant quelques heures, et enfermée dans un flacon.

M. Balland conseille la modification suivante :

Chlorure de zinc.............. 10 gr.
Eau........................ 10
Amidon..................... 10 à 20

On dissout au mortier le chlorure dans l'eau ; on ajoute peu à peu l'amidon et on verse la pâte, pendant qu'elle est fluide, dans un flacon à large ouverture. Au moment du besoin, on en retire la quantité voulue et, avec les doigts saupoudrés d'amidon, on lui donne la forme convenable. Ce mélange peut être conservé sans altération.

III. — CYANURES.

§ 1. CYANURE FERROSO-FERRIQUE.
$$(Cy^2Fe)^3 2Fe^2 = 430 - [(Cy^6Fe)^3 2Fe^2] = 860.$$
Bleu de Prusse.

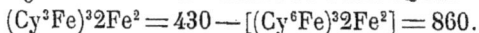

Découvert par Diesbach et Dippel, en 1704.

Préparation. — On produit le bleu de Prusse pur en précipitant le perchlorure de fer par le ferrocyanure de potassium.

On étend de 4 fois son volume d'eau la solution officinale de perchlorure de fer et on y verse une solution de ferrocyanure de potassium au dixième, tant qu'il se forme un précipité. On recueille le dépôt sur un filtre, on le lave à plusieurs reprises et on le sèche à l'étuve (*Codex*).

Le ferrocyanure, en présence du perchlorure de fer, produit du cyanure ferroso-ferrique et du chlorure de potassium :

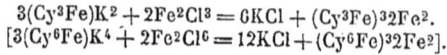

$$3(Cy^3Fe)K^2 + 2Fe^2Cl^3 = 6KCl + (Cy^3Fe)^3 2Fe^2.$$
$$[3(Cy^6Fe)K^4 + 2Fe^2Cl^6 = 12KCl + (Cy^6Fe)^3 2Fe^2].$$

Propriétés physiques et chimiques. — Le bleu de Prusse est amorphe, d'un bleu foncé, insoluble dans l'eau, dans l'alcool et dans les acides étendus. Il renferme 15,85 p. 100 d'eau, qu'on ne peut lui enlever sans l'altérer.

Une température de 200° le décompose, en chassant son eau d'hydratation. Ce cyanure, mis en contact avec les acides chlorhydrique ou sulfurique, pendant vingt-quatre à quarante-huit heures, devient soluble dans l'acide oxalique.

Pharmacologie. — Le cyanure ferroso-ferrique a été conseillé à titre de fébrifuge et d'antiépileptique, mais il est probablement inerte, à raison de son insolubilité. Il sert à préparer le cyanure de mercure.

§ 2. CYANURE MERCURIQUE. $C^2AzHg = 126 - [(CAz)^2Hg] = 252.$
Cyanure de mercure.

Préparation. — 1° On obtient le cyanure de mercure en décomposant le bleu de Prusse par l'oxyde mercurique. On prend :

Oxyde mercurique	30 gr.
Bleu de Prusse officinal	40
Eau distillée	400

Après avoir porphyrisé finement l'oxyde et le bleu de Prusse, on les mélange dans une capsule de porcelaine, on ajoute 250 grammes d'eau et on fait bouillir. Lorsque la substance présente une couleur brune, on filtre et on soumet le résidu à l'ébullition avec le reste de l'eau pendant quelques instants. On filtre et on évapore le mélange des deux dissolutions. Aussitôt qu'une légère pellicule apparaît à la surface du liquide, on cesse de chauffer et on abandonne à cristallisation. On égoutte les cristaux dans un entonnoir et on les sèche à l'étuve (*Codex*).

Dans cette opération, le fer s'oxyde aux dépens de l'oxyde mercurique et le cyanogène s'unit au mercure. Il se dépose un mélange d'oxydes ferreux et ferrique. Lorsque la réaction est complète, la solution est incolore. Si elle est colorée, elle contient un peu de fer ; et quand elle fournit des cristaux agglomérés en choux-fleurs, elle renferme un excès d'oxyde mercurique. On la débarrasse du fer, en la chauffant avec un peu d'oxyde mercurique. S'il y a excès de mercure, on le précipite au moyen d'un courant d'hydrogène sulfuré.

2° On produit encore du cyanure de mercure en faisant bouillir :

Ferrocyanure de potassium	2 gr.
Sulfate mercurique	3
Eau	15

La liqueur, filtrée et évaporée à siccité, donne un mélange de cyanure de mercure, de cyanure de fer et de sulfate de potassium, qu'on traite par l'alcool pour avoir le cyanure de mercure.

Propriétés physiques et chimiques. — Le cyanure de mercure cristallise en prismes à base carrée, anhydres, inodores et transparents. Il est soluble dans 8 p. d'eau froide, dans 2 p. d'eau bouillante, dans 4 p. de glycérine et dans 2 p. d'alcool à + 15°. Sa saveur est très désagréable. Quand on le chauffe, on le dédouble en mercure métallique et en cyanogène :

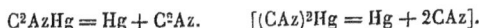

$$C^2AzHg = Hg + C^2Az. \qquad [(CAz)^2Hg = Hg + 2CAz].$$

Sa stabilité est très grande. Il n'a pas toutes les réactions des combinaisons mercurielles : il se dissout dans la potasse bouillante et dans l'acide nitrique ; il ne précipite point par les alcalis, l'ammoniaque, l'iodure de potassium, les sels d'argent et de fer ; l'acide sulfurique dilué ne le décompose pas ; il l'attaque, au contraire, lorsqu'il est chaud et concentré. Les acides chlorhydrique, iodhydrique et sulfhydrique le décomposent, en dégageant de l'acide prussique. Il forme de nombreux cyanures doubles.

Pharmacologie. — Le cyanure de mercure est antiseptique et très vénéneux. Son pouvoir antiseptique est supérieur à celui du chlorure mercurique, mais il n'est guère utilisé.

Il a été proposé pour remplacer, comme antisyphilitique, le sublimé corrosif, sur lequel il a l'avantage d'être moins aisément réduit par les médicaments végétaux. On en prépare des solutions (*liqueur antisyphilitique de Chaussier*), des pilules et des pommades, dont il est fait peu d'usage en médecine. Son principal emploi a trait à la préparation de l'acide cyanhydrique.

§ 3. CYANURE DE POTASSIUM. $C^2AzK[CAzK] = 65,1$

Préparation. — 1° VOIE SÈCHE. — On obtient le cyanure de potassium, en calcinant le ferrocyanure du même métal.

On pulvérise le ferrocyanure, on le sèche à l'étuve et on le chauffe graduellement, au rouge, dans un creuset de fonte muni de son couvercle. On arrête l'opération, dès qu'il n'y a plus de dégagement gazeux.

La matière liquide est du cyanure de potassium fondu, tenant en suspension du carbure de fer. Pour séparer ce carbure, on filtre sur une toile métallique, que l'on pose au-dessus d'un second creuset chauffé dans un fourneau. Le cyanure se prend par le refroidissement en une sorte d'émail blanc, à structure cristalline. Les impuretés occupent le fond du creuset ; on rejette tout ce qui n'est pas absolument blanc (*Codex*).

L'action de la chaleur sur le ferrocyanure donne du cyanure de potassium, du carbure de fer et de l'azote qui se dégage :

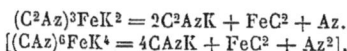

$$(C^2Az)^3FeK^2 = 2C^2AzK + FeC^2 + Az.$$
$$[(CAz)^6FeK^4 = 4CAzK + FeC^2 + Az^2].$$

Il faut éviter de chauffer trop, car on pourrait décomposer une partie du cyanure de potassium. On doit craindre plus encore de ne pas chauffer assez, car une partie du ferrocyanure ne serait pas décomposée et ne pourrait être ultérieurement séparée du cyanure potassique. On ne peut employer la dissolution dans l'eau, pour purifier le cyanure de potassium, qui se décomposerait pendant l'évaporation.

2° Pour éviter la destruction partielle du cyanogène, on fond le ferrocyanure, au *rouge sombre*, avec 3/8 de son poids de carbonate de potassium (*Clemm*). Les deux sels doivent être parfaitement *desséchés* et privés de sulfate de potassium. Le cyanure brut est ensuite traité par le sulfure de carbone, qui le dissout seul et le laisse cristalliser par évaporation spontanée (*Loughlin*).

3° VOIE HUMIDE. — On fait passer un courant d'acide cyanhydrique sec et gazeux dans une solution *alcoolique* de potasse caustique. On exprime les cristaux, qui se déposent, et on les sèche au bain-marie (*Wiggers*). Ce procédé est commode dans les laboratoires.

Propriétés physiques et chimiques. — Le cyanure de potassium cristallise en cubes ou en octaèdres réguliers, anhydres, blancs, déliquescents, solubles dans l'alcool faible et presque insolubles dans l'alcool absolu. Il est probablement inodore dans le vide, mais il répand à l'air l'odeur de l'acide cyanhydrique, parce qu'il est transformé en carbonate de potassium, par l'action combinée de l'acide carbonique et de l'eau atmosphérique :

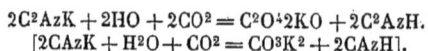

$$2C^2AzK + 2HO + 2CO^2 = C^2O^4 2KO + 2C^2AzH.$$
$$[2CAzK + H^2O + CO^2 = CO^3K^2 + 2CAzH].$$

Sa solution aqueuse éprouve la même altération, à la température ordinaire; et lorsqu'on la fait bouillir, le cyanure s'unit à 2 molécules d'eau et se convertit en ammoniaque et en formiate de potassium :

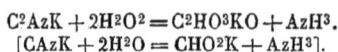

$$C^2AzK + 2H^2O^2 = C^2HO^3KO + AzH^3.$$
$$[CAzK + 2H^2O = CHO^2K + AzH^3].$$

La chaleur fait éprouver au cyanure de potassium la fusion ignée, mais elle ne parvient que très difficilement à le décomposer. L'iode s'y combine, en donnant naissance à un composé cristallisable, nommé *iodocyanure de potassium* et représenté par la formule KI,4C²AzI.8HO [KI.4CAzI.4H²O].

Le permanganate de potassium donne, au contact du cyanure du même métal, de l'urée, plus les acides carbonique, azoteux, azotique, oxalique et formique. Si le milieu est alcalin, il se fait beaucoup d'azotite et peu d'urée, tandis que la réaction inverse a lieu, si le liquide est additionné d'acide sulfurique (*E. Baudrimont*).

Essai. — Le cyanure de potassium du commerce contient fréquemment des *sulfures, chlorures, carbonates* et *sulfates alcalins*, du *prussiate de potassium*, du *sulfocyanate*, du *formiate* ou du *cyanate de potassium* et de l'*acide silicique*. On constate la présence de ces composés par les moyens suivants :

Chlorures. — On calcine le cyanure avec un peu d'azotate d'ammonium et 3 fois son poids de carbonate d'ammonium. Le résidu, dissous et acidulé par l'acide azotique, donne, avec l'azotate d'argent, un précipité blanc soluble dans l'ammoniaque, s'il renferme un chlorure.

Sulfures. — L'acétate de plomb fournit un précipité brun.

Carbonates. — On dissout le cyanure dans de l'alcool faible : le résidu fait effervescence avec les acides.

Sulfates. — La solution de cyanure, acidulée par l'acide chlorhydrique et traitée par le chlorure de baryum, donne un précipité blanc, insoluble dans les acides.

Prussiate de potassium. — La solution fournit un précipité bleu avec un sel ferreux.

Sulfocyanate de potassium. — La liqueur, additionnée d'acide chlorhydrique et de perchlorure de fer, prend une teinte rouge.

Formiate de potassium. — Le cyanure, chauffé au rouge dans un creuset de porcelaine, devient noir.

Cyanate de potassium. — La solution du cyanure, dans de l'alcool d'une densité de 0,85, fait effervescence avec l'acide chlorhydrique.

Acide silicique. — On dissout le cyanure dans de l'eau distillée, on y ajoute un excès d'acide chlorhydrique et on évapore à siccité. Le produit, traité par l'eau, laisse un résidu insoluble.

Si l'on veut seulement apprécier d'une manière approximative la pureté du cyanure, on se sert du procédé suivant, donné par Fordos et Gélis :

On dissout $0^{gr},50$ de cyanure dans un peu d'eau ; on y ajoute 180 centimètres cubes d'eau gazeuse, pour saturer la potasse libre qu'il peut contenir, et de l'eau distillée, pour donner à la solution le volume de 1 litre. On verse, peu à peu, dans cette liqueur, une solution de 97 centigrammes d'iode dans 27 grammes d'alcool. Si le cyanure est pur, la liqueur absorbe les 97 centigrammes avant de se colorer ; s'il est impur, la coloration se produit avant ce terme, et le poids du cyanure réel est proportionnel au volume de solution d'iode employée.

Pharmacologie. — Le cyanure de potassium est un sédatif énergique, introduit dans la matière médicale par Robiquet et par Villermé. Il agit par l'acide cyanhydrique qu'il fournit et son action est excessivement prompte, puisque les acides les plus faibles peuvent le décomposer ; aussi doit-on le considérer comme un poison des plus redoutables. Il est assez rarement employé à l'intérieur, en potion ou en pilules ; plus souvent prescrit pour l'usage externe, en solution et en pommade. Il ne faut pas, pour les usages médicaux, le dissoudre dans l'eau de laurier-cerise ; cette solution se trouble peu de temps après sa préparation ; elle abandonne un précipité jaune (*benzoïne*) et devient ammoniacale, par suite de la décomposition de l'acide cyanhydrique.

§ 4. CYANURE DE ZINC. $C^2AzZn = 58,50 - [(CAz)^2Zn] = 117$.

Préparation. — On dissout séparément, dans de l'eau distillée, du sulfate de zinc pur et du cyanure de potassium. On mélange les deux liqueurs, qui, par double échange, fournissent du cyanure de zinc insoluble et du sulfate de potassium, qui reste en dissolution. On laisse déposer et on décante. On lave le précipité par décantation, à l'eau distillée bouillante. On le laisse égoutter et on le sèche sur une assiette à l'étuve (*Codex*).

Propriétés physiques et chimiques. — Le cyanure de zinc est blanc, amorphe, insoluble dans l'eau et dans l'alcool. La chaleur le change en carbure de zinc. Il se combine facilement aux autres cyanures, pour former des sels doubles.

Pharmacologie. — Le cyanure de zinc est réputé antispasmodique et anthelmintique. C'est un médicament encore peu étudié et d'une efficacité douteuse. Il fait partie des *pilules calmantes de Vogt* et de *Rosenstiel*, et des *poudres calmantes de Henning* et de *Hildenbrand*.

IV. — IODURES.

§ 1. IODURE D'AMMONIUM. $AzH^4I = 145$.
Iodhydrate d'ammoniaque.

Préparation. — 1° On décompose exactement une solution d'iodure de fer par une solution de carbonate d'ammonium. Il se produit du carbonate de fer insoluble et de l'iodure d'ammonium, qui reste dissous.

On filtre, pour séparer le carbonate de fer, on évapore à consistance sirupeuse et on laisse cristalliser. Pour que le sel soit parfaitement incolore, il faut rendre la liqueur ammoniacale, surtout au moment de la cristallisation.

2° On dissout de l'iode dans de l'alcool, et on y ajoute du sulfhydrate d'ammoniaque, jusqu'à ce que la liqueur soit devenue laiteuse et incolore. On filtre et on fait cristalliser.

Propriétés physiques et chimiques. — L'iodure d'ammonium est blanc, quand il est pur. Il cristallise en cubes anhydres, déliquescents, solubles dans l'alcool et d'une saveur très désagréable. Il se sublime sans altération, quand on le chauffe à l'abri de l'oxygène.

Le simple contact de l'air le décompose ; il abandonne de l'iode et il se colore en jaune, puis en brun. L'acide carbonique n'est peut-être pas étranger à cette altération. Tous les acides en éliminent l'iode.

Pharmacologie. — L'iodure d'ammonium est un médicament très actif, sans doute en raison de la facilité avec laquelle il cède de l'iode. On l'emploie comme les iodures alcalins, en solution ou en pommade, mais à doses généralement plus faibles. Il est propre à la guérison des engelures (*C. Méhu*). Il est difficile à préserver de l'oxygène et de l'humidité atmosphérique.

§ 2. IODURE D'ARSENIC. $AsI^3 = 456$.

Préparation. — 1° Voie sèche. — On mélange intimement :

Arsenic métallique pulvérisé............................	1 gr.
Iode pulvérisé..............................	5

On chauffe doucement le mélange, au bain de sable, dans une cornue de verre munie d'un récipient. Lorsque la combinaison est achevée, on chauffe un peu plus, pour séparer l'iodure de l'arsenic en excès, en le volatilisant (*Sérullas*).

2° Voie humide. — On fait bouillir jusqu'à dissolution :

Iode...	100 gr.
Arsenic métallique..................................	39
Eau distillée....................................	1000,

On filtre la liqueur et on l'évapore. On obtient de l'iodure d'arsenic *hydraté* (*Plisson*).

Propriétés physiques et chimiques. — L'iodure d'arsenic affecte la forme de lames brillantes, d'une couleur rouge brique, fusibles et volatiles. Il est soluble dans un grand excès d'eau ; mais une petite quantité de ce liquide le décompose en acide iodhydrique, et en acide arsénieux, qui s'unit à l'iodure non altéré. L'alcool le dissout, en se combinant à ses éléments. Il fond et il se déshydrate sous l'influence de la chaleur.

Pharmacologie. — L'iodure d'arsenic est employé en pilules et en pommades, comme fondant et comme antiherpétique.

POMMADE D'IODURE D'ARSENIC.	
	gr.
Iodure d'arsenic	0.10
Axonge balsamique	19.90
(*Thomson.*)	

PILULES D'IODURE D'ARSENIC.	
	gr.
Iodure d'arsenic	0.05
Extrait de ciguë	1.00
Divisez en 10 pilules (*Thomson*).	

§ 3. IODURE DE CALCIUM. CaI = 147 — [CaI²] = 294.

Préparation. — 1° On prépare l'iodure de calcium en décomposant par le carbonate du même métal l'iodure ferreux additionné d'un excès d'iode :

Fil de fer fin	56 gr.
Iode	381
Carbonate de calcium	150

Le fer est introduit dans un matras avec 1,200 grammes d'eau distillée. On y ajoute, peu à peu, 254 grammes d'iode et, quand la réaction est terminée, on filtre la liqueur et on y dissout le reste de l'iode. On projette alors, par fraction, dans ce liquide, le carbonate de calcium et on chauffe légèrement, jusqu'à ce que cesse l'effervescence et que le précipité ferrique soit complet. Lorsque la solution est éclaircie par le repos, on la décante, on lave le précipité tant qu'il contient de l'iodure calcique, on filtre et on évapore jusqu'à formation d'une pellicule dense, à la surface du liquide bouillant. On coule à cet instant, dans une capsule à fond plat, d'où on enlève, après refroidissement, les plaques d'iodure de calcium (*Rother*).

2° On délaye du monosulfure de calcium dans de l'eau et on y projette peu à peu de l'iode, jusqu'à ce que la liqueur prenne une coloration, qui ne disparaisse plus par l'agitation. On ajoute alors un peu de chaux, on filtre et on évapore à siccité. L'iodure est calciné dans un creuset de porcelaine, que l'on place dans un creuset de terre, en remplissant les vides avec du poussier de charbon. On chauffe pendant une demi-heure.

Propriétés physiques et chimiques. — L'iodure de calcium forme de larges lames nacrées, lorsqu'il a été calciné. Il est blanc, déliquescent, soluble dans l'alcool. Exposé à l'air, il se décompose à froid et plus vite à chaud, en abandonnant de l'iode, qui le colore en jaune.

Pharmacologie. — L'iodure de calcium a, sur les précédents, l'avantage de contenir plus d'iode sous un même poids. Il peut remplacer l'iodure de potassium, dans la plupart des cas.

Deschamps a proposé l'emploi d'une solution d'iodure calcique au centième, qu'on prépare ainsi qu'il suit. On pèse dans un flacon :

Iode... 5 gr.
Limaille de fer..... :............................... 3
Eau.. 54.18

On agite et, quand l'iodure de fer est entièrement formé, on prend :

Chaux vive... .... 1.30 gr.
Eau.. 50.00

On éteint la chaux, on la délaie dans l'eau et on l'ajoute à la solution d'iodure de fer. On agite de nouveau le flacon, on laisse reposer, et on filtre.

§ 4. IODURE DE FER. $FeI = 155 - [FeI^2] = 310$.
Protoiodure de fer, iodure ferreux.

Préparation. — On obtient l'iodure de fer en faisant agir l'iode sur le fer, en présence de l'eau. On pèse exactement :

Iode... 80 gr.
Tournure de fer....................................... 20
Eau distillée... 100

On introduit dans un ballon l'eau et la tournure de fer ; on ajoute l'iode par parties, en agitant de temps à autre le mélange ; on chauffe légèrement et on filtre la liqueur, dès qu'elle ne présente plus que la teinte verte propre aux sels ferreux solubles.

On évapore rapidement cette dissolution, après y avoir introduit quelques lames de fer. On arrête la concentration dès que le liquide, déposé sur un corps froid, se solidifie. L'iodure est coulé sur une assiette et, quand il est pris en masse cristalline, on le brise en fragments, que l'on enferme dans des flacons à l'émeri bien secs.

Propriétés physiques et chimiques. — L'iodure de fer anhydre est blanc, quand il est très pur, mais ordinairement vert, par suite d'une légère altération. Il cristallise difficilement et il attire l'humidité de l'air. Sa saveur est styptique.

La chaleur le décompose : l'iode se volatilise et il reste du fer attirable à l'aimant. Il forme avec l'eau un hydrate, dont la composition est $FeI.4HO[FeI^2.4H^2O]$. L'air humide l'oxyde avec rapidité et le colore en brun ; l'oxyde de fer, qui se produit alors, se combine peut-être à l'iodure non décomposé, en faisant un oxyiodure.

Pharmacologie. — L'iodure ferreux est un médicament très usité, qui jouit des propriétés médicinales du fer et de l'iode.

L'iodure *solide* sert encore quelquefois à confectionner des pilules, des tablettes, des chocolats et des pommades. Il est essentiel qu'il ne soit pas altéré au moment où on l'emploie, c'est-à-dire qu'il doit être *entièrement soluble* dans l'eau et de couleur *verte*. Mais il est si difficile de le préserver de toute oxydation, quand on le conserve et même pendant sa préparation, que son usage expose à des mécomptes presque inévitables. On recommande de le redissoudre, quand il est en partie décomposé, et d'évaporer la liqueur à siccité. Il serait plus rationnel de renoncer à l'employer sous cette forme.

Dupasquier a proposé le premier de le remplacer par une solution titrée, qu'il nommait *solution normale de protoiodure de fer*. Pour obtenir cette liqueur, on introduit dans un flacon bouché à l'émeri :

	gr.
Iode	37.87
Fil de fer coupé	75.50
Eau distillée	400.00

La réaction est complète au bout de quelques jours; on peut, du reste, abréger sa durée, en plongeant le flacon, jusqu'à décoloration, dans de l'eau à 80°. Cette solution contient environ le dixième de son poids d'iodure de fer; on la filtre, quand on veut en faire usage, car elle s'altère très rapidement, malgré l'excès de fer métallique avec lequel on la laisse en contact.

Deschamps et Huraut-Moutillard pensaient avoir réalisé un perfectionnement, en donnant des formules dans lesquelles la proportion de l'iodure de fer s'élevait au quart ou au tiers du poids du liquide. Mais leurs produits sont aussi altérables que celui de Dupasquier. Ces formules perdent d'ailleurs beaucoup de leur intérêt, quand on sait qu'on peut, en quelques instants, préparer une solution d'iodure ferreux pure et à un degré de concentration quelconque. Si pourtant il est nécessaire d'avoir sous la main une solution d'iodure de fer faite à l'avance, on la préservera de l'altération causée par l'air, en y ajoutant un peu de sulfure de fer hydraté, qui la maintient incolore (*Carles*), ou en la préparant d'après la formule donnée par M. Van de Velde :

Iode	20 gr.
Limaille de fer	10
Eau distillée	30
Glycérine	15

On fait réagir l'iode sur le fer, en présence de l'eau, on filtre la solution, dans une capsule contenant la glycérine. On pèse la capsule et son contenu, puis on la chauffe au bain-marie, en agitant continuellement, jusqu'à que son poids ait diminué de 25 grammes. On obtient ainsi une solution d'iodure ferreux dans la glycérine, qui reste inaltérable pendant un temps très long et qui peut servir à la préparation des autres médicaments à base d'iodure ferreux.

De toutes les préparations d'iodure de fer, le sirop est la meilleure, au point de vue de l'intégrité du principe actif. Les pilules soigneusement faites se conservent également; mais, à raison du temps nécessaire pour leur fabrication, l'iodure ferreux n'y est pas toujours aussi exempt d'altération que dans le sirop.

On a recommandé d'additionner d'hyposulfite de sodium, le sirop altéré, pour lui rendre sa teinte primitive. Ce moyen n'est pas bon, il produit un dépôt de soufre, qui trouble le sirop.

Clemons Parrish conseille de boucher les flacons contenant le sirop d'iodure ferreux avec du liège paraffiné, qui ne cède pas de tannin au sirop.

M. Carles pense que l'alcalinité communiquée au sirop d'iodure de fer, par la chaux dissoute dans l'eau, ou associée au sucre, et par l'albumine, s'il en a été employé à la clarification du sirop simple contenu dans le sirop de gomme, est une des causes d'altération du produit. Il propose de neutraliser cette alcalinité par l'acide citrique, ajouté dans la proportion ci-après :

	gr.
Sirop de gomme	1000.00
— de fleur d'oranger	300.00
Acide citrique	1.50
Solution d'iodure ferreux (33 p. 100)	25.00

20 grammes de sirop renferment 10 centigrammes d'iodure ferreux, comme dans la formule du Codex.

PILULES D'IODURE FERREUX.
Selon la formule de Blancard.

	gr.
Iode	4.10
Limaille de fer pur	2.00
Eau distillée	6.00
Miel blanc	5.00

On met, dans un ballon de verre, l'eau, l'iode et le fer; on agite vivement, puis on bouche le ballon. Dès que la liqueur est devenue verdâtre, on la filtre au-dessus d'une capsule tarée contenant le miel. On lave le ballon et le filtre avec 10 gr. d'eau légèrement miellée, et on évapore les liqueurs réunies, jusqu'à ce qu'elles soient réduites à 10 gr. On ajoute à ce produit, lorsqu'il est presque entièrement refroidi, un mélange à parties égales de poudres de réglisse et de guimauve, en quantité suffisante pour former une masse homogène, qu'on divise en 100 pilules.

Pour mettre ces pilules à l'abri de l'action de l'air, on les jette, à mesure qu'on les fait, dans du fer porphyrisé ; puis on les recouvre d'une solution concentrée de résine mastic et de baume de Tolu dans l'éther. Après l'entière dessiccation du vernis résineux, on renferme les pilules dans des flacons de verre, qu'on bouche hermétiquement (*Codex*).

Chaque pilule contient environ 5 centigrammes d'iodure de fer et 1 centigramme de fer porphyrisé.

Le procédé de préparation des pilules de Blancard a l'inconvénient d'exiger une évaporation un peu longue. Plusieurs praticiens ont cherché à écarter cette cause d'altération en réduisant la quantité d'eau employée, de manière à diminuer le temps de l'évaporation (*Mayet, Denique*), ou, ce qui est mieux encore, à n'avoir pas besoin de chauffer (*Perrens, Herbelin*).

M. Magnes-Lahens a fait, en 1873, de nouvelles recherches sur ce médicament, et il résume ainsi les conditions nécessaires pour le bien préparer :

1° Employer une proportion d'eau très faible, pour abréger l'évaporation ;

2° Éviter la filtration, qui altère l'iodure et en fait perdre une partie ;

3° Mettre un excès de fer, pour préserver l'iodure pendant et après la confection des pilules ;

4° Substituer un mélange de gomme et de sucre au miel, qui est acide, aqueux et hygrométrique ;

5° Préférer la gomme arabique à la gomme adragante, parce qu'elle donne une masse moins élastique et plus soluble ;

6° Se servir de capsules de fer plutôt que de vases de verre ou de porcelaine ;

7° Opérer l'évaporation à 50 ou 60° au plus et enrober avec soin les pilules.

La formule qu'il propose est la suivante :

	gr.
Iode	4.1
Limaille de fer	1.9
Sucre de canne	2.5
Gomme arabique	2.5
Eau distillée	2.5

On chauffe l'iode et le fer avec l'eau, dans une petite capsule de fer : dès que la réaction est terminée, on ajoute la gomme et le sucre, et on porte la température à 50°, en agitant sans cesse, jusqu'à ce que la matière ne coule plus, quand on la prend avec la spatule. Pour achever la préparation, on incorpore à la pâte iodo-ferrée 5 gr. de poudre de réglisse, et on divise en 100 pilules, qu'on roule dans de la poudre de gomme et qu'on revêt enfin de baume de Tolu.

Si l'on veut imiter les dragées de Gille, on remplace la poudre de réglisse par 7ᵉʳ,50 de gomme arabique pulvérisée, et on chauffe légèrement; la masse ne doit pas être dure, elle se diviserait difficilement. Cette formule est meilleure encore que la première; les dragées dissoutes dans l'eau, plusieurs mois après leur préparation, donnent une solution incolore; l'iodure n'y est donc pas altéré.

SIROP D'IODURE FERREUX.

	gr.
Iode	4.10
Limaille de fer	2.00
Eau distillée	10.00
Sirop de gomme	785.00
— de fleur d'oranger	200.00

On met l'iode dans un petit ballon de verre avec l'eau distillée; on ajoute la limaille de fer, par parties et en agitant chaque fois; on laisse la réaction s'opérer pendant quelques instants, puis on chauffe doucement, jusqu'à ce que la liqueur ait acquis la couleur propre aux protosels de fer.

D'autre part, on pèse dans un flacon taré les sirops de gomme et de fleur d'oranger; on filtre sur ce mélange la solution d'iodure de fer, et on lave le filtre avec une quantité d'eau suffisante pour compléter 1000 gr. On agite et on conserve à l'abri de la lumière.

20 gr. de ce sirop contiennent 10 centigr. d'iodure de fer (*Codex*).

§ 5. IODURE DE LITHIUM LiI = 134.

Préparation. — Pour préparer l'iodure de lithium, il faut faire agir le carbonate de lithium soit sur l'acide iodhydrique, soit sur un iodure tel que l'iodure de fer. Voici le manuel opératoire à suivre, dans ce dernier cas :

Iode	127 gr.
Limaille de fer	35
Carbonate de lithium	38
Eau distillée	300

On fait d'abord la solution d'iodure de fer, avec la totalité de l'eau ci-dessus indiquée. Pendant que la liqueur est encore chaude, on y ajoute le carbonate de lithium et on porte le tout à l'ébullition, pour compléter le double échange qui doit se produire. La solution définitive doit être légèrement alcaline; on la filtre, on l'évapore à siccité, puis on coule en plaques l'iodure de lithium fondu (*Soc. de Ph. de Paris*).

Propriétés physiques et chimiques. — Obtenu comme il vient d'être dit, ou cristallisé à la température de 15°, l'iodure de lithium est anhydre. Cristallisé à une température plus basse, il a pour composition LiI + 6HO [LiI + 3H²O]. Dans les deux conditions, il est incolore, très soluble dans l'eau et dans l'alcool et même déliquescent.

Pharmacologie. — L'iodure de lithium est un succédané de l'iodure de potassium, dont il peut recevoir la plupart des applications. Il est encore peu usité.

§ 6. IODURES DE MERCURE.

Le mercure peut contracter avec l'iode deux combinaisons : Hg²I [Hg²I²] et HgI [HgI²], qui correspondent aux chlorures du même métal et qui toutes deux sont des médicaments.

A. IODURE MERCUREUX. [Hg²I = 327 — Hg²I²] = 654.
Protoiodure de mercure.

Préparation. — 1° VOIE SÈCHE. — *Procédé Berthemot.* On fait agir directement l'iode sur le mercure.

On triture ensemble, dans un mortier de porcelaine, avec la quantité d'alcool strictement nécessaire pour faire une pâte coulante :

Mercure.................................... ...... 10 gr.
Iode 6

On continue la trituration, jusqu'à ce que le mercure ait entièrement disparu. On introduit l'iodure dans un matras, on le lave à l'alcool bouillant et on le fait sécher (*Codex*).

Il se forme, tout d'abord, de l'iodure mercurique, qui est peu à peu converti en iodure mercureux, par l'excès de mercure. L'alcool a pour mission de faciliter la combinaison, en dissolvant l'iode, et de prévenir l'échauffement trop considérable de la matière, qui, sans son action, pourrait être violemment projetée hors du mortier. Pour cette raison aussi, il est bon de n'opérer que sur de petites quantités de substances. Au lieu de le laver ensuite à l'alcool bouillant, pour le priver d'iodure mercurique, M. Williams le fait bouillir avec une solution concentrée de sel marin, qui donne le même résultat.

2° VOIE HUMIDE. — Il est défectueux de préparer l'iodure mercureux avec des solutions d'azotate ou d'acétate mercureux dans l'eau.

Lefort conseille de précipiter par l'iodure de potassium une solution de *pyrophosphate de sodium et d'acétate mercureux.*

On dissout à chaud 60 gr. de pyrophosphate de sodium pur dans 300 gr. d'eau distillée. On délaie, dans la solution refroidie, 30 gr. d'acétate mercureux et on laisse le mélange réagir, à la température ordinaire, pendant plusieurs heures, en l'agitant de temps à autre. La solution doit être complète, si les sels sont purs; on l'étend de son volume d'eau distillée, puis on la décompose par une solution de 30 gr. d'iodure de potassium.

L'acétate mercureux contenant presque toujours de l'acétate mercurique, il se forme un peu d'iodure mercurique. Ce procédé ne dispense donc pas de laver le produit à l'alcool bouillant.

3° M. Yvon prépare de l'iodure mercureux pur et *cristallisé*, en mettant des vapeurs d'iode en présence d'un excès de vapeurs de mercure. Pour cela il introduit du mercure dans un matras, au centre duquel il suspend un tube contenant l'iode. Le matras est scellé et chauffé au bain de sable, à une température de 250° au plus. Lorsque cette limite est atteinte, on retire du bain de sable le matras, dont la partie supérieure se trouve tapissée de cristaux d'un beau rouge, qui deviennent jaunes en se refroidissant.

Propriétés physiques et chimiques. — L'iodure mercureux du Codex est amorphe, d'un vert jaunâtre, insoluble dans l'eau et dans l'alcool. L'iodure cristallisé est jaune, il affecte généralement la forme de lames flexibles, appartenant au système tétragonal (*Des Cloiseaux*). Lorsqu'on le chauffe, il prend, dès la température de 70°, une teinte rouge, qui atteint son maximum d'intensité vers 220°. A ce terme les cristaux se ramollissent, puis à 290° ils fondent et le liquide noir qui en résulte entre en ébullition à 310° (*Yvon*). Chauffé *lentement*, il se transforme en iodure mercurique, et il abandonne du mercure. La lumière le colore en vert foncé, puis en noir.

Les iodures alcalins le dissolvent, après l'avoir changé en iodure mercurique et en mercure métallique. Les chlorures alcalins opèrent la même transformation, mais moins complètement.

Essai. — L'iodure mercureux pur doit être complètement *volatil*.

Traité par l'alcool bouillant, il ne lui cède pas d'*iodure mercurique*, qui se reconnaîtrait à sa couleur rouge, après évaporation de l'alcool.

B. Iodure mercurique. $HgI = 227 - [HgI^2] = 454$.

Biiodure de mercure, deutoiodure de mercure.

Préparation. — L'iodure mercurique est préparé par double décomposition du chlorure mercurique et de l'iodure de potassium.

On fait dissoudre séparément dans de l'eau :

Chlorure mercurique................................	80 gr.
Iodure de potassium.......................	100

On mélange les liqueurs. Il se produit un précipité rouge éclatant d'iodure mercurique, qu'on lave à l'eau distillée et qu'on fait sécher à une douce chaleur et à l'abri de la lumière (*Codex*).

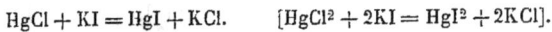

$$HgCl + KI = HgI + KCl. \qquad [HgCl^2 + 2KI = HgI^2 + 2KCl].$$

Lorsqu'on verse le chlorure dans l'iodure, le précipité qui s'est formé se dissout d'abord, en donnant un iodure double de mercure et de potassium. Un excès de chlorure détruit cet iodure double et précipite l'iodure mercurique.

Si on verse la solution d'iodure dans celle du chlorure, il se produit entre les deux sels une combinaison insoluble, et le précipité n'a qu'une couleur rose pâle. De nouvelles affusions d'iodure de potassium décomposent le chlorure mercuriel, et le précipité finit par acquérir une teinte aussi vive que dans le cas précédent.

Pour faire de l'iodure mercurique pur, il est donc nécessaire d'employer un excès d'iodure alcalin. Mais cet excès doit être très faible, autrement il y a perte d'iodure mercurique, par dissolution. Les proportions indiquées au Codex laissent un peu d'iodure potassique dans les liqueurs et remplissent par conséquent le but.

Propriétés physiques et chimiques. — L'iodure mercurique précipité est une poudre d'un rouge vif. Un litre d'eau en dissout environ 4 centigrammes, à 15° (*E. Bourgoin*). Il se dissout mieux dans l'alcool, dans les acides et dans les iodures et les chlorures alcalins. Les cristaux formés, pendant le refroidissement de la solution chlorhydrique, ont un éclat adamantin très vif (*Köhler*).

Les matières grasses dissolvent très bien l'iodure mercurique : à froid, l'huile de ricin en retient 2 p. 100, l'huile de noix 1,30 p. 100, l'huile d'œillette 1,20 p. 100, les huiles d'olive et d'amande 0,4 p. 100, l'axonge 0,45 p. 100. L'iodure de potassium exalte le pouvoir dissolvant des huiles. La vaseline ne peut garder, à froid, que 0,25 p. 100 d'iodure; la benzine a le même pouvoir dissolvant que l'huile d'amande (*C. Méhu*).

L'iodure mercurique est dimorphe : quand il se dépose d'une dissolution bouillante d'iodure de potassium, il est en *octaèdres* aigus à base carrée et d'un beau *rouge;* fondu et sublimé, il donne des *prismes* rhomboïdaux droits, qui sont *jaunes*, mais qui deviennent rouges par le frottement ou par le refroidissement. La lumière le noircit. Il fond à 238°.

L'iodure mercurique forme avec le bichlorure de mercure deux combinaisons (*chloro-iodures*), dont l'une est incolore : $HgI.2HgCl$ [$HgI^2.2HgCl^2$] (*Liebig*), et l'autre jaune : $HgI.HgCl$ [$HgI^2.HgCl^2$] (*Boullay*). Avec l'iodure de potassium, il fait : un iodomercurate incristallisable $HgI.KI$ [HgI^22KI] ; et un iodomercurate stable et susceptible de cristalliser : $2HgI.KI$ [$HgI^2.KI$].

Essai. — L'iodure mercurique est pur, s'il se volatilise entièrement par la chaleur, s'il se dissout sans résidu dans l'alcool et dans l'iodure de potassium.

Pharmacologie. — L'*iodure mercureux* est un poison irritant qui, à faibles doses, ne manifeste que ses propriétés altérantes. On l'emploie presque exclusivement en pilules et en pommades. Il contient généralement un excès de mercure métallique, quand il a été préparé par le procédé du Codex. Avant de s'assimiler à l'économie, il se métamorphose en chlorure mercurique (*Mialhe*) ou en mercure métallique (*Rabuteau*).

L'*iodure mercurique* est bien plus vénéneux que le protoiodure. Appliqué sur la peau, il est violemment irritant, caustique même. Il fait partie de la *pommade escharotique de Cazenave* et de la *pommade contre le goître* de *R. Grant*. A l'intérieur, il agit de la même manière que l'iodure mercureux. On l'administre en pilules et en solution dans l'alcool, l'éther ou l'iodure de potassium. D'après les recherches de *Méhu*, on pourra l'utiliser aussi sous forme de solution dans les matières grasses. Le *sirop* et les *pilules de Gibert* ont pour base l'iodure double de mercure et de potassium.

Les iodures de mercure doivent être conservés à l'abri de la lumière, qui les décompose.

Boutigny a introduit dans la thérapeutique un sel qu'il nomme *iodure de chlorure mercureux* et qu'il obtient en exposant du calomel aux vapeurs de l'iode, ou en ajoutant de l'iode à du calomel chauffé à son point de volatilisation. On suit généralement, pour la préparation de ce produit, le procédé de Gobley, qui consiste à chauffer au bain de sable, jusqu'à fusion seulement, un mélange de 6 p. 100 de calomel et de 2. p. 100 d'iode. L'iodure de chlorure mercureux est rouge et contient, en proportions variables, du calomel, du chlorure et de l'iodure mercuriques.

PILULES D'IODURE MERCUREUX OPIACÉES.

	gr.
Iodure mercureux	0.5
Extrait d'opium	0.2
Poudre de réglisse	0.5
Miel	Q.S.

Divisez en 10 pilules.

Chaque pilule contient 5 centigr. de protoiodure et 2 centigr. d'extrait d'opium (*Codex*).

POMMADE D'IODURE MERCUREUX.

Iodure mercureux	1 gr.
Axonge benzoïnée	20

PILULES D'IODURE MERCURIQUE.

	gr.
Iodure mercurique	0.05
Extrait de genièvre	0.60
Poudre de réglisse	Q.S.

Pour 10 pilules, dont chacune contiendra 5 milligr. de biiodure (*Soubeiran*).

POMMADE DE CHLORO-IODURE DE MERCURE.

	gr.
Chloro-iodure de mercure	0.10
Axonge	10.00

(*Soubeiran.*)

POMMADE ESCHAROTIQUE.

Iodure mercurique	20 gr.
Axonge	10
Huile d'olive	10

(*Cazenave.*)

SIROP DE GIBERT.

Iodure mercurique	1 gr.
Iodure de potassium	50
Eau distillée	50
Sirop simple	2000

§ 7. IODURE DE PLOMB. $PbI = 230,50 — [PbI^2] = 461$.

Préparation. — 1° On prépare l'iodure de plomb, en précipitant l'azotate de plomb par l'iodure de potassium :

Azotate de plomb...............................	100 gr.
Iodure de potassium.............................	100
Eau distillée.......................................	2000

On dissout séparément les deux sels dans de l'eau distillée. On verse, à froid et par petites parties, la solution d'azotate dans celle de l'iodure. On lave le précipité à l'eau distillée froide et on le sèche à l'étuve (*Codex*).

L'azotate de plomb, décomposé par l'iodure alcalin, donne du nitrate de potassium, qui reste en solution, et de l'iodure de plomb, qui se dépose :

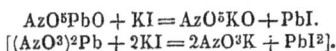

$$AzO^5PbO + KI = AzO^5KO + PbI.$$
$$[(AzO^3)^2Pb + 2KI = 2AzO^3K + PbI^2].$$

2° Le même produit peut être obtenu par l'emploi d'acétate de plomb au lieu de nitrate. Dans ce cas, le précipité est d'un jaune pâle et contient de l'oxyde de plomb. On lui rend toute la vivacité de sa couleur, en le traitant par l'acide acétique dilué, qui dissout l'oxyde de plomb ; mais il est encore préférable d'avoir recours au nitrate pour le préparer.

M. Gaffard remplace l'iodure potassique par l'iodure de fer. Huraut emploie l'iodure de calcium. Ce dernier moyen est très bon ; le premier exige des lavages à l'acide acétique, pou dissoudre l'oxyde de fer mêlé à l'iodure de plomb.

Propriétés physiques et chimiques. — L'iodure de plomb est d'un beau jaune, amorphe quand il a été précipité. Il fond à une haute température et prend alors un aspect rouge brun. Il se dissout dans 1235 parties d'eau froide et dans 194 parties d'eau bouillante ; en se refroidissant, la liqueur abandonne des paillettes hexagonales d'iodure d'un jaune éclatant. L'acétate de sodium ou de potassium le dissout également ; une solution saturée et bouillante de l'un de ces sels, additionnée de quelques gouttes d'acide acétique, dissout environ 40 p. 100 de son poids d'iodure de plomb. Cette propriété, signalée par Boudet, permet de préparer rapidement l'iodure cristallisé (*Tommasi*).

L'iodure de plomb se décompose lorsqu'on le chauffe à l'air. Il se dissout avec facilité dans une solution de chlorure d'ammonium ou d'iodure de potassium, en formant des sels doubles. Il fait, avec l'oxyde de plomb, plusieurs oxyiodures. Les rayons solaires *directs* le décolorent en présence de l'air, quand il est humide : il perd de l'iode et produit de l'oxyde et du carbonate de plomb (*Werner Schmid*).

Essai. — L'iodure de plomb du commerce peut être mélangé de *chromate* et d'*oxyde de plomb*.

Lorsque l'iodure contient de l'*oxyde de plomb*, il prend une teinte plus vive, quand on le mouille avec de l'acide acétique. En outre, il ne se dissout plus entièrement dans l'eau bouillante. Le poids du résidu insoluble indique la proportion du mélange (*Carles*).

Pour reconnaître la présence du *chromate de plomb*, on triture 1 gramme de l'iodure à essayer avec 2 grammes de chlorure d'ammonium et avec une quantité d'eau suffisante pour faire une pâte. Le mélange se décolore si l'iodure est pur, et il reste jaune s'il y a du chromate de plomb (*Lepage*).

Pharmacologie. — L'iodure de plomb étant peu soluble, son action est faible et même contestée. Il n'est cependant pas inerte, peut-être en raison de la facilité avec laquelle les acides les moins énergiques en éliminent partiellement l'iode.

On ne l'emploie qu'en pommade et, pour le rendre plus actif, on peut le dissoudre dans l'iodure de potassium ou dans l'acétate de sodium.

GLYCÉRÉ D'IODURE DE PLOMB.	**POMMADE D'IODURE DE PLOMB.**

GLYCÉRÉ D'IODURE DE PLOMB.

Solution saturée d'acétate sodique...................... 15 c.c.
Glycérine...................... 25 c.c.
Iodure de plomb............. 0gr,4
Eau de rose................. qq.goutt.

(*Tommasi.*)

POMMADE D'IODURE DE PLOMB.

Iodure de plomb............... 10 gr.
Axonge benzoïnée.............. 90

(*Codex.*)

§ 8. IODURE DE POTASSIUM. KI = 166,1.

Préparation. — 1° *Procédé de Turner.* — On introduit, peu à peu et en agitant, de l'iode pulvérisé dans une solution de potasse caustique marquant 1,16 au densimètre. Lorsque la liqueur reste colorée par un excès d'iode, on la décolore avec un peu de potasse. Elle contient alors de l'iodure et de l'iodate de potassium :

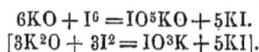

$$6KO + I^6 = IO^5KO + 5KI.$$
$$[3K^2O + 3I^2 = IO^3K + 5KI].$$

On évapore à siccité dans une bassine de fonte, et on chauffe jusqu'à fusion tranquille. L'iodate est décomposé, il perd de l'oxygène et il se change en iodure de potassium. La matière est traitée par l'eau, la solution filtrée est concentrée et mise à cristalliser (*Codex*).

Il est important que la potasse ne soit pas mélangée de soude, car l'iodure de sodium se convertirait en carbonate de sodium, pendant la calcination ; il perdrait de l'iode, même à froid, en présence de l'air.

2° *Procédé de Baup et Caillot.* — On prépare l'iodure de potassium, en précipitant une solution d'iodure de fer par une solution de carbonate de potassium.

On chauffe, dans une capsule de porcelaine et jusqu'à décoloration :

Iode.. 100 gr.
Tournure de fer................................. 30
Eau distillée................................... 500

On filtre la dissolution d'iodure de fer, on lave le résidu avec de l'eau distillée, qu'on ajoute ensuite au produit filtré. On verse, dans ces solutions réunies, du carbonate de potassium dissous, tant qu'il se forme un précipité ; les doses ci-dessus exigent environ 80 gr. de carbonate.

On sépare le précipité par filtration ; on le lave avec soin et on évapore à siccité, dans une chaudière de fonte. On redissout le produit dans de l'eau, on filtre et on évapore pour faire cristalliser. Les eaux-mères fournissent de nouveaux cristaux.

L'iode attaque le fer, en présence de l'eau, et l'iodure de fer produit donne, avec le carbonate alcalin, de l'iodure de potassium soluble et du carbonate de fer insoluble :

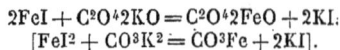

$$2FeI + C^2O^4 2KO = C^2O^4 2FeO + 2KI.$$
$$[FeI^2 + CO^3K^2 = CO^3Fe + 2KI].$$

Le médicament est parfois légèrement ferrugineux.

3º *Procédé Barbel-Lartigue.* — On fait passer un courant d'hydrogène sulfuré dans un flacon contenant, en proportions convenables, de l'eau, de l'iode et du carbonate de potassium. L'iode se combine au potassium, et l'acide sulfurique réduit l'iodate, qui s'est formé en même temps que l'iodure de potassium. Le moyen est bon, mais il oblige à produire une grande quantité d'hydrogène sulfuré.

Propriétés physiques et chimiques. — L'iodure de potassium est anhydre, incolore, d'une saveur salée désagréable. Il cristallise en cubes transparents, quand il est pur, opaques s'il est mêlé de carbonate de potassium. Il se dissout dans les trois quarts de son poids d'eau froide, dans 18 grammes d'alcool à 90° froid, dans 6 fois son poids du même alcool bouillant et dans 2,5 parties de glycérine. Il produit, en se dissolvant dans l'eau, un abaissement de température qui peut aller jusqu'à — 24°.

A la température rouge, il fond sans altération et il se volatilise, à la chaleur blanche, en répandant d'épaisses fumées. La chaleur ne le décompose pas.

Le chlore et le brome agissent sur lui en mettant l'iode en liberté. Les acides, même très dilués, le décomposent au contact de l'air; hors de la présence de l'oxygène ils sont sans action *(Payen)*. La lumière solaire active la décomposition.

La solution aqueuse d'iodure de potassium dissout facilement l'iode, en donnant naissance à des produits bruns, généralement considérés comme des mélanges. Cependant, quand on évapore, sur l'acide sulfurique, une solution d'iodure de potassium saturée d'iode, elle donne des cubes d'un bleu très foncé, ayant pour composition KI^3 *(Stillingflee et Johnson)*.

Essai. — On trouve fréquemment, dans l'iodure de potassium du commerce : du *chlorure* et du *bromure de potassium*, du *carbonate* et de l'*iodate de potassium*.

Chlorure de potassium. — Pour découvrir le chlorure de potassium, on précipite une solution de l'iodure suspect par un excès d'azotate d'argent; on traite le précipité par l'ammoniaque, qui dissout le chlorure d'argent, à l'exclusion de l'iodure d'argent. En saturant ensuite la liqueur ammoniacale par un acide, on reforme, s'il y a du chlore, un précipité de chlorure d'argent, insoluble dans l'acide azotique et que la lumière noircit.

Carbonate de potassium. — On isole ce sel en dissolvant l'iodure de potassium dans de l'alcool. Le carbonate reste comme résidu ; on le caractérise en l'arrosant avec un acide, qui détermine une effervescence due au dégagement de l'acide carbonique. Presque toujours l'iodure du commerce contient du carbonate de potassium, que l'on y ajoute pour lui communiquer une opacité recherchée. La fraude n'existe que si la proportion du carbonate excède 1 à 3 p. 100.

Iodate de potassium. — L'alcool offre encore le moyen de séparer l'iodate de l'iodure de potassium. Quand la séparation a été effectuée, on reconnaît l'iodate à ce qu'il fuse sur les charbons incandescents, et à ce qu'il colore en bleu l'empois d'amidon, en présence de l'acide sulfurique.

Bromure de potassium. — Pour reconnaître la présence du bromure de potassium, Personne ajoute à la solution de l'iodure à essayer du sulfate de cuivre, et il y fait passer un courant d'acide sulfureux. L'iode se précipite à l'état d'iodure cuivreux. On filtre et on verse dans la liqueur quelques gouttes d'eau chlorée, qui la colorent en jaune, si elle contient du bromure de potassium.

On peut rendre plus sensible la présence du brome en ajoutant de la benzine ou de l'éther, qui le dissolvent et prennent une teinte jaune.

Lepage a fondé une méthode de recherche du brome dans l'iodure de potassium sur la propriété que possède le chlorure mercurique de précipiter l'iode à l'exclusion du brome. Voici comment il conseille d'opérer :

On fait dissoudre séparément 1 gr. d'iodure de potassium dans 30 gr. d'eau distillée, et 1 gr. de sublimé corrosif dans 20 gr. d'eau distillée. A l'aide d'une burette graduée, on verse la liqueur mercurielle dans la solution d'iodure, jusqu'à ce qu'il ne se produise plus de précipité. Si l'iodure est pur, il faut au moins 16 centimètres cubes de solution mercurielle pour obtenir ce résultat ; quand il suffit d'un plus faible volume, il y a du bromure dans l'iodure de potassium.

Si l'on veut isoler le brome, on filtre la liqueur, on la concentre et on la fait bouillir avec quelques gouttes de perchlorure de fer, pour en chasser entièrement l'iode. On filtre encore, on y mélange un peu d'eau chlorée et on agite avec du sulfure de carbone (ou de la benzine), qui se colore en dissolvant le brome.

Titrage. — 1° Lorsque l'essai qualitatif, qui précède, a démontré, dans l'iodure de potassium, la présence d'un ou de plusieurs sels étrangers, il est important de déterminer la proportion de ceux-ci, afin d'éviter l'emploi d'un médicament impur. La méthode suivante, indiquée par Personne, conduit rapidement au résultat cherché :

On dissout dans de l'eau distillée : chlorure mercurique pur et sec 13^{gr},55, chlorure de sodium ou de potassium pur et sec 6 grammes, puis on porte à 1 litre le volume de la solution.

D'un autre côté, on fait également un litre de solution avec 33^{gr},20 de l'iodure à titrer, puis de l'eau distillée.

Si l'iodure est pur, des volumes égaux des deux liqueurs donnent un mélange incolore, contenant du chlorure et de l'iodomercurate de potassium :

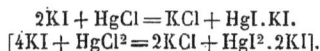

$$2KI + HgCl = KCl + HgI.KI.$$
$$[4KI + HgCl^2 = 2KCl + HgI^2.2KI].$$

L'essai se fait de la manière suivante :

On place, dans un vase à saturation, 10 centimètres cubes de la solution d'iodure à titrer, puis on y verse, au moyen d'une burette graduée, goutte à goutte et *en agitant sans cesse*, la solution mercurique ci-dessus, jusqu'à la formation d'un précipité rose persistant. Le nombre de dixièmes de centimètre cube employés à produire ce trouble donne exactement la richesse de l'iodure analysé.

C'est-à-dire que si les 10 centimètres cubes de solution iodurée ont exigé 9^{cc},2 de solution mercurique, le sel contient 92 p. 100 d'iodure de potassium pur.

Pour que l'essai donne des résultats constants, M. Carles pense qu'il est nécessaire de dissoudre dans l'alcool à 17°,5 l'iodure alcalin et le chlorure mercurique.

2° M. Falières préfère l'analyse par le perchlorure de fer (*Deflos*), modifiée comme il suit :

On fait d'abord une *liqueur normale iodée :*

Iode pur.. 0^{gr},764
Iodure de potassium.................................... 1
Eau distillée........................ Q. S. pour faire 100 c.c.

Chaque dixième de centimètre cube de liqueur correspond à 1 milligramme d'iodure de potassium réel.

On prépare, en outre, une *liqueur décime :*

Liqueur normale iodée............................. 10 c.c.
Eau distillée................................... 90

D'un autre côté, on fait une solution d'hyposulfite de sodium à 3/1000 et on détermine le volume qu'il en faut employer pour décolorer 10 centimètres cubes de liqueur normale iodée.

Alors on introduit dans un petit ballon 0^{gr},10 de l'iodure à essayer et 2 à 3 grammes de solution officinale de perchlorure de fer. Au ballon est adapté ensuite un tube recourbé, dont l'extrémité taillée en biseau plonge au fond d'un verre, où l'on a mis 4 ou 5 grammes de chloroforme et le volume exact de solution d'hyposulfite qui est transformé en tétrathionate par 10 centimètres cubes de liqueur normale iodée. On fait bouillir ; l'iode passe dans le chloroforme ; on descend ensuite le verre, les dernières traces d'iode sont absorbées par l'hyposulfite.

Quand il n'en distille plus, on retire le verre, après avoir lavé l'extrémité du tube, puis on agite vivement, pour décolorer le chloroforme. Pour terminer, on verse avec une burette graduée la liqueur décime, jusqu'à coloration légère du chloroforme, ou de la solution d'hyposulfite additionnée d'empois d'amidon.

Le nombre de divisions de liqueur décime qu'il faut employer mesure l'impureté du sel titré. Si, par exemple, il a été versé en dernier lieu 7^{cc},3 de liqueur décime d'iode, l'iodure essayé contient : 100 — 7,3 = 92.7 p. 100 d'iodure réel.

Pharmacologie. — L'iodure de potassium est un excitant général et un résolutif des plus employés en thérapeutique. On l'administre presque toujours en solution dans une tisane, dans une potion ou dans un sirop ; plus rarement en pilules. Il sert à préparer, pour les usages externes, des collyres, des injections, des bains, des pommades et des glycérés nombreux. On a fréquemment recours à son intervention pour dissoudre l'iode, que l'on veut utiliser comme topique ou introduire dans l'appareil digestif.

Les pommades à l'iodure potassique prennent rapidement une teinte jaune : les graisses rancissent, et les acides qui en résultent, aidés de l'acide carbonique de l'air, déplacent de l'iode, suivant les faits observés par Payen. On masque cette altération, en ajoutant aux pommades iodurées un peu de carbonate de potassium ou d'hyposulfite de sodium, qui s'empare de l'iode, au moment de son élimination.

GLYCÉRÉ D'IODURE DE POTASSIUM.

Iodure de potassium........... 4 gr.
Eau distillée 4
Glycéré d'amidon............. 22

On fait dissoudre l'iodure dans son poids d'eau, et on l'ajoute au glycéré (*Codex*).

POMMADE D'IODURE DE POTASSIUM.

Iodure de potassium............ 10 gr.
Axonge benzoïnée.............. 80
Eau distillée.................. 10

On dissout l'iodure dans l'eau et on triture avec l'axonge, pour avoir une pommade homogène (*Codex*).

SIROP D'IODURE DE POTASSIUM.

Iodure de potassium.......... 25 gr.
Eau distillée................. 25
Sirop d'écorce d'orange amère.. 950

20 gr. de ce sirop contiennent 50 centigr. d'iodure de potassium (*Codex*).

V. — PHOSPHURES.

PHOSPHURE DE ZINC. $PhZn^3 = 128,50 — [Ph^2Zn^3] = 257.$

Découvert par Margraff, en 1740.

Préparation. — 1° On prépare le phosphure de zinc, en faisant agir les vapeurs de phosphore sur le zinc en ébullition.

Dans un tube de porcelaine muni, à chaque extrémité, d'un petit ballon tubulé et placé sur un fourneau long un peu incliné, on introduit deux nacelles contenant l'une du zinc, l'autre du phosphore ; la première est au milieu du fourneau ; la deuxième est en dehors, du côté où l'on fait arriver un courant d'hydrogène sec, que l'on maintient pendant toute la durée de l'opération. On chauffe la partie du tube où est la nacelle de zinc, et quand celui-ci entre en ébullition (ce qu'il est facile de voir, grâce aux ballons de verre), on fait distiller le phosphore, au moyen d'une lampe à gaz ou de quelques charbons. La combinaison s'effectue avec lumière, et l'excès de phosphore se condense dans le ballon inférieur.

Quand le tube est refroidi, on le brise et on y trouve : des aiguilles prismatiques, une matière grise boursouflée et friable, et une matière fondue à cassure brillante. Ces trois produits ont même composition et sont du phosphure de zinc (*Vigier*).

2° Dans une cornue de grès tubulée, on introduit des fragments de zinc pur, de manière à remplir le quart environ de sa capacité ; on place la cornue dans un fourneau et l'on fait arriver, par son col, un courant d'acide carbonique. Sur la tubulure on pose un couvercle de creuset, fermant incomplètement son orifice et permettant à l'acide carbonique qui traverse la cornue de se dégager.

On chauffe la cornue et, dès que le zinc est en ébullition, on projette successivement par la tubulure de petits fragments de phosphore, préalablement séchés. Il importe de replacer le couvercle immédiatement après la projection, afin d'éviter toute perte de phosphore.

De temps en temps, on brise la croûte de phosphure de zinc formée, pour pouvoir mettre une nouvelle couche de métal en contact avec le phosphore, et l'on donne un fort coup de feu au moment de terminer l'opération. Cette précaution est indispensable, pour séparer le plus possible le phosphure de zinc du culot métallique non attaqué, qui se réunit au fond de la cornue. De plus, il faut réduire le phosphure en poudre très fine et conserver, pour une autre opération, les fragments de zinc qui résistent au pilon (*Soc. de ph. de Paris*).

Propriétés physiques et chimiques. — Le phosphure de zinc cristallise en prismes rhomboïdaux droits à cassure vitreuse, doués de l'éclat métallique. Sa densité est 4,72. Il est volatil, moins fusible que le zinc, très friable lorsqu'il a pour composition $PhZn^3$ $[Ph^2Zn^3]$ et, quand on le pulvérise, il répand une odeur de phosphore.

Les acides chlorhhydrique, sulfurique et lactique, le décomposent en produisant de l'hydrogène phosphoré gazeux :

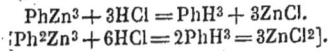

$$PhZn^3 + 3HCl = PhH^3 + 3ZnCl.$$
$$[Ph^2Zn^3 + 6HCl = 2PhH^3 = 3ZnCl^2].$$

1^{gr},171 de phosphore doivent dégager 200 centimètres cubes d'hydrogène phosphoré.

L'acide nitrique l'oxyde et le dissout. Les alcalis ne l'attaquent pas. Le chlore le transforme en chlorure de zinc et en chlorure de phosphore. Il est inaltérable à froid, même à l'air humide. Mais, quand on le chauffe à l'air libre, il se change en phosphate de zinc.

Pharmacologie. — Le phosphure de zinc jouit des propriétés thérapeutiques du phosphore, et son inaltérabilité permet de l'employer facilement. Il est donné en poudre et en pilules. Introduit dans l'estomac, il y est décomposé par les acides qu'il rencontre, et il dégage de l'hydrogène phosphoré, auquel il doit son action sur l'économie.

D'expériences faites sur les animaux, MM. Vigier et Curie concluent que le phosphure de zinc doit être toxique pour l'homme à la dose de 1 gramme à 1^{gr},50. Il agit violemment et exactement comme le phosphore.

POUDRE AU PHOSPHURE DE ZINC.

gr.

Phosphure de zinc pulvérisé....... 0.40
Amidon pulvérisé................. 5.00
Divisez en 100 doses, dont chacune contient 1 milligramme de phosphore (*Vigier*).

PILULES DE PHOSPHURE DE ZINC.

gr.

Phosphure de zinc......... ...... 0.80
Poudre de réglisse......,........ 1.30
Sirop de gomme.............. 0.90
Pour 100 pilules argentées. Chaque pilule contient 2 milligr. de phosphore (*Vigier*).

VI. — SULFURES.

§ 1. SULFURES D'ANTIMOINE.

Les combinaisons du soufre et de l'antimoine affectées aux usages médicaux sont : le *trisulfure d'antimoine*, le *kermès*, le *soufre doré* et les *oxysulfures d'antimoine*.

A. SULFURE D'ANTIMOINE. $SbS^3 = 168 — [Sb^2S^3] = 336.$

Préparation. — 1° On pulvérise et on mélange exactement :

Antimoine purifié................................. 1250 gr.
Fleur de soufre................................. 500

On place le mélange dans un creuset, on chauffe, et lorsque la matière est en pleine fusion, on donne un coup de feu vif, pour chasser l'excès de soufre (*Codex*).

2° Quand on n'a pas besoin de sulfure pur, on se contente de fondre le sulfure naturel (*stibine*) à l'abri de l'air, et de le faire cristalliser. Il retient alors généralement du *fer*, du *plomb* et de l'*arsenic*.

Propriétés physiques et chimiques. — Le sulfure d'antimoine cristallise en tétraèdres ou en longues aiguilles brillantes, d'un gris bleuâtre, fragiles et dont la densité est 4,52. Il est extrêmement fusible, volatil au rouge, et insoluble dans l'eau.

Il s'oxyde très facilement, quand on le chauffe. Le carbone, l'hydrogène et plusieurs métaux le décomposent avec le concours de la chaleur. Les alcalis et les carbonates alcalins le convertissent en oxyde d'antimoine, qui se combine à l'excès d'alcali :

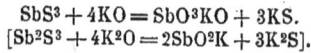

$$SbS^3 + 4KO = SbO^3KO + 3KS.$$
$$[Sb^2S^3 + 4K^2O = 2SbO^2K + 3K^2S].$$

L'acide chlorhydrique le décompose à froid, avec production d'hydrogène sulfuré (V. *page* 133).

B. KERMÈS.

Découvert par Glauber au dix-septième siècle.

Préparation. — VOIE HUMIDE. — 1° *Procédé de Cluzel* (1).

Sulfure d'antimoine...............................	60 gr.
Carbonate de sodium cristallisé.....................	1280
Eau..	12800

On dissout le carbonate dans l'eau et on porte à l'ébullition, dans une chaudière de fonte. On ajoute le sulfure d'antimoine et on agite avec une spatule de bois. Lorsque le mélange a bouilli, pendant une heure, on filtre la solution bouillante, dans des terrines de grès préalablement chauffées et contenant de l'eau très chaude.

On laisse refroidir la liqueur aussi lentement que possible. Quand elle est froide, on recueille sur un filtre la poudre rouge qui s'est déposée, et on la lave sur le filtre, jusqu'à ce que le liquide des lavages ne laisse plus de résidu sensible, par l'évaporation sur une lame de platine. On fait sécher le kermès, dans une étuve modérément chauffée, et on le passe au tamis de soie n° 100 (*Codex*).

Les eaux-mères, additionnées alternativement de sulfure d'antimoine et de carbonate de sodium, peuvent donner de nouvelles quantités de kermès.

2° *Procédé de Piderit*. — Ce procédé ne diffère de celui de Cluzel qu'en ce qu'il substitue la potasse caustique au carbonate de sodium :

Potasse caustique liquide à 1,33......................	3 gr.
Sulfure d'antimoine.................................	1
Eau..	

Il donne plus de kermès que le précédent, mais le produit est moins beau.

VOIE SÈCHE. — 3° *Procédé de Berzélius* :

Sulfure d'antimoine.................................	30 gr.
Carbonate de potassium.............................	80

On mélange les deux substances et on les fait fondre, dans un creuset couvert. On concasse la matière, après refroidissement, et on la fait bouillir dans de l'eau. Le kermès se dépose après la filtration, comme dans les premiers procédés.

4° On mélange, à sec et très rapidement, du sulfure d'antimoine avec la moitié de son

(1) Ce procédé offre quelque analogie avec celui de Glauber, qui consistait à faire bouillir, pendant 2 heures, 4 p. d'antimoine cru (*sulfure d'antimoine*), 1 p. de nitre fixé par le charbon (*carbonate de potassium*) et 8 p. d'eau, et à traiter la liqueur par l'alcool.

poids de carbonate de sodium à 85°, tous deux finement pulvérisés. On ajoute au mélange assez d'eau pour faire une pâte fluide, qui durcit bientôt et qu'il faut additionner d'eau plusieurs fois, pour éviter sa solidification. Au bout de 10 à 15 jours, on délaie dans de l'eau, on lave et on fait sécher (*Roussel*).

La théorie de la préparation du kermès, longtemps obscure, a été établie par Berzélius et par Soubeiran d'abord, et complétée par M. Terreil. Elle se résume dans la formation d'un *sulfure double* d'antimoine et de sodium ou de potassium, et d'un *antimonite* de sodium et de potassium. Voici, par exemple, ce qui se passe quand on a recours au procédé de Cluzel.

Une partie du sulfure d'antimoine et du carbonate de sodium échangent leurs éléments : le soufre se porte sur le sodium, et l'oxygène sur l'antimoine ; il en résulte du sulfure de sodium NaS [Na²S] et de l'oxyde d'antimoine SbO³ (Sb²O³).

L'oxyde d'antimoine s'unit à la soude et forme de l'*antimonite de sodium*, soluble à la faveur du carbonate sodique :

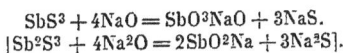

$$SbS^3 + 4NaO = SbO^3NaO + 3NaS.$$
$$[Sb^2S^3 + 4Na^2O = 2SbO^2Na + 3Na^2S].$$

Les sulfures d'antimoine et de sodium donnent un sulfoantimonite qui dissout beaucoup de sulfure d'antimoine à l'ébullition :

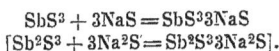

$$SbS^3 + 3NaS = SbS^3 3NaS$$
$$[Sb^2S^3 + 3Na^2S = Sb^2S^3 3Na^2S].$$

Enfin, une partie de l'oxyde d'antimoine se combine à du sulfure du même métalloïde et donne un oxysulfure entièrement insoluble, qui ne prend aucune part à la formation du kermès.

Le sulfure double et l'antimonite sont solubles dans des liqueurs très chaudes. Mais à mesure que celles-ci se refroidissent, l'excès de *sulfure d'antimoine* dissous se dépose, accompagné d'une trace de *sulfure de sodium* et d'*antimonite de sodium*. C'est ce mélange qui constitue le kermès. L'antimonite alcalin se déposant très lentement, le kermès en contient d'autant plus qu'il est resté plus longtemps sous les eaux-mères.

Le carbonate de sodium seul donne du kermès, par voie humide, le carbonate de potassium n'étant pas décomposé, dans ces conditions, par le sulfure d'antimoine. Cette propriété permet de constater la présence de la soude dans les carbonates de potassium. Par voie sèche, le carbonate potassique fournit plus de kermès que le carbonate sodique, dont le sulfosel le retient en dissolution (*Terreil*).

On doit à Méhu, sur la préparation de ce médicament, une excellente étude, grâce à laquelle on abrège la durée de l'opération, sans nuire à la qualité du produit. Méhu s'est assuré que l'ébullition prolongée des liqueurs et la lenteur tant recommandée pour leur refroidissement n'ont aucune influence sur la beauté du kermès, dont la couleur dépend uniquement de la température à laquelle il se dépose. En conséquence, Méhu conseille :

1° De réduire à 15 minutes la durée de l'ébullition ;

2° De ne rien faire pour ralentir le refroidissement du liquide ;

3° D'opérer la filtration, dès que la température de celui-ci est descendue à 35° ou à 32° au plus ;

4° D'abandonner les eaux-mères à elles-mêmes, pendant deux jours, avant de les faire servir à une autre opération.

La filtration doit être faite au papier blanc, qui ne colore pas les liqueurs. Quant au velouté recherché dans le kermès, il est dû à la tamisation à travers un tissu serré, c'est-à-dire qu'il est sans valeur.

Propriétés physiques et chimiques. — Le kermès est un mélange, en proportions variables, de sulfure d'antimoine hydraté et d'antimonite de sodium (*Terreil*), contenant un peu de sulfure alcalin. Le sulfure d'antimoine domine dans le précipité qui se forme au-dessus de 35° ; dans celui qui se dépose au-dessous de cette température, c'est au contraire l'antimonite qui est plus abondant (*Méhu*). La voie sèche produit plus d'antimonite de sodium que la voie humide (*H. Rose*).

Le kermès est une poudre amorphe, dont la couleur brune présente un reflet violacé, quand sa dessiccation a été faite à une température de 20 à 30° au plus (*Pouillat*). Il est inodore, insoluble dans l'eau et dans l'ammoniaque, soluble dans l'acide chlorhydrique avec dégagement d'hydrogène sulfuré. Il se décompose sous la double influence du temps et de la lumière, en produisant de l'acide sulfhydrique.

Essai. — Le kermès du commerce est souvent mal préparé ou fraudé avec du *soufre doré d'antimoine*, de l'*ocre*, de la *brique*, ou du *sesquioxyde de fer*.

Pour reconnaître la présence du *soufre doré*, on traite le kermès par de l'ammoniaque, qui dissout le premier en prenant une teinte jaune foncée, tandis qu'elle reste incolore avec le kermès pur.

L'*ocre* et la *brique* peuvent être isolés au moyen de l'acide chlorhydrique, qui ne les dissout pas.

Le *peroxyde de fer* est trahi par la coloration jaune que prend l'acide chlorhydrique dans lequel on le dissout, le kermès formant avec le même acide une solution incolore. De plus, le ferrocyanure de potassium détermine, dans cette liqueur, la formation d'un précipité de bleu de Prusse, quand elle contient du fer.

C. Soufre doré d'antimoine. $Sb^5S = 200 - [Sb^2S^5] = 400$.

Découvert par Basile Valentin ; préconisé par Glauber.

Préparation. — 1° On fait fondre, dans un creuset, un mélange finement pulvérisé, composé de :

Sulfure d'antimoine	40 gr.
Fleur de soufre	140
Carbonate de sodium sec	240
Charbon végétal	30

Le produit étant refroidi est divisé grossièrement et épuisé, à chaud, par de l'eau employée en aussi faible proportion que possible. La solution filtrée, et au besoin évaporée, abandonne des cristaux volumineux et presque incolores, que l'on égoutte sur un entonnoir.

On dissout ces cristaux dans 8 fois leur poids d'eau froide, et on décompose la solution, en y ajoutant goutte à goutte de l'acide sulfurique étendu de 9 fois son volume d'eau. On cesse de verser l'acide dès qu'il ne se forme plus de dépôt. On recueille le précipité sur un filtre, on le lave et on le sèche comme le kermès (*Codex*).

Le sel qui cristallise, dans cette opération, est du sulfo-antimoniate de sodium hydraté SbS⁵3NaS. 18 aq [SbS⁴Na³.9H²O] (*sel de Schlippe*). Lorsqu'on le traite par l'acide sulfurique, il abandonne le soufre doré, qui est du pentasulfure d'antimoine SbS⁵ [Sb²S⁵].

2° Souvent on se borne à verser peu à peu, dans l'eau-mère du kermès, de l'acide acétique faible, ou un acide minéral dilué. Il se dégage de l'hydrogène sulfuré et il se dépose un précipité léger, qui est constitué, dans ce cas, par un mélange de trisulfure et de pentasulfure d'antimoine. La méthode n'est pas bonne.

Propriétés physiques et chimiques. — La composition du soufre doré d'antimoine n'est constante que dans le cas où il est préparé par le procédé du Codex. Les autres moyens donnent un mélange, à doses variables, de trisulfure et de pentasulfure. Ce médicament a toujours une couleur rouge feu ; il est amorphe, inodore, insoluble dans l'eau mais *soluble dans l'ammoniaque*, qu'il colore en jaune foncé.

D. Oxysulfures d'antimoine.

La pharmacie se servait autrefois de quatre oxysulfures artificiels d'antimoine, connus sous les noms de : *verre d'antimoine, foie d'antimoine, crocus metallorum, rubine d'antimoine*.

a. Verre d'antimoine. — Ce produit est obtenu en grillant du sulfure d'antimoine dans un têt, jusqu'à ce que la masse ait acquis une couleur grisâtre. On la fond alors, dans un creuset de terre, et on la coule en plaques minces.

Le verre d'antimoine est transparent, de couleur rouge hyacinthe plus ou moins foncée, suivant la durée du grillage, partant, suivant la quantité de sulfure qu'il renferme. Il doit sa transparence à la silice, qu'il a enlevée au creuset dans lequel on a effectué la fusion.

b. Foie d'antimoine. — Pour avoir le foie d'antimoine, on calcine, sans le fondre, un mélange à parties égales de sulfure d'antimoine et de nitrate de potassium. Le produit contient du sulfate et de l'antimonite de potassium, du sulfure de potassium et de l'oxysulfure d'antimoine. Il n'est pas très homogène.

c. Crocus metallorum. — On prépare le crocus metallorum en traitant par l'eau chaude le foie d'antimoine pulvérisé. Le lavage, enlevant le sulfate et le sulfure de potassium, enrichit le résidu en oxysulfure d'antimoine.

Cet oxysulfure offre une couleur jaune rougeâtre, qui lui a valu le nom de *safran des métaux*.

d. Rubine d'antimoine. — On appelle rubine d'antimoine un oxysulfure d'une belle couleur rouge, qu'on obtient en calcinant un mélange de sulfure d'antimoine, d'azotate de potassium et de chlorure de sodium.

Pharmacologie. — Le *trisulfure d'antimoine* naturel était fréquemment employé dans l'antiquité, sous les noms de *stibium* (*Pline*), et de στιμμι (*Dioscoride*). Hippocrate et Galien le croyaient astringent et ils s'en servaient pour préparer des collyres secs. Les Arabes le regardaient comme anthelmintique, et les Indiens comme fébrifuge. En Europe, on lui a longtemps attribué une foule de propriétés, entre autres celle d'augmenter l'emponboint. La plupart de ces effets doivent être rapportés au sulfure d'arsenic, qu'il contient presque toujours, car le sulfure d'antimoine pur est inerte. Des nombreuses préparations pharmaceutiques dont il faisait autrefois partie, les formulaires modernes n'ont guère conservé que la *tisane de Feltz*, et les *tablettes de Kunkel* célèbres pour avoir guéri leur auteur d'un marasme parvenu au dernier degré.

Le *kermès* a été introduit dans la matière médicale un demi-siècle environ (1718) après sa découverte, sous le nom de *poudre des Chartreux*. Les guérisons obtenues par l'emploi de cette poudre eurent un tel retentissement, qu'en 1720 le gouvernement crut devoir acheter le secret de sa préparation au chirurgien La Ligerie, qui le tenait indirectement d'un élève de Glauber. Bien que sa réputation se soit affaiblie, depuis cette époque, le kermès est encore journellement administré, dans le traitement des maladies pulmonaires, sous forme de poudres, de loochs, de potions, de pilules, de tablettes, etc. Il entre dans la composition des *tablettes anticatarrhales de Tronchin* et de la *marmelade de Zanetti*. Il n'agit qu'après avoir été dissous par les acides des voies digestives et, selon Gubler, l'oxyde d'antimoine qu'il contient est son principal élément médicamenteux.

Il est indispensable de conserver le kermès à l'abri de la lumière et de l'humidité. Quand on le laisse exposé aux rayons solaires, son eau d'hydratation est décomposée, elle oxyde le sulfure d'antimoine et de l'hydrogène sulfuré se dégage.

On attribue au *soufre doré d'antimoine* des propriétés médicinales analogues à celles du kermès, plus actives même au dire de Desbois de Rochefort. Il est, en Allemagne, plus estimé que le kermès. C'est un des éléments de la *poudre et des pilules de Plummer*, de la *poudre fébrifuge de Hufeland*, etc.

Quant aux *oxysulfures d'antimoine*, avec lesquels on composait jadis des vermifuges, des purgatifs et des vomitifs, ils sont délaissés depuis longtemps. Le verre d'antimoine, qui servait encore, au commencement de ce siècle, à la préparation de l'*émétique* et du *vin émétique*, a été remplacé avec raison, dans le premier cas par l'oxyde d'antimoine, dans le second par l'émétique.

TISANE DE FELTZ.

Salsepareille fendue et coupée......................	60 gr.
Colle de poisson...........	10
Sulfure d'antimoine pulv....	80
Eau.........................	2000 gr.

On met le sulfure dans un nouet, et on le fait bouillir avec 2 litres d'eau, pendant 1 heure, dans un vase non métallique. On rejette le liquide, et on remet le nouet avec les autres substances dans 2 litres d'eau. On fait bouillir à petit feu jusqu'à réduction de moitié, on passe, on laisse déposer et on décante (*Codex*).

Le sulfure d'antimoine autrefois employé

à cette préparation était le sulfure *naturel*. La première décoction qu'il subit a pour but de lui soustraire le sulfure arsenical qu'il contient et qui est changé en acide arsénieux, pendant l'opération. Les effets de la tisane de Feltz étant imputables à l'acide arsénieux, Guibourt repoussait la décoction éliminatrice adoptée par le Codex et proposait, pour annuler les dangers du médicament, de diminuer la proportion du sulfure d'antimoine ou de le remplacer par une dose minime d'acide arsénieux. Cette opinion n'a pas prévalu, lors de la rédaction de la dernière pharmacopée légale; mais on évite la présence de l'acide arsénieux en faisant la tisane avec du sulfure d'antimoine pur.

TABLETTES DE KERMÈS.

Kermès minéral.............. 5 gr.
Sucre blanc................. 450
Gomme arabique pulvérisée.. 40
Eau de fleur d'oranger...... 40

On divise la pâte en tablettes de 1 gr. dont chacune contient un centigr. de kermès (*Codex*).

§ 2. SULFURES D'ARSENIC.

Des sulfures nombreux de l'arsenic, le trisulfure seul est inscrit à la Pharmacopée française de 1884.

TRISULFURE D'ARSENIC. $AsS^3 = 123 - [As^2S^3 = 246.]$
Orpiment.

Préparation. — On précipite une solution chlorhydrique d'acide arsénieux par l'acide sulfhydrique :

Acide arsénieux................................ 100 gr.
Eau distillée.................................. 900
Acide chlorhydrique officinal................. 300

L'acide arsénieux est dissous à chaud, dans le mélange des deux liquides. On fait ensuite passer dans la solution et jusqu'à refus un courant d'hydrogène sulfuré lavé ; on bouche le vase, on laisse reposer vingt-quatre heures, on jette le précipité sur un filtre et on le lave à l'eau distillée, jusqu'à ce que celle-ci ne donne pas de résidu par évaporation sur une lame de platine. On fait sécher dans une étuve modérément chauffée (*Codex*).

Propriétés physiques et chimiques. — Préparé comme il vient d'être dit, l'orpiment est jaune, amorphe, fusible et volatil vers 700°. Sa densité est 3,45.

Il se dissout aisément dans l'ammoniaque et dans les solutions des alcalis et des carbonates alcalins, en formant un arsénite et un sulfarsénite. Les sulfures alcalins le dissolvent plus facilement encore. L'eau pure le décompose lentement, en formant de l'acide arsénieux et de l'hydrogène sulfuré (*Field*).

Pharmacologie. — On a préconisé le trisulfure d'arsenic comme fébrifuge. A ce titre il fait partie de la *poudre de Hecker* et ses effets sont dus vraisemblablement à l'acide arsénieux formé à ses dépens.

Son action dépilatoire est mieux démontrée. Le *Rusma* des Orientaux est un mélange d'orpiment et de chaux vive, lié par du blanc d'œuf et par un peu de lessive des savonniers. Cette pâte expose le patient à l'intoxication arsenicale.

L'orpiment du commerce, qui contient beaucoup d'acide arsénieux, ne doit pas être employé par le pharmacien.

§ 3. SULFURES DE CALCIUM.

On connaît quatre combinaisons de soufre et de calcium : CaS, CaS^2, CaS^4 et CaS^5. La première et un polysulfure impur sont seuls inscrits parmi les substances médicamenteuses.

A. MONOSULFURE DE CALCIUM. CaS $= 36$ — [CaS] $= 72$.

Préparation. — 1° On calcine un mélange de gypse statuaire et de charbon. Il se produit de l'oxyde de carbone, qui se dégage, et du monosulfure de calcium :

$$SO^4Ca + 2C^2 = CaS + 4CO.$$

2° On fait passer un courant d'hydrogène sulfuré sur de la chaux incandescente ; il y a formation d'eau et de monosulfure de calcium :

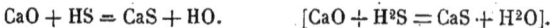

$$CaO + HS = CaS + HO. \qquad [CaO + H^2S = CaS + H^2O].$$

Propriétés physiques et chimiques. — Le monosulfure de calcium est blanc, amorphe, très peu soluble dans l'eau froide. L'eau bouillante le décompose en donnant du sulfhydrate de calcium et de l'hydrate de chaux. Il est lumineux dans l'obscurité, quand il a été exposé à la lumière. Sa réaction est alcaline.

B. POLYSULFURE DE CALCIUM.

Préparation. — Pour préparer le polysulfure impur, on éteint 14 parties de chaux vive dans 150 parties d'eau, on y ajoute 39 parties de soufre et on fait bouillir pendant une heure, en remplaçant l'eau qui s'évapore, à mesure de sa disparition. La liqueur filtrée doit avoir une densité de 1,16.

Le soufre se comporte avec la chaux comme avec la potasse et la soude ; il se forme du bisulfure de calcium, qui se dépose et qui n'est dissous et saturé de soufre que par une longue ébullition ; il est alors changé en polysulfure de calcium. De l'hyposulfite de calcium prend en même temps naissance.

Pour obtenir le polysulfure de calcium solide, on fait évaporer la dissolution ci-dessus à siccité. Pendant l'évaporation, une partie du sulfure est décomposée, il se forme de la chaux et du sulfate de calcium.

Pharmacologie. — Le *monosulfure de calcium pur* est inusité en médecine, à raison de son altérabilité. M. Bœttger a proposé, comme épilatoire, la bouillie sulfurée (*sulfhydrate de calcium?*) qu'on obtient en sursaturant un lait de chaux par un courant d'acide sulfhydrique. Une couche de 1 à 2 millimètres d'épaisseur de cette bouillie, appliquée pendant trois à quatre minutes sur la peau, la dépouille de toute production pileuse, d'une manière plus exacte que le rasoir et, le plus souvent, sans causer d'irritation. Elle peut également servir au traitement de la teigne; dans ce cas, il faut la laisser pendant plusieurs heures en contact avec le cuir chevelu.

Le *polysulfure de calcium* a été très recommandé au commencement de ce siècle par plusieurs médecins en particulier par Busch qui, au nom de l'humanité, suppliait ses confrères d'employer ce médicament dans le traitement de la phtisie scrofuleuse. C'est un succédané des sulfures alcalins, auquel on n'accorde aujourd'hui que des propriétés stimulantes et antiparasitaires. On en fait, assez rarement, des bains, des pommades et des liniments, mais on ne l'administre plus à l'intérieur. Il est d'un emploi désagréable, sous forme de bain, parce qu'il laisse déposer un abondant précipité calcaire.

§ 4. SULFURE DE FER. FeS = 44 — [FeS] = 88.

Préparation. — 1° VOIE SÈCHE. — On introduit dans un creuset, après en avoir fait un mélange exact :

Limaille de fer....................................... 600 gr.
Fleur de soufre....................................... 400

On chauffe doucement; il se développe une réaction vive, manifestée par une élévation considérable de température et une abondante émission de vapeurs sulfureuses. Lorsque l'action est achevée, on augmente le feu, pour liquéfier le sulfure de fer, que l'on coule ensuite sur une plaque de fonte (*Codex*).

2° VOIE HUMIDE. — On prépare un sulfure de fer *hydraté*, en précipitant une solution de sulfate de protoxyde de fer par une solution de monosulfure de sodium :

Sulfate ferreux cristallisé............................. 139 gr.
Monosulfure de sodium cristallisé..................... 120

On lave le précipité avec de l'eau chargée d'hydrogène sulfuré ; on le conserve dans des flacons bien bouchés et remplis d'eau distillée bouillie (*Codex*).

Il se produit, par double décomposition, du sulfate de sodium et du monosulfure de fer :

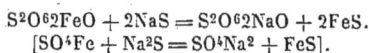

$$S^2O^62FeO + 2NaS = S^2O^62NaO + 2FeS.$$
$$[SO^4Fe + Na^2S = SO^4Na^2 + FeS].$$

3° VOIE HUMIDE. — On peut obtenir rapidement du sulfure de fer, en chauffant à une douce chaleur un mélange de 2 p. de limaille de fer, de 1 p. de soufre, et d'eau en proportion convenable pour former une pâte liquide. La combinaison se fait aussitôt. Le sulfure est mélangé de fer métallique.

Propriétés physiques et chimiques. — Obtenu par calcination, le monosulfure de fer est anhydre et impur ; il est mélangé de sulfures plus sulfurés. Il est d'un brun noir, à reflets métalliques, indécomposable par la chaleur seule. Chauffé doucement au contact de l'air, il est converti en sulfate. L'air humide le change aussi en sulfate de fer.

Le sulfure *hydraté* est noir, insoluble dans l'eau, soluble dans les alcalis et dans les sulfures alcalins. Il est très oxydable, surtout quand il est humide.

Pharmacologie. — Le sulfure de fer *anhydre* est à peu près inusité comme médicament. Il a été quelquefois prescrit en pilules ou délayé dans un sirop ; mais son usage est pénible par suite du dégagement d'hydrogène sulfuré auquel il donne lieu, en présence des acides de l'estomac. Son rôle principal, en pharmacie, est de fournir l'acide sulfhydrique.

Le monosulfure *hydraté* a été proposé par Mialhe, comme contre-poison du sublimé corrosif, avec lequel il forme du sulfure mercurique et du chlorure ferreux. On peut le considérer comme un des meilleurs antidotes du zinc, de l'étain, du cuivre, du plomb, de l'antimoine et de l'arsenic. Bouchardat et Sandras préfèrent employer, dans le même but, le *sulfure de fer hydraté*, qu'ils préparent en versant goutte à goutte une solution neutre de sulfate ferrique dans une solution diluée de trisulfure de potassium. Si l'on versait la liqueur sulfurée dans la solution ferrique, le précipité serait un mélange de soufre et de monosulfure de fer. Cette modification offrirait d'ailleurs peu d'inconvénient. Ces deux produits doivent être conservés sous l'eau distillée bouillie et dans des flacons exactement pleins ; sans cette précaution, ils seraient promptement convertis en sulfate de fer.

§ 5. SULFURES DE MERCURE.

La pharmacie fait usage, mais bien rarement du *sulfure mercurique* HgS. Une variété impure de ce composé, nommée *Ethiops minéral* et anciennement recommandée, est complètement délaissée aujourd'hui.

SULFURE MERCURIQUE, HgS = 116 — [HgS] = 232.
Cinabre, vermillon.

Préparation. — L'industrie prépare le sulfure mercurique ou *cinabre*, en sublimant, dans des vases de fonte, le sulfure obtenu par trituration du soufre avec le mercure.

Sous le nom de *vermillon*, on désigne le sulfure mercurique très divisé et d'un rouge vif, qu'on obtient en porphyrisant le cinabre avec de l'eau, ou mieux en maintenant à 50°, pendant plusieurs heures, un mélange de mercure, de soufre, de potasse et d'eau.

Propriétés physiques et chimiques. — Le cinabre offre deux états isomériques : il est *noir* quand il a été préparé par trituration, et *rouge* s'il a été sublimé. Il cristallise en prismes à 6 pans, d'un beau *rouge violacé*, qui passe au *rouge vif*, par la pulvérisation, et au *brun*, par l'application d'une température de 250° ; le refroidissement ramène la couleur primitive. Il est insoluble dans l'eau. Il se volatilise, sans fondre, vers le rouge obscur. Sa densité est 8,12 ; celle de sa vapeur est 5,4.

Quand on le chauffe, au contact de l'air, il est facilement oxydé ; il brûle avec une flamme bleue, en donnant du mercure et de l'acide sulfureux :

$$HgS + O^2 = Hg + SO^2.$$

L'acide sulfurique bouillant le décompose ; l'eau régale le détruit encore plus rapidement ; l'acide azotique est sans action sur lui. Quelques métaux, les alcalis et les carbonates alcalins, lui enlèvent le soufre et mettent le métal en liberté.

Essai. — Le cinabre est souvent *arsenical*, quelquefois mêlé à du *minium*, ou à d'autres poudres minérales de même couleur que lui.

Il est facile de constater la présence du *minium* et des autres oxydes métalliques, en chauffant le cinabre, qui doit se volatiliser *sans résidu*, s'il est pur.

Pour reconnaître le *sulfure d'arsenic*, on traite le cinabre par une dissolution bouillante de potasse caustique. Le sulfure arsenical se dissout; on le précipite par l'acide chlorhydrique, pour le caractériser.

Pharmacologie. — Le *cinabre* (*minium* des anciens) était très employé du temps de Matthiole, surtout en fumigations. Morton l'a conseillé comme antispasmodique, mais son insolubilité le rend impropre à toute médication interne. Il sert, le plus souvent, à faire des fumigations sèches ou humides. Les fumigations *sèches* sont réalisées en projetant du cinabre sur une plaque métallique chauffée ; il se produit alors des vapeurs, dans lesquelles on trouve du sulfure mercurique, de l'acide sulfureux et du mercure métallique. Pour faire des fumigations *humides*, on met du cinabre pulvérisé dans un liquide en ébullition, et on aspire les vapeurs. La présence du sulfure de mercure dans ces vapeurs ne paraît pas possible; celle du sulfure d'arsenic est probable, quand le cinabre est arsenical.

Le cinabre fait partie de la *poudre tempérante de Stahl*, et des *poudres arsenicales escharotiques de Frère Côme* et d'*Antoine Dubois*.

§ 6. SULFURES DE POTASSIUM.

Le potassium forme avec le soufre 5 combinaisons : KS [K^2S], KS^2 [K^2S^2], KS^3 [K^2S^3], KS^4 K^2S^4] KS^5 [K^2S^5]. Le trisulfure et le quintisulfure seuls intéressent la pharmacie.

A. Trisulfure de potassium. $KS^3 = 87,1 - [K^2S^3] = 174,2$.
Foie de soufre, sulfure de potasse.

Préparation. — Le trisulfure de potassium impur est obtenu par la décomposition, à une haute température, du carbonate de potassium par le soufre. On mélange exactement dans un mortier :

Carbonate de potassium...................................... 2000 gr.
Soufre sublimé..................................... 1000

On fait fondre le tout dans un vase de terre cuite, muni de son couvercle. On maintient la même température, tant qu'il y a tuméfaction ; et lorsque la matière commence à s'affaisser, on augmente un peu le feu, pour la liquéfier complètement. On retire le vase du feu et on le brise, quand il est refroidi; le produit est divisé en fragments, que l'on conserve dans des pots de grès bien bouchés (*Codex*).

En s'unissant au potassium, le soufre chasse l'oxygène et l'acide carbonique, dont le dégagement produit le boursouflement de la matière :

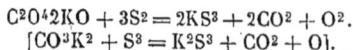

$$C^2O^42KO + 3S^2 = 2KS^3 + 2CO^2 + O^2.$$
$$[CO^3K^2 + S^3 = K^2S^3 + CO^2 + O].$$

Le trisulfure du Codex n'est jamais pur. Il est mélangé d'hyposulfite de potassium, si l'on n'a pas chauffé au delà de 250° :

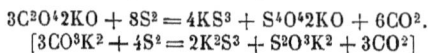

$$3C^2O^42KO + 8S^2 = 4KS^3 + S^4O^42KO + 6CO^2.$$
$$[3CO^3K^2 + 4S^2 = 2K^2S^3 + S^2O^3K^2 + 3CO^2]$$

Il contient du sulfate de potassium, si la température s'est élevée au rouge :

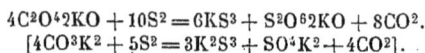

$$4C^2O^42KO + 10S^2 = 6KS^3 + S^2O^62KO + 8CO^2.$$
$$[4CO^3K^2 + 5S^2 = 3K^2S^3 + SO^4K^2 + 4CO^2].$$

Parfois il s'y trouve du carbonate de potassium non décomposé, ou reconstitué au contact de l'air.

Pour l'avoir chimiquement pur, il faudrait le préparer dans un matras de verre, avec du monosulfure de potassium et du soufre purifiés et pris exactement sous leurs équivalents.

Propriétés physiques et chimiques. — Au moment où il vient d'être préparé, le trisulfure de potassium est d'un rouge brun. Pendant son refroidissement, il devient jaune verdâtre à la surface et cette teinte, indice de sa décomposition, finit par pénétrer jusqu'au centre des fragments. Son odeur est sulfhydrique et désagréable. Il est entièrement soluble dans l'eau, soluble aussi dans l'alcool.

L'air humide le convertit en hyposulfite et en carbonate de potassium, et met le soufre en liberté. La chaleur ne le décompose pas, mais les acides le dédoublent : il se dégage de l'hydrogène sulfuré, puis du soufre se précipite :

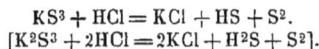

$$KS^3 + HCl = KCl + HS + S^2.$$
$$[K^2S^3 + 2HCl = 2KCl + H^2S + S^2].$$

B. QUINTISULFURE DE POTASSIUM. $KS^5 = 119,1 - [K^2S^5] = 238,2.$

Préparation. — 1° VOIE SÈCHE. — On prépare le quintisulfure de potassium impur comme le trisulfure, en chauffant du carbonate de potassium avec un excès de soufre.

2° VOIE HUMIDE. — On fait dissoudre, à la chaleur du bain de sable, 1000 grammes de soufre sublimé dans 3000 grammes de potasse caustique liquide à 1,32 (35°B.). La dissolution marque 1,38 au densimètre et contient environ la moitié de son poids de quintisulfure de potassium et de l'hyposulfite du même métal.

Propriétés physiques et chimiques. — Les propriétés physiques et chimiques du quintisulfure de potassium sont analogues à celles du trisulfure. La proportion de l'hyposulfite qu'il contient augmente dès qu'il a subi le contact de l'air.

Pharmacologie. — Les sulfures de potassium sont irritants, un peu caustiques même et, de plus, très vénéneux. Depuis deux siècles, on emploie principalement, en médecine, le *trisulfure* impur, sous les dénominations impropres de *foie de soufre* et de *sulfure de potasse*.

Le foie de soufre, ainsi appelé à cause de sa couleur rouge, était donné autrefois à l'intérieur, en solution dans une potion ou dans un sirop, en pilules et sous forme d'électuaire ou de poudre composée. Il servait à préparer le *sirop béchique de Willis*, modifié plus tard par Chaussier, la *potion altérante de Hagen*, contre le croup, l'*électuaire de Schubarth*, destiné à combattre les empoisonnements par le plomb, etc. Ces médicaments et tous ceux qu'on peut faire sur leur modèle sont bientôt altérés par l'oxygène de l'air; ils ne contiennent plus alors que de l'hyposulfite et du carbonate de potassium. Les poudres et les pilules surtout sont défectueuses, parce que la transformation chimique du sulfure y est plus prompte que dans les autres mélanges. Lorsqu'on veut introduire le trisulfure de potassium dans les voies digestives, ce qui est peu pratiqué aujourd'hui, il est donc nécessaire de le choisir récent et d'en faire usage à l'état de solution plutôt qu'à l'état sec. En outre, il faut en administrer des quantités très faibles et ne pas oublier que sa facile solubilité rend son action toxique excessivement rapide.

C'est comme topique qu'il est vraiment utile à la médecine, dans le traitement des affections cutanées, des rhumatismes, des paralysies, etc. Le *bain sulfuré*, le *bain sulfuro-gélatineux*, les *pommades d'Alibert* et de *Jadelot* lui doivent leurs propriétés stimulantes et parasiticides. Dans ces médicaments, il conserve son caractère irritant et caustique, à tel point qu'il faut souvent en interrompre l'usage. Il serait bien préférable, pour les bains sulfurés surtout, de se servir exclusivement du monosulfure de sodium, pur ou légèrement saturé de soufre, qui n'a pas les mêmes inconvénients. Le trisulfure est encore employé en pommades, en lotions et en injections. Pour préparer ces médicaments, on peut avoir recours indifféremment au sulfure solide ou à une solution marquant 1,26 au densimètre et qui contient environ le tiers de son poids de trisulfure sec, pourvu que ces produits ne soient pas oxydés.

Les sulfures de potassium demandent à être préservés avec soin du contact de l'air et de l'humidité. Leurs contre-poisons sont les oxydes métalliques hydratés (*oxydes de fer* et de *zinc*) et les hypochlorites en solution étendue.

BAIN SULFURÉ.

Trisulfure de potassium solide.   100 gr.
Pour un bain (*Codex*).

BAIN SULFURÉ LIQUIDE.

Trisulfure de potassium solide.   100 gr.
Eau.................... 200

Ce bain ne doit pas être confondu avec le *Bain de Barèges artificiel*, qui est à base de monosulfure de sodium (*Codex*).

BAIN SULFURO-GÉLATINEUX.

Trisulfure de potassium solide.   100 gr.
Gélatine concassée........... 250

On fait tremper la gélatine dans 1 litre d'eau froide, pendant une heure, et on achève la dissolution à l'aide de la chaleur. On verse le liquide dans l'eau du bain, après avoir dissous dans celle-ci le sulfure de potassium.

LOTION SULFURÉE.

Trisulfure de potassium solide.   20 gr.
Eau distillée............... 1000

(*Codex.*)

§ 7. SULFURES DE SODIUM.

Les sulfures du sodium sont aussi nombreux que ceux du potassium, et ils offrent la même composition. La médecine ne fait usage que du monosulfure et du quintisulfure.

A. MONOSULFURE DE SODIUM. $NaS.9Aq = 120 — [Na^2S.9H^2O] = 240$.

Préparé pour la première fois par Berthollet et Vauquelin, en 1804.

Préparation. — 1° VOIE HUMIDE. — On fait passer un courant d'acide sulfhydrique dans la soude caustique liquide à 1,332. jusqu'à ce que le gaz ne soit plus absorbé. On maintient la dissolution à l'abri de l'air, elle dépose des cristaux incolores de monosulfure de sodium. Lorsque leur masse cesse d'augmenter, on décante le liquide et on fait égoutter les cristaux sur un entonnoir *Codex*).

Il s'est produit, dans cette opération, du monosulfure de sodium et de l'eau :

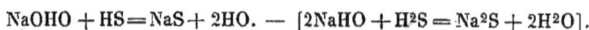

$$NaOHO + HS = NaS + 2HO. — [2NaHO + H^2S = Na^2S + 2H^2O].$$

Les eaux-mères retiennent du sulfhydrate de sodium $NaS.HS$ [NaHS], plus soluble que le monosulfure. En les faisant bouillir, l'excès d'acide sulfhydrique s'échappe et le monosulfure cristallise.

Pour obtenir du sulfure très pur, il faut séparer, par décantation, les sulfures de fer ou de cuivre, qui se forment presque toujours au début de l'opération, puis redissoudre les cristaux dans de l'eau distillée bouillie et les faire cristalliser de nouveau.

2° M. Damoiseau reproche au procédé précédent : de ne pas fournir le rendement théorique; de provoquer la formation d'un hydrate $NaS + 3 1/2 Aq$ [$NaS^2 + 3 1/2 H^2O$], insoluble dans la soude caustique et qui tend à obstruer le tube abducteur du gaz ; d'exiger le passage d'un excédent d'acide sulfhydrique, d'où la formation d'un peu de sulfhydrate, qui fait obstacle à la cristallisation du monosulfure.

Il remédie à ces inconvénients de la façon suivante. Il fait une solution de soude à 1,432 ; sur 100 parties, il en prend 45, qu'il étend de deux volumes d'eau, et qu'il sursature par un rapide courant d'hydrogène sulfuré. Il ajoute alors à cette solution les 55 volumes de lessive de soude non employés, il agite vivement et il laisse refroidir le mélange. Le monosulfure cristallise, en quantité sensiblement équivalente à celle de la soude employée, mais il n'est pas très pur. Quand on veut qu'il soit entièrement exempt de soude caustique, il faut le préparer par la méthode du Codex.

VOIE SÈCHE. — On peut préparer le monosulfure de sodium en chauffant au rouge un mélange de sulfate de sodium et de charbon. Le sulfate est converti en monosulfure de sodium, et le charbon en oxyde de carbone :

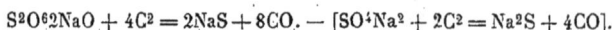

$$S^2O^62NaO + 4C^2 = 2NaS + 8CO. — [SO^4Na^2 + 2C^2 = Na^2S + 4CO].$$

On traite le résidu par l'eau, on filtre et on fait cristalliser.

Propriétés physiques et chimiques. — Le monosulfure de sodium cristallise en prismes rectangulaires incolores, hydratés, terminés par des pyramides à 4 faces. Il est déliquescent et peu soluble dans l'alcool.

Il est moins altérable que le monosulfure de potassium. Comme lui, cependant, il se transforme en hyposulfite et en carbonate, au contact de l'air. Il dissout aisément le soufre, en donnant naissance à des polysulfures de sodium. Les acides le décomposent, en dégageant de l'hydrogène sulfuré :

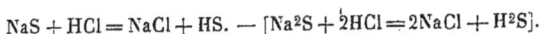

$$NaS + HCl = NaCl + HS. — [Na^2S + 2HCl = 2NaCl + H^2S].$$

B. Trisulfure de sodium. $NaS^3 = 71 — [Na^2S^3] = 142.$

On opère comme pour la préparation du trisulfure de potassium (p. 251), en prenant :

Carbonate de sodium du commerce................... 1400 gr.
Soufre sublimé....................................... 1000
(*Codex.*)

C. Quintisulfure de sodium. $NaS^5 = 103 — [Na^2S^5] = 206.$

Préparation. — 1° Le quintisulfure de sodium peut être obtenu par voie sèche, comme les polysulfures de potassium. On préfère ordinairement le préparer par voie humide, en dissolvant du soufre dans une solution de monosulfure de sodium :

Monosulfure de sodium cristallisé.................... 340 gr.
Fleur de soufre...................................... 128
Eau distillée.. 200

On introduit ces substances dans un ballon de verre et on chauffe le mélange, au bain de sable, à une température voisine de l'ébullition. Dès que le soufre est dissous, on filtre au papier.

2° Si l'on n'a pas besoin d'un sel pur, on peut se servir de la formule suivante :

Fleur de soufre...................................... 200 gr.
Soude caustique liquide à 1,85...................... 600

On opère de la même manière que ci-dessus. Le produit est mélangé d'hyposulfite de sodium.

La liqueur préparée avec le monosulfure marque 1,14 au densimètre. Celle qui est obtenue avec la soude caustique pèse 1,41. Malgré cette différence, les deux solutions contiennent chacune le tiers de leur poids de quintisulfure de sodium.

Pharmacologie. — On retrouve dans les sulfures de sodium toutes les propriétés thérapeutiques des sulfures de potassium. Cependant, ils sont beaucoup moins employés que les premiers.

Le *monosulfure* sert à faire les *eaux minérales sulfureuses artificielles* et le *bain artificiel de Barèges*. Il devrait être seul appliqué à la préparation des bains sulfurés; sa dissolution a, sur la peau, une action beaucoup plus douce que celle du trisulfure de potassium, tout en développant peut-être une force électromotrice plus intense, au contact de l'épiderme. On le donne quelquefois en solution dans un sirop. C'est, de plus, un excellent épilatoire.

Les *polysulfures* de sodium peuvent remplacer, à dose moindre, dans toutes leurs applications, les polysulfures de potassium.

BAIN ARTIFICIEL DE BARÈGES.

Monosulfure de sodium cristall.	60 gr.
Chlorure de sodium sec.......	60
Carbonate de sodium sec.....	30

(Codex.)

On peut préparer, à froid, un bain de Barèges contenant très peu de bisulfure de sodium et susceptible par suite, de remplacer celui qui précède, dans la plupart des cas :

Soufre sublimé..............	108 gr.
Lessive de soude à 1,34.....	870

On dissout à froid, par agitation, dans un flacon bouché, puis on complète le volume de 1 litre.

300 gr. de cette solution représentent 62 gr. de monosulfure de sodium légèrement polysulfuré, mais à peine odorant.

SIROP DE MONOSULFURE DE SODIUM.

	gr.
Monosulfure de sodium cristall.	0.10
Eau distillée..................	1.00
Sirop de sucre incolore........	90.00

Ce sirop ne doit être préparé qu'au moment du besoin. 25 gr. contiennent 2 centigr. de monosulfure hydraté, ou le tiers de cette quantité de monosulfure anhydre *(Codex)*.

SELS OXYGÉNÉS.

VII. — ANTIMONIATES.

ANTIMONIATE ACIDE DE POTASSIUM.

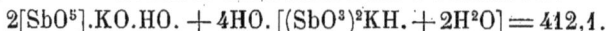

$$2[SbO^5].KO.HO. + 4HO. [(SbO^3)^2KH. + 2H^2O] = 412,1.$$

Oxyde blanc d'antimoine, antimoine diaphorétique.

Préparation. — On obtient l'antimoniate acide de potassium, en oxydant au rouge, par le nitrate de potassium, l'antimoine métallique :

Antimoine purifié.................................	1000 gr.
Nitrate de potassium.............................	2000

On fait de ces substances un mélange exact, que l'on projette, par petites portions, dans un creuset préalablement chauffé au rouge. Lorsque celui-ci en est presque rempli, on le couvre et on le maintient rouge pendant une demi-heure. On enlève ensuite la matière pâteuse et on la laisse refroidir. On la porphyrise, puis on la lave par décantation, avec dix fois son poids d'eau employée en trois reprises; lorsque l'eau de lavage ne contient plus d'azotate, on sèche à l'étuve *(Codex)*.

Dans cette opération, l'azotate de potassium se décompose et transforme l'antimoine en acide antimonique, qui s'unit à la potasse. Le produit contenu dans le creuset est formé d'antimoniate, d'azotate et d'azotite de potassium. L'azotate et l'azotite sont entraînés par l'eau de lavage; quant à l'antimoniate, il est dédoublé en antimoniate neutre, qui se dissout, et en antimoniate acide insoluble.

Propriétés physiques et chimiques. — L'antimoniate acide de potassium est hydraté, blanc, amorphe, insoluble dans l'eau et dans les acides. La chaleur le déshydrate.

Pharmacologie. — On emploie l'antimoine diaphorétique, en poudre, ou divisé dans une potion. Il fait partie de la *poudre incisive de Stahl*, de la *poudre cornachine* ou *des trois diables*, etc. Son action physiologique est analogue à celle des antimoniaux en général et très faible, en raison du peu de solubilité du médicament.

VIII. — ARSÉNIATES.

§ 1. ARSÉNIATE D'ANTIMOINE.

Préparation. — On obtient l'arséniate d'antimoine, en versant une solution concentrée d'arséniate de sodium dans une solution, également concentrée, de chlorure d'antimoine. Il se forme du chlorure de sodium et de l'arséniate d'antimoine insoluble. On lave longtemps le précipité : il cesse alors d'être neutre, pour devenir basique.

Il est essentiel d'employer un léger excès d'arséniate de sodium et de verser le chlorure dans l'arséniate, en agitant continuellement, pour éviter la formation d'oxychlorure d'antimoine, qui se mêlerait à l'arséniate (*Chapsal*). Malgré les précautions prises, il est difficile d'éviter la production de l'oxychlorure.

Propriétés physiques et chimiques. — L'arséniate d'antimoine est blanc, amorphe, insipide, insoluble dans l'eau et dans les acides faibles, soluble dans l'acide azotique bouillant et dans l'acide chlorhydrique froid. Chauffé à 150 ou à 200°, il devient anhydre ; au rouge, l'excès d'oxyde d'antimoine distille. Sa composition chimique ne paraît pas rigoureusement établie.

Pharmacologie. — L'arséniate d'antimoine a été récemment introduit dans la thérapeutique des affections du cœur. On le donne en pilules et en granules, quelquefois associé au fer, au bismuth et à d'autres médicaments.

§ 2. ARSÉNIATE FERREUX.
$AsO^5.HO.2FeO.$ [AsO^4HFe] $= 196.$

Préparation. — L'opération consiste à décomposer l'arséniate de sodium par le sulfate ferreux :

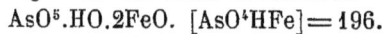

1° Arséniate de sodium cristallisé.....................	50 gr.
Eau distillée................................	500
2° Sulfate ferreux pur cristallisé	10
Eau distillée.................................	100

Les deux solutions étant mélangées, l'arséniate ferreux se précipite. On le lave à l'eau distillée, on le sèche rapidement et on le conserve dans des flacons bien bouchés (*Codex*).

La quantité d'arséniate de sodium indiquée ci-dessus est beaucoup trop forte ; il suffit de 11^{gr},22 de ce sel pour précipiter 10 grammes de sulfate ferreux.

Propriétés physiques et chimiques. — L'arséniate de fer est amorphe, hydraté, d'un vert pâle au moment de sa précipitation, plus foncé ensuite, à cause de l'oxydation partielle qu'il subit en se desséchant.

A 100°, il perd de l'eau et il prend une teinte encore plus sombre. Il est insoluble dans les acides et dans l'ammoniaque. Sa composition est variable suivant la durée de sa dessiccation.

Pharmacologie. — A cause de son peu de solubilité, l'arséniate ferreux est moins actif que les arséniates alcalins; il possède cependant une efficacité incontestable. Il est employé sous forme de pilules, à des doses plus élevées que les arséniates solubles.

§ 3. ARSÉNIATE ACIDE DE POTASSIUM.
$AsO^5.KO2HO$ [AsO^4H^2K]$=180,1$.
Sel arsenical de Macquer.

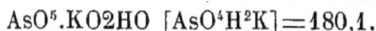

Préparation. — Pour préparer l'arséniate de potassium, on oxyde l'acide arsénieux au moyen du nitrate de potassium. On chauffe, au rouge, dans un creuset de grès, un mélange finement pulvérisé de :

Acide arsénieux...................................... 500 gr.
Nitrate de potassium.............................. 500

Lorsqu'il ne se dégage plus de vapeurs, on laisse refroidir, on traite le produit par l'eau bouillante, on filtre et on fait cristalliser par évaporation.

Quand les eaux-mères ne rougissent plus le tournesol, elles ne fournissent plus de sel cristallisable. Évaporées à siccité, elles laissent un résidu blanc, pulvérulent, déliquescent, qui est un arséniate contenant plus de potasse que le précédent.

Propriétés physiques et chimiques. — L'arséniate de potassium cristallise en octaèdres à base carrée. Il est très soluble dans l'eau; sa dissolution rougit le tournesol et elle ne précipite pas les sels terreux. Il est inaltérable à l'air. Macquer le nommait improprement *sel neutre arsenical.*

Pharmacologie. — L'arséniate de potassium remplace l'acide arsénieux, dont il a les propriétés médicinales. Il est extrêmement vénéneux; on l'administre, le plus souvent, en solution dans l'eau ou dans un sirop. Il est très important de ne pas le substituer, à poids égal, à l'arséniate de sodium, parce qu'il contient presque deux fois plus d'arsenic que celui-ci (41,67 p. 100).

§ 4. ARSÉNIATE DE SODIUM.
$AsO^5.HO 2NaO + 14Aq.$ [$AsO^4HNa^2 + 7H^2O$]$=312$.

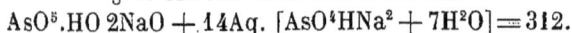

Préparation. — 1° Voie sèche. — On produit l'arséniate de sodium, en oxydant l'acide arsénieux par l'azotate de sodium. On pulvérise et on mélange exactement :

Azotate de sodium................................ 200 gr.
Acide arsénieux.................................... 116

On chauffe au rouge, dans un creuset de Hesse, et on traite le résidu par l'eau. On verse dans la liqueur du carbonate de sodium en solution, jusqu'à réaction alcaline prononcée ; on fait évaporer et on laisse cristalliser. Si les eaux-mères ne sont point alcalines, on y ajoute du carbonate de sodium, pour pouvoir les faire cristalliser de nouveau (*Codex*).

2º VOIE HUMIDE. — M. Falières conseille un procédé infiniment plus rapide et moins dangereux. Il prend :

Cobalt arsenical...	15 gr.
Chlorate de sodium..	10.65
Eau distillée..	40.00
Acide azotique..	X gouttes.

Le tout est mis dans un matras; la réaction est un peu tumultueuse, au début, et terminée en quelques instants. On chauffe à 50 ou 60º, pour dissiper l'odeur du chlore, on filtre et on ajoute 16 à 18 gr. de carbonate de sodium dissous dans 35 à 40 gr. d'eau distillée. On fait cristalliser par évaporation, on lave rapidement les cristaux et on les sèche à l'air libre. On rejette les eaux-mères et avec elles

Dans cette opération, l'acide chlorique est mis en liberté par l'acide azotique et il oxyde l'arsenic, qui se combine ensuite à la soude. On rejette les eaux-mères et avec elles un peu de chlorure de sodium, qui a pris naissance en même temps que l'arséniate alcalin.

Propriétés physiques et chimiques. — L'arséniate de sodium est un sel blanc, à gros prismes, soluble dans moins de quatre fois son poids d'eau froide et dont la réaction est alcaline. Formé au-dessous de 16º, il contient douze molécules d'eau de cristallisation ; il n'en a plus que sept, quand il s'est déposé au-dessus de 20º. Sa composition n'est pas constante dans le premier cas, parce qu'il perd graduellement son eau de cristallisation. On peut la lui restituer en le plaçant sous une cloche, au-dessus d'un vase plein d'eau, après l'avoir pulvérisé. En dix jours environ, il a repris son hydratation primitive (*G. Fleury*). Suivant M. Lescœur, celui qui renferme sept molécules d'eau n'est pas efflorescent et, pour l'obtenir à ce degré d'hydratation, il suffit de sécher à l'air libre, à froid, après l'avoir mis en poudre très ténue, celui qui est plus hydraté.

Pharmacologie. — L'arséniate de sodium est, comme l'arséniate de potassium, un médicament très toxique et dont les effets sont rapides, à raison de sa grande solubilité. On le donne en solution, en sirop, ou en pilules. Il sert aussi à préparer la *liqueur de Pearson*.

Celui qui renferme douze molécules d'eau de cristallisation, étant efflorescent, offre une composition très variable, suivant les conditions et la durée de sa conservation ; il ne doit pas être employé.

Pour éviter la confusion possible entre les deux sels hydratés, M. Falières a proposé de substituer à l'arséniate du Codex l'*arséniate double de potassium et de sodium*, dont la composition : $AsO^5.KO.NaO.HO + 16HO$ [$AsO^4HKNa + 8H^2O$] n'est pas modifiée par les influences atmosphériques. Voici comment il conseille de préparer ce sel double :

Cobalt arsenical pulvérisé............................	15 gr.
Chlorate de potassium...	12
Eau distillée..	40
Acide azotique......................................	1

Quand la réaction est terminée, on chauffe à 60º, jusqu'à disparition de l'odeur du chlore, et on ajoute la solution suivante :

Carbonate de sodium cristallisé....................	18 gr.
Eau distillée.......................................	40

On fait évaporer la liqueur et on l'abandonne à cristallisation.

L'arséniate double de potassium et de sodium est inaltérable à l'air. Il peut remplacer avec avantage les arséniates précédents.

LIQUEUR DE PEARSON.

Arséniate de sodium cristallisé.	1 gr.
Eau distillée.................	600.00
(Codex.)	

PAPIER ARSENICAL.

Arséniate de sodium cristallisé.	1 gr.
Eau distillée................	30

On fait absorber la solution par une feuille de papier à filtrer dit de Berzélius, qu'on divise en 20 cigarettes.

Chaque cigarette contient 5 centigr. d'arséniate (Codex).

IX. — ARSÉNITES.

Les arsénites de fer, de quinine et de strychnine ont été proposés comme médicaments, mais ils ont à peine marqué leur passage dans la thérapeutique. Il n'en est pas de même de l'arsénite de potassium, qui est inscrit dans toutes les pharmacopées.

ARSÉNITE DE POTASSIUM.

Il existe plusieurs arsénites de potassium ; celui qui est usité en pharmacie est un sel déliquescent, presque incristallisable et dont la réaction est alcaline. Il est difficile à conserver et à doser, tant il est hygrométrique. On ne l'emploie pas à l'état solide, mais on en fait des solutions qui servent à préparer la *liqueur de Fowler* et le *savon arsenical de Bécœur*. Il répond à la formule AsO^3HO2KO [AsO^3HK^2], d'après les éléments qui servent à le composer.

LIQUEUR DE FOWLER.

Acide arsénieux............	1 gr.
Carbonate de potassium......	1
Eau distillée................	95
Alcoolat de mélisse composé..	3

On pulvérise l'acide arsénieux, on le mêle au carbonate de potassium et à l'eau, et l'on fait bouillir dans un ballon de verre, jusqu'à ce que l'acide arsénieux soit dissous complètement. On ajoute l'alcoolat de mélisse à la liqueur, quand elle est refroidie, puis une quantité d'eau suffisante pour que le tout représente exactement 100 gr. et on filtre.

La liqueur contient 1 centième de son poids d'acide arsénieux (Codex).

On peut abréger la durée de cette opération en se conformant aux indications suivantes :

On pulvérise l'acide arsénieux et le carbonate de potassium, on les mélange et on les introduit dans un tube de verre. On y ajoute quelques gouttes d'eau et on chauffe à la flamme de l'alcool. La matière se liqué-fie rapidement et elle donne une solution complète, quand on la fait bouillir avec l'eau. La fin de la préparation est la même que dans le procédé du Codex (Hager).

La liqueur de Fowler n'a pas une composition constante. La proportion d'acide arsénieux combiné y est d'autant plus forte que l'ébullition a été plus prolongée (Buignet). En outre, elle change de titre avec le temps ; elle s'appauvrit en acide arsénieux. La cause de cet affaiblissement semble résider dans l'alcoolat que contient la solution (Bretet).

Très souvent, le médicament est envahi par une moisissure (Hygrococis arsenicus), qui l'altère promptement.

M. Vollant conseille la substitution de 10 0/0 de glycérine à autant d'eau, pour arrêter le développement des champignons.

SAVON ARSENICAL.
Savon de Bécœur modifié.

Acide arsénieux phorphyrisé..	320 gr.
Carbonate de potassium des-séché....................	120

Eau distillée................. 320 gr.
Savon marbré de Marseille.... 320
Chaux vive en poudre fine.... 40
Camphre pulvérisé.......... 10

On fait chauffer, dans une capsule de porcelaine et en agitant souvent, l'eau, l'acide arsénieux et le carbonate de potassium, jusqu'à dissolution complète de l'acide arsénieux. On y introduit alors du savon très divisé et on retire du feu. Quand le savon est dissous, on ajoute la chaux et le camphre; on porphyrise le mélange, par parties, et on l'enferme dans un flacon, que l'on bouche avec soin.

Ce savon sert à enduire intérieurement les peaux d'animaux que l'on veut conserver. Pour s'en servir, on le dissout dans 2 fois son poids d'eau.

X. — AZOTATES.

§ 1. AZOTATE D'AMMONIUM. $AzO^5.AzH^4O \; [AzO^3AzH^4] = 80$.

Préparation. — On obtient l'azotate d'ammonium, en saturant de l'acide azotique étendu par de l'ammoniaque en léger excès. On concentre la dissolution, qui cristallise par refroidissement.

Propriétés physiques et chimiques. — L'azotate d'ammonium est anhydre, cristallisé en prismes droits à six pans, incolores, inodores et d'une saveur piquante. Il est déliquescent et insoluble dans l'alcool. Il fond à 159°; à 186°, il se décompose en eau et en protoxyde d'azote, avec dissociation partielle en acide azotique et en ammoniaque (*Veley*).

Une température plus élevée le réduit en azote, bioxyde d'azote, hypoazotide et ammoniaque. A 150°, l'acide sulfurique concentré le dédouble en eau et en protoxyde d'azote. Il brûle, quand on le projette sur des charbons incandescents, et il active la combustion des matières organiques.

Pharmacologie. — L'azotate d'ammonium a été recommandé pour ses propriétés diurétiques. Il est à peu près sans emplois médicaux, mais il sert à préparer le protoxyde d'azote.

§ 2. AZOTATE D'ARGENT. $AzO^5AgO \; [AzO^3Ag] = 170$.
Nitrate d'argent.

Préparation. — 1° On obtient le nitrate d'argent, en oxydant l'argent par l'acide azotique :

Argent pur.. 100 gr.
Acide azotique.................................... 150
Eau distillée..................................... 50

On chauffe légèrement au bain de sable, dans une capsule de porcelaine, jusqu'à dissolution complète; le nitrate d'argent se dépose pendant le refroidissement. On réunit tous les cristaux sur un entonnoir, on les laisse égoutter; puis on les fait cristalliser de nouveau, dans l'eau distillée, pour les priver d'acide (*Codex*).

2° On peut, dans cette opération, remplacer l'argent pur par de l'argent monnayé. On obtient alors un mélange d'azotates d'argent et de cuivre, dont on sépare le cuivre par un des moyens suivants :

a. On évapore la liqueur à siccité et on tient le résidu en fusion, pendant quelques instants. L'azotate de cuivre est décomposé et laisse de l'oxyde cuivrique insoluble. On traite par l'eau distillée, on filtre pour isoler l'oxyde de cuivre et on fait cristalliser.

b. On prend un quart de la solution cupro-argentique et on en précipite les oxydes métalliques, par la potasse. On lave le précipité, puis on le fait digérer à chaud dans les 3/4 de la liqueur qui n'ont pas été touchés : l'oxyde d'argent précipite l'oxyde de cuivre. La solution incolore, étant filtrée et concentrée, fournit de l'azotate d'argent.

Propriétés physiques et chimiques. — L'azotate d'argent cristallise en lames rhomboïdales incolores (orthorhombiques), anhydres, neutres aux réactifs colorés. Il se dissout avec facilité dans son poids d'eau froide et dans la moitié de son poids d'eau bouillante, dans dix fois son poids d'alcool froid et dans quatre fois son poids d'alcool bouillant. Il est légèrement soluble dans l'acide chlorhydrique et dans les chlorures alcalins. Sa densité est 4,35. Il est inaltérable à l'air.

Il fond aisément vers 200° et il fuse sur les charbons incandescents. La chaleur rouge le réduit en azotite, puis en argent métallique. Les matières organiques le réduisent également; aussi tache-t-il la peau en noir. De plus, il coagule les albuminoïdes. L'hydrogène le décompose lentement. La lumière ne semble avoir d'action sur lui qu'en présence des matières organiques ; sous l'influence des rayons solaires, sa solution noircit rapidement. Le chlore, le brome, l'iode et leurs combinaisons le décomposent.

Essai. — L'azotate d'argent est souvent *acide*, par suite de l'usage général, qui consiste à le préparer avec un excès d'acide azotique, pour faciliter sa cristallisation. On y trouve quelquefois de l'*azotate de cuivre*, provenant d'une purification incomplète, et de l'*azotate de potassium* ajouté par fraude.

On constate la présence de l'*acide azotique* au moyen du papier de tournesol bleu, qu'il rougit.

Pour l'*azotate de cuivre*, le réactif est toujours l'ammoniaque, dont un excès communique une teinte bleue à la solution du nitrate.

Quand on veut mettre en évidence l'*azotate de potassium*, on porte au rouge, dans une capsule de porcelaine, 1 gramme du nitrate d'argent suspect et on ajoute au résidu refroidi quelques gouttes d'eau distillée. Si la liqueur est alcaline, il y a de l'azotate de potassium dans le sel d'argent. Cette réaction est due à la conversion de l'azotate alcalin en hydrate de potassium, par l'argent réduit (*Pollacci*).

Pharmacologie. — L'azotate d'argent était connu des Arabes et il n'a jamais cessé d'être employé en médecine. C'est un des cathérétiques les plus utiles, mais sa réputation, comme médicament interne, est peut-être hors de proportion avec les services réels qu'il rend à la thérapeutique. Il est très difficilement assimilable ; il se convertit en chlorure d'argent, au contact du suc gastrique, et il pénètre à dose faible dans le sang, après s'être dissous dans les chlorures alcalins qu'il rencontre ; la plus grande partie reste dans l'intestin, à l'état de sulfure d'argent. Son élimination est très lente ; il séjourne longtemps dans les tissus et il s'y réduit. De là la coloration violacée, indélébile, que communique à la peau l'usage prolongé de ce sel, et les dépôts d'argent métallique trouvés dans les organes de sujets qui avaient cessé depuis plusieurs années tout traitement argentique. La difficulté de son absorption, jointe à son action caustique et à l'imperméabilité de l'eschare qui en résulte, limite ses effets toxiques aux désordres qu'il produit sur les parois gastro-intestinales. On n'a donc jamais à le poursuivre par des agents chimiques, dans l'appareil circulatoire ; mais, quand il est nécessaire de le neutraliser dans les voies digestives, on a recours aux oxydes et aux chlorures alcalins et terreux, qui le décomposent.

On mélangeait autrefois à ce médicament son poids de nitre, dans le but de tempérer son action. Boerhaave employait ce mélange comme purgatif ; il le prescrivait en pilules, divisées dans de la mie de pain ; ce sont ces mêmes pilules, qu'au dix-huitième siècle on nommait *pilules lunaires*. L'usage des pilules de nitrate d'argent pur ou mitigé s'est perpétué, jusqu'à l'époque actuelle, et leur préparation a souvent préoccupé les praticiens. Les uns redoutent l'action réductrice que peuvent exercer sur le sel d'argent les matières organiques, les extraits par exemple ; les autres craignent la chloruration que lui fait éprouver le sel marin contenu dans la mie de pain. Pour remédier au premier de ces inconvénients, Mialhe dissout le nitrate d'argent dans quatre fois son poids de chlorure de sodium, puis il en fait une masse pilulaire, avec de l'amidon et un mucilage de gomme arabique. Ce moyen doit faciliter l'absorption du médicament. Vée a cru résoudre le problème, en prenant, pour excipient des pilules d'azotate d'argent, la *silice* et la gomme adragante. En Allemagne, on donne la préférence à une marne nommée *bol blanc*, et que Déniau avait proposé de remplacer par le *kaolin* ou par la *terre de pipe*. Les pilules préparées avec ces substances minérales contiennent du nitrate d'argent non altéré, mais elles ont le grave inconvénient d'être très dures et, partant, peu divisibles dans les liquides du tube digestif. Est-il d'ailleurs si nécessaire de préserver rigoureusement le sel d'argent de toute chloruration avant de l'administrer, alors que, dès son introduction dans l'estomac, il est transformé en chlorure ? ·

La solution aqueuse de nitrate d'argent sert quelquefois à préparer des lavements. Pour empêcher que cette solution ne soit décomposée par le métal des seringues, M. Delioux dissout le nitrate dans de l'albumine et il y ajoute un peu de chlorure de sodium, qui assure l'intégrité de la dissolution. Déniau conseille de préparer cette liqueur avec le bromure de potassium au lieu du chlorure de sodium. Cette substitution, qui garantit au même degré la stabilité du médicament, diminue sa saveur métallique, dans une mesure suffisante pour qu'il soit possible alors de le prescrire sous forme de potion.

Lorsqu'on veut utiliser ses propriétés topiques, on fait avec le nitrate d'argent des solutions, des pommades, et des cylindres qui portent le nom de *nitrate d'argent fondu* ou de *pierre infernale*.

Les solutions doivent être préparées avec de l'*eau distillée*, les eaux douces contenant des chlorures, qui précipiteraient une partie de l'argent mis en leur présence. Elles peuvent être conservées longtemps, sans altération, quand on prend soin de les soustraire aux rayons lumineux. Les pommades prennent assez vite une teinte grise, qui témoigne de la réduction du sel argentique par le corps gras ; cette réduction inévitable amoindrit l'efficacité du médicament et elle oblige à ne le préparer qu'au moment du besoin.

La *pierre infernale* est du nitrate d'argent fondu et coulé en baguettes cylindriques, dans une lingotière préalablement chauffée et graissée légèrement (fig. 92). Elle est noire ou blanche à l'extérieur ; sa cassure est cristalline ou rayonnée. Les premiers cylindres coulés sont *blancs ;* ceux qui proviennent de la fusion des débris des opérations précédentes sont *noirs*. Quand on veut leur donner cette dernière nuance, on réduit partiellement le sel d'argent, au moyen d'une fusion prolongée, ou par l'addition d'une petite quantité de graisse ; d'autres fois, on y laisse un peu d'azotate de cuivre, qui fournit de l'oxyde cuivrique, sous l'influence de la chaleur. Pour avoir des cylindres parfaitement *blancs*, on se sert d'une lingotière platinée ou frottée de talc, et de nitrate d'argent non altéré.

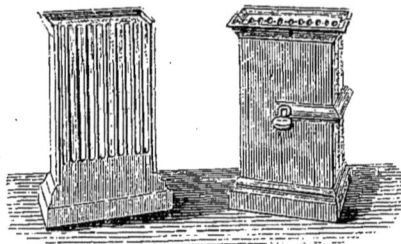

Fig. 92. — Lingotière.

Très souvent on remplace la pierre infernale, qui est fragile, par des cylindres d'azotates d'argent et de potassium, dont la solidité est beaucoup plus grande. D'après M. J. Regnauld, les meilleures proportions à prendre pour les préparer sont : 1/10 azotate de potassium et 9/10 azotate d'argent. Le Codex a adopté cette formule.

Les anciens médecins croyaient la pierre infernale moins active que le nitrate cristallisé ; ils la donnaient, en conséquence, à dose plus élevée à l'intérieur, sous les noms de *Catharticum lunare, Magisterium hydragogum*, etc. Son action n'est ni plus faible ni plus forte que celle du nitrate avec lequel on la prépare ; mais l'avantage qu'on trouve quelquefois à se servir de nitrate fondu, c'est qu'il n'est jamais acide.

COLLYRE A L'AZOTATE D'ARGENT.

	gr.
Azotate d'argent............	0.05
Eau distillée................	30.00

COLLYRE CAUSTIQUE.

Azotate d'argent............	5 gr.
Eau distillée...............	100

(*Desmarres.*)

INJECTION AU NITRATE D'ARGENT.

Azotate d'argent...........	1 à 2 gr.
Eau distillée..............	500

(*Ricord.*)

POMMADE OPHTALMIQUE.

	gr.
Azotate d'argent fondu.........	0.10
Axonge....................	8.00

(*Velpeau.*)

POTION A L'AZOTATE D'ARGENT.

	gr.
Azotate d'argent cristallisé....	0.50
Bromure de potassium........	1.25
Eau distillée de menthe.......	100
Sirop de sucre...............	120.00
Eau distillée................	780.00
Blanc d'œuf.................	No 1.

20 gr. de cette potion contiennent 1 centigr. d'azotate d'argent cristallisé (*Déniau*).

§ 3. SOUS-AZOTATE DE BISMUTH.

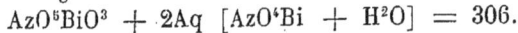

$$AzO^5BiO^3 + 2Aq \; [AzO^4Bi + H^2O] = 306.$$

Sous-nitrate de bismuth, blanc de fard.

Préparation. — 1° La préparation du sous-azotate de bismuth, long-temps restée secrète, a été divulguée par Lémery. Elle consiste à dissou-dre le bismuth dans l'acide azotique et à précipiter la liqueur par un excès d'eau.

Bismuth purifié	200 gr.
Acide nitrique officinal	460
Eau distillée	440

On met l'eau et l'acide dans un matras et on y ajoute peu à peu le mé-tal réduit en poudre grossière. Lorsque l'effervescence a cessé, on porte la liqueur à l'ébullition, pour que la dissolution soit complète. On laisse dé-poser, on décante, on évapore dans une capsule de porcelaine, jusqu'à ré-duction aux deux tiers, et on laisse cristalliser. On lave ensuite les cristaux avec de l'acide étendu au cinquième, on les égoutte et on les broie avec 4 fois leur poids d'eau, puis on les délaie dans 20 parties d'eau bouil-lante, en agitant vivement. Le précipité est lavé sur une toile avec 5 par-ties d'eau distillée ; on le presse et on le sèche à une douce chaleur (*Codex*) (1).

Dans cette opération, le bismuth s'oxyde aux dépens de l'acide azoti-que ; il y a formation d'un azotate neutre, soluble dans l'acide azotique étendu, et dégagement d'abondantes vapeurs rutilantes. On concentre les liqueurs, pour chasser la majeure partie de l'acide en excès ; on diminue ainsi la quantité d'eau nécessaire à la précipitation du nitrate basique. Au mo-ment où on mélange le nitrate neutre avec l'eau, celle-ci dépose un nitrate basique et retient du nitrate neutre, qui reste dissous à la faveur de l'acide devenu libre. Après la décantation, on sature avec précaution les eaux-mères par l'ammoniaque (2), en ayant soin de s'arrêter assez à temps, pour que les liqueurs restent encore un peu acides. Il se précipite de l'oxyde de bismuth, retenant une proportion variable d'acide azotique. On réserve cet oxyde pour une nouvelle opération.

Lorsqu'on prépare le sous-azotate de bismuth, il faut éviter, avec le plus grand soin, de faire usage d'eau calcaire. L'eau *sulfatée*, surtout, donne un produit lourd, jaunâtre et sec au toucher, tandis que celui que l'on obtient avec l'eau pure est blanc, onctueux et léger. On doit également s'interdire de saturer l'acidité de la solution métallique avec l'ammonia-que ou le carbonate de sodium, qui produirait la précipitation du plomb et de la chaux pouvant exister dans le liquide (*A. Riche*).

2° Pour employer le bismuth impur à la préparation du sous-nitrate, M. Descamps le dis-sout dans l'acide azotique et décante la solution, afin d'isoler l'acide stannique formé aux

---

(1) Ce procédé est à peu de chose près celui qui a été indiqué par Duflos et préconisé par MM. Schlagdenhauffen et Reeb.

(2) Les carbonates de sodium et d'ammonium peuvent remplacer l'ammoniaque : le pré-cipité se trouve alors formé de carbonate de bismuth, au lieu d'oxyde.

dépens de l'*étain*. Il précipite alors l'oxyde de bismuth par un excès d'ammoniaque, qui maintient en dissolution l'*argent* et le *cuivre*. L'oxyde, lavé, est mis à digérer, puis chauffé dans une solution de soude caustique à 15 ou 20 gr. par litre, qui enlève le *plomb* et l'*arsenic*.

On termine en dissolvant, au bain-marie, l'oxyde de bismuth préalablement lavé, avec assez d'acide azotique pour que le produit contienne :

$$80 \text{ %} \text{ d'oxyde de bismuth,} \qquad 20 \text{ %} \text{ d'acide nitrique.}$$

Propriétés physiques et chimiques. — Le sous-azotate de bismuth est caséeux au moment de sa précipitation, et il prend rapidement la forme d'écailles nacrées et brillantes. Il est insoluble dans l'eau, qu'il rend acide, soluble sans *effervescence* dans l'acide azotique dilué. Lorsqu'on le chauffe à 100°, il perd 1 éq. d'eau. A 260° il abandonne tout son acide azotique et il laisse pour résidu de l'oxyde de bismuth.

L'eau, même froide, le décompose ; elle lui enlève de l'azotate neutre et le rend plus basique. Aussi ne doit-on pas trop prolonger son lavage, pendant sa préparation, à peine de le rendre lourd et moins soluble dans les acides. A l'ébullition, sa décomposition est beaucoup plus rapide. La lumière le noircit peu à peu, surtout en présence des matières organiques. S'il est humide, la coloration est presque instantanée. Sa composition est généralement représentée par $AzO^5 BiO^3 + 2HO$ [$AzO^4Bi + H^2O$]. Cependant, elle doit varier notablement, suivant la méthode et les soins affectés à sa préparation.

Essai. — Le sous-nitrate de bismuth, préparé avec du bismuth impur, peut contenir du *fer*, du *plomb*, du *cuivre*, de l'*arsenic* et du *sulfate basique de bismuth*. Quand on y mélange le produit de la précipitation des eaux-mères, on y trouve du *carbonate* ou du *chlorure de bismuth*. Enfin la fraude y introduit parfois de l'*amidon*, du *sulfate* et du *phosphate de calcium*.

Fer. — Le sous-nitrate, dissous dans l'acide chlorhydrique, donne un précipité bleu avec le ferrocyanure de potassium.

Plomb. — La même solution précipite en blanc avec l'acide sulfurique.

Cuivre. — La liqueur, additionnée d'un excès d'ammoniaque, prend une teinte bleue.

Arsenic. — Le nitrate de bismuth, chauffé avec de l'acide sulfurique, jusqu'à cessation de vapeurs nitreuses, et introduit dans l'appareil de Marsh, y donne des taches arsenicales.

Carbonates. — Le nitrate fait effervescence avec les acides.

Chlorures. — La solution, acidulée par l'acide nitrique, donne avec le nitrate d'argent un précipité blanc, soluble dans l'ammoniaque.

Amidon. — On fait bouillir le nitrate avec un peu d'eau, on filtre. La liqueur se colore en bleu par la teinture d'iode.

Sulfate de bismuth. — On fait bouillir le sous-nitrate avec une solution de bicarbonate de potassium pur. La liqueur, filtrée, contient du sulfate de potassium et précipite par le chlorure de baryum (*Méhu*).

Sulfate de calcium. — En calcinant le nitrate avec du carbonate de sodium, sur un charbon, on obtient du sulfure de calcium, qui dégage de l'hydrogène sulfuré, quand on le traite par un acide ; la solution précipite en blanc par l'oxalate d'ammonium.

Phosphate de calcium. — Pour découvrir la présence du phosphate de calcium, Roussin dissout, à chaud, 1 gramme de sous-nitrate dans 5 grammes d'acide azotique et 1 gramme d'acide tartrique. Quand la dissolution est opérée, il ajoute à la liqueur un excès de carbonate de potassium. Si le sel de bismuth est pur, le précipité formé par le carbonate se dissout dans l'excès du réactif, en présence de l'acide tartrique, et la liqueur reste transparente, même à l'ébullition. Si le nitrate est mélangé de phosphate de calcium, celui-ci ne se dissout pas ; on l'isole pour le caractériser.

Titrage. — Bien préparé, le sous-nitrate de bismuth doit contenir 17,42 p. 100 d'acide azotique anhydre. Pour s'assurer qu'il a bien ce titre, on peut recourir à la méthode suivante, indiquée par E. Baudrimont.

1° On prépare une liqueur A, contenant exactement, par litre, 9^{gr},074 d'*acide sulfurique monohydraté,* à la température de 15° : chaque centimètre cube correspond à 1 centigramme d'acide azotique anhydre.

2° On fait une autre liqueur B, renfermant 7^{gr},407 de *soude caustique pure,* par litre. Cette liqueur sature, à volume égal, la liqueur A.

3° On pèse ensuite 1 gramme du sous-nitrate de bismuth à essayer, préalablement réduit en poudre ténue. On l'introduit dans un matras jaugé à 100 centimètres cubes, avec 20 centimètres cubes de liqueur B, plus 30 centimètres cubes d'eau distillée ; puis on maintient le tout à l'ébullition, pendant dix minutes. La soude, s'emparant de l'acide azotique, met en liberté l'oxyde de bismuth et l'acalinité de la liqueur diminue.

On laisse alors refroidir le matras et on le remplit d'eau distillée, jusqu'au trait de jauge, en le plongeant dans de l'eau fraîche, pour ramener le liquide à la température de 15°. On agite ensuite et on sépare l'oxyde de bismuth, par filtration. Alors on prélève 50 centimètres cubes du liquide alcalin, auquel on ajoute quelques gouttes de teinture de tournesol, et que l'on titre au moyen de la liqueur A. On s'arrête lorsque le tournesol a pris, d'une manière stable, la teinte rouge clair. D'après le volume de liqueur A versée, on calcule la quantité de soude libre et, par suite, la proportion d'acide azotique entré en combinaison.

Tout nitrate basique de bismuth titrant moins de 17 p. 100 d'acide azotique anhydre doit être considéré comme impur.

Pharmacologie. — Le sous-nitrate de bismuth est un anti-acide précieux, dont la médecine emprunte sans cesse le secours. Son usage régulier ne remonte pas au delà de la fin du siècle dernier. Lorsqu'on l'introduit dans le tube digestif, il est à peine absorbé, mais il se décompose, au contact, de l'hydrogène sulfuré qu'il rencontre dans l'intestin : il produit du sulfure de bismuth et il met en liberté de l'acide azotique, auquel il doit ses effets topiques (*Regnauld, Gosselin* et *Héret*). On l'administre souvent en nature et sous forme de potions, de pilules et de tablettes. Quesneville a proposé de le donner en bouillie, dans l'état où il se trouve au moment de sa préparation. Il est peut-être alors plus actif, parce que sa cohérence est moins grande qu'après sa dessiccation. Il n'est pas vénéneux ; on peut le prescrire à des doses énormes, telle que 30, 60 et même 100 grammes, sans qu'il en résulte le moindre inconvénient. L'action toxique, observée par Orfila et par d'autres expérimentateurs, doit être attribuée à l'emploi d'un nitrate neutre ou moins basique que le sel officinal.

Appliqué sur les plaies, il agit comme désinfectant. On l'emploie seul, mélangé à l'amidon et à d'autres poudres médicamenteuses ; on le divise encore soit dans une pommade, soit dans un glycéré.

Il faut le conserver à l'abri de la lumière et des émanations sulfurées, qui le noircissent.

BOLS ANTIDIARRHÉIQUES.

	gr.
Diascordium,	0.60
Sous-nitrate de bismuth	0.30
Pour un bol (Velpeau).	

GLYCÉRÉ DE SOUS-NITRATE DE BISMUTH.

Sous-nitrate de bismuth....	1 à 3 gr.
Glycérine	10
(Deboul.)	

TABLETTES DE SOUS-NITRATE DE BISMUTH.

Sous-nitrate de bismuth	100 gr.
Sucre blanc	900
Mucilage de gomme adragante.	90

Faites des tablettes du poids de 1 gr. Chaque tablette contient 10 centigr. de sous-nitrate de bismuth.

Conservez dans un flacon bouché, à l'abri de la lumière (Codex).

§ 4. AZOTATES DE MERCURE.

On connaît un assez grand nombre de combinaisons du mercure avec l'acide azotique. Celles qui intéressent la pharmacie sont l'*azotate mercureux*, l'*azotate mercurique* et le sel basique nommé *turbith nitreux*.

A. AZOTATE MERCUREUX.

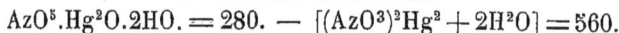

$$AzO^5.Hg^2O.2HO. = 280. - [(AzO^3)^2Hg^2 + 2H^2O] = 560.$$

Azotate de protoxyde de mercure.

Préparation. — L'azotate mercureux se forme toutes les fois qu'on met un excès de mercure en contact, à froid, avec de l'acide azotique. On introduit dans une capsule.

Mercure	100 gr.
Acide nitrique officinal	100
Eau distillée	50

On abandonne l'opération à elle-même, dans un lieu frais. Au bout de deux ou trois jours, on enlève les cristaux qui sont formés et on les lave, sur un entonnoir, avec un peu d'acide nitrique étendu. On les égoutte et on les enferme dans un vase bien bouché, à l'abri de la lumière (Codex).

Propriétés physiques et chimiques. — L'azotate mercureux affecte la forme de prismes courts ou de tables incolores, appartenant au système clinorhombique. Il fond à 70° ; une plus haute température le décompose en oxyde mercurique et en produits nitrés.

Il se dissout dans environ son poids d'eau. Employée en excès, l'eau froide le décompose et produit un azotate basique *blanc*; si elle est bouillante, elle donne un azotate basique *jaune*, qui se dépose, et de l'azotate neutre qui reste en solution.

B. TURBITH NITREUX.

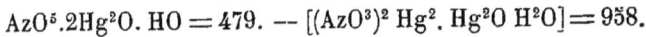

$AzO^5.2Hg^2O. HO = 479. -- [(AzO^3)^2 Hg^2. Hg^2O H^2O] = 958.$

Préparation. — On prend de l'azotate mercureux lavé et bien égoutté, on le pulvérise aussi finement que possible, et on le délaie dans 10 fois son poids d'eau bouillante. La transformation est rapide : il se dissout du nitrate neutre, et du nitrate bibasique reste au fond du liquide. On décante, on lave le dépôt à l'eau froide et on le fait sécher (*Codex*).

Il est bon de ne pas trop prolonger les lavages ; l'eau modifierait peu à peu la composition du turbith nitreux, en lui soustrayant de l'acide azotique.

Propriétés physiques et chimiques. — Le turbith nitreux est jaune pâle, un peu verdâtre, amorphe, pulvérulent. Il est insoluble dans l'eau, qui n'agit sur lui qu'en augmentant sa basicité, soluble dans l'acide azotique. Les alcalis le noircissent.

C. AZOTATE MERCURIQUE.
Nitrate acide de mercure, azotate de bioxyde de mercure.

Préparation. — L'azotate mercurique prend naissance, quand on chauffe le mercure avec l'acide nitrique :

Mercure..	100 gr.
Acide nitrique officinal............................	165
Eau distillée.....................................	35

On évapore la dissolution, jusqu'à ce qu'elle soit réduite à 225 grammes *Codex*).

Propriétés chimiques et physiques. — L'azotate mercurique du Codex est un liquide dense, sirupeux, incolore. Si on le concentre, il abandonne des cristaux d'azotate basique. La liqueur qui a fourni ces cristaux contient de l'azotate mercurique neutre, qui peut cristalliser à 15° avec 8 équiv. d'eau et qui correspond à la formule $AzO^5HgO + 8HO$ $[(AzO^3)^2 Hg + 8H^2O]$.

La chaleur le décompose entièrement. L'eau le décompose également; si elle est en grande quantité, elle en fait un azotate tribasique : AzO^5. $3HgO + HO [(AzO^3)^2 Hg. 2HgO + H^2O]$, qui est jaune et qui porte, dans quelques formulaires, le nom de turbith nitreux, bien qu'il ne soit pas le véritable turbith nitreux des anciens pharmacologistes.

Pharmacologie. — *L'azotate mercureux* est rarement employé en médecine. On l'a cependant administré quelquefois, à l'intérieur, sous la forme pilulaire. Son action locale est celle d'un cathérétique. Pour en faire usage, on dissout le sel dans de l'eau fortement aiguisée d'acide azotique, dont on se sert ensuite comme caustique et comme antiparasitaire.

Lorsqu'on verse de l'ammoniaque dans sa solution, il se forme un précipité noir, qu'on distribuait autrefois en pharmacie, sous le nom de *mercure soluble d'Hahnemann*. Ce produit, variable dans sa composition, est inusité depuis longtemps.

Quant à l'*azotate mercurique*, c'est un caustique violent, dont l'application est très douloureuse. Il est employé en nature, pour les cautérisations, et il fait la base de la *pommade citrine* et de l'*eau mercurielle*. Sa densité est 2,24. Le chlorure de sodium ne doit pas le troubler.

§ 5. AZOTATE DE POTASSIUM. AzO^5KO [AzO^3K] $= 101,1$.
Nitre, sel de nitre.

Préparation. — On trouve le nitre, à l'état d'efflorescence, dans plusieurs contrées du globe. Pour l'isoler, on lessive les terres salpêtrées et on évapore les solutions.

Dans les pays où il n'existe pas à l'état naturel, on le demande aux nitrières artificielles, à la décomposition de l'azotate de sodium naturel par le chlorure de potassium, ou au lessivage des vieux plâtras.

Dans le sol, comme dans les nitrières artificielles, le nitre se forme sous l'influence d'un ferment organisé, agissant sur les matières organiques et sur l'ammoniaque. L'activité maximum du ferment se manifeste à la température de 37°, dans un milieu faiblement alcalin et aéré. Il ne se fait que des nitrites, si la température et l'aération ne sont pas favorables (*Schlœsing et Müntz*).

Purification. — Le nitrate de potassium du commerce est souvent mélangé de chlorure de sodium. Pour séparer ces deux sels, on fait bouillir leur dissolution : le chlorure, moins soluble à chaud, cristallise et le nitre reste dissous. Pendant le refroidissement des liqueurs, le phénomène inverse se produit : le nitrate cristallise et le chlorure de sodium, que n'aurait pas entièrement enlevé l'ébullition, reste dans les eaux-mères.

Propriétés physiques et chimiques. — L'azotate de potassium cristallise en longs prismes rhomboïdaux à 6 pans, anhydres, presque toujours cannelés et retenant un peu d'eau interposée. Il est incolore et inodore; sa saveur est d'abord fraîche, puis amère et piquante. Sa densité est 1,93. Il est insoluble dans l'alcool; 100 p. d'eau en dissolvent 13 p. à 0°, et 246 p. à 100°.

L'air sec ou humide ne l'altère pas. Il fond vers 350°. Chauffé au rouge, il perd de l'oxygène et se change en azotite de potassium, que la chaleur blanche décompose à son tour, en potasse, en oxygène et en azote :

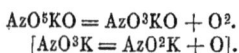

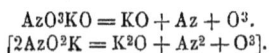

$$AzO^5KO = AzO^3KO + O^2. \qquad AzO^3KO = KO + Az + O^3.$$
$$[AzO^3K = AzO^2K + O]. \qquad [2AzO^2K = K^2O + Az^2 + O^3].$$

L'azotate de potassium fuse sur les charbons incandescents. En qualité d'oxydant énergique, il facilite la combustion des matières organiques; il détone même souvent, quand on chauffe leur mélange. Les acides plus fixes que l'acide azotique le décomposent tous.

MM. Gayon et Dupetit ont découvert que certains microbes anaérobies le transforment en nitrite et qu'un autre microbe, également anaérobie, le réduit en azote et en ammoniaque, en produisant un dégagement gazeux énergique.

Essai. — On trouve dans le sel de nitre du commerce : de l'*azotate de sodium*, des *chlorures* et des *sulfates alcalins*, de la *chaux* et de la *magnésie*.

On constate la présence de l'*azotate de sodium*, par l'antimoniate de potassium.

Celle des *sulfates*, par le chlorure de baryum,

Celle des *chlorures*, par le nitrate d'argent,

Celle de la *chaux*, par l'oxalate d'ammonium,

Celle de la *magnésie* enfin, par le phosphate de sodium et l'ammoniaque.

Tous ces réactifs fournissent des précipités *blancs*, faciles à caractériser.

Pharmacologie. — Le nitrate de potassium est un remède autrefois vanté dans le traitement d'une foule de maladies. Il est encore d'un usage fréquent aujourd'hui, surtout comme diurétique. On l'administre, le plus souvent, en solution dans une tisane ou dans du vin, quelquefois en poudre ou en pilules. Il sert à rendre combustibles les cigarettes médicamenteuses. On en fait aussi des fumigations, en brûlant du papier sans colle imprégné de sa solution saturée (*papier nitré*). Dans ce cas, il agit comme source d'oxygène.

Il existe dans l'ancienne formule du *sel de Guindre*, et dans celles des *poudres diurétique, tempérante de Stahl*, de *Dover*, etc. Il est toxique, pris à forte dose et en une seule fois ; la même quantité, ingérée par fraction, est généralement tolérée. On ne lui connaît pas d'antidote chimique.

On désignait anciennement, sous le nom de *cristal minéral* ou de *sel de prunelle*, du nitre fondu et coulé en plaques épaisses. On lui faisait subir ce traitement, pour le purifier des azotates terreux, qui se décomposent par la chaleur. Obtenu avec du nitrate purifié, il ne diffère de ce sel, qu'en ce qu'il ne renferme pas d'eau d'interposition.

CARTON FUMIGATOIRE.
Carton antiasthmatique.

Papier gris sans colle	120 gr.
Poudre de nitrate de potassium.	60
— de belladone	5
— stramoine	5
— digitale	5
— lobélie enflée	5
— phellandrie aquatique	5
— myrrhe	10
— oliban	10

On fait tremper le papier dans l'eau, pour le ramollir, on l'égoutte et on pile pour avoir une pâte bien homogène, à laquelle on incorpore les poudres préalablement mélangées avec soin. On étend ensuite le produit dans des moules de fer-blanc, en le tassant aussi régulièrement que possible ; on le sèche à l'étuve et on le divise en 36 morceaux rectangulaires (*Codex*).

PAPIER NITRÉ.

On trempe des feuilles de papier sans colle dans une solution saturée à froid de nitrate de potassium, et on fait sécher.

(*Codex*.)

POUDRE DIURÉTIQUE.

Poudre de nitrate de potassium..	10 gr.
— gomme arabique	60
— guimauve	10
— réglisse	20
— sucre de lait	60

(*Codex*.)

XI. — BORATES.

A différentes époques, on a cherché à introduire dans la matière médicale les borates d'ammonium, de potassium, de sodium et de mercure. Le borate de sodium seul est encore employé aujourd'hui.

BIBORATE DE SODIUM.

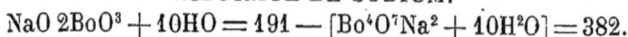

$$\text{NaO } 2\text{BoO}^3 + 10\text{HO} = 191 - [\text{Bo}^4\text{O}^7\text{Na}^2 + 10\text{H}^2\text{O}] = 382.$$

Borax, borate de soude.

Préparation. — On trouve le borax dans les eaux de certains lacs de l'Asie. On le retire, par évaporation, de ces eaux et on le purifie d'une matière grasse qui l'accompagne, en le traitant par de l'eau de chaux, avec laquelle cette matière forme un composé insoluble. Le produit est nommé *Borax naturel.*

Le plus souvent, on fait du *borax artificiel*, en saturant l'acide borique naturel avec du carbonate de sodium. On purifie le sel par plusieurs cristallisations successives. Si l'on prend soin que la liqueur ne marque, après concentration, que 1,17 au densimètre, les cristaux sont *prismatiques*. La liqueur marque-t-elle 1,25, on obtient des cristaux *octaédriques*, tant que sa température est au-dessus de 56°; au-dessous de 56°, les cristaux qui se déposent sont *prismatiques*. En changeant de cristallisoir, au moment opportun, on peut donc avoir les deux espèces de cristaux avec la même solution.

Propriétés physiques et chimiques. — Le borax *prismatique* contient 47,61 p. 100 d'eau; il se dissout dans son poids de glycérine, à froid (*Gandolphe*), dans 12 p. d'eau à 20° et dans 2 p. d'eau bouillante; il est insoluble dans l'alcool. Efflorescent dans l'air sec, il est inaltérable dans l'air humide. Sa densité est 1,74. Lorsqu'on le fond, il se boursoufle beaucoup.

Le borax *octaédrique* ne contient que 30,83 p. 100 d'eau. Il est inaltérable dans l'air sec, mais il devient opaque dans l'air humide. Il est un peu moins soluble dans l'eau que le premier, et il se boursoufle moins quand on le fond. Sa densité est 1,81.

Chauffé au rouge, le borax devient anhydre. Lorsqu'on porte à l'ébullition sa solution aqueuse additionnée de soufre, il se décompose et il donne de l'hyposulfite et du polysulfure de sodium (*Barreswill*). Les acides en éliminent facilement l'acide borique. Il dissout la fibrine, l'albumine, la caséine et l'acide urique.

Sa présence entrave un certain nombre de fermentations, parmi lesquelles sont les fermentations alcoolique et putride (*Dumas*).

Pharmacologie. — Le borate de sodium est un alcalin et un diurétique, dont l'action est plus douce que celle des oxydes et des carbonates alcalins. Il parcourt l'appareil circulatoire sans se décomposer. On le prescrit quelquefois sous forme de sirop. Plus fréquemment on l'applique sur la peau ou sur les muqueuses, en poudre, en solution, en collyre, en gargarisme, en collutoire ou en pommade, à titre de modificateur et d'antiputride.

Son importance médicale a grandi, depuis que Dumas a révélé ses propriétés antiseptiques. On conçoit aujourd'hui le rôle qu'il joue dans le traitement du muguet et des autres affections engendrées par le développement d'un microphyte : il détruit l'organisme parasite. Il s'oppose aussi très efficacement à la fermentation putride. L'urine normale, dans laquelle on a dissous 1/150 de borax, est très réfractaire à la putréfaction ; celle qui en contient 1/100 est imputrescible (*Rabuteau* et *Papillon*). On a tenté de le faire servir à la conservation des viandes. Il remplit parfaitement le but, mais la chair ainsi conservée n'est pas propre aux usages alimentaires.

Le borax habituellement employé en pharmacie est le borax *prismatique*. Il est bon de ne pas y substituer, sous le même poids, le borax octaédrique, qui, moins hydraté, est conséquemment plus actif.

COLLUTOIRE BORATÉ.

Borate de sodium pulvérisé......	5 gr.
Miel rosat.....................	20

(*Codex.*)

GARGARISME BORATÉ.

Pétales secs de rose rouge.....	10 gr.
Eau distillée bouillante.........	250
Borate de sodium...............	5
Miel rosat....................	50

(*Codex.*)

GLYCÉRÉ DE BORAX.

Borate de sodium pulvérisé......	20 gr.
Glycérine pure................	20

Aphthes, muguet (*Blache*).

LOTION DE BORAX.

Borate de sodium pulvérisé.....	5 gr.
Eau chaude..................	100

Pityriasis, démangeaisons.

TABLETTES DE BORATE DE SODIUM

	gr.
Borate de sodium pulvérisé.....	100.00
Sucre pulvérisé...............	900.00
Gomme adragante..............	2.50
Eau distillée..................	60.00
Teinture de benjoin............	10.00

Faites des tablettes du poids de 1 gr. qui contiendront 0 gr. 10 de borate de sodium (*Codex*).

XII. — CARBONATES.

§ 1. SESQUICARBONATE D'AMMONIUM.
$$2AzH^4O . HO . 3CO^2 = 127 — [(CO^3)^3(AzH^4)^4H^2 = 254].$$

Préparation. — Pour préparer le sesquicarbonate d'ammonium, on décompose le chlorure d'ammonium par le carbonate de calcium.

On pulvérise les deux sels et on chauffe modérément leur mélange, dans une cornue de grès communiquant avec un récipient refroidi. Il se forme du sesquicarbonate d'ammonium, de l'eau et du chlorure de calcium.

Propriétés physiques et chimiques. — Le sesquicarbonate d'ammonium est blanc, fortement alcalin, soluble dans 4 p. d'eau froide. Il cristallise en prismes rhomboïdaux droits hydratés, très volatils, d'une odeur ammoniacale et irritante, d'une saveur piquante et caustique.

Quand on le dissout dans très peu d'eau, il se dédouble en carbonate neutre et en bicarbonate d'ammonium, qui cristallise :

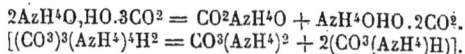

$$2AzH^4O,HO.3CO^2 = CO^2AzH^4O + AzH^4OHO.2CO^2.$$
$$[(CO^3)^3(AzH^4)^4H^2 = CO^3(AzH^4)^2 + 2(CO^3(AzH^4)H)].$$

Exposé à l'air, il s'altère rapidement : il perd de l'eau et de l'ammoniaque et il se convertit en bicarbonate ; avec le temps, il finit par se volatiliser entièrement. Si on le chauffe il se décompose en partie, et en partie se volatilise.

Pharmacologie. — Le sesquicarbonate d'ammonium est un des médicaments le plus anciennement connus. Considéré comme remède interne, il est alcalin et stimulant; il peut aussi faire fonction d'émétique. On le donne en pilules, ou en solution dans une potion ou dans un sirop. Il fait partie de quelques médicaments composés, entre autres de l'*alcoolat aromatique ammoniacal de Sylvius*.

Lorsqu'on l'applique à l'état pulvérulent sur la peau, il détermine une vive irritation ou même la vésication, suivant la durée du contact. On utilise encore ses propriétés irritantes, en faisant respirer ses vapeurs. Le *sel volatil anglais* n'est pas autre chose que du carbonate d'ammonium. Quand on l'arrose avec de l'ammoniaque liquide et qu'on aromatise le mélange avec des essences, il prend le nom de *sel de Preston*.

Il y a plusieurs siècles, on se servait en médecine de produits complexes, chargés de carbonate d'ammonium empyreumatique et fournis par la distillation de la corne de cerf et de la soie crue. Le Codex de 1866 avait conservé les premiers de ces produits, c'est-à-dire le *sel volatil*, l'*esprit volatil* et l'*huile volatile de corne de cerf;* celui de 1884 les a rayés. L'*esprit de soie crue* est abandonné depuis plus longtemps encore.

SEL VOLATIL D'ANGLETERRE.

Sel ammoniac.................... 2 gr.
Carbonate de potassium.......... 3

On mélange et on introduit dans un flacon à large ouverture bouché à l'émeri. L'action chimique, qui résulte du contact des deux sels, produit du carbonate d'ammonium qui se volatilise, et du chlorure de potassium qui reste dans le flacon.

SEL DE PRESTON.

Sesquicarbonate d'ammonium.. 1800 gr.
Ammoniaque (0,88)........... 900

Abandonnez en vase clos, pendant cinq semaines, en ayant soin d'agiter de temps en temps, pendant les huit premiers jours. On concasse ensuite la matière et, pour s'en servir, on en remplit un flacon, puis on l'aromatise avec quantité suffisante du liquide ci-après :

Ammoniaque liquide.......... 1625 gr.
Teinture de musc............. 16
Essence de lavande.......... 16
— bergamote......... 8
— girofle........... 4
— rose............. X gout.
— cannelle.......... V —

SEL VOLATIL DE CORNE DE CERF.

On place, dans un fourneau à réverbère, une cornue remplie de fragments de corne de cerf, et on y adapte une allonge et un récipient. On chauffe à 100° seulement tout d'abord; il distille une liqueur aqueuse, qu'on rejette. Quand elle cesse de se produire, on refroidit l'allonge et le récipient, on augmente le feu de manière à porter graduellement la cornue au rouge et on maintient cette température, jusqu'à ce qu'il ne passe plus rien à la distillation. On laisse refroidir l'appareil et on retire : le *sel volatil*, l'*esprit volatil* et l'*huile volatile de corne de cerf.*

Le *sel volatil de corne de cerf* s'est déposé dans l'allonge et dans le récipient. On le détache à l'aide d'une tige de fer et on le renferme dans des flacons bien bouchés. On le conserve à l'abri de la lumière, qui le noircit.

Il est formé de sesquicarbonate d'ammonium, mêlé d'un peu de bicarbonate et d'huile pyrogénée.

L'*esprit volatil de corne de cerf* est le liquide aqueux qui se trouve dans le ballon et que surnage l'huile volatile. On l'isole de celle-ci, en jetant le tout sur un filtre mouillé, qui ne laisse passer que l'esprit volatil; puis on le rectifie, en le distillant dans une cornue de verre. On arrête l'opération, quand le produit condensé équivaut aux trois quarts du liquide introduit primitivement dans la cornue.

L'esprit volatil est une solution complexe, dans laquelle domine le carbonate d'ammonium. On y trouve, en outre, du sulfure et du cyanure d'ammonium, des ammoniaques composées, etc. La lumière le colore assez rapidement.

L'*huile volatile de corne de cerf* est enlevée du filtre sur lequel on l'a déposée et distillée au bain de sable, jusqu'à ce qu'elle ait fourni le quart de son poids de liquide.

Elle est incolore et alcaline. Elle contient plusieurs carbures d'hydrogène, au nombre desquels se trouve la benzine, et des ammoniaques composées : méthylamine, éthylamine, triéthylamine, aniline, picoline, pyridine, etc. Elle est colorée en brun par la lumière, comme l'esprit volatil et, comme lui, elle doit être redistillée, dès qu'elle cesse d'être incolore.

§ 2. CARBONATE DE CALCIUM. C^2O^42CaO. [CO^3Ca] = 100.

Préparation. — On obtient le carbonate de calcium par la double décomposition du chlorure de calcium et du carbonate de sodium :

Chlorure de calcium fondu........................... 100 gr.
Carbonate de sodium cristallisé...................... 260

On dissout séparément les deux sels dans un litre d'eau, on filtre les solutions et on les mélange. Le carbonate de calcium se dépose ; on le lave par décantation, jusqu'à ce que les eaux de lavage ne précipitent plus par le nitrate d'argent, et on le sèche (*Codex*).

Il est indispensable d'opérer avec des liqueurs froides. A chaud, le carbonate calcaire serait cristallin, partant moins divisé.

Propriétés physiques et chimiques. — Amorphe, blanc et insoluble dans l'eau pure, le carbonate de calcium est soluble dans l'eau chargée d'acide carbonique et il se dissout avec effervescence dans les acides. Il fond sans altération, quand on le chauffe fortement en vase clos, et il présente alors, après refroidissement, toutes les propriétés du marbre (*Hall*).

L'air est sans action sur lui. La chaleur rouge le décompose, en lui faisant perdre son acide carbonique. Porté à la même température, avec du sulfate d'ammonium, il est transformé en sulfate de calcium.

Essai. — Le carbonate de calcium ne doit pas être *ferrugineux*.

Pour s'en assurer, on le dissout dans l'acide chlorhydrique ; la solution ne doit pas noircir avec le sulfure d'ammonium, ni bleuir avec le ferrocyanure de potassium.

Pharmacologie. — Le carbonate de calcium est un absorbant des acides, qu'on administre en nature, seul ou mélangé à d'autres médicaments. Souvent on lui substitue la *craie pulvérisée et lavée*, qui n'a pas le même degré de pureté.

La médecine employait autrefois une foule de produits contenant plus ou moins de carbonate de calcium, tels que : les *écailles d'huître*, les *coquilles d'œufs* et *de limaçon*, les *concrétions stomacales de l'écrevisse*, le *corail*, la *nacre*, les *cendres d'animaux* (*hérisson*, *lièvre*, *taupe*, *hirondelle*, *roitelet*, etc.). On pulvérisait ces cendres, après les avoir lavées. D'autres fois on les dissolvait dans du vinaigre et on précipitait la chaux par le carbonate de potassium ; le produit prenait alors le nom de *magistère de nacre*, *magistère d'yeux d'écrevisse*, etc.

POUDRE DENTIFRICE ALCALINE.

Carbonate de calcium......... 100 gr.
Hydrocarbonate de magnésium.. 100
Poudre de quinquina gris...... 100
Essence de menthe poivrée..... 1
(*Codex.*)

PULVIS CRETÆ AROMATICUS.
(*Brit. Pharm.*)

	gr.
Carbonate de calcium..........	453.6
Poudre aromatique.............	1360.8

PULVIS CRETÆ AROMATICUS CUM OPIO.
(*Brit. Pharm.*)

	gr.
Poudre de craie aromatique......	276.40
Opium en poudre..............	7.09

MIXTURA CRETÆ.
(*Brit. Pharm.*)

	gr.
Carbonate de calcium..........	7.09
Gomme arabique pulvérisée.....	7.09
Sirop simple	18.85
Eau distillée de cannelle........	282.62

§ 3. CARBONATE FERREUX. $C^2O^4 2FeO$. $[CO^3Fe] = 116$.

Préparation. — Pour obtenir le carbonate ferreux, on verse une solution de sulfate ferreux dans une solution de carbonate de sodium : le carbonate ferreux se précipite et le sulfate de sodium reste en dissolution :

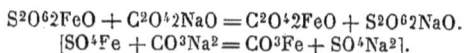

$$S^2O^6 2FeO + C^2O^4 2NaO = C^2O^4 2FeO + S^2O^6 2NaO.$$
$$[SO^4Fe + CO^3Na^2 = CO^3Fe + SO^4Na^2].$$

Pour prévenir l'oxydation du carbonate ferreux, qui est immédiate dans l'eau pure et aérée, on fait bouillir ce liquide et on y ajoute 1/20 de son poids de sucre. Dans ces conditions, le carbonate est moins rapidement altéré (*Klauer*). Il forme peut-être, avec le sucre, une combinaison (sucro-carbonate de fer) qui a été rencontrée dans une masse pilulaire de Vallet et qui avait pour composition :

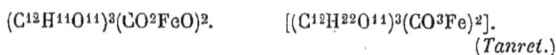

$$(C^{12}H^{11}O^{11})^3(CO^2FeO)^2. \qquad [(C^{12}H^{22}O^{11})^3(CO^3Fe)^2].$$
$$(Tanret.)$$

Propriétés physiques et chimiques. — Préparé par précipitation, le carbonate ferreux est amorphe. Il est blanc quand il est pur; vert, puis rouge s'il a eu le contact de l'air; il est alors transformé en sesquioxyde de fer. L'eau pure ne le dissout pas, mais il est soluble dans l'eau saturée d'acide carbonique; c'est à cet état qu'il existe dans la plupart des eaux minérales ferrugineuses naturelles.

Pharmacologie. — Le carbonate ferreux est un des sels de fer le plus solubles dans les acides faibles. Il a été introduit dans la thérapeutique par le Dr Becker, qui, le premier, se préoccupa de le préserver de toute oxydation. On le prescrit en pilules, seule forme médicamenteuse sous laquelle il soit susceptible de conservation prolongée. Les formules données par Blaud et par Vallet sont encore les plus suivies, pour la préparation de ces pilules.

Au lieu de préparer à l'avance le carbonate ferreux, on le précipite quelquefois au moment de l'employer. Le malade agite ensemble, dans un verre, des volumes égaux de solutions titrées de sulfate de fer et de bicarbonate de sodium, puis il boit rapidement le mélange, avant que le carbonate ferreux précipité n'ait eu le temps de s'oxyder. On a proposé aussi de faire prendre séparément le sulfate de fer et le bicarbonate de sodium, de manière à réaliser, dans l'estomac, la formation du carbonate ferreux ; mais, dans ce cas, la double décomposition n'est pas aussi sûrement totale que dans le premier.

Les pilules de Blaud contiennent un léger excès de carbonate de potassium. Elles sont plus altérables que celles de Vallet. Dans les unes comme dans les autres, du reste, le carbonate est graduellement remplacé par l'oxyde Fe^3O^4 et même par Fe^2O^3, si la préparation n'a pas été faite et conservée avec soin.

PILULES DE BLAUD.

Sulfate ferreux desséché et pulvérisé..........................	30 gr.
Carbonate de potassium desséché........................	30
Gomme arabique en poudre.....	5
Eau.......	30
Sirop simple....................	15

On fait dissoudre, dans une capsule de porcelaine, à la chaleur du bain-marie, la gomme dans la quantité d'eau prescrite ; on ajoute le sirop et le sulfate de fer. On agite pour rendre le mélange homogène ; on ajoute le carbonate de potassium pulvérisé, en remuant constamment avec une spatule de fer, et on continue de chauffer, jusqu'à ce que la masse ait acquis une consistance pilulaire plutôt dure que molle. On retire du feu et on divise la masse en 200 pilules, qu'on argente après dessiccation à l'étuve. On les renferme dans des flacons bien bouchés.

Chaque pilule pèse environ 40 centigr. (*Codex*).

PILULES DE VALLET.

Sulfate ferreux cristallisé......	100 gr.
Carbonate de sodium cristallisé.................	120
Miel blanc...................	30
Sucre de lait...........	30
Sucre blanc..................	Q. S.

On fait dissoudre à chaud le sulfate de fer dans suffisante quantité d'eau contenant 1/20 de son poids de sucre et privée d'air par l'ébullition. On opère de même la solution du carbonate de sodium dans de l'eau non aérée et sucrée. On réunit les deux liquides dans un flacon bouché, qui en soit presque entièrement rempli. On agite, puis on laisse reposer pour opérer la précipitation du carbonate de fer hydraté. On décante le liquide surnageant et on le remplace par de nouvelle eau sucrée et privée d'air. On continue ce lavage en vase clos, jusqu'à ce que le liquide n'enlève plus de sel alcalin.

On décante une dernière fois ; on jette le carbonate de fer sur une toile serrée imprégnée de sirop de sucre : on exprime graduellement et fortement, et on met le carbonate dans une capsule avec le miel. Le mélange se liquéfie par l'action du miel sur l'eau contenue dans le carbonate. On ajoute le sucre de lait et on concentre très promptement au bain-marie, jusqu'à consistance d'extrait.

Pour faire les pilules, on met 3 p. du composé ci-dessus avec 1 p. de poudre de réglisse et l'on en forme des pilules de 25 centigrammes, qui doivent être conservées dans des flacons bien bouchés (*Codex*).

§ 4. CARBONATE DE LITHIUM. $C^2O^4 2LiO$. $[CO^3Li^2] = 74$.

Préparation. — La préparation du carbonate de lithium consiste à précipiter par un carbonate alcalin la solution d'un sel de lithium.

On dissout, dans l'eau distillée, du sulfate ou de l'azotate de lithium et, dans cette liqueur, on verse une solution de carbonate de sodium. Il se forme du carbonate de lithium, qui se dépose, et du sulfate ou de l'azotate de sodium, qui reste dissous :

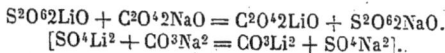

$$S^2O^6 2LiO + C^2O^4 2NaO = C^2O^4 2LiO + S^2O^6 2NaO.$$
$$[SO^4Li^2 + CO^3Na^2 = CO^3Li^2 + SO^4Na^2].$$

Il faut laver longtemps le précipité, qui retient énergiquement une petite quantité des sels contenus dans la dissolution.

Purification. — Le carbonate de lithium, préparé par précipitation, est presque toujours mélangé de sels de sodium. Pour le purifier, on le délaie dans l'eau et on fait passer un courant d'acide carbonique, qui le dissout. On abandonne la solution à l'air libre, elle perd peu à peu son acide carbonique et le carbonate de lithium se précipite, à l'état pur et *cristallin* (*Duquesnel*).

Propriétés physiques et chimiques. — Le carbonate de lithium est blanc, cristallisable, peu soluble dans l'eau; 1 litre d'eau pure en dissout environ 12 grammes, à toutes les températures. Il est plus soluble dans l'eau saturée d'acide carbonique : 1 litre d'eau gazeuse peut en dissoudre 52^{gr},50.

Il fond au rouge et, lorsqu'on le maintient à cette température, il perd plus des 4/5 de son acide carbonique; cette décomposition commence même avant que le sel ne soit en fusion.

Par sa décomposition ignée et par sa plus grande solubilité dans l'acide carbonique, le carbonate de lithium s'éloigne des carbonates de potassium et de sodium et se rapproche des carbonates de calcium et de magnésium.

Essai. — Le carbonate de lithium mal préparé peut contenir des *sulfates* et des *chlorures alcalins*. La fraude y a mélangé du *sucre de lait* (*Schlagdenhauffen*).

Pour reconnaître sa pureté, on le dissout dans l'acide azotique et on ajoute à la liqueur du chlorure de baryum et du nitrate d'argent. Il se produit un précipité blanc, dans le cas où le sel de lithium renferme un *sulfate* ou un *chlorure alcalin*.

Lorsqu'on chauffe le carbonate de lithium, il reste blanc, s'il est pur; il noircit, s'il est additionné de *sucre de lait* ou de toute autre *substance organique*.

Enfin, sa solution azotique diluée ne doit précipiter, ni par les carbonates alcalins, ni par les acides tartrique et oxalique.

Pharmacologie. — Le carbonate de lithium est un excellent dissolvant de l'acide urique. A ce titre, il est préconisé contre la gravelle, la goutte et les calculs urinaires. Il est administré à faibles doses, parce que son équivalent chimique est peu élevé. Mais lorsque le cas l'exige, on peut en augmenter la proportion; il est peu vénéneux. On le donne soit en nature, soit en dissolution dans l'eau gazeuse. La solution est parfois lente et incomplète. Pour la rendre immédiate, M. Carles conseille de triturer le carbonate de lithium avec du sucre ou avec du bicarbonate de sodium.

CARBONATE DE LITHIUM EFFERVESCENT.

Acide citrique.................. 40 gr.
Bicarbonate de sodium.......... 50
Carbonate de lithium........... 10
On mélange et on chauffe le tout à 100°, jusqu'à ce que la substance prenne la forme granulaire. A l'aide d'un tamis, on sépare des granules de grosseur convenable et uniforme, que l'on conserve dans des flacons bien fermés (*Soc. de ph. de Paris*).

§ 5. CARBONATE DE MAGNÉSIUM.

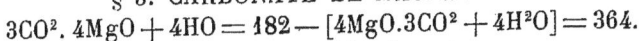

$$3CO^2 . 4MgO + 4HO = 182 - [4MgO.3CO^2 + 4H^2O] = 364.$$

Magnésie blanche.

Préparation. — Pour préparer le carbonate de magnésium, on précipite la solution d'un sel magnésien par du carbonate de sodium.

On fait bouillir une solution de sulfate de magnésium et on y ajoute, en continuant l'ébullition, une solution de carbonate sodique. La magnésie se précipite, à l'état de carbonate, et il se dégage un peu d'acide carbonique.

Si on opérait à froid, une partie de la magnésie resterait en solution, sous forme de bicarbonate; de plus, le produit aurait une composition différente, qu'exprime la formule : $4CO^2 . 5MgO + 5HO$ [$5MgO.4CO^2 + 5H^2O$] (*Fritzsche*).

Propriétés physiques et chimiques. — Le carbonate de magnésium est amorphe, blanc, soluble dans 2500 p. d'eau froide et dans 9000 p. d'eau bouillante. Il se dissout plus facilement dans l'eau chargée d'acide carbonique; quand on chauffe cette solution et qu'on la soumet à l'évaporation spontanée, elle abandonne des cristaux aciculaires de carbonate trihydraté : $CO^2MgO + 3HO$ ($CO^3Mg + 3H^2O$) (*Attfield*).

Il est inaltérable à l'air. On peut le maintenir dans l'eau en ébullition, sans le décomposer. La chaleur lui fait perdre son acide carbonique et le convertit en magnésie anhydre. Il renferme un excès de magnésie et il peut être considéré comme une combinaison d'hydrate et de carbonate de magnésium : $MgOHO + 3(CO^2.MgO) + 3HO$ [$MgO^2H^2 + 3CO^3Mg + 3H^2O$].

Essai. — L'essai du carbonate de magnésium s'effectue comme celui de la magnésie calcinée. Il comporte, en outre, l'appréciation de la quantité d'*oxyde* que le sel peut fournir par calcination. Cette proportion doit être environ de 43 p. 100.

Pharmacologie. — Le carbonate de magnésium offre les propriétés antiacides et purgatives de la magnésie calcinée et des carbonates alcalins. On le donne, à dose deux fois plus forte que son oxyde, en poudre ou en tablettes. Dissous dans l'eau gazeuse, il sert à préparer l'*eau magnésienne* et quelques *eaux minérales artificielles*.

EAU MAGNÉSIENNE.
Magnésie liquide.

Sulfate de magnésium.......... 53 gr.
Carbonate de sodium cristallisé.. 70

On fait dissoudre séparément les deux sels, dans une quantité d'eau suffisante, et on filtre. On met la solution de sulfate de magnésium dans une capsule de porcelaine, puis on porte à l'ébullition ; on ajoute la solution de carbonate de sodium et on fait bouillir, jusqu'à ce qu'il ne se dégage plus d'acide carbonique. On laisse déposer, on décante la liqueur surnageante et on lave avec soin le précipité d'hydrocarbonate de magnésium. On délaie ensuite ce précipité dans 650 grammes d'eau, puis on introduit le mélange liquide dans l'appareil à eaux minérales, pour le saturer d'acide carbonique. Après l'avoir laissé, pendant vingt-quatre heures, en contact avec un excès de ce gaz, on le retire de l'appareil ; on le passe à travers une étoffe de laine pour en séparer la partie indissoute, on remet dans l'appareil le liquide filtré et on le sursature d'acide carbonique ; puis on met en bouteilles.

L'eau magnésienne ainsi préparée contient

20 grammes d'hydrocarbonate de magnésium (*Codex*).

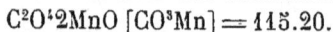

POUDRE DE MAGNÉSIE BLANCHE.

On frotte sur un tamis de crin n° 2 des pains d'hydrocarbonate de magnésium, jusqu'à ce que tout ait passé (*Codex*).

TABLETTES DE MAGNÉSIE.

Hydrocarbonate de magnésium..	200 gr.
Sucre blanc..................	800
Mucilage de gomme adragante..	120

Faites des tablettes du poids de 1 gr., dont chacune contient 20 centigr. d'hydrocarbonate de magnésium (*Codex*).

§ 6. CARBONATE DE MANGANÈSE.
$$C^2O^4 2MnO \ [CO^3Mn] = 115.20.$$

Préparation. — On prépare le carbonate de manganèse, en décomposant le sulfate de manganèse par le carbonate de sodium.

Sulfate de manganèse cristallisé...................... 200 gr.
Carbonate de sodium cristallisé...................... 260

On dissout séparément les deux sels dans l'eau chaude. On filtre les solutions et on les mélange. Le carbonate de manganèse produit se dépose ; on le lave à l'eau chaude, par décantation, jusqu'à ce que l'eau ne soit plus troublée par le chlorure de baryum, et on le sèche (*Codex*).

Propriétés physiques et chimiques. — Le carbonate de manganèse est blanc rosé, insoluble dans l'eau, soluble en totalité dans les acides. Suivant M. Prior, il contient 13,50 p. 100 d'eau d'hydratation : $C^2O^4 2MnO + 2HO \ [CO^3Mn + H^2O]$. Il se conserve à l'air, sans altération. La chaleur le décompose en protoxyde de manganèse et en acide carbonique ; la dissociation commence dès la température de 70° (*L. Joulin*). Si on le mouille avec un peu d'acide azotique, avant la calcination, il est transformé en bioxyde de manganèse.

Essai. — Le carbonate manganeux contient quelquefois du *fer*.

Dans ce cas, sa dissolution dans l'acide chlorhydrique donne un précipité *bleu* avec le ferrocyanure de potassium, au lieu du précipité blanc rosé, qui est caractéristique du sel pur.

Pharmacologie. — Le carbonate de manganèse a été proposé comme succédané ou comme auxiliaire des sels ferrugineux. Il est stable et très soluble dans les acides faibles. On le donne en poudre, en pastilles, ou en pilules.

§ 7. CARBONATE DE PLOMB.
Céruse.

Préparation. — 1° On obtient le carbonate de plomb, en décomposant une solution d'acétate neutre de plomb par une solution de carbonate de sodium. Il y a formation d'acétate de sodium et de carbonate de plomb :

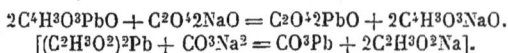

$$2C^4H^3O^3PbO + C^2O^4 2NaO = C^2O^4 2PbO + 2C^4H^3O^3NaO.$$
$$[(C^2H^3O^2)^2Pb + CO^3Na^2 = CO^3Pb + 2C^2H^3O^2Na].$$

Le carbonate de plomb se dépose ; on le recueille sur un filtre, on le lave et on le fait sécher.

2° On fait passer un courant d'acide carbonique dans une solution d'acétate basique de plomb ; il se précipite du carbonate de plomb et il reste dans les liqueurs de l'acétate neutre :

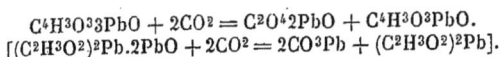

$$C^4H^3O^33PbO + 2CO^2 = C^2O^42PbO + C^4H^3O^3PbO.$$
$$[(C^2H^3O^2)^2Pb.2PbO + 2CO^2 = 2CO^3Pb + (C^2H^3O^2)^2Pb].$$

3° *Fabrication hollandaise*. — On dispose des lames de plomb dans des pots, au fond desquels on a placé du vinaigre et que l'on a rangés dans du fumier en fermentation. Le plomb s'oxyde et se convertit en acétate basique, que transforme en céruse l'acide carbonique fourni par le fumier.

Propriétés physiques et chimiques. — Le carbonate de plomb est une poudre blanche, amorphe, insoluble dans l'eau distillée, un peu soluble dans l'eau qui contient de l'acide carbonique. Il est anhydre, quand il est pur, mais, en général, il n'en est point ainsi dans le produit commercial. La céruse est ordinairement un mélange de carbonate de plomb et d'oxyde de plomb hydraté, représenté par la formule : $3PbO.HO.2CO^2$ $= PbOHO + C^2O^42PbO$ $[PbO^2H^2 + 2CO^3Pb]$.

Quand on chauffe le carbonate de plomb, il perd son acide carbonique et il est changé en litharge. Si le chauffage est fait à l'air libre et à une température insuffisante pour fondre l'oxyde de plomb, la céruse est transformée en une poudre d'un rouge vif et plus clair que la teinte du minium, à laquelle on donne le nom de *mine orange*.

Essai. — La céruse du commerce est fréquemment fraudée par l'addition des *sulfates de calcium*, de *baryum* et de *plomb*, par celle de la *craie*, du *carbonate de zinc*, ou des *cendres d'os*.

On reconnaît la présence des *sulfates*, en traitant la céruse par l'acide azotique étendu, qui ne les dissout pas.

Pour déceler le *carbonate de calcium*, on dissout le sel de plomb dans l'acide azotique dilué, on précipite le plomb par l'hydrogène sulfuré, on filtre et, dans la liqueur, on sépare la chaux avec l'oxalate d'ammonium, qui la précipite.

L'*oxyde de zinc* doit être également cherché dans la solution azotique privée de plomb par l'acide sulfhydrique. On le précipite par un alcali; il est soluble dans un excès de réactif. On le caractérise ensuite.

Lorsque le précipité ne se dissout pas dans un excès d'alcali et que la solution nitrique, évaporée à siccité, cède à l'alcool un composé déliquescent (*phosphate acide de calcium*), on conclut à la présence des *cendres d'os*.

En dehors de ces substances, la céruse peut encore contenir de l'*oxyde* ou de l'*acétate de plomb*. Le moyen le plus rapide de vérifier sa pureté est de doser son acide carbonique, dont la proportion doit être de 16,38 p. 100 du poids du sel.

Pharmacologie. — La céruse est plus employée en pharmacie que le carbonate de plomb pur. Elle est vénéneuse, comme tous les sels de plomb, aussi est-elle exclusivement affectée aux usages externes, sous forme de pommade (*onguent blanc de Rhazès*), d'emplâtre (*emplâtre de céruse*) ou de liniment (*liniment d'Anderson*).

POUDRE DE CÉRUSE.

On met un tamis de crin n° 2 sur une feuille de papier, on frotte successivement les fragments de céruse, jusqu'à ce que tout ait passé (*Codex*).

POMMADE DE CARBONATE DE PLOMB.

Onguent blanc de Rhazès.

Carbonate de plomb............ 10 gr.
Axonge benzoïnée.............. 50

Cette pommade rancit très promptement; elle ne doit être préparée qu'au moment du besoin (*Codex*).

§ 8. CARBONATES DE POTASSIUM.

La pharmacie utilise deux combinaisons de la potasse avec l'acide carbonique : le carbonate neutre et le carbonate acide.

A. CARBONATE NEUTRE DE POTASSIUM. $C^2O^42KO. [CO^3K^2] = 138,2.$

Préparation. — 1° Pour obtenir pur le carbonate neutre de potassium, on calcine le bicarbonate dans un creuset de platine. Il se dégage de l'acide carbonique et de l'eau, et il reste du carbonate neutre dans le creuset :

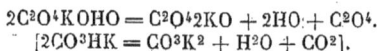

$$2C^2O^4KOHO = C^2O^42KO + 2HO + C^2O^4.$$
$$[2CO^3HK = CO^3K^2 + H^2O + CO^2].$$

2° On décompose par la chaleur le bioxalate de potassium purifié. Le sel est converti en carbonate neutre de potassium, par élimination d'eau, d'oxygène et d'oxyde de carbone :

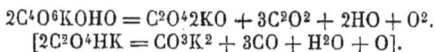

$$2C^4O^6KOHO = C^2O^42KO + 3C^2O^2 + 2HO + O^2.$$
$$[2C^2O^4HK = CO^3K^2 + 3CO + H^2O + O].$$

3° On porte au rouge, dans une chaudière de fonte, de la crème de tartre. Quand le résidu ne dégage plus de vapeurs, on le dissout dans l'eau, on filtre et on évapore à siccité. Le produit porte le nom de *sel de tartre*. Il est à peu près pur.

4° L'industrie retire le carbonate de potassium des cendres des végétaux terrestres.

On lessive les cendres avec de l'eau, on concentre la dissolution, pour en éliminer les sulfates, chlorures, etc., qu'elle contient, puis on chasse l'eau par évaporation. Le sel ainsi obtenu est très impur (*potasse perlasse, potasse de Russie, potasse d'Amérique*, etc.).

Purification. — Lorsqu'on veut se servir du carbonate de potassium du commerce, il faut le purifier, car il renferme des *sulfates*, des *chlorures*, de la *chaux*, de l'*alumine*, des *oxydes de fer* et de *manganèse*, de la *silice*, etc.

Pour le séparer de ces composés, on l'expose sur un entonnoir, à l'action de l'air humide d'une cave. Le carbonate, déliquescent, absorbe l'humidité, et il coule dans les récipients disposés pour le recevoir. Les autres sels, moins solubles, restent en majeure partie sur l'entonnoir. La solution de carbonate est ensuite amenée à siccité, dans une capsule d'argent.

On peut abréger cette purification par le moyen suivant : on dissout le carbonate impur dans son poids d'eau, on filtre la liqueur et on la concentre, jusqu'à ce qu'elle marque 1,5 au densimètre. On laisse à ce moment cristalliser les sels étrangers, puis on achève l'évaporation. Le produit n'est pas absolument pur.

Propriétés physiques et chimiques. — Le carbonate neutre de potassium est anhydre, amorphe, déliquescent et insoluble dans l'alcool.

Il fond au rouge. Quand il est hydraté, il cristallise en tables rhomboïdales contenant 20,65 p. 100 d'eau.

La chaleur seule ne le décompose pas; mais, à la température rouge, il est réduit par le charbon. Sa réaction est très alcaline.

Essai. — Le carbonate neutre de potassium pur se dissout intégralement dans son poids d'eau distillée. La solution, acidulée par l'acide azotique en excès, ne donne aucun précipité avec les nitrates d'argent et de baryum, avec l'oxalate d'ammonium ou avec le sulfate d'ammonium, ce qui revient à dire qu'elle ne contient ni *chlorure*, ni *sulfate*, ni *chaux*, ni *métal étranger*.

Non acidulée, elle est troublée par les nitrates d'argent et de baryum. Avec le premier réactif, le précipité est *gris* s'il y a excès de carbonate alcalin; il est *blanc* dans le cas contraire, ou d'un *jaune clair* si les solutions sont concentrées. Le bicarbonate de potassium donne les mêmes précipités que le sel d'argent en excès, ce qui permet de déceler sa présence dans le carbonate neutre (*Bohlig*).

B. CARBONATE ACIDE DE POTASSIUM. C^2O^4KOHO [CO^3HK] $= 100,1$.
Bicarbonate de potassium.

Préparation. — 1° On prépare le bicarbonate de potassium, en diri-

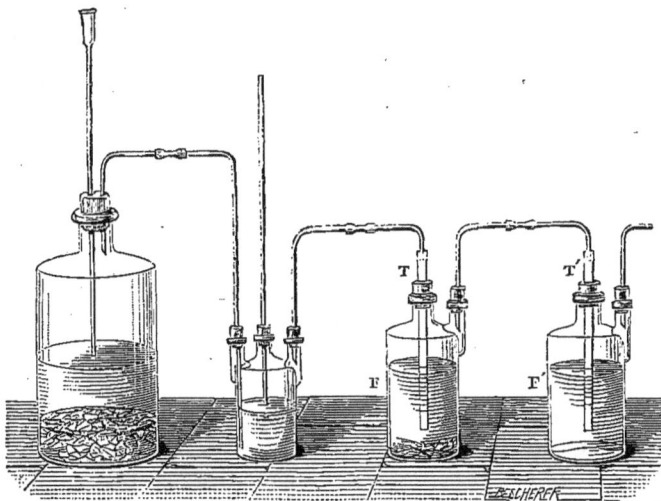

Fig. 93. — Appareil pour la préparation du bicarbonate de potassium (*).

geant un courant d'acide carbonique pur dans une solution de carbonate neutre de potassium, marquant 1,21 au densimètre.

Le tube qui amène l'acide carbonique (fig. 93) doit être large, pour

(*) L'acide carbonique, produit dans le premier flacon, est lavé dans le second et traverse une solution de carbonate de potassium placée dans les deux flacons F et F'. Les tubes T et T' qui pénètrent dans la liqueur doivent être très larges.

pouvoir être débouché facilement, dans le cas où les cristaux de bicarbonate viendraient à l'engorger. Lorsque le gaz n'est plus absorbé, on enlève les cristaux qui se sont déposés, on les égoutte, on les lave avec une petite quantité de solution froide et saturée de bicarbonate de potassium et on les fait sécher.

En évaporant les eaux-mères, *au-dessous de* 100°, on obtient une nouvelle quantité de bicarbonate de potassium.

2° On peut aussi saturer d'acide carbonique le carbonate spongieux et charbonneux, que fournit la calcination de la crème de tartre. On humecte la masse, pour faciliter l'absorption de l'acide carbonique. Lorsque l'opération est terminée, on dissout le bicarbonate dans de l'eau tiède et on le fait cristalliser (*Whœler*).

Propriétés physiques et chimiques. — Le bicarbonate de potassium cristallise en prismes rhomboïdaux obliques. Il se dissout dans moins de 3 fois son poids d'eau froide et dans 1300 fois son poids d'alcool bouillant.

Il est inaltérable à l'air. Son action sur les réactifs colorés est celle des alcalis. Chauffé à 100°, il se convertit en carbonate neutre, en perdant de l'eau et de l'acide carbonique. Sa solution aqueuse dissout le fer et les carbonates de calcium et de magnésium. Quand on la fait bouillir, on change lentement le bicarbonate de potassium en sesquicarbonate, puis en carbonate neutre.

Essai. — Le bicarbonate de potassium du commerce peut contenir du *carbonate neutre de potassium*, et les *chlorures*, les *sulfates*, etc., qui souillent fréquemment le carbonate neutre.

Quand il est mélangé de *carbonate neutre*, il précipite les sels de calcium et de magnésium.

Sa solution, sursaturée par l'acide azotique, doit se comporter comme celle du carbonate neutre, vis-à-vis des autres réactifs.

Pharmacologie. — Le *carbonate neutre de potassium* est un sel irritant, presque caustique et, pour cette raison, plus propre aux usages externes qu'aux usages internes. Il fait cependant partie des *gouttes amères de Baumé*, de l'*élixir tonique amer de Gendrin* et des *tisanes de Récamier* et de *Mascagni*. Mais, dans tous ces médicaments, il est très dilué.

Ses applications topiques consistent en lotions, en bains et en pommades, au nombre desquelles se trouve la pommade d'Helmérich, déjà citée.

Les anciens pharmacologistes donnaient le nom d'*huile de tartre par défaillance* au liquide sirupeux, qui résulte de la déliquescence du carbonate de potassium neutre. Ils employaient encore deux carbonates impurs, qu'on obtenait en calcinant le nitrate de potassium avec du charbon (*nitre fixé par le charbon*), ou avec la crème de tartre (*nitre fixé par le tartre*). Le nitre fixé par le charbon contenait presque toujours de l'azotite de potassium. Dans le nitre fixé par le tartre, il y avait du cyanure de potassium (*Guibourt*). Ces trois produits sont depuis longtemps inusités.

Il en est de même du carbonate que l'on retirait, d'après les conseils de Tachenius, des cendres de plantes médicinales et qui portait, suivant son origine, les noms de *sel d'absinthe*, de *sel de centaurée*, de *sel de genêt*, etc.

On ne le trouve inscrit que dans les formules de médicaments déjà anciens.

Le *bicarbonate de potassium* est, à dose égale, bien plus faiblement alca-lin que le carbonate neutre, dont il a d'ailleurs l'action physiologique. C'est un des éléments de la *potion antiémétique de Rivière* et de l'*eau alcaline gazeuse*. Il sert aussi à préparer un certain nombre de produits chimiques médicamenteux. Si l'on considère son inaltérabilité et la facilité avec la-quelle on le prépare à l'état pur, on est amené à penser qu'il pourrait avoir plus d'emplois pharmaceutiques.

ÉLIXIR TONIQUE.

Extrait de cascarille............	5 gr.
— d'absinthe..............	5
— de gentiane............	5
— de myrrhe.............	5
Fleurs sèches de camomille....	6
Écorce d'orange amère.........	10
Carbonate neutre de potassium.	15
Eau distillée de menthe........	250

Faites macérer pendant 2 jours et filtrez (*Gendrin*).

POTION DE RIVIÈRE.
(*Potion gazeuse.*)
Nº 1. *Potion alcaline.*

Bicarbonate de potassium........	2 gr.
Eau...........................	50
Sirop de sucre.................	15

Nº 2. *Potion acide.*

Acide citrique.................	2 gr.
Eau..........................	50
Sirop d'acide citrique aromatisé au citron................	15

(*Codex.*)

§ 9. CARBONATES DE SODIUM.

On fait usage en pharmacie du carbonate neutre et du carbonate acide de sodium.

A. CARBONATE NEUTRE DE SODIUM.

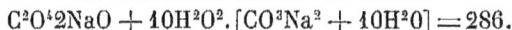

$$C^2O^4 2NaO + 10H^2O^2 . [CO^3Na^2 + 10H^2O] = 286.$$

Préparation. — 1º On peut extraire le carbonate neutre de sodium des végétaux qui vivent dans la mer.

On incinère les algues marines et on lessive les cendres qui en résultent. Les liqueurs sont décantées et mises à cristalliser après évaporation.

2º On chauffe, dans un four spécial, un mélange de sulfate de sodium anhydre, de houille et de carbonate de calcium desséché (*Leblanc*). On obtient du carbonate neutre de sodium, du sulfure de calcium et de l'acide carbonique, qui se dégage :

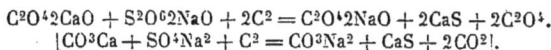

$$C^2O^4CaO + S^2O^6 2NaO + 2C^2 = C^2O^4 2NaO + 2CaS + 2C^2O^4.$$
$$[CO^3Ca + SO^4Na^2 + C^2 = CO^3Na^2 + CaS + 2CO^2].$$

On concasse la soude brute obtenue, on la lessive avec de l'eau bouillante et on fait cristalliser.

3º On décompose une solution de chlorure de sodium par une solution de bicarbonate d'ammonium. Il se dépose du bicarbonate de sodium, qu'on change en carbonate neutre par calcination (*Turck, Schlœsing* et *Rolland, Solvay*).

4º On calcine un mélange de sulfate de sodium et de charbon. Le sulfure de sodium produit est traité par l'acide carbonique et fournit du carbonate neutre de sodium.

Purification. — Le carbonate neutre de sodium du commerce contient ordinairement du *sulfate* et du *chlorure de sodium*.

Pour le purifier, on le dissout dans 2 fois et demi son poids d'eau chaude, on filtre la liqueur et on la laisse cristalliser. Après 24 heures, on égoutte les cristaux, on les essuie dans du papier sans colle et, dès qu'ils commen-cent à s'effleurir, on les enferme dans des flacons bien bouchés (*Codex*).

Les eaux-mères fournissent, par évaporation, de nouveaux cristaux.

Quand elles refusent de cristalliser, elles contiennent de la soude caustique provenant du sel employé. On les laisse exposées à l'air, dont elles absorbent l'acide carbonique, et elles fournissent encore du carbonate neutre de sodium.

Propriétés physiques et chimiques. — Le carbonate neutre de sodium cristallise en gros prismes rhomboïdaux obliques, contenant 62,94 p. 100 d'eau. 100 parties d'eau froide dissolvent 62,5 p. de ces cristaux ; à 100°, elles en dissolvent 454 p.

Le carbonate de sodium est alcalin aux réactifs. Il s'effleurit à l'air, en perdant seulement la moitié de son eau de cristallisation. Maintenu à 34°, il subit la fusion aqueuse. A 100°, il devient anhydre ; il fond au rouge vif, sans se décomposer. Lorsqu'il est anhydre, il forme plusieurs hydrates, dont les mieux définis contiennent 1, 7, 8 et 10 molécules d'eau.

Essai. — La vérification de la pureté du carbonate neutre de sodium doit être faite de la même manière que celle du carbonate neutre de potassium.

B. Bicarbonate de sodium. C^2O^4NaOHO. [CO^3HNa] $= 84$.
Carbonate acide de sodium.

Préparation. — 1° Pour obtenir le bicarbonate de sodium, on sature

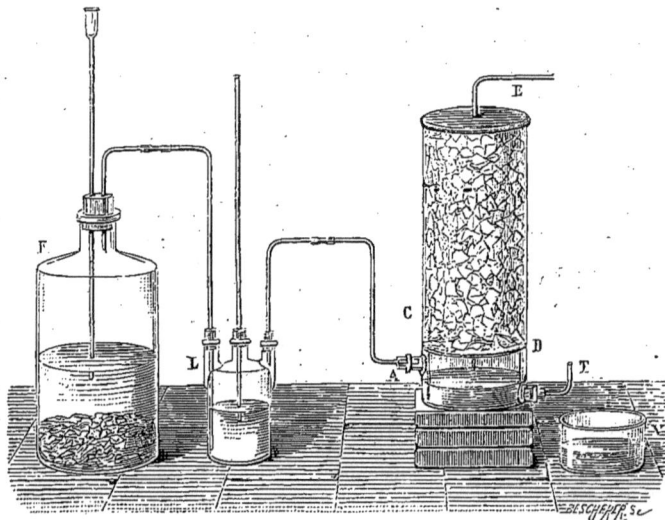

Fig. 94. — Appareil pour la préparation du bicarbonate de sodium (*).

d'acide carbonique des cristaux humides de carbonate neutre de la même base.

On prend un vase de grès ou de verre, long et étroit, muni à sa partie

(*) F, flacon producteur d'acide carbonique. L, flacon contenant de l'eau distillée dans laquelle est purifié le gaz. C, vase allongé, rempli de fragments de carbonate neutre de sodium déposés sur un diaphragme percé D. A, tubulure pour l'entrée de l'acide carbonique. E, tube destiné à conduire l'excès d'acide carbonique dans un autre vase, également rempli de carbonate neutre de sodium. T, tube coudé, qu'on retourne pour faire écouler, dans le vase V, l'eau abandonnée par le carbonate de sodium.

inférieure d'un diaphragme percé de trous, placé à peu de distance du fond (fig. 94). Ce vase devra porter deux tubulures latérales, disposées, l'une immédiatement au-dessous du diaphragme, l'autre très près du fond.

Sur le diaphragme, on place le carbonate neutre de sodium, cassé en fragments de la grosseur du pouce ; on adapte au vase un couvercle portant une douille, afin de pouvoir, au moyen d'un tube, conduire l'acide carbonique, qui n'est pas absorbé, dans un second vase contenant également du carbonate neutre. On lute le couvercle avec des bandes de papier collé. On place, dans la tubulure inférieure, un tube de verre courbé à angle droit, destiné à faire écouler, sans démonter l'appareil, le liquide qui s'accumule pendant l'opération : il suffit pour cela de diriger en bas l'ouverture de la branche libre. Lorsqu'au contraire l'ouverture est dirigée en haut, le liquide cesse de couler et l'intérieur de l'appareil n'est plus en communication avec l'air.

La tubulure placée immédiatement au-dessous du diaphragme porte également un tube, qui établit la communication avec la source d'acide carbonique. Le dégagement du gaz doit être lent et régulier.

Comme le carbonate cristallisé contient beaucoup plus d'eau que le bicarbonate produit, on voit, à mesure que la transformation s'opère, cette eau s'écouler sous forme d'une dissolution saturée de carbonate neutre, qui vient occuper le fond du vase. On la soutire de temps en temps, à l'aide du tube mobile.

On reconnaît que la totalité du sel neutre a été convertie en bicarbonate, à ce que le gaz cesse d'être absorbé, puis à ce que l'eau commence à s'écouler des cristaux contenus dans le second vase. On met alors, sur des claies garnies de papier, le bicarbonate de sodium et on le fait sécher à l'étuve.

2º On peut avoir le bicarbonate de sodium en gros cristaux en faisant passer de l'acide carbonique, jusqu'à refus, dans une solution de carbonate neutre.

Propriétés physiques et chimiques. — Le bicarbonate de sodium cristallise en prismes rectangulaires, solubles dans 10 fois leur poids d'eau froide. Il a une saveur urineuse et salée.

On le conserve sans altération dans l'air sec, mais dans l'air humide, il absorbe de l'eau, perd de l'acide carbonique et redevient carbonate neutre : $C^2O^4 2NaO + 5HO [CO^3Na. + 5H^2O]$.

Chauffé à 70º, il se décompose, en perdant 1 éq. d'acide carbonique. A 100º, la transformation est très rapide, il se fait du sesquicarbonate, puis du carbonate neutre.

Il ne trouble pas, à froid, la solution des sels calcaires et magnésiens.

Essai. — Le bicarbonate de sodium impur peut contenir : des *chlorures*, des *sulfates* et du *carbonate neutre de sodium*.

Quand il est exempt de *sulfates* et de *chlorures*, il ne précipite ni le chlorure de baryum, ni l'azotate d'argent, après avoir été saturé par l'acide azotique pur.

Pour s'assurer qu'il ne contient pas de *carbonate neutre*, on dose son acide carbonique. A cet effet, on en introduit 5 gr. dans un tube communiquant avec une éprouvette graduée pleine d'eau, à la surface de laquelle on a placé un peu d'huile (fig. 95). On chauffe; la moitié de l'acide carbonique doit se dégager ; on mesure le gaz, *après refroidissement*, dans la cloche graduée. Si le sel est pur, on obtient 0^{lit},65 d'acide carbonique, et seulement 0^{lit},27 s'il est à l'état de sesquicarbonate (*Payen*).

Pharmacologie. — Le *carbonate neutre de sodium* est un peu moins irritant que le sel de potassium correspondant; néanmoins, il n'a guère que des applications externes : lotions, bains, pommades, etc. Les *pommades alcalines d'Alibert* et des *frères Mahon* lui doivent, en partie, leurs propriétés médicinales. On le prescrivait autrefois à l'intérieur, en pilules et en potions aujourd'hui inusitées. Il fait encore partie de la *teinture de gentiane composée* ou *élixir amer de Peyrilhe*.

Le *bicarbonate de sodium* est l'alcalin le plus employé en médecine. Son action est plus douce que celle de tous ses congénères. Les phénomènes physiologiques qui s'accomplissent sous son influence, dans le torrent circulatoire,

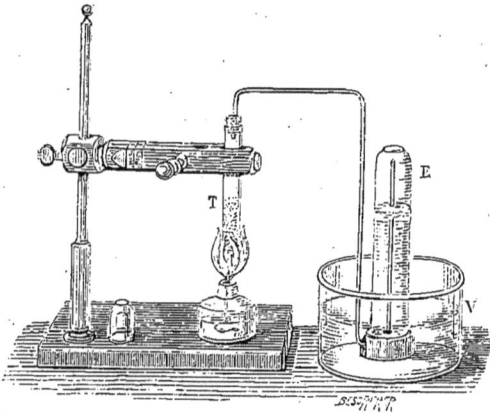

Fig. 95. — Appareil pour l'essai du bicarbonate de sodium (*).

paraissent être une accélération notable des combustions, coïncidant avec une activité plus grande de la circulation.

On administre le bicarbonate de sodium, en poudre ou en solution. Il sert à préparer l'eau gazeuse, dans les ménages, l'*eau minérale alcaline artificielle*, le *soda-water*, les *tablettes de Vichy*, les *soda-powders* et, en général, toutes les poudres effervescentes. Lorsqu'on l'introduit dans un médicament, il faut éviter avec soin de le chauffer, de crainte de provoquer sa décomposition.

BAIN ALCALIN.
Carbonate neutre de sodium.... 250 gr.
Pour un bain (*Codex*).

BAIN DIT DE PLOMBIÈRES.
Carbonate de sodium.......... 100 gr.
Chlorure de sodium.......... 20
Sulfate de sodium............ 60
Bicarbonate de sodium........ 20
Gélatine pulvérisée........... 100
On mélange les sels et on les enferme dans un flacon. On délivre la gélatine à part.

Pour préparer le bain, on met tremper la gélatine dans 500 gr. d'eau froide, pendant une heure. On achève la dissolution, au moyen de la chaleur, et l'on verse successivement, dans la baignoire, la liqueur gélatineuse et les sels contenus dans le flacon (*Codex*).

BAIN DIT DE VICHY.
Bicarbonate de sodium........ 500 gr.
Pour un bain (*Codex*).

(*) T, tube contenant le bicarbonate de sodium et chauffé au moyen d'une lampe à alcool. E, éprouvette graduée, dans laquelle on reçoit et on mesure l'acide carbonique dégagé par la chaleur. Une couche d'huile, introduite dans l'éprouvette, empêche la dissolution de l'acide carbonique.

EAU ALCALINE GAZEUSE.

	gr.
Bicarbonate de sodium.........	3.12
— de potassium.......	0.23
Sulfate de magnésium..........	0.35
Chlorure de sodium............	0.08
Eau gazeuse....................	650.00

On fait dissoudre les sels dans une petite quantité d'eau, on verse la solution dans une bouteille de 65 centilitres, que l'on remplit d'eau gazeuse (Codex).

Cette eau peut être employée dans les circonstances où l'on prescrit les eaux de Vichy, de Vals, etc.

POUDRE GAZOGÈNE NEUTRE.

Bicarbonate de sodium pulvérisé.. 2 gr.
Pour 1 dose, que l'on enveloppe dans du papier bleu.
Acide tartrique pulvérisé......... 2 gr.
Pour 1 dose, que l'on enveloppe dans du papier blanc (Codex).

Pour faire usage de cette poudre, on dissout une dose d'acide tartrique dans un grand verre, rempli d'eau jusqu'au tiers de sa capacité ; on y jette le contenu d'un paquet de bicarbonate et l'on boit aussitôt. Le liquide est acide au moment où on le boit, mais il devient neutre lorsque la décomposition du carbonate est complète et que l'acide carbonique en est éliminé.

POUDRE GAZOGÈNE ALCALINE.
Soda-powders.

Bicarbonate de sodium pulvérisé.. 2 gr.
Pour 1 paquet, que l'on enveloppe dans du papier bleu.
Acide tartrique pulvérisé........ 1^{gr},30

Pour 1 paquet, que l'on enveloppe dans du papier blanc.

On fait usage de ces poudres, de la même manière que des précédentes. Le liquide qui résulte du mélange paraît acide, quand on le boit ; mais en réalité il contient environ 60 centigr. de bicarbonate non décomposé (Codex).

EAU ACIDULE BICARBONATÉE.
Soda-water.

Bicarbonate de sodium......... 1 gr.
Eau gazeuse.................... 650

On dissout le bicarbonate de sodium dans une petite quantité d'eau, on filtre la solution et on remplit avec de l'eau gazeuse (Codex).

TABLETTES DE BICARBONATE DE SODIUM.
Tablettes de Vichy ou de d'Arcet.

Bicarbonate de sodium........ 25 gr.
Sucre blanc.................. 975
Mucilage de gomme adragante.. 90

Faites des tablettes du poids de 1 gr. Chaque tablette contient 25 milligr. de bicarbonate de sodium (Codex).

Lorsqu'on veut aromatiser ces tablettes, on incorpore à la masse ci-dessus les proportions d'essence ci-après :

	gr.
Essence d'anis..................	0.25
— de citron..............	0.30
— de menthe..............	0.20
— de fleur d'oranger.......	0.10
— de rose...............	0.10
Teinture de vanille.............	0.60

XIII. — CHLORATES.

§ 1. CHLORATE DE POTASSIUM ClO⁵KO [ClO³K] = 122,6.

Découvert par Berthollet, en 1786.

Préparation. — 1° Le chlorate de potassium peut être obtenu en décomposant une solution de carbonate neutre de potassium par un courant de chlore.

On fait passer le gaz dans une solution de carbonate neutre de potassium d'une densité de 1,26, jusqu'à ce que la liqueur ait acquis une couleur jaune foncée. Le tube qui amène le chlore doit avoir un *large* diamètre, pour n'être pas obstrué par les cristaux de chlorate qui peuvent s'y former (fig. 96).

Il se fait du chlorure et du bicarbonate de potassium ; celui-ci est changé en chlorate, qui se dépose avec le chlorure :

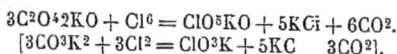

$$3C^2O^4 2KO + Cl^6 = ClO^5KO + 5KCl + 6CO^2.$$
$$[3CO^3K^2 + 3Cl^2 = ClO^3K + 5KC \quad 3CO^2].$$

Quand la saturation est complète, on décante pour isoler les cristaux, puis on fait bouillir la liqueur, dans laquelle se trouvent : du chlorure de potassium, un peu de chlorate et beaucoup d'hypo-chlorite de potassium. L'hypochlorite fournit, à l'ébullition, du chlorate et du chlorure de potassium. On cesse de chauffer, quand les vapeurs n'ont plus l'odeur du chlore, on laisse cristalliser et on rejette les eaux-mères.

On réunit le produit des deux cristallisations, on le dissout dans deux fois son poids d'eau bouillante et on laisse refroidir. Le chlorate cristallise et le chlorure, qui s'y trouvait mélangé, reste presque totalement en dissolution. On purifie le premier par de nouvelles cristallisations, tant qu'il contient du chlorure de potassium.

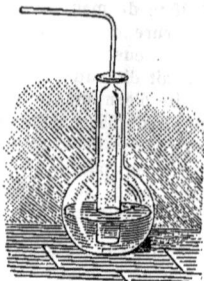

Fig. 96. — Préparation du chlorate de potassium.

2° Dans l'industrie, on dirige un courant de chlore dans un lait de chaux. On obtient une solution d'hypochlorite de calcium qui, par l'ébullition, donne du chlorure et du chlorate de calcium :

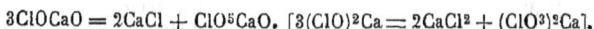

$$3ClOCaO = 2CaCl + ClO^5CaO. \quad [3(ClO)^2Ca = 2CaCl^2 + (ClO^3)^2Ca].$$

En mélangeant au chlorate de calcium du chlorure de potassium, on produit, par double décomposition, du chlorure de calcium et du chlorate de potassium :

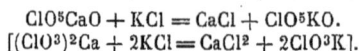

$$ClO^5CaO + KCl = CaCl + ClO^5KO.$$
$$[(ClO^3)^2Ca + 2KCl = CaCl^2 + 2ClO^3K].$$

Cette opération réussit également bien, quand on fait agir le chlore sur un mélange de chlorure de potassium et de chaux délayé dans l'eau.

3° La magnésie peut remplacer la chaux ; dans ce cas on obtient directement du chlorate, sans qu'il se forme d'hypochlorite, même à froid.

Propriétés physiques et chimiques. — Le chlorate de potassium est anhydre, cristallisé en lames hexagonales incolores. Il se dissout dans 17 p. d'eau froide, dans moins de 2 p. d'eau bouillante et dans 30 p. de glycérine ; il est insoluble dans l'alcool. L'air est sans action sur lui. Il fond à 400°. Quand on le chauffe au-dessus de cette température, il se décompose en chlorure de potassium et en oxygène :

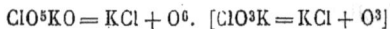

$$ClO^5KO = KCl + O^6. \quad [ClO^3K = KCl + O^3]$$

Cette décomposition est facilitée par la présence du bioxyde de manganèse, du sesquioxyde de fer et de l'oxyde cuivrique (V. *page 72*).

Il fuse sur les charbons incandescents. L'instabilité de son acide en fait un oxydant énergique. Aussi détone-t-il, quand on le chauffe ou qu'on le frappe, après l'avoir mélangé à quelque matière combustible. L'acide sulfurique le décompose, à froid, en dégageant des vapeurs jaunes d'acide hypochlorique. Cette réaction est caractéristique.

Essai. — Le chlorate de potassium du commerce contient presque toujours du *chlorure de potassium*, provenant d'un défaut de purification. On y trouve rarement des sels étrangers, pourtant on y a mêlé quelquefois du *nitrate* et du *bicarbonate de potassium*. Il peut arriver aussi qu'il soit *arsenical* (*L. Garnier*).

Le chlorate pur ne donne aucun précipité avec le nitrate d'argent. Il en fournit, au contraire, quand il renferme du *chlorure de potassium*.

Le *bicarbonate de potassium* se reconnaît à l'effervescence qu'il produit avec les acides, et le *nitrate de potassium* à la coloration brune, qu'il communique au sulfate de fer, en présence de l'acide sulfurique.

Pour y déceler l'*arsenic*, il faut le décomposer par l'acide chlorhydrique, après l'avoir additionné d'eau, changer ensuite le chlorure produit en sulfate, au moyen de l'acide sulfurique, et introduire la solution dans l'appareil de Marsh.

Pharmacologie. — Le chlorate de potassium est un spécifique des stomatites, en général, et des stomatites métalliques en particulier. Il est en même temps diurétique et modérateur de la circulation. Son absorption est extrêmement rapide ; moins de cinq minutes suffisent pour le faire passer dans l'urine et dans la salive. Il a été introduit, en 1796, dans la matière médicale, en qualité d'agent d'oxydation ; on admettait alors qu'il cède tout son oxygène à l'économie, et cette croyance dominait encore la thérapeutique, il y a 30 ans. A son contact, il est vrai, le sang devient rutilant ; mais ce phénomène n'est pas produit par la réduction du chlorate, car à diverses reprises, on a prouvé que ce sel traverse le système circulatoire sans éprouver d'altération (*Gustin, Isambert, Rabuteau,* etc.).

On administre le chlorate de potassium en solution dans l'eau, en potion et en tablettes. Swédiaur prescrivait fréquemment sa solution aqueuse, sous le nom de *tisane oxygénée*. Il sert encore en gargarismes et en collutoire et sous forme d'applications topiques. Lui-même est toxique et doit être administré avec prudence. Il faut éviter de lui associer les iodures de potassium et de fer, car le mélange de ces sels produit de l'iodate de potassium, qui est vénéneux (*Melsens*), plus de l'iode libre, dont l'action est également très irritante.

Lorsqu'on le manipule, on ne doit point oublier qu'il forme des mélanges détonants avec toutes les substances combustibles. En conséquence, il ne faut l'incorporer, aux poudres sèches, par trituration, qu'en prenant les plus grandes précautions, pour éviter les chocs et l'échauffement du mélange.

GARGARISME AVEC LE CHLORATE DE POTASSIUM.

Chlorate de potassium..........   5 gr.
Eau distillée.................   250
Sirop de mûres...............   50
           (*Codex.*)

POTION CONTRE LA STOMATITE MERCURIELLE.

Chlorate de potassium.......   2 à 4 gr.
Sirop de limon ou de framboise..................   30
Eau.......................   150
           (*Herpin.*)

TABLETTES DE CHLORATE DE POTASSIUM.

                       gr.
Chlorate de potassium pulvérisé:..   100.00
Sucre blanc....................   900.00
Gomme adragante.............   10.00
Eau aromatisée au baume de Tolu......................   90.00
Faites des tablettes du poids de 1 gr. dont chacune contiendra 10 centigr. de chlorate de potassium (*Codex*).

§ 2. CHLORATE DE SODIUM. ClO^5NaO. $[ClO^3Na] = 106,50$.

Préparation. — 1° On fait passer un excès de chlore, dans une solution concentrée de soude caustique ou de carbonate de sodium. L'opération est conduite comme pour le chlorate de potassium et elle s'appuie sur les mêmes transformations chimiques.

2° On décompose une solution de chlorate de potassium par le bitartrate ou par l'hydrofluosilicate de sodium. On obtient du bitartrate ou de l'hydrofluosilicate de potassium et du chlorate de sodium.

Propriétés physiques et chimiques. — Le chlorate de sodium est un sel blanc, soluble dans trois fois son poids d'eau froide et dans l'alcool. Ses propriétés chimiques sont celles du chlorate de potassium.

Pharmacologie. — On l'emploie comme succédané du chlorate de potassium. Sa solubilité plus grande semble l'indiquer comme préférable à celui-ci, pour les applications topiques; cependant il est à peine usité.

XIV. — HYPOCHLORITES.

§ 1. HYPOCHLORITE DE CALCIUM IMPUR.
$2CaOHOCl$. $CaOHO = 182$. $[Ca^3H^6O^6Cl^4] = 364$.
Chlorure de chaux.

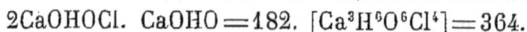

Préparation. — On obtient l'hypochlorite impur et communément appelé *chlorure de chaux* en faisant passer un courant de chlore dans un lait de chaux ou sur de la chaux éteinte pulvérisée. Il se produit du chlorure et de l'hypochlorite de calcium, qui s'unissent à de l'hydrate de chaux.

La réaction doit être faite en présence d'un excès de chaux et avec lenteur, pour éviter l'élévation de la température et, par suite, la formation du chlorate de calcium.

Propriétés physiques et chimiques. — Le chlorure de chaux du commerce est une poudre blanche et amorphe, douée d'une faible odeur de chlore. Balard le considérait comme un mélange de chlorure et d'hypochlorite :

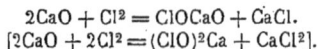

$$2CaO + Cl^2 = ClOCaO + CaCl.$$
$$[2CaO + 2Cl^2 = (ClO)^2Ca + CaCl^2].$$

M. Kolb n'admet pas cette constitution. Selon lui, le chlorure de chaux contient de l'eau et doit être représenté par la formule : $2CaOHOCl$. $CaOHO$. $[Ca^3H^6O^6.Cl^4]$.

Ce composé est très peu stable. La chaleur le convertit en chlorate; il suffit de chauffer vers 40°, si le produit est riche en chlore, et à 80° ou 90°, s'il est pauvre :

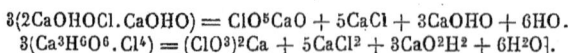

$$3(2CaOHOCl.CaOHO) = ClO^5CaO + 5CaCl + 3CaOHO + 6HO.$$
$$3(Ca^3H^6O^6.Cl^4) = (ClO^3)^2Ca + 5CaCl^2 + 3CaO^2H^2 + 6H^2O].$$

La solution de chlorure de chaux est un peu moins altérable; elle ne donne du chlorate qu'à l'ébullition, et elle dégage alors du chlore et de l'oxygène.

La lumière solaire agit comme la chaleur, à l'intensité près, sur le chlorure sec ou dissous ; sous son influence, il se fait du chlorite, en même temps que du chlorate (*Kolb*, *Riche*).

Au contact de l'eau, le chlorure sec se dédouble de la manière suivante :

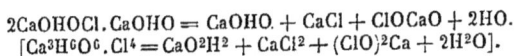

$$2CaOHOCl.CaOHO = CaOHO + CaCl + ClOCaO + 2HO.$$
$$[Ca^3H^6O^6.Cl^4 = CaO^2H^2 + CaCl^2 + (ClO)^2Ca + 2H^2O].$$

Le chlore ne l'altère pas, à la température ordinaire, tandis qu'il transforme le chlorure dissous en chlorure de calcium et en acide hypochloreux.

L'acide carbonique décompose le chlorure sec, en éliminant du chlore ; dans le chlorure liquide, il produit de l'acide hypochloreux.

Le bioxyde de manganèse et les oxydes ferrique, cuivrique et mercurique, introduits dans le chlorure liquide, l'attaquent à froid, avec dégagement d'oxygène.

Essai. — CHLOROMÉTRIE. 1° *Procédé de Gay-Lussac.* La détermination de la richesse en chlore du chlorure de chaux et des autres hypochlorites

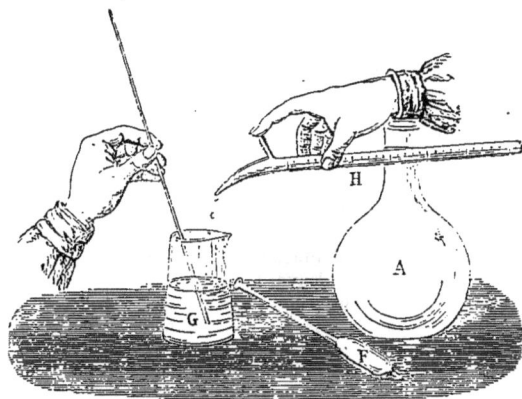

Fig. 97. — Chloromètre de Gay-Lussac (*).

repose sur ce principe, que l'acide arsénieux est changé en acide arsénique, au contact du chlore et de l'eau :

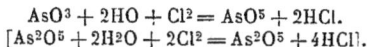

$$AsO^3 + 2HO + Cl^2 = AsO^5 + 2HCl.$$
$$[As^2O^5 + 2H^2O + 2Cl^2 = As^2O^5 + 4HCl].$$

On fait une *liqueur arsénieuse normale*, en dissolvant 4^{gr},44 d'acide arsénieux dans 2 à 3 décilitres d'acide chlorhydrique étendu de son volume d'eau et en complétant ensuite le volume de 1 litre.

D'un autre côté, on délaie 10 grammes d'hypochlorite dans de l'eau distillée, on décante le liquide clair et on lave le résidu avec de l'eau, jusqu'à ce qu'on ait 1 litre de dissolution.

On met alors 10 c. cub. de liqueur arsénieuse normale dans un vase à saturation (*fig.* 97), on la colore avec deux ou trois gouttes de sulfate d'indigo et on y verse, goutte à goutte, la solution d'hypochlorite, avec

(*) A, carafe jaugée contenant la solution de chlorure à essayer. H, burette graduée en dixièmes de centimètre cube, ou de telle sorte que ses divisions correspondent aux degrés chlorométriques. G, vase à saturation, dans lequel on place 10 cent. cubes de liqueur arsénieuse normale, mesurés avec la pipette F.

une burette divisée en dixièmes de centimètre cube. Tant qu'il reste de l'acide arsénieux à transformer en acide arsénique, la liqueur est bleue; mais dès que cette transformation est achevée, l'hypochlorite agit sur l'indigo et le décolore. L'opération est terminée, lorsque la liqueur arsénieuse prend une teinte jaune.

Il est bon de contrôler cette analyse par une ou plusieurs autres, en prenant la précaution de ne colorer la liqueur arsénieuse que vers la fin de l'essai, pour ne pas augmenter le titre chlorométrique du chiffre des degrés inévitablement absorbés par l'indigo, au cours de l'opération.

Il reste à calculer la quantité de chlore contenue dans l'hypochlorite, d'après le nombre des divisions de la burette employées dans l'analyse. Or, la liqueur arsénieuse est titrée de telle sorte qu'elle doive être oxydée par son volume de chlore. Si donc les 10 c. c. employés décomposent 100 divisions ou 10 c. c. de solution d'hypochlorite, cela indique que l'hypochlorite contient 1 litre de chlore pour 10 gr., ou 100 litres par kilogramme. On dit alors qu'il marque 100 *degrés chlorométriques.*

Mais si la solution arsénieuse a détruit plus de 100 divisions d'hypochlorite, la richesse de celui-ci est en raison inverse du nombre des divisions. Ainsi, un hypochlorite, dont il aurait fallu 125 divisions pour décolorer 18 c. cub. de liqueur normale contiendrait $\frac{12,5}{80} = \frac{x}{1000} = 800$ c. c. de chlore par 10 gr., soit 80 litres de chlore par kilogramme. Il ne titrerait, par conséquent, que 80 degrés chlorométriques.

2° *Procédé Fordos et Gélis.* — Sous l'influence de la lumière, les hypochlorites se transforment partiellement en chlorites, qui n'oxydent plus l'acide arsénieux, et dont la présence abaisse par conséquent le titre chlorométrique. Fordos et Gélis évitent cet inconvénient, en remplaçant l'acide arsénieux par l'hyposulfite de sodium, que les chlorites décomposent comme le font les hypochlorites.

Leur *solution normale* correspond à la liqueur arsénieuse normale et contient, par litre, 2^{gr},77 d'hyposulfite de sodium. On opère comme dans le procédé de Gay-Lussac, à cela près qu'on ajoute 100 gr. d'eau aux 10 c. cub. de solution d'hyposulfite, et qu'on acidule légèrement le mélange avec de l'acide chlorhydrique, au moment de s'en servir.

3° *Procédé Lunge.* — Il est basé sur la décomposition de l'acide hypochloreux par l'eau oxygénée :

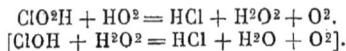

$$ClO^2H + HO^2 = HCl + H^2O^2 + O^2.$$
$$[ClOH + H^2O^2 = HCl + H^2O + O^2].$$

L'opération est exécutée dans un uréomètre quelconque. On y introduit 5 c. c. d'une solution de 10 gr. de chlorure de chaux dans 250 c. c. d'eau, puis 2 c. c. d'eau oxygénée à 10 volumes environ. On agite et on mesure le gaz dégagé ; il est exactement égal à celui du chlore actif. Chaque centimètre cube d'oxygène correspond à 5 degrés chlorométriques français.

Pharmacologie. — L'usage médical du chlorure de chaux est antérieur à celui des autres hypochlorites ; il remonte à la fin du siècle dernier. Alors, comme aujourd'hui, on utilisait ses propriétés antiputrides et désinfectantes. On l'appliquait au lavage des plaies fétides, ainsi qu'à l'assainissement des locaux malsains et des objets contaminés par les malades. Le meilleur moyen de faire une fumigation chlorée consiste à décomposer le chlorure de chaux par un acide dilué. On en met un ou plusieurs kilogrammes dans un nouet, que l'on immerge en partie dans l'acide chlorhydrique à 25 p. 100.

Son action physiologique est analogue à celle de ses congénères; il fournit de l'oxygène et il se convertit en chlorure de calcium. Il est toxique, au même degré que les hypochlorites de sodium et de potassium. Comme eux aussi, il pourrait combattre les empoisonnements par l'acide sulhydrique et par les sulfures alcalins, s'il n'était vénéneux à dose peu élevée. On ne l'emploie pas à l'état sec; on se sert du *chlorure de chaux liquide*, dont le Codex indique la préparation d'après la formule suivante :

Chlorure de chaux sec.............................. 100 gr.
Eau... 4500

On triture le chlorure dans un mortier de porcelaine, avec une partie de l'eau; quand il est bien divisé, on sépare, par décantation, les parties les plus ténues. On délaie le dépôt dans une nouvelle portion d'eau, on décante encore et ainsi de suite, jusqu'à ce qu'on ait parfaitement divisé le chlorure et employé toute l'eau prescrite. On mélange les liquides, on les filtre et on conserve dans des vases bien bouchés, que l'on tient dans un lieu frais, à l'abri de la lumière.

Cette solution doit titrer *exactement* 200° chlorométriques et contenir, par conséquent, 2 fois son volume de chlore. Elle est plus irritante que la solution d'hypochlorite de sodium.

§ 2. HYPOCHLORITE DE POTASSIUM, ClOKO. [ClOK]=90,63.

Préparation. — 1° On fait traverser par un courant de chlore une solution *étendue* de carbonate neutre de potassium ou de potasse caustique. Il se forme du chlorure et de l'hypochlorite de potassium :

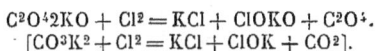

$$C^2O^42KO + Cl^2 = KCl + ClOKO + C^2O^4.$$
$$[CO^3K^2 + Cl^2 = KCl + ClOK + CO^2].$$

2° Pour le préparer à l'état de pureté, on décompose une solution de chlorure de chaux par une solution de carbonate de potassium, ou bien on combine directement la potasse à l'acide hypochloreux.

Propriétés physiques et chimiques. — L'hypochlorite de potassium est très peu stable; il se décompose sous l'influence de la lumière et des acides les plus faibles, en fournissant du chlore. Il jouit d'un grand pouvoir décolorant et désinfectant.

Pharmacologie. — La solution d'hypochlorite de potassium, que l'on obtient en dirigeant du chlore dans une solution de carbonate de potassium, est connue sous le nom d'*eau de Javel*. On pourrait utiliser en médecine ses propriétés désinfectantes et antiseptiques, mais on lui préfère ordinairement les hypochlorites de sodium et de calcium.

§ 3. HYPOCHLORITE DE SODIUM. ClONaO. [ClONa]=74,50.
Chlorure de soude, liqueur de Labarraque.

Préparation. — 1° On obtient l'hypochlorite de sodium, par double décomposition du chlorure de chaux et du carbonate de sodium :

Chlorure de chaux sec à 90°...................... 100 gr.
Carbonate de sodium cristallisé...................., 200
Eau... 4500

On délaie le chlorure de chaux, peu à peu et en décantant souvent, dans les deux tiers de l'eau. On dissout le carbonate dans le reste du liquide; on mélange les dissolutions, on laisse déposer et on filtre (*Codex*).

Il se produit du carbonate de calcium, qui se dépose, de l'hypochlorite et du chlorure de sodium, qui restent en solution :

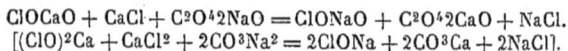

$$ClOCaO + CaCl + C^2O^42NaO = ClONaO + C^2O^42CaO + NaCl.$$
$$[(ClO)^2Ca + CaCl^2 + 2CO^3Na^2 = 2ClONa + 2CO^3Ca + 2NaCl].$$

Pour avoir le sel à l'état solide, on évapore rapidement sa dissolution.

2° On peut obtenir l'hypochlorite de sodium, en saturant de chlore une solution diluée d'hydrate ou de carbonate de sodium.

Propriétés physiques et chimiques. — L'hypochlorite de sodium a les mêmes propriétés que l'hypochlorite de potassium.

Pharmacologie. — Ce médicament a été préconisé par Labarraque, qui le préparait en saturant, au moyen du chlore, une solution de carbonate de sodium. Le produit obtenu par cette méthode est variable dans sa composition; il est avantageusement remplacé par celui que fournit le procédé du Codex et qui est un mélange plus constant de chlorure et d'hypochlorite de sodium. On y introduit un léger excès de carbonate alcalin, pour aider à sa conservation.

L'hypochlorite de sodium agit comme stimulant, à faible dose, tandis qu'à dose élevée il est irritant et vénéneux. Il fournit du chlore, au contact des acides de l'estomac, et il se transforme en chlorure de sodium, pendant son passage à travers l'économie. On l'emploie rarement à l'intérieur; mais, de tous les hypochlorites, c'est celui dont l'action topique est la plus douce et la plus recherchée. Il sert au pansement et à la désinfection des plaies, ainsi qu'à la destruction des parasites végétaux et animaux. C'est encore un antidote *théorique* de l'acide sulfhydrique et des sulfures.

Pour remplir ces indications, on a recours à la *liqueur de Labarraque* que l'on emploie pure ou diluée, en lavage, en gargarisme, en injection, etc. Cette liqueur doit contenir 2 fois son volume de chlore. On la conserve dans des vases bien bouchés, que l'on place dans un lieu frais.

A la dose de 15 litres, pour un grand bain, elle est efficace pour décolorer la peau noircie par le plomb (*C. Méhu*).

XV. — HYPOPHOSPHITES.

§ 1. HYPOPHOSPHITE DE CALCIUM.
$$PhOCaO2HO = 85. \quad [(PhO^2H^2)^2Ca] = 170.$$

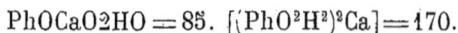

Préparation. — On prépare ce sel, en faisant bouillir un lait de chaux pure avec du phosphore. On remplace l'eau, à mesure qu'elle s'évapore, et on s'arrête lorsque le phosphore est dissous. On laisse refroidir la liqueur, on la filtre et on y fait passer un courant d'acide carbonique, pour précipiter la chaux en excès. On filtre de nouveau et on concentre, *à la température de* 60°, pour faire cristalliser.

Propriétés physiques et chimiques. — L'hypophosphite de calcium cristallise en prismes rectangulaires, à 4 pans, brillants et flexibles. Il est inaltérable à l'air, soluble dans l'eau, insoluble dans l'alcool.

Lorsqu'on le chauffe, il décrépite fortement, il dégage de l'hydrogène phosphoré spontanément inflammable et il devient du phosphate de calcium.

Pharmacologie. — L'hypophosphite de calcium possède les mêmes propriétés que l'hypophosphite de sodium et il est employé de la même manière.

§ 2. HYPOPHOSPHITE DE FER.
$$PhOFeO2HO = 93. [(PhO^2H^2)^2Fe] = 186.$$

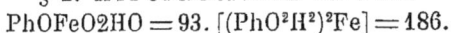

Préparation. — On obtient cet hypophosphite, en dissolvant la limaille de fer dans l'acide phosphoreux. On évapore dans le vide, pour faire cristalliser.

Propriétés physiques et chimiques. — L'hypophosphite de fer est cristallin, verdâtre, soluble dans l'eau. Il se décompose facilement à l'air. La chaleur l'altère instantanément.

Pharmacologie. — Il a été proposé comme un succédané des hypophosphites alcalins. Son altérabilité en fait généralement délaisser l'usage.

§ 3. HYPOPHOSPHITE DE SODIUM.
$$PhONaO2HO [PhO^2H^2Na] = 88.$$

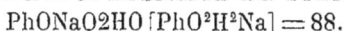

Préparation. — Dans une solution d'hypophosphite de calcium, on verse une solution de carbonate de sodium. On filtre, pour séparer le carbonate calcaire qui se dépose, et on évapore avec précaution, à une température de 50° au plus.

Propriétés physiques et chimiques. — L'hypophosphite de sodium cristallise en tables nacrées à 4 pans, solubles dans l'eau et dans l'alcool. La chaleur le décompose avec facilité; à 100° il détone souvent avec violence, par suite de la présence d'un triphosphure bihydrique (*Janssen*), qui se produit dans la préparation de l'hypophosphite de calcium. On prévient la formation de ce triphosphure, en ajoutant de l'alcool pur au lait de chaux destiné à fournir l'hypophosphite calcaire.

Pharmacologie. — L'hypophosphite de sodium est administré en solution dans l'eau ou dans un sirop. On l'a préconisé comme agent curatif de la phtisie. Il se comporte, dans l'économie, à la manière des oxydants; il multiplie les globules sanguins et il augmente la calorification d'une façon intense et très rapide. On lui attribue une influence considérable sur l'évolution des dents.

XVI. — HYPOSULFITES.

La médecine employait autrefois les hyposulfites de calcium, de potassium, de mercure et de sodium, de mercure et d'ammonium. Elle n'a plus recours, à présent, qu'à l'hyposulfite de sodium.

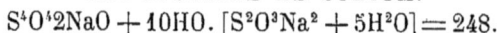

HYPOSULFITE DE SODIUM.

$$S^4O^42NaO + 10HO. [S^2O^3Na^2 + 5H^2O] = 248.$$

Découvert en 1802 par Vauquelin.

Préparation. — *Procédé de M. Faget.* — On obtient l'hyposulfite de sodium en dissolvant du soufre dans une solution de sulfite neutre de sodium :

Carbonate de sodium cristallisé	320 gr.
Eau distillée	640
Soufre sublimé	40

On fait dissoudre le carbonate dans l'eau, on partage la solution en deux parties égales et on sature l'une d'elles avec un excès d'acide sulfureux. On introduit cette solution dans un matras, on y ajoute l'autre partie et on fait bouillir pour obtenir un sulfite *bien neutre*. On met alors le soufre, qui se dissout dans la liqueur. Quand celle-ci en est saturée, à l'ébullition, on filtre et on concentre pour faire cristalliser.

L'hyposulfite résulte de la combinaison du soufre avec le sulfite neutre :

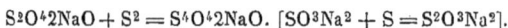

$$S^2O^42NaO + S^2 = S^4O^42NaO. [SO^3Na^2 + S = S^2O^3Na^2].$$

Propriétés physiques et chimiques. — L'hyposulfite de sodium cristallise en prismes rhomboïdaux obliques terminés en biseaux. Il est très soluble dans l'eau, insoluble dans l'alcool. Sa saveur est amère et très désagréable. L'air ne l'altère point. Desséché dans le vide, il devient anhydre (*Letts*). Quand on le chauffe, il subit la fusion aqueuse et il se convertit en sulfate et en pentasulfure de sodium :

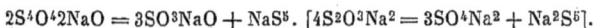

$$2S^4O^42NaO = 3SO^3NaO + NaS^5. [4S^2O^3Na^2 = 3SO^4Na^2 + Na^2S^5].$$

Les acides minéraux le détruisent. Il ne précipite, à froid, ni l'argent ni le plomb ; il dissout au contraire leurs sels insolubles.

Pharmacologie. — L'hyposulfite de sodium est un antiputride plus énergique que les sulfites, sur lesquels il a encore l'avantage d'être inaltérable, très soluble et d'une saveur moins désagréable. On le donne à l'intérieur, en poudre ou en solution dans une tisane ou dans une potion. A dose élevée, il est purgatif. Il se transforme en sulfite, puis en sulfate de sodium, en traversant le torrent circulatoire. Son élimination est soumise aux mêmes lois que celle des sulfites.

Succquet a démontré qu'il peut mettre obstacle à la putréfaction des cadavres ; mais son influence est temporaire ; il n'agit plus, quand il est passé à l'état de sulfate.

XVII. — PERMANGANATES.

PERMANGANATE DE POTASSIUM. Mn²O⁷KO. [MnO⁴K] = 158,3.

Préparation. — On prépare le permanganate de potassium en oxydant, au rouge, au moyen du chlorate de potassium, un mélange de bioxyde de manganèse et de potasse caustique. On prend :

Bioxyde de manganèse	40 gr.
Chlorate de potassium	35
Potasse caustique	50

On pulvérise finement les deux premières substances et on en fait un mélange intime. Puis on dissout la potasse dans le moins d'eau possible et on verse cette solution sur le mélange précédent. On introduit la masse dans un creuset de fer; on la chauffe en l'agitant, jusqu'à ce qu'elle soit sèche et que la température se soit élevée au rouge obscur. On maintient cette température pendant une heure et on laisse refroidir. On pulvérise le produit, puis on le traite dans un ballon de verre, par 2 litres d'eau bouillante. On laisse reposer, on décante le liquide clair, on le filtre sur de l'amiante ou sur du verre pilé, on le neutralise par l'acide nitrique très étendu et on évapore à une douce chaleur. Le permanganate cristallise; on sèche les cristaux sur une brique et on les enferme dans un flacon bouché à l'émeri, qu'on place à l'abri de la lumière.

Propriétés physiques et chimiques. — Le permanganate de potassium cristallise en prismes souvent volumineux, presque noirs et présentant des reflets métalliques. Il se dissout dans 15 fois son poids d'eau froide; la solution est inaltérable, quand on la conserve dans des vases bouchés à l'émeri.

C'est un oxydant énergique, que détruisent toutes les matières organiques, en le transformant en oxyde intermédiaire Mn³O⁴ ou plutôt en manganite de potassium (*Morawski* et *Stingl*). Il détone, quand on le chauffe avec du soufre ou du phosphore. Il verdit au contact des alcalis, en passant à l'état de manganate.

Pharmacologie. — Le permanganate de potassium est un désinfectant et un antiseptique très actif introduit, en 1861, par Condy dans la matière médicale. Appliqué sur les plaies, à l'état pulvérulent ou en solution concentrée, il est caustique. On emploie plus ordinairement sa solution diluée, pour lavage, pour gargarisme et pour injection.

Son usage est incompatible avec celui des substances alcalines ou organiques. Aussi est-il douteux qu'il puisse manifester ses propriétés oxydantes jusque dans l'appareil circulatoire, quand on l'introduit dans l'estomac; il doit être entièrement réduit au contact des parois du tube digestif et, dès lors, son action se trouve limitée à celle du manganèse qu'il contient. On s'en sert peu pour l'usage interne. En Angleterre, on désigne sous le nom d'*eau ozonisée*, une solution de 2 grammes de permanganate de potassium dans 1 litre d'eau.

Les solutions de ce médicament ne peuvent être conservées que dans des flacons bouchés à l'émeri ; les bouchons de liège les décomposeraient.

LOTION DÉSINFECTANTE.	INJECTION ANTIPUTRIDE.
Permanganate de potassium... 1 gr.	Permanganate de potassium.... 1 gr.
Eau......................... 1000	Eau distillée................. 100
Les taches faites sur les linges par cette solution peuvent être facilement enlevées avec de l'eau contenant 1/100 d'acide chlorhydrique.	*(Mallez.)*

XVIII. — PHOSPHATES.

§ 1. PHOSPHATES DE CALCIUM.

A. — PHOSPHATE TRICALCIQUE.

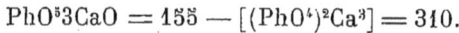

$$PhO^5 3CaO = 155 — [(PhO^4)^2Ca^3] = 310.$$

Phosphate de calcium basique.

Préparation. — On retire le phosphate de calcium des os des animaux, en précipitant par l'ammoniaque leur dissolution dans un acide :

Os calcinés..	500 gr.
Acide chlorhydrique officinal........................	800
Ammoniaque liquide officinale.......................	Q. S.

On pulvérise les os, on les passe au tamis de crin n° 1 et on les traite par l'acide chlorhydrique étendu, de manière à former une pâte liquide. On agite souvent. Au bout de quelques jours de contact on délaie dans 5 ou 6 litres d'eau, on laisse reposer et on filtre.

On verse, dans le liquide obtenu, une quantité d'ammoniaque suffisante pour lui communiquer une réaction alcaline ; il se précipite du phosphate de calcium. On porte à l'ébullition, pendant une minute; on décante, on lave le dépôt à l'eau chaude et à plusieurs reprises, puis on fait sécher (*Codex*).

Les os, mis en présence de l'acide chlorhydrique, lui cèdent du phosphate de calcium, qui se dissout, et du carbonate de calcium, qui perd son acide carbonique et se transforme en chlorure. Lorsqu'à cette solution on ajoute de l'ammoniaque exempte de carbonate, le phosphate calcaire se précipite, tandis que le chlorure de calcium reste dans la liqueur. On porte à l'ébullition, pour faciliter le lavage du phosphate, en détruisant son état gélatineux.

En étudiant ce manuel opératoire, M. Cornélis a constaté que si l'ammoniaque employée à la précipitation n'est pas concentrée, le sel qui se dépose est du phosphate bicalcique. Il importe, par conséquent, de ne pas diluer la solution chlorhydrique au delà des indications du Codex, de ne pas diluer l'ammoniaque, enfin d'opérer rapidement la précipitation, si l'on veut obtenir du phosphate tricalcique exempt de phosphate bicalcique.

Propriétés physiques et chimiques. — Le phosphate tricalcique, improprement appelé parfois phosphate basique, est blanc, amorphe, insoluble dans l'eau. Il est attaqué par les acides les plus faibles, même par l'acide carbonique, et transformé en phosphate monocalcique :

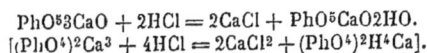

$$PhO^53CaO + 2HCl = 2CaCl + PhO^5CaO2HO.$$
$$[(PhO^4)^2Ca^3 + 4HCl = 2CaCl^2 + (PhO^4)^2H^4Ca].$$

Le même dédoublement se produit au contact de l'eau bouillante. Il est très sensible avec le phosphate exempt de carbonate (*Bourgoin*).

La solubilité du phosphate tricalcique est d'autant plus grande que sa cohésion est plus faible : calciné à une haute température, il se dissout très lentement dans les acides dilués, alors qu'il y disparaît instantanément, lorsqu'il est gélatineux. Sous ce dernier état, l'eau froide elle-même l'attaque et le convertit en phosphate moins basique.

B. — Phosphate bicalcique.

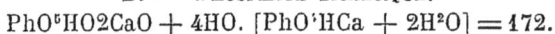

$$PhO^5HO2CaO + 4HO. [PhO^4HCa + 2H^2O] = 172.$$
Phosphate neutre de calcium.

Préparation. — 1° Pour préparer ce phosphate, on dissout séparément, dans q. s. d'eau distillée :

Chlorure de calcium cristallisé...................... 65 gr.
Phosphate de sodium................................ 100
Acide chlorhydrique officinal....................... 3 c. c.

La solution de phosphate doit mesurer 700 cent. cubes; celle du chlorure 300 cent. cubes. On ajoute l'acide chlorhydrique à la première, on mélange les deux liqueurs, en ayant soin d'agiter de temps en temps. Lorsque le précipité est déposé, on le lave par décantation, jusqu'à ce que l'eau de lavage ne contienne plus de chlorure alcalin. A ce moment, on jette le phosphate sur une toile et, quand il est égoutté, on le sèche à l'air libre ou à l'étuve (*Codex*).

Lorsqu'on substitue au chlorure de calcium cristallisé du chlorure fondu (32 gr.), il est indispensable de neutraliser exactement la solution par l'acide chlorhydrique, en raison de l'oxychlorure qui s'y trouve contenu.

2° Suivant M. Cornélis, on peut préparer le phosphate bicalcique avec la solution chlorhydrique des os calcinés. Il suffit pour cela d'y ajouter 4 à 5 fois son volume d'eau et d'y verser peu à peu et *lentement* de l'ammoniaque diluée dans 150 fois son poids d'eau. Le précipité est entièrement composé de phosphate bicalcique.

Propriétés physiques et chimiques. — Le phosphate bicalcique est blanc, cristallin et insoluble dans l'eau. Il contient 20,93 pour 100 d'eau de cristallisation, qu'il ne perd qu'à la température de 115°.

Les acides lui font éprouver la même transformation qu'au sel tricalcique.

C. — Phosphate monocalcique.

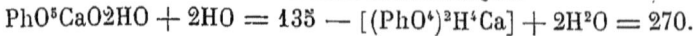

$$PhO^5CaO2HO + 2HO = 135 — [(PhO^4)^2H^4Ca] + 2H^2O = 270.$$

Phosphate acide de chaux.

Préparation. — 1° Le Codex prescrit l'opération suivante :

Os calcinés..	600 gr.
Acide sulfurique officinal............................	500
Eau distillée...	Q. S.

On délaie, dans deux fois leur poids d'eau, les os préalablement pulvérisés ; on y mélange peu à peu l'acide sulfurique, en agitant sans cesse,
puis de l'eau, pour empêcher la masse de durcir. Le manuel opératoire est
le même que pour la préparation du phosphore. Seulement, lorsqu'on a
séparé le sulfate calcaire déposé après la première évaporation, on concentre le liquide, à consistance sirupeuse, et on laisse cristalliser.

2° *Procédé de Fourcroy et Vauquelin.* — Le meilleur moyen d'obtenir du phosphate
monocalcique pur consiste à dissoudre, dans l'acide phosphorique dilué, le phosphate
bicalcique ou le phosphate tricalcique :

Phosphate bicalcique................................	100 gr.
Acide phosphorique médicinal (D = 1.45)...........	91

Ou bien :

Phosphate tricalcique................................	100 gr.
Acide phosphorique médicinal (D = 1.45)...........	127

On délaie, *à froid*, le phosphate dans l'acide, puis on dessèche le produit sous une
cloche, au-dessus d'un vase contenant de l'acide sulfurique, si on veut l'avoir à l'état
solide.

Le phosphate monocalcique étant hygrométrique, il est plus commode d'en faire immédiatement une solution titrée. En ajoutant, par exemple, 370 gr. d'eau au produit obtenu
avec le sel bicalcique, ou 600 gr. à celui que donne le sel tricalcique, on fait, dans les deux
cas, une solution qui contient sensiblement le quart de son poids de phosphate monocalcique anhydre et qui peut servir à la préparation des solutions plus diluées.

2° Le phosphate monocalcique est généralement mélangé de sulfate de calcium et d'acide
phosphorique libre. Pour éviter ces deux défauts, M. Cornélis conseille d'opérer comme il
suit : Au lieu de concentrer à consistance sirupeuse, comme l'indique le Codex, on évapore beaucoup moins et on ajoute au liquide 10 p. 100 d'alcool à 94° ; on précipite ainsi le
sulfate calcique. On laisse reposer pendant quelques jours, on filtre et on ajoute un peu de
phosphate bicalcique, pour saturer l'acide phosphorique libre. Une filtration nouvelle sépare
l'excès de phosphate bicalcique ; on évapore ensuite et on laisse cristalliser.

Propriétés physiques et chimiques. — Le phosphate monocalcique, préparé par évaporation spontanée de sa dissolution, cristallise en
lames nacrées, déliquescentes, douées d'une saveur acide non désagréable.
Il contient 52,59 p. 100 d'acide phosphorique et 20,74 p. 100 de chaux.
Mais sa composition chimique ne répond à la formule ci-dessus, que s'il
a été fait par la méthode de Fourcroy et Vauquelin. Retiré des os, il garde
toujours un excès d'acide phosphorique, même s'il est cristallisé (*Pointet*).
Il vaut donc mieux le préparer par saturation de l'acide phosphorique, au
moyen du phosphate bicalcique.

La chaleur l'altère très rapidement. Lorsqu'on fait bouillir sa dissolution,
elle dépose du phosphate bicalcique et il reste dans l'eau un phosphate

acide, dont l'acide et la base sont dans le rapport de 3 à 2, et qui n'est pas décomposé par la prolongation de l'ébullition.

Essai. — On trouve quelquefois, dans les phosphates calcaires du commerce, du *carbonate de calcium*, de l'*oxychlorure de plomb* dû à l'emploi de vases de plomb dans le traitement des os calcinés (*Duquesnel*), de l'*acide sulfurique*, s'il en a été employé un excès dans la préparation, et de l'*arséniate de calcium*.

Lorsqu'il contient du *carbonate calcaire*, il fait effervescence avec les acides.

Pour y attester la présence du *plomb*, on le dissout dans l'acide chlorhydrique ; la liqueur, additionnée d'acide sulfhydrique, ne précipite pas si le phosphate est pur, tandis que, dans le cas contraire, elle laisse déposer du sulfure de plomb (*Duquesnel*).

L'*acide sulfurique* serait facilement décelé par le chlorure de baryum.

Pour découvrir l'*arsenic*, il faudrait traiter le phosphate suspect par l'acide sulfurique pur et analyser la solution acide au moyen de l'appareil de Marsh.

Pharmacologie. — Les phosphates calcaires sont des médicaments réparateurs, dont l'importance est généralement admise. On ne connaît, d'une manière bien précise, que leur influence sur le développement des os et sur la consolidation des fractures; mais on sait qu'ils exercent une action favorable sur la nutrition en général et, si leur crédit a été parfois ébranlé, cela tient peut-être uniquement à un mode d'emploi défectueux.

Phosphate tricalcique. — Le phosphate le plus habituellement prescrit est le phosphate *tricalcique desséché* et pulvérulent. Il pénètre dans le sang à la faveur des acides et, lorsqu'il est ingéré en proportion un peu forte, il agit d'abord comme absorbant. On l'administre seul ou mélangé avec d'autres médicaments, comme dans la *poudre de James*, dans la *décoction blanche* et dans un certain nombre de poudres absorbantes. Mêlé au carbonate de calcium, il constitue presque entièrement la *corne de cerf calcinée*, l'*ivoire brûlé*, les *os calcinés* et l'*album græcum* des anciens pharmacologistes (1). Sous cette forme il n'a ni son maximum de solubilité, ni par conséquent sa plus grande intensité d'action.

Possoz, Collas et Lebaigue ont, avec raison, proposé l'usage du phosphate calcaire *hydraté*, qui est beaucoup plus soluble que le précédent dans les acides faibles. Pour préparer cet hydrate, Collas précipite par le carbonate de sodium la solution acide des os calcinés. Il lave avec soin le précipité et il l'enferme, après l'avoir égoutté, dans un sac de toile mouillé et taré, qu'il place entre deux fragments de plâtre bien secs. Le précipité est ainsi abandonné jusqu'à ce qu'il ait perdu assez d'eau pour contenir le *tiers* de son poids de sels calcaires. En cet état, il n'adhère pas aux doigts et il se conserve bien, dans un flacon bouché en liège. Ce produit n'est pas du phosphate de calcium pur, mais un mélange de phosphate et de carbonate calcaire, identique à celui qui compose les os.

---

(1) Excréments de chiens exclusivement nourris d'os et privés de boisson.

Au point de vue médical, il est néanmoins supérieur au phosphate tricalcique desséché, en raison de sa solubilité.

Mieux vaut encore le produit *gélatineux*, qui résulte de la précipitation
par le phosphate de sodium, du chlorure de calcium additionné d'ammoniaque. Lorsqu'il contient de 85 à 90 p. 100 d'eau, cet hydrate est infiniment plus soluble dans les acides faibles, que toutes les autres variétés de
phosphate tricalcique. Il est, en outre, dépourvu de saveur, et il peut sans
difficulté être pris en cet état par les malades. Il est à désirer que la thérapeutique l'adopte, de préférence même à celui qui a été séché à basse
température et qui, devenu anhydre, est beaucoup moins soluble que le
sel gélatineux.

Phosphate bicalcique. — Le phosphate bicalcique est moins absorbant
et plus stimulant que le précédent, parce qu'il contient moins de chaux
et plus d'acide phosphorique que lui. Il se recommande par sa stabilité
et par sa solubilité dans les acides. Il n'est pas assez employé.

Phosphate monocalcique. — Le phosphate monocalcique est plus apprécié,
depuis un certain nombre d'années. Il existe, en dissolution, dans la plupart
des vins, dans quelques eaux douces et dans les liquides qui ont été en contact
plus ou moins prolongé avec des os, tels que les bouillons médicinaux ou
alimentaires. On le rencontre un peu partout dans l'économie humaine,
ce qui laisse à penser qu'il y remplit sans doute un rôle important. Plus
que les deux autres phosphates calciques, il paraît susceptible de contri-
buer à la nutrition du système nerveux et d'entretenir, dans la cellule, une
excitation probablement indispensable. La nature végétale ne peut pas
plus s'en passer que le règne animal ; il semble un collaborateur nécessaire
à l'existence de tous les êtres vivants.

Son emploi, comme médicament, est donc des plus rationnels ; on a du
reste constaté, depuis longtemps, son efficacité dans la consolidation des
fractures. On le prescrit rarement en nature, néanmoins il est largement
entré dans la pratique journalière, grâce aux médicaments connus sous
les dénominations plus ou moins exactes de *biphosphate, lacto-phosphate* et
chlorhydro-phosphate de calcium. C'est effectivement lui qui forme l'élément
actif de ces produits, dans lesquels il n'est associé qu'au lactate et au
chlorure de calcium.

Il serait logique, par conséquent, de le substituer aux mélanges qui en
contiennent.

Il peut être administré en solution dans l'eau ou dans un sirop. Comme
il est très altérable par la chaleur, il faut avoir soin de toujours le dissoudre dans des liquides froids. Il est également bon de ne pas y mélanger
des sels tels que les sulfates, les tartrates ou les phosphates alcalins, qui
forment, à son contact, des composés insolubles, susceptibles d'entraîner
parfois une partie de l'acide phosphorique. Sous ce rapport, le vin est un
véhicule défectueux pour le phosphate monocalcique.

M. Cornélis a proposé de lui substituer un phosphate basique $3PO^5 4CaO$
[$3P^2O^5.4CaO$], obtenu en précipitant par l'alcool concentré la solution de
phosphate monocalcique, au lieu de la faire cristalliser. Ce sel est bien

moins hygrométrique que le phosphate monocalcique. L'eau le dédouble en sel monométallique et en sel bimétallique.

DÉCOCTION BLANCHE DE SYDENHAM.
(Apozème blanc).

Phosphate tricalcique............	10 gr.
Mie de pain de froment.........	20
Gomme arabique pulvérisée......	10
Sucre blanc.....................	60
Eau de fleur d'oranger..........	10
Eau distillée...................	Q. S.

On triture, dans un mortier de marbre, la corne de cerf et la gomme; on ajoute la mie de pain et on triture de nouveau, pour avoir un mélange exact. On met celui-ci sur le feu, avec un peu plus d'un litre d'eau; on chauffe, en agitant continuellement, jusqu'à l'ébullition, que l'on entretient doucement pendant un quart d'heure. On passe avec une légère expression, à travers une passoire très fine; on fait dissoudre le sucre et on aromatise avec l'eau de fleur d'oranger. Les quantités ci-dessus doivent donner un litre de décoction blanche (*Codex*).

La formule primitive de ce médicament ne contenait pas de gomme. Cette substance a été proposée tout d'abord pour remplacer la mie de pain, qui communique à la décoction blanche une altérabilité très grande. Soubeiran pensait que cet inconvénient n'est pas sans compensation, l'acidité de la mie de pain favorisant la dissolution du phosphate de calcium. Guibourt recommande au contraire sa suppression. Le Codex a conservé la mie de pain et adopté l'addition de la gomme arabique.

M. Bourgoin pense que ni la gomme ni la mie de pain n'ont d'influence sur la dissolution du phosphate calcaire; ces deux substances (la première surtout) ne font que maintenir la stabilité de l'émulsion et accroître la quantité de chaux dissoute. Préparée avec la corne de cerf calcinée, ainsi qu'on le faisait autrefois, la décoction blanche contient le phosphate à l'état de suspension. Si on substitue le phosphate tricalcique à la corne de cerf, une proportion notable d'acide phosphorique entre en dissolution.

D'après M. Barnouvin, l'acide fourni par la mie de pain est l'acide lactique. Celui-ci peut, dès lors, dissoudre aisément un peu de phosphate calcaire.

M. Tanret produit le phosphate tricalcique en décomposant du phosphate monocalcique par du saccharate de calcium. Il faut 10 gr. de phosphate monobasique et 5 gr. de chaux vive pour obtenir les 10 gr. de phosphate tricalcique de la formule du Codex. L'opération doit être faite *à froid*, dans ce cas, le sucre servant à dissoudre la chaux. Le phosphate tricalcique obtenu est gélatineux et reste longtemps en suspension

SOLUTION DE PHOSPHATE MONOCALCIQUE.

Solution de phosphate monocalcique au 1/4...............	20 gr.
Eau distillée....................	180

Une cuillerée à bouche de cette solution contient 50 centigr. de phosphate anhydre.

SIROP DE PHOSPHATE MONOCALCIQUE.

On opère comme pour le sirop de chlorhydro-phosphate de calcium, en remplaçant l'acide chlorhydrique par l'acide phosphorique officinal à 1.35 de densité (*Codex*).

Une cuillerée à bouche de sirop contient 50 centigr. de phosphate anhydre.

SOLUTION DE CHLORHYDRO-PHOSPHATE DE CALCIUM.

Phosphate bicalcique...........	25 gr.
Acide chlorhydrique (D = 1.17)..	15.50
Eau distillée...................	980.00

Dissolvez à froid.

Une cuillerée à bouche de la solution correspond à 50 centigr. de phosphate bicalcique.

SIROP DE CHLORHYDRO-PHOSPHATE DE CALCIUM.

	gr.
Phosphate bicalcique...........	12.50
Acide chlorhydrique officinal....	Q. S.
Eau distillée...................	340.00
Sucre blanc....................	630.00
Alcoolature de citron..........	10.00

On divise le phosphate dans l'eau, on y ajoute la quantité d'acide strictement nécessaire pour dissoudre le sel (environ 8 gr.). On ajoute à la solution le sucre, grossièrement pulvérisé; on le fait dissoudre à une douce chaleur, on passe et, quand le sirop est refroidi, on y mélange l'alcoolature (*Codex*).

20 gr. de sirop contiennent 25 centigr. de phosphate bicalcique.

SOLUTION DE LACTO-PHOSPHATE DE CALCIUM.

Phosphate bicalcique.........	25 gr.
Acide lactique (le moins possible)....................	Q. S.
Eau distillée.................	980 gr.

Dissolvez à froid. Il faut employer de 15 à 30 gr. d'acide lactique, suivant sa concentration, pour dissoudre le phosphate. Une cuillerée à bouche de solution correspond à 50 centigr. de phosphate bicalcique.

SIROP DE LACTO-PHOSPHATE DE CALCIUM.

On procède comme il est dit au sirop de

chlorhydro-phosphate de calcium, en substituant à l'acide chlorhydrique une solution d'acide lactique d'une densité de 1,21 (14 gr. environ) (*Codex*).

Si on chauffe trop, le sirop laisse déposer du phosphate bicalcique. Le mieux est de mélanger la solution de lactate calcaire au sirop presque froid.

§ 2. PHOSPHATE FERROSO-FERRIQUE.

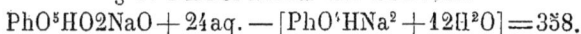

Préparation. — On prépare le phosphate ferroso-ferrique, en exposant à l'air le phosphate ferreux récemment précipité.

Sulfate de fer cristallisé.	100 gr.
Phosphate de sodium bimétallique	300
Eau distillée	3000

On fait dissoudre séparément chacun des sels, dans la moitié de l'eau prescrite. On verse peu à peu la solution du phosphate dans la solution ferrugineuse, jusqu'à ce qu'elle cesse d'y former un précipité. On agite vivement le mélange et on l'abandonne à lui-même pendant vingt-quatre heures. Le précipité, d'abord blanc et gélatineux, a pris une teinte d'un gris-bleuâtre et une apparence pulvérulente. On décante la liqueur qui surnage et on la remplace par de l'eau distillée. On décante de nouveau et on continue le lavage, jusqu'à ce que l'eau ne soit plus troublée par l'addition du chlorure de baryum acidulé par l'acide chlorhydrique. On recueille le dépôt et on le fait sécher à l'air.

Propriétés physiques et chimiques. — Le phosphate de fer ainsi obtenu est une poudre amorphe, d'un bleu ardoise foncé, contenant environ le quart de son poids d'eau d'hydratation. Le fer s'y trouve à l'état d'oxyde ferroso-ferrique Fe^3O^4. Sa composition n'est pas constante.

Ce sel est insoluble dans l'eau, mais soluble dans les acides, l'acide carbonique compris.

Pharmacologie. — Le phosphate ferroso-ferrique jouit des propriétés thérapeutiques de l'éthiops martial. Comme il est insoluble dans les liquides neutres, on le donne en poudre ou en pilules.

§ 3. PHOSPHATE DE SODIUM.
$$PhO^5HO2NaO + 24aq. - [PhO^4HNa^2 + 12H^2O] = 358.$$

Préparation. — Pour préparer le phosphate de sodium, on précipite le phosphate monocalcique par le carbonate de sodium.

On fait une solution concentrée de phosphate acide de calcium, comme dans le cas de la préparation du phosphore (*page* 75), et on y verse peu à peu une solution de carbonate sodique, jusqu'à réaction alcaline. On filtre, on lave le dépôt, on évapore toutes les liqueurs à 1,21 du densimètre et on laisse cristalliser.

Les eaux-mères, rendues alcalines par du carbonate de sodium, s'il est nécessaire, et évaporées fournissent de nombreux cristaux. On purifie le sel par une seconde cristallisation (1).

(1) Pour augmenter le rendement de l'opération, M. Falières conseille d'élever la proportion d'acide sulfurique et de projeter les os dans l'acide, par fractions et à plusieurs heures d'intervalle, au lieu de verser l'acide, en une fois, sur la totalité de la poudre d'os.

La saturation du phosphate monocalcique par le carbonate de sodium produit un double échange, d'où il résulte du phosphate disodique et du carbonate calcaire :

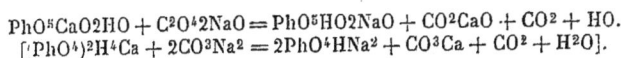

$$PhO^5CaO2HO + C^2O^42NaO = PhO^5HO2NaO + CO^2CaO + CO^2 + HO.$$
$$[(PhO^4)^2H^4Ca + 2CO^3Na^2 = 2PhO^4HNa^2 + CO^3Ca + CO^2 + H^2O].$$

Propriétés physiques et chimiques. — Le phosphate de sodium cristallise en prismes rhomboïdaux obliques, incolores, solubles dans 4 parties d'eau froide et dans 2 parties d'eau bouillante, insolubles dans l'alcool. Sa saveur est peu désagréable. Efflorescent à l'air, il perd à 100° son eau de cristallisation ; l'eau de constitution ne se dégage qu'au rouge ; le phosphate est alors devenu pyrophosphate de sodium.

Essai. — Le phosphate de sodium peut contenir : du *carbonate sodique*, des *chlorures* et des *sulfates*, s'il a été mal préparé ou fait avec du carbonate de sodium impur. En outre, il est presque toujours *magnésien* (*Schlagdenhauffen*).

Quand il est mélangé de *carbonate de sodium*, sa solution brunit le curcuma et fait effervescence avec les acides.

S'il contient des *chlorures* et des *sulfates*, sa solution, acidulée par l'acide azotique, précipite l'azotate d'argent et le chlorure de baryum.

La *magnésie* est révélée par l'addition d'un mélange de chlorure ammonique et d'ammoniaque, qui donne un précipité cristallin de phosphate ammoniaco-magnésien.

Pharmacologie. — Le phosphate de sodium est un purgatif doux et peu usité, bien que sa saveur soit infiniment moins désagréable que celle des sulfates de sodium et de magnésium. Liebig lui attribue l'alcalinité du sang et lui fait jouer un rôle important dans l'hématose.

XIX. — PYROPHOSPHATES.

§ 1. PYROPHOSPHATE DE FER CITRO-AMMONIACAL.

Préparation. — Ce pyrophosphate résulte de la dissolution du pyrophosphate ferrique dans le citrate d'ammonium :

Perchlorure de fer officinal	156 gr.
Pyrophosphate de sodium cristallisé	84
Acide citrique	26
Ammoniaque	Q. S.

On fait dissoudre le pyrophosphate, dans la quantité d'eau nécessaire, et on verse peu à peu cette solution dans le perchlorure de fer, préalablement étendu d'eau. On lave le pyrophosphate insoluble, qui se dépose.

D'autre part, on dissout l'acide citrique dans un peu d'eau et on y ajoute assez d'ammoniaque pour former un citrate avec excès d'alcali. On verse le pyrophosphate dans cette solution, qui le dissout en prenant une teinte aunâtre. On concentre à consistance sirupeuse, on étend le produit au pinceau sur des assiettes ou sur des lames de verre, et on fait sécher à l'étuve sans dépasser 55°. Il vaudrait mieux le sécher à froid, pour ne pas le transformer en phosphate (*Codex*).

Propriétés physiques et chimiques. — Le pyrophosphate de fer citro-ammoniacal se présente sous forme d'écailles jaunes, verdâtres ou brunes, brillantes, solubles dans l'eau. Il contient 18 p. 100 de son poids de fer et, néanmoins, il n'a presque pas de saveur métallique. La chaleur le décompose aisément.

Pharmacologie. — Le pyrophosphate de fer citro-ammoniacal a été proposé en 1857 par Robiquet, pour remplacer le pyrophosphate de fer et de sodium. On le donne en poudre, en pilules et en solution dans l'eau ou dans un sirop.

SIROP DE PYROPHOSPHATE DE FER.

Pyrophosphate de fer citro-ammoniacal en paillettes..... 10 gr.
Eau distillée.................. 20
Sirop de sucre................ 970

20 gr. de ce sirop contiennent 20 centigr. de pyrophosphate, corrrespondant à 4 centigrammes de fer (*Codex*).

§ 2. PYROPHOSPHATE FERRIQUE.
$$3PhO^5.2Fe^2O^3 = 373. — [(Ph^2O^7)^3(Fe^2)^2] = 746.$$

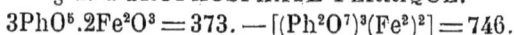

Préparation. — On prépare le pyrophosphate ferrique en décomposant le pyrophosphate de sodium par un sel de peroxyde de fer.

On dissout du sulfate ou du chlorure ferrique dans l'eau distillée, puis on y mélange une solution de pyrophosphate de sodium, *à une température qui ne doit pas dépasser* 15°. Il se forme un précipité gélatineux de pyrophosphate ferrique, qu'on lave *à froid*, par décantation.

Propriétés physiques et chimiques. — Le pyrophosphate ferrique est amorphe, d'un blanc jaunâtre, insoluble dans l'eau. Il se dissout dans la solution de pyrophosphate de sodium, et sa solubilité dans cette liqueur est subordonnée à la température à laquelle il a été produit. Fait à 15°, il est très soluble; obtenu à des températures plus élevées, il se dissout de plus en plus difficilement; enfin, lorsqu'on le précipite de liqueurs bouillantes, il est presque insoluble et devient noir au contact du pyrophosphate de sodium.

Pharmacologie. — Le pyrophosphate ferrique est rarement employé seul en pharmacie; en général, on le combine au pyrophosphate de sodium.

On obtient le *pyrophosphate de fer et de sodium* en mélangeant, à froid, une solution de 17 gr. de sulfate ferrique à une solution de 60 gr. de pyrophosphate de sodium. Le précipité de pyrophosphate ferrique, qui se produit, se redissout aussitôt dans l'excès du sel de sodium. La liqueur offre une coloration vert clair; elle peut même devenir tout à fait incolore, par l'addition d'une plus grande quantité de pyrophosphate alcalin.

On administre ce sel double en solution aqueuse ou en sirop. Son utilité n'est pas bien démontrée.

§ 3. PYROPHOSPHATE DE SODIUM.

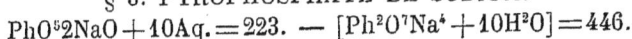

$$PhO^52NaO + 10Aq. = 223. \; - \; [Ph^2O^7Na^4 + 10H^2O] = 446.$$

Préparation. — On obtient ce sel en calcinant le phosphate de sodium cristallisé.

On introduit celui-ci dans un creuset de platine, on le chauffe lentement d'abord pour dissiper son eau de cristallisation, puis au rouge. On maintient cette température, jusqu'à ce qu'il ne se dégage plus de vapeurs et qu'on ait obtenu la fusion ignée.

On coule le sel fondu, on le pulvérise après refroidissement, puis on le traite par 12 fois son poids d'eau tiède. On concentre ensuite la liqueur, jusqu'à ce qu'elle marque 1,20 au densimètre, et on laisse cristalliser (*Codex*).

Propriétés physiques et chimiques. — Le pyrophosphate de sodium est soluble dans 7 fois son poids d'eau à 20°. Il offre une réaction alcaline, il ne s'effleurit pas à l'air et il précipite en blanc le nitrate d'argent :

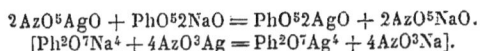

$$2AzO^5AgO + PhO^52NaO = PhO^52AgO + 2AzO^5NaO.$$
$$[Ph^2O^7Na^4 + 4AzO^3Ag = Ph^2O^7Ag^4 + 4AzO^3Na].$$

Il ne précipite pas l'albumine. Chauffé au rouge blanc, il fond et prend l'état vitreux. Soumis à l'action de l'eau à 280°, dans un tube fermé, il s'hydrate et il donne naissance à du phosphate de sodium :

$$PhO^52NaO + HO = PhO^5HO2NaO - [Ph^2O^7Na^4 + H^2O = 2PhO^4HNa^2].$$

Il dissout le pyrophosphate de fer (*Persoz*).

Pharmacologie. — Le pyrophosphate de sodium n'est pas à proprement parler un médicament. Il ne sert qu'à préparer des sels doubles avec les pyrophosphates insolubles.

XX. — SILICATES.

§ 1. SILICATE DE POTASSIUM.

Préparation. — On chauffe au rouge blanc, pendant quatre heures, dans un four à réverbère de forme elliptique :

Carbonate de potassium purifié, titrant 78° alcalimétriques..................................	36 gr.
Sable de Fontainebleau blanc, fin et sec...............	63

Le verre obtenu est transparent, très homogène, incolore ou légèrement ambré.

Pour préparer la solution officinale, il faut introduire les fragments de verre, grossièrement broyés, avec la quantité d'eau nécessaire pour obtenir une dissolution marquant 33 à 36° Baumé (D=1,21), dans un digesteur en fer à très haute pression. Il importe de se servir d'eau aussi pure que possible et de la débarrasser avec soin des sels calcaires, qui donneraient naissance à du silicate de calcium insoluble, dont la présence rendrait la solution opalescente (*Soc. de Ph. de Paris*).

Propriétés physiques et chimiques. — Le silicate de potassium sec est vitreux et incolore, s'il a été fait avec du quartz pur. On lui donne le nom de verre soluble. Il se dissout très bien dans l'eau et il forme facilement des sels doubles.

L'acide silicique qu'il contient est précipité par les acides, par le chlore et le brome, par l'acide phénique, la créosote, l'hydrate de chloral, l'albumine et la gélatine (*Fluckiger*).

Essai. — Le silicate de potassium est souvent fraudé avec le *silicate de sodium*, ou rendu *caustique* par la présence d'un excès de potasse libre.

Il est facile de constater, à l'aide des réactifs, la présence d'un excès d'*alcali*.

Pour rechercher la substitution de la *soude* à la potasse, on précipite la silice par l'acide chlorhydrique, on filtre et, dans la liqueur, on isole la potasse avec le bichlorure de platine. Du poids des deux précipités, on déduit la composition du silicate et, si la liqueur ne se trouble pas par l'addition du chlorure platinique, on en conclut qu'elle ne contient que du silicate de sodium.

Personne conseille le moyen d'essai suivant, qui dispense de l'emploi du bichlorure de platine :

On introduit, dans un tube bouché, 1 c. c. environ du silicate à essayer et 8 à 10 fois son volume d'eau distillée. On mélange et on ajoute 1 c. c. d'acide acétique dilué, pour saturer tout l'alcali ; la silice reste en solution. On ajoute à la liqueur son volume d'alcool à 85 ou à 90° et quelques fragments d'acide tartrique. On agite, et presque aussitôt on voit apparaître un précipité cristallin de bitartrate de potassium, si le silicate est pur. Avec le silicate de sodium, ce n'est qu'après 24 et même 48 heures qu'on obtient des aiguilles de tartrate de sodium.

Pharmacologie. — Le Dr Shun, de Vienne, a proposé de substituer au plâtre et à la dextrine la solution de silicate de potassium, pour la préparation des appareils destinés à immobiliser les membres fracturés.

La solution doit avoir une densité de 1,22. On en badigeonne des bandes de toile, qui durcissent en 5 ou 6 heures et qui forment un appareil rigide, dont les principaux avantages sont : l'imperméabilité, la légèreté, la solidité et la facilité avec laquelle on peut l'enlever à l'aide de l'eau bouillante.

Il est très important que le silicate ne contienne pas de potasse libre, autrement son application produirait des cautérisations redoutables. Il faut éviter aussi qu'il ne soit mélangé de silicate de sodium, dont la dessiccation est très lente et qui, par suite, donne des appareils défectueux. On doit donc analyser avec soin ce médicament, avant de l'employer.

Le silicate de potassium a été connu des anciens, qui en préparaient une solution alcaline, sous le nom de *liqueur des cailloux*. Il est quelquefois administré à l'intérieur aujourd'hui.

BAIN SILICATÉ-ARSENICAL.

Silicate de potasse............ 200 gr.	Destiné à suppléer les bains de Plombières. Indications : rhumatisme subaigu et chronique, névropathie, dyspepsie (Dr *A. Heurtaux*).
Arséniate de sodium.......... 4	

§ 2. SILICATE DE SODIUM.

Préparation. — On fait fondre du quartz avec de la soude ou avec du carbonate de sodium.

Propriétés physiques et chimiques. — Le silicate de sodium est soluble, lorsqu'il est alcalin. Obtenu par voie humide et *cristallisé*, il a pour formule $3NaO2SiO^2$ [$3Na^2O.2SiO^2$]. Il est décomposable par la chaleur et il se combine aisément aux autres sels.

Les fermentations alcoolique, putride, lactique, amygdalique et sinapisique, sont plus facilement supprimées par le silicate de sodium que par le borate du même métal (*Rabuteau* et *Papillon*).

Pharmacologie. — On attribue au silicate de sodium la propriété de dissoudre l'acide urique, et on a proposé de le faire prendre aux goutteux, soit en pilules, soit en solution dans un sirop. L'énergie de son action est telle, que Rabuteau et Papillon conseillent de ne pas l'administrer à l'intérieur. Ils le recommandent, au contraire, d'une manière toute spéciale pour les injections et les applications topiques. Une solution contenant 1-2 pour cent de silicate de sodium détruit, en un temps variable, les globules du pus, les parasites microscopiques et en général tous les corpuscules organisés.

Le silicate de sodium est impropre à la confection des bandages inamovibles, auxquels il ne communique pas assez de dureté.

XXI. — SULFATES.

§ 1. SULFATE D'ALUMINIUM ET DE POTASSIUM.

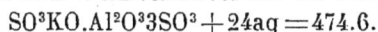

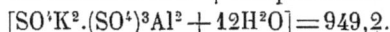

$$SO^3KO.Al^2O^33SO^3 + 24aq = 474.6.$$
$$[SO^4K^2.(SO^4)^3Al^2 + 12H^2O] = 949,2.$$

Alun.

Préparation. — 1° Pour préparer ce sel double, on calcine, dans plusieurs localités d'Italie, une roche nommée *alunite;* le résidu, traité par l'eau bouillante, fournit l'*Alun de Rome.*

2° On calcine de l'argile; on traite le produit par de l'acide sulfurique, il se forme du sulfate d'aluminium, qu'on mélange à une solution bouillante de sulfate de potassium (*Chaptal*).

3° On oxyde, par exposition à l'air ou par le grillage, des schistes argileux et pyriteux. On obtient des sulfates de fer et d'aluminium.

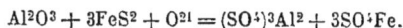

$$Al^2O^3 + 3FeS^2 + O^{21} = (SO^4)^3Al^2 + 3SO^4Fe.$$

On lessive la matière et on sépare les deux sels par cristallisation. Puis on mélange la solution de sulfate d'aluminium à une solution bouillante et concentrée de sulfate de potassium : il se dépose de l'alun.

Propriétés physiques et chimiques. — L'alun est un sel incolore, cristallisé en *cubes*, quand il est fait avec l'alunite, en *octaèdres* quand il provient des autres sources : la forme cubique paraît due à un excès d'alumine. Il est acide au tournesol et il a pour densité 1,72. Sa saveur est astringente. Il se dissout dans 10 p. d'eau à la température de 10° et dans moins d'un tiers de son poids d'eau à 100°. Il est insoluble dans

l'alcool. Chauffé à 92°, il éprouve la fusion aqueuse et il devient vitreux ;
en cet état il est appelé *alun de roche.*

Quand on l'abandonne à l'air, il s'effleurit, mais très lentement. Porté
à 100°, il perd 10 éq. d'eau ; à 120° il en perd encore 9, puis 4 à 180°, et le
dernier équivalent à 200°. Il est alors anhydre et il porte le nom impropre
d'*alun calciné.* Si on élève sa température au-delà de 240°, le sulfate d'aluminium perd graduellement son acide sulfurique et, à la chaleur blanche,
l'alumine devenue libre chasse l'acide du sulfate alcalin, en formant de
l'aluminate de potassium.

Essai. — On trouve quelquefois, dans l'alun du commerce, de l'*alun
d'ammonium*, de l'*alun de sodium*, du *fer*, du *zinc* et de la *chaux.*

L'*alun d'ammonium* dégage des vapeurs ammoniacales, quand on le
chauffe avec de la chaux.

L'*alun de sodium* se reconnaît à sa prompte efflorescence, à sa plus
grande solubilité dans l'eau et au précipité blanc qu'il donne avec
l'antimoniate de potassium.

Le *fer* peut être accusé par le ferrocyanure ou le ferricyanure de potassium, qui forme avec lui un précipité bleu.

Le *zinc* donne, avec l'hydrogène sulfuré, un précipité blanc, dans la
solution d'alun bouillie avec un excès de soude caustique.

La *chaux* est précipitée par l'oxalate d'ammonium.

Pharmacologie. — L'alun est un des médicaments cités par Hippocrate.
On l'emploie peu à l'intérieur ; il est difficilement absorbé ; de plus, il
trouble profondément les fonctions de la nutrition. Mais on recherche ses
effets styptiques, pour les usages externes. Son pouvoir astringent est
considérable ; il rivalise avec celui du perchlorure de fer, qui néanmoins
lui est supérieur. Lorsqu'on le met en rapport avec les muqueuses, il les
dessèche rapidement ; il est presque cathérétique.

On l'emploi fréquemment en poudre et, plus souvent encore, en solution
dans un gargarisme, dans un collyre ou dans une injection. Il entre dans
la composition des *pilules d'Helvétius* et de *Hufeland*, de l'*eau alumineuse
de Fallope* et de l'*eau hémostatique de Pagliari.*

Souvent, dans le commerce, on lui substitue l'alun d'ammonium, qui
semble d'ailleurs jouir exactement des mêmes propriétés thérapeutiques.
Pour les applications topiques, la médecine se sert aussi avec avantage du
sel anhydre, vulgairement appelé *alun calciné.*

SULFATE D'ALUMINIUM ET DE POTASSIUM DESSÉCHÉ.

$Al^2O^3 3SO^3.SO^3KO = 258,6. — [(SO^4)^3Al^2.SO^4K^2] = 517,2.$

Alun calciné.

Préparation. — On réduit en poudre grossière de l'*alun de potassium*
et on l'introduit dans un creuset de terre ou dans un têt, qui n'en soit qu'à
moitié rempli. On chauffe modérément ; le sel se boursoufle et se transforme en une masse blanche, légère et spongieuse. Il ne faut pas dépasser
240°, sans quoi le sulfate d'aluminium serait décomposé.

On maintient la chaleur, jusqu'à ce que l'eau de cristallisation soit entièrement évaporée, mais on ne la porte pas au rouge, qui décomposerait le sel d'aluminium (*Codex*).

L'alun calciné ne s'hydrate qu'avec une grande lenteur. Il se dissout, à froid, dans 25 à 30 fois son poids d'eau ; la solution est longue à effectuer; toutefois, il est rare qu'elle exige plus de 24 heures. Ce sel est plus astringent que l'alun ordinaire et lui est préféré comme caustique.

On ne peut le préparer qu'avec de l'alun de potassium, l'alun d'ammonium ne laissant à la calcination qu'un résidu d'alumine, absolument inerte.

EAU HÉMOSTATIQUE DE PAGLIARI.

Benjoin	250 gr.
Alun	500
Eau	5000

On fait bouillir pendant 6 h., en remplaçant l'eau qui s'évapore.

M. Delobe a fait remarquer que cette solution laisse souvent déposer de l'alun, par le refroidissement. Il propose pour la préparer la formule suivante, qui n'a pas le même défaut et dont le manuel opératoire est plus rationnel :

Benjoin	20 gr.
Alcool à 90°	50

On dissout, on filtre et on ajoute :

Alun	55 gr.
Eau	1000

On chauffe à 60°, jusqu'à ce que la liqueur soit claire, et on complète 1000 gr. de liquide.

GARGARISME ASTRINGENT.

Pétales secs de rose rouge	10 gr.
Eau bouillante	250
Alun	5
Miel rosat	50
(*Codex*.)	

PILULES D'HELVÉTIUS.

Alun en poudre	1 gr.
Sang-dragon en poudre	8.50
Miel	Q.S.

Divisez en 10 pilules, qui seront roulées dans la poudre de sang-dragon (*Codex*).

§ 2. SULFATE DE CADMIUM.

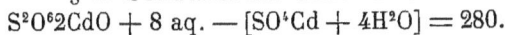

$$S^2O^62CdO + 8 \text{ aq.} - [SO^4Cd + 4H^2O] = 280.$$

Préparation. — On obtient le sulfate de cadmium, en dissolvant le carbonate de ce métal dans l'acide sulfurique dilué.

On commence par préparer du nitrate de cadmium :

Cadmium en poudre grossière	100 gr.
Acide nitrique à 1,42	300
Eau distillée	100

On met l'acide et l'eau dans un matras et on y ajoute le métal, par parties, afin d'éviter une action trop vive. Lorsque la solution est complète, on l'étend de 7 à 8 fois son volume d'eau distillée, on la porte à l'ébullition et on la précipite complètement par une quantité suffisante de carbonate de sodium dissous.

On lave, par décantation, le carbonate de cadmium déposé, on le délaie dans un peu d'eau distillée et on le traite par l'acide sulfurique étendu, que l'on verse peu à peu et en quantité strictement nécessaire pour le dissoudre. On filtre et on concentre pour faire cristalliser.

Propriétés physiques et chimiques. — Le sulfate de cadmium est incolore, cristallisé en prismes rectangulaires droits hydratés. L'eau en dissout près des deux tiers de son poids.

La chaleur le déshydrate entièrement, sans qu'il entre en fusion. Au rouge sombre, il dégage une partie de son acide sulfurique et il forme un sulfate basique, qui est détruit au rouge blanc, en produisant de l'acide sulfureux, de l'oxygène et de l'oxyde de cadmium.

Essai. — Lorsque le sulfate de cadmium est pur, sa solution, traitée par l'hydrogène sulfuré, abandonne tout le métal, sous forme de sulfure jaune insoluble même dans les acides.

Pharmacologie. — Le sulfate de cadmium est un astringent auquel on attribue une énergie 10 fois plus considérable que celle du sulfate de zinc, dont il est le succédané. C'est aussi un violent émétique et il peut, dit-on, prétendre à remplacer le tartre stibié comme controstimulant.

Il sert à peu près exclusivement à préparer des collyres et des pommades ophtalmiques.

§ 3. SULFATE DE CUIVRE.
$$S^2O^62CuO + 10\ aq. - [SO^4Cu + 5H^2O] = 249,50.$$
Couperose bleue, vitriol bleu.

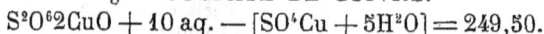

Préparation. — 1° On chauffe du cuivre avec de l'acide sulfurique concentré; on obtient du sulfate de cuivre et de l'acide sulfureux :

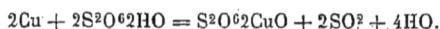

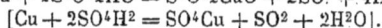

$$2Cu + 2S^2O^62HO = S^2O^62CuO + 2SO^2 + 4HO.$$
$$[Cu + 2SO^4H^2 = SO^4Cu + SO^2 + 2H^2O].$$

2° Quand on affine l'argent, en dissolvant son alliage cuivreux dans l'acide sulfurique et en précipitant l'argent par des lames de cuivre, il se forme du sulfate cuivrique, qui reste dans les liqueurs et qu'on fait cristalliser.

Purification. — Le sulfate de cuivre du commerce est toujours *ferrugineux*. On le purifie en faisant bouillir sa dissolution aqueuse avec un peu d'acide azotique, pour peroxyder le fer, et en y ajoutant un excès d'oxyde cuivrique hydraté, qui précipite l'oxyde ferrique.

Propriétés physiques et chimiques. — Le sulfate de cuivre cristallise en parallélipipèdes obliques, d'un très beau bleu, contenant 36 p. 100 d'eau. Sa densité est 2,27 (*Kopp*). Il est insoluble dans l'alcool, mais il se dissout aisément dans 3 p. d'eau froide et dans 1/2 p. d'eau bouillante; sa solubilité décroît ensuite à mesure que s'élève la température, ainsi qu'il arrive pour la plupart des sulfates (*A. Etard*).

Ce sel est efflorescent; il perd à l'air 2/5 de son eau de cristallisation. Chauffé à 100°, il en abandonne encore 2/5; le dernier cinquième s'échappe à 243°. Le sel anhydre est blanc et très hygrométrique. Porté au rouge, il donne de l'oxyde cuivrique, de l'acide sulfurique et de l'oxygène.

Essai. — On s'assure que le sulfate de cuivre est pur, en versant dans sa dissolution un excès d'ammoniaque, qui redissout sans résidu l'oxyde cuivrique précipité, et qui laisse l'*oxyde de fer*, s'il en existe dans la liqueur.

Pharmacologie. — Le sulfate de cuivre est émétique, à faible dose, et vénéneux à dose élevée. Les anciens lui attribuaient des propriétés apéritives et antispasmodiques, qui ne paraissent pas démontrées. Il est principalement recherché comme astringent et comme léger caustique, et il est employé soit en nature, soit en solution ou en pommade.

On compte le sulfate de cuivre au nombre des éléments actifs de la *Pierre divine*, de la *liqueur de Villate*, de l'*eau d'Alibour*, etc.

COLLYRE AVEC LA PIERRE DIVINE.

	gr.
Pierre divine	0.40
Eau distillée	100.00

(Codex.)

CRAYONS DE SULFATE DE CUIVRE.

Pour l'appliquer aux cautérisations, souvent on coule dans des lingotières le sulfate de cuivre fondu à une douce chaleur, après y avoir mélangé, pour diminuer la fragilité des cylindres, de l'alun (*Liovet*) ou de la gutta-percha pulvérisée (*Bouilhon*).

Herbelin préférait donner aux cristaux la forme cylindrique, en les usant sur une pierre, avec du sable humide.

On se sert fréquemment aujourd'hui de crayons de *sulfate de cuivre et de savon* que l'on prépare comme il suit :

Sulfate de cuivre pulvérisé...	1 gr.
Savon blanc	30
Glycérine	XXX gttes
Huile de ricin	X

On mélange le tout au mortier, on introduit la pâte dans un vase à précipité, que l'on chauffe au bain-marie à 100°, jusqu'à ce qu'il soit demi-fluide. On aspire la pâte dans des tubes de verre d'un diamètre de 3 à 4 millimètres, dans lesquels on la comprime avec un mandrin terminé par un tampon d'ouate. Après refroidissement, on pousse les crayons hors des tubes et on les coupe en tronçons de longueur convenable, que l'on conserve dans des flacons bouchés.

LIQUEUR DE VILLATE.

Sous-acétate de plomb liquide.	120 gr.
Sulfate de zinc	60
— cuivre	60
Vinaigre blanc	800

GLYCÉRÉ CATHÉRÉTIQUE.

Sulfate de cuivre pulvérisé	1 gr.
Glycéré d'amidon	50

(Græfe.)

PIERRE DIVINE.

Sulfate de cuivre cristallisé	100 gr.
Nitrate de potassium	100
Alun de potassium	100
Camphre	5

On fait fondre et on coule (*Codex*).

§ 4. SULFATE DE CUIVRE AMMONIACAL.

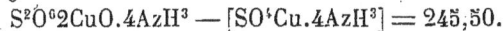

$$S^2O^62CuO.4AzH^3 — [SO^4Cu.4AzH^3] = 245,50.$$

Préparation. — On pulvérise finement du sulfate de cuivre, on le place dans un vase de verre et on y ajoute de l'ammoniaque liquide, jusqu'à dissolution complète. On verse alors sur la liqueur un volume égal au sien d'alcool à 90°, en ayant soin de ne pas mélanger les deux liquides. On abandonne le tout, pendant 24 h., dans un lieu tranquille. Le mélange se fait lentement, et il se forme de très beaux cristaux de sulfate de cuivre ammoniacal. On égoutte les cristaux, on les sèche rapidement dans du papier non collé, on les enferme dans des flacons bien bouchés (*Codex*).

Pour avoir de gros cristaux, M. Boizot dépose quelques gouttes d'huile de ricin sur la solution de sulfate de cuivre, avant de verser l'alcool; le mélange des liquides s'effectue plus lentement, d'où le volume des cristaux.

Propriétés physiques et chimiques. — Le sulfate de cuivre ammoniacal cristallise en prismes d'un beau bleu, solubles dans l'eau aiguisée d'acide chlorhydrique, azotique ou sulfurique. L'eau pure le décompose, l'air également. Trituré avec de la chaux, il dégage de l'ammoniaque.

Pharmacologie. — Le sulfate de cuivre ammoniacal est un excitant énergique, préconisé contre l'épilepsie et contre la danse de Saint-Guy. On l'emploie généralement en pilules. Sa dissolution (*eau céleste*) rend quelques services, pour le pansement des ulcères et pour le traitement des taches de la cornée.

§ 5. SULFATE FERREUX.

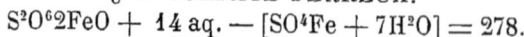

$$S^2O^62FeO + 14\,aq. — [SO^4Fe + 7H^2O] = 278.$$

Sulfate ferreux, couperose verte, vitriol vert.

Préparation. — On obtient le sulfate ferreux, en dissolvant du fer dans l'acide sulfurique étendu :

Tournure de fer ou pointes de Paris.................. 100 gr.
Acide sulfurique officinal.......................... 160
Eau.. 800

On introduit dans un ballon l'eau d'abord, puis l'acide ; on mélange et on ajoute, par partie, la tournure de fer. Lorsque l'effervescence a cessé, on porte la liqueur à l'ébullition et on filtre rapidement, en évitant autant que possible le contact de l'air.

On ajoute à la liqueur 2 gr. d'acide sulfurique dilué, on la concentre, jusqu'à ce qu'elle marque 1,29 au densimètre, puis on la laisse cristalliser. On recueille les cristaux, on les égoutte sur un entonnoir, on les lave avec un peu d'alcool à 60° et on les sèche promptement dans du papier sans colle (*Codex*).

Purification. — Lorsqu'on se sert, en pharmacie, du sulfate de fer du commerce, il faut le purifier du *cuivre* et du *sesquioxyde de fer* qu'il contient toujours.

A cet effet, on le dissout dans l'eau, on y ajoute de la limaille de fer et un peu d'acide sulfurique et on chauffe. Le fer précipite le *cuivre*, auquel il se substitue, et l'hydrogène résultant de la réaction réduit le sulfate de *sesquioxyde* de fer en sulfate ferreux. On filtre et on fait cristalliser.

Cette méthode n'élimine pas les sulfates de *zinc*, de *manganèse*, d'*aluminium* et de *magnésium*, qui se rencontrent souvent dans le sulfate de fer impur. Aussi vaut-il mieux préparer ce sel par le procédé du Codex.

Propriétés physiques et chimiques. — Le sulfate ferrreux affecte la forme de prismes rhomboïdaux obliques, de couleur vert clair, d'une saveur styptique très désagréable. Il cristallise avec $7H^2O^2$ [$7H^2O$], à la température ordinaire ; avec 5, à 40°, et avec 3 à 80°. Il se dissout dans 1 p. d'eau froide et dans le tiers de son poids d'eau bouillante ; il est insoluble dans l'alcool. Sa teinte est *bleuâtre*, quand il cristallise dans des liqueurs acides, *vert pâle* dans des liqueurs neutres, et *vert émeraude* s'il contient un peu de sesquioxyde de fer. Il a pour densité 1,88.

Abandonné à l'air, le sulfate ferreux se décompose ; il s'effleurit peu à peu et devient jaune à la surface, en formant du sesquioxyde de fer et du sous-sulfate ferrique. La chaleur l'altère plus rapidement ; il fond d'abord, dans son eau de cristallisation ; à 100°, il perd 6 moléc. d'eau, et à 300°, il abandonne la septième ; il est alors entièrement blanc et anhydre. Au rouge sombre, il se dédouble en acides sulfureux et sulfurique et en peroxyde de fer :

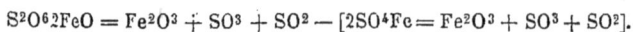

$$S^2O^62FeO = Fe^2O^3 + SO^3 + SO^2 — [2SO^4Fe = Fe^2O^3 + SO^3 + SO^2].$$

Si on le fait bouillir avec de l'alcool, ses cristaux conservent leur forme, mais ils perdent de l'eau et se creusent à l'intérieur. Sa solution aqueuse, exposée à l'air, se trouble promptement, par suite de la formation d'un sulfate basique de sesquioxyde de fer $SO^3,2Fe^2O^3$. Il reste dans l'eau un sulfate ferroso-ferrique, qui lui-même se transforme en sulfate ferrique, si le contact de l'air est suffisamment prolongé.

On peut retarder l'altération de cette solution, en y ajoutant des substances réductrices, telles que la gomme, le sucre ou le miel. Au contraire, les oxydants, comme le chlore et les acides nitreux et nitrique, la décomposent instantanément.

Le sulfate ferreux absorbe facilement le bioxyde d'azote, en prenant une teinte brune. Cette propriété est utilisée pour la recherche de l'acide azotique.

Essai. — Le sulfate de fer du commerce contient habituellement du *sesquioxyde de fer*, du *cuivre* et du *zinc*.

On reconnaît le *cuivre* avec l'acide sulfhydrique, qui le précipite, et on l'isole en plongeant dans la solution aqueuse du sulfate ferreux, une lame de fer bien décapée, sur laquelle le cuivre se dépose.

Pour constater la présence du *zinc*, on chauffe la solution de sulfate ferreux avec une solution d'hypochlorite de sodium. Le fer est précipité à l'état de sesquioxyde : le zinc reste dissous et donne avec le sulfure d'ammonium un précipité *blanc* de sulfure de zinc.

Le *sesquioxyde de fer* est dénoncé par la teinte ocreuse, qu'il communique aux cristaux de sulfate de fer et par son insolubilité dans l'eau.

Pharmacologie. — Le sulfate de fer est, à faible dose, un astringent puissant; pris en proportion plus forte, il devient irritant et même vénéneux. Il a pour contre-poisons chimiques le tannin, l'hydrate de magnésie et les carbonates alcalins. Ses usages internes sont limités; on redoute généralement l'énergie de son action, l'âpreté de sa saveur et la rapidité de son altération par l'oxygène atmosphérique. Il sert néanmoins à préparer le *sirop chalybé de Willis*, la *poudre gazogène ferrugineuse*, le *vin de quinquina ferrugineux* et quelques eaux minérales artificielles. Rarement on l'administre sous forme de pilules.

Pour utiliser ses effets toxiques, on l'emploie en solution aqueuse ou en pommade. La médecine vétérinaire se sert depuis longtemps de la *pierre de Knaup*, qui emprunte au sulfate de fer une partie de son astringence. Ce remède est aussi quelquefois usité dans la médecine humaine.

Tous les médicaments qui contiennent du sulfate ferreux et le sel lui-même doivent être préservés soigneusement du contact de l'air, qui les oxyde rapidement. D'après la pharmacopée allemande, on peut cependant obtenir du sulfate de fer peu sensible à l'action de l'air, en versant dans 2 p. d'alcool à 90° une solution de 1 p. de sulfate ferreux dans 1 p. d'eau distillée. Le sel se dépose en petits cristaux d'un vert pâle, qu'on sèche dans du papier sans colle; il est probablement moins hydraté que le sulfate ferreux du Codex et il ne pourrait, par conséquent, le remplacer sous le même poids.

Le *sulfate de fer* *desséché* portait autrefois le nom de *poudre de sympathie de Digby;* il sert à préparer les pilules de Blaud.

POUDRE GAZOGÈNE FERRUGINEUSE.

Acide tartrique................	80 gr.
Bicarbonate de sodium.........	60
Sucre pulvérisé...............	260
Sulfate ferreux pur cristallisé...	3

20 gr. pour un litre d'eau.

(*Codex.*)

VIN DE QUINQUINA FERRUGINEUX.

Sulfate ferreux pur cristallisé...	2 gr.
Acide citrique cristallisé.......	2
Eau distillée chaude...........	10
Vin de quinquina gris, au Grenache.....................	990

50 gr. de ce vin contiennent 0 gr. 10 de sulfate ferreux, équivalant à 0 gr. 02 de fer métallique (*Codex*).

§ 6. SULFATE DE MAGNÉSIUM.
$$S^2O^62MgO + 14 \text{ aq.} - [SO^4Mg + 7H^2O] = 246.$$
Sel d'Epsom.

Découvert par Grew, dans les sources d'Epsom, en 1694.

Préparation. — 1° On fait concentrer les eaux minérales d'Epsom, de Sedlitz, etc., ou les eaux de la mer, privées de chlorure de sodium.

2° On calcine la *dolomie* (carbonate double de magnésium et de calcium) et on traite le résidu par l'acide sulfurique, qui dissout la magnésie.

3° On grille les schistes magnésiens et pyriteux : les sulfures de cuivre et de fer sont changés en oxydes insolubles; on enlève le sulfate de magnésium par des lavages et on le fait cristalliser.

Purification. — Le sel du commerce renferme presque toujours un peu de fer et de *chlorure de magnésium.*

Le *chlorure de magnésium* n'étant pas nuisible, on ne se préoccupe pas habituellement de sa présence. On pourrait, si cela était nécessaire, le décomposer par une ébullition prolongée de sa solution.

On précipite le *fer,* en faisant bouillir la solution du sulfate de magnésium avec de l'hydrate de magnésium.

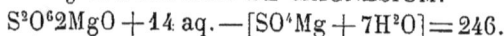

Propriétés physiques et chimiques. — Le sulfate de magnésium cristallise en prismes rhomboïdaux droits, incolores, transparents, de saveur très amère et salée, contenant 51,21 °/₀ d'eau. 100 p. d'eau en dissolvent 100 p. à froid et 666 p. à l'ébullition.

Exposé à l'air, il s'effleurit quand il est pur. Si on le chauffe, il subit la fusion aqueuse; à 145° il perd environ 44 °/₀ d'eau ; le reste se dissipe à 210° (*Graham*). Il ne fond qu'au rouge vif et il se décompose presque aussitôt. Chauffé avec le chlorure de sodium, il fournit de l'acide chlorhydrique, de la magnésie et du sulfate de sodium (*R. de Luna*) :

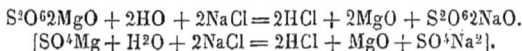

$$S^2O^62MgO + 2HO + 2NaCl = 2HCl + 2MgO + S^2O^62NaO.$$
$$[SO^4Mg + H^2O + 2NaCl = 2HCl + MgO + SO^4Na^2].$$

Il forme avec plusieurs sulfates des sels doubles.

Essai. — On substitue quelquefois le *sulfate de sodium* au sulfate de magnésium. La fraude est facile à reconnaître, car la solution du premier sel ne précipite pas, comme celle du second, par les carbonates alcalins.

Si on a lieu de croire que la substitution ne soit que partielle, on dissout le produit dans l'eau, on précipite la magnésie par le sulfure de baryum et on élimine l'excès de sulfure de baryum par l'acide sulfurique. La liqueur, évaporée, donne des cristaux de sulfate de sodium; en cas de mélange (*Liebig*).

Pharmacologie. — Le sulfate de magnésium est un purgatif que l'on prend comme le sulfate de sodium, dont il diffère par une saveur plus amère et un peu nauséeuse. Il entre dans la composition du *petit-lait de Weiss* et des eaux minérales de Sedlitz, d'Epsom, de Pullna, de Birmenstorff, de Friedricshall, etc.

EAU SALINE PURGATIVE.
Dite eau de Sedlitz.

Sulfate de magnésium.......... 30 gr.
Eau gazeuse................... 650

On fait dissoudre le sulfate de magnésium dans une petite quantité d'eau, on filtre la solution et on la verse dans une bouteille, que l'on remplit avec l'eau gazeuse.

L'eau saline purgative peut être également rendue gazeuse, au moyen de l'acide carbonique dégagé du bicarbonate de sodium par l'acide tartrique; à cet effet on se sert de la formule suivante :

Sulfate de magnésium.......... 30 gr.
Bicarbonate de sodium......... 4
Acide tartrique en cristaux..... 4
Eau........................... 650

On fait dissoudre dans l'eau le sulfate de magnésium et le bicarbonate de sodium, on filtre la solution, on la met dans une bouteille et on ajoute l'acide tartrique; on bouche aussitôt et on fixe solidement le bouchon.

On prépare de même l'eau de Sedlitz contenant 45 et 60 gr. de sel magnésien; mais, à défaut d'indication, on délivrera l'eau de Sedlitz à 30 gr. par bouteille. (*Codex.*)

§ 7. SULFATE DE MANGANÈSE.

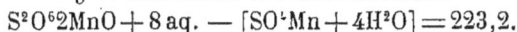

$$S^2O^62MnO + 8 aq. - [SO^4Mn + 4H^2O] = 223,2.$$

Préparation. — 1° VOIE SÈCHE. — On produit le sulfate de manganèse, en décomposant au rouge le sulfate ferreux par le bioxyde de manganèse. On pulvérise séparément :

Bioxyde de manganèse........................ 200 gr.
Sulfate ferreux cristallisé................... 200

Après mélange intime, les poudres sont introduites dans un creuset de terre, que l'on chauffe au rouge sombre pendant une demi-heure. La masse refroidie est pulvérisée finement et traitée par 300 gr. d'eau bouillante. La liqueur, filtrée, est évaporée à siccité. On reprend le résidu par 300 gr. d'eau chaude, on filtre et on concentre pour faire cristalliser.

L'échange effectué, entre les composés mis en présence, produit du sulfate de manganèse et du sesquioxyde de fer :

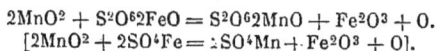

$$2MnO^2 + S^2O^62FeO = S^2O^62MnO + Fe^2O^3 + O.$$
$$[2MnO^2 + 2SO^4Fe = 2SO^4Mn + Fe^2O^3 + O].$$

2° VOIE HUMIDE. — On sature, avec du carbonate de manganèse, de l'acide sulfurique étendu d'eau. On précipite d'abord du chlorure de manganèse par du carbonate de sodium; on lave le précipité de carbonate manganeux, on le dissout dans de l'acide sulfurique étendu et on amène la liqueur à cristallisation.

Propriétés physiques et chimiques. — Le sulfate de manganèse cristallise en prismes rhomboïdaux obliques, roses, contenant d'autant moins d'eau, qu'ils se sont formés à une température plus élevée. Déposés à 0°, ils renferment $7H^2O^2[7H^2O]$; entre 20 et 30°, ils n'en retiennent que 4, et 3 seulement, quand ils se forment au-dessus de 30°.

Ce sulfate se dissout dans les 4/5 de son poids d'eau froide; il est moins soluble dans l'eau bouillante qui en prend seulement son poids. Celui qui contient 4 molécules d'eau est inaltérable à l'air; celui qui en contient 7 est efflorescent. L'acide sulfurique le déshydrate, à chaud, et ne lui laisse qu'une molécule d'eau. La chaleur le décompose, au rouge, en oxyde rouge de manganèse et en acides sulfureux et sulfurique :

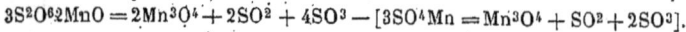

$$3S^2O^62MnO = 2Mn^3O^4 + 2SO^2 + 4SO^3 - [3SO^4Mn = Mn^3O^4 + SO^2 + 2SO^3].$$

Il forme des sels doubles avec les sulfates de potassium, d'aluminium et d'ammonium.

Pharmacologie. — Le sulfate de manganèse est regardé comme un tonique analogue au fer. On le prescrit à dose faible, car à dose élevée il purge violemment et il cautérise les tissus à la manière des alcalis. Il a pour antidotes les alcalis et les carbonates alcalins.

On le trouve dans un certain nombre d'eaux minérales naturelles ferrugineuses; il sert à la préparation des eaux minérales artificielles correspondantes, ainsi qu'à celle du protoxyde et du carbonate de manganèse.

§ 8. SULFATES DE MERCURE.

Des combinaisons que donne le mercure avec l'acide sulfurique, la médecine n'utilise que le *sulfate mercurique* et le sulfate basique nommé *turbith minéral*.

A. Sulfate mercurique S^2O^62HgO. [SO^4Hg] = 296.
Sulfate de bioxyde de mercure.

Préparation. — On prépare le sulfate mercurique, en dissolvant le mercure dans l'acide sulfurique concentré.

On place dans une capsule de porcelaine, disposée sur un bain de sable :

Mercure purifié.................................... 60 gr.
Acide sulfurique pur, à 1,84.......................... 80

On chauffe doucement; il se dégage de l'acide sulfureux et le métal est changé en sulfate mercurique, d'apparence cristalline :

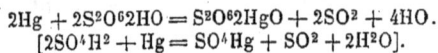

$$2Hg + 2S^2O^62HO = S^2O^62HgO + 2SO^2 + 4HO.$$
$$[2SO^4H^2 + Hg = SO^4Hg + SO^2 + 2H^2O].$$

On continue l'action de la chaleur, jusqu'à dessiccation complète du produit.

Propriétés physiques et chimiques. — Le sulfate mercurique est une poudre blanche, cristalline, anhydre, inaltérable à l'air, que l'eau décompose en sulfate acide soluble et en sulfate tribasique insoluble (*turbith*).

Il noircit à la lumière. La chaleur le réduit en mercure, en acide sulfureux et en oxygène. Le charbon le réduit aussi, en dégageant des volumes égaux d'acide carbonique et d'acide sulfureux.

Essai. — Le sulfate mercurique est parfois mélangé de *sulfate mercureux*.

Pour vérifier sa pureté, on le traite par l'eau et, dans la liqueur, on verse de l'acide chlorhydrique, qui ne détermine aucune précipitation, si le sel est pur, et qui donne un précipité blanc de calomel, si le sulfate est mélangé de sel mercureux.

B. Sulfate basique d'oxyde mercurique.

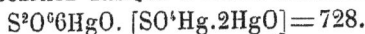

$S^2O^6HgO. [SO^4Hg.2HgO] = 728.$

Turbith minéral.

Préparation. — Le turbith minéral est le produit de la décomposition du sulfate mercurique par l'eau bouillante.

On réduit le sel en poudre fine et on le délaie dans 15 fois son poids d'eau bouillante, en agitant sans cesse pour faciliter l'action de l'eau. On décante le liquide, on lave la poudre à plusieurs reprises, à l'eau bouillante, et on la fait sécher (*Codex*).

Pour que le turbith soit d'une belle nuance, il faut le préparer avec du sulfate mercurique entièrement exempt de sulfate mercureux.

Propriétés physiques et chimiques. — Le turbith minéral est une poudre amorphe, d'un jaune citron, insoluble dans l'eau et sur laquelle l'air n'a pas d'action. La chaleur lui fait subir la même décomposition qu'au sulfate neutre.

Pharmacologie. — Le *sulfate mercurique* est peu employé en pharmacie. Ses usages se réduisent à peu près à la préparation du chlorure mercurique, à celle du turbith minéral et à la fabrication de la pile de M. Marié-Davy.

Le *turbith minéral* a été connu de Basile Valentin et de Paracelse; Crollius lui a donné son nom. Il est antiherpétique et sternutatoire. Boerhaave l'employait comme émétique et comme antisyphilitique. Il est vénéneux et presque inusité aujourd'hui à l'intérieur; on le prescrit encore quelquefois en pommades.

§ 9. SULFATE NEUTRE DE POTASSIUM.

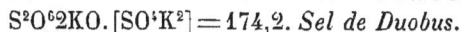

$S^2O^6 2KO. [SO^4K^2] = 174,2.$ *Sel de Duobus.*

Préparation. — On retirait autrefois le sulfate de potassium des résidus de préparation de l'acide azotique. Aujourd'hui que l'azotate de sodium est à peu près exclusivement employé à cette fabrication, on fait le sulfate de potassium de toutes pièces, en saturant directement par le carbonate de potassium l'acide sulfurique étendu d'eau. La saturation est accompagnée d'un dégagement d'acide carbonique :

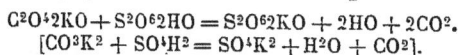

$C^2O^4 2KO + S^2O^6 2HO = S^2O^6 2KO + 2HO + 2CO^2.$

$[CO^3K^2 + SO^4H^2 = SO^4K^2 + H^2O + CO^2].$

On filtre la liqueur, on la concentre et on la laisse cristalliser.

Propriétés physiques et chimiques. — Le sulfate de potassium cristallise en prismes courts, à 6 faces, terminés par des pyramides hexaèdres. Il est blanc, anhydre, soluble dans 10 p. d'eau froide et dans 3,8 p. d'eau bouillante, insoluble dans l'alcool. Ses cristaux sont très durs et ils décrépitent, quand on les chauffe. Ils subissent la fusion ignée, à une très haute température.

L'air et la chaleur ne l'altèrent pas. A la température rouge, le fer le décompose en isolant de la potasse caustique. Les acides chlorhydrique et azotique lui enlèvent une partie de sa base. L'acide sulfurique s'y combine à chaud, en formant un sulfate acide S^2O^6.KOHO. [SO^4HK].

Essai. — Le sulfate de potassium pur, dissous dans l'eau distillée, ne donne aucun précipité avec l'acide sulfhydrique, le carbonate de sodium, l'azotate d'argent et l'antimoniate de potassium, ce qui prouve qu'il ne contient ni *métal étranger*, ni *chlorure*, ni *sulfate de sodium*.

Pharmacologie. — Le sulfate neutre de potassium, autrefois appelé *nitre fixé, sel de duobus, sel polychreste de Glaser*, est un purgatif très accrédité auprès du public. Il n'en faut administrer que de petites quantités à la fois (10 à 15 gr.), car il est vénéneux à la dose de 30 gr. Il vaudrait mieux encore renoncer à son usage, puisqu'il n'offre aucune supériorité d'action sur les autres purgatifs.

§ 10. SULFATE NEUTRE DE SODIUM.
$$S^2O^62NaO + 20aq. [SO^4Na^2 + 10H^2O] = 322.$$
Sel de Glauber.

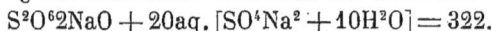

Préparation. — On retire souvent le sulfate de sodium de gisements naturels ou de certaines eaux minérales. Mais, le plus ordinairement, il est demandé aux résidus de fabrication de l'acide chlorhydrique. On fait cristalliser ces résidus à plusieurs reprises, pour priver les cristaux de l'acide qui les mouille.

Purification. — On purifie le sulfate de sodium par cristallisation.

On le dissout dans son poids d'eau distillée, on filtre la dissolution et on la laisse cristalliser par refroidissement. Après décantation des eaux mères, on égoutte les cristaux, on les essuie rapidement dans du papier sans colle et, dès qu'ils commencent à s'effleurir, on les enferme dans des flacons bien bouchés (*Codex*).

Propriétés physiques et chimiques. — Le sulfate de sodium cristallise en prismes rhomboïdaux obliques, à 4 pans, terminés par des sommets dièdres. Sa saveur est amère et désagréable. Il est très soluble dans l'eau, surtout à 32°,73; 100 p. d'eau en dissolvent 36 p. à 15°,412 p. à 32°,73 et seulement 42 p. à 103°.

Ses cristaux sont anhydres, quand ils se forment à une température supérieure à 33°; ceux qui se déposent à la température ordinaire contiennent 5,61 p. 100 d'eau. Ils fondent dans leur eau de cristallisation quand on les chauffe, puis ils se dessèchent et subissent la fusion ignée, sans s'altérer. Transparents au moment de leur préparation, ces cristaux s'effleurissent promptement à l'air, en perdant *toute* leur eau de cristallisation. Ils sont indécomposables par la chaleur seule; un mélange de charbon et de chaux les réduit en sulfure, puis les change en carbonate de sodium. L'acide sulfurique s'y combine, en formant un sulfate acide S^2O^6NaOHO [SO^4HNa].

Essai. — L'essai du sulfate de sodium est le même que celui du sulfate de potassium, au point de vue des *sels métalliques*, des *chlorures* et des *sulfates étrangers*. On trouve en outre, quelquefois, dans ce produit, des sels *ammoniacaux*, *calcaires* et *magnésiens*.

Les *sels calcaires* se reconnaissent au précipité blanc que fait naître l'oxalate d'ammonium dans leur solution aqueuse.

Les *sels ammoniacaux* dégagent de l'ammoniaque, quand on les chauffe avec un peu de potasse caustique.

Les *sels magnésiens* donnent un précipité blanc avec les carbonates alcalins.

Pharmacologie. — Le sulfate de sodium est un excellent purgatif, dont la saveur amère est supportable et facile à masquer. On l'emploie en solution, seul ou mélangé, soit à l'émétique, soit à d'autres médicaments. Il fait partie du *sel de Guindre*, de la *médecine noire*, du *lavement purgatif*, de la *tisane royale*, etc. Lorsqu'il est en gros cristaux, le commerce lui donne le nom de *Sel de Glauber*.

On a prétendu qu'il peut servir d'antidote à l'acide phénique. Cette assertion a besoin d'être prouvée.

Avec le sel *effleuri*, on prépare des collyres secs, dont on se sert pour pratiquer des insufflations sur la cornée.

SEL DE GUINDRE (1).	LAVEMENT PURGATIF.
Sulfate de sodium effleuri...... 250 gr.	Feuilles de séné.............. 15 gr.
Chlorure de potassium........ 1	Sulfate de sodium............ 15
Divisez en paquets de 18 grammes.	Eau bouillante............... 500
	(*Codex.*)

§ 11. SULFATE DE ZINC.

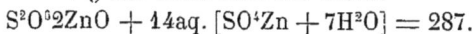

$$S^2O^52ZnO + 14aq. [SO^4Zn + 7H^2O] = 287.$$

Couperose blanche, vitriol blanc.

Préparation. — Pour préparer le sulfate de zinc, on dissout du zinc dans l'acide sulfurique étendu. On place dans une capsule de porcelaine :

Zinc pur en grenailles............................	200 gr.
Acide sulfurique officinal.........................	250
Eau...	1500

Lorsque l'effervescence a cessé, on filtre la liqueur et on la fait évaporer et cristalliser par refroidissement (*Codex*).

Purification. — On trouve toujours, dans le sulfate de zinc du commerce, du *sulfate de fer*, qu'on peut enlever par l'une des méthodes ci-après :

1° On calcine le sel de zinc, au rouge, dans un creuset ; le sulfate de fer est décomposé et il produit de l'oxyde ferrique, qu'on isole en dissolvant le résidu et en filtrant la liqueur ;

2° On dissout le sulfate de zinc dans de l'eau et on oxyde le fer, soit au moyen d'un courant de chlore, soit avec l'acide azotique. On porte la liqueur à l'ébullition et on y ajoute de l'oxyde de zinc précipité, qui se substitue au fer, dans la dissolution ;

---

(1) Suivant Soubeiran, la véritable formule du sel de Guindre serait celle-ci :

Sulfate de sodium effleuri........................	25,000 gr.
Sel de nitre.....................................	0,500
Emétique..	0,025

3° On peroxyde le fer, en faisant bouillir la solution de sulfate de zinc avec de l'oxyde puce de plomb et on précipite, à chaud, l'oxyde ferrique par du carbonate de baryum (*Wurtz*).

Propriétés physiques et chimiques. — Le sulfate de zinc est un sel blanc, d'une saveur styptique et qui cristallise en prismes rhomboïdaux droits. Il est insoluble dans l'alcool; 100 p. d'eau en dissolvent 138 p. à 10°, et 654 p. à 100°.

Il contient 43,8 p. 100 d'eau de cristallisation, qu'il ne perd point à l'air, par efflorescence. Quand on le chauffe, il subit la fusion aqueuse ; à 100°, il perd les 6/7 de s on eau de cristallisation ; à 238°, il devient anhydre ; au rouge, il se décompose en oxyde de zinc, en oxygène et en acide sulfureux. Il forme, avec les sulfates alcalins, des sels doubles parfaitement cristallisés.

Essai. — Le sulfate de zinc ne doit pas être *ferrugineux*. Sa solution donne, avec le ferrocyanure de potassium, un précipité entièrement *blanc* quand il est pur, et nuancé de *bleu* quand il contient du fer.

Pharmacologie. — Le sulfate de zinc est un des astringents le plus employés en médecine ; à l'état pulvérulent ou sous forme de pâte, il est même caustique. Pris à l'intérieur, il se comporte, suivant la dose administrée, comme un émétique ou comme un poison irritant. Son action physiologique offre beaucoup d'analogie avec celle du sulfate ferreux.

On le donne quelquefois en pilules, mais c'est surtout en applications externes, qu'on utilise ses propriétés styptiques. Il entre dans la préparation de l'*emplâtre diapalme*, de l'*eau d'Alibour*, de l'*eau de Loches*, de la *pierre de Knaup*, de la *liqueur de Villate* et d'un grand nombre de collyres et de pommades.

Ses antidotes sont la magnésie hydratée, les oxydes et les carbonates alcalins.

COLLYRE AU SULFATE DE ZINC.

	gr.
Sulfate de zinc.................	0.15
Eau distillée de rose...........	100.00

(*Codex*.)

EAU D'ALIBOUR.

Sulfate de zinc.................	70 gr.
— cuivre...............	20
Camphre.......................	10
Safran........................	4
Eau distillée.................	2000

EMPLATRE DIAPALME.

Emplâtre simple...............	800 gr.
Cire blanche..................	50
Sulfate de zinc...............	25

On fait dissoudre le sulfate de zinc dans une petite quantité d'eau, et on ajoute la solution à la cire et à l'emplâtre liquéfiés ensemble. On tient la masse sur un feu doux et on remue continuellement, jusqu'à ce que toute l'eau soit évaporée (*Codex*).

INJECTION DE RICORD.

Sulfate de zinc.................	1 gr.
Acétate de plomb.............	1
Eau de rose...................	200

POUDRE POUR LA CONSERVATION DES CADAVRES.

Acide phénique...............	200 gr.
Alcool à 90°.................	200
Essence de thym.............	200
Sulfate de zinc du commerce.	2000
Sciure de bois blanc.........	10000

(*Codex*.)

SPARADRAP DIAPALME.

Emplâtre diapalme...........	1200 gr.
Huile d'olive................	100
Cire blanche.................	100
Térébenthine du mélèze......	200

On fait fondre les trois premières substances à une douce chaleur, en agitant continuellement. On ajoute la térébenthine et on étend sous forme de sparadrap (*Codex*).

XXII. — SULFITES.

§ 1. SULFITE DE CALCIUM. S^2O^42CaO. $[SO^3Ca] = 120$.

Préparation. — On prépare le sulfite de calcium, en décomposant le carbonate de calcium par l'acide sulfureux.

On place des fragments de craie humide au fond d'un vase, dans lequel

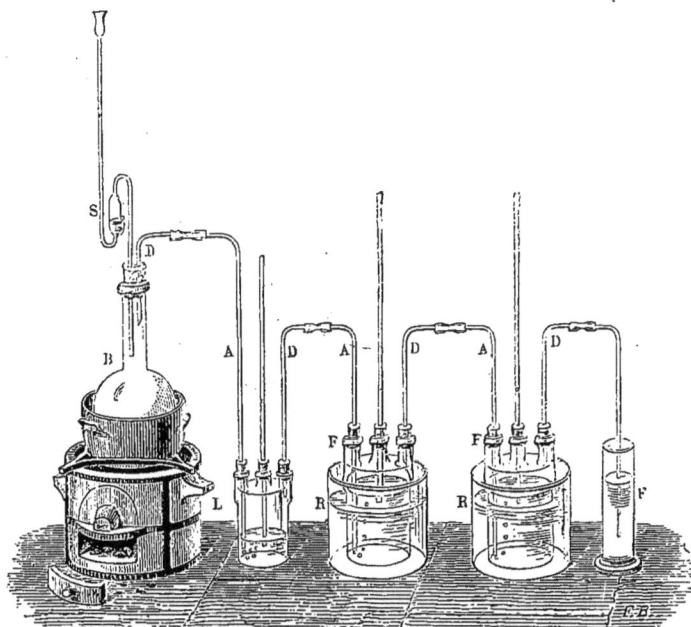

Fig. 98. — Appareil pour la préparation du sulfite de calcium (*).

on fait arriver un courant d'acide sulfureux lavé (*fig.* 98). Lorsque le gaz n'est plus absorbé, on arrête l'opération. On sépare du sulfite, qui est dur et d'un gris jaunâtre, la craie non saturée, qui occupe la partie supérieure et qui se reconnaît à sa blancheur et à son peu de cohésion. On pulvérise le premier et on le conserve à l'abri de l'air.

Propriétés physiques et chimiques. — Le sulfite de calcium est incolore ou légèrement jaune. Il se dissout dans 800 fois son poids d'eau froide, et bien plus facilement en présence d'un excès d'acide sulfureux. Il cristallise en aiguilles hexagonales, contenant 4HO [$2H^2O$].

Soumis à l'action de l'air, il s'oxyde et se change en sulfate. La chaleur le transforme en un mélange de sulfate et de sulfure de calcium.

Pharmacologie. — Les propriétés désinfectantes et désorganisatrices

(*) B, ballon dans lequel on produit l'acide sulfureux. L, flacon laveur. C, flacon rempli de fragments de carbonate de calcium. E, éprouvette contenant une solution alcaline destinée à arrêter l'excès d'acide sulfureux.

de l'acide sulfureux se retrouvent dans le sulfite de calcium. Celui-ci peut donc être affecté aux mêmes usages que le premier ; toutefois, son insolubilité et la difficulté de le préserver de toute oxydation rendent ses applications peu nombreuses. On l'emploie en nature, quelquefois en tablettes, en collutoires et en pommades. Il a été proposé également pour assurer la conservation des sucs végétaux, dont il prévient la fermentation.

Pour les usages internes, on donne habituellement la préférence au sulfite de sodium, qui est beaucoup plus soluble.

§ 2. SULFITE DE SODIUM. $S^2O^42NaO + 14aq. [SO^3Na^2 + 7H^2O] = 252.$

Préparation. — 1° On dirige un courant d'acide sulfureux dans une solution concentrée de carbonate de sodium (1 de carbonate, 2 d'eau) ; quand la liqueur est sursaturée, on y ajoute aussitôt une quantité de carbonate de sodium égale à celle qu'elle contient déjà et on laisse cristalliser.

2° On peut également faire agir le courant de gaz sulfureux sur des cristaux de carbonate de sodium, qui se transforment en sulfite, en perdant une partie de leur eau de cristallisation.

Propriétés physiques et chimiques. — Le sulfite neutre de sodium cristallise en prismes clinorhombiques, terminés par des sommets dièdres. Il est très soluble dans l'eau et il possède une saveur fraîche d'abord, puis alcaline. L'oxygène de l'air le convertit en sulfate. La chaleur le décompose : il se forme du sulfate et du sulfure de sodium. Sa réaction est *alcaline*.

Pharmacologie. — Le sulfite neutre de sodium est un antiseptique et un désinfectant, dont la médecine ne tire peut-être pas tout le parti possible. Grâce à son avidité pour l'oxygène, il détruit les ferments et les matières putrides. Ce n'est pas à dire pour cela qu'il puisse exercer ses propriétés antizymotiques sur les produits morbigènes contenus dans le sang, ni qu'on doive espérer de triompher avec son concours de toutes les maladies qui paraissent être le résultat de fermentations spéciales. Mais il peut avoir une utilité incontestable, comme agent de la médication externe. C'est un excellent parasiticide et un des meilleurs désinfectants des plaies ; il joint, à la sûreté d'action, l'avantage d'avoir une odeur très faible. On peut l'employer en collutoire, en gargarisme, en lavement, ou sous forme de lotion, de glycéré ou de pommade.

Pour l'usage interne, on l'administre en solution dans l'eau, dans une potion ou dans un sirop. Il communique à ces médicaments une saveur désagréable. Lorsqu'il est introduit en petite quantité dans l'économie, il y est converti en sulfate de sodium ; si la proportion est un peu forte, une partie du sel échappe à l'oxydation et se trouve éliminée à l'état de sulfite (*Rabuteau*).

CHAPITRE VII

MÉDICAMENTS ORGANIQUES

—

I. — ACIDES ORGANIQUES

—

I. — ACIDES MONOATOMIQUES.

a. — SÉRIE GRASSE.

§ 1. ACIDE ACÉTIQUE. $C^4H^4O^4$. $[C^2H^4O^2] = 60$.

Le plus anciennement connu de tous les acides. Moïse mentionne le vinaigre. Basile Valentin préparait l'acide acétique en distillant le verdet gris.

Purification. — 1° On obtient l'acide acétique pur, en décomposant par l'acide sulfurique un acétate alcalin :

Acétate de sodium cristallisé.......................... 625 gr.
Acide sulfurique à 1,84........................... 250

On chauffe l'acétate au bain de sable, dans une capsule de porcelaine,

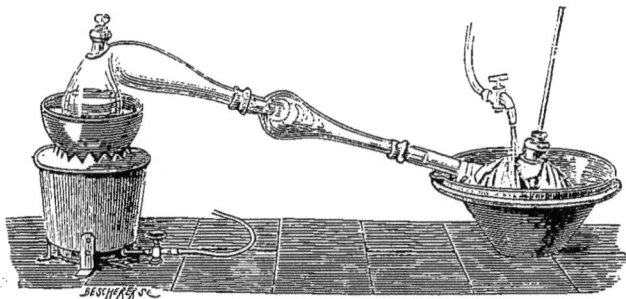

Fig. 99. — Appareil pour la préparation de l'acide acétique (*).

pour lui faire perdre la totalité de l'eau qu'il renferme. On pulvérise la masse refroidie et on l'introduit dans une cornue tubulée d'une capacité de 2 litres, à laquelle on adapte une allonge et un récipient (*fig.* 99).

On verse l'acide sulfurique dans la cornue et on bouche immédiatement. La température du mélange s'élève et l'acide acétique distille aussitôt. Lorsque le dégagement se ralentit, on chauffe peu à peu, jusqu'à ce que

(*) C, cornue chauffée au bain de sable et contenant l'acétate de sodium et l'acide sulfurique. A, allonge. R, récipient, dans lequel se condense l'acide acétique.

l'on ait recueilli 180 grammes de produit, que l'on rectifie sur de l'acétate de sodium bien desséché.

En agissant sur l'acétate alcalin, l'acide sulfurique déplace l'acide acétique et forme du sulfate de sodium :

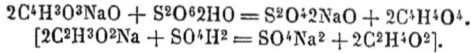

$$2C^4H^3O^3NaO + S^2O^62HO = S^2O^42NaO + 2C^4H^4O^4.$$
$$[2C^2H^3O^2Na + SO^4H^2 = SO^4Na^2 + 2C^2H^4O^2].$$

L'opération est plus facile, quand on prend deux fois plus d'acide sulfurique. Le résidu est alors formé de sulfate acide de sodium.

2° On prépare un acide acétique particulier, nommé *vinaigre radical*, en décomposant par la chaleur l'acétate de cuivre cristallisé.

On introduit le sel dans une cornue de grès, munie d'une allonge et d'un récipient tubulé surmonté d'un long tube. On chauffe progressivement, jusqu'à ce qu'il ne passe plus rien à la distillation. Le liquide condensé est de l'acide acétique très concentré, coloré en vert par un peu d'acétate de cuivre. On le purifie en le distillant de nouveau dans une cornue de verre. On peut distiller jusqu'à siccité, mais il convient de fractionner les produits recueillis, afin d'éviter que les soubresauts, qui ont lieu sur la fin de l'opération, n'altèrent la totalité du produit, en faisant passer un peu d'acétate de cuivre dans le récipient. Les diverses fractions d'acide, mélangées, doivent donner un liquide ayant une densité comprise entre 1,075 et 1,083.

L'acide ainsi obtenu présente une odeur particulière, due à la présence de l'*acétone*, qui s'est formé aux dépens de l'acide acétique :

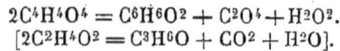

$$2C^4H^4O^4 = C^6H^6O^2 + C^2O^4 + H^2O^2.$$
$$[2C^2H^4O^2 = C^3H^6O + CO^2 + H^2O].$$

3° On peut remplacer l'acétate de sodium par l'acétate de plomb, en modifiant comme il suit les proportions à employer :

Acétate de plomb cristallisé......................... 400 gr.
Acide sulfurique à 1,84............................. 225

En même temps que l'acide acétique, il distille toujours de l'acide sulfureux et souvent un peu d'acide sulfurique. On purifie le produit en le faisant macérer pendant 24 heures, avec du bioxyde de manganèse finement pulvérisé, puis en distillant. Le bioxyde change l'acide sulfureux en acide sulfurique, qui s'unit au manganèse et devient fixe.

4° On dédouble facilement, par la chaleur, l'acétate acide de potassium, en acétate neutre et en acide acétique (*Melsens*) :

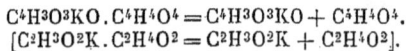

$$C^4H^3O^3KO.C^4H^4O^4 = C^4H^3O^3KO + C^4H^4O^4.$$
$$[C^2H^3O^2K.C^2H^4O^2 = C^2H^3O^2K + C^2H^4O^2].$$

5° L'industrie prépare l'acide acétique dilué en faisant couler à plusieurs reprises, sur des copeaux de hêtre, un mélange d'alcool à 56° et de moût de bière ou de suc de pommes de terre, de betterave, etc. Ces diverses substances fournissent un aliment albuminoïde au *mycoderma aceti*, qui doit transformer l'alcool en acide acétique.

6° On retire de grandes quantités d'acide acétique, dit *acide pyroligneux*, de la décomposition du bois par la chaleur.

Cet acide distille avec de l'eau, de l'acétone, de l'esprit de bois, des éthers, des matières goudronneuses, etc. On le sépare mécaniquement du goudron et, par distillation, des produits plus volatils que lui ; on le sature par la chaux et on décompose l'acétate de calcium par le sulfate de sodium. Il se forme de l'acétate de sodium et du sulfate de calcium; on isole ce dernier par décantation :

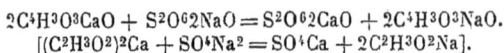

$$2C^4H^3O^3CaO + S^2O^62NaO = S^2O^62CaO + 2C^4H^3O^3NaO.$$
$$[(C^2H^3O^2)^2Ca + SO^4Na^2 = SO^4Ca + 2C^2H^3O^2Na].$$

L'acétate de sodium est coloré ; on le purifie en le chauffant à une température de 250°, qui décompose les matières étrangères. On n'a qu'à dissoudre le sel dans l'eau, à le faire cristalliser et à le décomposer par l'acide sulfurique.

7° On prépare enfin un acide acétique impur, nommé *vinaigre*, en faisant subir au vin la fermentation acétique (V. *Vinaigre*).

Propriétés physiques et chimiques. — L'acide acétique hydraté cristallise en lames hexagonales, incolores, solubles en toutes proportions dans l'eau et dans l'alcool. Il fond à + 17°, et bout à 118°. Sa densité est 1,063 ; celle de sa vapeur 2,09. Lorsqu'on le mélange avec de l'eau, le liquide se contracte, sans qu'il y ait combinaison, car, en distillant, on sépare l'eau et l'acide. Son odeur est forte et irritante. Il dissout le camphre, les résines et la fibrine.

La chaleur le décompose, à la température rouge seulement, en forméne, acide carbonique, acétylène, acétone, benzine, naphtaline, etc. Le chlore lui enlève de l'hydrogène, auquel il se substitue pour former les acides chloracétiques. Les agents oxydants l'attaquent avec peine, cependant le permanganate de potassium le transforme lentement, à 100°, en acide oxalique :

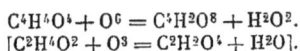

$$C^4H^4O^4 + O^6 = C^4H^2O^8 + H^2O^2.$$
$$[C^2H^4O^2 + O^3 = C^2H^3O^4 + H^2O].$$

Ses affinités sont paralysées par l'alcool. Il se distingue des autres acides organiques par les caractères suivants :

Il dissout la fibrine et il ne précipite pas l'albumine ;

Lorsqu'on le sature par la potasse et qu'on chauffe l'acétate dans un tube, avec de l'acide arsénieux, il se dégage des vapeurs abondantes de *cacodyle* $C^6H^{12}As^2[2CH^3)^2As]$ et d'*oxyde de cacodyle*, reconnaissables à leur odeur alliacée et désagréable ;

Si on le combine à la soude et qu'on fasse bouillir la liqueur avec du perchlorure de fer, celle-ci prend une teinte d'un rouge foncé et dépose de l'hydrate de peroxyde de fer. La coloration a déjà lieu à froid.

Essai. — L'acide acétique du commerce peut contenir de l'eau, des *acides sulfurique, sulfureux, chlorhydrique* ou *azotique*, des *sels*, des *matières organiques* ou *empyreumatiques* et du *glucose*.

Pour manifester la présence de quantités d'*eau* inférieures à 1 p. 100, on y ajoute son volume de sulfure de carbone et on chauffe le mélange à 20° : il se trouble s'il renferme une trace d'eau (*Flückiger*).

La présence du *glucose* est facilement révélée par la réduction du tartrate cupro-potassique.

L'*acide sulfurique* est accusé par le chlorure de baryum.

L'*acide chlorhydrique*, par le nitrate d'argent.

L'*acide azotique*, par l'indigo, qu'il décolore à chaud.

Pour déceler l'*acide sulfureux*, on ajoute à l'acide acétique un peu de zinc et d'acide sulfurique, puis on trempe dans la liqueur un papier imprégné d'acétate de plomb. S'il y a de l'acide sulfureux, il se trouve réduit par l'hydrogène, dont on provoque le dégagement, et changé en acide sulfhydrique, qui colore en brun le sel de plomb du papier.

On peut encore verser dans l'acide quelques gouttes d'une solution de permanganate de potassium, qui se décolore en présence de l'acide sulfureux. Mais pour que cette expérience ait toute sa valeur, il faut diluer l'acide acétique; celui qui est concentré ayant, quoique pur, le pouvoir de réduire le permanganate de potassium (*Merck*).

Pour retrouver les autres substances, on évapore l'acide dans une capsule de porcelaine; il doit se volatiliser entièrement. S'il laisse un résidu brun, il contient des *matières organiques* ou *empyreumatiques*; et si ce résidu, au lieu de disparaître par calcination, fournit, au rouge, une matière blanche, on conclut à la présence de *sels métalliques*.

Pharmacologie. — L'acide acétique *cristallisable* est caustique et, par conséquent, il rentre dans le groupe des poisons irritants. Il peut servir à pratiquer la vésication et même la cautérisation; mais il cause des douleurs si vives et si prolongées, qu'on ne fait guère appel à ses propriétés escharotiques. On l'utilise souvent en inhalations, comme un excitant énergique, et en lotions, comme parasiticide. On l'ajoute au vinaigre destiné à la préparation des vinaigres médicinaux, dans le but d'assurer la conservation de ces médicaments. Parfumé avec du camphre et des essences, il constitue le *vinaigre aromatique anglais*. Son odeur vive et pénétrante peut masquer, dans une certaine mesure, celle des émanations putrides. Le Dr Engelmann le dit aussi antiseptique que le phénol et très utile dans les opérations gynécologiques. Il a, en outre, l'avantage d'être hémostatique et d'imprégner facilement les tissus.

Lorsqu'il est *étendu d'eau*, il est légèrement astringent et il offre l'action physiologique propre aux acides peu concentrés. En qualité de dissolvant des matières protéiques, il favorise la digestion des substances animales. C'est aussi un contre-poison des alcalis caustiques.

On peut faire usage, en pharmacie, de l'acide pyroligneux du commerce, à la condition de le purifier exactement. Toutefois, il vaut mieux préparer l'acide faible, en diluant l'acide cristallisable, d'après les tables dressées à cet effet.

Quant au *vinaigre distillé*, il doit à la présence de l'acétone d'être exclu de presque tous les médicaments. Il entrait autrefois dans la composition du *vinaigre anglais*, que le Codex fait aujourd'hui préparer avec l'acide acétique cristallisable.

VINAIGRE ANGLAIS.		
Acide acétique cristallisable....	100 gr.	
Camphre.......................	10	
Essence de cannelle...........	0.20	
— de girofle.............	0.20	
— de lavande............	0.10	

On pulvérise le camphre dans un mortier de porcelaine, à l'aide d'un peu d'acide acétique; on l'introduit dans un flacon bouché à l'émeri, puis on ajoute l'acide acétique et les essences. Après 15 jours de contact, pendant lesquels on agite de temps en temps, on décante et on conserve pour l'usage (*Codex*).

§ 2. ACIDE PALMITIQUE. $C^{32}H^{33}O^4$. $[^{16}H^{32}O^2] = 256$.

Préparation. — On peut retirer l'acide palmitique de certaines graisses animales solides, de l'huile de palme, ou d'autres huiles végétales, en saponifiant par un alcali la palmitine contenue dans ces matières grasses et en dédoublant ensuite le savon par un acide.

Propriétés physiques et chimiques. — A l'état de pureté, l'acide palmitique est blanc, cristallin, soluble dans l'alcool et dans l'éther. Il entre en fusion à 62° et il reprend, par le refroidissement, l'aspect d'écailles cristallines. On ne peut le distiller que dans le vide et dans la vapeur d'eau surchauffée.

Pharmacologie. — L'acide palmitique fait partie de la graisse humaine et d'un grand nombre de graisses végétales et animales, à l'état d'éther saturé de la glycérine. Il entre dans la composition d'une foule de médicaments formés avec les corps gras : savons, pommades, emplâtres, etc.

§ 3. ACIDE OLÉIQUE. $C^{36}H^{34}O^4$. $[C^{18}H^{34}O^2] = 282$.

Découvert par Chevreul.

Préparation. — On prépare l'acide oléique, en décomposant par un acide un savon d'huile d'olive ou d'huile d'amande. Il est très difficile de l'obtenir à l'état de pureté.

On saponifie de l'huile d'olive ou d'amande par de la potasse ; on sépare les acides du savon au moyen de l'acide chlorhydrique, puis on les combine à du massicot finement pulvérisé. Il se produit un mélange d'oléate et de palmitate de plomb, qu'on traite par l'éther. L'oléate se dissout ; on sépare le chlorure de plomb, on distille pour enlever l'éther et on refroidit à — 7°. L'acide oléique cristallise ; on le purifie sommairement, en séchant ses cristaux dans du papier sans colle et en les congelant à plusieurs reprises.

Purification. — Pour le purifier complètement, on le dissout dans l'ammoniaque, on précipite par le chlorure de baryum, on fait cristalliser dans l'alcool l'oléate de baryum et on le décompose par l'acide tartrique.

On opère toujours à l'abri de l'air, l'acide oléique étant très avide d'oxygène.

Propriétés physiques et chimiques. — L'acide oléique est liquide au-dessus de 14°, incolore, insipide, très soluble dans l'alcool et dans l'éther, insoluble dans l'eau.

Quand il est très pur, il se solidifie à $+ 4°$ et il ne fond qu'à 14°. Exposé à l'air, il absorbe jusqu'à 20 vol. d'oxygène ; soumis à la distillation sèche, il donne : de l'eau, de l'acide carbonique, de l'oxyde de carbone, des carbures d'hydrogène, de l'oléone, de l'acide sébacique, etc.

Au contact de l'acide nitreux, il est changé en acide élaïdique, isomère solide et insoluble dans l'eau et moins soluble dans l'éther que dans l'alcool, fondant à 44°. Chauffé avec l'hydrate de potasse en fusion, il se transforme en acides acétique et palmitique :

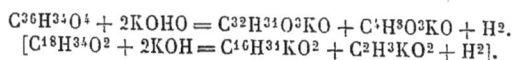

$$C^{36}H^{34}O^4 + 2KOHO = C^{32}H^{31}O^3KO + C^4H^3O^3KO + H^2.$$
$$[C^{18}H^{34}O^2 + 2KOH = C^{16}H^{31}KO^2 + C^2H^3KO^2 + H^2].$$

Pharmacologie. — L'acide oléique n'a d'intérêt en pharmacie que par ses combinaisons naturelles : huiles et graisses végétales et animales, et par son isomère l'acide élaïdique. Il existe, à l'état d'oléate, dans les emplâtres et dans les savons médicamenteux.

§ 4. ACIDE STÉARIQUE. $C^{36}H^{36}O^4$ $[C^{18}H^{36}O^2] = 284$.

Découvert par Chevreul.

Préparation. — On retire l'acide stéarique du suif, que l'on saponifie par la soude et dont on décompose le savon par un acide.

Après avoir traité le suif par la soude caustique, on sépare le savon, en y ajoutant du chlorure de sodium en solution. On dissout le savon dans un peu d'eau et on verse la liqueur dans une grande quantité du même liquide. Il se précipite du bistéarate de sodium, qu'on recueille et qu'on décompose à chaud par l'acide chlorhydrique. On purifie le produit, par plusieurs cristallisations dans l'alcool.

L'action de la potasse sur l'acide iodostéarique donne un autre isomère solide : l'acide *iso-oléique*. Celui-ci est insoluble dans l'eau, très soluble dans l'alcool et dans l'éther, fusible à 43-45° (*Michael* et *Saytzeff*).

Propriétés physiques et chimiques. — L'acide stéarique est blanc, solide, soluble dans l'alcool, l'éther, la benzine, le chloroforme, etc. Il fond à 70°. Il forme des sels définis, solubles dans l'alcool ; le sel de sodium se prend en gelée, dans ce dissolvant. Les stéarates alcalins sont solubles dans très peu d'eau ; une grande quantité de liquide les décompose, en leur enlevant une partie de l'alcali ; il se dépose alors un stéarate acide insoluble.

Pharmacologie. — L'acide stéarique libre n'a pas d'emploi en pharmacie. Mais, uni à la soude ou à la litharge, il forme, avec les acides palmitique et oléique, les savons et les emplâtres.

On a proposé de le combiner aux alcalis végétaux, pour faciliter l'absorption cutanée de ces médicaments ou pour adoucir leur action sur l'estomac. Les stéarates sont peu usités.

§ 5. ACIDE VALÉRIANIQUE. $C^{10}H^{10}O^4$. $(C^5H^{10}O^2) = 102$.
Acide valérique, acide delphinique, acide isovalérique,
acide isopropylacétique.

Découvert, en 1817, par Chevreul.

Préparation. — 1° On produit l'acide valérianique en oxydant, par le bichromate de potassium et l'acide sulfurique, l'huile essentielle contenue dans la racine de valériane :

Racine de valériane concassée......................	10000 gr.
Acide sulfurique à 1,84...........................	1000
Bichromate de potassium..........................	600
Eau...	50000

On fait digérer ce mélange, pendant 24 heures, et on distille. Lorsque le premier quart du liquide a passé avec l'huile essentielle, on verse le produit distillé dans la cucurbite, on recommence la distillation et on la continue, jusqu'à ce que l'eau condensée n'ait plus de réaction acide. On sature alors la liqueur distillée avec du carbonate de sodium, et on évapore à consistance sirupeuse. On ajoute un léger excès d'acide sulfurique étendu, puis on laisse reposer dans une éprouvette. L'acide valérianique monte à la surface, on le décante et on le rectifie dans une cornue de verre munie d'un récipient (*Codex*).

2° Un procédé plus rapide et plus économique consiste à oxyder l'alcool amylique $C^{10}H^{12}O^2$ [$C^5H^{12}O$] par le même mélange d'acide sulfurique et de bichromate de potassium. On neutralise par la soude l'acide valérianique obtenu ; on sèche le sel et on le décompose avec de l'acide sulfurique étendu d'eau.

Propriétés physiques et chimiques. — L'acide valérianique fourni par la valériane est un mélange d'acide isovalérique (dominant) et d'acide méthyléthylacétique, avec des traces d'acides formique, acétique et caproïque. Il est liquide, incolore, doué d'une odeur désagréable. Il a pour densité 0,938 à 15° et il bout à 175°. Il se dissout dans 30 p. d'eau froide et dans beaucoup moins d'alcool et d'éther. Il forme avec l'eau un hydrate oléagineux.

Celui qui est obtenu par l'oxydation de l'alcool amylique a pour densité 0,957 à 0°, il bout à 178° et dévie à droite le plan de polarisation de la lumière polarisée (*Is. Pierre* et *Ed. Puchot*).

Essai. — L'acide valérique peut contenir : de l'*eau*, de l'*alcool*, des *acides acétique*, *butyrique* ou *caproïque*, de l'*aldéhyde isoamylique* et de l'*isovalérate d'isoamyle*.

La présence de l'*eau*, de l'*alcool*, des *acides acétique* et *butyrique* élève son coefficient de solubilité ; celle de l'*aldéhyde* ou de l'*éther isoamylique* l'abaisse.

L'ammoniaque le trouble fortement lorsqu'il contient de l'*aldéhyde*. ou de l'*éther isoamylique*.

Pour découvrir l'*acide acétique*, on ajoute un léger excès de solution de perchlorure de fer : le liquide filtré est incolore quand l'acide est pur, et d'un rouge sang quand il contient de l'acide acétique.

L'acide *butyrique* et l'*acide acétique* lui-même peuvent être attestés par le nitrate d'argent. A cet effet, on agite 5 gr. d'acide avec 20 cc. d'eau distillée, on filtre et on précipite par le nitrate d'argent. Le précipité, lavé et incinéré, donne 51,67 p. 100 d'argent seulement, s'il n'y a pas de mélange. Le butyrate et l'acétate augmenteraient ce poids, le premier fournissant à la calcination 55,38 p. 100 et le second 64,67 p. 100 de métal (*Gilkinet*).

Pharmacologie. — L'acide valérianique est un caustique violent, qui passe aussi pour antispasmodique. On ne l'emploie, en médecine, qu'à l'état de combinaison avec les bases.

b. — SÉRIE AROMATIQUE.

§ 6. ACIDE BENZOIQUE. $C^{14}H^6O^4[C^7H^6O^2] = 122$.

Découvert par Blaise de Vigenère.

Préparation. — 1° Voie sèche. — On extrait l'acide benzoïque du benjoin, en soumettant celui-ci à l'action d'une chaleur ménagée.

On réduit le benjoin en poudre grossière et on le mélange avec son poids de sable fin. On place le mélange dans une terrine, sur les bords de laquelle on colle une feuille de papier à filtrer bien tendue. On place ensuite sur la terrine un long cône de carton blanc, qui s'adapte exactement sur elle et on lute avec du papier collé (*fig.* 100).

On place la terrine sur un feu modéré, de telle sorte que le fond seulement soit exposé à l'action de la chaleur, pendant une ou deux heures. On laisse refroidir et on délute. L'acide, dont les vapeurs ont été filtrées à travers le papier, s'est déposé en longues aiguilles, à la surface intérieure du cône et sur le papier. On est guidé, dans la conduite de l'opération, par les vapeurs blanches que laisse échapper une petite ouverture, qu'il convient de pratiquer au sommet du cône. Lorsque ces vapeurs sont abondantes, on ralentit le feu; on l'active, quand elles sont peu apparentes.

Le résidu, pulvérisé et chauffé de nouveau, fournit encore de l'acide benzoïque. 1000 gr. de benjoin peuvent donner 40 gr. d'acide benzoïque (*Codex*).

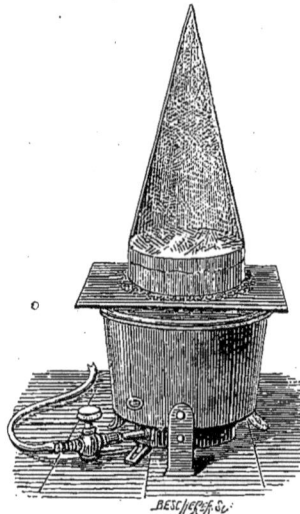

Fig. 100. — Appareil pour la préparation de l'acide benzoïque par voie sèche.

2° Voie humide. — On soustrait l'acide benzoïque au benjoin avec la chaux, et on décompose le benzoate de calcium par un acide.

On fait bouillir, pendant une demi-heure, dans une chaudière de fonte et en agitant :

Benjoin pulvérisé...................................... 1000 gr.
Chaux éteinte...   500
Eau... 6000

On filtre sur une toile et on traite le résidu deux fois, de la même manière, avec de nouvelle eau. On réunit les liqueurs, on les réduit à 5 litres, par évaporation, et on y ajoute de l'acide chlorhydrique jusqu'à réaction franchement acide.

L'acide benzoïque cristallise, par refroidissement, accompagné d'une matière résineuse, dont on le débarrasse par une seconde cristallisation dans l'eau bouillante (*Codex*).

Dans cette opération, la chaux forme avec l'acide benzoïque et même avec une petite quantité de résine des combinaisons solubles. L'acide chlorhydrique décompose ces combinaisons, s'empare de la chaux et met en liberté l'acide benzoïque et la résine. Pour éviter le mélange de celle-ci à l'acide benzoïque, on conseille de faire passer, dans la solution de benzoate calcaire, un courant d'acide carbonique, qui précipite la résine, sans décomposer le benzoate de calcium.

3° On peut encore obtenir l'acide benzoïque en faisant bouillir l'acide hippurique avec de l'acide chlorhydrique. L'acide hippurique s'hydrate et se dédouble en acide benzoïque et en glycocolle :

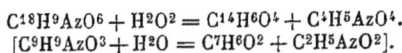

$$C^{18}H^9AzO^6 + H^2O^2 = C^{14}H^6O^4 + C^4H^5AzO^4.$$
$$[C^9H^9AzO^3 + H^2O = C^7H^6O^2 + C^2H^5AzO^2].$$

Purification. — L'acide benzoïque, principalement celui que fournit la voie sèche, est imprégné d'*huile volatile* et de *résine*. Aussi est-il aromatique.

Pour le purifier on le fait bouillir avec de l'acide azotique peu concentré, ou avec de l'acide sulfurique étendu de 4 à 5 fois son poids d'eau (*Righini*). Les substances étrangères sont oxydées, tandis que l'acide benzoïque est à peine attaqué.

Propriétés physiques et chimiques. — L'acide benzoïque cristallise en aiguilles hexagonales, blanches et inodores. Il exige, pour se dissoudre, à 15°, 40 p. d'eau froide, et 1,50 p. d'eau bouillante (*Bourgoin*). Il est soluble dans 2 fois son poids d'alcool froid et dans son poids d'alcool bouillant, très soluble dans l'éther. Sa saveur est brûlante.

L'air ne l'altère point. Il fond à 121° et bout à 250°; il se volatilise avant de bouillir, dès la température de 155°. Porté au rouge, il se dédouble en benzine et en acide carbonique :

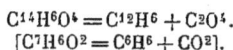

$$C^{14}H^6O^4 = C^{12}H^6 + C^2O^4.$$
$$[C^7H^6O^2 = C^6H^6 + CO^2].$$

Le chlore et le brome l'attaquent lentement et le convertissent en produits de substitution. Les acides sulfurique et azotique s'y combinent. Il forme avec les bases des sels nombreux et cristallisables.

Essai. — La fraude mélange à l'acide benzoïque du *carbonate de calcium*, de l'*acide hippurique*, de l'*acide cinnamique*, du *sucre*, de l'*amiante*, etc.

Tout acide benzoïque, qui ne se dissout pas entièrement dans l'alcool et qui ne se volatilise pas sans résidu, quand on le chauffe, n'est pas pur.

Le *carbonate de calcium* se reconnaît à l'effervescence qu'il produit avec les acides, et au précipité blanc que sa dissolution fournit avec l'oxalate d'ammonium.

Le *sucre* peut être enlevé par l'eau froide, ou caractérisé par l'acide sulfurique concentré, qui le noircit, à chaud, tandis qu'il n'altère pas l'acide benzoïque pur.

Pour accuser la présence de l'*acide hippurique*, on chauffe le produit avec l'acide azotique et on évapore à siccité; le résidu prend une teinte violette, quand on l'expose à l'action des vapeurs ammoniacales.

Lorsque l'acide benzoïque est mélangé d'*acide cinnamique*, il donne des vapeurs d'essence d'amande amère, quand on le fait bouillir avec de l'acide sulfurique et du bichromate de potassium, ou qu'on le porte à 60° après y avoir ajouté du permanganate de potassium.

L'*amiante* n'étant pas volatile, reste sur une lame de platine, sur laquelle on chauffe l'acide benzoïque. Il en serait de même pour l'acide borique et pour toutes les substances insolubles.

Pharmacologie. — L'acide benzoïque est un stimulant diffusible et un modificateur de la sécrétion urinaire, dont les emplois sont très limités. Il est transformé en acide hippurique, dans l'organisme; mais cette métamorphose ne semble pas réalisée aux dépens de l'acide urique, comme on l'a prétendu. Ce fait diminue, sans l'anéantir, l'importance de l'acide benzoïque dans le traitement de la diathèse urique. On administre ce médicament à faibles doses, dissimulé dans des pilules ou dans une potion. Sa saveur est âcre et il est irritant pour les muqueuses avec lesquelles on le met en contact. Il fait partie des *pilules balsamiques de Morton ;* il communique ses propriétés au benjoin et à tous les médicaments dans lesquels on fait entrer ce baume.

§ 7. ACIDE CINNAMIQUE [$C^{18}H^8O^4$. [$C^9H^8O^2$] $= 148$.

Préparation. — Pour obtenir l'acide cinnamique, on fait bouillir le styrax liquide ou le baume du Pérou avec une solution de potasse caustique. Il se forme du cinnamate de potassium et une combinaison soluble de potasse et de résine. On porte à l'ébullition la liqueur, suffisamment étendue d'eau; on y ajoute un excès d'acide chlorhydrique, qui précipite la résine, et on filtre bouillant. L'acide cinnamique cristallise par le refroidissement; on le fait cristalliser une seconde fois, pour le purifier.

Propriétés physiques et chimiques. — L'acide cinnamique est peu soluble dans l'eau, plus soluble dans l'alcool. Il cristallise en prismes rhomboïdaux obliques, fusibles à 129°. Il bout vers 290°. Quand on le distille avec de la chaux, il fournit de l'acide carbonique et un carbure d'hydrogène nommé *styrolène :*

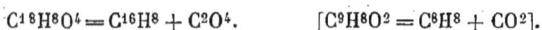

$$C^{18}H^8O^4 = C^{16}H^8 + C^2O^4. \qquad [C^9H^8O^2 = C^8H^8 + CO^2].$$

Il se distingue de l'acide benzoïque par deux réactions : il donne naissance à l'huile volatile d'amande amère, quand on le traite par un corps oxydant (acides chromique, plombique, azotique); il produit, au contact d'une solution aqueuse d'hypochlorite de calcium, une huile chlorée aromatique, à laquelle l'acide sulfurique communique une teinte rouge (*Stenhouse*).

Pharmacologie. — L'acide cinnamique n'est pas employé à l'état libre, en médecine. Mais il se trouve dans quelques benjoins, dans les baumes de Tolu et du Pérou et dans le styrax, qui font la base d'un certain nombre de médicaments. Lorsqu'il pénètre dans le sang, il est métamorphosé en acide hippurique, comme l'acide benzoïque.

II. — Acides diatomiques.

a. — MONOBASIQUES.

§ 8. ACIDE LACTIQUE. $C^6H^6O^6.[C^3H^6O^3]=90$.

Découvert par Scheele, en 1780.

Préparation. — 1° On prépare l'acide lactique, en décomposant le lactate de calcium par l'acide sulfurique :

Lactate de calcium	1000 gr.
Acide sulfurique officinal	350

On dissout le lactate dans l'eau chaude et on ajoute peu à peu l'acide sulfurique, préalablement étendu d'eau. Il se forme un précipité de sulfate de calcium, qu'on rend insoluble en versant dans la liqueur le quart de son volume d'alcool. On filtre, on exprime le dépôt, on retire l'alcool, par distillation, et on concentre le liquide au bain-marie (*Codex*).

Le dédoublement du lactate de calcium produit du sulfate de calcium et de l'acide lactique :

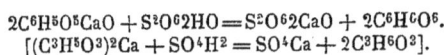

$$2C^6H^5O^5CaO + S^2O^62HO = S^2O^62CaO + 2C^6H^6O^6.$$
$$[(C^3H^5O^3)^2Ca + SO^4H^2 = SO^4Ca + 2C^3H^6O^3].$$

2° On peut préparer soi-même le lactate de calcium nécessaire à l'opération ci-dessus. Voici la méthode à employer :

Glucose	1000 gr.
Fromage blanc	30
Oxyde de zinc	400
Petit lait	1000
Eau	5000

On délaie les substances solides dans le mélange d'eau et de petit-lait, puis on laisse fermenter pendant une semaine, à la température de 30°, en agitant fréquemment. Le glucose et le sucre du petit-lait sont métamorphosés par un ferment particulier (*ferment lactique*) de nature aérobie, en acide lactique, aussitôt saturé par l'oxyde de zinc :

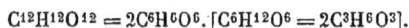

$$C^{12}H^{12}O^{12} = 2C^6H^6O^6. [C^6H^{12}O^6 = 2C^3H^6O^3].$$

Lorsque la fermentation est terminée, le mélange est devenu demi-solide, par suite de la formation de lactate de zinc. On le porte à l'ébullition, pour dissoudre le sel de zinc, on filtre et on fait cristalliser. Le lactate de zinc, purifié par cristallisation, est traité comme il est dit ci-après.

Purification. — L'acide lactique, préparé par le procédé ci-dessus, peut contenir de la *chaux*. Pour le purifier, on le sature, à l'ébullition, par du carbonate de zinc et on fait cristalliser le lactate de zinc à plusieurs reprises. On dissout alors le lactate de zinc pur dans l'eau et on précipite le métal par un courant d'hydrogène sulfuré. Il n'y a plus qu'à filtrer et à concentrer, pour avoir de l'acide lactique pur (*Codex*).

Quand on veut l'obtenir incolore, on termine l'évaporation dans le vide.

Propriétés physiques et chimiques. — L'acide lactique de fermentation (*acide éthylidénolactique*) est un liquide sirupeux, incolore, d'une saveur agréable et très acide. Sa densité est 1,215 à 20°. Il est très soluble dans l'eau, l'alcool et l'éther. Il est hygrométrique. On n'a pas réussi à le solidifier.

Chauffé à 130°, il perd de l'eau et devient acide dilactique $C^{12}H^{10}O^{10}$ [$C^6H^{10}O^5$]. Au-dessus de 250°, il se déshydrate encore et il est converti en *lactide* $C^6H^4O^4[C^3H^4O^2]$.

Il coagule l'albumine à toutes les températures ; il ne trouble pas l'eau de chaux et il dissout facilement le phosphate tricalcique récemment précipité. L'acide azotique bouillant le change en acides acétique, formique et oxalique. Distillé avec un mélange producteur de chlore (acide chlorhydrique et bioxyde de manganèse), il donne du chloral, de l'acide chlorhydrique et de l'acide carbonique :

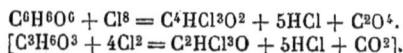

$$C^6H^6O^6 + Cl^8 = C^4HCl^3O^2 + 5HCl + C^2O^4.$$
$$[C^3H^6O^3 + 4Cl^2 = C^2HCl^3O + 5HCl + CO^2].$$

Pharmacologie. — L'acide lactique a été préconisé comme auxiliaire efficace du suc gastrique. L'action qu'il peut avoir sur la digestion stomacale paraît moins certaine, aujourd'hui que l'on admet la présence de l'acide chlorhydrique libre dans l'estomac. Néanmoins, on le prescrit encore quelquefois en tisane ou en potion. On fait un plus fréquent usage de ses combinaisons avec le fer, les alcalis et le phosphate de calcium.

§ 9. — ACIDE ORTHOXYPHÉNYLSULFUREUX.
Aseptol, acide orthophénolsulfonique, acide sozolique, sulfocarbol.
$$C^{12}H^6O^2.S^2O^6[C^6H^4OH.SO^3H] = 176.$$

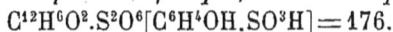

Préparation. — On mélange, *à froid*, molécules égales de phénol et d'acide sulfurique concentré. L'excès d'acide est saturé par du carbonate de baryum, de telle sorte que le liquide filtré ne précipite ni par l'acide sulfurique, ni par l'eau de baryte. On le concentre à une très basse température et, de préférence dans le vide, pour éviter qu'il ne soit transformé en acide paraoxyphénylsulfureux.

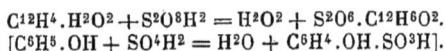

$$C^{12}H^4.H^2O^2 + S^2O^8H^2 = H^2O^2 + S^2O^6.C^{12}H^6O^2.$$
$$[C^6H^5.OH + SO^4H^2 = H^2O + C^6H^4.OH.SO^3H].$$

Propriétés physiques et chimiques. — L'acide orthoxyphénylsulfureux est un liquide rose ou rougeâtre, soluble en toutes proportions dans l'eau, visqueux à la température ordinaire, cristallisant en aiguilles à —8°. Son odeur est piquante, sans être désagréable, et elle s'efface dans les solutions. Il a pour densité 1,45. Chauffé vers 130°, il distille ; mais il se volatilise déjà à la température du bain-marie. Au-dessus de 130°, il est décomposé.

Additionné de chlorure ferrique, il prend une teinte violette. Il s'unit facilement aux oxydes métalliques, en donnant des sels cristallisés. La potasse ou la soude en fusion le transforme en pyrocatéchine. Il coagule les substances albumineuses et il rend la peau imputrescible.

Pharmacologie. — L'aseptol est un antiseptique plus efficace que l'acide phénique, sur lequel il a, de plus, l'avantage d'être très soluble, peu odorant et faiblement toxique. On en a ingéré, sans inconvénient, jusqu'à 100 grammes par jour (Vigier). Une solution qui en contient 1 p. 100 préserve les matières animales de la fermentation putride. A la dose de $2^{gr},2$, il rend infermentescible un litre de bouillon.

Il est très faiblement caustique. Les solutions à 5 et 10 p. 100 sont très aisément supportées. Il a même été appliqué, à l'état pur, sur un muscle de la jambe d'un chien, sans que l'animal ait manifesté la moindre souffrance (Vigier).

L'aseptol peut donc être avantageusement employé comme topique et comme désinfectant, aux doses adoptées pour les acides phénique et thymique et même, sans inconvénient, à des doses plus élevées.

§ 10. ACIDE SALICYLIQUE. $C^{14}H^6O^6.[C^7H^6O^3] = 138$.

Découvert par Piria, en 1838.

Préparation. — On obtient synthétiquement aujourd'hui l'acide salicylique, en combinant au phénol sodé de l'acide carbonique (*Kolbe* et *Lautemann*).

Du phénol additionné de fragments de sodium et doucement chauffé, est traversé par un courant d'acide carbonique. Le produit solide obtenu est dissous dans l'eau, acidulé par l'acide chlorhydrique et agité avec une solution de carbonate d'ammonium, qui dissout l'acide salicylique. La solution ammoniacale, décantée, est concentrée, puis traitée par l'acide chlorhydrique, qui en précipite l'acide salicylique.

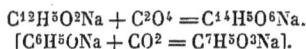

$$C^{12}H^5O^2Na + C^2O^4 = C^{14}H^5O^6Na.$$
$$[C^6H^5ONa + CO^2 = C^7H^5O^3Na].$$

Purification. — Pour purifier l'acide salicylique, il faut le transformer en éther méthylique, que l'on décompose ensuite par la soude caustique (*Kolbe*).

Ce procédé donne lieu à une perte de produit considérable. Il est préférable de distiller l'acide salicylique dans de la vapeur d'eau chauffée à 170°, sous la pression ordinaire, ou mieux sous une pression de 1/2 atmosphère (*Rautert*).

Un moyen plus rapide et plus économique consiste à dissoudre l'acide salicylique, à chaud, dans 4 fois son poids de glycérine et à délayer la solution dans un excès d'eau froide. La matière colorante reste en dissolution et l'acide salicylique est précipité à l'état de pureté (*Thresh*).

Propriétés physiques et chimiques. — L'acide salicylique cristallise en prismes clinorhombiques incolores et inodores, doués d'une saveur un peu sucrée d'abord, puis âcre et désagréable. Un litre d'eau en dissout $2^{gr},25$ à 15°, 8 grammes à 50°, et $70^{gr},25$ à 100° (*E. Bourgoin*). L'alcool, l'éther, la benzine et le chloroforme le dissolvent également.

Il entre en fusion à 158°, puis il distille en partie et se dédouble en phénol et en acide carbonique, ses générateurs :

$$C^{14}H^6O^6 = C^2O^4 + C^{12}H^6\overset{..}{O}{}^2 \qquad [C^7H^6O^3 = CO^2 + C^6H^6O].$$

L'hydrogène naissant le convertit en aldéhyde salicylique $C^{14}H^6O^4$ $[C^7H^6O^2]$, puis en saligénine $C^{14}H^8O^4[C^7H^8O^2]$. L'acide sulfurique et le bioxyde de manganèse le changent en acide formique. L'acide nitrique fumant produit, à son contact, de l'acide picrique ; dilué, il le transforme en acide nitrosalicylique. L'action du permanganate de potassium est plus complexe, elle donne : de l'acide cyanhydrique, de l'acide carbonique et du phénol. Mis à digérer avec du bois, il est entièrement détruit par cette substance, au bout d'un an (*Kolbe*).

Essai. — On reconnaît l'identité et la pureté de l'acide salicylique aux caractères suivants :

Sa solution aqueuse devient *violette*, quand on y ajoute un sel de fer au maximum ; la coloration disparaît par la dessiccation et réapparaît au contact de l'eau.

Il colore en *vert émeraude* la solution de sulfate de cuivre, même si elle contient du phénol, qui, seul, lui communiquerait une teinte bleue. Un peu d'alcool favorise la réaction. Les acides énergiques et l'ammoniaque ramènent au contraire la coloration bleue du sulfate de cuivre (*Schulz*).

L'azotate d'argent ne précipite pas l'acide libre, mais il précipite les salicylates alcalins.

Il donne, à l'ébullition, avec un excès d'eau de chaux un précipité de salicylate *basique* de calcium ; caractère qui n'appartient pas à ses isomères.

Chauffé avec une solution de ferrocyanure de potassium, il fournit de l'*acide cyanhydrique* (*Godeffroy*).

Pour savoir s'il est pur, on en fait dissoudre 7 grammes dans 5 cent. cubes d'alcool à 90° ; la solution, filtrée, est évaporée à l'air libre, dans un verre de montre. Les cristaux obtenus sont brillants et *incolores*, si l'acide est pur ; *jaunâtres*, dans le cas où il n'a pas été purifié. Lorsque les cristaux sont entourés d'une zone brunâtre, on doit les rejeter (*Kolbe*).

Il est bon encore de mettre, dans un tube bouché, 0^{gr},50 d'acide salicylique et 5 cent. cubes d'acide sulfurique pur et concentré. Le mélange ne doit pas être coloré, si l'acide salicylique est pur.

Lorsqu'on soupçonne la présence de l'*acide crésotique* et celle de l'*acide oxyisophtalique*, ce qui a lieu quand l'acide salicylique a été préparé avec du phénol impur, on procède à leur recherche comme il suit :

On met dans un ballon de 200 cc : acide salicylique 3 gr., eau 15 gr., carbonate de calcium pur 2 gr. et on chauffe à 100°. On concentre à 5 cc., sans filtrer. On laisse refroidir et on sépare l'eau-mère, qu'on évapore à 1 cc. En frottant ce liquide avec une baguette de verre, on le fait cristalliser. On isole le produit cristallin, on le dissout dans 1 cc. d'eau et on filtre sur du coton. La solution étant ramenée à son tour à 1 cc., on y ajoute de l'acide chlorhydrique : si l'acide salicylique renferme plus de 1 p. 100 d'*acide crésotique*, il précipite un mélange d'acides qui fond dans l'eau bouillante, en formant des gouttes huileuses épaisses.

Dans le cas où il y a de l'acide *oxyisophtalique*, on le sépare de l'acide salicylique en distillant avec de l'eau ; il reste dans la cornue. On le dissout alors dans l'acide chlorhydrique ; il donne des aiguilles blanches, fusibles vers 300° (*Fischer*).

Pharmacologie. — L'acide salicylique a été proposé comme antiseptique, en 1872, par le Dr Tichborne. La propriété qu'il possède de s'opposer aux fermentations en général fut irrévocablement établie, peu de temps après, par Kolbe d'abord, puis par une foule d'observateurs. Tout aussitôt se multiplièrent les applications de ce médicament, dont le formulaire est déjà surchargé. Lorsqu'on l'emploie à l'intérieur, il est nécessaire qu'il soit pur et parfaitement dissous dans un véhicule approprié. Pulvérulent, il manifesterait vivement ses qualités irritantes. La même raison porte également à préférer, pour les usages externes, ses dissolutions aux mélanges qui le contiennent à l'état solide : *poudres, ouate, jute salycilées*, etc.

Son efficacité, comme agent antifermentescible, paraît être inférieure à celle de l'acide phénique. Pour augmenter sa solubilité, conséquemment son pouvoir antiputride, on a conseillé de le dissoudre à la faveur de la glycérine, de l'alcool, du borax, du phosphate de sodium, de l'acétate ou du citrate d'ammonium, etc. Dans ces solutions, ses propriétés sont un peu modifiées par la combinaison chimique ; il est préférable de le transformer directement en salicylate de sodium, lorsqu'on veut s'en servir à dose élevée. Il est prudent de ne pas oublier que l'abus de ce médicament n'est pas exempt de dangers. Aussi doit-on, dans l'état actuel de nos connaissances sur son action physiologique, faire des réserves sur l'affectation de cette substance à la conservation des denrées alimentaires.

Dans son passage à travers l'économie, l'acide salicylique est partiellement éliminé en nature ; le reste est transformé en *salicine*, en *acide salicylurique* et probablement en *acide oxalique (Byasson)*.

b. — BIBASIQUES.

§ 11. ACIDE OXALIQUE. $C^4H^2O^8 + 4aq.$ $[C^2H^2O^4 + 2H^2O] = 126$.

Découvert en 1776, par Bergmann,

Préparation. — 1° On prépare l'acide oxalique, en oxydant le sucre par l'acide azotique.

On chauffe doucement, dans une cornue munie d'une allonge et d'un récipient (fig. 101), du sucre avec la moitié de son poids d'acide azotique, d'une densité de 1,32. L'acide azotique est réduit par le sucre ; il forme de l'acide oxalique et dégage d'abondantes vapeurs rutilantes. Lorsqu'il n'y a plus de dégagement, on concentre la liqueur et on la laisse cristalliser.

Les eaux mères, chauffées avec la même quantité d'acide azotique, fournissent de nouveaux cristaux.

2° On peut remplacer le sucre par la mélasse ou par l'amidon. On conduit l'opération de la même manière que dans le cas précédent.

3° *Procédé de Scheele.* — Ce procédé, qui est bien oublié, permet d'extraire l'acide oxalique de l'oseille : On clarifie le suc de l'oseille et on le précipite par l'acétate de plomb. Le dépôt d'oxalate de plomb, qui se forme, est lavé avec soin et décomposé par l'acide sulfurique étendu ou par un courant d'acide sulfhydrique. On filtre et on fait cristalliser l'acide oxalique, en évaporant la liqueur.

4° Industriellement, on prépare l'acide oxalique en chauffant, à une température élevée, un mélange de potasse caustique et de sciure de bois.

5° D'après M. Zopf, le *Saccharomyces Hansenii*, cultivé dans un liquide sucré, ne produit jamais d'alcool ; il transforme les saccharoses et les glucoses, la glycérine même, en acide oxalique. De là un procédé industriel pour la fabrication de cet acide.

Purification. — Quand l'acide oxalique a été obtenu au moyen de l'*acide azotique*, il en contient toujours un peu. On le purifie en le faisant effleurir, dans une étuve chauffée à 40° ; l'acide azotique s'échappe avec l'eau d'hydratation. On dissout dans l'eau l'acide effleuri et on le fait cristalliser. On répète cette double opération, tant qu'il y a de l'acide azotique (*Soubeiran*).

L'acide retiré du sel d'oseille est parfois souillé d'*acide sulfurique*. Pour l'en débarrasser, on le fait digérer avec de l'oxalate de plomb, jusqu'à ce que sa dissolution n'accuse plus la présence de l'acide sulfurique.

Enfin, si l'acide oxalique contient un *sel alcalin*, on le purifie par

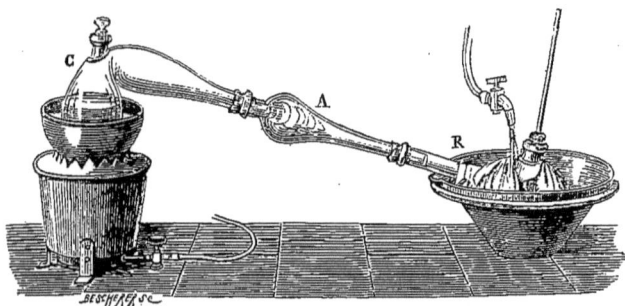

Fig. 101. — Appareil pour la préparation de l'acide oxalique (*).

sublimation. On dissout ensuite dans l'eau le produit sublimé, pour le séparer de l'acide formique engendré par la décomposition inévitable d'une partie de l'acide oxalique.

On purifie également cet acide, en le dissolvant dans la plus petite quantité possible d'alcool absolu et chaud. On filtre, pour séparer les oxalates qui peuvent être mêlés à l'acide oxalique, et on laisse cristalliser. Les cristaux contiennent de l'éther oxalique ; on les dissout, à l'ébullition, dans l'eau distillée, pour les obtenir chimiquement purs (*Habedanck*).

Propriétés physiques et chimiques. — L'acide oxalique cristallise en gros prismes obliques à 4 pans, incolores et hydratés : $C^4H^2O^8 + 2H^2O^2$ $[C^2H^2O^4 + 2H^2O]$. Il se dissout dans 10 p. d'eau à 20°, dans son poids d'eau bouillante et dans l'alcool. Sa saveur est très aigre. Il fond à 90°, dans son eau de cristallisation. Sa densité est 1,64.

Il est bibasique. Chauffé à 100 degrés, il se déshydrate ; à 188°, il donne de l'eau, de l'oxyde de carbone, de l'acide carbonique et de l'acide formique ; un peu d'acide oxalique non altéré se sublime en même temps. L'acide sulfurique le dédouble en volumes égaux d'oxyde de carbone, d'acide carbonique et d'eau :

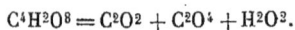

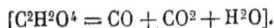

$$C^4H^2O^8 = C^2O^2 + C^2O^4 + H^2O^3. \qquad [C^2H^2O^4 = CO + CO^2 + H^2O].$$

(*) C, cornue dans laquelle on chauffe, au bain de sable, le sucre ou l'amidon avec l'acide nitrique, récipient R retient l'acide azotique nitreux, qui distille pendant l'opération.

Chauffé à 100° avec la glycérine, il fournit de l'acide carbonique et de l'acide formique :

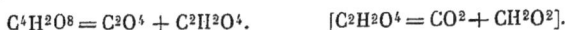

$$C^4H^2O^8 = C^2O^4 + C^2H^2O^4. \qquad [C^2H^2O^4 = CO^2 + CH^2O^2].$$

L'acide azotique le détruit, en le changeant en acide carbonique et en eau :

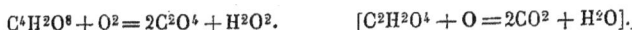

$$C^4H^2O^8 + O^2 = 2C^2O^4 + H^2O^2. \qquad [C^2H^2O^4 + O = 2CO^2 + H^2O].$$

Il réduit aisément les sels d'or, dont il précipite le métal. Il a pour caractère distinctif de former avec les sels de calcium un précipité blanc, soluble dans l'acide chlorhydrique et insoluble dans l'acide acétique.

Essai. — L'acide oxalique du commerce peut contenir un peu d'*acides azotique*, *sulfurique* ou *saccharique*, du *plomb*, des *sels alcalins*, des *matières organiques*.

Quand il est imprégné d'*acide azotique*, il décolore l'indigo.

L'*acide sulfurique* lui communique la propriété de donner, avec le chlorure de baryum, un précipité blanc, fournissant du sulfure de baryum, par calcination sur un charbon.

S'il est mélangé d'*acide saccharique*, il attire l'humidité de l'air.

La présence du *plomb* se reconnaît au précipité noir que donne sa solution, quand on y ajoute de l'hydrogène sulfuré.

Enfin, il laisse un résidu charbonneux, quand on le chauffe doucement sur une lame de platine, s'il contient des *matières organiques*, et un résidu fixe, après calcination, lorsqu'il renferme des *sels*.

Pharmacologie. — L'acide oxalique a été employé comme succédané des autres acides végétaux. On en faisait autrefois des tablettes et des tisanes rafraîchissantes, avec raison abandonnées aujourd'hui, car l'acide oxalique est vénéneux et l'abus des médicaments qui en contiennent peut offrir des dangers. Il ne subit aucune métamorphose pendant son séjour dans l'économie ; il passe intact dans l'urine.

§ 12. ACIDE CHRYSOPHANIQUE. $C^{30}H^{10}O^8$. $[C^{15}H^{10}O^4] = 254$.
Rhéine, acide rhéique, acide pariétique, lapathine, rumicine.

L'un des principes du séné (*Keussler*), de la rhubarbe (*Dragendorff*), de la poudre de Goa (*Attfield*), etc.

Préparation. — 1° On épuise la poudre de Goa par de la benzine bouillante ; elle dépose par refroidissement de la *chrysarobine*, qu'on purifie en la faisant cristalliser plusieurs fois dans l'acide acétique.

On introduit la chrysarobine dans un grand flacon, avec une solution diluée de potasse et on y fait passer un rapide courant d'air, jusqu'à dissolution complète de la chrysarobine et coloration du liquide en bleu foncé. On sature ensuite avec un acide, on lave le précipité d'acide chrysophanique, on le sèche et on l'épuise, à chaud, avec de la ligroïne, dans un appareil à déplacement. L'acide cristallise par refroidissement (*Liebermann* et *Seidler*).

L'action chimique en vertu de laquelle se forme l'acide chrysophanique est l'oxydation de la chrysarobine :

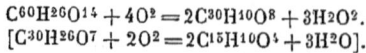

$$C^{60}H^{26}O^{14} + 4O^2 = 2C^{30}H^{10}O^8 + 3H^2O^2.$$
$$[C^{30}H^{26}O^7 + 2O^2 = 2C^{15}H^{10}O^4 + 3H^2O].$$

2° On peut avantageusement retirer l'acide chrysophanique des résidus de rhubarbe épuisée préalablement par l'eau ou par l'alcool. On les traite par déplacement, au moyen de la benzine, et on concentre pour faire cristalliser l'acide chrysophanique. Dans ce cas, le produit contient de l'*émodine*, qu'on enlève par ébullition avec du carbonate de sodium et cristallisation dans l'alcool à 90°.

Propriétés physiques et chimiques. — L'acide chrysophanique affecte la forme de prismes clinorhombiques d'un jaune d'or, fusibles à 162°, à peu près insipides, insolubles dans l'eau, solubles dans 224 p. d'alcool à 86° bouillant et dans 1125 p. d'alcool à 30°. L'acide acétique, le chloroforme et la benzine le dissolvent aussi. Il est bien plus soluble dans les solutions alcalines, qui le convertissent en une matière colorante d'un rouge foncé, probablement isomérique de la purpurine.

L'acide sulfurique le colore en *rouge*. La potasse en fusion lui communique une couleur *bleue*. Ces deux réactions le distinguent de la chrysarobine, qui devient *jaune*, dans le premier cas, et *brune* dans le second.

L'acide azotique fumant le transforme en *acide tétranitrochrysophanique*, homologue supérieur de l'*acide chrysamique* (*Liebermann* et *Giesel*).

C'est un acide faible, bibasique, dont le sel ammoniacal est facilement dissocié par la chaleur. Chauffé avec du zinc en poudre, il fournit du méthylanthracène $C^{30}H^{12}.[C^{14}H^9.CH^3]$.

Pharmacologie. — L'acide chrysophanique employé en médecine est rarement pur, c'est fort souvent de la chrysarobine incomplètement oxydée. L'un et l'autre sont des purgatifs très irritants, colorant l'urine en jaune et la peau en brun. On les emploie surtout comme topiques, incorporés à 15 ou 30 fois leur poids d'axonge ou de vaseline, ou dissous dans 6 fois leur poids de chloroforme.

Pour éviter que le médicament ne coule au delà des parties malades, le D^r d'Aupitz a proposé de le mêler à la *Traumaticine* (solution chloroformique de gutta-percha), dans la proportion de 10 p. 100 :

Gutta-percha... 10 gr.
Chloroforme... 90
Acide chrysophanique................................. 10

Le Dr Besnier préfère imprégner l'épiderme, tout d'abord, d'une solution à 10 p. 100 d'acide chrysophanique dans le chloroforme et recouvrir le topique d'une couche de traumaticine, qui doit le déborder assez largement.

§ 13. ACIDE SUCCINIQUE. $C^8H^6O^8.[C^4H^6O^4] = 118$.

Préparation. — 1° VOIE SÈCHE. — On retire l'acide succinique du succin, par l'intermédiaire de la chaleur.

On distille le succin, dans une cornue de grès munie d'une allonge et d'un récipient de verre. L'acide succinique se condense dans l'allonge et dans le récipient; on le fait bouillir avec un peu d'acide azotique, pour détruire les corps étrangers qui le souillent, et on le fait cristalliser plusieurs fois dans l'eau.

2° Voie humide. — On peut obtenir l'acide succinique par la fermentation du malate de calcium.

On expose pendant plusieurs jours, à 30 ou 40° au plus, un mélange de malate de calcium, d'eau et de fromage blanc ou de levure de bière. Le malate est converti en succinate, qu'on décompose ensuite par l'acide sulfurique.

Propriétés physiques et chimiques. — L'acide succinique cristallise en prismes rhomboïdaux transparents, inodores et incolores. 100 parties d'eau en dissolvent 5,14 à la température de 14°,5, et 120,86 à l'ébullition (*E. Bourgoin*). Il se dissout aussi dans 10 fois son poids d'alcool et dans l'éther. Sa densité est 1,55. Sa saveur est nauséeuse.

Il fond à 180° et bout vers 231°. Au-dessus de cette dernière température, il se dédouble en eau et en acide anhydre $C^8H^4O^6$ [$C^4H^4O^3$]. Il est inaltérable à l'air. Le chlore, l'acide sulfurique et même l'acide azotique concentré sont sans action sur lui. Par voie d'oxydation indirecte, il est transformé en acide malique.

On reconnaît cet acide à ses caractères physiques et au précipité *brun* qu'il forme dans les solutions des sels de sesquioxyde de fer.

Pharmacologie. — Les anciens médecins faisaient un usage fréquent des produits de la décomposition ignée du succin, qu'ils regardaient comme d'excellents antispasmodiques. On obtenait ces composés, en chauffant avec ménagement le succin dans un appareil distillatoire. Il se condensait dans le récipient : du *sel volatil de succin*, acide succinique imprégné d'eau et d'huile pyrogénée; de l'*esprit volatil de succin*, solution étendue d'acide succinique, d'acide acétique et d'huile pyrogénée; de l'*huile volatile de succin*, mélange de carbures d'hydrogène incomplètement connus. On préparait encore du succinate d'ammoniaque impur, nommé *liqueur de corne de cerf succinée*, en saturant le sel volatil de succin par l'esprit volatil de corne de cerf.

Ces médicaments ont vieilli et ne sont presque plus usités. Ils avaient pourtant été inscrits au Codex de 1866. L'acide succinique pur n'est pas beaucoup plus employé. Il paraît jouir de propriétés analogues à celles des acides malique et tartrique; il est brûlé dans l'économie, où ses combinaisons salines se transforment finalement en bicarbonates (*Rabuteau*).

III. — Acides tétratomiques.

a. — MONOBASIQUES.

§ 14. ACIDE GALLIQUE. $C^{14}H^6O^{10} + 2aq. [C^7H^6O^5 + H^2O] = 188.$

Découvert, en 1786, par Scheele.

Préparation. — 1° On retire cet acide de la noix de galle, par une fermentation prolongée et spontanée.

On réduit la noix de galle en poudre grossière, on l'humecte avec de l'eau et on abandonne le tout à l'air, pendant un mois. On remue souvent la masse et on la tient constamment humide. Au bout de ce temps, on exprime fortement, on fait bouillir le résidu avec de l'eau et on filtre. L'acide gallique cristallise, pendant le refroidissement. On le purifie par dissolution, en présence du noir animal.

2° On l'obtient plus rapidement, en faisant bouillir le tannin ou l'extrait aqueux de noix de galle avec l'acide sulfurique étendu d'eau. On décolore au charbon.

Propriétés physiques et chimiques. — L'acide gallique cristallise en longues aiguilles soyeuses, contenant 1 molécule d'eau. Il se dissout dans 100 fois son poids d'eau froide et dans 3 fois son poids d'eau bouillante; il est également soluble dans l'alcool et un peu dans l'éther. Sa saveur est astringente.

Il perd à 100° son eau de cristallisation. A 200°, dans un courant d'acide carbonique, il se dédouble en *acide pyrogallique (pyrogallol)* et en acide carbonique :

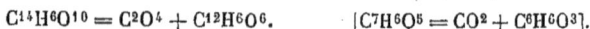

$$C^{14}H^6O^{10} = C^2O^4 + C^{12}H^6O^6. \qquad [C^7H^6O^5 = CO^2 + C^6H^6O^3].$$

Brusquement porté à 250°, il se transforme en acide *métagallique*, en eau et en acide carbonique :

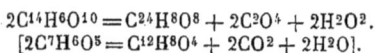

$$2C^{14}H^6O^{10} = C^{24}H^8O^8 + 2C^2O^4 + 2H^2O^2.$$
$$[2C^7H^6O^5 = C^{12}H^8O^4 + 2CO^2 + 2H^2O].$$

L'acide sulfurique chaud et concentré le change en acide *rufigallique*, en le déshydratant :

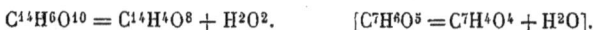

$$C^{14}H^6O^{10} = C^{14}H^4O^8 + H^2O^2. \qquad [C^7H^6O^5 = C^7H^4O^4 + H^2O].$$

Quand on agite une solution d'acide gallique avec une solution de cyanure de potassium, il se produit une belle coloration rouge, qui disparaît par le repos, pour reparaître par l'agitation. On peut obtenir ce double effet quinze ou vingt fois de suite; finalement, le liquide devient d'un brun stable. Cette réaction permet de découvrir la présence de l'acide gallique, dans les tannins du commerce (*Sidney Young*).

La solution d'acide gallique, additionnée de picrate d'ammonium, se colore en rouge, puis en vert, quelques secondes après (*Dadley*).

L'acide gallique est monobasique et triphénolique. Il absorbe facilement l'oxygène de l'air, surtout en présence des alcalis; en même temps il noircit et il dégage de l'acide carbonique; il ne précipite ni l'albumine, ni la gélatine, ni les alcalis végétaux. Il colore les sels ferriques en bleu violacé, et il réduit les sels d'or et d'argent.

Lorsqu'on abandonne à l'air ou qu'on fait bouillir avec l'acide chlorhydrique l'infusé de noix de galle, il dépose des cristaux d'*acide ellagique* $C^{28}H^6O^{16} + 2H^2O^2$ [$C^{14}H^6O^8 + 2H^2O$], qui semble dériver de l'acide gallique.

Pharmacologie. — L'acide gallique possède les propriétés astringentes du tannin, mais très affaiblies. Il est peu usité. Gubler le croyait préférable à ce dernier, pour l'usage interne. On peut le prescrire en poudre, en pilules et même en solution.

L'*acide ellagique* a été rencontré dans certains bézoards.

§ 15. TANNIN. $C^{28}H^{10}O^{18}$. $[C^{14}H^{10}O^9] = 322$.
Acide tannique, gallotannique, ou digallique.

Découvert par Lewis, au xviiie siècle.

Préparation. — 1° Le tannin est extrait de la noix de galle, par dissolution dans l'éther *aqueux*.

On tasse légèrement 100 grammes de noix de galle finement pulvérisée,
dans une allonge bouchée à l'émeri (*fig.* 102), et sur cette poudre on verse
un mélange de :

Éther rectifié du commerce............................. 600 gr.
Alcool à 90°... 30
Eau distillée.. 10

Le liquide qui s'écoule se divise en deux couches : l'une, inférieure, de
consistance sirupeuse et de couleur ambrée ; l'autre, supérieure, très fluide
et de couleur verdâtre. Pour les séparer complètement, on y ajoute un peu
d'eau et on agite. On verse le tout dans une allonge à robinet ; puis, quand
les deux liquides sont nettement séparés, on reçoit l'inférieur dans une capsule, que l'on porte dans une étuve bien chaude. Le liquide
s'évapore et laisse une masse spongieuse de tannin (*Codex*).

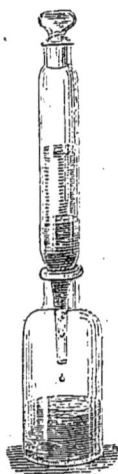

2° On obtient plus de tannin, en remplaçant la lixiviation par la
méthode de Cadet, dans l'opération précédente.

On met à la cave, pendant trois ou quatre jours, la noix de galle pulvérisée. Lorsqu'elle est humide, on la place dans un flacon qui puisse
être hermétiquement fermé, puis on ajoute assez d'éther alcoolique à 54°B.
pour faire une pâte molle. On laisse macérer pendant 24 heures ; on
exprime rapidement. On remet à macérer avec de l'éther additionné de
6 p. 100 d'eau, et on exprime encore après 24 heures. Le produit de l'expression est évaporé sur des plaques de verre ou de porcelaine, dans une
étuve chauffée à 45°, et donne du tannin coloré (*Dominé*).

3° Pour avoir du tannin *pur*, on place dans un flacon des poids égaux
d'éther privé d'alcool, d'eau et de tannin. On agite vivement ; le mélange
forme 3 couches, dont l'inférieure est du tannin pur (*Guibourt*).

Propriétés physiques et chimiques. — Le tannin
est amorphe, jaunâtre, très léger. Il se dissout facilement
dans l'eau, peu dans l'alcool et pas du tout dans l'éther
pur. Sa saveur est très astringente.

Il fond à 210°, puis il se décompose, en donnant naissance

Fig. 102. — Appareil
pour la préparation
du tannin.

aux acides carbonique, pyrogallique et métagallique. Lorsqu'il est sec, il est inaltérable à l'air. Humide, il absorbe de
l'oxygène, dégage de l'acide carbonique et se convertit en acide gallique,
accompagné parfois d'acide ellagique. Sa solution aqueuse subit très
rapidement cette transformation, nommée *fermentation gallique*.

Strecker le regardait comme un glucoside. Les travaux de H. Schiff le
font considérer comme étant l'acide digallique $C^{28}H^{10}O^{18}$ $[C^{14}H^{10}O^9]$, dont
l'acide rufigallique $C^{28}H^8O^{16}$ $[C^{14}H^8O^8]$ serait peut-être l'anhydride.

Pour le distinguer de l'acide gallique, on en dissout 1 centigramme dans
3 centimètres cubes d'eau, on ajoute 3 gouttes d'une solution à 20 p. 100 de

thymol et 3 centimètres cubes d'acide sulfurique concentré : le tannin pur donne une solution trouble et d'un *rose* foncé; l'acide gallique n'est pas coloré.

Les acides minéraux, le sel marin, l'acétate de potassium le précipitent de ses dissolutions. Il précipite à son tour l'émétique, les sels de sesqui-oxyde de fer (en bleu foncé), les alcalis végétaux, la gélatine, l'amidon et la plupart des composés d'origine animale. Il coagule l'albumine et le sang; il ne précipite pas le protoxyde de fer. On le regarde comme un acide monobasique, en même temps phénol pentatomique. Ses sels sont amorphes et n'ont pas une composition constante.

Pharmacologie. — Le tannin est le plus puissant des astringents four-nis par le règne végétal. On le rencontre dans un très grand nombre de plantes et partout il manifeste ses propriétés styptiques. Mais les tan-nins contenus dans des végétaux différents ne sont pas entièrement sem-blables, en ce qui concerne leurs propriétés chimiques et médicinales. M. Wagner les range sous deux types : il nomme tannin *pathologique* celui est produit par la piqûre des insectes sur les jeunes rameaux des chênes, des sumacs, etc., et tannin *physiologique* celui qui existe normalement dans les végétaux : écorce de chêne, de pin, de hêtre, etc.

Les tannins physiologiques seuls donnent avec la gélatine des précipités imputrescibles. En outre, ils ne présentent pas tous la même réaction avec les sels ferriques : ceux de l'écorce du chêne, du sumac, du bou-leau, etc., les colorent en *bleu noir*, comme le tannin pathologique; ceux du cachou, du café, du thé, du quinquina, leur communiquent une teinte d'un *vert foncé;* d'autres, comme ceux de l'absinthe et du ratanhia, y font naître un précipité *gris verdâtre.*

On sait depuis longtemps, en médecine, que l'action du tannin patho-logique est bien plus irritante que celle du tannin physiologique, auquel, pour ce motif, on donne souvent la préférence. Toutefois, on prescrit fré-quemment, à l'intérieur, le tannin de la noix de galle, sous forme de pou-dre, de pilules, d'électuaire, de lavement et de potion. Une fois introduit dans l'organisme, il se convertit en acide gallique et c'est à cet état qu'on le retrouve dans les urines. Il a été indiqué comme contrepoison des alcaloïdes et de l'antimoine.

b. — **BIBASIQUES.**

§ 16. ACIDE TARTRIQUE. $C^8H^6O^{12}.[C^4H^6O^6] = 150$.

Découvert par Scheele, en 1770.

Préparation. — On extrait l'acide tartrique de la crème de tartre. On transforme ce sel en tartrate neutre de calcium, dont on élimine la base au moyen de l'acide sulfurique.

On porte de l'eau à l'ébullition et on y projette, dans l'ordre suivant :

Crème de tartre..................................... 2000 gr.
Carbonate de calcium pulvérisé..................... 625

Une vive effervescence se manifeste; du tartrate neutre de calcium se dépose et du tartrate neutre de potassium reste en solution :

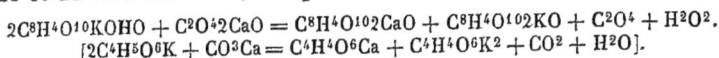

$$2C^8H^4O^{10}KOHO + C^2O^4 2CaO = C^8H^4O^{10}2CaO + C^8H^4O^{10}2KO + C^2O^4 + H^2O^2.$$
$$[2C^4H^5O^6K + CO^3Ca = C^4H^4O^6Ca + C^4H^4O^6K^2 + CO^2 + H^2O].$$

On laisse digérer pendant quelques heures, en ajoutant un peu de carbonate de calcium, si les liqueurs ne sont pas neutres. On filtre pour séparer le tartrate de calcium, insoluble, qu'on lave à l'eau bouillante, puis on précipite la solution de tartrate neutre de potassium par une solution de chlorure de calcium. Il se produit encore du tartrate de calcium, plus du chlorure de potassium :

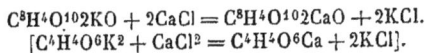

$$C^8H^4O^{10}2KO + 2CaCl = C^8H^4O^{10}2CaO + 2KCl.$$
$$[C^4H^4O^6K^2 + CaCl^2 = C^4H^4O^6Ca + 2KCl].$$

Les deux précipités de tartrate calcaire sont mélangés et lavés avec soin, jusqu'à ce que les eaux de lavage ne laissent pas de résidu après évaporation. On les délaie ensuite dans l'eau, de manière à en faire une pâte liquide, sur laquelle on verse, par partie et en agitant sans cesse, 1250 grammes d'acide sulfurique d'une densité de 1,84. L'acide sulfurique s'empare de la chaux et met l'acide tartrique en liberté :

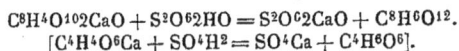

$$C^8H^4O^{10}2CaO + S^2O^6 2HO = S^2O^6 2CaO + C^8H^6O^{12}.$$
$$[C^4H^4O^6Ca + SO^4H^2 = SO^4Ca + C^4H^6O^6].$$

On prolonge le contact pendant huit jours, en mélangeant souvent le dépôt et la liqueur. Puis on délaie dans de l'eau, on décante, on lave le sulfate de calcium, tant qu'il est acide, et on évapore la solution d'acide tartrique, jusqu'à ce qu'elle ait, à l'ébullition, une densité de 1,21. En se refroidissant, cette solution abandonne du sulfate de calcium : on la filtre, on concentre au bain-marie (à 1,38) et on laisse cristalliser.

Les eaux-mères, évaporées, fournissent des cristaux de plus en plus colorés.

Purification. — L'acide tartrique retient presque toujours un peu d'*acide sulfurique*. On le purifie, soit en le faisant cristalliser plusieurs fois, soit en le faisant digérer avec du carbonate de plomb, qui précipite l'acide sulfurique.

On obtient un produit plus pur en décomposant, par l'hydrogène sulfuré, du tartrate de zinc mis en suspension dans l'eau chaude. On chauffe ensuite, entre 60 et 80°, la solution tartrique, pour la priver d'hydrogène sulfuré; on sépare le soufre qui s'est déposé, puis on concentre à une douce chaleur et même dans le vide (*O. Ficinus*).

Propriétés physiques et chimiques. — L'acide tartrique présente deux modifications cristallines, qui exercent sur la lumière polarisée des actions égales et inverses. L'une de ces modifications dévie à droite, c'est l'*acide tartrique droit*, l'autre est de signe contraire, c'est l'*acide tartrique gauche*. Lorsqu'on les combine ensemble, on obtient un acide sans action sur la lumière polarisée, auquel on a donné le nom d'*acide paratartrique* ou *racémique*. Cet acide peut être dédoublé en acide droit et en acide gauche. Mais il en existe un quatrième, *acide tartrique inactif* de M. Pasteur, *acide mésotartrique*, qui est aussi sans action sur la lumière polarisée, et qu'on ne peut dédoubler.

L'*acide droit* est l'acide ordinaire. Il cristallise en gros prismes rhomboïdaux obliques, incolores, solubles dans 1,4 p. d'eau froide et dans 2 p. d'alcool, insolubles dans l'éther. Ils deviennent électriques quand on les chauffe. Ils dévient à droite le plan de polarisation des rayons lumineux polarisés, et leur pouvoir rotatoire subit des variations très étendues, suivant la concentration des solutions.

L'acide tartrique est tétratomique et bibasique. L'air ne lui fait éprouver aucune altération, mais sa solution aqueuse se remplit de moisissures, quand on la conserve longtemps. Il fond à 170° et il se convertit en un isomère nommé *acide métatartrique*. Chauffé brusquement à 180°, il devient anhydre : $C^8H^4O^{10}[C^4H^4O^5]$. A une plus haute température, il perd de l'acide carbonique et il se transforme en *acide pyruvique* $C^6H^4O^6$ [$C^3H^4O^3$], puis en *acide pyrotartrique* $C^{10}H^8O^8[C^5H^8O^4]$. Brûlé sur une lame de platine, il répand l'odeur du sucre caramélisé.

L'acide azotique fumant le convertit en acides *nitro-tartrique* $C^8H^4(AzO^4)^2O^{12}$ [$C^5H^4(AzO^2)^2O^6$] et *tartronique* $C^6H^4O^{10}[C^3H^4O^5]$, puis en acides carbonique et oxalique. L'acide sulfurique le décompose, à chaud, en formant de l'acide sulfureux, de l'oxyde de carbone et de l'acide carbonique. La potasse en fusion le dédouble en acide acétique et en acide oxalique :

$$C^8H^6O^{12} = C^4H^4O^4 + C^4H^2O^8. \qquad [C^4H^6O^6 = C^2H^4O^2 + C^2H^2O^4].$$

Quand on le chauffe en vase clos, à 175°, avec un peu d'eau, il est transformé totalement en *acide racémique*. L'acide obtenu par synthèse et optiquement inactif peut également subir cette transformation et, par suite, acquérir le même pouvoir rotatoire que l'acide naturel (*Jungfleisch*).

L'acide iodhydrique le change successivement, à 120°, en acide malique $C^8H^6O^{10}$ [$C^4H^6O^5$], puis en acide succinique $C^8H^6O^8$ [$C^4H^6O^4$].

Il ne précipite les solutions des chlorures de baryum et de calcium qu'en présence des alcalis. Mais il précipite, à froid, les eaux de chaux, de baryte et de strontiane employées en excès, et ces précipités sont solubles dans la soude et dans les acides tartrique et acétique. Il forme, dans les solutions concentrées des sels de potassium, un précipité blanc cristallin de tartrate de potassium. Il réduit totalement le permanganate de potassium, à la température de 50 à 60°.

Lorsqu'on ajoute à sa solution aqueuse un peu de sulfate ou de chlorure ferreux, une ou deux gouttes d'eau oxygénée, puis un excès de potasse ou de soude caustique, il se développe une belle couleur violette, qui devient presque noire dans les solutions concentrées. L'eau chlorée, l'hypochlorite de sodium et le permanganate de potassium acidulé peuvent remplacer le peroxyde d'hydrogène, mais le résultat est moins net (*Fenton*).

La solution de résorcine dans l'acide sulfurique pur (1 p. 100) chauffée à 125° avec un cristal d'acide tartrique, développe une belle coloration *rouge violacée*, que l'élévation de la température et l'addition d'eau fait disparaître (Molher).

Essai. — L'acide tartrique du commerce peut contenir de l'*acide* *sulfurique*, des *sulfates*, de l'*acide chlorhydrique*, des *chlorures*, du *plomb* ou du *cuivre*.

Quand il est pur, l'acide tartrique doit se dissoudre *complètement* dans l'eau et dans l'alcool.

L'*acide sulfurique* le rend déliquescent et susceptible de former, avec le chlorure de baryum, un précipité insoluble dans l'acide azotique.

On isole les *sulfates*, par la calcination de l'acide tartrique impur; on les caractérise également au moyen des sels de baryum.

L'*acide chlorhydrique* et les *chlorures* communiquent à l'acide tartrique la propriété de donner, avec l'azotate d'argent, un précipité blanc, soluble dans l'ammoniaque.

Le *plomb* se reconnaît au moyen de l'hydrogène sulfuré, qui le précipite en noir, et le *cuivre* avec l'ammoniaque, qui colore la liqueur en bleu.

Pharmacologie. — L'acide tartrique est plus souvent employé en médecine sous forme de combinaison qu'à l'état libre. Cependant, il sert à aciduler une limonade et un sirop rafraîchissant. C'est également l'acide préféré pour la préparation des poudres gazogènes médicinales et pour celle de l'eau gazeuse, dans les appareils portatifs. Il s'oxyde au contact du sang et se convertit en acide carbonique (*Wœhler*); on ne le trouve pas dans l'urine des sujets qui en ont absorbé par la voie stomacale (*Buckheim*).

LIMONADE TARTRIQUE.	SIROP D'ACIDE TARTRIQUE.
Sirop d'acide tartrique........ 100 gr.	Acide tartrique cristallisé...... 10 gr.
Eau.......................... 900	Eau distillée................. 10
(*Codex.*)	Sirop de sucre...... 980
	20 gr. de ce sirop contiennent 20 centigr.
	d'acide tartrique (*Codex*).

c. — TRIBASIQUES.

§ 17. ACIDE CITRIQUE. $C^{12}H^8O^{14} + 2aq. [C^6H^8O^7 + H^2O] = 210.$

Découvert, en 1784, par Scheele.

Préparation. — La préparation de l'acide citrique consiste à saturer le suc de citron, par la chaux, et à décomposer, par l'acide sulfurique, le citrate de calcium produit.

On prend du suc de citron, clarifié par la fermentation, et on le neutralise, peu à peu, avec de la craie finement pulvérisée. Une vive effervescence se manifeste; quand il ne s'en produit plus, on achève la saturation avec de la chaux vive (1). On lave à l'eau bouillante le citrate de calcium déposé, *jusqu'à ce que cette eau ne soit plus colorée.*

Le citrate calcaire est alors additionné d'acide sulfurique étendu de 6 fois son poids d'eau. On abandonne le mélange à lui-même, pendant dix jours : le citrate est changé en sulfate et l'acide citrique devient libre :

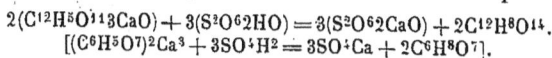

$$2(C^{12}H^5O^{11}3CaO) + 3(S^2O^62HO) = 3(S^2O^62CaO) + 2C^{12}H^8O^{14}.$$
$$[(C^6H^5O^7)^2Ca^3 + 3SO^4H^2 = 3SO^4Ca + 2C^6H^8O^7].$$

On délaie le tout dans l'eau bouillante, on décante, on lave le sulfate

(1) On peut terminer la saturation avec la craie, à la condition d'élever la température du liquide et de faire usage de vases d'argent ou de plomb.

calcaire, qui est imprégné d'acide citrique, et on évapore la liqueur à 1,21 du densimètre. Les cristaux d'acide citrique sont ensuite purifiés par une nouvelle cristallisation.

Propriétés physiques et chimiques. — Cet acide cristallise en prismes rhomboïdaux droits volumineux, efflorescents au-dessus de 30°, contenant 1 molécule d'eau de cristallisation, lorsque la liqueur n'a pas été chauffée au delà de 100°. Les cristaux séchés à 130° fournissent, par une nouvelle dissolution, des cristaux anhydres; il en est de même lorsqu'on fait bouillir longtemps la solution d'acide citrique; ces cristaux sont formés, par un acide isomérique de l'acide citrique (*Sarandinaki*).

100 p. d'eau dissolvent 130 p. d'acide citrique, à 16°, et 200 p., à 100°, L'alcool en dissout son propre poids, l'éther n'en retient que 2 %. Il est inaltérable quand il est sec; mais sa dissolution aqueuse se décompose avec le temps : il s'y développe des moisissures, puis de l'acide acétique. Cet acide est tétratomique et tribasique et donne, par conséquent, 3 séries de sels.

Chauffé à 175°, il fond, se déshydrate et devient *acide aconitique* :

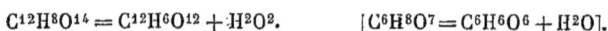

$$C^{12}H^8O^{14} = C^{12}H^6O^{12} + H^2O^2. \qquad [C^6H^8O^7 = C^6H^6O^6 + H^2O].$$

A une haute température, l'acide aconitique abandonne de l'acide carbonique et se change en deux isomères, les *acides itaconique* et *citraconique* :

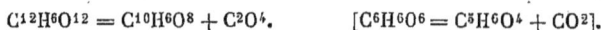

$$C^{12}H^6O^{12} = C^{10}H^6O^8 + C^2O^4. \qquad [C^6H^6O^6 = C^5H^6O^4 + CO^2].$$

En même temps, une partie de l'acide itaconique perd de l'eau et forme de l'*acide citraconique* anhydre :

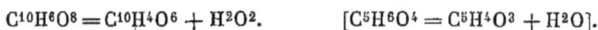

$$C^{10}H^6O^8 = C^{10}H^4O^6 + H^2O^2. \qquad [C^5H^6O^4 = C^5H^4O^3 + H^2O].$$

Fondu avec la potasse, l'acide citrique donne de l'acide acétique et de l'acide oxalique, en fixant 1 molécule d'eau.

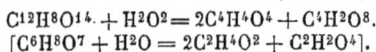

$$C^{12}H^8O^{14} + H^2O^2 = 2C^4H^4O^4 + C^4H^2O^8.$$
$$[C^6H^8O^7 + H^2O = 2C^2H^4O^2 + C^2H^2O^4].$$

Il ne précipite pas l'eau de chaux, à froid; mais il la précipite à l'ébullition; la réaction exige 40 à 50 cc. d'eau de chaux pour 10 centigrammes d'acide citrique. Il ne trouble point les solutions des sels potassiques. Mis en contact avec le permanganate de potassium en solution très alcaline, il le réduit à l'état de manganate; mais il ne décompose pas ce manganate; même à l'ébullition (*Chapmann* et *Smith*). Ces trois réactions le distinguent de l'acide tartrique.

Essai. — L'acide citrique du commerce peut contenir les mêmes impuretés que l'acide tartrique. On procède à leur recherche, comme on le fait pour ce dernier. La fraude va plus loin, et elle mélange ou substitue même l'*acide tartrique* à l'acide citrique.

Pour reconnaître cette substitution, on étale les cristaux suspects sur une plaque de verre recouverte d'une solution de potasse caustique. L'acide citrique n'éprouve aucune altération, tandis que les cristaux d'acide tartrique deviennent blancs et opaques, en se convertissant en petits cristaux de bitartrate potassique (*Bolley*).

A ce caractère on peut joindre la constatation des autres réactions propres à l'acide tartrique, ou les suivantes :

A 10 cc. de solution saturée à froid de bichromate de potassium et *trouble*, on ajoute 1 gr. de l'acide suspect pulvérisé; on agite un instant; après 10 minutes, le mélange n'a pas changé de couleur, si l'acide est pur; il est devenu d'un *brun noir*, si l'acide a été additionné de 5 °/₀ d'acide tartrique, et de couleur d'infusé de café, si le mélange ne contient que 1 °/₀ de ce dernier acide (*C. Cailletet*).

L'acide sulfurique chauffé avec de l'acide citrique prend une teinte d'un *jaune pâle;* une petite quantité d'acide tartrique lui communique une couleur *brune*.

Une goutte de solution de chromate neutre de potassium, mélangé à une solution d'acide citrique pur, demeure coloré en *jaune* pendant plusieurs jours, même après addition de quelques gouttes d'acide sulfurique. En présence de l'acide tartrique, il se forme un sel de chrome *violet*, au bout de quelques heures (*Salzer*).

Dans une solution de 0^{gr},5 de soude dans 20 cc. d'eau on dissout 0^{gr},1 d'acide citrique. Une goutte de permanganate de potassium (1 p. 500) colore le liquide en *violet permanent*, quand l'acide citrique est pur; il est *décoloré* en 5 à 10 minutes, lorsqu'il y a de l'acide tartrique mélangé (*Salzer*).

Pharmacologie. — De même que la plupart des acides végétaux, l'acide citrique est un modérateur de la circulation et de la chaleur animale, parce qu'il donne naissance à un carbonate alcalin en traversant l'économie. C'est, de plus, un antiseptique assez puissant. De la viande a été conservée intacte, pendant 15 jours, dans une solution d'acide citrique à 4 °/₀. D'autres expériences ont démontré qu'il arrête la fermentation putride en voie d'évolution (*Schulz*). Il est fréquemment employé en médecine. On recherche, pour leur saveur agréable, la *limonade citrique* et les sirops d'acide citrique aromatisés, désignés sous les noms de *sirop d'orange* et de *sirop de limon*.

LIMONADE CITRIQUE.	**SIROP DE LIMON.**
Sirop de limon.............. 100 gr.	Sirop d'acide citrique......... 1000 gr.
Eau........................ 900	Alcoolature de citron......... 20
(*Codex.*)	(*Codex.*)
SIROP D'ACIDE CITRIQUE.	**SIROP D'ORANGE.**
Acide citrique cristallisé...... 10 gr.	Sirop d'acide citrique......... 1000 gr.
Eau distillée................. 10	Alcoolature d'orange (1)....... 20
Sirop de sucre.............. 980	(*Codex.*)
20 gr. de ce sirop contiennent 20 centigr. d'acide citrique (*Codex*).	

(1) On prépare les alcoolatures de citron et d'orange en faisant macérer, pendant 8 jours, 1 partie de zestes récents du fruit dans 2 parties d'alcool à 80°.

IV. — Acides incomplètement connus.

§ 18. CANTHARIDINE. $C^{20}H^{12}O^8$ [$C^{10}H^{12}O^4$] = 196.

Découverte par Robiquet, en 1812.

Préparation. *Procédé Mortreux.* — On épuise par le chloroforme, dans l'appareil à digestion continue de Payen, la cantharide finement pulvérisée. On distille, pour retirer le dissolvant, et on chauffe le résidu dans une capsule, jusqu'à disparition complète de l'odeur de chloroforme, la température ne devant pas dépasser 40°.

Lorsque la capsule est refroidie, on y verse du sulfure de carbone, on délaie, puis on jette le tout sur un filtre ; la matière grasse, dissoute dans le sulfure, passe à travers le papier, qui retient au contraire la cantharidine. On purifie celle-ci en la faisant cristalliser dans l'alcool à 90° bouillant (*Codex*).

Propriétés physiques et chimiques. — La cantharidine est un acide faible (*Dragendorff* et *Masing*), qui se transforme, sous l'influence de l'acide iodhydrique, en un acide énergique et isomérique mais non vésicant (*Piccard*), l'acide *cantharique.*

Elle cristallise en prismes quadrilatères incolores, inodores, neutres aux réactifs. Lorsqu'elle est pure, 100 p. d'eau en dissolvent 0,15 à froid et 0,297 à l'ébullition ; l'alcool froid la dissout à peine ; bouillant et concentré, il en dissout 2,168 p. 100 (*Rennard*). Elle est soluble aussi dans l'acétone, dans 34 p. d'éther froid, dans 70 p. d'essence de térébenthine bouillante, dans 20 p. d'huile d'olive, à 121°, et dans 40 p. d'acide acétique chaud. Plusieurs substances indéterminées facilitent sa dissolution dans l'alcool et dans l'eau. Son meilleur dissolvant est l'acide formique, qui existe du reste dans la cantharide ; il agit d'autant mieux qu'il est plus concentré (*E. Dietrich*).

Elle fond à 218°, mais elle se sublime en aiguilles fines, dès la température de 121°. Les acides minéraux la dissolvent, sans l'altérer, avec le concours de la chaleur ; elle quitte ces dissolvants, quand on y ajoute de l'eau. Les oxydes métalliques s'y combinent facilement, en donnant naissance à des *cantharidates* cristallisables.

Pharmacologie. — De tous les vésicants connus, la cantharidine est le plus énergique. La plus petite quantité de cette substance, déposée sur la peau, soulève l'épiderme en un temps très court ; mais sa solution dans la glycérine n'est pas vésicante (*Piccard*). Elle est extrêmement vénéneuse et, comme elle ne se recommande par aucune propriété médicinale particulière, on l'a bannie de la médication interne. Lorsqu'elle est maintenue en contact avec la peau, elle la traverse à l'état de vapeurs (*Rabuteau*) et manifeste sur divers organes ses propriétés irritantes. Le camphre est l'antidote habituel des accidents cantharidiens, quoique son efficacité soit encore discutée.

La cantharidine étant volatile et dangereuse à manier, n'est guère employée en nature. Cependant, on se sert depuis longtemps, en Amérique, d'une préparation vésicante nommée *collodion cantharidal* et obtenue en dissolvant du fulmicoton dans une solution éthérée de cantharidine impure. Ce médicament est défectueux, au point de vue de son application ; le collodion n'est pas extensible et, dès lors, il met obstacle au soulèvement de l'épiderme ; en outre, il est difficile à enlever.

Les *cantharidates* sont extrêmement irritants et peuvent servir de succédanés aux cantharides. Une solution de $0^{gr},00017$ de cantharidate de potassium, dans un poids d'eau 200 fois plus fort, imprégnant un linge d'un centimètre carré de surface, produit une vésication à peu près semblable à celle que donne l'emplâtre vésicatoire (*Dragendorf* et *Masing*). MM. Delpech et Guichard ont cherché à utiliser cette propriété, en préparant, d'après la formule suivante, un taffetas vésicant à base de cantharidate de potassium (1).

Gélatine...	2 gr.
Eau..	10
Alcool...	10
Cantharidate de potassium............................	0.20
Glycérine..	Q.S.

On étend, au pinceau, cette solution sur une feuille mince de gutta-percha, de telle sorte que chaque décimètre carré contienne 1 centigramme de cantharidate alcalin. On humecte légèrement le vésicatoire avant de l'appliquer. Cette innovation est appelée à rendre des services ; l'action des cantharidates paraît plus douce que celle de la cantharidine.

§ 19. ACIDE MÉCONIQUE. $C^{14}H^4O^{14}[C^7H^4O^7] = 200$.

Découvert par Sertuerner, en 1805.

Préparation. — Pour préparer l'acide méconique, on traite l'opium par la chaux et on décompose le méconate de calcium par l'acide chlorhydrique.

On neutralise une solution aqueuse d'opium avec du marbre pulvérisé, on filtre et on verse dans la liqueur une solution de chlorure de calcium. Il se précipite du méconate de calcium, qu'on lave avec soin et qu'on dissout dans l'acide chlorhydrique. On fait cristalliser l'acide méconique et, pour le purifier, on l'unit à l'ammoniaque, qui est ensuite éliminée de la même manière que la chaux.

Propriétés physiques et chimiques. — L'acide méconique cristallise en prismes, contenant 3 molécules d'eau d'hydratation, solubles dans 4 p. d'eau bouillante et très peu dans l'eau froide et dans l'éther. L'alcool le dissout facilement.

Il est bibasique (*Berthelot*) et il sature bien les bases. Chauffé à 100°, il

---

(1) Pour préparer le cantharidate, on dissout 2 gr. de cantharidine dans 150 gr. d'alcool et on y ajoute une solution de $1^{gr},60$ de potasse caustique dans très peu d'eau distillée. La liqueur se prend immédiatement en masse ; on isole le cantharidate par pression et filtration.

abandonne son eau de cristallisation. A 220°, il perd de l'acide carbonique et devient *acide coménique :*

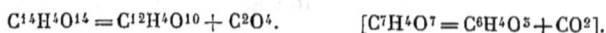

$$C^{14}H^4O^{14} = C^{12}H^4O^{10} + C^2O^4. \qquad [C^7H^4O^7 = C^6H^4O^5 + CO^2].$$

Au-dessus de cette température, l'acide coménique est lui-même altéré et transformé en *acide pyroméconique*, par une nouvelle soustraction d'acide carbonique :

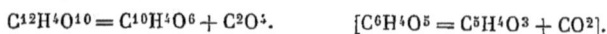

$$C^{12}H^4O^{10} = C^{10}H^4O^6 + C^2O^4. \qquad [C^6H^4O^5 = C^5H^4O^3 + CO^2].$$

L'acide méconique a pour caractère propre de prendre une teinte *rouge sang*, au contact du perchlorure de fer. Cette coloration n'est pas détruite par le chlorure d'or, comme cela a lieu pour celle que produit le sulfocyanate de potassium, dans les mêmes conditions.

Pharmacologie. — L'acide méconique n'est pas à proprement parler un médicament. Il a joui, pendant quelque temps, de la réputation d'un ténifuge certain. On le croyait aussi très vénéneux. Rabuteau s'est assuré qu'il est inerte et que, de plus, il se retrouve inaltéré dans l'urine.

Il est combiné à la morphine dans l'opium et, par conséquent, il fait partie de toutes les préparations dans lesquelles on fait entrer ce médicament.

§ 20. ACIDE PECTIQUE.

Découvert par Braconnot, en 1825.

Préparation. — 1° On fait bouillir la pulpe de carottes avec du carbonate de sodium en solution diluée. On filtre et on décompose, par le chlorure de calcium, le pectate dissous. Il se précipite un pectate de calcium, qu'on lave et qu'on traite par l'acide chlorhydrique étendu, pour dissoudre la chaux et mettre l'acide pectique en liberté. On dessèche l'acide pectique à une douce chaleur.

2° On peut aussi faire bouillir les pulpes végétales avec l'acide chlorhydrique étendu, filtrer et soumettre le marc à une nouvelle ébullition avec du carbonate de sodium. Il se forme un pectate alcalin, qu'on décompose par l'acide chlorhydrique.

Propriétés physiques et chimiques. — L'acide pectique est gélatiniforme, transparent quand il est sec, insoluble dans l'eau froide, à peine soluble dans l'eau bouillante. Au contact des alcalis concentrés et même par simple ébullition dans l'eau, il est transformé en *acide parapectique*, puis en *acide métapectique*. Il fait, avec les oxydes alcalins, des sels solubles dans l'eau et incristallisables ; avec les autres, des sels insolubles et également amorphes.

L'acide *métapectique* est très soluble dans l'eau et dans l'alcool et présente des analogies marquées avec l'arabine. Les acides ne le précipitent pas ; quelques-unes de ses combinaisons salines paraissent exister dans les plantes.

Pharmacologie. — L'acide pectique peut servir à la préparation des gelées médicinales, mais il n'est guère usité.

Braconnot l'avait proposé comme antidote du plomb, du zinc, du cuivre et de l'antimoine.

§ 21. ACIDE QUINIQUE. $C^{14}H^{12}O^{12}[C^7H^{12}O^6] = 192$.

Découvert par Hoffmann, en 1790.

Préparation. — On extrait l'acide quinique du quinquina, en le combinant à la chaux, qu'on élimine ensuite par l'acide oxalique.

On fait une décoction acide de quinquina, puis on la précipite par un lait de chaux. On filtre et on fait évaporer en consistance sirupeuse.

Au bout de quelques jours, le quinate de calcium cristallise ; on le lave à l'alcool et on le fait cristalliser de nouveau, après l'avoir décoloré avec du charbon animal,

On dissout dans l'eau le sel purifié ; on en précipite la chaux par l'acide oxalique, l'excès d'acide oxalique par l'acétate de plomb, et l'excès de plomb par l'acide sulfhydrique. On filtre, on concentre et on laisse cristalliser.

Propriétés physiques et chimiques. — L'acide quinique forme des prismes rhomboïdaux obliques, incolores, solubles dans 2,5 p. d'eau froide, moins solubles dans l'eau bouillante et d'une saveur très acide. Il se dissout à peine dans l'alcool et dans l'éther. Il fond à 161°. Sa solution aqueuse dévie à gauche le plan de polarisation. Il est monobasique et tétraphénolique.

Chauffé entre 200 et 250°, il perd 1 molécule d'eau et se change en *quinide* $C^{14}H^{10}O^{10}[C^6H^{10}O^5]$. Distillé avec l'acide sulfurique et le peroxyde de manganèse, il fournit du *quinon* $C^{12}H^4O^4[C^6H^4O^2]$. A la distillation sèche, il donne de l'acide benzoïque, du phénol, de la benzine, de l'*hydroquinon* $C^{12}H^6O^4[C^6H^6O^2]$, etc.

Pharmacologie. — L'acide quinique se trouve uni à la quinine, dans l'écorce des quinquinas. Il existe également dans le *vaccinium myrtillus* et dans le café. Il n'a pas encore été employé isolément en thérapeutique. En traversant l'économie, il est réduit en acide benzoïque et expulsé sous forme d'acide hippurique (*Lautemann*). On a proposé, comme fébrifuges, les quinates de quinine et de cinchonine, qui n'ont pas pris rang dans la matière médicale.

§ 22. SANTONINE. $C^{30}H^{18}O^6. [C^{15}H^{18}O^3] = 246$.
Anhydride santoninique.

Découverte simultanément par Kahler et Alms, en 1830.

Préparation. — On extrait la santonine du semen-contra, en la combinant à la chaux, qu'on enlève ensuite par l'acide acétique :

Semen-contra......................................	1000 gr.
Chaux éteinte......................................	300
Alcool à 90°..	2000
Eau..	2000

On fait un mélange intime, qu'on introduit dans un alambic et qu'on chauffe doucement, jusqu'à ce que la moitié de l'alcool environ ait distillé.

Après le refroidissement, on verse sur le résidu l'alcool condensé, on agite le tout et on exprime fortement. On soumet le marc au même traitement, avec la même quantité d'eau et d'alcool. On réunit les liqueurs et on les laisse reposer. On sépare l'alcool par distillation; on filtre la liqueur aqueuse qui reste, puis on la réduit à moitié, par évaporation au bain-marie. On ajoute ensuite de l'acide acétique, jusqu'à réaction franchement acide, et on abandonne la liqueur, pendant quelques jours, à la cristallisation. La santonine se dépose.

On recueille les cristaux, on les lave avec un mélange à parties égales d'alcool et d'eau et on les exprime. On les broie ensuite avec le quart de leur poids de charbon animal lavé. On fait chauffer le mélange, au bain-marie, avec 8 fois son poids d'alcool absolu; on filtre la solution bouillante et on laisse refroidir lentement. Au bout de quelques jours, on sépare les cristaux de l'eau-mère, on les lave avec une petite quantité du mélange d'eau et d'alcool et on les fait sécher sur du papier sans colle, à l'abri de la lumière (*Codex*).

Propriétés physiques et chimiques. — La santonine est un composé phénolique (*Berthelot*), paraissant dériver de la naphtaline et cristallisant en prismes orthorhombiques, incolores, inodores et volatils. Elle exige pour se dissoudre 400 p. d'eau froide, 258 p. d'eau bouillante, 40 p. d'alcool froid, 3 p. d'alcool bouillant, 70 p. d'éther et 5 p. de chloroforme. Elle est amère et fond à 170°. Sa densité est 1,25. Sa solution alcoolique est sinistrogyre (— 230°).

Traitée par la soude caustique, elle donne naissance à l'*acide santoninique* $C^{30}H^{20}O^8$ $[C^{15}H^{20}O^4]$, dont elle semble être l'anhydride. Quand on la chauffe avec un alcali en solution alcoolique, elle donne une liqueur rouge, fournissant, par le refroidissement, des cristaux rouges qui, peu à peu, deviennent incolores. La lumière la jaunit très promptement. L'acide sulfurique la dissout, en prenant à la longue une teinte rouge. L'acide azotique l'attaque à chaud et la convertit en acides succinique, oxalique, etc.

Pharmacologie. — La santonine est le principe vermifuge du semen-contra. Elle est probablement toxique pour les vers contenus dans l'intestin, bien que Küchenmeister affirme que les ascarides lombricoïdes puissent vivre 40 heures dans un infusé de semen-contra. Elle est certainement vénéneuse pour l'homme ; on cite plusieurs exemples d'empoisonnement chez des jeunes gens ayant pris de 7 à 15 centigrammes de santonine. En général, on peut administrer des doses un peu plus fortes sans inconvénient, mais il est prudent de ne pas les exagérer. Son assimilation est très rapide et dès qu'elle pénètre dans le torrent circulatoire, elle pervertit la vue ; elle fait paraître jaune un objet blanc, orangé celui qui est rouge, et vert celui qui est bleu. En même temps, le sang présente une teinte jaune ; l'urine est safranée si elle est acide, et rouge pourpre si elle est alcaline ; on lui a même vu une teinte bleuâtre (*Smith*). On peut facilement démontrer la présence de ce corps dans l'urine, au moyen des alcalis, qui communiquent au liquide une teinte rouge, persistant à l'ébullition.

La santonine est très soluble dans le suc gastrique et complètement absorbée dans l'estomac, quand on l'administre en nature. Küchenmeister a démontré qu'il vaut mieux la donner en solution dans l'huile : 20 centigrammes de santonine, pour 60 grammes d'huile d'olive, à prendre en 4 doses. De cette façon, le suc gastrique n'agit pas sur la santonine, qui passe tout entière dans l'intestin, à un état où elle est très toxique pour les ascarides. Lewin et Caspari affirment que, sous cette forme huileuse, la santonine ne cause ni troubles nerveux, ni troubles visuels.

Suivant Kilner, la santonine blanche est plus vénéneuse que la santonine jaunie par la lumière et celle-ci n'a rien perdu de ses propriétés vermicides.

L'éther et surtout le chloral sont ses meilleurs antidotes (*Becker* et *Binz*).

On emploie la santonine en poudre, en pastilles ou en tablettes et en dragées. Sa faible solubilité ne lui permet pas de faire sentir son amertume, lorsqu'on ne la laisse pas trop longtemps en contact avec la salive.

On commence à introduire les santoninates dans la thérapeutique. Le santoninate de sodium a été proposé par MM. Donde et Harley, sous forme de sirop ou de solution, pour remplacer la santonine.

TABLETTES DE SANTONINE.

Santonine pulvérisée......... 5 gr.
Sucre blanc pulvérisé........ 500
Mucilage de gomme adragante.................... 45

Faites des tablettes de 1 gr. contenant chacune 1 centigramme de santonine (*Codex*).

Lorsqu'on veut s'assurer de la quantité de santonine contenue dans des tablettes, on pulvérise 5 gr. de ces tablettes et on lessive la poudre avec du chloroforme, qui dissout la santonine. En évaporant le liquide dans une capsule tarée, on connait le poids de santonine correspondant aux tablettes (*Riecker*).

Si le dosage doit être effectué sur des pastilles préparées avec du chocolat, on commence par enlever le beurre de cacao, à l'aide du pétrole, puis on traite le résidu par le chloroforme, comme il est dit ci-dessus (*Agerna*).

CHAPITRE VIII

II. — ALCALIS ORGANIQUES

Caractères généraux. — Les alcalis organiques naturels, nommés aussi *bases organiques* et *alcaloïdes*, sont des substances azotées, susceptibles de se comporter comme les bases minérales, dans les réactions chimiques. Ils sont assimilables aux alcalis organiques artificiels et comme eux, ils se rattachent à l'ammoniaque. La conicine exceptée, presque tous sont des bases tertiaires.

La plupart sont *solides* et *cristallisables;* quelques-uns sont amorphes; la nicotine, la conicine et la spartéine sont *liquides.*

Ils sont généralement incolores et inodores; en outre, ils sont fixes, sauf les alcalis liquides, la cinchonine, la caféine et les pelletiérines, qui sont volatils. Dans le vide, plusieurs autres peuvent être distillés sans décomposition.

Leur saveur est âcre et amère.

Ils sont à peine solubles dans l'eau, très solubles dans l'alcool et parfois dans l'éther, le chloroforme et les carbures d'hydrogène liquides.

Ils dévient à gauche le plan de polarisation de la lumière polarisée, à l'exception de la conicine, de la cinchonine et de la quinidine, qui le dévient à droite.

La chaleur fait subir à quelques-uns une transformation isomérique, vers 130°. Au-dessus de cette température, elle décompose ceux qui sont fixes : ils fondent, dégagent de l'ammoniaque, de l'eau, des hydrogènes carbonés et se transforment en bases nouvelles.

Tous donnent de l'ammoniaque et des bases volatiles plus simples, lorsqu'on les distille avec la potasse caustique.

Ils se combinent aux acides sans perte d'eau, en formant des sels nombreux et généralement cristallisables. Une seule molécule d'acide les sature presque tous; cependant la quinine et la cinchonine en exigent deux, elles sont *diacides* (*Wurtz*).

Le chlore et le brome les attaquent et s'y combinent par substitution. L'iode s'y unit directement, en formant des iodo-bases parfois caractéristiques.

Les réactifs propres à révéler la présence des alcaloïdes et à prouver leur identité sont très nombreux. Les uns, comme les acides minéraux (1), communiquent à chacun d'eux des colorations caractéristiques; les autres

---

(1) *Réactif d'Erdmann :* 20 gr. acide sulfurique concentré additionnés de 10 gouttes d'une solution aqueuse contenant 6 p. 100 d'acide azotique.

Les acides azotique, sulfurique, chlorhydrique, etc., sont aussi employés isolément.

précipitent leurs dissolutions. Parmi ceux-ci, les plus sensibles et les plus employés sont les suivants : tannin, teinture d'iode, solution d'iodure de potassium iodé (*Bouchardat*), eau bromée, chlorure mercurique, chlorure d'or, chlorure de platine, bichromate de potassium, acide picrique, iodure double de mercure et de potassium (*réactif de Mayer*) (1), iodure double de bismuth et de potassium (*réactif de Dragendorff*) [2], iodure double de cadmium et de potassium (*réactif de Marmé*) (3), phosphomolybdate de sodium (*réactif de Sonnenschein*) (4), cyanure double d'argent et de potassium (*réactif de Dragendorff*) (5), platino-cyanure de potassium, acide phospho-antimonique (*réactif de Schulze*) (6), sulfo-molybdate d'ammonium (7), sulfomolybdate de sodium (*réactif de Frœhde*) (8), etc.

§ 1. ACONITINE. $C^{66}H^{43}AzO^{24}$. $[C^{33}H^{43}AzO^{12}] = 645$.
Benzylaconine.

Découverte par Hesse, en 1833.

Préparation. *Procédé Duquesnel.* — On pèse successivement :

Racine sèche d'aconit napel........................	1000 gr.
Alcool à 90 centièmes..............................	3000
Acide tartrique...................................	20

La racine, préablement divisée, est épuisée par l'alcool, dans lequel on a fait dissoudre l'acide tartrique. La solution est filtrée, puis distillée à l'abri de l'air. Le résidu est dissous dans l'eau fraîche, pour séparer les substances grasses et les résines; la solution filtrée est agitée avec de l'éther, qui la décolore. Après avoir décanté l'éther, on ajoute à la solution aqueuse du bicarbonate de sodium en excès, puis de l'éther et on agite. L'éther s'empare de l'aconitine devenue libre et l'abandonne ensuite, par

(1) *Réactif de Mayer :* 13gr,546 chlorure mercurique, 49gr,80 iodure de potassium, eau distillée Q. S. pour faire un litre de liqueur.

(2) *Réactif de Dragendorff :* dissoudre, à chaud, l'iodure de bismuth dans une solution concentrée d'iodure de potassium, et y ajouter autant d'iodure de potassium qu'il en a fallu pour obtenir la solution.

(3) *Réactif de Marmé:* on le prépare comme le précédent, avec les iodures de cadmium et de potassium.

(4) *Réactif de Sonnenschein:* on précipite une solution azotique de molybdate d'ammonium par une solution azotique de phosphate de sodium. Le précipité est lavé après 24 heures et dissous dans une solution de soude caustique. On évapore à siccité et on calcine le produit, jusqu'à ce qu'il ne se dégage plus d'ammoniaque. Le résidu refroidi est dissous dans l'eau ; il abandonne un dépôt, qu'on fait entrer en solution en ajoutant, peu à peu, de l'acide azotique.

(5) *Réactif de Dragendorff:* on dissout, dans un excès de cyanure de potassium, le précipité qu'on obtient en versant une solution de cyanure alcalin dans une solution d'azotate d'argent. Il faut préparer ce réactif au moment de s'en servir, car sa conservation n'est pas facile.

(6) *Réactif de Schulze :* on ajoute, goutte à goutte, une solution de 1 p. de perchlorure d'antimoine à une solution de 3 p. de phosphate de sodium.

(7) *Sulfomolybdate d'ammonium:* on mélange 0gr,53 de molybdate d'ammonium à 7gr,80 d'acide sulfurique pur, puis on chauffe *doucement* jusqu'à ce que le liquide devienne clair. Préparer au moment du besoin. La première teinte produite par ce réactif est seule caractérisque, la nuance finale est toujours *bleue* et due à la réduction du réactif.

(8) *Réactif de Frœhde :* molybdate de sodium 1 milligramme, acide sulfurique pur 1 centimètre cube.

évaporation spontanée. On purifie l'alcali par dissolution dans l'eau acidulée par l'acide tartrique ; on décolore par l'éther, on précipite l'aconitine par le carbonate acide de sodium et on dissout l'aconitine dans l'éther. La solution éthérée, mêlée à son volume de pétrole léger, laisse cristalliser l'aconitine, en s'évaporant lentement (*Codex*).

M. J. Williams substitue le carbonate neutre de sodium au carbonate acide, pour la précipitation de l'alcaloïde. En outre, il fait chauffer le liquide ainsi traité ; l'aconitine s'agrège en une masse d'apparence résineuse, facile à purifier avec de l'eau chaude. La cristallisation a lieu dans l'éther, par évaporation spontanée.

Propriétés physiques et chimiques. — L'aconitine pure, amorphe quand elle est fournie par une solution aqueuse, cristallise en tables rhombiques ou hexagonales suivant la nature du dissolvant. Son pouvoir rotatoire est lévogyre. Elle est soluble dans 750 p. d'eau froide, dans beaucoup moins d'eau chaude, dans 64 p. d'alcool absolu, dans 5,5 p. de chloroforme ou de benzine, dans 2800 p. de pétrole léger (D. 0,67), insoluble dans la glycérine. Elle est encore soluble dans l'éther et dans l'eau chargée d'acide carbonique.

Son altérabilité est très grande, elle se transforme aisément en *aconine* et les médicaments liquides qui en contiennent perdent peu à peu leur activité (*Mandelin*). Chauffée à 183°, elle fond, puis elle se volatilise en partie. Elle est pulvérulente et hydratée, quand on la précipite de ses solutions salines. Elle s'unit très aisément aux acides ; son azotate est remarquable par la facilité de sa préparation et par le volume de ses cristaux.

Les alcalis l'altèrent à froid, à chaud, ils la dédoublent en *aconine* et en acide benzoïque :

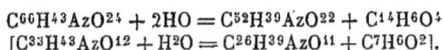

$$C^{66}H^{43}AzO^{24} + 2HO = C^{52}H^{39}AzO^{22} + C^{14}H^{6}O^{4}$$
$$[C^{33}H^{43}AzO^{12} + H^{2}O = C^{26}H^{39}AzO^{11} + C^{7}H^{6}O^{2}].$$

L'*aconine* est une base tétraphénolique, dont l'aconitine serait dès lors un éther benzoïque.

Essai. — L'aconitine est un des alcaloïdes le plus difficiles à caractériser par les moyens chimiques. L'iodure de potassium, ajouté à une solution acétique de cette base, donne par évaporation des cristaux d'iodhydrate d'aconitine, qui résistent au lavage à l'eau distillée (*Jurgens*). Elle ne donne de réactions colorées que lorsqu'elle est impure (*Mandelin*). L'épreuve physiologique est le meilleur moyen de vérifier sa pureté. Elle tue les animaux à sang chaud, à la dose de 5 à 70 centièmes de milligramme, par kilogramme de poids du corps.

Un de ses caractères est de causer, quand on la dépose sur la langue, une sensation de fourmillement et de picotement analogue à celle que produit la racine de pyrèthre (*Duquesnel*).

Pharmacologie. — Le règne végétal n'a pas encore fourni de poison plus redoutable que l'aconitine, dont la place est marquée à côté de l'acide prussique, de la conicine et de l'atropine, sous le rapport de la rapidité des effets. L'action physiologique de cet alcali offre de nombreux points de contact avec celle de la vératrine, de la colchicine et de la sabadilline (*Gubler*). Elle ne semble pas se métamorphoser en traversant l'organisme (*Mandelin*).

L'aconitine amorphe, variable dans sa composition chimique et par suite infidèle, ne doit plus faire partie de l'arsenal pharmaceutique.

L'aconitine est ordinairement prescrite en pilules ou en granules. Elle est encore usitée sous forme de pommade. Sa solution dans l'alcool sert principalement à préparer des injections hypodermiques et des liniments.

Les doses de ce médicament, portées dans les anciennes formules, devront être réduites dans une mesure considérable, surtout pour les préparations internes. Il est nécessaire, au début d'une médication surtout, de ne pas dépasser 1/20 de milligramme.

§ 2. ANTIPYRINE.

Analgésine, Diméthyloxyquinizine, Phényldiméthylpyrazolone.

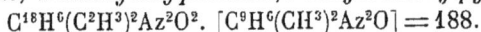

$$C^{18}H^6(C^2H^3)^2Az^2O^2. \ [C^9H^6(CH^3)^2Az^2O] = 188.$$

Découverte par M. Knorr.

Préparation. — Pour préparer l'antipyrine on chauffe à 100°, en tubes scellés, parties égales de méthyloxyquizine, d'alcool méthylique et d'iodure de méthyle. Après réaction, on fait bouillir le liquide avec de l'acide sulfureux dissous, pour décolorer ; on élimine l'alcool par distillation et on précipite l'antipyrine par la soude caustique.

Pour la purifier, on l'agite avec beaucoup d'éther et on fait évaporer la solution.

Propriétés physiques et chimiques. — L'antipyrine est une base tertiaire, que M. Knorr suppose dérivée d'une base hypothétique, la *quinizine*, $C^{18}H^{10}Az^2[C^9H^{10}Az^2]$.

Elle cristallise en beaux prismes clinorhombiques incolores, faiblement odorants, fusibles à 110° (*Gay et Fortuné*). Elle se dissout dans 1 p. d'eau froide, dans la moitié de son poids d'eau bouillante, dans 1 p. d'alcool à 80°, dans 45 p. de chloroforme, dans 50 p. d'éther et dans les acides minéraux. Sa saveur est légèrement amère.

L'antipyrine facilite beaucoup la solution de la caféine et celle de la quinine : 1 gramme de chlorhydrate de quinine additionné de 0,4 p. à 0,5 p. d'antipyrine se dissout dans 2 centimètres cubes d'eau, à la température de 25 à 30°. De même, 1 gr. de valérate de quinine mélangé à 1 gramme ou 1gr,5 d'antipyrine, se dissout dans 2 centimètres cubes d'eau, à la température de 44° à 62°,5.

Elle forme avec le chloral trois combinaisons : le *monochloralantipyrine*, formé de molécules égales des deux médicaments ; le *bichloralantipyrine*, contenant 2 mol. de chloral pour 1 mol. d'antipyrine (*Béhal et Choay*) ; le *trichloraldéhydephényidiméthylpyrazolone* (*Reuter*), produit par la déshydratation du monochloralantipyrine :

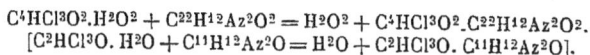

$$C^4HCl^3O^2.H^2O^2 + C^{22}H^{12}Az^2O^2 = H^2O^2 + C^4HCl^3O^2.C^{22}H^{12}Az^2O^2.$$
$$[C^2HCl^3O. \ H^2O + C^{11}H^{12}Az^2O = H^2O + C^2HCl^3O. \ C^{11}H^{12}Az^2O].$$

Les deux premiers produits présentent les réactions de l'antipyrine ; le troisième n'a ni les caractères chimiques ni les propriétés physiologiques de ses composants.

Essai. — La solution aqueuse d'antipyrine est neutre. Elle est colorée :

En *rouge* par le perchlorure de fer (*Knorr*) ; par le nitrate mercureux, qui donne en même temps un précipité *jaune ;* par un mélange d'acides azotique et sulfurique (*Yacoubian*) ;

En *vert* par l'acide azotique nitreux, par l'alcool nitrique (formation *d'isonitrosoantipyrine*), par le bichromate de potassium et l'acide sulfurique (à chaud), par le réactif d'Erdmann, par le ferricyanure de potassium et l'acide chlorhydrique (ce mélange produit en même temps un précipité paraissant *vert bleuâtre* par réflexion et *bleu d'outremer* par transmission ;

' En *jaune*, pur ou plus ou moins rougeâtre, par le chlorate de potassium et l'acide chlorhydrique, par le bioxyde de manganèse et l'acide sulfurique, par l'hypochlorite de soude (à chaud).

L'eau iodée, le chlorure de chaux (200°), y déterminent un précipité *rouge brique ;* l'acide chromique, le réactif de Nessler, le réactif de Dragendorff (acidulé), un précipité *jaune orangé ;* l'eau bromée, l'acide iodhydrique, l'acide chromique, l'acide picrique (très sensible), les chlorures d'or et de platine un précipité *jaune ;* le chlore gazeux, le tannin, l'hypobromite de sodium, le nitrate acide de mercure, le chlorure de zinc, le chlorure mercurique, les réactifs de Millon, de Mayer, de Marmé un précipité *blanc* (*Gay et Fortuné*).

L'antipyrine décolore partiellement la solution de tartrate cupro-potassique et lui communique une teinte variant du gris verdâtre au gris violacé (*Mercier*). On ne peut donc doser le glucose qu'avec le saccharimètre, dans une urine contenant de l'antipyrine, en augmentant de 1° à droite la déviation observée, pour compenser celle de l'antipyrine ou de ses dérivés.

Pharmacologie. — L'antipyrine est un antithermique et un analgésique. A dose élevée, elle produit un abaissement de température considérable et prolongé, sans provoquer d'accidents secondaires, comme le font la plupart des antipyrétiques. C'est, de plus, un hémostatique sérieux et un antiseptique (*Hénocque*).

On l'administre presque toujours en nature et en poudre, ou sous forme d'injection hypodermique ; plus rarement en solution dans l'eau ou dans un sirop.

Comme antiseptique, on peut utiliser l'antipyrine à l'état pulvérulent et en solution aqueuse à 1/20, pour le lavage des plaies, à 1/5 quand on veut l'introduire dans les fosses nasales ou dans les trajets profonds. La ouate, l'amadou et le papier, stérilisés puis imprégnés d'une solution concentrée d'antipyrine et séchés, sont également très propres aux pansements. On les applique à l'état sec ou après les avoir trempés dans l'eau bouillie. On peut encore tirer un parti avantageux d'une pommade composée de 3 p. de vaseline pour 1 p. d'antipyrine (Dr *Hénocque*).

M. Marie a proposé l'usage de ses combinaisons avec les acides valérianique, benzoïque et salicylique (*salipyrine*). M. Sochaczewski a préparé un valérate double de quinine et d'antipyrine doué d'une efficacité antinévralgique très marquée.

Lorsqu'on l'associe à d'autres médicaments, en solution surtout, il est nécessaire de se souvenir qu'elle a de nombreux incompatibles : sa solution est *troublée* par tous les liquides tannifères, par l'acide phénique, par le choral, par les sels mercuriques, par l'iode, etc. ; elle est *colorée* par les acides azotique et cyanhydrique (*jaune*), par l'éther nitreux (*vert*), par les sels de peroxyde de fer (*rouge*), par le sulfate de cuivre (*vert*), par le sirop d'iodure de fer (*brun*), etc. Mélangée à du salicylate de sodium bien sec, elle reste inaltérée dans un flacon bouché ; mais, au contact de l'humidité, elle donne un liquide huileux à réaction neutre ou alcaline, qui devient acide par addition d'eau, en raison de la mise en liberté de l'acide salicylique (*Millard et Campbell Stark*).

§ 3. APOMORPHINE $C^{34}H^{17}AzO^4$. $[C^{17}H^{17}AzO^2] = 267$.

Découverte par Matthiessen.

Préparation. — Pour obtenir l'apomorphine, on chauffe entre 140 et 150°, pendant trois heures, dans un tube scellé très résistant :

Morphine pure..	1 partie.
Acide chlorhydrique pur............................	20 parties.

Le mélange doit occuper au plus 1/15 de la capacité du tube. Lorsque celui-ci est refroidi, on l'ouvre, on dilue la solution qui s'y trouve contenue et on la sursature avec un excès de carbonate acide de sodium. L'apomorphine est précipitée, en même temps que la morphine qui n'a pas été transformée. On sépare le liquide surnageant et on épuise le mélange alcaloïdique par l'éther, qui ne dissout pas la morphine.

On purifie l'apomorphine en ajoutant à la solution éthérée quelques gouttes d'acide chlorhydrique : le chlorhydrate d'apomorphine cristallise promptement. On le purifie par cristallisation nouvelle, dans l'eau bouillante, et on en précipite l'apomorphine avec le bicarbonate de sodium. Le précipité doit être *immédiatement* lavé avec un peu d'eau froide et séché *très rapidement*.

Propriétés physiques et chimiques. — L'apomorphine est anhydre, incolore, cristallisable, soluble dans l'eau, plus encore dans l'alcool, l'éther et le chloroforme. Les solutions aqueuse et alcoolique sont *vertes ;* celles que donnent l'éther et la benzine sont *rouges ;* avec le chloroforme le liquide est *violet*. La solubilité dans ces deux derniers liquides la distingue de la morphine.

Lorsqu'elle est humide, elle s'oxyde au contact de l'air et *verdit* rapidement, sans perdre ses propriétés physiologiques. Elle sature bien les acides, le chlorhydrate est le sel le plus employé ; il verdit à l'air et en solution aqueuse, comme l'alcali lui-même.

Essai. — L'apomorphine doit se dissoudre facilement dans l'*éther* et dans le *chloroforme*, quand elle n'est pas mélangée de *morphine*. Le *perchlorure de fer* très dilué lui communique une teinte *rose*.

Elle devient d'un *rouge pourpre*, au contact de l'acide azotique, et d'un *brun rouge* avec l'acide chlorhydrique.

Une trace de chlorhydrate de conicine colore en *vert* ses dissolutions.

Pharmacologie. — L'apomorphine est un expectorant et même un émétique très énergique. On ne l'emploie qu'avec ménagement, car elle est vénéneuse. La plupart du temps, on a recours à ses combinaisons salines.

§4. ATROPINE. $C^{34}H^{23}AzO^6$. $[C^{17}H^{23}AzO^3] = 289$.

Découverte, en même temps, par Mein et par Geiger et Hesse.

Préparation. — 1° *Procédé de Rabourdin modifié.* — On retire l'atropine du suc de la belladone, en traitant ce suc par le carbonate de potassium, qui met l'alcaloïde en liberté, puis par le chloroforme, qui le dissout.

On écrase la racine de belladone fraîche, on l'humecte avec de l'eau, on exprime le suc et on lave le résidu. On laisse reposer les liqueurs, on les décante, on les fait bouillir pour les clarifier et on filtre.

On verse, dans la liqueur refroidie, du carbonate de potassium, jusqu'à réaction alcaline; on y ajoute du chloroforme (200 gr. pour le suc de 10 kil. de racine) et on agite vivement, dans un flacon bien bouché. Quand l'action du dissolvant est épuisée, on sépare le chloroforme du liquide aqueux, à l'aide d'un entonnoir à robinet. On agite encore le suc avec une même quantité de chloroforme, on réunit les solutions chloroformiques, on les filtre en couvrant l'entonnoir, puis on les distille, en ayant soin de refroidir soigneusement le récipient, pour condenser le chloroforme. Le résidu de la distillation est ensuite dissous, à l'ébullition, dans l'alcool à 90° et décoloré au charbon animal purifié. On filtre et on verse le liquide, en agitant sans cesse, dans 5 ou 6 fois son poids d'eau: l'alcaloïde cristallise promptement (*Codex*).

2° On épuise la racine de belladone sèche par l'alcool à 95°, et on ajoute à la liqueur le 20° du poids de la racine de chaux hydratée. On filtre après 24 heures, on acidule par l'acide sulfurique, on filtre encore et on distille. Le résidu, concentré à basse température, est additionné d'une solution de carbonate de potassium, en quantité suffisante pour former un précipité, mais sans communiquer à la liqueur une réaction alcaline. On filtre au bout de 24 heures ; à l'aide du carbonate de potassium, on précipite alors l'atropine, qu'on sèche dans un courant d'air et qu'on purifie par cristallisation dans l'alcool (*Mein*).

3° On précipite par le tannin un infusé de feuilles sèches de belladone, on lave le précipité et on l'introduit dans un flacon avec de la potasse caustique et de l'éther, dans lequel se dissout l'atropine (*Richter*).

Propriétés physiques et chimiques. — L'atropine est incolore, en aiguilles soyeuses, fusible à 113°,5 et un peu volatile à 140°. Elle se dissout dans 500 p. d'eau froide, dans 30 p. d'eau bouillante, dans 60 p. d'éther et de benzine, dans 8 p. d'alcool froid, et dans 3 p. de chloroforme. Une température de 95° la décompose en partie. Lorsqu'elle brûle, elle répand une odeur benzoïque. Elle est sinistrogyre.

Abandonnée, à froid, au contact de l'air et de l'eau, elle finit par se dissoudre, en prenant une teinte jaune. En même temps elle est devenue incristallisable, mais elle a conservé son pouvoir toxique. Traitée par le bichromate de potassium et l'acide sulfurique, elle donne de l'acide benzoïque et de l'aldéhyde benzylique. L'acide azotique la dissout sans se colorer ; la solution, étendue d'eau, dépose de l'*apoatropine* $C^{34}H^{21}AzO^4$ [$C^{17}H^{21}AzO^2$]. L'acide chlorhydrique l'hydrate et la dédouble en *acide tropique* $C^{18}H^{10}O^6$ [$C^9H^{10}O^3$] et en une base nouvelle, nommée tropine, $C^{16}A^{15}AzO^2$ [$C^8H^{15}AzO$] (*Kraut* et *Lossen*) :

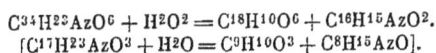

$$C^{34}H^{23}AzO^6 + H^2O^2 = C^{18}H^{10}O^6 + C^{16}H^{15}AzO^2.$$
$$[C^{17}H^{23}AzO^3 + H^2O = C^9H^{10}O^3 + C^8H^{15}AzO].$$

En combinant la tropine à l'acide tropique, M. Ladenburg a fait synthétiquement de l'atropine, par déshydratation du tropate de tropine.

Les sels d'atropine cristallisent difficilement.

Essai. — L'atropine est un alcaloïde assez délicat à caractériser. Elle forme un précipité *blanc* avec le tannin, *jaune-citron* avec le chlorure d'or, *isabelle* avec le chlorure de platine, *brun* avec l'iode.

Lorsqu'on la traite par l'*acide sulfurique chaud et concentré*, on perçoit une odeur analogue à celle des fleurs de l'oranger (*Gulielmo*), du prunier (*Dragendorff*), ou de la spirée (*Otto*). L'odeur est plus nette, quand on dissout l'alcaloïde dans un mélange d'acide sulfurique et de chromate alcalin, chauffé à 150°, et qu'on y projette quelques gouttes d'eau. Suivant M. Brunner, il vaut mieux encore déposer l'atropine sur des cristaux d'acide chromique et chauffer, jusqu'à ce que l'acide commence à être réduit.

Elle colore en *rose* la phtaléine du phénol (*Cripps*).

Dissoute dans l'alcool faible, elle donne avec la solution d'azotate mercureux à 1/300 un précipité *noir*, avec la solution décinormale de chlorure mercurique un précipité *jaunâtre*, sensible surtout à chaud (*Cripps*).

Si l'on y ajoute 10 fois son volume d'*acide azotique* concentré, puis qu'on chauffe le mélange à l'ébullition, pendant un moment, et ensuite à une douce chaleur, jusqu'à ce que l'acide libre soit entièrement dissipé, on obtient un produit qui, refroidi et touché par une solution *alcoolique* de *potasse caustique*, prend une belle couleur *violette*, passant graduellement au *rouge vineux* et au *rouge sale* (*Vitali*).

Une trace d'atropine bouillie 2 minutes, dans 1/2 cc. d'acide acétique et autant d'acide sulfurique purs, auxquels on ajoute ensuite quelques gouttes d'acide acétique cristallisable, forme un mélange doué d'une fluorescence *verte* (*Cripps*).

Un des meilleurs moyens de révéler l'atropine est de constater son action mydriatique. Une goutte d'une solution, qui ne contient que 1/130000 de cet alcali, produit encore la dilatation de la pupille (*Donders* et *Ruyter*).

Pharmacologie. — L'atropine est l'un des alcaloïdes contenus dans les solanées, concurremment avec l'hyoscyamine et l'hyoscine. Elle prédomine surtout dans la belladone ; toutefois M. Will pense qu'elle résulte de la transformation de l'hyoscyamine par la chaleur et les alcalis, pendant son extraction.

Les recherches microchimiques de M. de Wèvre ont établi qu'elle est localisée principalement dans l'épiderme et au voisinage des deux massifs libériens. Sa proportion diminue en même temps qu'elle se réfugie de plus en plus dans l'écorce de la tige ou de la racine, à mesure que la plante avance en âge.

C'est un poison d'une énergie considérable, dont l'absorption est rapide. Ses propriétés médicinales, en particulier son action stupéfiante et la faculté qu'elle a de dilater la pupille, en font un des agents les plus employés de la thérapeutique moderne. On la donne à l'intérieur, quelquefois en poudre, divisée dans une certaine quantité de sucre, en teinture et plus souvent sous forme de granules. Les granules du Codex contiennent 1 milligramme d'atropine ; cette dose est trop élevée, suivant Gubler et Bouchardat, qui conseillent de la réduire de moitié.

Pour les applications externes, on se sert de collyres et de pommades, contenant des doses très variées d'atropine.

GRANULES D'ATROPINE.

	gr.
Atropine	0.10
Sucre de lait pulvérisé	4.00
Gomme arabique pulvérisée	1.00
Mellite simple	Q.S.

On triture longtemps l'atropine dans un mortier de porcelaine avec le sucre de lait, que l'on mélange par petites portions à la fois. On ajoute la gomme et on fait, avec le mellite, une masse pilulaire bien homogène. On divise cette masse en 100 granules, que l'on argente.

Chaque granule contient 1 milligramme d'atropine (*Codex*).

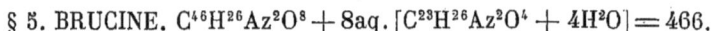

§ 5. BRUCINE. $C^{46}H^{26}Az^2O^8 + 8aq. [C^{23}H^{26}Az^2O^4 + 4H^2O] = 466.$

Découverte par Pelletier et Caventou, en 1819.

Préparation. — On retire la brucine des eaux-mères de la préparation de la strychnine.

On sature ces eaux-mères par l'acide oxalique et on évapore. Les cristaux d'oxalate de brucine sont lavés à l'acool absolu froid ; on les dissout dans l'eau et on précipite la solution par la chaux caustique en excès. On fait sécher le précipité, on le dissout dans l'alcool bouillant et on laisse cristalliser.

On purifie la brucine par de nouvelles cristallisations (*Codex*).

Propriétés physiques et chimiques. — La brucine cristallise en gros prismes rhomboïdaux obliques, renfermant 4 molécules d'eau de cristallisation, solubles dans 500 p. d'eau bouillante et dans 850 p. d'eau froide. Elle se dissout dans 2 p. d'alcool, dans 7 p. de chloroforme, dans l'alcool amylique et dans les essences, mais non dans l'éther et les huiles grasses. Elle est efflorescente et dévie à gauche la lumière polarisée (—61°,27). C'est une diamine tertiaire.

Distillée avec de l'acide sulfurique et du bioxyde de manganèse, elle fournit un peu d'esprit de bois (*Baumert*).

L'acide azotique en dégage, à chaud, de l'acide carbonique et de l'azotite de méthyle (*Strecker*). Le résidu contient de l'acide oxalique et de la *cacothéline* $C^{40}H^{22}(AzO^4)^2Az^2O^{10}[C^{20}H^{22}(AzO^2)^2Az^2O^5]$:

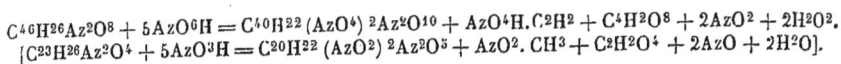

$$C^{46}H^{26}Az^2O^8 + 5AzO^6H = C^{40}H^{22}(AzO^4)^2Az^2O^{10} + AzO^4H.C^2H^2 + C^4H^2O^8 + 2AzO^2 + 2H^2O^2.$$
$$[C^{23}H^{26}Az^2O^4 + 5AzO^3H = C^{20}H^{22}(AzO^2)^2Az^2O^5 + AzO^2.CH^3 + C^2H^2O^4 + 2AzO + 2H^2O].$$

En la chauffant avec de l'acide chlorhydrique, Schenston lui a enlevé du méthyle ; il la considère, par suite, comme de la strychnine dont deux hydrogènes sont remplacés par deux groupes méthoxyliques $C^2H^3O^2$ [CH^3O].

Essai. — La brucine est colorée : en *rouge* par l'acide azotique, en *bleu* par le brome et, par l'acide sulfurique, en *rose*, qui passe au *jaune*, puis au *verdâtre*. La solution azotique devient *violette* au contact de l'acide sulfureux et du chlorure stanneux, et dépose des aiguilles de même couleur (*améthystine*).

La teinture d'iode forme dans ses solutions un précipité orangé d'*iodo-brucine ;* le chlore les colore en *jaune*, puis en *rouge* de plus en plus foncé, sans les troubler.

Elle n'est pas précipitée par les carbonates alcalins, en présence de l'acide tartrique.

Le chlorure d'or détermine dans ses solutions un précipité *jaune*, qui devient *brun* et qui est soluble, à froid, dans l'acide chlorhydrique.

Le *sucre* et l'*acide sulfurique* n'exercent aucune action caractéristique sur la brucine (*Schneider*).

Le *sulfomolybdate d'ammonium* lui communique une couleur *rouge brique*, devenant plus tard d'un *bleu foncé* (*Buckingham*).

Le bromhydrate de brucine, additionné d'eau bromée en excès, donne un précipité d'abord *violet*, puis *brun*, *jaune* enfin, de tribromure de brucine $C^{46}H^{26}Az^2O^8Br^3$ [$C^{23}H^{26}Az^2O^4Br^3$] (*Beckurst*).

Pharmacologie. — L'action médicinale de la brucine est assimilée à celle de la strychnine, mais son intensité est 24 fois moindre (*Andral*). Si vraiment l'identité est complète, au point de vue physiologique, on ne s'explique pas pourquoi la brucine est inusitée, alors qu'elle est beaucoup plus facile à manier que la strychnine.

§ 6. CAFÉINE. $C^{16}H^{10}Az^4O^8$. [$C^8H^{10}Az^4O^4$] $= 212$.
Théine, Guaranine.

Découverte par Runge dans le café, en 1820, par Oudry dans le thé (*théine*), en 1827, et plus tard dans le guarana (*guaranine*) et dans le thé du Paraguay. Le café en contient environ 1,25 p. 100.

Préparation. — 1° Pour obtenir la caféine, on épuise le café au moyen de l'eau bouillante, qui dissout la caféine, un peu d'acide malique et de malates acides. On précipite l'acide malique par l'acétate de plomb, puis on filtre la liqueur. L'excès du plomb, resté dissous, est précipité par l'hydrogène sulfuré ; on filtre à nouveau le liquide et on concentre pour faire cristalliser le caféine (*Robiquet* et *Boutron*).

2° On traite par lixiviation, avec de l'alcool à 80°, un mélange de 10 p. de café en poudre et de 2 p. de chaux éteinte. On distille la liqueur, pour en retirer l'alcool, puis on ajoute de l'eau au résidu ; il se sépare une huile qu'on enlève, et la liqueur aqueuse fournit, par évaporation, la caféine à l'état impur. On purifie l'alcaloïde en le faisant cristalliser de nouveau, après l'avoir décoloré au charbon animal (*Versmann*).

3° On peut encore lessiver le café avec de la benzine et séparer le véhicule par distillation. Le résidu est composé de caféine et de matière grasse ; on le traite par l'eau bouillante, qui dissout la caféine et l'abandonne pendant son refroidissement (*Vogel*).

Propriétés physiques et chimiques. — La caféine est un alcaloïde qui se présente sous la forme de longues aiguilles soyeuses, fusibles vers 230°, volatiles dès 185°, dont la saveur est amère. Il faut pour la dissoudre : 93 p. d'eau froide, 2 p. d'eau bouillante, 25 p. d'alcool à 90°, 300 p. d'éther, 9 p. de chloroforme.

Elle offre une réaction faiblement alcaline ; elle sature bien les acides, mais ses sels sont peu stables. Ses dissolutions salines ne sont pas précipitées par les alcalis, qui les dissolvent avec plus de facilité que l'eau pure. Quand on la fait bouillir avec une solution de potasse caustique, elle fournit de la méthylamine $C^2H^5Az[CH^5Az]$ (*Ad. Wurtz*). Le même alcali prend naissance dans la torréfaction du café, sous la seule influence de la chaleur ; pour qu'il se produise, la présence d'un acide organique est nécessaire ; la caféine chauffée seule à 300° ne donne pas de méthylamine (*Personne*).

La caféine est de la méthylthéobromine, car on l'obtient en chauffant de la théobromine argentique avec de l'iodure de méthyle (*Strecker*).

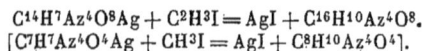

$$C^{14}H^7Az^4O^8Ag + C^2H^3I = AgI + C^{16}H^{10}Az^4O^8.$$
$$[C^7H^7Az^4O^4Ag + CH^3I = AgI + C^8H^{10}Az^4O^4].$$

Essai. — Lorsqu'on dissout la caféine dans l'*eau chlorée* et qu'on évapore la solution très lentement, à siccité, le résidu offre une teinte d'un *rouge foncé*, qui passe au *pourpre violet*, sous l'influence de l'*ammoniaque* (formation d'*acide amalique*). Un excès d'ammoniaque détruit la coloration.

L'*acide azotique concentré* donne, avec la caféine et l'ammoniaque, des réactions identiques à celles que produit l'eau chlorée. Mais l'*acide azotique dilué* fournit des résultats très différents et qui varient avec son degré de concentration.

Une solution de caféine additionnée de *sublimé corrosif* laisse déposer, au bout de quelque temps, de longues aiguilles solubles, à froid, dans l'acide chlorhydrique.

Le *sulfomolybdate d'ammonium* ne colore pas immédiatement la caféine ; mais il est réduit lentement par elle et le mélange prend alors une teinte d'un *bleu clair* (*Buckingham*).

Pharmacologie. — La caféine a été introduite dans la thérapeutique par Van den Corput, qui l'a conseillée dans le traitement des névralgies. Suivant Lehmann, cet alcaloïde est un excitant énergique, qui augmente la sécrétion de l'urée et celle de la bile. D'après Rabuteau, il modère au contraire la nutrition et diminue la proportion de l'urée. Pour M. Riegel, c'est un cardiaque digne d'être placé au même rang que la digitale. On ignore la nature des métamorphoses qu'elle subit dans l'économie ; on ne la retrouve pas dans l'urine. On administre presque toujours la caféine sous forme d'infusé de café; quelquefois cependant on la donne en poudre, en pilules ou en injections hypodermiques. M. Tanret a reconnu, qu'elle se dissout aisément dans les solutions de benzoate et de salicylate de sodium et il propose, pour injections hypodermiques, les solutions suivantes :

INJECTION HYPODERMIQUE.	INJECTION HYPODERMIQUE.
	gr.		gr.
Benzoate de sodium............	2.95	Salicylate de sodium............	3.10
Caféine.......................	2.50	Caféine.......................	4.00
Eau distillée. Q. S. pour 10 c. cubes.		Eau distillée. Q. S. pour 10 c. cubes.	
1 c. cube contient 25 centigrammes de caféine.		1 c. cube contient 40 centigrammes de caféine.	

§ 7. CINCHONINE. $C^{38}H^{22}Az^2O^2$. $[^{19}H^{22}Az^2O] = 294$.

Isolée par Gomez, en 1810, mais caractérisée, en 1820 seulement, par Pelletier et Caventou. Prédomine dans les quinquinas gris.

Préparation. — On retire la cinchonine du quinquina gris, par un procédé analogue à celui qui fournit le sulfate de quinine.

On fait bouillir, avec de l'acide chlorhydrique très étendu, du quinquina Huanuco concassé. La liqueur, clarifiée, est précipitée par la chaux, et le précipité est traité, à plusieurs reprises, par l'alcool à 90° bouillant. La cinchonine cristallise en partie, pendant le refroidissement. Les eaux-mères, réduites par distillation au quart de leur volume, donnent une nouvelle cristallisation de cinchonine. Enfin, les dernières eaux-mères, convenablement concentrées, abandonnent un mélange de quinine et de cinchonine. Quand on veut séparer les deux alcaloïdes, on met à profit l'inégale solubilité de leurs sulfates ; on les sature avec l'acide sulfurique dilué, puis on fait cristalliser le produit : le sulfate de cinchonine, plus soluble que celui de quinine, reste en solution.

Pour purifier la cinchonine brute, on la dissout dans l'alcool bouillant, on décolore la solution par le charbon animal et on la filtre bouillante : la cinchonine cristallise à l'état de pureté.

Propriétés physiques et chimiques. — Diamine tertiaire, la cinchonine se présente sous la forme de prismes clinorhombiques incolores et insipides. Pour la dissoudre, il faut 3810 p. d'eau froide, 2500 p. d'eau bouillante, 40 p. de chloroforme, 100 p. d'alcool froid et 30 p. d'alcool bouillant. Elle est peu soluble dans les huiles fixes et dans les huiles volatiles, à peine soluble dans l'éther (1/371).

Elle fond à 257°; quand on la chauffe à 220°, dans un courant d'hydrogène ou d'ammoniaque, elle se sublime sans altération, en prismes de 2 à 3 centimètres de longueur. Maintenue à 180° dans la glycérine, elle est changée en une base isomérique, la *cinchonicine*. Son pouvoir rotatoire est dextrogyre : $\alpha_D = +228°$ en solution à 6 ou 8 millièmes dans l'alcool absolu, et $+170$ et $+213°$ en solution à 4 ou 5 millièmes dans le chloroforme (*G. Bouchardat*).

L'acide azotique la transforme en *oxycinchonine*, isomère de la quinine (*Schutzenberger*).

Comme la quinine, elle est biacide. Les solutions de ses sels ne sont pas fluorescentes; en outre, elles ne sont pas précipitées par les bicarbonates alcalins, en présence de l'acide tartrique. Le chlore, le brome et l'iode s'y combinent. Traitée par l'eau chlorée, elle forme avec l'ammoniaque un précipité *blanc*. Elle n'a d'ailleurs aucune réaction propre.

Chauffée pendant quarante-huit heures à 120° avec un mélange à parties égales d'eau et d'acide sulfurique, elle fournit quatre bases isomériques : *cinchonibine, cinchonifine, cinchonigine* et *cinchoniline*, plus deux produits d'oxydation : *oxycinchonine* α, *oxycinchonine* β, $C^{38}H^{22}Az^2O^4$ [$C^{19}H^{22}Az^2O^2$] (*Jungfleisch* et *Léger*).

Pharmacologie. — La cinchonine est, à la fois, le moins fébrifuge et le plus toxique des alcaloïdes du quinquina. Sa saveur est moins amère que celle de la quinine. On peut l'administrer en poudre, en pilules et en potion ; mais il est nécessaire d'en fractionner les doses, car son activité physiologique est considérable. On a plus souvent recours au sulfate de cinchonine qu'à la cinchonine elle-même.

§ 8. CINCHONIDINE. $C^{38}H^{24}Az^2O^2.[C^{19}H^{24}Az^2O] = 294.$

Découverte par Winkler, en 1847; distinguée de la quinidine par M. Pasteur.

Préparation. — On extrait la cinchonidine de la quinoïdine, en la dissolvant dans l'alcool et faisant cristalliser. On fait sécher les cristaux, pour en séparer la quinidine, reconnaissable à son efflorescence, et on purifie la cinchonidine avec l'éther et par des cristallisations répétées dans l'alcool.

Propriétés physiques et chimiques. — La cinchonidine est isomérique de la cinchonine et, comme elle, diamine tertiaire. Elle est anhydre, fusible à 206°, soluble seulement dans 1680 p. d'eau froide, peu soluble aussi dans l'eau bouillante. Elle se dissout dans 19,7 p. d'alcool à 80 centièmes, dans 76,4 p. d'éther et dans 268 p. de chloroforme. Ses solutions ne sont pas amères.

Elle est lévogyre : $α_D = -113°,53$ dans l'alcool à 95°. Son tartrate est fort peu soluble dans l'eau, son oxalate est au contraire plus soluble que celui de la quinine, ce qui permet de séparer les deux bases. On la convertit en *cinchonicine*, quand on la chauffe à 180° dans la glycérine.

Pharmacologie. — La cinchonidine n'est pas encore employée en médecine. Cependant M. de Brun assure qu'elle est aussi fébrifuge que la quinine, dont elle a toutes les propriétés physiologiques.

§ 9. COCAINE. $C^{34}H^{21}AzO^8.[C^{17}H^{21}AzO^4] = 303.$

Découverte par M. Niemann, en 1859.

Préparation. — 1° *Procédé de M. Lossen.* Les feuilles de coca, divisées, sont traitées par l'eau froide ou par l'eau chauffée à 60 ou 80°. La solution est additionnée d'acétate basique de plomb, et l'excès de ce métal est précipité par le carbonate de sodium. Dans la liqueur devenue alcaline, on verse de l'éther et on agite vivement, pour dissoudre la cocaïne. On purifie ensuite l'alcaloïde en le dissolvant dans l'acide chlorhydrique dilué et en soumettant la solution à la dialyse. Le chlorhydrate qui traverse le septum est peu coloré; on le décompose par le carbonate de sodium et on fait cristalliser la cocaïne dans l'alcool.

2° *Procédé de M. Truphème.* — On épuise les feuilles de coca par l'éther, dans le digesteur de Payen, et on évapore à siccité la solution. Le produit est traité par l'eau bouillante et la solution, additionnée de magnésie, est évaporée à siccité. La substance pulvérulente obtenue cède à l'alcool amylique de la cocaïne à peine jaunâtre, qui devient entièrement incolore par une nouvelle cristallisation.

3° M. Merck obtient la cocaïne en chauffant à 100° en vase clos, pendant 8 heures, un mélange de benzoylecgonine et d'iodure de méthyle. M. Einhorn a simplifié la méthode en remplaçant l'iodure de méthyle par l'action du gaz chlorhydrique sur un mélange de benzoylecgonine et d'alcool méthylique. La cocaïne ainsi obtenue a l'avantage d'être exempte des autres alcaloïdes contenus dans les feuilles de coca.

Purification. — Lorsque la cocaïne a été extraite de la coca, elle est généralement souillée par d'autres alcalis : *hygrine*, *ecgonine* et notamment par l'*isatropylcocaïne*, qui est très vénéneuse et peut être la cause des accidents dus à la cocaïne impure (*Liebermann*).

Pour la purifier, on la transforme en chlorhydrate, qu'on dissout dans l'alcool absolu; on ajoute à la solution son volume d'éther absolu : en en quelques secondes le chlorhydrate de cocaïne se dépose à l'état de pureté; le liquide surnageant est laiteux quand la cocaïne n'était pas seule dans le produit (*Williams*).

Propriétés physiques et chimiques. — La cocaïne cristallise en prismes clinorhombiques incolores, fusibles à 97°,2 (*Castaing*). Portée à une plus haute température, elle se décompose. Elle est soluble dans 704 p. d'eau froide, dans beaucoup moins d'alcool et surtout d'éther, dans la vaseline, les carbures d'hydrogène et les corps gras. La solution aqueuse est légèrement amère et altérable à l'ébullition, qui métamorphose l'alcaloïde exactement comme le fait l'acide chlorhydrique, mais plus lentement.

La cocaïne a une réaction fortement alcaline. Elle sature bien les acides, mais ses sels sont difficilement cristallisables. Chauffée à 100° avec de l'acide chlorhydrique concentré, elle se dédouble en acide benzoïque, en alcool méthylique et en *ecgonine* $C^{18}H^{15}AzO^6[C^9H^{15}AzO^2]$:

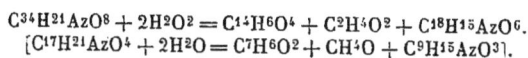

$$C^{34}H^{21}AzO^8 + 2H^2O^2 = C^{14}H^6O^4 + C^2H^4O^2 + C^{18}H^{15}AzO^6.$$
$$[C^{17}H^{21}AzO^4 + 2H^2O = C^7H^6O^2 + CH^4O + C^9H^{15}AzO^3].$$

Par l'ecgonine, la cocaïne est rattachée à la pyridine.

Essai. — La cocaïne pure (ou un de ses sels) n'est pas colorée par l'acide sulfurique concentré. Le contraire a lieu quand elle contient de l'hygrine ou de l'ecgonine.

Une solution de cocaïne, additionnée d'une goutte de perchlorure de fer et portée à l'ébullition devient *rouge*, par suite de la mise en liberté d'acide benzoïque (*Lerch* et *Schärges*).

Deux ou trois gouttes de solution de cocaïne, autant d'eau chlorée, puis d'une solution à 5 % de chlorure de palladium donnent un beau précipité *rouge*, que l'eau décompose lentement et que dissout l'hyposulfite de sodium (*Greitthew*).

Une petite quantité de cocaïne traitée par quelques gouttes d'acide azotique (D. 1,4), au bain-marie, donne, après dessiccation, une odeur très nette de menthe poivrée, lorsqu'on mouille le résidu avec une solution alcoolique concentrée de potasse (*Ferreira da Silva*).

Les plus minimes traces de cocaïne en solution sont colorées en *vert* par une solution d'apomorphine.

1 centigramme de chlorhydrate de cocaïne, dissous dans 2 gouttes d'eau et additionné de solution de permanganate de potassium à 1/300, donne un précipité *violet*, insoluble, qui devient parfois cristallin (*Fluckiger*).

Le tannin ne la précipite qu'en solution acidulée.

Pharmacologie. — L'action physiologique de la cocaïne semble analogue à celle de l'atropine. Mais sa propriété la plus intéressante est d'être un anesthésique local très efficace. Les expériences de M. Koller, de Vienne, avaient signalé l'insensibilité qu'elle procure à l'œil, sur lequel on en dépose des traces. Les recherches récentes laissent espérer des applications beaucoup plus étendues. On l'emploie surtout à l'état de chlorhydrate. M. Symes a remarqué que les sels basiques sont plus actifs que les sels neutres ou acides et que, sur la peau lavée au carbonate sodique, l'action est immédiate, alors qu'elle se fait attendre en l'absence de cette précaution.

La cocaïne est très vénéneuse. On combat les accidents qu'elle occasionne par des injections hypodermiques d'éther et par des boissons alcooliques.

§ 10. CODÉINE. $C^{36}H^{21}AzO^6 + 2aq.[C^{18}H^{21}AzO^3 + H^2O] = 317.$

Découverte par Robiquet, en 1832.

Préparation. — 1° On retire la codéine des eaux-mères de la préparation de la morphine par le procédé de Grégory et Robertson.

Ces eaux-mères contiennent un mélange de chlorhydrate de codéine et de chlorhydrate d'ammonium, qu'on fait cristalliser. Par une seconde cristallisation, on sépare les deux sels; le chlorhydrate de codéine, qui est le moins soluble, se dépose, accompagné d'une petite quantité de morphine. On triture le mélange avec une solution de potasse caustique, dont on évite d'employer un grand excès : la codéine se précipite, la morphine reste en solution dans la potasse. Le précipité, d'abord visqueux, perd peu à peu sa transparence, augmente de volume et devient pulvérulent. Après l'avoir lavé avec un peu d'eau froide, on le sèche et on le dissout dans l'éther bouillant. La solution, additionnée d'une petite quantité d'eau, donne de beaux cristaux de codéine, par évaporation spontanée (*Codex*).

2º *Procédé de Merck*. — On précipite par la soude pure le chlorhydrate double de morphine et de codéine. On dissout le précipité dans l'alcool, on sature par l'acide sulfurique, on distille et on verse de l'eau sur le résidu, jusqu'à ce qu'il cesse de se troubler. La liqueur filtrée est ensuite évaporée, elle fournit un résidu de sulfate de codéine qui, traité par une solution de potasse et par l'éther, donne de la codéine très pure.

3º *Procédé de Winckler*. — On épuise l'opium par l'eau froide ; on précipite la morphine par l'ammoniaque, l'acide méconique par le chlorure de calcium, les matières colorantes par l'acétate de plomb et l'excès de plomb par l'acide sulfurique. On ajoute à la liqueur de la potasse, à laquelle on laisse ensuite absorber l'acide carbonique de l'air, puis on enlève la codéine avec de l'éther.

4º *Codéine artificielle*. — On prépare, en Angleterre et en Allemagne, de la codéine artificielle en dissolvant de la morphine dans une solution de potasse, de soude ou de chaux, sur laquelle on fait agir ensuite du chlorure de méthyle ou de l'acide méthylsulfurique. On fait cristalliser le produit dans le chloroforme ou dans l'alcool ; on obtient des cristaux magnifiques.

Propriétés physiques et chimiques. — La codéine cristallise en *octaèdres orthorhombiques*, quand elle est hydratée. Elle fond à 150º, en perdant 1 molécule d'eau. Son pouvoir rotatoire est $\alpha_D = -135º,8$ en solution alcoolique et à 15º. M. Grimaux la regarde comme un éther méthylique de la morphine, considérée elle-même comme un phénol.

Il faut, pour la dissoudre, 60 p. d'eau froide et 17 p. d'eau bouillante. Elle est très soluble dans l'alcool, dans le chloroforme, dans l'éther et dans la benzine ; soluble aussi dans l'ammoniaque, mais non dans la potasse ou dans la soude caustique. C'est une monamine tertiaire et une base énergique.

L'acide azotique concentré la détruit ; étendu, il la transforme en *nitro-codéine* $C^{36}H^{20}(AzO^4)AzO^6 [C^{18}H^{20}(AzO^2)AzO^3]$. L'acide sulfurique monohydraté la dissout. Quand on la précipite de cette dissolution, elle est *amorphe* et isomérique de la codéine cristallisée, dont elle diffère en ce que ses combinaisons salines sont précipitées par les carbonates alcalins (*Armstrong*). L'acide chlorhydrique la transforme en apomorphine. Le chlore, le brome et l'iode s'y combinent en éliminant de l'hydrogène, et ils forment des composés nommés : *chlorocodéine, bromocodéine* et *iodocodéine*. Chauffée avec de la potasse, elle donne de la méthylamine et de la triméthylamine.

Essai. — La codéine se distingue de la morphine par sa solubilité dans l'éther et par son insolubilité dans la potasse caustique. En outre, elle ne rougit pas au contact de l'acide azotique et ne bleuit pas avec le perchlorure de fer ; elle ne réduit pas l'acide iodique. Elle a cependant quelques réactions caractéristiques :

L'*acide sulfurique* pur et concentré la dissout à froid sans la colorer d'abord ; au bout d'un certain temps, la liqueur prend une teinte *bleue*, qui apparaît immédiatement quand on chauffe (*Dragendorff*). La coloration se produit plus vite avec le *réactif d'Erdmann*, mais la réaction est toujours délicate.

Le *réactif de Frœhde* lui communique une couleur d'un *vert sale*, qui passe au *bleu foncé*, puis au *jaune*, au bout de 24 heures.

Le *sulfomolybdate d'ammonium* la colore en *vert*, et finalement en *bleu clair* (*Buckingham*).

Mêlée à du *sucre* et touchée avec l'*acide sulfurique*, elle offre une nuance *pourpre*, qui devient *violette*, puis *brune* (*Schneider*).

La solution sulfurique de codéine, additionnée de quelques gouttes d'*acide azotique*, prend une coloration *brune*, qui passe au *gris* et disparaît après 12 heures.

L'*eau chlorée* dissout la codéine sans se colorer; l'*ammoniaque* fait passer la liqueur au *rouge brun*.

Le *cyanogène gazeux* teint en *jaune*, puis en *brun* les solutions alcooliques de codéine. Il se dépose ensuite un précipité cristallisé de bicyanure de codéine.

Lorsqu'on délaie la codéine avec 2 gouttes de solution d'*hypochlorite de sodium* et qu'on ajoute au mélange 4 gouttes d'*acide sulfurique* concentré, il se développe une coloration persistante, d'un beau *bleu céleste* (*L. Raby*).

L'*eau bromée* se trouble au contact de la codéine; le mélange s'éclaircit par l'agitation et prend, en quelques secondes, une teinte *violette* manifeste (*L. Raby*).

L'acide arsénieux lui communique une couleur *lilas*, l'acide molybdique une couleur *verte*, l'acide niobique une couleur *mauve* (*Lévy*).

Pharmacologie. — Des trois alcaloïdes soporifiques de l'opium, la codéine est le plus faible. En revanche, elle tient le deuxième rang pour la puissance toxique (*Cl. Bernard, Rabuteau*).

Son action médicinale est bien moins énergique que celle de la morphine et, dès lors, plus facile à graduer. On administre cette base en pilules ou en sirop; elle est assez soluble pour qu'il ne soit pas nécessaire de recourir à l'emploi de ses sels. Cependant, M. Fischer assure qu'on ne s'y habitue pas comme à la morphine; il conseille de la remplacer par son phosphate.

SIROP DE CODÉINE.

	gr.
Codéine pulvérisée	0.20
Alcool à 90°	5.00
Sirop de sucre préparé à froid	95.00

On fait dissoudre la codéine dans l'alcool et on ajoute la solution au sirop de sucre.

20 grammes de ce sirop contiennent 4 centigrammes de codéine (*Codex*).

§ 11. CONICINE. $C^{16}H^{17}Az$. $[C^8H^{17}Az] = 127$.
Conine, cicutine.

Découverte par Giesecke, en 1827.

Préparation. — 1° On extrait la conicine des fruits de la ciguë, en la déplaçant, par un alcali, de sa combinaison naturelle.

Fruits de ciguë contusés	3000 gr.
Chaux éteinte	1500
Carbonate de potassium	375
Eau	6000

On délaie dans l'eau les fruits de ciguë contusés et la chaux éteinte, on ajoute le carbonate de potassium et on distille le tout dans un alambic, tant que l'eau condensée est alcaline. On sature exactement le produit de la distillation, par l'acide sulfurique étendu d'eau, et on évapore au bain-marie en consistance sirupeuse. On introduit le résidu dans un flacon, puis on l'agite avec un mélange de 2 p. d'alcool et 1 p. d'éther. On filtre, pour séparer le sulfate d'ammonium, qui s'est produit au cours de l'opération; on retire l'éther et l'alcool, par distillation au bain-marie; on ajoute au résidu un peu d'eau et on chauffe encore dans une capsule, jusqu'à ce que le reste de l'alcool soit chassé. On mêle alors le résidu sirupeux avec la moitié de son volume d'une solution concentrée de potasse, ensuite on distille, au bain d'huile ou de chlorure de calcium. La conicine passe dans le récipient avec de l'eau; on sépare celle-ci à l'aide d'un entonnoir, puis on la soumet à une nouvelle distillation, pour obtenir encore un peu de conicine.

On déshydrate enfin la conicine avec des fragments de potasse caustique et on la distille dans le vide ou dans un courant d'hydrogène.

Tout d'abord, la chaux met en liberté la conicine, qui se trouve contenue, à l'état de combinaison, dans la ciguë. Après la saturation par l'acide sulfurique, la potasse opère la même élimination. Mais la conicine se trouvant en présence de l'eau, s'y combine; c'est pourquoi on la rectifie sur la potasse caustique, qui la déshydrate. L'intervention de l'hydrogène a pour but de prévenir l'oxydation de l'alcaloïde.

2° On épuise les fruits de ciguë par de l'eau aiguisée d'acide acétique et on évapore l'extrait dans le vide, en consistance sirupeuse. Au produit, on ajoute de la magnésie et on agite le tout avec de l'éther. On chasse ensuite l'éther, par distillation, et on rectifie le produit sur du carbonate de potassium, en recueillant seulement ce qui distille entre 168 et 169°. La conicine ainsi obtenue est plus pure que celle qui est donnée par les autres méthodes; ses sels cristallisent plus facilement (*J. Schorm*).

Propriétés physiques et chimiques. — La conicine est un alcali secondaire liquide, incolore, oléagineux et d'une odeur désagréable, dont M. Ladenburg a fait la synthèse en hydrogénant l'allylpyridine. La conicine serait dès lors de la *propylpipéridine*.

L'alcali synthétique est dépourvu de pouvoir rotatoire, mais dédoublable en conicine *gauche*, auparavant inconnue, et en conicine *droite* identique à l'alcali de la ciguë.

Celui-ci a pour densité 0,88 et bout à 170° (*A. Petit*), mais il répand des vapeurs à la température ordinaire. Il se dissout dans 90 fois son poids d'eau et plus facilement à froid qu'à une température un peu élevée. Il est très soluble dans l'alcool, l'éther, les huiles, la benzine, le chloroforme et le pétrole. Son pouvoir rotatoire est égal à $+13°,79$.

Il est fortement alcalin, en présence de l'eau ou de l'alcool; il sature bien les acides. Quand on chauffe ses combinaisons salines, elles perdent facilement une partie de leur base, par volatilisation. Les cristaux de chlorhydrate de conicine, examinés à la lumière polarisée, présentent les teintes les plus vives.

La conicine, exposée à l'air, est promptement colorée et résinifiée, tout en perdant de l'ammoniaque. Les agents d'oxydation la changent en acide butyrique. Elle précipite un grand nombre d'oxydes métalliques, et c'est le seul alcaloïde qui coagule l'albumine.

Elle contient presque toujours une petite quantité d'une autre base, la *conhydrine* $C^{16}H^{17}AzO^2$ [$C^8H^{17}AzO$], qui existe aussi dans les fruits du *cònium maculatum*, plus de la *méthylconicine* (*Wertheim*).

Essai. — L'eau chlorée et l'eau bromée donnent un précipité *blanc* dans les solutions de conicine.

L'iodure double de bismuth et de potassium y font naître un précipité *rouge orangé*.

L'iodure de potassium iodé trouble une solution à 1/10,000 ; c'est un de ses réactifs les plus sensibles (*Dragendorff*).

L'acide chlorhydrique gazeux la colore en *rouge pourpre*, puis en *bleu foncé*. Le même acide, saturé, évaporé avec de la conicine, fournit également ment un résidu d'un *bleu foncé*.

Pharmacologie. — La conicine est un poison redoutable, dont l'action foudroyante rappelle celle de l'acide prussique. Elle est sédative et même stupéfiante. On l'a préconisée à l'intérieur, à dose très faible, en pilules ou en solution étendue, dans le traitement des affections cancéreuses, des fièvres et des maladies spasmodiques de l'appareil respiratoire. Ses usages sont très limités et son efficacité douteuse, dans bien des cas.

Appliquée comme topique, elle détermine une irritation douloureuse. On atténue cet effet, en la diluant dans l'eau ou dans un liniment. Elle sert aussi à préparer des pommades ophtalmiques.

§ 12. DUBOISINE.

Préparation. — L'extrait aqueux de *Duboisia myoporoïdes* est dissous dans son volume d'eau et additionné d'alcool, tant que ce liquide y détermine un précipité. La liqueur alcoolique est distillée, puis le résidu, sursaturé d'ammoniaque et agité avec un excès de chloroforme, donne, par évaporation de ce dernier, l'alcali à l'état impur. Pour le purifier, on le dissout dans l'acide sulfurique dilué, on précipite le sulfate par l'ammoniaque et on fait sécher le produit (*Gerrard*).

Propriétés physiques et chimiques. — La duboisine impure, obtenue comme il vient d'être dit, est jaune, visqueuse, très soluble dans l'eau, l'alcool, le chloroforme, l'éther, la benzine et le sulfure de carbone. Elle est franchement alcaline et un peu volatile. M. Duquesnel l'a obtenue cristallisée ; il a constaté qu'à cet état elle est beaucoup moins soluble dans l'eau que le produit amorphe, mais il n'a pas encore fait connaître ses propriétés.

L'acide sulfurique, froid, la colore en *rouge brun* ; à chaud il en dégage des vapeurs offrant l'odeur de l'acide butyrique.

Le tannin, l'iodhydrargyrate de potassium et les alcalis forment dans ses dissolutions un précipité blanc ; celui que donnent les alcalis est soluble dans un excès de réactif. Avec le chlorure d'or, ou le chlorure de platine, le précipité est d'un jaune citron (*Gerrard*).

Pharmacologie. — Suivant MM. Vecker et Ringer, la duboisine est un mydriatique plus énergique encore que l'atropine. On l'emploie dissoute dans l'eau distillée, soit à l'état libre, soit sous forme de sel. Ladenburg avait cru tout d'abord qu'elle ne différait pas de l'hyoscyamine; ses derniers travaux lui font penser qu'elle est plutôt identique à l'hyoscine.

§ 13. ÉMÉTINE. $C^{56}H^{49}Az^2O^{10}$. $[C^{28}H^{40}Az^2O^5] = 484$.

Découverte par Pelletier et Magendie, en 1817.

Préparation. — 1° 500 gr. d'extrait alcoolique d'ipécacuanha, dissous dans autant d'eau chaude, sont additionnés, après refroidissement, d'une solution saturée à chaud de nitrate de potassium ou de sodium, jusqu'à cessation de précipité. Le mélange est abandonné à lui-même, pendant 24 heures. Le nitrate d'émétine brun, poisseux, qui s'est déposé, est lavé à trois ou quatre reprises, avec un peu d'eau froide; il pèse environ 200 gr. On le dissout dans l'alcool et la solution est versée dans un lait de chaux épais, contenant 200 gr. de chaux délitée. Le tout est séché au bain-marie, en agitant de temps à autre, et le produit sec est pulvérisé, puis agité dans un flacon avec de l'éther. On renouvelle deux ou trois fois l'éther et l'on distille les solutions réunies.

Le résidu sirupeux renfermé dans la cornue est dissous dans l'acide sulfurique dilué. Pour en retirer l'émétine, il n'y a plus qu'à sursaturer l'acide par l'ammoniaque faible. Le précipité qui se forme est lavé, puis séché à une basse température (*J. Lefort et Fr. Würtz*).

2° M. Podwyssotzky épuise d'abord la poudre d'ipécacuanha par l'éther, puis par l'alcool à 85°, à chaud et *sans addition d'acide*, puis il évapore à consistance de miel. L'extrait est additionné d'un excès de perchlorure de fer, qui s'empare du tannin. A ce mélange on ajoute du carbonate sodique pulvérisé, en grand excès, puis un peu d'éther de pétrole et l'on chauffe au bain-marie. Quand l'éther est saturé, on le remplace par de nouvel éther. Les solutions éthérées réunies, soumises au refroidissement, abandonnent en douze heures presque toute l'émétine. L'évaporation lente ou au bain-marie ne donnerait pas un produit aussi blanc.

Propriétés physiques et chimiques. — L'émétine pure est blanche, cristallisée en paillettes déliées douées d'une saveur amère et comme astringente. Elle se dissout dans 100 p. d'eau froide et plus facilement dans l'alcool, le chloroforme, le sulfure de carbone, l'éther et les essences. Les huiles grasses en prennent une proportion notable. L'éther, le pétrole et la benzine la dissolvent difficilement à froid, mais facilement à chaud (*Podwyssotzki*). Sa composition chimique est encore discutée.

Elle fond à 62-65°, en prenant une teinte jaunâtre. Exposée à l'air et à la lumière, elle jaunit légèrement. Elle est très alcaline. Les acides s'y combinent, en produisant des sels incristallisables très solubles dans l'eau. Seul, le nitrate d'émétine est un peu soluble dans ce liquide (1 °/$_0$. *Lefort*). La solution aqueuse d'émétine n'exerce aucune action sur la lumière polarisée; la solution acide offre une fluorescence bleue manifeste (*Dragendorff*).

Suivant M. Blunt, une molécule d'émétine pourrait saturer deux molécules d'acide monobasique.

Essai. — Le *réactif de Fræhde* dissout instantanément l'émétine, en produisant une belle couleur *rouge*, qui passe ensuite au *vert*.

Avec le *réactif d'Erdmann*, elle se colore en *vert*, puis en *jaune*.

Un mélange d'*acide sulfurique trihydraté* et d'*acide azotique* la dissout *sans se colorer*.

Un fragment d'émétine, projeté dans une solution saturée de phospho-molybdate de sodium dans l'acide sulfurique, brunit aussitôt, et, si l'on ajoute rapidement une goutte d'acide chlorhydrique, il devient d'un bleu indigo foncé (*Podwyssotzky*).

Quand on verse, dans un tube où se trouve un peu de *chlorate de potassium*, quelques gouttes d'*acide chlorhydrique*, puis une goutte de solution d'émétine, il se produit une coloration d'un *rouge orangé* passant bientôt au *violet* (*Andrew T. Snelling*).

L'*hypochlorite de calcium* colore l'émétine en jaune orange, surtout en présence d'un acide faible (*Andrew T. Snelling*).

Pharmacologie. — L'émétine est vomitive à la dose de 1 centigramme et même de 5 milligrammes ; mais on lui préfère généralement l'ipéca-cuanha, qui sous un volume un peu plus fort, mais encore très faible, produit des effets identiques.

§ 14. ERGOTININE. $C^{70}H^{40}Az^{4}O^{12}$. $[C^{35}H^{40}Az^{4}O^{6}] = 612$.

Découverte par M. Tanret, en 1876.

Préparation. — L'ergot de seigle, finement pulvérisé, est épuisé par l'alcool à 95° et l'alcoolature additionnée de soude caustique, jusqu'à réaction franchement alcaline. On distille au bain-marie. Le résidu est agité avec une grande quantité d'éther, puis la liqueur éthérée est privée, par l'eau, d'un savon qu'elle avait dissous. L'éther chargé d'alcaloïde est agité avec une solution d'acide citrique, et la solution de citrate d'ergotinine, lavée avec l'éther, est décomposée par le carbonate de potassium, en présence d'éther qui s'empare de l'alcaloïde mis en liberté. On décolore au charbon animal lavé la solution éthérée d'ergotinine, puis on la distille. Quand la liqueur commence à se troubler, on la verse dans une éprouvette bouchée et placée à l'obscurité, dans un lieu frais ; le lendemain, le vase est tapissé de cristaux d'ergotinine. Une nouvelle concentration donne encore quelques cristaux. Enfin, on distille à siccité et l'on obtient un résidu spongieux, légèrement coloré en jaune (*Tanret*).

Propriétés physiques et chimiques. — Cristallisée, l'ergotinine est blanche, mais elle se colore assez promptement au contact de l'air. Elle est insoluble dans l'eau, soluble dans l'alcool, l'éther et le chloroforme. Ses solutions sont très fluorescentes.

Base faible, elle forme avec les acides des sels peu solubles et difficilement cristallisables.

En présence de l'*éther* et de l'*acide sulfurique* étendu de 1/7 d'eau, elle développe une belle coloration *rouge violette*, qui devient *bleue* ensuite.

Le même acide, agissant en présence du *sucre*, lui communique une teinte *rose*, puis *brune*.

Pharmacologie. — L'ergotinine possède les propriétés de l'ergot de seigle. Elle abaisse la température, diminue la fréquence du pouls et fait contracter les vaisseaux, en agissant sur la fibre musculaire. Sans être très toxique, elle provoque parfois des accidents. On l'emploie à faibles doses, le plus souvent sous forme d'injection hypodermique.

INJECTION HYPODERMIQUE.

	gr.
Ergotinine....................	4.00
Acide lactique..................	0.02
Eau de laurier-cerise.............	10.00

SIROP D'ERGOTININE.

	gr.
Ergotinine	0.05
Acide lactique..................	0.10
Eau.............................	5.00
Sirop de fleur d'oranger........	995.00

Une cuillerée à bouche de sirop contient 2 milligrammes et demi d'ergotinine.

§ 15. ÉSÉRINE. $C^{30}H^{21}Az^3O^4$. $[C^{15}H^{21}Az^3O^2] = 275$.
Physostigmine.

Découverte, en 1865, par M. Vée.

Préparation. — *Procédé de M. Vée.* — On extrait l'ésérine de la fève du Calabar, en la dissolvant dans l'acide tartrique et en précipitant la liqueur par un bicarbonate alcalin :

> Fève du Calabar pulvérisée......................... 1000 gr.
> Acide tartrique...................................... 9

On pulvérise la fève du Calabar et on la fait digérer, au bain-marie, dans 3 litres d'alcool à 90° contenant 3 gr. d'acide tartrique. On décante et on répète le même traitement. On distille les liqueurs réunies, puis on chauffe le résidu au bain-marie, pour chasser toute trace d'alcool. On le dissout ensuite dans de l'eau distillée froide, on filtre et on agite la liqueur avec de l'éther officinal, jusqu'à ce que celui-ci cesse de se colorer. Après avoir versé dans la liqueur un excès de bicarbonate de sodium, on agite encore avec de l'éther, qui dissout l'ésérine et l'abandonne ensuite, par évaporation spontanée. On purifie l'alcaloïde, par cristallisation dans l'éther (*Codex*).

Propriétés physiques et chimiques. — L'ésérine cristallise en lamelles minces, incolores, qui prennent une teinte *rose* au contact de l'air et des alcalis. Elle fond à 69° et se décompose à 150°. Elle est peu soluble dans l'eau; soluble dans l'alcool, l'éther, le chloroforme, la benzine, le sulfure de carbone et l'alcool amylique.

Quand on traite l'ésérine par un excès de potasse ou de soude caustique, on obtient un précipité blanc; ce précipité se dissout dans un peu d'eau et la liqueur prend peu à peu une coloration *rouge*, dont la nuance devient très vive, par l'agitation au contact de l'air. Cette substance rouge, nommée *rubrésérine* par M. Duquesnel, est un produit d'oxydation, insoluble dans l'éther, soluble dans le chloroforme et dans le sulfure de carbone. Elle précipite par les réactifs des alcaloïdes, mais elle n'est pas toxique à la dose de 10 centigr., et elle ne contracte pas la pupille (*Duquesnel*).

La rubrésérine, dissoute dans l'ammoniaque diluée, fournit, par évaporation, un produit d'un *bleu* magnifique, qui paraît être le degré d'oxydation le plus avancé de l'ésérine.

Les sels d'ésérine sont solubles et incolores. Leurs solutions sont colorées en rouge par la chaleur, par l'air et par la lumière. Ils offrent, d'ailleurs, toutes les réactions de l'alcaloïde qu'ils contiennent.

Essai.— Au contact des alcalis, l'ésérine développe une couleur *rouge*, qui passe successivement au *jaune vert* et souvent au *bleu*, au bout de 24 heures.

L'acide sulfurique concentré la colore en *jaune*, puis en *rouge*, 24 ou 36 heures après le mélange.

L'eau bromée forme un précipité *jaune*, dans ses solutions diluées au 1/5000.

L'acide sulfurique et l'*eau bromée* lui donnent une teinte d'un *rouge brunâtre*.

Avec l'*hypochlorite de calcium*, elle devient *rouge*, puis le liquide se décolore.

Pharmacologie. — L'ésérine est une substance éminemment toxique, dont la principale propriété est de contracter la pupille. On peut l'employer sous forme de collyre, ou bien imprégner de sa solution soit du papier, soit une lame mince de gélatine, que l'on découpe ensuite, pour l'usage, en fragments d'une surface exactement déterminée. Le plus souvent, on la remplace par l'extrait alcoolique de fève du Calabar, qui jouit aussi d'une activité considérable, ou par son sulfate, qui a pourtant l'inconvénient d'être déliquescent.

Il résulte des recherches de M. Duquesnel, que les solutions de l'ésérine ou de ses sels sont inactives, quant elles sont colorées. Il ne faut faire usage, en médecine, que de liqueurs préparées au moment du besoin et chimiquement neutres, si elles ont pour base un sel d'ésérine.

§ 16. MORPHINE. $C^{34}H^{19}AzO^6 + 2aq. [C^{17}A^{19}AzO^3 + H^2O] = 303.$

Découverte, en 1804 par Seguin ; caractérisée comme alcali par Sertuerner, en 1826.

Préparation. — 1° *Procédé de Grégory et Robertson.* — On retire la morphine de l'opium, en la combinant à l'acide chlorhydrique et en décomposant le chlorhydrate par l'ammoniaque :

Opium.. 10000 gr.
Chlorure de calcium fondu........................ 1200

On épuise l'opium, par plusieurs macérations dans 6 fois son poids d'eau, et on concentre les liqueurs au bain-marie, en consistance d'extrait. On dissout l'extrait dans l'eau, on filtre, on évapore à consistance de sirop clair et on ajoute à la liqueur encore chaude le chlorure de calcium, dissous dans 2 fois son poids d'eau. On délaie ensuite le tout dans l'eau froide, puis on sépare au moyen d'un filtre le précipité formé, qui renferme du méconate et du sulfate de calcium, ainsi qu'une portion des matières colorantes et résineuses de l'opium.

On concentre la solution au bain-marie, on isole un nouveau dépôt de méconate de calcium et, après évaporation en consistance sirupeuse, on ajoute une quantité d'acide chlorhydrique suffisante pour donner au liquide une réaction légèrement acide. Cette addition a pour but de rendre plus soluble la matière colorante. On abandonne ensuite le tout à la cristallisation, dans un endroit frais; au bout de quelques jours, la liqueur se prend en une masse cristalline imprégnée d'une eau-mère noire. On exprime fortement les cristaux, dans une toile, et on les fait dissoudre dans la plus petite quantité possible d'eau bouillante; ils cristallisent pendant le refroidissement. Les eaux-mères fournissent encore des cristaux, par évaporation.

Les cristaux ainsi obtenus constituent un chlorhydrate double de morphine et de codéine; ils ne sont pas purs. On les dissout dans l'eau chaude et on les fait digérer, avec leur poids de charbon animal lavé, à une température qui ne doit pas dépasser 88°. La solution, filtrée et concentrée, laisse déposer du chlorhydrate de morphine et de codéine parfaitement blanc.

Pour retirer la morphine de ce sel, on le dissout dans l'eau chaude et on ajoute de l'ammoniaque à la solution bouillante; la morphine se précipite, la codéine reste en dissolution. Le précipité, recueilli sur un filtre, est lavé à l'eau froide, séché et dissous dans l'alcool bouillant, qui le laisse cristalliser en se refroidissant (*Codex*).

Dans cette opération, le méconate de morphine, contenu dans l'opium, est décomposé par le chlorure de calcium; il se forme du méconate de calcium, qui se dépose, et un chlorhydrate double de morphine et de codéine, qui reste dissous. Lorsqu'on traite par l'ammoniaque ce chlorhydrate double, après sa purification, on n'en précipite que la morphine; le chlorhydrate de codéine reste dans les eaux-mères.

2° *Procédé de Soubeiran.* — On fait de l'extrait aqueux d'opium que l'on dissout dans l'eau froide ; on filtre la solution et on la concentre à 5° B. On laisse refroidir, puis on ajoute environ 10 gr. d'ammoniaque par kilogramme d'opium employé. On sépare le précipité, on porte la liqueur à l'ébullition et on y verse 160 gr. d'ammoniaque par kilogr. d'opium. On chasse l'excès d'ammoniaque, par une ébullition de quelques minutes, on recueille le précipité de morphine, on le lave à l'eau froide et on le dissout dans de l'eau aiguisée par l'acide chlorhydrique. Le chlorhydrate de morphine, purifié par cristallisation, est décomposé par l'ammoniaque, et la morphine est mise à cristalliser dans l'alcool.

Par la première addition d'ammoniaque, on élimine une partie des matières colorantes et résineuses de l'opium. La deuxième affusion précipite la morphine sans mélange de codéine, mais encore colorée et mêlée à d'autres alcaloïdes de l'opium. On la purifie en la changeant en chlorhydrate, d'où on la retire au moyen de l'ammoniaque.

3° *Procédé de Merck.* — On prépare l'extrait sirupeux d'opium et on y ajoute du carbonate de sodium. 24 heures après, on recueille le précipité, on le lave à l'eau froide et à l'alcool froid, puis on le dissout dans l'acide acétique étendu. On décolore la liqueur au noir animal, on précipite la morphine par l'ammoniaque et on la fait cristalliser dans l'alcool.

4° *Procédé de Thibouméry et Mohr.* — On mélange de l'extrait aqueux d'opium avec un lait de chaux, on fait bouillir et on filtre sur une toile. Après concentration, on ajoute à la liqueur du sel ammoniac ; la morphine se précipite, on la purifie en la dissolvant dans l'acide chlorhydrique, qu'on sature ensuite par l'ammoniaque.

5° *Procédé de Wittstock.* — On fait digérer l'opium avec l'acide chlorhydrique étendu. Dans la liqueur, on dissout du chlorure de sodium, qui précipite la narcotine; on filtre et on ajoute de l'ammoniaque, pour mettre la morphine en liberté. On lave le précipité, on le fait cristalliser dans l'alcool; on le reprend par l'acide chlorhydrique et on l'isole encore par l'ammoniaque.

Propriétés physiques et chimiques. — La morphine est un alcali tertiaire dérivé du phénanthrène, cristallisant en prismes orthorhombiques, hémièdres, courts, incolores et d'une saveur très amère. Elle est soluble dans 500 p. d'eau bouillante et dans 1000 p. d'eau froide, dans 40 p. d'alcool froid et dans 24 p. d'alcool à 90° bouillant, dans 200 p. de chloroforme. Récemment précipitée, elle est soluble dans l'éther et dans le chloroforme, qui ne la dissolvent plus lorsqu'elle est cristallisée. La potasse, la soude, l'ammoniaque et la chaux la dissolvent. Elle dévie à gauche le plan de polarisation de la lumière polarisée: $\alpha_D = -88°,84$ en solution acide, et $-67°,5$ en solution alcaline.

C'est une des bases végétales les plus puissantes; elle sature très bien les acides. En outre, elle est analogue à un *phénol* (*Grimaux, Chastaing*). Portée à 120°, elle perd sa molécule d'eau d'hydratation et fond sans se décomposer. Une température élevée la détruit. Chauffée à 200° avec la potasse, elle dégage de la *méthylamine* $C^2H^5Az[CH^5Az]$. Quand on la maintient, pendant 2 ou 3 heures, à la température de 150°, en présence d'un grand excès d'acide chlorhydrique, elle perd 1 molécule d'eau et se transforme en *apomorphine* $C^{34}H^{17}AzO^4 [C^{17}H^{17}AzO^2]$ (*Matthiessen*).

Elle est éminemment oxydable ; elle réduit l'acide iodique, les chlorures d'or et de fer, l'azotite d'argent, le permanganate et le ferricyanure de potassium, en se métamorphosant en *déhydromorphine*, autrefois nommée : *oxymorphine, oxydimorphine, pseudo-morphine* $C^{34}H^{18}AzO^6 [C^{17}H^{18}AzO^3]$. La déhydromorphine est presque insoluble dans l'eau, l'alcool, l'éther et le chloroforme. Elle est colorée en *vert* par les sels de sesquioxyde de fer.

Les solutions aqueuses préparées avec un sel bien pur et de l'eau bien distillée sont inaltérables, quand on les préserve de la lumière et des poussières atmosphériques. La coloration jaune, la réaction acide et les cristaux qui s'y déposent parfois reconnaissent pour causes la lumière et les ferments organisés : la coloration jaune paraît due à la formation de la *morphétine* de Marchand ; les cristaux proviennent de l'oxydation et représentent de la déhydromorphine. Lorsque cet alcali a pénétré dans le torrent circulatoire, il est converti plus ou moins complètement en déhydromorphine, dont on doit rechercher par conséquent la présence dans les urines (*Lamal*).

Essai. — La morphine offre plusieurs caractères, dont quelques-uns lui sont propres et permettent de la distinguer des autres alcaloïdes, en général, et spécialement de la narcotine, qui s'y trouve souvent mélangée.

L'acide azotique lui communique une teinte *rouge*, qui devient *jaune* ensuite. Cette réaction lui est commune avec plusieurs autres alcalis végétaux, en particulier avec la narcotine.

Mise en contact avec une goutte d'une solution de *perchlorure de fer* ou de *chlorure d'or*, elle fournit une belle couleur *bleue*, qui devient *verte* avec un excès de sel de fer.

Mélangée à une solution de *nitrate d'argent* ou de *permanganate de potassium*, elle réduit ces sels et la liqueur *noircit*.

Triturée avec l'*acide iodique* et l'*empois d'amidon*, elle met en liberté de l'iode, qui s'unit à l'amidon et le colore en *bleu* foncé.

D'après Kalbrunner, le meilleur réactif de la morphine est un mélange de *perchlorure de fer* et de *ferricyanure de potassium*, qui communique une teinte *bleue foncée* à la solution contenant 1/4000 de morphine, une teinte *verte* à celle qui n'en renferme que 1/30000 ou moins encore. La réaction a lieu même en présence de nombre de corps étrangers, mais un excès d'alcali l'annule.

Traitée par le *réactif de Frœhde*, elle prend une couleur *violette* magnifique, qui devient *verte*, puis *brune*, puis *jaune*, et qui redevient d'un *bleu violet* après 24 heures. (D'autres réducteurs offrent la même réaction.)

Le *sulfomolybdate d'ammonium* lui communique une couleur d'un *rouge foncé*, passant au *pourpre*, puis au *bleu foncé* (*Buckingham*).

Lorsqu'on verse, sans le mélanger, un peu d'*acide azotique* sur sa solution dans l'*acide sulfurique*, la liqueur, *rougeâtre* d'abord, passe au *bleu violet*, puis au *rouge foncé* et enfin à l'*orangé*. Le perchlorure de fer colore la solution, chauffée à 150°, en *rouge foncé*, puis en *violet* et en *vert sale*.

Si l'on mélange à une solution de morphine de l'*eau chlorée*, puis de l'*ammoniaque*, il se développe une couleur *rouge*, qui passe au *brun* (*Flückiger*).

Quand on ajoute 1 goutte d'*acide sulfurique* à un mélange intime de 1 p. de *morphine* et de 6 à 8 p. de *sucre*, on obtient une coloration *pourpre* très intense qui après 1/2 heure passe au *violet*, puis au *bleu vert* et finalement au *vert sale* (*Schneider*). (La codéine et l'aconitine donnent la même réaction.)

Si on broie un peu de morphine avec 8 gouttes d'acide sulfurique pur et qu'on y ajoute 1 goutte d'une solution à 1/50 de chlorate de potassium dans l'acide sulfurique, le mélange prend, à froid, une teinte d'un beau *vert*, légèrement rosé sur les bords du liquide (*Donath*).

Au contact de l'*acide molybdique*, elle devient *rose*, et d'un *rouge cramoisi* avec l'acide titanique (*Lévy*).

Dissoute dans l'*acide chlorhydrique* et précipitée par la *potasse*, elle se redissout dans un excès d'alcali.

Une solution de morphine additionnée d'*acide tartrique* n'est pas précipitée par les *bicarbonates alcalins*.

Ses sels neutres ne sont pas précipités par le *sulfocyanate de potassium*.

Pharmacologie. — La morphine est le plus employé des alcaloïdes de l'opium ; on l'utilise à l'état de combinaison saline, à cause de son peu de solubilité.

Lorsqu'elle est dissoute dans l'eau distillée d'amande amère, elle dépose au bout d'un certain temps des cristaux qui ont été considérés d'abord comme étant du cyanure de morphine, mais qui sont en réalité de la déhydromorphine. On évite leur formation en maintenant les solutions dans l'obscurité.

D'après les expériences de Cl. Bernard sur les animaux, c'est le principe de l'opium le moins convulsivant, presque le moins toxique (la narcotine seule est moins vénéneuse) et celui qui tient le milieu entre la narcéine et la narcotine, pour la puissance soporifique. Rabuteau a déduit de ses essais sur l'homme des conclusions un peu différentes ; il donne à la morphine le premier rang dans l'ordre soporifique et dans l'ordre toxique ; de plus, il lui accorde des propriétés analgésiques et anexosmotiques supérieures à celle des autres alcalis de l'opium.

. Suivant M. *D. B. Dott*, elle est, dans l'opium, à l'état de sulfate et de méconate.

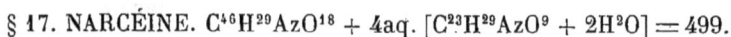

§ 17. NARCÉINE. $C^{46}H^{29}AzO^{18} + 4aq.$ $[C^{23}H^{29}AzO^9 + 2H^2O] = 499.$

Découverte, en 1832, par Pelletier.

Préparation. — On peut retirer la narcéine de l'extrait d'opium, dont on a enlevé la morphine et la codéine.

On mêle à cet extrait de l'ammoniaque ; la narcotine et les résines se déposent. On filtre, on ajoute de l'acétate de plomb et on filtre encore. On précipite l'excès de plomb par l'acide sulfurique, on neutralise la solution avec l'ammoniaque et on évapore à pellicule. Les cristaux sont lavés à l'eau froide et purifiés, par dissolution dans l'alcool additionné d'un peu de charbon animal.

Propriétés physiques et chimiques. — La narcéine cristallise en aiguilles fines et allongées. Elle est insoluble dans l'éther, la benzine, le pétrole, soluble à froid dans 1285 p. d'eau, dans 945 p. d'alcool à 80°, dans 800 p. d'alcool à 90° ; plus facilement soluble dans l'eau et dans l'alcool bouillants et dans le chloroforme. La potasse, la soude et l'ammoniaque la dissolvent et la déposent sous forme d'un liquide huileux. Elle fond vers 170° (*Merck*), en commençant à se décomposer, et elle cristallise en se refroidissant. Elle dévie le plan de polarisation de la lumière polarisée de 66°,7 à gauche.

Quand on la chauffe à 110°, elle jaunit et se décompose. Le chlore, le brome et l'iode l'attaquent, celui-ci en formant une combinaison bleue, que détruisent l'eau bouillante et les alcalis.

Essai. — La narcéine pure offre quelques réactions propres et ne présente aucune de celles qui caractérisent la morphine.

L'*acide sulfurique* concentré la dissout à froid, en prenant une teinte *brunâtre*, qui devient *rouge violette* si on chauffe au bain-marie, et même *rouge cerise* en continuant l'action de la chaleur. Une trace d'acide azotique ou d'azotite de potassium fait naître dans le liquide rouge refroidi des bandes d'un beau *violet* (*Plugge*).

Chauffée avec un peu d'acide sulfurique et une trace de phénol, elle donne une magnifique coloration *rouge*, si la quantité de narcéine n'est pas trop faible (*Arnold*).

Avec le *réactif de Frœhde*, la solution est d'abord d'un *vert brunâtre*, puis *verte* et finalement *rouge*.

Au contact du *c lore*, elle prend une teinte *verte*, passant au *jaune* par addition d'*ammoniaque*.

L'*iode* lui communique une belle couleur *bleue*.

Le *sucre* et l'*acide sulfurique* lui font prendre une nuance *brunâtre* sans caractère (*Buckingham*).

L'*iodure double de zinc et de cadmium* forme, dans ses dissolutions, un précipité qui bleuit rapidement, par suite de la mise en liberté d'un peu d'iode (*Dragendorff*).

Pharmacologie. — La narcéine est placée en tête des alcalis de l'opium, par Cl. Bernard, pour ses effets soporifiques sur les animaux, et à la suite de la morphine, par Rabuteau, pour les mêmes effets chez l'homme. Gubler évalue sa puissance hypnotique au quart ou au cinquième de celle de la morphine. Elle a sur celle-ci l'avantage d'être faiblement toxique et de n'être pas convulsivante. On la donne en nature et quelquefois à l'état de chlorhydrate. Son usage n'est pas très fréquent.

Lorsqu'on veut la mettre sous la forme de sirop, M. H. Mayet conseille de la dissoudre avec deux ou trois fois son poids d'acide citrique et de mélanger la solution à du sirop de sucre. La préparation est ainsi plus facile qu'avec les acides acétique et chlorhydrique.

$$\text{§ 18. NARCOTINE. } C^{44}H^{23}AzO^{14}. \ [C^{22}H^{23}AzO^{7}]=413$$

Découverte par Derosne, en 1803; Robiquet détermine sa fonction en 1817.

Préparation. — 1° On épuise par l'acide acétique ou par l'acide chlorhydrique étendu le résidu d'opium traité par l'eau. On filtre et on précipite la solution par l'ammoniaque ou par le carbonate de sodium. On dissout le précipité dans l'alcool bouillant, on le décolore par le charbon animal et on le purifie par plusieurs cristallisations.

2° On peut obtenir la narcotine, en traitant directement l'opium par l'éther. On filtre et on abandonne la liqueur à l'évaporation spontanée.

Propriétés physiques et chimiques. — La narcotine cristallise en prismes rhomboïdaux droits, incolores, insolubles dans l'eau froide. Elle se dissout dans 7000 p. d'eau bouillante, dans 300 p. d'alcool à 77° froid et dans 128 p. du même alcool bouillant, dans 33 p. d'éther froid et dans 19 p. d'éther bouillant. La potasse ne la dissout pas. L'acide sulfurique la dissout, en se colorant en jaune. Elle est lévogyre (— 130°,6) tandis que ses sels sont dextrogyres. Elle fond à 170°, en perdant 2 à 3 p. 100 d'eau.

Elle se comporte comme une base très faible; elle ne bleuit pas le tournesol et elle forme avec les acides des sels cristallisables susceptibles d'être décomposés, quand on évapore leur solution.

Lorsqu'on la fait bouillir longtemps avec de l'eau, ou qu'on la traite par l'acide sulfurique et le bioxyde de manganèse, ou par l'acide nitrique dilué, elle se transforme en *méconine* $C^{20}H^{10}O^8$ [$C^{10}H^{10}O^4$] et en *cotarnine* $C^{24}H^{13}AzO^6$ [$C^{12}H^{13}AzO^3$] :

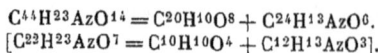

$$C^{44}H^{23}AzO^{14} = C^{20}H^{10}O^8 + C^{24}H^{13}AzO^6.$$
$$[C^{22}H^{23}AzO^7 = C^{10}H^{10}O^4 + C^{12}H^{13}AzO^3].$$

Une oxydation énergique la dédouble en cotarnine et en *acide opianique* $C^{20}H^{10}O^{10}$ [$C^{10}H^{10}O^5$] :

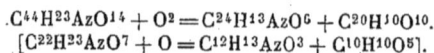

$$.C^{44}H^{23}AzO^{14} + O^2 = C^{24}H^{13}AzO^6 + C^{20}H^{10}O^{10}.$$
$$[C^{22}H^{23}AzO^7 + O = C^{12}H^{13}AzO^3 + C^{10}H^{10}O^5].$$

L'acide opianique lui-même peut être converti en *acide hémipinique* $C^{20}H^{10}O^{12}$ [$C^{10}H^{10}O^6$], en fixant à nouveau de l'oxygène.

Essai. — La narcotine touchée par l'*acide azotique* devient *rouge sang*.

Mélangée, à froid, avec de l'*acide sulfurique* concentré, elle prend au bout de vingt-quatre heures une coloration *rouge* très nette (1). Si on chauffe le mélange, l'apparition de la nuance est instantanée.

Le *réactif de Frœhde* la colore en *vert*, qui passe au *rouge-cerise*, en présence d'un excès de molybdate sodique.

Traitée par le *sulfomolybdate d'ammonium*, elle devient d'un *jaune verdâtre*, qui se change en *bleu clair*, au bout d'un certain temps (*Buckingham*).

L'*eau chlorée* lui communique une teinte *verte*, que l'*ammoniaque* fait tourner au *jaune*.

Pas de coloration spéciale avec le *sucre* et l'*acide sulfurique;* le mélange devient *brunâtre* (*Schneider*).

Le *sulfocyanate de potassium* forme un précipité *rose*, dans la dissolution des sels de narcotine.

Pharmacologie. — La narcotine est le moins toxique des alcaloïdes de l'opium. Elle ne semble pas susceptible d'applications médicales, puisqu'elle ne possède ni propriétés soporifiques, ni propriétés analgésiques (*Cl. Bernard, Rabuteau*).

C'est un des réactifs de l'acide azotique.

§ 19. PELLETIÉRINE. $C^{16}H^{13}AzO^2$. [$C^8H^{13}AzO$] $= 139$.

Découverte par M. Tanret, en 1878.

Préparation. — L'écorce de grenadier (tige et racine), réduite en poudre grossière, est humectée avec un lait de chaux assez épais, puis lessivée à l'eau ; le liquide obtenu est fortement agité avec du chloroforme, qui dissout la pelletiérine. La solution chloroformique est ensuite agitée avec une quantité d'acide chlorhydrique étendu capable de lui communiquer une réaction légèrement acide. On évapore la solution dans le vide, sur l'acide sulfurique. Le sulfate impur, dissous et précipité par le carbonate de potassium, est agité avec de l'éther. La solution éthérée est distillée dans un courant d'hydrogène, dans lequel le résidu est maintenu à 130-140°;

(1) On a prétendu que cette coloration tient à la présence de la *laudanine* dans la narcotine.

jusqu'à ce qu'il ne se dégage plus de vapeur d'eau. On élève alors la température et on recueille le liquide qui distille entre 180 et 185° (*Tanret*).

Propriétés physiques et chimiques. — La pelletiérine est un liquide oléagineux, incolore, altérable à l'air et volatil vers 180°. Elle est soluble dans 20 fois son poids d'eau, en toute proportion dans l'alcool, l'éther et le chloroforme. Elle est fortement alcaline et dextrogyre : $\alpha_D = +8°$, en solution aqueuse. Ses sels (sulfate, chlorhydrate, azotate) sont cristallisables et très hygrométriques. La plupart des réactifs des alcaloïdes la précipitent de ses dissolutions; le composé formé avec le tannin est soluble dans un excès de réactif.

L'acide sulfurique et le bichromate de potassium lui font prendre une coloration *verte* très intense.

Pharmacologie. — On retrouve, dans la pelletiérine, les propriétés anthelminthiques de l'écorce de grenadier, qu'elle peut constamment remplacer dans toutes ses applications.

§ 20. PILOCARPINE. $C^{22}H^{16}Az^2O^4$. $[C^{11}H^{16}Az^2O^2] = 208$.

Découverte par M. Hardy, en 1875.

Préparation. — Pour obtenir la pilocarpine, on dissout son azotate dans 10 fois son poids d'eau, on sursature d'ammoniaque la solution et on l'agite avec du chloroforme. L'évaporation de la solution fournit l'alcaloïde (*Codex*).

Sa synthèse à été réalisée par MM. Hardy et Calmels, en transformant l'acide β pyridino α lactique en pilocarpidine, au moyen du tribromure de phosphore, et celle-ci en pilocarpine, au moyen de l'iodure de méthyle et du permanganate d'argent.

Propriétés physiques et chimiques. — La pilocarpine est visqueuse, imparfaitement connue, insoluble dans la benzine, peu soluble dans l'eau, très soluble dans l'alcool, l'éther et le chloroforme, d'une saveur faiblement amère. Elle sature bien les acides ; les nitrate et chlorhydrate sont cristallisables ; le sulfate refuse de cristalliser. Le nitrate est dextrogyre : $\alpha_D = +76°$ (*A Petit*).

Cet alcaloïde est un isomère de la *jaborine*. C'est une diamine tertiaire ; une alanine triméthylée, à la fois pyridine et bétaïne. Sa solution chlorhydrique, bouillie longtemps, contient un alcali dérivé : la *pilocarpidine* $C^{20}H^{14}Az^2O^4 [C^{10}H^{14}Az^2O^2]$ (*Hardy et Calmels*). L'acide azotique fumant la transforme en *jaborandine* $C^{20}H^{12}Az^2O^6 [C^{10}H^{12}Az^2O^3]$ (*Castaings*), considérée par Hardy et Calmels comme de la pilocarpidine hydratée. Distillée seule, la pilocarpine donne des bases pyridiques; distillée avec de la potasse caustique, elle fournit de la méthylamine et une base volatile, peut-être identique à la conicine.

Pharmacologie. — Les effets physiologiques de la pilocarpine sont semblables à ceux du jaborandi : elle provoque énergiquement la sécrétion de la sueur, celle de la salive et la contraction de la pupille, qu'elle soit extraite de la plante ou préparée par synthèse. Elle est vénéneuse, mais on peut annuler son action toxique au moyen de l'atropine, qui est son antagoniste par excellence (*Purjesz*). Pour les applications thérapeutiques, on a généralement recours soit au nitrate, soit au chlorhydrate dissous dans l'eau.

§ 21. PYRIDINE. $C^{10}H^5Az.[C^5H^5Az] = 79$.

Découverte par Anderson, en 1851, dans l'huile de Dippel.

Préparation. — 1° On prend les huiles ou les goudrons provenant de la distillation des os, de la houille, des matières cornées, etc., on les agite avec de l'acide sulfurique étendu de deux volumes d'eau, on décante le liquide clair, on le fait bouillir jusqu'à ce qu'il ne dégage plus de pyrol (qui rougit un copeau de bois de pin trempé dans HCl), on filtre à la toile, on sursature de soude caustique et on distille. En dissolvant de la potasse dans le produit distillé, les bases pyridiques viennent nager à la surface. On les décante, on y ajoute, avec précaution, de l'acide azotique et on porte à l'ébullition, pour détruire l'aniline. On précipite par l'eau, on filtre et on sature encore le liquide clair avec de la potasse. L'huile séparée dans ce traitement a besoin d'être desséchée complètement, par agitation avec de la potasse solide. Elle est alors soumise à la distillation fractionnée ; on recueille ce qui passe entre 110 et 120°, puis on rectifie de la même manière le liquide jusqu'à ce qu'il bout à 115-116°.

2° On oxyde la pipéridine au moyen de l'acide sulfurique :

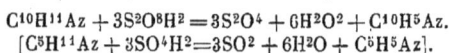

$$C^{10}H^{11}Az + 3S^2O^8H^2 = 3S^2O^4 + 6H^2O^2 + C^{10}H^5Az.$$
$$[C^5H^{11}Az + 3SO^4H^2 = 3SO^2 + 6H^2O + C^5H^5Az].$$

3° *Synthèse.* — On dirige, dans un tube chauffé au rouge, un mélange d'acide cyanhydrique et d'acétylène : on obtient de la pyridine (*Ramsay*).

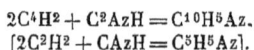

$$2C^4H^2 + C^2AzH = C^{10}H^5Az.$$
$$[2C^2H^2 + CAzH = C^5H^5Az].$$

Propriétés physiques et chimiques. — La pyridine est un liquide incolore, très fluide, soluble dans l'eau, doué d'une saveur amère et d'une odeur vive et peu agréable. Densité à 0° : 0,986. — Point d'ébullition 116°,7 (*Anderson*).

C'est une base tertiaire énergique, résistant bien à la chaleur et à l'acide azotique fumant, précipitant à froid plusieurs oxydes métalliques et saturant bien les acides. Ses sels sont très solubles dans l'eau et dans l'alcool et très stables, même à 100°.

Traitée par l'hydrogène naissant, elle est convertie en *pipéridine*, qui est son hexahydrure. Chauffée longtemps avec du sodium, elle est polymérisée; il se forme de la *dipyridine* $C^{20}H^{10}Az^2[C^{10}H^{10}Az^2]$ et du pyridyle $C^{20}H^8Az^2[C^{10}H^8Az^2]$.

Pharmacologie. — La pyridine est préconisée contre l'asthme. On l'emploie en inhalations, que l'on pratique en exposant les vapeurs qui s'échappent d'une assiette ou d'un flacon dans lequel on a placé une petite quantité de l'alcali. La pyridine est toxique et paralysante. Sa solution à 1 p. 100 est antiseptique.

§ 22. PYRROL. $C^8H^5Az.[C^4H^5Az] = 67$.

Découvert par Runge, dans les huiles fournies par la distillation des substances animales azotées.

Préparation. — Pour isoler le pyrrol, on prend le liquide condensé entre 115 et 145°, dans la distillation de l'huile animale de Dippel ; on y ajoute un grand excès de potasse et on fait bouillir, jusqu'à dissolution de l'alcali. Après refroidissement, on sépare la potasse, devenue solide, des bases pyridiques liquides qui surnagent; on la pulvérise, on la purifie avec l'éther anhydre et on la délaie dans l'eau. Le pyrrol qu'elle avait dissous est mis en liberté, on l'entraîne avec un courant de vapeur d'eau (*Ciamician*).

Propriétés physiques et chimiques. — Liquide incolore, doué d'une odeur de chloroforme et d'une saveur brûlante. Faiblement soluble dans l'eau, il se dissout bien dans l'alcool et dans l'éther, lentement dans les acides étendus; il est insoluble dans les liquides alcalins. Il bout vers 130°.

Le potassium le convertit rapidement en *pyrrolpotassium*, qui, traité par le chloroforme, donne de la *dichloropyridine* (*Ciamician*) :

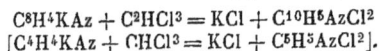

$$C^8H^4KAz + C^2HCl^3 = KCl + C^{10}H^6AzCl^2$$
$$[C^4H^4KAz + CHCl^3 = KCl + C^5H^3AzCl^2].$$

La poudre de zinc fixe de l'hydrogène sur le pyrrol et le change en *pyrroline* (dihydropyrrol).

C'est un réducteur et une base faible, très instable en présence des acides, qui le transforment en *rouge de pyrrol*, par hydratation et perte d'ammoniaque. Aussi ne connaît-on pas ses sels.

Avec la potasse, il forme un composé résistant à la température du rouge, mais que l'eau dédouble instantanément.

On le reconnaît aux caractères suivants : un copeau de bois de sapin, trempé dans l'acide chlorhydrique et exposé aux vapeurs de pyrrol, prend une couleur *écarlate*; le chlorure mercurique produit dans ses solutions un précipité gélatineux; le chlorure ferrique et le bichromate de potassium les colorent en *vert*.

Pharmacologie. — Le pyrrol n'a pas d'usages directs, en thérapeutique. Mais il sert à préparer un antiseptique récemment découvert par Silber et Ciamician et nommé *iodol*.

L'*iodol*, ou tétraiodopyrrol, est une poudre amorphe, d'un brun clair devenant plus foncé sous l'influence des rayons lumineux. Il est à peu près insoluble dans l'eau, dans la glycérine et dans la benzine. L'alcool, l'éther, le chloroforme, le phénol et les huiles grasses le dissolvent aisément. Sa saveur est presque nulle; son odeur tient de celle du thymol. Une température supérieure à 100° le décompose, en mettant de l'iode en liberté.

L'acide sulfurique le dissout en prenant une teinte *verte*, qui devient *brune* ensuite. L'acide azotique colore en *rouge* sa solution alcoolique.

On l'applique en poudre, sur les plaies, ou sous la forme de pommade. On a proposé également d'imprégner de l'ouate avec une solution d'iodol dans un mélange d'alcool et de glycérine. Comme antiseptique, il a sur l'iodoforme l'avantage d'avoir une odeur agréable et de n'être pas toxique.

§ 23. QUININE. $C^{40}H^{24}Az^2O^4$. $[C^{20}H^{24}Az^2O^2] = 324.$

Découverte, en 1820, par Pelletier et Caventou.

Préparation. — Pour obtenir la quinine, on précipite une solution de sulfate de quinine par un alcali :

Sulfate de quinine officinal.............................	100 gr.
Eau distillée..	2000
Ammoniaque liquide officinale...........................	120
Acide sulfurique dilué..................................	112

On fait dissoudre le sulfate dans l'eau avec l'acide sulfurique. Dans la liqueur on verse l'ammoniaque et on laisse en contact avec le liquide pendant vingt-quatre heures. La quinine précipitée, on la recueille sur un filtre et on la lave à l'eau distillée, jusqu'à cessation de précipité par le chlorure de baryum. On sèche le produit à l'air libre (*Codex*).

La synthèse de la quinine n'a pas encore été effectuée, mais les recherches faites dans cette voie autorisent à croire que cette base dérive d'une *méthylhydrodiquinoléine*.

Propriétés physiques et chimiques. — Là quinine est blanche et amorphe, mais elle peut cristalliser en prismes carrés terminés par des pyramides, si on la laisse en contact avec l'eau et surtout avec l'ammoniaque, comme dans l'opération ci-dessus. Elle renferme alors 3 molécules d'eau : $C^{40}H^{24}Az^2O^4 + 3H^2O^2$ $[C^{20}H^{24}Az^2O^2 + 3H^2O]$. Elle fond à 56° et, quand on l'expose sous une cloche au-dessus de l'acide sulfurique, elle perd toute son eau de cristallisation (*Hesse*). L'*hydrate* est soluble dans 1670 p. d'eau à 15° et très soluble dans l'éther.

Anhydre, elle se dissout, à 15°, dans 2024 p. d'eau froide, dans 760 p. d'eau bouillante, dans 1,926 p. de chloroforme, dans 1,134 p. d'alcool absolu froid, et dans 22,632 d'éther p. (J. *Regnauld*). Les huiles grasses, les essences, la benzine et les huiles de schiste la dissolvent aussi. Elle fond à 176°,8 (*Hesse*). Elle dévie de 277°,7 à gauche la lumière polarisée, à 18°, en solution de 1 à 10 p. 100 (*Bouchardat*). En solution dans le chloroforme (2 p. 100), son pouvoir rotatoire est : $\alpha_n = -116°$.

La quinine est diacide; elle exige 2 molécules d'acide monobasique ou 1 molécule d'acide bibasique, pour former des sels neutres (*Ad. Wurtz*). Elle se combine d'ailleurs facilement aux acides, qui la dissolvent sans la colorer et avec lesquels elle forme des sels très amers et fluorescents, quand les acides sont oxygénés.

Un excès d'acide sulfurique détermine une fluorescence 25 fois plus forte que celle de la quinine pure (*J. Regnauld*). Les acides non oxygénés suppriment la fluorescence, même en présence de ceux qui sont oxygénés.

Au bout d'un certain temps, sa dissolution dans l'acide sulfurique n'est plus précipitée par l'ammoniaque; elle contient alors de l'*acide sulfoquinique* (*Schützenberger*).

L'hydrogène naissant fixe sur elle une molécule d'eau et la convertit en *hydroquinine* $C^{40}H^{26}Az^2O^5$. $[C^{20}H^{26}Az^2O^3]$.

L'acide azoteux la transforme en *oxyquinine* $C^{40}H^{24}Az^2O^6$. $[C^{20}H^{24}Az^2O^3]$ (*Schützenberger*).

Distillée avec la potasse, elle est changée en une base liquide, la *quinoléine*, représentée par la formule $C^{18}H^7Az$ $[C^9H^7Az]$.

Chauffée avec excès d'acide sulfurique ou avec de la glycérine, elle devient un alcali isomérique nommé *quinicine* (*Pasteur*).

A 140°, l'acide chlorhydrique la dédouble en iodure de méthyle et en *apoquinine* $C^{38}H^{22}Az^2O^4$. $[C^{19}H^{23}Az^2O^2]$.

Essai. — La quinine peut être reconnue à quelques réactions particulières.

Le *chlore* lui communique une teinte *rose*, qui passe ensuite au *rouge*. La réaction n'a pas lieu toutefois avec le bromhydrate de quinine, à moins qu'on ait précipité d'abord l'alcali (*Weber*).

Quand on ajoute à une solution de quinine ou d'un de ses sels un excès d'*eau chlorée*, puis un peu d'*ammoniaque*, le mélange prend une belle couleur *vert-émeraude* (*Brandes*). La solution verte exactement neutralisée par un acide passe au *bleu de ciel*, au *violet* et enfin au *rouge feu;* l'ammoniaque fait reparaître la couleur verte. Avec le *chlorure de chaux* et l'*ammoniaque*, on obtient un précipité *vert* (*Vogel*).

Le *ferrocyanure de potassium* colore en *rouge foncé* une solution d'un sel de quinine traitée par l'*eau chlorée* (*Vogel*).

Le *cyanure de potassium* colore la solution quinique en *rouge*.

Le *quintisulfure de potassium* y forme un précipité *rouge*, d'aspect résineux.

. La quinine réduit l'*acide iodique*, comme le fait la morphine.

Traitée par le *sucre* et l'*acide sulfurique*, elle produit une coloration *brune*. En présence de l'eau il n'y a pas de coloration, mais la fluorescence de la quinine est exaltée (*Schneider*).

Pharmacologie. — La quinine est un modérateur puissant du système nerveux et le meilleur des fébrifuges connus. Elle exerce une action toxique intense sur les organismes inférieurs; à dose élevée, elle est également vénéneuse pour l'homme. On ne fait guère usage que de ses combinaisons avec les acides; cependant, la médecine emploie fréquemment un produit complexe nommé *quinine brute*.

. Les divers sels de quinine contiennent les proportions suivantes d'alcaloïde, calculé à l'état sec :

Tannate	20.6 p. 100.
Sulfate neutre	59.1 —
Bromhydrate neutre	60.0 —
Ethylsulfate	72.0 —
Sulfate basique	74.3 —
Acétate	75.0 —
Valérianate basique	76.0 —
Bromhydrate basique	76.6 —
Lactate	78.2 —
Chlorhydrate basique	81.7 —
Hydrate	85.7 —

Quinine brute. — Pour préparer la *quinine brute*, on épuise le quinquina calisaya par l'eau acidulée d'acide chlorhydrique, et on précipite la liqueur par le carbonate de sodium. Le précipité, lavé et séché, est dissous dans l'alcool à 80° bouillant; on distille, pour retirer l'alcool, et on évapore le résidu à siccité.

La quinine brute est colorée et formée d'un mélange de quinine, de cinchonine, de quinidine, de cinchonidine, de matières colorantes et de résines. Les alcalis, s'y trouvant libres et imprégnés de matières résineuses, sont à peine solubles. Aussi offre-t-elle une saveur très faiblement amère, grâce à laquelle les malades l'acceptent sans difficulté.

L'inconstance de sa composition, dans le commerce, a conduit M. Carles à proposer de la remplacer par un mélange de sulfate de quinine et de glycyrrhizate d'ammoniaque, dont la saveur est moins amère que sucrée.

§ 24. QUINIDINE. $C^{40}H^{24}Az^2O^4$. $[C^{20}H^{24}Az^2O^2] = 324$.

Découverte par Henry et Delondre.

Préparation. — On retire la quinidine des eaux-mères de la préparation du sulfate de quinine.

Ces eaux-mères sont précipitées par le carbonate de sodium. On obtient un dépôt brun, que la chaleur agrège en une masse résinoïde, nommée *quinoïdine* par Henry et Delondre.

Ce produit est un mélange contenant principalement de la quinidine, de la cinchonidine, des résines et des matières colorantes. Pour en extraire la quinidine, on en pèse 320 gr., que l'on dissout dans 1 litre d'eau acidulée par $36^{gr},5$ d'acide chlorhydrique. Si la quinoïdine n'est pas trop impure, on obtient une solution de couleur très foncée, mais à réaction *alcaline*, réaction qui appartient à *tous les sels neutres* des quinquinas.

La solution ci-dessus est chauffée au bain-marie et additionnée d'un demi-litre de solution de soude caustique (contenant 40 gr. de soude par litre). On précipite une matière résineuse noirâtre, qu'il importe d'éliminer. On obtient alors une solution de couleur peu foncée, dont on extrait la quinidine par l'un des moyens suivants :

a. On précipite tous les alcalis de la solution en y ajoutant un excès de *soude caustique*. Le précipité, lavé et encore humide, est dissous, à chaud, dans une solution concentrée d'*acide tartrique* (1/2 équiv. d'acide par litre). La quinidine se sépare, à l'état de tartrate acide, pendant le refroidissement du liquide.

b. On acidule, par l'*acide acétique*, la solution séparée de la matière brune résineuse. Au liquide on ajoute peu à peu de l'iodure de potassium dissous, jusqu'à ce que le trouble laiteux qui se produit et qui disparaît par l'agitation devienne persistant. Ce trouble est dû à la formation d'iodhydrate de quinidine.

Dans les deux cas, le sel obtenu, traité par un alcali, fournit la quinidine (*de Vrij*).

Propriétés physiques et chimiques. — La quinidine cristallise en prismes ou en octaèdres transparents, appartenant au système orthorhombique et qui s'effleurissent à l'air, en devenant opaques. C'est une diamine tertiaire. Elle fond à 160° et présente alors l'aspect résineux. Elle exige pour se dissoudre : 2000 p. d'eau froide, 750 p. d'eau bouillante, 90 p. d'éther, 45 p. d'alcool froid et 3,7 p. d'alcool bouillant.

En solution alcoolique au 100me, elle dévie la lumière polarisée de $+233°,6$ (α_D). Elle est diacide et forme des sels bien définis. Son tartrate est assez soluble dans l'eau. La chaleur la convertit en un deuxième isomère de la quinine, nommé *quinicine* (*Pasteur*).

Essai. — La quinidine présente les mêmes réactions que la quinine, avec le chlore et l'ammoniaque et avec le ferrocyanure de potassium.

Ses sels rougissent également au contact de l'eau chlorée et de l'eau bromée (*Weller*).

Elle se distingue des autres alcaloïdes du quinquina par le précipité *blanc pulvérulent*, qui se produit quand on mélange des solutions bien neutres d'un sel de quinidine et d'iodure de potassium (*Dragendorff*).

Pharmacologie. — L'action physiologique de la quinidine semble identique à celle de la quinine, à l'intensité près. Cette base n'est pas employée seule, comme médicament; mais elle se trouve parfois mélangée au sulfate de quinine et sa présence est probable dans les préparations de quinquina, qui ont subi l'action de la chaleur.

D'après les travaux de M. Pasteur, elle se forme aux dépens de la quinine, dans les écorces de quinquina exposées à la lumière solaire. La constatation de ce fait a conduit M. Mac-Ivor à couvrir de mousse le tronc des quinquinas, dans les plantations, afin d'augmenter leur richesse en quinine; l'expérience a sanctionné cette donnée théorique.

$$\S\ 25.\ \text{STRYCHNINE. } C^{42}H^{22}Az^2O^4.[C^{21}H^{22}Az^2O^2] = 334.$$

Découverte, en 1818, par Pelletier et Caventou.

Préparation. — 1° Pour préparer la strychnine, on décompose par la chaux sa combinaison naturelle, et on la purifie par cristallisation dans l'alcool :

Noix vomique divisée...............................	1000 gr.
Alcool à 90°..	4000
Chaux vive...	100

La noix vomique est traitée par l'alcool bouillant; après avoir retiré l'alcool du produit, par distillation au bain-marie, on dissout le résidu dans l'eau, on filtre et on ajoute la chaux, délayée d'avance dans un peu d'eau. Le précipité est séché et épuisé à chaud par de l'alcool, qu'on élimine ensuite comme dans la première opération. Pendant le refroidissement du résidu, la strychnine se dépose, à l'état impur, avec un peu de brucine seulement.

Pour la purifier, on la dissout dans de l'acide azotique au 10me et on fait cristalliser : l'azotate de strychnine se dépose, celui de brucine reste dans les eaux-mères. On redissout les cristaux dans de l'eau distillée, ou décolore la solution à l'ébullition, avec un peu de noir animal et on filtre. La strychnine est alors précipitée par l'ammoniaque, séchée et mise à cristalliser dans l'alcool à 85° bouillant (*Codex*).

2° On mélange à la noix vomique concassée de la chaux éteinte et on lessive au moyen de l'huile de pétrole, ou mieux avec l'alcool amylique. La solution, agitée avec l'acide sulfurique étendu, lui cède la strychnine et la brucine. On concentre ; le sulfate de strychnine seul se dépose, on le dissout dans l'eau, on précipite la strychnine par l'ammoniaque et on la fait cristalliser dans l'alcool.

Propriétés physiques et chimiques. — La strychnine cristallise en octaèdres rectangulaires droits, ou en prismes à 4 pans terminés par des pyramides à 4 faces. Sa saveur est excessivement amère. Elle se dissout dans 7000 p. d'eau froide, dans 2500 p. d'eau bouillante, dans 1200 p. d'alcool froid, un peu aussi dans les essences et dans le chloroforme. L'éther et les huiles fixes ne la dissolvent pas. Elle est lévogyre. Elle fond à 265° (*Beckurst*). On peut la sublimer sans décomposition, en la chauffant avec ménagement.

Diamine tertiaire, elle sature bien les acides et se comporte comme une base énergique. Le chlore, le brome et l'iode s'y combinent aisément. La potasse en dégage, à chaud, de la *quinoléine*. Traitée, à froid, par l'acide azotique, elle se convertit en *nitrostrychnine* $C^{42}H^{21}(AzO^4)Az^2O^4$. $[C^{22}H^{21}(AzO^2)Az^2O^2]$; à chaud, on obtient la dinitro-strychnine $C^{42}H^{20}(AzO^4)^2Az^2O^4[C^{21}H^{20}(AzO^2)^2Az^2O^2]$.

L'acide azoteux l'oxyde et l'hydrate tout à la fois, en formant de l'*oxy-strychnine* $C^{42}H^{28}Az^2O^{12}.[C^{21}H^{28}Az^2O^6]$ et de la *dioxystrychnine* $C^{42}H^{28}Az^2O^{14}.$ $[C^{21}H^{28}Az^2O^7]$.

Le permanganate de potassium la métamorphose en *acide strychnique* $C^{22}H^{13}AzO^8.[C^{11}H^{13}AzO^4]$.

Par l'acide chromique et l'acide sulfurique mélangés, elle est convertie en une base nouvelle $C^{32}H^{18}Az^2O^8.[C^{16}H^{18}Az^2O^4]$. D'après Hanssen et Shenstone, cette base serait contenue dans la strychnine et dans la brucine et associée, dans la première au reste $C^{10}H^4[C^5H^4]$, dans la seconde au reste $C^{14}H^8O^4 [C^7H^8O^2]$, tous deux éliminés par l'oxydation. La brucine serait donc une strychnine diméthoxylée.

Essai. — La strychnine peut être caractérisée par plusieurs réactions qui, aidées de ses propriétés physiques, établissent suffisamment sa pureté.

Touchée par l'*acide azotique*, elle ne rougit pas si elle est très pure. Mais, le plus souvent, elle se colore légèrement en *jaune*, par suite de la présence de traces de *brucine*.

Lorsqu'on la dissout dans l'*acide sulfurique* concentré et qu'on y ajoute un peu de *bioxyde de plomb*, on y développe une belle couleur *bleue*, qui devient promptement *violette*, puis *rouge* et enfin *jaune* (*Marchand*).

Le *bichromate de potassium* et l'oxyde céroso-cérique donnent une coloration plus vive encore à la solution sulfurique (*Otto*). Cette réaction est décisive, mais elle est entravée par la brucine (*Fluckiger*). Le *permanganate de potassium*, proposé par Wenzell, comme étant plus sensible que les autres oxydants, ne donne pas de meilleurs résultats (*Dragendorff*).

Le *sulfomolybdate d'ammonium* ne la décolore pas; mais le mélange prend une teinte d'un *bleu clair*, quand le réactif commence à être réduit (*Buckingham*).

Si on fait arriver une bulle de *chlore* dans une solution de strychnine même très diluée, il se produit un *nuage blanc*, qui s'étend dans toute la liqueur et qui est probablement de la *strychnine trichlorée* $C^{42}H^{19}Cl^3Az^2O^4$ $[C^{21}H^{19}Cl^3Az^2O^2]$

Le chlorure de zinc la colore en rose vif (*Jorissen*).

Pharmacologie. — La strychnine est un poison convulsivant redoutable et le plus puissant des amers. On la donne à très petites doses et généralement en pilules, pour éviter sa saveur désagréable. On en fait aussi des pommades et des collyres excitants. Ses sels sont beaucoup plus employés qu'elle-même, pour l'usage interne. On lui donne pour antidote l'uréthane, à la dose de 4 à 6 grammes chez l'homme (*Anrep*).

M. Liebreich la considère comme le contre-poison du chloral. Mais les expériences physiologiques exécutées par Oré ne permettent pas d'accepter cette doctrine; il résulte en effet de ces expériences, que la strychnine ne commence à neutraliser l'action du chloral qu'au moment où elle devient funeste. L'employer à titre d'antidote, c'est donc substituer un empoisonnement à un autre.

GRANULES DE STRYCHNINE.

Strychnine	gr. 0.10
Sucre de lait pulvérisé	4.00
Gomme arabique pulvérisée	1 gr.
Mellite simple	Q.S.

Pour 100 granules, contenant chacun 1 milligramme de strychnine (*Codex*).

§ 26. VÉRATRINE. $C^{64}H^{50}AzO^{18}.[C^{32}H^{50}AzO^{9}]=592$.

Découverte, en 1818, presque en même temps par Meissner et par Pelletier et Caventou.

Préparation. — 1° On retire la vératrine de la cévadille, au moyen de l'acide sulfurique, et on l'isole avec un alcali.

On pulvérise la cévadille, on l'épuise, en plusieurs traitements, par 10 fois son poids d'alcool à 80°, additionné d'une petite quantité d'acide sulfurique. On exprime le résidu après chaque traitement, on réunit les liqueurs alcooliques. On les sature par la chaux éteinte, on filtre et on distille. Au résidu on ajoute, jusqu'à réaction acide, un peu d'eau et d'acide sulfurique dilué. La solution, décolorée par le charbon animal, est précipitée à l'aide d'un léger excès d'ammoniaque. Le précipité est lavé, séché, dissous dans l'alcool, et purifié par une dissolution et une précipitation nouvelle. On fait ensuite cristalliser la vératrine dans l'éther (*Codex*).

2° *Procédé de Delondre.* — Ce procédé consiste à traiter la cévadille par l'acide chlorhydrique très étendu.

On précipite la solution acide par un petit excès de potasse. On lave le précipité, on le sèche et on le dissout dans l'éther, qui fournit l'alcaloïde par évaporation.

Propriétés physiques et chimiques. — La vératrine cristallise (difficilement) en prismes rhomboïdaux transparents, fusibles vers 150°, solubles dans 4 p. d'alcool à 90° et dans 6 p. d'éther. L'eau, même bouillante, ne la dissout pas sensiblement. Sa saveur est d'une âcreté insupportable.

Elle s'effleurit à l'air et donne, avec les acides, des sels généralement incristallisables. Elle est incomplètement connue et semble être un mélange de trois modifications isomériques (*Schmidt* et *Kœppen*).

Essai. — La vératrine est caractérisée par la couleur *rouge* que lui communiquent les acides azotique et sulfurique, et par la couleur *violette* qu'elle prend, au contact de l'acide chlorhydrique concentré et bouillant.

Le *sulfomolybdate d'ammonium* lui donne une teinte d'un *jaune vert*, qui devient *brune*, puis d'un *bleu foncé* (*Buckingham*).

Pharmacologie. — La vératrine est un médicament excessivement irritant et très vénéneux. Respirée, même en petite quantité, elle provoque l'éternuement avec violence. Elle est émétique et stupéfiante ; on l'a préconisée aussi comme antiparasitaire. Ses effets sont tellement énergiques, que la médecine renonce souvent à leur bénéfice. On la dissimule dans des poudres inertes, dans l'alcool, ou dans des masses pilulaires, pour l'usage interne, dans une pommade ou dans un liniment, quand on veut utiliser son action topique.

Lorsqu'on la divise au mortier, il est bon de triturer très doucement, pour n'être pas exposé au contact de la poudre, que soulève le mouvement du pilon. Il vaut mieux encore, quand cela est sans inconvénient, l'humecter avec un peu d'alcool, qui supprime entièrement sa dispersion dans l'air.

POMMADE DE VÉRATRINE.		PILULES DE VÉRATRINE.	
	gr.		gr.
Vératrine................	0.20	Vératrine......................	0.05
Axonge...................	30.00	Poudre de guimauve............	0.50
(*Bouchardat*).		Faites 10 pilules.	

CHAPITRE IX

III. — SELS

1. — ACÉTATES.

§ 1. ACÉTATE D'AMMONIUM. $C^4H^2O^3$ AzH^{4}O. $[C^2H^3O^2AzH^4] = 77$.

Préconisé par Minderer, au xviie siècle.

Préparation. — On obtient cet acétate en saturant l'acide acétique par e carbonate d'ammonium :

Acide acétique à 1,060.......	300 gr.
Eau distillée...............	706
Sesquicarbonate d'ammonium......... .... environ	160

On chauffe légèrement le mélange d'eau et d'acide et on y ajoute, par petits fragments, le carbonate d'ammonium, jusqu'à réaction faiblement alcaline. On filtre et on conserve dans un flacon bien bouché. 1000 gr. d'acide prennent environ 60 à 70 gr. de carbonate pour leur saturation ; la densité du liquide est égale à 1,036 (*Codex*).

Propriétés physiques et chimiques. — L'acétate d'ammonium du Codex est une solution incolore, offrant une faible odeur d'acide acétique. Concentrée au bain-marie, elle fournit de l'acétate d'ammonium cristallisé, soluble dans l'alcool et qui dégage, par la chaleur, de l'ammoniaque, de l'acide acétique et de l'acétamide.

Sa réaction doit être neutre, mais elle est fréquemment acide, par suite de la dissociation éprouvée par l'acétate, qui perd graduellement de l'ammoniaque.

Essai. — Lorsqu'il est pur, l'acétate d'ammonium ne précipite ni par le chlorure de baryum, ni par le nitrate d'argent, ce qui prouve qu'il ne contient pas de *sulfates* ou de *chlorures*.

Pharmacologie. — On n'emploie guère, en pharmacie, que l'acétate d'ammonium en solution. Cette solution doit marquer 1,036 au densimètre ; elle renferme 18,5 % de son poids d'acétate solide. Elle agit sur l'organisme, à la manière du carbonate d'ammonium, puisqu'elle donne naissance à ce composé pendant son séjour dans l'économie. Toutefois, son action est plus faible que celle du carbonate ammoniacal.

Sous le nom d'*Esprit de Mindererus*, on désignait autrefois un acétate d'ammonium impur, préparé avec du vinaigre distillé, dont on augmentait la richesse acétique, en rejetant les deux premiers tiers du produit condensé. On saturait le vinaigre avec le sel volatil de corne de cerf ; on naît ainsi de l'acétate mêlé de produits empyreumatiques et très différent, quant à ses propriétés médicinales, de celui qu'on emploie aujourd'hui.

§ 2. ACÉTATES DE CUIVRE.

On connaît quatre acétates de cuivre, dont deux sont des médicaments: l'acétate neutre ou *verdet*, et l'acétate bibasique ou *vert-de-gris*.

A. Acétate neutre de cuivre.

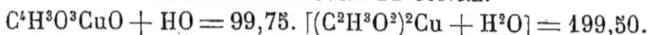

$$C^4H^3O^3CuO + HO = 99,75. [(C^2H^3O^2)^2Cu + H^2O] = 199,50.$$
Verdet, cristaux de Vénus.

Préparation. — On obtient l'acétate neutre de cuivre, en décomposant une solution chaude d'acétate de sodium, par une solution également chaude de sulfate de cuivre. Il se forme, par double échange, de l'acétate neutre de cuivre et du sulfate de sodium. L'acétate cuivrique se dépose pendant le refroidissement; on égoutte les cristaux, on les purifie par une seconde cristallisation et on les sèche à une douce chaleur.

Propriétés physiques et chimiques. — L'acétate cuivrique cristallise en prismes rhomboïdaux obliques, d'un vert bleuâtre foncé. Il se dissout dans 15 fois son poids d'eau froide, dans 5 fois son poids d'eau bouillante, moins bien dans l'alcool. Sa solution aqueuse est décomposée par l'ébullition; elle laisse déposer un acétate tribasique et dégage de l'acide acétique.

Chauffé à 100°, il n'est pas décomposé. Sa déshydratation commence à 110° et s'achève à 140°. Entre 240° et 260°, il abandonne de l'acide acétique cristallisable et de l'acétone; à 270°, il fournit des vapeurs blanches d'acétate *cuivreux*; à 330°, sa décomposition est complète; il reste une poudre rougeâtre, en grande partie formée par du cuivre métallique. Quand on le chauffe brusquement au contact de l'air, il s'enflamme et brûle avec une belle flamme verte.

B. Acétate bibasique de cuivre.

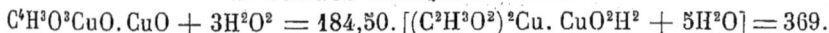

$$C^4H^3O^3CuO.CuO + 3H^2O^2 = 184,50. [(C^2H^3O^2)^2Cu.CuO^2H^2 + 5H^2O] = 369.$$
Vert-de-gris.

Préparation. — On prépare industriellement le vert-de-gris, aux environs de Montpellier, en abandonnant à l'air des lames de cuivre enfouies dans du marc de raisin. Au bout de quelques semaines, le métal est recouvert de croûtes verdâtres d'acétate bibasique. On détache ces croûtes, on les pétrit avec un peu de vinasse et on en façonne des boules, qu'on livre au commerce.

La formation de l'acétate est due à l'oxydation de l'alcool contenu dans le marc de raisin; l se produit de l'acide acétique, qui dissout le métal.

Propriétés physiques et chimiques. — L'acétate bibasique de cuivre cristallise en aiguilles d'un vert bleuâtre qui se déshydratent à 60°, en se convertissant en acétate tribasique. Celui du commerce est généralement un mélange d'acétates sesqui-, bi- et tribasiques.

Pharmacologie. — L'*acétate basique* de cuivre est à peu près seul employé en pharmacie. Il est toxique et escharotique. On s'en sert pour préparer des onguents et des emplâtres.

Il entre dans la composition du miel escharotique, improprement appelé *Onguent Ægyptiac.*

EMPLATRE D'ACÉTATE DE CUIVRE.
Cire verte.

Cire jaune.................... 100 gr.
Poix blanche................. 50
Térébenthine du mélèze........ 25
Sous-acétate de cuivre pulvé-
risé....................... 25

MIEL ESCHAROTIQUE.
Onguent Ægyptiac.

Sous-acétate de cuivre pulvé-
risé...................... 500 gr.
Vinaigre blanc................ 500
Miel blanc................... 1000

On chauffe le tout dans une bassine de grande capacité, en remuant continuellement, jusqu'à ce que le mélange ait acquis une couleur rouge et une consistance de miel.

Cette préparation se sépare en 2 couches, au bout de peu de temps. On agite pour les mélanger au moment de l'emploi (*Codex*).

Ce médicament est un mélange de miel altéré par la chaleur, d'acide acétique, d'acétate neutre de cuivre et d'oxyde cuivreux.

MIXTURE CATHÉRÉTIQUE.
Collyre de Lanfranc.

Aloès......................... 5 gr.
Myrrhe........................ 5
Sous-acétate de cuivre........ 10
Sulfure jaune d'arsenic........ 15
Eau distillée de rose.......... 380
Vin blanc..................... 1000

On met dans un mortier de verre toutes les substances solides, préalablement réduites en poudre très ténue. On les délaie dans le vin blanc, par trituration, on ajoute l'eau de rose et on conserve le mélange dans un flacon, que l'on agite chaque fois, au moment d'en faire usage (*Codex*).

§ 3. ACÉTATES DE MERCURE.

A. Acétate mercureux. $C^4H^3O^3Hg^2O = 259.$ $[(C^2H^3O^2)^2Hg^2] = 518.$
Terre foliée mercurielle.

Préparation. — On fait dissoudre de l'azotate mercureux dans de l'eau aiguisée d'acide azotique et on verse cette liqueur dans une solution d'acétate de sodium en excès. L'acétate mercureux se précipite. On le lave à l'eau froide et on le fait sécher à l'abri de la lumière.

Propriétés physiques et chimiques. — L'acétate mercureux est blanc, en paillettes micacées d'un toucher gras. Il est soluble dans 333 p. d'eau bouillante. L'eau chaude le décompose en mercure métallique et en acétate mercurique ; la décomposition commence à 40°.

B. Acétate mercurique. $C^4H^3O^3HgO = 159.$ $[(C^2H^3O^2)^2Hg] = 318.$

Préparation. — On obtient ce sel en dissolvant l'oxyde mercurique dans l'acide acétique et en concentrant la liqueur, pour l'amener à cristallisation.

Propriétés physiques et chimiques. — L'acétate mercurique est en lames incolores, anhydres, solubles dans 4 fois leur poids d'eau froide. Sa solution dépose promptement de l'oxyde mercurique ; l'alcool et l'éther en précipitent le même oxyde.

Pharmacologie. — Les acétates de mercure sont peu employés en pharmacie ; l'acétate mercurique a même été à peu près abandonné, à cause de son altérabilité. Tous deux doivent être préservés de l'action de la lumière, qui les noircit.

L'*acétate mercureux* est quelquefois administré sous forme pilulaire. Il fait partie des *pilules de Keyser*. Boullay a proposé de l'employer à la préparation de l'iodure mercureux.

§ 4. ACÉTATE DE MORPHINE.

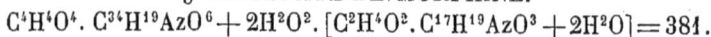

$$C^4H^4O^4 . C^{34}H^{19}AzO^6 + 2H^2O^2 . [C^2H^4O^4 . C^{17}H^{19}AzO^3 + 2H^2O] = 381.$$

Préparation. — Le meilleur procédé pour préparer ce sel consiste à triturer 2 p. de morphine en poudre avec 1 p. d'acide acétique à 1,036. On abandonne la masse à elle-même, pendant 24 heures, on la pulvérise et on la laisse sécher à l'air libre (*Soubeiran*).

Propriétés physiques et chimiques. — L'acétate de morphine cristallise en aiguilles fines, groupées en aigrettes, solubles dans 17 p. d'eau froide, dans 1 p. d'eau bouillante et dans 30 p. d'alcool à 90°. Il perd facilement une partie de son acide, sous l'influence de la chaleur et même à froid, par l'action du temps.

Pharmacologie. — Ce sel est employé, en solution, en pilules, ou en pommade, mais bien moins fréquemment que le sulfate et le chlorhydrate de la même base. Il servait autrefois à préparer le sirop de morphine. La variabilité de sa composition le fait abandonner de plus en plus.

§ 5. ACÉTATES DE PLOMB.

On connaît cinq combinaisons de l'acide acétique avec l'oxyde de plomb, à savoir : un acétate neutre et quatre acétates basiques. De ces composés, la pharmacie emploie l'acétate neutre et un acétate basique, qui semble être un mélange de sel neutre et de sel bimétallique.

A. ACÉTATE NEUTRE DE PLOMB.

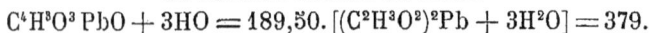

$$C^4H^3O^3 PbO + 3HO = 189,50. [(C^2H^3O^2)^2Pb + 3H^2O] = 379.$$

Préparation. — On dissout de la litharge dans l'acide acétique, on filtre et on fait cristalliser, par évaporation.

Propriétés physiques et chimiques. — L'acétate neutre de plomb cristallise en prismes rhomboïdaux obliques, d'une saveur à la fois astringente et sucrée. Il se dissout dans 2 fois son poids d'eau froide, dans la moitié de son poids d'eau bouillante et dans 8 fois son poids d'alcool.

Il fond à 72°,5. A 100°, il perd son eau de cristallisation. Vers 280°, il subit la fusion ignée ; à une plus haute température, il abandonne de l'eau, de l'acide acétique, de l'acide carbonique, de l'acétone et il laisse un résidu de plomb très divisé. L'acide carbonique décompose en partie sa solution et même ses cristaux. La décomposition est d'autant plus considérable que la solution est plus froide ; elle peut atteindre les trois quarts de l'acétate (*Bellamy*). L'ammoniaque en excès le transforme en acétate sexbasique insoluble; mais, en petite quantité, elle ne trouble pas ses dissolutions, à froid.

B. ACÉTATE BASIQUE DE PLOMB.

Préparation. — 1° CRISTALLISÉ. — On prépare cet acétate, en dissolvant l'oxyde de plomb dans l'acétate neutre du même métal, en présence de très peu d'eau :

```
Acétate neutre de plomb cristallisé....................  15 gr.
Litharge pure.........................................   5
Eau distillée.........................................   1
```

On mêle, par trituration, la litharge avec l'acétate de plomb. On verse le mélange dans une capsule de porcelaine, on ajoute l'eau et on fait chauffer jusqu'à l'ébullition, qui a lieu à 103°. On remue continuellement et on filtre au papier, dans un entonnoir chauffé à l'eau bouillante, ou mieux au bain-marie.

La dissolution de la litharge commence, dès que le mélange entre en fusion, vers 60°, et se termine quand l'ébullition se produit; le liquide est alors laiteux, par suite de la présence d'un peu de carbonate de plomb (*Jeannel*).

2° LIQUIDE. EXTRAIT DE SATURNE. — On obtient l'extrait de Saturne, en dissolvant la litharge dans une solution étendue d'acétate neutre de plomb :

```
Acétate neutre de plomb cristallisé...................  3000 gr.
Litharge pulvérisée...................................  1000
Eau distillée.........................................  7500
```

On met l'acétate et l'eau dans une terrine placée sur un bain-marie. Quand le sel est dissous, on ajoute la litharge et on continue à chauffer, en agitant sans cesse, jusqu'à dissolution complète. La liqueur froide et filtrée doit marquer 1,32 au densimètre (*Codex*).

Lorsqu'on fait cette préparation dans un vase de cuivre, il est bon, suivant le conseil de Soubeiran, de placer au fond du liquide un morceau de plomb, qui précipite le cuivre s'il vient à s'en dissoudre.

3° On peut obtenir à froid le sous-acétate de plomb, en diminuant la proportion d'eau employée dans l'opération.

```
Acétate neutre de plomb cristallisé...................  3000 gr.
Litharge pulvérisée...................................  1000
Eau distillée.........................................  7000
```

On abandonne le mélange à lui-même pendant quelques jours, en l'agitant fréquemment, et on filtre, pour séparer le carbonate de plomb insoluble.

4° On peut aussi dissoudre 1 p. de sous-acétate de plomb cristallisé dans 2 p. d'eau distillée. La solution marque 1,32 au densimètre, comme celle du Codex (*Jeannel*).

Propriétés physiques et chimiques. — L'acétate de plomb basique du Codex est un mélange d'acétate neutre et d'acétate bibasique. L'acide carbonique le décompose, en partie, en formant du carbonate de plomb, aussi devient-elle trouble au contact de l'air. L'ammoniaque en élimine de l'oxyde de plomb. Il précipite les matières gommeuses, pectiques et albuminoïdes.

Pharmacologie. — L'*acétate neutre* de plomb est astringent et toxique, comme tous les sels de plomb. Il est transformé en chlorure de plomb, dans l'estomac, au contact du suc gastrique. On le donne, à l'intérieur, en pilules ou en lavement et toujours à petites doses. Il sert à préparer, pour l'extérieur, des injections et des collyres. Ses solutions doivent toujours être faites avec de l'eau distillée bouillie, pour être limpides ; autrement l'acide carbonique et les sels contenus dans les eaux douces précipiteraient une partie de l'oxyde de plomb, à l'état de carbonate, de sulfate, etc.

L'*extrait de Saturne* est astringent aussi, mais il n'est affecté qu'aux usages externes. Il doit être complètement incolore; s'il est bleuâtre il contient du cuivre, qui provient soit du vase dans lequel il a été préparé, soit de l'impureté de la litharge avec laquelle on l'a obtenu. On en fait des collyres, des lotions, des lavements et des pommades, parmi lesquels les plus employés sont l'*eau blanche*, l'*eau de Goulard*, et le *cérat de Goulard* ou *cérat saturné*.

CÉRAT SATURNÉ.
Cérat de Goulard.

Sous-acétate de plomb liquide...   10 gr.
Cérat de Galien................   90
(*Codex.*

EAU BLANCHE.
Lotion à l'acétate de plomb.

Sous-acétate de plomb liquide..   20 gr.
Eau commune................   980
(*Codex.*)

LOTION DITE DE GOULARD.
Eau végéto-minérale.

Sous-acétate de plomb liquide..   20 gr.
Alcoolat vulnéraire...........   80
Eau commune................   900
(*Codex.*)

INJECTION ASTRINGENTE.

Sous-acétate de plomb liquide..   3 gr.
Eau de rose..................   150
(*Ricord.*)

§ 6. ACÉTATE DE POTASSIUM. $C^4H^3O^3KO$. $[C^2H^3O^2K] = 98,18$

Connu au XIIIe siècle ; Raymond Lulle indique sa préparation.

Préparation. — 1° L'opération consiste à saturer l'acide acétique par le carbonate de potassium :

Carbonate de potassium pur........................   1000 gr.
Acide acétique à 1,060............................   1740
Eau distillée.....................................   1740

On dissout le carbonate dans l'acide acétique, en ayant soin de laisser la liqueur un peu acide. On filtre et on évapore dans une bassine d'argent. Il se forme, à la surface, une pellicule mince et boursouflée, qu'on rejette sur le bord de la bassine. Quand le liquide est entièrement évaporé, on laisse encore quelques instants l'acétate exposé à la chaleur, pour le bien dessécher, et on l'enferme encore chaud dans des flacons que l'on bouche hermétiquement (*Codex*).

2° On peut obtenir à la fois du bicarbonate et de l'acétate de potassium, en opérant comme il suit :

On met dans un vase étroit et profond une dissolution de carbonate de potassium dans son poids d'eau. On plonge au fond de cette liqueur une pipette remplie d'acide acétique et dont la pointe soit très fine ; puis on agite doucement la solution, pour faciliter l'absorption de l'acide carbonique, que met en liberté l'acide acétique. L'acide carbonique se combine au carbonate de potassium non décomposé et le convertit en bicarbonate, qui se dépose à l'état cristallin. On cesse l'opération, dès que l'on a versé la moitié de l'acide acétique nécessaire à la saturation totale du carbonate alcalin, c'est-à-dire, quand l'addition d'une très faible proportion d'acide détermine une effervescence plus vive que les précédentes. On lave avec un peu d'eau froide le précipité de bicarbonate de potassium. Quant au reste des liqueurs et aux eaux de lavage, on achève de les saturer par l'acide acétique et on les évapore, pour avoir l'acétate de potassium (*Soubeiran*).

Propriétés physiques et chimiques. — L'acétate de potassium est blanc, très léger, déliquescent. Il cristallise en petits prismes anhydres, solubles dans l'alcool et fusibles à 292°. Il forme avec l'acide acétique un sel acide, qui se décompose à 200° en sel neutre et en acide acétique :

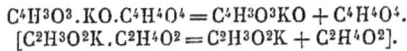

$$C^4H^3O^3.KO.C^4H^4O^4 = C^4H^3O^3KO + C^4H^4O^4.$$
$$[C^2H^3O^2K.C^2H^4O^2 = C^2H^3O^2K + C^2H^4O^2].$$

L'acétate de potassium n'est décomposé qu'à une température très élevée ; il donne alors de l'acétone, des carbures d'hydrogène, de l'huile empyreumatique et du carbonate de potassium mêlé de charbon. Distillé avec l'acide arsénieux, il fournit du *cacodyle* (*liqueur de Cadet*) $C^8H^{12}As^2[2As (CH^3)^2]$ et de l'*oxyde de cacodyle*, dont l'odeur est fétide. Chauffé avec de la potasse caustique, il donne du carbonate de potassium et du formène (*gaz des marais*) :

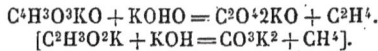

$$C^4H^3O^3KO + KOHO = C^2O^4 2KO + C^2H^4.$$
$$[C^2H^3O^2K + KOH = CO^3K^2 + CH^4].$$

Essai. — L'acétate de potassium du commerce est souvent préparé avec des acétates de calcium ou de plomb, qu'on décompose par le sulfate ou par le tartrate de potassium. Aussi contient-il presque toujours du *sulfate de calcium*, du *tartrate de calcium*, ou de l'*acétate de plomb*.

On reconnaît les *sels de calcium*, en traitant l'acétate par l'alcool, qui ne les dissout pas.

La présence du *plomb* est facilement révélée par l'acide sulfhydrique, avec lequel il forme un sulfure noir.

Pharmacologie. — L'acétate de potassium est la *terre foliée de tartre* des anciens pharmacologistes. On le préparait autrefois en saturant par du carbonate de potassium le vinaigre distillé. Le produit était coloré et plus léger que l'acétate pur. Souvent on le décolorait au charbon animal.

L'acétate de potassium est diurétique et peut, à dose massive, déterminer des effets purgatifs. Il se transforme en carbonate de potassium, en traversant l'économie, et il communique aux urines une réaction alcaline. On l'administre toujours en solution dans une tisane ou dans une potion. Il fait partie du *vin diurétique de Trousseau*. On doit le tenir dans des flacons parfaitement bouchés, car il est très difficile de le préserver de l'humidité de l'air.

§ 7. ACÉTATE DE SODIUM.

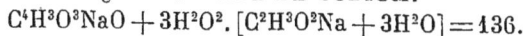

$$C^4H^3O^3NaO + 3H^2O^2. [C^2H^3O^2Na + 3H^2O] = 136.$$

Préparé par Duhamel, en 1736.

Préparation. — On prépare l'acétate de sodium, en dissolvant du carbonate de sodium dans l'acide acétique :

Carbonate de sodium cristallisé...................... 1000 gr.
Acide acétique à 1,03.............................. Q. S.

On sature l'acide avec le carbonate, qu'on ajoute peu à peu. On filtre la solution, on l'évapore jusqu'à ce qu'elle marque 1,29 au densimètre, ou qu'il se forme une légère pellicule à sa surface, et on laisse cristalliser.

Propriétés physiques et chimiques. — L'acétate de sodium cristallise en gros prismes rhomboïdaux obliques, efflorescents, très solubles dans l'eau et dans l'alcool. Il fond vers 75°; à 120° il devient anhydre, à 300° il éprouve la fusion ignée ; une température supérieure à 350° le décompose en carbonate neutre de sodium, formène, acétone, etc. Sa saveur est amère et piquante, mais non désagréable. Il est soluble dans 3 p. d'eau froide, dans son poids d'eau bouillante et dans 5 p. d'alcool à 80°.

Pharmacologie. — L'acétate de sodium (*terre foliée minérale* des anciens chimistes) est diurétique à faible dose, et purgatif à dose plus élevée. Il est éliminé de l'organisme plus lentement que l'acétate de potassium et, dès lors, sa transformation en carbonate alcalin est plus complète. Aussi la thérapeutique le range-t-elle plutôt parmi les alcalins qu'au nombre des diurétiques et n'en fait-elle pas un fréquent usage.

§ 8. ACÉTATE DE ZINC.
$$C^4H^3O^3ZnO + 3HO = 112\,50 — [(C^2H^3O^3)^2Zn + 3H^2O] = 225.$$

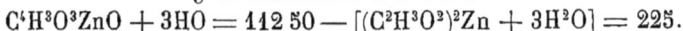

Préparation. — On dissout du carbonate de zinc dans l'acide acétique.

Sulfate de zinc...................................... 100 gr.
Carbonate de sodium cristallisé...................... 110

On fait dissoudre séparément les deux sels et on mêle les liqueurs dans une grande capsule, à la température de l'ébullition. On lave à l'eau distillée le carbonate de zinc, qui s'est déposé, puis on ajoute la quantité d'acide acétique nécessaire pour en opérer la dissolution. On concentre la liqueur et on l'abandonne à la cristallisation.

Propriétés physiques et chimiques. — L'acétate de zinc cristallise en lames nacrées, très solubles dans l'eau. Il subit la fusion aqueuse à 110°, et la fusion ignée à 190°. A cette dernière température, il se sublime à l'état anhydre, avec un peu d'acétone. Sa saveur est styptique. Il est efflorescent.

Pharmacologie. — L'acétate de zinc est un astringent et un vomitif peu employé, surtout à l'intérieur. Pour l'usage externe, on en fait des lotions, des injections et des collyres. C'est l'élément actif de l'injection de Ricord (*page* 293).

II. — AZOTATES.

§ 1. AZOTATE D'ACONITINE.
$$C^{66}H^{43}AzO^{24}. AzO^5HO. [C^{33}H^{43}AzO^{12}.AzO^3H] = 708.$$

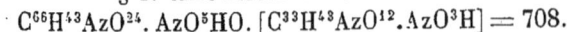

Préparation. — Pour faire de l'azotate d'aconitine, on délaie l'alcaloïde pulvérisé, dans 5 fois son poids d'eau distillée, puis on le dissout dans de l'acide azotique dilué au sixième, en ayant soin de ne pas dépasser la saturation exacte. La solution, concentrée au bain-marie, laisse cristalliser lentement le sel d'aconitine (*Codex*).

Propriétés physiques et chimiques. — L'azotate d'aconitine affecte la forme de cristaux prismatiques volumineux. Il se dissout dans 10 p. d'eau bouillante; il est moins soluble dans l'eau froide. Il contient 91,10 p. 100 d'aconitine.

Pharmacologie. — L'azotate d'aconitine est employé comme succédané de l'aconitine, pour l'usage interne aussi bien que comme topique. Il a sur l'alcaloïde l'avantage d'être plus soluble dans l'eau.

§ 2. AZOTATE DE PILOCARPINE.

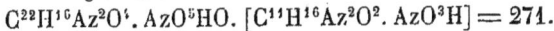

$$C^{22}H^{16}Az^2O^4 . AzO^5HO. [C^{11}H^{16}Az^2O^2 . AzO^3H] = 271.$$

Préparation. — On épuise d'abord les feuilles ou l'écorce de jaborandi par de l'alcool à 80° mêlé de 8 grammes d'acide chlorhydrique par litre. L'alcool est retiré par distillation et le résidu, amené à l'état d'extrait fluide, est dissous dans l'eau distillée, additionné d'un léger excès d'ammoniaque et agité avec du chloroforme. Pour enlever à ce liquide la pilocarpine qu'il a dissoute, on ajoute de l'eau et de l'acide azotique, jusqu'à réaction faiblement acide. Par évaporation au bain-marie, la solution aqueuse abandonne l'azotate de pilocarpine, que l'on purifie au moyen de cristallisations répétées dans l'alcool à 90° bouillant (*Codex*).

Propriétés physiques et chimiques. — Les cristaux d'azotate de pilocarpine sont des lamelles prismatiques, rectangulaires et anhydres. Ils sont peu solubles dans l'alcool absolu, à la température ordinaire, solubles dans 130 p. d'alcool à 0,82 froid, dans 40 p. du même alcool bouillant et dans 8 p. d'eau froide. Leur solution est dextrogyre. Ils contiennent 76,75 p. 100 de pilocarpine.

Pharmacologie. — L'azotate de pilocarpine sert à préparer les autres sels de cet alcaloïde et l'alcaloïde lui-même. Il peut remplacer ce dernier, dans toutes ses applications médicales.

§ 3. AZOTATE DE STRYCHNINE.

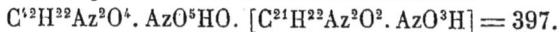

$$C^{42}H^{22}Az^2O^4 . AzO^5HO. [C^{21}H^{22}Az^2O^2 . AzO^3H] = 397.$$

Préparation. — La strychnine, préalablement pulvérisée, est triturée avec de l'acide azotique officinal additionné de cinq fois son poids d'eau. La solution doit être neutre au tournesol. On la concentre, au bain-marie, puis on l'abandonne à cristallisation (*Codex*).

Propriétés physiques et chimiques. — L'azotate de strychnine cristallise en aiguilles anhydres, réunies en faisceaux. Il se dissout dans 60 p. d'eau froide et dans 3 p. d'eau bouillante; mais il est peu soluble dans l'alcool et insoluble dans l'éther. Il contient 84,13 p. 100 de strychnine.

Pharmacologie. — On administre l'azotate de strychnine en poudre, en pilules, plus rarement en solution. Il sert aussi à préparer des injections hypodermiques.

III. — BENZOATES.

§ 1. BENZOATE D'AMMONIUM.
$C^{14}H^5O^3,AzH^4O.$ $[C^7H^5O^2.AzH^4] = 139.$

Préparation. — On prépare ce benzoate en dissolvant l'acide benzoïque dans l'ammoniaque liquide :

Acide benzoïque..................................... 100 gr.
Ammoniaque en solution............................ 80

On met l'ammoniaque dans un ballon, on y ajoute l'acide benzoïque et on chauffe doucement en agitant le mélange. L'acide se dissout et on obtient, par refroidissement, des cristaux de benzoate neutre d'ammonium (*Codex*).

Propriétés physiques et chimiques. — Le benzoate d'ammonium cristallise en aiguilles incolores, très solubles dans l'eau. Exposé à l'air, il perd une partie de son ammoniaque et se change en benzoate acide. La même décomposition se produit dans la solution aqueuse.

Pharmacologie. — Le benzoate d'ammonium est un diurétique et un stimulant diffusible, préconisé contre la goutte et la gravelle urique. Il est loin d'avoir, en France, la réputation dont il jouit en Angleterre et en Allemagne. Cependant on le prescrit quelquefois en pilules ou en potion.

§ 2. BENZOATE DE CALCIUM.
$C^{14}H^5O^3.CaO + 4aq. = 177 — [(C^7H^2O^3)^2Ca + 4H^2O] = 354.$

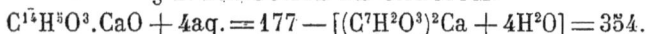

Préparation. — Dans un lait de chaux, on délaie 100 grammes d'acide benzoïque, on porte à l'ébullition, pendant quelques minutes, et on filtre. La solution, évaporée, donne des cristaux de benzoate de calcium, qu'on sèche à une très douce température (*Codex*).

Propriétés physiques et chimiques. — Le benzoate de calcium cristallise en aiguilles ou en grains efflorescents solubles dans 20 p. d'eau froide et dans une petite quantité d'eau bouillante.

Pharmacologie. — Succédané du benzoate d'ammonium.

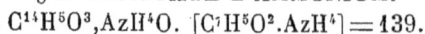

On a vulgarisé récemment, sous le d'*hypnone*, un hypnotique obtenu en distillant un mélange de benzoate et d'acétate de calcium (*acétophénone*). C'est un liquide incolore, volatil, insoluble dans l'eau, soluble dans l'alcool, l'éther, le chloroforme, la benzine et les corps gras. Son odeur tient de celle de l'essence d'amande amère. On le donne en capsules (1 ou 2 gouttes dissoutes dans l'huile d'amande), émulsionné dans un looch ou dissous dans un liquide alcoolique. Il a pour défauts de rendre l'haleine désagréable et de n'être pas analgésique.

§ 3. BENZOATE DE LITHIUM.
$$C^{14}H^5O^3LiO + H^2O^2. [C^7H^5O^2Li + H^2O] = 146.$$

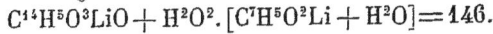

Préparation. — On dissout le carbonate de lithium à la faveur de l'acide benzoïque :

	gr.
Acide benzoïque	100.00
Carbonate de lithium	30.30
Eau distillée	270.00

Le carbonate et l'eau étant légèrement chauffés, on y mélange peu à peu l'acide benzoïque, tant qu'il y a effervescence. La solution, faiblement concentrée, abandonne le benzoate de lithium, que l'on sèche à l'air libre (*Codex*).

Propriétés physiques et chimiques. — Les cristaux de benzoate de lithium sont incolores. Ils se dissolvent dans 3,5 p. d'eau froide, dans 2,5 p. d'eau bouillante et dans 10 p. d'alcool à 90° froid.

Pharmacologie. — Ce benzoate a les mêmes applications que les précédents, auxquels il est souvent préféré aujourd'hui, en raison de ce que l'urate de lithium est plus soluble que les autres urates alcalins. On doit le conserver à l'abri de la lumière, dans des flacons bien bouchés.

§ 4. BENZOATE DE SODIUM.
$$C^{14}H^5O^3NaO. [C^7H^5O^2Na] = 144.$$

Préparation. — Pour obtenir ce benzoate, on sature une solution d'acide benzoïque avec de la soude caustique à 1,33.

On délaie l'acide dans un peu d'eau et on y ajoute la solution de soude caustique, en quantité suffisante pour neutraliser exactement la liqueur. On évapore et on fait cristalliser la solution en la plaçant sous une cloche, au-dessus d'un vase renfermant de l'acide sulfurique (*Codex*).

Propriétés physiques et chimiques. — Le benzoate de sodium cristallise en aiguilles incolores, solubles dans 2 p. d'eau froide et dans 13 p. d'alcool à 90°. Il est efflorescent.

Préparé avec de l'acide benzoïque pur, il ne décolore pas le permanganate de potassium. Sa solution dans l'eau doit rester limpide au contact des chlorures de calcium ou de baryum et du carbonate neutre de sodium.

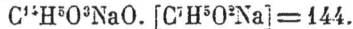

Pharmacologie. — On le donne en poudre, en pilules, ou dissous dans un sirop. Il passe pour antigoutteux et pour antialbuminurique.

Les acides organiques le dissolvent rapidement, tandis qu'il ne se dissout pas dans les acides minéraux dilués au 10e et même au 5e seulement.

IV. — BROMHYDRATES.

§ 1. BROMHYDRATES DE CINCHONIDINE.

A. BROMHYDRATE BASIQUE.

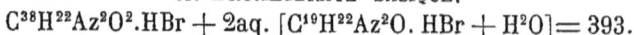

$$C^{38}H^{22}Az^2O^2.HBr + 2aq. [C^{19}H^{22}Az^2O. HBr + H^2O] = 393.$$

Bromhydrate de cinchonidine officinal.

Préparation. — On obtient ce bromhydrate par double décomposition :

Sulfate de cinchonidine basique......................	10 gr.
Bromure de baryum cristallisé........................	4
Eau distillée..	100

On délaie le sulfate de cinchonidine dans 60 grammes d'eau, on fait bouillir et on ajoute peu à peu, sans interrompre l'ébullition, le bromure de baryum dissous dans le reste de l'eau. Le mélange étant éclairci par le repos, on s'assure qu'il ne précipite plus par le sulfate de cinchonidine basique ; au besoin on ajoute assez de ce sel pour qu'il ne forme plus de précipité. On sépare par filtration le sulfate de baryum formé, on le lave et on fait cristalliser les liqueurs, par évaporation au bain-marie. Le sel doit être séché à l'air libre (*Codex*).

Propriétés physiques et chimiques. — Le bromhydrate basique de cinchonidine est en aiguilles incolores, allongées, solubles dans 40 fois leur poids d'eau froide et dans beaucoup moins d'eau bouillante. Il contient 74,81 p. 100 de cinchonidine.

B. BROMHYDRATE NEUTRE.

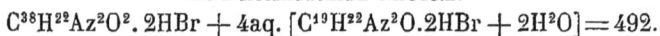

$$C^{38}H^{22}Az^2O^2. 2HBr + 4aq. [C^{19}H^{22}Az^2O.2HBr + 2H^2O] = 492.$$

Dibromhydrate de cinchonidine.

Préparation. — L'opération diffère de la précédente par les proportions des substances employées :

	gr.
Sulfate de cinchonidine basique......................	10.00
Acide sulfurique dilué...............................	13.50
Bromure de baryum cristallisé........................	8.00
Eau distillée..	75.00

Le sulfate est d'abord dissous dans 50 grammes d'eau acidulée par l'acide sulfurique prescrit ; on fait bouillir et on ajoute, par fractions, le bromure dissous dans 25 grammes d'eau. Après avoir laissé déposer le liquide, on s'assure qu'il ne contient plus de bromure de baryum. On le filtre, on lave le sulfate de baryum à l'eau bouillante, on évapore les liqueurs, jusqu'à ce qu'elles pèsent 40 grammes et on les abandonne à la cristallisation. Les cristaux doivent être séchés à l'air libre (*Codex*).

Propriétés physiques et chimiques. — Le bromhydrate neutre de cinchonidine cristallise en longs prismes, légèrement jaunâtres, solubles dans 6 p. d'eau froide et dans très peu d'eau bouillante. Il renferme 59,75 p. 100 de cinchonidine.

Pharmacologie. — Les deux bromhydrates de cinchonidine peuvent remplacer les sulfates de la même base. Le sel neutre, beaucoup plus soluble que le sel basique, est susceptible d'être employé sous forme d'injection hypodermique.

§ 2. BROMHYDRATE DE CONICINE.
$$C^{16}H^{17}Az.HBr. [C^8H^{17}Az.HBr] = 208.$$
Bromhydrate de cicutine.

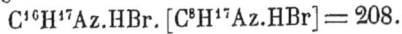

Préparation. — Pour préparer ce sel, on prend :

Conicine incolore.................................... 10 gr.
Éther officinal...................................... 100

On dissout la conicine dans l'éther, on place la solution dans une fiole, que l'on plonge dans l'eau froide et dans laquelle on dirige un courant d'acide bromhydrique desséché. Le bromhydrate de conicine, insoluble dans l'éther, se précipite; on le recueille sur un filtre, on le lave à l'éther pur et on le sèche aussitôt à une douce chaleur. Pour le purifier, on le fait cristalliser de nouveau, par évaporation spontanée de sa solution saturée à froid (*Codex*).

Propriétés physiques et chimiques. — Le bromhydrate de conicine cristallise en prismes orthorhombiques anhydres. Il se dissout à froid, dans 2 p. d'alcool et dans 2 p. d'éther. Ses solutions sont dextrogyres.

Pharmacologie. — Le bromhydrate de conicine est administré, de préférence, en injection hypodermique (1/50). Mais on le donne aussi sous forme de solution aqueuse (0,1/100), de sirop (1/1000) ou de granules de 1 ou 2 milligrammes (*Dujardin-Beaumetz*).

§ 3. BROMHYDRATE D'ÉSÉRINE.

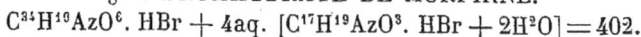

Préparation. — Pour obtenir le bromhydrate d'ésérine, on dissout l'alcaloïde dans la solution d'acide bromhydrique, de manière à la neutraliser exactement. La solution est ensuite concentrée au bain-marie, jusqu'à consistance sirupeuse, et mise à cristalliser (*Codex*).

Propriétés physiques et chimiques. — Le bromhydrate d'ésérine a l'aspect de masses fibreuses, généralement jaunâtres ou même rougeâtres. Il est très soluble dans l'eau.

Pharmacologie. — Ce sel présente, sur l'alcaloïde lui-même, l'avantage d'une grande solubilité dans l'eau. Il est souvent commode de le substituer à celui-ci, dont il a du reste les propriétés médicinales.

§ 4. BROMHYDRATE DE MORPHINE.
$$C^{34}H^{19}AzO^6. HBr + 4aq. [C^{17}H^{19}AzO^3. HBr + 2H^2O] = 402.$$

Préparation. — On prépare ce sel par saturation directe de la solution d'acide bromhydrique par la morphine préalablement délayée dans l'eau chaude. On évapore la solution au bain-marie et, lorsqu'elle est suffisamment concentrée, on l'introduit sous une cloche avec de l'acide sulfurique concentré. Quand le bromhydrate a cristallisé, on l'égoutte et on le sèche à l'air libre (*Codex*).

Propriétés physiques et chimiques. — Le bromhydrate de morphine affecte la forme de longues aiguilles incolores. Il se dissout dans 25 p. 100 d'eau froide. Il contient 78,89 p. 100 de morphine. Quand on le chauffe à 100°, il devient anhydre, en perdant 8,96 p. 100 d'eau.

Pharmacologie. — Le bromhydrate de morphine est moins soluble dans l'eau que le chlorhydrate. Lorsqu'on le préfère à celui-ci, on veut ajouter l'effet du brome à celui de la morphine.

§ 5. BROMHYDRATES DE QUININE.

A. Bromhydrate basique.

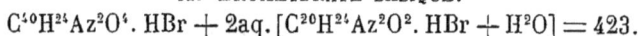

$$C^{40}H^{24}Az^2O^4 . HBr + 2aq. [C^{20}H^{24}Az^2O^2 . HBr + H^2O] = 423.$$

Bromhydrate de quinine officinal.

Préparation. — On pèse exactement :

Sulfate de quinine officinal.........................	100 gr.
Bromure de baryum cristallisé......................	38
Eau distillée..	1000

Le sulfate est délayé dans 800 grammes d'eau, que l'on porte à l'ébullition ; on y ajoute alors peu à peu le bromure de baryum dissous dans le reste de l'eau. On filtre le liquide et on s'assure qu'il ne contient plus de bromure de baryum. Alors on le concentre au bain-marie, et on l'abandonne à la cristallisation. Les cristaux doivent être séchés à l'air libre (*Codex*).

Propriétés physiques et chimiques. — Le bromhydrate basique de quinine cristallise en aiguilles incolores, groupées en houppes soyeuses. Il se dissout dans 45 fois son poids d'eau à 15° (*J. Regnauld* et *Villejean*) et très facilement dans l'eau bouillante. Il contient 76,60 p. 100 de quinine.

B. Bromhydrate neutre.

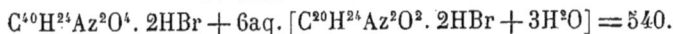

$$C^{40}H^{24}Az^2O^4 . 2HBr + 6aq. [C^{20}H^{24}Az^2O^2 . 2HBr + 3H^2O] = 540.$$

Préparation. — Le sel neutre est produit par double décomposition du sulfate neutre de quinine et du bromure de baryum :

	gr.
Sulfate de quinine officinal........................	100.00
Acide sulfurique dilué.............................	112.50
Bromure de baryum cristallisé......................	76.00
Eau distillée......................................	1000.00

Le sulfate de quinine est dissous dans 800 grammes d'eau, à la faveur de l'acide sulfurique, et le bromure dans les 200 p. d'eau restant. La solution de quinine est portée à l'ébullition et additionnée peu à peu de la solution barytique, sans interrompre l'ébullition. Lorsque la réaction est terminée, on laisse reposer le liquide, on vérifie s'il contient encore du baryum, et on y ajoute au besoin du sulfate de quinine. On filtre ensuite, et on réduit la solution à 350 grammes au bain-marie. Elle cristallise par le refroidissement. On sèche les cristaux à l'air libre (*Codex*).

Propriétés physiques et chimiques. — Le bromhydrate neutre de quinine affecte la forme de gros prismes, transparents, solubles dans 6,33 parties d'eau froide à 15° (*J. Regnauld* et *Villejean*) et dans beaucoup moins d'eau bouillante ou d'alcool. Il rougit le tournesol et contient 60 p. 100 de quinine.

Pharmacologie. — Les bromhydrates de quinine sont des succédanés des sulfates de la même base, participant, en outre, des propriétés du brome. La facile solubilité du sel neutre, dans l'eau froide, le rend commode pour les injections hypodermiques.

V. — CHLORHYDRATES.

§ 1. CHLORHYDRATE D'APOMORPHINE.

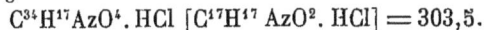

$$C^{34}H^{17}AzO^4 . HCl [C^{17}H^{17} AzO^2 . HCl] = 303,5.$$

Préparation. — On peut préparer le chlorhydrate d'apomorphine comme il est dit à propos de cet alcali, en arrêtant l'opération après la cristallisation du sel dans l'eau bouillante. Ou bien, on dissout l'apomorphine dans l'acide chlorhydrique dilué, puis on fait cristalliser le produit.

Propriétés physiques et chimiques. — Le chlorhydrate d'apomorphine est incolore, anhydre, soluble dans 30 p. d'eau froide, dans 20 p. d'alcool, insoluble dans l'éther, le chloroforme et la benzine. L'air et la lumière lui communiquent promptement une teinte verte. Il contient 87,97 p. 100 d'apomorphine.

Pharmacologie. — Le chlorhydrate d'apomorphine a toutes les propriétés médicinales de l'apomorphine elle-même. Ses usages sont plus fréquents que ceux de cet alcaloïde. Il est indispensable de le conserver à l'abri de la lumière, qui l'altère très rapidement.

§ 2. CHLORHYDRATE DE COCAÏNE.

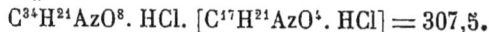

$$C^{34}H^{21}AzO^8 . HCl. [C^{17}H^{21}AzO^4 . HCl] = 307,5.$$

Préparation. — La cocaïne est dissoute dans de l'eau distillée ou dans de l'alcool; la solution, exactement neutralisée par l'acide chlorhydrique, donne par évaporation des cristaux de chlorhydrate de cocaïne.

Propriétés physiques et chimiques. — Les cristaux de chlorhydrate de cocaïne, déposés d'une solution aqueuse, affectent la forme d'aiguilles agrégées; obtenus dans une solution alcoolique, ce sont des prismes isolés. Dans les deux cas ils sont incolores, solubles dans deux fois leur poids d'eau, dans l'alcool, dans l'éther, dans le chloroforme et doués d'une saveur légèrement amère. Les acides minéraux les dissolvent sans les colorer.

Pharmacologie. — Le chlorhydrate de cocaïne est fréquemment employé comme anesthésique et comme mydriatique. Les collyres contiennent habituellement de 2 à 5 p. 100 de chlorhydrate. Les solutions destinées à produire l'anesthésie ont le même titre, lorsqu'elles doivent être appliquées sur les muqueuses; celles qu'on étend sur l'épiderme peuvent contenir jusqu'à 10 p. 100 de sel de cocaïne. Pour les injections hypodermiques, on ne dépasse pas la proportion de 2 p. 100.

§ 3. CHLORHYDRATE DE MORPHINE.

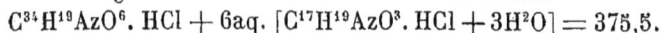

$$C^{34}H^{19}AzO^6 . HCl + 6aq. [C^{17}H^{19}AzO^3 . HCl + 3H^2O] = 375,5.$$

Préparation. — On réduit la morphine en poudre très ténue, on la délaie dans un peu d'eau chaude et on y ajoute de l'acide chlorhydrique étendu de son volume d'eau, en quantité suffisante pour obtenir une solution complète et légèrement alcaline. On concentre ensuite la liqueur, au bain-marie, et on la laisse cristalliser (*Codex*).

Propriétés physiques et chimiques. — Le chlorhydrate de morphine cristallise en fibres soyeuses, solubles dans 20 p. d'eau froide et dans moins de leur poids d'eau bouillante. Il se dissout aussi dans 20 p. de glycérine et dans 50 p. d'alcool à 90°, qui le déshydrate (*Hesse*).

A 100°, il perd ses 3 molécules d'eau d'hydratation. En même temps il brunit, s'il contient des matières résineuses (*Tausch*).

Pharmacologie. — Le chlorhydrate de morphine est préféré à la morphine à cause de sa grande solubilité. Il a d'ailleurs les mêmes propriétés médicinales. On en fait des solutions, des sirops, des pilules, des pommades, etc. On le donne également en poudre, associé à d'autres médicaments ou à du sucre. Il est quelquefois appliqué sur la peau, dont on a enlevé l'épiderme au moyen d'un vésicatoire; sa solution aqueuse sert aussi à pratiquer des injections hypodermiques.

SIROP DE MORPHINE. *Sirop de chlorhydrate de morphine.*	PILULES DE CHLORHYDRATE DE MORPHINE.
Chlorhydrate de morphine....... 0.50 gr.	Chlorhydrate de morphine........ 1 gr.
Eau distillée.................. 10.00	Sucre de lait pulvérisé.......... 1
Sirop de sucre......:......... 990.00	Miel blanc.................... Q. S.
20 gr. de sirop contiennent 1 centigr. de sel de morphine (*Codex*).	Divisez en 100 pilules contenant chacune 1 centigramme de sel de morphine.

§ 4. CHLORHYDRATE DE PILOCARPINE.

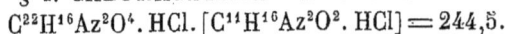

$$C^{22}H^{16}Az^2O^4 . HCl. [C^{11}H^{16}Az^2O^2 . HCl] = 244,5.$$

Préparation. — Lorsqu'on veut préparer le chlorhydrate de pilocarpine, on sature exactement l'alcali par l'acide chlorhydrique dilué de trois fois son volume d'eau. L'évaporation de la solution doit être faite dans le vide, ou sous une cloche, en présence de l'acide sulfurique (*Codex*).

Propriétés physiques et chimiques. — Le chlorhydrate de pilocarpine cristallise en aiguilles radiées, incolores et déliquescentes. Il est à peu près aussi soluble dans l'eau froide que dans l'eau bouillante ; il exige, pour se dissoudre : 1,51 p. d'eau, 7 p. d'alcool froid à 0,82 et 2,5 p. d'alcool bouillant (*T. Schuchardt*). Il contient 85,07 p. 100 de pilocarpine.

Pharmacologie. — Ce sel est fréquemment employé pour remplir les indications thérapeutiques de la pilocarpine. On le donne à l'intérieur et surtout sous forme d'injection hypodermique. Il doit être prescrit avec prudence et dosé avec rigueur.

§ 5. CHLORHYDRATES DE QUININE.

A. CHLORHYDRATE BASIQUE.

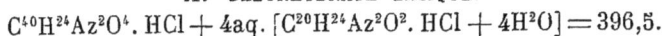

$$C^{40}H^{24}Az^2O^4 . HCl + 4aq. [C^{20}H^{24}Az^2O^2 . HCl + 4H^2O] = 396,5.$$

Préparation. — 1° On prépare le chlorhydrate basique de quinine au moyen de la double décomposition du sulfate de quinine par le chlorure de baryum :

Sulfate de quinine officinal......................... 100 gr.
Chlorure de baryum cristallisé...................... 28
Eau distillée.. 1000

On dissout le sulfate de quinine dans 800 grammes d'eau distillée, puis on y mélange la solution de chlorure de baryum, faite avec le reste de l'eau distillée. Il se forme du sulfate de baryum, qui se dépose, et du chlorhydrate de quinine, qui reste dans la liqueur. On filtre, pour séparer le sel barytique, ensuite on évapore et on laisse cristalliser. Les eaux-mères, décolorées par le charbon d'os, fournissent de nouveaux cristaux.

2° On peut aussi faire dissoudre directement la quinine dans l'acide chlorhydrique étendu ; mais le sel ainsi préparé a toujours une teinte verte.

Propriétés physiques et chimiques. — Le chlorhydrate basique de quinine est le plus stable de tous les sels de cet alcaloïde. Il cristallise en longs prismes brillants, solubles dans 23,73 p. d'eau à 12° (J. *Regnauld* et *Villejean*), dans deux fois leur poids d'eau bouillante, dans trois fois leur poids d'alcool à 90°, et dans dix fois leur poids de chloroforme. Il ne s'effleurit pas à l'air. Chauffé à 100°, il devient anhydre. L'acide chlorhydrique le transforme en une matière d'apparence résineuse. Lorsqu'il est pur, il est exempt de chlorure de baryum. Il contient 81,71 p. 100 de quinine.

B. — CHLORHYDRATE NEUTRE.

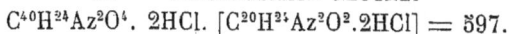

$$C^{40}H^{24}Az^2O^4 . 2HCl. [C^{20}H^{24}Az^2O^2 . 2HCl] = 597.$$

Préparation. — Pour obtenir du chlorhydrate neutre de quinine, on dissout 50 grammes de chlorhydrate basique dans 50 centimètres cubes d'acide chlorhydrique (D = 1,145) et on fait cristalliser par évaporation lente, au bain-marié ou sous une cloche en présence de l'acide sulfurique.

Propriétés physiques et chimiques. — Le chlorhydrate neutre de quinine cristallise en aiguilles déliées, très acides aux réactifs colorés, bien que chimiquement neutres, et très solubles dans l'eau : 1 gramme de sel est dissous par $0^{cc},66$ d'eau distillée. M. Gautier pense qu'il est dissociable par l'eau. Il contient autant de quinine que le chlorhydrate basique.

Pharmacologie. — Les chlorhydrates de quinine sont des succédanés du sulfate de la même base, trop rarement employés. Ils sont plus riches en quinine que les sulfates et beaucoup plus solubles dans l'eau que ces derniers. Le sel neutre surtout est commode pour la préparation des injections hypodermiques. Lorsqu'on ne l'a pas à l'état solide, MM. de Beurmann et Villejean, qui ont révélé les avantages de son emploi, conseillent de le préparer comme suit :

Chlorhydrate basique de quinine...................... 5 gr.
Acide chlorhydrique (D = 1.045)...................... 5 c. cub.
Eau distillée........................ Q. S. pour obtenir 10 —

On filtre. La solution contient la moitié de son poids de chlorhydrate neutre. Elle est acide mais non caustique.

§ 6. CHLORHYDRATE DE STRYCHNINE.

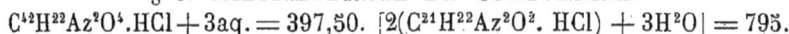

$$C^{42}H^{22}Az^2O^4.HCl + 3aq. = 397,50. \quad [2(C^{21}H^{22}Az^2O^2.HCl) + 3H^2O] = 795.$$

Préparation. — Pour obtenir ce sel, on sature par la strychnine l'acide étendu d'eau, et l'on fait cristalliser.

Propriétés physiques et chimiques. — Le chlorhydrate de strychnine cristallise en prismes très fins, souvent groupés en mamelons. Il est très soluble dans l'eau. Quand on le chauffe à 100° ou qu'on l'expose dans le vide, il perd ses 3 éq. d'eau de cristallisation.

Pharmacologie. — Le chlorhydrate de strychnine est très rarement employé; il jouit d'ailleurs de toutes les propriétés médicinales de la strychnine.

VI. — CITRATES.

§ 1. CITRATE DE FER AMMONIACAL.

Préparation. — 1° On obtient ce sel, en dissolvant du peroxyde de fer dans une solution de citrate d'ammonium :

Acide citrique cristallisé........................... 100 gr.
Ammoniaque liquide.............................. 18
Peroxyde de fer hydraté.......................... Q. S.

On met l'acide dans une capsule de porcelaine, avec la quantité d'hydrate ferrique qui correspond à 53 grammes d'oxyde sec; on ajoute l'ammoniaque et on fait digérer le tout, pendant quelque temps, à 70°. On laisse refroidir, on filtre, on rapproche en consistance sirupeuse et on distribue la liqueur en couche mince sur des assiettes, que l'on place dans une étuve chauffée à 40° ou 50°.

Pour l'obtenir en écailles, on étend, à l'aide d'un pinceau, la solution sirupeuse sur des lames de verre, qu'on place dans une étuve (*Codex*).

2º *Procédé de Méhu.* — Pour préparer ce sel double, Méhu conseille de dissoudre dans l'ammoniaque le citrate ferreux cristallisé et d'exposer la liqueur à l'oxydation spontanée à l'air libre. Voici comment il convient d'opérer :

On chauffe, dans un matras, un mélange à poids égaux de fil de fer, d'acide citrique et d'eau, en ayant soin d'entretenir une ébullition constante. Le fer se dissout, avec dégagement d'hydrogène, et bientôt il se dépose du citrate de protoxyde de fer parfaitement blanc, sablonneux, cristallin, dense et partant facile à séparer de l'excès de fer. On recueille le sel sur une toile ou sur un filtre et on le lave rapidement à l'eau bouillante. A l'état sec, il a pour composition $C^{12}H^5O^{11}.HO.2FeO + H^2O^2 [C^6H^6O^7.Fe + H^2O]$.

Le citrate encore humide est arrosé avec de l'ammoniaque, dans laquelle il se dissout en produisant un échauffement considérable. La liqueur, d'abord d'un vert foncé, qui la fait paraître presque noire, en masse, jaunit assez rapidement sur ses bords. On l'étend sur des assiettes plates et, après deux jours, son oxydation est complète. La dessiccation à l'air ou à l'étuve donne alors de belles paillettes de citrate de sesquioxyde de fer et d'ammoniaque, d'une composition constante, d'une solubilité complète et d'une conservation facile.

Propriétés physiques et chimiques. — Le citrate de fer ammoniacal est un sel incristallisable, d'un brun rouge, soluble en toutes proportions dans l'eau, insoluble dans l'alcool. Il est à peine hygroscopique, quand il est obtenu par la méthode de Méhu, et sa dissolution aqueuse résiste bien à l'ébullition ; une température un peu élevée le décompose facilement.

Pharmacologie. — Le citrate de fer ammoniacal est employé en pilules et surtout en solution, comme le tartrate ferrico-potassique. On le préfère au citrate sans ammoniaque, qui est moins soluble et qui possède une saveur plus styptique. Il a été exclusivement adopté par le Codex. Il faut veiller à ne pas le mélanger à des médicaments alcalins, qui en chasseraient aussitôt l'ammoniaque.

SIROP DE CITRATE DE FER AMMONIACAL.

Citrate de fer ammoniacal...... 25 gr.
Eau distillée................. 25
Sirop de sucre préparé à froid.. 950

20 gr. de ce sirop contiennent 50 centigr. de citrate de fer ammoniacal, correspondant à 6 centigr. de fer (*Codex*).

SIROP DE QUINQUINA FERRUGINEUX.

Sirop de quinquina au vin..... 1000 gr.
Citrate de fer ammoniacal..... 10

20 gr. de ce sirop renferment 20 centigr. de sel ferrique (*Codex*).

VIN CHALYBÉ.
Vin ferrugineux.

Citrate de fer ammoniacal..... 5 gr.
Vin de Grenache............. 1000

Une cuillerée à bouche de ce vin contient 10 centigr. de sel ferrique (*Codex*).

§ 2. CITRATE DE LITHIUM.
$$C^{12}H^5O^{11}.(LiO)^3 + 4aq. [C^6H^5O^7 Li^3 + 2H^2O] = 246.$$

Préparation. — Ce citrate est obtenu par saturation de l'acide citrique au moyen du carbonate de lithium.

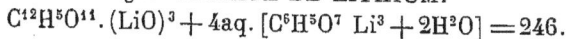

Acide citrique................................... 186 gr.
Carbonate de lithium............................. 100

On dissout l'acide dans 10 fois son poids d'eau, on porte la liqueur à l'ébullition, et on y projette peu à peu le carbonate de lithium. Le citrate de lithium cristallise par évaporation de la solution.

Propriétés physiques et chimiques. — Le citrate de lithium est prismatique et forme de longs cristaux, solubles dans 25 p. d'eau froide.

Séché à 100°, il perd une molécule d'eau ; à 115°, il devient anhydre. 1 gramme de ce sel, calciné avec un excès d'acide sulfurique, doit donner 0gr,223 de sulfate de lithium.

Pharmacologie. — On prescrit le citrate de lithium à la place du carbonate, à cause de sa solubilité plus grande. Il peut être conservé sans altération, à l'état sec.

§ 3. CITRATE DE MAGNÉSIUM.

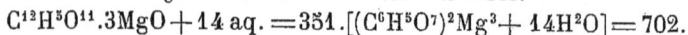

$$C^{12}H^5O^{11}.3MgO + 14 \text{ aq.} = 351.[(C^6H^5O^7)^2Mg^3 + 14H^2O] = 702.$$

Préparation. — On prépare le citrate de magnésium en saturant avec la magnésie ou avec son carbonate une solution d'acide citrique :

Acide citrique cristallisé	1000 gr.
Hydrocarbonate de magnésium	700
Eau	3000

On fait dissoudre l'acide dans l'eau bouillante et on y fait tomber peu à peu le carbonate magnésien, en ayant soin que le liquide reste un peu acide. Quand l'effervescence est terminée, on laisse déposer, on filtre la solution encore chaude et on l'abandonne à elle-même pendant 24 ou 36 heures. Elle se prend en masse. On la soumet à la presse, dans une toile, et on sèche le citrate à 20 ou 25° (*Codex*).

Propriétés physiques et chimiques. — Le citrate de magnésium est un sel blanc, soluble dans deux fois son poids d'eau et dont la cristallisation est difficile à réaliser. Sa saveur est presque nulle. Il devient anhydre, quand on le chauffe à 210°. Sa solution aqueuse est décomposée par une ébullition soutenue et dépose un citrate basique. L'alcool en précipite, à froid, le citrate trimétallique.

Pharmacologie. — Le citrate magnésien est un purgatif facile à prendre, parce qu'il est peu sapide. On le conserve rarement à l'état solide dans les pharmacies ; sous cette forme, il n'est pas constamment soluble. Presque toujours on le fait de toutes pièces et en solution un peu acide, au moment du besoin. Cette solution contient généralement du citrate bimétallique ; elle sert à préparer une limonade purgative, souvent appelée *limonade de Rogé*, du nom de son inventeur.

LIMONADE PURGATIVE AU CITRATE DE MAGNÉSIUM.

Acide citrique	30 gr.
Carbonate de magnésium	18
Eau distillée	300
Sirop de sucre incolore	100
Alcoolature de citron	1

On dissout dans l'eau l'acide citrique, on ajoute le carbonate de magnésium et, lorsque la réaction est terminée, on filtre la solution sur le sirop aromatisé.

Pour obtenir gazeux ce médicament, on remplace 2 gr. de carbonate de magnésium par 4 gr. de bicarbonate de sodium, qu'on introduit dans la bouteille au moment de la boucher.

Les doses ci-dessus donnent la limonade purgative à 50 gr. de citrate de magnésium. On prépare de même la limonade à 30 gr. en employant :

Acide citrique	18 gr.
Carbonate de magnésium	10.80

Et celle à 40 gr. avec :

Acide citrique	24 gr.
Carbonate de magnésium	14.40

On peut, en remplaçant le sirop de citron par les sirops d'orange, de groseille, de cerise, etc., obtenir des limonades variées selon le goût des malades (*Codex*).

La magnésie calcinée est souvent substituée à son carbonate, pour la préparation des limonades purgatives. Il faut alors en employer : 5 gr. pour une limonade à 30 gr., 7 gr., pour une limonade à 40 gr. et 8gr,80 pour une limonade à 50 gr. (*Soubeiran*).

La limonade purgative est très altérable ; en quelques jours elle devient trouble et visqueuse. Elle contient alors des moisissures, d'aspect gélatineux, parmi lesquelles sont des *penicillium* bien caractérisés (*Barnouvin*). Cette décomposition est favorisée par la chaleur et par la présence de l'albumine que contiennent les sirops clarifiés au blanc d'œuf (*Robiquet, Lefort*).

Ce médicament doit donc être préparé *à froid* et sucré avec un sirop clarifié sans le concours de l'albumine.

LIMONADE SÈCHE AU CITRATE DE MAGNÉSIUM.

	gr.
Magnésie calcinée.....................	6.50
Carbonate de magnésium officinal.	6.00
Acide citrique.......................	30.00
Sucre blanc..........................	60.00
Alcoolature de citron................	1.00

On pulvérise grossièrement ensemble le sucre et l'acide citrique ; on y mélange les autres substances et on enferme la poudre dans un flacon à large ouverture.

La dose indiquée ci-dessus représente 50 gr. de citrate de magnésium cristallisé (*Codex*).

Si l'on veut que la limonade soit gazeuse, on met la poudre avec de l'eau froide dans une bouteille, que l'on bouche avec soin, en fixant le bouchon au moyen d'une ficelle. Dans le cas contraire, on fait dissoudre la poudre à l'air libre, dans l'eau froide ou mieux encore dans l'eau chaude.

§ 4. CITRATE DE SODIUM.

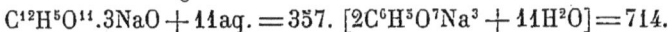

$$C^{12}H^5O^{11}.3NaO + 11aq. = 357. \ [2C^6H^5O^7Na^3 + 11H^2O] = 714.$$

Préparation. — Pour obtenir le citrate de sodium, on sature l'acide citrique par le bicarbonate de sodium.

Acide citrique.. 57 gr.
Bicarbonate de sodium...................................... 75

On fait dissoudre l'acide dans l'eau, on ajoute le bicarbonate et, quand l'effervescence a cessé, on évapore et on fait cristalliser. Les proportions ci-dessus correspondent à 100 grammes de citrate neutre.

Propriétés physiques et chimiques. — Le citrate de sodium cristallise en pyramides à 6 faces. Il est efflorescent et très soluble dans l'eau. Sa saveur est un peu amère, mais elle laisse un arrière-goût alcalin. Quand on le chauffe à 100°, il perd les 7/11 de son eau de cristallisation.

Pharmacologie. — Ce sel est un bon purgatif, cependant il est à peine usité. On peut le préparer à l'état de solution, au moment d'en faire usage.

VII. — FERROCYANHYDRATES.

FERROCYANHYDRATE DE QUININE.

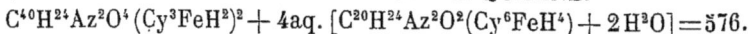

$$C^{40}H^{24}Az^2O^4(Cy^3FeH^2)^2 + 4aq. \ [C^{20}H^{24}Az^2O^2(Cy^6FeH^4) + 2H^3O] = 576.$$

Préparation. — On prépare ce sel par double décomposition :

Sulfate de quinine............................... 4 parties.
Ferrocyanure de potassium........................ 1 partie.

Le sulfate de quinine étant délayé, dans un matras, avec assez d'eau distillée pour faire une pâte liquide, on y ajoute le ferrocyanure dissous, on fait bouillir pendant quelques instants et on laisse refroidir. Le ferrocyanhydrate de quinine se dépose, sous forme de masse résinoïde ; on le purifie par cristallisation dans l'alcool.

Propriétés physiques et chimiques. — Le ferrocyanhydrate de quinine cristallise en aiguilles déliées, agrégées en petites masses d'un jaune orangé. Il est à peine soluble dans l'eau, très soluble dans l'alcool froid et plus encore dans l'alcool chaud. Il est efflorescent. Quand il est pur, il ne précipite pas la solution de chlorure de baryum.

Pharmacologie. — Ce sel est un fébrifuge assez peu employé, que l'on a préconisé dans les fièvres accompagnant un état inflammatoire. On le donne en poudre.

VIII. — GLYCYRRHIZATES.

GLYCYRRHIZATE D'AMMONIUM IMPUR.
Glycyrrhizine ammoniacale, Glyzine.

Préparation. — *Procédé de Roussin simplifié :*

Racine de réglisse de Smyrne	1000 gr.
Eau distillée	4000
Acide sulfurique officinal	20
Ammoniaque liquide officinale	12

La racine de réglisse est d'abord transformée en étoupe par la contusion, puis macérée pendant quatre heures, avec le double de son poids d'eau distillée froide. Le produit est exprimé et le résidu est soumis à un traitement semblable. Les deux macérés, préalablement décantés, sont réunis, portés à l'ébullition et filtrés, pour isoler l'albumine coagulée. On laisse refroidir complètement le liquide et on y verse, peu à peu, l'acide sulfurique dilué de 4 fois son poids d'eau, jusqu'à cessation de précipité.

Lorsque ce précipité est devenu compact, on le sépare du liquide surnageant et on le malaxe, à plusieurs reprises, avec de l'eau distillée froide, jusqu'à ce que toute acidité ait disparu. Il ne reste plus qu'à le dissoudre, au bain-marie, dans le moins possible d'ammoniaque étendue de son poids d'eau, à étaler le produit sur des assiettes ou sur des plaques de verre et à les sécher à l'étuve, à la température de 40° (*Codex*).

Propriétés physiques et chimiques. — La glyzine a l'aspect d'un vernis brun, translucide, très friable, inaltérable à l'air. Elle se dissout très facilement dans l'eau froide, en lui communiquant une saveur sucrée, une couleur jaune et la propriété de mousser par l'agitation. Elle est insoluble dans l'alcool fort et dans les acides. Sa composition répond à la formule $C^{88}H^{62}AzO^{36}(AzH^4)$ $[C^{44}H^{62}AzO^{18}AzH^4]$ (*Habermann*). Une température de 100° ne la ramollit pas. Sa solution, additionnée d'acide sulfurique, laisse déposer des flocons jaunâtres, qui sont de la *glycyrrhizine*.

La *glycyrrhizine* est un acide insoluble dans l'eau et par conséquent insipide. Elle sature bien l'ammoniaque et les oxydes métalliques, en prenant une teinte jaune plus ou moins foncée. Ses sels font aisément la double décomposition. Elle paraît réfractaire à la fermentation. Soumise à l'ébullition, en présence des acides dilués, elle est dédoublée en acide para-saccharique $\dot{C}^{12}H^{10}O^{16}.[C^6H^{10}O^8]$ et en *glycyrrhétine* $C^{64}H^{49}AzO^8.[C^{32}H^{49}AzO^4]$.

Pharmacologie. — La glyzine ne semble pas, jusqu'ici, douée de propriétés médicinales. Mais l'intensité de sa saveur sucrée, jointe à sa grande solubilité, lui assignent plus d'un rôle utile. Elle masque très bien la saveur amère ou désagréable des médicaments (sulfate de quinine, sulfate de magnésium, ipécacuanha, iodure de potassium, etc.). On pourrait, dans une foule de circonstances, la mélanger avantageusement aux poudres, pilules, potions, etc. Souvent elle pourrait remplacer le sucre. Roussin y voyait même un antidote agréable et inoffensif des sels formés par les métaux et par les alcaloïdes.

IX. — IODURES.

IODURE DE FER ET DE QUININE.

Préparation. — On obtient cet iodure en versant une solution d'iodure de baryum dans une solution alcoolique de sulfate de quinine. On sépare le sulfate de baryum qui se dépose, puis on chauffe au bain-marie, avec une solution d'iodure de fer, l'iodure de quinine résultant de cette double décomposition. Il faut mettre en présence des molécules égales de chaque sel. Il se précipite alors des paillettes jaunes d'iodure de fer et de quinine (*De Smedt*).

Propriétés physiques et chimiques. — L'iodure de fer et de quinine cristallise en lamelles ou en longues aiguilles jaunes, très solubles dans l'alcool et dans l'éther.

La chaleur le détruit rapidement. Il est déliquescent, quand il contient un excès de sel ferreux; il prend alors une teinte brune, que n'a pas le sel pur.

Pharmacologie. — L'iodure de fer et de quinine est employé à l'intérieur, principalement sous forme de sirop et de pilules. Il n'est pas très altérable, lorsqu'il est pur; néanmoins, il faut le conserver dans des flacons secs et bien bouchés.

SIROP D'IODURE DE FER ET DE QUININE.	PILULES D'IODURE DE FER ET DE QUININE.
Iodure de fer et de quinine..... 1 gr. Eau distillée................. 120 Sucre blanc.................. 180 30 gr. de ce sirop contiennent 10 centigrammes d'iodure double de fer et de quinine (*De Smedt*).	Iodure de fer et de quinine....... 1 gr. Miel............................ 1 Poudre de guimauve............ Q. S. Pour 12 pilules, qu'on enduit d'une couche résino-balsamique. Chaque pilule contient 85 milligr. d'iodure double (*De Smedt*).

X. — LACTATES.

§ 1. LACTATE DE CALCIUM.

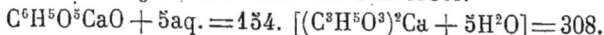

$$C^6H^5O^5CaO + 5aq. = 154. \ [(C^3H^5O^3)^2Ca + 5H^2O] = 308.$$

Préparation. — 1° On prépare le lactate de calcium en abandonnant du lait à la fermentation spontanée, en présence du carbonate calcaire.

On met, dans une terrine de grès d'une capacité de trois litres :

Sucre de lait en poudre............................ 250 gr.
Craie pulvérisée.................................... 200
Lait écrémé.. 2000
Eau........... 600

On place le vase dans un lieu dont la température soit de 25 à 30°; on agite dè temps à autre et on remplace l'eau, à mesure qu'elle s'évapore. La fermentation commence au bout de vingt-quatre heures et cesse du dixième au douzième jour. Elle est accompagnée d'un dégagement incessant d'acide carbonique et, au moment où elle prend fin, la liqueur se trouve épaissie par une grande quantité de grumeaux. On verse alors le tout dans une capsule et l'on porte à l'ébullition, *en remuant continuellement;* si on négligeait cette précaution, le dépôt s'attacherait au fond et la solution prendrait une odeur désagréable. Après un quart d'heure d'ébullition, on laisse reposer le liquide ; on le passe à travers un tissu de laine, puis on le réduit au tiers de son volume, par évaporation à une douce chaleur. Le lactate de calcium cristallise pendant le refroidissement. On le purifie, s'il est nécessaire, en le faisant cristalliser de nouveau.

Il est important de ne pas trop prolonger la fermentation, car, en présence de la caséine du lait, le lactate de calcium tend à se transformer en butyrate calcaire.

2° On obtient aussi le lactate de calcium en abandonnant à lui-même, pendant plusieurs jours, à la température précitée, le mélange suivant :

Sucre de canne.................................... 3000 gr.
Acide tartrique.................................... 15
Eau... 13000
Fromage putréfié.................................. 60
Craie en poudre................................... 500
Lait écrémé....................................... 4000

La fermentation est complète au bout de 8 à 10 jours. Le lactate de calcium formé est recueilli et dissous dans 10 litres d'eau bouillante contenant 15 gr. de chaux. La liqueur, maintenue en ébullition pendant une demi-heure, est filtrée puis abandonnée au repos. Elle fournit, au bout de 4 jours, du lactate cristallisé, qu'on purifie en le lavant à plusieurs reprises avec de petites quantités d'eau froide et en exprimant à chaque fois.

3° On peut encore saturer par du carbonate de calcium pulvérisé une solution bouillante d'acide lactique, et faire cristalliser la liqueur par évaporation.

L'ensemble des phénomènes chimiques, qui transforment les sucres en acide lactique, a reçu le nom de *fermentation lactique.*

Pour que cette fermentation soit réalisée, il faut mettre en présence : un principe sucré, un ferment azoté, enfin une base capable de saturer l'acide à mesure de sa formation. Lorsqu'on mélange, par exemple, de la caséine, du sucre de lait ou de canne et du carbonate calcique, il se développe un mycoderme composé de cellules beaucoup plus petites que celles de la levure de bière et nommé *levure lactique* par M. Pasteur. Sous l'influence de la vie du mycoderme, le sucre est changé en glucose, par hydratation, et chaque molécule de glucose se dédouble ensuite en 2 molécules d'acide lactique.

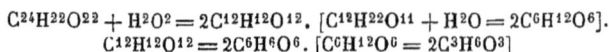

$$C^{24}H^{22}O^{22} + H^2O^2 = 2C^{12}H^{12}O^{12}. \quad [C^{12}H^{22}O^{11} + H^2O = 2C^6H^{12}O^6].$$
$$C^{12}H^{12}O^{12} = 2C^6H^6O^6. \quad [C^6H^{12}O^6 = 2C^3H^6O^3]$$

Le carbonate de calcium s'empare de l'acide lactique formé et perd son acide carbonique. Si l'on n'observait pas la précaution de neutraliser ainsi la liqueur, l'excès d'acide qu'elle renfermerait bientôt rendrait le ferment inactif et la fermentation cesserait.

D'un autre côté, si l'opération se prolonge trop, on trouve dans la liqueur un microbe en forme de baguettes cylindriques (*ferment butyrique*), qui opère très rapidement la conversion du lactate en butyrate de calcium.

Propriétés physiques et chimiques. — Le lactate de calcium produit par la fermentation lactique cristallise en aiguilles rayonnées, groupées sous forme de mamelons opaques. Il se dissout dans 9,5 p. d'eau froide, à peine dans l'alcool froid, mais en toutes proportions dans l'eau et dans l'alcool bouillants. Lorsqu'il est impur, il est assez rapidement converti en *butyrate de calcium*, à la température ordinaire.

Soumis à la distillation, il éprouve d'abord la fusion aqueuse, puis la fusion ignée, et il se décompose en donnant de l'eau, de l'acide carbonique, de la métacétone et un autre produit huileux (*Favre*).

Pharmacologie. — Le lactate calcaire n'a pas encore été employé comme médicament, mais il sert, en pharmacie, à préparer l'acide lactique et la plupart des lactates métalliques.

§ 2. LACTATE FERREUX.

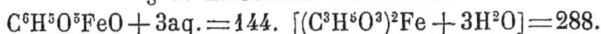

$$C^6H^5O^5FeO + 3aq. = 144. \quad [(C^3H^5O^3)^2Fe + 3H^2O] = 288.$$

Préparation. — 1° On prépare ce sel en décomposant le lactate de calcium par le sulfate de fer :

Lactate de calcium purifié	1000 gr.
Sulfate ferreux pur cristallisé	980

On fait dissoudre séparément les deux sels et on mélange les solutions. Il se dépose du sulfate de calcium, que l'on rend insoluble en ajoutant au liquide le quart de son volume d'alcool. On filtre et on s'assure que la solution ne précipite ni par le sulfate de fer, ni par le lactate de calcium. On concentre alors au bain-marie et on abandonne la liqueur dans une étuve. Le lactate ferreux se dépose, sous forme de croûtes verdâtres (*Codex*).

La double décomposition qui fournit le lactate de fer se traduit par l'équation suivante :

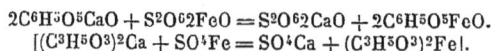

$$2C^6H^5O^5CaO + S^2O^6 2FeO = S^2O^6 2CaO + 2C^6H^5O^5FeO.$$
$$[(C^3H^5O^3)^2Ca + SO^4Fe = SO^4Ca + (C^3H^5O^3)^2Fe].$$

Les eaux-mères ne fournissent que des cristaux colorés. Pour les utiliser, il est préférable de les faire bouillir avec un léger excès de chaux hydratée, qui précipite l'oxyde de fer et reforme du lactate de calcium. Ce dernier est purifié par cristallisation ou changé aussitôt en lactate de fer, par une addition de sulfate ferreux (*Soubeiran*).

2° Soubeiran a modifié le procédé ci-dessus de la manière suivante :

Lactate de calcium	1000 gr.
Sulfate ferreux cristallisé	900
Eau distillée	2000

On place le lactate dans une capsule avec l'eau et on fait dissoudre. Quand la liqueur est en ébullition, on ajoute en une fois les cristaux de sulfate de fer. Puis, le sel étant dissous, on retire du feu et on exprime *rapidement* dans une toile, à la main ou à la presse. La solution, abandonnée au repos, cristallise; on presse les cristaux et on les sèche promptement au bain-marie bouillant.

3° On a quelquefois recours à la dissolution directe du fer dans l'acide lactique. Ce moyen est défectueux, il donne toujours un mélange de lactate ferreux et de lactate ferrique.

Propriétés physiques et chimiques. — Le lactate ferreux se dépose en aiguilles *verdâtres*, d'une solution aqueuse, et en aiguilles *blanches*, d'une solution alcoolique. Il est soluble dans 48 p. d'eau froide et dans 12 p. d'eau bouillante, peu soluble dans l'alcool.

Il est inaltérable à l'air, lorsqu'il est sec, mais sa solution aqueuse s'oxyde rapidemement; elle brunit et contient alors du lactate ferrique. Quand on le chauffe à 50 ou 60°, il se déshydrate et prend une couleur brune. A 120°, il dégage des vapeurs empyreumatiques.

Pharmacologie. — Le lactate ferreux a pris place dans la matière médicale, à une époque (1840) où l'on admettait, dans le suc gastrique, la présence de l'acide lactique libre, que l'on pensait économiser en administrant, au lieu du fer métallique, son lactate tout formé. On ne reconnaît aujourd'hui à ce médicament d'autres avantages que ceux d'avoir une saveur peu atramentaire, une grande solubilité et d'être, avec le tartrate ferreux (*C. Méhu*), le sel de protoxyde de fer le moins altérable au contact de l'air, lorsqu'il est sec. On le donne en poudre, en pilules, en dragées ou en tablettes. Le sirop de lactate de fer, proposé par Cap, ne peut être préservé de l'action oxydante de l'air et doit être abandonné.

§ 3. LACTATE BASIQUE DE QUININE.
$$C^{40}H^{24}Az^2O^4.C^6H^6O^6. \quad [C^{20}H^{24}Az^2O^2. C^3H^6O^3]=414.$$

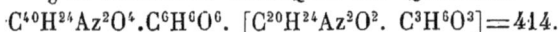

Préparation. — Pour avoir du lactate de quinine, il suffit de délayer, dans l'eau, de la quinine hydratée, de porter à l'ébullition et d'ajouter assez d'acide lactique pour que, la quinine étant dissoute, la solution présente une réaction légèrement acide. On la filtre bouillante et on laisse cristalliser (*Codex*).

Propriétés physiques et chimiques. — Le lactate basique de quinine cristallise en aiguilles prismatiques anhydres, solubles dans 10,29 p. d'eau froide, si sa réaction est basique (*J. Regnauld* et *Villejean*), très solubles dans l'alcool et à peu près insolubles dans l'éther. Il contient 78,26 % de quinine.

Pharmacologie. — Ce médicament est un succédané du sulfate de quinine peu usité. Sa solubilité dans l'eau l'a fait quelquefois employer pour les injections hypodermiques. Le sulfate neutre serait préférable, attendu qu'il se dissout dans 2,2 p. d'eau à 15° (*J. Regnauld* et *Villejean*). L'un et l'autre sont altérables et jaunissent à l'air et à la lumière; ils ont peu d'avenir en thérapeutique.

§ 4. LACTATE DE ZINC.
$$C^6H^5O^5ZnO+3aq. =148,50. [(C^3H^5O^3)^2Zn+3H^2O]=297.$$

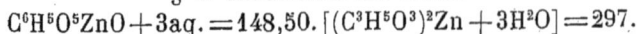

Préparation. — On sature, à chaud, par l'hydrocarbonate de zinc bien lavé et encore humide, de l'acide lactique étendu.

On filtre la liqueur chaude et on la fait cristalliser par évaporation (*Codex*).

Propriétés physiques et chimiques. — Le lactate de zinc cristallise en aiguilles ou en lames brillantes, solubles dans 58 parties d'eau froide et dans 6 parties d'eau bouillante.

A 100°, il devient anhydre et il se décompose au-dessus de 210°. C'est le lactate le mieux caractérisé.

Pharmacologie. — Le lactate de zinc est un médicament peu utile. Il a été vanté comme antiépileptique, mais il ne paraît pas avoir d'efficacité contre cette maladie. Son principal usage pharmaceutique est de servir à la préparation de l'acide lactique pur.

XI. — SALICYLATES.

§ 1. SALICYLATE DE BISMUTH.
$$C^{14}H^5O^6,Bi^2O^3.[C^7H^5O^3.BiO] = 360,5.$$

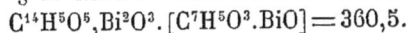

Préparation. — On fait dissoudre de l'azotate neutre de bismuth dans de la glycérine et, dans ce liquide, on verse une solution saturée de salicylate de sodium, tant qu'il se forme un précipité. Le produit, insoluble, est lavé à l'eau distillée, puis séché à l'étuve (*Ragoucy*).

Propriétés physiques et chimiques. — Sel blanc, amorphe, presque insoluble dans l'eau, dans l'alcool, dans l'éther et dans la glycérine. Lorsqu'il est pur, il est neutre et dépourvu d'odeur. Il contient environ 64 p. 100 d'oxyde de bismuth et 36 p. 100 d'acide salicylique et il paraît répondre à la formule ci-dessus (*Garnaud*).

Essai. — Le salicylate de bismuth mal préparé peut contenir jusqu'à 30 p. 100 d'*acide salicylique libre*. Il détermine alors une vive effervescence, quand on le mélange à un carbonate alcalin, en présence de l'eau.

Pharmacologie. — C'est à titre d'antiseptique assez puissant, que ce sel a été introduit dans la matière médicale. On ne doit faire usage que de celui qui est réellement neutre. Acide, il serait irritant pour les voies digestives et, de plus, il aurait l'inconvénient d'être incompatible avec les carbonates et avec les cyanures métalliques. On le prescrit habituellement en nature, seul ou associé à d'autres médicaments.

§ 2. SALICYLATE DE LITHIUM.
$$C^{14}H^5O^5.LiO.[C^7H^5O^3Li] = 144.$$

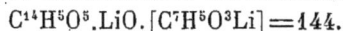

Préparation. — Pour préparer le salicylate de lithium, on dissout de l'acide salicylique dans de l'eau distillée, puis on sature le liquide, à l'ébullition, avec du carbonate de lithium. Par évaporation, le salicylate cristallise.

Propriétés physiques et chimiques. — Le salicylate de lithium cristallise en aiguilles soyeuses, incolores, inodores, solubles dans l'eau et dans l'alcool. Leur saveur est à la fois piquante et sucrée. La lumière ne les altère pas, quand elles sont pures.

1 gramme de ce sel, calciné avec un excès d'acide sulfurique, donne $0^{gr},381$ de sulfate de lithium.

Pharmacologie. — Le salicylate de lithium a été préconisé comme succédané du carbonate du même métal, sur lequel il a l'avantage d'être soluble dans l'eau et de joindre aux propriétés du lithium celles de l'acide salicylique. On doit considérer comme impur celui qui présente une teinte rosée ou une odeur d'acide phénique. Assez fréquemment, il est mélangé de salicylate de sodium, produit par le carbonate de sodium que contient presque toujours le sel de lithium qui sert à le préparer. Les solutions du salicylate lithique sont colorées par la lumière, lorsque le sel est neutre ; elles restent indéfiniment incolores en présence d'un peu d'acide salicylique libre (*Julliard*).

<h2 style="text-align:center">§ 3. SALICYLATE BASIQUE DE QUININE.</h2>

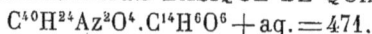

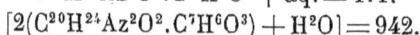

$$C^{40}H^{24}Az^2O^4.C^{14}H^6O^6 + aq. = 471.$$
$$[2(C^{20}H^{24}Az^2O^2.C^7H^6O^3) + H^2O] = 942.$$

Préparation. — On obtient ce sel par double décomposition.

	gr.
Sulfate de quinine officinal	10.00
Salicylate de sodium	3.67
Eau distillée	120.00

On dissout le salicylate dans l'eau, on fait bouillir et on ajoute le sulfate de quinine. Après quelques instants d'ébullition, le salicylate de quinine se dépose ; on le laisse refroidir, on le jette sur un filtre et on le lave à l'eau distillée, tant que le liquide de lavage précipite le chlorure de baryum. Le sel est ensuite séché à l'air libre (*Codex*).

Propriétés physiques et chimiques. — Le salicylate basique de quinine cristallise en aiguilles incolores, solubles dans 900 parties d'eau froide (*Yvon*), dans 20 parties d'alcool à 90° et dans 120 parties d'éther (*Jobst*). Sa saveur est très amère. Ses solutions sont légèrement fluorescentes. Il contient 29,30 p. 100 d'acide salicylique et 68,79 p. 100 de quinine.

Essai. — Le salicylate de sodium pur ne doit avoir ni couleur ni odeur ; il est soluble dans 6 parties d'alcool à 90° ; il ne colore pas l'acide sulfurique.

Pharmacologie. — Le salicylate basique de quinine est à la fois fébrifuge et antipyrétique. On l'administre aux mêmes doses que le sulfate de quinine. Son usage est encore peu répandu.

<h2 style="text-align:center">§ 4. SALICYLATE DE SODIUM.</h2>

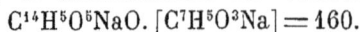

$$C^{14}H^5O^6NaO. [C^7H^5O^3Na] = 160.$$

Préparation. — Pour préparer ce sel on sature, par du carbonate de sodium pur, une solution aqueuse d'acide salicylique et on concentre le produit. Le salicylate cristallise pendant le refroidissement.

Propriétés physiques et chimiques. — Le salicylate de sodium cristallise en aiguilles soyeuses incolores, inodores et à peu près insipides.

Plus souvent il a l'aspect d'une poudre cristalline. Il se dissout dans 10 parties d'eau froide et dans l'alcool faible; mais il exige environ 40 fois son poids d'alcool absolu et 2,272 fois son poids d'éther à 65° pour se dissoudre (*Patrouillard*). Sa solution aqueuse est légèrement acide au tournesol. Il est altéré par la lumière, il brunit assez rapidement. Le perchlorure de fer le colore en *violet*, le sulfate de cuivre en *vert*.

Pharmacologie. — Ce médicament ne jouit pas des propriétés antifermentescibles de l'acide salicylique, mais il a ses qualités médicinales. Comme lui c'est un excellent antipyrétique et un spécifique contre le rhumatisme articulaire aigu. Il est souvent employé, de préférence à l'acide, parce qu'il est moins caustique. On le prescrit en poudre, ou en solution dans l'eau pure ou additionnée de glycyrrhizine, qui est un de ses meilleurs correctifs. Il est utile de le préserver de l'action de la lumière et de celle de l'humidité, qui le colorent en le décomposant.

A l'état pulvérulent, il est incompatible avec l'antipyrine; le mélange devient huileux, au bout de quelques heures, et manifeste une réaction alcaline. Cette décomposition n'a pas lieu en présence de l'eau ; on peut, en conséquence, associer les deux médicaments dans les solutions aqueuses (*P. Vigier*). M. Braille a constaté, d'autre part, que le sirop de groseille trouble les dissolutions de salicylate de sodium, en mettant de l'acide salicylique en liberté. Il en doit être ainsi de tous les médicaments acides, qui sont, par suite, des incompatibles.

Sous le nom de *diurétine*, on a recommandé un mélange de : salicylate de sodium, de théobromine (50 p. 100) et de soude caustique destinée à rendre le produit soluble dans l'eau. C'est un diurétique, ordinairement administré en poudre ou dans une potion.

XII. — STÉARATES, PALMITATES, OLÉATES.

§ 1. STÉARATE DE QUININE.

Préparation. — On précipite une solution de chlorhydrate de quinine par une solution de stéarate de sodium. Il se produit du chlorure de sodium, qui reste dissous, et du stéarate de quinine, qui se dépose et qu'on dessèche, après l'avoir soigneusement lavé. Cette méthode donne un produit de composition plus constante que celui qui est obtenu par saturation directe de l'acide stéarique avec la quinine.

Propriétés physiques et chimiques. — Le stéarate de quinine est blanc, insipide d'abord, puis offrant un arrière-goût amer ; il fond à 45°. Il est insoluble dans l'eau, soluble dans l'alcool, dans les huiles fixes ou volatiles et dans la glycérine.

Pharmacologie. — Au dire de MM. Jeannel et Monsel, le stéarate de quinine serait un fébrifuge plus actif que le sulfate de quinine. Il offrirait encore sur celui-ci l'avantage de ménager l'estomac, puisque sa décomposition s'effectuerait surtout au contact des liquides alcalins de l'intestin. Il est à peu près inusité.

§ 2. SAVONS.

On donne le nom de *savons* aux combinaisons que forment les oxydes métalliques avec les acides stéarique, oléique, margarique, etc. L'opération à l'aide de laquelle on produit ces composés s'appelle *saponification ;* chimiquement parlant, c'est un *dédoublement* des corps gras en acides gras et en glycérine, provoqué par *hydratation* du produit saponifié.

Il existe deux espèces de savons : les *savons mous*, qui sont à base de potasse, et les *savons durs*, qui sont à base de soude, de chaux, d'oxyde de plomb, etc. Les savons employés en pharmacie sont presque toujours des savons *durs*, savoir : le *savon blanc*, le *savon amygdalin*, le *savon animal* et les *savons de chaux* et d'*oxyde de plomb*, qui seront décrits au livre deuxième (V. *Huile de foie de morue, emplâtres*). Les savons *mous* sont des excipients commodes pour diviser les médicaments insolubles réservés aux usages externes.

A. Savon blanc.

Préparation. — On prépare industriellement le savon blanc en chauffant, à l'ébullition, un mélange d'huile grasse d'origine végétale et de lessive de soude caustique. La soude décompose le corps gras, s'empare des acides et met en liberté la glycérine avec laquelle ils étaient combinés. On sépare du savon la plus grande partie de l'eau employée à sa formation, en ajoutant au liquide une solution de chlorure de sodium. On répète plusieurs fois ce traitement, avant de regarder la saponification comme terminée.

Souvent on mélange au savon blanc, au moment de sa solidification, un savon ferrugineux de couleur verte, qui lui communique une *marbrure* particulière. Le produit est alors désigné sous le nom de *savon de Marseille*.

Propriétés physiques et chimiques. — Le *savon blanc* est un oléopalmitate de sodium, soluble dans l'eau, dans l'alcool et dans l'éther, insoluble dans les dissolutions de carbonate alcalin, de chlorure de sodium, de sel ammoniac, de sulfate de sodium, etc. La chaleur et les acides le décomposent facilement. On y trouve environ 45 p. 100 d'eau.

Le *savon* dit *de Marseille* ne contient que 34 p. 100 d'eau environ. Il ne se dissout pas entièrement dans l'alcool et dans l'éther, le savon ferrugineux qu'il renferme n'étant pas soluble dans ces liquides.

B. Savon amygdalin.
Savon médicinal.

Préparation. — Le savon amygdalin est le produit de l'action de la soude caustique sur l'huile d'amande douce :

> Soude caustique liquide à 1,33...................... 1000 gr.
> Huile d'amande douce............................. 2100

On met l'huile dans un vase de faïence ou de verre, on y ajoute la soude, par portions et lentement, en agitant pour obtenir un mélange exact. On expose la capsule pendant quelques jours à une température de 18 à 20° et on continue à agiter de temps en temps le mélange avec une spatule de 'verre, jusqu'à ce qu'il ait acquis la consistance d'une pâte molle. On le divise alors dans des moules de faïence où on le laisse se solidifier.

Ce savon ne peut être employé pour l'usage médical que lorsqu'il a perdu, par un ou deux mois d'exposition à l'air, l'excès d'alcali qu'il retient après sa préparation (*Codex*).

Propriétés physiques et chimiques. — Le savon amygdalin est un mélange d'oléo-palmitate de sodium et de glycérine. Il est demi-dur, jaunâtre, d'un grain fin et uni, soluble dans l'eau et dans l'alcool. Sa saveur est douce.

La chaleur et les acides le dédoublent en acides gras et en glycérine. Si on l'expose à une température trop élevée, on obtient tous les produits de la décomposition ignée des corps gras.

Essai. — Trop récemment préparé, le savon amygdalin contient de la *soude libre*, ce qu'on reconnaît à l'aide de plusieurs caractères :

1° Le savon possède une saveur alcaline prononcée ;

2° Lorsqu'on le triture avec du calomel, il prend une teinte *grise*, due au mercure provenant de la décomposition du chlorure par l'alcali (*Stas*) ;

3° Sur une tranche de savon fraîchement coupée, on verse une goutte de solution de chlorure mercurique ; il se produit une tache *jaune* d'oxyde mercurique, en présence de la soude caustique (*Stein*).

C. SAVON ANIMAL.

Préparation. — On fait agir la soude caustique sur la moelle de bœuf :

Moelle de bœuf purifiée..............................	500 gr.
Soude caustique liquide à 1,33......................	250
Eau distillée.......................................	1000
Chlorure de sodium..................................	100

On met la moelle et l'eau dans une capsule de porcelaine ou d'argent et l'on chauffe. Quand la matière grasse est fondue, on y mélange la lessive par parties, en agitant continuellement. On entretient la chaleur et l'agitation, jusqu'à ce que la saponification soit complète.

On ajoute alors le chlorure de sodium et on favorise sa dissolution par l'agitation. On enlève le savon, qui se rassemble à sa surface, on l'égoutte ; on le fond à une douce chaleur, enfin on le coule dans des moules, où il se solidifie de nouveau par le refroidissement *Codex*).

Propriétés physiques et chimiques. — Le savon animal est un mélange de stéarate, d'oléate et de palmitate de sodium, qui ne contient pas de glycérine. Il est plus blanc et plus dur que le savon amygdalin et, comme lui, soluble dans l'eau, dans l'alcool et dans l'éther ; il éprouve les mêmes altérations que celui-ci, de la part des agents chimiques.

Pharmacologie. — La médecine fait un assez fréquent usage des savons. Le *savon blanc* sert à préparer des teintures, des emplâtres, des suppositoires, des crayons (p. 284) et des lavements. Le savon *animal* est exclusivement réservé aux usages externes ; il fait partie du *baume opodeldoch*, auquel il communique une consistance gélatiniforme.

Le *savon mou*, trituré avec du mercure éteint dans de la pommade mercurielle et additionné d'une trace de potasse caustique, constitue le *savon mercuriel gris* de Liéventhal, qui contient 33 p. 100 de mercure.

Quant au *savon amygdalin*, il est employé principalement à l'intérieur. On en fait des pilules et des suppositoires; en outre, il sert à lier les masses pilulaires friables, celles qui contiennent des résines par exemple. Il est très important que ce savon soit entièrement privé d'alcali; on doit, au préalable, le soumettre à une analyse attentive.

Localement, les savons sont irritants. Pris à l'intérieur, ils agissent comme des alcalins; on peut s'en servir pour combattre les empoisonnements par les acides, lorsqu'on n'est pas à même d'administrer d'agent plus efficace. A dose un peu élevée, ils sont purgatifs.

Tripier a proposé de préparer, par double décomposition, des *savons d'alcaloïdes*, qu'on ramollit avec un peu d'huile au moment de les transformer en pommades ou en liniments. Il pensait que les alcalis végétaux ne peuvent être absorbés par la peau, s'ils ne sont combinés avec les acides gras, ce qui semble être une erreur physiologique. D'un autre côté, Deschamps recommande, sous la dénomination de *saponés*, un groupe nombreux de préparations ayant pour excipient soit un savon mou, soit la teinture de savon. Ces deux espèces de médicaments sont inusitées.

M. Dieterich, de Helfenberg, prépare des médicaments analogues, auxquels il donne le nom de *saponulés*, en dissolvant dans l'alcool assez de savon *dialysé* pour que la solution se prenne en gelée. On peut ajouter aux saponulés des médicaments solubles, qui ne soient pas susceptibles de décomposer le savon.

En 1873, M. Reeb a conseillé de remplacer les savons à base de stéarate neutre de sodium par le *bistéarate de sodium*, notamment pour la préparation du baume opodeldoch. Il dissout, à l'aide d'une douce chaleur, le bistéarate dans la glycérine, il ajoute ensuite la substance en dissolution concentrée, puis il filtre à la toile. Il obtient ainsi un produit de consistance tremblante, qui est inaltérable et fusible à la chaleur de la main.

EMPLATRE DE SAVON.

Emplâtre simple............... 2000 gr.
Cire blanche.................. 100
Savon médicinal.............. 125
(*Codex.*)

EMPLATRE DE SAVON CAMPHRÉ.

Emplâtre de savon........... 100 gr.
Camphre pulvérisé............ 1
(*Codex.*)

LINIMENT SAVONNEUX.

Teinture de savon............. 50 gr.
Huile d'amande douce.......... 5
Alcool à 80°.................. 45
(*Codex.*)

LINIMENT SAVONNEUX CAMPHRÉ.

Teinture de savon............. 50 gr.
Huile d'amande douce.......... 5
Alcool camphré............... 45
(*Codex.*)

POUDRE DE SAVON.

On râpe du savon de Marseille, on le laisse à l'étuve à 25° jusqu'à ce qu'il soit tout à fait sec, on le pile dans un mortier de marbre et on passe au tamis de soie n° 100. (*Codex.*)

TEINTURE DE SAVON.

Savon médicinal râpé et séché.. 100 gr.
Alcool à 60°.................. 500
Faites macérer jusqu'à dissolution (*Codex.*)

XIII. — SULFATES.

§ 1. SULFATE NEUTRE D'ATROPINE.

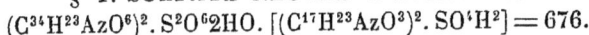

$$(C^{34}H^{23}AzO^6)^2.S^2O^62HO.[(C^{17}H^{23}AzO^3)^2.SO^4H^2] = 676.$$

Préparation. — On prépare le sulfate d'atropine, en délayant de l'atropine en poudre dans deux fois son poids d'eau distillée ; on y ajoute exactement ce qu'il faut d'acide sulfurique au dixième pour dissoudre l'alcali, puis on évapore à siccité, dans une étuve chauffée à 30 ou 40° (*Codex*).

Propriétés physiques et chimiques. — Le sulfate d'atropine est amorphe, blanc, facilement soluble dans 1 p. d'eau ou d'alcool absolu et dans 3 p. d'alcool à 90°, neutre aux réactifs. Il contient 85,30 p. 100 d'atropine.

Pharmacologie. — Le sulfate d'atropine remplace l'atropine, dans la plupart des médicaments destinés à l'usage externe, principalement dans les solutions, telles que collyres ou injections hypodermiques, et dans les liniments et les pommades. Celui du commerce est fréquemment du sulfate d'hyoscyamine (*Nagelvoort*). .

Sa solution aqueuse ne jouit pas d'une longue conservation ; elle se remplit assez promptement de flocons formés par le développement d'une algue microscopique (*Leptomitus, Hygrocrocis*), et elle perd graduellement son efficacité.

INJECTION HYPODERMIQUE.	COLLYRE AU SULFATE D'ATROPINE.
Sulfate d'atropine.............. 1 gr.	gr.
Eau distillée................. 100	Sulfate d'atropine......... 0.02 à 0.05
20 gouttes contiennent 1 centigramme de sel d'atropine (*Béhier*).	Eau distillée.............. 10.00
	(*Desmarres*.)

§ 2. SULFATE BASIQUE DE CINCHONIDINE.

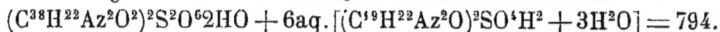

$$(C^{38}H^{22}Az^2O^2)^2S^2O^62HO + 6aq.[(C^{19}H^{22}Az^2O)^2SO^4H^2 + 3H^2O] = 794.$$

Préparation. — On prépare le sulfate de cinchonidine, en saturant par cet alcali de l'acide sulfurique très dilué. On laisse cristalliser le sel dans des solutions peu chargées.

Propriétés physiques et chimiques. — Ce sel cristallise en aiguilles brillantes, à 3 molécules d'eau, quand elles ont été formées dans un liquide étendu, et en prismes contenant moitié moins d'eau, lorsque la cristallisation a été effectuée dans une solution concentrée. L'alcool l'abandonne avec une seule molécule d'eau de cristallisation.

Il est soluble dans 96 p. d'eau froide, plus soluble dans l'alcool, insoluble dans l'éther. Ses solutions sont lévogyres, mais non fluorescentes ; le chlore et l'ammoniaque, employés successivement, ne les colorent pas. Il contient 74,06 p. 100 de cinchonidine.

Essai. — Pour savoir si le sel est pur, on le dissout dans 40 fois son poids d'eau bouillante et on y ajoute un excès de tartrate droit de potassium et de sodium. Le refroidissement fait cristalliser du tartrate droit de cinchonidine. Au bout de vingt-quatre heures, on ajoute 1 ou 2 gouttes d'ammoniaque à l'eau-mère, qui ne doit pas être troublée, si le sulfate était pur.

Pharmacologie. — Le sulfate de cinchonidine est un fébrifuge plus antithermique peut-être que le sulfate de quinine. On lui reproche d'avoir une action variable et de produire souvent des effets toxiques, lorsqu'il est employé aux doses nécessaires. On peut le donner en poudre ou en solution alcoolique. On y a rarement recours et cependant M. de Brun conclut de ses expériences, qu'il est aussi efficace que le sulfate de quinine contre l'impaludisme.

§ 3. SULFATE BASIQUE DE CINCHONINE.

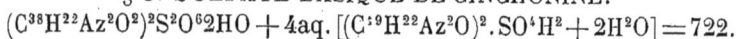

$$(C^{38}H^{22}Az^2O^2)^2S^2O^62HO + 4aq. [(C^{19}H^{22}Az^2O)^2.SO^4H^2 + 2H^2O] = 722.$$

Préparation. — On délaie la cinchonine pure dans de l'eau bouillante et on y ajoute de l'acide sulfurique, jusqu'à réaction légèrement acide. La solution, lentement évaporée dans une étuve, fournit des cristaux de sulfate de cinchonine.

Propriétés physiques et chimiques. — Le sulfate basique de cinchonine cristallise en prismes rhomboïdaux courts, durs et transparents. Il est soluble dans 65 p. d'eau froide, dans 14 p. d'eau bouillante, dans 5,8 p. d'alcool à 85°, dans 4,5 p. du même alcool bouillant, et dans 11,5 p. d'alcool absolu. Il est insoluble dans l'éther. Ses solutions ne sont pas fluorescentes.

Chauffé à 100°, il devient phosphorescent; vers 120° il se décompose en donnant une matière résineuse d'un beau rouge. L'action prolongée de la chaleur, à 130°, le transforme en sulfate de cinchonicine (*Pasteur*). Quand on le dissout dans 1 éq. d'acide sulfurique, il fournit un sulfate neutre, comme le sulfate de quinine. Il contient 81,44 p. 100 de cinchonine.

Pharmacologie. — Le sulfate basique de chinchonine est un fébrifuge inférieur au sulfate de quinine, au point de vue de la rapidité de ses effets; son action est certaine, mais lente; en outre, il est plus toxique que le sel de quinine. Aussi, malgré les efforts de ses défenseurs, est-il à peu près complètement effacé par ce dernier.

Antiseptol. — M. Jorgensen a signalé, en 1826, trois combinaisons cristallisables de l'iode avec le sulfate de cinchonine (*iodosulfates*). A l'une d'elles M. Yvon a donné le nom d'antiseptol; il la prépare comme il suit :

On dissout 25 grammes de sulfate de cinchonine dans 2000 grammes d'eau. Dans le liquide on verse, en ayant soin de ne pas précipiter tout le sel de cinchonine, une solution composée de :

Iode..	10 gr.
Iodure de potassium............................	10
Eau...	1000

. On recueille sur un filtre l'iodosulfate de cinchonine qui s'est déposé, on le lave jusqu'à ce qu'il ne cède plus d'iode et on le sèche à l'air libre.

L'antiseptol contient 50 p. 100 d'iode, il est brun, pulvérulent ; on peut le faire cristalliser, mais ce n'est pas utile pour l'usage médical. Insoluble dans l'eau, il se dissout dans le chloroforme. C'est un succédané efficace de l'iodoforme, dépourvu de l'odeur désagréable de ce médicament et facile à préparer.

§ 4. SULFATE D'ÉSÉRINE.

Préparation. — La préparation de ce sulfate consiste à dissoudre l'ésérine dans l'éther officinal, et à y verser, goutte à goutte, de l'acide sulfurique au dixième, jusqu'à ce qu'il ne précipite plus de sulfate d'ésérine, le mélange éthéré restant neutre au tournesol. On jette sur un filtre le sel déposé, on le sèche à l'air libre et on le met dans un flacon bouché (*Codex*).

Propriétés physiques et chimiques. — Le sulfate d'ésérine ainsi obtenu est amorphe. Il est très déliquescent, aussi est-il difficile de le faire cristalliser. Ses solutions prennent rapidement une teinte rouge, au contact de l'air.

Pharmacologie. — Le sulfate d'ésérine remplit les mêmes indications médicales que l'ésérine. On ne doit préparer ses solutions qu'au moment du besoin, en raison de leur altérabilité.

§ 5. SULFATE DE MORPHINE.

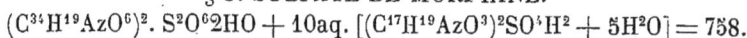

$$(C^{34}H^{19}AzO^6)^2. S^2O^62HO + 10aq. [(C^{17}H^{19}AzO^3)^2SO^4H^2 + 5H^2O] = 758.$$

Préparation. — Pour préparer ce sel, on pulvérise de la morphine, on la délaie dans un peu d'eau chaude et on la dissout dans la plus petite quantité possible d'acide sulfurique pur et dilué. La liqueur, abandonnée dans un lieu frais, après concentration, fournit des cristaux de sulfate de morphine (*Codex*).

Propriétés physiques et chimiques. — Le sulfate de morphine est en prismes incolores, très déliés, solubles dans 32 p. d'eau froide, peu solubles dans l'alcool. Il devient anhydre, quand on le chauffe à 130°. Il contient 75,2 p. 100 de morphine.

Traité par l'acide sulfurique dilué et par le bioxyde de plomb, il donne naissance à une substance brune, amorphe, soluble dans l'eau et dans l'alcool, nommée *morphétine* (*Marchand*).

Pharmacologie. — Ce sel est presque autant employé que le chlorhydrate de morphine. Il possède la même action physiologique que celui-ci et il peut le remplacer, à poids à peu près égal, dans tous les médicaments.

§ 6. SULFATE BASIQUE DE QUINIDINE.

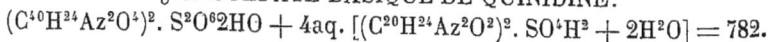

$$(C^{40}H^{24}Az^2O^4)^2. S^2O^62HO + 4aq. [(C^{20}H^{24}Az^2O^2)^2. SO^4H^2 + 2H^2O] = 782.$$

Préparation. — Pour obtenir le sulfate basique de quinidine, on dissout cet alcali dans de l'acide sulfurique dilué et l'on fait cristalliser.

Propriétés physiques et chimiques. — Le sulfate basique de quinidine cristallise en longs prismes incolores, non efflorescents, solubles dans 110 p. d'eau froide, dans beaucoup moins d'eau et d'alcool bouillants, et dans 19,5 p. de chloroforme. Ses solutions sont dextrogyres et fluorescentes. Il contient 82,86 p. 100 de quinidine.

Essai. — Pour vérifier sa pureté, on en dissout 1 gramme dans 100 gr. d'eau, à la température de 60°; on y ajoute 1 gramme d'iodure de potassium et on laisse refroidir : il se dépose de l'iodhydrate de quinidine. L'eau-mère n'est pas troublée par l'ammoniaque, si le sel est pur.

Pharmacologie. — Le sulfate de quinidine semble avoir la même valeur que le sulfate de quinine, en tant que fébrifuge. Il a sur celui-ci l'avantage d'être plus soluble et de ne pas provoquer de narcotisme aussi prononcé. On le donne aux mêmes doses que le sel de quinine.

§ 7. SULFATES DE QUININE.

Il existe deux combinaisons de la quinine avec l'acide sulfurique, anciennement désignées sous les dénominations de *sulfate neutre* et de *sulfate acide de quinine*. D'après les travaux de Ad. Wurtz, la quinine étant diacide, il faut regarder le premier de ces sels comme un *sulfate basique* et le second comme un *sulfate neutre*.

A. Sulfate basique de quinine.

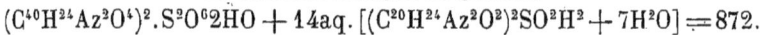

$$(C^{40}H^{24}Az^2O^4)^2.S^2O^62HO + 14aq. [(C^{20}H^{24}Az^2O^2)^2SO^2H^2 + 7H^2O] = 872.$$
Sulfate de quinine officinal.

Préparation. — 1° On prépare le sulfate de quinine, en traitant le quinquina jaune par l'acide chlorhydrique, pour en extraire la quinine, qu'on précipite par la chaux et qu'on dissout ensuite dans l'acide sulfurique affaibli :

Quinquina calisaya concassé..........................	1000 gr.
Acide chlorhydrique officinal.......................	60
Eau..	12000
Chaux vive...	100

On fait bouillir, pendant une demi-heure, le quinquina avec le tiers de l'eau et de l'acide; on décante, puis on fait subir au résidu deux autres décoctions, en employant le reste de l'acide et de l'eau.

Après avoir réuni les décoctions, on y ajoute la chaux délayée dans 6 fois son poids d'eau : la quinine est précipitée avec l'excès de chaux. On recueille le dépôt sur une toile, on le lave à l'eau froide, on le comprime et on fait sécher à l'étuve, à une température modérée.

Le produit, pulvérisé, est épuisé par de l'alcool à 90° bouillant. La solution alcoolique, filtrée, est débarrassée de toute trace d'alcool, par distillation. Le résidu est alors délayé dans 500 grammes d'eau distillée, porté à l'ébullition et saturé par de l'acide sulfurique au dixième, jusqu'à dissolution complète des alcalis.

On ajoute alors à la liqueur 20 grammes de noir animal lavé; on maintient au bain-marie pendant une demi-heure et on filtre. Le liquide bouillant doit être neutralisé par l'ammoniaque, de telle sorte qu'il présente une réaction très faiblement acide, et abandonné au refroidissement : le sulfate de quinine cristallise.

Pour le purifier, on le dissout dans 30 fois son poids d'eau bouillante et on le fait cristalliser, à plusieurs reprises, jusqu'à ce qu'il soit bien blanc. On achève en le séchant à l'étuve, à la température de 36° au plus (Codex).

Dans cette opération, le quinate de quinine contenu dans le quinquina est décomposé par l'acide chlorhydrique, qui s'unit à la quinine; la chaux précipite ensuite la quinine de cette combinaison et l'acide sulfurique s'empare enfin de l'alcaloïde, pour en former un sulfate.

2° On isole directement la quinine, en faisant avec du quinquina pulvérisé, de la chaux éteinte et de l'eau, une pâte qu'on sèche et qu'on lessive à l'alcool bouillant.

On distille pour retirer l'alcool, puis on sature le résidu par l'acide sulfurique dilué. On obtient du sulfate de quinine presque blanc, qu'on purifie par une nouvelle cristallisation.

3° M. Thiboumèry a modifié l'opération en substituant à l'alcool les huiles fixes, les essences, et les huiles que donne la distillation de la houille et des pétroles.

Quand on a dissous la quinine dans ces huiles, on les agite avec de l'acide sulfurique dilué, qui leur enlève l'alcaloïde.

Purification. — Lorsque le sulfate de quinine est surchargé de sulfate de cinchonine ou de cinchonidine, on peut le purifier d'une manière presque complète, en le faisant cristalliser de nouveau et en recueillant le sel qui se dépose au-dessus de 50°. Un tel sulfate retient moins de 2 p. 100 d'impuretés, les sels de cinchonine et de cinchonidine cristallisent principalement entre 25 et 35° (Prunier).

Propriétés physiques et chimiques. — Le sulfate basique de quinine pur cristallise en aiguilles dures, brillantes, ressemblant à celles des sulfates de sodium et de magnésium. Mélangé, même faiblement, de sulfate de cinchonidine, il affecte la forme d'aiguilles longues et déliées, d'un toucher cotonneux tout à fait caractéristique, d'une densité 2 à 4 fois plus faible que celle du sulfate pur, facilement fusibles au-dessus de 100°, appartenant au système unoblique. Il se dissout dans 581 p. d'eau à 15°, dans 33 p. d'eau bouillante, dans 80 p. d'alcool à 80° froid, dans 60 p. d'alcool absolu et dans 36 p. de glycérine pure. Il est insoluble dans l'éther et dans le chloroforme. Ses dissolutions dans les acides étendus sont lévogyres et fluorescentes; elles ont un reflet bleu intense, atténué ou même annulé par l'acide chlorhydrique et par les chlorures solubles.

Quand on l'expose à l'air, il s'effleurit et perd 6 molécules d'eau de cristallisation. A 100° il devient complètement anhydre (Cowney). Aussi faut-il le sécher à une basse température, pour ne pas l'altérer. Il devient lumineux, lorsqu'on le chauffe à 100°; au-dessus de cette température, il se décompose. Il contient 74,31 p. 100 de quinine.

Traité par l'acide sulfurique et le bioxyde de plomb, il donne de la quinétine. Quand on verse, goutte à goutte, une solution alcoolique d'iode dans une solution chaude de sulfate de quinine, on obtient, après refroidissement, des lames larges et minces, incolores par transparence et vertes par réflexion, qui constituent le *sulfate d'iodoquinine* ou *hérapathite*. Ces lames ont la propriété de polariser la lumière (*Herapath*).

Essai. — La fraude mélange souvent au sulfate de quinine des *sulfates de cinchonidine*, de *quinidine* ou de *calcium*, de la *salicine*, du *sucre*, de la *mannite*, de la *fécule*, de l'*acide borique* ou *stéarique*, un *excès d'eau*. Sans qu'il y ait falsification, les quinquinas qui servent aujourd'hui à sa préparation y introduisent du *sulfate de cinchonidine*, dans une proportion qui peut atteindre parfois jusqu'à 20 p. 100.

1° Un gramme de sulfate de quinine officinal, séché à 400°, doit laisser 0^{gr},85 de résidu, s'il ne contient pas d'eau excédante.

2° Il est entièrement combustible (*matières minérales fixes*). Il n'est pas sensiblement coloré par l'acide sulfurique pur et concentré (*matières étrangères, matières sucrées, glucosides*). Il se dissout complètement dans cet acide dilué (*acides gras, amidon*), ainsi que dans un mélange de 5 p. d'alcool à 95° et de 10 p. de chloroforme, en volumes (*sels minéraux*). Sa solution aqueuse ne précipite pas le nitrate d'argent (*chlorures*). Chauffée avec de la soude caustique, elle ne dégage aucune vapeur bleuissant le papier rouge de tournesol (*sels ammoniacaux*).

3° Le sulfate de quinine officinal ne doit contenir aucun des autres alcalis du quinquina, notamment de la cinchonidine. A cet égard, il doit satisfaire à l'essai suivant, dont le principe appartient à Kerner et qui permet, en outre, de reconnaître dans ce sel la présence de toute autre substance plus soluble.

Dans un tube bouché, on met 2 grammes de sulfate de quinine et 20 c. c. d'eau distillée; on agite vivement et on maintient le tube dans de l'eau à 60°, pendant une demi-heure, en renouvelant fréquemment l'agitation. On laisse ensuite refroidir complètement à l'air, puis dans l'eau à + 15° où le tube demeure 30 minutes et subit de nouvelles agitations. Le liquide est alors versé sur un petit filtre Berzélius et sert aux deux essais suivants :

a. 5 c. c. de liqueur claire et 7 c.c. d'ammoniaque à 0,96 sont introduits dans un tube, en évitant leur mélange ; on bouche le tube et on le renverse doucement. Le mélange doit être limpide, immédiatement ou en peu de temps, et il doit rester tel pendant plus de vingt-quatre heures. Un trouble persistant ou des cristaux indiquent la présence d'une proportion inacceptable d'alcalis autres que la quinine (1).

b. 5. c. c. de la solution faite à + 15°, évaporés à 100° dans une capsule tarée, ne doivent pas laisser plus de 15 milligrammes de résidu (*Codex*).

Pour augmenter la précision de l'essai de sulfate de quinine par le procédé Kerner, M. Prunier conseille les précautions suivantes :

Ramener la pesée initiale au sel anhydre, en tenant compte du dosage de l'eau ;

Dissoudre totalement le sulfate anhydre dans 35 fois son poids d'eau,

---

(1) Le sulfate de quinine pur, mais trop effleuri, peut être supposé impur après cet essai ; mais ce sel, plus riche en alcaloïde, n'a plus la composition du sulfate officinal. Il est indispensable, dans ce cas, de tenir compte, dans la prise d'essai, de l'eau disparue.

à l'ébullition et dans une fiole tarée, de manière à obtenir à la fin de l'opération une solution rigoureusement dosée. Une ou deux minutes d'é-bullition et 3 p. d'eau doivent suffire à la dissolution du produit commercial, qui n'est jamais pur (35 p. d'eau pour le sel anhydre correspondent à 30 p. pour le sel hydraté); la filtration est rapide et n'a pas besoin de l'intervention d'un aspirateur;

Plonger un thermomètre dans le liquide filtrant, dont la température ne doit pas varier de plus d'un demi-degré, pendant l'opération;

L'ammoniaque destinée à redissoudre les alcalis devant être versée sans interruption, mettre, dans trois flacons différents, 5 centimètres cubes de liquide filtré à 15°; ajouter au premier ce qu'il faut d'ammoniaque (D = 0,96) pour qu'il reste une trace de précipité non dissous; verser dans le deuxième un demi-centimètre cube d'ammoniaque de plus que dans le premier, dans le troisième un demi-centimètre cube de plus que dans le second et noter, comme résultat, celui du flacon où le mélange s'éclaircit en moins d'un quart d'heure et reste limpide.

Effectué dans ces conditions, l'essai n'est pas encore très rigoureux; il admet une tolérance de 2 à 3 p. 100 de sels d'alcaloïdes autres que la quinine.

D'autres méthodes ont été indiquées pour apprécier la pureté du sulfate de quinine, M. de Vrij a proposé de précipiter l'alcaloïde à l'état de chromate, de filtrer et d'ajouter un peu de soude à la solution, qui se trouble instan-tanément ou après refroidissement, dans le cas où elle renferme de la cinchonidine.

M. Schæfer élimine la quinine au moyen de l'oxalate neutre de potas-sium, qui ne précipite pas complètement la cinchonidine. La solution, filtrée, se trouble encore par la soude caustique (*cinchonidine*).

M. Paul se borne à faire cristalliser trois à cinq fois 5 grammes du sulfate à essayer, à évaporer les eaux-mères, à dissoudre le résidu dans l'acide sulfurique, à précipiter la cinchonidine par l'ammoniaque, en présence de l'éther, et à peser l'ensemble des cristaux. Ce procédé est moins simple que celui du Codex et ne donne pas de résultats plus exacts.

B. SULFATE NEUTRE DE QUININE.

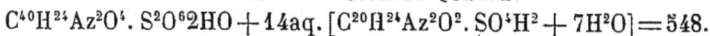

$$C^{40}H^{24}Az^2O^4 . S^2O^6 2HO + 14aq. [C^{20}H^{24}Az^2O^2 . SO^4H^2 + 7H^2O] = 548.$$

Préparation. — On obtient le sulfate neutre de quinine, en combi-nant 1 mol. de sulfate basique avec 1 mol. d'acide sulfurique étendu d'eau:

Sulfate de quinine officinal	100 gr.
Acide sulfurique dilué	120
Eau	Q.S.

On fait dissoudre le sulfate de quinine dans l'acide sulfurique préala-blement étendu d'eau. On concentre la liqueur au bain-marie, jusqu'à cristallisation, et on laisse refroidir dans un endroit frais (*Codex*).

Propriétés physiques et chimiques. — Le sulfate neutre de quinine cristallise en prismes orthorhombiques déliés ou quelquefois volumineux, lorsqu'ils ont été formés par évaporation spontanée. Il est efflorescent, à la température ordinaire. Il se dissout dans 11 p. d'eau à 15°, dans 8 p. d'eau à 22° et dans 32 p. d'alcool. Il fond à 100°, dans son eau de cristallisation, et présente une réaction acide. A 135°, il est converti en sulfate de quinicine. La radiation solaire directe produit la même altération. Il contient 59,12 p. 100 de quinine.

Pharmacologie. — Le *sulfate neutre*, généralement appelé sulfate acide, n'est peut-être pas assez fréquemment utilisé. Plus soluble que le sulfate basique, il est aussi plus amer, et il agit plus vite et peut-être plus efficacement que lui. Il est particulièrement commode pour les injections hypodermiques.

Le *sulfate de quinine basique* est celui qu'on emploie le plus en pharmacie. Il est vénéneux à haute dose; mais, à doses ménagées, c'est un tonique précieux et le plus puissant des antipériodiques. On l'administre tantôt en poudre, tantôt en pilules, en sirop, en lavement ou en potion ; on en fait encore des pommades, des glycérés et des injections hypodermiques. Pour ces diverses préparations, on le prend soit en nature, soit dissous dans l'acide sulfurique dilué. Dans ce dernier cas, il est à l'état de sulfate neutre.

On a souvent critiqué la prescription du sulfate de quinine sous forme de pilules, en se basant sur la résistance que ce genre de médicaments offre à la désagrégation, dans les voies digestives. Le reproche ne laisse pas que d'être fondé, lorsqu'il s'applique à des pilules recouvertes d'une enveloppe protectrice insoluble et, surtout, lorsque l'excipient de la masse pilulaire prend, en se desséchant, une grande dureté ; il n'a plus autant de valeur, quand on a soin de ne pas argenter les pilules et de choisir leur excipient de manière à leur conserver une consistance molle (V. *Pilules*). Il est certain cependant que, pour obtenir une action très rapide, il faut employer la solution de sulfate neutre de quinine. Quand on administre le sulfate basique, à l'état pulvérulent, on peut faciliter son absorption au moyen de breuvages acides. L'infusé de café sert fréquemment à masquer sa saveur amère, d'après le conseil de Desvouves ; cet avantage, qu'il doit probablement à l'action de l'acide cafétannique sur le sulfate de quinine, a peut-être un revers dans la moindre solubilité du tannate de quinine ; il est néanmoins très apprécié. Le lait atténue également d'une manière sensible, l'amertume de la quinine. Le glycyrrhizate d'ammoniaque et la saccharine la font disparaître entièrement.

Le sulfate de quinine est antifermentescible; il ne s'oppose pas entièrement à la production des bactéries, dans les liqueurs animales, mais il y supprime radicalement la végétation des moisissures (*Crace-Calvert*). Ce fait, rapproché de l'influence des marais, sur le développement des fièvres intermittentes et de l'efficacité du sulfate de quinine dans le traitement de ces maladies, a conduit à chercher dans les micro-organismes la cause des fièvres palustres.

SIROP DE SULFATE DE QUININE.

	gr.
Sulfate de quinine	0.50
Acide sulfurique au dixième	0.50
Eau distillée	4.00
Sirop de sucre préparé à froid	95.00

20 gr. de ce sirop contiennent 10 centigr. de sulfate de quinine (*Codex*).

PILULES DE SULFATE DE QUININE.

Sulfate de quinine	1 gr.
Miel blanc	Q.S.

☞ Divisez en 10 pilules, que vous argenterez. Chaque pilule contient 10 centigr. de sulfate de quinine.

§ 8. SULFATE NEUTRE DE STRYCHNINE.

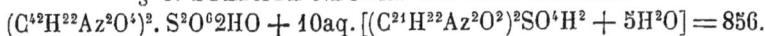

$$(C^{42}H^{22}Az^2O^4)^2. S^2O^62HO + 10aq. [(C^{21}H^{22}Az^2O^2)^2SO^4H^2 + 5H^2O] = 856.$$

Préparation. — Le sulfate de strychnine est obtenu par saturation de l'acide sulfurique au moyen de l'alcaloïde :

Strychnine	10 gr.
Eau distillée	25
Alcool à 90°	50

La strychnine est pulvérisée, chauffée avec l'eau, jusqu'à l'ébullition, et dissoute par de l'acide sulfurique dilué (12^{gr},5 environ), la liqueur demeurant neutre au tournesol. On évapore à siccité, au bain-marie ; on dissout le résidu dans l'alcool chauffé légèrement, et on laisse refroidir dans un vase fermé. Le sulfate cristallise. On peut en obtenir encore par la concentration des eaux-mères (*Codex*).

Propriétés physiques et chimiques. — Le sulfate de strychnine cristallisé dans l'alcool est en fins cristaux aiguillés, très amers, solubles dans moins de 10 p. d'eau froide, et dans 75 p. d'alcool à 90°. Il se dissout dans 2 p. des mêmes liquides bouillants. Il contient 78,04 p. 100 de strychnine. Il subit la fusion aqueuse, quand on le chauffe, et il se déshydrate ; devenu anhydre, il reprend l'état solide. L'acide sulfurique le transforme en sel acide $C^{42}H^{22}Az^2O^4. S^2O^62HO [C^{21}H^{22}Az^2O^2. SO^4H^2]$.

Cristallisé dans l'eau il est plus aqueux (14 aq. [$7H^2O$]) et ses cristaux sont plus volumineux que lorsqu'il s'est déposé d'un liquide alcoolique.

Pharmacologie. — Le sulfate de strychnine peut remplir toutes les indications médicales de la strychnine, à laquelle il est préféré parce qu'il est plus soluble. On le prescrit habituellement sous forme de pilules ou de sirop.

SIROP DE SULFATE DE STRYCHNINE.

	gr.
Sulfate de strychnine cristallisé	0.05
Eau distillée	4.00
Sirop de sucre prép. à froid	196.00

On dissout le sulfate dans l'eau distillée et on mélange la solution avec le sirop de sucre. 20 gr. de ce sirop contiennent 5 milligr. de sulfate de strychnine (*Codex*).

XIV. — SULFOVINATES.

SULFOVINATE DE SODIUM.

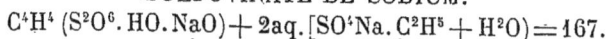

$$C^4H^4 (S^2O^6. HO. NaO) + 2aq. [SO^4Na. C^2H^5 + H^2O] = 167.$$

Éthylsulfate de sodium.

Préparation. — On obtient le sulfovinate de sodium, en saturant, par du carbonate de sodium, la solution alcoolique d'acide sulfovinique.

On étend l'acide sulfovinique froid avec de l'alcool à 96°, puis on y ajoute un excès de carbonate de sodium pur et pulvérisé. Il se forme du sulfovinate de sodium, qui reste dissous, et de l'acide carbonique, qui se dégage :

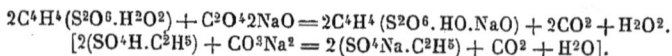

$$2C^4H^4(S^2O^6.H^2O^2) + C^2O^4 2NaO = 2C^4H^4(S^2O^6.HO.NaO) + 2CO^2 + H^2O^2.$$
$$[2(SO^4H.C^2H^5) + CO^3Na^2 = 2(SO^4Na.C^2H^5) + CO^2 + H^2O].$$

En même temps que s'accomplit cette réaction, il se dépose du sulfate de sodium, produit par la saturation de l'acide sulfurique, qui se trouve mélangé à l'acide sulfovinique. On jette le tout sur un filtre, puis on lave le sulfate de sodium avec un peu d'alcool. On distille pour retirer l'alcool, le résidu cristallise après évaporation au bain-marie (*Dubois*).

Il est utile de maintenir la liqueur à l'état de neutralité ou de légère alcalinité, pendant l'évaporation, pour ralentir la décomposition que l'eau et la chaleur font éprouver au sulfovinate (*Berthelot*).

Si le sel est coloré, ou le redissout dans l'eau et on évapore au bain-marie, jusqu'à ce que le liquide marque 36 à 38° au pèse-sels. On obtient ainsi des cristaux parfaitement blancs.

Propriétés physiques et chimiques. — Le sulfovinate de sodium cristallise en tables hexagonales, contenant 10 p. 100 d'eau de cristallisation. Il se dissout dans environ son poids d'eau froide, en produisant un abaissement de température de 13°. Il est soluble aussi dans l'alcool faible et dans la glycérine, insoluble dans l'éther. Sa saveur est fraîche et présente un arrière-goût sucré. Lorsqu'on le chauffe, il subit, à 86°, la fusion aqueuse et, vers 120°, il dégage des vapeurs d'alcool, que l'on peut facilement enflammer.

Il n'est pas nécessaire d'élever sa température pour le décomposer ; il suffit de le mettre en présence de l'eau. Une partie de l'acide sulfovinique régénère alors de l'acide sulfurique, qui s'empare d'une portion équivalente de la base et met en liberté une nouvelle quantité d'acide sulfovinique. Celui-ci se dédouble à son tour et la réaction, une fois commencée, s'accélère suivant une progression géométrique. Ces phénomènes se produisent d'une manière inévitable, pendant la conservation des solutions du sulfovinate et, plus rapidement, pendant leur concentration. Ils s'accomplissent même au sein des cristaux. Tant que ces cristaux conservent leur composition chimique intacte, ils sont stables. Mais la moindre trace d'eau de cristallisation, séparée par efflorescence, va attaquer les cristaux voisins; elle y met à nu, au bout d'un certain temps, de l'acide sulfurique libre et, par suite, elle amène le cycle de décomposition signalé plus haut (*Berthelot*).

Essai. — Le sulfovinate de sodium obtenu par le procédé de M. Dubois est nécessairement pur, puisque l'alcool ne dissout ni les sels employés à le préparer, ni ceux qui résultent de sa formation. Il n'en est pas toujours ainsi de celui du commerce, qui peut contenir du *sulfovinate de baryum*, du *carbonate* et du *sulfate de sodium*.

On recherche la présence du *carbonate* et du *sulfate de sodium* au moyen du chlorure de baryum, avec lequel ils forment un précipité blanc de carbonate ou de sulfate de baryum. Dans le cas où il y a du *sulfovinate de baryum*, la solution se trouble au contact de l'acide sulfurique dilué.

Enfin, si l'on veut constater l'identité du sulfovinate de sodium, on le chauffe à 120° et on enflamme les vapeurs alcooliques qu'il laisse échapper. On obtient pour résidu du sulfate acide de sodium (*Duquesnel*).

Pharmacologie. — Le sulfovinate de sodium est un purgatif très doux, dont l'usage se généraliserait sans doute, s'il était possible de le préserver de toute altération. On l'administre en solution dans l'eau gazeuse ou dans l'eau sucrée, à doses comprises entre 15 et 30 grammes. Ses effets sont très rapides et son absorption est à peu près nulle (*Rabuteau*).

M. Berthelot pense qu'on ne peut éviter complètement sa décomposition, mais qu'on réussit à la retarder, en ne conservant que des cristaux bien purgés d'eau-mère et en les maintenant dans un lieu à température invariable.

XV. — TANNATES.

§ 1. TANNATE DE PELLETIÉRINE.

Préparation. — Pour obtenir le tannate de pelletiérine, on fait d'abord un sulfate de cette base, que l'on décompose ensuite par le tannin :

Écorce sèche de racine de grenadier................	1000 gr.
Chaux vive..	60
Chloroforme rectifié du commerce....................	375
Soude caustique liquide à 1,332....................	10

Avec la chaux, on fait un lait épais, que l'on verse sur l'écorce concassée. La masse est introduite dans une allonge et lessivée avec de l'eau distillée, jusqu'à ce qu'on ait 2 litres de liquide. Celui-ci est aussitôt agité avec 540 p. de chloroforme. On isole le chloroforme, on y ajoute 60 grammes d'eau distillée, puis assez d'acide sulfurique pour que le mélange ait une réaction légèrement acide : les alcalis du grenadier se dissolvent dans l'eau, à l'état de sulfates. On ajoute alors du bicarbonate de sodium en poudre, jusqu'à refus de dissolution : deux alcaloïdes non tænifuges se précipitent et retournent au chloroforme, par agitation. On enlève ce dissolvant, on le remplace par 125 de chloroforme pur, on verse dans le mélange la soude caustique et on agite vivement : la pelletiérine et l'isopelletiérine se dissolvent dans le chloroforme. On les enlève à ce liquide avec de l'eau aiguisée d'un excès d'acide sulfurique, et on fait cristalliser le mélange de leurs sulfates, en abandonnant la solution sous une cloche de verre, auprès d'un vase contenant de l'acide sulfurique concentré.

Pour transformer ce sulfate en tannate mixte correspondant, on le dissout dans l'eau distillée, on y ajoute 3^{gr},28 de tannin dissous, pour chaque gramme de sulfate employé, puis on neutralise exactement par l'ammoniaque. Le précipité formé est jeté sur un filtre, lavé jusqu'à ce que l'eau de lavage ne trouble plus l'azotate de baryum et séché à l'étuve, à basse température (*Codex*).

Propriétés physiques et chimiques. — Le tannate mixte de pelletiérine et d'isopelletiérine est amorphe, un peu coloré, peu soluble dans l'eau. Il se dissout facilement dans les acides.

Pharmacologie. — On l'administre, en remplacement du sulfate mixte, mais à dose beaucoup plus élevée. A cet effet, on le divise dans 50 fois son poids d'eau et on y ajoute, goutte à goutte, une solution d'acide tartrique, jusqu'à dissolution complète.

§ 2. TANNATE DE QUININE.

Préparé, pour la première fois, par Pelletier et Caventou (1821).

Préparation. — *Procédé de M. J. Regnauld.* — Pour obtenir du tannate de quinine de composition constante, il faut verser, dans une solution d'acétate de quinine, assez de tannin pour redissoudre entièrement le précipité formé tout d'abord. On sature ensuite exactement, par le bicarbonate de sodium, les acides tannique et acétique libres dans la solution. Le tannate de quinine se dépose alors ; on le sèche à l'air libre, puis on le lave avec soin et on le sèche de nouveau.

Propriétés physiques et chimiques. — Le tannate de quinine est amorphe, jaunâtre, insoluble dans l'eau, l'éther et le chloroforme, soluble dans l'alcool et dans la glycérine. Les acides organiques le dissolvent facilement ; les acides minéraux ne le dissolvent pas du tout. Sous l'influence de l'eau, il se dédouble, en acide tannique et en tannate plus basique ; l'acide, devenu libre, dissout alors une partie du tannate d'autant plus forte, que la température de l'eau est plus élevée. Il n'éprouve aucune altération de la part de l'air. La chaleur le décompose facilement. Il contient 20,6 p. 100 de quinine (*J. Regnauld*).

Pharmacologie. — Le tannate de quinine a été introduit par Barreswill, dans la matière médicale, en 1852, et successivement vanté puis abandonné. On a contesté récemment encore son efficacité. Son absorption par la voie stomacale est pourtant certaine, seulement elle est lente. Ce médicament est généralement prescrit en nature et quelquefois en pilules. Il a pour avantages d'être presque insipide et de ne pas produire l'ivresse quinique. Son plus grand défaut est de contenir trois fois et demi moins de quinine que le sulfate basique.

XVI. — TARTRATES.

§ 1. TARTRATE D'ANTIMOINE ET DE POTASSIUM.
$$C^8H^4O^{10}.KO.SbO^3 + 2aq. [(C^4H^4O^6)^2(SbO)K + H^2O] = 341,10.$$
Émétique, tartre stibié.

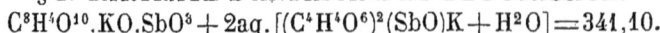

Découvert au XVIIe siècle, par Adrien de Mynsicht.

Préparation. — *Procédé de Soubeiran.* — La préparation de l'émétique consiste à unir l'oxyde d'antimoine au tartrate acide de potassium.

On commence par préparer l'oxyde d'antimoine comme il suit :

Protochlorure d'antimoine solide....................... 100 gr.
Sesquicarbonate d'ammonium........................ 80
Eau distillée... 1000

Le carbonate étant dissous dans l'eau, à une douce chaleur, on y ajoute le chlorure d'antimoine et on fait bouillir pendant une demi-heure environ, en remplaçant l'eau qui se vaporise. Lorsque l'effervescence est terminée, on laisse déposer, on lave l'oxyde d'antimoine, par décantation, et on le sèche. On prend alors :

Bitartrate de potassium pulvérisé....................... 100 gr.
Oxyde d'antimoine par voie humide................... 75
Eau distillée... 700

On fait avec le bitartrate de potassium, l'oxyde d'antimoine et de l'eau bouillante une pâte liquide, qu'on laisse réagir pendant vingt-quatre heures. On ajoute le reste de l'eau et on fait bouillir pendant une heure, en ayant soin de remplacer l'eau à mesure qu'elle s'évapore. On filtre et on concentre la liqueur à 1,21. L'émétique cristallise par le refroidissement.

Les eaux-mères donnent de nouveaux cristaux par évaporation (*Codex*).

Propriétés physiques et chimiques. — L'émétique cristallise en octaèdres rhomboïdaux transparents, solubles dans 14 p. d'eau froide et dans un peu moins de 2 p. d'eau bouillante ; l'alcool précipite la solution. Il est efflorescent et il dévie le plan de polarisation à droite : $\alpha_D = +156°,2$.

La chaleur le décompose : à 100°, il perd son eau de cristallisation ; à 200°, il perd encore 1 molécule d'eau et il devient $C^8H^2(SbO^2)KO^{10}$ $[C^4H^2O^5SbK]$; au rouge, il fournit un alliage d'antimoine et de potassium, qui s'enflamme au contact de l'eau et de l'air humide.

C'est le type d'un groupe de composés, auxquels on a donné le nom générique d'*émétiques* et dont la composition est représentée par la formule $C^8H^4O^{10}MO.MO^2$ $[C^4H^2O^6(MO)'R']$.

Essai. — L'émétique est rarement fraudé ; mais il peut contenir de l'*arsenic*. En outre, il est souvent nécessaire de constater son identité. On atteint ce double résultat, au moyen des réactions suivantes :

La solution d'émétique donne, avec les *acides sulfurique, chlorhydrique* et *azotique*, des précipités *blancs*, solubles dans un excès de réactif.

Le *tannin* et l'*infusé de noix de galle* y forment un précipité *blanc* floconneux.

Les *alcalis* et les *carbonates alcalins* la troublent, lorsqu'elle est concentrée.

L'*hydrogène sulfuré* la colore en rouge, l'addition d'un acide en précipite un sulfure *orangé*, soluble dans les acides, dans les alcalis et dans les carbonates alcalins.

Quand on y mélange une solution de *chlorure mercurique*, il se dépose du *calomel*.

Pour rechercher l'*arsenic*, on dissout 2 grammes d'émétique pulvérisé dans 4 grammes d'acide chlorhydrique d'une densité de 1,124 et l'on place la liqueur dans un vase à col étroit, pouvant contenir, en outre, 30 grammes d'acide. D'un autre côté, on sature par du gaz sulfhydrique un poids donné d'acide chlorhydrique, auquel on mélange ensuite un poids moitié plus faible d'acide chlorhydrique pur. On ajoute 30 grammes de cet acide à la solution d'émétique et l'on agite après avoir bouché le flacon. Il se produit un précipité coloré, qui doit disparaître; s'il n'en est pas ainsi, c'est qu'il y a trop d'hydrogène sulfuré dans le mélange; il faut alors ajouter à la liqueur suffisamment d'acide chlorhydrique pour qu'elle devienne claire. A ce moment, le liquide est incolore si l'émétique est pur, tandis qu'il est jaune et qu'il abandonne, après quelques heures, un dépôt jaune de sulfure d'arsenic, dans le cas où l'émétique est arsenical (*Stromeyer*).

Pharmacologie. — Le tartre stibié est un médicament énergique et souvent prescrit en qualité de vomitif et de contro-stimulant. On l'admininistre à l'intérieur, en poudre, en pilules ou en solution dans l'eau (*eau bénite*), dans une potion ou dans du vin de Malaga (*vin émétique*). Il est toxique à dose un peu élevée. L'agent le plus propre à combattre son action vénéneuse est le tannin de la noix de galle; le tannin du quinquina ne peut la neutraliser qu'incomplètement; celui du ratanhia, du thé, du café et des autres substances astringentes n'a sur elle qu'une influence très faible, presque nulle.

Appliqué sur la peau, le tartre stibié est irritant et même escharotique. Il cautérise de la même manière que l'acide arsénieux; c'est-à-dire qu'il supprime la vie des cellules où il pénètre. La *pommade d'Autenrieth* et l'*emplâtre de poix de Bourgogne stibié* lui doivent leurs propriétés irritantes.

EAU BÉNITE DE LA CHARITÉ.	POMMADE STIBIÉE.
	(*Pommade d'Autenrieth.*)
gr.	
Tartre stibié.................... 0.30	Émétique porphyrisé............ 1 gr.
Eau........................ 240.00	Axonge benzoïnée.............. 30
	(*Codex.*)

§ 2. TARTRATE BORICO-POTASSIQUE.

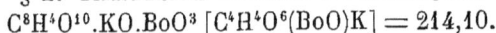

$$C^8H^4O^{10}.KO.BoO^3\ [C^4H^4O^6(BoO)K] = 214,10.$$

Crème de tartre soluble.

Découvert en 1464, par Lassonne.

Préparation. — 1° On obtient ce tartrate, en dissolvant l'acide borique dans la crème de tartre :

Bitartrate de potassium pulvérisé....................	100 gr.
Acide borique cristallisé...........................	25
Eau...	250

On met le tout dans une bassine d'argent, on porte à l'ébullition et on évapore, jusqu'à ce que le mélange soit réduit en une masse très épaisse. On a soin d'agiter constamment et de ménager le feu à la fin de l'opération. Le produit est divisé sur des assiettes et séché à l'étuve, à 40 ou 50° (*Codex*).

L'acide borique s'unit difficilement à la crème de tartre ; il faut, pour le combiner, un contact prolongé avec l'eau bouillante. Il y a toujours perte d'un peu d'acide borique, entraîné par la vapeur de l'eau, pendant la concentration.

2º *Procédé de la Calle.* — Ce procédé consiste à faire, de toutes pièces, du tartrate acide de potassium, auquel on combine aussitôt l'acide borique :

Bicarbonate de potassium..........................	100 gr.
Acide tartrique.....................................	100
— borique.......................................	50
Eau..	600

On fait dissoudre à chaud le bicarbonate, on y ajoute peu à peu 75 gr. d'acide tartrique et, quand il est dissous, l'acide borique. Celui-ci se dissout également ; on met alors dans la liqueur le reste de l'acide tartrique, puis on termine l'opération comme dans le procédé du Codex.

M. Regnauld conseille ce procédé, qui donne un produit très soluble et très pur et qui exige moins de temps que le premier.

Propriétés physiques et chimiques. — Le tartrate borico-potassique est blanc, amorphe, très soluble dans l'eau et doué d'une saveur très acide. Au point de vue chimique, il est regardé comme un émétique, c'est-à-dire comme un tartrate de la forme : $C^8H^4O^{10}.MO.MO^3[C^4H^4O^6(MO)'M']$.

Soubeiran a constaté qu'il éprouve parfois une modification moléculaire, qui le rend peu soluble dans l'eau. On remédie à cet inconvénient en faisant dissoudre le sel et en évaporant de nouveau.

Essai. — Le tartrate borico-potassique est l'objet des mêmes falsifications que la crème de tartre. On vérifie sa pureté comme on le fait pour ce dernier sel.

Pharmacologie. — La crème de tartre soluble est un purgatif doux, dont le seul inconvénient tient à son acidité désagréable. Elle sert à préparer des tisanes laxatives et c'est un des éléments de la *poudre cornachine* ou *de tribus.*

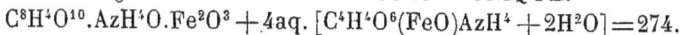

§ 3. TARTRATE FERRICO-AMMONIQUE.
$$C^8H^4O^{10}.AzH^4O.Fe^2O^3 + 4aq. [C^4H^4O^6(FeO)AzH^4 + 2H^2O] = 274.$$
Tartrate de fer et d'ammonium.

Préparation. — L'opération consiste à dissoudre du peroxyde de fer hydraté dans une solution d'acide tartrique, avec le concours de l'ammoniaque :

Solution officinale de perchlorure de fer 1,26..........	625 gr.
Acide tartrique pulvérisée...........................	150

On traite d'abord le perchlorure de fer par de l'ammoniaque, pour faire du peroxyde de fer hydraté, qu'on lave soigneusement. Le précipité lavé est chauffé au bain-marie, avec l'acide tartrique. Lorsque le mélange est ocreux, on y ajoute assez d'ammoniaque pour le rendre limpide. On le concentre ensuite à consistance sirupeuse, sans dépasser la température de 60°, puis on l'étend avec un pinceau sur des plaques de verre, que l'on expose à une douce chaleur à l'étuve (*Codex*).

Propriétés physiques et chimiques. — Le tartrate ferrico-ammonique est sous forme d'écailles brunes, transparentes, très solubles dans l'eau. Il est hygrométrique et facilement décomposé par la chaleur. Sa saveur est faiblement ferrugineuse.

Pharmacologie. — Le tartrate ferrico-ammonique est employé en solution aqueuse. On doit le conserver en flacons bien bouchés, en raison de la facilité avec laquelle il absorbe l'humidité de l'air. Ses solutions ne peuvent être préparées très longtemps à l'avance ; elles sont promptement envahies par les moisissures.

§ 4. TARTRATE DE FER ET DE POTASSIUM.

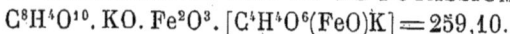

$$C^8H^4O^{10} . KO . Fe^2O^3 . [C^4H^4O^6(FeO)\overset{.}{K}] = 259,10.$$

Tartrate ferrico-potassique.

Préparation. — 1° Ce tartrate double s'obtient en combinant l'oxyde ferrique au tartrate acide de potassium :

> Bitartrate de potassium pulvérisé...................... 100 gr.
> Peroxyde de fer hydraté............................. Q.S.

L'hydrate ferrique étant obtenu sous forme d'une gelée humide, on détermine la quantité d'eau qu'il renferme, en en desséchant 10 gr. On met ensuite dans une capsule de porcelaine la quantité de cet hydrate, qui correspond à 43 gr. d'oxyde sec, et on y ajoute la crème de tartre pulvérisée. On fait digérer le tout, pendant 2 heures, à 60° ; on filtre et on distribue la liqueur en couches minces sur des assiettes, qu'on place dans une étuve chauffée à 40 ou 50°. On détache le sel quand il est sec, et on le conserve dans des flacons bien bouchés.

Pour l'obtenir sous forme d'écailles, on étend à l'aide d'un pinceau une solution sirupeuse de ce sel sur des plaques de verre, que l'on dispose dans une étuve modérément chauffée (*Codex*).

2° Le sel préparé par le procédé du Codex ne conserve pas longtemps une solubilité complète. Pour avoir un produit plus stable, M. Yvon conseille de dissoudre l'oxyde ferrique directement dans l'acide tartrique et d'ajouter au tartrate de fer ainsi formé un léger excès de carbonate acide de potassium. Lorsque la solution présente une réaction faiblement alcaline, elle donne un tartrate double d'une solubilité permanente.

Propriétés physiques et chimiques. — Le tartrate ferrico-potassique est amorphe, en écailles rouges, transparentes, d'une saveur faiblement métallique. Lorsqu'il n'a pas été trop chauffé, il est soluble en toutes proportions dans l'eau. Il ne se dissout pas dans l'alcool. A 120°, il se décompose en abandonnant de l'eau et de l'acide carbonique. On ne peut faire bouillir sa solution, sans en précipiter du tartrate ferreux. Par sa composition chimique, le tartrate ferrico-potassique rentre dans le groupe des émétiques.

Pharmacologie. — Le tartrate ferrico-potassique est un ferrugineux très anciennement employé, dont le peu de saveur rend l'usage facile. C'est l'élément principal des médicaments connus depuis longtemps sous les dénominations de *teinture de Mars tartarisée*, *extrait de Mars*, *boules de*

Mars ou *de Nancy*, *tartre martial soluble*, et *tartre chalybé*. On le donne en pilules ou en tablettes et en solution dans l'eau ou dans un sirop, rarement dans du vin. Sa solution dans l'eau gazeuse, proposée comme boisson par Mialhe et adoptée par Trousseau, est d'un fréquent usage.

Pour assurer sa solubilité, Béral conseille de mélanger à sa solution un petit excès d'ammoniaque, avant de l'évaporer. Le sel ainsi préparé est d'une nuance plus foncée et d'une solubilité parfaite ; mais il dégage de l'ammoniaque en présence des alcalis, auxquels par conséquent il ne faut jamais l'associer.

SIROP DE TARTRATE FERRICO-POTASSIQUE.

Tartrate ferrico-potassique...... 25 gr.
Eau distillée.................... 25
Sirop de sucre prép. à froid.... 950

20 grammes de ce sirop contiennent 50 centigr. de tartrate ferrico-potassique correspondant à 10 centigr. de fer.

On prépare de même le sirop de *tartrate de fer ammoniacal* (*Codex*).

TEINTURE DE MARS TARTARISÉE.

Limaille de fer pure.......... 100 gr.
Crème de tartre pulvérisée.... 250
Eau distillée................. 3000
Alcool à 90°.................. 50

On met la limaille de fer et la crème de tartre dans une chaudière de fer ; on y ajoute une quantité suffisante d'eau pour faire une masse molle, que l'on abandonne à elle-même pendant 24 heures. On y verse alors le reste de l'eau, et on fait bouillir pendant 2 heures, en remuant et en ajoutant de l'eau pour remplacer celle qui s'évapore.

On laisse déposer, on décante le liquide surnageant, on le filtre et on évapore jusqu'à ce qu'il marque 1,28 au densimètre (32° B). On ajoute l'alcool, on mélange et on filtre.

Ce médicament ne peut être associé à la teinture de noix vomique ; le mélange se trouble et se sépare en deux couches, dont la supérieure est une teinture alcoolique affaiblie, tandis que l'inférieure est la solution concentrée des tartrates que contient la teinture de Mars (*Gramond*). Même incompatibilité avec les autres liquides alcooliques.

BOULES DE MARS.
Boules de Nancy.

Limaille de fer............... 1000 gr.
Espèces vulnéraires........... 150
Eau.......................... 1000

On fait une décoction avec les espèces et l'eau et on passe avec expression. On verse la décoction sur la limaille de fer, on fait évaporer à siccité, dans une bassine de fonte, et on pulvérise le résidu. On prend ensuite.

Produit de l'opération
   précédente............... la totalité.
Tartre brut................... 1000 gr.
Espèces vulnéraires.......... 150
Eau.......................... 1500

On fait une nouvelle décoction avec les espèces vulnéraires, on la met avec le tartre et le premier produit dans une bassine de fonte, et on évapore en consistance de pâte ferme. On abandonne cette pâte à elle-même pendant un mois, on la réduit en poudre fine et on prend :

Composition ci-dessus........ 2000 gr.
Tartre brut en poudre........ 2000
Espèces vulnéraires.......... 400
Eau.......................... 3000

On fait une décoction des plantes vulnéraires, on la passe et on la met avec les autres substances, dans une bassine de fonte. On évapore jusqu'à ce que la masse, molle tant qu'elle est chaude, devienne solide par le refroidissement. On la roule alors promptement en boules du poids de 30 gr., qu'on enduit d'une légère couche d'huile.

On fait sécher ces boules à l'air, à l'abri du soleil et d'une trop forte chaleur, qui les gercerait. Après 1 mois environ, on les enveloppe dans du papier et on les conserve à l'abri de l'humidité.

Médicament bizarre et suranné.

TARTRATE DE POTASSIUM ET DE FER EFFERVESCENT.

Acide citrique.................. 40 gr.
Bicarbonate de sodium.......... 50
Tartrate ferrico-potassique...... 10

Pulvérisez séparément les substances, mélangez et chauffez le produit à 100°, dans un vase plat à large surface, en le remuant continuellement, jusqu'à ce qu'il prenne la forme granulaire. Séparez, au moyen d'un tamis, des granules de grosseur convenable et uniforme, que vous enfermerez dans des flacons bien fermés (*Soc. de ph. de Paris*).

On prépare de la même manière et aux mêmes doses tous les *sels effervescents*.

§ 5. TARTRATES DE POTASSIUM.

Il existe deux tartrates de potassium, l'un neutre, l'autre acide. Tous deux sont des médicaments.

A. Tartrate neutre de potassium.
$$C^8H^4O^{10}2KO\,[C^4H^4O^6K^2] = 226,2.$$

Préparation. — On prépare le tartrate neutre de potassium en saturant le tartrate acide par le carbonate de potassium :

Bitartrate de potassium............................ 1000 gr.
Eau distillée... 4000

On porte le mélange à l'ébullition, dans une bassine d'argent, et on y ajoute du carbonate de potassium par petites portions, jusqu'à ce qu'il ne se produise plus d'effervescence et que la liqueur soit devenue neutre au papier de tournesol. On filtre, puis on évapore le liquide, jusqu'à ce qu'il marque 1,45 au densimètre ; on abandonne ensuite à cristallisation, dans une étuve.

Propriétés physiques et chimiques. — Le tartrate neutre de potassium cristallise, difficilement, en prismes rhomboïdaux obliques, courts, solubles dans 4 fois leur poids d'eau froide et en toutes proportions dans l'eau bouillante, peu solubles dans l'alcool. Sa saveur est amère et désagréable.

Les acides et le brome lui enlèvent la moitié de sa base et précipitent du tartrate acide de potassium.

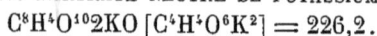

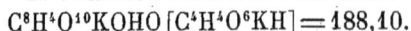

Essai. — Ce sel contient quelquefois des *carbonates*, des *sulfates*, ou des *chlorures alcalins*, plus rarement du *cuivre* ou du *plomb*.

Exempt de *carbonates*, il ne fait point effervescence avec les acides.

Pour y retrouver les *sulfates* et les *chlorures*, on en précipite l'acide tartrique à l'état de bitartrate, au moyen de l'acide azotique, et on essaie la solution filtrée avec le chlorure de baryum et l'azotate d'argent, qui fournissent des précipités blancs, en présence de ces sels.

La même liqueur donne un précipité noir avec l'hydrogène sulfuré, si elle contient du *plomb* ou du *cuivre*.

B. Tartrate acide de potassium.
$$C^8H^4O^{10}KOHO\,[C^4H^4O^6KH] = 188,10.$$
Crème de tartre, bitartrate de potassium.

Préparation. — Le tartrate acide de potassium se dépose spontanément du vin récemment préparé. Il est alors coloré en jaune ou en rouge. On le purifie en le faisant cristalliser à plusieurs reprises, après décoloration au moyen de l'argile ou du charbon animal.

Propriétés physiques et chimiques. — La crème de tartre cristallise en prismes rhomboïdaux droits, durs, acides, solubles dans 240 p.

d'eau froide et dans 15 p. d'eau bouillante, insolubles dans l'alcool et dextrogyres : $\alpha_D = 22°,61$.

Elle est inaltérable à l'air. Lorsqu'on la calcine, elle répand l'odeur de sucre brûlé et donne un résidu noir, formé de carbonate de potassium et de charbon. Elle dissout les oxydes métalliques, en formant des sels doubles.

Essai. — La crème de tartre contient presque toujours du *tartrate de calcium*, en proportion insignifiante.

La fraude y mélange parfois du *sable*, des *sulfates* et des *chlorures alcalins*.

Pour reconnaître ces substances, on traite le tartrate par une très petite quantité d'eau, qui dissout les sels étrangers presque exclusivement, et on essaie la liqueur aux réactifs.

La présence du *sable* est accusée par l'eau bouillante, qui ne le dissout pas, celle de la *chaux* par l'oxalate d'ammonium, celle des *sulfates* et des *chlorures* par le chlorure de baryum et le nitrate d'argent, avec lesquels ils forment des précipités blancs, faciles à caractériser.

Pharmacologie. — Le *tartrate neutre* de potassium est purgatif, à la dose de 15 grammes et au-dessus; à dose plus faible, il est simplement diurétique. Lorsqu'il pénètre dans le sang, il se transforme en bicarbonate de potassium.

Le *tartrate acide* est également purgatif. Il fait partie du *Thé de Saint-Germain*, de plusieurs poudres dentifrices, et il sert à préparer la plupart des tartrates neutres. Sa saveur, très acide, empêche de l'employer seul.

Lorsqu'on a besoin de tartrate acide de potassium très *divisé*, pour la préparation des poudres dentifrices ou pour tout autre usage, on en obtient rapidement par la méthode que voici : On dissout un poids quelconque d'acide tartrique dans 3 fois son poids d'eau distillée, on filtre la solution et on la partage en deux parties égales. L'une des parties est exactement neutralisée par une solution concentrée de carbonate neutre de potassium pur et filtrée, s'il est nécessaire. On y verse alors la solution acide mise en réserve et on agite : le tartrate acide de potassium se dépose aussitôt en cristaux excessivement ténus, qu'on recueille sur un filtre ou sur une toile serrée. On le sèche à l'étuve (*C. Méhu*).

POUDRE DENTIFRICE ACIDE.

	gr.
Bitartrate de potass. porph	200.00
Sucre de lait porphyrisé	200.00
Carmin n° 40	0.40
Essence de menthe poivrée	1.00

On divise avec soin le carmin avec une partie du sucre de lait ; on ajoute le reste du sucre et la crème de tartre, et, après avoir aromatisé le mélange avec l'essence de menthe, on le conserve à l'abri de la lumière dans un vase bouché (*Codex*).

§ 6. TARTRATE DE POTASSIUM ET DE SODIUM.

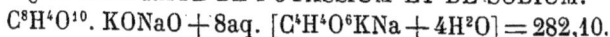

$C^8H^4O^{10}. KONaO + 8aq. [C^4H^4O^6KNa + 4H^2O] = 282,10.$

Sel de Seignette, sel de la Rochelle.

Découvert par Seignette, en 1772.

Préparation. — On prépare ce sel en saturant la crème de tartre par du carbonate de sodium :

Bitartrate de potassium pulvérisé......................	100 gr.
Carbonate de sodium pulvérisé........................	75
Eau distillée...	350

On met dans une bassine d'argent l'eau et la crème de tartre, on fait bouillir et on ajoute le carbonate par petites parties et en agitant, jusqu'à ce qu'il n'y ait plus d'effervescence. On filtre, on évapore et, quand la liqueur marque 1,38 au densimètre, on laisse cristalliser par refroidissement. Les eaux-mères fournissent de nouveaux cristaux (*Codex*).

Propriétés physiques et chimiques. — Le tartrate de potassium et de sodium cristallise en prismes rhomboïdaux droits, à huit pans, solubles dans 2,5 p. d'eau froide, insolubles dans l'alcool. Il est légèrement efflorescent et d'une saveur très peu prononcée.

Pharmacologie. — Le sel de Seignette est un purgatif analogue aux autres tartrates alcalins. Il fait la base de la poudre gazogène laxative des Anglais.

POUDRE GAZOGÈNE LAXATIVE.
Seidlitz Powders.

Bicarbonate de sodium pulvérisé.	2 gr.
Tartrate de potassium et de sodium pulvérisé.....................	6
Mêlez (pour une dose, papier bleu).	
Acide tartrique pulvérisé.........	2
Pour une dose (papier blanc).	

On fait dissoudre l'acide tartrique dans un verre d'eau rempli au tiers de sa capacité ; on y jette le contenu du paquet bleu et on boit aussitôt.

Le liquide qui en résulte est neutre, lorsque tout l'acide carbonique est éliminé (*Codex*).

§ 7. TARTRATE NEUTRE DE SODIUM.

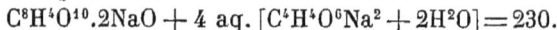

$$C^8H^4O^{10}.2NaO + 4 \text{ aq. } [C^4H^4O^6Na^2 + 2H^2O] = 230.$$

Préparation. — On sature une solution d'acide tartrique par du carbonate de sodium.

On porte à l'ébullition la solution acide et on y projette peu à peu du carbonate de sodium pulvérisé, jusqu'à cessation de dégagement d'acide carbonique. On évapore ensuite, pour faire cristalliser.

Propriétés physiques et chimiques. — Le tartrate neutre de sodium cristallise en prismes rhombiques transparents, dont la saveur est très faible. Il est inaltérable à l'air ; soluble dans 5 p. d'eau froide et insoluble dans l'alcool. Il fond facilement dans son eau de cristallisation.

Pharmacologie. — Le tartrate neutre de sodium est un purgatif peu employé, bien que son insipidité soit un titre à le faire rechercher.

XVII. — VALÉRIANATES.
Valérates.

§ 1. VALÉRIANATE D'AMMONIUM.

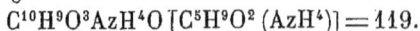

$$C^{10}H^9O^3AzH^4O \, [C^5H^9O^2 \, (AzH^4)] = 119.$$

Préparation. — On prépare le valérianate d'ammonium, en saturant l'acide valérianique par le gaz ammoniac.

On dispose, sous une cloche tubulée, une soucoupe dans laquelle on a versé de l'acide valérianique, puis on fait arriver par la tubulure un courant de gaz ammoniac *sec*. Il se forme du valérianate neutre d'ammonium (*Codex*).

Propriétés physiques et chimiques. — Le valérianate d'ammonium cristallise en prismes à 4 pans, incolores, déliquescents, d'une saveur douce et sucrée. Leur odeur rappelle celle de la valériane. Projeté sur l'eau, il est aussitôt animé d'un mouvement giratoire, qui ne cesse qu'au moment où il se dissout. Il est très soluble dans l'alcool et facilement décomposé par la chaleur et par les acides. Il perd spontanément une partie de son ammoniaque et alors il devient acide.

Pharmacologie. — Le valérianate d'ammonium est un stimulant diffusible, dont l'activité ne semble pas considérable et qui n'est pas vénéneux (*Vulpian*). Il est converti en carbonate d'ammonium, dans l'économie (*Rabuteau*). On le prescrit en pilules ou en solution dans une potion.

La réputation de ce médicament a été faite par un produit complexe imaginé par *Pierlot* et que M. Perrens conseille de préparer comme il suit :

Eau distillée...	4.75 gr.
Acide valérianique......................................	15
Carbonate d'ammoniaque..............................	15 à 20
Extrait alcoolique de valériane......................	10

On délaie l'acide dans 300 grammes d'eau, on sature le mélange avec le sel ammoniacal, projeté par fragments, et dès que le liquide n'est plus acide on le filtre. On y ajoute l'extrait dissous dans le reste de l'eau et on complète avec de l'eau distillée le poids de 500 grammes.

§ 2. VALÉRIANATE D'ATROPINE.

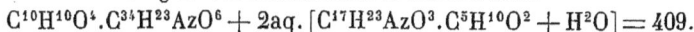

$$C^{10}H^{10}O^4.C^{34}H^{23}AzO^6 + 2aq. [C^{17}H^{23}AzO^3.C^5H^{10}O^2 + H^2O] = 409.$$

Préparation. — *Procédé de Callman.* — On dissout de l'acide valérianique dans l'éther, on y ajoute la quantité d'atropine nécessaire pour saturer la solution et on laisse évaporer l'éther spontanément (*Codex*).

Propriétés physiques et chimiques. — Le valérianate d'atropine cristallise en petites aiguilles blanches, fusibles à 32°, très solubles dans l'eau, un peu moins solubles dans l'alcool et dans l'éther.

Pharmacologie. — L'action physiologique du valérianate d'atropine ne diffère pas de celle de l'atropine libre. Ce médicament pourrait donc sans inconvénient disparaître de la nomemclature officielle. Quand on veut s'en servir, on peut lui donner les formes pharmaceutiques adoptées pour les autres valérianates.

§ 3. VALÉRIANATE DE QUININE.

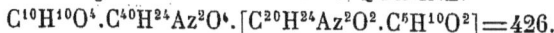

$$C^{10}H^{10}O^4.C^{40}H^{24}Az^2O^4.[C^{20}H^{24}Az^2O^2.C^5H^{10}O^2] = 426.$$

Préparé pour la première fois par le prince Lucien Bonaparte.

Préparation. — 1° On sature, par un léger excès d'acide valérianique, une solution alcoolique et concentrée d'hydrate de quinine. On ajoute à la liqueur 2 fois son volume d'eau et on laisse évaporer spontanément, dans une étuve, dont la température ne dépasse pas 50° (*Codex*).

2° On peut obtenir le valérianate de quinine par la double décomposition du valérianate de potassium par le sulfate de quinine.

On prend un poids de potasse caustique proportionnel à la quantité de sulfate de quinine à transformer. On le dissout dans l'alcool faible, on neutralise la liqueur avec l'acide valérianique et, après avoir ajouté le sulfate de quinine, on agite fortement le tout. La réaction est presque instantanée ; il se dépose du sulfate de potassium et le valérianate de quinine reste dissous. La liqueur étant filtrée fournit le sel de quinine, par évaporation à l'étuve (*Lalieu*).

Propriétés physiques et chimiques. — Le valérianate de quinine cristallise en prismes hexagonaux, anhydres, souvent agrégés en masses soyeuses. Il se dissout dans 110 p. d'eau froide, dans 40 p. d'eau bouillante, dans 6 p. d'alcool à 80° froid, et dans 1 p. du même alcool bouillant. Son odeur est forte et valérianique ; sa saveur est amère. Il contient 76,06 p. 100 de quinine.

Pharmacologie. — On lui attribue les propriétés antipériodiques de la quinine, et les propriétés antispasmodiques de l'acide valérianique. Il est fréquemment usité soit en poudre, soit en pilules.

M. Sochaczewski a obtenu un *valérate d'antipyrine et de quinine* cristallisé en longues aiguilles incolores, solubles dans l'eau et dans l'alcool, auquel il attribue des propriétés antinévralgiques très marquées.

§ 4. VALÉRIANATE DE ZINC.

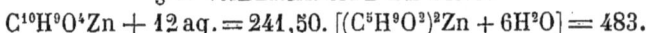

$$C^{10}H^9O^4Zn + 12\,aq. = 241,50.\;[(C^5H^9O^2)^2Zn + 6H^2O] = 483.$$

Préparation. — Pour obtenir ce sel, on combine l'hydrocarbonate de zinc à l'acide valérianique.

On ajoute à l'acide 30 à 40 fois son volume d'eau distillée ; on y mêle peu à peu de l'hydrocarbonate de zinc bien lavé et encore humide, jusqu'à ce qu'il y en ait un léger excès. On chauffe doucement dans un ballon et, lorsque le carbonate refuse de se dissoudre, on filtre la liqueur chaude et on la laisse évaporer spontanément dans une étuve (*Codex*).

Propriétés physiques et chimiques. — Le valérianate de zinc affecte la forme de paillettes nacrées, que l'eau mouille difficilement. Il se dissout dans 50 p. d'eau froide, dans 5 p. d'eau bouillante et dans 18 p. d'alcool froid. Il est insoluble dans l'éther. Son odeur est celle de l'acide valérianique.

Quand on soumet sa dissolution à une ébullition prolongée, il est décomposé en valérianate basique, qui se précipite, et en valérianate acide, qui reste dissous. Porté à la température de 250°, il donne un liquide huileux, qui devient solide et qui paraît être du valérianate de zinc anhydre.

Essai. — La fraude a quelquefois remplacé le valérianate de zinc par le *butyrate de zinc*.

Pour reconnaître cette substitution, on distille 2 ou 3 grammes du sel à essayer avec un léger excès d'acide sulfurique faible. On ajoute au produit condensé un peu d'acétate cuivrique dissous, qui précipite l'*acide butyrique* et ne précipite pas l'acide valérianique. En outre, si l'on agite la liqueur et qu'elle ne contienne que de l'acide valérianique, il se dépose des gouttelettes huileuses, qui se changent, par hydratation, en valérianate de cuivre d'un bleu verdâtre (*Laroque et Huraut*).

Pharmacologie. — Le valérianate de zinc est un antispasmodique, dont l'efficacité n'est pas complètement démontrée. On l'administre généralement en pilules et en potion.

CHAPITRE X

IV. — ALCOOLS

Caractères généraux. — On appelle *alcools*, des corps neutres, composés de carbone, d'hydrogène et d'oxygène, dont le caractère fondamental est de former, avec les acides, des composés également neutres, nommés *éthers*.

Les *alcools monoatomiques* sont des liquides très mobiles et très solubles dans l'eau, lorsque leur poids moléculaire est peu élevé (*alcools méthylique*, *éthylique, propylique*...). Leur viscosité augmente avec ce poids moléculaire; en même temps, ils deviennent peu solubles dans l'eau (*alcool amylique*...), puis insolubles (*alcool caprylique*...); mais les premiers restent encore solubles dans l'alcool éthylique, tandis que les autres sont fort peu solubles dans ce liquide (*alcools éthalique* et *mélissique*).

La volatilité de ces alcools décroît proportionnellement à l'élévation de leur poids moléculaire. Chaque addition de $C^2H^2[CH^2]$ à leur formule élève de 19°, en moyenne, leur point d'ébullition.

Traités par un corps oxydant, ils perdent de l'hydrogène et se convertissent en *aldéhydes*.

Une oxydation plus profonde fixe sur eux de l'oxygène et en fait des *acides*, qui sont tous *monobasiques*.

Il s'unissent à eux-mêmes pour former des anhydrides nommés *éthers mixtes* ou *éthers oxydes*.

Les corps avides d'eau les changent en *carbures d'hydrogène*.

L'ammoniaque s'y combine en donnant naissance à des *alcalis*.

Les *alcools polyatomiques* connus sont *généralement* solubles dans l'eau, moins solubles ou insolubles dans l'alcool et dans l'éther. Sous l'influence des agents d'oxydation, chacun d'eux donne naissance à plusieurs *acides*, dont l'un est *monobasique*, tandis que les autres sont *polybasiques*.

Ils forment avec les acides plusieurs *éthers;* avec l'ammoniaque plusieurs *alcalis*.

§1. ALCOOL AMYLIQUE TERTIAIRE. $C^{10}H^{10}H^2O^2.[C^5H^{11}.OH] = 88.$
Hydrate d'amylène, Diméthyléthylcarbinol.

Caractérisé comme alcool tertiaire par Wischnegradsky.

Préparation. — On fait tomber goutte à goutte de l'amylène dans de l'acide sulfurique étendu de la moitié de son volume d'eau et soigneusement refroidi. On dilue le mélange immédiatement, en continuant à refroidir, on sépare l'huile rassemblée à la surface, on sature l'acide sulfurique, on distille et on sèche le produit sur du carbonate de potassium.

Propriétés physiques et chimiques. — Liquide incolore, soluble dans 8 p. d'eau et dans l'alcool en toute proportion. Sa saveur est éthérée, un peu camphrée, fraîche à la bouche. Solide à 12°, il bout à 202°,5 (*Wischnegradsky*).

Pharmacologie. — Narcotique très actif, également recommandé contre l'épilepsie. On l'administre en capsules, en potions, en lavements, en injections hypodermiques. Son point d'ébullition doit être exactement vérifié, car s'il est impur, il cause des nausées et même des accidents congestifs.

L'un de ses avantages est de ne pas rendre l'haleine odorante. Son élimination a lieu à l'état d'*acide glycuronique*.

§ 2. ALCOOL ÉTHYLIQUE. $C^4H^4.H^2O^2$. $[C^2H^5.OH] = 46$.
Alcool, alcool ordinaire, alcool vinique.

Les Arabes ont connu l'alcool retiré du vin par distillation. On ne fait cependant remonter sa découverte qu'au commencement du xvie siècle et on l'attribue à un médecin de Montpellier nommé Arnaud de Villeneuve.

Préparation. — On prépare l'alcool, dans l'industrie, en distillant le vin ou les liquides fermentés qu'on produit avec du sucre ou de la fécule.
Cette opération donne de l'alcool à divers degrés et souvent impur.

Purification. — La purification qu'on doit faire subir à l'alcool avant de l'appliquer aux usages pharmaceutiques a pour but : de le séparer des composés odorants qui l'accompagnent, ou de l'amener au titre de 95°, ou de 100°.

1° ALCOOL RECTIFIÉ. — Pour le dépouiller des corps étrangers qui s'y trouvent dissous, on l'introduit avec un vingtième de son volume d'une huile végétale quelconque, dans le bain-marie d'un alambic, dont on ne remplit que les trois quarts au plus. On lute et on distille lentement.

On met de côté le premier et le dernier dixième, qui sont impurs, pour ne recueillir que les huit autres dixièmes.

2° ALCOOL A 95°. — On fait digérer pendant deux jours, à une douce chaleur et en agitant de temps en temps :

> Alcool de vin à 85°................................. 3000 gr.
> Carbonate de potassium desséché..................... 400

On distille à siccité, au bain-marie. Le produit marque ordinairement 95°, à la température de 15°.

3° ALCOOL ABSOLU. — Pour avoir de l'alcool à 100°, il faut ajouter à chaque litre d'alcool à 95°, 300 gr. de chaux vive, délitée dans un peu d'eau, puis calcinée dans un creuset de terre. Après 2 ou 3 jours de contact à l'étuve, on distille lentement au bain-marie. Obtenu par ce moyen, l'alcool retient souvent encore 1 ou 2 centièmes d'eau. De plus, cette opération comporte une perte sérieuse, résultant de la formation d'un composé fixe nommé *alcoolate de chaux*.

On réussit plus sûrement en distillant l'alcool à 95° avec de la baryte (200 gr. par litre), suivant le conseil de M. Berthelot.

Propriétés physiques et chimiques. — L'alcool est un liquide incolore, très mobile, dont l'odeur est vive et agréable. Sa densité est 0,795 à + 15°; celle de sa vapeur est 1,16. Il bout à 79°,4. Quand on le refroidit à — 80°, il devient visqueux; il prend l'état solide à — 130°,5 (*Wroblewski* et *Olzewski*). Mêlé à la neige, il produit un abaissement de température de — 37°.

Il est soluble en toutes proportions dans l'eau et la dissolution se fait avec contraction de volume, bien qu'il y ait élévation de température. Le maximum de cette contraction a lieu, quand on mélange 52,3 volumes d'alcool et 47,7 volumes d'eau à + 15°; on n'obtient que 96,35 volumes de mélange au lieu de 100. Les gaz dissous dans les deux liquides s'échappent aussitôt que le mélange est accompli; ils sont moins solubles dans la nouvelle liqueur.

L'alcool ne dissout pas les sels des acides minéraux oxygénés : carbonates, sulfates, phosphates, etc., à l'exception de quelques azotates. Il dissout, par contre, les composés binaires : chlorures, bromures, iodures, cyanures, ainsi que certains métalloïdes, les acides et les alcalis minéraux. Il dissout, mieux que l'eau, tous les gaz et, parmi les substances organiques : les essences, les corps gras, les résines, les acides organiques, les bases végétales et nombre de leurs combinaisons.

Une température de 500 à 600° le décompose en hydrogène, eau, oxyde de carbone, acide carbonique, formène, acétylène, benzine, etc. Lorsqu'il brûle, il forme de l'eau et de l'acide carbonique :

$$C^4H^6O^2 + O^{12} = 2C^2O^4 + 3H^2O^2. \qquad [C^2H^6O + 3O^2 = 2CO^2 + 3H^2O].$$

A froid et au contact de l'air ou des ferments, il est changé en *aldéhyde*.

$$C^4H^6O^2 + O^2 = C^4H^4O^2 + H^2O^2. \qquad [C^2H^6O + O = C^2H^4O + H^2O].$$

Par une oxydation prolongée ou plus vive, l'aldéhyde devient *acide acétique:*

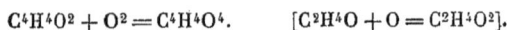

$$C^4H^4O^2 + O^2 = C^4H^4O^4. \qquad [C^2H^4O + O = C^2H^4O^2].$$

Le chlore se combine à l'alcool, en se substituant à l'hydrogène, et donne, comme produit ultime, le *chloral :*

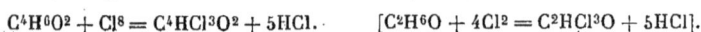

$$C^4H^6O^2 + Cl^8 = C^4HCl^3O^2 + 5HCl. \qquad [C^2H^6O + 4Cl^2 = C^2HCl^3O + 5HCl].$$

Le potassium l'attaque et donne de l'éthylate de potassium :

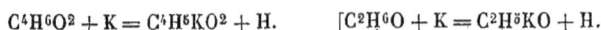

$$C^4H^6O^2 + K = C^4H^5KO^2 + H. \qquad [C^2H^6O + K = C^2H^5KO + H.$$

La potasse et la soude l'oxydent à 250° et forment un acétate alcalin, avec dégagement d'hydrogène :

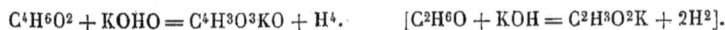

$$C^4H^6O^2 + KOHO = C^4H^3O^3KO + H^4. \qquad [C^2H^6O + KOH = C^2H^3O^2K + 2H^2].$$

Les acides sulfurique et phosphorique et le chlorure de zinc le déshydratent, à chaud, et le convertissent en éther simple :

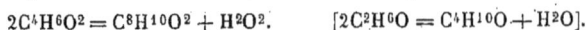

$$2C^4H^6O^2 = C^8H^{10}O^2 + H^2O^2. \qquad [2C^2H^6O = C^4H^{10}O + H^2O].$$

Les acides le changent en éthers composés :

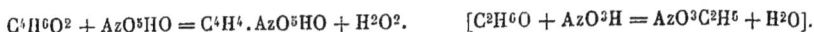

$$C^4H^6O^2 + AzO^5HO = C^4H^4.AzO^5HO + H^2O^2. \qquad [C^2H^6O + AzO^3H = AzO^3C^2H^5 + H^2O].$$

A 180°, l'acide sulfurique concentré le déshydrate entièrement et le transforme en hydrogène bicarboné :

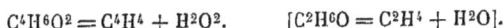

$$C^4H^6O^2 = C^4H^4 + H^2O^2. \qquad [C^2H^6O = C^2H^4 + H^2O].$$

L'alcool absolu masque plusieurs réactions chimiques : il empêche l'union de certains acides avec les bases et, en sa présence, les acides les plus énergiques ne peuvent rougir le tournesol.

Lorsqu'on le chauffe, au-dessous de son point d'ébullition, avec un peu d'*iode* et de *soude caustique*, il se forme un précipité jaune et cristallin d'*iodoforme*, qui est caractéristique. Ce moyen permet de retrouver des traces d'alcool dans l'éther et dans l'urine (*Lieben*).

Le *chlorure benzoïque* est également un réactif très sensible de l'alcool. Mis en présence d'eau froide ou tiède, contenant 1 centième et même 1 millième d'alcool, il donne naissance à de l'*éther benzoïque*, qui se rassemble dans l'excès du chlorure benzoïque. On le rend manifeste en chauffant une goutte de ce dernier avec une solution aqueuse de potasse, qui dissout presque aussitôt le chlorure acide et laisse percevoir l'odeur de l'éther benzoïque (*Berthelot*).

On peut encore reconnaître la présence de l'alcool, en ajoutant au liquide qui en contient, préalablement décoloré s'il y a lieu, un peu d'*azotate mercurique*. Le sel est bientôt en partie ramené à l'état de sel mercureux, qui donne, avec l'ammoniaque, un précipité *noir* caractéristique (*Jacquemart*).

Quelques gouttes d'un liquide alcoolique versées sur un mélange, légèrement chauffé, de 1 p. d'acide molybdique et 10 p. d'acide sulfurique concentré, produisent une coloration *bleue*, qui disparaît à l'air, par absorption d'humidité, pour reparaître quand on concentre le liquide (*E. Davy*).

Essai. — L'essai de l'alcool comporte l'appréciation de sa richesse en alcool absolu et la vérification de sa pureté.

A. *Pureté.* — Quelle que soit leur origine, les alcools du commerce contiennent : des *aldéhydes*, des *acides*, des *éthers*, des *homologues* de l'alcool éthylique, des *alcalis organiques*.

Celui qu'on extrait du vin est le plus agréable de tous, comme goût et comme parfum ; mais il est loin d'être irréprochable ainsi qu'on l'a supposé longtemps. Il est souillé des mêmes impuretés que l'alcool d'industrie ; souvent même il en est plus chargé, ce dernier subissant aujourd'hui une rectification minutieuse, qui l'amène à un état voisin de la pureté. La preuve en a été faite par M. Ordonneau, qui a dosé, dans 1 hectolitre d'eau-de-vie de Cognac :

	gr.
Aldéhyde acétique	3.00
Éther acétique	35.00
Acétal	Q.ind.

		gr.
Alcool propylique normal.		40.00
— butylique normal.		218.60
—. amylique.		83.80
— hexylique.		0.60
— heptylique		1.50
Éthers propionique, butyrique, caproïque, etc.		3.00
Éther œnanthique, environ.		4.00
Bases organiques.		Q. ind.

Les alcools industriels contiennent les mêmes éléments étrangers, avec cette différence que le *furfurol* y est presque toujours associé aux aldéhydes des divers alcools et que l'alcool butylique normal y est remplacé par l'*alcool isobutylique*, auquel ils doivent leur odeur particulière (*Ordonneau*).

Lorsqu'il est pur, l'alcool éthylique présente une saveur franche, exempte d'âcreté; évaporé dans la main, il ne laisse percevoir aucune odeur désagréable; il reste limpide quand on y mélange de l'eau. Mais ces caractères ne suffisent pas pour établir avec certitude sa pureté; il est nécessaire d'y rechercher à l'aide des réactifs la présence des homologues et des dérivés alcooliques déjà énumérés.

a. Aldéhydes. — 1° On porte à l'ébullition un mélange à volumes égaux d'alcool et de lessive de soude à 2 p. 100 : le mélange reste incolore, si le produit est pur; dans le cas contraire, il devient d'un jaune d'autant plus foncé que l'alcool est moins bon.

2° *Procédé Godefroy.* — On met dans un tube bouché 6 à 7 cc. d'alcool à essayer, *une seule* goutte de benzine *très pure* et on mélange. A ce liquide on ajoute 6 à 7 cc. d'acide sulfurique pur et on agite de nouveau. S'il y a des aldéhydes, il se manifeste aussitôt une teinte *jaune, brune* ou *noire*, suivant leur proportion.

3° On prépare d'abord une solution de fuchsine décolorée, de la manière suivante (*Gayon*) :

Solution aqueuse de fuchsine 1/1000.	1000 cc.
Solution de bisulfite de sodium à 1,26.	20
Acide chlorhydrique pur.	20

On verse le bisulfite dans la solution de fuchsine; au bout d'une heure environ, quand la décoloration est presque complète, on ajoute l'acide chlorhydrique. Si l'on opérait autrement, le réactif colorerait même l'alcool éthylique pur.

Pour faire un essai, on dilue l'alcool à 50°; on en prend 2 cc. et on y mélange 1 cc. de réactif : le liquide est coloré, en quelques minutes, en *rose violacé* d'autant plus intense qu'il y a plus d'aldéhydes en présence.

4° *Acétate d'aniline.* — Dans un verre à pied on met 1 cc. d'aniline pure et incolore, qu'on sature avec 1 cc. d'acide acétique cristallisable. Sur le liquide on dépose, sans mélanger, 10 à 15 cc. d'alcool à vérifier : en peu d'instants il se produit au contact du réactif une belle coloration *rouge*, qui envahit peu à peu toute la masse, dans le cas où l'alcool contient du *furfurol*.

b. Alcools homologues (huiles essentielles, huiles de fusel). — Parmi les

méthodes qui permettent d'attester dans l'alcool éthylique la présence de
ses homologues et même d'apprécier avec une approximation suffisante
leur proportion, celle de *Röse* est la meilleure. Elle repose sur ce fait que
le chloroforme, agité avec un mélange d'eau et d'alcool, augmente de
volume dans une mesure qui est fonction de la température et de la
richesse alcoolique du produit.

On procède à l'essai de la manière suivante : Dans un tube bouché de
forme particulière (fig. 103), on introduit 20 cc. de chloroforme, 100 cc.
d'alcool à 30° (*Stutzer* et *Reitmayr*) et 1 cc. d'acide sulfurique à 1,286 de densité. On plonge le tube dans un
vase renfermant de l'eau à 15°, jusqu'à équilibre de température ; on le retire, on l'agite vivement, puis on le
replace dans le bassin d'eau. Lorsque le chloroforme
est bien rassemblé, on lit exactement son volume, sur
la graduation tracée sur la partie rétrécie de l'appareil.
Des tables, dressées à cet effet indiquent, en *alcool
amylique*, la quantité d'homologues contenue dans le
produit analysé.

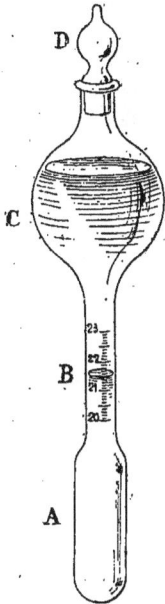

c. Bases organiques. — L'alcool exempt d'alcalis organiques ne doit être troublé par aucun réactif.

Ceux qui en tiennent en dissolution donnent les
précipités suivants :

Chlorure mercurique : précipité *blanc*, floconneux,
immédiat dans les solutions à 1/1000, très lent dans les
solutions à 1/10000 ;

Iodomercurate de potassium : précipité *jaune*, d'abord
floconneux, puis *cristallisé*, lorsqu'on ajoute 1 goutte
d'acide chlorhydrique ;

Acide phosphomolybdique : précipité *jaune*, immédiat;

Acide phosphotungstique : précipité *blanc*, immédiat.

Fig. 103.
Appareil de Röse.

Si l'on veut connaître la proportion approximative de ces bases, on
acidule 1 litre d'alcool avec 20 grammes d'acide sulfurique pur, on distille
et, lorsque le résidu s'est éclairci, on le chauffe au voisinage de l'ébullition pendant une heure, avec 8gr,5 de mercure, suivant le procédé de
Kjeldahl. Le dosage, par distillation, de l'ammoniaque formée dans cette
opération donne, par le calcul, le poids approximatif des bases dissoutes
dans l'alcool.

d. On ne recherche pas habituellement la présence des autres dérivés
(*acides, éthers*), qui ne sont pas nuisibles. Dans le cas où un alcool serait
très acide, les réactifs colorés l'indiqueraient avec sûreté. Un dosage
acidimétrique donnerait la proportion de l'acide dissous.

e. Eau. — La détermination du titre d'un alcool, au moyen de l'aréomètre, suffit à démontrer s'il est exempt d'eau. Dans le cas où l'on veut
constater autrement la présence de ce liquide, on peut faire appel aux
réactifs ci-après : l'*alcoolate de baryte* trouble immédiatement l'alcool
aqueux ; le *sulfate de cuivre desséché* y devient *bleu;* le *carbonate de*

potassium s'y dissout en formant un liquide qui se sépare promptement de l'alcool ; etc.

B. *Titre de l'alcool. Alcoométrie.* — Le moyen le plus rapide et le plus sûr de déterminer la proportion d'alcool absolu contenu dans l'alcool d'un degré quelconque est de prendre la densité de ce dernier. On se sert, à cet effet, d'un aréomètre déjà décrit (*page* 41), sous le nom d'*alcoomètre centésimal* de Gay-Lussac. Cet instrument indique avec précision les *volumes* respectifs d'eau et d'alcool pur existant dans un alcool donné, lorsque l'essai est fait à la température de 15°. Mais si le liquide mis en expérience n'a point cette température, le degré aréométrique n'est plus exact ; il est trop fort au-dessus de 15°, trop faible au-dessous. Il doit subir une correction nécessaire, que l'on peut calculer au moyen de la formule de Francœur : $x = d \pm 0,4\,t$, dans laquelle x représente la richesse réelle en alcool, d le titre fourni par l'alcoomètre, t la température du liquide essayé. On se sert du signe $+$, quand t est au-dessous de 15°, et du signe $-$, quand t est au-dessus.

Cette formule n'est à peu près exacte que pour les degrés moyens de l'alcoomètre ; elle est tout à fait fautive pour tous les autres. M. Lejeune propose de la remplacer par la suivante : $x = d \pm K\,t$; K étant le coefficient de correction et variant pour chaque degré.

Il vaut mieux se dispenser d'en faire usage et recourir aux tables dressées par Gay-Lussac, dans lesquelles sont inscrites les corrections à faire subir aux indications de l'alcoomètre. Voici une fraction de ces tables ; elle comprend les degrés de l'instrument et elle exprime les nombres qu'on doit y substituer, dans les limites de température des expériences les plus usuelles.

Tableau indiquant, pour les alcools les plus usités, le degré que doit marquer l'alcoomètre à des températures inférieures ou supérieures à + 15 degrés.

TEMPÉRATURE observée.	DEGRÉS CENTÉSIMAUX A LA TEMPÉRATURE DE + 15° CENTIGRADES (force réelle).							
	30°	40°	50°	60°	80°	85°	90°	95°
0	24.3	33.8	44.2	54.8	75.5	80.7	86.1	91.5
1	24.8	34.2	44.6	55.1	75.8	81.0	86.4	91.7
2	25.0	34.6	45.1	55.5	76.1	81.3	86.6	92.1
3	25.4	35.0	45.4	55.8	76.4	81.6	86.8	92.3
4	25.8	35.5	45.8	56.2	76.7	81.8	87.2	92.5
5	26.0	35.9	46.2	56.5	77.0	82.2	87.4	92.7
6	26.4	36.3	46.6	56.9	77.3	82.5	87.7	92.9
7	26.8	36.8	46.9	57.2	77.6	82.8	88 0	93.2
8	27.2	37.2	47.3	57.5	77.9	83.0	88.2	93.4
9	27.6	37.6	47.7	58.0	78.2	83.3	88.5	93.6
10	28.0	38.0	48.1	58.3	78.5	83.6	88.7	93.8
11	28.4	38.4	48.5	58.6	78.8	83.9	89.0	94.1
12	28.8	38.8	48.8	59.0	79.1	84.2	89.3	94.3
13	29.2	39.2	49.2	59.3	79.4	84.4	89.5	94.6
14	29.6	39.6	49.6	59.7	79.7	84.7	89.8	94.8
15	»	»	»	»	»	»	»	»
16	30.4	40.5	50.4	60.4	80.3	85.3	90.3	95.2
17	30.8	40.9	50.7	60.7	80.6	85.6	90.5	95.4
18	31.2	41.2	51.1	61.1	80.9	85.9	90.8	95.7
19	31.6	41.6	51.5	61.4	81.2	86.1	91.0	95.9
20	32.0	42.0	51.8	61.8	81.5	86.4	91.3	96.0
21	32.4	42.4	52.2	62.1	81.8	86.7	91.5	96.3
22	32.8	42.8	52.6	62.5	82.1	87.0	91.8	96.5
23	33.3	43.2	52.9	62.8	82.4	87.2	92.0	96.7
24	33.7	43.6	53.3	63.1	82 7	87.5	92.3	96.9
25	34.1	43.9	53.7	63.5	82.9	87.8	92.5	97.1
26	34.5	44.3	54.0	63.8	83.2	88.1	92.8	97.3
27	34.9	44.7	54.4	64.1	83.5	88.3	92.9	97.5
28	35.3	45.1	54.8	64.5	83.8	88.6	93.2	97.7
29	35.7	45.5	55.1	64.8	84.1	88.9	93.5	97.9
30	36.1	45.9	55.4	65.1	84.4	89.1	93.7	98.0

(Colonne verticale gauche : DEGRÉS CENTÉSIMAUX marqués par l'alcoomètre aux températures observées (force apparente).)

Lorsqu'on veut transformer en poids les indications volumétriques de l'alcoomètre de Gay-Lussac, on est obligé d'effectuer un calcul. M. Lejeune a cherché à supprimer cette opération, en construisant un alcoomètre, dont les degrés expriment *en poids* la composition de l'alcool. Son instrument (*fig.* 104) est semblable, de forme, à celui de Gay-Lussac ; seulement il porte, en même temps que les graduations pondérale et volumétrique, les coefficients nécessaires pour corriger l'erreur relative à la température et désignés par K dans la formule $x = d \pm Kt$. Grâce à ces indications, on connaît, en quelques instants et sans tables, la force réelle d'un alcool. De plus, elles permettent, au moyen de formules très simples, de calculer plus rapidement qu'on ne le fait avec l'alcoomètre centésimal les quantités d'eau ou d'alcool faible, qu'il faut prendre, pour abaisser dans une mesure déterminée le titre de l'alcool concentré. L'alcoomètre de M. Lejeune a sa place marquée dans le laboratoire du pharmacien, où il est appelé à rendre de véritables services.

Pharmacologie. — Les usages médicaux et pharmaceutiques de l'alcool sont pour ainsi dire sans nombre. C'est avec ce liquide qu'on prépare les teintures, les alcoolats, les éthers, les alcaloïdes et un grand nombre d'extraits, de sirops, de vins médicinaux, etc. A ces diverses opérations, on emploie de l'alcool de titres différents. La table suivante (*page* 432), dressée par Pfersdorff, permet de diluer, sans calcul préalable, l'alcool que l'on a sous la main, de manière à lui donner une richesse déterminée. Dans chaque carré, le nombre supérieur indique, en poids, la quantité de l'alcool à diluer, le nombre inférieur la quantité d'eau nécessaire pour faire 1 kilogr. d'alcool au degré cherché. Par exemple, pour faire de l'alcool à 30°, avec de l'alcool à 85°, il faut prendre de celui-ci 322 gr. et 678 gr. d'eau; le mélange donnera 1 kilogr. d'alcool à 30°.

A l'intérieur, on administre l'alcool faible (*eau-de-vie*), pur, ou dissous dans une potion ou dans tout autre liquide. Suivant MM. Lallemand, Perrin et Duroy, il traverse, sans éprouver de modification chimique, le torrent circulatoire. Le plus grand nombre des expérimentateurs admet au contraire, avec Liebig, que l'alcool est brûlé dans l'économie et qu'il n'échappe partiellement à l'oxydation, qu'autant qu'il a été ingéré en proportion immodérée. Ce qu'il y a de certain, entre ces deux théories contradictoires, c'est qu'on retrouve facilement l'alcool à l'état pur, dans les produits de l'acte respiratoire et dans la plupart des sécrétions. Il est essentiel de ne pas oublier que ce médicament est vénéneux, à haute dose. Son antidote vulgaire est l'ammoniaque. M. Jarochewski préfère la strychnine, dont le pouvoir neutralisant est beaucoup plus considérable, d'après ses expériences.

Appliqué comme topique, l'alcool est un excellent antiseptique; de plus il est réfrigérant, irritant ou astringent, selon son degré de concentration. On l'emploie en lotion, en injection, en collutoire, en gargarisme, et même en fumigation.

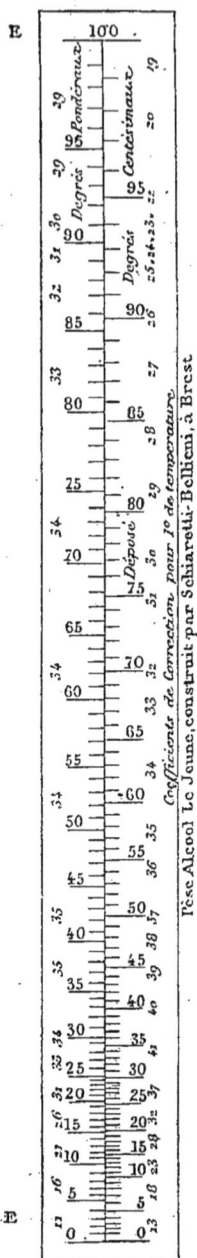

Fig. 104. — Pèse-alcool Lejeune.

Les éthylates alcalins ont été préconisés, par B.-W. Richardson, comme des caustiques puissants, dont cependant on peut régler l'action, de telle sorte que leur application sur la peau ou sur d'autres tissus ne soit pas douloureuse. Ces composés sont aussi des antiseptiques ; ils conservent même la substance nerveuse.

DEGRÉS DE L'ALCOOL à obtenir.	\multicolumn{21}{c}{DEGRÉS DE L'ALCOOL A DILUER}																			
	100	95	92	90	86	85	80	75	70	65	60	56	55	50	45	40	35	30	25	20	15
95	917 / 83																				
92	873 / 127	952 / 48																			
90	850 / 150	926 / 74	973 / 27																		
86	800 / 200	872 / 128	916 / 84	941 / 59																	
85	790 / 210	861 / 139	904 / 96	929 / 71	987 / 13																
80	730 / 270	796 / 204	836 / 164	858 / 142	912 / 88	924 / 76															
75	673 / 327	733 / 267	770 / 230	791 / 209	841 / 159	851 / 149	921 / 79														
70	620 / 380	676 / 324	710 / 290	729 / 271	775 / 225	784 / 216	849 / 151	921 / 79													
65	560 / 440	610 / 390	641 / 359	658 / 342	700 / 300	708 / 292	767 / 233	832 / 168	903 / 97												
60	510 / 490	556 / 444	584 / 416	600 / 400	637 / 363	670 / 330	698 / 302	737 / 243	822 / 178	910 / 90											
56	470 / 530	512 / 488	538 / 462	552 / 448	587 / 413	594 / 406	643 / 357	701 / 299	758 / 242	839 / 161	921 / 79										
55	460 / 540	501 / 499	526 / 474	541 / 459	575 / 425	582 / 418	630 / 370	683 / 317	741 / 259	821 / 179	901 / 99	978 / 22									
50	415 / 585	452 / 548	475 / 525	488 / 512	518 / 482	525 / 475	568 / 432	616 / 384	669 / 331	741 / 259	813 / 187	883 / 117	902 / 98								
45	380 / 620	414 / 586	435 / 565	447 / 553	475 / 525	481 / 519	520 / 480	564 / 436	612 / 388	678 / 322	745 / 255	808 / 192	826 / 174	915 / 85							
40	335 / 665	365 / 635	383 / 617	394 / 606	418 / 582	424 / 576	458 / 542	497 / 503	540 / 460	598 / 402	656 / 344	712 / 288	728 / 272	807 / 193	881 / 119						
35	290 / 710	316 / 684	332 / 668	341 / 659	362 / 638	366 / 634	397 / 603	430 / 570	467 / 533	517 / 483	569 / 431	617 / 383	630 / 370	698 / 302	763 / 237	865 / 135					
30	255 / 745	278 / 722	292 / 708	300 / 700	318 / 682	322 / 678	340 / 651	378 / 622	411 / 589	457 / 543	500 / 500	563 / 437	554 / 446	614 / 386	671 / 329	761 / 239	879 / 121				
25	225 / 775	245 / 755	257 / 743	264 / 736	281 / 719	284 / 716	308 / 692	334 / 666	362 / 638	401 / 599	441 / 559	478 / 522	489 / 511	542 / 458	592 / 408	671 / 329	775 / 225	882 / 118			
20	185 / 815	201 / 799	211 / 789	217 / 783	231 / 769	234 / 766	253 / 747	274 / 726	298 / 702	330 / 670	362 / 638	393 / 607	402 / 598	445 / 555	486 / 514	552 / 448	637 / 363	725 / 275	822 / 178		
15	150 / 850	163 / 837	171 / 829	176 / 824	187 / 813	189 / 811	205 / 795	222 / 778	241 / 759	267 / 733	294 / 706	319 / 681	326 / 674	361 / 639	394 / 606	447 / 553	517 / 483	588 / 412	666 / 334	810 / 190	
10	110 / 890	119 / 881	126 / 874	129 / 871	137 / 863	139 / 861	150 / 850	163 / 837	177 / 823	196 / 804	215 / 785	234 / 766	239 / 761	265 / 735	289 / 711	328 / 672	379 / 621	431 / 569	485 / 512	594 / 406	733 / 267

POTION DE TODD.

Eau-de-vie vieille...............	40 gr.
Sirop de sucre	30
Eau distillée...................	75
Teinture de cannelle...........	5

(Codex.)

POTION ALCOOLIQUE.

Alcool rectifié à 85°.............	50 gr.
Eau.............................	50
Sirop de sucre..................	30

(Gubler.)

§ 3. GLUCOSE. $C^{12}H^2O^2(H^2O^2)^5$. $[C^6H^7O(OH)^5] = 180$.
Sucre de raisin.

Distingué du sucre de canne par Lowitz.

Préparation. — 1° On prépare industriellement le glucose, en saccharifiant la fécule avec l'acide sulfurique dilué.

On verse de la fécule, délayée avec de l'eau tiède, dans une cuve en bois contenant de l'eau aiguisée de 1 0/0 d'acide sulfurique et chauffée, à la vapeur, à une température de 100 à 104°. L'addition de la fécule doit se faire peu à peu et sans abaisser la température, pour que la réaction soit instantanée et qu'il ne se forme pas d'empois. On fait bouillir environ une demi-heure, après la dernière addition de fécule, puis on sature l'acide sulfurique par le carbonate de chaux, on décante et on évapore, pour faire cristalliser.

2° Il vaut mieux invertir du sucre de canne avec de l'acide citrique, à chaud, et faire cristalliser lentement le produit; en le lavant ensuite avec de l'alcool, on a du glucose très blanc et facile à purifier. L'emploi de l'acide chlorhydrique donne un mauvais produit (*C. Méhu*).

Propriétés physiques et chimiques. — Le glucose remplit tout à la fois le rôle d'un alcool pentatomique et celui d'un aldéhyde monoatomique (*Colley*). Il cristallise, dans l'eau, en aiguilles fines, agrégées en choux-fleurs et contenant 1 molécule d'eau de cristallisation. L'alcool méthylique et l'alcool éthylique le laissent déposer à l'état anhydre. Suivant Seyberlisch et Trampedach, les solutions aqueuses rendues alcalines par le carbonate de sodium le fournissent en gros prismes également anhydres. Il se dissout dans 1,33 p. d'eau froide, dans 9,7 p. d'alcool froid d'une densité de 0,88 et dans 0,73 p. de cet alcool bouillant. Sa densité est 1,55. Sa saveur est d'abord farineuse et piquante, puis un peu sucrée. Il est inodore. Il dévie à droite le plan de polarisation : au moment où on le dissout dans l'eau, son pouvoir rotatoire est représenté par $+104°$. Ce pouvoir diminue graduellement ensuite et, en peu d'heures, la solution aqueuse récente atteint la limite : $\alpha_D = +53°,39$. Une courte ébullition ramène instantanément la déviation primitive à ce dernier chiffre.

Chauffé à 60°, il se ramollit et se déshydrate, sans fondre ; entre 70 et 80°, il subit la fusion. Les cristaux anhydres ne fondent qu'à 146°. A 170°, il perd 1 molécule d'eau et se convertit en *glucosane* $C^{12}H^{10}O^{10}$ $[C^6H^{10}O^5]$ (*Gélis*). Au-dessus de cette température, il se transforme en caramel en dégageant de l'eau, de l'acide carbonique, de l'acide acétique, etc.

Les acides minéraux étendus ne l'altèrent pas. Les acides organiques s'y combinent et donnent naissance à des éthers. Les alcalis l'oxydent facilement ; l'action est lente à froid, immédiate à l'ébullition ; il se forme de l'*acide glucique* et de l'*acide mélassique*, qui colorent en brun les liqueurs, puis de la *saccharine*, isomère du sucre de canne, infermentescible, volatile presque sans décomposition et ne réduisant pas le tartrate cupro-potassique (*Péligot*).

Le glucose réduit facilement, à l'ébullition, les sels de cuivre, de bismuth, de mercure, d'or et d'argent, surtout en présence des alcalis. La solution alcaline de tartrate de cuivre, connue sous les noms de *Liqueur de Barreswill* et de *Fehling*, est fréquemment employée à sa recherche et à son dosage.

Quand on le chauffe avec l'acide picrique en solution, il le convertit en *acide picramique*, qui est rouge. Cette réaction n'est partagée que par le sucre de lait (*Braun*).

Il forme avec le chlorure de sodium une combinaison représentée par $2C^{12}H^{12}O^{12}. NaCl + H^2O^2 [2C^6H^{12}O^6. NaCl + H^4O]$. Il ne précipite ni l'acétate de plomb basique, ni l'acétate de plomb ammoniacal; mais, si à sa solution on ajoute de l'acétate de plomb, puis de l'ammoniaque, il se dépose un glucoside plombique $C^{12}H^9Pb^3O^{12} + 2H^2O^2 [(C^6H^9O^6)^2Pb^3 + 4H^2O]$.

Soumis à l'influence de la levure de bière, il se dédouble immédiatement en alcool et en acide carbonique :

$$C^{12}H^{12}O^{12} = 2C^4H^6O^2 + 2C^2O^4. \qquad [C^6H^{12}O^6 = 2C^2H^6O + 2CO^2].$$

En même temps se forment 3 à 4 centièmes de glycérine et 0,6 à 0,7 p. 100 d'acide succinique. Le glucose peut aussi éprouver les fermentations lactique, butyrique et visqueuse.

Humecté d'eau et desséché dans le vide, il forme un hydrate représenté par $C^{12}H^{12}O^{12} + HO [2C^6H^{12}O^6 + H^2O]$ (*Jungfleisch* et *Grimbert*).

Pharmacologie. — Le glucose n'a pas encore reçu d'applications médicales. Rabuteau pense qu'on devrait le prescrire, comme aliment et même comme médicament, dans tous les cas où l'organisme n'a qu'une faible puissance de combustion. Par mesure d'économie, on a voulu, dans les établissements hospitaliers, remplacer le sucre de canne par le *sirop de fécule*, pour l'édulcoration des tisanes. On s'est vite aperçu que l'économie était illusoire, la saveur du glucose étant deux fois et demie moins sucrée que celle du sucre de canne.

Le commerce fait du glucose un élément de fraude considérable, dans la fabrication des sirops et de tous les produits sucrés. De là découle, pour le pharmacien, la nécessité de préparer lui-même tous ces produits. On a souvent recommandé de substituer le glucose au sucre de canne dans la préparation de quelques médicaments, par exemple, dans celle du sirop d'iodure de fer, qui semble alors moins altérable.

§ 4. GLYCÉRINE. $C^6H^2(H^2O^2)^3$. $[C^3H^5(OH)^3] = 92$.

Découverte, en 1779, par Scheele.

Préparation. — On retire la glycérine des corps gras extraits des végétaux et des animaux. La première est préférable à la seconde, pour les usages pharmaceutiques. L'opération se fait de deux manières :

1º On saponifie les corps gras avec un oxyde métallique (chaux, litharge), en présence de l'eau, puis on sépare la solution de glycérine du savon insoluble, et on la concentre jusqu'à ce qu'elle ait acquis une consistance de sirop.

2º On décompose les corps gras à l'aide de la vapeur d'eau surchauffée entre 288 et 315º; ce moyen est celui qui donne la glycérine la plus blanche et la plus pure.

Dans les deux cas, il y a dédoublement, par hydratation, des éthers qui constituent les corps gras et mise en liberté des acides et de la glycérine :

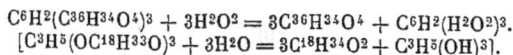

$$C^6H^2(C^{36}H^{34}O^4)^3 + 3H^2O^2 = 3C^{36}H^{34}O^4 + C^6H^2(H^2O^2)^3.$$
$$[C^3H^5(OC^{18}H^{33}O)^3 + 3H^2O = 3C^{18}H^{34}O^2 + C^3H^5(OH)^3].$$

On sépare les acides gras de l'eau qui les baigne et, par évaporation, celle-ci abandonne la glycérine qu'elle tenait dissoute.

Purification. — La glycérine du commerce est rarement pure. Elle renferme, le plus souvent, de petites quantités de *matières azotées*, d'*acides gras volatils* et de *substances grasses non saponifiées*.

Pour la purifier, on la dissout dans deux fois son volume d'eau et on y délaie le quart de son poids de litharge finement pulvérisée. On fait digérer le tout au bain-marie, pendant plusieurs jours, en agitant fréquemment. Pendant cette digestion, les acides et les matières azotées s'unissent à l'oxyde de plomb et la saponification des matières grasses est complétée.

On s'assure que la purification est terminée, en faisant passer un courant d'acide sulfhydrique dans un peu de liquide filtré, que l'on porte ensuite à l'ébullition. On traite alors la glycérine par l'éther; elle ne doit rien céder à ce dissolvant.

Quand la pureté est absolue, on filtre tout le liquide et on le sursature par l'hydrogène sulfuré, afin de précipiter l'oxyde de plomb dissous. On filtre de nouveau, pour séparer le sulfure de plomb, puis on concentre à feu nu, jusqu'à ce qu'un thermomètre plongé dans le liquide marque 150 ou 160°. Si la glycérine est colorée, on la distille dans le vide (*Berthelot*).

Propriétés physiques et chimiques. — La glycérine est un alcool triatomique, liquide, sirupeux et cristallisable. Incolore et inodore à froid, elle offre une odeur particulière quand on la chauffe. Sa densité est 1,26 à + 15°. Refroidie à − 40°, elle devient presque solide et ressemble à une gomme. Si on la maintient longtemps à 0°, elle cristallise en prismes orthorhombiques, fusibles à 20°. Elle est hygrométrique, insoluble dans l'éther, le chloroforme, les huiles fixes et les essences. Sa saveur est sucrée.

Elle bout à 290° (*Gerlach*) et commence à se décomposer aussitôt: il se produit de la glycérine anhydre ou *diglycéride* $C^{12}H^{14}O^{10}$ [$C^6H^{14}O^5$], de l'acroléine $C^6H^4O^2$ [C^3H^4O], etc. L'acide azotique la change en *acide glycérique* $C^6H^6O^8$ [$C^3H^6O^4$], ou en acides carbonique et oxalique, suivant qu'il est étendu ou concentré. Elle forme, avec les acides, des éthers (*glycérides*), dont le nombre est considérable (*Berthelot*): l'acide chlorhydrique fournit des *chlorhydrines*, l'acide acétique des *acétines*, l'acide butyrique des *butyrines*, etc. En sa qualité d'alcool triatomique, elle peut s'unir à 3 molécules d'acides monobasiques et à des quantités équivalentes d'acides polybasiques:

$$C^6H^2(H^2O^2)^3 + 3HCl = C^6H^5Cl^3 + 3H^2O^2. \qquad [C^3H^8O^3 + 3HCl = C^3H^5Cl^3 + 3H^2O].$$

L'acide oxalique fait exception à la loi commune; il se décompose en présence de la glycérine (V. *Acide oxalique*).

Chauffée avec la potasse caustique, à 200°, elle donne de l'acétate et du formiate de potassium:

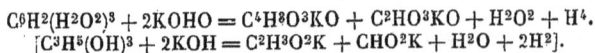

$$C^6H^2(H^2O^2)^3 + 2KOHO = C^4H^8O^3KO + C^2HO^2KO + H^2O^2 + H^4.$$
$$[C^3H^5(OH)^3 + 2KOH = C^2H^3O^2K + CHO^2K + H^2O + 2H^2].$$

C'est un dissolvant dont le pouvoir est très étendu; elle dissout les oxydes métalliques, les acides et les bases végétales, la fécule, le sucre, la gomme, un grand nombre de sels, quelques métalloïdes, etc. La tableau ci-après, extrait de la thèse de M. Surun, sur la glycérine, indique le coefficient de solubilité, dans ce liquide, des médicaments le plus employés.

100 PARTIES DE GLYCÉRINE DISSOLVENT :			
Brome...................	T. P. (1)	Arséniate de potassium....	50.00
Iode....................	1.90	Ammoniaque..............	T. P.
Soufre.................	0.10	Potasse caustique.........	—
Phosphore	0.20	Soude caustique..........	—
Bromure de potassium...	25.00	Carbon¹ᵉ neutre de sodium.	98.00
Iodure de potassium.....	40.00	Bicarbonate de sodium.....	8.00
— ferreux..........	T. P.	Carbonate d'ammoniaque..	20.00
Monosulfure de sodium..	—	Borate de sodium.........	60.00
Persulfure de potassium.	25.00	Alun...................	40.00
Cyanure de potassium....	32.00	Sulfate de fer...........	25.00
— de mercure....	27.00	— de zinc.........	35.00
Chlorure d'ammonium....	20.00	— de cuivre........	30.00
— de sodium......	20.00	Azotate d'argent..........	T. P.
— de baryum......	10.00	— acide de mercure..	—
— de zinc........	50.00	Acétate neutre de plomb..	20.00
— d'antimoine.....	T.P.	Emétique...............	5.50
— ferrique........	—	Tartrate de potass. et de fer.	8.00
— mercurique......	7.50	Lactate de fer............	16.00
Chlorate de potassium...	3.50	Tannin.................	50.00
Acide arsénieux..........	20.00	Sulfate de quinine........	2.75
— arsénique..........	20.00	— de cinchonine.....	6.70
— sulfurique	T.P.	— d'atropine.......	33.00
— azotique...........	—	— de strychnine.....	22.50
— phosphorique.......	—	Chlorhydrate de morphine.	20.00
— chlorhydrique......	—	Codéine...............	T. P.
— acétique...........	—	Morphine...............	0.45
— tartrique..........	—	Quinine................	0.50
— citrique............	—	Cinchonine.............	0.50
— lactique............	—	Atropine	3.00
— oxalique..........	15.00	Strychnine	0.25
— borique..........	10.00	Brucine	2.25
Arséniate de sodium.....	50.00	Vératrine...............	1.00

Les ferments d'origine animale dédoublent lentement la glycérine en alcool ordinaire, en acide carbonique, en acide butyrique et probablement en acide lactique, avec perte d'hydrogène :

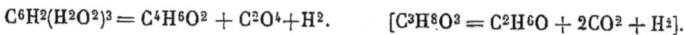

$$C^6H^2(H^2O^2)^3 = C^4H^6O^2 + C^2O^4 + H^2. \qquad [C^3H^8O^3 = C^2H^6O + 2CO^2 + H^2].$$

Le *bacillus butylicus* la transforme en *alcool butylique* normal :

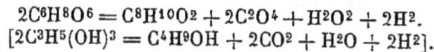

$$2C^6H^8O^6 = C^8H^{10}O^2 + 2C^2O^4 + H^2O^2 + 2H^2.$$
$$[2C^3H^5(OH)^3 = C^4H^9OH + 2CO^2 + H^2O + 2H^2].$$

Elle s'oppose à la précipitation de quelques oxydes métalliques par la potasse.

Essai. — Lorsqu'elle est pure, la glycérine est entièrement volatile, dénuée d'odeur et de saveur désagréables. Elle n'altère pas la couleur du tournesol; elle ne précipite ni le chlorure de baryum, ni l'oxalate d'ammonium; elle n'est colorée ni par l'hydrogène sulfuré, ni par le nitrate d'argent. Ces réactions négatives indiquent qu'elle ne contient ni *acides libres*, ni *chlore*, ni *chlorures métalliques*, ni *chaux*, ni *plomb*.

On a conseillé aussi de la mélanger avec son volume d'acide sulfurique à 1,84. Il y a élévation de température et le liquide prend une teinte brunâtre; mais il reste limpide et il ne laisse point échapper de gaz si la glycérine est pure; tandis que la glycérine impure fournit un dégagement gazeux plus ou moins abondant.

(1) Soluble en toutes proportions.

Pour savoir si elle renferme de l'*acide butyrique*, on la chauffe avec un peu d'alcool et d'acide sulfurique; il se produit, dans l'affirmative, de l'éther butyrique, dont l'odeur de fraise est caractéristique (*Perutz*).

La fraude mélange parfois à la glycérine des *sirops de glucose*, de *sucre* ou de *miel*, dont l'existence peut être accusée de plusieurs manières : 1° on agite la glycérine avec son volume de chloroforme; le liquide se sépare en deux couches, dont l'une, supérieure, est formée par la glycérine et l'eau du sirop, et l'autre, inférieure, par le chloroforme, au milieu duquel nage le sucre qui s'est précipité (*Bolley*); 2° quand on chauffe la glycérine avec un alcali caustique, elle ne change pas si elle est pure, mais elle brunit si elle est mêlée de sucre; 3° la glycérine n'a pas d'action sur la lumière polarisée; les sucres, au contraire, la dévient dans un sens ou dans l'autre.

Le densimètre fait connaître la présence de l'*eau* et sa proportion, au moyen de la table ci-dessous, établie par Fuchs :

DENSITÉS.	PROPORTION d'eau.	DENSITÉS.	PROPORTION d'eau.	DENSITÉS.	PROPORTION d'eau.	DENSITÉS.	PROPORTION d'eau.	DENSITÉS.	PROPORTION d'eau.
1.266	0	1.230	11	1.199	21	1.167	31	1.141	41
1.263	1	1.227	12	1.196	22	1.164	32	1.139	42
1.260	2	1.224	13	1.193	23	1.161	33	1.136	43
1.256	3	1.221	14	1.190	24	1.158	34	1.133	44
1.253	4	1.217	15	1.187	25	1.155	35	1.130	45
1.250	5	1.214	16	1.181	26	1.152	36	1.128	46
1.246	6	1.211	17	1.178	27	1.150	37	1.125	47
1.243	7	1.208	18	1.175	28	Manque.	38	1.122	48
1.240	8	1.205	19	1.172	29	1.147	39	1.120	49
1.237	9	1.202	20	1.169	30	1.144	40	1.117	50
1.233	10								

On a signalé l'*arsenic* dans les glycérines allemandes. On le reconnaît en jetant un fragment de zinc pur dans un mélange de 2 c. c. de glycérine et de 3 c. c. d'acide chlorhydrique officinal. Le gaz qui se dégage forme, sur un papier imprégné d'une solution de nitrate d'argent, une tache *jaune*, qui noircit au contact de l'eau (*Vulpius*).

Pharmacologie. — La glycérine est un médicament de date récente. Préconisée d'abord en Angleterre et en Amérique, vers 1846, elle a pris, en France, une place définitive dans la thérapeutique, depuis les travaux publiés par Cap, en 1852. On l'emploie à l'intérieur et plus fréquemment encore à l'extérieur. Elle sert à préparer une foule de topiques, nommés par Cap *glycérolés* et *glycérats*, suivant qu'ils sont liquides ou demi-solides, et dont le Codex ne fait qu'un seul groupe, sous la dénomination de *glycérés*.

Il faut bannir avec soin de l'officine les glycérines incomplètement puri-fiées, qui sont acides et odorantes. Celles qui ont une origine végétale méritent la préférence, lorsque d'ailleurs les réactifs n'y révèlent la présence d'aucune substance étrangère.

On prépare en Angleterre, en saponifiant l'huile de palme par la vapeur d'eau surchauffée vers 300°, une *glycérine* dite *de Price*, dont la pureté est irréprochable. Ce produit a été pendant longtemps sans rival; mais, depuis plusieurs années, l'industrie française fabrique des glycérines qui peuvent soutenir la comparaison avec celle de Price et qu'on peut introduire dans tous les médicaments.

Si pure qu'elle soit, du reste, la glycérine est toujours irritante et ne saurait être appliquée sur toutes les surfaces malades indistinctement. En outre, elle est toxique, de même que tous les alcools, et ne peut être administrée à l'intérieur à dose très élevée.

§ 5. LÉVULOSE. $C^{12}H^{12}O^{12}$ $[C^6H^{12}O^6]=180$.
Sucre incristallisable.

Préparation. — 1° On peut extraire le lévulose du suc des fruits acides ou, mieux, du sucre interverti préparé artificiellement.

10 p. de ce sucre sont triturées avec 6 p. de chaux hydratée et 100 p. d'eau; la masse devient pâteuse et se trouve composée de *glucosate de calcium* liquide, et de *lévulosate de calcium*, qui est solide. On exprime, pour séparer ce dernier, que l'on dissout et que l'on décompose ensuite par l'acide oxalique. Par évaporation du liquide filtré, on obtient le lévulose.

2° L'inuline, chauffée à 100° avec de l'eau contenant 5 0/0 d'acide sulfurique, donne également du lévulose, que l'on retire, par évaporation dans le vide, après saturation de l'acide sulfurique au moyen de la baryte.

Propriétés physiques et chimiques. — Le lévulose ne doit pas être appelé *sucre incristallisable;* il cristallise nettement en longues aiguilles brillantes, lorsqu'on le déshydrate par des lavages à l'alcool absolu (*Jungfleisch* et *Lefranc*). Densité : 1,61. Il est soluble dans l'eau et dans l'alcool faible, presque insoluble dans l'alcool absolu. Sa saveur est plus sucrée que celle du glucose. Il dévie à gauche le plan de polarisation : $\alpha_j = -106°$, à la température de $+15°$; son pouvoir diminue avec l'élévation de la température; à 90°, il n'est plus que de $-53°$. Ce caractère distingue le lévulose de tous les autres sucres.

Il fond à 95°. Une plus haute température le déshydrate et le convertit en *lévulosane* $C^{12}H^{10}O^{10}$ $[C^6H^{10}O^5]$ (*Gélis*). Il est plus rapidement altéré que le glucose par la chaleur et par les acides, et plus lentement que lui par les alcalis et par les ferments. Il réduit la liqueur cupro-potassique et possède, en général, les propriétés chimiques du glucose. Son pouvoir réducteur, différent de celui du glucose, est de 9,44 équivalents de cuivre pour une molécule de lévulose (*Jungfleisch et Grimbert*).

Pharmacologie. — Le lévulose existe dans tous les sucs de fruits acides parvenus à maturité et dans le miel. Il n'est pas employé isolément en pharmacie, mais il est associé au glucose dans le *sucre interverti.*

Le *sucre interverti* (ou *inverti*) se trouve, à l'exclusion des autres sucres, dans les raisins, les figues, les groseilles à maquereau et les cerises. Dans les abricots, les ananas, les citrons, les prunes, les framboises, etc., il est accompagné de sucre de canne. Il est formé de parties égales de glucose et de lévulose, et il peut être préparé comme il est dit à propos de ce dernier. Il est lévogyre : $\alpha_j = -25°$, à la température de 15°; à 50°, son pouvoir rotatoire a diminué de moitié; à 90°, ce pouvoir est nul; au-dessus, il change de signe, le sucre interverti est alors dextrogyre, le glucose seul manifestant ses propriétés optiques, à cette température. Il subit toutes les modifications que le glucose et le lévulose éprouvent par la chaleur, les acides, les alcalis, les ferments, la liqueur de Fehling, etc. Mais son pouvoir réducteur correspond à 9,77 équivalents de cuivre pour 1 molécule de sucre inverti.

Le sucre interverti fait partie de tous les médicaments que l'on prépare avec les sucs de fruits acides et avec le miel. Il importe de bien connaître les influences chimiques qui peuvent amener son altération, lorsqu'on manipule ces médicaments.

§ 6. MANNITE. $C^{12}H^{14}O^{12}[C^6H^{14}O^6] = 182.$

Découverte par Proust, en 1806.

Préparation. — 1° On extrait la mannite de la manne, au moyen de l'eau :

Manne..	1000 gr.
Eau distillée..	1000
Blanc d'œuf..	N° 1

On fait dissoudre la manne dans l'eau, après avoir battu celle-ci avec le tiers d'un blanc d'œuf; on ajoute ensuite le reste du blanc d'œuf et on porte à l'ébullition, que l'on maintient pendant quelques minutes. On passe à travers une chausse de laine; par le refroidissement, il se dépose des cristaux colorés de mannite.

On purifie ces cristaux en les dissolvant dans l'eau bouillante et en les décolorant par le charbon animal. La liqueur, filtrée, donne de la mannite pure.

2° Au lieu d'eau, on peut faire agir sur la manne l'alcool faible. On filtre et on fait bouillir avec du charbon animal; on filtre de nouveau et on laisse cristalliser la mannite.

Propriétés physiques et chimiques. — La mannite cristallise en prismes rhomboïdaux droits très déliés, d'une saveur à peine sucrée. Pour la dissoudre, à froid, il faut 6,5 p. d'eau, 80 p. d'alcool à 90° et 1400 p. d'alcool absolu. L'éther ne la dissout pas. Elle offre un pouvoir rotatoire gauche très faible : $\alpha_D = -0°,15'$ (*Bouchardat*). Elle fond à 166°. A 200°, elle perd une molécule d'eau et se change en *mannitane* $C^{12}H^{12}O^{10}[C^6H^{12}O^5]$. Au-dessus de 250°, elle se boursoufle et se décompose.

En présence du noir de platine, elle est convertie en *acide mannitique* $C^{12}H^{12}O^{14}[C^6H^{12}O^7]$. L'acide azotique la transforme en *acide saccharique* $C^{12}H^{10}O^{16}[C^6H^{10}O^8]$, s'il est dilué, et en acide oxalique, s'il est concentré.

La mannite se combine aux acides, pour former des composés analogues aux corps gras neutres. Elle s'unit aussi aux bases puissantes. Elle ne réduit pas le tartrate cupro-potassique et ne fermente pas facilement. Cependant, au bout de quelques semaines, les ferments azotés la dédoublent.

en alcools éthylique et butylique et en acides lactique, acétique, butyrique, carbonique, etc.

Pharmacologie. — On a considéré, pendant quelque temps, la mannite comme un purgatif d'une valeur équivalente à celle de la manne. Mais l'expérience a contredit bien des fois cette manière de voir. La mannite est à peine laxative et ne peut être regardée comme le principe actif de la manne. Elle est peu usitée en pharmacie.

DÉRIVÉS ALCOOLIQUES.

§ 1. BROMOFORME. C^2HBr^3. $[CHBr^3] = 253$.

Découvert par Löwig, en 1832.

Préparation. — 1° Dans une solution refroidie de soude caustique dans son poids d'alcool méthylique, on verse du brome jusqu'à coloration du mélange. Du bromoforme se sépare au bout de quelque temps; on l'isole, on le lave avec une solution de carbonate neutre de sodium au centième, on le sèche sur du chlorure de calcium et on le distille en ne conservant que ce qui passe à 150°.

2° M. Denigès ajoute 20 cc. de brome à 100 cc. de lessive des savonniers étendue d'un même volume d'eau, puis de l'acétone, jusqu'à décoloration du mélange (environ 10 cc.). Le bromoforme se sépare presque pur; on le lave et on le rectifie comme ci-dessus. Le rendement n'est que de 65 p. 100 du rendement théorique, par suite de la formation de bromate et de bromure alcalin.

Propriétés physiques et chimiques. — Liquide incolore, doué d'une saveur douce et d'une odeur analogue à celle du chloroforme. Densité 2,90 à 15° (*Denigès*). Il ne se dissout pas dans l'eau, mais il est très soluble dans l'alcool, l'éther et les essences. Il bout à 150°. La lumière le décompose. Soumis à l'ébullition, avec une liqueur alcaline, il est dédoublé comme le chloroforme.

Essai. — Analogue à celui du chloroforme.

Pharmacologie. — Le bromoforme a les propriétés médicinales du chloroforme, à un degré plus élevé. Il est tellement anesthésique, qu'on ose à peine s'en servir, pour provoquer le sommeil dans les opérations. On l'utilise surtout comme calmant, dissous dans l'alcool et mélangé à une potion, ou dissimulé dans une perle gélatineuse.

§ 2. CHLOROFORME. C^2HCl^3. $[CHCl^3] = 119,5$.

Le chloroforme a été découvert en France par Soubeiran, en 1831, et presque en même temps, en Allemagne, par Liebig.

Préparation. 1° *Procédé de Soubeiran.* — On le prépare en traitant l'alcool par le chlorure de chaux sec, en présence de la chaux :

Eau..	40000 gr.
Chaux vive................................	5000
Chlorure de chaux sec....................	10000
Alcool à 90°..............................	1500

On introduit l'eau dans la cucurbite d'un alambic, on y ajoute la chaux préalablement délitée et le chlorure de chaux délayé dans l'eau. On chauffe le mélange à 40°, on y verse l'alcool et on porte graduellement à l'ébullition. Le liquide commence bientôt à distiller, on ralentit alors le feu et on abandonne l'opération à elle-même. Lorsqu'elle est terminée, on trouve dans le récipient un liquide formé de deux couches, dont l'inférieure est en grande partie constituée par du chloroforme. On sépare celle-ci de la couche surnageante, par décantation; on lave le liquide avec de l'eau, pour lui enlever tout l'alcool qu'il contient, puis on l'agite avec du carbonate de potassium, pour le débarrasser du chlore en excès. Enfin on le met en contact, pendant 24 heures, avec du chlorure de calcium bien sec, et on distille à une douce chaleur, en ayant soin de ne pas pousser l'opération trop loin (*Codex*).

La production du chloroforme, dans ces conditions, s'explique par la métamorphose de l'alcool en chloral :

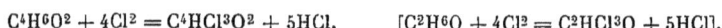

$$C^4H^6O^2 + 4Cl^2 = C^4HCl^3O^2 + 5HCl. \qquad [C^2H^6O + 4Cl^2 = C^2HCl^3O + 5HCl].$$

Puis, la chaux dédouble le chloral en formiate et en chloroforme :

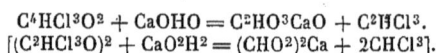

$$C^4HCl^3O^2 + CaOHO = C^2HO^3CaO + C^2HCl^3.$$
$$[(C^2HCl^3O)^2 + CaO^2H^2 = (CHO^2)^2Ca + 2CHCl^3].$$

Le gaz qui se dégage, pendant la préparation, est de l'oxygène pur et le boursouflement est dû, exclusivement, à la vaporisation du chloroforme.

2° La plus grande difficulté de la préparation du chloroforme réside dans la quantité de liquide prescrite pour cette opération et, par suite, dans les dimensions de l'alambic susceptible de la contenir.

M. A. Brunet remédie à cet inconvénient, en réduisant la proportion de l'eau à celle qui est nécessaire pour faire, avec les autres substances, une pâte de consistance molle. On introduit la pâte dans une grande cornue de verre, que l'on peut remplir aux deux tiers de sa capacité. On chauffe doucement et, si la réaction devient trop violente, on refroidit un peu la cornue avec de l'eau. En opérant ainsi, l'auteur n'a jamais observé de boursouflement assez fort pour faire passer dans le récipient les substances renfermées dans la cornue.

3° On peut obtenir du chloroforme en faisant agir les alcalis hydratés sur l'acide trichloracétique ou sur les trichloracétates; il y aussi formation d'un bicarbonate alcalin :

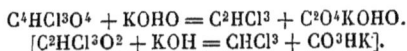

$$C^4HCl^3O^4 + KOHO = C^2HCl^3 + C^2O^4KOHO.$$
$$[C^2HCl^3O^2 + KOH = CHCl^3 + CO^3HK].$$

4° On le prépare encore en traitant directement le chloral par les alcalis; on obtient un formiate et du chloroforme :

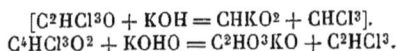

$$[C^2HCl^3O + KOH = CHKO^2 + CHCl^3].$$
$$C^4HCl^3O^2 + KOHO = C^2HO^3KO + C^2HCl^3.$$

Purification. CHLOROFORME OFFICINAL. *Procédé de J. Personne et de M. J. Regnault.* — Le chloroforme obtenu par le procédé du *Codex* contient souvent de l'*alcool*, du *chloral* (*Personne*) et des produits qui brunissent au contact de l'acide sulfurique concentré.

Pour le purifier, on le fait macérer, pendant deux jours et en agitant souvent, avec un centième de son poids d'acide sulfurique à 1,84. On essaie le chloroforme qui surnage et, s'il se colore avec l'acide sulfurique, on y ajoute une nouvelle quantité de cet acide. Après ce traitement, on décante et on laisse le chloroforme en contact, pendant vingt-quatre heures, avec 3 p. 100 de lessive des savonniers, en agitant de temps à autre.

Le liquide alcalin est ensuite introduit dans le bain-marie d'un alambic et distillé avec 5 p. 100 d'huile d'œillette, qu'on y mélange avec soin, par agitation. Le produit distillé est additionné de 5 p. 100 de chlorure de calcium fondu et concassé. On laisse en contact pendant 24 heures, on décante et on distille, au bain-marie, en séparant le premier et le dernier dixième, qui sont réservés pour une opération nouvelle (*Codex*).

La soude intervient, dans la purification du chloroforme, pour décomposer le chloral. Le rôle de l'huile est de s'emparer ensuite de la soude et d'empêcher qu'elle n'agisse sur le chloroforme.

Propriétés physiques et chimiques. — Le chloroforme est un liquide neutre aux réactifs colorés, très mobile, d'une odeur éthérée, dont la saveur est piquante et sucrée. Sa densité, à 18°, est 1,50. Il bout à 60°,8. Un litre d'air, saturé de vapeur de chloroforme, en contient un peu plus de 1 gr., à +20°, et près de 2 gr., à +30°. Il se dissout dans environ 100 fois son poids d'eau et, en toutes proportions, dans l'alcool et dans l'éther. Il dissout le soufre, l'iode, le phosphore, les résines, les corps gras, un grand nombre d'alcaloïdes et, en général, les matières organiques riches en carbone.

Si l'on fait arriver un courant d'air humide sur du chloroforme placé dans une petite capsule plate, on obtient une masse neigeuse et le thermomètre s'abaisse à —13°. Le mélange d'eau et de chloroforme, maintenu dans la glace fondante, donne un hydrate cristallisé, fusible à 1°,6 et qui a pour composition $C^2HCl^3 + 36HO$ [$CHCl^3 + 18H^2O$] (*Chancel* et *Parmentier*).

L'influence combinée de l'air et de la lumière le décompose très rapidement (*J. Regnault*). Il supporte une température élevée sans être altéré; il brûle difficilement, en produisant une flamme fuligineuse et beaucoup d'acide chlorhydrique. Le chlore le transforme en perchlorure de carbone C^2Cl^4. [CCl^4]. L'acide azotique l'attaque avec peine.

La potasse en solution alcoolique le convertit, à l'ébullition, en formiate et en chlorure de potassium :

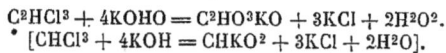

$$C^2HCl^3 + 4KOHO = C^2HO^3KO + 3KCl + 2H^2O^2.$$
$$[CHCl^3 + 4KOH = CHKO^2 + 3KCl + 2H^2O].$$

Il réduit aisément, à froid, le tartrate cupro-potassique, fait qu'il ne faut pas perdre de vue, lorsqu'on recherche le glucose dans l'urine d'un malade soumis à l'influence du chloroforme, et qui peut aider à constater la présence de ce dernier dans un liquide quelconque (*E. Baudrimont*).

Chauffé légèrement avec une solution alcoolique d'éthylamine, il forme une carbylamine reconnaissable à son odeur désagréable (*A. Gautier*).

Essai. — Le chloroforme mal purifié peut contenir de l'*alcool*, de l'*acide chlorhydrique*, du *chlore*, de l'*aldéhyde*, de l'*acide chloroxycarbonique*, des dérivés *chlorés: butyliques, propyliques* ou *amyliques*.

Plusieurs moyens permettent de reconnaître la présence de l'*alcool:*

a. On agite le chloroforme avec de l'*eau distillée*: il devient opalescent, s'il contient de l'alcool; dans le cas contraire, il reste limpide;

b. On ajoute au chloroforme un peu de *nitrosulfure de fer;* le sel ne se dissout, en donnant une teinte *jaune* au liquide, que si ce dernier est alcoolique (*Roussin*);

c. 1 à 2 milligr. de *bleu d'aniline* ou de *fuchsine*, agités avec 2 c. cubes de chloroforme, pendant 4 à 5 minutes, colorent en *bleu* ou en *rouge* le chloroforme alcoolique, tandis qu'ils ne modifient pas le chloroforme pur (*J. Regnauld*).

L'*acide chlorhydrique* et le *chlore* sont accusés par le nitrate d'argent, qu'ils précipitent en blanc. En outre, le chloroforme acide rougit le tournesol; chargé de chlore libre, il le décolore.

Les *dérivés chlorés* des homologues de l'alcool éthylique *brunissent* quand, au chloroforme qui en contient, on ajoute de l'acide sulfurique.

Pour attester la présence de l'*aldéhyde*, on chauffe le chloroforme avec de la potasse caustique, qui lui communique aussitôt une teinte *jaune* ou *brune*, ou avec de l'*oxyde d'argent hydraté*, lequel se trouve réduit, s'il y a de l'adéhyde.

Un essai très simple, recommandé par M. J. Regnauld, consiste à laisser évaporer quelques gouttes de chloroforme sur une feuille de papier plié : s'il est pur, il exhale jusqu'à la fin une odeur suave; dans le cas contraire, les dernières vapeurs sont irritantes ou nauséeuses.

Les recherches du point d'ébullition et de la densité donnent aussi d'utiles indications.

Pharmacologie. — Les propriétés anesthésiques du chloroforme ne sont connues que depuis 1847 et c'est à Simpson, d'Édimbourg, que revient l'honneur d'avoir doté la médecine de ce précieux auxiliaire.

Ce médicament est principalement employé pour supprimer la douleur, pendant les opérations chirurgicales. On l'administre aussi à l'intérieur, en qualité d'antispasmodique. On le fait prendre quelquefois dans des capsules gélatineuses; mais, en raison de ses propriétés irritantes, il vaut mieux le délayer dans l'eau, dans un sirop ou dans une potion. Il est si peu soluble dans l'eau, que souvent l'on a peine à le dissoudre dans les potions. Pour y réussir d'une manière certaine, M. Sallefrangie conseille de le mélanger à 8 fois plus d'alcool à 90°, avant de l'introduire dans la potion. M. Murdock préfère le dissoudre dans 3 fois son poids de glycérine; dès que la solution est complète, on peut la mélanger à telle quantité d'eau que l'on désire, sans précipiter le chloroforme.

Appliqué sur la peau, le chloroforme détermine une irritation vive, qui peut aller jusqu'à la vésication ; et, s'il est longtemps maintenu au contact, il produit l'anesthésie locale. Pour utiliser ces effets, on emploie le chloroforme seul ou divisé dans une pommade ou dans un liniment.

Lorsque le chloroforme est destiné à produire l'anesthésie, sa pureté doit être absolue; car les dangers inhérents à son inhalation peuvent être aggravés par la présence de corps étrangers. Le pharmacien doit donc veiller avec le plus grand soin à ne délivrer que du chloroforme irréprochable.

L'altération spontanée de ce médicament, à la lumière solaire, a été affirmée et niée tour à tour et diversement interprétée. Personne l'avait attribuée à la présence d'un peu de chloral, qui, anhydre ou hydraté, dégage sans cesse du chlorure de carbonyle. M. J. Regnauld s'est assuré que le chloral n'a ici aucun rôle. La décomposition du chloroforme est uniquement due à l'action de l'oxygène atmosphérique, secondée par la lumière solaire. La radiation lumineuse n'a pas d'influence nuisible, quand elle agit seule; elle n'est que l'excitateur de la transformation opérée par l'oxygène, transformation qui est d'autant plus rapide que le médicament est plus pur. Il a suffi de deux jours en été, de cinq jours en hiver, pour que le chloroforme devînt impur, dans les conditions précitées; et même une fraction du liquide, exposée pendant une demi-journée seulement à la lumière diffuse et maintenue ensuite à l'obscurité, était altérée environ un mois après.

On peut préserver le chloroforme de toute décomposition en y mélangeant un millième de son poids d'alcool éthylique, d'éther ordinaire ou de toluène. L'agent conservateur le plus recommandable à tous égards est l'alcool éthylique, indiqué d'abord par Kump et préconisé depuis par M. J. Regnauld. Son efficacité s'est montrée durable pendant plus de quinze mois.

EAU CHLOROFORMÉE.

Chloroforme pur.............. 40 gr.
Eau distillée................. 2000

On agite énergiquement les deux liquides, dans un flacon à l'émeri, à quatre ou cinq reprises pendant une demi-heure. On laisse au repos, pendant trois ou quatre heures, et on décante alors l'eau transparente, *sans laisser passer la moindre trace de chloroforme* (Lasègue et J. Regnauld).

Ce médicament, conseillé par Nathalis Guillot en 1844, est un sédatif stable et inoffensif lorsqu'il ne contient pas de chloroforme indissous. Dans le cas contraire, il est irritant, parce que l'eau ne s'oppose pas à la décomposition du chloroforme. On l'emploie seul ou comme excipient des potions calmantes.

LINIMENT AU CHLOROFORME.

Chloroforme.................... 10 gr.
Huile d'amande douce,.......... 90
(*Codex.*)

POMMADE AU CHLOROFORME.

Chloroforme rectifié.......... 10 gr.
Cire blanche.................. 5
Axonge....................... 85
(*Codex.*)

POTION AU CHLOROFORME.

Chloroforme.................... 1 gr.
Glycérine pure................. 3
Eau distillée................. 100
— — de laurier-cerise... 10
Sirop simple.................. 30

§ 3. IODOFORME. C^2HI^3. [CHI^3] = 494.

Découvert par Sérullas, en 1824.

Préparation. — 1° *Procédé de Bouchardat*. On fait agir de l'iode sur l'alcool, en présence du carbonate de potassium :

Iode .... 20 gr.
Carbonate de potassium............................. 20
Alcool à 84°.. 50
Eau.. 150

Le tout est chauffé doucement, dans un matras placé au bain-marie. Quand la liqueur est décolorée, on ajoute un peu d'iode, on chauffe de nouveau et on renouvelle les additions d'iode, tant que la solution se décolore. S'il reste, à la fin, de l'iode en excès, on le sature avec un peu de potasse caustique. On filtre la liqueur refroidie, on lave l'iodoforme et on le sèche à l'air libre. Cette méthode fournit un poids d'iodoforme égal au sixième de l'iode employé. Les eaux mères contiennent un mélange d'iodure et d'iodate de potassium, qu'on peut convertir totalement en iodure, comme il a été dit à propos de ce sel.

2° On chauffe à 40°, dans un matras, jusqu'à dissolution :

Iode... 10 gr.
Alcool à 90°..................................... 60

On verse, peu à peu, le liquide dans une solution de chlorure de chaux. Le mélange prend une teinte rouge, qu'il perd par l'agitation ; quand il est décoloré, on y ajoute encore un peu de solution iodée et l'on renouvelle les affusions, jusqu'à ce que la décoloration ne se produise plus. On recueille, après refroidissement, le précipité d'iodoforme et d'iodate de calcium qui s'est déposé, puis on le traite par l'alcool à 90° bouillant, qui enlève l'iodoforme et le laisse ensuite cristalliser.

3° L'iodoforme se produit encore, quand on chauffe avec l'iode et les carbonates alcalins, ou les hypochlorites, l'éther, l'esprit de bois, le glucose, le sucre de canne, la gomme, la dextrine, l'albumine, les essences de térébenthine, de thym, de lavande, etc. Celui que l'on obtient avec les essences conserve une odeur, qui le rend impropre aux usages pharmaceutiques.

4° L'acétone fournit, par l'action de l'iodure et de l'hypochlorite de potassium, une quantité d'iodoforme très voisine du rendement théorique (*Suilliot* et *Raynaud*). Il se forme d'abord un hypo-iodite alcalin :

$$ClO.KO + KI = KCl + IO.KO. \qquad [ClOK + KI = KCl + IOK].$$

Puis l'hypo-iodite réagit sur l'acétone en produisant de l'iodoforme :

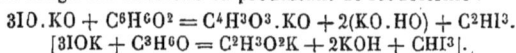

$$3IO.KO + C^6H^6O^2 = C^4H^3O^3.KO + 2(KO.HO) + C^2HI^3.$$
$$[3IOK + C^3H^6O = C^2H^3O^2K + 2KOH + CHI^3].$$

Propriétés physiques et chimiques. — L'iodoforme cristallise en prismes hexagonaux d'un jaune clair et d'une odeur vive, qui ressemble à l'odeur affaiblie du safran. Sa densité est 2,05. Il est insoluble dans l'eau, soluble dans 80 p. d'alcool à 90° froid, dans 12 p. d'alcool bouillant, dans 6 p. d'éther, dans le chloroforme, dans le sulfure de carbone, dans les huiles fixes et dans les huiles volatiles.

Toutes ces dissolutions sont décomposées par la lumière ; de l'iode est mis en liberté (*Coreil, Carles*). Lorsqu'elles ne sont pas promptement colorées, c'est que l'iodoforme contient des traces d'hydroquinone, de pyrogallol, d'aniline, d'aldéhyde, etc. (*Fischer*).

Le chlore le convertit en chloroforme et en perchlorure de carbone. Lorsqu'il est mélangé au calomel, il est décomposé par la lumière solaire (*Beudiner*).

Il se volatilise au-dessous de 100°, sans décomposition, et il fond vers 120°. Quand on le chauffe au-dessus de cette température, il se décompose. La potasse caustique le transforme, à chaud, en formiate de potassium.

Essai. — L'iodoforme du commerce est parfois impur ; en outre, on a signalé sa falsification par l'*acide picrique*.

Pour savoir s'il est pur, M. Agema conseille de l'agiter avec de l'eau ; le liquide filtré, mis en contact pendant 24 heures, avec une solution alcoolique de nitrate d'argent, donne un trouble *grisâtre* à peine sensible, si le produit est pur ; un dépôt *noir* d'argent réduit, s'il est impur.

Mêlé d'*acide picrique*, il colore l'eau en *jaune ;* la solution devient d'un *brun rouge*, en présence du cyanure de potassium au bout de 10 minutes, puis elle laisse déposer de l'isopurpurate de potassium (*J. Biel*).

Pharmacologie. — L'iodoforme a été introduit dans la thérapeutique par Bouchardat, comme iodique et comme anesthésique local. Glower lui a fait la réputation d'un antiseptique puissant.

Quand on l'administre à l'intérieur, il est rapidement décomposé; son action physiologique ne diffère pas de celle de l'iode. Il est habituellement administré en pilules.

Employé comme remède externe, il ne cause aucune irritation ; il produit, au contraire, sur les plaies, une anesthésie marquée. On le prescrit alors sous de multiples formes : poudre, glycéré, pommade, etc. Son usage est quelquefois suivi d'une intoxication difficile à conjurer, ce médicament n'ayant pas de véritable antidote.

Son odeur pénétrante et désagréable est parfois un obstacle à son emploi. On a proposé de le désodoriser en le mélangeant à 5 p. 100 de goudron de bois (*Konya* et *Négel*), ou à du café, soit en poudre, soit digéré avec de l'axonge ou de la vaseline. Ce dernier moyen, excellent au premier abord, n'a qu'une durée passagère.

La valeur antiseptique de l'iodoforme est maintenant vivement discutée. Suivant MM. Heyn et Rowsnig il désinfecte les plaies, mais il est inerte vis-à-vis des microbes pathogènes et notamment contre ceux de la suppuration. Ses effets sont restreints à l'atténuation d'un certain nombre d'actions microbiennes.

CRAYONS D'IODOFORME.

Iodoforme pulvérisé............ 10 gr.
Gomme pulvérisée............. 0,50
Eau distillée. } Le moins possible.
Glycérine... }
(*Codex.*)

Ces crayons sont hygrométriques. M. Bernard préfère la formule suivante, qui n'expose pas au même inconvénient :

Iodoforme.................... 80 gr.
Beurre de cacao............... 20

On incorpore l'iodoforme dans le beurre en se servant d'un mortier légèrement chauffé, puis on roule la masse en cylindres de grosseur et de longueur convenables.

GAZE IODOFORMÉE.

M. Reban a proposé, pour les pansements, l'usage de *gaze iodoformée*. Pour préparer cette gaze, M. Gaudet conseille de tremper la mousseline dans une solution éthérée saturée d'iodoforme. On l'étend ensuite à l'air, une ou deux minutes, et on l'enferme dans un flacon bouché, que l'on conserve à l'abri de la lumière. La formule suivante donne un produit plus souple :

Iodoforme.................... 5 gr.
Éther officinal................. 37
Alcool à 90°.................. 20
Gaze........................ 1 m.

Lorsque l'iodoforme est dissous, on en imprègne la gaze et l'on fait sécher par une courte exposition à l'air. On trempe ensuite la gaze préparée, dans un mélange de :

Glycérine.................... 10 gr.
Eau distillée.................. 20

On exprime fortement la gaze, on l'essore un peu au besoin et on l'enferme dans des flacons bien bouchés, que l'on place dans l'obscurité.

On peut à volonté augmenter la proportion de l'iodoforme, en faisant croître celle des dissolvants.

HUILE IODOFORMÉE.

Iodoforme pulvérisé............. 1 gr.
Huile d'olive.................. 5

Mélanger au moment du besoin, pour éviter la décomposition par la lumière. Pour injection hypodermique.

SPARADRAP IODOFORMÉ.

M. Jouisse a conseillé l'usage des emplâtres antiseptiques. Il prépare celui d'iodoforme en mélangeant 10 p. 100 d'iodoforme à l'emplâtre diachylon fondu et suffisamment refroidi. Le mélange, fondu à nouveau, est étendu sur des bandes de calicot comme les emplâtres ordinaires.

CHAPITRE XI

V. — ALDÉHYDES

§ 1. BROMAL. $C^4HBr^3O^2$. $[C^2HBr^3O) = 281$.
Aldéhyde tribromée.

Découvert en 1832, par Löwig.

Préparation. — Dans 100 grammes d'alcool absolu, on verse peu à peu 350 grammes de brome. Après quinze jours de repos, le mélange est distillé; il donne environ 330 grammes de liquide bouillant au-dessous de 140°, qu'on met de côté. Celui qui reste dans la cornue, additionné de 20 grammes d'eau distillée chaude, donne en vingt-quatre heures une abondante cristallisation d'hydrate de bromal. Les cristaux, purifiés par une cristallisation nouvelle, sont distillés avec de l'acide sulfurique pur, qui les déshydrate.

Propriétés physiques et chimiques. — Le bromal est un liquide incolore, d'une odeur vive, soluble dans l'eau et dans l'alcool. Il bout vers 172°. Sa saveur est analogue à celle du chloral, mais plus désagréable encore.

Il forme avec l'eau un hydrate cristallisable : $C^4HBr^3O^2 + H^2O^2$ $[C^2HBr^3O + H^2O]$. Avec l'alcool éthylique, il donne de même un composé cristallisable : $C^4HBr^3O^2.C^4H^6O^2$. $[C^2HBr^3O.C^2H^5.OH]$.

Les alcalis minéraux le métamorphosent en bromoforme et en acide formique :

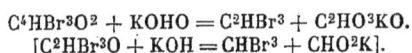

$$C^4HBr^3O^2 + KOHO = C^2HBr^3 + C^2HO^3KO.$$
$$[C^2HBr^3O + KOH = CHBr^3 + CHO^2K].$$

Essai. — Semblable à celui du chloral.

Pharmacologie. — Les usages du bromal sont les mêmes que ceux du chloral. C'est l'hydrate qui est habituellement prescrit, le bromal anhydre étant encore plus difficile à faire accepter aux malades.

§ 2. CHLORAL.
Aldéhyde trichlorée.

A. Chloral anhydre. $C^4HCl^3O^2$. $[C^2HCl^3O] = 147,50$.

Découvert par Liebig, en 1832.

Préparation. — On obtient le chloral en faisant agir le chlore sur l'alcool absolu.

On fait passer un rapide courant de chlore sec dans de l'alcool absolu.

Quand l'absorption se ralentit et que l'alcool est coloré en jaune, on chauffe légèrement le ballon qui le contient (fig. 105); le liquide se décolore. On continue à élever la température de l'alcool, tout en entretenant un vif courant de chlore, jusqu'à ce que le liquide, presque bouillant ne

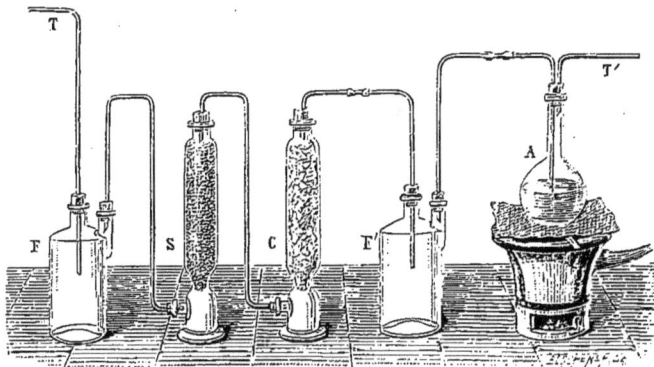

Fig. 105. — Appareil pour la préparation du chloral (*).

retienne plus le gaz qui le traverse. En douze heures, on peut convertir en chloral 200 grammes d'alcool.

Le contenu du ballon est mêlé ensuite à 2 ou 3 fois son volume d'acide sulfurique concentré et distillé aussitôt avec précaution. Dès la première impression du feu, le chloral se rassemble à la surface du liquide en une huile limpide et très fluide, qui se volatilise rapidement. Un peu avant que la couche huileuse n'ait entièrement disparu, on arrête l'opération.

Le produit volatil obtenu est mis dans un ballon, avec un thermomètre; on le fait bouillir, jusqu'à ce que son point d'ébullition s'élève à 94 ou 95°. Enfin on l'introduit dans une cornue, avec un peu de chaux éteinte et récemment calcinée, puis on distille au bain de chlorure de sodium; on obtient du chloral pur ou à peu près pur (*Dumas*).

Le chlore agit ici en se substituant à l'hydrogène de l'aldéhyde, qu'il produit tout d'abord aux dépens de l'alcool. L'acide sulfurique élimine l'alcool non attaqué, en le transformant en éther, et il s'empare en même temps de l'eau qui accompagne le chloral brut. La chaux s'unit à l'acide chlorhydrique, quand il en existe dans le liquide. Il faut éviter l'emploi d'un excès de chaux, car si cette base se trouve en présence de la vapeur du chloral, à la fin de l'opération, elle devient incandescente et détruit le chloral, qui se trouve alors remplacé par une huile jaunâtre.

Propriétés physiques et chimiques. — Le chloral est liquide, incolore, doué d'une odeur vive et éthérée. Il est très soluble dans l'eau, dans

(*) T, Tube amenant le chlore, qui passe : dans un flacon vide F, où il se dépouille d'une partie de son humidité, dans une éprouvette S contenant de la pierre ponce imprégnée d'acide sulfurique, puis dans une éprouvette C remplie de chlorure de calcium, où s'achève la dessiccation ; de là il pénètre dans un flacon vide F', destiné à recevoir l'alcool s'il y avait absorption, et enfin dans le ballon A, où se trouve l'alcool à transformer en chloral.

l'alcool et dans l'éther. Sa vapeur est irritante et caustique. Il a pour densité 1,51 et bout à 94°,4 (*Dumas*) ou à 99° (*Kopp*).

La plupart des propriétés du chloral le rapprochent des aldéhydes : il forme des combinaisons cristallines avec les bisulfites alcalins et il réduit l'oxyde d'argent ; il réduit aussi l'acétate et le nitrate mercurique, en donnant naissance à du calomel (*Cotton*).

L'acide azotique le convertit, par oxydation, en acide trichloracétique :

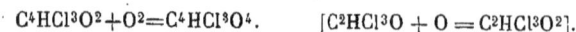

$$C^4HCl^3O^2 + O^2 = C^4HCl^3O^4. \qquad [C^2HCl^3O + O = C^2HCl^3O^2].$$

Les alcalis hydratés le dédoublent en formiate et en chloroforme :

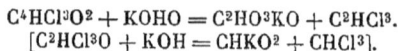

$$C^4HCl^3O^2 + KOHO = C^2HO^3KO + C^2HCl^3.$$
$$[C^2HCl^3O + KOH = CHKO^2 + CHCl^3].$$

Il se combine à l'eau, en formant un hydrate cristallisé. Avec l'alcool, il donne naissance à un alcoolate également cristallisé, qui répond à la formule $C^4HCl^3O^2.C^4H^6O^2[C^2HCl^3O.C^2H^6O]$ (*Personne*).

B. CHLORAL HYDRATÉ. $C^4HCl^3O^2 + 2aq. [C^2HCl^3O + H^2O] = 165,5.$

Préparation. — On obtient l'hydrate de chloral en ajoutant à 100 gr. de chloral anhydre $12^{gr},25$ d'eau distillée. La température du mélange s'élève ; dès qu'elle baisse, l'hydrate cristallise.

Purification. — 1° Personne a constaté que le chloral anhydre est très difficilement privé d'*acide chlorhydrique*, par la distillation, et que cet acide se retrouve par conséquent dans l'hydrate. Il propose, pour avoir de l'hydrate pur, de mélanger le chloral anhydre et impur avec la proportion d'eau nécessaire pour le changer en hydrate ; de le faire digérer ensuite, pendant quelques heures, avec du carbonate de calcium et de le distiller au bain d'huile à 115° ou 120°. L'hydrate est alors très pur.

2° M. Flückiger conseille de purifier l'hydrate de chloral en le faisant cristalliser dans le chloroforme, dans la benzine, dans le sulfure de carbone ou dans l'essence de térébenthine. Le meilleur de ces agents est le sulfure de carbone, qui, à une température voisine de son point d'ébullition, dissout le cinquième de son poids d'hydrate de chloral.

Propriétés physiques et chimiques. — L'hydrate de chloral cristallise en prismes rhomboïdaux, d'aspect saccharoïde. Il se volatilise à 100° et même un peu à la température ordinaire. Il fond à 47°. Une partie d'eau en dissout 3,84 à 15° (*J. Regnauld*). Il est soluble aussi dans la benzine, dans le sulfure de carbone, dans le chloroforme, dans l'essence de térébenthine (*Flückiger*). Les corps gras le dissolvent aisément : à froid, 3 p. d'huile retiennent 2 p. de chloral hydraté (*A. Catillon*).

Son odeur est plus faible que celle du chloral anhydre, mais sa saveur n'est pas moins désagréable. Il rougit à peine le tournesol bleu, tout d'abord, lorsqu'on le dissout dans l'eau ; mais peu à peu il est dissocié en acides formique et chlorhydrique et sa réaction acide s'accentue. La décomposition est instantanée à 100° (*Guérin*).

L'acide sulfurique le déshydrate entièrement et le convertit, à froid, en un polymère solide, insoluble (*métachloral*), qu'une température de 180°

ramène à l'état de chloral liquide. A chaud, un grand excès d'acide fait perdre au chloral du chloroforme et le change en *chloralide*: $C^{10}H^2Cl^6O^6$ [$C^5H^2Cl^6O^3$]. La potasse le convertit, à froid, en acide formique et en chloroforme, comme le chloral anhydre. Chauffé entre 110 et 230°, avec la glycérine pure et concentrée, l'hydrate de chloral est dédoublé en chloroforme et en acide formique (*Byasson*).

Il s'unit facilement à l'antipyrine et au menthol (V. ces médicaments). Le nom d'*hypnal* a été donné à l'un des composés fournis par l'antipyrine.

On l'a combiné également à la formamide, molécule à molécule; le produit est improprement nommé *chloralamide*.

D'autre part, MM. Béhal et Choay ont obtenu, en chauffant le chloral ammonique, de la *chloralimide*, composé assez stable, dépourvu d'odeur et de saveur désagréables et que les acides minéraux dédoublent en chloral et en ammoniaque.

Lorsqu'on touche l'hydrate de chloral avec une goutte d'essence de menthe poivrée, il se manifeste une coloration *rouge*, qui devient de plus en plus foncée et que l'ébullition ne détruit pas. L'intensité de la nuance est augmentée par l'addition d'une goutte d'acide sulfurique (*Carl Jehn*). M. Dunin von Wassowicz n'a vu cette coloration se produire, d'une manière manifeste, que dans le cas où le chloral contient de l'acide chlorhydrique. Mélangé, à chaud, avec de l'acide azotique et du bichromate de potassium, il produit une coloration *bleue*, que l'ammoniaque fait passer au *rouge* et la soude au *vert clair* (*Faithorne*). Trituré avec du camphre, il devient liquide; le produit semble être une combinaison (*Cazeneuve* et *Imbert*). Le sulfhydrate de calcium colore en *rouge* les solutions d'hydrate de chloral. L'*acide sulfhydrique* et l'*eau de chaux*, successivement employés, donnent une coloration *rose*, au bout d'une minute environ (*Hirschfeld*). Les monosulfures alcalins colorent en *rouge* (souvent avec précipité *brun*) les solutions de chloral (*Baudrimont*), si le chloral est en excès (*Prunier*). Un sulfhydrate de sulfure produit un précipité *blanc* (*Baudrimont*).

Essai. — L'hydrate de chloral du commerce peut contenir de l'*alcoolate de chloral* ou d'autres impuretés.

Pour s'assurer qu'il est pur, on le chauffe dans une petite capsule de porcelaine, sur une lampe à alcool : il s'enflamme s'il est mélangé d'*alcoolate* (*Faithorne*).

Quand la substitution est totale, on reconnaît facilement l'alcoolate de chloral à ses caractères propres. Ses cristaux sont volumineux, translucides, friables comme les cristaux de cétine, dont ils ont le toucher gras; ils ne se liquéfient pas sous les doigts. Son odeur est faible et éthérée; sa saveur, d'abord douce, devient ensuite un peu âcre. Il n'est pas hygrométrique et il se dissout lentement dans l'eau. Chauffé avec ce liquide, il fond en prenant un aspect huileux, puis il se dissout par agitation. Il entre en fusion à 58° (*Personne*) et il bout à 145° (*Roussin*).

Dissous dans l'alcool, il ne doit ni rougir le papier de tournesol bleu, ni troubler la solution de nitrate d'argent.

Titrage. — On peut déterminer la valeur de l'hydrate de chloral en

CHLORAL. 451

dosant la quantité de chloroforme qu'il fournit, quand on le décompose par un alcali caustique.

Pour cela on introduit, dans un tube de verre divisé en dixièmes de cent. cube, 25 gr. d'hydrate de chloral et on verse doucement dessus, *en refroidissant* le tube, un léger excès de potasse caustique. On bouche aussitôt avec un liège, et, dès que la première réaction s'est apaisée, on agite, doucement d'abord et vivement en dernier lieu. On laisse reposer, pendant quelques heures ; le chloroforme se sépare du mélange, puis on mesure son volume en comptant le nombre de divisions qu'il occupe. En multipliant ce volume par la densité du chloroforme et corrigeant l'erreur relative à la température, on obtient la proportion pondérale de ce composé. L'hydrate de chloral pur doit fournir 72,2 p. 100 de chloroforme (*Mueller*).

Un deuxième moyen consiste à chauffer le chloral avec un poids connu de soude caustique et à doser l'alcali resté libre ; un calcul simple donne le poids du chloral dédoublé par la soude combinée (*Meyer* et *Haffter*).

Pharmacologie. — Le chloral a été préconisé comme hypnotique, en 1869, par M. Liebreich ; il compte aujourd'hui parmi les médicaments le plus employés. On se sert exclusivement, en médecine, de son hydrate, qu'on administre en solution dans une potion ou dans un sirop. Sa saveur est si désagréable, qu'elle oblige parfois à le donner sous forme de capsules ou de lavement. Aussitôt que le chloral a pénétré dans le sang, il est partiellement métamorphosé en *chloroforme* et en *acide formique*, au contact du carbonate alcalin de ce liquide ; l'action du même carbonate, continuant à s'exercer sur les produits du dédoublement, les convertit en *chlorure* et en *formiate de sodium* (*Personne*) ; enfin, le formiate de sodium est changé en *bicarbonate* (*Rabuteau*). Les produits d'élimination du chloral sont donc le chlorure et le bicarbonate de sodium, plus l'acide *urochloralique* $C^{14}H^{12}Cl^2O^{12}$. [$C^7H^{12}Cl^2O^6$].

Anhydre ou hydraté, le chloral est caustique. M. Peyraud a proposé de l'employer comme vésicant, mais il est peu propre à remplir cette fonction. On peut, avec plus de fruit, utiliser son pouvoir antifermentescible ; il assure la conservation de tous les tissus mis en contact avec sa dissolution aqueuse.

Ce médicament, en solution alcoolique, est incompatible avec les bromures de potassium et de sodium, avec le chlorure de sodium et le sulfate de magnésium ; le liquide se sépare en deux couches, s'il est concentré ; l'alcoolate de chloral vient à la surface et peut être pris à dose trop élevée, si on n'agite pas la solution. Le chloral peut, au contraire, être mélangé aux bromures d'ammonium et de calcium, au chlorure d'ammonium et au nitrate de potassium (*Markol*).

La *chloralamide* et la *chloralimide* ont été vantées comme des hypnotiques supérieurs au chloral ; leur introduction dans la matière médicale est si récente qu'on ne peut porter aucun jugement à leur égard.

SIROP DE CHLORAL.

Hydrate de chloral cristallisé...	50 gr.
Eau distillée..................	45
Sirop de sucre préparé à froid...	900
Esprit de menthe..............	5

L'hydrate de chloral est dissous dans l'eau et la solution mélangée au sirop, que l'on aromatise en dernier lieu avec l'esprit de menthe (*Codex*).

§ 3. PARALDÉHYDE. $(C^4H^4O^2)^3$. $[(C^2H^4O)^3]$. $= 132$.

Découverte par Weidenbusch.

Préparation. — On produit de la paraldéhyde, quand on mélange à l'aldéhyde éthylique, de l'acide sulfurique, chlorhydrique ou sulfureux, du chlorure de zinc, etc. (*Kekulé et Zincké*). On fait cristalliser la paraldéhyde, à basse température, et on comprime fortement les cristaux dans du papier sans colle.

Propriétés physiques et chimiques. — La paraldéhyde fond à $+ 10°,5$ et bout à $124°$. Sa densité est 0,998. Liquide, elle est incolore, aromatique, douée d'une saveur âcre. Elle se dissout dans 8 fois son poids d'eau à $13°$; la solution se trouble, quand on élève sa température. Elle est soluble en toutes proportions dans l'alcool et dans l'éther. Chauffée à $100°$ avec de l'acide sulfurique, elle est transformée en aldéhyde ordinaire.

Essai. — Lorsqu'elle est pure, la paraldéhyde doit présenter le point de fusion, le point d'ébullition et la solubilité sus-indiqués. S'il se sépare des gouttelettes insolubles de sa solution dans l'eau, c'est qu'elle est mélangée d'*aldéhyde valérique*.

Pharmacologie. — La paraldéhyde est un sédatif et un hypnotique d'une grande énergie, dont les propriétés médicinales ont été révélées par le Dr Cervello, de Palerme. En général, 3 grammes suffisent pour procurer, au bout de vingt à trente minutes, un sommeil de quatre à sept heures, calme et exempt de tout inconvénient (*Morselli*). On l'administre par les voies stomacale et rectale, ou bien en injections hypodermiques. Le meilleur mode consiste à la faire ingérer sous forme de solution dans l'eau sucrée, au titre de 3 p. 100. Les solutions plus chargées ont une saveur brûlante, qui en rend l'usage impossible.

Mélangée de valéraldéhyde, elle serait toxique.

CHAPITRE XII

VI. — PHÉNOLS

Caractères généraux. — Les *phénols* sont des composés qu'on ne peut ranger ni parmi les acides ni parmi les alcools. Ils offrent, il est vrai, quelques-unes des propriétés des alcools : ils s'unissent aux acides pour former des combinaisons *analogues* aux éthers, à l'ammoniaque pour former des alcalis ; mais ils ne fournissent ni aldéhydes, ni acides, par oxydation, ni carbures d'hydrogène par déshydratation. De même, ils se combinent, comme les acides, aux oxydes métalliques et aux alcools ; mais leurs dérivés n'ont point tous les caractères des·sels et des éthers engendrés par les véritables acides. L'ensemble de leurs propriétés a conduit à en faire un groupe spécial, et il explique comment on leur a successivement attribué les fonctions d'acides et d'alcools.

I. — PHÉNOLS MONOATOMIQUES

§1. CRÉSOL. $C^{14}H^6$. H^2O^2 [C^7H^7. OH] = 108.
Crésylol, acide crésylique, hydrate de crésyle.

Il existe trois crésols isomériques (ortho, méta et para), extraits du goudron de houille par Williamson et Fairlie. Le *paracrésol* est un élément important de la créosote et, par suite, le mieux étudié ; c'est lui qui va être décrit.

Préparation. — On le retire du goudron de houille ou de la créosote, en les distillant et en recueillant ce qui bout entre 200 et 210°. On rectifie le produit, en séparant cette fois le liquide bouillant exactement à 202°.

Propriétés physiques et chimiques. — Le paracrésol cristallise en prismes incolores, peu solubles dans l'eau, très solubles dans l'alcool, dans l'éther, dans la glycérine et dans l'ammoniaque. Son odeur tient de celles du phénol et de l'urine. Il fond à 36° ; il bout à 202°.

L'acide sulfurique le convertit en deux acides sulfoconjugués ; avec l'acide nitrique il forme trois dérivés nitrés. La potasse en fusion le change en acide paraoxybenzoïque.

Pharmacologie. — Le crésol est quatre fois moins vénéneux que le phénol ordinaire et, dit-on, d'une puissance antiseptique supérieure à la sienne. Ses applications sont celles des antiseptiques en général ; on n'y a pas encore fréquemment recours, mais il est utile à connaître parce qu'il est un des agents actifs de la créosote. De plus il sert à préparer le *crésalol.*

Crésalol. — Ce médicament nouveau, nommé aussi *paracrésalol*, est l'éther salicylique du paracrésol. Il est cristallisé, insoluble dans l'eau, peu soluble dans l'alcool, fusible à 36°, insipide et doué d'une odeur qui se rapproche de celle du salol. Antiseptique inoffensif, il est recommandé par Nencki, spécialement pour les cas où il faut agir sur l'intestin. Là, le suc pancréatique le dédouble en crésol et en acide salicylique.

$$\S\ 2.\ -\ NAPHTOL\ \beta.\ C^{20}H^6.\ H^2O^2.\ [C^{10}H^7.OH] = 144.$$
Isonaphtol.

Il existe deux naphtols, désignés sous les dénominations de naphtol α et naphtol β. Ce dernier, découvert par M. Schœffer, est le seul employé en médecine.

Préparation. — On obtient le β-naptol en faisant agir la potasse fondante sur le β sulfonaphtalate de potassium. On le purifie par cristallisation dans l'alcool (*Schœffer*).

Propriétés physiques et chimiques. — Le β-naptol cristallise en lamelles micacées, brillantes, incolores, presque inodores, fusibles à 122°. Il se dissout dans 5000 p. d'eau froide; il est beaucoup plus soluble dans l'eau bouillante, l'alcool, l'éther, le chloroforme, les huiles et les graisses. L'acide borique favorise sa dissolution : 15 gr. d'acide maintiennent 0^{gr},50 de naphtol dissous dans 1 litre d'eau (*Anotta*). On le sublime facilement à une douce chaleur et, quand on le fait bouillir avec de l'eau, il est rapidement entraîné par sa vapeur.

Quand on le triture avec deux fois son poids de camphre, on obtient un liquide sirupeux, incolore, insoluble dans l'eau, mais soluble en toute proportion dans les huiles fixes (*Desesquelle*).

Sa solution aqueuse colore le bois de sapin en *bleu verdâtre ;* elle devient *jaune* au contact du chlorure de chaux.

L'oxyde d'antimoine le colore en *jaune*, en présence de l'acide sulfurique (*Lévy*).

Dissous dans l'eau alcoolisée, il présente les réactions suivantes:

Chlorure de chaux : coloration *violette ;*

Acide azotique, seul ou mélangé à l'*acide sulfurique : * coloration *vert sale ;*

Ferricyanure de potassium : coloration d'un *jaune verdâtre ;*

Nitrate acide de mercure : coloration *orangée*, passant promptement au *rouge orangé* vif;

Nitrite de potassium acidulé par l'acide sulfurique : coloration d'un *rouge violacé* foncé ; le mélange teinte le chloroforme en *jaune verdâtre* et l'éther en *jaune* (*Yvon*);

L'acide molybdique le colore en *vert* et l'acide stannique en *violet* (*Lévy*);

Perchlorure de fer : coloration *jaune* d'abord, puis *rose* et finalement *violette ;*

Hypobromite de sodium : coloration *violette.*

Pharmacologie. — Le naphtol a été introduit dans la matière médicale, en 1881, par le Dᴿ Kaposi, qui l'a présenté comme un spécifique des maladies de la peau. Il l'emploie sous forme de solution alcoolique (10 0/0), de pommade (15 0/0), ou de savon (2 0/0), pour combattre le prurigo, l'ichtyose, le favus, l'herpès tonsurans. Le Dᴿ Guérin a reconnu son efficacité contre la gale et l'eczéma.

On s'en sert plus encore en qualité de désinfectant et d'antiseptique puissant. Sa solution au millième prévient et supprime toute fermentation. Sous ce rapport, il est supérieur au phénol. Il a encore l'avantage de ne colorer ni la peau, ni les cheveux. Mais il est très toxique et l'on doit être en garde contre ses effets cumulatifs et sa facile résorption.

Il est incompatible avec l'antipyrine, qui le liquéfie. On peut remédier à cet inconvénient, en mélangeant d'abord le naphtol à cinq fois son poids de sucre (*de Chabrol*).

Sous les noms de *bétol,* de *salinaphtol* et de *naphtalol,* on a récemment introduit dans la matière médicale une combinaison de naphtol et d'acide salicylique, douée des propriétés médicinales de ce dernier médicament. Le bétol est insoluble dans l'eau, insipide et inodore. On le donne en nature. Il ne se liquéfie pas au contact du camphre (*Braille*).

POMMADE DE NAPHTOL.

Naphtol...................... 10 gr.
Vaseline..................... 100

On dissout le naphtol dans de l'éther, on y ajoute une partie de la vaseline et on chauffe à 30 ou 40°, pour chasser l'éther. On incorpore ensuite le reste de la vaseline.

Utilisable à toutes les périodes de la gale (*Guérin*).

POTION DE NAPHTOL.

Lorsqu'on veut le faire prendre en potion, il est commode, vu son peu de solubilité dans l'eau, de le dissoudre dans l'huile d'amande et d'émulsionner ensuite le produit :

Solution huileuse de napthol à 1/10. 20 gr.
Gomme arabique................ 20
Sirop simple.................. 30
Eau distillée................. 60
— — de fleur d'oranger.. 20
(*Mainiel.*)

SOLUTION DE NAPHTOL.

Naphtol pulvérisé............ 1 gr.
Eau distillée................ 1000
Filtrez; pour pansements.

§ 3. PHÉNOL ORDINAIRE. $C^{12}H^4$. H^2O^2 [C^6H^5.OH]. = 94.
Acide phénique, acide carbolique, alcool phénylique.

Découvert, en 1834, par Runge.

Préparation. — On retire le phénol du goudron de houille, par distillation.

On recueille tout ce qui se volatilise entre 150° et 200°, puis on mélange à ce liquide une solution de potasse caustique concentrée et quelques fragments d'hydrate de potasse. On obtient du phénate de potassium pur cristallisé, qu'on dissout dans l'eau, pour le séparer de l'huile qui surnage, et qu'on neutralise avec de l'acide chlorhydrique. L'acide phénique est mis en liberté; on le lave avec un peu d'eau, on le dessèche sur du chlorure de calcium, puis on le rectifie, en ne recueillant que ce qui distille entre 185 et 190°. On refroidit ce produit à — 10° ; il se dépose des cristaux d'acide pur, qu'on égoutte à l'abri de l'air et de l'humidité, et qu'on enferme promptement dans des flacons bien secs.

Purification. — Les congélations répétées sont le moyen de purification le plus habituel de l'acide phénique. M. Church en propose un autre, d'une exécution plus facile.

On verse 373 gr. d'acide phénique, déjà purifié, dans 20 livres d'eau distillée froide, quantité insuffisante pour le dissoudre complètement (1). Après une agitation vive, il reste au fond du vase 2 à 3 onces d'acide contenant les impuretés. La solution est alors décantée ou, mieux, filtrée, puis on la sature de chlorure de sodium en poudre, en agitant fréquemment. Lorsqu'on cesse de remuer, l'acide phénique vient former à la surface du liquide une couche huileuse jaune, que l'on enlève avec un siphon. Cet acide purifié contient au moins 5 °/₀ d'eau et ne cristallise pas. Si on le distille dans une cornue, avec un peu de chaux, la portion qui passe vers 185° offre une odeur très faible, analogue à celle des feuilles de géranium. L'auteur estime qu'il y aurait avantage à se servir exclusivement de ce produit, en médecine.

Propriétés physiques et chimiques. — L'acide phénique cristallise en longues aiguilles incolores, solubles dans 16,6 fois leur poids d'eau froide, très solubles dans la glycérine, l'alcool, l'éther et l'acide acétique. Son odeur est forte et particulière, sa saveur âcre. Il fond vers 42° et bout à 182°. Liquide, il a pour densité 1,08, à 18°. Quand on l'expose à l'air, il en attire l'humidité et il se liquéfie rapidement ; en présence d'une plus grande quantité d'eau, il forme un hydrate cristallisé $C^{12}H^6O^2 + HO$ $[(C^6H^6O)^2 + H^2O]$.

Neutre au tournesol, il ne déplace pas l'acide carbonique; cependant il peut se combiner aux alcalis. Il réduit les oxydes d'argent et de mercure; il coagule l'albumine et détruit les membranes muqueuses. Le chlore, le brome et l'iode le décomposent et se substituent à son hydrogène. La lumière le colore en *violet* et même en *brun*, d'autant plus vite qu'il est moins pur. Langenbeck attribue cette coloration à la formation d'*acide rosolique;* pour Fabini elle est due à la présence du *cuivre*, dont il faudrait par conséquent éviter le contact. Si on le chauffe avec l'acide azotique, il se transforme en *acide picrique* $C^{12}H^3(AzO^4)^3O^2[C^6H^2(AzO^2)^3OH]$.

Il se combine aisément aux acides et à l'ammoniaque, mais il ne fournit directement ni aldéhyde, ni acide, ni carbure d'hydrogène. Mélangé à la caféine, à molécules égales, il forme une combinaison cristalline, très soluble dans l'eau et dépourvue d'action irritante sur les muqueuses (*A. Petit*). Quand on le triture avec du camphre, il le liquéfie (Buffalini). MM. Désesquelle, Audoucet, Cazeneuve, etc., ont montré que cette propriété lui est commune avec tous les phénols et même avec certains dérivés phénoliques. Tous ces composés gonflent le fulmi-coton et le transforment en un liquide analogue au collodion.

_____

(1) Quand l'acide phénique n'est pas à peu près pur, il faut augmenter sa proportion ou diminuer celle de l'eau.

. L'acide synthétique est tout à fait incolore, il fond à 41°; il bout à 178°. Son odeur est faible et très différente de celle des phénols du commerce, toujours souillés par des homologues supérieurs.

Essai. — Le phénol contient généralement des *homologues* et des *carbures d'hydrogène;* en outre, il n'offre qu'un petit nombre de réactions, qui toutes ne sont pas caractéristiques :

Additionné d'*ammoniaque*, puis de *chlorure de chaux*, il prend une belle teinte *bleue* (azulmine), qui est lente à se développer dans les liquides dilués;

Le *perchlorure de fer* lui communique une coloration *violette*, qui tourne au *bleu*, puis au *blanc sale;*

Un copeau de *sapin*, imprégné d'acide phénique et d'*acide chlorhydrique* concentré, devient *bleu foncé* à la lumière solaire (cette coloration se produit quelquefois sur le sapin uniquement trempé dans l'acide chlorhydrique);

L'*eau bromée*, versée en excès, y détermine un précipité *blanc jaunâtre* d'acide phénique tribromé $C^{12}H^8Br^3O^2[C^6H^2Br^3.OH]$ (*Landolt*), insoluble dans les acides, soluble dans les alcalis, l'éther, l'alcool absolu, et doué d'une odeur infecte et très tenace.

Si on fait bouillir une solution étendue d'acide phénique avec de l'*azotate mercureux* contenant une trace d'*acide azoteux*, le mercure se dépose à l'état métallique; le liquide prend une teinte *rouge* intense et l'odeur de l'*acide salicyleux* (*Plugge*).

En présence de quelques gouttes d'acide sulfurique et d'un peu d'oxyde de bismuth, il prend une coloration *rose*, quand on ajoute un peu d'eau (*Lévy*).

Pour y rechercher ses *homologues supérieurs*, il faut vérifier avec soin ses constantes physiques : densité, point de fusion, point d'ébullition.

Dans le cas où on soupçonne la présence de *carbures*, on l'agite dans un tube avec deux fois son volume de lessive de soude à 10 $^o/_0$: le mélange est limpide et homogène, si le phénol est pur; il s'en sépare un liquide insoluble, quand il contient des carbures d'hydrogène.

Pharmacologie. — L'acide phénique pur est caustique; lorsqu'on le met en contact avec la peau, il y produit une tache blanche, puis il la dessèche. Dilué dans la glycérine ou dans l'alcool, il n'est presque plus caustique. Mais sa causticité réapparaît, sitôt qu'on ajoute au mélange une quantité d'eau même très faible. Aussi doit-on laver les brûlures causées par l'acide phénique avec de l'alcool plutôt qu'avec de l'eau (*Carles*).

Il est désinfectant et antiseptique, non pas à la manière du chlore, qui décompose les matières organiques, mais parce qu'il s'oppose à la vie des ferments microscopiques des deux règnes, en coagulant les albuminoïdes. C'est en raison de cette propriété, qu'il conserve les substances animales.

Sous des formes diverses, il rend de nombreux services à la médecine, surtout dans la thérapeutique externe. On le mélange à des poudres et à des pommades, ou bien on le dissout dans l'eau, l'alcool, l'éther, le vinaigre et la glycérine. Il est considéré comme un insecticide des plus actifs; il peut détruire instantanément l'acarus de la gale (*Lemaire*). Sa solution alcoolique sert à combattre avec plus ou moins de succès les accidents causés par les piqûres des insectes et des animaux venimeux.

On l'administre, à l'intérieur, en potion et à faible dose, car il est vénéneux; il a déjà causé un grand nombre d'empoisonnements, bien qu'il fasse partie depuis peu de temps de la matière médicale. Kunde a recommandé le sucrate de chaux comme le meilleur de ses contre-poisons. On a conseillé aussi la glycérine, les huiles d'olive et de ricin, le lait et les alcooliques; aucun de ces derniers agents ne peut inspirer sérieusement confiance.

L'acide phénique blanc et cristallisé est le seul qui puisse être affecté aux usages pharmaceutiques, celui qui est coloré étant très impur. Il faut le tenir à l'abri de la lumière, qui le colore presque toujours. Pour faciliter son dosage, il est commode de l'avoir sous la main, sous forme liquide. On l'obtient en cet état, en le chauffant à 100° avec 5 % d'eau distillée; il reste ensuite incristallisable (*Perron*).

Beaucoup de malades ne peuvent supporter l'odeur forte et tenace de l'acide le plus pur; pour la masquer, M. Church ajoute à une once fluide d'acide cristallisé 4 gouttes d'essence de géranium, qui offre en outre l'avantage de maintenir l'acide à l'état liquide.

On a proposé de remplacer le phénol par les phénates de potassium, de sodium ou d'ammonium, dont l'action est moins irritante; mais on ne sait pas encore, d'une manière précise, si ces composés sont aussi efficaces.

Plusieurs dérivés du phénol ont pris place depuis peu dans l'arsenal thérapeutique. Voici les principaux :

Bromol (*Tribromophénol*) $C^{12}H^3Br^3O^2[C^6H^3Br^3O]$. Recommandé par le Dr Rademaker dans le traitement de la diphtérie et comme antiseptique. Prismes orthorhombiques soyeux, d'un jaune citron, d'une saveur astringente et d'une odeur très désagréable, fusibles à 95°. Il est insoluble dans l'eau, soluble dans l'alcool, l'éther, le chloroforme, la glycérine, les huiles fixes et essentielles. Usité en pommades et sous forme de solution. Il semble peu toxique; cependant on ne le donne qu'à la dose de quelques milligrammes, à l'intérieur.

Iodure de diiodophénol $C^{12}H^3I^2O^2.I$ [$C^6H^3I^2O.I$]. Isomère du triiodophénol, amorphe, de couleur rouge sombre, quand il est humide, devenant violacé par dessiccation. Il est insoluble dans l'eau, soluble dans l'alcool, le benzène et le chloroforme. Il n'a aucune odeur. On le présente comme un succédané de l'iodoforme (*Berichte*).

Salol (*Salicylate de phénol*) $C^{14}H^6O^6.C^{12}H^4[C^7H^5O^2.OC^6H^5]$. — Découvert par Nencki et proposé comme antirhumatismal, en 1886, par le Dr Sahli.

Poudre blanche, insipide, insoluble dans l'eau, soluble dans l'alcool, l'éther, le chloroforme, la glycérine, le benzène, la vaseline, les huiles fixes et les essences. Son odeur rappelle celle de l'essence de wintergreen affaiblie. Fondu avec 1/10 de son poids de camphre, il devient pâteux (*Audoucet*); une plus forte proportion lui fait prendre l'état liquide.

Le salol est principalement recherché pour ses propriétés antiseptiques. Introduit dans les voies digestives, il n'est décomposé que dans l'intestin, par le suc pancréatique, en acide salicylique et en phénol (*Nencki* et *Sahli*). Déposé sur une plaie, il éprouve la même decomposition (*Potain*), qui explique son action sur les microgermes. Il n'est pas microbicide, il paralyse seulement l'action des ferments.

Son peu d'odeur rend son emploi moins désagréable que celui de l'iodoforme, dont il est le succédané efficace et souvent préféré. La combinaison qu'il forme avec le camphre est moins irritante que celle du naphtol et jouit de la propriété de dissoudre, à froid, une forte proportion d'iode. Les sels de quinine et de cocaïne s'y dissolvent également, mais à chaud (*Désesquelle*).

Sozoïodols (Diiodoparaphénolsulfonates). M. H. Tromsdorff fabrique sous nom des combinaisons métalliques de l'acide *diiodoparaphénolsulfonique* $C^{12}H^4I^2O^2.S^2O^6[C^6H^3I^2O.SO^3H]$, douées de propriétés antiseptiques et destinées par leur auteur à remplacer l'iodoforme. Les *sozoïodols* de *potassium*, de *sodium*, d'*aluminium*, de *zinc*, de *plomb*, de *mercure*, d'*argent* et d'ammonium ont été successivement proposés dans ce but. Inodores, peu toxiques, peu solubles dans l'eau, plus solubles dans les alcools et dans leurs dérivés, ils peuvent être utilisés sous forme de poudres, de pommades, de solutions, etc.

EAU PHÉNIQUÉE.

Acide phénique.............. 10 gr.
Eau......................... 1000
Usage externe.

VINAIGRE PHÉNIQUÉ.

Acide phénique.............. 1 gr.
Vinaigre 100
(*Bouchardat.*)

PHÉNOL SODÉ DISSOUS.
Solution de phénate de sodium.

Phénol...................... 70 gr.
Soude caustique liq. à 1.332.... 100
Eau distillée pour compléter
1 litre .... Q. S.
(*Codex.*)

§ 4. THYMOL. $C^{20}H^{12}.H^2O^2.[C^{10}H^{13}.OH] = 150$.
Acide thymique.

Découvert par Doveri; nommé thymol et spécialement étudié par Lallemand.

Préparation. — 1° Pour obtenir le thymol, on traite l'essence de thym par une solution concentrée de potasse ou de soude caustique. Le thymol se dissout dans l'alcali, en formant un thymate soluble. On sépare ce thymate de la partie de l'essence non attaquée, on l'étend avec de l'eau et on le décompose par l'acide chlorhydrique. Le thymol est mis en liberté; on le lave, on le dessèche et on le distille pour l'avoir pur.

2° On peut encore isoler le thymol en soumettant à un refroidissement prolongé l'essence de thym, qui en contient environ la moitié de son poids. Le phénol se dépose à l'état cristallisé.

Propriétés physiques et chimiques. — Le thymol cristallise en lames transparentes, souvent difficiles à obtenir. Il fond à 44°, il bout à 230°. Son odeur est faible et rappelle celle du thym. Il se dissout difficilement dans l'eau (1/333 environ), facilement dans l'alcool, l'éther et les corps gras. Sa solution bleuit lentement, quand on y ajoute de l'ammoniaque et un hypochlorite alcalin. Le brome le colore en *violet*, s'il est concentré; mais il ne modifie pas celui qui est dilué.

Ce composé forme avec les alcalis des sels solubles. Comme l'acide phénique, il avait été rangé tantôt dans le groupe des acides, tantôt dans celui des alcools. M. Berthelot l'a placé au nombre des phénols, dont il a tous les caractères.

Essai. — Le thymol du commerce est parfois mélangé d'un carbure nommé *thymène*. Pour vérifier sa pureté, on y ajoute cinq fois son poids de solution alcoolique de soude à 10 p. 100, puis on chauffe entre 30 et 40°: le liquide reste limpide et incolore, ou devient légèrement rouge, puis brun, quand le thymol est pur; il est trouble et il dépose des gouttelettes huileuses, s'il contient du thymène.

Il est utile encore de constater qu'il se dissout dans 4 p. d'acide sulfurique; le liquide est *jaunâtre* et devient *rose rouge*, quand on le chauffe un peu. Délayé dans 10 vol. d'eau et digéré avec un excès de carbonate de plomb, il est coloré en *violet* par le chlorure ferrique. Lorsqu'on dissout un peu de thymol dans une solution de potasse caustique et qu'on y mélange quelques gouttes de chloroforme, il se développe aussitôt une belle coloration *violette*, qui passe au *rouge violet* par agitation (*Störmer*).

Pharmacologie. — L'acide thymique offre une analogie complète avec l'acide phénique, aussi bien au point de vue médical que sous le rapport des propriétés chimiques. Il est, comme celui-ci, astringent, modificateur ou caustique, suivant le degré de dilution auquel on l'emploie; comme lui, il arrête la fermentation putride et il rend les tissus animaux inaltérables.

Il sert à préparer des solutions, des potions, des pommades, et même à pratiquer des inhalations. Il a sur l'acide phénique le grand avantage de présenter une odeur moins vive et presque agréable. On peut l'appliquer avec sécurité à la conservation des pièces anatomiques (*Paquet*).

On lui prête, en Italie, les propriétés d'un tænifuge efficace. En Allemagne, on a proposé, comme antisyphilitiques, ses combinaisons avec l'acétate et avec le nitrate mercurique. Enfin, on cherche à introduire dans la thérapeutique deux de ses dérivés iodés : l'*annidaline* et l'*aristol*.

L'*annidaline* est un produit résultant de l'union de trois atomes d'iode à deux molécules de thymol, soit un triiodure de dithymol. Il est amorphe, rouge, insoluble dans l'eau, peu soluble dans l'alcool, moins encore dans l'éther et dans le chloroforme. L'air humide le dissocie facilement, surtout avec le concours de la lumière; il perd de l'iode et prend une teinte pâle; d'où la nécessité de le conserver dans des flacons secs et à l'obscurité. Il a été présenté comme succédané de l'iodoforme.

L'*aristol* est un *diiododithymol*, que l'on obtient en versant une solution iodurée d'iode dans une solution alcaline de thymol :

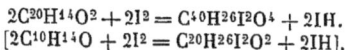

$$2C^{20}H^{14}O^2 + 2I^2 = C^{40}H^{26}I^2O^4 + 2IH.$$
$$[2C^{10}H^{14}O + 2I^2 = C^{20}H^{26}I^2O^2 + 2IH].$$

Ce produit est amorphe, d'un jaune rougeâtre, dépourvu d'odeur et de saveur, insoluble dans l'eau, dans la glycérine et dans les lessives alcalines, peu soluble dans l'alcool, facilement soluble dans l'éther, dans le chloroforme et dans les huiles grasses. Il est sensible à l'action de la lumière, qui le dissocie promptement. Son insolubilité fait qu'il n'est pas toxique. On l'emploie en poudre, en pommade ou en solution dans les huiles fixes, contre les affections cutanées.

Lorsqu'il est pur, l'aristol traité par l'eau ne lui cède aucune trace de *substance soluble*. Une solution d'iodure de potassium à 1 p. 100 ne doit point lui enlever d'iode (absence d'*iode libre*). Traité par l'acide azotique fumant, il ne colore pas en bleu l'empois d'amidon (absence d'*iodure de sodium*). Chauffé dans un tube, il dégage des vapeurs violettes (*iode*). Une solution de 0gr,05 dans 10 cc. d'acide acétique, additionnée de son volume d'acide sulfurique pur et légèrement chauffée, prend une couleur *violette* intense (réaction du *thymol*). Ce dernier essai n'a pas une très grande valeur, à cause de la mise en liberté d'une partie de l'iode (*Goldmann*).

II. — PHÉNOLS DIATOMIQUES.

RÉSORCINE. $C^{12}H^2(H^2O^2)^2.[C^6H^4(OH)^2] = 110$.
Métadioxybenzol.

Découverte par Hlasiwetz et Barth.

Préparation. — Pour préparer la résorcine, on dissout le galbanum dans l'alcool, on précipite par l'eau sa résine, puis on la chauffe dans un creuset d'argent avec 3 p. de potasse caustique, jusqu'à ce que la masse fondue soit homogène. On la délaie alors dans l'eau, on y ajoute de l'acide sulfurique et on filtre après refroidissement. Le liquide filtré est épuisé à deux ou trois reprises par l'éther. La solution éthérée est décantée, puis évaporée au bain-marie. Le résidu donne, par distillation, de la résorcine imprégnée d'acides gras volatils.

Pour la purifier, on la dissout dans l'eau chaude, on sature les acides par l'eau de baryte et on dissout la résorcine dans l'éther. Le liquide éthéré fournit, par évaporation, de la résorcine que l'on soumet à de nouvelles cristallisations s'il est nécessaire.

Propriétés physiques et chimiques. — La résorcine cristallise en prismes orthorhombiques incolores, devenant rouges au contact de l'air. Elle fond à 118° et bout à 276°,5 (*Calderon*). Elle est très soluble dans l'eau, l'alcool et l'éther; insoluble dans le sulfure de carbone et dans le chloroforme. Sa saveur est désagréable, amère et sucrée tout à la fois. Elle coagule facilement l'albumine.

Le *chlorure ferrique* lui communique une couleur *violette* foncée; le *chlorure de chaux* une teinte *violette* éphémère. L'*acide sulfurique fumant* et *nitreux* la colore en *jaune orangé*, qui devient *vert*, puis d'un beau *bleu*, 20 ou 30 minutes après, et *rouge pourpre* à 100° (*Kopp*). L'acide molybdique lui communique une teinte *sépia*, l'acide tantalique une couleur améthyste (*Lévy*).

Pharmacologie. — M. Andeer, de Berne, a le premier signalé les propriétés antiseptiques de la résorcine. A l'état solide, elle cautérise aussi efficacement les tissus que l'azotate d'argent, sans que son application soit douloureuse. Sa solution au centième arrête les fermentations; c'est un antriputride énergique et, en même temps, un antipyrétique; on a prétendu même qu'elle est antiémétique.

En présence des alcalis libres, elle émulsionne les corps gras (*Dujardin-Baumetz* et *Calliors*). Elle est moins toxique que l'acide phénique. Cet avantage, joint à sa grande solubilité dans l'eau et à son inodorité, en font un antiseptique utile, mais dont le rôle et la valeur sont encore incomplètement déterminés. On l'emploie surtout au lavage des plaies de toute nature. On prépare aussi de la *gaze* et de la *ouate résorcinées*, en imprégnant ces substances d'une solution de résorcine dans un mélange de glycérine et d'alcool.

Elle se combine aisément au soufre (*Thiorésorcine*), et à l'eucalyptol (*Eucalyptorésorcine*) (*Barbey*). Ces composés sont encore peu connus; on a toutefois signalé déjà un empoisonnement par la thiorésorcine, appliquée en nature sur un ulcère.

Résopyrine. — La résorcine est incompatible avec l'antipyrine. Le mélange de leurs solutions produit un précipité blanc, parsemé de gouttes huileuses, dont le nombre augmente et forme bientôt une masse dure, très faible, insoluble dans l'eau, soluble dans 100 p. d'éther, dans 30 p. de chloroforme, dans 5 p. d'alcool, qui l'abandonne en prismes unobliques incolores, par évaporation spontanée. A cette combinaison, M. Roux a donné le nom de *résopyrine*. Les réactions de cette substance sont celles de l'antipyrine.

APPENDICE AUX PHÉNOLS.

§ 1. CRÉOLINE.

On désigne sous ce nom, en Angleterre et en Allemagne, un produit complexe employé comme désinfectant et dont la préparation est tenue secrète.

La composition de cette substance paraît variable et diffère un peu dans les deux pays d'origine, d'après les analyses effectuées. On y a constaté les principes ci-après :
Carbures d'hydrogène,
Phénols à point d'ébullition élevé,
Bases pyridiques,
Bases quinoléiques,
Savons de résine dissous dans l'eau,
Soufre (peu),
Carbonate, chlorure, sulfate alcalins (peu).

D'après Weyl, Henle, Otto et Beckurts, Pfrenger, la créoline anglaise (*Créoline de Pearson*) contiendrait plus de phénols et moins de carbures que le produit allemand. La majeure partie des phénols y est constituée par l'ortho et le métacrésol, avec de l'ortho et du métaxylénol et des traces de phénol ordinaire. Les carbures sont des homologues supérieurs du benzol, de la naphtaline, de la méthylnaphtaline, de l'acénaphtène et de l'anthracène. Les bases ressortissent au groupe de la quinoléine.

Dans la créoline allemande, il y aurait peu de phénols, beaucoup de carbures à points d'ébullition moins élevés que dans le similaire anglais et des bases pyridiques. En outre, elle est neutre au tournesol, tandis que celle de Pearson est alcaline. L'émulsion qu'elle donne avec l'eau persiste beaucoup moins longtemps que celle de la dernière.

C'est, dans les deux cas, un liquide limpide, à odeur désagréable, d'un brun foncé, soluble dans l'alcool, dans l'éther et dans le chloroforme et s'émulsionnant facilement avec l'eau. Le succès qu'il a obtenu à son apparition résistera-t-il à l'épreuve du temps? C'est assez douteux. La thérapeutique moderne accuse une préférence marquée pour les médicaments simples et surtout définis; la créoline ne présente pas ces deux caractères.

§ 2. CRÉOSOTE.

Découverte par Reichenbach, en 1832.

Préparation. — Pour préparer la créosote, on distille avec ménagement le goudron de bois, jusqu'à ce que le résidu ait la consistance de la poix noire. La liqueur condensée contient de l'huile et de l'eau acide; on rejette celle-ci et on soumet l'huile à une nouvelle distillation, en recueillant seulement les parties plus pesantes que l'eau. On lave le produit avec une solution de carbonate de sodium et on le rectifie dans une cornue de verre, afin de séparer encore les huiles plus légères que l'eau.

Pour purifier l'huile pesante, on y ajoute une solution de potasse caustique, qui dissout la créosote avec dégagement de chaleur, tandis que les hydrocarbures demeurent en grande partie à l'état insoluble. La liqueur alcaline est portée lentement à l'ébullition, dans une capsule, pour oxyder une substance étrangère qui s'y trouve contenue. Quand elle est refroidie, on la sature par de l'acide sulfurique étendu, qui met la créosote en liberté. On répète, à plusieurs reprises, le traitement par la potasse et par l'acide sulfurique, et lorsque la créosote se dissout dans la potasse, sans abandonner de corps huileux, on la distille et l'on recueille celle qui bout vers 203°-205°, puis on la dessèche sur le chlorure de calcium.

Propriétés physiques et chimiques. — La créosote est un liquide oléagineux, incolore et très réfringent; son odeur rappelle celle de la fumée de bois, elle n'est point désagréable. Sa densité est 1,037; son point d'ébullition, un peu variable, oscille, dans le commerce, entre 200 et 210°. Elle se dissout dans 80 p. d'eau froide, bien mieux dans l'alcool et dans l'éther, les huiles fixes et volatiles, l'acide acétique et les lessives alcalines. Sa saveur est brûlante. Elle dissout les résines, le soufre, le sélénium, le phosphore, etc. Elle coagule l'albumine avec promptitude. Elle est antiseptique et semble agir, comme l'acide phénique, sur les fermentations.

Sa composition varie, suivant les conditions de sa préparation. Elle est principalement formée de *gaïacol* (éther monométhylique de la pyrocatéchine $C^{12}H^2(H^2O^2)$ $(C^2H^4O^2)$ $[C^6H^5(CH^2)O^2]$) et de *créosol* (éther monométhylique de l'homopyrocatéchine $C^{14}H^4(H^2O^2)(C^2H^4O^2)[C^7H^7(CH^3)O^2]$, accompagnés de *phénol* ordinaire, de *crésylol* et de *phlorol* (*diméthylphénol*) $C^{16}H^{10}O^2 [C^8H^{10}O]$.

Essai. — L'*acide phénique* était autrefois fréquemment mêlé à la créosote dans le commerce; cette fraude est rare aujourd'hui. Plusieurs réactions permettent de la découvrir.

La créosote épaissit un peu le *collodion;* l'acide phénique le transforme en gelée (*Rust*).

La créosote est insoluble dans la *glycérine;* l'acide phénique s'y dissout complètement (*Morson*).

Les solutions de *baryte* et de *potasse* (faibles) dissolvent imparfaitement la créosote, tandis qu'elles dissolvent sans résidu l'acide phénique. L'*ammoniaque* ne dissout que le dernier et encore à chaud.

Les hypochlorites et l'ammoniaque lui communiquent une couleur bleue.

Lorsqu'on ajoute, à quelques gouttes d'*ammoniaque*, une solution de *perchlorure de fer* en quantité suffisante pour redissoudre le précipité primitivement formé, puis 4 volumes d'eau, on obtient un réactif au contact duquel la créosote devient *verte* et l'acide phénique *brun*, dans des liqueurs alcooliques; dans des solutions aqueuses, la créosote *ne change pas* et l'acide phénique prend une teinte *bleue* (*Frisch*).

Pharmacologie. — Il y a peu d'antiseptique plus puissant que la créosote parmi les phénols. Des traces de ce composé suffisent pour préserver les substances animales de la putréfaction. On en fait un usage considérable, sous forme de capsules, ou en dissolution dans le rhum, dans le vin et dans l'huile de foie de morue. Elle sert encore de caustique dentaire et, dans les laboratoires, on l'emploie pour prévenir les fermentations. Sa puissance toxique est au moins égale à celle de l'acide phénique et ne peut être neutralisée d'une manière certaine par les agents chimiques.

VIN CRÉOSOTÉ.

Créosote de hêtre.............	6 gr.
Alcool à 85°..................	125
Sirop de sucre	400
Vin de Malaga pour compléter 1 litre..................	Q. S.

(Dr *Fournier*.)

HUILE DE FOIE DE MORUE CRÉOSOTÉE.

Huile de foie de morue........	150 gr.
Créosote officinale............	2

(*Bouchard* et *Gimbert*.)

CHAPITRE XIII

VII. — ÉTHERS

Caractères généraux. — Les éthers résultent, soit de l'union des acides avec les alcools (*éthers composés* ou *salins*), soit de l'union des alcools entre eux (*éthers mixtes* ou *oxydes de radicaux alcooliques*). Leur formation est toujours accompagnée d'une élimination d'eau.

Les *éthers composés* sont peu stables, généralement volatils, peu solubles dans l'alcool. Ils offrent quelque analogie avec les sels, dont ils diffèrent par les caractères suivants : l'union de leurs composants est lente et difficilement totale ; ils font incomplètement la double décomposition entre eux ; ils ne peuvent être instantanément détruits par les réactions qui reconstituent leurs générateurs.

Les *éthers mixtes* sont beaucoup plus stables que les autres ; la séparation des radicaux alcooliques dont ils sont composés est difficile.

a. — ÉTHERS COMPOSÉS OU SALINS

§ 1. ACÉTATE D'ÉTHYLE. $C^4H^4. C^4H^4O^4. [C^2H^3O^2. C^2H^5] = 88.$
Éther acétique.

Découvert par Lauraguais, en 1759.

Préparation. — Pour obtenir l'éther acétique, on fait réagir l'acide sulfurique sur l'acétate de sodium, en présence de l'alcool éthylique :

Acétate de sodium desséché.......................	100 gr.
Alcool à 95°.......................................	60
Acide sulfurique officinal..........................	150

On introduit l'acétate dans une cornue de verre tubulée, à laquelle on adapte un réfrigérant de Liebig et un ballon tubulé. D'un autre côté, on mêle peu à peu l'acide sulfurique à l'alcool, dans un ballon plongé dans l'eau froide. Le mélange refroidi est versé sur l'acétate, laissé en contact pendant vingt-quatre heures et distillé au bain de sable.

Le produit distillé doit être agité avec la moitié de son volume de solution saturée de chlorure de sodium. Il est ensuite décanté, puis mis en contact, pendant vingt-quatre heures, avec le dixième de son poids de carbonate de potassium desséché. Après décantation, on distille au bain-marie (*Codex*).

Purification. — Le procédé de purification du Codex n'enlève pas l'alcool, qui distille ordinairement avec l'éther acétique. Pour obtenir un éther plus pur. M. Berthelot conseille d'agiter le produit de la première distillation avec une solution concentrée de chlorure de calcium, additionnée d'un peu de chaux éteinte. Par ce lavage, on élimine à la fois l'acide et l'alcool non combinés, puis on dessèche l'éther sur du chlorure de calcium sec et on le distille.

Essai. — L'éther acétique mal purifié contient toujours de l'acide acétique. Pour s'en assurer, il faut agiter, à plusieurs reprises, 20 centimètres cubes d'éther et 5 grammes de litharge pulvérisée. S'il y a de l'acide libre, il se forme de l'acétate de plomb, qui se dépose sur la litharge et sur les parois du flacon. On peut dissoudre cet acétate dans de l'eau, le caractériser et le doser (*O. Bouvier*).

Propriétés physiques et chimiques. — L'éther acétique offre une odeur faible d'acide acétique. Sa densité est 0,91 à 0°; son point d'ébullition est 74°,3. Il se dissout dans environ 12 à 15 p. d'eau et en totalité dans l'alcool.

Il est inaltérable à l'air. L'eau, les alcalis et les hydracides le décomposent et régénèrent l'alcool et l'acide acétique.

Pharmacologie. — L'éther acétique est plus employé à l'extérieur qu'à l'intérieur. Il sert à préparer la teinture éthérée de cantharides, des liniments stimulants et des potions. On le trouve dans le vinaigre et quelquefois dans le vin; d'où l'usage de l'employer à vieillir ce dernier liquide.

§ 2. AZOTATE D'ÉTHYLE. C^4H^4: AzO^5HO. $[AzO^3.C^2H^5] = 91$.
Éther azotique.

Découvert par Millon, en 1843.

Préparation. — On obtient l'éther azotique, en faisant réagir sur l'alcool l'acide azotique exempt d'acide nitreux.

On fait bouillir d'abord de l'acide nitrique (D = 1.36), contenant 15 gr. de nitrate d'urée, par litre. L'acide étant refroidi, on en verse 400 gr. dans une cornue tubulée, avec 300 gr. d'alcool fort et 100 gr. de nitrate d'urée. La distillation est faite aussitôt et le produit est versé dans l'eau. L'éther azotique se précipite; il est lavé avec une solution alcaline, séché sur du chlorure de calcium et rectifié à la cornue.

Propriétés physiques et chimiques. — L'éther azotique possède une odeur suave et une saveur sucrée. Il est incolore, d'une densité de 1,13 et il bout à 89°. Il détone, quand on le chauffe vers 140°.

La potasse aqueuse, diluée, le dédouble en alcool et en acide azotique; concentrée, elle le change en éther ordinaire; la potasse alcoolique donne également cette dernière réaction.

Pharmacologie. — L'éther azotique produit l'insensibilité d'une manière très rapide, mais son usage est souvent compliqué d'accidents, qui l'ont fait à peu près abandonner.

MM. Peyrusson et J.-R. Carracido le recommandent comme désinfectant et le prétendent supérieur à l'ozone, pour la destruction des germes nuisibles de l'air.

§ 3. AZOTATE DE GLYCÉRYLE. $C^6H^2(AzO^6H)^3$. $[C^3H^5(OAzO^2)]^3 = 131$.

Nitroglycérine, Trinitrine, Glonoïne.

Découvert par Sobrero, en 1847.

Préparation. — On mélange, à la température de 30°, la glycérine à trois fois son poids d'acide sulfurique à 1,84. En même temps, on prépare un mélange à poids égaux d'acides sulfurique et azotique purs et mono-hydratés. Les liquides étant refroidis, on prend 4 p. en poids du premier et 6 p. du second; on les mélange peu à peu; la température s'élève de 10 à 15° au plus, grâce à la lenteur de la réaction, qui demande au moins vingt-quatre heures pour être complète. La nitroglycérine occupe alors la surface; on la sépare, on la lave soigneusement à l'eau distillée, puis on la sèche, dans le vide ou à une température maximum de 40° (*Boutmy* et *Foucher*). L'action chimique est ici celle qui donne naissance aux éthers, en général :

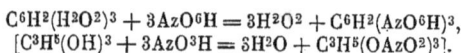

$$C^6H^2(H^2O^2)^3 + 3AzO^6H = 3H^2O^2 + C^6H^2(AzO^6H)^3,$$
$$[C^3H^5(OH)^3 + 3AzO^3H = 3H^2O + C^3H^5(OAzO^2)^3].$$

Propriétés physiques et chimiques. — La trinitrine est liquide, jaunâtre, très peu soluble dans l'eau, peu soluble dans l'alcool éthylique froid, très soluble dans l'alcool méthylique et dans l'éther. Sa saveur est brûlante, faiblement aromatique et sucrée tout à la fois. Densité 1.60 à 15°. Refroidie à — 2°, elle cristallise en longs prismes transparents.

Chauffée doucement, elle s'enflamme bientôt et brûle en dégageant des vapeurs nitreuses. Mais une élévation subite de température ou des vibra-tions même modérées provoquent immédiatement une décomposition instantanée, accompagnée d'une explosion violente. Les alcalis, les acides sulfurique, azotique et sulfhydrique la décomposent facilement à froid et plus rapidement à chaud. C'est un corps très dangereux à manier.

Pharmacologie. — La trinitrine sert à combattre les névralgies et l'angine de poitrine. Elle est toxique; ses vapeurs sont difficilement tolérées.

La facilité avec laquelle elle détone oblige à la conserver à l'état de solution alcoolique. Lorsque le dissolvant est l'alcool éthylique, la solution est miscible à l'eau; si c'est l'alcool amylique, il n'en est plus ainsi; l'eau sépare l'alcool amylique et celui-ci retient la trinitrine, même après addi-tion d'alcool éthylique (*Tanret*).

On a proposé de l'incorporer dans des pastilles de chocolat; cette méthode est peu usitée. Habituellement on l'administre en solution, par la voie stomacale ou par la voie voie hypodermique. Les liquides em-ployés à cet effet ont une composition analogue à celles des formules ci-après :

SOLUTION DE TRINITRINE.	INJECTION HYPODERMIQUE.
Solution alcoolique de trini-trine 1/100............... XXX gtts.	Solution alcoolique de trini-trine 1/100.............. XXX gtts.
Eau distillée........: ...... 300 gr.	Eau distillée de laurier-cerise. 10 gr.
A prendre par cuillerée à bouche.	1 centimètre cube de la solution contient près de 3 gouttes de solution au centième.

§ 4. AZOTITE D'AMYLE. $C^{10}H^{10}.AzO^3HO. [AzO^2.C^5H^{11}] = 117$.
Éther amylnitreux, nitrite d'amyle.

Préparation. — On prépare cet éther en chauffant légèrement, dans une grande cornue, un mélange d'acide azotique et d'alcool amylique. Dès que la réaction commence, on supprime le feu et on refroidit la cornue. Il distille de l'azotite d'amyle, de l'alcool amylique non altéré, de l'acide cyanhydrique. On rectifie le produit, à quelques degrés au-dessus de 100°; on additionne le liquide distillé de potasse caustique, pour décomposer l'acide cyanhydrique, et on distille une troisième fois, sans dépasser la température de 100°.

Propriétés physiques et chimiques. — L'azotite d'amyle est liquide, légèrement jaunâtre, d'une odeur désagréable, insoluble dans l'eau, soluble en toute proportion dans l'alcool, l'éther et le chloroforme. Densité : 0,877. Il bout à 95°. Sa vapeur est un peu rutilante; elle détone à 260°. L'action combinée de l'air et de la lumière le décompose rapidement, en donnant : acide azoteux, acide azotique, acide valérique, éther valérique. La potasse en fusion le transforme en valérate de potassium. Le chlore lui donne une teinte *rouge*, qui passe ensuite au *vert*.

Pharmacologie. — L'éther amylnitreux accélère considérablement les battements du cœur et possède des propriétés enivrantes et anesthésiques. Il a été préconisé contre la migraine, l'angine de poitrine, l'asthme et l'épilepsie. On ne l'emploie que sous forme d'inhalations : 2 à 5 gouttes sur un morceau d'étoffe ou de papier sans colle.

Il est utile de le préserver de l'action de la lumière, qui provoque sa décomposition. L'addition de 1 p. 100 d'alcool éthylique assure sa conservation.

§ 5. AZOTITE D'ÉTHYLE. $C^4H^4. AzO^3HO. [AzO^2.C^2H^5] = 75$.
Éther nitreux, Éther azoteux.

Découvert par Kunckel, en 1681.

Préparation. — L'éther azoteux résulte de l'action de l'acide azotique nitreux sur l'alcool.

On place, dans une cornue de grande capacité, des volumes égaux d'alcool et d'acide azotique à 1,36; puis on y ajoute un peu de tournure de cuivre (*Kopp*). L'opération se fait presque sans chauffer. L'éther passe dans un flacon laveur, où il se purifie, puis sur du chlorure de calcium, qui le dessèche; on le recueille dans un flacon refroidi au-dessous de 0°.

Propriétés physiques et chimiques. — L'éther azoteux est jaunâtre, soluble dans 48 p. d'eau et en toutes proportions dans l'alcool. Son odeur est analogue à celle de la pomme de reinette. Il a pour densité 0,90.

Il bout à + 18°. Il se décompose spontanément, en dégageant du bioxyde d'azote. Sa décomposition est plus prompte en présence de l'eau et surtout des alcalis. L'hydrogène sulfuré le transforme en alcool et en ammoniaque :

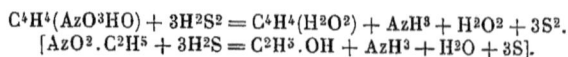

$$C^4H^4(AzO^3HO) + 3H^2S^2 = C^4H^4(H^2O^2) + AzH^3 + H^2O^2 + 3S^2.$$
$$[AzO^2.C^2H^5 + 3H^2S = C^2H^5.OH + AzH^3 + H^2O + 3S].$$

Pharmacologie. — L'éther azoteux est diurétique. On le prescrit habituellement en solution dans l'alcool, sous le nom d'*éther nitreux alcoolisé*.

Ses vapeurs peuvent être avantageusement employées à purifier l'air des locaux habités. Pour cela il n'est pas nécessaire de recourir à l'éther pur; un mélange de 4 p. d'alcool à 90° et de 1 p. d'acide azotique à 36° produit le même résultat (*Peyrusson*).

§ 6. BROMURE D'ÉTHYLE. $C^4H^4.HBr$. $[C^2H^5.Br] = 109$.
Éther bromhydrique.

Préparation. — La préparation du bromure d'éthyle consiste à décomposer le bromure de, potassium par l'acide sulfurique, en présence de l'alcool éthylique :

Bromure de potassium cristallisé......................	120 gr.
Acide sulfurique officinal............................	120
Alcool à 95°...	70

On opère d'abord le mélange de l'alcool et de l'acide sulfurique. Lorsque le mélange est refroidi, on y ajoute peu à peu le bromure de potassium pulvérisé, en refroidissant le ballon et en agitant à chaque addition de sel. On distille ensuite, au bain de sable, dans un appareil semblable à celui qui sert à la préparation de l'éther acétique, en maintenant la température vers 125°.

Pour purifier le produit, on l'agite avec une solution de potasse à 5 p. 100; on décante, on lave l'éther avec deux ou trois fois son volume d'eau distillée, on le sépare de l'eau et, pour le sécher, on le fait macérer pendant 24 heures avec du chlorure de calcium fondu. Il ne reste plus qu'à le distiller au bain-marie, à 39°, avec le dixième de son poids d'huile d'amande douce.

Propriétés physiques et chimiques. — Liquide incolore, dense (1,47), très réfringent, doué d'une odeur alliacée. Point d'ébullition 38°,5. Il est insoluble dans l'eau, soluble en toutes proportions dans l'alcool et dans l'éther. Il brûle difficilement, avec une flamme verte. Les acides azotique et sulfurique concentrés ne l'attaquent pas.

Pharmacologie. — L'éther bromhydrique est un anesthésique peu employé. Il est facilement altérable, aussi doit-on le préparer à mesure du besoin et le conserver à l'abri de la lumière.

§ 7. CHLORURE D'ÉTHYLE. C⁴H⁴. HCl. [C²H⁵.Cl] = 64,50.
Éther chlorhydrique.

Connu au XVIᵉ siècle.

Préparation. — 1° On produit cet éther en distillant de l'alcool saturé de gaz chlorhydrique.

On fait passer à refus, dans de l'alcool, un courant d'acide chlorhydrique gazeux et on abandonne le liquide à lui-même, pendant quelque temps. On distille au bain-marie; l'éther se dégage, mêlé d'acide chlorhydrique, qu'on retient dans l'eau d'un flacon laveur maintenue à plus de 15°. Le produit, desséché sur du chlorure de calcium fondu, va se condenser dans un récipient entouré d'un mélange réfrigérant.

2° On distille un mélange d'alcool, de chlorure de sodium et d'acide sulfurique, avec les mêmes précautions que dans la première opération.

3° On peut remplacer les liquides ci-dessus par un mélange d'alcool et d'acide chlorhydrique en solution concentrée.

Propriétés physiques et chimiques. — L'éther chlorhydrique est incolore et doué d'une odeur agréable. Il est soluble dans 24 p. d'eau, et en toutes proportions dans l'alcool. Il a pour densité, à l'état liquide, 0,874 à + 5°, et à l'état de vapeur 2,21. La tension de sa vapeur est considérable.

Il bout à + 12°,5 et présente une certaine stabilité. Vers 400°, il se dédouble en éthylène et en acide chlorhydrique :

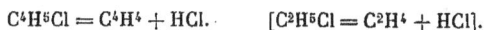

$$C^4H^5Cl = C^4H^4 + HCl. \qquad [C^2H^5Cl = C^2H^4 + HCl].$$

Au rouge, il brûle avec une flamme verte, en produisant de l'acide chlorhydrique.

Le chlore s'y trouve dissimulé; il ne précipite pas le nitrate d'argent. La potasse en solution aqueuse ne l'altère pas; dissoute dans l'alcool, elle l'attaque en formant de l'éther ordinaire :

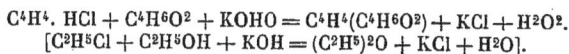

$$C^4H^4. HCl + C^4H^6O^2 + KOHO = C^4H^4(C^4H^6O^2) + KCl + H^2O^2.$$
$$[C^2H^5Cl + C^2H^5OH + KOH = (C^2H^5)^2O + KCl + H^2O].$$

Pharmacologie. — L'éther chlorhydrique passe pour un calmant actif. Il est si volatil, que sa conservation et son emploi sont difficiles. Aussi ses usages sont ils très restreints.

Les éthers chlorhydriques monochloré et bichloré ont été recommandés comme anesthésiques locaux. Ils sont à peine usités.

§ 8. CHLORURE DE MÉTHYLE. C²H².HCl [CH³.Cl] = 50,5.
Éther méthylchlorhydrique.

Préparation. — 1° On chauffe modérément dans un matras :

Alcool méthylique...................................... 1 p.
Sel marin... 2
Acide sulfurique concentré............................. 3

Le gaz qui se dégage est lavé dans une solution alcaline et recueilli sur le mercure.

2° L'industrie prépare cet éther en décomposant, par la chaleur, le chlorhydrate de triméthylamine, qui se dédouble en ammoniaque et en chlorure de méthyle (*Vincent*).

Quand on veut l'obtenir à l'état liquide, on le comprime, à l'aide d'une pompe foulante, dans un récipient refroidi.

Propriétés physiques et chimiques. — Le chlorure de méthyle est un gaz incolore, d'une odeur éthérée, d'une saveur sucrée à — 36°. L'eau en dissout 4 fois son volume; il est très soluble dans l'alcool, dans l'éther, dans l'acide acétique.

Liquide, il est incolore et il bout à — 23°. Traversé par un courant d'air ou volatilisé spontanément, sa température s'abaisse jusqu'à — 55°.

Pharmacologie. — Le chlorure de méthyle est anesthésique, mais il n'est guère employé comme tel, en médecine. Depuis que l'industrie le livre à l'état liquide, on s'en sert pour produire une réfrigération intense, dans le traitement de la sciatique et des rhumatismes.

§ 9. IODURE D'ÉTHYLE. $C^4H^4.IH$. $[C^2H^5I] = 156$.
Éther iodhydrique.

Découvert par Gay-Lussac, en 1815.

Préparation. — *Procédé de Personne.* — Le meilleur moyen de préparer l'iodure d'éthyle est le suivant :

Iode...	100 gr.
Alcool à 95°...	100
Phosphore rouge.....................................	20

Le tout, introduit dans un ballon, est laissé en contact pendant 24 heures, puis distillé à siccité.

Le produit est lavé d'abord avec une solution faible de bisulfite de sodium, puis avec de l'eau pure, décanté et rectifié sur du chlorure de calcium, qui le dessèche entièrement (*Codex*).

Propriétés physiques et chimiques. — Liquide incolore et neutre, quand il est pur, doué d'une odeur alliacée. Il est insoluble dans l'eau. La lumière solaire directe l'altère en quelques instants et le colore en rose, par suite de la mise en liberté de l'iode. Il bout à 72°. Sa densité est 1,97 à la température de 16°.

Pharmacologie. — L'iodure d'éthyle est entré depuis peu dans la thérapeutique des maladies pulmonaires et n'a pas encore reçu de nombreuses applications. L'éther anhydre et incolore doit seul être affecté aux usages médicaux. Pour le maintenir tel, M. Yvon conseille d'y mélanger des battitures d'argent, qui, par agitation, s'emparent de l'iode devenu libre avec le temps, sans avoir, comme les solutions alcalines, l'inconvénient d'hydrater le produit.

§ 10. GAIACOL. $C^{12}H^4O^2.C^2H^4O^2$. $[C^6H^5O^2.CH^3] = 124$.
Méthylpyrocatéchine, Hydrure de gaïacyle.

Obtenu par Sainte-Claire Deville et Pelletier, en distillant la résine de gaïac.

Préparation. — 1° Distiller à sec la résine de gaïac, recueillir ce qui bout entre 200 et 210°, l'agiter avec de l'ammoniaque et laisser cristalliser la combinaison ammoniacale de gaïacol. Ce composé ammoniacal, dissous dans une solution alcoolique de potasse, donne du gaïacol potassique, que l'on purifie par dissolution dans l'éther, à chaud, et qu'on dédouble ensuite par l'acide sulfurique, ou l'acide oxalique divisé. Le produit est purifié par distillation, en recueillant seulement ce qui bout à 200° (*Hlasiwetz*).

2° On peut aussi extraire le gaïacol de la créosote de hêtre (qui en contient jusqu'à 90 p. 100), en la rectifiant entre 200 et 205°. Le produit condensé est purifié comme dans le cas précédent.

Propriétés physiques et chimiques. — Le gaïacol représente un éther monométhylique de la pyrocatéchine, possédant en même temps la fonction phénolique. C'est un liquide incolore, doué d'une odeur aromatique agréable et bouillant à 200°. Sa densité est 1,117 à 13°. Il est soluble dans 60 fois son poids d'eau (*Marfori*), en toutes proportions dans l'alcool, l'éther, les huiles grasses, le sulfure de carbone, insoluble dans la glycérine. Sa saveur est désagréable.

Mélangé à deux fois son volume de lessive de potasse, il donne en peu de temps une masse cristalline blanche, instable, surtout au contact de l'air. Si à la potasse on ajoute le chloroforme au lieu d'eau, on obtient de la vanilline (*aldéhyde méthylprotocatéchique*) (*Reimer et Tiemann*). L'acide iodhydrique le dédouble en iodure de méthyle et en pyrocatéchine (*Müller*). A chaud, la poudre de zinc le transforme en anisol (*Morasse*).

Essai. — Aux caractères physiques déjà énoncés, le gaïacol doit joindre les réactions suivantes, quand il est pur :

Sa solution alcoolique est colorée en *bleu* par une très petite quantité de perchlorure de fer, en *vert émeraude* par un excès de réactif.

Mêlé à deux volumes de benzine de pétrole, il forme un liquide *trouble*, qui s'éclaircit quand on ajoute encore six volumes de benzine.

Additionné de deux volumes de lessive de soude, il donne un mélange *limpide*, soluble dans dix fois son poids d'eau, sans coloration.

Quelques gouttes chauffées avec volumes égaux de lessive de potasse et de chloroforme, produisent une coloration *rouge* pivoine (*Pio Marfori*);

Dissous dans l'ammoniaque et chauffé avec un peu d'hypochlorite de soude, il prend une teinte *bleue*, qui se développe même à froid, mais très lentement ; l'eau bromée y forme un précipité *rouge orangé*, brunissant rapidement (*Pio Marfori*).

Une goutte de gaïacol délayée dans quelques gouttes d'acide sulfurique prend une coloration *pourpre*. S'il y a mélange de créosol ou de crésols, la nuance est d'un *vert grisâtre*. La réaction est presque caractéristique, car il n'y a que le vératrol (éther diméthylique de la pyrocatéchine) et la vératrine qui la présentent (*Pio Marfori*).

Pharmacologie. — Le gaïacol est un antiseptique puissant, logiquement proposé par le Dr Sahli pour suppléer la créosote, dont la composition chimique, n'est pas constante. A petite dose, il se comporte comme un excitant des centres nerveux ; à dose élevée, il est toxique. Il ralentit, il annule même l'action de la pepsine, suivant la dose employée (*Pio Marfori*).

On le donne sous forme de perles, de pilules, de solution alcoolique, par la voie stomacale, et d'injection hypodermique. Dans ce dernier cas on le dissout dans une huile végétale.

Il est utile de le conserver à l'abri de la lumière.

A peine le gaïacol avait-il pris place dans la matière médicale, qu'on lui suscitait des succédanés. On a vanté successivement, comme antiseptiques :

Le *benzozol* ou *benzoïl-gaïacol* $C^{12}H^2.C^2H^4O^2.C^{14}H^6O^4$ $[C^6H^4O^2.CH^3.C^7H^5O]$, éther benzoïque du gaïacol, cristallisé, fusible à 50°, à peu près inodore et insipide, insoluble dans l'eau, très soluble dans l'éther, dans le chloroforme et dans l'alcool chaud ;

Le *styracol*, éther cinnamique du gaïacol : ($C^{12}H^2.C^2H^4O^2.C^{18}H^8O^4$ $[C^6H^4O^2.CH^3.C^9H^7O]$, cristallisant en longues aiguilles fusibles à 130° ;

Le *gaïacol carbonique* et le *gaïacol salicylique*, obtenus en faisant agir les acides carbonique et salicylique sur le gaïacol et analogues aux dérivés précédents, en tant que propriétés médicinales.

SOLUTION DE GAIACOL.	INJECTION HYPODERMIQUE.
Gaïacol...................... 2 gr.	Gaïacol........................ 3 gr.
Alcool à 90°................. 20	Huile d'amande stérilisée....... 60
Eau distillée................ 180	1 centimètre cube de la solution contient
Chaque cuillerée à bouche contient 15 cen-	environ 5 centigrammes de gaïacol. Souvent
tigrammes de gaïacol.	à ce liquide on ajoute 0,30 d'iodoforme.
(*Sahli.*)	

§ 11. OLÉINE. $C^{114}H^{104}O^{12}$. $[C^3H^5(C^{18}H^{33}O^2)^3]=884$.

Préparation. — Il est difficile de préparer de l'oléine pure. On peut isoler, à l'état impur, au moyen du froid et de la pression, celle qui est associée à la margarine, dans les huiles végétales.

On fait figer de l'huile d'olive à 0° ; on sépare la margarine qui cristallise, en la comprimant dans du papier sans colle. On enlève la partie solide et on coupe le papier en bandes, que l'on fait chauffer avec de l'eau dans un ballon. L'oléine vient nager à la surface ; on la congèle de nouveau, pour en isoler encore un peu de margarine, et on filtre la partie liquide.

Propriétés physiques et chimiques. — L'oléine naturelle est un liquide un peu jaunâtre, formé par l'union de la glycérine à 3 molécules d'acide oléique (*trioléine*) :

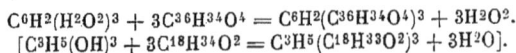

$$C^6H^2(H^2O^2)^3 + 3C^{36}H^{34}O^4 = C^6H^2(C^{36}H^{34}O^4)^3 + 3H^2O^2.$$
$$[C^3H^5(OH)^3 + 3C^{18}H^{34}O^2 = C^3H^5(C^{18}H^{33}O^2)^3 + 3H^2O].$$

Elle se fige à + 10° et n'a ni odeur ni saveur. Elle est insoluble dans l'eau, un peu soluble dans l'alcool et tout à fait dans l'éther.

Densité : 0,92 à 0°.

Elle absorbe très vite l'oxygène de l'air et se résinifie en partie. L'acide sulfurique la convertit en *acides sulfoléique* et *sulfoglycérique*. L'azotate mercureux et l'acide azoteux la changent en *élaïdine*, corps gras solide et cristallin, fusible à 32°, et à peine soluble dans l'alcool. Fortement chauffée, elle donne des carbures d'hydrogène, de l'oléone, de l'acide sébacique, de l'acroléine, etc.

§ 12. STÉARINE. $C^{114}H^{110}O^{12}$. $[C^3H^5(C^{18}H^{35}O^2)^3] = 890$.

Préparation. — La stéarine se trouve dans presque toutes les graisses solides et dans quelques huiles végétales.

On l'extrait le plus souvent du suif, que l'on fond et qu'on traite par l'éther. La stéarine se dissout et se prend en une masse blanche par le refroidissement. On exprime et on purifie le produit par plusieurs traitements à l'éther.

Propriétés physiques et chimiques. — La stéarine (*tristéarine*) est blanche, insipide, inodore. Elle se dissout dans 7 fois son poids d'alcool bouillant et se dépose presque totalement de la liqueur refroidie. Elle est peu soluble dans l'éther froid. Elle fond à 62° ; mais, par des cristallisations répétées, M. Duffy a élevé ce point de fusion à 64°,2. Distillée à feu nu, elle fournit de l'eau, des acides, des carbures d'hydrogène, de la margarone, etc. Envisagée au point de vue chimique, c'est un éther résultant de la combinaison de 3 molécules d'acide stéarique et d'une molécule de glycérine :

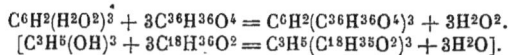

$$C^6H^2(H^2O^2)^3 + 3C^{36}H^{36}O^4 = C^6H^2(C^{36}H^{36}O^4)^3 + 3H^2O^2.$$
$$[C^3H^5(OH)^3 + 3C^{18}H^{36}O^2 = C^3H^5(C^{18}H^{35}O^2)^3 + 3H^2O].$$

Pharmacologie. — L'oléine et la stéarine, prises isolément, n'ont point d'usages pharmaceutiques. Mais elles se trouvent souvent réunies et associées à la palmitine dans les corps gras végétaux et animaux, dont les caractères varient suivant que l'une ou l'autre de ces substances y prédomine.

§ 13. URÉTHANE. C^3O^4. AzH^3. C^4H^4. $[AzH^2. CO^2. C^2H^5] = 89$.
Carbamate d'éthyle, éther carbamique, éthyluréthane.

Obtenue par Dumas, en 1833.

Préparation. — 1° On mélange du carbonate d'éthyle à son volume d'ammoniaque, dans un flacon bouché. On prolonge le contact jusqu'à ce que l'ammoniaque ait disparu. Le liquide est alors évaporé dans le vide, en présence de l'acide sulfurique. La réaction est représentée par l'équation suivante :

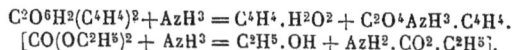

$$C^2O^6H^2(C^4H^4)^2 + AzH^3 = C^4H^4.H^2O^2 + C^2O^4AzH^3.C^4H^4.$$
$$[CO(OC^2H^5)^2 + AzH^3 = C^2H^5.OH + AzH^2.CO^2.C^2H^5].$$

2° L'action est instantanée quand on traite le chlorocarbonate d'éthyle par l'ammoniaque; il faut même la modérer. On distille ensuite, au bain d'huile, le résidu sec de la première opération; le produit condensé est de l'uréthane pure.

Propriétés physiques et chimiques. — L'uréthane forme des cristaux incolores. Très soluble dans l'eau, dans l'alcool et dans l'éther, elle fond vers 100° et distille à 180°, sans décomposition si elle est bien sèche, et en dégageant beaucoup d'ammoniaque, si elle est humide. Sa saveur est un peu amère.

Lorsqu'on traite une solution d'uréthane par une solution de chlorure mercurique et ensuite par la potasse, on obtient un précipité blanc (carbonate de mercure). Le nitrate et l'acétate mercuriques donnent la même réaction, qui est distinctive de l'urée. Maintenue à la température de 30°, en présence de l'albumen ou du vitellus d'un œuf de poule, l'uréthane est graduellement décomposée; elle finit par disparaître complètement (*G. Jacquemin*).

Pharmacologie. — L'uréthane est un hypnotique faible, légèrement analgésique, dont l'action est rapide, mais éphémère. Elle est toxique à la dose de 10 grammes. On la dissout habituellement dans une potion.

M. Bischof, l'a combinée au chloral. Le produit a été vanté comme un sommifère très actif et inoffensif, sous les dénominations d'*ural*, d'*uralium* et de *chloraluréthane*. Il a l'inconvénient d'être très amer.

On préconise aussi, à titre d'antipyrétique, la *phényluréthane* ou *euphorine*, qui résulte de l'union du chlorocarbonate d'éthyle et de l'aniline. C'est une poudre blanche, cristalline, insoluble dans l'eau, mais se dissolvant bien dans l'alcool concentré. Ces deux derniers médicaments sont administrés en nature, vu leur saveur ou leur insolubilité.

APPENDICE AUX ÉTHERS COMPOSÉS.

SULFONAL. $(C^2H^3)^2C^2(S^2O^4C^2H^5)^2$. $[(CH^3)C(SO^2C^2H^5)^2] = 204$.
Diéthylsulfone-diméthyl-méthane.

Découvert par Baumann, en 1885.

Préparation. — Un courant de gaz chlorhydrique est dirigé dans un mélange formé de 1 partie d'acétone et 2 parties de mercaptan éthylique; il se forme un éther particulier (*mercaptol*), analogue aux acétols, avec élimination d'eau :

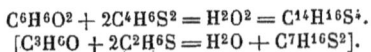

$$C^6H^6O^2 + 2C^4H^6S^2 = H^2O^2 = C^{14}H^{16}S^4.$$
$$[C^3H^6O + 2C^2H^6S = H^2O + C^7H^{16}S^2].$$

Le mercaptol ainsi obtenu est ensuite agité à froid, avec une solution de permanganate de potassium à 5 %, en ayant soin d'ajouter de temps à autre au mélange quelques gouttes d'acide acétique ou sulfurique. On s'arrête quand le liquide reste coloré en rouge par un excès de permanganate; on chauffe au bain-marie, on filtre aussitôt et on évapore à moitié. Le sulfonal cristallise pendant le refroidissement; on le purifie par cristallisation nouvelle dans l'eau ou dans l'alcool (*Baumann*).

Propriétés physiques et chimiques. — Le sulfonal est un acétal sulfuré et oxydé, formant des cristaux prismatiques incolores, inodores, fusibles à 125°,5 (*Scholvien*). Il se dissout dans 500 parties d'eau à 15°, dans 15 parties d'eau bouillante, dans 65 parties d'alcool froid, dans 2 parties d'alcool chaud et dans 133 parties d'éther. Il bout vers 300°, en se décomposant en partie.

Le brome le dissout sans l'altérer. L'acide sulfurique le dissout aussi, à froid, et le laisse précipiter quand on le dilue ; si on chauffe, il se dégage de l'acide sulfureux. L'acide azotique et les alcalis ne l'attaquent pas, même à l'ébullition.

Essai. — On peut caractériser le sulfonal au moyen de quelques réactions.

Chauffé avec son poids de cyanure de potassium bien sec, il donne des vapeurs désagréables de *mercaptan*. La masse fondue, dissoute dans l'eau, prend au contact du perchlorure de fer une teinte *rouge* due à la formation de sulfocyanate alcalin (*Vulpius*).

On obtient la même décomposition, en chauffant le sulfonal avec de l'acide pyrogallique (*Ritsert*), ou avec du charbon pulvérisé (*Schwartz*).

Mélangé à la moitié de son poids de limaille de fer et chauffé, il donne des vapeurs présentant une odeur *alliacée*. Le résidu, arrosé d'acide chlorhydrique, dégage de l'hydrogène sulfuré (*Wefers-Bettink*).

Pharmacologie. — C'est uniquement comme hypnotique que le sulfonal a pris place dans la thérapeutique. On le dit préférable au chloral et à la paraldéhyde, en ce qu'il n'entrave pas l'action des sucs digestifs. Son innocuité n'est pas encore entièrement démontrée. On le donne en poudre, enveloppé dans du pain azyme, vu son peu de solubilité.

MM. Baumann et Kast s'étant assurés par l'expérience que les *disulfones* analogues au sulfonal n'ont d'effet physiologique que s'ils contiennent le groupe éthyle, ont proposé l'usage de deux composés de ce genre, plus riches en éthyle que le sulfonal et qu'ils ont nommés *trional* et *tétronal*.

Le *trional* est le *diéthylsulfone-méthyléthyl-méthane* :
$$(C^2H^3.C^4H^5)C(S^2O^4.C^4H^5)^2 [(CH^3.C^2H^5)C(SO^2.C^2H^5)^2].$$
Il cristallise en lames brillantes, fusibles à 76°, solubles dans 320 parties d'eau à 15°, plus solubles dans l'alcool et dans l'éther. Sa saveur est amère.

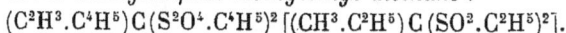

Le *tétronal* est le *diéthylsulfone-diéthyl-méthane :*
$$(C^4H^5)^2C(S^2O^4.C^4H^5)^2 . [(C^2H^5)^2C(SO^2C^2H^5)^2].$$
Il affecte aussi la forme de lamelles cristallines brillantes, fondant à 85°, solubles dans 450 parties d'eau froide, plus solubles dans l'éther et surtout dans l'alcool. Saveur à la fois amère et camphrée.

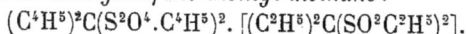

Trional et tétronal sont des hypnotiques, dont l'efficacité ne paraît pas supérieure à celle du sulfonal. Ces trois médicaments provoquent un sommeil lourd, fréquemment suivi d'une assez grande fatigue.

§ 1. ÉTHER ORDINAIRE. $C^8H^{10}O^2$. [$(C^2H^5)^2O$] $= 74$.
Éther, éther sulfurique, éther vinique.

Découvert par Valérius Cordus, en 1540. Nommé *éther* par Frobenius.

Préparation. — On prépare l'éther ordinaire, en déshydratant l'alcool par l'acide sulfurique concentré.

On place une cornue tubulée dans un bain de sable (*fig.* 106), on y

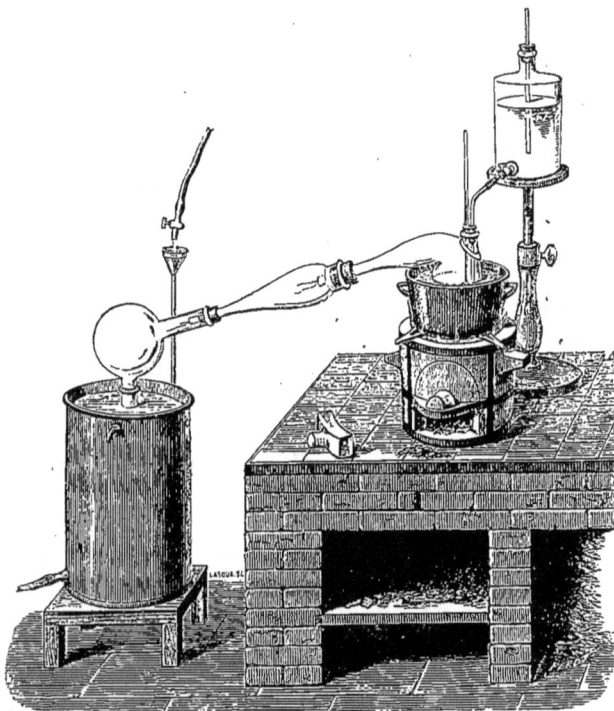

Fig. 106. — Appareil pour la préparation de l'éther ordinaire.

adapte une allonge communiquant avec un ballon, dont la tubulure infé-rieure est fixée sur le serpentin d'un alambic ordinaire. La spirale du serpentin est jointe à un tube de verre destiné à porter l'éther loin de l'appareil de chauffage et, s'il est possible, dans une pièce voisine. Au-dessus de la cornue et communiquant avec elle par un long tube, qui pénètre jusqu'au fond, se trouve un réservoir d'alcool à 95°, destiné à alimenter l'opération. On lute avec soin l'appareil, puis on introduit dans la cornue le mélange suivant :

Alcool à 90°.. 600 gr.
Acide sulfurique officinal............................... 1000

On bouche la cornue, après avoir introduit un thermomètre dans son bouchon, puis on porte rapidement le liquide à l'ébullition. Dès que le thermomètre marque 139°, on ouvre le robinet et on fait couler l'alcool du flacon supérieur, assez lentement pour que la température se maintienne entre 130 et 140°, et que l'alcool remplace, pendant toute la durée de l'opération, le produit qui distille. On s'arrête, lorsque l'alcool introduit dans la cornue est égal à 15 fois environ le poids du mélange, et que le volume du liquide qu'elle contient est égal au volume primitif (Codex).

Au contact de l'acide sulfurique, l'alcool est changé d'abord en *acide sulfovinique* ou *éthylsulfurique* :

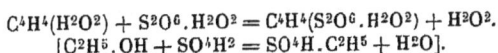

$$C^4H^4(H^2O^2) + S^2O^6.H^2O^2 = C^4H^4(S^2O^6.H^2O^2) + H^2O^2.$$
$$[C^2H^5.OH + SO^4H^2 = SO^4H.C^2H^5 + H^2O].$$

L'alcool en excès, réagissant ensuite sur l'acide éthylsulfurique, forme de l'éther et régénère l'acide sulfurique :

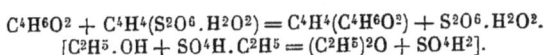

$$C^4H^6O^2 + C^4H^4(S^2O^6.H^2O^2) = C^4H^4(C^4H^6O^2) + S^2O^6.H^2O^2.$$
$$[C^2H^5.OH + SO^4H.C^2H^5 = (C^2H^5)^2O + SO^4H^2].$$

Les mêmes transformations se répètent sans cesse (*Williamson*).

Purification. — *Procédé de MM. J. Regnauld et Adrian.* — L'éther qui s'est condensé, dans l'opération précédente, n'est pas pur. Il contient de l'*eau*, de l'*alcool*, de l'*huile douce de vin* (mélange de carbures d'hydrogène et de sulfate d'éthyle) et, souvent, de l'*acide sulfureux* produit par la réduction de l'acide sulfurique.

Pour le rectifier, on y mélange 12 centièmes de son poids d'une solution de potasse caustique marquant 1,32 au densimètre, et on laisse macérer pendant 48 heures, en agitant souvent et fortement. On décante l'éther avec un siphon, on y ajoute 6 centièmes d'huile d'amande, puis on distille dans un alambic bien sec. On recueille seulement les quatre premiers cinquièmes de l'éther.

On lave cet éther avec 2 fois son volume d'eau, on le décante après repos et on le met en contact, pendant 36 heures, avec le dixième de son poids d'un mélange à parties égales de chlorure de calcium fondu et de chaux éteinte calcinée. On distille au bain-marie et on recueille les neuf premiers dixièmes, qui constituent l'*éther officinal*.

Propriétés physiques et chimiques. — L'éther officinal est liquide, très mobile, incolore, d'une saveur brûlante, d'une odeur vive, agréable et caractéristique. Sa densité, à + 15°, est 0,721. A — 31°, il se concrète en lames blanches et brillantes. Son pouvoir réfringent est considérable. Il bout à 34°,5. Sa densité de vapeur est 2,56 ; la tension de cette vapeur est très forte, même à la température ordinaire. Il se dissout dans 9 p. d'eau et en toutes proportions dans l'alcool ; il dissout un peu le soufre et le phosphore, plus facilement le brome, l'iode, quelques chlorures, les huiles fixes et volatiles, les résines, les alcaloïdes et, en général, tous les composés riches en carbone et en hydrogène.

Il n'est pas inaltérable à l'air : peu à peu il s'oxyde et se convertit en acide acétique. Il se décompose vers 450° et brûle facilement au rouge ;

mais il ne s'enflamme pas au contact d'un charbon incandescent, qu'il peut éteindre au contraire. Les acides minéraux lui font éprouver les mêmes modifications qu'à l'alcool. Il en est ainsi des alcalis hydratés. Les acides organiques ne l'attaquent qu'au-dessus de 300°.

Essai. — L'éther du commerce contient généralement de l'*eau* et de l'*alcool éthylique*, par suite d'une purification incomplète et, plus tard, de l'*aldéhyde* et du *peroxyde d'hydrogène*. On appréciait autrefois sa pureté en déterminant son poids spécifique.

MM. Regnauld et Adrian ont démontré que le défaut de concordance, dans la graduation des aréomètres, ôte toute valeur à l'essai densimétrique. De plus, l'éther peut renfermer des proportions très différentes d'alcool et avoir le même titre à l'aréomètre, sa densité étant alors subordonnée à la proportion d'eau qu'il contient.

Pour vérifier d'une manière sûre la richesse d'un éther, MM. Regnauld et Adrian le font d'abord macérer avec du carbonate de potassium. Ce sel ne déshydrate pas entièrement l'alcool qui se trouve mélangé à l'éther, mais il l'amène régulièrement à 98°. On n'a plus alors qu'un mélange d'éther et d'alcool concentré, dont la densité fait connaître les proportions d'après des tables dressées à cet effet. En prenant aussi la densité de l'éther non déshydraté, on a les éléments nécessaires pour déterminer la quantité d'eau qui s'y trouve contenue.

L'éther pur doit marquer 0,721 à + 15°. Il ne doit pas être coloré en rose par la fuchsine (*alcool éthylique*), ni par le nitrate d'argent (*alcool méthylique*), même après vingt-quatre heures de contact.

Lorsqu'il brunit un fragment de potasse et qu'il décompose l'iodure de potassium, il renferme de l'*aldéhyde éthylique* et de l'*eau oxygénée*, que l'on peut détruire par macération avec de la potasse caustique (*Bœrrigter*).

M. Stroppa a signalé la falsification de l'éther par l'*essence de pétrole*. Pour la déceler, M. Vitali conseille de mélanger peu à peu de l'acide sulfurique à 5 cc. d'éther suspect, en refroidissant, si la température s'élève à 70° : l'éther est dissous dans l'acide, tandis que le pétrole surnage.

Pharmacologie. — L'éther est anesthésique et antispasmodique. Son pouvoir anesthésique, découvert en 1846 par le D' Jackson, est plus faible que celui du chloroforme. Comme antispasmodique, on le donne en solution dans l'eau (*eau éthérée*), dans l'alcool (*liqueur d'Hoffmann*), ou dans un sirop. On l'enferme aussi dans des capsules gélatineuses (*perles*), on le dissout dans une potion ou, plus simplement, on le verse sur un morceau de sucre, que l'on absorbe aussitôt.

On se sert, pour les opérations pharmaceutiques, d'éther de 3 degrés différents : l'un est l'éther pur, marquant 0,720 au densimètre ; l'autre marque 0,734, c'est l'*éther rectifié* du commerce, qui contient environ trois centièmes d'alcool et des traces d'eau ; le troisième est l'éther à 0,758 du Codex, composé comme il suit :

Éther rectifié du commerce............................ 700 gr.
Alcool à 90°... 300

Ce dernier sert à la préparation des teintures et des extraits éthérés.

Ce médicament est improprement appelé *éther sulfurique*, car il ne contient pas une trace d'acide sulfurique. Il serait plus exact de le nommer *oxyde d'éthyle*.

SIROP D'ÉTHER.

Sirop de sucre préparé à froid.. 700 gr.
Eau distillée 230
Alcool à 90° 50
Éther officinal 20
(*Codex.*)

POTION ANTISPASMODIQUE.

Sirop de fleur d'oranger .... 30 gr.
Eau distillée de tilleul 90
— — de fleur d'oranger. 30
Liqueur d'Hoffmann 4
(*Codex.*)

POTION ANTISPASMODIQUE OPIACÉE.

gr.
Potion antispasmodique 154.00
Laudanum de Sydenham 0.80
(*Codex.*)

LIQUEUR D'HOFFMANN.

Éther officinal .... 100 gr.
Alcool à 90° 100
Ce mélange marque 0,783 à + 15°.
(*Codex.*)

§ 2. SUCRE DE CANNE. $C^{24}H^{22}O^{22}$. $[C^{12}H^{22}O^{11}] = 342$.
Sucre, saccharose.

Très anciennement connu ; les Grecs le nommaient *sel indien*, *miel de roseau*.

Préparation. — Le sucre est retiré de la canne ou de la betterave, par des procédés analogues dans les deux cas et qui consistent à extraire le suc de ces plantes, à le clarifier à l'ébullition avec quelques centièmes de chaux, à filtrer le liquide et à le faire cristalliser par concentration.

Le sucre très blanc est obtenu en décolorant le premier à l'aide du charbon animal et en clarifiant la solution au moyen du sang de bœuf.

Propriétés physiques et chimiques. — Le sucre de canne est un éther mixte formé par l'union de deux glucoses hexatomiques (*Berthelot*). Il cristallise en prismes rhomboïdaux obliques, incolores, durs et anhydres, d'une densité de 1,60. Il se dissout dans la moitié de son poids d'eau froide et dans le cinquième de son poids d'eau bouillante. Il est insoluble dans l'éther et dans l'alcool absolu froid, soluble dans 80 p. d'alcool bouillant et dans 106 p. d'alcool à 90° froid. Il dévie à droite la lumière polarisée : $\alpha_D = 66°,55$.

Il fond à 160°. Maintenu pendant quelque temps à cette température, il donne un mélange de *glucose* et de *lévulosane* (*Gélis*) :

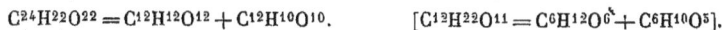

$$C^{24}H^{22}O^{22} = C^{12}H^{12}O^{12} + C^{12}H^{10}O^{10}. \qquad [C^{12}H^{22}O^{11} = C^6H^{12}O^6 + C^6H^{10}O^5].$$

De 190 à 220°, il fournit du caramel, de l'aldéhyde, de l'acétone, de l'acide acétique, etc. A une plus haute température, il laisse pour résidu un charbon brillant.

Le sucre se combine, à froid, aux bases énergiques ; ces combinaisons ont été nommées *sucrates*, *saccharates*, ou *saccharosides* (*Berthelot*). C'est, par suite, un bon dissolvant de la chaux. Les acides minéraux étendus l'hydratent, à froid, et beaucoup plus rapidement à chaud, en formant d'abord du *sucre interverti* et, plus tard, de l'acide formique, de l'acide lévulique et des produits humiques. L'acide azotique faible le convertit en *acide saccharique* $C^{12}H^{10}O^{16}$ $[C^6H^{10}O^8]$; concentré, il le transforme en *acide oxalique.* Au contact de l'acide sulfurique pur, il brunit rapidement, en prenant un aspect charbonneux. Les acides végétaux se combinent avec lui, en produisant des *saccharosides*, qui sont de véritables éthers.

Une ébullition prolongée dans l'eau le convertit peu à peu en glucose et en lévulose :

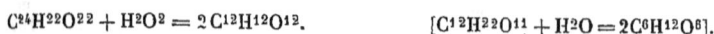

$$C^{24}H^{22}O^{22} + H^2O^2 = 2 C^{12}H^{12}O^{12}. \qquad [C^{12}H^{22}O^{11} + H^2O = 2C^6H^{12}O^6].$$

La présence des chlorures terreux et du sel ammoniac active la conversion. Il est remarquable qu'à mesure que le sucre s'intervertit, la densité de la solution augmente. La levure de bière ne le dédouble pas directement en alcool et en acide carbonique; il faut qu'il soit préalablement changé en sucre interverti, par la fixation d'une molécule d'eau. Sa fermentation donne alors, comme produit principal, de l'alcool éthylique, et comme produits secondaires des homologues de cet alcool, dont la nature varie avec le ferment qui les a fait naître.

Quand on mélange à un liquide sucré une solution de naphtol α et un excès d'acide sulfurique, le liquide prend une teinte *verte* foncée; une addition d'eau y produit un précipité d'un *bleu violet*. Si on remplace le naphtol par le thymol, on obtient une coloration *rouge carmin* et l'eau donne un précipité de même couleur. Ces réactions sont communes à la plupart des saccharoses et des glucoses (*Molisch*).

Pharmacologie. — Le sucre n'a pas de propriétés médicinales reconnues; cependant, le Dr Bertrand suppose qu'il n'est pas entièrement inerte et que c'est lui l'élément actif des sirops qui ne contiennent aucun principe doué de propriétés bien établies. Il sert surtout à conserver les médicaments ou à masquer leur saveur, quand elle est désagréable. A ce titre, il fait partie d'un nombre considérable de préparations pharmaceutiques, telles que sirops, tablettes, gelées, saccharures, électuaires, conserves, potions, pilules, etc.

§ 3. SUCRE DE LAIT. $C^{24}H^{22}O^{22} + H^2O^2$. $[C^{12}H^{22}O^{11} + H^2O] = 360$.

Lactose, lactine.

Découvert, en 1619, par Bartoletti.

Préparation. — Ce sucre est retiré du lait, qui l'abandonne par évaporation.

On porte du lait à l'ébullition, on en précipite la caséine par un acide, on filtre et on décolore au charbon animal. La liqueur, filtrée de nouveau et concentrée, fournit le sucre de lait.

Purification. — Lorsque le sucre de lait n'est pas incolore, on le purifie en le dissolvant dans 3 p. d'eau distillée bouillante et en ajoutant à la solution filtrée 2,5 p. d'alcool à 90°. On agite le mélange, jusqu'à refroidissement; on recueille la poudre qui s'est déposée, on l'égoutte et on la sèche à une douce chaleur (*Gilkinet*).

Propriétés physiques et chimiques. — Le sucre de lait cristallise en gros prismes rhomboïdaux droits, hémiédriques, très durs, opaques, solubles avec dégagement de chaleur dans 6 p. d'eau froide et dans 2 p. d'eau bouillante, insolubles dans l'alcool et dans l'éther. Il n'est pas hygrométrique. Sa densité est 1,53. Son pouvoir rotatoire est dextrogyre : $\alpha_D =$ $+ 55°,3$ à l'état anhydre, et $+ 52°,53$ à l'état hydraté (*Denigès* et *Bonnans*); comme celui du glucose, il est plus grand de moitié, au moment où la dissolution vient d'être faite.

L'air ne lui fait éprouver aucune altération; il n'en est pas de même de la chaleur. A 150° il se déshydrate; à 170° il brunit, sans fondre, et il se caramélise. Il se combine aux bases puissantes et aux acides organiques. Les acides minéraux étendus le changent, à l'ébullition, en *galactose* (glucose lactique) et en glucose ordinaire. L'acide sulfurique pur ne le colore pas à froid, même après plusieurs heures de contact. Traité par l'acide azotique, il donne de l'*acide mucique*, accompagné d'acides tartrique, saccharique et oxalique.

Oxydé à froid par le brome, il est transformé en *acide lactobionique* $C^{24}H^{22}O^{24}$ [$C^{12}H^{22}O^{12}$], que l'acide sulfurique dédouble par hydratation, en galactose et en acide gluconique (*Fischer* et *Meyer*) :

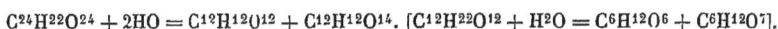

$$C^{24}H^{22}O^{24} + 2HO = C^{12}H^{12}O^{12} + C^{12}H^{12}O^{14}. \quad [C^{12}H^{22}O^{12} + H^2O = C^6H^{12}O^6 + C^6H^{12}O^7].$$

Il réduit, même à froid, la liqueur de Fehling; mais 7 p. de lactose hydratée ne réduisent pas plus de tartrate cupro-potassique que 5 de glucose. Le pouvoir réducteur du galactose est égal à celui du glucose.

En présence des matières animales, il subit les fermentations lactique et butyrique; mais il n'éprouve la fermentation alcoolique d'une façon régulière qu'au contact d'une forte proportion de levure de bière et dans le lait spontanément aigri.

Si l'on ajoute à sa solution diluée de l'acétate de plomb et de l'ammoniaque et qu'on chauffe le mélange, le précipité devient *rose*. Cette réaction est aussi donnée par le glucose, mais elle n'a pas lieu avec le sucre de canne (*Rubner*).

Pharmacologie. — Le sucre de lait pourrait être plus souvent utilisé en pharmacie qu'il ne l'est actuellement. Comme il n'absorbe pas l'humidité de l'air, il y aurait avantage à l'introduire dans les poudres composées, à la place du sucre de canne. Il entre dans la composition des *pilules de Vallet*, à titre d'agent de conservation du carbonate ferreux, et dans celle des granules médicinaux du Codex.

Il a été recommandé aussi comme un excellent dentifrice, ayant le pouvoir de dissoudre très rapidement le dépôt calcaire formé entre les dents.

M. G. Sée a fait connaître ses propriétés diurétiques, fréquemment utilisées aujourd'hui.

CHAPITRE XIV

VIII. — GLUCOSIDES ET HYDRATES DE CARBONE

§ 1. AMIDON. $(C^{12}H^{10}O^{10})^n$. $[(C^6H^{10}O^5)^n]$.

L'amidon a été connu de toute antiquité. Les Égyptiens le préparaient avec du blé de trois mois et en faisaient, à la fois, un aliment et un médicament.

Préparation. — 1º *Amidon de blé.* — On fait, avec la farine de froment et de l'eau, une pâte qu'on malaxe sous un filet d'eau froide, au-dessus d'un tamis. L'eau entraîne l'amidon; le gluten reste dans les mains, sous forme d'une masse élastique.

Dans l'industrie, on remplace les mains par de grands cylindres cannelés, en bois. L'amidon mis en liberté retient encore un peu de gluten, que l'on détruit par une courte fermentation avec un peu d'*eau sûre* (eau d'une fermentation précédente). On le lave à l'eau pure, on l'égoutte dans des paniers d'osier, on le sèche en partie sur des aires de plâtre et on achève la dessiccation à l'étuve. Là il subit un retrait, qui divise les pains en aiguilles prismatiques irrégulières, simulant une cristallisation.

2º *Fécule.* — On retire de la pomme de terre une matière amylacée, qui a reçu le nom de *fécule* et dont la composition chimique est la même que celle de l'amidon du blé. On râpe les pommes de terre, on délaie la pulpe dans l'eau et on passe au tamis, qui retient les débris végétaux. On lave la fécule à plusieurs reprises, par décantation, et on la sèche à une douce chaleur.

Propriétés physiques et chimiques. — L'amidon est blanc, pulvérulent et doux au toucher. Il est formé de globules ovoïdes, sphériques ou polyédriques, suivant le végétal qui l'a fourni. Chaque granule est constitué par des tuniques superposées, dont l'extérieure est marquée d'un *hile.* Exposé à l'air, il absorbe rapidement jusqu'à 18 p. 100 d'eau, dont il perd 9 p. 100 quand on le sèche dans le vide. Sa densité est 1,53. Il est insoluble dans l'eau froide, dans l'alcool et dans l'éther. Chimiquement parlant, il représente probablement un éther mixte d'un ordre élevé, dans lequel subsiste la fonction alcoolique.

L'eau à 60º le gonfle sans le dissoudre, chaque globule devient 20 à 30 fois plus volumineux; s'il y a peu de liquide, le produit prend le nom d'*empois.* Quand on le chauffe longtemps à 100º, seul ou en présence de l'eau, il devient soluble. A 160º, il se change en *dextrine.* A 210º, il perd de l'eau et prend le nom de *pyrodextrine.*

L'acide azotique faible le transforme en acide oxalique. Concentré, il le dissout et la solution, versée dans l'eau, laisse déposer de la *xyloïdine* ou *pyroxam.* Les acides minéraux étendus le convertissent en *amidon soluble,* en *glucose,* en *dextrine.* Quand ils agissent longtemps à froid, ils donnent de l'*amylodextrine* (*Nægeli*), soluble dans l'eau, infermentescible, cristallisable, dont le pouvoir rotatoire$=+206º$, 11. Cette substance diffère de l'amidon soluble par tous ses caractères (*Brown* et *Morris*).

Une métamorphose analogue est réalisée par la diatase, la salive et le suc pancréatique, avec cette différence que l'hydratation de l'amidon donne ici naissance à du *maltose* ($C^{24}H^{22}O^{22}[C^{12}H^{22}O^{11}]$).

Le bacillus *amylobacter* la transforme en plusieurs dextrines, sans qu'il se forme de glucose ou de maltose. Une petite quantité d'un hydrate de carbone (*cellulosine*) représenté par $C^{12}H^{10}O^{10}+3$ aq. $[C^{12}H^{20}O^{10}+3H^2O]$ prend en même temps naissance (*A. Villiers*).

Certains *mucors* vont plus loin; ils saccharifient d'abord l'amidon, puis ils font subir aux sucres produits la fermentation alcoolique (*Gayon et Dubourg*).

Les acides végétaux se combinent à l'amidon, en donnant naissance à des composés (*amylides*) comparables aux *glycérides* (*Berthelot*). Les alcalis le gonflent considérablement et le rendent soluble. L'iode se fixe sur lui, en formant une belle laque d'un bleu foncé. Le tannin précipite l'amidon soluble.

Pharmacologie. — A l'état pur, l'amidon sert à préparer des cataplasmes, des lavements, des poudres, des glycérés et quelquefois des loochs. Il se trouve dans un grand nombre de tisanes et d'autres préparations pharmaceutiques faites avec des substances végétales.

On l'administre quelquefois sous forme d'*iodure d'amidon*, médicament peu employé, introduit par Buchanan dans la matière médicale.

LAVEMENT A L'AMIDON.

Amidon......................... 15 gr.
Eau........................... 500

On délaie l'amidon dans 100 gr. d'eau froide, on fait chauffer le reste du liquide et on le verse bouillant sur le mélange de l'amidon et de l'eau, en agitant quelques instants (*Codex*).

CATAPLASME DE FÉCULE.

Fécule de pomme de terre...... 100 gr.
Eau........................ 1000

On met les 8/10 de l'eau sur le feu et, dès que le liquide entre en ébullition, on y verse la fécule délayée dans le reste de l'eau froide. On fait bouillir pendant quelques instants (*Codex*).

On prépare de la même manière les cataplasmes de poudre d'*amidon* et de poudre de *riz* (*Codex*).

IODURE D'AMIDON.

On a préparé d'abord ce médicament en triturant, avec de l'amidon, de l'iode dissous dans l'alcool à 95°. On séchait la masse, qui était insoluble et d'un bleu noir.

M. Quesneville a proposé de remplacer ce produit défectueux par un autre, qui est soluble et qu'on obtient de la manière suivante :

On fait digérer de l'amidon, imprégné d'acide nitrique très dilué, avec de l'iode et de l'eau, jusqu'à ce que la matière soit entièrement soluble. Les proportions convenables sont celles-ci :

Amidon nitrique................ 9 gr.
Iode........................... 1
Eau........................... 2

L'opération se fait au bain-marie.

On réussit plus promptement en suivant le procédé de M. Berthet. On dissout l'iode dans l'alcool à 90°, on mélange la liqueur et l'amidon, et on fait sécher au bain-marie. On délaie la poudre obtenue avec assez d'eau pour faire une pâte, qu'on chauffe de la même manière, jusqu'à ce qu'elle soit soluble.

M. Petit conseille un manuel opératoire plus simple et plus sûr encore. On pèse :

Iode.......................... 12 gr.
Amidon ordinaire.............. 100
Éther......................... Q. S.

On dissout l'iode dans une quantité suffisante d'éther, on verse la liqueur sur l'amidon et on triture jusqu'à évaporation complète de l'éther. La poudre est mise ensuite dans une capsule de porcelaine et exposée à la chaleur du bain-marie bouillant, pendant une demi-heure. Ce temps suffit pour chasser l'excès de l'iode et pour rendre le produit soluble. L'iodure d'amidon ainsi préparé contient presque régulièrement 4 % d'iode.

L'iodure d'amidon est pulvérulent, noir et répand un peu l'odeur de l'iode. Il se dissout dans l'eau en lui communiquant une teinte bleue très foncée. Soubeiran le regarde comme un mélange d'iodure d'amidon et d'iodure de dextrine. On peut lui faire le reproche de varier de composition.

Quand on chauffe sa dissolution dans un tube fermé, il se décolore, puis il reprend sa nuance primitive pendant le refroidissement. Ce phénomène peut être reproduit plusieurs fois sur la même liqueur, mais au bout d'un certain temps la couleur bleue ne reparaît plus. On admet alors que l'iode est passé à l'état d'acide iodhydrique. Pour M. Mylius,

l'iodure d'amidon est un composé défini, contenant à la fois de l'iode et de l'acide iodhydrique et qu'on peut représenter par la formule $(C^{48}H^{40}O^{40}I)^4IH[(C^{24}H^{40}O^{20}I)]^4IH$.

On fait avec l'iodure d'amidon des pilules et un sirop, dont l'usage n'est pas très fréquent.

SIROP D'IODURE D'AMIDON.

Iodure d'amidon soluble.......	10 gr.
Eau distillée..................	360
Sucre blanc....................	660

20 gr. de ce sirop contiennent environ 2 centigrammes d'iode (*Berthet*).

§ 2. DEXTRINE. $C^{24}H^{20}O^{20}$. $[C^{12}H^{20}O^{10}]? = 324$.

Préparation. — 1º On transforme la fécule en dextrine impure, en la mouillant avec le tiers de son poids d'eau aiguisée avec 1 centième d'acide azotique, et en séchant à l'air libre. Quand la dessiccation est suffisante, on écrase la fécule et on la porte dans une étuve chauffée à 118 ou 120º. Il faut une heure et demie pour convertir la fécule en dextrine.

2º Pour préparer de la dextrine plus pure, on chauffe au bain-marie un mélange composé de :

Fécule de pommes de terre.........................	500 gr.
Eau..	1500
Acide oxalique....................................	8

Lorsque le liquide n'est plus coloré en bleu par l'iode, on neutralise au moyen du carbonate de calcium pur. On laisse reposer pendant 2 jours, puis on filtre et on évapore au bain-marie, jusqu'à consistance pâteuse. On peut alors enlever le produit avec un couteau et le laisser sécher, en bloc, dans un endroit chaud. On obtient ainsi 220 gr. de dextrine.

3º L'industrie se borne souvent à chauffer l'amidon à 140 ou 160º dans un cylindre métallique. On s'arrête quand la matière offre une couleur brun clair et qu'elle répand l'odeur du pain fortement cuit. Ce produit contient beaucoup d'amidon non transformé.

Purification. — Lorsqu'on veut avoir de la dextrine très pure on dissout celle du commerce dans 4 à 5 parties d'eau froide, on filtre et on verse la liqueur dans plusieurs fois son volume d'alcool concentré : la dextrine est précipitée, le glucose reste dissous. On répète 3 ou 4 fois ce traitement.

Propriétés physiques et chimiques. — La dextrine est amorphe, blanche et transparente comme de la gomme. Elle est très soluble dans l'eau, soluble dans l'alcool faible, insoluble dans l'alcool concentré et dans l'éther. On la considère comme un mélange d'éthers mixtes isomériques, faisant encore fonction d'alcools polyatomiques. L'un de ces isomères : *érythrodextrine*, est coloré en rouge par l'iode et très facilement saccharifié par la diastase ; pouvoir rotatoire : $\alpha_j = +213º$. Les autres : *achroodextrines*, ne sont pas colorés par l'iode ; l'action de la diastase sur eux est faible ou même nulle ; leur pouvoir rotatoire est compris entre $+150º$ et $+240º$.

La dextrine éprouve de la part de la chaleur, des acides et des alcalis, les mêmes métamorphoses que l'amidon. Chauffée à 100º, avec les acides organiques, elle s'y combine en petite quantité, en formant des corps neutres, analogues aux glucosides. L'acide nitrique fumant s'y unit, en produisant de la *dextrine tétranitrique* $C^{24}H^{12}O^{12}(AzO^5HO)^4[C^{12}H^{16}(AzO^2)^4O^{10}]$. L'acétate de plomb neutre ou basique ne la précipite qu'en présence de l'ammoniaque.

Pharmacologie. — La dextrine n'est pas, à proprement parler, un médicament, bien qu'elle ait été quelquefois administrée à titre de substance mucilagineuse. Mais elle sert à confectionner des appareils (*bandages dextrinés*) à l'aide desquels on immobilise les membres fracturés. A cet effet on mélange :

Dextrine..	100 gr.
Eau-de-vie..	60
Eau chaude..	40

On imprègne avec cette solution des bandes de toile, que l'on applique sur le membre à contenir et qui prennent une grande dureté en se desséchant.

§ 3. DIGITALINE.

Découverte par MM. Homolle et Quévenne, en 1844.

Préparation. — A. DIGITALINE AMORPHE. — 1° *Procédé d'Homolle et Quévenne, modifié par M. Homolle.* On retire la digitaline de la digitale en précipitant sa solution aqueuse par le tannin, qu'on enlève ensuite à l'aide de l'oxyde de plomb :

Feuilles de digitale pourprée en poudre...................	1000 gr.
Sous-acétate de plomb liquide...........................	250
Carbonate de sodium....................................	40
Phosphate de sodium...................................	20
Tannin...	40
Litharge...	25
Charbon animal..	50

On place la poudre sèche dans un appareil à déplacement et on l'humecte avec 1 litre d'eau distillée. On ajoute ensuite, peu à peu et par petites portions, des quantités d'eau suffisantes pour obtenir 3 litres de liqueur, dont la densité soit de 1,05 au minimum. On y verse alors l'acétate de plomb, puis on sépare le précipité au moyen d'un filtre. On ajoute successivement au liquide filtré les solutions du carbonate et du phosphate de sodium. On filtre de nouveau et on précipite la liqueur par une solution de tannin.

Le précipité est recueilli sur un filtre, puis mélangé avec la litharge et le charbon animal. On sèche le mélange, on l'épuise avec l'alcool à 90° et l'on évapore la solution à siccité, au bain-marie. Le résidu est traité par l'eau distillée d'abord et repris par l'alcool à 90°. On chasse de nouveau l'alcool et on épuise le produit restant par le chloroforme. La solution chloroformique abandonne la digitaline par évaporation (*Codex*).

2° *Procédé de M. Lefort.* — M. Lefort a modifié le procédé du *Codex*, en substituant l'alcool faible à l'eau, pour épuiser la digitale, le carbonate, au phosphate de sodium, pour précipiter l'excès de plomb.

B. DIGITALINE CRISTALLISÉE. — *Procédé de M. Nativelle.*

Feuilles de digitale des Vosges, cueillies la deuxième année, avant la floraison, et réduites en poudre assez ténue..	1000 gr.
Acétate de plomb neutre cristallisé...................	250
Eau distillée...	1000

L'acétate de plomb est d'abord dissous dans l'eau froide; on y délaie la digitale et le mélange, passé au tamis de crin n° 3, est gardé pendant vingt-quatre heures et agité de temps à autre. On le lessive alors avec de l'alcool à 50°. La solution est additionnée de 20 gr. de bicarbonate de sodium dissous dans l'eau froide. L'effervescence terminée, on distille l'alcool et on réduit le résidu à 2 kilogr. au bain-marie. Lorsque la liqueur est froide, on y ajoute son poids d'eau et on laisse reposer trois jours. Le liquide clair est alors décanté. Le précipité, égoutté sur une toile, pèse environ 100 gr. Après l'avoir divisé dans 1000 gr. d'alcool à 80°, on passe le tout au tamis de crin n° 1, on fait bouillir. On y ajoute 10 gr. d'acétate de plomb dissous, on chauffe un peu et on filtre. Le dépôt est lavé à l'alcool et exprimé. Aux liquides clairs on mélange 25 gr. de charbon végétal lavé et pulvérisé; on distille, puis, l'alcool étant entièrement chassé, au bain-marie, on ajoute au produit assez d'eau pour remplacer celle qui a disparu. Après refroidissement, on fait égoutter sur le tamis n° 2 déjà employé, on lave le charbon avec une petite quantité d'eau, on le sèche à 100°, puis on le lessive avec du chloroforme pur, jusqu'à ce que le liquide qui coule soit incolore. La solution est ensuite distillée. Pour chasser les dernières traces de chloroforme, on ajoute au résidu un peu d'alcool qu'on vaporise à son tour.

Le résidu contient: digitaline brute, huile, matière poisseuse. On le dissout dans 100 gr. d'alcool à 90°; on y ajoute 1 gr. d'acétate neutre de plomb dissous et 10 gr. de charbon animal lavé; on fait bouillir pendant 10 minutes et on laisse déposer. La solution, froide, est décantée sur un tampon de coton, sur lequel on verse ensuite le dépôt de noir, qui est aussitôt épuisé par l'alcool, jusqu'à cessation d'amertume. Les liqueurs, distillées, abandonnent de la digitaline confusément cristallisée, et imprégnée d'huile et de liqueur aqueuse. On isole la digitaline, on la pèse et on la dissout, à chaud, dans 6 à 12 gr. d'alcool à 90°, suivant sa quantité. Quand la solution est refroidie, on y ajoute la moitié de son poids primitif d'éther officinal, puis autant d'eau distillée qu'il y a d'éther et d'alcool. Il se forme en peu de temps deux couches: l'une supérieure, colorée, de nature huileuse; l'autre inférieure incolore, dans laquelle la digitaline cristallise presque aussitôt. On égoutte les eaux-mères et on achève le lavage avec un peu d'éther.

Pour purifier la digitaline, on la dissout dans 20 gr. de chloroforme pur. La solution, éclaircie, est filtrée et évaporée à siccité. Un peu d'alcool, chauffé avec le résidu, le débarrasse du chloroforme qu'il a retenu. On dissout alors ce résidu dans 30 gr. d'alcool à 90°, on ajoute 5 gr. de noir animal lavé, on fait bouillir pendant 10 minutes et la solution, filtrée puis distillée, abandonne la digitaline encore un peu colorée. On la reprend alors, à chaud, par une quantité d'alcool suffisante pour la dissoudre; on y ajoute un poids d'éther égal à la moitié de celui de l'alcool, un poids double d'eau distillée, puis on agite: la digitaline cristallise en quelques heures, on l'égoutte et on la lave avec un peu d'éther (*Codex*).

Propriétés physiques et chimiques. — La digitaline semble être un glucoside ou plutôt un mélange de glucosides à peine connus.

Digitaline cristallisée. — La digitaline cristallisée se présente sous forme d'aiguilles prismatiques incolores, courtes et déliées, groupées autour d'un même axe. Elle est très amère, à peine soluble dans l'eau froide ou bouillante, un peu plus dans l'alcool absolu (0,82 p. 100), soluble dans 12 p. d'alcool à 90° froid et dans 6 p. du même alcool bouillant. Le chloroforme est son meilleur dissolvant; l'éther pur, la benzine et le sulfure de carbone ne la dissolvent pas. Portée à une température un peu inférieure à 100°, elle offre des propriétés électriques très manifestes. Si on la chauffe avec précaution, elle fond à 243° (*Arnaud*), sans se colorer, puis elle brunit, se boursoufle, répand d'abondantes vapeurs et disparaît sans laisser de traces. Elle ne contient pas d'azote (*Nativelle*).

Digitaline du Codex. — Cette digitaline est amorphe, aromatique, inaltérable à l'air et non hygrométrique. Sa densité est 1,248. Elle n'a pas de pouvoir rotatoire. Fusible vers 100°, elle brunit à 180°, en se décomposant. Si on la brûle sur une lame de platine, elle répand une odeur analogue à celle de l'oliban. Elle se comporte comme la digitaline cristallisée, vis-à-vis des dissolvants neutres. La glycérine peut en dissoudre une proportion notable. Elle ne forme de combinaison chimique qu'avec le tannin. Ses solutions perdent leur amertume, quand elles sont mises en contact avec diverses matières organiques (albumine, fibrine, pain, gluten, caséum, chair musculaire, etc.). Le charbon animal l'enlève à ses dissolutions (*E.* et *G. Homolle*).

Essai. — La digitaline peut être caractérisée au moyen de quelques réactions.

L'acide chlorhydrique la colore en *vert-émeraude.*

Une trace de digitaline, additionnée d'un mélange à parties égales d'*alcool* et d'*acide sulfurique*, puis d'une goutte de *perchlorure de fer*, donne une coloration d'un *bleu verdâtre*, persistant pendant plusieurs heures (*Lafon*).

L'acide sulfurique lui communique une teinte *verte*, que la vapeur de *brome* fait passer au *rouge-groseille* et que l'eau ramène au *vert-foncé*. Une parcelle de *bichromate de potassium* ou de *bioxyde de manganèse*, ajoutée à la solution sulfurique, y détermine une série de nuances, qui varient du *vert intense* au *bleu ardoisé* et au *brun*.

Avec l'*acide azotique*, il se produit une coloration d'un *jaune doré*, que l'eau ne détruit pas. Si on évapore la solution à siccité, et qu'on verse sur le résidu une goutte d'*ammoniaque*, ce résidu prend une couleur *rouge*.

Touchée par l'*eau régale*, la digitaline offre une coloration *jaune*, qui passe peu à peu au *vert obscur*.

Un mélange à volumes égaux d'*acides sulfurique* et *azotique* lui donne une teinte *rose terne*, qui devient rapidement *violette*.

L'acide phosphorique la colore en *vert*, au bout d'un certain temps.

Les moindres traces de ce principe, dissoutes dans l'eau, donnent une belle coloration *rouge* par l'addition d'un peu de *bile* desséchée et d'*acide sulfurique* concentré (*Brunner*).

Le *chloral anhydre* la dissout rapidement, en prenant une teinte *rosée*, qui devient *rouge*, puis d'un *vert bleu* foncé.

Pharmacologie. — La digitaline *cristallisée* est le véritable principe actif de la digitale et, à ce titre, elle est évidemment appelée à prendre une importante place dans la thérapeutique.

La digitaline *amorphe* contient, suivant M. Blaquart, 10 à 12 p. 100 de digitaline cristallisée. Elle est presque blanche, quand elle a été purifiée. Celle dont on se sert en Allemagne est toute différente ; c'est de la *digitaléine*, tandis que la digitaline française, soluble dans le chloroforme, correspond à la *digitoxine* de Schmiedeberg. M. Bardet pense que le produit amorphe du Codex est aussi actif que la digitaline cristallisée, parce qu'il est formé en grande partie de cette dernière. M. Adrian admet l'égalité d'action des deux digitalines, mais non l'explication qu'en donne M. Bardet. Pour lui, celle qui est amorphe est un principe immédiat aussi bien que l'autre, pourvu qu'elle se dissolve dans le chloroforme. A son avis, les dénominations actuelles devraient être remplacées par celles de *digitalines chloroformiques*, avec la faculté d'employer indifféremment les deux variétés auxquelles il correspond.

On prescrit habituellement la digitaline sous forme de pilules ou de granules, contenant un milligramme de substance active.

GRANULES DE DIGITALINE.

	gr.
Digitaline	0.10
Sucre de lait pulvérisé	4.00
Gomme arabique pulvérisée	1.00
Sirop de miel	Q. S.

On triture longtemps la digitale dans un mortier de porcelaine avec le sucre de lait, que l'on ajoute par petites portions à la fois. On y mêle la gomme arabique ; on fait avec le sirop une masse pilulaire bien homogène et on la divise en 100 granules, que l'on argente.

Chacun de ces granules contient 1 milligramme de digitaline (*Codex*).

POTION A LA DIGITALINE.

	gr.
Digitaline	0.02
Alcool à 60°	10.00
Eau chloroformée	90.00

Chaque cuillerée à café de la potion représente 1 milligramme de digitaline. Pour masquer sa saveur amère, on peut y remplacer par un sirop une partie de l'eau chloroformée (*Carles*).

§ 4. FULMICOTON. $C^{48}H^{24}O^{24}(AzO^5HO)^8$. $[C^{24}H^{32}(AzO^2)^6O^{20}]$? = 1008.

Coton-poudre, pyroxyline, pyroxyle.

Découvert, en 1874, par Schœnbein.

Préparation. — 1° Le fulmicoton prend naissance, lorsqu'on soumet la cellulose à l'action d'un mélange d'acide sulfurique et d'acide nitrique. On pèse, dans un vase de grès vernissé :

Acide sulfurique officinal	1000 gr.
— azotique officinal	500
Coton cardé et séché à 100°	55

On laisse refroidir le mélange à 30° et on y plonge, par petites portions afin d'éviter un trop grand développement de chaleur, le coton cardé. On abandonne le tout pendant 24, 36 ou 48 heures, selon que la température est de 35°, 25°, ou 15°. On retire alors le coton, on le lave à grande eau, pour lui enlever jusqu'à la dernière trace d'acide et on le fait sécher à l'*air libre* (*Codex*).

2º Le fulmicoton obtenu par le procédé qui précède n'est jamais entièrement soluble dans l'éther alcoolisé. Pour avoir un meilleur produit, il faut se servir de coton qui n'ait pas été blanchi au chlore. M. Mittchell prescrit de le soumettre à une ébullition de quelques heures dans le mélange suivant, en remplaçant l'eau à mesure qu'elle s'évapore :

Coton brut...	2 parties
Carbonate de potassium	1 —
Eau distillée.......................................	100

On lave le coton à grande eau, on le sèche et on le porte dans le liquide ci-dessous :

Coton purifié..	198^{gr},4
Acide azotique à 1,42................................	2^{lit},268
— sulfurique à 1,84................................	2 ,268

On mêle les deux acides et, quand le liquide est refroidi à 27º, on y plonge le coton, par petites parties, puis on laisse le tout en repos pendant 4 jours, à une température de 10 à 20º. On lave enfin le coton à l'eau chaude, jusqu'à ce que l'eau du lavage ne soit plus troublée par le chlorure de baryum.

3º M. Silver Thompson a proposé de remplacer le coton poudre par le papier poudre, qui est plus soluble. M. Guichard recommande cette substitution et donne, pour l'exécuter, la formule suivante :

Acide sulfurique (D. 1,82)...........................	1400 gr.
— nitrique (D. 1,37).............................	700
Papier à filtrer coupé en quatre......................	70

Il faut faire usage de papier Berzélius ou de papier à filtrer blanc lavé à l'acide chlorhydrique. On plonge le papier dans le mélange acide, feuille par feuille, et on l'y laisse pendant trois heures, à la température ordinaire. On le retire, on le lave à grande eau et on le dessèche.

Propriétés physiques et chimiques. — Le fulmicoton a l'apparence du coton avec lequel il a été préparé, seulement son toucher est plus rude. Ce n'est pas un produit bien défini ; c'est plutôt un mélange de plusieurs variétés de nitro-cellulose. Il est explosif ; quand on élève sa température au voisinage de 100º, il brûle subitement, en dégageant un volume de gaz considérable. Il est assez singulier qu'il ne détone pas quand il est imbibé d'un liquide combustible, tel que le sulfure de carbone, l'alcool, l'éther, la benzine, etc. ; lorsqu'on enflamme ce liquide, le fulmicoton disparaît sans combustion vive ; il ressemble alors à de la neige qui fond rapidement (*Bleekrode*),

L'eau, l'alcool et l'éther ne dissolvent pas le coton-poudre ; mais ce composé est soluble dans un mélange d'alcool et d'éther, dans l'acide acétique et dans l'éther acétique. Suivant M. Blondeau, celui qui est préparé avec un mélange d'acides sulfurique et azotique se décompose spontanément au bout de deux mois, dans l'obscurité, en abandonnant de l'acide azotique. Au bout de six mois, il forme une masse gommeuse qui, traitée par l'eau, fournit de l'acide oxalique, du glucose, de la xyloïdine, etc.

Pharmacologie. — Bœttger a proposé d'employer le coton-poudre pour filtrer les liquides que décomposent les filtres de toile ou de papier. Il conseille également de l'appliquer au pansement des plaies putrides, après l'avoir imprégné d'une solution de permanganate de potassium, qu'il ne réduit pas comme le feraient le linge ou la charpie. Mais son principal usage pharmaceutique est de servir à préparer le *collodion*.

Lorsqu'on veut conserver le fulmicoton, il faut avoir soin de le laver avec exactitude, car la moindre trace d'acide libre favorise sa décomposition.

Le *collodion* est un médicament d'importation américaine ; il a été inventé à Boston, en 1847, par un étudiant en médecine, nommé John Parker Maynard. Il sert habituellement à produire un vernis protecteur sur l'épiderme ou sur les plaies. Rarement on en fait un véhicule médicamenteux. On a cependant donné déjà des formules de collodion aux cantharides, à la cantharidine, au sublimé, à la morphine, à l'acide phénique, au tannin, etc. Ces collodions sont à peu près sans emploi.

COLLODION.

Fulmicoton....................	5 gr.
Éther rectifié du commerce.....	75
Alcool à 95°...................	20

On fait dissoudre le fulmicoton dans le mélange d'alcool et d'éther.

On obtient le *collodion élastique* en ajoutant à la formule précédente 7 gr. d'huile de ricin (*Codex*).

La pharmacopée germanique ne prescrit que 2 °/₀ d'huile de ricin.

M. Sallefrangie réduit à 4gr,61 le poids de la pyroxyline.

M. Guichard conseille d'employer le papier-poudre à la place du fulmicoton et sous le même poids.

Le collodion préparé selon le *Codex*, appliqué sur la peau, se dessèche rapidement.

L'enduit qu'il laisse est souple, s'il contient de l'huile, tandis qu'il est dur et rétracté, s'il n'est pas huileux. On recherche tantôt l'une et tantôt l'autre de ces qualités. Soubeiran prescrivait, pour le rendre élastique, une quantité d'huile plus forte encore que celle du *Codex* (1/10) ; en général, on est plutôt obligé de diminuer le chiffre adopté par le formulaire légal.

La dissolution du fulmicoton est souvent longue à effectuer. Pour l'accélérer, M. Blacher a proposé de substituer 2gr,5 d'éther nitrique à autant d'alcool, dans la formule du *Codex*. Le moyen n'est pas très bon, parce que l'éther nitrique est très irritant.

M. Chevreau obtient le même résultat en imprégnant d'abord le fulmicoton avec l'éther et en ajoutant ensuite l'alcool. La dissolution est instantanée.

CHAPITRE XV

IX. — AMIDES, FERMENTS SOLUBLES

§ 1. ACÉTANILIDE. $C^{16}H^9AzO^2$ [AzH.$C^2H^3O.C^6H^5$]=135.
Phénylacétamide, antifébrine.

Découverte par Gehrardt, en 1852.

Préparation. — 1° On verse, goutte à goutte, du chlorure d'acétyle dans de l'aniline; le mélange se prend en masse pendant le refroidissement. On lave les cristaux à l'eau froide, pour enlever le chlorhydrate d'aniline, et on dissout le résidu dans l'eau bouillante, qui abandonne l'acétanilide en se refroidissant :

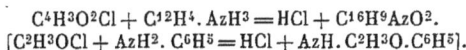

$$C^4H^3O^2Cl + C^{12}H^4.AzH^3 = HCl + C^{16}H^9AzO^2.$$
$$[C^2H^3OCl + AzH^2.C^6H^5 = HCl + AzH.C^2H^3O.C^6H^5].$$

2° On fait bouillir, pendant plusieurs heures, dans un appareil à reflux, molécules égales d'éther phénylacétique et d'aniline, on obtient du phénol et de l'acétanilide, qu'on purifie par distillation :

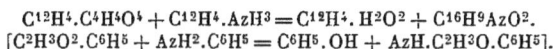

$$C^{12}H^4.C^4H^4O^4 + C^{12}H^4.AzH^3 = C^{12}H^4.H^2O^2 + C^{16}H^9AzO^2.$$
$$[C^2H^3O^2.C^6H^5 + AzH^2.C^6H^5 = C^6H^5.OH + AzH.C^2H^3O.C^6H^5].$$

Propriétés physiques et chimiques. — L'acétanilide cristallise en lames soyeuses ou en tables orthorhombiques blanches, fusibles à 112°, (*Gerhardt*), bouillant à 295° (*Williams*). Densité 1,21 à 4° (*Schröder*). Elle se dissout dans 189 grammes d'eau froide ; beaucoup mieux dans l'eau bouillante, dans l'alcool, dans l'éther, dans le chloroforme et dans les carbures d'hydrogène. Elle est insoluble dans la glycérine.

La chaleur la décompose, au rouge, en benzine, aniline, acide cyanhydrique et diphénylurée (*Uretzki*). Le chlore, le brome et l'acide azotique fumant forment avec elle des produits substitués. Elle résiste assez bien à l'action des acides, en général. Les alcalis l'hydratent à peine, même à l'ébullition.

Essai. — Le sesquichlorure de fer et l'acide chromique colorent en *rouge foncé* l'acétanilide pure.

L'hypobromite de sodium dilué lui communique une teinte *jaune pâle*, qui devient *orangée* dans le cas où il y a mélange d'aniline. Le chlorure de chaux donne les mêmes réactions.

Évaporée avec une solution de nitrate mercureux, elle prend une couleur *verte*.

Pharmacologie. — A la fois antipyrétique et analgésique, l'acétanilide est employée à faibles doses, tantôt sous la forme de cachets, tantôt en solution dans un liquide alcoolique (vin, élixir, etc.). On utilise aussi plusieurs de ses dérivés alcooliques, dont voici les plus connus. .

Exalgine (méthylacétanilide) ($C^{18}H^{11}AzO^2$ [$C^6H^5.Az.CH^3.C^2H^3O$]). — L'exalgine cristallise en larges tables ou en aiguilles déliées, suivant le mode de sa préparation. Elle est à peine soluble dans l'eau froide, plus soluble dans l'eau bouillante, très soluble dans l'alcool et dans l'eau alcoolisée. Elle est dépourvue d'odeur et de saveur, fusible à 101° (*Hepp*) et volatile à 245° (*Hoffmann*).

Ses propriétés médicinales sont celles de l'antipyrine, mais deux fois plus énergiques. De plus, on la dit antiseptique. On l'administre en cachets ou dissoute dans une potion, à la faveur de l'alcool.

Méthacétine (Para-acétanisidine, Para-oxyméthylacétanilide). $C^{18}H^{11}AzO^4$ [$C^6H^5.OCH^3.Az.C^2H^3O$]. — Poudre rougeâtre, cristalline, inodore, soluble dans l'eau et dans l'alcool, fusible à 125°, douée d'une saveur amère et légèrement salée. L'acide azotique la colore en jaune rougeâtre.

Antiseptique et antipyrétique énergique, elle est en même temps tonique et doit être employée avec prudence. On la donne en potions.

Phénacétine (Para-acétphénétidine, Phénédine, Para-oxyéthylacétanilide) $C^{20}H^{13}AzO^4$ [$C^6H^5.OC^2H^5.Az.C^2H^3O$]. — Paillettes blanches ou rosées, insipides, inodores, très peu solubles dans l'eau, un peu plus dans la glycérine, facilement dans l'alcool à chaud. Elle fond à 132°.

L'acide sulfurique additionné d'acide azotique la colore en *jaune citron*, à froid ; à chaud, en présence d'une trace de phénol, le même acide lui communique une teinte *pourpre*.

Avec le chlorure de chaux et l'eau chlorée, elle prend une teinte *rouge violacée*, passant au *rouge rubis*.

Même action physiologique que la méthacétine. Médicament actif, ordinairement administré en cachets.

§ 2. ALBUMINE.

Préparation. — On extrait l'albumine du sérum du sang, ou du blanc d'œuf, soit en dialysant ces substances, soit en les traitant par l'acétate de plomb, qui se combine avec l'albumine. On sépare le plomb de sa combinaison, au moyen de l'acide carbonique et de l'acide sulfhydrique.

On délaie le blanc d'œuf dans de l'eau, on filtre à travers une toile et on ajoute de l'acétate basique de plomb. Il se forme un albuminate de plomb insoluble, qu'on lave soigneusement et qu'on décompose en le délayant avec de l'eau, dans laquelle on fait passer un courant d'acide carbonique. On filtre, puis on précipite avec l'hydrogène sulfuré le plomb qui reste dissous. Pour enlever le sulfure de plomb, on détermine un commencement de coagulation par la chaleur ; les premiers flocons formés emprisonnent le sulfure plombique. La liqueur filtrée et évaporée, à la température de 40°, fournit de l'albumine pure (*Ad. Wurtz*).

Propriétés physiques et chimiques. — L'albumine sèche est amorphe, transparente, d'un blanc jaunâtre parce qu'elle est un peu altérée par l'évaporation. Elle se dissout en toutes proportions dans l'eau, mais elle est insoluble dans l'alcool, l'éther, les huiles et les carbures d'hydrogène.

Sa solution aqueuse dévie à gauche le plan de polarisation : l'albumine de l'œuf a comme pouvoir rotatoire $\alpha_D = -35°$, et celle du sérum, $\alpha_D = -56°$. L'acide nitrique la colore en jaune. L'acide chlorhydrique concentré lui communique, à l'ébullition, une couleur *violette;* très dilué, il la transforme en *syntonine* et la dissout. Elle forme, avec les bases, des sels peu définis. Son rôle chimique semble être celui d'un amide complexe (*Berthelot*).

Dissoute elle devient partiellement opaque et insoluble, quand on la chauffe vers 63°; le reste se solidifie à 74°. Elle est aussi coagulée par l'acide nitrique concentré, par l'alcool, par le chlorure de calcium, par le chlorure mercurique, par l'iodure double de mercure et de potassium acidulé par l'acide acétique (*Tanret*), par le sous-acétate de plomb, par l'acide phénique, par la créosote, etc. Son réactif le plus sensible est la solution de ferrocyanure de potassium acidulée par l'acide acétique *Jolles*).

Le nitrate acide de mercure la colore en *rouge vif* à l'ébullition. L'acide acétique et l'acide phosphorique trihydraté ne la coagulent pas. Dissoute dans l'acide acétique pur et additionnée d'acide sulfurique, elle prend une teinte *pourpre*, que donnent aussi l'indol, le scatol et leurs dérivés (*Adamkiewicz*). La gomme la précipite de ses solutions, pourvu qu'on n'ait pas employé un excès de précipitant. Quand on la traite par l'hydrate de baryte, à une température élevée, elle donne des *glucoprotéines*, des *leucines*, de la *tyrosine*, de l'*urée*, qui établissent nettement sa nature amidée (*Schutzenberger*).

La pepsine associée à l'acide chlorhydrique, le suc pancréatique et la papaïne, dédoublent l'albumine et les albuminoïdes en produits solubles (*syntonines, peptones,* etc.), et en un produit insoluble (*nucléine*), qui se forme en proportion exactement limitée (*Stutzer*). (*V. Peptones.*)

Pharmacologie. — La pharmacie ne fait aucun usage de l'albumine pure; mais elle utilise le blanc d'œuf, de plusieurs manières. En qualité d'adoucissant, on en fait des tisanes, des potions, des gargarismes, des collyres et des cataplasmes. Il sert de contre-poison des sels de mercure et de cuivre; il est important de ne pas en faire ingérer un grand excès, qui redissoudrait le précipité formé d'abord. On a proposé de tirer parti de cette faculté dissolvante de l'albumine, pour administrer, sous forme d'albuminate soluble, le fer, le manganèse, le mercure, l'argent, etc. Ces composés ne sont pas fréquemment employés.

Cependant M. Tarozzi recommande, sous le nom d'*albuminate de quinine*, le produit que l'on obtient en faisant réagir le sulfate de quinine sur l'albuminate de sodium. Cet albuminate est une poudre blanche, amorphe, soluble dans l'eau et dans l'alcool, d'une saveur très amère. Il contient 54 p. 100 de quinine et 46 p. 100 d'albumine hydratée. Sa réaction est alcaline.

L'albumine sert aussi à clarifier certains médicaments liquides, tels que les sirops, les infusés, les décoctés, etc.

EAU ALBUMINEUSE.

Blanc d'œuf..................	N° 4
Eau........................	1000 gr.
Eau distillée de fleurs d'oranger.	10

(*Codex.*)

TISANE ALBUMINEUSE.

Blanc d'œuf..................	N° 4
Eau........................	900 gr.
Sirop simple.................	50 gr.

(*Codex.*)

Pour éviter la mousse, que l'on produit facilement dans cette opération, il faut introduire les blancs d'œuf dans un flacon, que l'on remplit *entièrement* d'eau. En agitant, par renversement, on obtient une dissolution rapide de l'albumine, sans la moindre production de mousse (*Herbelin*).

§ 3. DIASTASE.

Préparation. — On retire la diastase de l'orge germée, par dissolution dans l'eau et coagulation au moyen de l'alcool.

On fait macérer le malt frais dans l'eau ; on filtre le liquide et on y coagule la diastase, au moyen de l'alcool. Pour la purifier, on la redissout dans l'eau et on la précipite par l'alcool, à plusieurs reprises. Il faut éviter de chauffer la solution aqueuse à 70°, comme on le recommande généralement ; à cette température la diastase est notablement altérée. La dessiccation doit, par conséquent, être effectuée à aussi basse température que possible, dans le vide, en présence de l'acide sulfurique (*Lintner*).

Propriétés physiques et chimiques. — La diastase est blanche, amorphe, très soluble dans l'eau, un peu soluble dans l'alcool faible et insoluble dans l'alcool concentré. Elle est azotée (Az $=$ 10,42 p. 100), mais elle ne peut être assimilée aux composés albuminoïdes, dont elle est vraisemblablement un produit d'oxydation (*Lintner*). Elle a la propriété de transformer l'amidon en dextrine, et en maltose $C^{24}H^{22}O^{22}[C^{12}H^{22}O^{11}]$. Cette métamorphose s'opère dès la température de 15°, elle augmente jusqu'à 50° (*Dubrunfaut*), et cesse vers 65°. Elle cesse également lorsque le maltose formé atteint une certaine proportion (*Payen, Lindet*). Les acides minéraux et végétaux en solution concentrée, les alcalis, la chaux, l'alun, et les sels solubles de fer, de cuivre et d'argent la suppriment complètement. L'acide arsénieux, l'ammoniaque, la magnésie et les carbonates alcalins la gênent plus ou moins ; mais l'alcool, l'éther, la créosote et les essences n'exercent sur elle aucune influence.

Pharmacologie. — La diastase a été préconisée récemment par M. Coutaret, comme agent de la digestion des substances amylacées, sous le nom de *maltine*, qui lui a été donné par Dubrunfaut. Elle doit être administrée en nature, son altération est aussi rapide que celle de la pepsine, lorsqu'elle est en solution. Son étude médicinale et pharmaceutique est encore incomplète ; elle mérite d'être poursuivie.

La diastase ne réduit pas le tartrate cupro-potassique. Chauffée avec le nitrate mercurique dilué, elle prend la teinte *rouge* des albuminoïdes. La solution, additionnée de teinture de gaïac et d'eau oxygénée, se colore en *bleu* d'une manière fugitive.

§ 4. PAPAINE.

Découverte par Wurtz, en 1879.

Préparation. — On réduit à un petit volume, par évaporation dans le vide, le suc du Carica Papaya et on y mélange 10 fois son volume d'alcool absolu. Le précipité, recueilli et séché dans le vide, est dissous dans l'eau, coagulé à nouveau par l'alcool absolu et ainsi de suite à plusieurs reprises ; c'est la papaïne. Lorsqu'il est jugé suffisamment pur, il est séché dans le vide (*Wurtz*).

Propriétés physiques et chimiques. — La papaïne est amorphe, blanche, pulvérulente, entièrement soluble dans l'eau. Sa solution aqueuse concentrée possède une saveur un peu astringente. Elle est légèrement troublée par l'ébullition, abondamment par l'alcool, par le ferrocyanure de potassium additionné d'acide acétique, par l'acide picrique, par le tannin et par l'acétate de plomb. L'acide azotique la coagule également, mais le précipité est soluble dans un excès d'acide et communique au liquide une couleur jaune. Le sulfate de cuivre y forme un précipité violacé, qui, à l'ébullition, devient bleu et soluble dans la potasse. Elle a donc les caractères des albuminoïdes (*Wurtz*).

La papaïne possède la propriété de dissoudre et de peptoniser de grandes quantités de fibrine. Elle se distingue de la pepsine en ce qu'elle peut agir dans un milieu neutre ou alcalin, aussi bien que dans un milieu acide. Elle se rapproche par conséquent de la trypsine par son action sur les albuminoïdes et par ses caractères chimiques. Elle contient 10,6 p. 100 d'azote.

Essai. — Semblable à celui de la pepsine.

Pharmacologie. — La papaïne est un succédané de la pepsine, qu'on peut administrer en poudre, en pilules ou dissoute dans un sirop, dans un vin, dans un liquide alcoolique. Elle est très active et ne produit aucun trouble fonctionnel, lorsqu'on en fait prendre un excès.

§ 5. PEPSINE.

Isolée par Wasmann. Schwann lui a donné son nom (1834).

Préparation. — Les estomacs de porc, de veau ou de mouton sont soigneusement lavés à grande eau. La muqueuse, séparée par raclage au moyen d'un couteau à lame arrondie, est hachée aussi menu que possible et macérée dans 4 fois son volume d'eau distillée, additionnée de 5 centièmes d'alcool. On agite, toutes les demi-heures. Après quatre heures de macération, on filtre les liquides et on évapore, à une température de 40° au plus, dans des vases à large surface et dans une pièce ventilée, de telle sorte que le renouvellement de l'air se fasse aisément (*A. Petit*).

Propriétés physiques et chimiques. — La pepsine est une substance amorphe, jaunâtre, complexe et qu'on ne connaît pas à l'état de pureté absolue. Sa saveur et son odeur sont peu agréables, mais non repoussantes. Elle se dissout lentement dans l'eau, en donnant une liqueur trouble. La liqueur filtrée précipite par l'alcool et par les azotates de baryum et d'argent.

Elle est azotée, mais ce n'est pas un albuminoïde, car elle n'est coagulée ni par l'acide azotique, ni par le tannin, ni par le chlorure mercurique, lorsqu'elle est pure. Sa propriété principale est de changer les matières protéiques en *peptones*, en présence d'un *acide libre*.

Bien séchée, elle peut supporter, sans être altérée, une température de 30° et peut-être même de 100°. Humide, elle perd toute faculté digestive au-dessus de 60°. Les sels alcalins lui enlèvent aussi la propriété de peptoniser les albuminoïdes. L'alcool agit de la même manière, lorsqu'il est concentré, mais on peut conserver intacte la pepsine dans un liquide contenant 20 p. 100 d'alcool (*Bardet*). Pour M. Vigier, il suffit de 15 p. 100 d'alcool pour diminuer de moitié son pouvoir transformateur.

Essai. — La *pepsine médicinale* doit satisfaire à l'essai suivant. Dans un petit flacon à large ouverture, on introduit :

	gr.
Pepsine médicinale....................................	0.50
Eau distillée..	60.00
Acide chlorhydrique officinal.........................	0.60
Fibrine de porc, lessivée et fraîchement essorée........	10.00

Le flacon est maintenu pendant six *heures* dans une étuve chauffée à 50°. On agite fréquemment, jusqu'à dissolution *complète* de la fibrine, puis toutes les heures environ. 10 c.c. de la solution refroidie et filtrée ne doivent pas se troubler par l'addition de 20 à 30 gouttes d'acide azotique. L'alcool y détermine, au contraire, un précipité abondant.

La pepsine pure doit donner le même résultat, à la dose de 0,20 seulement (*Codex*).

On peut remplacer la fibrine par le blanc d'œuf coagulé à l'eau bouillante. M. A. Petit admet que 5 grammes de cette albumine coagulée doivent être digérés en quatre ou cinq heures, à 40°, par $0^{gr},10$ de pepsine dissoute dans 25 grammes d'acide chlorhydrique dilué. M. Vigier combat l'emploi de l'albumine, pour cet essai, parce qu'il donne des résultats différents suivant le degré de division de la substance.

Pharmacologie. — La pepsine est le ferment digestif de l'estomac des vertébrés. Cette origine a suggéré l'idée de l'employer comme auxiliaire du suc gastrique de l'homme, et c'est Corvisart qui, en 1851, a démontré son importance médicinale.

Le Codex distingue la pepsine pure ou *extractive* de la pepsine médicinale ou *amylacée*. La *pepsine extractive* est très altérable ; elle absorbe rapidement l'humidité atmosphérique, devient visqueuse et subit la fermentation putride. Pour la préserver de toute altération, on y mélange ordinairement de l'amidon (*pepsine amylacée*), auquel on ajoute un peu d'acide tartrique, destiné à faciliter l'action du ferment. M. Scheffer critique l'emploi de l'amidon, qui est une substance hygrométrique, et il propose de le remplacer par le sucre de lait, qui n'offre pas le même inconvénient. La glycérine vaut mieux encore ; elle assure pendant long-temps l'intégrité des propriétés du ferment.

Quelle que soit la nature du mélange dont on fait usage, il doit, pour être médicinal, désagréger et transformer complètement 20 fois son poids de fibrine, lorsqu'on le place dans les conditions indiquées par le *Codex*. Le plus souvent, on le donne en poudre ; d'autres fois on le prescrit sous forme d'élixir, de vin, de sirop, de pilules, de tablettes, etc. Le sirop de pepsine est une préparation à éviter, car, d'après les expériences de M. Scheffer, les solutions aqueuses de pepsine perdent assez promptement leur action sur les substances protéiques. Il en est de même des liqueurs fortement alcooliques, elles annulent l'effet du médicament.

On a donné le nom impropre de *pepsine cristallisée* à un mélange de solution de gélatine et de suc gastrique purifié, évaporé à sec à 35°. Ce produit, souvent peu actif, ne mérite pas les éloges qui lui ont été décernés.

ÉLIXIR DE PEPSINE.

Pepsine médicinale.........	50 gr.
ou Pepsine extractive.....	20
Eau distillée..............	450
Alcool à 80°..............	150
Sirop simple..............	400
Essence de menthe,	
ou autre................	Q.S.

On délaie la pepsine dans l'eau, puis on mêle au sirop et à l'alcool, dans lequel on a dissous l'huile essentielle. On filtre après 24 heures de contact.

Essai. — Dans un flacon à large ouverture, on met :

	gr.
Élixir de pepsine............. ..	20.00
Eau distillée...................	60.00
Acide chlorhydrique officinal....	0.60
Fibrine fraîchement essorée.....	10.00

On fait digérer pendant 6 heures, au bain-marie et à 50°, en agitant jusqu'à solution complète de la fibrine, puis toutes les heures.

Le liquide, filtré, ne doit pas être troublé par l'acide azotique (*Codex*).

§ 6. PEPTONES PEPSIQUES.

Préparation. — On fait digérer pendant 12 heures, à 50°, dans 10 litres d'eau acidulée par l'acide chlorhydrique (4 p. HCl. anhydre par litre), 1 kilogr. de chair de bœuf dégraissée et finement hachée, à laquelle on ajoute 10 gr. de pepsine de porc. La digestion terminée, on passe et on laisse refroidir, puis on jette sur un filtre mouillé, pour séparer les matières grasses. Le liquide ne doit pas être troublé par l'acide azotique, autrement il faudrait l'additionner à nouveau de pepsine et continuer la digestion. On le sature ensuite exactement par du bicarbonate de sodium et on évapore à siccité, au bain-marie.

1 kilogr. de viande donne environ 250 gr. de peptone sèche.

On peut se borner à concentrer la solution de manière à porter sa densité à 1,20. Elle contient alors 50 p. 100 de peptone.

Quand la peptone doit servir à préparer des vins, des sirops, des élixirs, etc., il est bon de la préparer avec l'acide tartrique, pour éviter la formation du chlorure de sodium, qui communique aux médicaments une saveur peu agréable. Dans ce cas, on sature par le carbonate acide de potassium la moitié seulement du liquide, on y mélange l'autre moitié, puis on laisse déposer la crème de tartre avant d'évaporer à siccité (*Petit*).

Propriétés physiques et chimiques. — Préparées avec soin, les peptones sont blanches, amorphes, dépourvues d'odeur, d'une saveur peu prononcée. Elles sont solubles dans l'eau, presque en toutes proportions, et très hygrométriques. Leurs solutions moussent fortement et sont un peu visqueuses; chauffées, elles sont fluides et faciles à filtrer.

Elles diffèrent un peu entre elles, chimiquement parlant, suivant la substance qui les a fournies. Mais toutes sont lévogyres, diffusibles à travers le septum du dialyseur, incoagulables par la chaleur, par l'acide azotique, par le ferrocyanure de potassium acidulé par l'acide acétique, etc., ce qui les distingue des matières albuminoïdes. Quelques autres caractères les rapprochent de ces principes : elles sont colorées en *rouge* par le réactif de Millon et par celui de Schultze (sucre et acide sulfurique); le tartrate cupro-potassique les teinte en *rose*, puis en *rouge* et finalement en *rouge violet*; le tannin et l'alcool les précipitent, mais le coagulum est soluble dans l'eau.

Henninger les a considérées comme des acides amidés, dérivés des albuminoïdes par hydratation.

Essai. — Les peptones du commerce sont parfois mal préparées, ou adultérées par addition de gélatine, de glucose, de substances insolubles, etc.

Quand elles ont été insuffisamment peptonisées, elles sont incomplètement solubles dans l'eau et elles contiennent de la *syntonine* ou de l'*albumine* soluble, dont la présence est indiquée par le trouble que font naître dans leurs dissolutions : la chaleur, les acides minéraux, l'acétate de plomb, le ferrocyanure de potassium acidulé par l'acide acétique, etc.

Le *glucose* peut être reconnu et dosé au moyen du réactif cupro-potassique.

La *gélatine* est précipitée par le sulfate de magnésium, employé à saturation (la syntonine donne la même réaction).

Les *substances insolubles* (graisses, amidon, etc.) sont facilement décelées par l'eau, qui doit dissoudre intégralement les peptones.

Enfin, on peut coaguler par l'alcool la solution, filtrée, d'un gramme de peptone, recueillir le précipité, en doser l'azote et multiplier le résultat par 6,25 pour avoir *approximativement* le poids des albuminoïdes transformés contenus dans le produit. Une peptone pure et sèche doit donner à l'analyse 16 p. 100 d'azote. Celles du commerce doivent approcher de ce titre, si elles ont été bien préparées.

Pharmacologie. — C'est à titre d'aliments que les peptones ont d'abord été employées en médecine. On a prétendu ensuite, sans preuves suffisantes peut-être, qu'elles avaient elles-mêmes le pouvoir de coopérer à la digestion des albuminoïdes; enfin on les a fait servir à la préparation de quelques médicaments. On peut les obtenir avec la pepsine, avec le suc pancréatique et avec la papaïne.

Les peptones pepsiques sont à peu près seules usitées. Le lait, l'albumine et la fibrine leur servent parfois de base; mais celles dont on fait le plus usage sont les peptones de viande. On les administre à l'état sec, enveloppées dans du pain azyme ou délayées dans un aliment liquide. Souvent on les dissout dans du vin, dans un sirop ou dans un liquide à la fois alcoolique et sucré. Les peptones tartriques sont préférables aux peptones chlorhydriques, au point de vue de la saveur.

On a utilisé la propriété qu'elles ont de s'unir à certains sels métalliques, dont elles dissimulent favorablement les caractères. Les peptonates de fer et de mercure ont surtout reçu des applications.

ÉLIXIR DE PEPTONE.

Peptone......................	5 gr.
Alcool à 95°..	10
Eau distillée..................	20
Sucre.......................	25
Vin de Frontignan........	40

PEPTONATE DE FER.

Albumine sèche	10 gr.
Pepsine....................	5
Sirop de sucre...............	30
Solution de fer dialysé.......	90
Eau-de-vie..............	100
Eau distillée.................	1000

PEPTONATE DE MERCURE.

Chlorure mercurique..........	6 gr.
— d'ammonium.........	9
Peptone sèche..............	9

1 gramme de ce mélange, dissous dans 20 gr. d'eau et 5 gr. de glycérine, pour injections hypodermiques. 1 c.c. contient 1 centigr. de chlorure mercurique.

4 gr. du même peptonate, dissous dans un mélange de 200 gr. glycérine et 800 gr. d'eau, donnent un succédané de la liqueur de Van-Swieten. (*Delpech.*)

SIROP DE PEPTONE.

Peptone....................	5 gr.
Teinture d'écorce d'orange.....	5
Eau.......................	30
Sucre..................	60

VIN DE PEPTONE.

Peptone....................	5 gr.
Vin de Malaga.................	95

CHAPITRE XVI

X. — HYDROCARBURES, CORPS NON CLASSÉS

§ 1. ICHTHYOL.

Préparation. — On retire l'ichthyol d'une roche bitumineuse du Tyrol, dont le bitume provient de la décomposition de poissons et d'animaux préhistoriques (*V. Fritsch*). A cet effet, on soumet la roche à la distillation. Le produit distille entre 100 et 255°; il est traité ensuite par l'acide sulfurique concentré, puis neutralisé par la soude.

Propriétés physiques et chimiques. — L'ichthyol a l'aspect d'un goudron épais, d'un vert pâle et d'une odeur désagréable, qu'il perd par la dessiccation dans le vide, sur l'acide sulfurique. Il est très légèrement alcalin. Il fait, avec l'eau, une émulsion laiteuse. Il est en partie soluble dans l'eau, dans l'alcool, dans l'éther, complètement soluble dans un mélange d'alcool et d'éther, dans les huiles et dans la vaseline.

Au bout d'un certain temps, il s'en sépare des gouttelettes riches en sulfate de sodium. Sa dissolution aqueuse est troublée par les acides minéraux et par les sels alcalins; il se dépose un acide sulfuré d'aspect résineux, soluble dans l'eau.

L'analyse chimique y manifeste la présence du carbone, de l'hydrogène, de l'oxygène, du soufre et du phosphore. On ne peut en séparer le soufre sans le décomposer entièrement. La proportion de cet élément est de 2,5 p. 100 dans la roche, et de 10 p. 100 dans le produit traité par l'acide sulfurique. Le soufre naturel seul est efficace, au point de vue thérapeutique. Le reste est à l'état de combinaison sulfurée, complètement inactive, en tant que médicament, mais servant à rendre le produit soluble dans l'eau.

Pharmacologie. — Ce médicament a été introduit dans la thérapeutique des affections cutanées par le Dr Unna, de Hambourg, qui a proposé de l'appeler *sulfo-ichthyolate sodique*, réservant le nom d'ichthyol au premier produit de la distillation du bitume. Il est surtout efficace contre les démangeaisons; on l'a employé dans l'eczéma, le favus, le psoriasis, en pommades qui en contenaient de 5 à 50 p. 100 de leur poids. On le prétend hémostatique, antirhumatismal et spécifique pour les brûlures, dont il calme très bien les douleurs, et pour l'érysipèle. On l'administre à l'intérieur sous forme de capsules ou de pilules, ou à l'état de solution alcoolo-éthérée. Il peut être mélangé aux préparations métalliques, sans les sulfurer. Son seul désavantage réside dans sa mauvaise odeur.

Le Dr Klony a substitué au sulfo-ichthyolate de sodium les *sulfo-ichthyolates d'ammonium* et de *zinc*, avec le même succès. Il donne, comme très propre à dissiper les engelures, un mélange à parties égales de sulfo-ichthyolate d'ammonium et d'essence de térébenthine.

§ 2. PICROTOXINE.

Découverte par M. Boullay, pharmacien.

Préparation. — La préparation de cette substance consiste à traiter à deux reprises, par l'alcool chaud, la coque du Levant préalablement pulvérisée. L'alcool est retiré par distillation. Le résidu, additionné d'eau et d'un peu d'acétate de plomb, est porté à l'ébullition. L'excès de plomb est précipité par l'acide sulfhydrique et la solution, filtrée, est évaporée à cristallisation. On la purifie par des cristallisations nouvelles.

Propriétés physiques et chimiques. — La picrotoxine cristallise en prismes à 4 pans, incolores, transparents, ou en aiguilles agrégées en masses radiées. Elle est neutre, inaltérable à l'air, inodore et d'une amertume insupportable. Elle fond vers 200°, en prenant une teinte jaune; elle n'est pas volatile. Pour la dissoudre, il faut: 150 p. d'eau froide, 25 p. d'eau bouillante, 10 p. d'alcool à 90° froid, 3 p. d'alcool bouillant et 2,5 p. d'éther. Les acides et les alcalis facilitent sa dissolution, sans s'y combiner. En solution alcoolique, elle est lévogyre. Les huiles fixes et volatiles ne la dissolvent pas. Maintenue en ébullition avec la benzine, elle est dédoublée en *picrotoxinine* et en *picrotine* (*Löwenhardt*). Sa composition chimique est encore incertaine.

Traitée par l'*acide sulfurique* concentré, elle se dissout en prenant une teinte *rouge* safranée, qu'une trace de bichromate de potassium fait passer au *vert foncé*. Elle réduit le tartrate cupro-potassique et le nitrate d'argent.

Pharmacologie. — La picrotoxine est extrêmement vénéneuse. Son amertume excessive la fait quelquefois employer à rehausser la saveur de la bière. Cette fraude est nuisible, en raison des propriétés toxiques de la picrotoxine. En médecine, elle a été recommandée contre l'épilepsie et la chorée. On la donne, par milligrammes, en granules ou en solution alcoolique. Pour M. Bakai, c'est l'antidote le plus rationnel de la morphine.

§ 3. VASELINE.

Pétroléine, cosmoline, piméléine, pétroline, etc.

Préparation. — Pour préparer la vaseline, on distille incomplètement les pétroles. Le résidu, lentement évaporé à l'air libre, est purifié soit par filtration sur du noir animal, soit par dissolution dans un liquide approprié (alcool, sulfure de carbone, etc.), ou par les deux moyens réunis. Sa couleur est brune, blonde ou blanche, suivant qu'il a subi une, deux ou trois filtrations.

Propriétés physiques et chimiques. — La vaseline est un mélange d'huiles lourdes de pétrole et d'hydrocarbures appartenant au groupe des paraffines. Elle est demi-solide, amorphe, blanche si elle est purifiée, onctueuse au toucher, transparente, vue en lame mince, et fluorescente. Sa consistance varie avec son origine: les vaselines d'Amérique et de Russie sont molles et visqueuses, celles d'Europe plus fermes et plus opaques (*J. Biel*). Densité 0,835 à 0,868.

On la désigne, dans le commerce, sous des dénominations variées, correspondant souvent à une fusibilité particulière. D'après Sheppard, la *vaseline* fond à 30°,56, la *cosmoline* à 54°,44, la *déodoroline* à 43°,89, la *pétroline* à 38°,89.

Ces points de fusion sont loin d'être constants.

Quel qu'en soit le nom, la vaseline doit être insipide et inodore, fusible vers 4°, entièrement volatile entre 250 et 300°, insoluble dans l'eau et dans la glycérine. L'alcool ne la dissout que s'il est concentré, tandis qu'elle est très soluble dans l'éther, le chloroforme, le sulfure de carbone, les huiles fixes et volatiles. Elle dissout l'iode, le soufre, le phosphore, les alcalis organiques, le phénol, l'acide salicylique, etc.

Elle est complètement neutre et inaltérable à l'air, même en présence des acides ou des alcalis. L'acide sulfurique pur ne la colore pas.

Essai. — Souvent la vaseline contient des *acides sulfonés,* comme conséquence de traitements faits avec l'acide sulfurique. En outre, on la falsifie parfois au moyen des *corps gras* et de la *cire.*

On recherche la présence des *acides sulfonés,* en maintenant en fusion vers 30° pendant une heure, dans un petit matras bouché, de la vaseline avec le double de son poids d'ammoniaque liquide. Après refroidissement, on jette le mélange sur un filtre mouillé, on évapore le liquide filtré au bain-marie, à siccité, puis on l'essaie avec le chlorure de baryum. Il ne doit pas se former de précipité si la vaseline est pure.

Pour déceler les *corps gras,* d'origine végétale ou animale, il suffit de chauffer la vaseline avec de la soude caustique : la vaseline restera insoluble, tandis que les corps gras seront transformés en savon, que l'on pourra facilement caractériser.

La *cire* est reconnaissable à l'odeur et à la consistance qu'elle communique au produit. En outre, elle élève sa densité au-dessus de 0,860 et son point de fusion au-dessus de 44°.

Enfin, si elle est bien pure, la vaseline ne doit pas être colorée par l'acide sulfurique.

Pharmacologie. — La vaseline est un excipient fréquemment employé aujourd'hui pour remplacer l'axonge. Sa neutralité, son inaltérabilité, sont les titres sur lesquels on a fondé ses premières applications, complètement généralisées aujourd'hui. Elle a supplanté les corps gras d'origine animale, dans une foule de topiques. Il ne serait peut-être pas prudent de pratiquer toujours cette substitution. MM. Adam et Schoumacher ont établi, expérimentalement, que la peau n'absorbe pas les médicaments solubles divisés dans la vaseline.

On a quelquefois employé cette substance à l'intérieur, dans les affections des voies pulmonaires. Elle n'a produit aucun effet nuisible. M. Dubois a démontré du reste qu'elle n'est pas toxique, pour les chiens au moins. Aussi pratique-t-on sans inconvénient, depuis un certain temps déjà, des injections sous-cutanées avec de la vaseline liquide, c'est-à-dire avec de la vaseline dont la concentration n'a pas été poussée jusqu'à la limite ci-dessus indiquée (D = 0,82 — 0,83).

LIVRE II

MÉDICAMENTS DE COMPOSITION CHIMIQUE COMPLEXE ET SOUVENT PEU DÉFINIE

CHAPITRE XVII

RÉCOLTE ET CONSERVATION DES MÉDICAMENTS

§ 1. CHOIX ET RÉCOLTE.

Lorsqu'un médicament présente une composition chimique simple, il est aisé de le choisir dans un état convenable. Tel est le cas des substances empruntées au règne minéral et, généralement, de toutes celles qui ont été décrites au livre premier. Qu'elles aient été prises directement dans la nature, ou qu'elles soient le produit du laboratoire, on peut vérifier leur pureté; l'analyse chimique est, pour cette recherche, un guide toujours fidèle.

La même sûreté ne préside pas constamment au choix des médicaments d'origine animale ou végétale. La garantie de l'analyse chimique existe encore pour ceux dont le principe actif (alcaloïde, résine, etc.) peut être dosé avec quelque certitude; elle manque pour le plus grand nombre. En l'absence de ce contrôle, il faut recourir à la constatation de caractères qui, pris isolément, n'ont pas une bien grande valeur, mais dont l'ensemble permet souvent une appréciation suffisante de la qualité du produit. Toutefois, il est préférable encore de récolter soi-même, quand on le peut, les substances que l'on veut employer.

Cette récolte doit être l'objet de soins particuliers. Les êtres organisés offrent, à chaque période de leur existence, une composition chimique différente; de plus, ils sont, pendant leur vie, exposés à des influences multiples, susceptibles d'anéantir ou d'exalter leurs propriétés médicinales. Leur élection doit donc être soumise à des préceptes spéciaux. Ces préceptes fléchiront quelquefois, devant des nécessités imprévues; mais, à quelques exceptions près, le pharmacien devra les suivre exactement, s'il ne veut pas assumer la responsabilité de délivrer des médicaments inertes ou nuisibles. Il est également utile au médecin de les connaître; ils lui révéleront les conditions dans lesquelles les médicaments sont le plus actifs, et celles qui les exposent à perdre tout ou partie de leurs vertus.

A. Substances animales.

Le nombre des animaux utilisés par la pharmacie était autrefois considérable; successivement réduit par les progrès de la science, il est aujourd'hui très faible et il comprend à peu près autant d'espèces *exotiques* que d'espèces *indigènes*.

Les animaux *exotiques* et leurs produits étant recueillis dans des conditions qu'il n'est pas possible de modifier, on se borne, avant de les accepter, à rechercher s'ils possèdent les propriétés physiques qui leur ont été assignées comme caractères. Ainsi fait-on pour le musc, la cochenille, l'ichthyocolle, le castoréum, etc. Cette étude ressortit principalement à la matière médicale.

Quand on a besoin d'animaux *indigènes*, on doit s'attacher à constater leur habitat, leur nourriture, leur âge, leur état de santé; on doit enfin choisir la saison pendant laquelle on les prend.

Age. — Les animaux ont des propriétés bien différentes suivant qu'on les examine à tel ou tel moment de leur existence. *Jeunes*, ils offrent une chair molle, aqueuse, fournissant beaucoup de gélatine. Leur squelette est faiblement incrusté de calcaire et riche en osséine. *Vieux*, ils ont les muscles plus durs, ils donnent moins de gélatine et ils cèdent à l'eau des principes plus sapides et plus toniques. Leur graisse est plus ferme; leurs os sont très chargés de calcaire et plus faciles à briser. A l'état *adulte*, ils jouissent de propriétés intermédiaires; ils sont déjà moins mucilagineux et plus excitants; leur chair est ferme, leur graisse très dure et très abondante; leur système osseux est plus résistant qu'à aucune autre époque.

Il faut donc s'adresser aux jeunes animaux, pour obtenir des principes émollients; à ceux qui ont atteint l'âge adulte ou qui l'ont dépassé, pour avoir des principes toniques ou excitants.

Saison. — La saison, propre à la récolte des animaux, est nécessairement déterminée. Un grand nombre d'espèces se cachent pendant l'hiver : sangsues, vipères, grenouilles, etc. D'autres ne paraissent que pendant un temps très court, exemple, les cantharides, qu'on n'aperçoit qu'aux mois de mai et de juin. D'un autre côté, les saisons, modifiant les conditions d'existence des animaux, apportent nécessairement des perturbations dans leurs propriétés. Ainsi, ceux qui fournissent des produits aromatiques, tels que le castor et le chevrotain porte-musc, donnent des sécrétions plus abondantes à l'époque du rut qu'à tout autre moment. Le cerf n'abandonne qu'au printemps la partie du système osseux qui couronne sa tête. C'est aussi dans cette saison seulement que les écrevisses contiennent, dans leur tube digestif, les concrétions calcaires qu'on y recherche.

Nourriture. — L'influence de l'alimentation est des plus manifestes sur la santé des animaux et sur les qualités de leurs produits. Le lait d'une vache n'a ni le même aspect ni la même saveur, pendant tout le cours de l'année; ce qui tient, en grande partie, aux variations apportées à sa nourriture, par la succession des saisons.

La graisse des ruminants nourris au fourrage sec est plus molle que celle des mêmes animaux nourris avec des plantes vertes. Le miel est tantôt blanc, tantôt coloré, suivant l'espèce des plantes fréquentées par les abeilles. La même condition détermine son odeur particulière et, dans les contrées où croissent en abondance des plantes vénéneuses, le miel peut devenir toxique, ainsi que l'a observé Saint-Hilaire.

Habitat. — Il faut toujours chercher les animaux dans les localités et sous les climats où ils se plaisent le mieux ; c'est là seulement que leurs propriétés auront acquis le plus d'intensité.

Santé. — On doit enfin s'assurer, autant qu'il est possible, de l'état de leur santé. Des sujets malades ne peuvent fournir que des produits altérés.

B. Substances végétales.

Les plantes médicinales sont bien plus nombreuses et plus importantes, pour le pharmacien, que les substances animales. Les différences qui existent entre elles et ces dernières, au point de vue de la nature chimique, imposent des règles spéciales pour leur récolte. Ici encore, il faut tenir grand compte des conditions d'âge, de climat et de saison, auxquelles viennent s'ajouter celles de terrain, d'exposition et de culture, qui ont une influence capitale sur le développement des végétaux.

Age. — Les plantes ont, comme les animaux, une composition toute différente aux diverses époques de leur vie. Au début, elles ne renferment guère que de l'eau et du mucilage. Les principes actifs se forment plus tard ; ils augmentent dans le végétal adulte, pour décroître dans la dernière phase de son existence. C'est en vertu de cette loi, que les jeunes pousses de la chicorée ne sont pas amères et que celles de l'aconit, de la viorne et de l'apocyn peuvent servir d'aliment, alors que plus tard elles deviennent vénéneuses.

Le sucre se forme, en général, à l'époque de la maturité ; la canne et la betterave n'en contiennent presque pas avant ce moment, et les fruits acides ne deviennent sucrés qu'au terme de leur maturation. Les huiles volatiles se développent en même temps que les fleurs et disparaissent le plus souvent avec elles.

Les résines semblent augmenter depuis l'état adulte de la plante jusqu'à son extrême vieillesse.

La proportion des substances minérales s'accroît aussi pendant toute la durée de la vie végétative. Les sels solubles se trouvent dans les jeunes individus ; les sujets âgés renferment surtout des sels insolubles. Aussi est-ce aux plantes herbacées qu'on demande habituellement le carbonate de potassium, les sels calcaires devenant plus abondants que celui-ci dans les végétaux vivaces.

La pectine ne se rencontre que dans les fruits mûrs.

On sait encore que le sagou trop jeune est sucré et non amylacé ; que trop jeune aussi le sureau n'est pas purgatif et que les feuilles de belladone contiennent plus d'atropine après la floraison de la plante, qu'avant

l'évolution des organes floraux (*Lefort*). Il y a donc, dans l'âge des végétaux, une cause de modifications profondes pour leur composition
chimique et, par suite, pour leurs propriétés.

Terrain. — L'influence du terrain n'est pas moins marquée. Les plantes
des terrains secs sont plus aromatiques que celles des terrains humides ;
à cet égard, les plantes des montagnes sont préférables à celles des plaines.
Les crucifères, les solanées et, probablement, tous les végétaux qui doivent leurs propriétés médicinales à des principes azotés sont plus actifs
quand on les cultive au voisinage des habitations. Un grand nombre de
plantes ne vivent que dans les terrains calcaires, d'autres dans les lieux
marécageux. Certaines ombellifères changent entièrement de propriétés
et deviennent vénéneuses lorsqu'on les transporte d'un endroit sec dans
une terre humide.

La forme des racines indique souvent la préférence des végétaux pour
tel ou tel sol. Les racines fibreuses ont besoin d'une terre légère et meuble,
les racines pivotantes ou tubéreuses préfèrent les terrains compactes. La
vigne se plaît aux sols pierreux, et la bourrache dans ceux qui sont
chargés de nitre.

Climat. — Le climat apporte des changements considérables dans la
nature des plantes. Dans les pays chauds, les principes aromatiques et les
alcaloïdes se développent mieux que dans les climats froids. Et cette différence est appréciable pour les parties d'un même pays situées à des lati-
tudes un peu éloignées. C'est ainsi que les labiées renferment plus d'huile
volatile dans le midi que dans le nord de la France ; en revanche, cette
huile volatile est moins suave.

Les végétaux annuels, dans les régions tempérées, deviennent souvent
vivaces sous un ciel plus chaud. La saveur des plantes exotiques est habituellement plus prononcée que celle des plantes de nos pays. Leurs propriétés varient également : la pêche est purgative en Perse et elle ne l'est
pas en Europe.

Culture. — La culture modifie les propriétés médicinales des plantes autant que leurs propriétés physiques. On croyait autrefois que le plus souvent elle nuit aux végétaux, en les appauvrissant en principes actifs. Le
contraire est souvent vrai ; la culture développe le principe aromatique des
ombellifères, des labiées et des crucifères, la matière colorante des violettes,
les alcaloïdes des quinquinas, etc.

Il est certain aussi que les chicoracées perdent leur amertume, quand on
les cultive, et que, sous la même influence, la plupart des végétaux deviennent plus succulents, plus aqueux. La part à faire à la culture, dans la modification des plantes, doit être étudiée pour chaque espèce en particulier.

Saison. — Il est important de connaître exactement l'époque où l'on doit
recueillir les plantes et que Van Helmont nommait *temps balsamique*. La
composition des végétaux varie plusieurs fois dans l'année ; en outre, les
plantes vivaces ne peuvent être récoltées tous les ans, comme celles qui
sont annuelles ; leur développement complet exige plusieurs années de
végétation.

M. Harsten a fourni récemment un nouvel exemple de l'influence des saisons sur les végétaux. Il a retiré de l'*Isopyrum thalictroïdes*, à l'époque de la floraison, deux alcaloïdes, dont l'un est amorphe et l'autre cristallisé. Examinant la même plante, en automne, il a trouvé le composé amorphe en plus grande abondance que la première fois, dans la racine, tandis que le second avait complètement disparu. M. Harsten présume que l'alcali cristallisable se forme tout d'abord, dans le végétal, et qu'il se convertit peu à peu en alcali amorphe. Il regarde comme probable que cette métamorphose s'applique à d'autres cas et que, par exemple, il faut recueillir l'opium à des époques différentes, suivant que l'on veut y voir prédominer la morphine, la narcéine ou la codéine.

Lumière. — La lumière est indispensable à la vie des plantes, qui, dans l'obscurité, pâlissent, s'étiolent et finissent généralement par mourir. Par contre, celles qui sont exposées aux rayons solaires deviennent sapides, colorées et elles acquièrent toutes leurs propriétés caractéristiques. On doit rejeter celles qui n'ont pas végété dans de bonnes conditions d'insolation.

Ces principes généraux posés, il reste à préciser le moment favorable à la récolte des diverses parties des végétaux.

a. **Racines.** — On récolte les racines à l'automne, après la chute des feuilles, ou au printemps, avant le développement des bourgeons. Le choix entre ces deux époques est souvent déterminé par la durée de la vie du végétal. Les racines des plantes *annuelles*, par exemple, doivent être nécessairement recueillies pendant le temps où les tiges en révèlent encore la présence. Elles sont d'ailleurs presque toujours inertes et fort peu usitées. Les racines des plantes *bisannuelles* sont prises à la fin de leur première année, pendant l'hiver. Quant aux racines *vivaces*, on les laisse se développer pendant 1 à 3 ans, quelquefois pendant 5 ans, comme le jalap et la rhubarbe.

Les motifs qui font récolter les racines au printemps ou à l'automne sont faciles à pénétrer. A l'automne, après la tombée des feuilles, les sucs n'étant plus aspirés par la tige se concentrent dans la racine. Au printemps, le réveil de la vie végétative commence par les racines, et celles-ci se gonflent, par suite de l'activité de la circulation des sucs. C'est même au printemps qu'elles atteignent leur développement maximum, seulement elles contiennent alors beaucoup d'eau, en même temps que des substances actives. Il est difficile de se prononcer d'une manière absolue pour l'une ou pour l'autre de ces deux époques. L'automne est préféré par le plus grand nombre des pharmacologistes; il a été recommandé par Dioscoride, par Avicenne, par Galien et par Baumé. L'hiver serait peut-être la meilleure saison. L'analyse chimique seule peut en décider.

b. **Tiges.** — La pharmacie conserve un assez grand nombre de tiges souterraines et très peu de tiges aériennes. Parmi les premières, qu'on désigne le plus souvent sous le nom impropre de *racines*, on peut citer celles de : fougère mâle, chiendent, asperge, curcuma, galanta, zédoaire, salsepareille, petit-houx, iris, benoîte, fraisier, etc. Au nombre des tiges aériennes sont la douce-amère et les bois exotiques.

L'époque à laquelle on récolte ces deux espèces de tiges est la même. D'après Knight, c'est toujours en hiver qu'il faut les couper, parce qu'à ce moment elles sont plus chargées de sucs et qu'elles fournissent plus d'extrait. On a conseillé d'enlever l'écorce des arbres, pour augmenter les qualités du bois. L'expérience a constaté, en effet, que par cette pratique les tiges ligneuses deviennent plus riches en principes extractifs ; mais elle a démontré aussi qu'elles ne sont plus susceptibles d'une longue conservation, inconvénient plus sensible d'ailleurs pour l'industrie que pour la pharmacie. Lorsqu'on doit se servir des tiges ligneuses, on les choisit ordinairement assez jeunes, car en vieillissant elles deviennent trop sèches.

c. **Écorces.** — Les écorces de tige, de racine et de fruit sont utilisées comme médicaments.

Les *écorces de tige* (orme, chêne, quinquina) doivent être recueillies au commencement de l'hiver ; les sucs y sont alors plus abondants, la végétation des feuilles ayant cessé.

Les *écorces de racine* sont habituellement enlevées à des racines vivaces : cynoglosse, quintefeuille, grenadier, garou. On les choisit âgées de 3 ou 4 ans. On se sert couramment aujourd'hui d'écorce de racine de quinquina, prise sur des sujets de 2 ans et dont on a obtenu un rendement de quinine inattendu.

Quant aux *écorces de fruit*, on les coupe alors que les fruits commencent à mûrir. Elles sont, en cet état, plus aromatiques que si on attendait la maturation complète. Les plus employées sont les écorces d'orange, de citron, de grenade et de coing.

d. **Bourgeons.** — Les bourgeons, dont la médecine tire parti, sont peu nombreux ; ceux du sapin et du peuplier sont à peu près les seuls qu'on puisse citer. On les cueille au commencement du printemps, avant l'épanouissement des feuilles.

e. **Feuilles.** — On enlève les feuilles des plantes herbacées au moment où leur végétation est à son apogée, c'est-à-dire un peu avant l'épanouissement de la fleur. Plus tôt, elles seraient trop gorgées d'eau ; plus tard, elles auraient changé de composition et pris une teinte jaune.

Quelquefois on prend, avec les feuilles, les tiges fleuries ; on les désigne alors sous le nom de *sommités fleuries*.

Dans tous les cas, il ne faut recueillir que les feuilles saines et bien développées ; ce sont les seules dans lesquelles la végétation ait déposé des principes médicamenteux. On aura soin aussi de ne pas récolter des feuilles mouillées, soit par la pluie, soit par la rosée.

f. **Fleurs.** — En général, on prend les fleurs à moitié épanouies ; elles ont acquis alors toutes leurs propriétés médicinales ; après la fécondation, elles se flétrissent et perdent à la fois leur couleur et leur parfum. Seules, les roses de Provins sont cueillies tout à fait en bouton ; lorsqu'elles s'ouvrent, elles deviennent moins astringentes et d'une couleur moins foncée. La petite centaurée, au contraire, semble plus amère après la fécondation ; on prend ses fleurs tout épanouies.

Quelquefois on enlève avec leur calice les fleurs qu'on ne peut en séparer facilement, ou pour lesquelles la présence de cette enveloppe n'offre aucun inconvénient. On opère ainsi pour la mauve, la guimauve, l'arnica, la camomille, l'ortie blanche, etc. Souvent on les monde de ce calice : coquelicot, molène, violette, etc. Parfois enfin, on les récolte avec le sommet de la tige qui les porte ; c'est ce qui a lieu quand les fleurs sont petites et serrées, comme celles de la fumeterre, de l'absinthe, du caille-lait, de l'hysope, etc.

La récolte des fleurs doit toujours être faite par un temps sec, le matin, après que le soleil a dissipé la rosée qui les recouvre, ou le soir, avant qu'il ne soit nuit. Celles qu'on cueille le matin ont plus de parfum que les autres.

g. **Fruits.** — Les fruits sont récoltés de manière différente, suivant qu'ils sont secs ou charnus.

Les *fruits charnus* doivent presque tous être cueillis avant leur entière maturité. Ils sont à ce moment plus sapides ; leur suc est moins visqueux et les acides y sont plus abondants. Dans ce cas sont les framboises, les groseilles, les cerises, les mûres, les coings, etc. Ceux qui font exception à cette règle sont peu nombreux : ce sont les merises, les fruits du berberis, du sureau et du nerprun, qui exigent un certain degré de maturité.

Il est très important d'arracher de bonne heure les fruits à conserver ; ils s'altèrent très promptement s'ils sont trop mûrs.

Les *fruits secs* sont également cueillis avant leur maturité. Autrement, ceux qui sont déhiscents perdraient leurs semences et la majeure partie de leurs principes odorants, par suite de leur dessiccation sur la plante.

h. **Semences.** — Pour la récolte des semences, on attend la maturité complète. Dans les fruits déhiscents, cette maturité est annoncée par leur ouverture spontanée. Dans les fruits charnus, elle a pour indice la maturité du péricarpe. Si on tarde au delà de ce terme, il peut arriver que les semences soient en partie décomposées, sous l'influence de la fermentation du parenchyme. Prises plus tôt, elles sont trop aqueuses, parce que l'élaboration de leurs sucs n'est pas terminée ; elles ne se gardent pas bien et n'ont pas les propriétés médicinales voulues.

Le blé, le sarrasin et les graminées, en général, sont récoltées au moment où la graine, entièrement mûre, va sortir de ses enveloppes.

§ 2. DESSICCATION ET CONSERVATION.

On dessèche les végétaux et quelquefois les substances animales, pour pouvoir les employer aux époques où on ne les rencontre pas à l'état vivant. Malheureusement les plantes sèches ne représentent pas exactement les plantes vertes, sous le rapport de la composition chimique. Pendant la dessiccation, les principes de nature albuminoïde sont coagulés et deviennent insolubles, ceux qui sont volatils s'échappent et ceux qui sont colorés changent de teinte. Il se produit, en outre, d'autres altérations, dont la science n'a pas encore une connaissance exacte. Ces modifications chimiques sont, pour la plupart, inévitables. Cependant, en mettant à profit les notions acquises sur la composition des végétaux et sur les transformations probables de leurs principes, on parvient à conserver aux plantes sèches une grande partie des propriétés qu'elles offraient avant la dessiccation.

Les précautions à prendre, pour les dessécher, se réduisent à les exposer à l'air libre, en couche très mince et dont on change souvent la surface, dans des séchoirs vastes et bien aérés. Les ouvertures du séchoir doivent aspecter l'est et le midi ; en outre, elles ne doivent laisser accès ni à la pluie, qui provoque les fermentations, ni aux rayons solaires, qui dénaturent les principes colorés.

Lorsque les plantes sont charnues, difficiles à sécher et que d'ailleurs elles ne contiennent pas de principes faciles à dissiper par une légère élévation de température, on les sèche à l'étuve.

En résumé, la dessiccation doit être aussi prompte que possible et faite à l'abri d'une trop vive lumière, pour fournir des plantes satisfaisant aux exigences pharmaceutiques. On modifie ces conditions générales suivant la nature de l'organe végétal à conserver.

a. **Racines**. — Avant de sécher les racines, on les lave avec soin, pour enlever la terre qui les recouvre et, si elles sont peu volumineuses, on les dispose sur des claies, ou l'on en fait des paquets, que l'on suspend dans le séchoir.

Dans le cas où elles sont charnues, la dessiccation est beaucoup plus lente et, pour prévenir les altérations que cette lenteur pourrait engendrer, on fend les racines en plusieurs morceaux, ou bien on les coupe en rondelles et, de ces fragments reliés avec une corde, on forme des chapelets, que l'on expose dans le séchoir et au besoin à l'étuve.

Quelques pharmacologistes préfèrent ne pas laver les racines ; ils les débarrassent de la terre adhérente, en les secouant dans un sac, quand elles sont sèches. Le lavage est toujours plus sûr et donne de plus beaux produits.

Quand il est nécessaire de les garder à l'état frais, on y peut réussir en coupant leur collet, pour empêcher le développement des feuilles, et en les enterrant dans une couche épaisse de sable bien sec.

b. **Tiges**. — On sèche très facilement les tiges ligneuses, en les abandonnant à l'air libre et à l'ombre, ou même au soleil.

Les tiges herbacées, placées sur des claies, en couche mince, sèchent très rapidement.

Les tiges contractées, qu'on nomme *bulbes, oignons, tubercules*, sont d'une dessiccation plus lente. Tantôt on les divise, au couteau, en plusieurs tronçons ; tantôt on les sèche entières au soleil ou à l'étuve ; on en isole les écailles, quand elles sont écailleuses. Presque toujours on les met en chapelets, que l'on pend au séchoir.

c. **Écorces**. — La dessiccation des écorces est faite sans autre soin que celui de changer, de temps à autre, la face exposée à l'action de l'air.

d. **Feuilles**. — Il faut beaucoup plus de précautions pour les feuilles.

Celles qui renferment des principes aromatiques doivent être séchées à une température aussi basse que possible : menthe, mélisse, sauge, etc. Les autres exigent moins de soin. Toutes abandonnent facilement leur humidité, quand on les place sur une claie, à l'abri des rayons solaires.

e. **Fleurs.** — Les fleurs sont les parties de plantes les plus délicates à dessécher. Il faut leur conserver, le plus possible, leur couleur et leur parfum. On y parvient en les séchant à une basse température et dans un demi-jour ; sans ces deux précautions, elles noircissent ou se décolorent.

On les sépare les unes des autres, quand elles sont volumineuses. On en fait des bouquets, si elles sont petites et portées sur des tiges peu succulentes : centaurée, caille-lait, absinthe, etc.

Presque toujours on leur laisse leur calice ; cependant, pour les violettes, les œillets, les roses rouges, etc., on ne prend que les pétales.

Un grand nombre de moyens ont été proposés par MM. Berjot, Réveil, Stan. Martin, etc., pour conserver aux fleurs leur forme naturelle et leur coloration. Ces moyens sont généralement d'une application trop longue pour être pratiques.

M. Sauter, de Genève, a proposé de les comprimer fortement, ainsi que les herbes officinales : menthe, mauve, tilleul, etc. Il affirme que ces plantes, ainsi réduites à un petit volume, gardent parfaitement leur odeur et leur couleur caractéristiques. Ce moyen est certainement recommandable.

f. **Fruits.** — Lorsque les fruits sont *secs*, on les laisse sécher sur la plante, s'ils sont indéhiscents ; dans le cas contraire, on les expose au soleil ou au séchoir.

Quand ils sont *charnus* et petits, on les sèche, entiers, à l'étuve ou au soleil ; sont-ils volumineux, on les incise, on les coupe en tranches, avant de les exposer à la chaleur de l'étuve. Il est bon d'alterner le séjour à l'étuve avec l'exposition à l'air, pour rétablir l'équilibre entre les couches superficielles plus fortement séchées.

g. **Semences.** — Les semences sont le plus souvent très faciles à sécher.

Quand elles sont *cornées*, elles sont sèches d'avance ; *amylacées*, il faut veiller à ce qu'elles ne soient pas mouillées au moment où on les place au séchoir ou à l'étuve, car alors elles s'échaufferaient. Une douce chaleur les dessèche facilement. Lorsqu'elles sont *huileuses*, on évite de leur faire subir une élévation de température, qui rancit les matières grasses. On les sèche à l'ombre, rarement au soleil.

La conservation des substances végétales et animales est généralement assurée, lorsqu'on les préserve de l'humidité atmosphérique. Comme il est à peu près impossible d'empêcher qu'elles n'absorbent cette humidité, on leur fait faire, de temps à autre, un court séjour à l'étuve, pour les maintenir dans un état convenable de dessiccation.

Les *feuilles* et les *fleurs* ont moins besoin de cette précaution que certains autres organes végétaux ; il est même bon d'éviter qu'elles ne soient trop sèches, car alors elles sont friables et, au moindre frottement, elles tombent en poussière. Cependant, elles ne doivent jamais offrir d'humidité sensible. Il faut les garantir avec autant de soin de la lumière directe, qui leur fait perdre rapidement leur coloration caractéristique. Pour les soustraire à son influence, on les enferme souvent dans des flacons en verre bleu. Le choix de ce verre est défectueux, car la couleur bleue compte parmi les nuances du spectre, qui favorisent le plus les combinaisons chimiques. Il faut donc en éviter l'emploi et ne se servir que de verre jaune, rouge ou noir surtout, qui protège très efficacement les médicaments contre l'action de la lumière solaire.

Les *racines* et les *fruits charnus* sont souvent la proie des insectes. Il est nécessaire de les faire passer par l'étuve assez fréquemment, pour prévenir la multiplication de leurs parasites. On obtient encore de bons résultats, en plaçant un peu de mercure métallique au fond des vases qui les contiennent; les vapeurs mercurielles, qui se produisent, font périr les insectes.

Quant aux *bois*, aux *écorces*, aux *fruits secs* et aux *semences*, leur conservation est indéfinie, lorsqu'ils sont bien secs. Il ne faudrait pas en inférer que ces médicaments puissent être employés en pharmacie plusieurs années après leur récolte. *Toutes les substances végétales doivent être renouvelées chaque année;* par exception, on peut porter à deux ans la durée de la conservation de celles qui proviennent de plantes vivaces. Ce terme ne doit être dépassé sous aucun prétexte.

CHAPITRE XVIII

POUDRES

Les poudres forment un groupe de médicaments excessivement nombreux et très importants. Il est peu de substances, végétales ou animales, qu'on emploie en pharmacie sans leur faire subir une division préalable.

Cette division a pour but de faciliter leur usage et de permettre la soustraction plus complète de leurs éléments solubles, soit par les liquides de l'économie, soit par les dissolvants à l'aide desquels on cherche à les épuiser. Elle offre encore cet avantage, qu'elle ne produit pas d'altération profonde dans la composition chimique des médicaments; elle leur imprime, cependant, des modifications sensibles. En général, elle affaiblit leur couleur; mais on ne s'explique pas comment elle peut diminuer parfois leur saveur et leur solubilité, ainsi qu'on l'a observé pour le sucre et pour la gomme. On a cherché à mettre ce phénomène sous la dépendance de l'électricité; on l'a présenté aussi comme le résultat d'un mouvement moléculaire, analogue à celui qui transforme l'acide arsénieux vitreux en acide opaque; en réalité, on n'en peut actuellement donner aucune explication vraiment satisfaisante.

On partage les poudres pharmaceutiques en deux groupes, sous les dénominations de *poudres simples* et de *poudres composées*. Les premières ne sont formées que d'un seul médicament; les autres résultent du mélange de plusieurs poudres simples.

I. — POUDRES SIMPLES.

Préparation. — Les procédés au moyen desquels on pulvérise les médicaments ont été décrits au chapitre premier (*page* 2). Le choix à faire entre eux sera précisé à propos de chaque poudre en particulier. Il suffira, pour compléter ce qui touche à leur application, d'indiquer les conditions générales auxquelles doit satisfaire la préparation des poudres médicamenteuses.

1° Le premier soin à prendre est de choisir un mortier approprié à la nature de la substance à diviser. La matière dont est formé le mortier doit être plus dure que le corps à mettre en poudre et inattaquable par lui. On ne peut donc pulvériser, dans un mortier de marbre, un métal ou un acide, ni, dans un mortier de laiton, du sublimé corrosif ou toute autre substance susceptible d'être décomposée par un métal.

2° Les corps à pulvériser doivent être mondés avec soin de toutes les impuretés et de toutes les parcelles défectueuses ou inutiles, qui s'y trouvent attachées. Cette précaution est préférable au rejet des premiers produits pulvérisés, conseillé par quelques praticiens.

3° On brise, on coupe, on divise à la râpe ou à la lime ceux qui sont trop durs ou trop volumineux pour être pulvérisés directement.

4° On les sèche ensuite à l'étuve, jusqu'à ce qu'ils se brisent facilement. S'ils restaient imprégnés d'humidité, ils seraient élastiques et ils offriraient à la pulvérisation une résistance parfois invincible.

5° Pour abréger l'opération, on sépare, fréquemment, au moyen d'un tamis, les parties réduites en poudre de celles qui ne sont pas encore suffisamment divisées et qui, sans cette précaution, seraient protégées par les premières contre le choc du pilon. Le degré de ténuité, que l'on veut obtenir, est réglé mathématiquement par le diamètre des mailles du tamis. On cherche, le plus souvent, à produire des poudres excessivement ténues ; cependant, on pousse moins loin la division des substances huileuses et de celles qu'on veut employer comme sternutatoire.

Les toiles de soie et de laiton sont très régulières et donnent des poudres homogènes. On les désigne par des numéros indiquant le nombre de mailles contenues dans 27 millimètres (1 pouce) de leur surface.

Les tissus de crin sont moins réguliers ; ils donnent des poudres plus ou moins grossières et peu homogènes. On doit donner la préférence aux *tissus de Venise*, qu'on désigne par les n°s 1, 2, 3, etc., selon la dimension des mailles. (V. *Tamisation.*)

Les tamis en toile métallique et à mailles très larges portent plus spécialement le nom de *cribles* (n° 25 et au-dessous).

L'emploi des tamis couverts est toujours avantageux, surtout s'il s'agit de préparer des poudres très ténues ou dangereuses à respirer : ipécacuanha, cantharides, euphorbe, etc.

6° Il est rare qu'on puisse pulvériser intégralement un produit végétal ou animal ; les fibres ligneuses et les tissus organisés sont très réfractaires à la division par contusion et comme, en général, ils ne jouissent pas de propriétés médicinales actives, il y a tout intérêt à ne pas les introduire dans les poudres. On les évite, en rejetant le dernier quart de la substance ou, plutôt, en cessant l'opération lorsque le résidu ne présente plus l'odeur et la saveur que doit posséder le médicament.

7° Quand la pulvérisation est terminée, on mélange avec soin les divers produits qu'elle a fournis ; les éléments qui composent un végétal ou un animal, étant inégalement friables, se réduisent en poudre les uns après les autres ; de là la nécessité de les mélanger à la fin de l'opération, de telle sorte que chacun d'eux se trouve également réparti dans toute la masse. Le meilleur moyen pour atteindre ce résultat consiste à faire passer la poudre à travers un tamis moins serré que le premier ; on réitère une seconde fois cette manœuvre, si elle paraît utile.

8° Si la poudre obtenue est hygrométrique, il faut l'exposer à l'étuve et l'enfermer dans des flacons bien bouchés, aussitôt qu'elle est sèche.

Conservation. — En raison de leur division extrême, les poudres sont

plus sensibles à l'action des agents physiques et chimiques que les substances avec lesquelles on les a préparées. La lumière, l'oxygène et l'humidité atmosphérique les altèrent avec rapidité. Il est donc indispensable
de les renouveler fréquemment et de les enfermer, bien sèches, dans des
vases hermétiquement clos et placés à l'abri des rayons solaires.

Plusieurs praticiens sont convaincus qu'on ne peut les préserver de
toute altération, qu'en les conservant dans des sacs de papier, c'est-à-
dire à peu près à l'air libre. Cette opinion est difficile à soutenir. Les
poudres végétales et animales se conservent très bien lorsque, suivant le
conseil de Parmentier, on les chauffe à l'étuve au moment de les mettre
en flacon, pour dissiper l'eau qu'elles ont absorbée pendant leur préparation.

Pour assurer la permanence de leur siccité, Cornélis a proposé de maintenir dans les flacons où on les enferme, un fragment de chaux vive, qu'on
renouvelle s'il vient à se déliter.

Pharmacologie. — Bien préparées, les poudres simples constituent
des médicaments précieux, dans lesquels on retrouve toute l'efficacité des
produits primitifs, voire même une énergie plus grande, lorsqu'on a éliminé, par tamisation, la majeure partie des éléments inertes contenus
dans la matière à pulvériser.

Cette forme convient aux substances actives sous un petit volume, sans
être irritantes, et à celles qui pourraient être décomposées pendant les
divers traitements nécessaires à leur conversion en extraits, sirops, etc.
Mais elle comporte elle-même une cause d'altération inévitable, dans la
dessiccation préalable qu'elle exige. Cette opération modifie de plusieurs
manières les produits auxquels elle est appliquée : elle amoindrit, notamment, l'action de ceux qui sont aromatiques, mucilagineux, etc. Toutefois,
lorsqu'elle est bien conduite, elle ne cause pas de perturbations profondes,
dans les propriétés essentielles des médicaments.

L'industrie fabrique aujourd'hui des poudres médicinales d'une ténuité
extrême, assez généralement recherchées. Au point de vue chimique, il ne
semble pas y avoir d'inconvénient sérieux à ce haut degré de division, qui
présente quelques avantages, sous le rapport de la pratique de la pharmacie. Néanmoins, le pharmacien fera toujours mieux de préparer lui-
même, d'après les règles ci-dessus indiquées et avec des matières premières
sévèrement choisies, les poudres dont il a besoin. Leur ténuité, pour être
un peu moindre que celle des produits commerciaux, sera bien suffisante
encore et leur homogénéité, leur efficacité médicale offriront bien plus sûrement toutes les garanties désirables.

I. — POUDRES ANIMALES.

§ 1. POUDRE DE CANTHARIDE.

Préparation. — On prend des cantharides nouvellement séchées (*Can-
tharis vesicatoria*), on les crible, pour en séparer la poussière, et on les expose

dans une étuve chauffée à 50°, jusqu'à ce qu'elles soient entièrement sèches. On les pulvérise, sans résidu, dans un mortier de fer couvert, et on passe au tamis de soie n° 80, ou aux tamis de crin n°ˢ 1 et 3, selon l'usage auquel on la destine.

L'opérateur ne doit négliger aucune précaution pour se garantir de la poussière des cantharides (*Codex*).

Caractères. — La poudre de cantharide est brune et semée de parcelles *vertes* et *brillantes*, représentant les débris des élytres. Elle offre une saveur âcre, une odeur forte et très irritante, due à un principe encore indéterminé. Son élément actif est la *cantharidine* (V. *page* 323). Elle en contient environ 1 p. 100, suivant M. Baudin. De plus, M. Bluhm suppose qu'elle existe, partie à l'état libre et partie en combinaison avec la magnésie, ce qui explique comment on ne peut l'enlever totalement à la poudre de cantharide, au moyen des dissolvants neutres. Celle qui est libre représente les deux tiers de la cantharidine totale (*Baudin*).

Outre la cantharidine, la cantharide contient : une *huile verte* et une matière *jaune* non vésicantes, de l'acide urique, de l'acide acétique et 5,70 p. 100 de cendres (*Kubly*).

Essai. — On fraude parfois les cantharides en leur enlevant une partie de leur principe actif, en les imprégnant de divers liquides (eau, huile, etc.), ou en y mélangeant des insectes non vésicants. Toutes ces falsifications peuvent être déjouées par le dosage de la cantharidine. Le Codex de 1866 exigeait que la poudre de cantharide contînt 0ᵍʳ,50 p. 100 de cantharidine. Pour vérifier ce titre, on ne peut recourir au procédé de Mortreux, qui dose la cantharidine libre seulement et d'une manière incomplète, le sulfure de carbone en entraînant une partie.

Il serait préférable d'épuiser les cantharides par l'éther acétique, dont le pouvoir dissolvant pour la cantharidine est supérieur à celui du chloroforme (*Galippe*). Mais il vaut mieux encore employer le moyen suivant.

On met macérer pendant 12 à 15 heures, dans un matras bouché que l'on agite de temps à autre, 25 grammes de poudre de cantharides et 100 centimètres cubes de chloroforme contenant 2 p. 100 d'acide chlorhydrique. On filtre dans un entonnoir couvert ; on recueille 62 centimètres cubes de solution, correspondant à 15 grammes de cantharides, et on évapore à sec au bain-marie. Le résidu, refroidi, est délayé dans 5 centimètres cubes de sulfure de carbone pur et jeté sur un filtre double équilibré, sur lequel on le lave peu à peu avec 10 centimètres cubes de sulfure de carbone. Le filtre est ensuite séché et pesé ; à son poids on ajoute 0ᵍʳ,01 pour compenser la cantharidine enlevée par le sulfure de carbone. Par le calcul on obtient la proportion centésimale de la cantharidine totale.

Une opération analogue, faite avec du chloroforme non acidifié, fait connaître la cantharidine libre. La différence des deux résultats représente la cantharidine combinée. L'absence de cette dernière indique la fraude par soustraction de cantharidine au moyen des dissolvants acides (*Baudin*).

Pharmacologie. — La poudre de cantharide est le meilleur et le plus employé des vésicants connus. Pour l'obtenir aussi active que possible, il faut la préparer avec des cantharides *adultes* et très saines; celles qui sont jeunes ne renferment pas de cantharidine (*Nentwich*). Hippocrate conseillait, dans le même but, d'enlever à l'insecte la tête, les pattes et les élytres. Il avait raison, car la cantharidine se trouve dans le sang et dans l'appareil générateur de l'insecte. Toutefois, la poudre faite avec l'insecte tout entier est tellement irritante, que le Codex n'a pas jugé à propos de chercher à augmenter son énergie.

Sous le nom de *cantharides préparées*, M. Dragendorff propose le produit suivant. On fait, avec des cantharides en poudre fine et une solution de potasse ou de soude caustique (densité 1,1), une pâte, que l'on chauffe, au bain-marie bouillant, pendant 25 à 30 minutes. On y ajoute alors un léger excès d'acide chlorhydrique et on la dessèche rapidement au bain-marie. Ce traitement met en liberté toute la cantharidine; mais il introduit dans la poudre un peu de chlorure alcalin, dont la présence ne présente, il est vrai, aucun inconvénient pour les usages habituels de ce médicament.

M. Rother accuse le procédé de M. Dragendorff de diminuer l'action des cantharides et il affirme qu'on peut rendre toute leur efficacité aux cantharides devenues inertes, en les humectant avec du chloroforme ou de l'essence de térébenthine.

M. Greenish croit, au contraire, qu'à l'aide de la potasse et de la soude on peut rendre active toute la cantharidine et que, dans ces conditions, les cantharides pauvres peuvent néanmoins fournir de bonnes préparations.

On conserve facilement la poudre de cantharide en l'enfermant, encore chaude, dans des flacons que l'on bouche ensuite hermétiquement. L'addition du chloroforme et de l'alcool, recommandée pour détruire les insectes, qui dévorent la cantharide, est un remède peu sûr, car il n'agit que pendant un temps très court. Le mercure serait plus efficace.

La cantharide est excessivement vénéneuse et n'a pas de contre-poison certain. Comme, d'un autre côté, elle n'a de propriétés médicinales reconnues que ses propriétés irritantes, elle est à peu près exclusivement affectée à l'usage externe. Elle sert à préparer de nombreux médicaments, au nombre desquels sont: les teintures alcoolique et éthérée de cantharide, l'huile de cantharide, les extraits de cantharide, les pommades épispastiques verte et jaune, l'emplâtre vésicatoire, l'*emplâtre perpétuel de Janin*, le sparadrap vésicant, le papier épispastique, les *mouches de Milan*, le collodion cantharidé, etc. Lorsque, pour la faire entrer dans un médicament, on doit élever sa température, il faut opérer en vase clos et autant que possible au-dessous de 100°, pour prévenir la volatilisation de la cantharidine.

§ 2. POUDRE DE CASTOREUM.

Préparation. — On commence par déchirer les poches de castoréum sec du Canada (*Castor fiber*); on en rejette l'enveloppe extérieure et, autant que possible, les membranes intérieures, puis on fait sécher leur contenu, dans une étuve chauffée à 25°. On pulvérise ensuite, par trituration, dans un mortier de fer et on passe au tamis de soie n° 100 (*Codex*).

Caractères. — La poudre de castoréum du Canada est d'un brun rougeâtre, elle offre une odeur forte, rappelant un peu celle de la créosote, et une saveur âcre et amère. Elle contient, entre autres principes : une huile volatile, des phénols, une résine et un corps gras particulier, nommé *castorine*. La castorine est fusible dans l'eau bouillante, cristallisable, insoluble dans l'eau et dans l'alcool froid, soluble dans l'alcool bouillant, dans l'éther et dans les huiles essentielles. En la distillant avec de l'eau, Wœhler en a retiré de la *salicine*, de l'*acide phénique* et de l'*acide benzoïque*.

Essai. — Le castoréum du Canada étant quelquefois remplacé, dans le commerce, par celui de Sibérie, M. Hager indique les caractères suivants, comme propres à faire distinguer ces deux espèces l'une de l'autre :

1° Le castoréum de Sibérie contient 4,6 p. 100 de castorine ; celui du Canada n'en renferme que 1,98 p. 100 ; aussi la saveur du premier est-elle beaucoup plus prononcée que celle du second. On dose facilement la castorine, en épuisant le castoréum par la benzine et en évaporant la liqueur dans une petite capsule. Le résidu est la castorine, mêlée d'un peu d'huile volatile.

2° Le chloroforme enlève au castoréum une résine brune, qui est sèche et d'une odeur légère pour le produit du Canada, tandis qu'elle est visqueuse et plus odorante dans celui de Sibérie.

3° En traitant la poudre de castoréum d'abord par l'alcool, puis par l'acide chlorhydrique étendu, on obtient, au bout de dix à vingt heures, un liquide *jaune* ou *brun clair* avec le castoréum du Canada, et un liquide *brun foncé* avec celui de Sibérie.

4° La poudre, macérée pendant quelques heures dans une solution ammoniacale, donne avec le castoréum de Sibérie une liqueur plus foncée qu'avec le castoréum du Canada.

5° La teinture alcoolique forme avec l'eau un liquide laiteux, qui s'*éclaircit* au contact de l'ammoniaque, s'il contient du castoréum de Sibérie, et qui reste plus ou moins *louche* dans le cas contraire.

Pharmacologie. — Le castoréum a été employé de toute antiquité en médecine, à titre d'antispasmodique. C'est encore l'indication qu'il remplit aujourd'hui, quoique son efficacité ne soit pas bien démontrée. Il est administré en nature ou en solution dans l'alcool, dans l'huile ou dans l'éther. Il entre dans la composition des *pilules de cynoglosse* et de *Fuller*, dans la *thériaque*, l'*élixir utérin de Crollius*, l'*alcoolat antihystérique* et dans une foule d'autres médicaments.

L'humidité altère facilement la poudre de castoréum. Le contact prolongé de l'air lui fait perdre ses qualités organoleptiques et ses vertus médicinales ; mais, dans aucun cas, elle ne peut, en vieillissant, se transformer en un poison redoutable, comme le croyaient Avicenne et Matthiole.

§ 3. POUDRE DE CORAIL ROUGE.

Préparation. — On pulvérise le corail (*Corallium rubrum*) dans un mortier de fer et on le passe au tamis de crin. On lave la poudre avec de l'eau bouillante, à quatre ou cinq reprises, puis on la broie, encore mouillée, sur un porphyre, en y ajoutant un peu d'eau, s'il est nécessaire. La pâte est ensuite délayée dans une plus grande quantité d'eau, pour séparer, par décantation, les parties les plus fines des plus grossières; on traite celles-ci de la même manière, par broyage, dilution et décantation, jusqu'à ce que tout le corail soit réduit en poudre impalpable. On fait égoutter les dépôts, on les met en trochisques et l'on fait sécher.

Le lavage à l'eau bouillante, que l'on fait subir au corail, a pour objet de lui enlever une matière animale, dont la présence exposerait la poudre à subir la fermentation putride.

Caractères. — La poudre de corail rouge est rose et complètement dépourvue d'odeur et de saveur. Elle est formée de carbonate de calcium, imprégné d'une matière colorante particulière.

Pharmacologie. — Cette poudre est uniquement employée comme dentifrice. Elle faisait autrefois partie de la *poudre anodine d'Helvétius*.

§ 4. POUDRE DE CORNE DE CERF CALCINÉE.

Préparation. — On prend des cornichons de cerf, calcinés à blanc, on les gratte un à un pour enlever la cendre, souvent à demi vitrifiée, qui en couvre la surface, ensuite on les pulvérise dans un mortier de fer et on passe au tamis de crin. La poudre est alors broyée avec de l'eau sur un porphyre, traitée par dilution et mise en trochisques, qu'on sèche à l'étuve.

Caractères. — La poudre de corne de cerf calcinée est blanche et sans odeur ni saveur. Sa composition est identique à celle de la cendre d'os; elle est représentée, principalement, par un mélange de phosphate de carbonate de calcium, contenant un peu de phosphate de magnésium et de fluorure de calcium.

Pharmacologie. — Les propriétés médicinales de la corne de cerf calcinée diffèrent peu de celles du phosphate tricalcique. Ce médicament ne sert qu'à préparer la décoction blanche de Sydenham.

§ 5. POUDRE DE PIERRES D'ÉCREVISSE.

Préparation. — Même procédé que pour la poudre de corail rouge.

Caractères. — La poudre de pierres d'écrevisse, nommée aussi poudre d'*yeux d'écrevisse*, est blanche, insipide et inodore. Elle est formée de carbonate de calcium pur, quand elle a été bien lavée. Dans le cas contraire, elle contient une matière gélatineuse, qu'on peut mettre en évidence en dissolvant la poudre dans un acide; la solution est troublée par le mucus animal des pierres, si la poudre a été insuffisamment lavée.

Pharmacologie. — La poudre de pierres d'écrevisse est anti-acide, au même titre que le carbonate de calcium, dont elle est composée. Ces deux médicaments sont donc susceptibles de se remplacer mutuellement, dans tous les cas où sont indiqués les absorbants calcaires, et ce ne peut être que par respect pour la tradition, que le Codex de 1866 avait conservé le premier dans sa nomenclature. On en peut dire autant des poudres d'*os de sèche*, de *coquille d'huître* et de *coquille d'œuf*, qui figurent aussi dans nombre de formulaires et qui sont à peu près inusitées aujourd'hui.

II. — POUDRES VÉGÉTALES.

§ 1. POUDRE D'ACONIT.

Préparation. — Pour obtenir une poudre d'un effet certain, il faut prendre de la racine d'aconit napel (*Aconitum napellus* L., Renonculacées) à l'état sauvage, dont la cassure soit fibreuse ou, mieux, cornée, mais non spongieuse et amylacée (*Duquesnel*). Cette racine, coupée en tranches minces et séchée à une température aussi basse que possible, est ensuite pulvérisée et passée au tamis de soie.

Caractères. — La poudre d'aconit napel est d'un gris jaunâtre et sans odeur. Maintenue sur la langue, elle détermine, au bout de quelques minutes, une sensation de fourmillement caractéristique, due à la présence de l'*aconitine*, qui en est l'élément actif.

Suivant MM. Wrigt et Luft, l'aconit napel contiendrait, outre l'*aconitine* cristallisable (V. page 330), une autre base qu'ils nomment *picraconitine*. La picraconitine est amorphe, amère et inerte. Elle fond à 189°. Ses sels sont cristallins. Les acides minéraux la déshydratent et la convertissent en un composé susceptible de cristalliser. Sa formule est $C^{62}H^{45}AzO^{20}$ [$C^{31}H^{45}AzO^{10}$]. Par saponification, elle donne de l'*acide benzoïque* et de la *picraconine* $C^{48}H^{41}AzO^{18}$[$C^{24}H^{41}AzO^{9}$].

Outre ces deux principes immédiats, l'aconit napel fournit encore des alcalis incristallisables, qui se forment peut-être aux dépens de l'alcali cristallisé, sous l'influence des acides employés à son extraction.

Pharmacologie. — La poudre d'aconit et les médicaments dont elle est la base sont souvent inertes, parce qu'ils sont généralement préparés avec les feuilles de la plante, variables dans leur composition chimique et, partant, infidèles. Pour avoir des produits actifs et constants dans leurs effets, il faut prendre la poudre, la teinture, ou l'extrait alcoolique de *racine d'aconit sauvage* soigneusement choisie. Ces préparations se prêtent à toutes les formes pharmaceutiques et contiennent le maximum de l'aconitine élaborée par le végétal.

§ 2. POUDRE D'AGARIC BLANC.

Préparation. — Pour préparer la poudre d'agaric blanc, on coupe l'agaric (*Polyporus officinalis* Fries, Champignons) par tranches minces, on le fait sécher à l'étuve, ensuite on le pile et on le passe au tamis de soie n° 100 (*Codex*).

Baumé conseille de pulvériser l'agaric blanc en le frottant sur un tamis de crin. Cette méthode peut être employée, lorsque l'agaric est assez friable pour s'y prêter; mais elle ne dispense pas de passer la poudre au tamis de soie.

Caractères. — La poudre d'agaric blanc offre une couleur d'un blanc sale, une saveur d'abord douce, puis d'une âcreté insupportable. Elle irrite fortement les muqueuses. On en peut extraire un *acide* particulier, incomplètement connu : *acide agaricique* (*G. Fleury*), une *résine blanche* et une *résine rouge* (*C. Masing*).

La *résine blanche* est cristalline, inodore et insipide. Le chloroforme la dédouble en deux autres : l'une *insoluble* dans ce liquide, fusible à 125°, cristallisée en prismes et jouant le rôle d'un acide faible ; l'autre *soluble* dans le chloroforme et fusible vers 90°, douée d'une saveur légèrement amère.

La *résine rouge* est très amère et représente un mélange non défini. Bouillie avec un lait de chaux, elle donne des vapeurs, dont l'odeur est voisine de celle du mélilot. Distillée lentement, elle fournit de l'*ombelliférone.*

L'*acide agaricique* cristallise en aiguilles microscopiques blanches, fusibles à 145°,7. Il est assez soluble dans l'alcool concentré, moins dans le chloroforme et très peu dans l'éther, l'acide acétique, la benzine et le sulfure de carbone. L'eau en dissout à peine et cependant à son contact elle devient acide. Les solutions faibles de potasse, de soude et d'ammoniaque prennent une consistance visqueuse en le dissolvant. Il forme avec les sels métalliques des précipités cristallins (*G. Fleury*).

Pharmacologie. — L'agaric blanc avait, dans l'antiquité, la réputation d'un purgatif drastique des plus énergiques. Il n'a point réellement cette propriété, car, à la dose de 4 grammes et plus, il ne produit aucun effet purgatif ; mais il paraît efficace pour combattre les sueurs des phtisiques. On en prépare un extrait alcoolique et on le fait entrer dans la composition de la *thériaque* et de l'*élixir de longue vie.*

§ 3. POUDRE D'ANGUSTURE.

Préparation. — On pulvérise d'abord grossièrement l'angusture (*Galipæa officinalis* Hancock, Simaroubées); on l'expose pendant 12 heures dans une étuve chauffée à 40°, on achève la pulvérisation par contusion, presque sans résidu, et on passe la poudre au tamis de soie n° 140 (*Codex*).

Caractères. — La poudre d'angusture offre une couleur jaune pâle, une odeur nauséeuse et une saveur amère et aromatique qui devient mordicante.

MM. Oberlin et Schlagdenhauffen en ont retiré : de la *cire*, de l'*acide stéarique*, plusieurs *résines*, une *essence* et un *alcali*, nommé par eux *angusturine*.

L'*angusturine* cristallise en houppes soyeuses ou en aiguilles déliées, qui ressemblent à des prismes à 6 pans. Sa composition élémentaire répond à la formule $C^{20}H^{40}AzO^{28}[C^{10}H^{40}AzO^{14}]$. Elle fond à 85°, en un produit d'aspect résineux, cristallisant de nouveau, plusieurs jours après. Elle se volatilise sans résidu, en répandant une odeur très forte. L'alcool, l'esprit de bois, le sulfure de carbone, le pétrole et le chloroforme la dissolvent. L'*acide sulfurique* la colore en *rouge* amarante. Le même acide, additionné d'*acide azotique*, d'*acide iodique*, de *bioxydes* de *plomb*, de *manganèse* ou de *baryum*, lui communique une teinte verte. Les acides dilués la dissolvent sans coloration, excepté les acides oxalique et tartrique, qui la précipitent. Le chlorhydrate et le sulfate d'angusturine sont cristallisés et très solubles dans l'alcool.

MM. Kœrner et Bohringer ont extrait de l'angusture trois autres alcaloïdes :

1° La *cusparine* $C^{38}H^{17}AzO^6[C^{19}H^{17}AzO^3]$, fusible à 92°, cristallisant en aiguilles longues et mamelonnées, dédoublables par la potasse, en un nouvel alcali et en un acide de la série aromatique ;

2° La *galipéine* $C^{40}H^{21}AzO^6[C^{20}H^{21}AzO^3]$, cristallisant en aiguilles fusibles à 115°,5 et dont les sels sont plus solubles que ceux de la cusparine ;

3° Un alcaloïde très peu soluble dans l'éther, fondant au-dessus de 180° et dont les sels présentent une fluorescence bleue.

Essai. — On a quelquefois substitué à la poudre d'angusture celle de l'écorce du vomiquier, dite *fausse angusture*, qui est excessivement vénéneuse. On reconnaît la fraude aux caractères suivants :

La poudre du *vomiquier* est d'un blanc jaunâtre, inodore, très amère et dépourvue d'âcreté. Son infusé ne décolore pas le tournesol ; la potasse et le sulfate ferreux lui communiquent une nuance *vert bouteille*, l'azotate d'argent y forme un précipité *noir verdâtre*, l'acide nitrique le colore en *rouge orangé*, le chlore et l'eau chlorée ne lui font éprouver aucun changement. La poudre elle-même prend une teinte *rouge*, après quelques minutes de contact avec l'acide nitrique.

La poudre d'*angusture* n'est pas colorée par l'acide azotique. Son infusé détruit la couleur du tournesol ; il prend une teinte d'un *jaune orangé* avec la potasse, il donne un précipité *gris*, avec le sulfate ferreux, et il est coloré en *rouge foncé* par l'acide nitrique et par le chlore ou l'eau chlorée.

Pharmacologie. — L'angusture est un stimulant digestif et un fébrifuge peu employé. On la prend en poudre, ou sous forme d'extrait et de solution dans l'eau ou dans l'alcool (infusé, teinture, etc.).

§ 4. POUDRE D'ANIS.

Préparation. — On vanne les fruits d'anis vert (*Pimpinella anisum* L., Ombellifères), pour en séparer la poussière et les pédicelles ; on enlève à la main les corps étrangers qui peuvent s'y trouver, puis on expose les fruits dans une étuve chauffée vers 25°. On pulvérise ensuite dans un mortier de fer et on passe à travers le tamis de crin n° 1 (*Codex*).

Soubeiran conseille de cesser la pulvérisation, quand il ne reste plus qu'un sixième de la substance. Ce résidu est constitué par l'albumen corné des semences et il est beaucoup moins aromatique que le péricarpe, qui se réduit en poudre le premier.

Caractères. — La poudre d'anis est très aromatique, de couleur verdâtre et présente une saveur un peu sucrée, qu'elle doit à la présence d'une *huile volatile* particulière (V. *Essences*).

Pharmacologie. — L'anis est employé en médecine, comme stimulant de la digestion et comme aromate. On se sert soit de la poudre, soit de l'eau distillée, de la teinture, de l'alcoolat, du sirop ou de l'oléo-saccharure d'anis. L'anis est une des semences *carminatives* du Codex et l'un des éléments de la *tisane royale*.

§ 5. POUDRE D'ASARUM.

Préparation. — On prépare cette poudre en pilant, dans un mortier de fer, des feuilles d'asarum récemment séchées et mondées (*Asarum europœum* L., Aristolochiées) et en passant la poudre au tamis de soie n° 80 (*Codex*).

Caractères. — La poudre de feuilles d'asarum est d'un gris verdâtre, douée d'une odeur forte et d'une saveur analogue à celle du poivre. Gräger y a trouvé : une *huile volatile* liquide, de l'*asarine* et de l'*asarite* qui est de l'asarine impure (*Sell et Blanchet*). Ces principes existent dans la racine d'asarum, en plus forte proportion que dans les feuilles.

L'*huile volatile* est brune, épaisse, trouble, aromatique, neutre aux réactifs. Elle se dissout dans l'alcool, l'éther, le chloroforme, le sulfure de carbone, la ligroïne. Densité 1,046. Elle est principalement composée d'un terpène bouillant à 162-165°, lévogyre et qui paraît identique au *pinène* de Wallach. Avec ce terpène se trouvent de petites quantités d'une huile lourde et d'asarone, que le froid peut faire déposer (*Petersen*).

L'*asarine*, asarone ou *camphre* d'asarum est un principe dont l'odeur et la saveur sont camphrées. Elle cristallise en prismes unobliques fusibles à 40°, bouillant à 280° en donnant naissance à un isomère. Elle est insoluble dans l'eau, soluble dans l'alcool, l'éther et les hydrocarbures. Elle est entraînée par la vapeur d'eau. Son isomère est rouge, amorphe et ne distille pas avec l'eau. Sa formule chimique est $C^{40}H^{26}O^{10}[C^{20}H^{26}O^{5}]$.

Pharmacologie. — La poudre d'asarum est émétique, purgative et l'un des violents sternutatoires de la matière médicale; on s'en est servi également pour combattre l'ivresse. Elle n'est guère recherchée que pour ses effets sternutatoires et, en raison de cet usage, on évite parfois de lui donner une grande ténuité. Elle sert de base à une teinture alcoolique inusitée, mais elle fait partie de la *poudre sternutatoire* du Codex, et de la *poudre capitale de Saint-Ange*.

§ 6. POUDRE D'AUNÉE.

Préparation. — On concasse la racine d'aunée (*Inula helenium* L., Composées); on la fait sécher à l'étuve à 40° environ, on la pulvérise par contusion, dans un mortier de fer, sans résidu, et on fait passer la poudre au tamis de soie n° 120 (*Codex*).

Caractères. — La poudre d'aunée est grise, aromatique, douée d'une saveur âcre et amère. Au nombre des principes dont elle est composée se trouvent l'*hélénine*, l'*inuline*, une *résine* molle qui lui communique son âcreté, l'*alantol* et l'*acide alantique*. A part l'inuline, tous ces principes sont obtenus par distillation de la racine avec de l'eau.

L'*hélénine* est une essence solide et cristallisable, qui présente l'odeur de la racine d'aunée. Elle est incolore, soluble dans l'alcool bouillant, dans l'éther et dans les essences. Elle fond à 72° et bout vers 280°. Gerhardt lui a donné pour formule $C^{12}H^{28}O^6[C^{24}H^{28}O^3]$. Distillée dans un courant de vapeur d'eau, ou cristallisée dans l'alcool, l'hélénine de Gerhardt se dédouble en deux principes : l'un fusible à 110°, amer, serait la véritable hélénine et aurait pour composition $C^{12}H^8O^2[C^6H^8O]$; l'autre, *camphre d'aunée*, fusible à 64°, serait isomérique du camphre des laurinées (*Kullen*).

L'*inuline* est un principe amylacé isomérique de l'amidon, au point de vue de sa composition chimique, et découvert par Rose dans la racine d'aunée. Elle est insoluble dans l'eau froide et dans l'alcool, mais soluble dans l'eau bouillante; sa solution est *lévogyre*: $\alpha_j = -32°$. A l'ébullition et en présence de l'ammoniaque, elle réduit les sels d'argent et de cuivre. L'iode la colore en *brun*, d'une manière passagère. L'acétate tribasique de plomb ne la précipite pas. Elle se convertit en lévulose, quand on la fait bouillir avec des acides dilués et même avec de l'eau pure.

L'*alantol* $C^{40}H^{32}O^2[C^{20}H^{32}O]$ est un liquide aromatique, lévogyre, bouillant à 200°. Il s'hydrate au contact de l'eau et possède des propriétés ozonisantes. Il ne préexiste peut-être pas dans la racine d'aunée (*Marpmann*).

L'*acide alantique* $C^{30}H^{22}O^6[C^{15}H^{22}O^3]$ se dépose de la solution alcoolique du produit distillé en aiguilles fusibles à 91°. Il est insoluble dans l'eau, soluble dans l'alcool et dans les huiles fixes; il donne avec les alcalis des sels solubles (*Marpmann*).

Pharmacologie. — L'aunée est une plante médicinale, qui était déjà célèbre du temps d'Hippocrate. Elle est usitée à titre d'amer et de stimulant diffusible, sous forme de poudre, de tisane, d'extrait, de vin et de conserve. Elle entre dans la formule des sirops d'*érysimum* et d'*armoise composés*, de l'*alcoolat thériacal*, de l'*opiat de Salomon*, etc. Sa décoction est l'un des meilleurs topiques dont on puisse diriger l'action contre les démangeaisons dartreuses (*Guibourt*).

L'hélénine a été conseillée dans le traitement de la tuberculose et de la diphtérie, puis à titre d'antiseptique. D'après M. Marpmann, le mélange d'alantol et d'acide alantique remplit les mêmes indications et présente plus d'énergie que l'hélénine.

Pour obtenir ces divers principes, on doit toujours distiller la racine d'aunée fraîche ; ses principes actifs semblent être détruits partiellement par la dessiccation.

§ 7. POUDRES DE BELLADONE.

A. Poudre de feuille.

Préparation. — On expose, pendant quelques heures, dans une étuve chauffée à 40°, des feuilles de belladone récemment séchées (*Atropa belladona* L., Solanées) ; puis on les réduit en poudre par contusion et on passe à travers le tamis de soie n° 120 (*Codex*).

Caractères. — La poudre de feuille de belladone est verte ; son odeur nauséeuse rappelle celle de la plante fraîche. Elle a pour principe actif un alcaloïde nommé *atropine* $C^{34}H^{23}AzO^6$ [$C^{17}H^{23}AzO^3$] (V. *page* 335). Suivant Huelschmann et Lübekind, elle contient un second alcali, auquel ils donnent le nom de *belladonine*. MM. A. Ladenburg et C. P. Roth considèrent cette substance comme un mélange d'atropine et d'oxyatropine. M. Lefort a dosé dans les feuilles de belladone, 3 p. 100 d'une substance grasse, colorée par la chlorophylle et répandant l'odeur propre aux solanées vireuses, plus $0^{gr},45$ p. 100 environ d'atropine. La proportion de l'atropine est un peu plus faible avant la floraison du végétal que plus tard, mais elle varie dans des limites très restreintes (*Lefort*). On y trouve encore une matière peu connue, douée d'une fluorescence très marquée (*Richter*), et de la *choline* identique à celle de la bile (*Kunz*).

La substance fluorescente est l'*acide chrysatropique* $C^{24}H^{10}O^{10}$[$C^{12}H^{10}O^5$], qui forme des prismes orthorhombiques d'un jaune pâle, peu solubles dans l'eau même à 100°, très solubles dans l'alcool et dans l'acide acétique, fusibles à 201°,5 et volatils. Ses solutions concentrées sont jaunes, avec une fluorescence vert émeraude, qui devient bleue dans les solutions diluées. Distillée avec du zinc, elle donne de la naphtaline.

Les eaux mères de l'acide chrysatropique renferment de l'acide *leucatropique* $C^{34}H^{32}O^{10}$ [$C^{17}H^{32}O^5$] fusible à 73°,8 et volatil, insoluble à froid dans l'eau et dans l'éther, soluble dans l'alcool.

B. Poudre de racine.

Préparation. — Pour pulvériser la racine de belladone, il faut la couper en tranches minces, la faire sécher à l'étuve et la traiter par contusion. On passe la poudre au tamis de soie n° 140 (*Codex*).

Caractères. — La poudre de racine de belladone est blanchâtre et moins odorante que la poudre des feuilles. Elle renferme 1 p. 100 d'une matière grasse de couleur jaune, dont l'odeur est moins prononcée que celle du principe analogue contenu dans la feuille. Sa richesse en atropine peut s'élever à $0^{gr},50$ et $0^{gr},60$ p. 100, quand elle est jeune ; elle diminue graduellement à mesure que la plante avance en âge (*Lefort*).

M. Hesse y a signalé la présence d'une autre base, qu'il nomme *atropa-*

mine $C^{34}H^{31}AzO^4$ [$C^{17}H^{31}AzO^2$]. Précipitée de ses sels par l'ammoniaque, l'atropamine est un liquide huileux, pouvant devenir demi-dur, soluble dans l'alcool, dans le chloroforme et dans l'éther. Sa composition chimique diffère de celle de l'atropine, de l'hyoscyamine et de l'hyoscine par une molécule d'eau en moins. Elle est inactive sur la lumière polarisée, très sensible à l'action des acides minéraux et à celle de la solution alcoolique de baryte, qui la dédouble en tropine et en un acide particulier.

Essai. — M. Gunther propose le moyen suivant, pour doser l'atropine contenue dans les feuilles et dans la racine de la belladone.

On traite à deux reprises la plante, préalablement pulvérisée, par 10 fois son poids d'eau aiguisée d'acide sulfurique. La liqueur filtrée et clarifiée est évaporée au bain-marie, à consistance sirupeuse, et le résidu est additionné de 3 fois son volume d'alcool, pour précipiter les principes mucilagineux. Après 24 heures, on filtre et on chasse par distillation la totalité de l'alcool. On agite alors le résidu avec du pétrole léger, afin de lui enlever la résine qu'il contient; on décante le pétrole, on neutralise la solution aqueuse par l'ammoniaque, puis on l'agite à plusieurs reprises avec du chloroforme, qui s'empare de l'alcool mis en liberté. La solution chloroformique est lavée avec un peu d'eau, pour dissoudre le sulfate d'ammonium qui pourrait y être mélangé; on l'évapore ensuite à siccité et l'on pèse l'atropine laissée comme résidu.

Pharmacologie. — La belladone est un sédatif journellement employé, en médecine, sous toutes les formes pharmaceutiques possibles. Avant les recherches de M. Lefort, on regardait la racine de cette plante comme l'organe le plus riche en atropine et par conséquent le plus actif. Cette opinion est inexacte, surtout pour les racines qui comptent plusieurs années d'existence. M. Lefort a constaté, en effet, qu'elles s'appauvrissent, à mesure qu'elles vieillissent, et que leur titre en alcaloïde varie de 2 à 5 p. 1000. Les feuilles ont, au contraire, une composition presque constante; elles contiennent assez régulièrement 5,5 p. 1000 d'atropine, surtout lorsqu'on les récolte entre la floraison et la fructification du végétal. Il découle naturellement de ces faits, que l'emploi des feuilles offre plus de sécurité que celui des racines.

M. Gerrard professe une opinion analogue; il croit, de plus, que la plante est plus riche en alcaloïdes à l'état sauvage qu'à l'état cultivé. Le tableau suivant, qui résume ses expériences, justifie sa manière de voir; il indique la proportion des alcaloïdes dosés par lui dans 1000 parties des organes désignés :

AGE DE LA PLANTE.	BELLADONE SAUVAGE.		BELLADONE CULTIVÉE.	
	Racine.	Feuille.	Racine.	Feuille.
2 ans.	2,60	4,31	2,07	3,20
3 ans.	3,81	4,07	3,70	4,57
4 ans.	4,10	5,10	3,13	4,91

Soubeiran recommande de ne préparer que de très petites quantités de poudre de belladone à la fois, ce médicament s'altérant avec rapidité, de même que les poudres de la plupart des autres solanées.

§ 8. POUDRE DE BRYONE.

Préparation. — On prépare la poudre de cette plante (*Bryonia dioica* Jacq., Cucurbitacées) comme la poudre d'aunée (*Codex*).

Caractères. — La poudre de bryone offre une odeur désagréable, une saveur amère et très âcre et une couleur d'un blanc jaunâtre. Dulong en a extrait un principe amer, *bryonine*, que l'acide sulfurique dissout, en prenant une teinte *bleue* d'abord, puis *verte*.

Pour Walz, la bryonine de Dulong est composée de deux corps d'apparence résinoïde, qu'il nomme *bryonine* et *bryonitine*. La *bryonitine* est cristallisée et soluble dans l'eau. La *bryonine* semble être un glucoside, que l'acide sulfurique dédouble en glucose et en deux substances amorphes, dont l'une, la *bryorétine*, est soluble dans l'éther, tandis que l'*hydrobryorétine* ne se dissout que dans l'alcool.

En 1870, MM. de Koninck et Marquardt ont découvert dans la bryone un principe azoté, qu'ils nomment *bryonicine* et auquel ils assignent la formule $C^{20}H^7AzO^4$ [$C^{10}H^7AzO^2$]. La bryonicine n'est ni un alcaloïde, ni un glucoside ; elle cristallise en aiguilles jaunâtres, fusibles à 56° et volatiles. L'acide sulfurique la dissout en se colorant en *rouge foncé*.

Pharmacologie. — La bryone est un purgatif drastique et un émétique violent ; employée du temps de Dioscoride, sous le nom de *vigne blanche*. Les anciens médecins en faisaient un fréquent usage, à l'intérieur. Lorsqu'on l'applique sur la peau, elle provoque des éruptions intenses et même la formation d'ampoules assez volumineuses. Elle est à peine usitée.

§ 9. POUDRE DE CAMOMILLE.

Préparation. — On fait sécher à l'étuve, à 25° les fleurs de camomille (*Anthemis nobilis* L., Composées), on les pulvérise ensuite, par contusion, et on passe la poudre au tamis de soie n° 120 (*Codex*).

Caractères. — La poudre de camomille est très aromatique, d'un blanc sale et douée d'une saveur amère, qui devient brûlante au bout de quelques instants. Elle doit ses propriétés organoleptiques et son action médicinale à une *huile essentielle* de couleur *verdâtre*, dont elle renferme une proportion notable (V. *Essences*).

Pharmacologie. — L'usage de la camomille remonte à la plus haute antiquité. Les Grecs l'employaient comme fébrifuge, et la nommaient *Parthénion*. On la trouve, au même titre, dans la matière médicale de tous les peuples, jusqu'au xviiᵉ siècle. Depuis la découverte du quinquina, la camomille ne figure plus que parmi les médicaments stomachiques. On la prend quelquefois en poudre, le plus souvent en tisane ou sous forme d'extrait aqueux. Elle sert à préparer une eau distillée aromatique et, pour l'usage externe, une huile peu active ; en outre, elle fait partie de plusieurs préparations officinales (*élixir de Gendrin, vin de quinquina composé*, etc.).

§ 10. POUDRE DE CANNELLE.

Préparation. — On pulvérise grossièrement la cannelle de Ceylan (*Cinnamomum zeylanicum* Breyn., Lauracées), on l'expose pendant 12 heures dans une étuve chauffée à 40° environ, on achève la pulvérisation, par contusion, et on passe au tamis de soie n° 140 (*Codex*).

Caractères. — La poudre de cannelle est d'un jaune rougeâtre ; elle offre une odeur forte et agréable, une saveur à la fois aromatique, astringente et sucrée. Son élément actif est une *huile essentielle*, composée de deux corps liquides de nature différente (V. *Essences*). On remarque, en outre, dans sa composition, du *tannin* et de l'*acide cinnamique*.

Pharmacologie. — La poudre de cannelle est un tonique stimulant, qu'on administre tantôt seul et tantôt mélangé à d'autres médicaments, dans le but de faciliter la tolérance de ces derniers. On prépare avec la cannelle une eau distillée, une teinture, un vin, un alcoolat, un sirop, auxquels la thérapeutique a fréquemment recours. Les médicaments composés dont elle fait partie sont trop nombreux pour être cités.

§ 11. POUDRE DE CARDAMOME.

Préparation. — On prend les fruits du petit cardamome (*Elettaria cardamomum* With., Amomacées), on les déchire, pour en retirer les semences, et on rejette le péricarpe. On fait sécher les semences dans une étuve chauffée à 25° ; on les pulvérise ensuite, et on passe la poudre au tamis de soie n° 100 (*Codex*).

Caractères. — La poudre de cardamome est brunâtre, fortement odorante et d'une saveur âcre et brûlante. Elle renferme, entre autres principes, une *huile fixe* et une *huile volatile*. L'*huile grasse* est jaune et un peu amère. L'*huile volatile* offre une odeur vive et une saveur chaude ; elle a pour densité 0,945. Elle est est soluble dans les dissolvants habituels des essences et dans l'acide acétique. Elle contient deux *terpènes* bouillant à 170° et à 182°, plus un corps ternaire $C^{20}H^{18}O^2$ [$C^{10}H^{18}O$], volatil à 205°, qui paraît être un *terpinéol* (*Weber*). La semence du petit cardamome en contient environ 5 p. 100.

Pharmacologie. — La poudre de cardamome est un stimulant diffusible, rarement employé seul. Il entre dans la composition de la *thériaque* et d'une foule d'autres préparations pharmaceutiques.

§ 12. POUDRE DE CASCARA SAGRADA.

Préparation. — Le cascara sagrada (*écorce sacrée*) est fourni par le Rhamnus purshiana (*Rhamnées*). On le pulvérise par contusion jusqu'à ce qu'il ne reste plus qu'un résidu ligneux. On passe la poudre au tamis n° 100.

Caractères. — Cette poudre est jaune, douée d'une odeur et d'une saveur nauséeuses et spéciales. Elle contient : acide chrysophanique (*Limousin*), huile fixe, huile volatile, quatre résines, tannin, amidon, acide oxalique, acide malique (*Prescott*). Touchée par de l'ammoniaque, elle prend une teinte rouge intense, due à l'acide chrysophanique.

Pharmacologie. — Très recommandé par le docteur Landowski, d'abord, le cascara sagrada est un purgatif énergique, dont il est bon d'user à petites doses. On l'administre généralement en nature, à cause de sa saveur désagréable, dissimulé dans du pain azyme. Cependant, on en fait aussi un vin, préparé avec du vin de Lunel ou de Xérès et la poudre elle-même (1 : 10) ou avec son extrait fluide (1 : 9). Le sirop et la teinture sont difficilement acceptés par les malades.

M. Groser a proposé l'usage d'un extrait privé d'amertume, qu'il obtient en mélangeant, avec 300 grammes d'eau, 500 grammes de cascara et 30 grammes de magnésie calcinée, qu'on laisse macérer 12 heures. On ajoute ensuite 300 c. c. d'alcool à 0,82 puis, après absorption, de l'alcool à 0,92 jusqu'à écoulement. On ferme alors l'appareil et on laisse macérer 24 heures. On lessive ensuite et on achève l'extrait fluide, qui est neutre, de saveur agréable et doué des propriétés thérapeutiques de l'extrait amer.

§ 13. POUDRE DE CASCARILLE.

Préparation. — La cascarille (*Croton elutheria* Sw., Euphorbiacées) doit être pulvérisée comme la cannelle (*Codex*).

Caractères. — Cette poudre est brune, amère, âcre et aromatique. Son odeur est agréable; la chaleur l'exalte; elle est due à une essence *verte*, dont la densité est 0,938. Son principe amer est une substance cristalline et non azotée, nommée *cascarilline* par Duval.

La *cascarilline* est fixe, incolore et inodore; elle cristallise sous forme de de prismes très déliés et quelquefois de tables hexagonales. Elle est presque insoluble dans l'eau, soluble dans l'alcool et dans l'éther. L'acide sulfurique la dissout en prenant une teinte *rouge;* l'eau précipite cette solution et lui communique une couleur *verte*. L'acide chlorhydrique produit, en la dissolvant, une liqueur *violacée,* qui devient *bleue* par l'addition d'une petite quantité d'eau et *verte* en présence d'une plus forte proportion de ce liquide. MM. C. et E. Mylius lui assignent pour formule : $C^{24}H^{18}O^8[C^{12}H^{18}O^4]$.

Pharmacologie. — On emploie la cascarille en qualité de tonique et même de fébrifuge. Quelquefois on la brûle, pour faire des fumigations. Le vin, le sirop et la teinture de cascarille sont actuellement sans usage.

§ 14. POUDRE DE PETITE CENTAURÉE.

Préparation. — On prépare la poudre de petite centaurée (*Erythræa centaurium* Pers., Gentianées) comme celle de feuille de belladone, en ne recueillant que les trois quarts du produit.

Caractères. — Les sommités de petite centaurée fournissent une poudre d'un vert rougeâtre, très odorante et d'une amertume qui n'a rien de désagréable. C. Méhu a retiré de cette poudre une *matière céroïde*, un principe *amer solide*, de consistance *molle*, une substance cristallisée, qu'il nomme *érythro-centaurine*.

L'*érythro-centaurine* cristallise en aiguilles prismatiques, incolores, inodores et complètement insipides, quand elles sont chimiquement pures. Elle est neutre et plus dense que l'eau. Il faut pour la dissoudre : 1,600 parties d'eau froide, 15 parties d'eau bouillante, 48 parties d'alcool, 245 parties d'éther et 13 parties de chloroforme ; elle se dissout aussi dans le sulfure de carbone. Lorsqu'on l'expose directement aux rayons solaires, elle prend une teinte *orangée*, qui passe assez rapidement au *rose*, puis au *rouge vif*, et qui se décolore spontanément, avec lenteur, dans l'obscurité. L'air et l'humidité ne prennent aucune part à ce phénomène. L'éther et le chloroforme dissolvent l'érythro-centaurine rouge sans se colorer ; les solutions, évaporées dans l'obscurité, fournissent des cristaux incolores d'érythro-centaurine. On peut ainsi colorer et décolorer plusieurs fois cette substance sans l'altérer.

Pharmacologie. — La petite centaurée est un excellent amer, voire même un fébrifuge, que l'on utilise principalement sous forme de tisane et d'extrait. Son principe actif n'est point l'érythro-centaurine ; il semble résider dans les produits amers, qu'on peut isoler de son extrait aqueux et surtout de son extrait alcoolique.

§ 15. POUDRE DE CÉVADILLE.

Préparation. — On traite comme l'anis la cévadille (*Schœnocaulon officinale*, A. Gr., Liliacées-Colchicées) (*Codex*). L'opérateur doit prendre les plus grandes précautions pour se soustraire à l'action de la poudre de cévadille, qui est très irritante.

Caractères. — Poudre brune, très amère et d'une âcreté excessive. Elle doit ses qualités à trois alcaloïdes : la *vératrine*, dont elle contient une forte proportion (V. *page* 366) ; la *sabadilline*, $C^{11}H^{66}Az^2O^{13}$ (*Weigelin*), qui n'est ni émétique ni sternutatoire, et la *sabatrine*, $C^{51}H^{86}Az^2O^{17}$ (*Weigelin*). L'analyse y a révélé, en outre, la présence des *acides cévadique* et *vératrique*. Le premier cristallise en aiguilles brillantes, fusibles à 20° et volatiles. Le second est rangé par M. Merk, qui l'a découvert, dans la série des acides gras volatils.

Pharmacologie. — La poudre de cévadille est extrêmement vénéneuse et irritante ; aussi l'emploie-t-on rarement. Elle a été longtemps prescrite comme antiparasitaire, sous le nom de *poudre des capucins*.

§ 16. POUDRE DE CHÊNE (ÉCORCE).

Préparation. — On commence par couper transversalement, en tranches très minces, l'écorce du chêne (*Quercus robur* W., et *Quercus ilex* L. Amentacées-Cupulifères) ; on la fait sécher à l'étuve et on la pulvérise par contusion, jusqu'à ce qu'il ne reste plus qu'un duvet volumineux (*Codex*).

Caractères. — La poudre d'écorce de chêne, communément appelée poudre de *tan*, est d'une couleur rougeâtre, quand elle est grossière, et possède une saveur·fortement astringente. Elle contient une grande quantité de *tannin*, qui, suivant M. Wagner, diffère du tannin de la noix de galle par les propriétés suivantes : les acides ne le dédoublent point en glucose et en acide gallique; il donne, à la distillation sèche, de la *pyrocatéchine* $C^{12}H^6O^4$ [$C^6H^6O^2$] au lieu d'acide pyrogallique; il forme avec la peau et la gélatine des composés imputrescibles.

L'extrait alcoolique fait avec cette poudre ne fournit aucun précipité au contact de l'eau, même lorsqu'on le dissout à plusieurs reprises et qu'on évapore la solution (*Braconnot*).

Pharmacologie. — Les propriétés astringentes de la poudre d'écorce de chêne lui valent de nombreuses applications externes. Elle sert à saupoudrer les plaies et à préparer, par décoction, des solutions qu'on utilise en gargarisme, en lotion ou en injection. On en peut faire un extrait aqueux, qui est quelquefois prescrit à l'intérieur. Son action physiologique est beaucoup plus douce que celle du tannin de la noix de galle.

§ 17. POUDRE DE CIGUË.

Préparation. — On pulvérise, par contusion, les feuilles de ciguë (*Conium maculatum* L., Ombellifères), et on passe le produit au tamis de soie n° 120 (*Codex*).

Il est nécessaire de récolter ces feuilles au moment où les fleurs commencent à s'épanouir; c'est alors qu'elles sont le plus riches en alcaloïde. Les pétioles sont à peu près dépourvus de ce principe (*Manlius Smith*).

Caractères. — La poudre préparée avec des feuilles récemment séchées est verte et présente une odeur forte et nauséeuse, analogue à celle de la souris. On y a trouvé trois alcaloïdes : la *conicine* (V. *page* 345), la *conhydrine* et la *pseudoconhydrine*.

La *conhydrine* est oxygénée : $C^{16}H^{17}AzO^2$ [$C^8H^{17}AzO$]. Elle cristallise en paillettes incolores, nacrées, fusibles à 126°,65 et volatiles sans décomposition à 226°,3. Elle est très stable, soluble dans l'eau, l'alcool et l'éther. Elle sature bien les acides, mais l'acétate et le chlorhydrate de conhydrine sont incristallisables. Le sodium et l'acide phosphorique la déshydratent et la convertissent en conicine (*Wertheim*).

La *pseudoconhydrine*, découverte par M. Merk, est un isomère de la conhydrine. Elle fond vers 98° et bout entre 230 et 235°. Elle cristallise en aiguilles solubles dans l'alcool, dans l'éther et dans le chloroforme (*Ladenburg*).

Pharmacologie. — On administre, à l'intérieur, la poudre de feuille de ciguë, en nature et en pilules. Pour l'usage externe, elle sert à modifier certaines plaies, soit qu'on l'applique directement, soit qu'on la répande sur des cataplasmes uniquement composés de ciguë contusée, fraîche ou sèche. Cette plante jouit de propriétés calmantes et résolutives, dont la médecine tire souvent parti. La teinture et surtout l'extrait de ciguë sont bien plus employés que la poudre elle-même.

Soubeiran dit qu'il n'est point nécessaire d'arrêter la pulvérisation de la ciguë, lorsqu'on a recueilli les trois quarts de la substance ; le dernier quart offre sensiblement les mêmes propriétés organoleptiques et fournit autant d'extrait que les premiers.

Cette assertion laisse de côté le point essentiel de la question, à savoir si la dernière poudre est aussi riche en conicine que la première. Or, il n'en est point ainsi, d'après les recherches de M. Smith, et il est préférable de rejeter le dernier quart du produit.

Il faut pulvériser seulement de petites quantités de ciguë à la fois et préserver soigneusement la poudre de la lumière et de l'humidité.

Ces précautions deviennent plus nécessaires encore, quand on remplace, comme l'ont proposé Devay et Guilliermond, la poudre des feuilles par celle des *fruits* de la ciguë. Cette dernière contient 4 p. 100 de conicine (*Barral*) ; elle ne doit être délivrée que sur prescription spéciale.

Pour la préparer, il faut prendre les fruits de la plante de deux ans, avant qu'ils ne soient parvenus à complète maturité. Dans toute autre condition, ces fruits contiennent moins de conicine (*Schroff*).

La racine de la ciguë contient très peu d'alcaloïdes (*Lepage*).

§ 18. POUDRE DE COCA.

Préparation. — Pour préparer cette poudre, on sèche à l'étuve, à 25° environ, les feuilles de coca (*Erythroxylon coca* Lam., Erythroxylées) et on les contuse dans un mortier de fer. Le produit de l'opération est passé au tamis de soie n° 120 (*Codex*).

Caractères. — La poudre de coca est d'un jaune brun ; son odeur se rapproche de celle du thé ; sa saveur, légèrement amère et astringente, laisse un peu de chaleur à la gorge. Elle renferme plusieurs alcalis solides : la *cocaïne* (V. p. 341), l'*isatropylocaïne*, la *cocamine*, et un alcali liquide nommé *hygrine*.

L'*isatropylocaïne* est amorphe, très soluble à froid dans l'alcool, l'éther, le chloroforme, peu soluble dans la ligroïne ; elle est moins soluble que la cocaïne dans l'ammoniaque. Elle fond vers 65°. Sa solution alcoolique à 4 p. 100 est lévogyre : $\alpha_D = -29°,3$. Ses sels sont amorphes et solubles pour la plupart. Cette base est un poison du cœur très énergique, ayant pour composition : $C^{38}H^{23}AzO^8[C^{19}H^{23}AzO^4]$.

Chauffée avec un acide minéral dilué, elle se dédouble en fournissant du chlorure de méthyle, de l'ecgonine et de l'acide *isatropique*, dont il existe plusieurs isomères. Cet acide est isomérique de l'acide cinnamique $C^{18}H^8O^4$ $[C^9H^8O^2]$, cristallisable, soluble dans l'eau et dans l'alcool, insoluble dans l'éther, la benzine, le sulfure de carbone (*Liebermann*).

La *cocamine* existe surtout dans les feuilles de coca de la Nouvelle-Grenade. Elle a pour formule chimique $C^{34}H^{21}AzO^8[C^{17}H^{21}AzO^4]$ (*Hesse*). Elle ne peut être identifiée à l'isatropylcocaïne (*Liebermann*).

L'*hygrine* est liquide, oléagineuse, très alcaline, douée d'une odeur vive de nicotine et de pipéridine. Elle est soluble dans l'eau, dans l'alcool et dans l'éther. Distillée seule, sous la pression normale, elle est décomposée ; dans un courant de vapeur d'eau, elle reste inaltérée. Quand on la distille dans le vide, on en retire deux alcalis, l'un bouillant vers 193°-195°, l'autre au-dessus de 200°. L'hygrine est donc un mélange.

Essai. — On délaie avec un peu d'eau 50 grammes poudre de coca et 20 grammes magnésie calcinée ; on sèche, à 60°, et on épuise par l'éther. On distille, pour séparer l'éther, on traite le résidu par l'acide chlorhydrique à 2 p. 100, on filtre et on agite le liquide avec de l'éther, jusqu'à ce que celui-ci n'enlève plus de matière colorante.

On sursature alors la solution acide par l'ammoniaque et on agite avec 25 centimètres cubes d'éther, en renouvelant l'opération trois fois. Les solutions éthérées sont réunies, desséchées avec du chlorure de calcium, puis évaporées. Le résidu est pesé après dessiccation ; il doit représenter deux millièmes du poids de coca traité (*Mark*).

Pharmacologie. — Dans l'Amérique du Sud, on a de tout temps employé les feuilles de coca sous forme de masticatoire, pour apaiser la faim. Cette substance permet en effet de prolonger l'abstinence sans trop de fatigue, mais elle ne saurait remplacer les aliments plastiques. Suivant quelques physiologistes, c'est un médicament d'épargne, qui, de même que le thé et le café, arrête le mouvement de dénutrition. Gazeau et Rabuteau le regardent au contraire comme un excitateur de la nutrition, favorisant les combustions et, par suite, l'excrétion de l'urée et l'élévation de la température. L'usage immodéré de cette plante amène l'incertitude de la démarche, le tremblement des lèvres et la perte totale de la sensibilité.

L'action physiologique de la cocaïne offre une grande ressemblance avec celle des narcotiques et surtout avec celle de l'atropine. On l'emploie à l'état de sulfate et de chlorhydrate.

Rabuteau recommande exclusivement l'usage de la teinture alcoolique et de l'élixir de coca.

§ 19. POUDRE DE COLOMBO.

Préparation. — La racine de colombo (*Jatorrhiza palmata* Miers, Ménispermacées) doit être pulvérisée comme celle de l'aunée (*Codex*).

Caractères. — La poudre de racine de colombo est d'un gris verdâtre, très amère et douée d'une odeur un peu nauséeuse. Elle a pour principe actif la *colombine*, qui est accompagnée de *berbérine*, d'*acide colombique* et d'une *huile volatile* particulière.

La *colombine* a été découverte par Wittstock. Elle cristallise en prismes orthorhombiques incolores, inodores, neutres et d'une saveur très amère. Elle est facilement fusible, peu soluble dans l'eau, l'alcool et l'éther froids ; plus soluble dans les mêmes liquides bouillants, dans les essences et surtout dans la solution de potasse caustique. Elle est précipitée sans

altération de cette dernière liqueur, quand on y ajoute de l'acide chlorhydrique. Sa formule empirique est $C^{42}H^{22}O^{14}$ $[C^{21}H^{22}O^7]$. L'acide sulfurique la dissout en se colorant en *rouge*.

La *berbérine* $C^{40}H^{17}AzO^8$ $[C^{20}H^{17}AzO^4]$ est un alcaloïde primitivement
extrait de l'épine-vinette. M. Bœdeker l'a trouvée dans la racine de
colombo. Elle se présente sous forme de petits prismes soyeux, d'un jaune
clair, peu solubles dans l'eau et dans l'alcool froids, insolubles dans
l'éther. Chauffée à 100°, elle perd 5 molécules d'eau; elle fond à 120° et se
décompose vers 200°. L'ammoniaque la colore en brun. Les acides s'y combinent en formant des sels jaunes et bien cristallisés.

Suivant M. Bœdeker, la couleur jaune du colombo est due à la combinaison de la berbérine avec l'*acide colombique*, acide incolore, cristallin,
très soluble dans l'alcool, fort peu dans l'eau et dans l'éther.

Pharmacologie. — La poudre de colombo est un amer très énergique.
Un de ses avantages est de ne pas contenir de tannin et de pouvoir, par
conséquent, être associée sans inconvénient aux sels métalliques. On prépare, avec cette poudre, une tisane, un extrait, un vin et une teinture,
qui sont fréquemment employés.

§ 20. POUDRE DE COLOQUINTE.

Préparation. — On prend des fruits de coloquinte (*Citrullus colocyn-
this* Arnott, Cucurbitacées) mondés de leur épicarpe, puis on les déchire,
pour en retirer toutes les semences, que l'on rejette. La chair est ensuite
séchée à l'étuve vers 40°, pulvérisée par contusion et passée au tamis de
soie n° 100 (*Codex*).

La préparation de cette poudre est longue et pénible. Afin d'en abréger
la durée, la pharmacopée de Prusse prescrit de mélanger à la coloquinte
le cinquième de son poids de gomme arabique, de faire avec le tout
un mucilage, que l'on sèche et que l'on pulvérise ensuite. Ce procédé est
une copie de ceux qu'employaient les anciens pharmacologistes, dans le
but d'accélérer la pulvérisation de la coloquinte et d'affaiblir son pouvoir
irritant. Il a été avec raison condamné par Baumé et par tous ses suc-
cesseurs, comme inutile et même dangereux, en ce qu'il expose la
substance à fermenter pendant la dessiccation du mucilage.

Caractères. — La poudre de coloquinte est caractérisée par sa couleur jaunâtre et par son excessive amertume. Son principe actif est la
colocynthine, substance amorphe, jaune et d'une amertume extrême. Elle
se dissout dans l'eau et dans l'alcool, mais non dans l'éther. Braconnot
dit qu'elle est azotée et qu'elle bleuit le tournesol rouge ; Walz la considère comme un glucoside. Son étude chimique est très incomplète.

Pharmacologie. — La coloquinte est un des purgatifs les plus énergiques de la matière médicinale. Elle est aussi réputée vermifuge et emmé-
nagogue. L'irritation violente qu'elle peut déterminer, oblige à l'employer
avec prudence. Le Codex la fait entrer dans la composition de pilules purgatives, désignées sous le nom de *pilules de coloquinte composées*. Elle était

autrefois bien plus usitée qu'aujourd'hui; elle servait à préparer les *trochisques alhandal*, les *pilules cochées*, l'*extrait panchymagogue*, etc.

§ 21. POUDRE DE COUSSO.

Préparation. — On fait sécher à l'étuve, à 40°, des fleurs de cousso (*Hagenia abyssinica* Lamk., Rosacées), on les pulvérise par contusion dans un mortier de fer et on passe la poudre à travers un tamis de crin n° 1 (*Codex*).

Caractères. — La poudre de cousso est rougeâtre, faiblement odorante et d'une saveur âcre et désagréable. La substance à laquelle on attribue son action médicinale n'est pas azotée; elle a été nommée *kousséine* par M. Martin, qui l'a obtenue cristallisée, et *koussine* par Bedall et Pavesi, qui ne l'ont préparée qu'à l'état amorphe. La *kousséine* cristallise en prismes striés, très lourds, appartenant au système orthorhombique (*Groth*). Elle est incolore, inodore et insipide. A 142°, elle fond sans altération et demeure transparente. Elle est insoluble dans l'eau, même à 100°; soluble dans l'éther, la benzine, le chloroforme, l'alcool, etc. La potasse la dissout en prenant une teinte jaune, qui devient rouge si l'on chauffe. Sa composition élémentaire est représentée par la formule $C^{62}H^{38}O^{20}$ [$C^{31}H^{38}O^{10}$] (*Flückiger* et *Buri*).

Pharmacologie. — L'introduction du cousso dans la thérapeutique est due au docteur Brayer et remonte à 1822. Ce médicament paraît inoffensif pour l'homme, toxique pour le ténia et, en général, pour tous les parasites de l'intestin. On l'administre sous forme d'apozème, préparé avec la poudre demi-fine (V. *Apozèmes*).

§ 22. POUDRE DE CUBÈBE.

Préparation. — On prépare la poudre de cubèbe (*Cubeba officinarum* Miq., Pipéracées) comme celle d'anis et avec le même degré de ténuité (*Codex*).

Caractères. — Cette poudre est noirâtre, très aromatique et d'une saveur amère et chaude à la bouche. Elle doit son odeur à une essence incolore, très mobile, qui a pour composition $C^{20}H^{24}$ [$C^{10}H^{24}$], pour densité 0,929 et qui bout entre 250 et 260°. Traitée par l'acide chlorhydrique, elle fournit une combinaison analogue au camphre artificiel (*Soubeiran* et *Capitaine*). Elle est lévogyre et, si on l'abandonne à elle-même, elle laisse déposer des prismes incolores, formés par un composé inconnu (*Muller*). Quand on la rectifie avec l'eau, elle donne des cristaux (*camphre de cubèbe*) fusibles à 68° et volatils à 150°, qui semblent être constitués par un hydrate d'essence de cubèbe.

A côté de cette essence, Soubeiran et Capitaine ont trouvé, dans le cubèbe, un principe cristallin non azoté, auquel ils ont donné le nom de *cubébin*. Ce principe est incolore, inodore, insoluble dans l'eau, soluble dans l'éther, dans l'alcool bouillant, dans l'acide acétique, dans les huiles fixes et dans les huiles volatiles. Il fond à 125°. L'acide sulfurique lui communique une teinte *rouge brique*, qui devient ensuite *cramoisie*. Il a pour formule $C^{20}H^{10}O^6 [C^{10}H^{10}O^3]$.

Pharmacologie. — Les Arabes ont connu le cubèbe, mais ce n'est qu'en 1826, que ce médicament a commencé à être employé en Europe. On le prescrit habituellement en poudre et, quelquefois, sous forme d'extrait ou de solution dans l'eau ou dans l'alcool. A petites doses, il exerce une influence stimulante sur la digestion ; à doses plus élevées, c'est un modificateur des muqueuses en général.

La benzine du pétrole lui enlève 17,5 p. 100 de son poids d'huile et de résine, sans toucher à la cire et au cubébin. Elle est donc propre à l'extraction de l'oléo-résine, que l'on regarde comme l'élément actif du cubèbe (*Griffin*).

§ 23. POUDRE DE CURCUMA.

Préparation. — La préparation de la poudre de curcuma (*Curcuma longa* L., Amomacées) est la même que celle de la poudre de colombo (*Codex*).

Caractères. — On reconnaît la poudre de curcuma à sa couleur jaune, à son odeur et à sa saveur aromatique. L'élément important de cette poudre est la *curcumine*.

La curcumine cristallise en prismes rhomboïdaux, jaunes et nacrés, dont la solution est fortement fluorescente. Elle est insoluble dans l'eau, soluble dans l'alcool, l'éther, les acides, les huiles fixes ou volatiles et dans la glycérine. Les alcalis la font passer au *rouge brun*, que les acides ramènent ensuite au *jaune*. L'acide borique lui communique la même teinte rouge, mais cette teinte est inaltérable par les acides. Elle fond à 165° (*Daube*).

Pharmacologie. — La poudre de curcuma est un stomachique analogue à la poudre de cardamome et à la généralité des substances aromatiques. Elle est plutôt employée comme condiment que comme médicament. Elle sert à colorer quelques pommades et à préparer une teinture et un papier, qui sont des réactifs des alcalis dans les laboratoires.

§ 24. POUDRE DE CYNOGLOSSE.

Préparation. — On prend l'écorce de la racine de cynoglosse (*Cynoglossum officinale* L., Borraginées), on la coupe en tranches minces, puis on la fait sécher à l'étuve et on la pulvérise par contusion. On passe la poudre au tamis n° 140 (*Codex*).

Caractères. — Cette poudre n'a pas de caractères bien tranchés ; elle est grise, dépourvue de saveur et douée d'une faible odeur vireuse. Elle attire fortement l'humidité de l'air.

Pharmacologie. — Les propriétés calmantes de la poudre de cynoglosse ont été fondées sur l'odeur vireuse de cette substance, mais elles semblent purement hypothétiques. On ne conserve cette poudre, en pharmacie, que pour la préparation des *pilules de cynoglosse composées*, dans lesquelles son action, si tant est qu'elle en ait, se trouve effacée par celle des médicaments actifs, qui lui sont associés.

§ 25. POUDRE DE DIGITALE.

Préparation. — On contuse dans un mortier de marbre, avec un pilon de bois, de feuilles de digitale (*Digitalis purpurea* L., Scrophulariacées) puis on les secoue sur un tamis de crin, pour en séparer les poils argentés, qui couvrent leur face inférieure. On fait sécher à l'étuve à 40° les feuilles contusées, on les pile dans un mortier de fer et on passe au tamis de soie n° 120 (*Codex*).

Caractères. — La poudre de digitale bien préparée est verte, elle offre une saveur amère et une odeur *sui generis* très prononcée. Elle a pour principe actif un glucoside cristallisable, déjà décrit sous le nom de *digitaline* (p. 486). Elle contient encore, d'après l'analyse de M. Nativelle : de la *digitaline amorphe*, de la *digitaléine* et de la *digitine*. Schmiedeberg y admet, de plus, la *digitonine*, et il donne à la digitaline cristallisée de Nativelle le nom de *digitoxine*.

La *digitaline amorphe* partage les propriétés chimiques et physiologiques de la digitaline cristallisée, dont elle se distingue par une moindre énergie, par un état moléculaire différent et par une solution incomplète dans le chloroforme. Purifiée par le chloroforme, elle a la même valeur physiologique que la digitaline cristallisée (*Adrian*).

La *digitaléine* est blanche, inodore, amorphe, d'une amertume très grande et mêlée d'âcreté. Elle offre les réactions caractéristiques de la digitaline cristallisée, mais ces réactions sont moins accentuées. Son principal caractère est d'être *soluble en toutes proportions dans l'eau*.

La *digitonine* est le principe ternaire qui se précipite quand on mélange de l'éther à une solution alcoolo-chloroformique de digitale. Elle est blanche, amorphe, soluble dans l'eau et dans l'alcool dilué, insoluble dans l'éther, le chloroforme et la benzine. L'acide chlorhydrique la colore en *violet*, à chaud.

Quant à la *digitine*, c'est une substance cristalline, non azotée, qui est privée de saveur et d'action toxique. Elle est soluble dans l'alcool à 90°, insoluble dans l'eau, l'éther et le chloroforme. L'acide sulfurique la dissout en prenant une teinte *rose*, qui devient *jaune* au contact de l'eau.

Pharmacologie. — La digitale compte parmi les médicaments depuis le seizième siècle, mais ce n'est qu'à la fin du dix-huitième que ses propriétés médicinales ont été sérieusement étudiées. Sa poudre est fréquemment employée à titre de modérateur de la circulation et de diurétique. Elle sert de base à un grand nombre de préparations estimées : tisane, sirop, extrait, teinture, potion, vin, etc. Voici les rapports de poids qui existent entre les plus usitées d'entre elles (Dr Huchard) :

10 centigrammes de poudre de feuille de digitale équivalent à :
Digitaline.................................... 1 milligramme.
Teinture alcoolique de digitale.............. 50 centigrammes.

Teinture éthérée de digitale..................	30 gouttes.
Extrait éthéré de digitale...................	12 milligrammes.
— aqueux............................	45 —
— alcoolique........................	50 —
Sirop de digitale...........................	20 grammes.

L'importance de ce médicament est telle, que Soubeiran impose au pharmacien l'obligation de le préparer lui-même. Sage précepte que le praticien consciencieux doit étendre à *presque tous* les produits pharmaceutiques.

On cueille habituellement les feuilles de digitale, pendant la deuxième année de végétation de la plante. M. Schneider conseille de choisir de préférence les feuilles radicales de la première année, qui, en août et en septembre, contiennent plus de digitaline que les feuilles de seconde année. Il recommande, en outre, la digitale sauvage et végétant dans un terrain sec.

Fréquemment, l'infusé de digitale devient visqueux ou même gélatineux. Bernbeck attribue ce fait à la pectine existant dans les feuilles de première année et dans leurs pétioles. Peltz et Forcke le regardent comme une conséquence de la fermentation bactérienne du sucre ajouté à l'infusé, car l'alcool n'y produit aucun précipité. Ils reconnaissent cependant, que l'action prolongée de la chaleur gélatinise le liquide, en dehors de la présence du sucre ; ce serait alors la pectine qui serait modifiée.

§ 26. POUDRE D'ERGOT DE SEIGLE.

Préparation. — On fait sécher, à l'étuve, de l'ergot de seigle (*Claviceps purpurea* Tul., Champignons) récolté dans l'année ; on le pulvérise dans un mortier de fer et on passe à travers un tamis de crin n° 1 (*Codex*).

Caractères. — La poudre d'ergot de seigle est d'un gris foncé ; son odeur est forte et nauséeuse, sa saveur est fade premièrement, puis elle laisse une âcreté persistante à l'arrière-bouche. Son analyse est encore incomplète, malgré de très nombreuses recherches.

En 1831, Wiggers épuisant avec l'alcool l'ergot privé de matières grasses et précipitant par l'eau la liqueur alcoolique, obtient une substance complexe, amorphe, de couleur *rouge brun*, insoluble dans l'eau et dans l'éther, soluble dans l'alcool, l'acide acétique et l'hydrate de potasse, qu'il appela *ergotine*.

Wenzell décrivit ensuite (1865), sous la même dénomination, un alcaloïde soluble dans l'eau, qu'il retira de l'ergot de seigle, en même temps qu'une seconde base, à laquelle il donna le nom d'*ecboline* et que Manassewitz considère comme identique à l'ergotine. Tous ces produits sont peu définis.

M. Tanret a réussi, en 1876, à extraire de l'ergot un alcali cristallisé, l'*ergotinine* (V. page 349), qui semble être le principe actif de cette substance.

Dans la même année, MM. Dragendorf et Padwissotzky ont annoncé avoir retiré de l'ergot du seigle les principes suivants :

a. *Scléromucine.* Substance azotée, visqueuse, de nature colloïdale, coagulable par l'alcool à 40 ou 50 p. 100, peu soluble dans l'eau, quand elle a été desséchée. Elle se comporte, vis-à-vis des réactifs, tout autrement que les albuminoïdes, les alcaloïdes et les glucosides.

b. *Acide sclérotique.* Acide faible, soluble dans l'eau et dans l'alcool dilué, incolore, inodore et insipide. Ses caractères chimiques sont ceux de la scléromucine ; à l'état de pureté, il est colloïdal comme elle et, pour les auteurs de sa découverte, il représente avec elle l'élément actif de l'ergot.

c. *Sclérérythrine.* — Matière colorante *rouge*, insoluble dans l'eau, soluble dans l'alcool, l'éther, le chloroforme et les alcalis dilués. Les solutions alcalines ont la couleur *pourpre* de la murexide.

d. *Scléroiodine.* — Matière colorante, probablement dérivée de la sclérérythrine, colorant en *violet* les solutions de potasse et en *bleu violacé* l'acide sulfurique pur.

e. *Sclérocristalline.* — Principe cristallin, *incolore* ou d'un *jaune citron*, insoluble dans l'eau et dans l'alcool, peu soluble dans l'éther. Les cristaux jaunes semblent être un hydrate de sclérocristalline, qui a été nommé *scléroxanthine* et dont la formule est : $C^{20}H^{10}O^8 + 3H^2O^2 [C^{10}H^{10}O^4 + 3H^2O]$.

Depuis ces recherches, M. Robert a isolé de l'ergot les *acides ergotinique* et *sphacélinique*, et une base, la *cornutine ;* M. Tanret y a découvert un alcool, l'*ergostérine.*

L'*acide ergotinique* est un glucoside azoté peu stable, s'agrégeant facilement en masse. Les acides dilués le dédoublent, à l'ébullition, en un sucre dextrogyre et en une base faible. C'est un poison narcotique, sans action sur l'utérus.

L'*acide sphacélinique* n'est pas azoté ; il est amorphe et d'aspect résineux, soluble dans l'alcool, insoluble dans l'eau. Ses sels sont solubles dans l'eau, insolubles dans un mélange d'alcool et d'éther. Il agit énergiquement sur l'utérus.

La *cornutine* est une base toxique et peu énergique, dont le chlorhydrate et le nitrate sont facilement solubles. Elle est stable, en solution chlorhydrique ; chauffée en présence d'un alcali, elle devient promptement inerte. Ses effets physiologiques sont ceux de l'acide sphacélinique. L'ecboline de Wenzell semble être de la cornutine impure.

L'*ergostérine* a une très grande analogie avec la cholestérine. Elle cristallise en paillettes nacrées (alcool), ou en aiguilles déliées (éther). Insoluble dans l'eau elle se dissout, à froid, dans 500 p. d'alcool à 96°, dans 80 p. d'éther et dans 45 p. de chloroforme. Elle est lévogyre : $\alpha_D = 114°$, fusible à 154°, vaporisable dans le vide à 185°.

C'est un alcool monoatomique, ayant pour composition chimique $C^{52}H^{40}O^2. H^2O^2 [C^{26}H^{44}O. OH]$. L'air l'oxyde lentement à froid, rapidement à 100°, elle se colore et devient odorante. Elle donne avec l'acide azotique et le perchlorure de fer, la réaction colorée de la cholestérine. Mais, quand on la traite par l'acide sulfurique, puis par le chloroforme, celui-ci reste à peu près *incolore*, tandis qu'il devient *jaune orangé*, puis *rouge* et *violet* en présence de l'air, dans le cas où on opère sur la cholestérine. Cette réaction est différentielle. L'ergot de seigle contient environ 0,2 pour 1000 d'ergostérine.

Outre ces divers principes, on trouve encore dans l'ergot de seigle :

Une *huile fixe*, visqueuse et insapide, de plus inerte, lorsqu'elle a été obtenue par expression. Elle est saponifiable et elle se solidifie au contact du réactif Poutet (*Pitat*) ;

Du *tréhalose* ou *mycose*, sucre isomérique du sucre de canne, difficilement fermentescible et cristallisant avec 2 molécules d'eau, qu'il perd à 100°. Son pouvoir rotatoire est $\alpha_j = +220°$; il est peu sensible aux variations de température ;

Une *matière colorante violette*, que l'on peut isoler de la manière suivante : on fait macérer dans de l'eau ammoniacale l'ergot de seigle entier. Le liquide prend une teinte d'un violet foncé. On le sature alors par l'acide sulfurique étendu de son volume d'eau et froid. La matière colorante se dépose et peut être recueillie sur un filtre (*C. Méhu*).

Sa solution alcoolique est *rouge*. L'acétate de plomb y forme un précipité *bleu ardoise*, que l'acide sulfurique fait passer au *rouge*, en décolorant le liquide, tandis que l'acide oxalique décolore le précipité en produisant un liquide *rouge*. Une solution de borax, saturée à froid, décolore le précipité plombique et devient *violette*. Les acides acétique et sulfurique en précipitent la matière colorante. Le chromate de potassium communique aux solutions aqueuses ou faiblement ammoniacales de cette matière colorante une nuance d'un *rouge cerise* foncé ; l'acide sulfurique produit dans le mélange un précipité *brun* (*Palm*).

Pharmacologie. — La poudre d'ergot de seigle est d'un usage fréquent, comme obstétrical et comme hémostatique. Récente et préparée avec de l'ergot de bonne qualité, elle contient environ 1 pour 1000 d'ergotinine. Ce titre diminue à mesure qu'augmente l'ancienneté de l'ergot. La poudre n'est qu'incomplètement remplacée par son extrait aqueux ou alcoolique. On en fait aussi une décoction et un sirop fort peu employés.

Le Codex exige que ce médicament soit préparé au moment du besoin. Les craintes relatives à son altération ont été peut-être exagérées ; la poudre, enfermée sèche dans des flacons pleins et bien bouchés, semble garder assez longtemps son action médicinale. Quelques gouttes de sulfure de carbone la conservent pendant plus de deux ans, de même que l'ergot (C. Méhu). Toutefois, l'altérabilité de l'ergotinine, de la cornutine et de l'acide sphacélinique doit faire admettre celle de la poudre elle-même et déférer, par prudence, aux prescriptions du formulaire légal.

L'huile fixe contenue dans l'ergot contribue sans doute également à l'altération de la poudre. Pour prévenir ses inconvénients, M. Facinus a proposé de lessiver la poudre d'ergot avec de l'éther et de remplacer l'huile soustraite par un poids égal de sucre de lait ou de réglisse pulvérisée. M. Perret a proposé de nouveau le même moyen, avec cette différence qu'il ne restitue rien à l'ergot pour tenir lieu de la perte de substance que lui a fait éprouver l'éther et que, par conséquent, sa poudre est plus active que celle du Codex.

Le D^r Shœmaker a préconisé l'*huile fixe* de l'ergot, dans le traitement d'un certain nombre d'affections cutanées. Obtenue par déplacement, au moyen de la benzine, cette huile est d'un rouge brun, non siccative; elle contient des résines, de l'ergostérine et de l'acide lactique. L'ergot de seigle en donne 35 p. 100.

§ 27. POUDRE D'EUCALYPTUS.

Préparation. — Pour pulvériser les feuilles d'eucalyptus (*Eucalyptus globulus* Lab., Myrtacées), on les sèche à la température de 25°, on les contuse au mortier, puis on passe le produit au tamis de soie n° 120 (*Codex*).

Caractères. — La poudre d'eucalyptus est verdâtre, très aromatique, légèrement amère et astringente. Elle contient une forte proportion d'une essence, nommée *eucalyptol* (V. *Essences*), qui paraît en être le principe actif, plus une résine, du tannin, etc.

Pharmacologie. — On accorde à l'eucalyptus des propriétés stimulantes, anticatarrhales et fébrifuges. Sa poudre peut être administrée à l'intérieur, à dose assez élevée (4 à 16 p. par jour, *Gublér*). A l'extérieur, il est employé comme astringent, comme stimulant local et comme désinfectant, dans le pansement des plaies. L'essence que contiennent les diverses préparations, dont il est la base, s'oppose au développement des infusoires et des cryptogames. A ce titre, l'eau distillée d'eucalyptus est avantageusement affectée à la préparation de solutions destinées aux injections hypodermiques.

§ 28. POUDRE DE FÈVE SAINT-IGNACE.

Préparation. — La fève Saint-Ignace (*Strychnos Ignatii* Benth., Loganiacées) offre une consistance cornée tellement élastique, qu'il est à peu près impossible de la pulvériser sans employer l'artifice suivant: on l'expose, sur un tamis, à la vapeur de l'eau bouillante jusqu'à ce qu'elle soit entièrement ramollie. On la concasse ensuite, au mortier ou dans un moulin à noix d'acier, puis on la sèche, à l'étuve. On peut transformer cette poudre grossière en poudre très ténue, en la contusant au mortier de fer, et en passant le produit au tamis de soie n° 120 (*Codex*).

Caractères. — La poudre de fève Saint-Ignace est d'un gris sombre, inodore et très amère. Ses propriétés organoleptiques et médicinales sont dues à la présence de deux alcaloïdes déjà décrits: la *brucine* et la *strychnine* (Voy.p. 337 et 364), qui se trouvent combinés à l'*acide igasurique*. D'après les analyses de Pelletier et Caventou, elle contient trois fois plus de strychnine et beaucoup moins de brucine que la noix vomique.

Pharmacologie. — Cette poudre est un amer excessivement énergique et un poison plus violent encore que la noix vomique. Elle n'est point usitée en nature; mais elle entre dans la composition des *gouttes amères de Baumé*. Elle sert, plus avantageusement que la noix vomique, à la préparation de la strychnine.

§ 29. POUDRE DE FOUGÈRE MALE.

Préparation. — On prend les rhizomes de fougère mâle (*Nephrodium Filix mas* Rich., Fougères) privés de leur extrémité la plus ancienne et récemment séchés, on les coupe transversalement en tranches très minces et on les vanne, pour séparer les écailles foliacées. On les fait ensuite sécher à l'étuve, à 40° environ, puis on les pulvérise et on passe la poudre au tamis de soie n° 80 (*Codex*).

Caractères. — La poudre de fougère mâle, faite avec des rhizomes mondés de parties en voie de destruction, offre une couleur verte, une odeur *sui generis* et une saveur astringente. Elle a pour principe médicinal un mélange contenant des *huiles volatiles*, une *substance grasse*, un principe complexe, nommé *filicine* ou *acide filicique*, une *matière cireuse* et de l'*aspidol*. L'*aspidol* est retiré de la partie de l'extrait éthéré de fougère mâle soluble dans la lessive de potasse. Il cristallise en lamelles incolores, fusibles à 136°,5, lévogyres : $\alpha_D = 24°,08$ en solution chloroformique à 3 p. 100. Il se dissout facilement dans l'alcool chaud, dans l'éther, dans le chloroforme, dans la benzine et dans la ligroïne. C'est un alcool monoatomique, isomérique du cinchol, du cupréol et du québrachol : $C^{40}H^{32}.H^2O^2[C^{20}H^{33}.OH]$.

Pharmacologie. — Les propriétés vermifuges de la fougère mâle ont été connues des Grecs et des Arabes et n'ont jamais cessé d'être mises à contribution. On administre souvent la poudre de fougère en nature ou en tisane ; on fait usage aussi de son extrait alcoolique et, surtout, de son extrait éthéré. La poudre et l'extrait éthéré sont considérés comme les préparations les plus actives ; cependant, l'extrait alcoolique a été recommandé quelquefois, de préférence, contre le tænia. Quelques observateurs prétendent que la plante des montagnes est seule efficace et qu'il y a lieu de renoncer à faire usage de celle des altitudes inférieures.

§ 30. POUDRE DE GAIAC.

Préparation. — Pour pulvériser le bois du gaïac (*Guajacum officinale* L., Rutacées-Zygophyllées), il faut d'abord le réduire, à l'aide d'une râpe, en poudre grossière, qu'on sèche à l'étuve à 40° environ. On achève ensuite la pulvérisation, dans un mortier de fer, et on passe le produit au tamis de soie n° 120 (*Codex*).

Caractères. — Conservée à l'abri de la lumière directe, la poudre de gaïac est jaunâtre, douée d'une saveur mordicante, d'une odeur douce et agréable, qui rappelle celle de la vanille. Elle verdit quand on l'expose à l'air, à la lumière ou à l'action des oxydants, tels que les acides nitreux et hypochloreux. Ces qualités sont dues à la présence d'une résine particulière (V. *Sucs résineux*).

Essai. — On a mélangé ou substitué quelquefois la poudre de buis ou d'autres tiges ligneuses à celle du gaïac. Il est facile de reconnaître cette fraude grossière.

Pour cela on humecte la poudre suspecte avec de l'eau chlorée ou avec une solution d'hypochlorite alcalin ; au bout d'une minute, le gaïac est devenu complètement vert, tandis que les autres bois n'ont pas changé de couleur (*Huraut-Moutillard*).

Pharmacologie. — Le gaïac a été introduit, en 1508, par les Espagnols, dans la matière médicale. Il venait d'Amérique, précédé d'une réputation telle, comme antisyphilitique, qu'on le nommait *bois saint* ou *bois de vie*. On n'y voit aujourd'hui et depuis longtemps déjà qu'un stimulant sudorifique, dont on emploie la tisane, l'extrait, le sirop et la teinture alcoolique.

§ 31. POUDRE DE GAROU.

Préparation. — On prépare la poudre du garou (*Daphne Gnidium* L., Thyméléacées) comme celle d'écorce de chêne, avec cette différence que, la poussière du garou étant très irritante, l'opérateur doit se mettre soigneusement à l'abri de son contact.

Caractères. — La poudre de garou est inodore, d'un gris jaunâtre et d'une âcreté insupportable. On y trouve une huile verdâtre, une *résine âcre* et complexe, une *matière colorante jaune* et un glucoside découvert, en 1808, par Vauquelin et nommé *daphnine*. Les acides affaiblis dédoublent la daphnine en glucose et en *daphnétine* (*Zwenger*).

Son principe actif n'a pas encore été isolé. Vauquelin et Guibourt le croyaient de nature alcaline ; M. G. Fleury ne pense pas qu'il en soit ainsi. D'après M. Guelliot, les propriétés épispastiques résident dans la résine et dans la matière jaune. La daphnine n'est pas vésicante.

Pharmacologie. — Le garou est vésicant et purgatif. On n'a jamais recours à ses propriétés drastiques, dont il n'est pas facile de modérer l'intensité. Mais on emploie fréquemment, à l'extérieur, en qualité de topique irritant plutôt que vésicant, la poudre de garou et les huiles, les pommades et les papiers que l'on prépare avec son extrait éthéré.

§ 32. POUDRE DE GENTIANE.

Préparation. — On coupe la racine de gentiane (*Gentiana lutea* L., Gentianéés) en tranches minces, on la fait sécher à l'étuve et on la pulvérise par contusion. La poudre est passée au tamis de soie n° 140. (*Codex*).

Caractères. — La poudre de gentiane est jaune, faiblement odorante et très amère. Elle contient une forte proportion de *lévulose*, une matière colorante jaune, cristalline, nommée successivement *gentianin*, *gentisin*, *acide gentianique*, enfin *acide gentianotannique*, par M. J. Ville, qui la range parmi les tannins. On y trouve encore un glucoside amer, cristallisable, isolé par MM. Ludwig et Stromeyer, qui lui ont donné le nom de *gentiopicrin*. Au contact des acides dilués, le gentiopicrin fournit du glucose et du *gentiogénin*.

Pharmacologie. — La gentiane est un amer très recherché ; elle est dépourvue d'astringence sensible et presque complètement privée du principe aromatique, qu'elle contient à l'état frais et auquel plusieurs praticiens ont attribué des propriétés narcotiques et même vénéneuses. On la prescrit en poudre et sous forme de tisane, d'extrait, de sirop, de teinture, de vin, etc. Elle fait partie de l'*élixir amer de Peyrilhe*, de plusieurs électuaires officinaux et d'un grand nombre d'autres médicaments.

§ 33. POUDRE DE GUIMAUVE.
Poudre d'althæa.

Préparation. — On choisit de la racine de guimauve (*Althæa officinalis* L., Malvacées) entièrement mondée et bien blanche, on la coupe en tranches très minces, que l'on fait sécher à l'étuve et qu'on pulvérise par contusion. La poudre est passée au tamis de soie n° 140 (*Codex*).

Caractères. — Poudre d'un blanc jaunâtre, offrant une odeur propre et une saveur désagréable. On y trouve une *substance mucilagineuse* abondante, une *matière colorante jaune*, du *sucre cristallisable* et de l'*asparagine*.

Pharmacologie. — La guimauve est un émollient, qu'on administre à l'intérieur, sous forme de sirop, et dont la décoction sert à préparer, pour l'usage externe, des lotions et des gargarismes. Elle entre dans la composition de la *poudre diurétique* du Codex et elle sert à donner de la consistance aux masses pilulaires.

§ 34. POUDRE D'HELLÉBORE BLANC.

Préparation. — On concasse légèrement, avec un pilon de bois, le rhizome d'hellébore blanc (*Veratrum album* L., Colchicacées) et on crible pour séparer la terre qui lui était adhérente. On fait ensuite sécher les fragments à l'étuve à 40°, on pulvérise, par contusion, dans un mortier de fer et on passe le produit au tamis de soie n° 120 (*Codex*).

L'opérateur doit garantir son visage et ses organes respiratoires du contact de la poussière d'hellébore, qui est très âcre.

Caractères. — Cette poudre est blanchâtre et sans odeur ; sa saveur, d'abord douce, ne tarde pas à devenir d'une âcreté excessive. Parmi les substances dont l'analyse y a révélé la présence, se trouvent un acide organique et plusieurs alcaloïdes.

Les premières analyses effectuées lui attribuaient trois alcaloïdes : la *vératrine*, la *jervine* et la *vératroïdine*.

Tobien, le premier, a dit qu'elle ne contenait pas de vératrine.

Wright et Luff en ont isolé cinq bases : le *pseudojervine*, la *rubijervine*, la *jervine*, la *vératralbine* et des traces de *vératrine*. Les alcalis dominants sont, pour eux, la jervine et la vératralbine.

Plus récemment, M. Pehkschen a conclu à l'existence de la *vératroïdine*, de la *jervine* et de la *pseudojervine* seulement, unies à l'*acide jervique*.

Enfin, M. Salzberger admet que, suivant le procédé d'extraction employé, on obtient : *jervine*, *rubijervine* et *protovératridine*, ou *pseudojervine*, *protovératrine* (qui semble être de la vératroïdine purifiée), plus des traces de jervine et de rubijervine. Le même chimiste pense qu'il y a peut-être d'autres alcaloïdes dans le rhizome, mais qu'il ne s'y trouve pas de vératrine. Voici le résumé de ses travaux.

Jervine $C^{52}H^{37}AzO^6$ [$C^{26}H^{37}AzO^3$]. Belles aiguilles blanches, faiblement lévogyres, fondant à 237°,7. Elles se dissolvent dans l'alcool absolu, dans le chloroforme, dans l'éther, dans le benzol, mais non dans l'eau ou dans la ligroïne. L'acide sulfurique et le sucre la colorent en *violet*, passant au *bleu*.

Protovératridine $C^{52}H^{45}AzO^{16}$ [$C^{26}H^{1t}AzO^8$]. Cristallise en lames à quatre faces, fusibles à 265°, insolubles dans l'éther et le benzol, peu solubles dans l'alcool et le chloroforme. Elle est amère mais non toxique. L'acide sulfurique lui communique une couleur *violette*, qui devient *rouge*. L'acide chlorhydrique la teinte en *rouge*, à chaud.

Rubijervine $C^{52}H^{43}AzO^5 + 2$ aq. [$C^{26}H^{45}AzO^3$]. Longs prismes ressemblant à ceux de la jervine, solubles dans le chloroforme chaud et dans l'alcool méthylique ou éthylique, à peine soluble dans l'éther. Elle fond entre 240 et 246°.

Protovératrine $C^{66}H^{51}AzO^{12}$ [$C^{33}H^{51}AzO^6$]. Lames unobliques, fondant à 245-250°, solubles dans le chloroforme et dans l'alcool à 96° bouillant, peu solubles dans l'éther. Elle est très toxique.

Pseudojervine $C^{58}H^{43}AzO^{14}$ [$C^{29}H^{43}AzO^7$]. Lames à six pans, solubles dans l'alcool, surtout s'il est mélangé de chloroforme, presque insolubles dans l'éther. Point de fusion : 300-307°.

Pharmacologie. — La poudre d'hellébore blanc est sternutatoire, émétique, diurétique, purgative et vénéneuse à faible dose. C'est un insecticide très efficace, mais tellement irritant, qu'on hésite à l'employer. La même crainte restreint l'usage que l'on peut faire de la pommade, de la décoction et de la teinture, que l'on prépare avec cette substance.

§ 35. POUDRE D'HELLÉBORE NOIR.

Préparation. — On pulvérise l'hellébore noir (*Helleborus niger* L., Renonculacées) comme l'hellébore blanc (*Codex*).

Caractères. — La poudre de rhizome d'hellébore noir est plus foncée que la précédente. Sa saveur est amère, astringente et très désagréable ; son odeur est faible et nauséabonde. Elle contient un corps azoté, cristallisable, nommé *helléborine* (*Bastick*).

L'*helléborine* est incolore, soluble dans l'eau, dans l'alcool et principalement dans l'éther. Elle est neutre aux réactifs colorés. Sa saveur est âcre et amère. L'acide sulfurique la dissout en formant une liqueur d'un *rouge brun*.

Pharmacologie. — L'usage médical de l'hellébore noir remonte aux temps mythologiques. Cette plante a servi tout d'abord au traitement de la folie et, plus tard, elle a tenu le premier rang parmi les purgatifs drastiques, les vomitifs, les anthelminthiques, les diurétiques, etc. Son efficacité médicinale est aujourd'hui discutée ; ce qui n'est pas douteux, c'est qu'elle est infiniment plus vénéneuse que l'hellébore blanc (*Pécholier* et *Redier*). Elle semble d'ailleurs perdre une partie de ses propriétés par la dessiccation. Les *pilules toniques de Bacher* sont la seule préparation officinale dans laquelle elle soit inscrite actuellement.

§ 36. POUDRE D'IPÉCACUANHA.

Préparation. — On choisit de la racine d'ipécacuanha annelé (*Cephœlis ipecacuanha* Rich., Rubiacées) bien nourrie et privée des petites souches ou prolongements supérieurs ligneux et filiformes, qui s'y trouvent mêlés. On la pulvérise, après l'avoir bien séchée à l'étuve à 40° environ, dans un mortier de fer couvert et à l'aide d'une percussion modérée. On passe le produit à travers un tamis de soie couvert n° 120, et on cesse l'opération lorsqu'on a obtenu, à l'état de poudre, les trois quarts du poids de la racine employée (*Codex*).

Caractères. — La poudre d'ipécacuanha est d'un gris blanchâtre, elle offre une saveur âcre et une odeur nauséeuse. D'après les analyses de Pelletier, elle contient 2 p. 100 d'une *substance grasse*, dont l'odeur est forte et désagréable, et 16 p. 100 d'*émétine*. L'émétine est un alcaloïde (V. p. 348), dans lequel résident les propriétés médicinales de l'ipécacuanha. Willick admet qu'elle existe, dans la racine, en combinaison avec l'*acide ipécacuanhique*.

Essai. — La poudre d'ipécacuanha est un médicament important, sur la valeur duquel doit pouvoir compter le médecin. Il importe au pharmacien de la préparer. Celui qui s'affranchit de ce devoir doit au moins vérifier la pureté du produit qu'il achète, car le commerce y mélange parfois des poudres inertes ou des poudres d'ipécacuanha de qualité inférieure.

Suivant le Codex, la poudre d'ipécacuanha médicinale, traitée par l'alcool à 70°, doit fournir de 20 à 22 p. 100 d'extrait sec. Son infusé aqueux prend une teinte *vert-pomme*, par l'addition d'un cristal transparent de sulfate ferreux. A ces deux caractères, on peut joindre le dosage de l'émétine, qu'on effectue rapidement, sinon très exactement, par la méthode suivante :

On mélange, dans un mortier, 25 gr. de poudre d'ipécacuanha, 25 c.c. d'eau distillée, puis 20 gr. de chaux éteinte. Après quelques minutes de trituration, on ajoute encore 30 gr. de chaux éteinte. La poudre ainsi obtenue est introduite dans l'allonge d'un appareil à épuisement continu disposé sur un bain-marie. Dans le matras de l'appareil on met 300 cc. d'éther anhydre et exempt d'alcool et on chauffe pendant trois heures. On filtre la solution, s'il est nécessaire, et on complète avec de l'éther le volume de 200 c.c. De ce liquide, on prend 50 c.c. auxquels on ajoute 10 c.c. d'une solution demi-décime normale d'acide sulfurique et quelques gouttes de teinture de campêche, puis on agite vivement. On obtient deux couches, l'une aqueuse, l'autre éthérée. On sature alors avec une solution demi-décime d'ammoniaque, jusqu'à ce que la couche aqueuse soit colorée en rose. S'il a fallu $2^{cc},5$ de solution titrée d'ammoniaque pour déterminer la coloration, 10 c.c. — $2^{cc},5 = 7^{cc},5$ correspondant à l'émétine contenue dans 50 c.c. du liquide éthéré. Le calcul, basé sur les équivalents, indique la proportion centésimale de l'émétine (*M. Lignon*).

Pharmacologie. — L'usage médical de l'ipécacuanha ne date que de la fin du xviiᵉ siècle. Ce médicament a été propagé par Jean Helvétius et rendu célèbre par la guérison du Dauphin. Il est très fréquemment employé, en nature, en sirop ou en tablettes, à titre de vomitif et d'expectorant; on se sert plus rarement de l'infusé, de la teinture et du vin d'ipécacuanha. Il fait encore partie de la *poudre de Dover* et du *sirop de Désessartz*.

§ 37. POUDRE DE JABORANDI.

Préparation. — On pulvérise les feuilles de jaborandi (*Pilocarpus pinnatifolius* Lem., Rutacées) par contusion dans un mortier de fer, et on passe la poudre au tamis de soie n° 120 (*Codex*).

Caractères. — La poudre de jaborandi est grisâtre, légèrement amère et aromatique et dépourvue de saveur désagréable. Elle contient une essence, un acide volatil et deux alcaloïdes : la *pilocarpine* (*Hardy*) (V. p. 358), et la *jaborine* (*Harnack* et *Meyer*).

La *jaborine* est un produit d'altération ou de transformation de la pilocarpine. C'est une base énergique, amorphe, moins soluble dans l'eau et plus soluble dans l'éther que la pilocarpine. Ses sels sont incristallisables. Elle paraît avoir les réactions d'un alcali tertiaire. Sa composition chimique est très voisine de celle de la pilocarpine et probablement plus riche en carbone. Son action physiologique est celle de l'atropine.

L'*essence*, qui donne au jaborandi son parfum, est en majeure partie formée d'un carbure d'hydrogène isomérique du térébenthène, dont le point d'ébullition est à 178° et auquel on a donné le nom de *pilocarpène*.

Pharmacologie. — Le jaborandi est un diaphorétique et un sialagogue des plus énergiques. On l'emploie de plusieurs manières, en médecine, mais sa meilleure forme pharmaceutique paraît être la poudre soigneusement préparée.

§ 38. POUDRE DE JALAP.

Préparation. — On prend du jalap tubéreux (*Ipomœa purga* Hayne, Convolvulacées), on le concasse et on le fait sécher à l'étuve à 40°. On le pulvérise ensuite, dans un mortier de fer couvert, et on passe à travers un tamis de soie n° 120 (*Codex*).

Caractères. — Cette poudre est grise, âcre à la bouche et d'une odeur désagréable. Elle doit son action médicinale à la présence d'une *résine*, qui est un mélange de deux glucosides nommés *convolvuline* et *jalapine* (V. *Résine de jalap*).

Essai. — L'essai de la poudre de jalap consiste dans le dosage de la résine, dont le Codex exige qu'elle contienne de 15 à 18 p. 100 de son poids.

Pour opérer ce dosage, on pèse 10 grammes de poudre de jalap, que l'on traite par lixiviation au moyen de l'alcool à 90°. On distille ensuite la liqueur, pour en retirer l'alcool, et on délaie le résidu dans l'eau bouillante. La résine précipitée par l'eau est lavée à plusieurs reprises, avec de l'eau chaude, et séchée à l'étuve. Elle doit peser au moins 1^{gr},50 si le jalap est de bonne qualité.

Pharmacologie. — Le jalap est un purgatif drastique, introduit en Europe en 1609. On emploie sa poudre seule ou associée à d'autres médicaments. Elle entre dans la composition d'un certain nombre de teintures purgatives, parmi lesquelles sont l'*eau-de-vie allemande*, l'*élixir antiglaireux de Guillié* et la *médecine Leroy*.

Il est assez rare d'y trouver la quantité de résine exigée par le Codex. Le commerce de Mexico lave souvent les tubercules avec de l'alcool, avant de les mettre en vente ; d'où la nécessité de titrer ceux que l'on reçoit, avant de les accepter.

§ 39. POUDRE DE JUSQUIAME.

A. Poudre de feuille.

Préparation. — Pour pulvériser la jusquiame (*Hyosciamus niger* L., Solanées), on a recours au même procédé que pour la poudre de feuille de belladone (*Codex*).

Caractères. — Couleur verte, odeur vireuse, saveur amère. Elle contient trois alcaloïdes : la *sikéranine*, l'*hyoscyamine* et la *choline*.

La *sikéranine*, découverte par Buckheim, est à peine connue. Elle est principalement caractérisée par son chloraurate, cristallin et fusible à 200°. La jusquiame en renferme très peu.

L'*hyoscyamine*, a été découverte par Brandes, en 1822, et nommée atropidine par M. Regnauld, en raison de ce qu'elle existe en bien plus forte proportion dans la belladone que dans la jusquiame. Elle cristallise très difficilement en aiguilles soyeuses, incolores et inodores, solubles dans l'eau, l'alcool, l'éther, le chloroforme et la benzine. Elle fond à 108°,5, puis elle se volatilise, en se décomposant partiellement. Son chloraurate fond à 159°. Délayée dans un peu d'acide sulfurique et additionnée d'une trace de bichromate de potassium et de quelques gouttes d'eau, elle dégage, comme l'atropine, une agréable odeur d'aubépine (*Duquesnel*). Elle est facilement entraînée par la vapeur de l'eau, quand on la fait bouillir avec ce liquide. La baryte la dédouble, à 62°, en *acide hyoscinique* et en *hyoscine* (*Hœhn*), isomériques de l'acide tropique et de la tropine. Quand on chauffe l'hyoscine et l'acide hyoscinique, avec de l'acide chlorhydrique dilué, on obtient l'atropine. Cette dernière base est isomérique de l'hyoscyamine, mais elle ne lui est pas identique (*Ladenburg*).

Pharmacologie. — La jusquiame noire est un calmant, qui offre beaucoup d'analogie avec la belladone. Cette ressemblance s'explique facilement par l'identité d'action physiologique, que présentent l'hyoscyamine et l'atropine. Toutefois, l'hyoscyamine paraît avoir moins d'énergie que l'alcali de la belladone ; mais cette infériorité tient peut-être aux difficultés que l'on éprouve à l'obtenir à l'état de pureté. D'après les recherches de MM. Hertz et Houlton, il ne faut employer comme médicament que la jusquiame de seconde année, celle de première année étant inactive. M. Donavan a confirmé cette observation et il enseigne le moyen suivant pour reconnaître l'âge de la plante que l'on emploie : on fait macérer la jusquiame avec de l'alcool; la teinture devient laiteuse, quand elle est faite avec la plante de deux ans, elle reste limpide avec celle de première année.

B. POUDRE DE SEMENCE.

Préparation. — Les semences, séchées à l'étuve, vers 40°, sont pulvérisées dans un mortier couvert. On passe la poudre au tamis de soie n° 100 (*Codex*).

Caractères. — La poudre de semence est grise, amère, peu odorante. Elle contient une proportion notable d'hyoscyamine.

Pharmacologie. — On fait, avec la poudre de jusquiame, un sirop, une teinture et un extrait, qui sont fréquemment employés. La poudre de *semence de jusquiame blanche* fait partie des *pilules de cynoglosse*.

§ 40. POUDRE DE GRAINE DE LIN.
Farine de lin.

Préparation. — On secoue les semences de lin (*Linum usitatissimum* L., Linacées) sur un crible métallique, pour en séparer la poussière, et on les débarrasse par le triage des corps étrangers qui s'y trouvent mêlés. On les fait ensuite sécher à l'étuve ; on les pile, par contusion, dans un mortier de fer, ou on les pulvérise dans un moulin à noix d'acier et à arêtes tranchantes, puis on passe la poudre à travers un crible n° 16 (*Codex*).

Caractères. — La farine de lin est jaune, odorante, douce au toucher, très mucilagineuse et formant facilement émulsion avec l'eau. Elle contient 35 p. 100 d'*huile fixe* et 20 p. 100 de *substance mucilagineuse* (*Meyer*). M. Pagenstecher en a retiré un corps cristallisé, auquel il a donné le nom de *linine*.

Le *principe mucilagineux* peut être précipité par l'alcool, dans un décocté de semence de lin. Séché, il est d'un gris brun, insipide, inodore et soluble dans l'eau. 2 grammes de cette substance peuvent émulsionner 30 grammes d'huile.

Essai. — Le commerce fraude souvent la farine de lin avec des *tourteaux* privés d'huile, avec du *son* et avec de la *sciure de bois*.

Pour reconnaître le mélange de *tourteaux*, on épuise 10 grammes de farine suspecte au moyen de l'éther ou du sulfure de carbone et on évapore la liqueur, qui doit fournir un résidu huileux du poids minimum de 3 grammes.

La *sciure de bois* est facilement distinguée à la loupe.

Le *son*, contenant de l'amidon, bleuit quand on le touche avec une solution iodée, tandis que la farine de lin pure est à peine colorée par ce réactif.

Pharmacologie. — La farine de lin est une substance adoucissante, exclusivement employée à la préparation des cataplasmes. On doit la renouveler souvent dans les officines, car elle est assez rapidement envahie par le *Tyroglyphus Siro* (Laboulbène). En outre, l'huile qu'elle contient rancit promptement au contact de l'air et la farine provoque alors des érythèmes. Deschamps et quelques praticiens conseillent, pour éviter cette altération, de n'employer que les tourteaux de lin privés d'huile ; la matière grasse, disent-ils, n'ajoutant d'autre qualité au produit que celle de précipiter sa fermentation acide. Cette opinion serait soutenable, si l'on pouvait obtenir économiquement, *à froid*, des tourteaux *complètement* dépouillés d'huile ; elle ne mérite pas qu'on s'y arrête, les tourteaux fournis par l'industrie ayant habituellement subi une température capable d'altérer leur mucilage et la petite quantité de matière grasse, dont ils restent imprégnés. Il faut se tenir à la prescription du Codex et ne considérer comme bonne, que la farine récente préparée avec toute la graine, amande et spermoderme.

§ 41. POUDRE DE MOUTARDE NOIRE.
Farine de moutarde.

Préparation. — On pulvérise les semences de moutarde noire (*Brassica nigra* L. Crucifères) comme les semences du lin, à cela près qu'on passe la poudre au crible n° 25 (*Codex*).

Caractères. — La farine de moutarde est verdâtre et parsemée des débris rougeâtres du spermoderme de la semence. Elle est inodore et insipide, lorsqu'elle est bien sèche ; mais si on la conserve pendant quelque temps dans la bouche, ou qu'on l'humecte avec de l'eau, elle produit une *huile volatile* d'une grande âcreté (*sulfocyanate d'allyle*). Bussy a démontré que cette huile se forme, *avec le concours de l'eau*, par suite de l'action d'un ferment soluble, la *myrosine*, sur le *myronate de potassium* (V. *Essences*). Outre ces deux éléments, la moutarde noire contient encore de la *sinapisine* et 28 p. 100 d'*huile fixe*.

Essai. — Dans le commerce, on mélange souvent à la farine de moutarde des poudres inertes, que l'on colore avec de l'*ocre* ou du *curcuma*.

Le dosage de l'huile fixe, au moyen de l'éther, peut accuser la présence des substances étrangères. De plus, le *curcuma* serait trahi par la potasse caustique, qui le colore en *rouge*. L'*ocre* céderait à l'acide chlorhydrique du fer, que l'on pourrait caractériser ensuite à l'aide des réactifs de ce métal.

M. Crouzel conseille de doser l'essence que peut produire la poudre complètement déshuilée. Pour cela on épuise 100 grammes de farine de moutarde avec de l'éther, on la sèche à l'air libre, puis on la délaie dans de l'eau froide et on laisse macérer pendant vingt-quatre heures. On isole alors l'huile volatile soit par distillation, soit au moyen de l'éther, qui l'abandonne ensuite par évaporation spontanée. On doit obtenir $0^{gr},30$ d'huile essentielle.

Ces essais ne garantissent point contre l'altération de la farine par la mite du fromage (*Tyroglyphus Siro*) et par l'humidité. Il peut arriver que ce produit, préparé avec la graine incomplètement séchée, ou conservée dans des conditions de sécheresse défectueuses, développe prématurément l'essence qui constitue son principe actif et que cette essence se volatilise, avant l'emploi de la farine. Le sens du goût peut révéler parfois cette fermentation, mais il n'en donne pas la mesure. Pour plus de sûreté, le pharmacien doit toujours préparer ce médicament.

Pharmacologie. — La moutarde noire est un stimulant digestif, dont l'usage est assez répandu pour que la médecine soit dispensée de le prescrire; elle aurait plutôt à en modérer l'abus. Pour l'extérieur, la farine de moutarde sert à préparer des *sinapismes* (V. *Cataplasmes*) et des pédiluves, dont on utilise journellement les propriétés irritantes.

Dans le but de faciliter sa conservation, Robinet a proposé d'enlever à cette farine l'huile fixe qu'elle contient. Mais, pour atteindre le résultat désiré, il faut opérer la soustraction totale du principe gras, au moyen d'un de ses dissolvants, et ne pas se contenter de la séparation incomplète que donne l'expression. Il est bon de remarquer, en outre, que la farine ainsi traitée fournira, sous le même poids, plus d'essence et qu'elle sera par conséquent beaucoup plus active que la farine naturelle (V. *Cataplasmes*).

§ 42. POUDRE DE MUGUET.

Préparation. — On pulvérise par contusion, dans un mortier de fer, les fleurs, les tiges et les racines du muguet (*Convallaria maialis* L., Liliacées-Asparagées), tantôt isolées, tantôt réunies, On passe au tamis de soie n° 80 ou à un tamis plus serré, suivant l'usage auquel on destine la poudre.

Caractères. — La poudre de muguet est d'un blanc jaunâtre quand elle est préparée avec les fleurs seulement, et d'un gris verdâtre lorsqu'on y introduit la tige et les racines. Elle est inodore et douée d'une saveur amère.

Walz en a isolé deux glucosides : la *convallarine* et la *convallamarine*.

La *convallarine* est insoluble dans l'eau, soluble dans l'alcool et purgative.

La *convallamarine*, préparée par le procédé de M. Tanret (précipitation par le tannin et décomposition du précipité par l'oxyde de zinc), est blanche, soluble dans l'eau et dans l'alcool, insoluble dans l'éther, dans le chloroforme et dans l'alcool amylique. L'acide sulfurique la colore en *violet;* un excès d'eau détruit la coloration. Les acides dilués la dédoublent, à l'ébullition, en glucose et en *convallamarétine*. C'est elle qui communique au muguet sa saveur amère. La plante fraîche en a fourni deux millièmes, au commencement du mois d'août (*Tanret*).

Pharmacologie. — La poudre de fleurs de muguet est un sternutatoire d'ancienne date, aujourd'hui peu employé. Celle que l'on prépare avec la plante entière sert à la confection d'extraits, de teintures, etc. Elle doit ses propriétés cardiaques à la convallamarine, dont la proportion varie suivant l'âge du muguet. C'est un succédané de la digitale.

§ 43. POUDRE DE NOIX VOMIQUE.

Préparation. — Les semences de noix vomique (*Strychnos nux vomica* L., Loganiacées) sont trop élastiques pour être pulvérisées directement. Pour les diviser, on les lave à l'eau froide et on les expose, sur un tamis de crin, à la vapeur de l'eau bouillante. Quand elles sont bien ramollies, on les pile dans un mortier de fer et on les broie dans un moulin, puis on sèche la poudre à l'étuve et on la passe à travers un tamis de soie n° 120 (*Codex*).

Caractères. — La poudre de noix vomique est grise, sans odeur et d'une amertume très grande. Elle contient trois alcaloïdes, à savoir : la *strychnine*, la *brucine* (V. p. 337 et 364) et l'*igasurine*.

L'*igasurine* a été découverte, en 1852, par M. Desnoix. Elle ressemble à la brucine, sous le rapport des propriétés physiques et chimiques : elle en diffère principalement en ce qu'elle est 5 fois plus soluble dans l'eau. MM. Desnoix et Soubeiran la regardent comme étant plus vénéneuse que cette dernière. M. Schützenberger a décrit, sous ce nom, 9 alcaloïdes, distincts par leur composition chimique et par leur degré d'hydratation. Il considère ces alcalis comme des produits d'oxydation de la brucine, formés sous l'influence de la végétation.

Essai. — La valeur médicinale de la poudre de noix vomique dépend de sa richesse en alcaloïdes; on la détermine de la manière suivante. On épuise 10 grammes de poudre par un mélange de 75 p. de chloroforme et 25 p. d'alcool ammoniacal. On distille, pour extraire le chloroforme et on chasse ensuite l'alcool par évaporation. Le résidu est délayé dans un mélange de : 5 c.c. d'eau, 5 c.c. d'ammoniaque à 10 p. 100 et 5 c.c. d'alcool. On agite le tout dans un entonnoir à séparation de liquides, avec 20 c.c. d'abord, puis avec 10 c.c. du même mélange, enfin avec 10 c.c. de chloroforme. Les liquides chloroformiques distillés, le résidu est chauffé au bain-marie, jusqu'à élimination de l'ammoniaque. Le résidu est dissous dans 15 c.c. d'acide chlorhydrique décinormal; on filtre le liquide et on le titre avec la soude centinormale; on obtient, par différence, le poids d'acide chlorhydrique répondant aux alcaloïdes dissous et, par suite, celui des alcaloïdes eux-mêmes, qui ne doit pas être inférieur à 2,20 p. 100 (*Holst et Beckurst*).

Si on veut évaluer séparément la strychnine et la brucine, on verse avec une burette graduée une solution titrée de ferrocyanure de potassium dans la solution chlorhydrique des alcaloïdes. Le ferrocyanure de strychnine, insoluble dans l'eau, se précipite. Le perchlorure de fer indique la terminaison du dosage. La brucine, dont le ferrocyanure est soluble, est appréciée par différence.

Pharmacologie. — La poudre de noix vomique est un amer puissant, que l'on emploie toujours à doses très faibles. Son action physiologique est un diminutif de celle des alcaloïdes auxquels elle doit ses propriétés. On prépare un extrait et une teinture de noix vomique qui jouissent des mêmes vertus médicinales.

§ 44. POUDRE DE PAULLINIA ou de GUARANA.

Préparation. — On prend la pâte solide formée avec les semences du *Paullinia sorbilis* Mart. (*Sapindacées*) et connue sous le nom de *guarana*, on la brise par morceaux et on la pulvérise grossièrement dans un mortier de fer. On fait sécher le produit à l'étuve, on achève de le pulvériser, par une forte contusion, et on passe au tamis de soie n° 100 (*Codex*).

Caractères. — La poudre de guarana est amère, inodore et d'un gris sombre. Martius en a retiré un alcaloïde, qu'il a nommé *guaranine* et dans lequel Jobst reconnut plus tard la caféine (V. p. 338).

Pharmacologie. — Le guarana est un tonique dont on a exagéré l'efficacité contre la migraine. Il agit à peu près comme la caféine, sur l'économie. On l'emploie généralement en poudre, plutôt que sous forme de teinture, d'extrait ou de sirop.

§ 45. POUDRE DE PHELLANDRIE.

Préparation. — Pour préparer la poudre de phellandrie (*OEnanthe phellandrium* Lam., Ombellifères), on sèche à 25° les fruits de cette plante, on les contuse dans un mortier de fer et on passe le produit au tamis de crin n° 1 (*Codex*).

Caractères. — La poudre de phellandrie est très aromatique et d'une odeur désagréable. Sa couleur est brune. Hutel a trouvé qu'elle contient 2 à 3 p. 100 d'un liquide oléagineux, nauséabond, plus léger que l'eau, soluble dans l'alcool et dans les huiles, auquel il a donné le nom de *phellandrine*. Cette substance mal définie est vénéneuse.

Pharmacologie. — On emploie la poudre de phellandrie comme calmant, dans les affections des voies respiratoires. On emploie aussi, dans les mêmes cas, le sirop de phellandrie simple ou composé.

§ 46. POUDRE DE POIVRE NOIR.

Préparation. — On prépare la poudre de poivre noir (*Piper nigrum* L., Pipéritées) comme la poudre de coloquinte, et on la passe à travers un tamis de soie n° 100 (*Codex*).

Caractères. — On reconnaît la poudre de poivre noir à sa couleur grise, à sa saveur brûlante et à son odeur aromatique spéciale. Sa saveur est due à une *huile* excessivement âcre, solidifiable à 0° et soluble dans les corps gras. Le parfum tient à la présence d'une *huile volatile* peu abondante et dépourvue d'âcreté, qui a pour composition $C^{20}H^{16}[C^{10}H^{16}]$ (*Dumas*).

Wertheim et Rochleder ont extrait du poivre noir un alcali peu énergique, nommé *pipérin* ou *pipérine*, auquel ils ont assigné la formule $C^{34}H^{19}AzO^6 [C^{17}A^{19}AzO^3]$. On peut le considérer comme un amide pipérique de la pipéridine. La pipérine cristallise en prismes à 4 pans, incolores, insipides et fusibles vers 100°. Elle est insoluble dans l'eau froide, peu soluble dans l'eau bouillante et dans l'éther, mais très soluble dans l'alcool et dans l'acide acétique. Elle s'unit difficilement aux acides. Quand on la distille avec la chaux sodée, elle fournit un alcaloïde volatil, la *pipéridine* $C^{10}H^{11}Az$ [$C^5H^{11}Az$] et de l'*acide pipérique* $C^{24}H^{10}O^8$ [$C^{12}H^{10}O^4$].

La *pipéridine* $C^{10}H^{11}Az$ [$C^5H^{11}Az$] est une hexahydropyridine, que l'on peut obtenir en hydrogénant la pyridine (p. 359) aussi bien qu'en dédoublant la pipérine. Elle est liquide, incolore, très alcaline et très soluble dans l'eau. Sa saveur est caustique; son odeur tient à la fois du poivre et de l'ammoniaque. Ses sels sont cristallisés.

Essai. — Très fréquemment on mélange au poivre pulvérisé du commerce : des *matières amylacées* (fécule de pomme de terre, farine de céréale, maniguette, galanga, etc.), des *substances ligneuses* (noyau d'olive, coque de noix, d'amande, de noisette, etc.), du *piment*, des *débris d'herboristerie*, etc.

L'examen microscopique, aidé de l'action des réactifs chimiques, indique immédiatement la nature de la fraude. Outre la structure spéciale des divers principes amylacés, des cellules scléreuses qui constituent les substances lignifiées et de celles qui caractérisent les organes foliacés, on reconnaît les premiers à la coloration bleue que l'iode leur communique, les cellules scléreuses à leur insolubilité dans les alcalis et dans les acides minéraux, les plantes herbacées à la chlorophylle qui remplit leur parenchyme, etc.

Lorsque la nature de la fraude est ainsi précisée, on peut en déterminer le quantum en examinant, sous le microscope, des mélanges analogues à ceux que l'étude a révélés, ou bien en dosant, au moyen de l'analyse chimique et comparativement avec du poivre pur, l'amidon et la cellulose contenus dans le poivre falsifié. Mieux vaut encore préparer soi-même la poudre dont on a besoin.

Pharmacologie. — Le poivre noir est un stimulant diffusible très énergique, que l'on mélange habituellement à des substances destinées à atténuer la violence de son action. Il fait partie des *pilules asiatiques*, de l'*électuaire diaphænix* et de plusieurs autres médicaments officinaux. On l'a vanté aussi comme fébrifuge.

Appliqué à l'extérieur, il peut rendre quelques services, en qualité de rubéfiant et d'épispastique, lorsqu'il est très pur.

§ 47. POUDRE DE PYRÈTHRE.

Préparation. — La racine de pyrèthre (*Anacyclus pyrethrum* D. C., Synanthérées) doit être pulvérisée comme la racine de colombo. On passe la poudre au tamis de soie n° 120 (*Codex*).

Caractères. — La poudre de pyrèthre est grise, aromatique et d'une saveur piquante. L'analyse y a révélé la présence d'une *huile volatile liquide*, d'une *huile volatile cristallisable* et d'une matière résineuse nommée *pyréthrine* par Parisel.

La *pyréthrine* de Parisel est visqueuse, brune, insoluble dans l'eau, soluble dans l'alcool, l'éther, les huiles et l'acide acétique. Elle est très irritante; sa saveur est brûlante et son odeur nauséabonde. Kœne en a extrait une résine et deux huiles différentes.

Pharmacologie. — Les propriétés de la poudre de pyrèthre sont celles d'un excitant général. On ne l'administre plus à l'intérieur aujourd'hui, mais on emploie, pour provoquer la salivation, la racine, la poudre et la teinture de pyrèthre. Cette dernière est un dentifrice très usité.

§ 48. POUDRE DE QUASSIA AMARA.
Poudre de bois de Surinam.

Préparation. — On pulvérise, sans résidu, le bois de quassia (*Quassia amara* L., Rutacées-Quassiées); on passe la poudre au tamis de soie n° 120 (*Codex*).

Caractères. — La poudre de racine de quassia est d'un gris jaunâtre, incolore, mais d'une amertume très forte. Elle a pour principe actif la *quassine*, découverte par Winckler, en 1834.

Pour préparer la *quassine*, MM. Adrian et Moreaux conseillent le procédé suivant :

On épuise, par déplacement ou par décoction, avec de l'eau distillée bouillante, les copeaux de quassia additionnés de 5 gr. de carbonate de potassium par kilogramme de bois employé. La solution est amenée au bain-marie à consistance d'extrait mou. L'extrait est épuisé ensuite, à plusieurs reprises, par l'alcool à 90° chaud. Les liqueurs alcooliques sont abandonnées au repos pendant 24 heures. On les décante et on y ajoute de l'acide sulfurique dilué dans 10 fois son poids d'alcool à 90°, tant qu'il se produit un précipité (il faut 2 grammes à 2^{gr},50 d'acide, par kilogramme de bois). On filtre alors, on mélange au liquide un lait de chaux au tiers (4 à 5 p. de chaux par kil. de quassia). Quelques heures après on passe à travers une toile, on lave le dépôt avec de l'alcool et on le presse. Il est nécessaire ensuite de sursaturer le liquide d'acide carbonique et de filtrer une dernière fois. Il suffit de distiller l'alcool et de sécher le résidu de l'opération, pour avoir la quassine *amorphe*.

Si on veut l'obtenir *cristallisée*, on arrête la distillation un peu avant la fin et on jette le liquide bouillant sur un filtre mouillé. L'évaporation est achevée à 80°. Quand il n'y a plus d'alcool, on laisse refroidir : la quassine cristallise. Pour l'avoir tout à fait pure, il faut la redissoudre deux fois dans son poids d'alcool à 95° et laver les cristaux avec le même alcool ou avec l'alcool absolu. 1 kil. de quassia donne de 1^{gr},25 à 1^{gr},50 de quassine cristallisée.

Christensen opère d'une manière plus simple. Il prépare un décocté aqueux de quassia, qu'il évapore jusqu'à ce que le poids du liquide soit égal à celui du bois traité. Le liquide, neutralisé par le carbonate de sodium, est précipité par le tannin. Le tannate qui en résulte est trituré avec du carbonate de plomb et un peu d'eau; le mélange est desséché ensuite complètement au bain-marie, et épuisé par l'alcool à 80° bouillant. La quassine cristallise par évaporation lente de la solution alcoolique.

Sa composition chimique est représentée par la formule $C^{64}H^{44}O^{20}$ [$C^{32}H^{44}O^{10}$] analogue à celle de Wiggers. Traitée par l'acide sulfurique à 4 0/0, elle donne un anhydride fusible à 292° nommé *quasside*, $C^{64}H^{42}O^{18}$ [$C^{32}H^{42}O^{9}$]. Par l'acide acétique anhydre et l'acétate de sodium on obtient un deuxième anhydride $C^{64}H^{40}O^{16}$ [$C^{32}H^{40}O^{8}$], fondant entre 150 et 158°. L'acide chlorhydrique étendu de son volume d'eau la transforme en chlorure de méthyle et en *acide quassique*, qui est bibasique, cristallisable et fusible vers 244°. La quassine serait donc l'éther diméthylique de l'acide quassique (*Oliveri* et *Denaro*).

M. Massute a retiré du bois de quassia de Surinam quatre principes cristallisés fondant à 210-211°, 215-217°, 221-226° et 239-242°. Le premier est identique à la quassine de Wiggers et Oliveri et Denaro ; les deux suivants sont des homologues ayant pour formule : $C^{70}H^{46}O^{20}$ [$C^{35}H^{46}O^{10}$] et $C^{74}H^{50}O^{20}$ [$C^{37}H^{50}O^{10}$].

La *quassine* cristallise en petits prismes unobliques, incolores, inodores, opaques et inaltérables à l'air. Elle est peu soluble dans l'eau froide et dans l'éther, soluble dans 400 p. d'eau chaude. La solution jaunit à l'air, elle est neutre, dextrogyre et elle réduit le tartrate cupro-potassique. Elle se dissout dans 90 p. d'alcool absolu, dans 35 à 40 p. d'alcool à 80°, et dans l'eau chargée de sels ou d'acides organiques. Son meilleur dissolvant est le chloroforme. Le tannin précipite sa solution aqueuse. Elle est fusible vers 210° mais non volatile. L'acide azotique bouillant la transforme en acide oxalique.

Pharmacologie. — La racine du quassia amara est un amer très énergique, dont l'usage s'est répandu en Europe vers le milieu du xviii° siècle, On se sert rarement de sa poudre : les préparations que la médecine préfère sont la *tisane* ou la *macération*, le *vin* et l'*extrait de quassia amara*.

On remplace fréquemment ces médicaments par des pilules de quassine.

§ 49. POUDRES DE QUINQUINAS.

On emploie principalement, en pharmacie, la poudre de *quinquina calisaya;* mais on utilise aussi les poudres des *quinquinas gris* et *rouges*.

A. Poudre de quinquina calisaya.

Préparation. — Pour obtenir cette poudre, on prend de l'écorce de quinquina calisaya (*Cinchona calisaya* Wedd., Rubiacées) dépouillée de son périderme, compacte, pesante et d'une épaisseur de 3 à 5 millimètres. On la concasse, on la fait sécher à l'étuve à 40° environ, on la pile, par contusion, presque sans résidu, et on passe la poudre au tamis de soie n° 140 (*Codex*).

Caractères. — La poudre de quinquina calisaya offre une couleur jaune fauve, une saveur très amère et astringente, et très peu d'odeur. Son analyse, effectuée par Pelletier et Caventou et complétée par divers chimistes, a révélé la présence des composés suivants : *quinine, quinidine, cinchonine, cinchonidine; acides quinique, quinovique* et *quinotannique; rouge cinchonique, matière grasse verte, huile volatile, ammoniaque, résine,* etc. A ces principes, M. Carles ajoute un *sucre,* qu'il suppose dérivé des acides quinovique et quinotannique.

L'*acide quinotannique* est probablement en combinaison avec les alcaloïdes dans le quinquina calisaya. Il jouit des propriétés chimiques du tannin : il précipite l'émétique, la gélatine et les sels ferriques; seulement, le précipité qu'il donne avec le fer est *brun.* Il est très oxydable ; les alcalis le transforment en glucose et en rouge cinchonique.

Le *rouge cinchonique* est d'un brun rougeâtre, sans odeur ni saveur. Il est insoluble dans l'eau et dans l'éther, soluble dans l'alcool, dans les acides et dans les alcalis.

L'*huile volatile* est butyreuse, plus légère que l'eau et douée de l'odeur propre à l'écorce.

Essai. — Le quinquina calisaya destiné aux usages pharmaceutiques doit fournir, d'après les prescriptions du Codex, au moins 25 gr. de sulfate de quinine par kilogramme. Il est d'autant plus nécessaire au pharmacien de vérifier le titre de ce médicament, que le commerce livre parfois, non seulement des écorces pauvres en alcaloïdes, mais encore des écorces préalablement épuisées et de faux quinquinas.

On peut, en quelques instants, savoir si l'on a affaire à du quinquina faux ou épuisé. Pour cela, on en chauffe quelques fragments, dans un tube de verre : on obtient des gouttelettes goudronneuses rouges, dans le cas où l'écorce contient des alcaloïdes, tandis que, dans le cas contraire, cette production n'a pas lieu (*Grahe*). Mais il est absolument indispensable de doser la quinine d'un quinquina, pour connaître la valeur de celui-ci. Un grand nombre de méthodes ont été recommandées pour effectuer ce dosage. Voici les plus exactes, on y peut choisir au hasard :

1° *Procédé de M. Berthelot.* — 10 grammes de quinquina pulvérisé sont épuisés, par déplacement, avec 150 grammes environ d'alcool à 90° étendu de 1/10 d'eau en volume. La solution quinique est décolorée par l'addition d'un peu de chaux éteinte, filtrée, neutralisée par l'acide sulfurique dilué, puis concentrée au bain-marie. On jette le produit de l'évaporation sur un filtre, pour séparer les matières résineuses qui se sont déposées, on lave le filtre et on introduit le liquide total dans un flacon, avec de l'éther et de l'ammoniaque. L'éther dissout la quinine et l'abandonne par évaporation, on peut la sécher et la peser directement, ou, ce qui est plus exact, la dissoudre à nouveau dans l'éther et la transformer en sulfate, que l'on fait cristalliser. On sépare ainsi la quinicine, dont le sulfate est incristallisable.

2° *Procédé de M. de Vrij.* — M. de Vrij dose la quinine en la transformant en iodosulfate ou hérapatite, au moyen du réactif suivant :

On traite, au bain-marie, 1 p. de quinoïdine par 2 p. de benzine; la solution refroidie est décantée, puis agitée avec un excès d'acide sulfurique au dixième. Sur une partie du liquide, on dose le poids d'alcalis (quinoïdine) qu'elle contient. Le reste est versé dans une capsule de porcelaine et additionné de 1 p. d'iode et 2 p. d'iodure de potassium, dissous dans 50 p. d'eau, pour chaque p. de quinoïdine; on agite vivement, pour éviter l'action d'un excès d'iode sur le produit. En chauffant légèrement, le précipité forme une masse d'aspect résineux, qu'on lave à l'eau chaude et qu'on dessèche. Le réactif qui doit servir à doser la quinine est obtenu en dissolvant, au bain-marie, 1 p. de ce produit sec dans 6 p. d'alcool à 92-94°. On filtre après refroidissement, on distille à siccité, puis on reprend le résidu par 5 fois son poids d'alcool *froid* à 92-94°. Le réactif est filtré quelques heures après.

Pour doser la quinine, dans un mélange d'alcalis des quinquinas, on dissout 2 grammes de matière dans 20 grammes d'alcool à 92-94° contenant 1,55 p. 100 d'acide sulfurique et on ajoute 30 grammes d'alcool non acidulé. On verse goutte à goutte le réactif. S'il se produit un précipité rouge orangé (iodosulfate de cinchonidine), on chauffe légèrement, pour le redissoudre, et on frotte les parois du vase avec un agitateur, ce qui provoque la formation de l'hérapatite, reconnaissable à sa nuance rouge foncée. Quand la liqueur est froide, on continue d'y verser goutte à goutte le réactif, jusqu'à ce qu'elle devienne d'un jaune intense. On chauffe alors au bain-marie, jusqu'à redissolution complète. L'hérapatite cristallise pendant le refroidissement, tandis que tous les autres alcalis restent dissous. Après 12 heures de repos, on décante sur un filtre le liquide clair. On réunit au précipité, en les entraînant par de l'alcool, les cristaux tombés sur le filtre, on dissout le tout dans le moins possible d'alcool bouillant et on laisse cristalliser pendant 24 heures. L'iodosulfate de quinine est alors recueilli sur un filtre taré, lavé avec de l'alcool saturé d'hérapatite, à froid, séché à 100° et pesé.

1 p. d'hérapatite, séchée à 100°, correspond à 0,55055 de quinine pure et anhydre.

3° *Procédé de M. Carles.* — On mélange intimement, dans un mortier, 20 grammes de quinquina finement pulvérisé et 8 grammes de chaux éteinte, préalablement délayée dans 35 grammes d'eau. Ce mélange est ensuite desséché à l'air libre ou sur un bain-marie. Dès qu'il a perdu toute humidité apparente, on le triture légèrement, on le tasse dans une allonge à déplacement et on l'épuise avec 150 grammes de chloroforme. On verse en dernier lieu de l'eau sur la poudre, pour chasser le chloroforme et, quand celui-ci s'est écoulé, on l'évapore au bain-marie dans une capsule. On agite le résidu, à plusieurs reprises, avec de l'acide sulfurique au dixième (10 à 12 c. c. en tout), puis on jette la solution sur un filtre mouillé, qui sépare les matières résineuses. La liqueur filtrée est alors portée à l'ébullition et neutralisée par la quantité d'ammoniaque nécessaire, pour lui conserver une réaction *à peine acide*. Toute la quinine cristallise, à l'état de sulfate; peu de temps après, on égoutte le sel sur un filtre taré, on le lave avec quelques gouttes d'eau, on l'exprime et on le pèse après dessiccation à 100°. Le sulfate de quinine perd, dans cette dessiccation, 12 p. 100 d'eau, qu'on lui restitue par le calcul; il contient alors 75 p. 100 de quinine.

4° *Procédé de Herbelin.* — 10 grammes de quinquina pulvérisé sont mouillés avec 30 grammes d'ammoniaque liquide. Après quelques minutes de macération, le produit est délayé dans 30 grammes de benzine et vivement agité. On décante ensuite la benzine et on la renouvelle 4 ou 5 fois, ou plus s'il est nécessaire, de manière à épuiser le quinquina. Le carbure provenant des divers traitements est réuni dans une fiole et privé d'alcalis, par agitation avec 50 grammes d'eau tenant 5 p. 100 d'acide sulfurique. Dans cette dernière solution, l'ammoniaque précipite la quinine, que l'on reçoit sur un filtre et que l'on pèse après dessiccation.

Ce procédé donne un titre un peu trop élevé, la quinine n'étant pas seule dissoute par la benzine. Néanmoins, il mérite d'être employé, comme moyen d'approximation, parce qu'il est d'une facture simple et rapide.

5° *Procédé de M. Masse.* — M. Masse modifie le procédé de Herbelin comme il suit :

On introduit dans une fiole : 10 grammes de quinquina passé au tamis de soie n° 80, 15 c. c. ammoniaque (D = 0.92) et 3 ou 4 grammes grosse grenaille, pour favoriser l'agitation. Après une demi-heure, on ajoute 20 c. c. de chloroforme et on agite fortement. On remplace le bouchon plein par un bouchon traversé par un tube effilé garni intérieurement d'une mèche d'étoupe. On renverse la fiole au-dessus d'une capsule de porcelaine et le chloroforme coule très limpide. On répète 5 fois cette opération, avec 20 c. c. de chloroforme à chaque fois, et on évapore les solutions chloroformiques à une douce chaleur. Le résidu est dissous dans 10 c. c. d'acide sulfurique à 1/20 en volume; on y ajoute 20 c. c. d'eau distillée, puis on chauffe doucement au bain-marie, pendant 10 minutes. La solution chaude, saturée par l'ammoniaque, jusqu'à réaction faiblement acide, est filtrée, puis exactement neutralisée par l'ammoniaque diluée, enfin évaporée à pellicule; le sulfate de quinine cristallise par refroidissement, on le lave avec 2 c. c. d'eau versée goutte à goutte, on le sèche et on le pèse.

6° *Procédé de M. A. Petit.* — M. Petit conseille d'épuiser 40 grammes de quinquina par 800 grammes du mélange proposé par Prollius :

Alcool à 95°	67 parties.
Éther à 65°	783 —
Ammoniaque liquide	92 —

Le quinquina doit être ténu; on agite le mélange toutes les cinq minutes, pendant une heure, puis on décante 600 grammes du liquide, représentant les alcalis de 30 grammes du quinquina à titrer. Au liquide on mélange par agitation de l'acide sulfurique au quart, Q. S.

pour que le liquide aqueux reste acide (20 c. c. en général). On sépare la solution acide et on agite encore le mélange éthéré avec 5 c. c. d'acide et 15 c. c. d'eau. On décante et on réunit les deux solutions acides. On les chauffe au bain-marie, pour chasser l'éther, on étend de 2 volumes d'eau et on précipite par la soude caustique en excès. Les alcalis se prennent en masse par l'agitation ou par une légère élévation de température; on les sèche à 100°. Si le liquide n'est pas limpide, on le filtre sur un filtre taré, que l'on pèse après dessiccation; le poids des alcalis est ajouté au premier poids trouvé; on en déduit la richesse du quinquina en alcalis divers.

Pour isoler la quinine, on dissout les alcalis dans l'acide sulfurique dilué, puis on agite avec 25 c. c. d'éther à 65° et 5 c. c. d'ammoniaque. On décante l'éther et on recommence le lavage avec 10 c. c. d'éther, que l'on décante encore et que l'on réunit au premier. Après un quart d'heure de repos, on décante une dernière fois et on agite la solution avec 10 c. c. d'acide sulfurique à 1/20, puis, après séparation, avec 5 c. c. du même acide. On complète 25 c. c. de liquide et on sature, à l'ébullition, par de l'ammoniaque à 1/5, en s'arrêtant dès que la solution est très faiblement alcaline. Le sulfate de quinine cristallise aussitôt; on le recueille sur un filtre taré, on le lave avec une solution saturée à froid de sulfate de quinine et on le sèche à 100°.

On s'assure que le sulfate est pur en le dissolvant dans l'acide sulfurique (1 gramme pour 2 c. c. d'acide à 1/10 et Q. S. d'eau pour faire 20 c. c.) et en examinant la solution au polarimètre : dans ces conditions, la déviation saccharimétrique est 110° pour le sulfate pur, à 15°. Il y a lieu d'ajouter 1° saccharimétrique par 4° de température au-dessus de 15°.

7° *Procédé de M. Landrin.* — On prend 300 grammes de quinquina passant au tamis n° 40, puis un lait de chaux contenant 75 grammes de chaux caustique, auquel on ajoute 75 grammes de lessive de soude (D = 1,367) et 1 litre d'eau. On délaie le quinquina dans ce mélange, on y verse 2 litres d'huile de schiste et on chauffe à 100°, pendant vingt minutes, en agitant constamment. On décante ensuite l'huile saturée d'alcaloïdes, on la remplace par la même quantité du même dissolvant et on réunit les 4 litres d'huile de schiste.

Pendant qu'il est encore chaud, on lave ce liquide, pendant dix minutes, avec 75 c. c. d'acide sulfurique à 1/10, additionnés de 150 c. c. d'eau, puis on décante. La même opération est renouvelée deux fois, avec des quantités d'eau acidulée moitié moindres. On réunit les deux premiers liquides acides; on les neutralise à l'ébullition avec de l'ammoniaque, pour isoler les résines; on en fait autant pour le troisième liquide, qui sert à laver le filtre de la première opération. Par le refroidissement, les 9/10 environ des sels alcaloïdiques cristallisent. On recueille les cristaux et on précipite les eaux-mères par la soude caustique. Les alcalis précipités sont pressés et redissous dans le moins possible d'eau acidulée et la solution est mise à cristalliser. La totalité des sulfates est pesée; on sépare ensuite les divers alcaloïdes par les méthodes usuelles.

De ces divers procédés, ceux de MM. Masse et Herbelin sont les plus expéditifs, mais ils n'ont pas autant de précision que les autres.

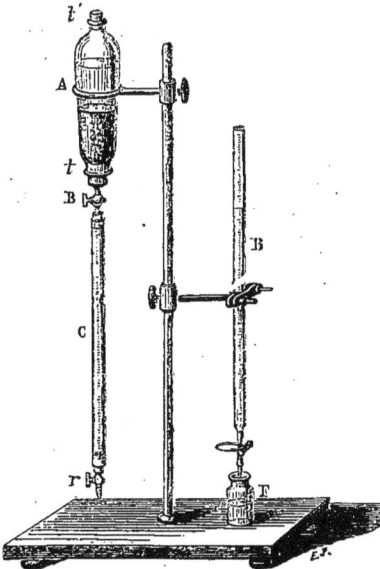

Fig. 107. — Quinimètre de Glénard et Guilliermond (*).

Dans l'application de ces derniers, on peut parfois utiliser l'appareil imaginé par Glénard et Guilliermond pour le titrage des quinquinas (fig. 107).

(*) A, digesteur. T, tubulure fermée par un bouchon, dans lequel pénètre un tube à robinet B. A la partie supérieure du tube B est vissé un entonnoir en cuivre, garni d'une rondelle de drap faisant l'office de filtre. C, tube gradué, dit collecteur, dont l'extrémité inférieure porte un robinet R. F, flacon dans lequel on reçoit le liquide éthéré. B, burette de Mohr contenant la solution alcaline.

B. Poudre de quinquina gris.

Préparation. — On débarrasse l'écorce de quinquina gris Huanuco (*Cinchona peruviana* How., Rubiacées) des cryptogames qui la recouvrent, on la fait sécher à l'étuve et on la pulvérise, par contusion, presque sans résidu (*Codex*).

Caractères. — Cette poudre est d'un jaune rougeâtre, amère, plus astringente que celle du quinquina calisaya. Elle contient les mêmes alcaloïdes que cette dernière, mais en proportion plus faible et inverse ; le Codex fixe cette proportion à 15 gr. d'alcaloïdes salifiables, dont 1/10 au moins de quinine, pour 100 gr. de poudre. Le tannin, qui existe dans cette poudre, précipite en *vert* les sels ferriques.

Essai. — On titre le quinquina gris par les procédés usités pour le quinquina calisaya.

C. Poudre de quinquina rouge.

Préparation. — La poudre de quinquina rouge (*Cinchona succirubra* Pav., Rubiacées) doit être préparée comme celle de quinquina gris (*Codex*).

Caractères. — Cette poudre, amère, astringente et peu aromatique, se distingue des deux autres par sa couleur rouge plus accentuée. Elle doit donner, suivant le Codex, au moins 30 pour 1000 de sulfate d'alcaloïdes, dont 20 au moins de sulfate de quinine.

M. Hesse y a découvert deux nouveaux alcaloïdes : la *quinamine* et la *paricine*.

La *quinamine* ne produit pas, avec le chlore et l'ammoniaque, la réaction caractéristique de la quinine. Elle fond à 162° et n'est pas fluorescente. Son pouvoir rotatoire est : $\alpha_D = +104°$. Le chlorure de platine ne la précipite pas. Le chlorure d'or la précipite, mais la combinaison est rapidement réduite et la liqueur se colore en rouge pourpre (*de Vrij*). M. Hesse lui attribue pour formule $C^{40}H^{26}Az^2O^4[C^{20}H^{26}Az^2O^2]$.

La *paricine*, déjà isolée d'un autre quinquina en 1845, par M. Winckler, est soluble dans le pétrole et fusible vers 116°. L'acide sulfurique la dissout, en se colorant en jaune verdâtre. L'acide nitrique forme avec elle un nitrate, peu soluble dans l'eau pure et insoluble dans l'eau aiguisée d'acide nitrique.

Essai. — Identique à celui du quinquina calisaya, en ce qui concerne la recherche de la quinine et de la cinchonine.

On s'est quelquefois servi du *santal rouge*, pour falsifier la poudre de quinquina rouge. Pour reconnaître cette fraude, il suffit de toucher la poudre suspecte avec une solution alcaline, qui lui communique aussitôt une couleur *cramoisie*, lorsqu'elle contient du santal. On peut aussi agiter la poudre avec de l'éther : le liquide reste incolore, si le quinquina est pur ; il offre une teinte *jaune*, passant au *pourpre* sous l'influence des alcalis, en présence du santal.

Pharmacologie. — Le quinquina est un des agents les plus importants de la thérapeutique. Son usage médical date de 1638, mais son origine et son nom ne furent divulgués qu'en 1679, par Louis XIV, qui en acheta la connaissance de l'Anglais Talbot. Jusqu'à cette dernière époque, on le délivrait sous les dénominations de *poudre de la comtesse, poudre des jésuites, remède de l'Anglais* ou *de Talbot*. Les trois espèces de cette écorce, employées aujourd'hui, remplissent à des degrés divers les indications de fébrifuges, de toniques et d'astringents très efficaces.

Le *quinquina calisaya*, le plus riche des trois en quinine, est aussi le plus fébrifuge. C'est celui qui a été adopté par le Codex, pour la préparation du vin, du sirop et de la teinture de quinquina. Il fait partie de l'*opiat fébrifuge de Desbois de Rochefort*, du *remède Bayard* et d'un grand nombre d'autres médicaments. On en fait un extrait aqueux et un extrait alcoolique très actifs et très recherchés.

La prédominance des principes astringents et de la cinchonine dans le *quinquina gris*, fait de celui-ci un tonique et un astringent plutôt qu'un fébrifuge. On s'en sert avec avantage, pour saupoudrer les plaies. Soubeiran et d'autres praticiens pensent que c'est à tort qu'on tend à l'éloigner de la médication interne; ils le regardent comme un tonique plus puissant que le quinquina calisaya.

Quant au *quinquina rouge*, il peut remplacer le quinquina gris, pour les usages externes, en raison de son astringence, et il est intermédiaire au quinquina gris et au calisaya, sous le rapport des propriétés fébrifuges.

Il est très important de réunir, à la fin de la pulvérisation, les poudres successivement fournies par un poids donné de quinquina. Les premières parties obtenues sont toujours plus riches que les autres. L'écart est faible pour les quinquinas gris, qui ne sont pas fibreux; il est au contraire très élevé pour les quinquinas jaunes, d'après les expériences de M. Bretet :

Quinquina gris..	1re poudre :	2gr,536	alcaloïdes mixtes.	
	2e —	2gr,392	—	—
Quinquina jaune.	1re —	23gr,330	—	—
	2e —	14gr,100	—	—

M. Bretet recommande, en outre, de n'employer au titrage des quinquinas que des poudres très ténues, dont le rendement est beaucoup plus considérable que celui des poudres grossières. Mais il a constaté, que la pulvérisation prolongée modifie le pouvoir rotatoire et par conséquent la nature des alcaloïdes. La modification varie avec l'espèce des écorces, en direction et en intensité.

M. Carles avait antérieurement démontré la différence de valeur des poudres, prises à des moments distincts d'une même opération; mais il n'admettait pas de modification sensible des alcalis des quinquinas par la pulvérisation. Il y a là un intéressant sujet de recherches.

§ 50. POUDRE DE RATANHIA.

Préparation. — La racine de ratanhia (*Krameria triandra* R. et Pav.,

Polygalées) doit être pulvérisée comme celle de guimauve et passée au tamis de soie n° 140 (*Codex*).

Caractères. — Sa poudre est rouge, inodore et très astringente. Elle contient une forte proportion de *tannin*, un *principe rouge* astringent, peu soluble dans l'eau pure, mais soluble dans l'eau sucrée, dans la glycérine et dans les alcools en général, un *sucre* particulier (*Cotton*), une très faible quantité de *matière amylacée*, un *acide* peu connu (*acide kramérique?*), un principe azoté, la *ratanhine*, considéré comme un alcali, par Wittstein, et représenté par la formule $C^{20}H^{13}AzO^6 [C^{10}H^{13}AzO^3]$ (*Kreitmair*).

Pharmacologie. — La poudre de ratanhia est un astringent très actif, dont la matière médicale française s'est enrichie au commencement de ce siècle (1816). Elle sert à panser les plaies et à préparer des poudres dentifrices. On emploie fréquemment aussi la tisane, la teinture, l'extrait et le sirop de ratanhia.

§ 51. POUDRE DE RÉGLISSE.

Préparation. — On prépare la poudre de racine de réglisse (*Glycyrrhiza glabra* L., Légumineuses) comme celle de racine de guimauve (*Codex*).

Caractères. — D'après l'analyse de M. Sestini, la racine sèche de réglisse offre la composition suivante :

	gr.
Matières grasses, résineuses, colorantes, solubles dans l'éther.	3.32
Fécule, matières extractives	57.72
Glycyrrhizine	6.27
Cellulose	19.79
Substances protéiques	6.38
Sels ammoniacaux	0.04
Asparagine	2.42
Sels minéraux	4.06
	100.00

La poudre contient les mêmes éléments, en proportion un peu plus élevée, par suite de l'élimination d'une grande partie de la cellulose. Préparée avec la racine dépouillée de son écorce, elle est d'un beau jaune ; son odeur est faible, sa saveur douce et sucrée. Son principe le plus important est la glycyrrhizine, qui, associée à une substance âcre peu connue, lui communique son goût particulier.

La *glycyrrhizine* existe à l'état de combinaison ammoniacale, dans la racine de réglisse ; elle joue le rôle d'un acide véritable. Précipitée de sa solution aqueuse, par un acide minéral, elle est insoluble dans l'eau et par conséquent insipide.

Si on la traite alors par un alcali, par l'ammoniaque surtout, et qu'on évapore le produit à siccité, on obtient une substance amorphe, jaunâtre, très légère, entièrement soluble dans l'eau et douée d'une saveur extrêmement sucrée (*Z. Roussin*).

Avant les recherches de Roussin, Vogel et Gorup-Bezanez considéraient la glycyrrhizine comme un glucoside, dédoublable en glucose et en *glycyrrhétine.* M. Habermann la regarde comme un acide tribasique et la représente par la formule $C^{88}H^{63}AzO^{36}[C^{44}H^{63}AzO^{18}]$.

Suivant le même auteur, les acides dilués la transforment en *acide para-saccharique* $C^{12}H^{10}O^{16}[C^6H^{10}O^8]$ et en *glycyrrhétine* $C^{64}H^{49}AzO^8[C^{32}H^{49}AzO^4]$.

Ammoniacale, ou non, la glycyrrhizine est inaltérable à l'air, infermentescible et non hygrométrique. L'acide acétique pur la transforme en un produit cristallisable, offrant les réactions de la glycyrrhizine amorphe, mais n'ayant pas la même composition (*Habermann*).

Pharmacologie. — La poudre de réglisse entre dans la formule de quelques poudres composées, à titre de condiment plutôt que de substance médicinale; on s'en sert aussi journellement, pour donner aux masses pilulaires la consistance convenable.

L'usage, très ancien, de rouler les pilules dans cette poudre, est dû sans doute à la propriété qu'elle possède de masquer momentanément la saveur des médicaments qu'elle enveloppe.

La racine qui sert à la préparer est fréquemment employée, au lieu du sucre et des sirops, pour édulcorer les tisanes. Gubler attribue à cette substitution un avantage, qu'il ne croit pas suffisamment apprécié, et qui tient à la résistance de la glycyrrhizine à la fermentation.

Sous l'influence des ferments organisés, qui végètent dans la bouche des malades, le sucre de canne devient une source de produits acides et désagréables, qui provoquent souvent un dégoût invincible pour les boissons sucrées; la glycyrrhizine n'étant pas décomposée dans les mêmes conditions, n'expose pas à cet inconvénient.

La racine de réglisse, comme la glyzine (V. p. 389), peut servir aussi à masquer la saveur des médicaments amers. Il suffit d'en mâcher un fragment, pour ne pas sentir l'amertume du sulfate de quinine, de la coloquinte, de l'aloès, du quassia, etc. On peut même, avec cette précaution, piler et tamiser l'aloès sans en être incommodé (*Bouilhon*).

§ 52. POUDRE DE RHUBARBE.

Préparation. — Pour préparer cette poudre, on prend de la rhubarbe de Chine ou de Moscovie soigneusement mondée (*Rheum officinale* Baillon, Polygonées), on la concasse et on la fait sécher à l'étuve, à 40°. On la pulvérise ensuite, par contusion, sans laisser de résidu, et on passe le produit à travers un tamis de soie n° 120 (*Codex*).

Caractères. — La poudre de rhubarbe est caractérisée par sa couleur jaune, par sa saveur amère et nauséeuse. Parmi les nombreux principes que l'analyse y a révélés, se trouvent : l'*émodine*, les *acides gallique, succinique* et *chrysophanique*, le *lévulose*, la *pectine*, le *tannin*, la *phéorétine*, l'*érythrorétine*, la *chrysophane*, le *malate* et l'*oxalate de calcium* et le *nitrate de potassium*.

L'*émodine* est une substance cristallisant en aiguilles rouges, solubles dans l'alcool, dans l'acide acétique pur et dans les solutions des alcalis et des carbonates alcalins. Elle est identique à l'*acide frangulique* du

Rhamnus frangula ; c'est de la trioxyméthyle-anthraquinone. Elle est généralement entraînée avec l'acide chrysophanique, dans la préparation de celui-ci. On l'en sépare au moyen de la benzine, qui ne la dissout pas (*Liebermann*).

La *chrysophane* $C^{32}H^{18}O^{16} [C^{16}H^{18}O^8]$, découverte par M. Kubly, est un glucoside, que les acides dédoublent en glucose et en *acide chrysophanique* (V, p. 312). Elle est amère, d'un rouge orangé, soluble dans l'eau et dans l'alcool, insoluble dans l'éther ; elle réduit les sels d'argent mais non les solutions cupriques.

L'*érythrorétine* et la *phéorétine* sont des résines jaunes, dont la nature chimique est encore très incertaine.

Essai. — Parfois, dans le commerce, on mélange à la poudre de rhubarbe exotique la poudre de *rhubarbe indigène*.

Pour reconnaître cette fraude, on a proposé de doser l'érythrose, que peut fournir la poudre, et de mesurer son pouvoir colorant.

M. Rillot conseille de triturer, pendant cinq minutes, 2 grammes de la rhubarbe à essayer avec 2 grammes de magnésie calcinée et 20 gouttes d'essence d'anis ou de bergamotte, de fenouil, de citron, etc. La couleur de la rhubarbe de Chine change à peine ; celle du rhapontic passe au *rouge saumoné* intense.

M. Cobb verse, goutte à goutte et en agitant, dans 8 grammes de teinture de la rhubarbe suspecte, 4 grammes d'acide azotique étendu de son volume d'eau ; la liqueur se trouble au bout d'une demi-heure si elle contient de la rhubarbe indigène, tandis qu'elle reste limpide pendant 3 ou 4 heures, si elle a été préparée avec la rhubarbe exotique.

Suivant M. Thomson, le décocté de quinquina calisaya forme un précipité *jaune*, dans l'infusé de rhubarbe de Chine et un précipité *verdâtre* plus abondant avec l'infusé de rhubarbe de Moscovie.

Ces moyens peuvent fournir d'utiles indications sur l'espèce des rhubarbes que l'on essaie, mais leurs résultats n'offrent point un grand degré de certitude.

M. Bori propose comme beaucoup plus sûr le dosage des cendres, dont la rhubarbe indigène donne de 8 à 11 p. 100 seulement, alors qu'on en obtient 20 à 25 p. 100 de la racine exotique.

Pharmacologie. — La rhubarbe est à la fois un amer et un purgatif des plus usités. On l'emploi en nature et sous un grand nombre de formes pharmaceutiques, telles que solution aqueuse, extrait, vin, teinture, sirop, tablettes, etc.

Pour assurer sa conservation MM. Sawer et Ferguson conseillent de l'étuver à 80 ou 90°, pendant 10 minutes. On la soumet ensuite à un courant d'acide sulfureux, durant 15 à 20 minutes, et on chasse l'acide par un vif courant d'air, prolongé pendant 1 heure environ. On détruit radicalement, de cette façon, les œufs des insectes qui pourraient la ronger sans cette précaution.

Ce médicament doit être soigneusement préservé de la lumière, qui lui communique une couleur brune, et de l'humidité qui la livre aux attaques des insectes.

§ 53. POUDRE DE RIZ.
Farine de riz.

Préparation. — On lave le riz (*Oriza sativa* L., Graminées) à l'eau froide et on le laisse macérer dans de nouvelle eau pendant 24 heures. Au bout de ce temps, on le jette sur une toile et on l'entretient humide, jusqu'à ce qu'il soit opaque et friable ; on le laisse sécher. On le concasse dans un mortier de marbre, avec un pilon de bois. On fait sécher vers 40° la poudre obtenue ; on achève la pulvérisation dans un mortier de fer et on passe la poudre au tamis de soie n° 140 (*Codex*).

On peut pulvériser le riz sans l'intervention de l'eau, mais alors l'opération est beaucoup plus longue et le produit moins blanc.

Caractères. — La poudre de riz est blanche, inodore et insipide. Elle renferme beaucoup d'amidon et très peu de substances grasses, de gluten et de phosphate calcaire.

Essai. — La fraude mélange à la poudre de riz la farine des autres céréales.

M. Van Bastelaer indique le moyen suivant, pour vérifier sa pureté : on fait une infusion de la poudre à essayer, on la filtre et on y verse une solution saturée d'acide picrique ; l'infusé ne se trouble pas, si la farine est pure ; il donne, au contraire, un précipité plus ou moins abondant, lorsqu'il tient en dissolution les matières azotées qui abondent dans les autres graminées.

§ 54. POUDRE DE ROSE ROUGE.

Préparation. — On obtient la poudre de rose rouge (*Rosa gallica* L., Rosacées), comme celle de feuilles d'oranger ; on la passe au tamis de soie n° 120 (*Codex*).

Caractères. — La poudre de rose de Provins offre une teinte d'un rouge brun, une odeur prononcée de rose et une saveur à la fois astringente et sucrée. On y trouve une *huile volatile*, une *matière colorante rouge*, un produit *pectique*, du *tannin* (17 à 23 p. 100, *Filhol* et *Frébault*) et de l'*acide gallique*. C'est à la présence du tannin, que l'infusé de rose rouge doit la propriété de précipiter les sels ferriques.

Pharmacologie. — La rose rouge est un astringent très doux, qui joint à l'action du tannin celle de l'huile essentielle qu'elle renferme. Elle sert à préparer la *conserve de rose*, le *miel rosat*, le *vinaigre rosat* et des infusés destinés soit à l'usage interne, soit à l'usage externe.

§ 55. POUDRE DE SAFRAN.

Préparation. — On sèche les stigmates du safran (*Crocus sativus* L., Iridées) dans une étuve chauffée à 25° seulement. On les pulvérise par contusion et on passe la poudre au tamis de soie n° 100 (*Codex*).

Caractères. — La poudre de safran est rouge, très aromatique et elle

communique à la salive une couleur d'un jaune doré. Elle contient deux
principes importants à des points de vue divers, savoir : une matière colorante, nommée *polychroïte* d'abord puis *crocine*, de la *picrocrocine*, et une
huile volatile.

La *crocine* est très soluble dans l'eau, dans l'alcool et dans les alcalis,
insoluble dans l'éther. On la représente par la formule : $C^{86}H^{70}O^{56} [C^{44}H^{70}O^{28}]$
(*Kayser*).

Sa solution aqueuse, additionnée d'acide chlorhydriqne et maintenue
à l'ébullition, dépose des flocons rouges (*crocétine*) et dégage l'*huile volu-
tile;* le liquide retient un sucre réducteur, le *crocose.*

L'acide sulfurique la colore en *bleu*, puis en *violet*, puis en *brun*. L'acide
azotique lui communique une teinte *verte* fugitive, passant au *jaune-
brun.*

L'*huile volatile* est un liquide d'un jaune pâle, isomérique des terpènes
$C^{20}H^{16} [C^{10}H^{16}]$. Elle se solidifie au bout de quelque temps et devient blanche, en prenant l'aspect du thymol.

La *picrococine* ou amer de safran peut en être extraite par l'éther. Elle
forme des prismes incolores, très amers, solubles dans l'eau, l'alcool,
l'éther et le chloroforme, fusibles à 75°. L'eau de baryte la dédouble, à
chaud, en crocose et en un terpène peut être identique à l'huile volatile ci-
dessus (*Kayser*).

Pharmacologie. — Le safran était connu dès le temps d'Homère. Ses
propriétés médicinales paraissent dues à l'huile essentielle dont il est imprégné. Cette huile est stimulante et, dit-on, narcotique ; elle peut causer
des accidents graves, quand on la respire en trop forte proportion. Le
safran est prescrit en poudre et sous forme d'infusé, de vin, de teinture et
de sirop. Il fait partie du *laudanum de Sydenham*, des *gouttes noires*, de la
thériaque, de la *confection d'hyacinthe*, des *pilules de cynoglosse*, etc. L'extrait de safran est, au dire de Soubeiran, moins actif que la poudre. Il en
est ainsi de toutes les préparations du safran qui ont subi l'action de la
chaleur. La poudre elle-même est peu efficace, bien que le safran ait été
desséché avec ménagement ; l'huile volatile en a été chassée.

La poudre de safran est très hygrométrique ; on doit la tenir à l'abri de
l'humidité et de la lumière solaire.

§ 56. POUDRE DE SALEP.

Préparation. — On fait d'abord macérer le salep de Perse (*Orchis mas-
cula, morio*, etc. L., Orchidées) dans l'eau froide, pendant 24 heures ; au
bout de ce temps, on l'essuie dans un linge rude, on le concasse et on le
fait sécher dans une étuve, à une température qui n'excède pas 50°.
Ensuite on le pulvérise dans un mortier de fer et on le passe au tamis de
soie n° 100 (*Codex*).

Caractères. — La poudre de salep est grise, inodore, insipide et très
mucilagineuse. Elle se compose principalement d'amidon et d'une substance insoluble dans l'eau, mais susceptible de s'y gonfler considérablement.

On y trouve aussi une matière azotée, un composé mucilagineux soluble et du phosphate de calcium.

Pharmacologie. — Le salep est un aliment léger, plutôt qu'un médicament. Il sert, en pharmacie, à préparer une gelée ainsi qu'un chocolat dits analeptiques et adoucissants. Sa poudre produit le même effet que la gomme, dans les potions et dans tous les liquides que l'on veut rendre mucilagineux.

§ 57. POUDRE DE SALSEPAREILLE.

Préparation. — La racine de salsepareille (*Smilax officinalis, syphilitica*, etc. H. B. K., Smilacées) doit être pulvérisée comme celle de guimauve. Le produit est passé au tamis de soie n° 140 (*Codex*).

Caractères. — Cette poudre est grise, faiblement odorante et d'une saveur mucilagineuse d'abord, puis légèrement âcre et amère. On y trouve une *huile volatile*, qui a été, de la part de Dorvault, l'objet de recherches inachevées, une *matière grasse*, une *résine âcre*, de la *salseparine* et une grande quantité d'*amidon*.

La *salseparine* (*Thubœuf*), découverte par Palotta et nommée par lui *parigline*, par Folchi *smilacine*, et par Batka *acide parallinique* est une substance neutre, cristalline, incolore et inodore. Elle est peu soluble dans l'eau froide, plus soluble dans l'eau et dans l'alcool bouillants, insoluble dans l'éther. Ses dissolutions produisent, par l'agitation, une mousse épaisse et persistante, qui est caractéristique. Elle est fixe, mais elle peut être entraînée par la vapeur de l'eau qui distille (*Béral*). L'acide sulfurique colore en *rouge* ses dissolutions.

Pharmacologie. — L'introduction de la salsepareille dans la matière médicale remonte au milieu du XVIe siècle. Vantée avec exagération, à l'origine, cette plante a vu diminuer grandement son crédit. Elle n'est point inerte assurément, mais son action physiologique n'a pas été complètement étudiée. On a, depuis longtemps, considéré la salseparine comme son élément actif; toutefois le fait n'est pas encore démontré.

La poudre de salsepareille est assez rarement employée. Il n'en est pas de même des médicaments que l'on prépare avec la racine coupée ou grossièrement concassée et dont les principaux sont la *tisane simple* de salsepareille, la *tisane de Feltz*, l'*apozème sudorifique*, l'*extrait* et le *sirop de salsepareille*, le *sirop de Cuisinier*, etc.

§ 58. POUDRE DE SCILLE.

Préparation. — On fait sécher à l'étuve, les squames de scille (*Urginea scilla* Steinh., Liliacées), on les pulvérise par contusion et on passe le produit au tamis de soie n° 120 (*Codex*).

Caractères. — La poudre de scille est rougeâtre, inodore et très amère. Marais en a retiré les principes suivants : *tannin, scillitine, matières colorantes jaune* et *rouge, sucre interverti, iode, sels, mucilage*, auxquels il faut ajouter la *scilline*, caractérisée récemment par MM. Riche et Rémont.

La *scillitine* est le principe actif de la scille. Elle est azotée, inscristallisable, hygrométrique, mais non déliquescente, soluble dans l'alcool, insoluble dans l'eau et dans l'éther. Sa saveur est très amère. Elle semble se combiner à l'acide acétique; toutefois, ses propriétés basiques ne sont pas encore nettement établies. Elle est vénéneuse.

La *scilline* est un composé ternaire, comparable à l'amidon soluble, à la gomme et à l'inuline, que les acides et, probablement, la diastase changent facilement en sucre. Elle est amorphe, spongieuse, d'un blanc jaunâtre, soluble en toutes proportions dans l'eau et fort peu dans l'alcool. Son pouvoir rotatoire, pris sur une solution aqueuse, à 5 p. 100, est égal à — 44°,73 en moyenne. Elle ne réduit pas la liqueur de Fehling et ne précipite ni l'acétate neutre de plomb, ni le sulfate ferrique. L'acide azotique ne la convertit pas en acide mucique (*Riche* et *Rémont*).

Pharmacologie. — La scille est émétique et considérée comme le plus efficace des diurétiques végétaux. Elle est fréquemment employée en poudre, que l'on divise le plus souvent avec du sucre ou avec toute autre substance inerte, pour atténuer son action irritante. Elle sert à préparer un certain nombre de médicaments officinaux, dont les plus importants sont : le *vin* et le *vinaigre scillitique*, les *sirops de scille*, simple et composé, le *mellite de scille*, l'*oxymel scillitique*, le *vin diurétique amer de la Charité* et le *vin diurétique de Trousseau* ou de l'*Hôtel-Dieu*.

La poudre de scille est hygrométrique; il faut l'enfermer très sèche dans des flacons bien bouchés et la renouveler souvent. MM. Bidle et Bibby conseillent d'y mélanger du sucre de lait (1/10 environ), pour assurer sa conservation. Ce soin est inutile.

§ 59. POUDRE DE SEMEN-CONTRA.

Préparation. — Le semen-contra (*Artemisia cina* Berg., *ramosa* Smith., Synanthérées) est mis en poudre comme l'anis vert et passé au tamis de crin n° 1 (*Codex*).

Caractères. — Les capitules du semen-contra d'Alep fournissent une poudre verdâtre, très aromatique et dont la saveur est fortement amère. Cette poudre contient, entre autres principes, de la *santonine* (V. p. 326), une *résine* et une *huile volatile*.

L'*essence* de semen-contra est de couleur jaune pâle; son odeur est forte et analogue à celle de la menthe poivrée; sa saveur est amère et brûlante. Traitée par l'iodure ioduré de potassium, elle fournit une masse cristalline d'aiguilles *vertes* et brillantes ayant pour composition $C^{20}H^{18}O^2$. $H^2O^2 + I[C^{10}H^{18}O. H^2O + I]$. Cette essence est formée de deux composés distincts, dont l'un, isomérique du térébenthène et nommé *cynène*, a pour formule $C^{20}H^{16}[C^{10}H^{16}]$ et l'autre $C^{20}H^{18}O^2[C^{10}H^{18}O]$ (*Kraut* et *Wahlforst*). Ce dernier, nommé *cynéol* par Wallach et Brass, est isomérique du bornéol. Il a pour densité 0,922 et bout à 176-177°. Il est optiquement inactif et il s'unit aisément aux acides chlorhydrique et iodhydrique. L'iodhydrate, traité par l'aniline, donne du *cynène* doué d'une agréable odeur de citron et bouillant à 181-182°. Le semen-contra renferme 8 p. 100 d'essence.

Pharmacologie. — Le semen-contra est le vermifuge végétal le plus employé. On le donne en poudre, en infusion ou en sirop. Son action physiologique diffère peu de celle de son principe actif, la santonine; elle est cependant compliquée des effets propres à l'huile essentielle.

Il est nécessaire de préserver la poudre de semen-contra de la radiation solaire, qui lui fait prendre une teinte rouge. On y réussit en la plaçant dans un endroit obscur, ou dans un flacon de verre noir ou jaune.

§ 60. POUDRE DE SÉNÉ.

Préparation. — On prépare la poudre de séné (*Cassia lenitiva* Bisch., *angustifolia* Vahl., etc., Légumineuses) comme celle de feuille de belladone et on la passe au tamis de soie n° 120 (*Codex*).

Caractères. — La poudre de feuille de séné est d'un gris verdâtre, douée d'une odeur faible et d'une saveur un peu nauséabonde. L'analyse chimique de ce médicament est encore incomplète. Lassaigne et Feneulle, qui s'en sont occupés les premiers, attribuaient son action médicinale à une substance qu'ils nommaient *cathartine* et qu'ils regardaient comme un corps défini.

Suivant MM. Dragendorff et Kubly, le principe purgatif du séné est l'*acide cathartique*, glucoside que l'on trouve, en partie libre et en partie combiné à la chaux et à la magnésie, et que l'acide chlorhydrique convertit en glucose et en *cathartogénine*. Les mêmes auteurs ont extrait du séné de l'acide *chrysophanique*, identique à celui que fournit la rhubarbe, et un sucre dextrogyre, infermentescible, auquel ils ont donné le nom de *cathartomannite*.

En 1872, M. Bourgoin a repris l'étude de la cathartine de Lassaigne et Feneulle et il a retiré de ce produit : l'*acide chrysophanique*, un *glucose* fermentescible dextrogyre et une substance incolore non étudiée qu'il nomme *chrysophanine*. Il conteste enfin l'existence de l'acide cathartique de MM. Dragendorff et Kubly.

Pharmacologie. — Le séné est un purgatif, dont l'usage a été enseigné par les Arabes. A dose faible, c'est un des laxatifs les meilleurs et les plus usités; à dose élevée, il purge énergiquement. On l'emploie quelquefois en poudre et plus souvent en infusion. Il entre dans la composition de la *médecine noire*, de la *tisane royale*, du *thé de Saint-Germain*, du *petit-lait de Weiss*, de l'*électuaire lénitif* et d'une foule d'autres médicaments.

§ 61. POUDRE DE STAPHISAIGRE.

Préparation. — Pour obtenir cette poudre, on prend des semences de staphisaigre (*Delphinium staphisagria* L., Renonculacées), on les sèche à l'étuve à 25°, comme les fruits d'anis, on les pulvérise par contusion et sans résidu, dans un mortier de fer. Le produit est passé à travers un tamis de crin n° 1 (*Codex*).

Caractères. — La poudre de staphisaigre est grise, huileuse, son odeur est nauséabonde, sa saveur âcre et amère. D'après Dragendorff et Marquis, elle contient quatre alcaloïdes : *delphinine, delphisine, delphinoïdine, staphisagrine.* On y trouve, en outre : un *acide volatil* cristallisable, une *huile fixe*, une *huile volatile*, une *matière résineuse*, etc.

La *delphinine* cristallise en prismes rhombiques fusibles à 191°,8, à peine solubles dans l'eau, beaucoup plus solubles dans l'éther, le chloroforme, le benzol et l'alcool absolu. Elle cause une sensation de brûlure sur la langue.

La *delphisine* forme des aiguilles fondant à 189°,2, moins soluble que la delphinine dans tous les liquides neutres. Elle est peut-être isomérique de ce dernier alcali.

La *delphinoïdine* est amorphe, à peine soluble dans l'eau, plus soluble que les précédentes dans leurs dissolvants. Elle fond à 152°.

La *staphisagrine*, moins étudiée, semble être un mélange de quatre alcalis amorphes. Elle est moins toxique que les autres (*Charalampi Kara-Stojanow*).

Pharmacologie. — On n'emploie la poudre de staphisaigre qu'à l'extérieur, à titre de parasiticide. Elle est très irritante et doit, par conséquent, être appliquée avec ménagement et seulement sur des surfaces très saines. L'infusé, la teinture et les pommades de staphisaigre ont été préconisées contre la gale.

§ 62. POUDRE DE STRAMONIUM.

Préparation. — On pulvérise les feuilles de stramoine (*Datura stramonium* L., Solanacées) comme celles de la belladone. On passe le produit au tamis n° 120 (*Codex*).

Caractères. — La poudre de feuille de stramonium est verte, un peu amère et répand une odeur vireuse désagréable. Son principe actif, nommé *daturine*, est un alcaloïde identique à l'atropine ou tout au moins son isomère, et qui répond dès lors à la formule $C^{34}H^{23}AzO^6 [C^{17}H^{23}AzO^3]$ (*Planta*). Schmidt la considère comme un mélange d'atropine, d'hyoscyamine, d'alcaloïdes amorphes et de produits de la décomposition des deux premiers.

La *daturine* cristallise en prismes très déliés, incolores, inodores, solubles dans 288 p. d'eau froide, dans 70 p. d'eau bouillante, dans l'alcool et dans l'éther. Sa saveur est amère et rappelle celle de la nicotine. Elle sature bien les acides, mais ses combinaisons salines sont incristallisables.

Pharmacologie. — D'après ce qui précède, la stramoine présente nécessairement une action physiologique analogue à celle de la belladone : elle est très vénéneuse, antispasmodique et mydriatique. On la prescrit rarement en poudre ou en infusion, mais on fait un usage fréquent de la teinture et de l'extrait de stramonium.

§ 63. POUDRE DE STROPHANTUS.

Préparation. — La partie employée est la semence des *strophantus hispidus*, *Kombé*, etc. (Apocynacées). On la pulvérise par contusion et on passe la poudre au tamis n° 100.

Caractères. — La poudre de strophantus est brune, inodore, douée d'une saveur d'abord douce, analogue à celle de la noisette et devenant promptement d'une amertume excessive. Elle contient une *huile fixe* (32 p. 100) jaune ou verte suivant l'origine de la semence, deux glucosides (*Catillon*), dont l'un a été nommé *strophantine* (0,5 à 5 p. 100), une *résine*, un *mucilage* (7 p. 100), un *albuminoïde* (2 p. 100) et de l'*acide kombique* (*Fraser*). Elle ne renferme aucun alcaloïde.

La *strophantine* a été isolée par Hardy et Gallois, en 1877, et étudiée ensuite par MM. Catillon, Bardet, Fraser, etc. On la prépare en précipitant par le tannin une solution aqueuse concentrée d'extrait alcoolique de strophantus. Le tannate, bien lavé, est trituré avec de l'oxyde de plomb, séché et épuisé avec de l'alcool à 84°. La solution, débarrassée de plomb par un courant d'acide carbonique, est additionnée d'éther. La strophantine se dépose, on la fait cristalliser dans l'alcool absolu.

La *strophantine* cristallise en aiguilles incolores, fusibles à 173°, ayant pour composition chimique $C^{31}H^{48}O^{12}$ (*Arnaud*), ou $C^{32}H^{26}O^{16}[C^{16}H^{26}O^8]$ (*Fraser*). Elle se dissout dans 4 p. d'alcool absolu chaud, dans 13 p. d'alcool absolu froid, dans 40 p. d'eau froide, et facilement dans la glycérine. Sa solution aqueuse est légèrement acide, elle mousse fortement et présente une amertume excessive. Elle dévie à droite le plan de polarisation de la lumière polarisée (*Catillon*).

Traitée par l'acide sulfurique à 10 p. 100, elle donne une solution incolore qui, chauffée entre 43 et 49° devient *verte*, puis *bleue*, *violette* et, après deux heures, d'un *noir violacé* (*Gerrard*).

Une trace de sesquichlorure de fer, ajoutée à une solution de strophantine acidulée par l'acide sulfurique, donne un précipité d'un *rouge brun*, qui, en une heure ou deux au plus, devient *vert* (*Helbing*).

L'acide phosphomolybdique produit lentement avec la strophantine une coloration *verte*, qui passe peu à peu au *bleu intense*. L'addition d'un alcali développe immédiatement la teinte bleue (*Fraser*).

Lorsqu'on abandonne à elle-même, pendant trois ou quatre jours une solution aqueuse d'extrait alcoolique de strophantus additionnée de 1 à 2 p. 100 d'acide sulfurique, il se forme sur les parois du flacon une abondante cristallisation de *strophantidine* et le liquide ambiant réduit le tartrate cupro-potassique. La strophantine est donc bien un glucoside. Il n'en est pas de même de la strophantidine, qui d'ailleurs est neutre, très amère, fort peu soluble dans l'eau, assez soluble dans les alcools éthylique et amylique et dans le chloroforme. Elle est toxique à l'égal de la strophantine (*Fraser*).

La strophantine ci-dessus décrite est celle du S. Kombé; celle qu'on retire du S. glabre est différente, elle est lévogyre et elle rougit au contact de l'acide sulfurique, au lieu de verdir (*Catillon*). Elle est identique à l'*ouabaïne* (*Arnaud*). Peut-être y a-t-il une troisième espèce de ce glucoside.

Dans l'aigrette qui surmonte la graine, Hardy et Gallois ont trouvé un principe immédiat possédant quelques-unes des propriétés des alcaloïdes, auquel ils ont donné le nom d'*inéine*.

Pharmacologie. — Le strophantus est un poison du cœur, dont l'action n'est pas identique à celle de la digitale. On ne l'emploie pas en nature; on se sert habituellement de sa teinture ou de son extrait alcoolique et, plus rarement de la strophantine que l'on administre alors en granules. Ce médicament étant doué d'une énergie considérable, il est nécessaire de le doser avec précision et de s'adresser toujours à la même espèce botanique. Le S. glabre contient environ 5 p. 100 de strophantine; le S. Kombé n'en renferme que 0,90 p. 100 au plus et le S. hispidus 0,60 p. 100 seulement. C'est le S. Kombé qui doit être présentement considéré comme officinal.

La teinture alcoolique a été préparée à des doses variant du 5me au 20me. Elle est si amère qu'on lui préfère généralement l'extrait alcoolique. On donne l'extrait et la strophantine sous forme de granules dosés à 1 milligramme, pour le premier, et à 1/10 de milligramme seulement pour le glucoside.

§ 64. POUDRE DE VALÉRIANE.

Préparation. — Pour préparer la poudre de valériane (*Valeriana officinalis* L., Valérianées), on crible la racine, pour séparer la terre, puis on la sèche à l'étuve vers 40°. On la pulvérise ensuite dans un mortier de fer couvert et on passe au tamis de soie n° 120 (*Codex*).

Caractères. — La poudre de valériane est grise, elle offre une odeur forte et désagréable, une saveur âcre et amère. Elle contient une *résine* d'une grande âcreté, une *huile volatile* complexe, principalement composée de *valérol* $C^{12}H^{10}O^2[C^6H^{10}O]$, auquel sont mélangés : un carbure d'hydrogène $C^{20}H^{16}$ $[C^{10}H^{16}]$ isomérique de l'essence de térébenthine (*bornéène*), un camphre semblable au camphre de Bornéo $C^{20}H^{18}O^2[C^{10}H^{18}O]$ (*bornéol*), et environ 5 p. 100 d'*acide valérianique*, formé aux dépens du valérol (*Gerhardt*).

On y trouve, en outre, de l'acide formique et de l'acide acétique libres (*Bruylants*) et deux alcaloïdes (*Waliszewski*).

Le *valérol* pur est liquide, incolore, insoluble dans l'eau, très soluble dans l'alcool et dans l'éther. Il possède une odeur de foin très faible, mais lorsqu'on le conserve au contact de l'air, il s'épaissit et se convertit en acide valérianique, dont l'odeur est désagréable. Il cristallise en prismes incolores, lorsqu'on abaisse sa température au-dessous de zéro, et les cristaux ne fondent qu'à + 20°. La potasse en fusion le transforme en acide valérique. L'acide sulfurique le dissout en se colorant en *rouge-sang*.

M. Bruylants regarde l'essence de valériane comme formée de 6 composés distincts : un hydrocarbure $C^{20}H^{16}[C^{10}H^{16}]$; un alcool $C^{20}H^{18}O^2[C^{10}H^{18}O]$; un éther simple $C^{40}H^{34}O^2[C^{20}H^{34}O]$ et trois éthers composés, engendrés, comme le premier, par oxydation de l'alcool, sous l'influence de l'ozone fourni par l'hydrocarbure.

Les deux alcaloïdes ont reçu les noms de *chatinine* et de *valérine*. La première est soluble dans l'éther, qui ne dissout pas la valérine; son chlorhydrate est facile à faire cristalliser (*Waliszewski*).

Pharmacologie. — La valériane est stimulante et antispasmodique. Elle est fréquemment employée sous forme de poudre et d'infusé; elle sert aussi à préparer une eau distillée, un extrait, un sirop et une teinture, sur la valeur absolue desquels la thérapeutique n'est pas complètement édifiée.

II. — POUDRES COMPOSÉES.

On donne le nom de poudre composée, aux médicaments qui résultent du mélange de plusieurs poudres simples. Leur composition est susceptible de varier à l'infini. On peut y introduire toutes les poudres simples, qui ne sont ni imprégnées de substances huileuses, ni trop hygrométriques. Les premières feraient rancir promptement le mélange, les secondes l'exposeraient à des fermentations multiples.

Préparation. — La préparation des poudres composées est soumise aux règles suivantes :

1° Réduire séparément, autant qu'il est possible, chaque substance en poudre ;

2° Donner à chaque poudre la même ténuité, afin d'obtenir un mélange homogène ;

3° Pulvériser, à l'aide des autres substances, les matières molles, telles que la muscade, la vanille, la myrrhe, le castoreum, etc. ;

4° Mélanger, avec le plus grand soin, toutes les poudres simples dans un mortier, puis les passer à travers un tamis peu serré (*Codex*).

L'utilité du premier précepte est évidente, les mêmes procédés de pulvérisation ne convenant pas à tous les médicaments. Relativement au second, il faut remarquer que, si le mélange comporte des matières minérales, celles-ci doivent être porphyrisées, pour mieux assurer leur égale répartition dans toute la masse.

Les substances huileuses et celles qui sont hygrométriques devraient être bannies de la formule des poudres complexes, auxquelles elles communiquent leur altérabilité.

Quand une poudre composée contient des substances de densité très inégale, il se produit avec le temps une séparation inévitable de ces substances. Il est nécessaire de remédier à cet inconvénient, en triturant la poudre à des intervalles peu éloignés.

Une ingénieuse machine de J. Baker (fig. 108) permet de tamiser et de mélanger exactement, en quelques minutes, tous les éléments d'une poudre composée.

D'autres machines, telles que celles des figures 109 et 110 servent aujourd'hui à comprimer les substances pulvérulentes. On les emploie notamment à souder entre elles les particules des poudres minérales, pour les transformer en pastilles lenticulaires auxquelles on a donné le nom de *tabloïdes*. Les tabloïdes sont d'importation anglaise ; on les prépare le plus souvent avec le chlorate de potasse, le borax, le nitre, parfois même avec des poudres composées.

Conservation. — Les poudres composées sont plus difficiles encore à conserver que les poudres simples. Non seulement l'air et l'humidité leur font éprouver les mêmes altérations qu'à celles-ci, mais il peut, en outre, arriver que leurs

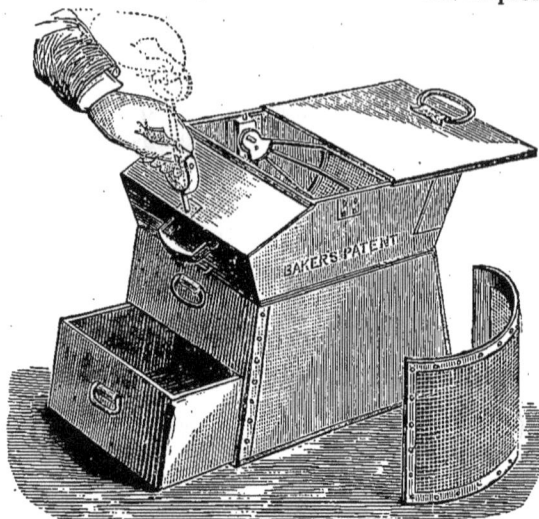

Fig. 108. — Machine à tamiser et à mélanger de J. Baker.

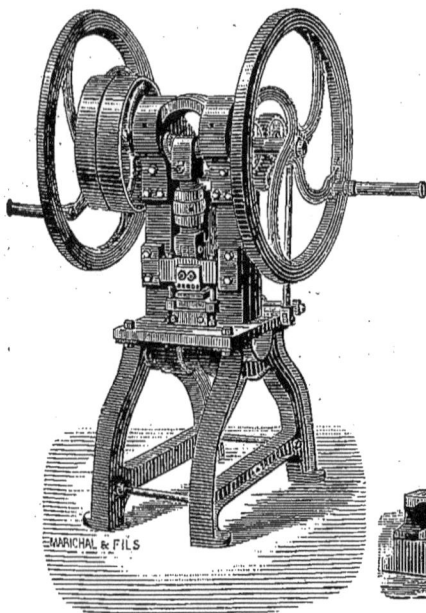

Fig. 109. — Machine à comprimer des poudres.

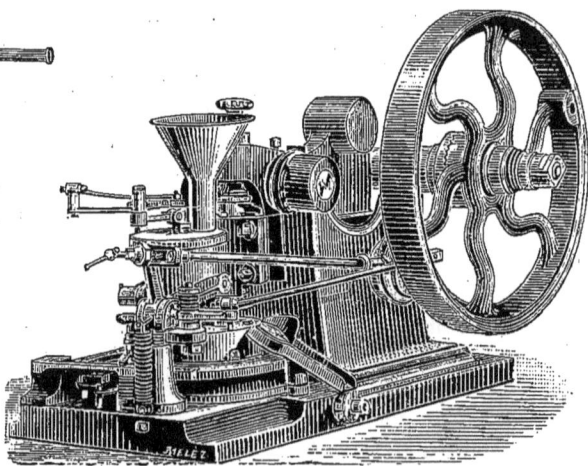

Fig. 110. — Machine à fabriquer les tabloïdes.

éléments réagissent les uns sur les autres et que ces actions chimiques modifient sensiblement la nature du mélange et, par suite, ses propriétés médicinales. Il est donc important de préparer ces médicaments en petite quantité à la fois et même de ne faire qu'au moment du besoin ceux qui doivent contenir des substances hygrométriques. ·

Un grand nombre de formules de poudres composées ont été inscrites au livre premier, à la suite des médicaments simples qui en constituent la partie active. Voici quelques autres formules, dont le temps a consacré l'usage et qui sont extraites de la pharmacopée légale.

POUDRE DE VANILLE SUCRÉE.

Préparation. — La vanille, molle de sa nature et ne pouvant être desséchée sans perdre une partie de son parfum, doit être pulvérisée au moyen d'un intermédiaire, qui est ordinairement le sucre. On prend les deux substances dans les proportions suivantes :

Vanille fine givrée.................................... 10 gr.
Sucre... 90

On divise la vanille en très petits fragments, on la triture avec le sucre et on passe au tamis n° 80 (*Codex*).

Caractères. — La poudre de vanille sucrée est reconnaissable à l'odeur et à la saveur agréables que lui communique un principe aromatique nommé *vanilline*. Elle contient, en outre, une *huile fixe*, une *résine*, du *tannin*, du *glucose* et du *lévulose*, etc.

La *vanilline* $C^{16}H^8O^6$ [$C^8H^8O^3$] (*Carles*) est l'aldéhyde méthylprotocatéchique (*Tiemann* et *Naarmann*). Elle cristallise en aiguilles blanches, à la surface des fruits, d'où on peut l'extraire au moyen de l'éther pur. On la prépare encore en oxydant soit l'eugénol $C^{20}H^{12}O^4$ [$C^{10}H^{12}O^2$], soit en dédoublant par hydratation la coniférine en glucose et en alcool coniférylique :

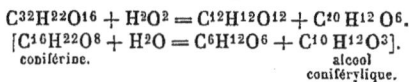

$$C^{32}H^{22}O^{16} + H^2O^2 = C^{12}H^{12}O^{12} + C^{40}H^{12}O^6.$$
$$[C^{16}H^{22}O^8 + H^2O = C^6H^{12}O^6 + C^{10}H^{12}O^3].$$
coniférine. alcool
coniférylique.

puis en oxydant l'alcool coniférylique au moyen du bichromate de potassium et de l'acide sulfurique :

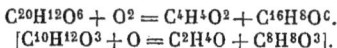

$$C^{20}H^{12}O^6 + O^2 = C^4H^4O^2 + C^{16}H^8O^6.$$
$$[C^{10}H^{12}O^3 + O = C^2H^4O + C^8H^8O^3].$$

La vanilline cristallise en aiguilles blanches, fusibles à 80°, volatiles à une température un peu plus élevée, peu solubles dans l'eau froide, mais très solubles dans l'eau bouillante, l'alcool et l'éther. Elle constitue le parfum de la vanille.

L'hydrogène naissant la métamorphose en *alcool vanillique* $C^{16}H^{10}O^6$ [$C^8H^{10}O^3$] ; les oxydants la changent en *acide vanillique* $C^{16}H^8O^8$ [$C^8H^8O^4$] ; au contact de la potasse fondante elle devient *acide protocatéchique* $C^{14}H^6O^8$ [$C^7H^6O^4$].

Le sesquichlorure de fer colore en *bleu* ses dissolutions.

Pharmacologie. — La poudre de vanille sucrée est plutôt un condiment qu'un médicament. Elle prend, en vieillissant, une odeur et une saveur désagréables, par suite de l'altération de l'huile fixe qu'elle contient.

On évite aujourd'hui cet inconvénient en remplaçant la vanille par la vanilline, d'après la formule suivante :

Vanilline.. 2 gr.
Alcool à 90°... Q. S.
Sucre pulvérisé............... .... 98 gr.

On dissout la vanilline dans le moins d'alcool possible et on mélange la solution au sucre (*Codex*).

Avant d'employer la vanilline, il est bon de vérifier sa pureté. On la falsifie quelquefois avec l'acide benzoïque. Pour déceler le mélange, on recourt au microscope : la vanilline cristallise en aiguilles, l'acide benzoïque en lamelles. Ensuite, on dissout le produit dans une solution faible de carbonate sodique ; on neutralise et on recherche avec le sesquichlorure de fer le précipité brun caractéristique de l'acide benzoïque. Enfin, le benzoate de fer, délayé dans de l'acide sulfurique faible et additionné d'un fragment de magnésium donne, par réduction, de l'aldéhyde benzylique reconnaissable à son odeur caractéristique.

POUDRE DENTIFRICE AU CHARBON.

Poudre de charbon végétal... 200 gr.
— de quinquina........ 100
Essence de menthe poivrée... 1
(*Codex*.)

POUDRE DIURÉTIQUE.

Poudre d'azotate de potassium 10 gr.
— de gomme arabique... 60
— de guimauve......... 10
— de réglisse.......... 20
— de sucre de lait...... 60
10 grammes par litre d'eau.
(*Codex*.)

M. Gacon a formulé une poudre plus simple, entièrement soluble dans l'eau :

Bicarbonate de sodium.......... 4 gr.
Nitrate de potassium.............. 1
Glycyrrhizate d'ammoniaque...... 0,05
Pour 1 litre d'eau.

Ce médicament diffère beaucoup de celui du Codex ; il est alcalin et dépourvu des propriétés diurétiques du lactose.

POUDRE DE DOVER.

Poudre d'ipécacuanha opiacée.

Poudre de nitrate de potassium.................. 40 gr.
Poudre de sulfate de potassium.................. 40
Poudre d'ipécacuanha....... 10 gr.
Opium officinal séché et pulv. 10
(*Codex*.)

POUDRE STERNUTATOIRE.

Feuilles sèches d'asarum..... 100 gr.
— de bétoine.... 100
Feuilles sèches de marjolaine. 100 gr.
Fleurs sèches de muguet..... 100
On pile au mortier de fer et on passe au tamis de crin n° 3 (*Codex*.)

CHAPITRE XIX

PULPES

Les pulpes sont des médicaments de consistance molle, que l'on obtient en réduisant en pâte le parenchyme des végétaux. Elles sont aux plantes succulentes ce que les poudres sont aux matières sèches. Elles contiennent les sucs, les cellules et les vaisseaux des plantes, à l'exclusion des fibres ligneuses. Leur composition est extrêmement complexe et elle varie nécessairement, d'après la nature des substances qui les fournissent.

Préparation. — On prépare ces médicaments avec ou sans l'intervention de la chaleur.

1° *A froid*. On pulpe à froid les feuilles, les tiges, les fleurs et les fruits, dont les cellules gorgées de sucs offrent peu de résistance à la division. On opère, suivant la texture des plantes, d'après l'un des trois procédés ci-après:

a. On *contuse* les végétaux à tissu mou et lâche, puis on fait passer le produit à travers un tamis de crin (V. *Pulpation*, page 6). On prépare ainsi les *pulpes de ciguë* et de *rose rouge*, celles de toutes les *feuilles* et *fleurs fraîches*, en général, et en particulier celles des *plantes aromatiques* et *antiscorbutiques*, dont la chaleur volatiliserait les principes actifs.

b. On *râpe* les *racines*, les *tubercules* et les *fruits*, dont la cohérence ne permettrait pas une division facile au mortier. Ce mode fournit les *pulpes de carotte*, d'*ail*, de *pommes de terre*, de *scille*, d'*oignon*, etc.

c. On laisse *fermenter* avec un peu de vin blanc, pour les attendrir, les *cynorrhodons* (réceptacles charnus des fruits du rosier sauvage) préalablement mondés; puis on pulpe, aussitôt que la consistance du produit le permet. Ce procédé est spécial au fruit du rosier; il n'a pas encore reçu d'autre application.

Toutes les pulpes préparées à froid, et surtout celles que donne la rasion, ont le défaut d'être peu liées ; au bout d'un temps très court, le suc qu'elles contiennent surnage les débris végétaux précipités par leur densité plus considérable. On ne doit donc avoir recours à cette méthode, qu'autant que l'exigent la composition chimique de la pulpe et l'usage auquel on la destine.

2° *A chaud*. On fait intervenir la chaleur, toutes les fois qu'elle n'altère pas les principes utiles des plantes. Sous son influence, les éléments cellulaires mucilagineux et amylacés se gonflent, l'albumine se coagule et les modifications physiques qu'éprouvent ces substances augmentent d'une manière avantageuse la consistance et la liaison des pulpes. On peut procéder de deux manières, pour chauffer les médicaments à pulper :

1° On expose à la *vapeur* de l'eau en ébullition, dans un vase fermé, les végétaux placés sur un diaphragme quelconque percé de trous. Ce traitement suffit pour ramollir d'une manière suffisante les *pruneaux*, les *dattes*, les *jujubes*, les *bulbes de lis* et de *scille*, les *racines de guimauve* et d'*aunée*, etc. ;

2° On est obligé de faire *bouillir* ou *digérer* avec un peu d'eau les *substances sèches*, et celles que l'action de la vapeur d'eau pourrait fluidifier au point de les faire passer au travers des ouvertures du diaphragme. Cette méthode est employée pour la *casse* et pour le *tamarin*.

Il ne faut parler que pour mémoire du procédé qui consiste à placer les végétaux dans des cendres chaudes ; il produit une cuisson très imparfaite et il expose à brûler plus ou moins profondément la partie externe des médicaments ; il doit être entièrement proscrit.

La coction des plantes, dissipant leurs huiles volatiles, leur fait perdre souvent toute efficacité ; c'est ainsi qu'elle rendrait inertes les *pulpes de ciguë*, de *cresson*, de *cochléaria*, etc. Mais, dans certains cas, on recherche précisément cet effet ; c'est de cette manière qu'on peut rendre émollientes les pulpes d'ail et d'oignon, qui, préparées à froid, sont très irritantes. Il est donc indispensable de choisir judicieusement le mode de préparation d'une pulpe médicamenteuse, la méthode devant varier, pour le même végétal, selon les effets que l'on veut obtenir.

Conservation. — Les pulpes sont des médicaments très altérables, pour la plupart. La présence du sucre, de l'amidon et des autres principes fermentescibles, rend leur décomposition très rapide. Cette altérabilité est la principale raison de la défaveur qui s'attache de plus en plus à ces préparations. Les pulpes de casse et de tamarin, que l'on obtient par digestion et que l'on amène ensuite à consistance d'extrait, sont à peu près les seules sur la conservation desquelles on puisse compter et aussi les seules dont l'usage soit un peu fréquent.

En général, il faut préparer les pulpes au moment du besoin.

PULPE DE CAROTTE.

On obtient la pulpe de racine de carotte au moyen de la râpe.

On prépare de même les *pulpes de bulbes d'ail*, de *lis*, d'*oignon* et de *scille*, et celle de *tubercules de pommes de terre* (Codex).

PULPE DE CASSE.

On prend, l'une après l'autre, des gousses de casse, on appuie l'une de leurs sutures sur un point résistant et on frappe quelques coups secs sur la partie opposée, pour ouvrir le fruit dans toute sa longueur. On enlève avec une spatule la pulpe, les semences et les cloisons intérieures. On met le produit recueilli dans un pot de faïence ou de porcelaine, avec une quantité suffisante d'eau et on fait digérer au bain-marie, en remuant de temps en temps, jusqu'à ce que la masse soit bien également ramollie. On la pulpe alors sur un tamis de crin et on évapore, au bain-marie, en consistance d'extrait mou (Codex).

PULPE DE CIGUË.

On réduit en pâte fine, par contusion dans un mortier de marbre, les feuilles fraîches de grande ciguë et on pulpe à travers un tamis de crin.

On prépare de la même manière les pulpes de toutes les autres *feuilles* ou *fleurs fraîches* (Codex).

PULPE DE PRUNEAUX.

Ou expose les pruneaux sur un diaphragme à l'action de la vapeur d'eau, jusqu'à ce qu'ils soient complètement ramollis. On rejette les noyaux, on épiste la chair du fruit dans un mortier de marbre et on pulpe à travers un tamis de crin. La même méthode sert à préparer les pulpes de *dattes* et de *jujubes* (Codex).

PULPE DE TAMARIN.

On met la pulpe brute de tamarin dans un pot de porcelaine, on y ajoute un peu d'eau et on fait digérer au bain-marie, en agitant de temps à autre, jusqu'à ce que la masse soit également ramollie. On la pulpe ensuite, pour en séparer les noyaux et les filaments du fruit et on évapore au bain-marie à consistance d'extrait mou (Codex).

CHAPITRE XX

SUCS

On appelle sucs, en pharmacie, les produits liquides et quelquefois solides, que l'on retire des cellules végétales. Par analogie, cette définition doit être étendue aux produits renfermés dans les tissus des animaux.

Les sucs présentent une très grande variété de composition et de propriétés. La multiplicité des combinaisons qu'on y rencontre, et la délicatesse des réactions susceptibles de mettre ces combinaisons en évidence rendent leur étude chimique généralement difficile.

I. — SUCS ANIMAUX.

§ 1. AXONGE.

Préparation. — Pour préparer l'axonge, on prend la panne du porc (*Sus scrofa* L., Mammifères Pachydermes), on en retranche la membrane qui la recouvre, ainsi que les parties rouges qui peuvent y adhérer. On la coupe ensuite par morceaux, on l'écrase dans un mortier de marbre et on la chauffe au bain-marie, jusqu'à ce qu'elle soit complètement fondue et claire. On la passe alors à travers un linge serré.

Le liquide, agité modérément avec une spatule, jusqu'à ce qu'il soit devenu blanc et opaque, est coulé dans des pots, que l'on remplit entièrement (*Codex*).

Il est indispensable de remuer doucement l'axonge, pendant son refroidissement; sans cette précaution elle se sépare, dans le vase qui la contient, en deux parties inégalement constituées: la stéarine cristallise à la périphérie, où la température s'abaisse plus rapidement, tandis que l'oléine occupe la partie centrale. Il faut alors mélanger à froid ces deux parties, pour avoir de l'axonge homogène et de consistance convenable; mais, en opérant ce mélange, on introduit dans le produit de l'air, c'est-à-dire le principe que l'on redoute le plus. Mieux vaut éviter cet inconvénient.

Caractères. — L'axonge bien préparée doit être très blanche, demi-dure, neutre et dépourvue d'odeur désagréable. Elle est très soluble dans l'éther, le chloroforme, les huiles fixes et volatiles, le sulfure de carbone, et peu soluble dans l'alcool. Elle fond vers 30°. Sa densité est 0,938 à 15°. Elle rancit rapidement, au contact de l'air, surtout quand on élève sa température.

Elle contient environ 62 $^o/^o$ d'oléine $C^6H^2 (C^{36}H^{34}O^4)^3 [C^3H^5(OC^{18}H^{33}O)^3]$,

32 p. 100 de palmitine (C⁶H² (C³²H³²O⁴)³ [C³H⁵ (OC¹⁶H³¹O)³] et de stéarine C⁶H²(C³⁶H³⁶O⁴)³ [C³H⁵ (C¹⁸H³⁵O)³]. Elle a, dès lors, les propriétés chimiques de ces corps gras.

Essai. — L'axonge est rarement fraudée par addition d'*eau*, de *sels minéraux* ou de substances organiques telles que *résidus amylacés, gelées*, etc. Mais l'Amérique en exporte de grandes quantités, qui sont fréquemment mélangées d'*huile* ou de *margarine de coton*.

' La dessiccation à l'étuve, suivie d'une pesée exacte, indiquerait la présence de l'*eau*. Par l'incinération au rouge sombre, on isolerait les *sels minéraux* (plâtre, alun, etc.). Enfin, par la dissolution du corps gras dans l'éther ou dans la ligroïne, et la dessiccation du résidu insoluble, on saurait s'il existe une *matière organique* dont les réactifs préciseraient ensuite la nature.

La recherche de l'huile ou de la margarine de coton est plus délicate, et basée sur quelques réactions chimiques :

1° On chauffe pendant dix minutes, au bain-marie et en agitant fréquemment, 5 parties d'axonge fondue, 20 centimètres cubes d'alcool absolu et 3 centimètres cubes de solution de nitrate d'argent dans l'alcool absolu (1/125). Le nitrate est réduit par l'huile de coton et colore le liquide en *brun* plus ou moins noir. Le corps gras, refroidi, reste brun et donne avec l'éther une solution colorée de la même manière (*Becchi*) ;

2° A 25 parties d'axonge suspecte fondue, on ajoute 25 centimètres cubes d'une solution tiède (35°) d'acétate neutre de plomb à 50/100, puis 5 centimètres cubes d'ammoniaque pure à 1,18. On agite vivement, jusqu'à émulsion stable et homogène. Au bout de vingt-quatre heures, le mélange a pris une teinte d'un rouge orangé s'il contient de l'huile de coton ; il est blanc dans le cas contraire (*Labiche*) ;

3° On pèse, dans un verre, 20 grammes d'axonge fondue ; lorsque sa température est revenue à 30°, on y ajoute 20 grammes d'acide sulfurique à 1,836, et on agite vivement avec le thermomètre, sans sortir son réservoir du liquide. On note l'échauffement maximum du mélange ; il doit être de 35° si l'axonge est pure, et notablement plus élevé dans le cas de la présence de l'huile de coton.

On peut noter encore que l'axonge doit donner une déviation de —12°,5 à l'oléo-réfractomètre Amagat et Jean, à la température de 45°. Toute déviation différente est l'indice d'une falsification.

Pharmacologie. — L'axonge est adoucissante et employée comme telle au pansement des vésicatoires, des plaies et des surfaces irritées, en général. Elle sert de base à beaucoup de pommades ; elle fait également partie de nombreuses formules d'onguents et d'emplâtres. Pour tous ces usages, elle doit être parfaitement neutre, c'est-à-dire récemment préparée et soigneusement préservée de l'action oxydante de l'air.

Plusieurs moyens ont été proposés pour assurer sa conservation. Deschamps a conseillé de la chauffer avec une substance résineuse : *benjoin* ou *bourgeons de peuplier*. Le Codex, adoptant la première substance, prescrit d'ajouter 5 grammes de teinture de benjoin par kilogramme d'axonge fondue. Le produit porte le nom d'*axonge benzoïnée*. Les bourgeons de peuplier préservent peut-être mieux l'axonge que ne le fait le benjoin, mais ils ont l'inconvénient de lui communiquer une couleur verdâtre, qui passe au rouge orangé au contact des alcalis. Soubeiran se servait du baume avec lequel on a préparé le sirop de Tolu. Le résultat est aussi satisfaisant, au point de vue de la stabilité du corps gras.

M. Hirzel a recommandé le moyen suivant :

Axonge récente...	7000 gr
Sel marin..................,..............................	20
Alun pulvérisé....................,.....................	1

On chauffe le tout ensemble, jusqu'à ce qu'il se forme, à la surface, une écume composée d'albumine coagulée, de membranes, etc. On enlève cette écume, puis on laisse refroidir la graisse, devenue claire et transparente ; on la lave ensuite en la malaxant à plusieurs reprises avec de l'eau, jusqu'à ce qu'elle n'ait plus de saveur salée. Enfin, on la tient en fusion à une douce température, pour faire évaporer l'eau qu'elle contient et lui rendre sa transparence.

M. Rother préfère la digestion avec le *styrax*, dont une très faible quantité assure la conservation du produit.

§ 2. BEURRE.

Préparation. — On retire le beurre du lait, par des procédés spéciaux, que le pharmacien n'a point occasion d'appliquer dans son laboratoire.

Purification. — Mais il est indispensable de purifier le beurre du commerce, qui contient toujours de la *caséine* et du *lait interposés*, et souvent du *sel marin*.

On débarrasse le beurre de ces substances, en le malaxant, à plusieurs reprises, avec de l'eau distillée froide, jusqu'à ce que celle-ci ne soit plus trouble et qu'elle ne précipite plus par le nitrate d'argent.

Caractères. — Le beurre pur offre une couleur d'un jaune pâle, une saveur particulière et une odeur faible lorsqu'il est récent. Il fond vers 34°. Sa densité est 0,912 à 38°. Il se dissout dans 28 fois son poids d'alcool, et en toutes proportions dans l'éther et les hydrocarbures. Il rancit très promptement au contact de l'air, surtout s'il n'a pas été lavé avec soin ; sa nuance devient d'abord plus foncée, puis il se décolore entièrement. Cette altération est d'ordre purement chimique. Elle est favorisée par l'eau, par l'air et la lumière, par les acides formés. Le plus important des acides résultant de cette oxydation est l'acide formique (*Duclaux*).

Chevreul y avait découvert six glycérides : la *stéarine*, la *palmitine*, l'*oléine*, la *butyrine*, la *caprine* et la *caproïne*. M. Heintz en a retiré, depuis, de la *myristine* et un autre corps gras, dont il a isolé un acide qu'il nomme *acide butique*, et auquel il assigne la formule $C^{40}H^{40}O^4$ [$C^{20}H^{40}O^2$]. La *capryline* et l'*arachine* y ont également été signalées.

Sa composition chimique varie sous diverses influences ; les chiffres suivants la représentent en moyenne :

Stéarine, oléine, palmitine............................	93,00
Butyrine....................................	4,40
Caproïne.................................	2,50
Capryline, caprine, myristine.....................	0,10
Total	100,00

Essai. — Le beurre peut être surchargé d'*eau*, de *sel marin*, de *matières amylacées*, de *caséine* et de *graisses étrangères*, au premier rang desquelles se place le produit nommé margarine.

La recherche de l'eau, du sel et des matières amylacées peut être faite comme il est dit à propos de l'axonge. On caractérise avec l'iode toutes les fécules.

Pour déceler la *caséine*, on dissout le beurre dans la ligroïne, on recueille le résidu sur un filtre, on le lave à la ligroïne et on y dose l'azote. Le chiffre trouvé, rapporté à 100 et multiplié par 6,25, donne, approximativement, la proportion de la caséine.

Lorsqu'il y a mélange de *matières grasses étrangères*, on recourt d'abord à la détermination des constantes physiques, puis on dose les acides fixes et surtout les acides volatils.

A l'état pur, sa déviation à l'oléo-réfractomètre est de —35°. Celle de la margarine est de —15°. Le mélange peut donc être sûrement décelé par cet examen.

On dose les acides fixes en saponifiant 3 grammes de beurre avec une solution alcoolique de soude caustique au bain-marie. On évapore à sec, on redissout dans l'eau, on décompose le savon par l'acide sulfurique, on isole les acides gras refroidis, on les sèche et on les pèse. Leur poids ne doit pas excéder 90 p. 100.

Pour déterminer les acides volatils, on saponifie de la même manière $2^{gr},50$ de beurre, on évapore à sec et on redissout dans 50 centimètres cubes d'eau. On ajoute au liquide 20 centimètres cubes d'acide phosphorique à 20 p. 100 et on distille, pour retirer 50 centimètres cubes de liquide acide, qu'on titre avec la soude décinormale. Le beurre pur doit exiger $12^{cc},6$, au moins, de liqueur alcaline pour sa neutralisation (*Reichert*). A noter que le beurre rance en absorbera beaucoup plus et que, par suite, la méthode n'a toute sa valeur que pour les beurres non altérés.

Nombre d'autres moyens ont été indiqués pour vérifier la pureté du beurre. Parmi les plus simples, il faut placer l'examen microscopique des débris qui flottent dans le produit en fusion. Ceux du beurre pur sont amorphes; ceux du beurre additionné de margarine sont formés par du tissu conjonctif aisé à reconnaître (*Collin*).

D'un autre côté, on verse dans un tube bouché, jaugé à 10 centimètres cubes, $1^{cc},5$ de sirop de sucre saturé. On plonge le tube dans de l'eau à 45°, on y introduit du beurre jusqu'au trait de jauge, on bouche, on mélange par agitation, puis on fait tourner le tube en fronde, au bout d'une ficelle, pendant quelques instants. Le beurre pur reste *limpide;* l'émulsion blanchâtre qui s'est formée est volumineuse et bien séparée. S'il est margariné, la matière grasse est *laiteuse*. Les beurres salés se comportent comme les beurres frais (*Lezé*).

M. Scheffer a constaté que 1 gramme de beurre pur se dissout dans 3 centimètres cubes d'un mélange formé de 4 volumes d'alcool amylique et de 6 volumes d'éther à 0,725. A part l'acide oléique et quelques huiles, les autres corps gras exigent une plus grande quantité de liquide pour se dissoudre.

Pharmacologie. — Le beurre possède un grain très fin, qui le fait souvent rechercher pour la préparation des pommades ophtalmiques. Les anciens pharmacologistes s'en servaient fréquemment, et recommandaient de le laver à l'eau de rose avant de l'appliquer aux usages pharmaceutiques. L'eau pure fournit un lavage tout aussi satisfaisant.

§ 3. BILE DE BŒUF.

Préparation. — On emploie la bile de bœuf sous forme d'extrait, en pharmacie.

Pour préparer cet extrait, on purifie la bile naturelle en la faisant passer à travers une étoffe de laine, puis on évapore au bain-marie le produit filtré, jusqu'à ce qu'il offre une consistance ferme (*Codex*).

Caractères. — La bile de bœuf est un liquide filant, soluble dans l'eau, et dont la réaction est généralement alcaline. Elle a pour densité moyenne 1,02. Sa saveur est amère, sa couleur verte, brune ou jaune, son odeur légèrement musquée. Elle contient 12 à 13 p. 100 de principes solides, au nombre desquels se trouvent : les *acides taurocholique* et *glycocholique*; un pigment, la *biliverdine*; un alcool, la *cholestérine*; un alcaloïde, la *choline*; des substances grasses, *oléine, stéarine, palmitine, lécithine*, et des *sels minéraux*.

L'*acide glycocholique* $C^{52}H^{43}AzO^{12}$ [$C^{26}H^{43}AzO^6$] cristallise en aiguilles déliées, incolores, dont la saveur est à la fois amère et sucrée. Il est soluble dans l'alcool concentré; l'éther et l'eau froide n'en dissolvent que des traces. Il est dextrogyre (+ 29°). Lorsqu'on le fait bouillir avec un excès de potasse caustique, il se dédouble en *glycocolle* et en *acide cholalique* $C^{48}H^{40}O^{10}$ [$C^{24}H^{40}O^5$]. Il est combiné à la soude, dans la bile de tous les animaux.

L'*acide taurocholique* $C^{52}H^{45}AzO^{14}S^2$ [$C^{26}H^{45}AzO^7S$] est également uni à la soude. Il est déliquescent, très acide, dextrogyre (+ 25°), facilement soluble dans l'alcool et dans l'éther. La chaleur l'altère très rapidement. Les alcalis le transforment en *acide cholalique* et en *taurine* $C^4H^7AzO^6S^2$ [$C^2H^7AzO^3S$].

La *biliverdine* $C^{32}H^{20}Az^2O^{10}$ [$C^{16}H^{20}Az^2O^5$], matière colorante verte, est insoluble dans l'éther et dans le chloroforme, soluble dans l'alcool, auquel elle communique une nuance d'un très beau vert. On peut la dériver de la bilirubine, par oxydation.

La *cholestérine* $C^{52}H^{44}O^2 + H^2O^2$ [$C^{26}H^{44}O + H^2O$] est un alcool monoatomique (*Berthelot*), qui forme la presque totalité des calculs biliaires. Elle cristallise en lames nacrées, incolores, insipides et plus lourdes que l'eau : D=1,046 (*C. Méhu*). Elle est soluble dans l'alcool bouillant, dans l'éther, dans l'huile de pétrole, dans le chloroforme et dans les taurocholates. Quand on la déshydrate au moyen de l'acide phosphorique, on obtient un carbure d'hydrogène $C^{52}H^{42}[C^{26}H^{42}]$, auquel on a donné le nom de *cholestérylène*. Elle est sinistrogyre, fusible à 137°, volatile à 350°. M. Schiff lui reconnaît deux réactions caractéristiques: chauffée avec un peu d'acide azotique et desséchée, elle se colore en *rouge* au contact de l'ammoniaque; desséchée en présence d'un mélange d'acide chlorhydrique ou sulfurique (2 à 3 volumes) et de solution de perchlorure de fer peu concentrée (1 volume), elle prend une belle teinte *violette*.

La *choline* $C^{10}H^{13}AzO^2 [C^5H^{13}AzO]$ est une base identique à l'alcaloïde retiré du tissu nerveux et nommé *névrine* par Liebreich. C'est de l'hydrate d'hydroxétylène triméthylammonium.

La *lécithine*, découverte par Gobley, est une combinaison de névrine avec les acides phosphoglycérique, oléique et palmitique. Elle remplit à la fois les fonctions d'alcali, d'acide et d'éther. Elle est, par conséquent salifiable et saponifiable.

Pharmacologie. — La bile de bœuf est un alcalin analogue aux savons, sous le rapport médical comme au point de vue chimique. Elle était autrefois très employée, à titre d'agent digestif, dans les cas d'insuffisance de la sécrétion hépatique. On n'en fait aujourd'hui que très rarement usage.

§ 4. BLANC DE BALEINE.
Cétine, spermacéti.

Préparation. — On retire le blanc de baleine du liquide huileux contenu dans les vastes cavités de la tête du cachalot. Pour l'obtenir, on laisse refroidir l'huile et on soumet à la presse le magma solide qui s'est déposé.

Purification. — Le produit ainsi obtenu retient toujours un peu d'*huile*. On le purifie en le faisant chauffer au bain-marie, avec une solution faible de potasse caustique. On sépare le blanc de baleine, on le lave et on le fond pour le dessécher.

Caractères. — Le blanc de baleine est solide, flexible, très peu altérable, d'apparence cristalline et nacrée. Il est insoluble dans l'eau, soluble dans l'alcool, l'éther et les corps gras. Il fond à 49° et se volatilise à 360°. On peut le pulvériser en y ajoutant quelques gouttes d'alcool. Il est principalement constitué par un éther appelé *cétine* $C^{64}H^{64}O^4 [^{32}H^{64}O^2]$, qui représente une combinaison d'acide palmitique avec un alcool $C^{32}H^{34}O^2$ $[C^{16}H^{34}O]$, auquel M. Chevreul a donné le nom d'*éthal*, transformé depuis en celui d'*alcool cétylique* :

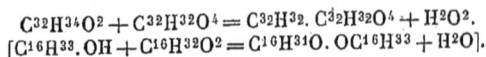

$$C^{32}H^{34}O^2 + C^{32}H^{32}O^4 = C^{32}H^{32}. C^{32}H^{32}O^4 + H^2O^2.$$
$$[C^{16}H^{33}.OH + C^{16}H^{32}O^2 = C^{16}H^{31}O. OC^{16}H^{33} + H^2O].$$

Suivant M. Heintz, la composition du blanc de baleine est complexe; elle est représentée par un mélange d'éthers cétyliques, formés par les *acides palmitique, stéarique, coccinique, myristique* $C^{28}H^{28}O^4$ [$C^{14}H^{28}O^2$] et *laurostéa-rique* $C^{24}H^{24}O^4$ [$C^{12}H^{24}O^2$].

Pharmacologie. — De tous les corps gras employés en pharmacie, le blanc de baleine est le moins altérable. On l'a quelquefois administré à l'intérieur, sous forme d'émulsion, en qualité d'adoucissant. Son seul usage, aujourd'hui, est de servir à la préparation du *cold-cream*, de quelques pommades et de papiers épispastiques auxquels il communique un brillant tout particulier.

Essai. — La falsification la plus habituelle du blanc de baleine consiste à y mélanger des graisses telles que le *suif*, et surtout l'*acide stéarique*.

On reconnaît le *suif* à l'abaissement du point de fusion et à la diminution de l'éclat propre à la cétine. Pour découvrir l'*acide stéarique*, on liquéfie 10 grammes de cétine suspecte, on y mélange de l'ammoniaque, par agitation, et on laisse refroidir. L'acide stéarique a formé un savon ammoniacal qu'on dissout dans l'eau, et qu'on décompose par l'acide chlorhydrique : l'acide stéarique se dépose.

§ 5. CIRE D'ABEILLE.

Préparation. — Cette substance est une sécrétion fournie par les abeilles et qui n'a besoin que d'être purifiée.

Purification. — Pour opérer cette purification, on fond les alvéoles des abeilles au bain-marie, dans un peu d'eau, et on verse le liquide dans des moules. Le produit prend le nom de *cire jaune*.

La *cire blanche* peut être obtenue de plusieurs manières :

1° On divise la cire en lames très minces, que l'on expose à l'air et à la lumière, sur des toiles ou sur des claies. L'oxygène, l'ozone peut-être, se combinent à la matière colorante et la décolorent (*Lewy*) ;

2° On fait fondre la cire avec une petite quantité d'acide sulfurique étendu et de nitrate alcalin ; il se forme de l'hypoazotide, qui blanchit la cire, en oxydant son principe colorant ;

3° On s'est servi également du chlore et des hypochlorites. Mais ces agents ont l'inconvénient de donner naissance à des produits chlorés, qui restent mélangés à la cire et qui rendent son emploi pharmaceutique impossible.

Caractères. — La cire *jaune* est aromatique et fusible à 62 ou 63°. *Blanche,* elle est à peu près inodore et elle fond à 65°. Qu'elle soit ou non colorée, la cire est insoluble dans l'eau, soluble dans le chloroforme chaud, dans les corps gras et dans les huiles volatiles. Sa densité est 0,962. Elle est principalement composée d'*acide cérotique* (*cérine*) et d'*éther mélissipalmitique* (*myricine, palmitate de myricyle*) (*Brodie*), auxquels il faut ajouter une petite proportion de *céroléine* (*Lewy*), des *acides* de la série *oléique* et des carbures tels que l'*heptacosane* normal $C^{54}H^{50}$ [$C^{27}H^{50}$] et l'*hentriacontane* $C^{62}H^{64}$ [$C^{31}H^{64}$] (*Nafzger, Schwalb*), dans des proportions à peu près constantes (*A. et P. Buisine*).

L'*acide cérotique* $C^{54}H^{54}O^4$ [$^{27}H^{54}O^2$] est solide, fusible à 78°, soluble dans l'alcool bouillant. Il se volatilise sans décomposition, lorsqu'il est pur, et il sature bien les alcalis. Sa proportion, dans la cire, varie de 13,6 à 15,5 p. 100 (*A. et P. Buisine*).

L'*éther mélissipalmitique* est un corps gras, qui fond à 70°; il est soluble dans l'éther et à peu près insoluble dans l'alcool. Quand on le traite par une solution alcoolique de potasse, il se dédouble en acide palmitique et en *alcool mélissique* $C^{60}H^{60}.H^2O^2[C^{30}H^{61}.OH]$. L'acide palmitique forme 33 à 34 p. 100 du poids de la cire (*A. et P. Buisine*).

Les *acides* de la série *oléique* représentent de 9 à 12 p. 100 et les *carbures* de 12,5 à 14 p. 100 du poids de la cire. Les *alcools*, calculés en alcool mélissique, équivalent à 52,5-56,5 p. 100 du même poids (*A. et P. Buisine*).

La *céroléine* est molle, acide, fusible à 28°,5. Elle se dissout, à froid, dans l'alcool et dans l'éther. La cire en contient 4 à 5 p. 100 de son poids (*Lewy*). Gerhardt ne regarde pas cette substance comme un corps parfaitement défini.

Essai. — La cire est quelquefois fraudée avec l'*acide stéarique*, le *suif*, la *paraffine*, la *résine de pin*, la *cire du Japon* et la *cérésine* (cire minérale). La recherche de ces falsifications est assez délicate.

On doit regarder comme impure, toute cire qui offre une densité supérieure ou inférieure à 0,962 et dont le point de fusion s'éloigne sensiblement de 62 ou de 65°.

Pour reconnaître la présence de l'*acide stéarique*, on fait bouillir la cire, pendant quarante-cinq minutes, avec vingt fois son poids d'alcool; on laisse refroidir pendant plusieurs heures, on filtre et on ajoute de l'eau; l'acide stéarique, resté dissous, se précipite.

On peut opérer de la même manière pour isoler le *suif*, après l'avoir saponifié au moyen de la soude caustique. Le mélange de cire et d'acide stéarique résultant de la saponification, traité par l'alcool et par l'eau, fournit un précipité floconneux d'acide stéarique.

M. Legrip fait avec la cire à essayer une boulette bien compacte, qu'il plonge dans de l'alcool marquant 29° centésimaux. La cire reste suspendue au milieu du liquide, si elle est pure, tandis qu'elle surnage, lorsqu'elle contient du *suif*. Pour apprécier la proportion de celui-ci, on introduit la boulette dans de l'alcool concentré de degrés divers, jusqu'à ce qu'elle se tienne en suspension dans la liqueur; la densité du dernier alcool employé fournit, *approximativement*, le titre de la fraude. Les chiffres suivants, provenant des corrections faites par M. Hardy aux données de M. Legrip, indiquent les relations qui existent entre la densité de l'alcool et la proportion du suif.

Alcool à	29°	représente :	Cire	100	Suif	0.
—	39°.63	—	—	75	—	25.
—	50°.25	—	—	50	—	50.
—	60°.87	—	—	25	—	75.
—	71°.50	—	—	0	—	100.

La recherche de la *résine de pin* est facile. Quand on chauffe à 110° la cire qui en contient, on perçoit nettement l'odeur de la térébenthine. Si l'on fait agir sur elle l'acide azotique, la résine se dissout avec dégagement de vapeurs rutilantes, et la liqueur additionnée d'eau laisse précipiter des flocons *jaunes*, que l'ammoniaque colore en *rouge sang*.

La présence de la *cire du Japon* est à peu près certaine, quand la densité de la cire est supérieure à 0,970.

Quant à la *paraffine*, objet principal de la falsification de la cire, on ne lui connaît pas de réaction spéciale, susceptible de la mettre en évidence au milieu de ce produit. On a proposé de la séparer de la cire au moyen de l'acide sulfurique fumant, qui charbonne celle-ci et qui attaque à peine la paraffine. M. Liès-Bodart a perfectionné ce procédé, en dissolvant la cire dans l'*alcool amylique* avant de la traiter par l'acide sulfurique. Il transforme ensuite l'alcool amylique en *acide sulfamylique*, qui ne dissout pas la paraffine. On isole celle-ci par refroidissement, sous forme d'un gâteau, que l'on purifie avant de le peser.

M. Ed. Donath a fait connaître récemment une méthode rapide pour vérifier la pureté de la cire. On fait bouillir, pendant 5 minutes environ, une petite quantité de cire avec une solution concentrée de carbonate de sodium :

A. Si l'on obtient une émulsion qui persiste, après le refroidissement, la cire contient de la *résine*, du *suif*, de la *stéarine* ou de la *cire du Japon ;*

B. Quand la cire surnage, après le refroidissement, la liqueur légèrement jaunâtre, elle est pure ou mélangée de paraffine.

Dans le premier cas (*A*), on fait bouillir la cire, pendant quelques minutes, avec une solution de potasse, puis on y ajoute du sel marin ; il se forme un précipité *floconneux*, en présence des substances indiquées, à l'exception de la cire du Japon. On reconnaît celle-ci à l'aspect *grenu* qu'elle communique au précipité et à la densité de la cire, les autres produits sont caractérisés par les moyens déjà cités.

Dans le second cas (*B*), on prend la densité de la cire ; si elle est inférieure à 0,960, on conclut à la présence de la paraffine. 4 p. 100 de paraffine font varier la troisième décimale de 4 à 5 unités.

Pour déceler la *cérésine*, on chauffe la cire, à l'ébullition, avec une solution alcoolique de potasse au quart, puis on plonge le tube contenant le mélange dans de l'eau chaude, pour empêcher la solidification de son contenu : la liqueur reste limpide, quand la cire est pure ; elle est surnagée par une couche huileuse, ordinairement très colorée, si elle contient de la cérésine (*Buchner*).

M. O. Hehner recommande la méthode analytique générale suivante :

On dissout 3-5 grammes de cire dans 50 centimètres cubes d'alcool méthylique et on titre l'acide acétique au moyen d'une solution alcoolique de potasse, en présence de phénolphtaléine. 1 centimètre cube de la solution alcaline doit correspondre à 0,3-0,4 d'acide sulfurique normal.

En second lieu, on ajoute un excès de potasse et on saponifie la myricine. On calcule la proportion de cette dernière substance en admettant que 1 centimètre cube d'alcali normal sature 0,41 d'acide acétique et saponifie 0,675 de myricine (*Hübl*).

Pharmacologie. — La cire n'est plus administrée à l'intérieur aujourd'hui. Elle entre dans la composition des cérats, des onguents, des emplâtres et de quelques pommades, et elle sert à préparer des bougies dilatatrices.

On emploie tantôt la cire jaune et tantôt la cire blanche. La cire jaune est préférée par quelques praticiens, qui la regardent comme la plus pure. Elle est à la cire blanche, disent-ils, ce que l'axonge récente est à l'axonge rance. Cette appréciation est très exagérée : l'oxydation que l'on fait subir à la cire jaune, pour la blanchir, ne porte que sur la matière colorante, ses autres éléments étant peu altérables. Elle ne saurait être mise en parallèle avec celle qu'éprouve l'axonge, au contact de l'air, et qui atteint tous ses éléments.

On a cherché à introduire dans les usages pharmaceutiques la *cire du Japon*, comme succédanée de la cire des abeilles. Cette cire est plus dure, mais aussi plus facilement fusible que la cire des abeilles ; en outre, elle cause souvent de l'irritation sur les plaies. Pour ces motifs, elle doit être actuellement exclue des médicaments.

§ 6. HUILE DE FOIE DE MORUE.

Préparation. — 1° On prend des foies de morue récents, on les débarrasse des membranes adhérentes, on les coupe et on les chauffe au bain-marie, dans une bassine étamée, jusqu'à ce que l'huile vienne à la surface. On a soin de remuer continuellement, pendant toute l'opération. On passe ensuite, avec une légère expression, à travers un tissu de laine ; on abandonne l'huile à elle-même, pendant quelques jours, et on la filtre au papier. L'huile ainsi obtenue est d'une couleur légèrement ambrée.

2° En Norwège et en Danemark, on chauffe les foies à une très douce température, au moyen de la vapeur d'eau, dans des vases à double fond. On recueille les produits à mesure qu'ils s'écoulent ; ils sont d'abord incolores, puis ils se teintent peu à peu, mais sans acquérir une couleur foncée.

Un perfectionnement notable, employé depuis peu, consiste à presser les foies dans des récipients étanches, préalablement remplis d'un gaz inerte (hydrogène, azote, acide carbonique). L'huile n'est point oxydée, dans ces conditions, et présente une grande supériorité sur celles qui sont fabriquées par les anciennes méthodes.

Caractères. — L'huile de foie de morue pure est limpide, incolore ou légèrement colorée en jaune rougeâtre, quand elle a été obtenue à l'aide de la vapeur d'eau, rouge ou brune lorsqu'elle a été préparée à feu nu ou avec des foies altérés. Elle est siccative. Son odeur doit être franche et non putride, sa saveur dépourvue d'âcreté. Elle est plus lourde que les autres huiles de poisson ; elle a pour densité 0,932.

Sa composition est extrêmement complexe ; on y trouve, d'après les analyses de M. de Jongh : oléine, palmitine, butyrine, *gaduine*, acides acétique et biliaires. Les recherches récentes ont ajouté à ces principes immédiats l'*acide morrhuique*, plusieurs *alcalis organiques* (*Arm. Gautier et Mourgues*), la *cholestérine* (*Nagelwoort*). Enfin, ses éléments minéraux sont l'iode, le chlore, le brome, le soufre, le phosphore, la soude, la chaux et la magnésie.

L'*acide morrhuique* $C^{18}H^{13}AzO^6[C^9H^{13}AzO^3]$ se comporte comme un acide et comme une base faible. Il est un peu soluble dans l'eau chaude, plus soluble dans l'alcool dilué, cristallisable en prismes à base carrée ou en fer de lance. Il appartient à la série pyridique. Sa composition chimique ne diffère de celle de la tyrosine que par H^2 en plus. Toutes ses propriétés semblent l'identifier à la gaduine. Il est combiné aux bases suivantes, dans l'huile de foie de morue.

Bases volatiles : butylamine, bouillant à 87-90° et formant environ le sixième des alcaloïdes de l'huile ;

Amylamine, bouillant à 97-98° ; représente un tiers de la totalité des bases ;

Hexylamine, bouillant entre 100 et 115° ; quantité très faible ;

Dihydrolutidine, bouillant de 190 à 200° ; forme un dixième des alcalis de l'huile (*Gautier et Mourgues*).

Bases fixes : aselline $C^{50}H^{32}Az^4[C^{25}H^{32}Az^4]$ amorphe, solide presque incolore, verdissant légèrement à l'air, non hygrométrique. Densité 1,05 environ, à peu près insoluble dans l'eau, elle est soluble dans l'éther et mieux encore dans l'alcool. Fondue, elle est visqueuse, jaunâtre, d'une odeur aromatique rappelant celle des ptomaïnes. Ses sels sont cristallisables mais facilement dissociables par l'eau chaude. L'huile en contient fort peu. Son action physiologique est peu énergique.

Morrhuine $C^{38}H^{27}Az^3[C^{19}H^{27}Az^3]$. Liquide huileux, très épais, d'un jaune ambré, doué d'une odeur analogue à celle du seringa. Cette base est soluble dans l'eau, dans l'alcool et dans l'éther, très alcaline, caustique à la longue. Elle représente un tiers des alcaloïdes de l'huile de foie de morue. Elle est toxique à fortes doses ; à doses modérées, elle excite l'appétit et la diurèse (*Gautier et Mourgues*).

La *gaduine*, était pour M. de Jongh, une matière colorante *jaune* peu définie, soluble dans les alcalis et susceptible d'acquérir une nuance foncée, au contact de l'air.

Personne admet que l'iode existe dans l'huile de foie de morue à l'état de combinaison avec les corps gras. De plus, il y conteste la présence du phosphore ; il pense que dans les cas où l'on a rencontré ce métalloïde, il provenait de débris du parenchyme hépatique, suspendus dans le liquide et contenant du phosphate de calcium. MM. Gautier et Mourgues sont d'un autre avis. Pour eux, le phosphore existe dans ce médicament, d'une part à l'état de lécithines et de l'autre, engagé dans une combinaison organique différente encore inconnue.

Essai. — Le commerce mélange fréquemment à l'huile de foie de morue de l'*huile de poisson* et des *huiles végétales*. Ces fraudes sont difficiles à reconnaître ; l'appréciation des caractères organoleptiques de l'huile et la recherche de son poids spécifique ne suffisent pas pour établir sa pureté. On a proposé d'y joindre les réactions suivantes, qui malheureusement n'atteignent pas le but d'une manière complète, elles ne sont pas exclusives à l'huile de foie de morue :

Lorsqu'on agite, dans une petite capsule, 1 gramme d'huile de foie de morue et 2 ou 3 gouttes d'*acide sulfurique* concentré, il se produit une coloration *violette* qui passe rapidement au *rouge* et qui offre une teinte d'un jaune brunâtre, au bout de 10 minutes (*Hockin*).

Au contact de l'*acide azotique* fumant, l'huile pure prend une belle teinte *rose*, qui ne se développe pas en présence de l'huile de poisson (*Boudard*).

Traitée par un courant de *chlore*, l'huile pure devient *noirâtre*. Ce caractère appartient à toutes les huiles animales, à l'intensité près ; les huiles végétales ne se colorent pas, dans les mêmes conditions.

M. C. Cailletet se sert du réactif ci-après :

Acide phosphorique à 45°.............................. 12 gr.
 — sulfurique à 66°................................. 7
 — nitrique à 40°................................... 19

Il introduit dans un flacon bouché en verre, 5 centimètres cubes d'huile à essayer, puis 1 centimètre cube de réactif. Il agite le mélange pendant quelques secondes, il l'additionne de 5 centimètres cubes de benzine, pour dissoudre l'huile, et il abandonne le tout au repos pendant une demi-heure. Au moment de l'agitation, l'huile de foie de morue (la brune exceptée) prend une teinte *rouge* et, au bout d'une demi-heure, une coloration *jaune* définitive. Ce réactif colore en *brun foncé* les autres huiles de poisson.

Suivant M. Cailletet, le mélange ci-dessus communique une couleur *pelure d'oignon* à l'huile de foie de morue qui contient 10 p. 100 d'huile de poisson; celle qui en renferme 15 p. 100 devient *rouge* et, si la proportion s'élève de 25 à 35 p. 100, le mélange est d'un *rouge brun*.

Pharmacologie. — L'huile de foie de morue est un puissant réparateur, dont les applications médicales sont très nombreuses. L'opinion des praticiens a varié sur la nuance que l'on doit préférer pour ce médicament. Au moment de leur introduction dans la thérapeutique, les huiles de couleur brune étaient les plus estimées. Leur odeur et leur saveur repoussantes les ont fait promptement abandonner pour les huiles blonde et blanche préparées par les procédés nouveaux. Le Codex de 1884 repousse l'huile décolorée par des agents chimiques ; l'huile *blonde* lui paraît offrir plus que les autres des garanties de pureté et d'efficacité. MM. Gautier et Mourgues, dont les travaux ont jeté un si grand jour sur la composition chimique de ce médicament, préfèrent, comme de Jongh, les huiles colorées. Les alcaloïdes et les lécithines n'existent pas dans les huiles blanches, qui sont, par suite, beaucoup moins actives que les autres, puisque l'efficacité du médicament tient principalement aux alcalis qui s'y trouvent dissous. A côté de ces alcalis, l'acide morrhuique, le phosphore, l'iode et le corps gras lui-même ont un rôle dans cette action thérapeutique. Aussi, moins que jamais, est-il possible de remplacer l'huile de foie de morue par le beurre, par les graisses animales ou par les huiles végétales, additionnées ou non de phosphore, d'iode ou de brome. La dissolution des mêmes principes et celle du fer dans l'huile de foie de morue est également blâmable ou tout au moins superflue, elle ne peut que troubler l'équilibre des principes utiles de ce précieux agent médical.

On ne peut condamner d'une manière aussi absolue les tentatives faites pour dissimuler l'odeur désagréable de l'huile de foie de morue, lorsqu'elles n'ont pas recours à l'intervention de substances susceptibles de la décomposer. On doit proscrire sévèrement l'emploi des alcalis, du permanganate de potassium et de tous les produits analogues, en général. Mais on peut se servir : de la créosote, de l'essence d'amande amère ou de l'eau de laurier-cerise (*Jeannel*), de l'essence d'eucalyptus (*Duquesnel*), de l'hydrate de chloral (1/19), de l'éther, du baume de Tolu, des bourgeons de sapin, du

café, du cacao et de la plupart des substances aromatiques tour à tou
proposées.

A diverses reprises, on a conseillé d'émulsionner l'huile de foie de morue
ou de l'incorporer à des gelées préparées avec la gélatine ou le fucus
crispus (*Mouchon*), le blanc de baleine (*Stan. Martin*), la colle de poisson,
la gomme adragante, l'*extrait de malt* (*Markoe*) etc. Deschamps recommande
l'emploi du *savon sodique* et M. Van den Corput celui du *savon calcaire
d'huile de foie de morue*. Le moindre inconvénient de ces préparations est
de contenir le médicament en faible proportion. Tout porte à croire même,
que les savons exercent une action médicinale différente de celle de l'huile
de foie de morue, en raison de leur constitution propre et des métamorphoses chimiques qui la préparent; ils doivent être abandonnés.

En 1873, Bouchut a inauguré l'usage du *pain à l'huile de foie de morue*.
Ce pain offre, paraît-il, une saveur peu désagréable, cependant il n'est
pas entré dans la pratique médicale.

HUILE DE FOIE DE MORUE AROMATISÉE.

Huile de foie de morue ambrée.   100 gr.
Essence d'eucalyptus..........   1

Le mélange n'a ni l'odeur ni la saveur de
l'huile de foie de morue; il ne laisse dans la
bouche que le goût de l'essence d'eucalyptus
(*Duquesnel*).

HUILE DE FOIE DE MORUE AU CAFÉ.

Huile de foie de morue........   400 gr.
Café torréfié et moulu..........   20
Noir animal pulvérisé...........   10

On chauffe le tout au bain-marie à 50° ou
60°, pendant un quart d'heure, dans un matras bouché. On retire le mélange du feu,
on l'abandonne à lui-même pendant 2 ou
3 jours, en agitant de temps à autre, puis on
le filtre au papier. L'huile ainsi obtenue est
limpide et de couleur ambrée; elle présente
une odeur et une saveur de café très prononcée (*Carlo Pavesi*).

HUILE DE FOIE DE MORUE CRÉOSOTÉE.

Huile de foie de morue........   990 gr.
Créosote....................   10
Mêlez.

On peut varier beaucoup les proportions
de la créosote.

§ 7. HUILE D'ŒUF.

Préparation. — 1° On prend des jaunes d'œufs frais, on les dessèche
au bain-marie, dans une capsule d'argent ou de porcelaine, en remuant
sans cesse mais doucement, jusqu'à ce qu'en exprimant le produit entre
les doigts, ou en fasse sortir facilement l'huile. On introduit dans un sac
de coutil les jaunes d'œuf ainsi préparés, on les soumet à la presse, entre
des plaques de fer échauffées, puis on filtre à la température de 30° environ,
l'huile obtenue (*Codex*).

2° On peut, ainsi que Planche l'avait reconnu, extraire l'huile du jaune d'œuf au moyen
de l'éther.

On mélange dans un flacon des poids égaux de jaune d'œuf et d'éther *bien rectifié*.
Après 48 heures de repos, on décante la solution éthérée, puis on la distille. L'huile reste
comme résidu; on la chauffe, à l'air libre et au bain-marie, en agitant doucement, pour lui
faire perdre toute odeur d'éther (*Guibourt*).

3° Au lieu de jaunes d'œuf frais, on traite également par l'éther des jaunes d'œuf concentrés au bain-marie. Au bout de 24 heures de macération, on épuise la substance, par
déplacement, avec une nouvelle quantité d'éther et on achève l'opération comme dans le cas
précédent.

Ces deux dernières méthodes ne fournissent un bon produit, que si l'on s'est servi d'é-
ther parfaitement pur. Si l'on employait de l'éther mal purifié, l'huile aurait une odeur
désagréable et souvent des propriétés irritantes. Quant au procédé qui consiste à dissoudre

l'huile du jaune d'œuf au moyen de l'alcool, il doit être rejeté ; outre que ce liquide exige une plus haute température que l'éther pour se volatiliser, il a l'inconvénient d'enlever au jaune d'œuf une matière particulière, susceptible de lui communiquer une odeur désagréable (*Guibourt*).

Caractères. — L'huile d'œuf est limpide au moment de sa préparation, mais elle se trouble à la température ordinaire, par suite de la séparation de la stéarine qu'elle contient (*Planche*). Elle est d'un jaune citrin ; elle offre l'odeur du jaune d'œuf et une saveur très douce et même agréable. Elle n'est pas très soluble dans l'alcool, mais l'éther, le chloroforme, la benzine, les huiles, etc., la dissolvent en toutes proportions.

Pharmacologie. — L'huile d'œuf est un tonique adoucissant fort peu employé. Elle est très oxydable, elle rancit promptement au contact de l'air ; aussi doit-on la préparer au moment même du besoin et l'enfermer dans des flacons petits et parfaitement bouchés.

§ 8. LAIT.

Caractères. — Le lait est une sécrétion liquide, opaque, inodore et d'une saveur faiblement sucrée. Il est jaunâtre, quand on le voit sous une épaisseur un peu considérable, et bleuâtre, en couche mince. Neutre au moment où il sort de la glande mammaire, il a la singulière propriété de bleuir le tournesol rouge et de rougir le tournesol bleu (*Duclaux*) ; peu après il devient acide, en présence de l'air.

Le lait de vache est le plus employé. Sa densité est comprise entre 1,029 et 1,033 (*Adrian*). D'après les analyses de Boussingault, il contient, en moyenne :

	gr.
Eau..	87.0
Beurre..	4.0
Sucre de lait,.................................	5.0
Caséine.......................................	3.5
Sels minéraux.................................	0.5
	100.0

Le *beurre* affecte, dans le lait, la forme de globules offrant un diamètre qui varie de 1/100 à 1/1000 de millimètre. Suivant quelques observateurs, ces globules sont enveloppés dans une membrane particulière, dont beaucoup d'autres nient l'existence.

La *caséine* est une substance albuminoïde insoluble dans l'eau, soluble dans les liqueurs alcalines. Elle n'est pas coagulée par la chaleur, mais elle l'est par les acides, l'alcool, le tannin, les fleurs d'artichaut, la présure, etc. Elle fait fonction d'acide, vis-à-vis des oxydes métalliques. Millon et Commaille pensent qu'elle se trouve dans le lait en partie dissoute et en partie à l'état insoluble. Ils supposent que la caséine insoluble est combinée soit à des acides organiques, soit à des sels minéraux, et qu'à cet état elle contribue à produire l'opacité du lait, concurremment avec les globules butyreux.

Outre la caséine et une petite quantité d'*albumine*, Millon et Commaille admettent dans le lait la présence d'une matière albuminoïde peu définie, à laquelle ils donnent le nom de *lactoprotéine*. La lactoprotéine n'est précipitée, ni par le chlorure mercurique, ni par l'acide azotique, mais elle forme avec le nitrate acide de mercure un composé insoluble, qui peut servir à sa préparation comme à son dosage. Le lait de vache en contient $0^{gr},32$ p. 100. M. A. Gautier l'a retrouvée dans le blanc d'œuf.

M. Duclaux ne croit ni à l'existence de l'albumine, ni à celle de la lactoprotéine dans le lait. Pour lui, le seul albuminoïde de cette sécrétion est la caséine, qui s'y trouve, partie à l'état soluble et partie à l'état insoluble.

Le lait des herbivores contient normalement de l'acide citrique. Celui de la vache en donne 1. p. 1000 à l'analyse chimique.

Lorsqu'on abandonne le lait à l'air libre pendant quelque temps, il y a d'abord séparation, sous forme de crème, du beurre qu'il contient; bientôt la crème est envahie par un mucor spécial et devient le siège d'une fermentation odorante; en même temps se dessine la fermentation lactique et la caséine se trouve coagulée. Parmi les agents de cette coagulation sont des microbes du genre Tyrothrix, dont les uns sont aérobies, les autres anaérobies. Les premiers se tiennent à la surface du liquide et sécrètent des diastases qui, peu à peu, dissolvent le coagulum et le métamorphosent en dérivés analogues aux peptones, puis en leucine, en tyrosine, en sels ammoniacaux, etc. Lorsque cette œuvre est accomplie, les anaérobies réfugiés au fond du vase entrent en jeu; ils dédoublent la caséine transformée par les premiers, produisent des acides gras odorants, des gaz multiples, au nombre desquels sont les hydrures de soufre et de phosphore et, grâce à ce vif dégagement gazeux, expulsent du liquide le carbonate d'ammonium, dont l'accumulation nuirait à la vie des microbes aérobies. En dernière analyse, la caséine est résolue en éléments minéraux qui restent dissous, et en éléments gazeux qui se dissipent dans l'air atmosphérique.

Quand on porte le lait frais à l'ébullition, il reste inaltéré. Si on y ajoute un acide quelconque, la coagulation a lieu même à froid. La présence d'un alcali ou d'un carbonate alcalin empêche au contraire la coagulation.

Essai. — Le lait est l'objet de falsifications presque constantes. On y mélangeait autrefois des solutions de *gomme*, de *dextrine*, de *blanc d'œuf* et de *glucose*, des *matières colorantes et amylacées*, de la *cervelle* délayée dans l'eau, etc., pour lui restituer la couleur, la densité et l'opacité affaiblies par la soustraction de la crème. Ces fraudes sont tellement grossières et tellement faciles à constater, qu'on se borne le plus souvent aujourd'hui à remplacer par de l'*eau* une partie de la crème.

Pour mesurer le degré de la substitution, on peut déterminer la densité du liquide au moyen du *galactomètre* de Henry et Chevallier, ou du *lactodensimètre* de Quévenne. Mais ces aréomètres fournissent des indications inexactes, en ce sens qu'une addition d'eau, faite dans des proportions précises, rend au lait écrémé la densité du lait pur.

Donné a proposé d'apprécier la qualité du lait d'après son opacité. Il a construit, sous le nom de *lactoscope*, un instrument dans lequel une petite quantité de lait se trouve placée entre deux lames de verre, que l'on éloigne l'une de l'autre, jusqu'à ce qu'on cesse de voir, au travers du lait, la flamme d'une bougie placée à 1 mètre de l'observateur. L'usage de cet instrument exige une grande habitude et ne donne que des résultats approximatifs.

Le meilleur moyen de constater d'une manière certaine si le lait est pur consiste à doser ses éléments les plus importants et les moins variables, le *beurre*, le *sucre* et la *caséine*.

On obtient rapidement le dosage du *beurre* à l'aide du *lactobutyro-mètre* de M. Marchand. Cet instrument (*fig.* 111) est un simple tube de verre, divisé en trois parties destinées à être remplies successivement de lait, d'éther et d'alcool et mesurant chacune 10 cent. cubes. Un curseur gradué glisse le long du tube et sert à mesurer la hauteur de la couche bu-tyreuse, à la fin de l'opération. On verse du lait dans le tube, jusqu'au trait *L*; on y ajoute 2 ou 3 gouttes de lessive des savonniers, puis de l'éther *pur*, jusqu'au trait *E*. On ferme alors le tube avec un bon bouchon et l'on agite vivement, jusqu'à ce que le liquide soit devenu *translucide* et parfaite-ment *homogène*. On remplit ensuite la troisième division avec de l'alcool à 86°, on agite de nou-veau, puis on introduit le tube dans un étui métal-lique contenant de l'eau chauffée à 40°. Le beurre, dissous dans l'éther, monte aussitôt à la surface du liquide; quand le volume de la solution cesse d'augmenter, on retire le tube de l'eau et on me-sure la hauteur de la couche butyreuse, au moyen

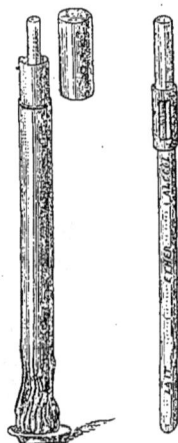

Fig. 111. — Lacto-butyromètre de M. Marchand.

du curseur divisé. Le chiffre qui affleure à la surface de cette couche re-présente la quantité de beurre contenue dans un litre de lait (1).

Méhu a fait subir une modification avantageuse à cette opération, en substituant à la soude l'acide borique. Il emploie, au lieu d'alcool pur, de l'alcool à 90° saturé à froid d'acide borique cristallisé. La saponification partielle du beurre est évitée par ce moyen et le rendement est plus élevé.

Pour déterminer la proportion du *sucre de lait*, on chauffe, dans un petit matras, 10 c. c. de liqueur cupro-potassique titrée et additionnée de 20 ou 30 c. c. d'eau distillée. Quand le mélange est en ébullition, on y verse goutte à goutte, au moyen d'une burette graduée, le lait étendu de deux ou trois fois son volume d'eau. On s'arrête dès que la teinte bleue du liquide a disparu et, d'après le nombre des divisions employées, on calcule la proportion du sucre. Au lait dilué, il est plus commode de substituer le petit-lait; le résultat gagne en précision.

Si l'on a besoin de notions plus étendues sur la composition du lait,

(1) Le liquide éthéro-alcoolique retient une quantité de beurre que M. Marchand évalue à 12gr,6 par litre et dont il est tenu compte dans la graduation du curseur.

on dose successivement le beurre, la caséine, le·sucre et les sels, suivant l'une ou l'autre des méthodes indiquées par Filhol et Joly, Millon et Commaille, Baumhauer, Allen, Lehmann, Adam, etc. Voici le manuel opératoire de ce dernier chimiste.

Méthode du Dr Adam. — Dans l'appareil représenté fig. 112, on introduit, par aspiration, 10 c. c. de lait. Par l'ouverture supérieure on verse, jusqu' au trait 32 c. c., une liqueur dite normale, composée de :

Alcool à 75° ammoniacal (1)	100 volumes.
Éther pur, à 65°	100 —

Les deux liquides sont mélangés avec soin, par un mouvement de retournement imprimé à l'appareil. Un repos de cinq minutes amène la solution butyreuse à la surface; en ouvrant le robinet, on la sépare du reste du liquide. On verse alors de l'eau distillée dans l'appareil, jusqu'au trait 32; cette eau, soutirée après cinq minutes de repos, est ajoutée au premier liquide, pour servir au dosage de la caséine. La solution grasse, versée dans une capsule tarée, donne, après évaporation et refroidissement, le poids du beurre contenu dans les 10 c. c, de lait.

Si l'on veut faire ce dosage volumétriquement, il faut laver deux fois le beurre à l'acide acétique à 15 p. 100, dont on remplit l'appareil au niveau du trait 32, puis chauffer lentement l'appareil dans un bain d'eau à 75°. Le liquide aqueux, étant enlevé par le robinet, est remplacé par 2 à 3 c. c. seulement du même acide et porté à 85-90°, jusqu'à ce que le beurre soit devenu *très limpide*. On ouvre alors le robinet, pour faire descendre le beurre dans la partie graduée, on amène l'instrument à la température de 80°, à laquelle on doit faire la lecture. Chaque division représente 1 gramme de beurre par litre de lait. Cette méthode offre moins de précision que la précédente.

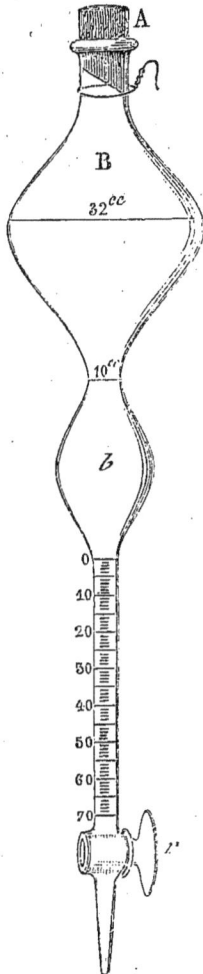

Fig. 112. — Galactotimètre du Dr Adam.

Pour doser la *caséine*, on prend le liquide séparé du beurre, dans la première opération, et on le précipite par l'acide acétique. La caséine est recueillie sur un filtre, lavée à l'eau distillée, *fortement comprimée* dans du papier sans colle, séchée et pesée.

La solution limpide, qui a fourni la caséine, sert au dosage du sucre de lait, par la liqueur de Fehling.

Reste la détermination des cendres, que l'on effectue sur une nouvelle

(1) Cet alcool résulte du mélange suivant : 833 c. c. alcool à 90°, 30 c. c. ammoniaque du Codex, eau Q. S. pour compléter le volume de 1 litre.

quantité de lait. En même temps on évalue, comme contrôle, le poids de tous les éléments solides et celui de l'eau.

Un moyen très simple d'accuser une addition d'*eau de puits* consiste à mélanger quelques gouttes de lait à une solution sulfurique de diphénylamine : le lait pur ne change pas de couleur; mélangé d'eau il bleuit, par suite de la présence des nitrates (*Szilasi*).

Le commerce ajoute fréquemment au lait, pour assurer sa conservation, des antiseptiques tels que le *borax*, et surtout le *bicarbonate de sodium*.

On peut déceler le *borax* en incinérant 10 c. c. de lait et en portant dans la flamme d'un bec de Bunsen le résidu minéral acidulé par l'acide chlorhydrique : la flamme devient verte, s'il y a du borax. Suivant M. Golorans, il suffit même d'évaporer au tiers, 5 c. c. de lait, d'ajouter 5 gouttes d'acide chlorhydrique et de chauffer ; la flamme devient verte.

Le *bicarbonate de sodium* peut être découvert et même dosé en déterminant d'abord l'alcalinité des cendres de 20 ou 25 c. c. de lait, au moyen d'une solution décinormale d'acide sulfurique (1 goutte d'acide sulfurique décinormal rend acide 10 c. c. de lait). En second lieu, on dose l'acide phosphorique des mêmes cendres, avec une liqueur d'urane titrée avec une solution de $3^{gr},11$ de phosphate de sodium et d'ammonium par litre, qui correspond à $2^{gr},5$ de bicarbonate alcalin. La somme des deux dosages indique exactement la quantité de bicarbonate ajoutée au lait (*Padé*).

Pharmacologie. — Le lait est plutôt employé comme aliment que comme médicament. Toutefois, on s'en sert pour préparer des sirops, des tisanes, des collutoires, des gargarismes, des injections, des lotions, des cataplasmes et le petit-lait. M. Labourdette a proposé l'usage de *laits médicamenteux*, fournis par des animaux à la nourriture desquels on mélange du chlorure de sodium, du sublimé corrosif, de l'iodure de potassium, etc. Le sel passe dans la sécrétion lactée et lui communique des propriétés médicinales, qu'il est possible d'utiliser.

On a essayé d'introduire dans la thérapeutique les liquides fermentés que les Russes et les Orientaux préparent de temps immémorial avec le lait, sous les noms de *Koumys* et de *Kéfir*.

Le *Koumys* est fabriqué avec du lait de jument, que l'on fait fermenter par une addition de Koumys ancien ou de lait de vache aigri. La durée de la fermentation est d'un jour pour le Koumys *faible*, de deux à trois jours pour le Koumys *moyen* et de cinq à sept jours pour le Koumys *fort*. Le premier contient environ 1 p. 100 d'alcool; dans les autres on trouve 5 à 6 p. 100, et même 12 à 20 p. 100 d'alcool, quand la fermentation a été prolongée.

Le *Képhir* est obtenu en délayant dans du lait de vache bouilli un mélange de *Saccharomyces cerevisiæ* et d'une bactérie particulière, le *Dispora caucasica*, vendu sous le nom de graine de Képhir. Les deux microgermes de ce mélange convertissent le lactose en alcool. On fait du Képhir faible, moyen ou fort, comme le Koumys.

Ces deux boissons présentent une grande analogie de composition et, par suite, d'effets physiologiques. A petites doses elles stimulent l'appétit;

à dose un peu plus élevée elles sont laxatives, lorsque leur fermentation a été courte ; elles constipent au contraire, quand elles sont très alcooliques ; elles ont en même temps des qualités nutritives, en raison des albuminoïdes et des matières grasses qu'elles contiennent.

On peut les imiter en faisant fermenter le lait au moyen de la levure de bière ; le produit n'est pas absolument identique aux précédents. Le *galazyme* de Schnapp était préparé de cette façon.

§ 9. LANOLINE.

Préparation. — On traite la laine de mouton par une solution alcaline. Les eaux de lavage, additionnées de sulfate de magnésium, abandonnent un savon magnésien mêlé de cholestérine, qu'on lave à l'eau pure et qu'on sèche à l'air. On décompose le savon avec de l'acide chlorhydrique dilué ; les acides gras et la cholestérine viennent surnager ; on les sépare du liquide et on les dissout dans du pétrole léger, en chauffant à 30°. Le pétrole est ensuite retiré par distillation, l'acide chlorhydrique est neutralisé par le carbonate de magnésium, et le tout est lavé soigneusement à l'eau, jusqu'à ce qu'elle ne soit plus laiteuse. On fond alors le produit, on le filtre à travers un tissu de laine et, quand il est froid, on y incorpore de l'eau.

Caractères. — Bien purifiée, la lanoline est jaunâtre, visqueuse, neutre aux réactifs colorés et douée d'une odeur très faible. Elle est insoluble dans l'alcool, même à chaud. L'éther, le chloroforme, le benzol, le sulfure de carbone, les corps gras la dissolvent aisément. Chauffée, elle fond vers 42° sans devenir transparente ; à 100° elle perd l'eau qui lui a été mélangée ; à une plus haute température, elle se boursoufle beaucoup et brûle avec une flamme éclairante, sans laisser de résidu.

Elle est composée d'éthers de la cholestérine (*Hartmann*) et d'*isocholestérine* (*Schulze*). Elle est, par suite, fort peu altérable ; elle ne rancit pas au contact de l'air, elle est difficilement attaquée par les alcalis, pas du tout par les micro-organismes.

Essai. — Lorsqu'elle est pure, la lanoline dissoute dans l'anhydride acétique et additionnée de quelques gouttes d'acide sulfurique prend une coloration d'un brun *vert* (*Liebreich*).

Elle absorbe facilement son poids d'eau et environ deux fois son poids de glycérine, en formant des mélanges stables. La solution chloroformique de lanoline anhydre (1/50), déposée sur l'acide sulfurique pur, donne peu à peu naissance à une zone d'un *rouge brun*.

Pharmacologie. — La lanoline est un vieux médicament, autrefois employé sous le nom d'*œsipum*, et rajeuni par Liebreich, qui l'a récemment réintégré dans la matière médicale. Ses avantages, sur les autres matières grasses, sont multiples : elle est à peu près inaltérable à l'air ; elle absorbe facilement son poids de solutions salines concentrées, elle éteint son poids de mercure en une demi-heure de trituration ; elle n'est pas irritante comme les autres excipients gras, parce qu'elle ne rancit pas. M. Lassar la considère comme susceptible de pénétrer le derme jusque dans les couches profondes plus facilement qu'aucun autre corps gras.

Aussi sert-elle à la préparation d'un grand nombre de pommades et peut-elle même être employée seule, en qualité d'adoucissant très efficace.

Elle est encore utilisable dans la préparation des emplâtres et des sparadraps, comme dans celle des suppositoires dont la formule comporte des
extraits.

§ 10. MIEL.

Caractères. — Le miel est un produit complexe, formé surtout de
glucose et de lévulose (70 à 75 p. 100) et d'une quantité de sucre de canne
toujours très faible, quand les ruches ne sont pas placées dans le voisinage d'une raffinerie. Il contient, de plus, un ou plusieurs acides libres,
de nombreux principes aromatiques et quelquefois même toxiques, empruntés aux fleurs par les abeilles. Liquide dans la ruche, il devient solide
après son extraction, par suite de la cristallisation du glucose.

La chaleur et les alcalis l'altèrent très rapidement, par suite de la nature
des sucres dont il est composé. Les ferments le dédoublent généralement
fort mal, parce que sa dissolution manque des éléments nécessaires à
leur existence; ils agissent au contraire d'une manière très active, quand
on a soin de dissoudre en même temps que le miel, des sels de potasse,
de chaux, d'ammoniaque, de magnésie, etc., qui entretiennent la vie et
favorisent la multiplication du ferment (*Gastine*).

E. Dietrich a conseillé de le purifier par dialyse, après l'avoir étendu
de 3 fois son poids d'eau. Le liquide dialysé fournit, par concentration,
un miel liquide, extrêmement suave et aromatique, l'emportant à ce point
de vue sur tous les autres miels. Malheureusement, ce procédé comporte
un déchet considérable.

Essai. — Le miel destiné aux usages pharmaceutiques doit être blanc,
aromatique, très pur, d'une saveur agréable et sucrée.

Il ne doit contenir ni *cire*, ni *couvain*.

On y mélange quelquefois, frauduleusement, de la *fécule*, de la *farine de
froment*, du *sirop de glucose* et, par exception, du *sucre de canne*.

On reconnaît facilement la *fécule* et la *farine* à leur insolubilité dans
l'alcool et à la coloration bleue, que leur communique la teinture d'iode.

Pour rechercher la présence du *sirop de glucose*, on dissout le miel
dans l'eau distillée, puis on y ajoute de l'alcool et de l'oxalate d'ammonium. La solution de miel pur est à peine troublée par ces réactifs; si elle
est mélangée de sirop de glucose, elle donne avec l'alcool un précipité
floconneux de dextrine et, avec l'oxalate d'ammonium, un précipité
d'oxalate de calcium.

Le *sucre de canne* peut être décelé par le polarimètre; le miel pur doit
avoir un très faible pouvoir rotatoire à droite. Dès que ce pouvoir est
notable, le miel est suspect, sauf le cas où les abeilles recueillent directement le saccharose dans une usine.

Pharmacologie. — L'usage du miel remonte aux époques les plus
reculées. Du temps d'Hippocrate et de Pythagore, on lui attribuait des
propriétés merveilleuses, entre autres celle de prolonger la vie humaine.
C'était aussi le sucre des anciens. Il a servi de tout temps à la préparation
des électuaires et de sirops, que l'on nomme aujourd'hui *mellites*.

Le miel est légèrement laxatif, surtout lorsqu'il est de qualité inférieure. On l'administre sous forme de tisane ou de lavement.

§ 11. MOELLE DE BŒUF.

Préparation. — Identique à celle de l'axonge (*Codex*).

Caractères. — La moelle de bœuf est jaune, de consistance ferme et cependant assez facilement fusible. Elle rancit très promptement et renferme, d'après Thümmel : oléine 40 p. 100, stéarine 35 p. 100, palmitine 25 p. 100. Chez les jeunes animaux, l'oléine peut atteindre jusqu'à 60 p. 100. Ses propriétés chimiques ne s'éloignent pas de celles des graisses précédentes.

Pharmacologie. — On fait servir la moelle de bœuf à la préparation du *savon animal*, du *baume nerval* et de quelques pommades. Les suifs de bœuf et de mouton pourraient, sans désavantage, la remplacer dans ces divers médicaments, vu l'analogie de leur composition.

§ 12. SUIF.

Préparation. — On prépare le suif de bœuf, de veau ou de mouton exactement comme l'axonge (*Codex*).

Caractères. — Le suif est une graisse blanche, très ferme, fondant au-dessus de 38°. Il a pour densité 0,886 (*J. Hardy*).

Celui du mouton est le plus employé en pharmacie. Il est odorant et il se solidifie à 37°. Il contient 75 p. 100 de *stéarine*, plus un peu de palmitine et d'*oléine*. M. Chevreul attribue son odeur à la présence de l'*acide hircique*, qui semble être un mélange de plusieurs acides gras, plutôt qu'un principe défini.

Essai. — L'un des meilleurs moyens de vérifier si le suif n'a pas été mélangé de *graisses* étrangères consiste à le saponifier par une solution alcoolique de soude, à séparer les acides gras et à prendre leur point de fusion, qui doit être voisin de 44°.

Pharmacologie. — Le suif est un adoucissant, qui a sur l'axonge le double avantage de rancir lentement et de protéger plus efficacement les tissus sur lesquels on l'applique. Il entre dans la composition de la *pommade de Gondret*, du *baume d'Arcœus* et de plusieurs emplâtres.

On ne doit pas faire usage, en pharmacie, du suif préparé par l'industrie. Ce produit est fondu avec des liqueurs acides ou alcalines, dont il retient habituellement une certaine proportion.

II. — SUCS VÉGÉTAUX.

Les sucs végétaux employés en médecine sont extrêmement nombreux. Pour rendre leur étude plus facile, les pharmacologistes de toutes les époques les ont partagés en plusieurs groupes, fondés sur leur apparence ou sur leur composition chimique.

Baumé en faisait trois classes, assez mal établies : *sucs aqueux*, dont l'eau était le principe dominant; *sucs huileux*, comprenant les huiles, les graisses animales, les baumes naturels et les résines pures; *sucs laiteux*, ou émulsions naturelles, contenant des gommes et des résines.

Virey les divisait en 4 genres : *sucs aqueux*, *sucs laiteux émulsifs* ou *gommes-résines*, *sucs huileux* et *sucs résineux*.

Guibourt conserva le même nombre de groupes, en modifiant un peu leurs subdivisions. Le Canu porta ce nombre à sept. Enfin Soubeiran le réduit à cinq et adopte les dénominations de *sucs aqueux*, *sucs huileux*, *sucs résineux*, *sucs laiteux* et *huiles essentielles*. Il divise les sucs aqueux en *sucs extractifs*, *sucs sucrés* et *sucs acides;* les sucs résineux, en *térében-thines*, *résines solides*, *résines molles* et *baumes*. Les *sucs gommeux* ne sont pas représentés dans cette classification. En outre, les sucs laiteux devant leur nom à l'aspect que leur donne un principe insoluble, qui est presque toujours une résine, peuvent être considérés comme appartenant au groupe des sucs résineux. Il résulte de ces observations, que l'on peut renfermer tous les sucs végétaux dans le cadre suivant :

Sucs	Aqueux	Acides.
		Sucrés.
		Extractifs.
	Gommeux	
	Résineux	Sucs laiteux.
		Térébenthines.
		Résines proprement dites.
		Baumes.
	Huileux fixes.	
	— volatils.	

I. — SUCS AQUEUX.

Les sucs aqueux doivent leur nom à la forte proportion d'eau qu'ils contiennent. Ils sont tous liquides dans les cellules végétales, mais quelquefois ils se concrètent après l'extraction; c'est ce qui a lieu pour la manne, par exemple. On en faisait autrefois des espèces nombreuses, que l'on appelait, d'après leurs propriétés médicinales : *sucs amers*, *antiscorbutiques*, *mucilagineux*, *âcres*, *aromatiques*, *narcotiques*, *apéritifs*, etc. Aujourd'hui, on les divise en *sucs acides*, *sucrés* et *extractifs*, suivant que leur principe dominant est un acide, un sucre, ou le mélange peu défini, auquel on a donné le nom d'*extractif*.

a. — SUCS ACIDES.

Caractères. — Les sucs acides sont caractérisés par la présence, sensible au goût et aux réactifs, d'un ou de plusieurs acides végétaux, libres ou partiellement saturés. On les trouve presque toujours dans les fruits; toutefois, on extrait des tiges et des feuilles les sucs acides de l'oseille et de la joubarbe.

Outre l'élément acide, ces sucs contiennent : du *sucre interverti*, des *principes colorants* et *aromatiques*, des *sels*, une *matière albuminoïde*, regardée comme un ferment, souvent de la *pectine* et une petite quantité de *sucre de canne*.

L'acidité des sucs de pomme, d'épine-vinette, de sureau et de sorbier, est due à l'*acide malique;* celle des sucs d'orange et de citron, à l'*acide citrique;* les groseilles, les framboises, les fraises et les cerises renferment à la fois les *acides citrique* et *malique;* l'*acide acétique* existe dans le nerprun (*Le Canu*), le *tartrate acide de potassium* dans le raisin, l'*oxalate acide de potassium* dans l'oseille; on trouve enfin, dans le tamarin, de la *crème de tartre* et les *acides malique, citrique* et *tartrique* (*Vauquelin*).

La *pectine* est un corps neutre, dérivé d'un principe immédiat insoluble, que Frémy a nommé *pectose*. La pectose est analogue à la cellulose; on la rencontre dans les fruits verts et dans quelques racines (carotte, navet, garance, etc.), où les acides la transforment en *pectine*, pendant la maturation. La pectine est incristallisable, incolore, insipide et insoluble dans l'alcool. Elle se dissout dans l'eau en lui communiquant une consistance visqueuse; elle ne précipite pas l'acétate neutre de plomb. L'eau bouillante la change en *parapectine*, qui a pour caractère de précipiter l'acétate neutre de plomb. Par une ébullition prolongée avec un acide affaibli, la parapectine se convertit en *métapectine*, qui est acide et qui précipite le chlorure de baryum. Sous l'influence des alcalis, la pectine se transforme successivement en *acide pectosique* et en *acide pectique*, tous deux insolubles dans l'eau. Ces dernières métamorphoses s'accomplissent aussi dans les végétaux, au contact d'un ferment azoté appelé *pectase;* elles constituent la *fermentation pectique* (*Frémy*).

Préparation. — Lorsqu'on veut préparer un suc acide, on commence par priver les fruits de tout ce qui peut nuire à la qualité du produit. On enlève les noyaux, les semences, les pédoncules et les râfles, le duvet qui recouvre les coings, le zeste des citrons et des oranges, etc. Puis on traite le fruit par un des procédés suivants :

1° On râpe les pommes, les coings et tous les fruits dont la consistance est très ferme; on soumet ensuite la pulpe à l'action de la presse, pour séparer le suc du parenchyme;

2° On exprime à la main, ou très doucement à la presse, les fruits, mous et succulents tels que les framboises, les cerises, les groseilles, les mûres, les citrons, les grenades, les oranges, les baies du nerprun, etc. Une ingénieuse machine (fig. 113), d'invention américaine, fait bien plus rapidement et plus exactement le même travail.

3° On obtient encore le suc des groseilles, des mûres, des framboises et, en général, celui des fruits dont l'enveloppe est très mince, en exposant ces fruits, dans une bassine, à l'action d'une chaleur douce. En se dilatant, le suc fait éclater les tissus qui l'emprisonnent; on le recueille en jetant sur un tamis les fruits suffisamment chauffés. Cette méthode donne des sucs très colorés et très chargés de pectine, mais un peu moins aromatiques peut-être que les précédents. Elle convient mieux aux sucs destinés à la préparation des gelées, qu'à ceux qui doivent être transformés en sirop.

4° On laisse macérer, pendant trois ou quatre jours, les sucs de nerprun, d'hièble et de sureau avec le parenchyme qui les a fournis, dans le but de dissoudre plus complétement la matière colorante contenue dans ce dernier.

Au moment où ils sortent des cellules végétales, les sucs sont troublés par des débris du parenchyme; ils contiennent, en outre, des matières albuminoïdes et fréquemment de la pectine, dont la présence rend impossible leur usage et leur conservation. Pour les clarifier, on les abandonne, dans un lieu frais, à un léger mouvement de fermentation. En présence de l'air et des ferments organisés qu'il fournit, peut-être aussi des ferments contenus dans le suc lui-même, le sucre interverti se dédouble immédiatement, en donnant naissance à de l'alcool, à de l'acide carbonique et à tous les autres produits de la *fermentation alcoolique*. L'alcool coagule les

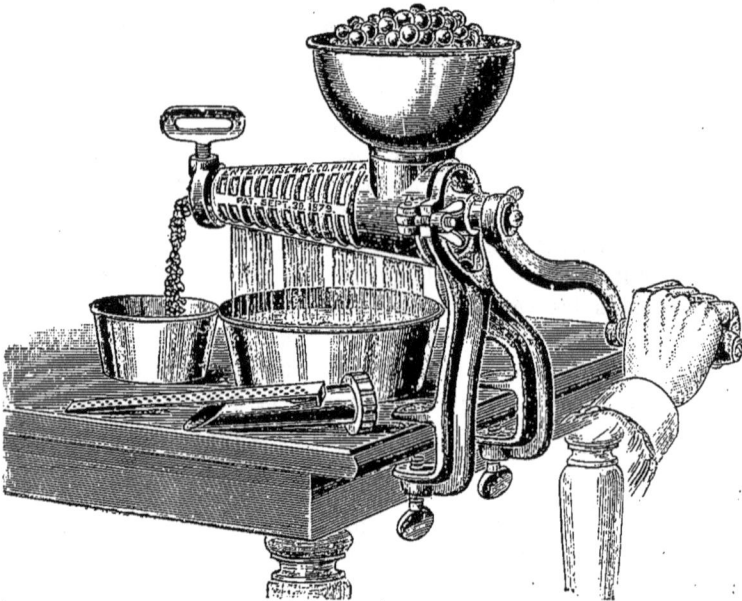

Fig. 113. — Machine américaine pour exprimer les fruits.

substances albuminoïdes et mucilagineuses et facilite la dissolution de la matière colorante dans le suc. L'acide carbonique, dont le dégagement augmente avec le développement de la fermentation, soulève tous les débris insolubles, qui nagent dans le liquide, et les amène à la surface.

En même temps, les sucs qui contiennent de la pectine éprouvent la *fermentation pectique;* ils se prennent en gelée, par suite de la transformation de la pectine en acides pectosique et pectique, sous l'influence de la pectase. Pour être complète, cette transformation exige un temps qui varie de un à quatre jours, suivant la nature de chaque suc en particulier. On sait, sans pouvoir expliquer ce fait, qu'elle est accélérée par la présence du suc de cerise aigre; aussi le Codex conseille-t-il l'addition de ce suc à celui des groseilles et des framboises. Quand la fermentation pectique est terminée, les sucs sont entièrement limpides; il faut saisir cet instant, pour achever leur préparation. Si on les abandonnait plus longtemps à l'air libre, ils deviendraient trop alcooliques, par suite de la métamorphose totale du sucre interverti et, de plus, ils ne tarderaient pas à subir la fermentation acétique, qui les dénaturerait entièrement.

Conservation. — Les sucs acides étant très altérables, même lorsqu'ils ont été clarifiés avec soin, le mieux est de les employer tout de suite à la confection des médicaments. Dans certains cas, cependant, on a besoin de les conserver à l'état naturel pendant toute l'année. Il faut alors les mettre absolument à l'abri de l'oxygène et des ferments. On y parvient par plusieurs moyens :

1° *Huile.* — Le plus ancien de tous consiste à remplir, autant que possible, les bouteilles avec les sucs clarifiés, puis à verser à leur surface une petite quantité d'huile d'œillette, d'amande ou d'olive. Ce moyen réussit souvent, mais il n'est pas très sûr ;

2° *Mutisme.* — On désignait autrefois, sous ce nom, une méthode de conservation basée sur l'emploi de l'acide sulfureux ou du sulfite de calcium. On introduisait, dans chaque bouteille, 80 centigrammes de sulfite de calcium ou des vapeurs d'acide sulfureux, avant d'y mettre le suc. Dans les deux cas, le suc contenait momentanément, à l'état libre, de l'acide sulfureux, dont le pouvoir antifermentescible favorisait sa conservation ;

3° *Procédé Fayart.* — Fayart a proposé d'appliquer, en guise de bouchon, une feuille de caoutchouc ramolli dans l'eau chaude, sur les bouteilles exactement remplies du suc à conserver. Ce moyen, basé sur le défaut de porosité du caoutchouc, a été abandonné depuis que l'on sait que cette substance est perméable aux gaz ;

4° *Procédé d'Appert.* — Ce procédé est le meilleur ; il se résume dans le chauffage des sucs en vase clos, à la température de l'ébullition de l'eau.

On place le suc dans des bouteilles de verre épais, que l'on bouche soigneusement et dont on assujettit le bouchon avec une cordelette ou un fil de fer. On dispose ces bouteilles dans la cucurbite d'un alambic, après les avoir entourées de paille ; on les recouvre d'eau froide jusqu'au goulot, et on chauffe. Quand l'eau est demeurée en ébullition pendant 10 à 15 minutes, on laisse refroidir le tout, on enduit de cire les bouchons et on porte les bouteilles à la cave.

L'action de la chaleur sur les sucs, dans ce traitement, est multiple. Elle s'exerce d'abord en frappant d'impuissance les ferments contenus dans le liquide ; elle combine aussi aux éléments des sucs la petite quantité d'oxygène enfermé avec eux dans les bouteilles, plaçant ainsi ces liquides dans une atmosphère inactive au point de vue de certaines fermentations. Elle est complétée, d'ailleurs, par l'exactitude du bouchage, qui met les sucs à l'abri des ferments et des gaz venant de l'extérieur.

5° On peut simplifier le procédé d'Appert, en faisant bouillir les sucs dans une bassine et en les enfermant aussitôt dans des bouteilles, que l'on bouche pendant qu'elles sont encore très chaudes. Cette modification réussit généralement bien.

Elle est surtout très pratique avec l'appareil récemment imaginé par

M. Campion, pharmacien à Beauvais, et qui consiste en une pompe pneumatique, adaptée à un boucheur ordinaire (fig. 114).

Comme l'indique le dessin, l'appareil est placé près d'un fourneau, sur lequel on chauffe au bain-marie le liquide à conserver, à une température maximum de 80°, suffisante pour annuler l'effet des ferments.

Un tube *n*, plongeant au fond de la bassiné *p*, met le liquide en rapport avec l'appareil; un robinet à trois voies établit la communication tantôt avec le corps de pompe, tantôt avec l'aspirateur.

Une bouteille vide *f* est placée sur le support *g ;* à l'aide de la pédale *h*, mue par le pied, le goulot peut être appliqué contre le cône *m*, proportionné aux dimensions du col et qui, muni d'une rondelle en caoutchouc, donne une adhérence par faite.

Un bouchon est introduit et abaissé suffisamment par le levier *e*, pour ne pas interrompre la communication du cône avec le corps de pompe *i* et le tube aspirateur *n*.

Le vide est fait dans la bouteille, à l'aide de la pompe à air *i;* il suffit de faire mouvoir plusieurs fois le piston par le moyen du levier *kl*, pour arriver au résultat. Le vide est suffisant, quand le piston redescend seul. Alors on ouvre le robinet du tube *n* ;

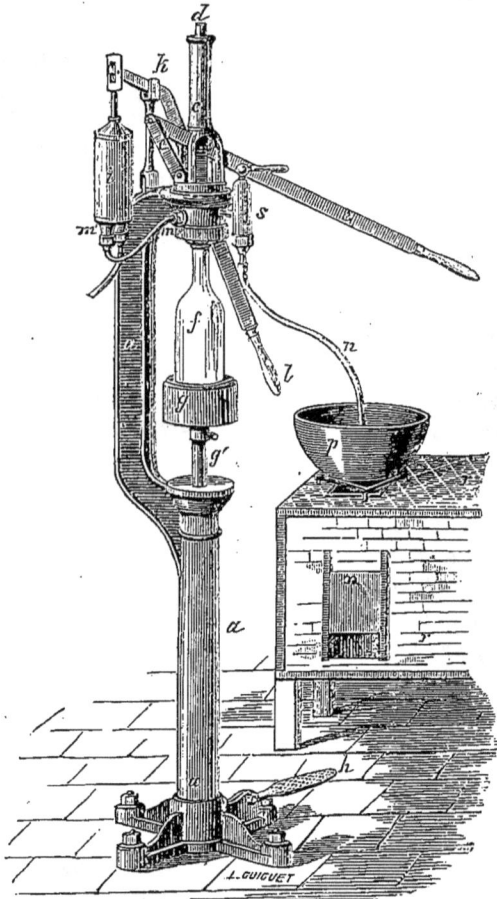

Fig. 114. — Appareil de M. Campion, pour mettre en bouteille les sucs à conserver.

la pression atmosphérique pousse le liquide dans la bouteille, qu'il ne reste plus qu'à boucher. On règle le remplissage avec le robinet *s*.

Pour terminer, on donne un dernier coup de piston, avant la descente du bouchon, afin d'enlever la vapeur accumulée, puis on cachète.

La bouteille et le liquide étant privés d'air, celui-ci se trouve dans les conditions les plus favorables à sa conservation, qui est absolue. En ouvrant avec précaution le robinet *s*, les flacons s'échauffent graduellement et l'on n'a pas de rupture à regretter.

Pharmacologie. — Les sucs acides servent presque exclusivement, en pharmacie, à préparer des sirops rafraîchissants. Le suc de citron faisait autrefois partie de la *potion de Rivière ;* le Codex l'a remplacé, avec raison, par l'acide citrique. On emploie encore, quelquefois, les extraits purgatifs des sucs de nèrprun et de sureau.

§ 1. SUC DE CITRON.

Préparation. — On sépare avec soin toute l'écorce et les semences de citrons choisis, puis on exprime le fruit dans un linge ou mieux avec une petite presse. Si le suc doit être clarifié, on le chauffe avant la filtration (*Codex*).

100 p. de citron donnent de 30 à 35 p. de suc.

Caractères. — Le suc de citron est légèrement jaunâtre, inodore, très fluide et doué d'une acidité forte et agréable.

Pour qu'il soit exempt d'amertume, il est indispensable de le préparer rapidement, ou, mieux encore, de séparer de la pulpe, avant l'expression, les semences qui renferment le principe amer.

La composition de ce médicament, déterminée par M. Carles, est la suivante :

	gr.
Acide citrique (et malique) libre	5.77
Supercitrate de potassium	0.96
— de calcium	0.88
— de fer	0.11
Glucose	2.45
Gomme, mucilage, matière albuminoïde, etc	0.68
Silice, phosphates, sels divers	0.06
Eau	89.09
Total	100.00

Essai. — On a quelquefois additionné le suc de citron d'*acides azotique* ou *acétique*, pour augmenter son acidité. Ces fraudes sont faciles à dévoiler. Lorsqu'on distille un tel suc, on aperçoit des vapeurs brunes, produites par la réduction de l'acide azotique au contact des éléments organiques dissous. De plus, le produit distillé est notablement acide.

Pour savoir si cette acidité est due à la présence des acides azotique ou acétique, on évapore le liquide à siccité, après neutralisation par un alcali, puis, dans le résidu, on recherche l'acide azotique, au moyen de ses réactifs habituels, du sulfate de fer et de l'acide sulfurique, par exemple, ou mieux, avec la diphénylamine.

L'*acide acétique* y serait révélé par le perchlorure de fer, auquel il communique une teinte d'un rouge foncé.

Pharmacologie. — S'il faut en croire M. Judicis, la conservation du suc de citron est des plus faciles. La fermentation, l'addition d'alcool et l'intervention de la chaleur sont des précautions inutiles. Il suffit de le filtrer *au papier*, après qu'il a été légèrement clarifié par le repos, pour le préserver longtemps de toute altération.

Le suc de citron est très employé en Angleterre et dans la marine, comme antiscorbutique, sous le nom de *lime-juice*. La fermentation alcoolique ne diminue pas sa richesse en acide citrique; mais la fermentation secondaire, qu'il éprouve ensuite, change l'acide citrique en acides plus simples, principalement en acides acétique et propionique (*Macagno*).

§ 2. SUC DE COING.

Préparation. — On prend des coings n'ayant pas atteint leur parfaite maturité, ont les essuie avec un linge rude, pour enlever le duvet qui les recouvre, on les réduit en pulpe, au moyen de la râpe, et on les soumet à la presse. On abandonne le suc à une légère fermentation, jusqu'à ce qu'il soit éclairci, et on le filtre au papier (*Codex*).

(Le même procédé sert à préparer les *sucs de pomme* et *de concombre*.)

La clarification de ce suc, par l'addition de la pâte d'amande douce, doit être évitée. Elle réussit fort bien, mais elle fournit un produit plus altérable que celui du Codex.

Caractères. — Le suc de coing est d'un jaune pâle et doué d'une acidité agréable et modérée. Il a pour densité 1,055. Sa composition, rapportée à 1000 grammes, est la suivante (*Falières*) :

	gr.
Tannin	0.09
Glucose	43.63
Acidité (rapportée à l'acide malique)	7.10
Malate neutre de potassium	3.493
— de calcium	2.205
Phosphate d'aluminium	0.79
Chlorures, sulfates, silice, oxyde de fer, magnésie, etc...	4.271
Extractif	19.921

Cette analyse démontre que le suc de coing ne peut être considéré comme un astringent, ainsi qu'on le fait généralement en thérapeutique.

Pharmacologie. — Le suc de coing sert exclusivement à la préparation d'un sirop, qui jouit, à tort lui aussi, de la réputation d'un astringent.

§ 3. SUC DE FRAMBOISE.

Préparation. — On exprime à la main, avec les précautions indiquées pour le suc de groseille et après avoir séparé les pédoncules des cerises :

Framboises	1000 gr.
Cerises rouges acides	250

On soumet le marc à la presse, on mélange les divers sucs obtenus et on les met dans un lieu bien frais (+ 12 à + 15°). Quand la partie gélatineuse flotte dans le suc éclairci, on passe à la chausse avec une légère expression (*Codex*).

100 p. de framboises donnent environ 62,5 p. de suc.

Caractères. — Le suc de framboise, même non additionné de suc de cerise, présente une teinte d'un rouge foncé. Il est de plus très aromatique et agréablement acidulé par les acides citrique et malique.

M. Grager pense que l'on accroît encore son parfum, en ajoutant aux framboises en fermentation de 5 à 10 p. 100 de sucre de canne ou de sucre de raisin.

Débarrassé des matières pectiques, il donne par litre :

	gr.
Extrait à 100° caramélisé	99.50
Cendres	3.90
Sucre	71.40

Le sucre est un mélange de 46 gr. environ de lévulose et de 25 gr. de· glucose.

La matière colorante est soluble dans l'eau et dans l'alcool, insoluble dans l'éther. Elle semble formée de deux principes colorants rouges. Les oxydants la jaunissent ; l'hypochlorite de sodium la fait passer au *bleu*, au *vert*, enfin au *jaune*, en la détruisant. Elle donne un spectre d'absorption très net : en liqueur diluée, une bande qui va de D $^3/_4$ E à *b ;* si la concentration augmente, la bande s'étend vers F ; en liqueur concentrée elle va de D $^1/_3$ E à F $^1/_3$ G, dégradée aux deux bords, avec une partie estompée de F $^1/_3$ à G, s'accentuant progressivement vers le violet du spectre. En liqueur alcaline, on voit une ombre dégradée du rouge en E, puis une obscurité croissante, depuis E, jusqu'au violet, qui est tout à fait obscur (*Vogel*).

Pharmacologie. — Le suc de framboise est le véhicule du sirop de même nom, recherché beaucoup plus comme sirop d'agrément que comme médicament véritable.

§ 4. SUC DE GROSEILLE.

Préparation. — On écrase à la main, sur un tamis de crin placé sur une terrine destinée à recevoir le suc :

Groseilles rouges	1000 gr.
Cerises rouges	100
Merises	50

On exprime le marc à la presse, on réunit les sucs des deux opérations et on porte le produit dans un lieu dont la température soit de + 12 à + 15°. Quand la masse gélatineuse est bien réunie à la partie supérieure du liquide complètement éclairci, on passe à la chausse et on laisse égoutter le plus possible la masse gélatineuse (*Codex*).

La durée de la fermentation, variant avec l'état de l'atmosphère, ne peut être formulée par un chiffre. Pour ne pas dépasser le terme utile, M. H. Mayet conseille d'en suivre les progrès, en dosant fréquemment le sucre interverti contenu dans le suc de groseille en traitement, et d'arrêter la fermentation aussitôt que l'analyse accusera la disparition de 6 à 10 grammes de sucre par kilogramme.

Pharmacologie. — Avec ce suc on prépare un sirop destiné à édulcorer des boissons rafraîchissantes.

§ 5. SUC DE MURE.

Préparation. — Identique à celle du suc de framboise, à cela près qu'on n'ajoute pas de cerises.

Caractères. — Le suc de mûre est très fluide et d'une couleur rouge violette très foncée. Il offre un parfum *sui generis*, qui ne permet de le confondre avec aucun autre. Les fruits, parvenus à maturité parfaite, en fournissent 55. p. 100 de leur poids.

Sa composition, rapportée à 1 litre, est résumée dans le tableau suivant (*Whright* et *Patterson*) :

Acide citrique	26.83
— malique	7.82
Glucose	2.74
Cendres	9.40
Principes mucilagineux	23.37
Total	70.16

Pharmacologie. — Ce suc peut être utilisé comme antiscorbutique, puisqu'il contient une forte proportion d'acide citrique et 35^{gr},26 de sels de potasse, par litre. On s'en sert aussi pour édulcorer des gargarismes.

§ 6. SUC DE NERPRUN.

Préparation. — On écrase avec les mains, des baies de nerprun parvenues à maturité, puis on les abandonne à la fermentation, pendant trois ou quatre jours. On passe le suc avec expression et on filtre à travers une étoffe de laine.

(On fait de la même manière les *sucs d'hièble* et de *sureau*) (*Codex*).

100 p. de nerprun fournissent, en moyenne, 32,5 p. de suc.

Caractères. — Le suc de nerprun présente une teinte pourpre très foncée, lorsqu'il a été préparé avec des fruits très mûrs. Il a des propriétés purgatives, mais on ignore encore la nature de son principe actif. Les acides avivent sa couleur ; les alcalis la font passer au *vert*.

Sa composition est assez complexe et incomplètement connue. Outre l'acide acétique et plusieurs principes colorants, on y trouve de la *Rham négine*.

La *rhamnégine* $C^{48}H^{32}O^{28}[C^{24}H^{32}O^{14}]$ est un glucoside cristallisable en ai guilles d'un jaune pâle, très solubles dans l'eau et dans l'alcool. L'acide sulfurique dilué la dédouble en *rhamnétine* $C^{24}H^{10}O^{10}[C^{12}H^{10}O^5]$, et en un sucre $C^{12}H^{14}O^{12}[C^6H^{14}O^6]$, qui réduit la liqueur de Fehling, mais qui est infermentescible (*Schutzenberger*).

Lefort considère le produit de l'action de l'acide sulfurique comme un isomère de la rhamnégine, auquel il donne le nom de *rhamnine*.

Pour M. Schutzenberger, la rhamnine est le premier terme du dédoument de la rhamnégine et se trouve représentée par la formule $C^{36}H^{22}O^{20}$ $[C^{18}H^{22}O^{10}]$.

Pharmacologie. — Le suc ne nerprun est un purgatif doux, que l'on emploie sous forme de sirop.

SUC DE CERISE.

Cerises rouges	1000 gr.
Merises	100

On écrase les cerises entre les mains, au-dessus d'un tamis de crin ; on reçoit le suc dans une terrine et on soumet le marc à la presse. On mélange les deux sucs, on laisse fermenter dans un lieu frais (de + 12 à + 15°), pendant 24 heures environ, et on passe le suc éclairci à travers une étoffe de laine.

On prépare de même les *sucs d'airelle*, d'*épine-vinette* et de *verjus* (*Codex*).

SUC DE GRENADE.

On enlève aux grenades leur écorce, on écrase leur chair entre les mains, sur un tamis de crin, on recueille le suc dans une terrine et on soumet le marc à la presse. On réunit ce dernier suc au premier, on laisse fermenter le tout, pendant deux jours environ, dans un lieu frais et, quand le suc est éclairci, on le filtre au papier (*Codex*).

b. — SUCS SUCRÉS.

Caractères. — Cette dénomination est réservée aux sucs végétaux qui renferment une forte proportion de substance sucrée. On rencontre ces sucs principalement dans les racines (betterave, carotte, panais, etc.), quelquefois dans les tiges (canne, sorgho, érable, palmier) et dans les fruits (melon, abricot, prune, poire. etc.).

Le principe sucré auquel ils doivent leur saveur spéciale est le plus souvent du *sucre de canne;* néanmoins, dans la manne, c'est la *mannite*, dans le suc de la réglisse, c'est la *glycyrrhizine*, etc. Indépendamment de ces composés, ils contiennent : de l'*albumine*, de la *caséine* (betterave), de la *pectine*, des *matières colorantes* et *extractives*, des *sels*, au nombre desquels sont parfois l'*oxalate* et le *malate de calcium*. Mais on y rencontre rarement des acides libres, moins souvent encore du glucose ou du sucre interverti.

Ils sont éminemment altérables; au contact de l'air, il subissent immédiatement la *fermentation acide* et la *fermentation visqueuse*. Cette dernière est ainsi nommée parce qu'elle donne naissance, aux dépens du sucre et sous l'influence d'un ferment organisé, à une *substance mucilagineuse*, dextrogyre, analogue à la gomme et à la dextrine, et qui communique aux liqueurs la propriété d'être filantes. Il se forme, en même temps que cette substance, de la *mannite*, de l'*acide lactique*, de l'*acide butyrique* et de l'*acide carbonique*.

Préparation. — Pour obtenir les sucs sucrés, on râpe les racines qui les contiennent (*carotte*, *navet*, *panais*, *betterave*, etc.), et on soumet la pulpe à l'action de la presse. Quand ces sucs sont mucilagineux, le résidu de l'expression en retient une quantité notable, dont on diminue la proportion, en mélangeant d'avance à la pulpe de la paille hachée et bien lavée.

On clarifie les sucs en les portant à l'ébullition; la chaleur, coagulant les principes albuminoïdes, préserve les liquides d'une altération immédiate, sans leur faire éprouver de modifications chimiques sensibles.

Pharmacologie. — Les sucs sucrés possèdent très peu de propriétés médicinales et, de plus, ils entrent facilement en fermentation; aussi, à l'exception de la manne, sont-ils peu employés en pharmacie. On se sert fréquemment au contraire, des principes immédiats que l'on en peut retirer et qui ont été décrits au livre premier, sous la dénomination générique de sucres.

MANNE.

Caractères. — La manne est un suc qui coule naturellement du *Fraxinus ornus* L., var. *rotundifolia* (Jasminées), et dont on facilite la sortie par des ouvertures artificielles. Celle qu'on recueille pendant l'été est dure et nommée *manne en larmes*. Celle qu'on obtient en automne est plus molle et plus colorée ; on l'appelle *manne en sorte*. Enfin, on désigne quelquefois sous le nom de *manne grasse*, celle qui est très impure, gluante et altérée par la fermentation.

La manne en larmes est la plus pure ; elle est sèche, blanche et d'une saveur sucrée. Elle possède un pouvoir rotatoire énergique, égal à $+ 28°,40$. Les travaux de Buignet ont complètement révélé sa constitution. Elle contient : un peu plus de la moitié de son poids de *mannite*, 20 p. 100 environ de *dextrine*, un mélange de *sucre de canne* et de *sucre interverti*, dont les proportions sont telles, que les propriétés optiques des deux sucres se trouvent sensiblement neutralisées. Ces sucres et la dextrine qui les accompagne dérivent vraisemblablement de l'amidon contenu dans les frênes, car leurs rapports numériques, dans la manne, sont précisément ceux que l'on obtient quand on saccharifie l'amidon. C'est à la dextrine qu'il faut rapporter le pouvoir dextrogyre de la manne.

Pharmacologie. — La manne est un purgatif peu énergique, qui, de tout temps, a fait partie de la matière médicale. Jusqu'au milieu du seizième siècle, elle a porté les noms de *rosée du ciel, miel de l'air, miel céleste*, et Matthiole s'obstinait encore, à cette époque, à lui attribuer une origine sidérale.

Le Codex admet l'usage pharmaceutique de la manne en larmes et de la manne en sorte, mais il rejette la manne grasse, qu'il regarde comme un produit altéré. On prépare avec la première des tablettes et des marmelades peu usitées (*marmelade de Tronchin* et de *Zanetti*) ; la seconde fait partie de la *médecine noire* et de plusieurs potions purgatives ; toutes deux sont fréquemment employées seules et dissoutes dans de l'eau ou dans du lait.

c. — SUCS EXTRACTIFS.

Caractères. — On comprend sous le nom de sucs extractifs, tous les sucs, fournis par les plantes herbacées, qui ne sont ni sucrés, ni acides.

Ils sont caractérisés par la présence des *matières extractives*, groupe de substances dont la nature est généralement à déterminer (V. *Extraits*). Ils contiennent, pour la plupart, beaucoup d'eau et peu de principes solides. Parmi ceux-ci se trouvent, indépendamment des produits extractifs : l'*albumine végétale*, des *matières gommeuses*, des *sels* et des *principes aromatiques*. Leur saveur est très variée. Leur couleur est verte, quand ils n'ont pas été clarifiés ; elle est due alors à la chlorophylle ; dans tous les cas, elle devient rapidement brune au contact de l'air.

L'*albumine végétale* est analogue à l'albumine animale et représente, comme elle, un mélange de composés similaires. Elle varie, d'un végétal à l'autre, notamment par sa richesse en azote. La chaleur coagule ces diverses variétés entre 60 et 70° ; l'alcool, l'alun, le chlorure mercurique, le tannin, l'acétate de plomb, etc., les précipitent intégralement.

Préparation. — L'extraction de ces sucs est ordinairement facile. On la réalise en contusant les plantes, préalablement nettoyées, et en exprimant le produit à la presse.

Si le suc est trop mucilagineux, comme celui des borraginées, ou trop peu abondant, comme celui des labiées, on ajoute au végétal le seizième de son poids d'eau, avant de le soumettre à la contusion. Au lieu d'eau, il est préférable de faire intervenir une plante, dont le suc soit très fluide et sans action chimique sur le premier.

La clarification se fait à chaud ou à froid. On clarifie *à froid* les sucs des plantes antiscorbutiques et, généralement, tous ceux qui renferment une huile essentielle. Pour cela, on se borne à les filtrer au papier ou à la toile ; on sépare ainsi, sans dissiper les produits volatils, la chlorophylle, les granules amylacés et les débris cellulaires qui troublent le liquide. Cette méthode est également appliquée à la dépuration des sucs dépourvus d'essence.

Mais, quand elle est insuffisante, on a recours à la *chaleur ;* l'albumine végétale, se trouvant alors coagulée, emprisonne tous les corps insolubles et produit une clarification parfaite. L'action de la chaleur est notablement favorisée par l'acidité habituelle des sucs extractifs. Si on opère sur des sucs aromatiques, il est bon de les chauffer en vase clos et à une température aussi basse que possible, au bain-marie, par exemple. Lorsque les sucs à clarifier ne sont pas aromatiques, on peut porter directement la liqueur à l'ébullition.

La clarification à chaud présente, en général, l'inconvénient d'éliminer une portion des principes solubles et parfois actifs, qui se fixent sur l'albumine coagulée, de chasser les huiles volatiles et de décomposer, au moins partiellement, les principes altérables par la chaleur. Baumé se trompait donc, quand il recommandait de l'employer pour toutes les plantes indistinctement ; il se trompait encore, quand il prescrivait de faire macérer, pendant vingt-quatre heures dans leur suc, les plantes inodores, afin d'en obtenir une plus grande quantité de produit ; ce temps suffirait à lui seul pour entraîner l'altération du médicament.

Un autre procédé de clarification consiste à mélanger un suc très acide à celui qu'on veut dépurer. Le suc de l'oseille précipite très rapidement les sels calcaires et les principes mucilagineux et colorés des sucs de bourrache, de fumeterre, de saponaire, etc. ; il les dépouille trop complètement peut-être ; en tous cas, il introduit ses éléments propres et change la composition du médicament. On ne doit donc pas ignorer la composition des végétaux, que l'on associe pour en obtenir un suc médicinal.

Conservation. — Les sucs extractifs sont difficiles à préserver des fermentations et des oxydations, que leur fait éprouver le contact de l'air. Pour les conserver, Bouchardat a proposé de les additionner d'alcool ou d'éther; ce moyen ne peut être adopté, parce qu'il modifie profondément la nature du médicament. Le procédé d'Appert est applicable aux sucs non aromatiques; il sert à conserver le *suc d'asperge*.

Les sucs extractifs, dont la médecine tire parti, ne sont pas bien nombreux. Le suc d'asperge et le kino sont les plus employés. Quand aux sucs d'herbes, qui entraient pour une part si importante dans la thérapeutique d'autrefois, c'est à peine si on en fait usage aujourd'hui. Le Codex en a cependant inscrit quelques-uns dans sa nomenclature. Tous sont des médicaments magistraux; on les prépare au moment du besoin et on les consomme, dès que leur filtration est achevée.

§ 1. SUC D'ASPERGE.

Préparation. — On prend la partie verte des turions de l'asperge (*Asparagus officinalis* L.; Asparaginées), on la contuse dans un mortier, puis on en exprime le suc. On porte la liqueur à l'ébullition, pour la clarifier; quand la coagulation est complète, on filtre à travers un tissu de laine.

Caractères. — Le suc d'asperge est jaunâtre et limpide; son odeur et sa saveur sont peu agréables. Il contient, entre autres principes, de l'*asparagine*, une *résine* d'une certaine âcreté, des *matières extractives*, du *phosphate de calcium*, de l'*acétate* et du *phosphate de potassium*.

L'*asparagine* est l'amide neutre de l'acide malique. Elle répond à la formule $C^8H^8Az^2O^6 + H^2O^2[(AzH^2)^2C^4H^4O^3 + H^2O]$. Elle a été découverte, en 1805, par Vauquelin et Robiquet. Elle cristallise en prismes orthorhombiques incolores, durs et inaltérables à l'air. Sa densité est 1,51. Elle est peu soluble dans l'eau froide, plus soluble dans l'eau chaude, dans les acides et dans les alcalis. L'alcool, l'éther et les huiles ne la dissolvent pas. Elle offre une saveur faible et nauséeuse. Sa solution ammoniacale dévie à gauche la lumière polarisée (—11°,18). Chauffée à 400°, elle perd son eau d'hydratation. Quand on la fait bouillir avec un alcali ou avec un acide dilué, elle se convertit en *acide aspartique* $C^8H^7AzO^8 [AzH^2.C^4H^2O^3.OH]$ et en ammoniaque.

Pharmacologie. — Le suc d'asperge est réputé diurétique. Il est habituellement administré sous forme de sirop, plus rarement on le convertit en extrait. On ne sait auquel de ses principes doit être attribuée son action médicinale.

On peut le conserver par la méthode d'Appert; mais il y a tout avantage à le transformer en sirop, sitôt après sa clarification; le produit offre alors une saveur moins désagréable.

§ 2. KINO DE L'INDE.

Caractères. — Le kino de l'Inde, ou kino d'Amboine, est le suc du *Pterocarpus marsupium* Roxb. (Légumineuses — Dalbergiées). Il coule des incisions pratiquées au tronc de l'arbre, et il se dessèche promptement au contact de l'air. Il est en petits fragments transparents, de couleur rouge-brun; sa saveur est très astringente. Il se dissout entièrement dans l'eau et dans l'alcool; les solutions ont une belle teinte rouge foncée; elles donnent avec les sels ferriques un précipité *vert*, avec l'émétique un précipité *rougeâtre*, avec l'eau de chaux un précipité *brun* très abondant. Ces propriétés lui sont communiquées par la présence d'un tannin particulier.

Pharmacologie. — Le kino est un astringent efficace, susceptible de remplacer le tannin et les substances analogues, pour les usages internes, aussi bien que pour les usages externes. Il est à peu près inusité. On peut l'employer en poudre, en solution dans l'eau ou dans l'alcool, en potion ou en pilules.

SUC DE CRESSON.

On contuse dans un mortier de marbre des feuilles fraîches de cresson; on en exprime le suc, que l'on passe à travers un filtre de papier.

On prépare de même les sucs de *feuille de cochléaria*, de *fumeterre*, de *mercuriale*, de *fleurs de pêcher*, de *pétales de roses* et, en général, les sucs de *toutes les plantes herbacées* (Codex).

SUC DE BOURRACHE.

On pile les feuilles fraîches de bourrache dans un mortier de marbre et, quand elles sont réduites à l'état de pulpe, on y ajoute le cinquième de leur poids d'eau, pour pouvoir en extraire le suc, puis on exprime et on filtre.

On obtient de la même manière les sucs de *feuilles de noyer* et de *chou rouge* (Codex).

SUC D'HERBES.

Feuilles fraîches de chicorée.. ⎫
— de cresson.. ⎬ P. E.
— de fumeterre. ⎪
— de laitue.... ⎭

On contuse ces plantes dans un mortier de marbre, on en exprime le suc et on le filtre au papier dans un endroit frais (Codex).

SUC ANTISCORBUTIQUE.

Feuilles sèches de cochléaria.. ⎫
— de cresson.... ⎬ P. E.
— de ményanthe. ⎭

On contuse le tout dans un mortier de marbre, on en exprime le suc, et on filtre au papier.

Deschamps fait remarquer, avec raison, qu'on ne se procure pas de ményanthe verte à toute époque de l'année.

II. — SUCS GOMMEUX.

On appelle sucs gommeux ou *gommes*, des corps neutres, solides et incristallisables, qui jouissent des propriétés suivantes : ils se dissolvent dans l'eau, en lui communiquant une consistance visqueuse; ils sont insolubles dans l'alcool et dans l'éther; ils fournissent de l'*acide mucique*, quand on les traite par l'acide azotique. Guérin-Varry les classait en trois séries, suivant qu'ils avaient pour élément principal : l'*arabine*, la *cérasine* ou la *bassorine*.

Frémy ne reconnaît qu'un seul principe gommeux, auquel il donne le nom d'*acide gummique*. Ce composé est soluble dans l'eau, mais il peut être converti, par la chaleur ou par l'acide sulfurique concentré, en un corps isomérique, l'*acide métagummique*, que l'eau ne dissout pas. Les bases, et principalement la chaux, le transforment en *gummate de calcium*, qui présente tous les caractères chimiques de la gomme arabique. La chaleur peut changer ce composé en *métagummate de calcium*, qui est insoluble et qui revient à l'état de gummate soluble, sous l'influence de l'eau bouillante ou de la végétation. D'après Frémy, les gommes solubles sont formées de *gummate de calcium* et les gommes insolubles de *métagummate de calcium*.

§ 1. GOMME ARABIQUE.

Caractères. — La gomme arabique transsude à travers l'écorce de plusieurs espèces d'acacias (*Acacia Senegal* W., *seyal* Del., *arabica* W., etc., Légumineuses-Mimosées), par des ouvertures naturelles ou artificielles. Elle est en fragments arrondis, transparents, blancs, jaunes ou rougeâtres et complètement solubles dans l'eau. Elle est composée d'*arabine* presque pure, unie à 2,64 p. 100 de chaux (*Græger*).

L'*arabine* (*acide gummique* ou *arabique*), obtenue en précipitant par l'alcool une solution acide de gomme arabique et en séchant le produit à 100°, a pour composition $C^{24}H^{20}O^{20} + H^2O^2[C^{12}H^{20}O^{10} + H^2O]$. Sa densité est 1,52. Elle est incolore, soluble dans l'eau, qu'elle rend visqueuse, insoluble dans l'alcool, l'éther et les corps gras. Elle dévie à gauche la lumière polarisée : $a_j = -36°$. Chauffée à 120°, elle perd son eau d'hydratation. Entre 120 et 150°, elle devient insoluble ; vers 200°, elle se décompose, en fournissant une liqueur acide, des gaz et des produits empyreumatiques.

Lorsqu'on la fait bouillir avec l'acide sulfurique dilué, on la transforme en un glucose infermentescible et dextrogyre (*arabinose*, Scheibler), accompagné de *galactose* (Kiliani). L'acide azotique la convertit en *acide mucique* $C^{12}H^{10}O^{16}[C^6H^{10}O^8]$ et en acides saccharique, tartrique et oxalique. Sa solution, abandonnée à elle-même pendant plusieurs mois, se remplit de moisissures et finit par contenir un glucose (*Fermond*). En présence du fromage et de la craie, elle donne naissance à de l'alcool, sans formation de sucre fermentescible (*Berthelot*).

L'arabine forme, avec les alcalis, la chaux et la baryte, des composés solubles, qui perdent leur solubilité sous l'influence de la chaleur et qui la reprennent au contact de l'eau en ébullition. Avec les sels de plomb, de fer, de cuivre, d'argent, de mercure, elle produit des composés insolubles. Lorsqu'on mélange à une solution concentrée d'arabine le quart de son poids de borax, elle prend une apparence gélatineuse.

Les acides s'unissent à l'arabine ; leurs combinaisons ont été nommées *arabides* par M. Berthelot. L'acide nitrique fumant fournit un corps explosif (*arabide nitrique*). Un mélange de gomme et d'acide gallique précipite la gélatine, comme le fait le tannin, ce qui semble indiquer l'existence d'un *arabide gallique* (*Berthelot*).

Pharmacologie. — Les propriétés médicinales de la gomme arabique dissoute sont celles d'un émollient. On emploie très fréquemment cette substance, sous forme de tisane, de pâte et de sirop. Elle sert à préparer des mucilages destinés à confectionner des tablettes, à émulsionner les corps gras ou les résines et à augmenter la viscosité des potions dans lesquelles on suspend des poudres insolubles. Vaudin a remarqué qu'elle devient acide, quand on la chauffe à l'étuve ou qu'on la dissout dans l'eau bouillante ; cette altération est très faible ; elle indique néanmoins qu'il est préférable de ne jamais élever la température de la gomme.

La gomme que l'on désigne sous le nom d'arabique vient le plus souvent du Sénégal. Le Codex autorise cette substitution, en raison de l'identité chimique des deux produits. Cette identité, toutefois, n'est pas si complète qu'on ne puisse trouver des caractères différentiels à ces médicaments. Ainsi, la gomme du Sénégal a pour densité 1,65; elle est un peu moins soluble que l'autre dans l'eau, mais sa solution est plus mucilagineuse et, dès lors, plus propre à émulsionner les huiles. Cette solution bleuit immédiatement au contact de la teinture de gaïac et précipite les sels ferriques, tandis que celle de la gomme arabique ne précipite pas les sels ferriques, et qu'elle n'est colorée qu'avec une très grande lenteur par la teinture de gaïac.

La gomme arabique empêche la formation de la plupart des précipités, dans les solutions diluées. Ce fait explique peut-être la coexistence à l'état soluble, dans les cellules végétales ou animales, de composés susceptibles de réagir les uns sur les autres, en produisant dans l'eau pure, des composés insolubles : phosphates et oxyde de fer, tannin et caféine, etc. (*J. Lefort* et *P. Thibault*).

Il est quelquefois utile de distinguer l'arabine de la dextrine. On peut alors utiliser la réaction suivante : on fait chauffer le produit avec de l'acide chlorhydrique et de l'orcine ; les gommes donnent ainsi une masse floconneuse *bleue*, que la potasse alcoolique transforme en solution *violette*, avec fluorescence *verte*. La dextrine ne présente pas de réaction semblable.

§ 2. GOMME ADRAGANTE.

Caractères. — La gomme adragante est fournie par un certain nombre d'astragales (*Astragalus verus* Ol., *creticus* Lam., etc., Légumineuses-Papilionacées); elle résulte de la transformation des cellules et des rayons médullaires de ces arbrisseaux, en une substance gélatineuse insoluble (*H. Mohl*).

On admet généralement, dans ces produits, la présence d'un principe insoluble dans l'eau analogue à la cellulose et nommé *bassorine*.

M. Giraud pense que ce composé est identique à la pectose de Frémy. Chauffé pendant vingt-quatre heures, avec 50 fois son poids d'eau, il se convertit en une substance différente de l'arabine et qui n'est autre que la *pectine*.

D'après ce chimiste, la gomme adragante offre la composition que voici :

Composé pectique....................................	60
Gomme soluble.....................................	8 à 10
Cellulose...	3
Amidon...	2 à 3
Matières minérales.................................	3
Corps azoté.......................................	traces.

Pharmacologie. — La gomme adragante fournit avec l'eau un mucilage beaucoup plus consistant que celui de la gomme arabique et plus recherché, pour la préparation des tablettes en général. Sa poudre sert à donner de la viscosité au looch blanc. Elle peut remplacer, à plus faible dose, la poudre de gomme arabique, dans les potions gommeuses et dans les poudres composées, mais elle est assez rarement employée dans ce but. Cela tient, en partie, à ce qu'il est difficile de la délayer dans de l'eau, sans qu'il se forme des grumeaux, que l'on ne peut parvenir à diviser ensuite. Soubeiran conseille de la mélanger préalablement avec un peu de sucre, pour éviter cet inconvénient.

On trouve dans les feuilles des borraginées et de certaines malvacées, dans la racine et dans les fleurs de la mauve et de la guimauve, dans les semences de coing, de lin, de psyllium, dans le salep et dans une foule d'autres substances végétales, un principe gommeux auquel on donne le nom de *mucilage*. Les composés mucilagineux semblent analogues à la gomme et à la bassorine. Suivant M. Giraud, on trouve dans quelques-uns des produits pectiques. Leur étude est encore très imparfaite (V. *Mucilages*).

III. — SUCS RÉSINEUX.

Les sucs résineux doivent leur nom à la présence des principes immédiats appelés *résines*.

Les *résines* sont des composés ternaires, riches en carbone et en hydrogène et renfermant peu d'oxygène. Elles ont généralement les propriétés des acides faibles; elles décomposent, à l'ébullition, le carbonate de sodium; leur solution alcoolique rougit le tournesol. Ces caractères font fréquemment défaut.

Elles sont sèches, solides, rudes au toucher. Souvent elles sont accompagnées d'une essence, qui les ramollit et qui peut même les rendre fluides, lorsque la proportion en est considérable. Quelques-unes cristallisent, mais le plus grand nombre sont incristallisables. Presque toujours colorées dans leur état naturel, elles deviennent incolores après leur purification. Elles sont mauvaises conductrices de l'électricité et elles se chargent facilement, à leur surface, de fluide négatif.

Les résines sont toutes insolubles dans l'eau, solubles dans l'alcool, le *copal* excepté; l'eau précipite leurs dissolutions. L'éther ne dissout pas les *résines de jalap* et de *liseron*, mais il dissout presque toutes les autres. Les huiles fixes et les essences les dissolvent également. Quand on les chauffe, elles se ramollissent promptement, elles fondent, et elles distillent en se décomposant. Au rouge, elles brûlent avec une flamme très fuligineuse.

L'oxygène semble sans action sur la plupart d'entre elles. Le chlore les décolore toutes sans exception.

L'acide sulfurique les dissout, parfois sans les colorer, le plus souvent en leur communiquant une teinte rouge. L'acide azotique les oxyde avec énergie.

Les alcalis s'y combinent et forment alors ce qu'on appelle improprement des *savons de résine*. Ces savons moussent dans l'eau comme ceux des acides gras ; ils se distinguent de ces derniers en ce qu'ils ne sont pas précipités de leurs dissolutions par le chlorure de sodium.

Les résines naturelles sont presque toujours des mélanges de plusieurs principes résineux. Leur analyse est très difficile et leur étude bien incomplète encore. On divise en quatre groupes les sucs qui les fournissent : *sucs laiteux, térébenthines, sucs résineux proprement dits, baumes.*

a. — SUCS LAITEUX.

Les sucs laiteux sont des émulsions de résines effectuées par la nature, à l'aide des matières gommeuses et mucilagineuses contenues dans les végétaux. Lorsqu'ils ont été desséchés à l'air libre, ils prennent souvent le nom de *gommes-résines*, qui indique leur constitution. Ils cèdent à l'alcool leur résine, à l'eau leur élément mucilagineux ; mais ils ne se dissolvent complètement que dans l'alcool faible.

§ 1. ASA FŒTIDA.

Caractères. — L'asa fœtida est une gomme-résine produite par plusieurs ombellifères du genre Ferula : *Ferula asa fœtida* L., *Ferula Narthex* Boiss., etc. Elle se présente en masses volumineuses, semées de larmes blanchâtres, demi-transparentes, et souvent de pierres et de débris végétaux. Peu colorée au centre de ces masses, elles rougit très promptement à l'air et à la lumière. Son odeur alliacée, forte et fétide, lui a valu le nom de *stercus diaboli*. Sa saveur est amère et repoussante. Elle a pour densité 1,31 et contient, d'après les analyses de Pelletier : 65 p. 100 de *résine*, 31 p. 100 de *gomme* et de *bassorine* et 3,6 p. 100 d'*huile volatile*. MM. Barth et Hlasiwetz en ont retiré (1866) un acide très fusible et cristallisable, auquel ils donnent le nom d'*acide férulique* et la formule $C^{20}H^{10}O^8[C^{10}H^{10}O^4]$.

Elle fournit, à la distillation sèche, un peu d'*ombelliférone* (V. *Galbanum*) et de la *résorcine* $C^{12}H^2(H^2O^2)^2[C^6H^4(OH)^2]$.

La *résine* est d'un jaune clair, presque blanche, quand elle est pure, et devient pourpre sous l'influence des rayons solaires. Elle paraît formée de résines différentes.

L'*huile volatile* est incolore et dégage constamment de l'acide sulfhydrique. Elle contient suivant Semmler :

Deux *terpènes*, dont l'un dextrogyre ($+32°, 1$) fournit un bibromure liquide ($C^{20}H^{16}Br^2[C^{10}H^{16}Br^2]$, tandis que l'autre donne un tétrabromure solide $C^{20}H^{16}Br^4[C^{10}H^{16}Br^4]$) ;

Un *sulfure liquide* $C^{14}H^{14}S^4[C^7H^{14}S^2]$, lévogyre ($-12°, 30'$), densité 0,97. Il se combine au chlorure mercurique : $C^{14}H^{14}S^2, 2HgCl[C^7H^{14}S.2HgCl^2]$, et forme 45 p. 100 du poids de l'essence ;

Un deuxième *sulfure* $C^{22}H^{20}S^4[C^{11}H^{20}S^2]$, liquide, lévogyre également ($-18°, 30'$), constituant 20 p. 100 de l'essence brute ; densité 1,01 ;

Un *composé oxygéné* non sulfuré $(C^{20}H^{16}O^2)^n[(C^{10}H^{16}O)^n]$, lévogyre ($-16°$), densité 0,96 ; l'essence en contient 20 p. 100 ;

Deux autres *sulfures* : $C^{16}H^{16}S^4 [C^8H^{16}S^2]$ et $C^{20}H^{18}S^4 [C^{10}H^{18}S^2]$, dont il n'existe que de petites quantités dans l'essence.

Purification. — Pour purifier l'asa fœtida et toutes les gommes-résines, en général, on faisait anciennement dissoudre ces substances dans du vinaigre et on évaporait la liqueur, préalablement clarifiée. Le Codex *parisiensis* de 1748 substitua l'emploi du vin blanc à celui du vinaigre. Le progrès était insuffisant, aussi le premier formulaire légal (1818) prescrivit-il de recourir à l'alcool, qui est l'agent de purification encore usité aujourd'hui. Voici le procédé recommandé par le Codex de 1884.

On dissout, à chaud, l'asa-fœtida concassé, dans de l'alcool à 60°; on passe avec expression, à travers une toile peu serrée, puis on chasse l'alcool par évaporation, jusqu'à ce que le produit, jeté dans l'eau froide, puisse être malaxé sans adhérer aux doigts.

Pharmacologie. — L'asa fœtida est regardée comme antispasmodique et comme anthelminthique. Son usage est des plus désagréables, à cause de la fétidité excessive que cette gomme-résine communique à toutes les sécrétions; ce qui ne l'empêche pas d'être un condiment très recherché des Asiatiques. Elle est difficile à pulvériser seule; mais on la divise commodément en la broyant, à chaud, avec le tiers ou la moitié de son poids de lactose (*Bibby*). Sa saveur insupportable ne permet guère de l'administrer en nature; cependant, on prescrit quelquefois sa teinture alcoolique en potion. Habituellement, on la donne en pilules ou en lavement. Elle fait partie des *pilules bénites de Fuller* et de plusieurs préparations antihystériques.

A Bombay, on falsifie cette résine avec la gomme arabique. En Perse et dans l'Afghanistan, on y ajoute surtout de la terre, du gypse et de la farine. Ces fraudes sont aisées à reconnaître.

§ 2. GOMME-EUPHORBE.

Caractères. — On donne ce nom à une gomme-résine produite par l'*Euphorbia resinifera* Berg. (Euphorbiacéés), et qui affecte la forme de petites masses irrégulières, jaunâtres et perforées d'un ou deux trous coniques, dans lesquels on trouve souvent les aiguillons de la plante. Elle est inodore et d'une saveur âcre et brûlante. Elle est facilement fusible, soluble dans l'alcool, dans les acides et dans les huiles. Les anciens chimistes n'y ont pas trouvé de *gomme;* mais, d'après les analyses de Flückiger, elle en contient 8 p. 100, plus 38 p. 100 de *résine,* 22 p. 100 d'*euphorbon* et 12 p. 100 de *malates* alcalins et terreux.

La *résine* est friable, brunâtre, soluble dans l'alcool, l'éther et l'essence de térébenthine, insoluble dans les alcalis. Sa saveur est mordicante.

L'*euphorbon* est une substance cristallisable, insoluble dans l'eau, soluble dans l'éther, le chloroforme et l'alcool amylique. Sa composition correspond à la formule $C^{26}H^{22}O^2 [C^{13}H^{22}O]$ (*Flückiger*).

Pharmacologie. — La gomme-euphorbe est un purgatif drastique excessivement énergique, elle est même vénéneuse. M. Flückiger attribue

son action toxique au principe résineux et ses propriétés purgatives à
l'*euphorbon*. On ne la prescrit pas à l'intérieur. Appliquée localement,
elle produit une irritation vive, qui peut aller jusqu'à la vésication.
Sa poudre est un violent sternutatoire. On emploie quelquefois, comme
rubéfiant et comme épispastique, la teinture, l'huile et l'emplâtre d'euphorbe.

§ 3. GALBANUM.

Caractères. — Le galbanum (*Ferula rubricaulis* et *galbaniflua* Boiss.,
Ombellifères) est généralement en masses compactes, molles, de couleur
jaune verdâtre, contenant des larmes arrondies, gluantes ou faciles à
ramollir entre les doigts. Il offre une saveur âcre et amère, une odeur
pénétrante et peu agréable. Sa composition, déterminée par M. Vortmann,
est la suivante :

Huile volatile........	3.108
Résine obtenue par l'éther............................	61.200
— — l'alcool...:..........................	7.576
Gomme..	17.028
Matière insoluble.......................	10.560
Total...............................	100.000

L'acide sulfurique la colore en brun foncé. A l'ébullition, l'acide chlorhydrique lui donne une teinte d'un rouge sale. L'eau dans laquelle on
l'a fait bouillir, étant refroidie et additionnée d'un peu d'ammoniaque,
prend une légère fluorescence bleue.

La *résine* est d'un jaune foncé, transparente, fusible au bain-marie.
Quand on la chauffe à 130°, elle fournit une masse cristalline, d'où l'eau
bouillante extrait un corps affectant la forme de fines aiguilles blanches
et nommé *ombelliférone* $C^{18}H^6O^6$ [$C^9H^6O^3$]. L'acide sulfurique concentré dissout l'ombelliférone sans l'altérer ; la solution présente une fluorescence
bleue remarquable. Les alcalis la dissolvent aussi sans la modifier, à
froid ; mais, à 70°, ils la convertissent en *acide ombellique* $C^{18}H^8O^8$ [$C^9H^8O^4$].
L'amalgame de sodium change l'ombelliférone en *acide hydrombellique*
$C^{18}H^{10}O^8$ [$C^9H^{10}O^4$] (*Tiemann* et *Reimer*).

L'*huile volatile*, que l'on obtient en distillant le galbanum avec de l'eau,
est incolore et présente la même composition que celle de la térébenthine.
Elle a pour densité 0,88 ; elle dévie à droite la lumière polarisée.

Purification. — On purifie le galbanum par le procédé qui sert pour
la gomme ammoniaque (*Codex*).

Pharmacologie. — Le galbanum est plus excitant et moins antispasmodique que l'asa fœtida. On le donne en pilules, en teinture et en émulsion. Il fait partie d'un certain nombre de médicaments composés, parmi
lesquels sont : l'*électuaire diascordium*, la *thériaque*, l'*emplâtre diachylon*
et le *baume de Fioravanti*.

§ 4. GOMME AMMONIAQUE.

Caractères. — Cette gomme-résine, extraite du *Dorema ammoniacum*
Don. (Ombellifères), se présente sous la forme de larmes isolées ou
réunies en masses volumineuses, blanches et opaques intérieurement,
jaunes en dehors, d'une odeur forte et d'une saveur amère, mêlée d'âcreté.
Elle a pour densité 1,20. Elle s'émulsionne facilement avec l'eau. On y a
trouvé : environ 70 p. 100 d'une *résine* rougeâtre, fusible à 54°, 18 p. 100
de *gomme* et 7 p. 100 d'une *huile volatile* peu connue. L'éther dédouble la
résine en deux substances, dont l'une est soluble dans ce liquide, tandis
que l'autre ne se dissout que dans les huiles et dans les essences. Elle ne
donne pas d'ombelliférone à la distillation.

Purification. — Identique à celle qui a été décrite pour l'asa fœtida
(*Codex*).

Pharmacologie. — Les propriétés médicinales de la gomme ammoniaque sont celles des gommes-résines en général. Son action stimulante
est plus faible que celle du galbanum; elle peut cependant produire la
rubéfaction. On l'administre ordinairement, à l'intérieur, en pilules ou en
émulsion. On a proposé l'usage d'un sirop et d'une gelée de gomme ammoniaque, qui ne sont pas usités. A l'extérieur, on l'applique à l'état d'emplâtre ou de sparadrap; elle sert à préparer l'emplâtre qui porte son nom
et l'*emplâtre diachylon*.

§ 5. GOMME-GUTTE.

Caractères. — La gomme-gutte (*Garcinia Hanburii* Hook. F., Clu-
siacées), que l'on emploie en pharmacie, est roulée en cylindres de couleur jaune, dont la cassure est nette et d'un jaune très vif. Elle est facilement fusible, inodore et douée d'une âcreté prononcée. Elle se dissout
presque entièrement dans l'alcool; les alcalis la dissolvent en lui communiquant une coloration rouge intense; elle forme avec l'eau une émulsion d'un beau jaune. Elle contient, en moyenne, 70 p. 100 de *résine* et
21 p. 100 de *gomme*.

La *résine* est rouge, insoluble dans l'eau, soluble dans l'éther, dans
l'alcool et dans l'ammoniaque. Elle est acide; elle chasse l'acide carbonique des carbonates; sa solution alcoolique rougit le tournesol. Buchner
lui donne pour formule $C^{60}H^{35}O^{12}[C^{30}H^{35}O^{6}]$.

Pharmacologie. — La gomme-gutte est un purgatif drastique, dont
l'action peut devenir redoutable, si la dose du médicament est trop élevée. On ne la prescrit que sous la forme pilulaire; elle entre dans la composition des *pilules de Bontius*, d'*Anderson*, de *Morison*, etc.

§ 6. LACTUCARIUM.

Caractères. — On désigne, sous le nom de lactucarium, le suc lac-
tescent retiré par incision de l'écorce de la laitue officinale ou de la laitue

vireuse (*Lactuca sativa* L., *virosa* L., *scariola* L., Synanthérées) et desséché à l'air libre. Ce produit est brunâtre, amer et d'une odeur désagréable. Il se recouvre assez promptement d'une poussière blanche, qui est de la mannite. Son principe amer est la *lactucine;* il est accompagné, d'après Ludwig, des composés suivants : *lactucone, acide lactucique, acide amer* et *fixe, acide volatil* à odeur d'acide valérianique, *mannite, résine,* etc.

La *lactucine* est jaune, fusible, soluble dans 80 p. d'eau froide, peu soluble dans l'éther et dans l'acide acétique; elle se dissout plus facilement dans l'eau bouillante et dans l'alcool. Elle cristallise en tables rhombiques ou en écailles nacrées, d'une saveur très amère. L'acide sulfurique la brunit; l'acide azotique la convertit en une substance résineuse presque insipide. Elle a pour formule $C^{22}H^{14}O^8[C^{14}H^{14}O^4]$ (*Kromayer*).

La *lactucone* est le principe le plus abondant du lactucarium. Elle est cristalline, dépourvue d'odeur et de saveur. Insoluble dans l'eau, elle se dissout dans l'alcool, dans l'éther et surtout dans l'huile de pétrole. Elle fond à 296°; elle a pour composition $C^{28}H^{24}O^2[C^{14}H^{24}O]$ (*Franchimont*). M. Wigmann en fait un homologue du camphre, avec la formule $C^{28}H^{24}O^2[C^{14}H^{24}O]$.

L'*acide lactucique* est amorphe au moment de sa séparation, mais il prend peu à peu une structure cristalline. Il est d'un jaune clair, passant au rouge vineux par les alcalis. Il réduit les sels cupriques, en présence d'un excès de soude. Walz le représente par la formule $C^{80}H^{58}O^{38}[C^{40}H^{58}O^{19}]$.

Pharmacologie. — Le lactucarium est réputé calmant, mais son efficacité n'est pas universellement admise. On attribue ses propriétés médicinales à la lactucine, dont Mouchon recommande l'emploi de préférence au lactucarium. Celui-ci n'est pas fréquemment usité; on le prescrit quelquefois en pilules et plus souvent sous forme de sirop. Le Codex a consacré la formule d'un *sirop de lactucarium opiacé,* dont l'utilité n'est point démontrée; la proportion d'extrait de lactucarium qu'il contient est insignifiante (1 centigr. pour 20 gr. de sirop), puisqu'il faut au moins 20 centigr. de cet extrait pour produire, sur un adulte, un effet qui même est fugitif (*Marotte*).

§ 7. MYRRHE.

Caractères. — La myrrhe est produite par plusieurs *Balsamodendron: B. opobalsamum* Kunth, *B. Ehrenbergianum* Berg,. etc. (*Burséracées*). Pour être propre aux usages pharmaceutiques elle doit être en larmes pesantes, rougeâtres, demi-transparentes et recouvertes d'une poussière plus pâle. Elle est fragile et sa cassure offre un luisant particulier.

Sa composition chimique est incomplètement connue. D'après les travaux de M. Köhler, elle renferme, comme éléments principaux : un *hydrate de carbone* (gomme), une *résine* et une *essence*.

L'*hydrate de carbone* est une poudre blanche, insipide, soluble dans l'eau chaude et dextrogyre ($+29°,84$). Il a pour formule $C^{12}H^{10}O^{10}$ [$C^6H^{10}O^5$]. L'acide sulfurique dilué bouillant le transforme en dextrose, galactose et arabinose. Il est, en outre, remarquable par la viscosité qu'il communique à l'eau dans laquelle on le dissout.

La *résine* $C^{52}H^{28}O^4(H^2O^2)^3[C^{25}H^{31}O^2(OH^3)]$ est neutre, molle, soluble dans l'alcool et dans l'éther, fusible au-dessous de 100°. Elle est accompagnée de deux autres résines douées de propriétés acides et ayant pour composition : $C^{26}H^{16}O^{16}[C^{13}H^{16}O^8]$ et $C^{52}H^{32}O^{18}[C^{26}H^{32}O^9]$.

L'*essence* est un liquide d'un jaune pâle, ayant une agréable odeur de myrrhe. Son pouvoir rotatoire est : $\alpha_D = -67°,54'$; sa densité : 0,96 à 17°,5. C'est un mélange de plusieurs composés bouillant entre 120 et 325°. Deux d'entre eux, bouillant l'un entre 220 et 260°, l'autre entre 260 et 280°, représentent plus de la moitié du produit. Le premier aurait pour formule $C^{20}H^{14}O^2[C^{10}H^{14}O]$.

Essai. — Cette gomme-résine est quelquefois fraudée dans le commerce. Pour caractériser la véritable myrrhe, M. Parker conseille d'en dissoudre 1 p. dans 6 p. d'alcool et de faire absorber ce liquide par du papier à filtrer blanc, qu'on laisse se dessécher à l'air libre. On enroule ensuite ce papier autour d'une baguette de verre préalablement trempée dans l'acide azotique (D. 1,42). Si la myrrhe est véritable, le papier devient immédiatement *jaune-brun*, puis *noir*, et ses bords sont d'un *rouge-pourpre foncé*.

Le résidu fourni par l'évaporation de sa solution éthérée se colore en *rouge violacé* au contact de l'hydrate de chloral légèrement acide, si la résine est pure.

L'addition d'alcool à sa teinture éthérée ne doit pas la troubler (absence de *résines Dammar* et analogues).

L'essence de pétrole ne lui enlève que 6 p. 150 de son poids et reste incolore (absence de *bdellium*).

Pharmacologie. — On emploie la myrrhe, à titre de stimulant digestif et d'excitant général. Elle est rarement administrée seule, en poudre, en infusion ou en teinture ; mais elle fait partie d'un assez grand nombre de préparations officinales composées : *pilules de cynoglosse, pilules bénites de Fuller, pilules de Rufus, élixir tonique de Gendrin, thériaque, baume de Fioravanti*, etc.

§ 8. OPIUM.

L'opium est le latex de la capsule du *Papaver somniferum* L., var. *album* (Papavéracées), desséché à l'air libre. La qualification de *thébaïque*, qui lui a été conservée à travers les âges, semble indiquer que l'Égypte est sa première patrie. Quoi qu'il en soit, l'*opium d'Égypte* est aujourd'hui de qualité très inférieure et doit être proscrit des usages pharmaceutiques, de même que les *opiums de Perse* et de l'*Inde*. L'opium officinal est celui de *Smyrne*, qui a été exclusivement adopté par le Codex.

Caractères. — L'opium de Smyrne est en pains de poids variable, mais toujours faible (100 à 150 gr. environ), aplatis et déformés, en raison de leur consistance molle. Il présente une odeur forte et vireuse, une saveur âcre et amère, une couleur fauve, à l'intérieur, qui devient rapidement noire au contact de l'air. L'eau dissout environ la moitié du poids de l'opium ; la liqueur est d'un brun rougeâtre, acide au tournesol, amère et odorante. Elle donne avec l'ammoniaque un précipité volumineux, principalement composé de *morphine ;* les sels ferriques lui communiquent une coloration *rouge-sang*, due à la présence de *l'acide méconique ;* le chlorure de baryum y forme un précipité abondant de sulfate de baryum. Sa composition est extrêmement complexe ; on y découvre fréquemment de nouveaux alcaloïdes, qui peut-être ne préexistent pas dans l'opium ; il se peut, en effet, que la plupart de ces alcalis se forment aux dépens de quelques-uns seulement, par suite des actions chimiques auxquelles ils sont exposés pendant leur préparation. Voici, d'après les travaux les plus récents, la nomenclature des principes immédiats retirés de l'opium :

Morphine $C^{34}H^{19}AzO^6$ [$C^{17}H^{19}AzO^3$]
Codéine $C^{36}H^{21}AzO^6$[$C^{18}H^{21}AzO^3$]
Narcotine $C^{44}H^{23}AzO^{14}$ [$C^{22}H^{23}AzO^7$]
Narcéine $C^{46}H^{29}AzO^{18}$ [$C^{23}H^{29}AzO^9$]
Thébaïne $C^{38}H^{21}AzO^6$ [$C^{19}H^{21}AzO^3$]
Papavérine $C^{42}H^{21}AzO^8$ [$C^{21}H^{21}AzO^4$]
Pseudomorphine $C^{34}H^{19}AzO^8$ [$C^{17}H^{19}AzO^4$]
Méconidine $C^{42}H^{23}AzO^8$ [$C^{21}H^{23}AzO^4$]
Lanthopine $C^{46}H^{25}AzO^8$ [$C^{23}H^{25}AzO^4$]
Laudanine $C^{40}H^{25}AzO^8$ [$C^{20}H^{25}AzO^4$]
Codamine $C^{38}H^{23}AzO^6$ [$C^{19}H^{23}AzO^3$]
Cryptopine $C^{42}H^{23}AzO^{10}$[$C^{21}H^{23}AzO^5$]
Protopine $C^{40}H^{19}AzO^{10}$ [$C^{20}H^{19}AzO^5$]

Tritopine $C^{84}H^{54}Az^2O^{14}$ [$C^{42}H^{54}Az^2O^7$]
Laudanosine $C^{42}H^{27}AzO^8$ [$C^{21}H^{27}AzO^4$]
Hydrocotarnine $C^{24}H^{15}AzO^6$ [$C^{12}H^{15}AzO^3$]
Méconine $C^{20}H^{10}O^8$ [$C^{10}H^{10}O^4$]
Acide méconique $C^{14}H^4O^{14}$ [$C^7H^4O^7$]
— lactique $C^6H^6O^6$ [$C^3H^6O^3$]
— sulfurique.
Albumine
Gomme ou mucilage
Bassorine
Caoutchouc
Cire
Principe volatil

La proportion approximative des plus importants de ces principes est indiquée dans le tableau suivant, dressé par MM. Smith :

Morphine.. 10.00 %
Narcéine... 0.02
Codéine.. 0.30
Papavérine 1.00
Thébaïne... 0.15
Narcotine.. 6.00
Méconine 0.01
Acide méconique................................... 4.00
— thébolactique............................... 1.25

M. Hesse n'admet pas que toutes les bases de l'opium dérivent de la morphine ; il les range en trois séries, en tête desquelles il place la *morphine*, la *pseudomorphine* et la *papavérine*, et il établit une corrélation intime entre la puissance basique de ces alcalis et leur richesse en carbone. Au point de vue de leur arrangement moléculaire, il en fait quatre groupes, dont deux se subdivisent à leur tour ; ces groupes sont caractérisés par la coloration qu'éprouvent leurs éléments, au contact de l'acide sulfurique chaud et concentré :

I. *Groupe de la morphine.* — *a.* Groupe de la *morphine* proprement dit : Morphine, codéine, pseudomorphine ; *vert foncé sale.* — *b.* Groupe de la *laudanine* : Laudanine, codamine, laudanosine : *rouge-violet sale.*

II. *Groupe de la thébaïne.* — Thébaïne, cryptopine, protopine : *vert sale,* passant au *brun.*

III. *Groupe de la papavérine.* — *a.* Groupe de la *papavérine* proprement dit : Papavérine seule ; *violet foncé.* — *b.* Groupe de la *narcéine :* Narcéine, lanthopine ; *brun-noir* ou *brun-foncé.*

IV. *Groupe de la narcotine.*—Narcotine, hydrocotarnine : *rouge-violet sale.*

Essai. — D'après le Codex, l'opium médicinal ne doit pas contenir plus de 10 p. 100 d'eau ; il doit donner environ 50 p. 100 d'extrait ; séché à 100°, il doit contenir au moins 10 à 12 p. 100 de morphine. La vérification de ce titre est d'autant plus nécessaire que le commerce livre fréquemment des opiums de qualité inférieure et des opiums épuisés ou mélangés de pulpe de raisin ou d'abricot, de miel, de corps gras, de sable, de fécule, etc. Un grand nombre de moyens ont été proposés pour le dosage de la morphine dans l'opium ; voici les principaux :

1° *Procédé de M. J. Regnauld.* — On prélève 50 gr. d'opium sur les divers pains à essayer ; on les divise aussi finement que possible, au moyen d'un couteau, et on les introduit dans un vase à précipité, avec 150 gr. d'alcool à 70°. Le vase est fermé par une plaque de verre percée d'un trou, dans lequel s'engage un tube de verre plein ; on le tient, pendant 12 heures environ, dans une étuve chauffée entre 35 et 40°, et l'on a soin d'agiter de temps en temps le mélange, jusqu'à désagrégation complète de l'opium.

On décante sur un filtre le liquide refroidi ; on délaie le résidu dans 50 gr. d'alcool à 70°, puis, après quelques minutes de contact, on jette le tout sur le même filtre. Lorsqu'il ne s'écoule plus de liquide, on lave en 2 fois le vase à précipité, au moyen de 100 gr. d'alcool à 70°. Les liqueurs de lavages sont versées par fractions sur le filtre, de façon à épuiser entièrement le marc d'opium, que l'on soumet ensuite à une compression modérée, en déposant un poids sur le filtre, dès que cesse tout écoulement.

On prend alors un tiers de la solution alcoolique, on y verse goutte à goutte de l'ammoniaque, à l'aide d'une burette graduée et en agitant, jusqu'à ce que la liqueur en renferme un très léger excès, appréciable à l'odorat. A ce moment on y réunit les deux autres tiers du liquide, dans lesquels on verse immédiatement le double du volume d'ammoniaque employé dans la première partie. Après avoir agité vivement le tout avec un tube de verre, pendant quelques minutes, puis à plusieurs reprises pendant 2 heures, on abandonne le vase au repos pendant 12 à 15 heures. Au bout de ce temps, on trouve au fond du liquide un dépôt cristallin, peu cohérent et à peine coloré, qui est constitué par la morphine et la narcotine, que l'ammoniaque a précipitées. Ce dépôt est recueilli et égoutté sur un petit filtre Berzélius, puis lavé avec de l'alcool à 40°, que l'on instille goutte à goutte, jusqu'à ce qu'il passe incolore. On sèche ensuite le filtre à 100°, on en détache le précipité, que l'on broie, dans un petit mortier de verre, avec 25 gr. de chloroforme, pour en éliminer la narcotine. On verse le liquide sur un petit filtre Berzélius sec et taré, on renouvelle le même traitement avec une dose égale de chloroforme et on fait tomber sur le filtre la morphine humide. On lave le mortier avec de petites quantités du même liquide, afin d'éviter toute perte et d'achever la séparation des dernières traces de narcotine.

On sèche enfin le filtre à 100° ; la différence entre son poids et celui du filtre vide donne la quantité de morphine contenue dans 50 gr. d'opium. Si l'on veut connaître la proportion de narcotine, on soumet le chloroforme à l'évaporation.

Ce procédé est très exact. M. Doux pense qu'on augmente encore sa précision, en laissant déposer la morphine pendant 36 heures au lieu de 12, et en employant deux ou trois fois plus de chloroforme pour soustraire la narcotine.

2° *Procédé de MM. Adrian et Gallois.* — L'échantillon moyen d'opium étant fait, on en pèse 5 gr. d'une part et 50 gr. de l'autre.

Les 5 gr. sont délayés dans 50 gr. d'alcool à 70°, macérés pendant douze heures et lessivés avec le même alcool, jusqu'à épuisement, pour déterminer le poids de la partie insoluble.

En même temps, on met macérer, dans une étuve chauffée à 25° ou 30°, les 50 gr. d'opium déjà pesés et introduits dans un flacon taré avec 200 gr. d'alcool à 70°. On agite fréquemment et, dès qu'on connaît la proportion centésimale du résidu insoluble de l'opium, on verse dans le flacon une quantité d'alcool représentant la moitié de cette proportion. Quand l'opium est complètement désagrégé, on] laisse refroidir le mélange pendant 12 heures au moins ; on vérifie alors la tare du flacon, pour la rétablir avec de l'alcool, s'il y a eu évaporation ; on filtre et on recueille 200 gr. de liquide correspondant à la partie soluble de 40 gr. d'opium. On précipite la morphine par l'ammoniaque, on la lave à l'alcool à 40°, on la sèche, on la traite par le chloroforme et on la sèche de nouveau, mais en prenant soin de la laisser se déposer pendant 36 heures, avant de la recueillir.

3° *Procédé de M. Yvon.* — 8 gr. d'opium sont dissous, à froid, dans 60 gr. d'eau distillée. Le liquide est jeté sur un filtre ; on en recueille 40 gr. dans un flacon bouché à l'émeri, puis 10 gr. dans un vase à précipité. Dans les 10 gr. on verse, au moyen d'une burette graduée, assez d'ammoniaque pour qu'il y en ait un léger excès, sensible à l'odorat. Alors, les 54 gr. de soluté d'opium sont additionnés d'une quantité d'ammoniaque quadruple de celle qui a été employée dans le premier essai. On agite pendant quelques instants et on laisse reposer. On prépare ensuite le mélange suivant :

Éther à 56°.. 10 gr.

Alcool à 90°........ 25

On en mesure 10 c. cubes, que l'on ajoute, *par fraction de 2 c. cubes et en agitant vivement chaque fois,* dans le flacon où la morphine a été précipitée. Celle-ci devient rapidement grenue et cristalline. Le tout est versé dans un verre à précipité, abandonné à l'air pendant quelques instants, et l'on y dirige un courant d'acide carbonique : l'éther est vaporisé, en même temps la morphine se dépose en petits grains très blancs. Elle est recueillie sur un filtre et lavée avec de l'eau contenant 20 % du mélange éthéré ci-dessus. Lorsque l'égouttage est achevé, on met l'entonnoir et son contenu sur une éprouvette graduée, et l'on arrose le précipité avec de l'acide acétique dilué à 4 % d'eau : l'affusion doit cesser, lorsque le liquide s'écoule incolore et que le filtre ne contient plus qu'une poudre très blanche, qui est de la narcotine. On complète ensuite, avec de l'eau ou une solution d'acide sulfureux, un volume de 45 centim. cubes, on filtre et on examine la liqueur au polarimètre, dans un tube de 0ᵐ,20. Le nombre des degrés saccharimétriques indique la proportion centésimale de la morphine, si la solution ne contient pas de narcotine. Dans le cas contraire, il faudrait agiter la solution avec du chloroforme, décanter ce dernier et recommencer l'essai saccharimétrique.

Si l'on ne dispose pas d'un polarimètre, on précipite la morphine de sa solution acétique, on la sèche et on la pèse.

4° *Procédé de MM. Portes et Langlois.* — L'analyse comporte les opérations suivantes :

1° Prélever, sur un échantillon moyen, 7 gr. d'opium ;

2° Peser 3 gr. de chaux éteinte ;

3° Mesurer 70 c. c. d'eau distillée ; épister *très soigneusement* l'opium et la chaux, en ajoutant le liquide par petites fractions, laisser macérer pendant 1/2 heure, en agitant de temps en temps ;

4° Jeter le tout sur un filtre et recueillir 53 c. c. de liquide, dans un verre muni d'un couvercle ;

5° Ajouter au liquide 10 c. c. d'éther et agiter ;

6° Dissoudre dans le mélange 3 gr. de chlorure d'ammonium en poudre, agiter et laisser reposer pendant 2 heures ;

7° Décanter l'éther, le remplacer par une nouvelle quantité, agiter et décanter de nouveau ;

8° Recueillir le précipité de morphine sur un filtre sans pli, de 10 centimètres de diamètre ; laver le précipité et le vase avec un peu d'eau distillée froide ;

9° Faire tomber le précipité dans le vase employé à la précipitation, au moyen d'un jet d'eau distillée (50 c. c. environ) ;

10° Ajouter 5 c. c. d'acide sulfurique à 76,17 p. 1000, et 4 gouttes de teinture de tournesol neutralisée : si la solution devient rouge, l'opium ne contient pas 10 °/₀ de morphine ; est-elle bleue, le titre normal est dépassé ;

11° Pour mesurer la quantité de morphine en plus ou en moins, il suffit :

Si l'opium est pauvre, de verser goutte à goutte, avec une burette alcalimétrique, une solution alcaline équivalente à l'acide sulfurique employé,

Si l'opium est riche, de verser de même de l'acide sulfurique.

Dans les deux cas, le nombre des divisions utilisées, multiplié par 20, donne, en centièmes, l'excès ou le défaut de morphine.

5° *Procédé de M. Schlickum.* — On agite pendant 12 heures, 3 gr. d'opium en poudre avec 30 gr. d'un mélange à parties égales d'eau et d'alcool. Le liquide, filtré, est additionné d'ammoniaque, jusqu'à ce qu'il soit *faiblement* alcalin, et évaporé à moitié de son poids. On rétablit avec de l'eau le poids primitif et on filtre. A 21ᵍʳ,25 de la solution on ajoute 5 gr. d'éther et 4 gr. d'ammoniaque ; on agite *doucement* le mélange pendant 5 à 6 heures. On enlève alors l'éther, et on filtre le reste sur un filtre double préalablement équilibré. On lave la morphine sur le filtre avec 45 c. c. d'eau employés en deux fois, on la sèche à 100° et on la pèse. Son poids doit être égal à 0ᵍʳ,20 au minimum.

Pharmacologie. — De tous les médicaments, l'opium est peut-être le plus utile à l'art de guérir. Connu dès la plus haute antiquité, il était employé avec beaucoup de réserve par les Grecs et par les Romains. Ce sont les Arabes et, depuis eux, Paracelse et Sydenham qui ont surtout contribué à fonder sa réputation médicinale et qui ont généralisé ses applications. Il n'y a pas de substance qui revête des formes pharmaceutiques plus multipliées : poudre (*opium brut*), extrait aqueux, sirop, teinture simple, teinture par fermentation (*laudanum de Rousseau*), vin composé (*laudanum de Sydenham*), teinture acétique simple (*vinaigre d'opium*), teinture acétique composée (*gouttes noires*), potions, pilules, collyres, glycérés, liniments, pommades, emplâtres, etc. Il fait partie de l'*élixir parégorique*, de la *poudre de Dover*, de l'*électuaire diascordium*, de la *thériaque*, des *pilules de cynoglosse* et d'un nombre considérable de préparations officinales et magistrales.

L'importance exceptionnelle de ce médicament fait au pharmacien un devoir étroit de vérifier sa richesse en morphine et de n'employer que celui qui offre le titre réglementaire. Il n'est pas possible d'admettre, comme on l'a dit quelquefois, qu'on puisse remplacer ce produit par un poids plus fort d'un opium pauvre en morphine. La morphine n'est pas, à beaucoup près, le seul élément actif du suc du pavot ; aussi, changer les doses d'opium prescrites pour la préparation d'un médicament, c'est changer la composition de celui-ci.

Il est à peine besoin de faire remarquer que cette substance est toxique et que, dès lors, son dosage doit être rigoureux ainsi que celui des préparations dont elle est la base.

Depuis quelque temps, le commerce a introduit en Europe de l'opium de consistance molle, renfermé dans des boîtes en fer blanc hermétiquement closes. M. Perrens a reconnu que cet opium est irréprochable aussi bien sous le rapport des caractères physiques, que sous celui de la richesse en alcaloïdes : il a donné 11,70 °/₀ de morphine, à l'état sec.

§ 9. OPOPANAX.

Caractères. — L'opopanax, produit par l'*Opopanax chironium* Koch. (Ombellifères), a la forme de larmes irrégulières, peu volumineuses, légères et friables, dont la couleur est rougeâtre, l'odeur forte et la saveur âcre et amère. Pelletier y a trouvé : une *résine*, une *gomme*, une *huile volatile*, de l'*amidon*, de l'*acide malique*, etc.

La *résine* est rougeâtre, fusible à 65°, soluble dans l'alcool, l'éther, le chloroforme et les alcalis. Johnston lui assigne pour formule $C^{40}H^{24}O^{14}[C^{20}H^{24}O^{7}]$.

L'*huile volatile* est d'un jaune clair, quand elle n'a pas été purifiée. Si on la distille, elle fournit, à 250°, une essence incolore, très fluide, dont la densité est 0,974 et qui est colorée en *vert* par le chlorure ferrique. Le thermomètre s'élève ensuite à 320° et le produit qui passe à cette température est d'un beau *vert-émeraude*.

Pharmacologie. — L'opopanax jouit des propriétés toniques et anticatarrhales des autres gommes-résines d'ombellifères. Il est peu usité. Sa composition amylacée l'expose aux ravages des insectes, dont ses congénères sont à l'abri.

§ 10. — SCAMMONÉE.

Caractères. — La scamonnée d'Alep, extraite de la racine du *Convolvulus scammonia* L. (Convolvulacées), est en masses irrégulières, peu volumineuses, friables et couvertes d'une poussière blanchâtre. Sa cassure est poreuse, noire et brillante. Son odeur est faible et analogue à celle de la brioche. Elle blanchit au contact de l'eau et de la salive ; elle offre une saveur franche de brioche, dépourvue d'amertume, mais un peu âcre au bout d'un certain temps. Elle brûle, en se boursouflant, lorsqu'on l'introduit dans une flamme, et elle s'éteint aussitôt qu'on l'éloigne du foyer de chaleur. Elle contient une *résine* (V. *Résines proprement dités*), de la *gomme* et une petite quantité d'*amidon*.

Essai. — La scammonée d'Alep de bonne qualité doit renfermer de 75 à 80 p. 100 de résine.

Pour s'assurer de son titre, on en prend 1 gramme, que l'on traite par l'alcool à 90° bouillant ; on décante le liquide, on lave le résidu avec un peu d'alcool chaud, on réunit les liquides et on les réduit à un petit volume, par évaporation. On précipite alors la résine au moyen de l'eau bouillante, on lave le précipité avec de nouvelle eau, on le sèche et on le pèse. Son poids doit être de 75 à 80 centigrammes ; s'il est plus faible, le produit n'est pas médicinal.

Pharmacologie. — La scammonée est un purgatif très énergique, dont on a fait usage de toute antiquité. Les premiers médecins la considéraient comme le meilleur des évacuants ; mais ils redoutaient l'intensité de son action, et souvent ils cherchaient à l'affaiblir, en faisant subir à ce produit des manipulations, à la suite desquelles il prenait le nom de *diagrède*. Les diagrèdes ne sont plus usités, depuis longtemps.

On se sert presque toujours de la scammonée en poudre; on l'administre à très faible dose, en nature, ou dissimulée dans un biscuit ou dans une émulsion. C'est une des gommes-résines que l'eau et surtout le lait émulsionnent avec le plus de facilité. Elle fait partie d'un certain nombre de médicaments à peu près oubliés, tels que les *poudres cornachine* et *caryocostine*, les *pilules sine quibus*, l'*extrait panchymagogue*, l'*électuaire diacarthame*, etc. On l'emploie encore dans l'*eau-de-vie allemande*, dans l'*électuaire diaphœnix*, dans la *médecine Leroy*, etc.

Soubeiran voulait qu'on cessât d'en faire usage, sous prétexte que la quantité de résine, à laquelle sont dues ses propriétés médicinales, peut varier de 8 à 85 p. 100. Si ce raisonnement était admissible, il faudrait renoncer aussi au jalap, à l'opium, au quinquina et à toutes les substances, dont l'élément actif n'est pas constant dans sa proportion. Il est toujours possible de trouver de la scammonnée titrant 75 p. 100 de résine; il n'y a donc pas lieu de l'abandonner au profit de celle-ci, qui ne se prête pas aussi bien qu'elle aux transformations pharmaceutiques.

b. — TÉRÉBENTHINES.

Les térébenthines sont des sucs résineux de consistance fluide, représentant une dissolution d'un ou de plusieurs principes résineux dans une huile essentielle hydrocarbonée, ayant pour composition $C^{20}H^{16}$ [$C^{10}H^{16}$].

§ 1. COPAHU.
Baume, térébenthine ou oléo-résine de copahu.

Caractères. — Le suc résineux improprement appelé *baume de copahu* est un liquide visqueux, transparent et d'un jaune clair, produit par les *Copaifera officinalis* L., *Guyanensis* Desf., *coriacea* Desf., etc. (Légumineuses-Cœsalpiniées). Son odeur est forte et désagréable, sa saveur amère et nauséabonde. Il se dissout dans l'alcool et dans l'éther; la solution alcoolique est un peu laiteuse, à cause de la présence d'une petite quantité de résine indissoute. La magnésie calcinée solidifie le copahu, comme elle solidifie la térébenthine du sapin ($^{1}/_{18}$). Mais, pour produire cet effet, elle doit être hydratée; la magnésie anhydre, mise en contact avec du copahu non humide, n'en change pas la consistance (*Roussin*). Le copahu est formé de 40 à 80 p. 100 d'*essence*, tenant en dissolution une *résine amorphe* et une résine cristallisable nommée *acide copahuvique*.

L'*acide copahuvique* est incolore, inodore, soluble dans l'alcool, l'éther, les huiles, le sulfure de carbone et l'ammoniaque. Ses cristaux appartiennent au système orthorhombique et répondent à la formule $C^{40}H^{30}O^{4}$ [$C^{20}H^{30}O^{2}$] (*H. Rose*). Il donne naissance à des sels incristallisables, en s'unissant aux alcalis.

L'acide contenu dans le copahu de Maracaïbo est l'*acide métacopahuvique;* il a pour composition $C^{44}H^{34}O^{4}$ [$C^{22}H^{34}O^{2}$]).

La *résine amorphe* offre une couleur jaune et une consistance visqueuse.

Elle ne se dissout bien que dans l'éther et dans l'alcool absolu. Elle dérive, par oxydation, de l'huile essentielle et sa production est incessante, dans le copahu exposé au contact de l'air. L'acide copahuvique, au contraire, ne se forme que dans le végétal.

L'*essence* de copahu est un mélange de plusieurs principes immédiats. C'est un liquide incolore, très mobile, offrant l'odeur propre au copahu. Sa densité est 0,878. L'éther et l'alcool anhydre la dissolvent en toutes proportions; l'alcool aqueux en dissout beaucoup moins. Soumise à la distillation fractionnée, elle fournit deux produits principaux : un *terpène* lévogyre (— 7°); bouillant à 252-254°, dont la densité est 0,897 à 24°; en second lieu, un composé bouillant à haute température et non étudié (*Lévy*).

Essai. — On falsifie quelquefois le copahu avec la *térébenthine* et les *huiles grasses*, particulièrement avec l'*huile de ricin*, puis avec le *baume de Gurjun*.

Le mélange de *térébenthine* n'est pas très aisé à démontrer. Pour le reconnaître, on verse un peu de copahu sur du papier, puis on chauffe doucement. L'odeur de térébenthine persiste la dernière et le résidu conserve une certaine mollesse quand il y a fraude. Cette épreuve, toutefois, n'est pas rigoureuse. Il est plus sûr de distiller le copahu avec de l'eau. L'essence que l'on obtient ainsi ne doit pas entrer en ébullition au-dessous de 250°, tandis que le térébenthène bout à 160°.

Plusieurs moyens ont été proposés pour rechercher la présence de l'*huile de ricin :*

a. On fait bouillir 5 grammes de copahu dans un litre d'eau, jusqu'à ce qu'il ne reste presque plus de liquide : le résidu est sec et cassant si le copahu est pur, et il est d'autant plus mou que celui-ci contient plus d'huile (*Henry*).

b. On mélange, dans un flacon, 8 grammes de copahu et 4 grammes de solution de potasse au quart; il se forme une masse crémeuse, qui se sépare en deux couches, avec le copahu pur, et qui se convertit en une masse gélatineuse transparente, avec le copahu additionné d'huile (*Blondeau*).

c. Quand on agite 1 gramme d'ammoniaque à 22° avec $2^{gr},5$ de copahu pur, le mélange devient limpide en peu d'instants; il resterait opaque, en présence de l'huile de ricin (*Planche*).

d. L'hydrocarbonate de magnésie produit la même transparence ou la même opacité, lorsqu'on le délaie dans 4 fois son poids de copahu pur ou huileux (*Blondeau*).

e. On chauffe, entre 40 et 50°, 1 p. de copahu et 4 p. d'alcool; on laisse refroidir et on enlève la couche supérieure du liquide, qui tient en dissolution l'huile de ricin, si le copahu en renferme (*Flückiger*).

f. On peut encore déposer 1 goutte de copahu sur une feuille de papier et la chauffer, pour volatiliser l'essence qu'elle contient. La résine de copahu forme une tache translucide, qui se trouve encadrée par un cercle huileux, si le copahu a été mélangé d'huile de ricin (*Berzélius*).

g. Siebold préfère dessécher 1 p. environ de copahu, sur un verre de montre. Le résidu est friable et pulvérisable, si le baume ne contient pas d'huile.

h. Le *baume de Gurjun* peut être reconnu aux caractères suivants : il ne se dissout pas dans l'éther et le pétrole (*Hager*); son essence, dissoute dans le sulfure de carbone et acidulée avec 1 goutte d'un mélange à parties égales d'acides azotique et sulfurique, prend une riche couleur *violette* (*Flückiger*).

i. Le baume de copahu mélangé à 1,5 volume d'alcool doit rester limpide; trouble, il contient de la *résine*, de la *colophane*, du *baume de Gurjun* ou *certaines huiles grasses*. La solution précédente, additionnée d'une fois et demie son volume du même alcool, se trouble fortement. Si elle reste limpide, le copahu contient : huile de ricin, térébenthine ou essence de térébenthine (*Hager*).

Pharmacologie. — Le copahu est un anticatarrhal très efficace, mais dont la saveur insupportable a considérablement restreint l'usage. On l'administre en capsules, en pilules, en potion (*potion de Choppart*), en opiat et en lavement.

Les pilules de copahu sont préparées tantôt avec le copahu liquide, tantôt avec le copahu solidifié. Lorsqu'on éprouve de la difficulté à faire prendre à ce médicament une consistance ferme, au contact de la magnésie, il faut, suivant le conseil de Roussin, l'agiter avec 1/20 de son poids d'eau et séparer soigneusement l'excès du liquide, qui conserverait au produit solidifié une consistance molle. Malgré cette précaution, vingt-quatre heures, au moins, sont nécessaires pour amener une solidification complète à froid. M. Rabot l'obtient en quelques minutes, en chauffant au bain-marie le mélange de copahu et de magnésie calcinée.

Il est mauvais de durcir ainsi le copahu; il devient indigestible. Mieux vaut suivre la formule ci-après donnée par M. Dieterich :

Copahu....................	10 parties.
Glycérine................:.............	2
Sucre pulvérisé...........................	10
Magnésie calcinée........................	10
Poudre de réglisse........................	10

La masse contient 25 p. 100 de copahu et ne perd pas la propriété de se ramollir dans l'eau tiède.

L'incertitude qui règne encore sur la part afférente à chacun des principes du copahu, dans l'action de ce médicament, fait quelquefois employer séparément la résine ou l'huile essentielle, au lieu du produit tout entier. Toutefois, l'usage de ces substances isolées est peu fréquent; l'essence, en particulier, rend plus de services à la parfumerie qu'à la médecine.

Sous le nom de *pulvo-copahu*, M. Carles a proposé le mélange suivant :

Copahu solidifiable............................	200 gr.
Résine de copahu (1)..........................	150
Magnésie décarbonatée........................	100

(1) Il est facile de préparer cette résine, en faisant bouillir le copahu avec de l'eau, jusqu'à ce que l'essence soit dissipée.

La résine, préalablement concassée, est liquéfiée à une douce chaleur dans le copahu, puis la magnésie est incorporée au mélange. Lorsque la masse est bien homogène, on la coule sur un marbre; quelques heures après, elle peut être pulvérisée, par trituration, et passée au tamis de soie.

Le pulvo-copahu peut être pris dans du pain azyme, dans du lait, etc. Il offre une odeur très faible, que l'on peut masquer, au besoin, par l'addition de quelques gouttes d'une huile essentielle agréable. Cette précaution est généralement inutile, d'autant plus que le parfum propre à l'essence ajoutée disparaît assez vite, lorsqu'on conserve le médicament.

§ 2. TÉRÉBENTHINE DU MÉLÈZE.

Térébenthine de Venise, térébenthine suisse, térébenthine fine.

Caractères. — La térébenthine du mélèze est produite par le *Larix europœa* DC. (Conifères). Elle se distingue de la précédente en ce qu'elle n'est pas siccative, qu'elle se dissout entièrement dans 5 fois son poids d'alcool à 85° et qu'elle n'est pas solidifiable par la magnésie. Son odeur n'est pas aussi agréable que celle de la térébenthine du sapin; sa couleur est pâle et sa saveur, très amère, laisse une âcreté persistante à la gorge. Elle fournit de 30 à 45 p. 100 d'une essence isomérique du térébenthène.

Pharmacologie. — La térébenthine du mélèze n'est pas siccative; c'est pour cette raison que le Codex l'introduit dans les onguents, en général. Elle est impropre à la confection des pilules solidifiées par la magnésie. Lorsqu'on en fait usage, à l'intérieur, c'est surtout à l'état de *térébenthine cuite.*

Pour obtenir la *térébenthine cuite*, on fait bouillir, dans une capsule d'argent ou de cuivre étamé, la térébenthine du mélèze avec 20 à 30 fois son poids d'eau pure, jusqu'à ce qu'une portion de résine, jetée dans l'eau froide, y prenne une consistance plastique dure (*Codex*).

Ce produit n'est employé qu'en pilules; il est jaunâtre, cassant, inodore et susceptible de se ramollir facilement à la chaleur. Sa composition est analogue à celle de la *colophane* (V. *Térébenthine du pin maritime*).

§ 3. TÉRÉBENTHINE DU PIN MARITIME.

Térébenthine de Bordeaux.

Caractères. — La térébenthine du pin (*Pinus pinaster* Sol., Conifères) est épaisse, grenue, totalement soluble dans l'alcool et solidifiable par le trente-deuxième de son poids de magnésie calcinée. Elle sèche très rapidement au contact de l'air. Son odeur est forte et désagréable, sa saveur offre plus d'amertume que celle des autres produits similaires. Lorsqu'on la conserve dans un vase bouché, elle abandonne peu à peu un dépôt cristallin, en grande partie formé d'*acide pimarique*. L'analyse y constate environ 25 p. 100 d'*essence*, une *résine neutre* et trois *résines acides* *isomériques*, nommées : *acide pimarique, acide pinique, acide sylvique* $C^{40}H^{30}O^{4}$, $[C^{20}H^{30}O^{2}]$.

Pharmacologie. — La térébenthine de Bordeaux est repoussée par le formulaire légal et ne doit, en conséquence, faire partie d'aucune préparation médicinale. Mais on en dérive plusieurs produits usités en pharmacie, qui sont : la *colophane*, la *poix-résine*, la *poix blanche*, le *galipot*, la *poix noire* et le *goudron végétal*.

a. Le *galipot* est une substance résineuse, résultant de la dessiccation spontanée de la térébenthine, qui coule sur les troncs des pins après la récolte. Il est solide, jaunâtre et soluble dans l'alcool, Il contient une faible proportion d'essence, qui lui communique l'odeur atténuée de la térébenthine.

Pour le purifier, on le fait fondre à une douce chaleur et on le passe avec expression à travers une toile, avant de le faire entrer dans un médicament (*Codex*).

b. La *colophane* est le résidu de la distillation sèche de la térébenthine. Elle est amorphe, friable, transparente, de couleur rouge brune et elle présente une cassure conchoïdale. Sa densité est 1,07. Elle est inodore, soluble dans l'alcool, l'éther, le chloroforme et les huiles. Elle fond vers 90°. On y admet la présence des acides pimarique, pinique et sylvique. Suivant M. Maly, elle n'est composée que d'*acide abiétique* anhydre $C^{88}H^{64}O^{10}[C^{44}H^{64}O^{5}]$.

Généralement elle est pure; dans le cas contraire, on la purifie par fusion et par filtration sur une toile. Cette résine entre dans la composition de la *poudre hémostastique* et dans celle de plusieurs onguents.

Lorsqu'on la soumet à la distillation sèche, elle donne une huile légère, *vive essence* des Anglais, une huile plus lourde nommée *rétinol*, *rosinol* et *huile de résine*, en dernier lieu un *goudron*.

Le *rétinol* ou *rosinol* est seul appliqué aux usages médicaux. C'est un liquide d'un jaune clair, neutre ou légèrement acide, doué d'une odeur et d'une saveur faibles et *sui generis*. Il représente un mélange complexe de carbures saturés, de térébène, de colophène, de phénol, de crésylol, etc. Il dissout facilement les huiles pyrogénées, les baumes et les phénols. Ses propriétés physiologiques sont celles du copahu et des antiseptiques. On l'administre en capsules, à l'intérieur; à l'extérieur il sert de topique.

c. On obtient la *poix-résine* ou *résine jaune*, en agitant fortement, avec de l'eau, le résidu de la distillation de la térébenthine. La colophane prend alors un aspect jaune et opaque; sa cassure est souvent humide et parsemée de petites cavités. Elle fait partie des *emplâtres de Vigo* et de *gomme ammoniaque*.

d. Sous le nom de *poix blanche*, on désigne un mélange de galipot ou de poix-résine avec de la térébenthine de Bordeaux, mélange que l'on blanchit en l'agitant avec de l'eau, lorsqu'il est fondu. La poix blanche offre une odeur forte de térébenthine de pin et une saveur amère. On l'introduit dans les *emplâtres de ciguë*, d'*acétate de cuivre*, d'*André de la Croix*, *diachylon*, etc.

e. La *poix noire* est la térébenthine altérée, qui coule lorsqu'on brûle doucement, dans un fourneau sans courant d'air, la paille à travers laquelle on a filtré la térébenthine et les fragments provenant des entailles faites au tronc des pins. La résine fondue gagne la partie inférieure du four, où elle est surnagée par un liquide noirâtre (*huile de poix*), dont on la sépare avec soin. On concentre ensuite la poix dans des chaudières, jusqu'à ce qu'elle devienne cassante, quand on la refroidit brusquement. Elle est alors très noire, fragile à froid et facile à ramollir à la chaleur de la main. Elle n'est pas entièrement sèche, car elle prend, à la longue, la forme des vases qui la contiennent.

Pour la purifier, on la fond avec précaution et on passe le liquide à la toile (*Codex*). En cet état, la poix noire fait partie de l'*onguent basilicum* et de l'*onguent de la mère*. Elle sert encore, mais de plus en plus rarement, à préparer un *onguent contre la teigne*, dont on fait une *calotte* destinée à arracher les cheveux des teigneux.

f. Le *goudron végétal*, dont on fait usage en médecine, est fourni par la distillation sèche, lente et imparfaite des pins qui ne produisent plus de térébenthine. On réalise cette distillation, dans des fours semblables à ceux qui servent à fabriquer la poix noire. Le goudron que l'on obtient est accompagné d'un liquide noir, analogue à l'huile de poix et que l'on rejette comme elle. La composition de ce produit est extrêmement complexe, ainsi que l'atteste la nomenclature suivante qui comprend, il est vrai, des principes dont la nature n'est pas encore bien définie :

Résines altérées.	Créosol.
Térébenthène et homologues.	Acétate de méthyle.
Benzine.	Acétone.
Toluène.	Alcool méthylique.
Xylène.	Oxyde de mésityle.
Styrolène.	Cumène.
Phénol.	Créosote.
Crésylol.	Capnomore ?
Xylénol.	Pyroxanthogène.
Acide acétique.	Picamare ?
— oxyphénique.	Cédrirète ?
Gaïacol.	Pittacalle ?
Homopyrocatéchine.	

La consistance du goudron varie de l'état pâteux à l'état liquide, suivant l'origine du produit. Le goudron de Norwège offre tous les intermédiaires entre ces deux consistances; celui des Landes est plus uniforme et d'une fluidité moyenne, c'est pourquoi M. Adrian en conseille l'usage exclusif. Lefort s'est assuré, que la provenance n'a pas d'influence sensible sur la qualité des goudrons; il recommande seulement de n'employer aux préparations pharmaceutiques, que le goudron demi-liquide, sa composition étant moins variable que celle des autres sortes.

Ce médicament doit être lisse, homogène, de couleur brune par réflexion et rouge-brun par transparence. Il offre une odeur forte de produits empyreumatiques et en même temps une odeur aromatique végétale. Les acides libres qu'il contient lui communiquent une réaction très acide. On l'emploie fréquemment, en médecine, sous forme de solution dans l'eau ou dans du sirop de sucre, de glycéré, de pommade et de fumigation.

Magnes-Lahens a proposé de substituer au goudron naturel, dans la plupart de ces préparations, le *goudron pulvérulent*, qu'on peut préparer en triturant 1 partie de goudron avec 2 parties de charbon de bois finement pulvérisé ou, mieux, avec 2 parties de sciure de sapin du nord. Le mélange est très maniable; il ne salit pas les surfaces qu'il touche et il peut être conservé longtemps sans altération au contact de l'air.

En 1880, M. Ciullini a conseillé l'usage d'un extrait aqueux de goudron, saturé par la magnésie, qui ne semble pas appelé à modifier la thérapeutique de ce produit.

Le goudron est quelquefois fraudé, dans le commerce, avec le *goudron de bois* non résineux et avec le *goudron de houille*.

Le *goudron de bois non résineux* provient de la distillation du hêtre, du chêne, du peuplier et de plusieurs autres arbres non résineux. Il est plus noir et plus liquide que le goudron des conifères, sa composition n'est plus la même; on y trouve de la *naphtaline* et de la *paraffine*, mais les produits de la décomposition de la térébenthine y font nécessairement défaut. On doit l'écarter de l'officine.

Quand au *goudron de houille*, en anglais *coal-tar*, il s'éloigne bien plus encore du goudron résineux; il est *alcalin*, très liquide, *noir* et brillant; la confusion entre ces deux substances n'est donc pas plus possible que leur substitution. Mais on se sert quelquefois du coal-tar, à titre d'antiseptique et de désinfectant. MM. Demeaux et Corne, qui l'ont préconisé en 1860, en font, en le mélangeant à du plâtre, une poudre très divisée, que l'on transforme, au moment du besoin, en pâte plus ou moins solide, à l'aide de l'huile d'olive.

M. Le Beuf prépare, sous le nom de *coal-tar saponiné*, une émulsion de goudron de houille dans la teinture de saponine. Cette émulsion est d'une application infiniment plus facile que celle de la poudre de MM. Demeaux et Corne.

§ 4. TÉRÉBENTHINE DU SAPIN.
Térébenthine au citron, térébenthine de Venise ou d'Alsace.

Caractères. — Cette térébenthine coule du tronc de l'*Abies pectinata* DC. (Conifères). Elle est liquide, peu colorée, d'une odeur très suave, analogue à celle du citron, d'une saveur légèrement âcre et amère, incomplétement soluble dans l'alcool. Lorsqu'on l'abandonne à l'air libre, elle se *dessèche* très promptement; en même temps, elle prend une teinte jaune de plus en plus prononcée. Elle devient *solide*, quand on y mélange un seizième de son poids de magnésie calcinée, par suite de la combinaison de son principe résineux acide avec l'oxyde métallique. Ce principe résineux porte le nom d'*acide abiétique;* il est accompagné d'une résine neutre, appelée *abiétine*, et de 10 à 25 p. 100 d'*essence*.

L'*abiétine* cristallise facilement, en pyramides à base rectangulaire, inodores, insipides, insolubles dans l'eau, solubles dans l'alcool, l'éther, l'huile de naphte et l'acide acétique pur. Les alcalis ne l'attaquent pas. Elle fond à une basse température, en un liquide incolore, de consistance huileuse (*Caillot*).

L'*acide abiétique* est bibasique, cristallisable en lamelles pyramidales à 5 facettes et fusible à 165°. Il se dissout dans l'alcool, l'éther, la benzine, le chloroforme et le sulfure de carbone. Sa composition répond à la formule $C^{88}H^{64}O^{10}[C^{44}H^{64}O^{5}]$ (*Maly*).

Pharmacologie. — La térébenthine du sapin est la plus belle et la plus suave de toutes. Le Codex la désigne pour la préparation du *sirop* et des *pilules de térébenthine*. Elle doit cette dernière application à la facilité avec laquelle on peut la solidifier, soit par la magnésie, soit par le carbonate magnésien. Il est bien préférable de l'administrer sous la forme de capsules, pour les raisons indiquées à propos du copahu.

c. — RÉSINES PROPREMENT DITES.

Cette désignation comprend tous les sucs résineux, qui ne contiennent pas d'huile volatile et ceux qui en renferment une proportion trop faible pour perdre entièrement la consistance solide.

§ 1. MASTIC.

Caractères. — Le mastic est le suc d'un pistachier (*Pistacia lentiscus* L., Térébinthacées-Anacardiées). Il se présente en petites larmes jaunâtres, arrondies ou irrégulières, recouvertes d'une poussière blanchâtre et dont la cassure est vitreuse. Il se ramollit facilement sous la dent; son odeur est légèrement aromatique, sa saveur douce et agréable.

L'alcool ne le dissout pas entièrement; il est, au contraire, totalement soluble dans l'éther froid et dans l'essence de térébenthine chaude; ces derniers véhicules permettent de le distinguer de la sandaraque, qui se dissout seulement dans l'alcool. L'acide sulfurique le dissout en prenant une teinte rouge foncée. L'ammoniaque le gonfle d'abord, puis elle le dissout. Suivant Johnston, le mastic est formé de deux résines isomériques, dont l'une, nommé *masticine*, est neutre, insoluble dans l'alcool faible, soluble dans l'alcool concentré bouillant, tandis que l'autre est acide et soluble dans l'alcool froid. On y trouve encore des traces d'une essence non étudiée.

Pharmacologie. — Le mastic n'est guère employé en médecine. Avec sa solution éthérée on imprègne parfois du coton, qui sert à remplir les cavités dentaires creusées par la carie.

§ 2. PODOPHYLLIN.
Podophylline, Résine de podophylle.

Préparation. — Pour obtenir la substance résineuse généralement nommée *podophylline* ou *podophyllin*, on épuise, par déplacement, au moyen d'alcool à 80°, la racine du *Podophyllum peltatum* (Berbéridacées-Podophyllées), préalablement séchée et pulvérisée. La solution alcoolique est ensuite évaporée, à consistance sirupeuse, et versée dans 3 fois environ son volume d'eau froide. Le mélange se trouble; la résine qui se dépose est recueillie sur un filtre, lavée à l'eau distillée et séchée à la température de 30° au plus (*Codex*).

Caractères. — Le podophyllin est pulvérulent, léger, de couleur jaune verdâtre ou brune, suivant le volume et la température de l'eau employée à sa précipitation (*Lloyd*). Son odeur est vireuse, sa saveur âcre et amère. L'eau ne le dissout pas, mais il est entièrement soluble dans l'alcool et dans les essences. Lorsqu'on le chauffe, il fond, puis il brûle, en laissant un charbon léger, presque exempt d'éléments minéraux. Traité par les solutions alcalines, il se dissout en partie, en prenant une teinte *verte*.

Suivant Podwyssotzki, c'est un mélange : d'*acide podophyllique* amorphe, de *podophyllo-quercitine* cristallisable en aiguilles jaunes, de *picro-podophylline* cristallisable en aiguilles déliées et de *podophyllotoxine*. Les propriétés médicinales de la résine résideraient dans les deux derniers principes immédiats. La podophyllotoxine serait même toxique. Le Dr Kürsten regarde la podophyllotoxine comme un corps complexe. Il en a extrait un corps cristallisé, très actif, soluble dans la benzine, auquel il assigne la formule $(C^{46}H^{24}O^{18} + 2H^2O^2[C^{23}H^{24}O^9 + 2H^2O]$.

Pharmacologie. — Le podophyllin est un purgatif énergique et un irritant assez violent. Il est utile de prendre des précautions, lorsqu'on le pulvérise. On le prescrit habituellement en pilules, à des doses qui n'excèdent guère 5 centigrammes.

M. Dobell préfère l'administrer en solution alcoolique (*teinture de podophyllin*), dont voici la formule :

	gr.
Podophyllin...	0.10
Alcool rectifié	60.00
Essence de gingembre..................................	2 gouttes.

A prendre par cuillerée à thé, dans un verre d'eau, le soir au moment du coucher.

§ 3. POIX DE BOURGOGNE.
Poix jaune.

Caractères. — La poix de Bourgogne est le suc résineux du *faux sapin* (*Abies excelsa* Lam., Conifères). Elle est demi-fluide, au moment où elle sort de l'arbre, mais elle se dessèche au contact de l'air. Elle offre alors une couleur jaune, une odeur de térébenthine, forte sans être désagréable, et rappelant celle du castoréum. Sa saveur n'est pas amère. Elle est cassante et cependant elle prend, à la longue, la forme des vases qui la contiennent. L'alcool la dissout incomplètement.

Essai. — On substitue fréquemment la *poix blanche* à la poix de

Bourgogne, dans le commerce; cette fraude se reconnaît aux caractères suivants : la poix blanche est *très amère* et *entièrement* soluble dans l'alcool : la poix de Bourgogne possède une saveur *douce* et parfumée, elle ne se dissout que partiellement dans l'alcool.

Pharmacologie. — La poix de Bourgogne sert de base à un emplâtre du même nom, dont l'usage est assez fréquent. Elle fait également partie de plusieurs autres compositions emplastiques.

§ 4. RÉSINE ÉLÉMI.

Caractères. — La résine élémi, fournie par le *Canarium commune* L. (Burséracées) ,et par plusieurs autres térébenthines, est jaunâtre, demi-transparente et molle, quand elle est récente; elle prend, en vieillissant, une consistance sèche, cassante même, et une couleur jaune plus foncée. Sa saveur est d'abord douce, puis fortement amère; son odeur est agréable, elle ressemble à celle du fenouil. Elle se dissout, en totalité, dans l'alcool bouillant et en partie seulement dans l'alcool froid. Sa densité est 1,08. Elle contient 60 p. 100 de *résine amorphe*, 24 p. 100 de *résine cristallisable*, 12 p. 100 d'*essence* (*Bonastre*) et de très petites quantités d'*acide élémique* $C^{70}H^{46}O^8[C^{35}H^{46}O^4]$ et de *brioïdine* $(C^{20}H^{16})^23H^2O^2$ $[(C^{10}H^{16})^23H^2O]$.

La *résine amorphe* est très soluble dans l'alcool; elle fond à 170° et elle a pour formule $C^{40}H^{30}O^4[C^{20}H^{30}O^2]$ (*Johnston*).

La *résine cristallisable*, nommée *élémine* par Bonastre, est isomérique avec l'*amyrine*, que Baup a retirée d'une variété d'élémi. Elle cristallise en aiguilles satinées, très brillantes, insolubles dans l'eau, solubles dans l'éther et dans l'alcool chaud. Elle a pour composition $C^{40}H^{32}O^2[C^{20}H^{32}O]$ (*Johnston*).

L'*essence d'élémi* est un carbure d'hydrogène de la formule $C^{20}H^{16}[C^{10}H^{16}]$, bouillant à 174°. Elle est incolore et elle dévie fortement à gauche la lumière polarisée. Sa densité est 0,849.

Pharmacologie. — La résine élémi n'est point employée seule, en médecine; mais elle entre dans la composition de l'*alcoolat de Fioravanti*, des *onguents d'Arcœus* et de *styrax*, des *emplâtres vésicatoire, agglutinatif, d'André de la Croix*, etc.

§ 5. RÉSINE DE GAIAC.

Préparation. — Cette résine est généralement extraite du tronc du gaïac officinal (*Guajacum officinale* L., Rutacées-Zygophyllées), soit par incisions, soit par l'action de la chaleur; mais on peut la préparer dans les laboratoires. Pour cela, on râpe le bois du gaïac et on épuise la poudre, au moyen de l'alcool. On distille en grande partie la liqueur, pour en retirer l'alcool, et on précipite par l'eau la résine dissoute dans le résidu. On lave la résine à l'eau chaude, tant que l'eau de lavage est odorante ou colorée, puis on sèche le produit.

Caractères. — La résine de gaïac est *brune*, quand elle a été conservée dans l'obscurité; elle devient *verte*, sous l'influence de la lumière solaire. Elle est soluble dans l'alcool, dans l'éther et dans les alcalis; l'essence de térébenthine froide la dissout à peine; les huiles grasses ne la dissolvent pas. Mise en contact avec l'acide sulfurique, elle fournit une solution rouge, dans laquelle l'addition de l'eau détermine la formation d'un précipité violet. Elle est douée d'une âcreté très prononcée; son odeur se rapproche de celle du benjoin.

Les agents oxydants font prendre à sa solution alcoolique une couleur *bleue* ou *verte*. Ainsi, le chlore lui communique une teinte *bleue*. L'ozone et l'iode ne la modifient pas sensiblement, quand ils sont secs; mais si on ajoute au mélange un peu d'eau, il devient *bleu* instantanément. L'azote, la gomme, le perchlorure de fer, le chlorure cuivrique, déterminent aussi sa coloration en *bleu;* la matière colorante fournie par le perchlorure de fer passe au *violet*, en présence de l'hyposulfite de sodium. L'acide azotique fumant la colore en *vert;* si l'on ajoute un peu d'eau à la liqueur, elle tourne au *bleu* et elle abandonne un précipité *vert;* une plus grande quantité d'eau donne un précipité *bleu* et une liqueur *brune*. La résine elle-même, triturée avec du savon, puis avec du chlorure mercurique, offre une nuance *bleue*.

Cette résine a été l'objet d'un grand nombre de recherches chimiques. M. Hadelich y a rencontré les principes suivants : *acides gaïarétique, gaïaconique* et *gaïacique, résine, gomme, matière colorante*, etc.

L'*acide gaïarétique* ou *résino-gaïacique* $C^{40}H^{26}O^8[C^{20}H^{26}O^4]$ cristallise en aiguilles incolores, fusibles entre 75° et 80° et inaltérables. Il ne bleuit ni par le chlore, ni par l'acide nitrique; mais il est coloré en *vert*, par le chlorure ferrique. Il est lévogyre et bibasique. L'acide sulfurique le dissout en prenant une teinte d'un rouge vif; l'eau précipite de la solution un produit blanc (*Hadelich*).

L'*acide gaïaconique* est incristallisable, insoluble dans l'eau, soluble dans l'éther et lévogyre. Il fond à 100°. Sa composition correspond à la formule $C^{38}H^{22}O^{12}[C^{19}H^{22}O^6]$ (*Hadelich*).

L'*acide gaïacique* ressemble à l'acide benzoïque. Il est très soluble dans l'alcool et dans l'éther et volatil; on le purifie par sublimation. Deville le représente par la formule $C^{12}H^8O^6[C^6H^8O^3]$.

La *matière colorante* est jaune, azotée, faiblement acide et cristallisable en octaèdres à base carrée. Elle se dissout facilement dans l'alcool, dans l'éther et dans les alcalis, à peine dans l'eau et dans la benzine. Elle est soluble aussi dans l'acide sulfurique pur, qu'elle colore en bleu d'azur (*Hadelich*).

Essai. — Le commerce mélange parfois la *colophane* à la résine de gaïac.

Pour reconnaître cette fraude, on traite par l'essence de térébenthine la résine préalablement pulvérisée. L'essence ne dissout pas la résine de gaïac, tandis qu'elle dissout la colophane et qu'elle l'abandonne sous forme de tache transparente, quand on évapore quelques gouttes de la dissolution sur une feuille de papier. S'il y a substitution totale de la colophane à l'autre résine, on la découvre facilement, en constatant l'absence des colorations spéciales, que les oxydants communiquent à celles-ci.

Pharmacologie. — La résine de gaïac est un stimulant énergique; on l'associe presque toujours à des médicaments susceptibles d'atténuer son action irritante. Lorsqu'on la prescrit en pilules, on y mélange du savon ou des extraits. Pour la donner en potion, on la délaie dans un jaune d'œuf ou dans un mucilage de gomme arabique. Sa teinture alcoolique est moins usitée que celle du gaïac même.

Schœnbein a démontré que la solution alcoolique de cette résine, additionnée de sulfate de cuivre, se colore en bleu au contact de l'acide prussique et que cette même solution bleuit encore, en présence de l'eau oxygénée et des globules rouges du sang. Ces faits ont conduit à employer la résine de gaïac comme réactif du sang et de l'acide prussique, dans les recherches toxicologiques. Mais des travaux plus récents ont amoindri la valeur de ce réactif, en prouvant qu'il bleuit sous des influences multiples (V. *Acide cyanhydrique*).

§ 6. RÉSINE DE JALAP.

Préparation. — La préparation de cette résine consiste à l'enlever au jalap (*Ipomœa purga*, Hayne, Convolvulacées), au moyen de l'alcool, et à la précipiter ensuite par l'eau :

> Racine de jalap concassée........ .... 1000 gr.
> Alcool à 90°............. 6000

On place le jalap sur un tamis de crin, on le fait macérer pendant deux jours dans l'eau, afin d'en retirer les principes solubles dans ce liquide, et on exprime fortement. On met le marc à macérer pendant quatre jours dans les deux tiers de l'alcool, on passe avec expression et on répète le même traitement avec le reste de l'alcool. On réunit les dissolutions alcooliques et, après les avoir distillées, pour en extraire la partie spiritueuse, on verse dans l'eau bouillante le résidu de la distillation. On laisse reposer, on décante, et on lave la résine précipitée, jusqu'à ce que l'eau de lavage sorte incolore. On distribue alors la résine sur des assiettes et on la fait sécher à l'étuve (*Codex*).

La résine ainsi obtenue est *brune;* pour l'avoir *blanche*, on la dissout dans l'alcool, en présence du charbon animal, on filtre, on distille et on précipite la résine par l'eau bouillante.

Caractères. — La résine de jalap, préparée suivant les indications du Codex, est brune et d'une saveur âcre et légèrement aromatique. Elle est composée de deux résines, nommées *convolvuline* et *jalapine*.

La *convolvuline* $C^{62}H^{50}O^{32}[C^{31}H^{30}O^{16}]$ est incolore, inodore, transparente, soluble dans l'alcool et insoluble dans l'eau et dans l'*éther*. Son point de fusion est inférieur à 100°, quand elle est humide, et il s'élève à 141°, lorsqu'elle est sèche. Une chaleur de 155° la décompose. L'acide

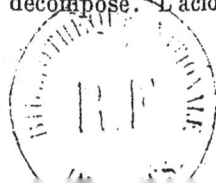

chlorhydrique la dédouble en glucose et en *acide convolvulinolique* $C^{36}H^{24}O^6[C^{13}H^{24}O^3]$. Elle forme, en poids, environ les 7/10 de la résine du jalap tubéreux.

La *jalapine* $C^{68}H^{56}O^{32}[C^{34}H^{56}O^{16}]$ est soluble dans l'éther, l'alcool, la benzine, le chloroforme et l'esprit de bois. Les alcalis la dissolvent également, mais en la convertissant en *acide jalapique* $C^{68}H^{59}O^{36}[C^{34}H^{59}O^{18}]$. Les acides la changent en glucose et en *jalapinol* $C^{64}H^{62}O^{14}[C^{32}H^{62}O^7]$ (*Mayer*).

Essai. — La résine de jalap du commerce est souvent fraudée avec la *colophane* et la *résine de gaïac*.

La *colophane* peut être isolée au moyen de l'essence de térébenthine, qui la dissout sans toucher à la résine de jalap.

Pour reconnaître la *résine de gaïac*, il existe divers moyens :

a. On dissout la résine à essayer dans un peu d'alcool à 90°, on ajoute à la liqueur 2 ou 3 gouttes d'ammoniaque, puis 2 ou 3 gouttes d'une solution saturée de sulfate de cuivre. Il se produit un précipité *vert-pomme*, en présence de la résine de gaïac seulement (*J. Bouis*).

b. La même solution alcoolique, additionnée de 2 ou 3 gouttes d'acide prussique médicinal et d'autant de solution de sulfate de cuivre, prend une belle couleur *bleue*, dans le cas d'un mélange avec la résine de gaïac (*J. Bouis*).

c. On triture 20 centigrammes de savon amygdalin avec 5 centigrammes de résine suspecte, puis avec 5 centigrammes de chlorure mercurique. Le produit devient *bleu*, s'il contient de la résine de gaïac, et il communique la même nuance à l'alcool dans lequel on le dissout (*Malines*). Suivant M. J. Regnauld, la coloration bleue n'est manifeste qu'avec une proportion de résine de gaïac égale à 1/5, et alors l'alcool est coloré en *vert* et non en bleu.

d. On trempe dans une solution de résine de jalap un fragment de papier à filtrer blanc, on le sèche et on le touche avec l'acide azotique. Il devient *rouge*, s'il est imprégné d'un mélange de résines de gaïac et de jalap.

e. L'acide nitrique, versé directement sur la résine de jalap, la dissout avec *effervescence* et en prenant une teinte *rouge*, si elle renferme de la résine de gaïac.

f. La résine de jalap pulvérisée et agitée dans un tube, avec de l'ammoniaque pure, donne une solution *très mousseuse*, en présence de la résine de gaïac.

Pharmacologie. — La résine du jalap est un purgatif drastique, que l'on administre en poudre, en pilules et sous forme d'émulsion. C'est le principe actif de la poudre de jalap, on doit donc lui attribuer, en partie, les propriétés médicinales de la *teinture de jalap composée*, de la *médecine Leroy*, etc. Elle s'émulsionne, avec quelque difficulté, au moyen de la gomme ou du jaune d'œuf. M. Barateau conseille de la diviser, en l'épistant avec du sucre et des amandes; son procédé est recommandé par Soubeiran.

§ 7. RÉSINE DE SCAMMONÉE.

Préparation. — 1° On extrait cette résine de la scammonée au moyen de l'alcool :

        Scammonée en poudre grossière.................... 1000 gr.
        Alcool à 90°.. 3000
        Poudre de charbon animal............................ Q. S.

On fait macérer, pendant quatre jours, la scammonée avec les deux tiers de l'alcool, dans un flacon bouché, que l'on agite de temps en temps. On décante, on verse le reste de l'alcool sur le résidu et on laisse macérer comme la première fois. Les liqueurs réunies sont mises en contact avec le charbon animal, pendant plusieurs jours et en agitant souvent. On filtre, on distille le liquide et on fait sécher à l'étuve, sur des assiettes, la résine obtenue (*Codex*).

2° Si l'on veut avoir de la résine pure, il faut épuiser la scammonée par l'alcool bouillant et saturer exactement, par quelques gouttes d'acide sulfurique, la liqueur colorée que l'on a ainsi obtenue. Le mélange se trouble aussitôt, une laque foncée se dépose et la solution surnageante devient incolore. On la distille, pour en retirer l'alcool, puis on évapore le reste et on sèche le résidu à 102° (*Perret*).

Caractères. — La résine de scammonée est blanche, ou à peine colorée, légèrement odorante et d'une saveur presque nulle. Elle est soluble dans l'alcool, l'éther, le chloroforme, le benzol, l'essence de térébenthine et l'ammoniaque. La solution ammoniacale est d'un *vert foncé*.

Cette résine contient un glucoside, la *scammonine,* et un acide volatil, qui est, suivant M. Spirgatis, l'*acide butyrique* ou l'*acide valérique* et qu'on ne peut enlever que par des lavages à l'eau bouillante, prolongés pendant plusieurs semaines.

La *scammonine* $C^{68}H^{56}O^{32}[C^{34}H^{56}O^{16}]$ est un isomère de la jalapine. Les acides affaiblis la dédoublent en glucose et en *acide scammonolique* $C^{32}H^{30}O^6[C^{16}H^{30}O^3]$.

Essai. — On a signalé la falsification de la résine de scammonée par la *colophane* et par les *résines de gaïac* et de *jalap*.

La *colophane* communique à la résine de scammonée la propriété de prendre une teinte *rouge-pourpre*, au contact de l'acide sulfurique.

La présence de la *résine de gaïac* est facilement accusée par les réactifs propres à cette substance (*page* 630).

Quant à la *résine de jalap*, on la sépare en mettant à profit son insolubilité dans l'éther et dans l'essence de térébenthine.

Pharmacologie. — La résine de scammonée est un purgatif énergique, susceptible de remplacer la gomme-résine qui la fournit. On la donne en pilules et en potion. Son action semble moins irritante que celle de la résine de jalap. Planche a constaté que le lait l'émulsionne facilement.

§ 8. RÉSINE DE THAPSIA.

Préparation. — Pour préparer la résine du thapsia (*Thapsia Garganica* L., Ombellifères), on lave à l'eau chaude l'écorce de la racine de cette plante, préalablement incisée; on la sèche ensuite et on la traite, à plusieurs reprises, par l'alcool à 90° bouillant. On réunit les liqueurs alcooliques, dans le bain-marie d'un alambic, et on les distille pour en retirer l'alcool. Le résidu de la distillation est la résine impure du thapsia. Pour la purifier, on l'épuise par l'alcool froid, qui dissout la résine et laisse les impuretés; on filtre et on distille de nouveau, en ayant soin d'arrêter l'opération lorsque la résine a pris la consistance du miel. C'est dans cet état qu'on la conserve, pour la faire servir à la préparation de l'emplâtre de thapsia (*Codex*).

M. Desnoix recommande de laver soigneusement avec de l'eau le résidu de la première distillation, pour lui enlever une substance inerte, qui affaiblit ses propriétés. Stan. Martin a confirmé cette observation, en extrayant de la résine *brune* de thapsia 40 p. 100 de produits solubles dans l'eau. Il propose de traiter la racine de thapsia par le sulfure de carbone, pour obtenir une résine pure.

Caractères. — La résine de thapsia purifiée et desséchée est cassante, jaune, d'une odeur faible et d'une grande âcreté. M. Pressoir en a retiré deux résines, dont l'une est soluble dans l'alcool et colorée en *rouge écarlate* par l'acide sulfurique, tandis que l'autre est soluble dans l'éther et devient *bleue* au contact de l'acide sulfurique.

Pharmacologie. — La résine de thapsia est très irritante; elle sert uniquement à préparer un sparadrap révulsif, dont la médecine fait un usage quotidien.

Suivant M. Thomas, l'extrait alcoolique de la racine de thapsia garganica est beaucoup plus actif encore.

Une solution alcoolique, faite avec 1 p. de cet extrait pour 4 p. d'alcool à 65°, commence à manifester son action sur la peau, quelques minutes après son application.

D'un autre côté, MM. Renard et Lacour-Eymard ont proposé de remplacer la résine de thapsia par la teinture alcoolique préparée avec l'écorce de la racine. L'effet de cette teinture est également très prompt.

§ 9. RÉSINE DE TURBITH.

Préparation. — On prépare la résine du turbith (*Ipomœa turpethum* Br., Convolvulacées) par le même procédé que la résine de jalap.

Caractères. — Cette résine est sèche, jaunâtre, odorante. Sa saveur est faible d'abord, puis elle offre une âcreté marquée. Au point de vue chimique, c'est un glucoside. M. Spirgatis la nomme *turpéthine*.

La *turpéthine* est soluble dans l'alcool et insoluble dans l'éther. C'est un isomère de la jalapine, qui fond à 183°. Les bases énergiques la convertissent en *acide turpéthique* $C^{68}H^{60}O^{36}[C^{34}H^{60}O^{18}]$. Les acides dilués la dédoublent en glucose et en *acide turpétholique* $C^{32}H^{32}O^8[C^{16}H^{22}O^4]$.

Pharmacologie. — Les propriétés purgatives de la résine de turbith paraissent ne le céder en rien à celles des résines des autres convolvulacées. Elle est cependant à peu près inusité.

d. — **BAUMES.**

Les baumes sont des sucs résineux, caractérisés par la présence des *acides benzoïque* ou *cinnamique*. Ils sont liquides, lorsqu'ils sortent des végétaux ; mais, en général, ils s'épaississent rapidement au contact de l'air et ils finissent par se solidifier. Frémy pense qu'au moment de leur extraction ils ne contiennent ni résine, ni acides aromatiques ; ces produits se formeraient au contact de l'air.

§ 1. BAUME DU PÉROU.

Caractères. — Le baume du Pérou (*Myroxylon Sonsonatense, M. Pereiræ*, Kl., Légumineuses), aussi appelé baume du Pérou *noir*, est un liquide visqueux, d'une odeur vive et agréable et d'une saveur âcre et amère très prononcée. Sa réaction est acide. Il est inaltérable à l'air, entièrement soluble dans l'alcool concentré, dans l'alcool amylique, dans le chloroforme et partiellement dans l'éther, dans l'alcool faible, dans les essences et dans les huiles. Sa densité est 1,15. On y trouve, d'après Frémy, trois composés qui sont : la *cinnaméine*, le *métacinnaméine* et l'*acide cinnamique* (V. p. 305). Il y a, en plus, une *résine* et un peu d'éther benzoïque, de l'alcool benzylique.

La *cinnaméine* est liquide, jaunâtre et faiblement odorante. Elle bout à 305°. Elle est insoluble dans l'eau, mais soluble dans l'alcool et dans l'éther. Elle absorbe l'oxygène et se convertit en acide cinnamique. L'acide sulfurique la transforme en une substance résineuse $C^{54}H^{30}O^{12}[C^{27}H^{30}O^6]$, en fixant sur elle deux molécules d'eau. M. Kraut la regarde comme de l'*éther benzylcinnamique*. Le baume en contient 50 à 60 p. 100.

La *métacinnaméine* est cristallisable, insoluble dans l'eau, isomérique de l'hydrure de cinnamyle $C^{18}H^8O^2[C^9H^8O]$. L'alcool et l'éther la dissolvent en toutes proportions ; la potasse la change en acide cinnamique, et le chlore en chlorure de cinnamyle.

La *résine* est brune, insoluble dans l'éther, les hydrocarbures, les huiles et le sulfure de carbone *en excès*. Distillée à sec, elle donne du toluène, du styrolène et de l'acide benzoïque. Fondue avec la potasse elle est transformée en acide protocatéchique. La brune en contient 30 p. 100.

Essai. — Le baume du Pérou est souvent falsifié avec l'*alcool*, les *huiles*, le *copahu*, la *styracine* et l'*extrait alcoolique de benjoin*.

On accuse la présence de l'*alcool*, en agitant le baume avec de l'eau : son volume diminue s'il est alcoolisé.

Les *huiles* peuvent être reconnues au moyen de l'alcool, qui ne les dissout pas, sauf toutefois l'huile de ricin.

Le *copahu* communique au baume du Pérou une odeur particulière.

Pour découvrir les trois dernières fraudes à la fois, il faut traiter le baume suspect par son poids d'acide sulfurique concentré. S'il est pur, il laisse, après lavage à l'eau, une résine *cassante*, d'un *noir violet*, complètement et facilement *soluble* dans l'éther. S'il se produit de l'écume et une odeur sulfureuse, il y a du *copahu* mélangé.

Dans les mêmes conditions, l'*extrait alcoolique de benjoin* donne une résine *grumeleuse*, d'un *violet clair*, *partiellement soluble* dans l'éther et laissant indissous un *résidu brunâtre*, qui représente, après dessiccation, le *tiers* de la masse résineuse.

La *styracine* fournit, par ce traitement, une résine d'un *brun clair*, dont l'éther dissout aussi les 2/3, mais en abandonnant un résidu *pulvérulent* et *blanchâtre*. Ce procédé peut servir à déterminer la proportion de la fraude (*Schlickum*).

M. Denner préfère agiter 5 grammes de baume suspect avec 5 grammes de lessive de soude, 10 grammes d'eau et 30 grammes d'éther employé en deux fois. On décante soigneusement l'éther à chaque fois. Le reste du liquide est porté à l'ébullition, saturé par l'acide chlorhydrique et étendu d'eau froide. On recueille la résine déposée, on la dissout dans 3 grammes de lessive alcaline, on ajoute 20 grammes d'eau, on fait bouillir et on précipite par une solution de chlorure de baryum. Le précipité, recueilli sur un filtre, séché et traité par l'alcool, donne une solution dont le résidu d'évaporation est dissous dans l'acide sulfurique et agité avec du chloroforme, ce dissolvant prend une teinte variant du *violet* au *bleu*, s'il y a du benjoin ou du styrax.

La densité du baume du Pérou pur ne doit pas être inférieure à 1,135. 1 gramme de baume, agité avec trois ou quatre fois son volume d'essence de pétrole, ne lui cède pas plus de 0^{gr},05 de matière; si le produit dissous est plus considérable, une addition de *copahu* ou d'*huile de ricin* est probable. 1 gramme de baume du Pérou, traité par quelques grammes de sulfure de carbone, ne laisse pas plus de 0^{gr},16 de résidu insoluble; s'il en laisse davantage, la présence du *benjoin* est probable. 1 gramme de baume du Pérou dissous dans 3 grammes d'ammoniaque à 0,96 doit donner un mélange fluide; s'il est gélatineux ou s'il contient des fragments gélatineux il y a fraude par le *storax* (*Schlickum*).

Pharmacologie. — Le baume du Pérou est un anticatarrhal très employé en Allemagne. On n'y a pas fréquemment recours en France, cependant on le prescrit parfois en pilules. Ses applications topiques sont excitantes et peu usitées également. Mais on se sert souvent de cette substance, pour aromatiser les pommades et pour les préserver de l'influence oxydante de l'air.

§ 2. BAUME DE TOLU.

Caractères. — Le baume de Tolu est produit par le *myroxylon Toluifera* Humb. (Légumineuses). Il est solide, de couleur fauve, translucide et très aromatique. Bien que cassant à froid, il se moule dans les vases où on le conserve; il se ramollit sous la dent et fond facilement, quand on élève sa température. Sa saveur, d'abord douce et agréable, devient ensuite légèrement âcre. Il est très soluble dans l'alcool, un peu moins soluble dans l'éther presque pas dans les hydrocarbures. Il est formé de deux *résines*, d'*acide cinnamique* et d'*huile volatile*. Deville y admet, en outre, la préexistence de l'acide benzoïque, qui, suivant M. Kopp, s'y forme aux dépens de l'acide cinnamique.

L'une des *résines* est brune, cassante, soluble dans l'éther et dans les alcalis; elle a pour composition $C^{36}H^{18}O^8 [C^{18}H^{18}O^4]$. L'autre est insoluble dans l'alcool et moins colorée que la première; elle répond à la formule $C^{36}H^{20}O^{10} [C^{18}H^{20}O^5]$ (*Kopp*).

L'*huile volatile* est un mélange de *tolène* et de *styracine*. Le *tolène* $C^{10}H^8$ [C^5H^8] est liquide, d'une densité de 0,858 et il bout à 160°. Son odeur est analogue à celle de la résine élémi; sa saveur est légèrement poivrée (*Kopp*).

Essai. — On fraude quelquefois le baume de Tolu avec la *colophane*. Plus volontiers on l'épuise par l'eau chaude avant de le mettre en vente.

Le baume pur doit présenter une réaction *acide* et se dissoudre sans résidu dans l'alcool.

Dissous dans l'acide sulfurique, il ne doit pas dégager d'acide sulfureux. Le dégagement gazeux aurait lieu en présence de la *colophane*.

Il ne doit rien céder au sulfure de carbone et à la ligroïne.

Pharmacologie. — Le baume de Tolu a des propriétés médicinales analogues à celles du baume du Pérou; toutefois, son action est plus douce. C'est le baume le plus fréquemment employé à l'intérieur. On le prescrit en pilules, en teinture, en émulsion, en sirop et en tablettes. Il fait partie des *pilules balsamiques de Morton*, du *baume nerval*, de la *pommade de concombres*, des *clous fumants*, du *baume du Commandeur*, etc. On s'en sert aussi pour pratiquer des fumigations sèches ou humides.

L'émulsion de ce médicament est assez délicate à réussir. M. P. Vigier a donné pour l'effectuer la formule suivante :

Teinture de baume de Tolu............................	25 gr.
Gomme arabique pulvérisée.......	10
Eau de fleur d'oranger.............................	10
Sirop de laurier-cerise.................................	30
Eau..	100

On développe le mucilage de gomme avec un peu d'eau, on y ajoute le sirop, puis peu à peu la teinture de Tolu et enfin l'eau. On peut diminuer de moitié l'alcool, mais alors il faut dissoudre le baume à chaud et passer au blanchet l'émulsion terminée.

§ 3. BENJOIN.

Caractères. — Le benjoin, produit par le *Styrax benzoin* Dr. (Styracinées), est formé de larmes blanches et opaques, agglomérées par une substance résineuse brune (*benjoin de Siam*) ou rougeâtre (*benjoin de Sumatra*). Quelle que soit son origine, il porte nom de *benjoin amygdaloïde*, quand il est composé de larmes détachées ou agglutinées, et celui de *ben-join commun*, lorsque les larmes, plus rares, sont disséminées dans une forte proportion de la substance résineuse colorée.

Le benjoin amygdaloïde, seul, doit être employé en pharmacie.

Il offre une odeur agréable, une saveur d'abord douce, puis très irritante. Il est entièrement soluble dans l'alcool et dans les alcalins, insoluble dans l'eau. Quand on le chauffe, il fond aisément et il dégage environ 5 p. 100 d'*huile volatile* et 15 p. 100 d'*acide benzoïque* (V. p. 302). Outre ces deux principes, il contient, suivant Unverdorben, *trois résines*, dont l'une seulement se dissout dans le carbonate de potassium ; des deux autres, l'une est soluble et l'autre insoluble dans l'éther.

Pharmacologie. — Le benjoin est un stimulant énergique fort peu employé à l'intérieur. On s'en sert pour préparer une teinture simple, une teinture composée (*baume du Commandeur de Permes*), les *clous fumants*, le *lait virginal*, etc. On pratique aussi des fumigations, en projetant sa poudre sur des charbons ardents.

§ 4. STYRAX LIQUIDE.

Caractères. — Le styrax liquide est retiré du *Liquidambar orientale* Mill. (Balsamifluées). Il est gris, doué d'une odeur forte et non désagréable et d'une saveur chaude et aromatique. Il coule difficilement et se dissout incomplètement dans l'alcool. Il est plus soluble dans la benzine, dans l'éther, dans le chloroforme et dans le sulfure de carbone. Il contient de la *styracine*, une huile volatile nommée *styrol*, de l'*acide cinnamique* et une *résine* particulière.

La *styracine* cristallise en prismes à quatre pans, incolores, inodores et fusibles à 44°. Elle a été découverte, en 1827, par Bonastre. Sa densité est 1,085. Elle n'est pas volatile, mais elle peut être distillée dans un courant de vapeur d'eau. Quand on la chauffe avec l'acide azotique ou avec un mélange de bichromate de potassium et d'acide sulfurique, elle fournit de l'*essence d'amande amère*. La potasse en solution alcoolique la convertit en *alcool cinnamique* ou *styrone* et en cinnamate de potassium. Sa constitution chimique est donc celle d'un éther. Elle a pour formule $C^{36}H^{16}O^4$ [$C^{18}H^{16}O^2$].

Le *styrol* ou *cinnamène* $C^{16}H^8$ [C^8H^8] est liquide, incolore, soluble dans l'alcool et dans l'éther. Il a pour densité 0,924; il offre une odeur de benzine et une saveur brûlante. Il bout vers 145°,7. Pendant sa distillation, il donne naissance à un polymère solide, le *métastyrol* ou *métacinnamène* $C^{32}H^{16}$ [$C^{16}H^{16}$].

Pharmacologie. — Le principal usage du styrax liquide, en pharmacie, est de servir à préparer l'onguent qui porte son nom, l'*onguent digestif* et l'*emplâtre de Vigo*. Il est rare qu'on l'administre à l'intérieur.

Lorsqu'il est nécessaire de le purifier, M. Biel conseille de le dissoudre dans la benzine, plutôt que dans l'alcool. L'évaporation fournit une masse d'un brun clair, ressemblant au Baume de Tolu.

IV. — SUCS HUILEUX.

On donne le nom de sucs huileux, ou de sucs huileux *fixes*, à tous les corps gras contenus dans les végétaux. On les rencontre, le plus souvent, dans les semences, quelquefois dans le péricarpe des fruits. Ils sont tantôt liquides et tantôt solides; les premiers sont appelés *huiles;* on désigne parfois les autres sous la dénomination de *beurres*.

a. — HUILES.

Les huiles proprement dites sont liquides au-dessus de $+$ 10°, quelques-unes se figent à une température plus basse. Elles ont une consistance particulière et caractéristique. Elles sont insolubles dans l'eau et plus légères que ce liquide ; leur densité est comprise entre 0,919 et 0,970. A l'exception des huiles de ricin et de croton, l'alcool froid les dissout à peine. L'éther, la benzine, le chloroforme, le pétrole et le sulfure de carbone sont leurs meilleurs dissolvants. Elles conduisent très inégalement l'électricité. Leur composition est généralement représentée par un mélange d'oléine et de palmitine.

Exposées au contact de l'air, elles deviennent acides; on dit qu'elles *rancissent*. Cette altération a été assimilée à une fermentation; dans cette hypothèse, elle serait due à la présence d'une matière organique coagulable, jouant le rôle de ferment. L'élimination de ce ferment, par la chaleur, peut retarder la décomposition du corps gras.

Certaines huiles perdent à l'air libre leur fluidité (*huiles* de *lin*, de *noix*, d'*œillette*, de *ricin*, de *croton*, de *belladone*, etc.); on les nomme *siccatives*, par opposition aux huiles *non siccatives* (*huiles* d'*olive*, d'*amande*, d'*arachide*, etc.), qui n'épaississent pas dans les mêmes conditions. Ces dernières ont pour caractère chimique de fournir de l'*élaïdine* (V. p.474), quand on les traite par l'hypoazotide.

La chaleur les décompose toutes; elle leur fait subir un dédoublement identique à celui qu'elles éprouvent sous l'influence des oxydes métalliques; il y a séparation des acides gras et de la glycérine. Ces principes immédiats sont ensuite détruits, si on les maintient à une température élevée.

La plupart des agents chimiques les attaquent; le chlore, le brome et l'iode les convertissent en produits de substitution ; les alcalis les saponifient; les acides minéraux leur communiquent des colorations particulières, qui servent à vérifier leur pureté.

On ne peut conserver ces médicaments, qu'en les mettant complètement à l'abri de l'oxygène de l'air.

§ 1. HUILE D'AMANDE.

Préparation. — On prend des amandes douces choisies (*Amygdalus* *communis* L., var. *dulcis*, Rosacées), ou les monde de tous les corps étrangers qui peuvent y être mêlés, puis on les secoue dans un sac de toile rude, pour détacher la poussière écailleuse qui adhère à leur surface. A l'aide d'un moulin, on les réduit en poudre grossière, qu'on place dans des sacs de toile et qu'on presse graduellement, jusqu'à ce qu'il cesse de couler de l'huile. On filtre cette huile au papier; on la conserve dans des vases bien bouchés, que l'on dépose dans un lieu frais (*Codex*).

Les amandes amères (*Amygdalus communis* L., var. *amara*), traitées par le même procédé, fournissent une huile entièrement identique à celle des amandes douces et presque toujours substituée à celle-ci dans le commerce.

Caractères. — L'huile d'amande est jaunâtre, très fluide, inodore et d'une saveur très faible. Elle a pour densité 0,917 à 15°. Refroidie à — 20°, elle se trouble; elle devient solide à — 25°. Elle est soluble en toutes proportions dans l'éther et dans les autres dissolvants des huiles; l'alcool n'en dissout que 1/24 de son poids. Elle est presque entièrement composée d'oléine, aussi rancit-elle très promptement.

Essai. — La fraude y mélange souvent les *huiles* d'*olive,* de *sésame,* d'*arachide,* d'*œillette,* d'*abricot* et de *pêche.*

L'huile d'amande pure dévie de + 6° à l'oléo-réfractomètre.

Les *huiles* d'*olive* et d'*arachide* sont trahies par leur solidification, quand on les refroidit à 0°.

L'*huile d'œillette* se reconnaît à l'augmentation de densité qu'elle donne à l'huile d'amande, à la facilité avec laquelle elle se congèle et à la propriété qu'elle possède de former des bulles persistantes, par l'agitation. Additionnée de 1/10 de son poids d'ammoniaque, l'huile d'amande qui contient de l'œillette forme un mélange *grumelé,* tandis qu'elle fournit une pâte *lisse* et *homogène,* quand elle est pure (*Fauré*).

L'*huile de sésame* est caractérisée par la couleur *rouge,* que lui communique l'acide sulfurique, et par la couleur *vert-pré foncé,* qu'elle prend avec un mélange d'acide azotique et sulfurique (au contact de ce mélange l'huile pure prend une teinte *rose fleur de pêcher*).

Pour rechercher la présence de l'*huile d'abricot,* on prend 12 grammes d'huile suspecte, on les agite avec 1gr,50 de chaux hydratée, puis on chauffe le tout au bain-marie, en ayant soin de ne pas atteindre 100°. On filtre à chaud le liquide; le produit filtré se trouble et blanchit, à mesure que le refroidissement fait des progrès, s'il contient de l'huile d'abricot (*Nicklès*).

On peut aussi agiter fortement l'huile à essayer avec 25 p. 100 d'acide nitrique; elle ne se colore pas si elle est pure; s'il y existe de l'huile d'abricot, elle prend une nuance *jaune,* qui passe peu à peu au *jaune rougeâtre.*

M. Bieber recommande, comme réactif, un mélange à poids égaux d'acide sulfurique concentré, d'acide azotique fumant et d'eau. Une partie de ce mélange et cinq parties d'huile d'amande donnent une coloration d'un *jaune clair,* si l'huile est pure, tandis que l'huile d'*amande de pêche* prend, dans les mêmes conditions, une teinte *rouge* passant à l'*orangé,* l'*huile* d'*œillette* une teinte plus pâle que celle de l'huile d'amande pure. Cailletet mélange 4 cent. cubes d'huile d'amande à 3 cent. cubes d'hypoazotide et il plonge le tout dans l'eau, pour accélérer le refroidissement. L'huile ainsi traitée devient d'un *vert pâle*, puis elle se solidifie et sa couleur se dégrade jusqu'à la nuance *paille*, qu'elle conserve sans altération, si elle est pure. Mais, lorsqu'elle est additionnée d'une autre huile végétale, elle présente alors une teinte qui varie du *jaune* au *rouge*, suivant l'espèce de l'huile ajoutée.

Pharmacologie. — L'huile d'amande sert à la préparation du *savon amygdalin*, des cérats et d'un grand nombre de liniments et de pommades. On l'administre à l'intérieur, à titre de laxatif, après l'avoir émulsionnée (*looch huileux*), ou mélangée à des sirops.

§ 2. HUILE DE CROTON.

Préparation. — 1° Pour extraire l'huile contenue dans les semences du *Croton tiglium* L. (Euphorbiacées), on lave ces semences dans l'alcool, on les fait sécher, on les broie, et on en fait une pâte avec de l'éther, dans un appareil à déplacement. L'éther est chassé par évaporation ou par distillation. On laisse déposer l'huile et on la filtre.

Lorsqu'on opère sur de grandes quantités, on peut procéder par expression (*Codex*).

Caractères. — L'huile de croton est d'un jaune rougeâtre, inodore, soluble dans l'éther, l'alcool, le sulfure de carbone et les essences. La solubilité dans l'alcool est d'autant plus grande que l'huile est plus anciennement préparée, ou les semences plus anciennement récoltées. La partie insoluble dans ce liquide ne manifeste aucune propriété irritante ; la partie soluble contient le principe vésicant. L'huile soluble est brune et acide ; elle tient en suspension des aiguilles solubles à chaud. Densité, 0,987.

Son principe vésicant est l'*acide crotonoléique* (*Buckheim*). On le trouve partie à l'état libre, partie à l'état de glycéride ; il ne peut être isolé par distillation. L'huile renferme, en outre, d'après Schlippe : *palmitine, stéarine, myristine, laurostéarine, acides crotonique* et *angélique, crotonol*. MM. Geuther et Frœlich contestent la présence des acides crotonique et angélique ; les acides volatils, qu'ils ont rencontrés dans l'huile de croton, sont les acides *acétique, butyrique, valérique, œnanthylique* et *tiglique*. Ce dernier est identique à l'*acide méthylcrotonique* (*Berendes*).

L'*acide crotonique* est liquide, incolore, oléagineux, d'une saveur très âcre et d'un pouvoir toxique considérable. Il se fige à — 5° ; il se volatilise sensiblement à + 2 ou 3°, en produisant des vapeurs excessivement irritantes. Il est monobasique et il sature bien les oxydes métalliques. Sa composition est exprimée par la formule $C^8H^6O^4$ [$C^4H^6O^2$] (*Schlippe*).

Le *crotonol* est une huile visqueuse, incolore ou légèrement jaunâtre, offrant une odeur particulière. Il est irritant, mais non purgatif. Il a pour formule $C^{18}H^{14}O^4$ [$C^9H^{14}O^2$] (*Schlippe*).

Essai. — L'huile de croton est un médicament sur l'activité duquel le médecin a besoin de compter. Le pharmacien doit, par conséquent, la préparer lui-même, l'analyse chimique ne permettant pas de vérifier sa pureté d'une manière certaine. Lorsque, cependant, on est obligé d'y avoir recours, voici les essais que l'on peut tenter :

On agite, dans un tube bouché, dix gouttes d'huile de croton avec 8 à 10 grammes d'acide sulfurique concentré : le mélange reste limpide bien que très foncé, si l'huile est pure; il devient opaque si elle est mélangée d'huiles étrangères.

2 volumes d'alcool absolu, mis en contact avec 1 volume d'huile de croton, en dissolvent 60 p. 100.

Le réactif de Poutet ne solidifie pas l'huile de croton.

Pharmacologie. — L'huile de croton est un purgatif drastique et un révulsif des plus violents. Suivant MM. Robert et Hirschaydt, ses propriétés sont dues à l'acide crotonoléique seul. L'acide libre est le principe irritant; son glycéride n'est pas toxique, mais, sous l'influence de la digestion, il est décomposé, d'où l'action purgative observée. Quelle que soit l'indication qu'on lui fasse remplir, il faut administrer ce médicament avec beaucoup de prudence. Lorsque, surtout, on le destine à l'usage interne, il est indispensable de le diviser avec une substance peu active, qui atténue ses effets. Pour y parvenir, on le dissout dans l'huile d'amande ou dans l'huile de ricin, on l'émulsionne dans une potion gommeuse, ou on l'incorpore à une masse pilulaire inerte. Une à deux gouttes suffisent pour provoquer des évacuations abondantes. A l'extérieur, on emploie en frictions l'huile pure ou diluée dans l'huile d'olive, en proportions variées.

Dans le but de limiter les effets de ce médicament, Limousin a proposé de l'employer sous forme de crayons, dont voici la formule :

Beurre de cacao...................................... 1 partie.
Cire blanche... 1 —
Huile de croton tiglium.............................. 2 —

Le beurre et la cire sont fondus, dans un matras; on y ajoute l'huile, en ayant soin de boucher ensuite le matras, et quand le mélange commence à se refroidir, on le coule dans des moules cylindriques.

§ 3. HUILE D'OLIVE.

Préparation. — La préparation de l'huile d'olive est industrielle; les produits qu'elle fournit diffèrent, suivant le mode appliqué à leur extraction.

Pour obtenir l'*huile fine* ou *huile vierge*, on broie les olives, sans écraser les noyaux, et on soumet immédiatement les fruits à la presse.

Les olives comprimées contiennent encore beaucoup d'huile; on les délaie dans l'eau bouillante et on exprime de nouveau. Cette huile est inférieure à la première; c'est l'huile comestible *ordinaire*.

Le marc de la deuxième opération, abandonné à la fermentation ou chauffé à feu nu, donne des produits plus ou moins altérés, connus sous les dénominations d'*huile de ressence*, d'*huile tournante* et d'*huile d'enfer*.

Caractères. — L'huile d'olive pure est jaune ou verdâtre, suivant le degré de maturité des fruits qui l'ont fournie. Elle possède une odeur particulière, une saveur douce et parfumée, qui doit être entièrement dépourvue d'âcreté. Elle se fige à + 6° ou à + 8°, parfois à une température un peu plus basse; le corps qui se dépose est de la *palmitine*, dont elle contient environ 25 p. 100, accompagnée d'un peu d'*arachine*. Sa densité est 0,919 à + 12°. Elle a, pour l'électricité, un pouvoir conducteur 675 fois plus faible que celui des autres huiles végétales. Elle rancit lentement à l'air, sans se dessécher. Exposée à la lumière solaire, pendant un mois, elle se décolore entièrement; elle est alors oxydée et elle offre des réactions chimiques nouvelles. L'hypoazotide la solidifie, en quelques heures, en convertissant son oléine en élaïdine.

Essai. — L'huile d'olive est l'objet d'une fraude constante; on y introduit des huiles végétales de moindre valeur, en particulier les *huiles d'œillette*, de *sésame* et d'*arachide*. La recherche de ces falsifications est extrêmement délicate; les huiles ont une telle analogie de propriétés, qu'il est parfois difficile d'établir leur identité dans un mélange, ainsi que l'atteste la multiplicité des moyens proposés pour cette constatation.

On a tout d'abord cherché à vérifier la pureté de l'huile d'olive, en mesurant sa densité au moyen d'aréomètres spéciaux, tels que l'*oléomètre* de Lefebvre, l'*élaïomètre* de Gobley, etc; malheureusement les indications de ces instruments ne sont pas très précises, en raison du faible écart qui existe entre les densités des différentes huiles.

M. Rousseau a fondé, sur le peu de conductibilité de l'huile d'olive pour le fluide électrique, un moyen d'essai de ce liquide. Pour mettre en évidence cette propriété, il se sert d'un appareil qu'il nomme *diagomètre*. Le diagomètre se compose d'une pile sèche, fournissant un courant électrique, qui se dirige vers une aiguille aimantée, en passant à travers une couche mince de l'huile suspecte. Dès que l'aiguille est impressionnée par le courant, elle s'éloigne du point qui marque sa position à l'état de repos et, d'après le temps qu'elle met à atteindre le maximum de sa déviation, on évalue le pouvoir conducteur de l'huile mise en expérience. En comparant entre elles, par cette méthode, diverses huiles, M. Rousseau a constaté que l'huile d'olive pure exige 40 *minutes* pour dévier au maximum l'aiguille aimantée, tandis que l'huile d'œillette produit un effet semblable en 27 *secondes* et que la présence de 1 p. 100 d'une huile étrangère, dans l'huile d'olive, suffit pour réduire à 10 *minutes* la durée de l'expérience.

Examinée à l'oléo-réfractomètre Amagat et Jean, elle donne une déviation de 1 à 2° au plus, quand elle est pure.

La viscosité propre à l'huile d'*œillette* peut faire reconnaître la présence de cette huile dans l'huile d'olive. En effet, si l'on agite vivement dans un flacon l'huile à essayer, elle se remplit de bulles d'air qui, par le repos, remontent à la surface du liquide, où elles crèvent *immédiatement* si l'huile est pure. Mais quand il y a mélange d'huile d'œillette, les bulles persistent pendant un temps plus ou moins long. Cette épreuve n'est pas rigoureuse; elle ne peut autoriser que le soupçon.

On a proposé d'utiliser les réactifs qui communiquent aux huiles végétales des colorations ou des propriétés particulières; on a successivement recommandé : l'acide azotique saturé de bioxyde d'azote (*Barbot*), l'acide azotique pur (*Diésel*), l'acide sulfurique (*Heydenreich*), le mélange d'acides azotique et sulfurique (*Behrens*), la soude caustique (*Crace-Calvert*), la potasse caustique (*Mailho*), le bisulfure de calcium, le chlorure de zinc, le bichlorure d'étain, l'acide phosphorique, l'ammoniaque (*Château*), le brome (*Cailletet*), l'albumine et l'acide azotique (*Brullé*), le nitrate d'argent (*Millau*), etc. Toutes ces réactions sont utiles à consulter, mais leur interprétation est souvent bien difficile.

M. Maumené a découvert que les huiles s'échauffent lorsqu'on y mélange de l'acide sulfurique concentré, et que ce phénomène est bien plus sensible pour les huiles siccatives que pour les autres. Il conseille, dès lors, d'agiter ensemble 50 grammes d'huile d'olive et 10 cent. cubes d'acide sulfurique *bouilli;* la température du liquide s'élève de 44°, si l'huile est pure; elle atteint une limite plus élevée, si le produit contient des huiles d'œillette, de colza, de sésame, etc.

Le moyen d'essai le plus usité est celui qui a été donné par Poutet, en 1819. Il consiste à solidifier l'huile d'olive, à l'aide d'une solution mercurielle préparée comme il suit : on laisse réagir, *à froid* dans un flacon, 60 grammes de mercure et 75 grammes d'acide azotique à 38°. Quand la dissolution est terminée, elle contient : des nitrates mercureux et mercurique, de l'acide nitrique, de l'hypoazotide et peut-être du nitrite mercuriel.

Pour procéder à l'essai de l'huile, on pèse successivement, dans un flacon, 8 grammes de réactif Poutet et 96 grammes d'huile d'olive; on agite violemment le tout, de 10 minutes en 10 minutes, pendant deux heures et demie, puis on l'abandonne au repos. L'huile pure se solidifie en trois ou quatre heures en hiver, et en six ou sept heures en été; elle offre une couleur blanche et un aspect homogène; sa surface, frappée avec un agitateur de verre, fait entendre un bruit sec et sonore. La présence des huiles d'œillette ou de colza modifie notablement les résultats de l'expérience : 10 p. 100 de ces huiles empêchent la solidification; 5 p. 100 donnent un mélange un peu mou et dont la surface est mamelonnée au lieu d'être lisse. Ce procédé est d'une exécution facile et sûre; pas plus que les autres, malheureusement, il ne donne la mesure de la fraude.

M. Audoynaud indique le moyen suivant, comme très précis et très rapide en même temps. Dans un tube à essai, de $0^m,15$ sur $0^m,015$ divisé en centimètres cubes, on mesure 2 centimètres cubes d'huile. On y ajoute $0^{gr},10$ de bichromate de potassium en poudre, que l'on mélange par agitation, puis 3 centimètres cubes d'acide azoto-sulfurique. En agitant de nouveau, le liquide devient d'un rouge brun. Après un repos de 1 ou 2 minutes, on ajoute de l'éther, pour compléter le volume de 5 centimètres cubes et on agite une dernière fois. La liqueur, verdâtre, tend alors à se séparer en deux couches, mais, au bout de quelques instants, une vive effervescence se manifeste; d'abondantes vapeurs rutilantes se dégagent et l'huile vient surnager. Si elle est pure, sa couleur est *verte*. Mélangée de 5 p. 100 d'huile de *sésame*, d'*arachide*, de *coton* ou d'*œillette*, sa nuance varie du *vert jaunâtre* au *jaune* et même au *jaune rougeâtre*, suivant la nature de la fraude. Pour mieux juger les teintes, il est bon d'ajouter de l'eau jusqu'à la division 10 du tube ; l'huile conserve ses caractères pendant plusieurs heures.

M. Brullé chauffe au bain-marie, pendant une demi-heure, 12 cent. cubes d'huile suspecte et 5 cent. cubes d'une solution alcoolique de nitrate d'argent à 2,5 p. 100. L'huile d'olive prend une teinte *verte*, d'autant plus foncée qu'elle est de qualité plus inférieure ; les autres huiles manifestent des teintes *rouges* (huile de sésame, etc.) ou *noires* (huile de coton).

M. Toches agite l'huile à essayer avec son volume de solution de pyrogallol dans l'acide chlorhydrique (1/14) ; on laisse reposer cinq minutes, on sépare l'huile et on fait bouillir la solution chlorhydrique pendant cinq minutes : s'il y a mélange de *sésame*, le liquide devient *pourpre* par transparence et *bleu* par réflexion.

Lorsqu'on veut seulement savoir si une huile d'olive est fraîche ou altérée, on peut la chauffer au bain-marie, avec un fragment de rosaniline : elle reste incolore si elle est neutre, tandis qu'elle dissout la rosaniline en prenant une teinte *rouge pâle*, quand elle est rance (*Jacobsen*).

Pharmacologie. — On emploie rarement l'huile d'olive à l'intérieur ; elle jouit cependant des propriétés laxatives de l'huile d'amande, qu'elle peut remplacer dans presque tous les cas. Mais la résistance qu'elle offre à l'oxydation la désigne naturellement pour les usages externes, de préférence aux autres huiles végétales. Elle sert à préparer les huiles médicinales et un grand nombre de liniments, de pommades, d'onguents et d'emplâtres.

§ 4. HUILE DE RICIN.

Préparation. — 1° On prend des ricins de France récents, on brise leur enveloppe testacée, en les faisant passer entre deux cylindres suffisamment distants l'un de l'autre ; on les vanne, pour en séparer l'épisperme, dont on achève de les débarrasser par un triage à la main. On les renferme alors dans des sacs de coutil et on les soumet à la presse en ménageant la pression, pour donner à l'huile le temps de s'écouler. Quand il ne passe plus de liquide, on retire le marc, on le réduit en pâte et on le porte de nouveau sous la presse. Enfin, on filtre l'huile au papier, à une température voisine de 30° (*Codex*).

2° On a proposé d'épuiser les semences avec l'alcool (Faguer) ou avec l'éther (Prodam). Ces moyens ne valent pas l'expression à la température ordinaire.

Caractères. — L'huile préparée à froid est incolore ; sa consistance est épaisse, sa saveur et son odeur sont peu prononcées, mais cependant nauséabondes. Sa densité est 0,963 à + 15° (*Cloëz*). Elle est siccative et elle acquiert une grande âcreté au contact de l'air. Elle se trouble quand on la refroidit à 0°. Elle se distingue des autres huiles végétales, par une solubilité en toute proportion dans l'alcool absolu et dans l'acide acétique cristallisable.

Elle est composée de trois glycérides : *ricinoline*, *stéarine* et *palmitine*.

M. Tuson en a retiré un principe azoté, qu'il nomme *ricinine* et qu'il considère comme un alcaloïde.

Lorsqu'on la soumet à l'action de la chaleur, elle se boursoufle considérablement et fournit des produits volatils, au nombre desquels se trouvent l'*œnanthol* $C^{14}H^{14}O^2$ [$C^7H^{14}O$], l'*acide œnanthylique* $C^{14}H^{14}O^4$ [$C^7H^{14}O^2$], l'*acroléine* $C^6H^4O^2$ [C^3H^4O] et des acides gras solides.

L'acide azotique la transforme en *acide subérique* $C^{16}H^{14}O^8$ [$C^8H^{14}O^4$]. La potasse la saponifie rapidement à froid ; on peut isoler du savon l'*acide ricinolique* $C^{36}H^{34}O^6$ [$C^{18}H^{34}O^3$]. Quand elle agit à une température élevée, elle dédouble l'huile en *alcool caprylique* $C^{16}H^{18}O^2$ [$C^8H^{18}O$] et en *acide sébacique* $C^{20}H^{18}O^8$ [$C^{10}H^{18}O^4$], avec dégagement d'hydrogène (*Bouis*) :

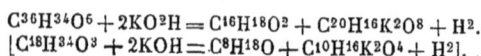

$$C^{36}H^{34}O^6 + 2KO^2H = C^{16}H^{18}O^2 + C^{20}H^{16}K^2O^8 + H^2.$$
$$[C^{18}H^{34}O^3 + 2KOH = C^8H^{18}O + C^{10}H^{16}K^2O^4 + H^2].$$

L'ammoniaque convertit l'huile de ricin en *ricinolamide*, qui est cristallisable et fusible à 66°.

Essai. — Toutes les *huiles de graines* et l'*huile de résine* servent à frauder l'huile de ricin. Ces falsifications sont faciles à dévoiler : elles affaiblissent la consistance et la densité du produit, dont elles diminuent, en outre, la solubilité dans l'alcool. La vérification se fait en ajoutant à l'huile une petite quantité d'alcool absolu : le liquide se sépare en deux couches, s'il n'est pas pur.

On peut aussi utiliser le pouvoir optique de l'huile de ricin. Cette substance dévie la lumière polarisée d'environ 10° à droite ; les autres huiles sont inactives (*Popp*). A l'oléo-réfractomètre Amagat et Jean, sa déviation est égale à 43°.

L'*huile de résine* peut être accusée par l'acide azotique à 1,31 qui la brunit en se colorant lui-même en *jaune brun* d'autant plus intense qu'il y a plus d'huile de résine dans le mélange (*Gilbert*).

Lorsque l'*huile de coton* a été mélangée à l'huile de ricin, on la reconnaît au moyen de la solution alcoolique de nitrate d'argent, en opérant comme il est dit pour l'huile d'olive (p. 653 et 654).

Pharmacologie. — L'huile de ricin est un purgatif très employé soit en nature, soit en émulsion, soit en capsules. Elle sert encore à communiquer de la souplesse au collodion et à ramollir certaines pommades trop consistantes. On ne sait pas d'une manière précise quel est son principe actif ; M. Popp l'attribue à une substance azotée, qu'il a rencontrée dans toutes les huiles de ricin du commerce ; mais cette assertion n'est rien moins que démontrée. Il est probable seulement que ce principe est indépendant de l'huile elle-même, et qu'il s'y trouve dissous dans une proportion très faible.

L'amande du ricin en contient une bien plus grande quantité ; aussi jouit-elle de propriétés drastiques, alors que l'huile est un purgatif très doux.

Préparée par le procédé de M. Prodam, l'huile est, suivant l'auteur,

absolument exempte de saveur désagréable et d'une activité plus grande
que celle du produit commercial.

Son principe actif est bien l'acide, ricinolique, d'après les derniers travaux
de M. H. Meyer. L'acide et ses combinaisons sont purgatives; il n'est pas
probable qu'il y ait dâns l'huile d'autre principe agissant de la même
manière.

M. Giffard a proposé d'introduire, dans la matière médicale, les *ricinolates* métalliques (*savons d'huile de ricin*).

Les ricinolates alcalins peuvent être obtenus par saponification directe
et à froid ; ils ont une onctuosité caractéristique. Les autres sont préparés
à l'aide des premiers, par double décomposition. Tous participent des
propriétés laxatives de l'huile de ricin.

b. — SUCS HUILEUX SOLIDES.

§ 1. BEURRE DE CACAO.

Préparation. — 1° On monde du cacao non terré, pour en séparer
les corps étrangers; on le torréfie dans un cylindre de tôle, autant seulement qu'il est nécessaire, pour faciliter la séparation de l'enveloppe. On
brise les amandes à l'aide d'un moulin ou d'un rouleau de bois ; les enveloppes sont séparées par le van et les germes au moyen d'un crible. On
réduit le cacao en pâte, en le pilant dans un mortier de fer chauffé.
Lorsque celle-ci est suffisamment divisée, on la met au bain-marie avec
une quantité d'eau égale au dixième du poids du cacao, et l'on chauffe
pendant quelques instants. On enferme ensuite le tout dans une toile de
coutil et l'on soumet rapidement à la presse entre des plaques de fer
étamées, qui ont été chauffées dans l'eau bouillante (*Codex*).

Purification. — Pour purifier le beurre de cacao, on le liquéfie au
bain-marie et on le laisse refroidir au repos. Quand il est solidifié, on le
sépare de l'eau et du parenchyme qui se sont déposés, puis on le sèche
entièrement, en le plaçant pendant quelque temps sur un lit de gros papier
non collé ; enfin on le brise par morceaux et on l'introduit peu à peu
dans un filtre chauffé à l'eau bouillante ou à la vapeur. On le reçoit dans
des bouteilles, que l'on bouche avec soin et que l'on conserve à la cave
(*Codex*).

2° On peut éviter l'expression de la pâte de cacao, en faisant bouillir celle-ci avec de
l'eau pendant un quart d'heure. On laisse refroidir doucement le tout, on enlève le beurre
solidifié, puis on le purifie comme l'indique le Codex.

Caractères. — Le beurre de cacao est dur, fragile et d'un jaune
pâle ; son odeur et sa saveur sont douces et agréables. Sa densité est
0,91. Il est soluble dans l'alcool, dans l'éther, dans l'essence de térébenthine, etc. Il fond à 43°,3 en tube clos, de 29° à 33°,4 en tube ouvert et
il se solidifie à 23° (*Graf*). En le faisant cristalliser plusieurs fois dans
l'éther, on abaisse son point de fusion à 29° ou même à 26°.

Il contient de la *palmitine*, de l'*oléine* et une forte proportion de *stéarine*

(*Specht* et *Goessmann*). M. Kingzett y a trouvé, en outre, de l'*acide laurique* et un acide nouveau, qu'il nomme *acide théobromique* et qu'il représente par la formule $C^{128}H^{128}O^4[C^{64}H^{128}O^2]$. M. Graf affirme qu'il s'y trouve aussi une petite quantité d'*acides gras libres* et de la *cholestérine*. Pour lui, l'acide théobromique n'existe pas et les acides fixes du beurre de cacao sont les acides : *formique, acétique, butyrique, arachique, oléique, stéarique, laurique* et *palmitique.*

Essai. — On mélange quelquefois au beurre de cacao, dans le commerce, de la *moelle de bœuf, du suif de veau* et, plus rarement, de l'*axonge.*

Pour découvrir ces fraudes, on observe attentivement l'odeur, la couleur et la fusibilité du beurre. Si ce premier examen n'est pas concluant, on dissout le beurre dans l'éther; la solution est *transparente* quand le produit est pur, *trouble* s'il est additionné d'une matière grasse étrangère.

Pharmacologie. — Comme tous les corps gras neutres, le beurre de cacao n'est qu'un adoucissant local. Aussi a-t-on renoncé à l'employer à l'intérieur. Il sert, comme topique, à calmer l'ardeur des surfaces irritées. C'est aussi l'excipient le plus habituel des suppositoires. Il a pour avantages particuliers d'être facilement fusible et de rancir lentement.

On peut le conserver indéfiniment, dans des fioles bouchées, suivant le procédé indiqué par Henry et Guibourt et adopté par le Codex. En général, on se borne à l'envelopper de feuilles d'étain, qui le protègent moins efficacement contre l'action de l'oxygène. On doit rejeter entièrement celui qui est décoloré, car cette modification physique est l'indice d'une altération certaine.

§ 2. BEURRE DE MUSCADE.

Préparation. — Pour obtenir ce médicament, on contuse des muscades ou on les passe au moulin, pour les réduire en poudre assez ténue; on les expose en cet état, sur un tamis de crin, à l'action de la vapeur d'eau, jusqu'à ce qu'elles soient bien chaudes et que le corps gras soit entièrement liquéfié. On exprime rapidement alors le produit, entre des plaques métalliques préalablement chauffées à l'eau bouillante. Quand l'huile est refroidie, on la sépare de l'eau qui s'est écoulée avec elle et on la purifie en la filtrant au papier, dans un entonnoir rempli d'eau chaude (*Codex*).

Caractères. — Le beurre de muscade est ferme, très aromatique, de couleur jaune et veiné de rouge. Il est facilement fusible et il a pour densité 1,008 (*Cloëz*). Les éléments dont il est composé sont la *myristine,* l'*oléine* et une *essence* particulière.

La *myristine* est une graisse neutre, cristalline et nacrée. Elle fond à 31°. Elle est très soluble dans l'éther bouillant et moins soluble dans l'alcool. Elle a pour formule $C^6H^2(C^{28}H^{28}O^4)^3[C^3H^5(C^{14}H^{27}O^2)^3]$. Les alcalis la dédoublent en glycérine et en *acide myristique* $C^{28}H^{28}O^4[C^{14}H^{28}O^2]$ (*Playfair*).

L'*essence* de muscade, rectifiée sur la potasse, est très fluide, incolore et douée d'une saveur âcre et brûlante. Elle bout à 165°; sa densité est

0,853 à 15°. Elle est lévogyre (— 13°,5) et représentée par la formule $C^{20}H^{16}[C^{10}H^{16}]$ (*Cloëz*). Suivant M. Gladstone, elle contient, outre cet hydrocarbure qui bout à 160°, une huile oxygénée, dont le point d'ébullition est à 224°.

Essai. — On falsifie souvent le beurre de muscade avec d'autres *corps gras*, colorés en jaune au moyen du *curcuma*.

Il est facile de découvrir cette fraude, en faisant bouillir 10 gr. du beurre suspect avec 50 gr. d'alcool à 50°, que l'on filtre après refroidissement : l'alcool reste incolore au contact du beurre naturel, et il devient *jaune* dans le cas de coloration par le *curcuma*.

Pharmacologie. — Le beurre de muscade est un excitant usité en frictions, soit seul, soit mélangé à d'autres corps gras. Il fait partie du *baume nerval* et ses éléments se retrouvent nécessairement dans les préparations aromatisées avec la muscade, telles que l'*élixir de Garus*, la *teinture de Bonferme*, etc.

§ 3. HUILE DE LAURIER.

Préparation. — On réduit en poudre, dans un moulin, des fruits de laurier récemment *séchés*, on les expose à l'action de la vapeur d'eau, assez longtemps pour les bien pénétrer, puis on les met promptement à la presse, dans une toile de coutil, entre des plaques métalliques chauffées. On exprime fortement, on filtre l'huile à chaud et on la renferme dans un flacon.

L'huile de laurier peut également être préparée avec les fruits *récents*. Pour cela on broie les fruits, on les chauffe légèrement et on les soumet à la presse. On laisse déposer l'huile, en la maintenant liquide à l'aide d'une légère chaleur, et l'on décante (*Codex*).

L'ébullition, sans expression, ne permet pas de retirer l'huile des baies récentes du laurier (*Menigault*), non plus que des baies sèches (*Soubeiran*).

Caractères. — L'huile de laurier est verte, demi-solide et d'une odeur agréable. Elle est principalement formée de *laurine* et d'une matière grasse neutre, nommée *laurostéarine*, dissoute dans un mélange d'*huile fixe* et d'*huile volatile*, qui la laisse déposer en partie.

La *laurine* cristallise en prismes blancs, inodores et insipides, insolubles dans l'eau et dans les *alcalis*. Elle se dissout dans l'alcool et dans l'éther. La chaleur la volatilise, sans décomposition. Elle est représentée par la formule $C^{44}H^{30}O^{6}$.

La *laurostéarine* $C^{6}H^{2}(C^{24}H^{24}O^{4})^{3}[C^{3}H^{5}(C^{12}H^{22}O^{2})^{3}]$ cristallise en aiguilles incolores, soyeuses, peu solubles dans l'alcool froid, mais très solubles dans l'éther et dans l'alcool bouillant. Elle fond à 45° environ (*Marsson*). Saponifiée par les alcalis, elle fournit un acide gras (*acide laurique*), fusible vers 43° et dont la composition répond à la formule $C^{24}H^{24}O^{4}[C^{12}H^{24}O^{2}]$.

L'*huile volatile* est épaisse, d'un jaune verdâtre et faiblement acide. Sa densité est 0,932 à 16°. Traitée par la potasse, elle donne de l'*acide laurique* et deux *carbures d'hydrogène*. L'un de ces carbures a pour formule (C²⁰H¹⁶ [C¹⁰H¹⁶], pour densité 0,908 et il bout à 164°. Il offre une odeur de térébenthine et un pouvoir rotatoire égal à 23°,35. L'autre, C³⁰H²⁴[C¹⁵H²⁴], bout à 350° ; sa densité est 0,925 et son pouvoir rotatoire atteint seulement 7°,225 (*Blas*).

Essai. — On a substitué à l'huile de laurier de l'*axonge* colorée par l'*acétate de cuivre*, et un mélange d'*axonge*, d'*indigo* et de *curcuma*, parfumé à l'aide d'un peu d'huile de laurier ou d'*essence de mélisse*.

Pour reconnaître la présence de l'*acétate de cuivre*, on fait bouillir le produit avec de l'eau aiguisée d'acide chlorhydrique. La liqueur filtrée prend une teinte *bleue*, par l'addition d'un excès d'ammoniaque, si elle contient du cuivre. L'incinération d'une petite quantité d'huile suspecte fournirait un résidu, dans lequel on trouverait également le cuivre, à l'aide des réactifs.

Si l'on soupçonne un mélange de *graisse* colorée avec l'*indigo* et le *curcuma*, on en fait chauffer une partie avec de l'eau, dont la teinte jaune atteste aussitôt la nature de la fraude, l'eau restant incolore au contact de l'huile pure.

1 gr. d'huile de laurier donne une solution limpide avec 8 gr. d'alcool absolu et avec son propre poids d'alcool amylique. Lorsque la solution amylique se solidifie, il y a mélange de vaseline, d'axonge, ou d'une autre graisse solide.

Pharmacologie. — L'huile de laurier n'est employée qu'à l'extérieur, en frictions stimulantes. On la confond quelquefois avec la *pommade de laurier*, qui est un médicament moins actif et très différent.

V. — ESSENCES.

Huiles volatiles, huiles essentielles.

On réunit, sous la dénomination d'essences, des composés très divers, généralement oléagineux, quelquefois solides, toujours volatils et aromatiques.

Les essences se rencontrent surtout dans les fleurs et dans les fruits des végétaux, parfois aussi dans les feuilles, dans les tiges et dans les racines. Elles y sont le plus souvent toutes formées ; cependant, les essences d'amande amère, de laurier-cerise, de moutarde, de raifort, de thlaspi, etc., ne prennent naissance qu'au contact de l'eau.

Elles ont une odeur propre et très vive, une saveur ordinairement âcre et brûlante, plus rarement douce et sucrée. Presque toutes sont incolores, quand elles sont pures ; mais l'essence de camomille commune est *bleue*, celles de camomille romaine, de cajeput et d'absinthe sont *vertes*, etc.

Suivant M. Piesse, la couleur bleue est due à la présence d'une substance liquide, bouillant à 302°, qu'il nomme *azulène*. La densité de l'azulène est 0,91 ; sa composition, C³²H²⁴ + H²O²[C¹⁶H²⁴ + H²O]. Son pouvoir colorant est considérable ; il est, dans quelques essences, plus ou moins effacé par celui d'une matière résineuse *jaune*, qui paraît dérivée des essences mêmes, par oxydation. Le mélange de ces deux matières colorantes produit les teintes jaunes, brunes et vertes, spéciales à certaines huiles volatiles.

Les essences sont à peine solubles dans l'eau, avec laquelle elles forment cependant des hydrates définis, que l'on retrouve dans les produits commerciaux. Elles sont, au contraire, très solubles dans l'alcool, l'éther, le sulfure de carbone, le chloroforme, les carbures d'hydrogène, l'acide acétique et quelques autres acides. Elles dissolvent aisément les corps gras, les résines, le soufre, le phosphore, etc.

Leur point d'ébullition est entre 160° et 240°. Leur densité se trouve comprise entre 0,759 et 1,096. En général, celles qu'on retire des plantes *indigènes* sont *plus légères* et *moins volatiles* que celles des plantes *exotiques*. Toutes brûlent avec une flamme fuligineuse.

Exposées à l'air, elles en absorbent rapidement l'oxygène ; elles s'épaississent alors, souvent elles deviennent acides et elles se convertissent en substances résineuses. Ces modifications sont accompagnées d'un dégagement d'acide carbonique ; la lumière les favorise, en même temps elle colore les produits. Il résulte de ces faits, que l'on ne peut conserver les essences, qu'en les préservant de la double influence de l'air et des rayons lumineux.

L'acide azotique les oxyde vivement et peut même les enflammer. Les acides chlorhydrique et sulfurique et l'ammoniaque s'y combinent fréquemment. Le chlore, le brome et l'iode les attaquent avec énergie ; la réaction produite par l'iode est tellement violente, qu'elle détermine souvent une explosion.

La plupart des essences sont des mélanges de deux ou d'un plus grand nombre d'éléments, ainsi que l'atteste la variabilité de leur point d'ébullition. De ces éléments, les uns sont formés de carbone et d'hydrogène, les autres sont oxygénés (*alcools, phénols, aldéhydes, acétones*, etc.). Les premiers, toujours liquides, portaient autrefois le nom d'*élœoptènes;* les seconds, souvent solides, étaient appelés *camphres* ou *stéaroptènes*. Ces dénominations ont vieilli.

Presque toutes les essences dévient le plan de polarisation de la lumière polarisée. M. Flückiger résume comme il suit les principaux faits relatifs à cette action :

1° Des éléments constitutifs des huiles essentielles, les uns font tourner le plan de polarisation, les autres ne le déplacent point;

2° Le pouvoir rotatoire d'une huile essentielle est la résultante du pouvoir rotatoire des divers composants;

3° Les proportions de ces composants étant variables, les huiles essentielles ne peuvent avoir un pouvoir rotatoire constant;

4° Les huiles essentielles chimiquement définies se trouvent dans le même cas, parce que la fixation d'oxygène et d'eau change leurs propriétés optiques;

5° Le pouvoir rotatoire est influencé par la qualité et par la quantité de substances qui sont elles-mêmes inactives;

6° Il l'est de même par la présence de plusieurs composants à pouvoir rotatoire différent ;

7° Le pouvoir rotatoire d'une huile essentielle, tout en étant la résultante de plusieurs forces concomitantes, est encore soumis à d'autres influences ;

8° Les huiles inactives mêmes ne peuvent être déclarées pures de tout mélange, après l'examen au polarimètre. L'examen du pouvoir rotatoire ne saurait donc à lui seul permettre d'affirmer la pureté des essences.

Récemment encore, on classait les essences en trois séries, d'après leur composition chimique : essences *hydrocarbonées, oxygénées* et *sulfurées*. Cette classification est insuffisante ; elle passe sous silence les essences *azotées* (cresson, capucine, etc.) ; en second lieu, on ne saurait y rattacher les nombreuses essences, qui sont formées de plusieurs principes immédiats ; enfin, les diverses essences oxygénées possédant des fonctions chimiques différentes ne peuvent appartenir à un seul groupe.

Préparation. — On extrait les essences, par *expression*, par *distillation* ou par *dissolution*, suivant leur nature et leur abondance dans le végétal à traiter.

1° *Expression.* On ne peut appliquer ce moyen qu'à la préparation des essences contenues en forte proportion dans les cellules des plantes, comme cela a lieu dans les Aurantiacées, par exemple.

On râpe avec précaution la partie colorée du péricarpe des fruits, on enferme la pulpe dans un sac de crin, que l'on porte aussitôt sous la presse. Le liquide que l'on recueille se partage, par le repos, en deux couches constituées, l'une par de l'eau, l'autre par l'huile essentielle. Celle-ci surnage la première, on l'isole et on la filtre au papier ou au coton cardé.

Les produits fournis par cette méthode ont un parfum plus agréable que celui des autres, mais ils n'ont pas la même pureté. Ils sont très colorés, incomplètement solubles dans l'alcool et ils déposent pendant longtemps, lorsqu'on les conserve.

2° *Distillation.* Ce procédé sert à préparer le plus grand nombre des essences ; on opère à feu nu ou à la vapeur et, autant que possible, sur des substances fraîches.

Lorsqu'on distille les plantes *à feu nu*, il faut avoir soin qu'elles ne puissent brûler. Pour cela, on les chauffe avec une quantité d'eau suffisante, pour les baigner encore à la fin de l'opération. Le Codex fait préparer ainsi les essences de cannelle, de girofle et de sassafras.

On opère *à la vapeur*, de deux manières : tantôt on place les végétaux dans un bain-marie de toile métallique, que l'on plonge dans un alambic contenant de l'eau en ébullition ; tantôt on dépose dans la cucurbite la substance aromatique délayée dans de l'eau, et l'on y fait passer un courant de vapeur amenée d'une chaudière voisine, au moyen d'un tube qui pénètre au fond du mélange. Le Codex prescrit la première disposition, pour l'obtention de la majeure partie des essences, et la seconde pour celle de l'essence d'amande amère. Cette dernière méthode convient également à la préparation de l'essence de moutarde. On peut substituer à ces appareils l'alambic modifié par Soubeiran (fig. 115).

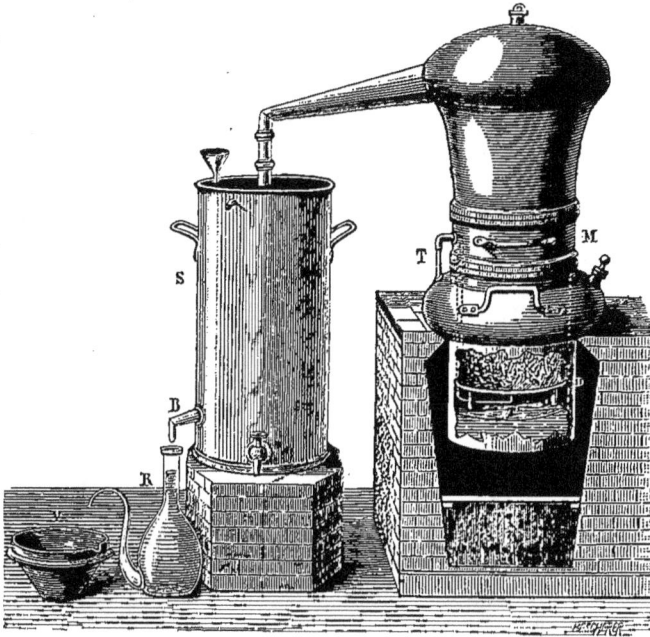

Fig. 115. — Appareil pour la préparation des essences (*).

Pour recueillir les essences, on dispose à l'extrémité du serpentin un

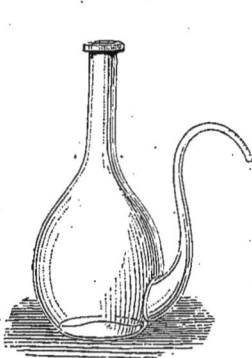

Fig. 116. — Récipient florentin.

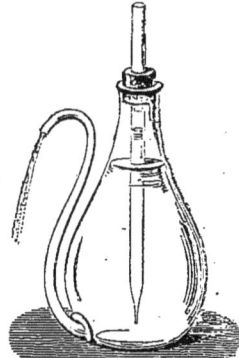

Fig. 117. — Récipient modifié par Amblard.

vase de forme particulière, nommé *récipient florentin* (fig. 116). Ce récipient est une carafe, à la partie inférieure de laquelle on soude un tube

(*) *M* Bain-marie plongeant dans la cucurbite. *D* Diaphragme sur lequel on dépose les plantes. *T T* Tube de communication conduisant la vapeur de la cucurbite sous le diaphragme placé dans le bain-marie. *S* Réfrigérant. *B* Bec d'écoulement du serpentin. *R* Récipient florentin. *V* Vase destiné à recevoir l'eau qui s'échappe du récipient florentin.

vertical un peu moins élevé et recourbé à son extrémité libre. Lorsque les produits de la distillation tombent dans ce réservoir, ils se séparent immédiatement; les essences plus légères que l'eau viennent à sa surface et s'accumulent dans le col du récipient; celles qui sont plus lourdes séjournent au fond de l'appareil. Dans les deux cas, l'excès d'eau condensée s'échappe par le tube recourbé.

On a proposé diverses modifications au récipient florentin, dans le but de faciliter la collection de l'essence. M. Amblard y introduit un tube de 15 à 20 millimètres de diamètre, effilé à son extrémité inférieure (fig. 117). L'essence demeure dans ce tube; pour l'en retirer, on ferme avec le doigt l'orifice supérieur, on enlève le tube du récipient, on fait écouler l'eau qu'il contient, puis on engage sa pointe dans un flacon où on laisse tomber l'essence, dont aucune fraction n'est perdue.

M. Desmarets remplace le récipient florentin par une éprouvette (fig. 118)

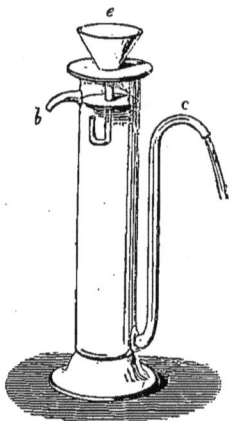

Fig. 118. — Récipient Desmarest et Méro.   Fig. 119. — Récipient pour essences pesantes.

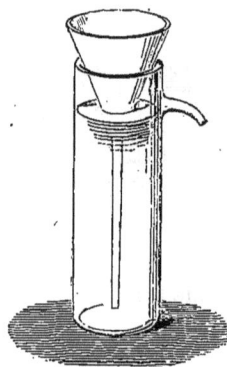

munie comme ce dernier d'un tube latéral c, par lequel s'échappe l'eau qui accompagne l'essence. Celle-ci est déversée, à la surface du liquide, par la douille deux fois coudée de l'entonnoir e. Cette disposition favorise la séparation des deux liquides.

Un dernier perfectionnement a été apporté à cet appareil par M. Méro. Il consiste dans l'adjonction d'un tube b légèrement courbe et situé à la partie supérieure de l'éprouvette, à très peu de distance de l'orifice inférieur de l'entonnoir. Quand les niveaux des tubes b et c sont bien réglés, l'essence s'écoule goutte à goutte, par le premier tube, et peut être recueillie directement dans un flacon. Il va sans dire que ces récipients modifiés ne peuvent servir qu'à la condensation des essences plus légères que l'eau. On recueille facilement les essences lourdes dans l'éprouvette que représente la figure 119.

Plusieurs distillations sont nécessaires pour enlever à une substance la totalité de l'essence qu'elle contient. Ces opérations sont plus fructueuses lorsqu'on les réalise en versant dans l'alambic l'eau déjà condensée. On a conseillé même d'effectuer la première distillation avec de l'eau préalable-- ment distillée sur le produit, dont on veut obtenir l'huile volatile et; con- séquemment, saturée de ce principe. Quelques praticiens ont affirmé que ce procédé nuit à la qualité des essences. Dans tous les cas, il faut arrêter l'opération dès que l'eau qui tombe du serpentin cesse d'être laiteuse, car à partir de cet instant elle agit comme un dissolvant sur l'essence déjà séparée.

Hoffmann et plusieurs autres auteurs ont recommandé de dissoudre du sel marin dans l'eau qui doit chauffer avec les plantes, afin d'élever son point d'ébullition et, par suite, de faciliter la vaporisation des essences. Cette pratique a été pendant longtemps en usage, pour la préparation des huiles volatiles plus lourdes que l'eau. Soubeiran a démontré qu'elle n'est efficace que si l'on se sert d'eau saturée de sel; que, d'ailleurs, son influence est faible et qu'elle a été défavorable à l'extraction de l'essence de cubèbe. Elle est actuellement abandonnée.

On doit laisser s'échauffer un peu le réfrigérant, quand on distille des essences qui se solidifient à la température ordinaire. Sans cette précau- tion, les essences de rose, de fenouil, d'anis, etc., se condenseraient dans le serpentin, au lieu de couler dans le récipient.

3° *Dissolution.* Lorsque les essences sont très altérables, ou que leur proportion, dans les végétaux, est trop faible pour qu'on les retire par distillation, on les extrait à l'aide d'un dissolvant, qui peut être l'alcool, l'éther (*Robiquet*), le sulfure de carbone (*Millon*), l'huile d'olive ou la paraf- fine (*Chardin*). Ce procédé porte le nom d'*enfleurage;* il est spécial à la parfumerie.

Rendement, en essence, de 100 kilogr. des principales plantes médicinales.

	kil.	kil.		kil.	kil.
Absinthe..................	0.300 à	0.400	Iris, racine.........		0.100
Amande amère...........	0.400	0.700	Laurier, baie....		1.000
Aneth de Russie........		4.000	Lavande.........		2.900
Angélique, racine		1.000	Macis................	11.000 à	16.000
— semence.............		1.150	Marjolaine fraîche..............		0.850
Anis étoilé.............		5.000	Matico, feuille..............		2.400
— vert de Russie		2.800	Mélisse................		0.100
Aunée, racine...............		0.600	Menthe poivrée fraîche..........		0.300
Camomille romaine..............		1.000	Moutarde noire de Hollande.......		0.850
Cannelle de Ceylan........	0.900	1.250	Muscade, noix.............	8.000	10.000
Carvi d'Allemagne..............		4.000	Myrrhe.............	2.500	6.500
Cascarille, écorce..............		1.750	Oliban, résine..............		6.300
Coriandre de Russie............		0.900	Opoponax, résine..............		6.500
Cubèbe........	12.000	16.000	Origan, de Crète..............		3.500
Cumin..................	3.000	4.000	Patchouli	1.400	4.000
Curcuma, racine..............		5.200	Pêcher, noyau...............		1.000
Elémi, résine.............		17.000	Persil, feuille.............		0.300
Eucalyptus, feuille sèche.........		3.000	— semence..............		3.000
Fenouil, semence de Galicie.......		6.000	Peuplier, bourgeon..............		0,500
Galanga, racine...............		0.750	Phellandrie, semence............		1.800
Galbanum, résine..............		6.500	Piment..............		8.500
Genièvre d'Italie...........	1.000	1.200	Poivre noir................		2.200
Gingembre, d'Afrique.............		2 600	Rue		0.180
Girofles, de Bourbon............		18.000	Rose, fleur fraîche..............		0.050
Houblon, cônes..............		0.700	Sabine.................		3.750
Hysope...........		0.400	Santal, de l'Hindoustan		4.500

	kil,		kil.	kil.
Sassafras, bois........	2.600	Tanaisie		0.150
Sauge, d'Italie..................	1.700	Thym............ .... :.... ..		0.200
Serpentaire de Virginie..........	2.000	Valériane, racine.................		0.950
Storax	1.000	Vétiver, racine........... 0.200		0.850
Sureau, fleur........	0.025	Zédoaire, racine......		1.300

Purification. — Un grand nombre d'essences ne sont pas préparées dans le laboratoire du pharmacien, faute à celui-ci de pouvoir se procurer, à l'état récent, les plantes qui les fournissent. On rectifie alors celles qui sont livrées par le commerce, en les distillant avec leur poids d'eau et en séparant ensuite les deux liquides condensés dans le récipient. On peut effectuer la même purification au bain de sable et sans addition d'eau ; toutefois, cette méthode expose bien plus que la précédente à l'altération du produit ; elle provoque parfois la polymérisation des carbures d'hydrogène.

Essai. — Les essences sont l'objet d'un certain nombre de fraudes très fréquentes et communes à la plupart d'entre elles. Ces fraudes résultent d'une addition d'*alcool*, d'*huile fixe*, d'*essence de térébenthine* ou d'une essence isomère de celle-ci.

On découvre la présence de l'*alcool*, par l'un des moyens suivants :

a. On chauffe l'essence suspecte, au bain-marie, dans un appareil distillatoire ; l'alcool se volatilise et se condense dans le récipient ; on le caractérise à l'aide de ses réactions propres.

b. On verse, dans un tube gradué, des volumes égaux d'eau et d'essence et on agite ; l'alcool se dissout dans l'eau et l'on constate, après un instant de repos, que le volume de l'essence a diminué.

c. On agite vivement, dans un tube gradué, parties égales d'essence et de glycérine pesant 1,25. La glycérine se dépose très rapidement, en raison de sa densité, entraînant avec elle l'alcool, s'il en existe dans l'essence. La différence des volumes, avant et après l'expérience, indique la présence de l'alcool (*Bœttger*) et peut même servir à son dosage.

d. On introduit l'essence dans un tube bouché, avec une petite quantité d'acétate de potassium ou de chlorure de calcium bien sec, puis on chauffe le tout au bain-marie, pendant 4 à 5 minutes et en agitant souvent. Le sel forme une dissolution qui se sépare de l'essence, s'il y a de l'alcool (*Borsarelli*).

e. Quand on mélange l'essence à son volume d'huile d'olive, l'alcool s'en sépare immédiatement (*Righini*). Ce moyen n'a de valeur que dans le cas où la proportion d'alcool est élevée (*Carles*).

f. Si on ajoute de la fuchsine à une essence, elle ne s'y dissout que dans le cas où il y a mélange d'alcool (*Puscher*). Ce fait n'est pas toujours exact ; la fuchsine se dissout dans les essences de cannelle, de géranium, etc. (*Massignon*).

g. Un fragment de sodium se dissout immédiatement avec effervescence dans une essence alcoolisée. Il n'agit qu'après cinq ou dix minutes sur une essence oxygénée pure ; il est sans action sur les essences hydrocarburées (*Dragendorff*).

Pour reconnaître la fraude par les *huiles fixes*, on dépose quelques gouttes d'essence sur un papier, que l'on chauffe légèrement ensuite : la tache persiste, si elle est due en partie à une huile grasse. On peut aussi distiller l'essence avec de l'eau, l'huile reste dans la cornue ; on démontre son identité en la saponifiant par un alcali. On mélange encore à l'essence huit fois son volume d'alcool, qui la dissout entièrement lorsqu'elle est pure. Ce dernier essai ne convient pas à la recherche de l'huile de ricin, qui jouit d'une grande solubilité dans l'alcool; en outre, il n'est pas très exact, les essences altérées se dissolvant bien mieux dans l'alcool que les essences récentes.

La constatation la plus délicate est celle de l'*essence de térébenthine* et de ses isomères. Pour y parvenir, on pèse, dans un petit tube, 3 grammes d'huile d'œillette ; on obtient, en agitant, un mélange laiteux quand l'essence est pure, et transparent quand elle est falsifiée (*Méro*).

On a proposé aussi de faire sécher à l'air un papier imprégné de l'essence à essayer, puis de vérifier l'odeur qu'il exhale à la fin de l'évaporation ; quand il y a de l'essence de térébenthine en présence, son odeur se fait sentir plus longtemps que toutes les autres. Ce procédé ne fournit que des résultats très douteux, surtout quand on l'applique à des essences analogues à celle de la térébenthine, telles que les essences de romarin, de lavande, de citron, de bergamote, etc. Il en est de même des caractères tirés de la coloration des essences par le santal, et de la propriété que l'essence de térébenthine leur communique, de détoner au contact de l'iode.

L'iode produit avec certaines essences un échauffement considérable, parfois même une explosion. Pour faire l'essai, on met dans un verre 5 à 6 gouttes d'essence et 1 décigramme d'iode ; on obtient les résultats suivants :

Réaction violente, échauffement considérable et projection de vapeurs :

Essence d'absinthe,	Essence de macis,
— de bergamote,	— de néroli,
— de citron,	— d'origan,
— d'écorce d'orange,	— de sabine,
— de lavande,	— de térébenthine.

Aucune réaction :

Essence d'amande amère,	Essence de moutarde,
— de cajeput,	— de rose,
— de cannelle,	— de rue,
— de copahu,	— de tanaisie,
— de girofle,	— de valériane.
— de menthe poivrée,	

Échauffement modéré, faible dégagement de vapeurs :

Essence d'anis vert,	Essence d'hysope,
— d'anis étoilé,	— de romarin,
— de camomille,	— de sassafras,
— de cardamome,	— de sauge,
— de cubèbe,	— de serpolet,
— de fenouil,	— de thym.

On peut également distinguer l'un de l'autre les deux grands groupes d'essences, au moyen du réactif ci-après :

Violet de Paris....................................	0^{gr},10
Acide acétique cristallisable....................	10 cc.
Eau distillée.....................................	90
Alcool à 90°......................................	100

On prend 10 centimètres cubes de ce mélange, on y ajoute 10 centimètres cubes d'acide acétique ordinaire et 80 centimètres cubes d'alcool à 50°. C'est ce dernier liquide qui sert de colorant. On procède à l'essai en introduisant dans des tubes à essai, étroits, quelques gouttes de l'essence à vérifier, puis une plus grande quantité du réactif précité. On agite et on laisse reposer.

Les essences de bergamote, citron, cédrat, copahu, santal, rue, térébenthine, etc., restent *incolores*. Celles d'anis, d'amande amère, de camphre, de cannelle, d'eucalyptus, de girofle, de labiées, de thym, etc., prennent une teinte d'un *violet* accentué. Lorsque la coloration n'est pas nette, on agite de nouveau et on examine au microscope les globules d'huile essentielle (*Perrot*).

Pharmacologie. — Les essences sont des stimulants actifs, administrés à l'intérieur sous la forme d'alcoolats, d'oléosaccharures, de sirops, de tablettes, de pastilles et d'électuaires.

A l'extérieur, on utilise leurs propriétés irritantes, en frictions ou en applications topiques. Ce sont aussi des antiseptiques d'une réelle valeur. Elles agissent parfois moins énergiquement que le chlorure mercurique, mais leur effet est certain. C'est pour cette raison, que les eaux distillées aromatiques sont fréquemment employées à la préparation de solutions médicamenteuses altérables. L'utilité des essences, dans les soins hygiéniques de toilette, reconnaît la même cause.

§ 1. ESSENCE D'AIL. $(C^6H^4)^2H^2S^2$ $[(C^3H^5)^2S] = 114$.
Sulfure d'allyle, Éther allylsulfhydrique.

Préparation. — On obtient l'essence d'ail en distillant, avec l'eau, de l'ail préalablement contusé. Le produit condensé est brun et pesant. On le rectifie au bain de sel marin ; il fournit alors les deux tiers de son poids d'une huile jaunâtre, plus légère que l'eau. On met cette huile en contact avec du potassium, on la dessèche sur le chlorure de calcium et on la distille une dernière fois.

Caractères. — L'essence d'ail brute est noire et composée de trois principes : celui qui forme presque entièrement l'essence est le *sulfure d'allyle* $(C^6H^4)^2H^2S^2[(C^3H^5)^2S]$; le second est plus sulfuré que celui-ci et le troisième est oxygéné (*Wertheim*).

Le *sulfure d'allyle* est incolore, peu soluble dans l'eau, très soluble dans l'alcool et dans l'éther et très réfringent. Il est plus léger que l'eau ; il bout à 140° et il se décompose rapidement au-dessus de cette température.

L'acide sulfurique pur le dissout, en le colorant en *rouge cramoisi ;* l'eau précipite de cette liqueur le sulfure non altéré. L'acide azotique fumant l'oxyde avec violence et le convertit en acides oxalique et sulfurique. Il dissout abondamment le gaz chlorhydrique, en prenant une teinte d'un bleu vif. La solution se décolore lentement, à l'air, et instantanément quand on la chauffe ou qu'on y ajoute de l'eau.

Pharmacologie. — L'essence d'ail est stimulante et irritante. Appliquée sur la peau, elle produit une rubéfaction énergique, que l'on utilise quelquefois. Son usage, comme condiment stomachique, est très fréquent; on l'emploie aussi à titre de vermifuge. Au lieu de se servir directement de l'essence, on a plutôt recours à la *pulpe d'ail*, pour l'extérieur, et au *sirop d'ail*, pour l'intérieur. Ces préparations sont presque inusitées, de même que le *vinaigre* et l'*oxymellite d'ail*.

§ 2. ESSENCE D'AMANDE AMÈRE $C^{14}H^6O^2$ $[C^7H^6O] = 106$.
Aldéhyde benzoïque, hydrure de benzoyle.

Découverte en 1803, par Martrès. Préparée à l'état de pureté par Liebig et Wœhler.

Préparation. — 1° Pour préparer cette essence, on prend des amandes amères privées d'huile fixe, par expression, on les pulvérise finement et on les délaie avec de l'eau dans les proportions suivantes :

Tourteau récent d'amande amère	10 000 gr.
Eau	30 000

On introduit le mélange dans la cucurbite d'un alambic, on monte l'appareil distillatoire et on laisse macérer, pendant vingt-quatre heures. Au bout de ce temps, on distille au moyen de la vapeur, que l'on fait arriver au fond de la cucurbite, à l'aide d'un tube partant d'une chaudière, où l'on entretient de l'eau en ébullition. On continue la distillation, jusqu'à ce que le produit cesse d'être très odorant. On sépare alors l'huile volatile de l'eau aromatique, on verse celle-ci dans la cucurbite d'un petit alambic et on distille de nouveau : il se sépare une nouvelle quantité d'huile essentielle, qui passe dans les premiers moments de l'opération. On la recueille et on la mélange avec le premier produit (*Codex*).

Contrairement à ce qui se passe d'ordinaire, la première eau condensée pendant la distillation est limpide, quoique très chargée d'essence. Cette dissolution paraît due à la présence de l'acide cyanhydrique, qui accompagne l'huile volatile. Mais la proportion de l'acide diminue rapidement, dans les produits qui distillent; aussi l'eau devient-elle bientôt laiteuse, tout en contenant moins d'essence.

2° On retire une plus grande quantité d'essence, en traitant par l'eau bouillante les 7/8 du poids des amandes. On laisse refroidir le mélange, on y ajoute le dernier huitième du tourteau et on abandonne le tout au repos, pendant 24 heures. Le reste de l'opération est effectué comme dans le procédé du Codex (*Pettenkoffer*).

3° L'industrie prépare aujourd'hui une essence artificielle en saponifiant, à chaud, le chlorure de toluène par la soude :

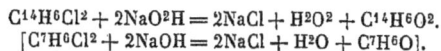

$$C^{14}H^6Cl^2 + 2NaO^2H = 2NaCl + H^2O^2 + C^{14}H^6O^2.$$
$$[C^7H^6Cl^2 + 2NaOH = 2NaCl + H^2O + C^7H^6O].$$

Purification. — Pour enlever à l'essence d'amande amère l'acide cyanhydrique qu'elle contient, on y mélange une solution concentrée de bisulfite de sodium. L'essence se combine au bisulfite et le composé cristallise au bout de quelques jours. On le recueille sur un filtre, on le lave avec un peu d'eau distillée froide et on le décompose, au moyen de la soude caustique, après l'avoir dissous dans l'eau bouillante. L'essence mise en liberté est isolée du liquide aqueux, lavée avec un peu d'eau et rectifiée sur du chlorure de calcium, qui la dessèche.

Caractères. — Cette essence ne préexiste pas dans les amandes amères; Boutron et Robiquet ont démontré qu'elle s'y forme par suite de l'action de l'eau sur deux principes, qu'on nomme *synaptase* et *amygdaline*.

La *synaptase*, ou *émulsine*, est un ferment soluble analogue à la diastase; elle se dissout dans l'eau, mais elle est coagulée par l'alcool et par une température de 60°.

L'*amygdaline* $C^{40}H^{27}AzO^{22}[C^{20}H^{27}AzO^{11}]$ est un glucoside cristallisable, lévogyre (— 35°, 51 *Bouchardat*), d'une saveur d'abord sucrée, que la salive transforme en celle des amandes amères, et très soluble dans l'eau et dans l'alcool. Lorsqu'on fait agir sur elle la synaptase, *en présence de l'eau*, elle se dédouble en *glucose*, en *acide prussique* et en *essence d'amande amère* :

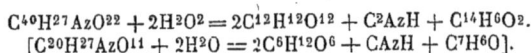

$$C^{40}H^{27}AzO^{22} + 2H^2O^2 = 2C^{12}H^{12}O^{12} + C^2AzH + C^{14}H^6O^2.$$
$$[C^{20}H^{27}AzO^{11} + 2H^2O = 2C^6H^{12}O^6 + CAzH + C^7H^6O].$$

Cette métamorphose a reçu le nom de *fermentation amygdalique*.

L'essence d'amande amère est liquide, incolore et très réfringente. Elle se dissout dans 30 p. d'eau froide et en toutes proportions dans l'alcool et dans l'éther. Son odeur est agréable, sa saveur brûlante. Elle a pour densité 1,06 et elle bout à 179°,5. Elle n'a pas d'action sur la lumière polarisée (*Buignet*).

Chauffée à 130°, elle se transforme en un isomère basique, l'*amarine*, qui est toxique.

Elle se combine aux bisulfites alcalins, comme les aldéhydes, dont elle remplit la fonction chimique. Exposée à l'air libre, elle absorbe l'oxygène et se convertit en acide benzoïque :

$$C^{14}H^6O^2 + O^2 = C^{14}H^6O^4. \qquad [C^7H^6O + O = C^7H^6O^2].$$

Quand on la fait passer dans un tube de porcelaine rempli de pierre ponce portée au rouge, elle se dédouble en benzine et en oxyde de carbone :

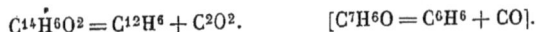

$$C^{14}H^6O^2 = C^{12}H^6 + C^2O^2. \qquad [C^7H^6O = C^6H^6 + CO].$$

Le chlore et le brome la changent en chlorure et en bromure de benzoyle :

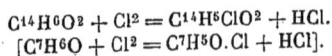

$$C^{14}H^6O^2 + Cl^2 = C^{14}H^5ClO^2 + HCl.$$
$$[C^7H^6O + Cl^2 = C^7H^5O.Cl + HCl].$$

Au contact de la potasse fondante, elle fournit du benzoate de potassium et un dégagement d'hydrogène :

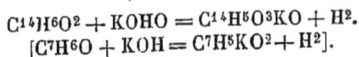

$$C^{14}H^6O^2 + KOHO = C^{14}H^5O^3KO + H^2.$$
$$[C^7H^6O + KOH = C^7H^5KO^2 + H^2].$$

Essai. — L'essence d'amande amère est souvent remplacée, dans le commerce, par les *essences de mirbane (nitrobenzine)*, de *laurier-cerise* et de *noyaux de pêche* ou d'*abricot*.

Pour découvrir la première substitution, on verse dans un flacon à l'émeri 5 cent. cubes d'essence et 35 ou 40 cent. cubes de solution de bisulfite de sodium, pesant au moins 1,225. On agite vivement, on ajoute au mélange la quantité d'eau nécessaire pour porter son volume à 50 cent. cubes et on introduit le tout dans une éprouvette graduée. L'essence de mirbane vient former à la surface du liquide une couche huileuse, dont on mesure le volume. Pour qu'elle se rassemble plus vite, on peut mêler au liquide 5 cent. cubes de benzine, dont on tient compte à la lecture. Ce procédé permet de mettre en évidence 1 à 2 centièmes de mirbane (*R. Wagner*).

Si l'on veut vérifier l'identité de la nitrobenzine, on en chauffe doucement quelques gouttes dans un tube, avec un peu de limaille de fer et d'acide acétique à 8° : on recueille une petite quantité du liquide qui distille et on le neutralise avec la chaux hydratée. Mis ensuite en contact avec la solution de chlorure de chaux, il prend une belle nuance *violacée* ; cette teinte est caractéristique de la présence de l'aniline, qui elle-même dérive, par réduction, de la nitrobenzine. Malheureusement, la réaction est contrariée par la présence de l'essence d'amande amère et souvent elle est nulle, même avec des mélanges riches en nitrobenzine.

M. E. Bourgoin préfère le moyen suivant. Dans un tube bouché, on introduit 1 gr. de l'essence à essayer et 0 gr. 50 de potasse caustique pure. Si l'essence n'est pas fraudée, elle prend une coloration *jaunâtre*. Lorsqu'elle contient de la nitrobenzine, la nuance jaune devient rapidement *rougeâtre*, puis *verte*. En ajoutant alors une petite quantité d'eau, le mélange se sépare en deux couches : l'*inférieure* est *jaune*, la *supérieure* est *verte* et devient *rouge* du jour au lendemain.

Les essences de *laurier-cerise* et de *noyaux* peuvent être reconnues à leur odeur moins suave que celle de l'essence d'amande amère, et à leur densité plus faible (1,030 environ). Mais il vaut mieux encore avoir recours à l'action de l'acide sulfurique concentré, employé à volume égal à celui de l'essence ; le mélange offre l'aspect suivant :

Essence d'amande pure : couleur *rouge-groseille*, un peu plus foncée au bout de quelques heures ; limpidité permanente.

Essence de *noyaux* : couleur *rouge*, puis *brune* ; liquide *trouble* et *épais*, *solide* au bout de vingt-quatre heures.

Essence de *laurier-cerise* : couleur *rouge foncée*, liquide *épais*, mais *limpide* (*Boyveau*).

Pharmacologie. — L'essence d'amande amère n'est guère employée pure en médecine, si ce n'est comme aromate. Telle que la fournit le procédé du Codex, elle contient une quantité d'acide cyanhydrique susceptible de lui communiquer ses propriétés et même de la rendre vénéneuse. Il est important de ne pas oublier ce fait.

On trouve cette essence, à l'état impur, dans les *eaux distillées d'amande amère* et de *laurier-cerise*, dans le *looch blanc*, la *liqueur de Gowland*, le *sirop d'orgeat* et, en général, dans toutes les préparations dont font partie les amandes amères.

§ 3. ESSENCE D'ANIS.

Préparation. — On obtient cette huile volatile, en distillant avec de l'eau les fruits d'anis vert concassés (*Pimpinella anisum*, L. Ombellifères) :

Fruits d'anis.................................... ..... 5000 gr.
Eau.......................... ....,. 15000

On place les fruits dans un bain-marie de toile métallique, que l'on plonge dans la cucurbite d'un alambic contenant de l'eau en ébullition. On adapte promptement le chapiteau et le serpentin, puis on distille, jusqu'à ce qu'il cesse de passer de l'huile essentielle (1). On reçoit les produits dans le récipient florentin. L'opération terminée, on enlève avec une pipette l'huile qui surnage l'eau aromatique; on filtre celle-ci, si elle est trouble, et on la conserve dans un flacon bien bouché, à l'abri de la lumière (*Codex*).

Caractères. — L'essence d'anis est un liquide incolore, d'une saveur un peu sucrée, puis brûlante ; elle devient solide à + 10° et elle conserve cet état jusqu'à + 17°. Elle est très soluble dans l'alcool absolu, un peu moins dans l'alcool faible. Elle est formée d'un *carbure d'hydrogène*, isomère de l'essence de térébenthine, et d'un corps oxygéné nommé *anéthol* (*Cahours*).

L'*anéthol* cristallise en lames nacrées, friables à 0° et fusibles à 18°. Il est inaltérable à l'air; sa densité est 1,044 et son point d'ébullition 222°. Il offre une odeur d'anis très agréable. Il est isomère de l'aldéhyde cuminique $C^{20}H^{12}O^2[C^{10}H^{12}O]$. Chauffé avec la chaux sodée, il se convertit en un acide isomérique avec l'acide cuminique $C^{20}H^{12}O^4[C^{10}H^{12}O^2]$ (*Gerhardt*). Les acides sulfurique et phosphorique, le protochlorure d'antimoine et le perchlorure d'étain le changent en une substance blanche, nommée *anisoïne*, et dont la composition représente un polymère de l'anéthol $(C^{20}H^{12}O^2)^n[(C^{10}H^{12}O)^n]$.

L'acide azotique très dilué change l'anéthol en *aldéhyde anisique* et en acide acétique :

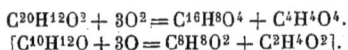

$$C^{20}H^{12}O^3 + 3O^2 = C^{16}H^8O^4 + C^4H^4O^4.$$
$$[C^{10}H^{12}O + 3O = C^8H^8O^2 + C^2H^4O^2].$$

L'hydrogène naissant convertit l'aldéhyde en *alcool anisique* :

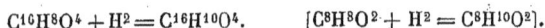

$$C^{16}H^8O^4 + H^2 = C^{16}H^{10}O^4. \qquad [C^8H^8O^2 + H^2 = C^8H^{10}O^2].$$

Les oxydants transforment l'alcool et l'aldéhyde anisique en acide anisique, ou *éther méthylparaoxybenzoïque*, isomère de l'éther *méthylsalicylique*, ou essence de gaulthérie couchée :

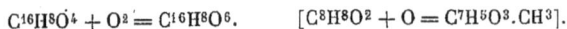

$$C^{16}H^8O^4 + O^2 = C^{16}H^8O^6. \qquad [C^8H^8O^2 + O = C^7H^5O^3.CH^3].$$

(1) Il est nécessaire de tenir le serpentin légèrement chaud, pour empêcher que l'essence d'anis ne s'y dépose.

Lorsque l'acide anisique est chauffé avec un excès de baryte anhydre, il est dédoublé en acide carbonique et en *anisol* ou *phénate de méthyle :*

$$C^{16}H^8O^6 = C^2O^4 + C^{14}H^8O^2. \qquad [C^8H^8O^3 = CO^2 + C^6H^5O.CH^3].$$

C'est, par conséquent, l'éther méthylique de l'allylphénol.

Pharmacologie. — L'essence d'anis sert à aromatiser un certain nombre de médicaments ; on l'emploie quelquefois en nature, mais plus souvent on s'adresse à la poudre d'anis, qui en contient une forte proportion. C'est le principe actif de la tisane, de l'eau distillée, de l'alcoolat, de la teinture et de l'oléo-saccharure d'anis. Elle a le pouvoir de masquer l'odeur fétide du polysulfure de potassium (*Ruschenberger*).

Les essences de *badiane*, de *fenouil* et d'*estragon* offrent la même composition chimique que l'essence d'anis vert ; toutefois, celle de badiane contient moins d'anéthol que cette dernière.

§ 4. ESSENCE DE CAMOMILLE ROMAINE.

Préparation. — Identique à celle de l'essence d'anis, en substituant aux fruits du Pimpinella les capitules de l'*Anthemis nobilis*, L. (Synanthérées (*Codex*).

Caractères. — L'essence de camomille romaine est verdâtre, très suave et légèrement acide. Elle commence à entrer en ébullition vers 150°, mais elle ne fournit que quelques gouttes jusqu'à 174°. De 173° à 185° il passe 32 p. 100 de l'essence, de 185° à 200° 40 p. 100 et de 200° à 250°, 17 p. 100. Ces temps d'arrêt, dans la marche du thermomètre, indiquent la présence de plusieurs composés distincts. Ces composés sont des éthers, parmi lesquels dominent les *angélates* et les *valérianates* d'*isoamyle* et d'*isobutyle*. L'angélate d'isobutyle offre l'odeur de l'essence et bout à 178°. L'angélate d'isoamyle bout à 200° environ et présente une odeur analogue à celle de l'éther précédent. Le valérianate d'isobutyle semble être le *camomillène* de Gerhardt (*Demarçay*).

M. Fittig admet, en outre, la présence de l'*acide tiglique*, dans l'essence rectifiée. MM. Kœbig et Kopp ont trouvé, dans le résidu de sa distillation, de l'alcool hexylique et un alcool particulier qu'ils ont nommé *anthéniol* et qui a pour formule $C^{20}H^{14}.H^2O^2[C^{10}H^7.OH]$.

Pharmacologie. — L'essence de camomille romaine n'est pas fréquemment employée à l'intérieur, à l'état de pureté. Elle entre dans la composition de quelques médicaments destinés à l'usage externe. C'est à peu près le seul principe actif contenu dans l'*huile de camomille*, encore y est-il en proportion très faible.

Le commerce livre souvent, au lieu de cette essence, celle de la *camomille commune* (*Matricaria chamomilla* ; L. Synanthérées). Cette substitution ne peut être acceptée. On reconnaît l'essence de camomille commune à sa couleur *bleue*, qui passe au *vert* au contact des acides azotique et chlorhydrique, et au *jaune rougeâtre* en présence de l'acide sulfurique. En outre, cette essence se solidifie à 0° et ne distille qu'entre 240 et 300°.

§ 5. ESSENCE DE CANNELLE.

Préparation. — Pour préparer l'essence de cannelle (*Cinnamomum zeylanicum*, Breyne ; Lauracées), on fait macérer, pendant deux jours, dans la cucurbite d'un alambic :

Cannelle de Ceylan concassée.................... 1000 gr.
Eau.. 4000

On distille ensuite, et lorsqu'on a obtenu 1000 gr. de produit, on décante l'eau et on la reverse dans la cucurbite, par la tubulure qui s'y trouve adaptée. On distille de nouveau, en recueillant la même quantité de liquide, que l'on reverse encore dans l'alambic, et l'on continue ainsi, jusqu'à ce qu'on n'aperçoive plus d'augmentation dans le volume de l'huile volatile. On laisse déposer pendant vingt-quatre heures, on décante l'eau qui surnage l'essence et on enferme celle-ci dans un flacon bien bouché (*Codex*).

Caractères. — L'essence de cannelle récente est d'un jaune pâle ; le contact de l'air la brunit et la décompose. Elle est solide à 0° ; elle bout entre 220 et 225°, en subissant une altération partielle. Elle est très parfumée et très soluble dans l'alcool bouillant. Sa densité varie de 1,055 à 1,070. Elle peut absorber jusqu'à 26 p. 100 de son poids de gaz chlorhydrique ; en même temps elle s'épaissit et elle prend une teinte verte. Elle n'a pas de pouvoir rotatoire.

On y trouve deux principes différents : l'un est un *carbure d'hydrogène*, encore peu connu ; l'autre est l'*aldéhyde cinnamique* $C^{18}H^8O^2[C^9H^8O]$. Ce dernier forme la majeure partie de l'essence (75 à 89 p. 100). Les agents oxydants, le simple contact de l'air même, le convertissent en *acide cinnamique* $C^{18}H^8O^4[C^9H^8O^2]$; ainsi s'explique la proportion croissante de cet acide, dans l'essence de cannelle conservée.

Essai. — On a falsifié l'essence de cannelle en y dissolvant de la colophane. La distillation permet de découvrir facilement la fraude et d'en évaluer la proportion. Le dosage de l'aldéhyde cinnamique est également à consulter. Toute essence qui ne contient pas au moins 70 p. 100 de cette aldéhyde est suspecte (*Gilbert*).

Pharmacologie. — Cette essence est un aromate et un stimulant très recherchés. Rarement on l'administre seule ; mais on fait un usage fréquent des préparations de cannelle, qui lui doivent leurs propriétés.

Elle est souvent fraudée avec l'essence de cannelle de *Chine* (*Cinnamomum aromaticum*, Nees ; Lauracées) et le mélange de ces deux produits est difficile à caractériser. Les deux essences ont, en effet, la même composition chimique ; on ne peut les distinguer qu'à l'odorat : l'essence de cannelle de Chine offre une odeur de punaise très prononcée.

§ 6. ESSENCE DE CITRON. $C^{20}H^{16}[C^{10}H^{16}] = 136$.

Préparation. — 1° On enlève avec une râpe fine le zeste des citrons en laissant intact, autant que possible, le parenchyme blanc qui se trouve au-dessous. On renferme cette râpure dans un sac de coutil et on la soumet à la presse. Le liquide qui s'écoule est coloré ; on le reçoit dans un vase cylindrique et allongé, où il se divise en deux couches. La plus légère est l'huile volatile ; on l'enlève au moyen d'une pipette, puis on l'introduit dans un flacon, que l'on bouche avec soin et que l'on conserve à l'abri de la lumière (*Codex*).

2° On peut aussi préparer cette essence par distillation; on opère alors comme pour l'essence d'anis (*Codex*).

Caractères. — L'essence de citron est un liquide très mobile, *incolore* quand il a été distillé, *jaune* s'il a été obtenu par expression et d'autant plus qu'il est plus récent. Sa densité varie également ; elle est plus élevée au moment de l'extraction ; après un an de préparation, elle était 0,8734 pour la moyenne de sept échantillons. Celle de l'essence distillée est 0,855. Agitée avec le réactif de Nessler, l'essence exprimée donne un mélange d'un *jaune* d'autant plus *pâle* que l'essence est plus récente ; l'essence distillée donne un mélange *noir* ou *gris foncé*. Les produits depuis longtemps exprimés prennent une couleur d'un *gris verdâtre* foncé (*F. Watts*).

L'essence de citron est très stable, soluble dans 10 parties d'alcool faible et en toutes proportions dans l'alcool anhydre. Exposée à l'air et à la lumière, elle devient visqueuse et elle produit de l'ozone. Elle est dextrogyre (+ 80°,5). Elle est formée par un mélange de carbures isomères du térébenthène et d'un peu de *cymène*. La majeure partie de l'essence est constituée par du *citrène* $C^{20}H^{16}$ [$C^{10}H^{16}$], bouillant à 173°, dont la densité est celle des isotérébenthènes et qui donne avec l'acide chlorhydrique un dichlorhydrate $C^{20}H^{16}.2HCl$ [$C^{10}H^{16}.2HCl$]. Son pouvoir rotatoire est supérieur à + 105°. Les autres carbures, en proportion très faible, commencent à bouillir au-dessous de 162°, ont une densité voisine de celle des térébenthènes et fournissent des monochlorhydrates distincts (*Bouchardat* et *Lafont*).

Les carbures d'hydrogène tiennent dissoute, dans l'essence du citron, une résine molle, non volatile à 250° (*Piesse* et *Alder Wright*).

Essai. — L'essence de citron est souvent additionnée d'*alcool* ou d'*essence de térébenthine*, dans le commerce. On peut rechercher ces falsifications par les moyens indiqués page 665. En outre, la présence de l'*essence de térébenthine* est révélée par son action sur la lumière polarisée, qui n'est pas de même signe que celle de l'essence de citron et qui augmente sous l'influence de la chaleur, tandis que celle-ci ne varie pas, quand s'élève la température. Le Dr Heppe conseille de la chauffer avec une trace de butyrate de cuivre *sec*, dans un tube bouché, vers 170°, sans dépasser 180°. Si l'essence est pure, elle donne une dissolution *verte* et limpide. Quand elle est térébenthinée, le mélange devient *jaune* et laisse déposer de l'oxyde cuivreux.

Pharmacologie. — On prépare avec l'essence de citron un oléosaccharure, qui sert à communiquer une saveur agréable à quelques médicaments. Avec l'essence elle-même, on aromatise souvent les pommades et d'autres préparations externes ; c'est, de plus, une des huiles volatiles dont le parfum domine dans l'eau de Cologne. L'essence obtenue par expression est celle qu'on doit employer à ces usages, parce qu'elle est la plus suave ; mais pour enlever des taches grasses sur un tissu, il faut se servir de l'essence distillée, qui seule est pure ; l'essence par expression étant colorée, substituerait une tache nouvelle à celle qu'elle aurait fait disparaître.

Pour la conserver intacte, on a conseillé d'y mélanger un peu d'eau (60 gram. d'eau par livre d'essence). En gagnant le fond du vase, l'eau entraîne avec elle les principes mucilagineux qui favorisent l'altération de l'essence, dont le parfum persiste alors pendant plusieurs années.

Un grand nombre d'essences ont la même composition chimique que l'essence de citron et, par suite, des propriétés analogues. Le tableau ci-dessous indique les plus importants de ces isomères et résume leurs principaux caractères :

ESSENCES.	DENSITÉ.	POINT D'ÉBULLITION.	POUVOIR ROTATOIRE.
Bergamote......................	0.868	175°	+ 18°,45
Cédrat	0.855	173	+ 8° ,88
Copahu....	0.878	260	— 17 ,33
Cubèbe..... .. ..… ..	0.929	260	+ 59
Elémi	0.849	174	
Genièvre	0.879	160	— 14 ,79
Laurier....................... .	0.908	164	— 23 ,35
Lavande........	0.886	210	— 20
Limon....................... ...	0.849	»	+ 164
Muscade...	0.874	167	+ 34 ,28
Orange..... ....°	0.847	174	+ 32 ?
Petit grain. . ..,..............	0.876	174·	+ 20 ,47
Poivre....................... ...	0.864	167	
Sabine ....:..........	0.890	160	
Térébenthine.........	0.864	159	— 42 ,30

§ 7. ESSENCE D'EUCALYPTUS.

Préparation. — On obtient cette essence comme celle de l'anis, en distillant avec de l'eau les feuilles de l'*Eucalyptus globulus* Lab. (Myrtacées)

Caractères. — L'essence d'eucalyptus non purifiée est un liquide d'un jaune verdâtre, d'une odeur désagréable, déviant le plan de polarisation de + 40°,24′ et dont la densité est 0,932. Lorsqu'on la refroidit à — 50°, au moyen du chlorure de méthyle, elle se solidifie ; ses cristaux fondent vers — 10°.

Soumise à la distillation fractionnée, elle donne successivement : de l'*acide formique*, de l'*acide acétique*, des *aldéhydes* à odeur infecte et suffocante, parmi lesquelles sont les *aldéhydes butyrique* et *valérique* surtout ; à 160°, un *carbure d'hydrogène* dextrogyre (+ 40°) ; vers 175°, l'*eucalyptol*, découvert par Cloëz ; sous pression de 0^m,04 de mercure, un *terpilénol* $C^{20}H^{18}O^2$ [$C^{10}H^{18}O$] bouillant vers 130-135° à la même pression, puis des *éthers* acétique, butyrique et valérique de ce terpilénol, à 10° au-dessus ; enfin, des polymères de $C^{20}H^{16}$ [$C^{10}H^{16}$].

L'*eucalyptol* est un liquide incolore, fluide, cristallisable à 0°, doué d'une odeur de menthe et de camphre tout à la fois, dont la densité est 0,940. Purifié par cristallisations répétées, il a pour composition $C^{20}H^{18}O^2$ [$C^{10}H^{18}O$]; il est, par suite, isomérique du *cynéol* de Wœlkel et identique au *terpane* du terpinol de List. M. Voiry le nomme *terpane de l'eucalyptus*. Il est sans action sur la lumière polarisée (*Voiry*).

Son point d'ébullition est situé vers 175°. L'acide sulfurique le colore en *noir*. L'acide azotique l'oxyde et forme à ses dépens un acide cristallisable, qui paraît analogue à l'acide camphorique. L'acide phosphorique anhydre en isole deux carbures d'hydrogène : l'*eucalyptène* $C^{24}H^{18}$ [$C^{12}H^{18}$] et l'*eucalyptolène* (*Cloëz*).

Pharmacologie. — On a préconisé l'essence d'eucalyptus comme fébrifuge, comme stimulant diffusible et comme antispasmodique ; mais la somme de ses propriétés médicinales n'est pas encore parfaitement définie. Gubler a constaté qu'elle arrête le développement des cryptogames ; des solutions d'alcalis végétaux, préparées avec l'eau distillée d'eucalyptus, ont conservé pendant plusieurs semaines leur limpidité, alors que d'autres solutions, préparées de la même manière avec de l'eau pure, avaient été envahies par les conferves, au bout de quelques jours.

§ 8. ESSENCE DE FLEUR D'ORANGER.

Néroli, essence de naphé.

Préparation. — On retire cette essence des fleurs du *Citrus vulgaris*, Risso (Rutacées-Aurantiacées) :

Fleurs d'oranger récemment cueillies................ 1000 gr.
Eau.. 3000

On place les fleurs dans un bain-marie de toile métallique, disposé à la partie supérieure de la cucurbite d'un alambic contenant l'eau. Celle-ci est maintenue à l'ébullition jusqu'à ce que l'huile volatile cesse de se condenser ; on la reçoit dans un récipient florentin.

L'opération terminée, on enlève l'essence avec une pipette, et on conserve l'eau pour la distillation d'une nouvelle quantité de fleurs. L'huile, reposée, est filtrée si elle est trouble et enfermée dans des flacons bouchés, que l'on met à l'abri de la lumière (*Codex*).

Caractères. — Le néroli est un liquide incolore, dont le parfum diffère un peu de celui de la fleur qui l'a fourni. Sa densité varie de 0,870 à 0,878 ; il dévie la lumière polarisée de 10°,25 à droite (*Buignet*). Il se dissout dans deux fois son poids d'alcool à 90° ; une plus grande quantité en précipite un composé solide. Quand on verse de l'alcool à sa surface et qu'on incline lentement le liquide en divers sens, on aperçoit une belle fluorescence violette.

Il donne, à l'analyse, un *carbure d'hydrogène* volatil à 173°, et un principe oxygéné solide nommé camphre de néroli. Plisson et Boullay en ont retiré un second hydrocarbure, cristallisable, fusible à 50° ; insoluble dans l'eau, peu soluble dans l'alcool anhydre et bouillant, mais très soluble dans l'éther.

Pharmacologie. — Le néroli est l'élément actif de l'eau distillée, du sirop et de l'infusé de fleur d'oranger. Il peut être employé sous forme d'oléosaccharure; il sert à parfumer certaines tablettes et d'autres médicaments. Ses usages sont peu nombreux.

§ 9. ESSENCE DE GAULTHÉRIE.
Essence de Winter-green.

Découverte en 1831, par Pagenstecher, dans les produits de la distillation de l'ulmaire.

Préparation. — Pour obtenir cette essence, on distille avec de l'eau les fleurs du *Gaultheria procumbens*, L. (Éricacées). On rectifie le produit à la cornue, afin d'avoir l'essence pure. Pour la décolorer, on y ajoute de l'acide citrique, on agite et on laisse reposer (*Léonard*).

Caractères. — L'essence de gaulthérie est un mélange d'un carbure nommé *gaulthérylène* et de *salicylate de méthyle* (éther méthylsalicylique).

Le *gaulthérylène* est liquide et isomérique du térébenthène. Il bout vers 200'. L'essence en contient environ 0,3 p. 100 de son poids (*Power*).

Le *salicylate de méthyle* $C^{14}H^6O^6.C^2H^2[C^7H^5O^2.OCH^3]$ est un liquide incolore très suave, bouillant à 222°, qui forme les 9/10 du poids de l'essence. Densité 1,03 (*Pettigrew*). Il est peu soluble dans l'eau, très soluble dans l'alcool et dans l'éther.

Sa solution aqueuse est colorée en *violet* par les sels ferriques. Distillé avec un excès de baryte anhydre, il est transformé en *anisol* ou phénate de méthyle $C^{14}H^8O^2 [C^6H^5, OCH^3]$, comme son isomère l'acide anisique :

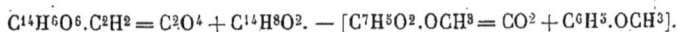

$$C^{14}H^6O^6.C^2H^2 = C^2O^4 + C^{14}H^8O^2. - [C^7H^5O^2.OCH^3 = CO^2 + C^6H^5.OCH^3].$$

Pharmacologie. — L'essence de gaulthérie est un antiseptique efficace, ayant pour avantages de n'être pas caustique comme le phénol, d'avoir une odeur des plus suaves et d'agir par diffusion, dans le milieu où elle est employée, en raison des vapeurs qu'elle émet sans cesse.

On lui substitue presque toujours dans le commerce, d'après M. Martindale, l'essence du *Betula lenta*, qui est exclusivement formée de salicylate de méthyle. Cette dernière est plus légère que la première ; elle a pour densité 1,16. Il serait plus rationnel de remplacer l'essence de gaulthérie par le salicylate de méthyle, si facile à obtenir synthétiquement et qui a toutes les propriétés de cette essence.

§ 10. ESSENCE DE GIROFLE.

Préparation. — Semblable à celle de l'essence de cannelle, avec les boutons de l'*Eugenia caryophyllata*, Thunb. (Myrtacées) (*Codex*).

Caractères. — L'essence de girofle est incolore quand elle est pure ; elle rougit très vite en vieillissant. Elle a pour densité 1,06 ; elle ne prend pas l'état solide, lorsqu'on la refroidit à — 20°. L'ammoniaque la rend pâteuse. L'acide nitrique la colore en vert (*Bonastre*). Les vapeurs de brome lui font prendre une teinte *bleue* ou *violette*, lorsqu'elle est diluée. Les oxydants la changent en vanilline et en acide protocatéchique. Elle se combine partiellement à la potasse, en perdant toute odeur. Elle est très soluble dans l'alcool et peu volatile ; sa saveur est excessivement brûlante. On la considère comme un mélange d'un *hydrocarbure*, d'*eugénol*, d'*eugénine* et de *caryophylline*.

L'hydrocarbure est isomère de l'essence de térébenthine. Il est très réfringent ; sa densité est 0,918; son point d'ébullition est situé vers 142°. Il ne forme pas de combinaison cristallisable avec l'acide chlorhydrique (*Ettling*).

L'*eugénol*, aussi nommé *acide eugénique* ou *caryophyllique*, est l'élément principal de l'essence de girofle. Il répond à la formule $C^{20}H^{12}O^4$ [$C^{10}H^{12}O^2$] qui en fait un isomère de l'acide cuminique. On le considère comme dérivé d'un phénol diatomique, ayant pour composition $C^{18}H^6(H^2O^2)^2$ [$C^9H^8(OH)^2$], dont il serait l'éther monométhylique $C^{18}H^6(C^2H^4O^2)(H^2O^2)$[$C^9H^9O$. OCH^3] (*Tiemann*). Il a pour densité 1,07 et il bout vers 252° (*Gladstone*). Il a la saveur du girofle. L'acide sulfurique le colore en rouge, en le résinifiant. C'est un acide monobasique faible, dont les sels sont colorés en *violet bleu* par le perchlorure de fer.

L'*eugénine*, dont il existe seulement des traces dans le girofle, est vraisemblablement isomère de l'acide eugénique. Elle est insipide et faiblement aromatique.

Quant à la *caryophylline*, c'est un principe à peine connu, cristallisant en aiguilles déliées, dépourvu d'odeur et de saveur et généralement peu soluble (*Lodibert*).

Pharmacologie. — L'huile volatile de girofle jouit de propriétés stimulantes très énergiques. On s'en sert peu à l'intérieur; mais on l'emploie assez fréquemment en qualité de caustique dentaire.

On cherche en ce moment à introduire dans la thérapeutique deux éthers de l'eugénol : le *benzeugénol* et le *cinnamyl-eugénol*.

Le *benzeugénol* $C^{18}H^6$. $C^{14}H^6O^4$. $C^2H^4O^2$ [C^9H^8O. OC^7H^5. OCH^3] cristallise en aiguilles incolores, inodores et légèrement amères. Il fond à 70°,5. A peine soluble dans l'eau, il se dissout très bien dans l'alcool, l'éther, le chloroforme et l'acétone. L'acide sulfurique lui communique une couleur d'un *rouge* pourpre.

Le *cinnamyl-eugénol* cristallise en aiguilles brillantes fusibles vers 90°. Il est neutre au tournesol; il a les mêmes solubilités que le benzeugénol et la même réaction avec l'acide sulfurique. On ne peut les distinguer qu'à leur point de fusion et aux réactions caractéristiques des acides qu'ils contiennent (*Thoms*).

§ 11. ESSENCE DE MENTHE POIVRÉE.

Préparation. — Pour préparer l'essence de menthe, on opère comme pour celle de fleur d'oranger, en prenant des sommités récemment cueillies de menthe poivrée (*Mentha piperita*, L. ; Labiées) (*Codex*).

La menthe fournit 0,2 à 0,9 p. 100 d'essence (*William A. Wrcm*).

Caractères. — L'essence de menthe bien purifiée est incolore, douce, d'une odeur très vive et d'une saveur chaude, qui devient fraîche quand l'essence est diluée. Elle prend une consistance visqueuse, lorsqu'on l'agite avec du chromate de potassium. L'hydrate de chloral acide la colore en *rouge*. L'acide azotique lui fait prendre une teinte *verte*. Mêlée au camphre, à l'acide phénique, etc., elle donne des mélanges liquides. Elle est composée d'un principe liquide, représentant un mélange de terpènes, et d'une substance solide nommée *menthol* ou *camphre de menthe*. Son étude chimique est très incomplète.

Le *menthol* $C^{20}H^{20}O^2$ [$C^{10}H^{20}O$] cristallise, sous l'influence du froid, en prismes volumineux, transparents, très solubles dans l'alcool, l'éther, le chloroforme, les huiles et les essences. Il fond à 36°,5 et bout vers 208°. Il est lévogyre. Chauffé avec le chlorure de zinc, l'acide sulfurique ou l'acide phosphorique anhydre, il perd une molécule d'eau et se convertit en *menthène* $C^{20}H^{18}$ [$C^{10}H^{18}$]. Les acides chlorhydrique, azotique, formique, acétique et butyrique le dissolvent sans l'altérer.

Une petite quantité d'iode lui communique, *lentement*, une belle coloration *indigo*. L'acide sulfurique concentré le colore faiblement en *noir*, à la température ordinaire.

Essai. — L'essence de menthe est très fréquemment additionnée des liquides qui servent à frauder les essences en général, et particulièrement d'*essence de térébenthine* et d'*huile de camphre*. Aux moyens déjà indiqués pour reconnaître ces adultérations (page 665), on peut ajouter les suivants :

L'essence pure doit déposer des cristaux, après quinze minutes au plus d'immersion dans un mélange de glace et de sel marin. Si on y ajoute quatre à cinq cristaux de menthol, elle se solidifie complètement. Celle qui reste en partie liquide a été privée d'une certaine quantité de menthol (*Schimmel*).

On souffle avec la bouche, et sans agiter le liquide, dans un flacon aux trois quarts rempli d'huile essentielle. Il se condense un peu d'humidité, qui se combine à l'essence, en formant un hydrate. Cet hydrate gagne le fond du vase, sous forme de *gouttelettes* disposées en chapelet si l'essence est pure, et sous forme de *stries* ou de *nuages*, quand elle contient de l'huile volatile de térébenthine.

D'un autre côté, le chromate de potassium communique à l'essence pure une consistance sirupeuse et, si l'on agite le mélange, on y voit nager des flocons légers et translucides. Ce caractère est propre à l'essence de menthe.

Enfin, si l'on ajoute à de l'*acide acétique* à 10°, environ 1/20 de son poids d'essence de menthe et que l'on agite, le liquide prend, au bout d'une demi-heure ou d'une heure, une coloration *bleue*, d'abord faible, qui augmente peu à peu d'intensité. En même temps se manifeste un dichroïsme accentué : *bleu* par transmission, le liquide est *rouge* par réflexion. Sous l'influence de la lumière, la couleur bleue passe au *vert*, puis au *jaune* (*C. Roucher*). Toutes les essences de menthe ne donnent pas cette réaction.

Pour déceler l'*huile de camphre*, Todd conseille l'examen polarimétrique. L'essence pure dévie de — 46 à — 55°. L'huile de camphre dévie de +65°, d'où une diminution très grande de la déviation de l'essence qui en contient.

Une goutte d'essence mélangée à 4 grammes d'acide azotique à 1,42 se colore en *jaune* persistant, au bout de quelques minutes, si l'essence est pure. Additionnée d'huile de camphre, elle devient *rouge* en un quart d'heure (*Stevens*).

Pharmacologie. — L'essence de menthe poivrée est un excitant digestif énergique et très apprécié. On l'administre sous forme de pastilles, de tablettes et d'oléosaccharure. C'est le principe actif de toutes les préparations à base de menthe : eau distillée, alcoolat, sirop, infusé, etc.

Les Chinois l'emploient comme topique, dans le traitement des névralgies, M. Wright la recommande, en qualité d'anesthésique local très rapide. On dit aussi qu'elle calme instantanément la douleur causée par les brûlures, sans jamais former d'eschare. Pour cette dernière application, il est utile de mouiller avec de l'eau la partie brûlée ; on applique ensuite l'essence avec un pinceau.

L'essence la plus estimée est l'essence anglaise. Son odeur est plus forte et plus suave que celle du produit indigène. Toutefois, les expériences de M. Roze laissent espérer que cette infériorité n'est due qu'à l'imperfection de la culture de la menthe en France.

On prépare, depuis quelque temps, des *crayons de menthol*, en fondant ce médicament dans des plaques creuses fortement serrées, que l'on refroidit ensuite brusquement, pour pouvoir aisément en détacher la substance. Ces crayons sont employés pour combattre la migraine.

Les crayons de menthol ont été falsifiés avec le *thymol*. Pour déceler cette fraude, on ajoute, à 1 partie de menthol suspect, 4 parties d'acide sulfurique concentré. S'il y a du thymol, le mélange devient *jaune* et, en chauffant, il prend une teinte d'un *rouge rosé*. En ajoutant à ce liquide 10 parties d'eau, et le faisant digérer avec du blanc de plomb, le perchlorure de fer lui donne une nuance *violette*. Enfin, la potasse caustique colore en *rouge violet* la solution chloroformique ou alcoolique de menthol mélangé de thymol.

On peut encore dissoudre les crayons dans un peu d'acide acétique, et ajouter à la solution quelques gouttes d'acide sulfurique concentré, puis 1 goutte d'acide azotique : il se développe une belle coloration *bleue*. Si la proportion du thymol est élevée, le mélange est *rouge* par transparence et *bleu* par réflexion (*Eykmann*).

§ 12. ESSENCE DE MOUTARDE C^6H^4. $C^2AzS^2H[CAz.C^3H^5.S] = 99$.
Éther allylsulfocyanique, isosulfocyanate d'allyle.

Préparation. — On prend de la moutarde pulvérisée, on la délaie dans l'eau froide et, suivant le conseil de Hesse et Fauré, on la laisse macérer pendant douze à vingt-quatre heures. On distille alors dans un alambic *étamé*, puis on recueille l'eau condensée, tant qu'elle est laiteuse. Si l'on reverse cette eau dans l'alambic et qu'on chauffe de nouveau, on obtient une plus grande quantité d'huile volatile. Celle qui reste dissoute dans l'eau peut en être extraite par une distillation à part.

On réunit alors tous les produits et on les rectifie sur le chlorure de calcium.

Caractères. — L'essence de moutarde n'est pas formée dans la plante ; les recherches de Bussy ont démontré qu'elle prend naissance par suite de l'action d'un ferment albuminoïde (*myrosine*) sur le *myronate de potassium* (*sinigrine*). La métamorphose du myronate en essence a reçu le nom de *fermentation sinapisique*. Cette fermentation offre les plus grandes analogies avec celle qui produit l'essence d'amande amère. Toutes deux sont supprimées par la chaleur, par l'alcool, par les acides et, en général, par tous les agents susceptibles de coaguler le ferment ou de le modifier chimiquement. Toutes deux ont pour condition nécessaire l'intervention de l'eau.

Le myronate de potassium a pour composition $C^{20}H^{18}KAzS^4O^{20}$ [$C^{10}H^{18}KAzS^2O^{10}$]. Lorsqu'il est mis en contact avec de l'eau froide, il se dédouble en *glucose*, en *sulfate acide de potassium* et en *essence de moutarde* :

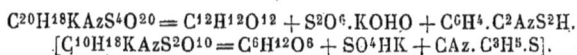

$$C^{20}H^{18}KAzS^4O^{20} = C^{12}H^{12}O^{12} + S^2O^6.KOHO + C^6H^4.C^2AzS^2H.$$
$$[C^{10}H^{18}KAzS^2O^{10} = C^6H^{12}O^6 + SO^4HK + CAz.C^3H^5.S].$$

La liqueur est troublée par une substance dans laquelle on trouve des globules analogues à ceux de la levure de bière (*Bussy*).

Suivant MM. Ludwig et Lange, la myrosine n'est pas indispensable à la formation de l'essence de moutarde.

Cette huile volatile est limpide, incolore et très réfringente. Son odeur et sa saveur sont extrêmement fortes et irritantes. Elle est peu soluble dans l'eau, très soluble dans l'alcool et dans l'éther. Ses solutions alcooliques se troublent assez rapidement. Sa densité est 1,028 à $+ 15°$ environ. Elle bout à 148°. Exposée à la lumière, elle prend une teinte brune et dépose une substance d'un jaune orangé. Au point de vue chimique, elle représente un mélange de sulfocyanate et d'isosulfocyanate d'allyle (*Schmidt*). L'ammoniaque s'y combine en produisant une urée allylsulfurée, nommée *thiosinnamine* $C^6H^4(C^2H^4Az^2S^2)$ [$C^4H^8Az^2S$] :

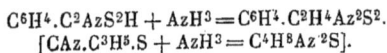

$$C^6H^4.C^2AzS^2H + AzH^3 = C^6H^4.C^2H^4Az^2S^2.$$
$$[CAz.C^3H^5.S + AzH^3 = C^4H^8Az^2S].$$

Traitée par le bioxyde de plomb, elle se convertit en *sinapoline* (*diallylurée*) $C^{14}H^{12}Az^2O^2$ [$C^7H^{12}Az^2O$]. Le protoxyde de plomb transforme la thiosinnamine en *sinnamine allylcyanamine*, en lui enlevant du soufre et de l'hydrogène :

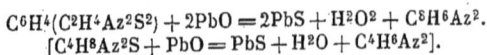

$$C^6H^4(C^2H^4Az^2S^2) + 2PbO = 2PbS + H^2O^2 + C^8H^6Az^2.$$
$$[C^4H^8Az^2S + PbO = PbS + H^2O + C^4H^6Az^2].$$

Pharmacologie. — L'essence de moutarde est violemment irritante, caustique même. Elle est peu usitée à l'état pur ; mais, dissimulée dans la farine de moutarde, elle rend à la médecine d'importants services. Ses propriétés chimiques doivent être étudiées avec soin, à raison des précautions qu'il est nécessaire de prendre dans la préparation et dans l'emploi des médicaments qui la contiennent.

On fabrique aujourd'hui de l'essence de moutarde artificielle, qui n'a pas tous les caractères de l'essence naturelle. Pour que le produit artificiel puisse être appliqué aux usages pharmaceutiques, il doit avoir les qualités suivantes (*E. Mylius*) :

Il doit être incolore et donner avec l'alcool une solution limpide. Mêlé à 3 parties d'eau et à 3 parties d'ammoniaque liquide à 10 p. 100, puis chauffé à 100° pendant une demi-heure, avec fréquentes agitations, il se dissout et, tant que le liquide est chaud, la portion indissoute ne constitue qu'une masse floconneuse sans importance : dans tous les cas, en opérant sur 1 gramme d'essence, la quantité indissoute ne dépasse pas le volume d'une goutte ordinaire. Les produits de la réaction ne doivent pas contenir de sulfocyanate d'ammonium. Lorsque le liquide a été acidulé, il n'a aucune odeur désagréable et, tout particulièrement, il n'a pas celle des corps sulfurés. Pour être utilisable, une essence de moutarde ne doit donc contenir ni *hydrogène carboné*, ni *sulfure de carbone*, ni *huiles essentielles étrangères*, ni *alcools des séries élevées*, ni *dérivés des séries aromatiques*, ni *sulfures,* ni *sulfocarbonates*.

M. Flückiger a signalé la falsification de l'essence de moutarde par le sulfure de carbone. Hoffmann a prouvé qu'il se forme toujours un peu de ce sulfure pendant la préparation de l'essence. M. Birkenwald a démontré que sa proportion peut s'élever à 10 p. 100, quand on opère sous une pression de deux atmosphères, tandis qu'il n'y en a que 2,5 p. 100 dans le produit préparé sans pression. La présence du sulfure carbonique n'est donc pas le résultat de la falsification de l'essence de moutarde.

§ 13. ESSENCE DE ROSE.

Préparation. — On opère, avec les pétales du *Rosa damascena*, Mill. (Rosacées-Rosées), comme pour la préparation de l'huile volatile de fleur d'oranger, avec la précaution de tenir le serpentin tiède (*Codex*).

Caractères. — L'essence de rose est jaunâtre, lévogyre (— 7°), d'une odeur très forte et très suave. Sa densité varie de 0,837 à 0,871. Elle est formée d'un principe liquide oxygéné, dont la nature est inconnue, tenant en dissolution un hydrocarbure solide, qui semble être un carbure saturé. Ce dernier a pour poids spécifique 0,838; il fond à 35°, il se dissout à peine dans l'alcool froid et mieux dans l'éther, le chloroforme, l'huile d'olive, etc.

La proportion de ces deux éléments est sensiblement modifiée par le climat sous lequel on récolte l'essence. Ainsi, celle qui est préparée dans le nord de la France renferme 50 à 68 p. 100 d'hydrocarbure solide et fond entre 29° et 32°, tandis que celle du midi n'en contient que 35 à 42 p. 100 et fond de 21° à 23°, et que l'essence de Turquie, tenant seulement de 6 à 7 p. 100 de ce même carbure, entre en fusion à la température de 16° environ.

Essai. — Les falsifications les plus fréquentes de l'essence de rose consistent dans l'addition d'*essence de géranium* et d'*acide stéarique.*

Pour accuser la présence de l'huile volatile de *géranium*, Guibourt conseille d'ajouter à l'essence de rose son volume d'acide sulfurique ; le liquide conserve le parfum de l'essence quand celle-ci est pure, et il prend une odeur forte et désagréable, lorsqu'il y a mélange d'essence de géranium.

MM. Chardin et Massignon préfèrent congeler l'essence, qui doit rester transparente après sa solidification. On la laisse ensuite se liquéfier à la chaleur de la main ; si elle est pure, la liquéfaction est lente et les parties encore solides conservent jusqu'à la fin l'aspect de paillettes cristallisées ; l'essence est-elle additionnée d'huile de géranium, elle présente, aussitôt qu'elle ressent l'impression de la chaleur, l'aspect d'une bouillie épaisse, dans laquelle on n'aperçoit aucune trace de cristallisation.

L'*acide stéarique* communique la même apparence pâteuse à l'essence en voie de liquéfaction.

Pharmacologie. — La thérapeutique regarde l'essence de rose comme un astringent très léger. Cette qualité, plus ou moins réelle, fait employer à la préparation de collyres et de pommades et comme cosmétiques : l'*eau distillée de rose*, l'*esprit de rose*, l'*huile rosat* et la *pommade rosat*.

L'essence de géranium ne doit pas lui être substituée ; elle est irritante et elle contient probablement des principes malfaisants, sinon vénéneux, car elle provoque des nausées quand on la respire d'une manière continue (*Wahu*).

§ 14. ESSENCE DE RUE.

Préparation. — On retire cette essence des feuilles de la rue, *Ruta graveolens* L. (Rutacées-Rutées), par le procédé employé pour l'essence de fleur d'oranger (*Codex*).

Caractères. — L'essence de rue est jaune verdâtre, douée d'une odeur vive et insupportable, très soluble dans l'eau. Elle paraît formée de quatre principes : l'*acétone méthylcaprique* $C^{20}H^{20}(C^2H^2)O^2[C^{10}H^{19}.CH^3.O]$, qui en constitue la presque totalité, un *carbure* isomérique du térébenthène, un *isomère du bornéol* et un *homologue de l'acétone méthylcaprique*, représenté par la formule $C^{24}H^{24}O^2[C^{12}H^{24}O]$ (*G. Williams*).

Sa densité est 0,828. Elle est un peu visqueuse et elle bout sans altération vers 225°. L'ammoniaque s'y combine à basse température ; le composé se dédouble, à 0°, en essence et en ammoniaque. L'acide sulfurique concentré la colore en rouge brun en la dissolvant ; l'eau précipite de cette liqueur l'essence non décomposée. Elle réduit facilement, à l'ébullition, le nitrate d'argent ammoniacal.

Pharmacologie. — Les propriétés excitantes de l'essence de rue sont tellement énergiques, qu'on a rarement recours à ce médicament. Lorsqu'on le prescrit, c'est ordinairement en pilules, pour masquer son odeur

et sa saveur désagréables. On ne doit pas oublier qu'il est abortif et vénéneux à faible dose.

§ 15. ESSENCE DE SASSAFRAS.

Préparation. — On prépare l'essence de sassafras (*Sassafras officinarum*, Nees ; Lauracées) par le procédé recommandé pour l'essence de
cannelle (*Codex*).

Caractères. — Cette essence a été étudiée par MM. Grimaux et Ruott.
Elle est incolore, quand elle est récemment rectifiée ; elle jaunit peu à peu,
à l'air et à la lumière. Densité à $0°$: 1,08. Son odeur est analogue à celle
du fenouil. Elle est dextrogyre : $+ 3°,5$ pour une longueur de $0^m,10$. Elle
contient : un hydrocarbure (*safrène*), un composé oxygéné (*safrol*) et une
proportion très faible d'un principe acide à odeur d'acide eugénique, colorant en *vert pâle* le chlorure ferrique ét ressemblant à un phénol.

Le *safrène* $C^{20}H^{16}[C^{10}H^{16}]$ est liquide ; il bout entre 155 et 157° ; son
pouvoir rotatoire est égal à $+ 17°,5$; sa densité est 0,834.

Le *safrol* $C^{20}H^{10}O^4[C^{10}H^{10}O^2]$ constitue les neuf dixièmes de l'essence. Il
est encore liquide à 20°. Il bout à 231-232°. Insoluble dans l'eau, il se
dissout dans l'alcool, l'éther et le sulfure de carbone. Il offre l'odeur de
l'essence et n'exerce aucune action sur la lumière polarisée. Il est identique à l'*eugénol* (*Pomeranz*).

Pharmacologie. — Le sassafras est un médicament légué par l'antiquité, qui est encore populaire en Amérique. Il passe pour inerte, mais il
pourrait bien avoir une réelle action médicale. D'après M. G. Hell, son
essence est un toxique puissant, dont il est bon de surveiller les effets.
On l'administre presque toujours sous forme de capsules.

§ 16. ESSENCE DE TÉRÉBENTHINE. $C^{20}H^{16}[C^{10}H^{16}]$.

Préparation. — On peut préparer cette essence en distillant à feu nu
la térébenthine du pin ; mais alors elle est altérée. On obtient un meilleur
produit, quand on opère la distillation au milieu de l'eau. Toutefois
l'essence fournie par cette méthode n'est pas complètement pure.

Pour l'avoir telle, on mélange la térébenthine avec du carbonate de
potassium et du carbonate de calcium et on distille dans le vide, à une
température de 60 à 80° seulement (*Berthelot*).

Caractères. — L'essence de térébenthine (*térébenthène*) est un liquide
incolore, très mobile et très réfringent. Sa saveur est âcre et brûlante,
son odeur est tenace et pénétrante. Elle a pour densité 0,864 à 16°. Elle
bout à 16°,5 et dévie à gauche la lumière polarisée $α_j = - 42°,3$. Insoluble
dans l'eau, elle se dissout dans 7 fois son poids d'alcool ordinaire et en
toutes proportions dans l'éther et dans l'alcool absolu.

L'eau forme avec elle plusieurs hydrates. L'un d'eux, nommé *terpine* et
hydrate de terpilène, se produit quand on abandonne pendant quelques

mois l'essence humide, dans des vases mal bouchés. Il a pour formule $C^{20}H^{16}.2H^2O^2 [C^{10}H^{16}.2H^2O]$.

La chaleur la transforme, à 230°, en deux carbures nouveaux, dont l'un (*isotérébenthène*) est isomérique avec elle, tandis que l'autre (*métatérébenthène*) est un polymère représenté par $C^{40}H^{32} [C^{20}H^{32}]$.

Quand on l'abandonne au contact de l'air, elle absorbe l'oxygène, se colore et se convertit en résine solide. Agitée pendant quelque temps avec de l'air, dans un flacon, elle se charge d'ozone et elle peut alors décolorer l'indigo.

L'acide azotique l'attaque avec tant de vivacité, qu'il peut l'enflammer; s'il est mélangé d'acide sulfurique, il y a explosion. L'acide sulfurique pur la change en *térébène* $C^{20}H^{16}[C^{10}H^{16}]$, *sesquitérébène* $C^{30}H^{24}[C^{15}H^{24}]$ et *ditérébène* $C^{40}H^{32}[C^{20}H^{32}]$. Si la distillation est faite en présence de l'eau, on obtient: du *térébenthène* à pouvoir rotatoire augmenté, un *terpilène*, du *cymène*, puis, vers 250°, du *camphène* faiblement lévogyre, et des *camphénols* (*bornéols*) $C^{20}H^{18}O^2 [C^{10}H^{18}O]$ (*Bouchardat* et *Lafont*). Avec l'acide chlorhydrique, elle forme : un *monochlorhydrate liquide* et un *monochlorhydrate cristallisé* $C^{20}H^{16}.HCl [C^{10}H^{16}.HCl]$, puis un *dichlorhydrate cristallisé* $C^{20}H^{16}.2HCl [C^{10}H^{16}.2HCl]$.

Essai. — L'essence de térébenthine est parfois additionnée de *pétrole* et d'*huile de résine*.

Pour déceler le *pétrole*, on fait réagir sur l'essence suspecte, trois fois son poids d'acide azotique à 1,40 qu'on fait couler goutte à goutte dans un ballon surmonté d'un réfrigérant ascendant. Quand la réaction est terminée, on délaie dans de l'eau chaude, qui dissout les acides engendrés par le térébenthène. Le pétrole reste indissous ; on le mesure.

L'*huile de résine* dévie la lumière polarisée de — 72° (α_D). Pour le même repère, l'essence de térébenthine dévie seulement de — 61°,3. Lorsque les deux huiles sont mélangées, le pouvoir rotatoire du térébenthène diminue, bien qu'il soit de même sens que celui de l'huile de résine. Un mélange contenant 5 p. 100 d'huile de résine a donné : $\alpha_D = -54°$ (*Aignan*).

Si l'on n'a pas de polarimètre, on peut verser une goutte d'essence à essayer sur l'angle d'une feuille de papier non collé et abandonner à l'évaporation. Au bout d'une heure ou deux, l'essence pure a disparu, sans laisser de trace sensible. Mélangée d'huile de résine, elle forme une tache huileuse manifeste. Dans les cas douteux, on évapore une plus forte proportion d'essence, au quart environ, et on fait ensuite l'essai sur papier, qui est alors très concluant (*Baudin*).

Pharmacologie. — Ce médicament possède la plus grande partie des propriétés médicinales des térébenthines. On l'administre, à l'intérieur, en capsules, en émulsion et en lavement, à titre de stimulant général, de vermifuge et de modificateur des muqueuses. Il fait partie de la *mixture de Durande,* du *savon de Starkey* et d'une foule de liniments destinés à utiliser ses propriétés irritantes. On l'emploie aussi en fumigations, et c'est le meilleur antidote du phosphore (*J. Personne*). Il a des isomères dans la plupart des parfums des plantes.

§ 17. CAMPHRE. $C^{20}H^{16}O^2 [C^{10}H^{16}O] = 152.$

Préparation. — On prépare le camphre, au Japon, en chauffant avec de l'eau le bois du camphrier, préalablement fendu en éclats. Les vapeurs, condensées sur des chapiteaux faits de roseaux ou de paille de riz, forment le *camphre brut*, qui est gris et mélangé de débris végétaux.

On purifie en Europe ce] produit impur, en le sublimant après y avoir mélangé 3 à 5 % de chaux récemment délitée et 1 à 2 % de limaille de fer. On remplit avec ce mélange, des matras de verre mince et très surbaissés, dont le col est court et large de 5 à 7 centimètres, On recouvre ces matras de sable et on les chauffe, très lentement, jusqu'à 120°. On maintient cette température pendant une demi-heure environ, puis on l'élève rapidement à 180° ou 190°. Dans la première partie de l'opération, l'eau s'échappe sous forme de vapeurs à peine mêlées de camphre ; à 190°, le camphre fond et les parois du col se garnissent de gouttelettes aqueuses, que l'ouvrier enlève au moyen d'une éponge fixée à l'extrémité d'un jonc ; la chûte de ces gouttelettes sur le fond du ballon déterminerait la rupture de celui-ci.

Après 3 heures 1/2 de chauffe, la température intérieure du matras étant de 190 à 196°, tout le camphre est fondu ; à ce moment, l'ouvrier dégarnit de sable la partie supérieure du ballon, qu'il découvrira successivement ensuite, au fur et à mesure de la condensation du produit, puis il ferme le col des matras avec un bouchon de papier. La sublimation marche alors rapidement et demande toute l'attention de l'opérateur ; si on la poussait trop vivement, et que le camphre vînt à entrer en ébullition, les portions déjà figées pourraient fondre, et la masse, venant à se détacher, briserait inévitablement le matras. De 5 en 5 minutes, l'ouvrier dégage le col du ballon, à l'aide d'un jonc flexible, pour faciliter l'échappement des dernières traces d'eau. Lorsque les matras sont à moitié découverts, on augmente le feu, de manière à atteindre 200°, à l'intérieur des ballons ; la température continue à monter lentement jusqu'à 205°, où elle reste stationnaire.

Enfin, quand les matras sont complètement découverts, et qu'à travers le pain formé on aperçoit leur paroi inférieure, on abat le feu et on procède à la décharge. On retire les matras du bain de sable, on les dépose sur un plancher de bois uni et on les laisse refroidir pendant une demi-heure ; ensuite on les asperge d'eau, et en même temps, l'ouvrier, armé d'une baguette flexible, frappe sur ces matras quelques coups, qui brisent le verre et le décollent instantanément. Les pains de camphre sont recueillis et soigneusement emballés, pour prévenir les pertes par vaporisation (*Perret*).

Caractères. — Le camphre est solide, incolore, cristallisable en prismes hexagonaux translucides. Il possède une odeur très vive et une saveur chaude et amère. A 0°, sa densité est égale à celle de l'eau ; à 10°, elle n'est plus que 0,992. Il fond à 175° et bout à 204°. La tension de sa vapeur est considérable à la température ordinaire. Lorsqu'on en projette sur l'eau de petits fragments, ils sont aussitôt animés d'un mouvement giratoire très rapide, qu'on attribue à la vaporisation continuelle de leur substance. La moindre trace d'un corps gras arrête ce mouvement.

L'eau dissout à peine le camphre ; l'alcool, l'éther, l'acide acétique, les huiles et les essences le dissolvent avec la plus grande facilité ; la solution alcoolique est dextrogyre (+ 57°,4). L'air ne l'altère pas, à la température ordinaire, mais il brûle avec une flamme fuligineuse. L'acide azotique l'attaque lentement et le convertit en *acide camphorique :*

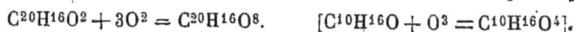

$$C^{20}H^{16}O^2 + 3O^2 = C^{20}H^{16}O^8. \qquad [C^{10}H^{16}O + O^3 = C^{10}H^{16}O^4].$$

Les acides, en général, s'unissent à lui ; toutefois, leurs combinaisons sont instables ; l'eau les décompose.

Cependant, l'acide sulfurique, maintenu au contact du camphre monochloré pendant 36 heures, à la température de 50°, le convertit en produits sulfoconjugués ayant la fonction *phénolique et doués de stabilité* (*Cazeneuve*).

La potasse en solution alcoolique le transforme, par hydratation, à 180°,
en *acide camphique* et en *alcool campholique*, ou *camphre de Bornéo* :

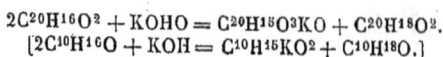

$$2C^{20}H^{16}O^2 + KOHO = C^{20}H^{15}O^3KO + C^{20}H^{18}O^2.$$
$$[2C^{10}H^{16}O + KOH = C^{10}H^{15}KO^2 + C^{10}H^{18}O.]$$

L'acide phosphorique anhydre et le chlorure de zinc le déshydratent et
en dégagent du *cymène* $C^{20}H^{14}$ [$C^{10}H^{14}$].

Le camphre agit vivement sur les phénols, en produisant des combinaisons liquides. Ces combinaisons cristallisent par le refroidissement et
sont assez faciles à dédoubler par la chaleur, par les alcalis et même par
les dissolvants neutres. Il existe un phénol monocamphré, un phénol
hémicamphré, une résorcine monocamphrée, une résorcine bicamphrée,
un naphtol camphré, etc. L'acide salicylique forme une combinaison bicamphrée solide et qui a l'aspect et le toucher du savon. Il semble que
le salol s'unisse aussi chimiquement au camphre (*Léger*).

Le camphre ne liquéfie pas les éthers du phénol : bétol, salol, etc.
(*Bruelle*).

Pharmacologie. — Le premier emploi du camphre, comme médicament, remonte au moins au dixième siècle ; il est généralement attribué
aux Arabes. On se servait probablement de ce produit, en Orient, bien
avant cette époque ; mais il ne paraît pas avoir été connu des Grecs et
des Romains.

Le camphre est vénéneux à haute dose. A dose faible il est stimulant et
il passe aussi pour antispasmodique. On le donne en solution dans l'eau
(*eau camphrée*), en pilules et parfois en lavement. Il est bien plus employé
à l'extérieur ; ses dissolutions dans l'alcool, dans l'éther, dans l'axonge ou
dans l'huile, sont des remèdes populaires, que l'on utilise isolément et
qui servent à préparer l'*eau sédative* et une foule de liniments et de pommades. Avec sa poudre, on panse les plaies de mauvaise nature, et on
recouvre les vésicatoires, dans l'espoir, souvent déçu, d'atténuer l'action
irritante de la cantharidine. Enfin, on en fait des fumigations, très estimées
comme antiseptiques.

Lorsqu'on le mélange à des résines ou à des gommes résines, il
modifie presque toujours leur consistance ; à son contact, le sagapénum
devient demi-liquide ; le benjoin, le baume de Tolu, le mastic et la
gomme ammoniaque prennent la consistance pilulaire et se ramollissent
ensuite ; l'asa-fœtida, le galbanum et ja résine de gaïac prennent aussi
la consistance pilulaire et la conservent ; la gomme-gutte, l'opopanax, la
myrrhe, la résine de jalap, etc., se réduisent en poussière (*Planche*).
Trituré avec du chloral hydraté, il devient liquide, en contractant probablement une combinaison avec ce produit (V. page 450). Il jouit encore
de la propriété de faire disparaître l'odeur du musc et de quelques autres
substances.

L'élasticité du camphre rend sa pulvérisation difficile, par contusion ou
par trituration ; en outre, la poudre s'agrège dans les flacons où on la
conserve. On a proposé divers moyens pour remédier à ce double

inconvénient. Le Codex prescrit de diviser le camphre avec une râpe à sucre et de passer le produit à travers un tamis de crin. Il ajoute que pour obtenir cette poudre extemporanément, il faut triturer le camphre, dans un mortier, après l'avoir humecté d'éther ou d'alcool rectifié.

Le chloroforme, la benzine et le pétrole peuvent remplacer ces liquides comme agents diviseurs ; mais tous ont l'inconvénient d'entraîner l'agglomération de la poudre.

M. Fish a conseillé de dissoudre le camphre dans l'alcool et de jeter la solution dans une grande quantité d'eau tenant en suspension du carbonate de magnésium (dix grains de carbonate, pour 30 gr. de camphre). On reçoit la poudre sur un filtre et on la sèche; elle reste parfaitement divisée.

M. Rother préfère l'huile de ricin,. pure ou dissoute dans l'alcool ; d'après ses essais, 1 partie d'huile facilite la pulvérisation de 30 parties de camphre et prévient la réunion de la poudre en petites masses.

En Amérique, M. Lowd prépare cette poudre, en condensant la vapeur de camphre dans une chambre de vaste capacité, exactement comme on le fait pour le soufre et pour le calomel. Le mieux est de suivre le manuel opératoire du Codex.

POUDRE DENTIFRICE DE CRAIE CAMPHRÉE.

Camphored chalk.

Camphre pulvérisé..................10 gr.
Carbonate de calcium précipité.... 90

On râpe le camphre et on le passe au tamis de laiton n° 120.

On mélange cette poudre avec le carbonate, dans un mortier de porcelaine ou de marbre, et on repasse le mélange au tamis de crin n° 1, pour obtenir une poudre homogène (*Codex*).

On commence à se servir de l'*huile de camphre* ou *essence de camphre*, qui est un mélange de carbures d'hydrogène, de camphre, de terpinol, de safrol et d'eugénol avec un peu d'acides formique, acétique et butyrique.

On imite aujourd'hui, en Allemagne, l'essence de térébenthine avec un mélange de pétrole et d'huile de camphre, auquel on a donné le nom de *Larixoline*. L'odeur des deux produits est la même.

CHAPITRE XXI

ESPÈCES.

Sous le nom d'espèces, on désigne des mélanges de plantes ou de parties de plantes, séchées et divisées en petits fragments et dont on fait des macérés, des infusés ou des décoctés.

Les espèces doivent être composées, autant que faire se peut, de substances analogues, quant à leur texture et à leur densité. Ainsi, on réunit les feuilles aux feuilles et aux fleurs, les racines aux racines, aux tiges ou aux écorces, les semences aux semences ou aux fruits; mais on évite de mêler des feuilles à des racines, ou des bois à des fleurs.

Cette disposition offre deux avantages; le mélange est plus facile à effectuer exactement, entre produits similaires, et il se conserve homogène; d'un autre côté, les espèces ainsi formées peuvent être traitées en une seule opération par les dissolvants, tandis qu'il faudrait employer successivement plusieurs procédés, pour épuiser des espèces hétérogènes.

Pour bien mélanger les éléments qui constituent les espèces, il est indispensable de les diviser au préalable. On coupe, le plus menu possible, les racines, les tiges et les feuilles; on concasse les substances friables, en prenant soin de ne pas les pulvériser. Mais, comme on opère sur des produits secs, on ne peut empêcher la formation d'une petite quantité de poudre, que l'on sépare ensuite, au moyen d'un crible, avant de terminer la préparation.

Les espèces sont moins altérables que les poudres, parce qu'elles sont moins divisées; néanmoins elles exigent, pour se conserver, qu'on les préserve de la lumière et de l'humidité. Voici les formules de celles qui sont le plus employées aujourd'hui:

ESPÈCES AMÈRES.

Feuilles sèches de chardon bénit
Sommités fleuries de chamœdrys } aa
Sommités fleuries de petite cen- P. E.
taurée

ESPÈCES ANTHELMINTHIQUES.

Sommités sèches de grande
absinthe } aa
Sommités sèches de tanaisie P. E.
Capitules de camomille
— de semen-contra

ESPÈCES AROMATIQUES.

Feuilles et sommités d'absinthe
— — d'hysope
— — de menthe
poivrée
— — d'origan } aa
— — de romarin P. E.
— — de sauge
— — de serpolet
— — de thym
(*Codex.*)

ESPÈCES ASTRINGENTES.

Epicarpe de grenade
Racine de bistorte   } aa P. E.
   — de tormentille

ESPÈCES BÉCHIQUES.

Feuilles de capillaire du Canada
   — de lierre terrestre
   — de scolopendre
   — de véronique   } aa P. E.
Sommités d'hysope
Capsules de pavot blanc privées
   de semences

ESPÈCES CARMINATIVES.

Fruits d'anis
   — de carvi
   — de coriandre   } aa P. E.
   — de fenouil

(Codex.)

ESPÈCES DIURÉTIQUES.

Espèces apéritives.

Racine sèche d'ache
  — — d'asperge
  — — de fenouil   } aa P. E.
  — — de persil
  — — de petit houx

(Codex.)

ESPÈCES ÉMOLLIENTES.

Feuilles sèches de molène
  — — de guimauve
  — — de mauve   } aa P. E.
  — — de pariétaire

(Codex.)

ESPÈCES NARCOTIQUES.

Feuilles sèches de belladone
  — — de ciguë
  — — de jusquiame
  — — de morelle   } aa P. E.
  — — de nicotiane
  — — de pavot

ESPÈCES PECTORALES.

Fleurs de bouillon-blanc
  — de coquelicot
  — de guimauve
  — de mauve   } aa P. E.
  — de pied-de-chat
  — de tussilage
  — de violettes

(Codex.)

ESPÈCES PURGATIVES.

Thé de Saint-Germain.

gr.
Feuilles de séné................. 2.00
Fleurs de sureau............... .. 1.00
Fruits d'anis.................... 1.00
   — de fenouil................ 0.50
Bitartrate de potassium............ 0.50
Mêlez exactement. Pour une tasse d'eau
bouillante (Codex).

ESPÈCES SUDORIFIQUES.

Bois de gaïac
Racine de salsepareille
   — de squine   } aa P. E.
   — de sassafras

(Codex).

ESPÈCES VULNÉRAIRES.

Thé Suisse.

Feuilles et sommités d'absinthe
  —   — de bétoine
  —   — de bugle
  —   — de calament
  —   — de chamœ-
              drys
  —   — d'hysope
  —   — de lierre
              terrestre
  —   — de mille-
              feuille
  —   — d'origan
  —   — de perven-
              che   } aa P. E.
  —   — de romarin
  —   — de sanicle
  —   — de sauge
  —   — de scolo-
              pendre
  —   — de scor-
              dium
  —   — de thym
  —   — de véroni-
              que
Fleurs d'arnica
  — de pied-de-chat
  — de tussilage

(Codex.)

FRUITS PECTORAUX.

Dattes privées de leurs noyaux
Figues
Jujubes   } aa P. E.
Raisins de Corinthe

(Codex.)

Les capsules de pavot et les fleurs de coquelicot introduisent dans les espèces béchiques, narcotiques et pectorales de petites quantités de morphine.

D'après Dieterich, les fleurs de coquelicot contiendraient jusqu'à
0,7 p. 100 de morphine et les capsules de pavot 0,16 p. 100, lorsqu'elles
ont été séchées avec soin.

CHAPITRE XXII

MÉDICAMENTS PRÉPARÉS AVEC L'EAU.

L'eau étant le dissolvant le plus général est aussi le véhicule qui sert à préparer le plus grand nombre des médicaments. Les produits qu'elle fournit sont très variés ; ils ont été rangés, par les pharmacologistes modernes, en plusieurs groupes, réduits à trois par Henry et Guibourt et nommés : *Saccharolés, hydrolats* et *hydrolés*. Les *saccharolés* comprennent tous les médicaments qui renferment une forte proportion de sucre (*sirops, gelées, pâtes, électuaires, tablettes*, etc.). Les *hydrolats* ont pour caractères d'être tous obtenus par distillation (*Eaux distillées*). Enfin, les *hydrolés* réunissent la plupart des préparations qui ne peuvent être classées dans les deux autres séries (*tisanes, potions, collyres, bains*, etc.). L'affinité des éléments qui composent ces groupes est réelle ; mais elle ne justifie pas la création de divisions assez inutiles, et qui n'embrassent pas la totalité des médicaments préparés avec le concours de l'eau. Il est plus simple et plus rationnel de ne faire qu'une seule classe de ces médicaments. Voici leur nomenclature, avec les noms adoptés par Soubeiran et conservés par le Codex :

Apozèmes.	Émulsions, loochs.	Pâtes.
Bains.	Extraits.	Potions.
Bouillons.	Gargarismes, collutoires.	Saccharures.
Cataplasmes.	Gelées.	Sirops.
Collyres.	Injections, lavements.	Tablettes, pastilles.
Conserves.	Lotions, fomentations.	Tisanes.
Eaux distillées.	Mellites.	
Electuaires.	Mucilages.	

I. — APOZÈMES

Sous cette dénomination, assez inexacte aujourd'hui, le Codex désigne des solutions aqueuses, plus chargées de principes médicamenteux que les tisanes et ne pouvant pas, comme elles, servir de boisson ordinaire aux malades. Si l'on s'en rapportait à l'étymologie, on pourrait croire que tous ces médicaments sont le produit d'une décoction. Il n'en est rien cependant : un certain nombre d'entre eux doivent être obtenus par infusion ou même par macération. Au reste, leur préparation est soumise aux mêmes règles que celles des tisanes.

Les apozèmes, contenant beaucoup de principes organiques, sont des médicaments excessivement altérables. On ne doit les préparer qu'au moment de l'emploi. Dans ce groupe, le Codex place la *décoction blanche de Sydenham* et la *tisane de Feltz*, déjà décrites (*pages* 274 et 215). On y remarque aussi la tisane improprement appelée *bouillon aux herbes*. Voici, au surplus, le relevé des apozèmes le plus fréquemment prescrits, indépendamment des deux premiers.

APOZÈME ANTISCORBUTIQUE.

Racine de bardane...........	10 gr.
— patience..........	10
Sirop antiscorbutique........	100
Eau distillée bouillante.......	1000

On concasse les racines et on les fait infuser dans l'eau bouillante pendant 2 heures. On passe ensuite et on ajoute le sirop antiscorbutique.

APOZÈME DE COUSSO.

Cousso en poudre demi-fine....	20 gr.
Eau distillée bouillante........	150

On délaie la poudre dans l'eau bouillante et on donne ce médicament au malade sans le clarifier (*Codex*).

APOZÈME D'ÉCORCE DE RACINE DE GRENADIER.

Écorce sèche de racine de grenadier.....................	60 gr.
Eau distillée bouillante........	750

On contuse l'écorce et on fait macérer, pendant 12 heures, dans l'eau. On fait ensuite bouillir sur un feu doux, jusqu'à réduction d'un tiers, et on filtre (*Codex*).

APOZÈME D'OSEÏLLE COMPOSÉ.
Bouillon aux herbes.

Feuilles récentes d'oseille.....	40 gr.
— — laitue.......	20
— — cerfeuil.....	10
Sel marin...................	2
Beurre frais.................	5
Eau distillée................	1000

On lave les plantes et on les fait bouillir jusqu'à ce qu'elles soient cuites ; on ajoute le sel et le beurre et on passe (*Codex*).

PETIT-LAIT DE WEISS.

Follicules de séné............	2 gr.
Sulfate de magnésium........	2
Sommités d'hypéricum........	1
— caille-lait...........	1
Fleurs de sureau.............	1
Petit-lait bouillant............	500

On fait infuser pendant une demi-heure et on filtre (*Codex*).

POTION PURGATIVE.
Médecine noire.

Feuilles de séné mondées.......	10 gr.
Sulfate de sodium.............	15
Rhubarbe choisie..............	5
Manne en sorte...............	60
Eau distillée.................	100

On verse l'eau bouillante sur le séné et la rhubarbe, après une demi-heure d'infusion, on passe et on exprime. On fait dissoudre sur un feu doux, dans la liqueur, le sulfate de sodium et la manne ; on passe, on laisse déposer et on décante (*Codex*).

APOZÈME SUDORIFIQUE.
Tisane sudorifique.

Bois de gaïac râpé.............	60 gr.
Racine de salsepareille fendue et coupée...................	30
Racine de sassafras...........	10
— réglisse..............	20

On fait bouillir le gaïac et le salsepareille dans une suffisante quantité d'eau distillée, pendant 1 heure ; on ajoute le sassafras et la racine de réglisse et on laisse infuser pendant 2 heures. On passe, on laisse déposer et l'on décante.

Les doses ci-dessus doivent donner 1 litre d'apozème (*Codex*).

TISANE ROYALE.

Feuilles de séné mondées.....	15 gr.
Sulfate de sodium...........	15
Fruits d'anis................	5
— de coriandre..........	5
Feuilles fraîches de persil....	15
Eau distillée froide..........	1000
Citron coupé par tranche......	N° 1

On fait macérer pendant 24 heures, en remuant de temps en temps. On passe ensuite avec expression et on filtre (*Codex*).

II. — BAINS.

On nomme bains médicinaux les solutions dans lesquelles on plonge, pendant un temps déterminé, une partie du corps ou le corps tout entier. On désigne quelquefois, sous le nom de *pédiluves*, les bains uniquement réservés aux pieds, et sous celui de *manuluves*, les bains dans lesquels on n'immerge que les mains.

Les substances qui en constituent la partie active peuvent être de nature minérale, végétale ou animale. On les traite avec des procédés appropriés à leur composition chimique. Lorsqu'elles sont très solubles, comme les sels en général, on se borne à les mélanger à l'eau du bain; dans le cas contraire, on les dissout à l'avance dans une petite quantité de liquide; c'est ainsi que l'on opère pour la gélatine, par exemple.

La quantité d'eau nécessaire pour un bain d'adulte est de 250 à 300 litres.

BAIN AROMATIQUE.

Espèces aromatiques......... 500 gr.
Eau bouillante............... 10000

On fait infuser pendant 1 heure, dans un nouet de toile peu serrée, on passe avec expression et on verse le produit de l'infusion dans l'eau du bain.

On prépare de la même manière le *bain de tilleul* (fleurs et bractées) et les bains avec les autres feuilles ou fleurs (*Codex*).

BAIN GÉLATINEUX.

Gélatine concassée.......... 500 gr.
Eau....................... 2000

On fait dissoudre, à chaud, la gélatine et on verse le liquide dans l'eau du bain (*Codex*).

BAIN DE SON.

Son...................... 1 à 2 kil.
Eau.................. .... Q. S.

On fait bouillir pendant 1/4 d'heure, on passe avec expression et on mélange le liquide à l'eau du bain.

PÉDILUVE SINAPISÉ.

Farine de moutarde récente.... 150 gr.
Eau tiède.................... Q. S.

Pour un bain de pieds, dont la température ne devra pas dépasser 40°.

III. — BOUILLONS.

Les bouillons *médicinaux* sont des tisanes préparées avec la chair d'animaux généralement jeunes et mucilagineux. Ils ont, d'ailleurs, une telle ressemblance de composition et de préparation avec les bouillons dits alimentaires, fournis par les animaux adultes, que faire l'étude des uns c'est aussi faire l'étude des autres.

Préparation. — Les conditions à remplir, pour préparer convenablement les bouillons, se résument en quelques préceptes, dont il n'est pas permis de s'écarter:

1° On monde les animaux des téguments qui les recouvrent, des viscères et du tissu adipeux qu'ils contiennent et de leurs membres inutiles; puis on coupe la chair en menus fragments, que souvent même on soumet à une contusion légère;

2° On doit se servir d'*eau potable*. L'eau chargée de sels calcaires ne dissout pas bien les principes de la chair musculaire et modifie désavantageusement l'odeur et la saveur du produit. L'eau de pluie et l'eau distillée donnent aussi des bouillons faiblement aromatiques. Les qualités organoleptiques de ces liquides sont développées par la présence des sels contenus dans les eaux douces. On les exalte encore, en ajoutant au bouillon une petite quantité de sel marin (1/125 du poids de la substance animale);

3° On doit plonger la chair dans l'*eau froide*, au début de l'opération. Si l'on attend, pour l'introduire dans l'eau, que celle-ci soit en ébullition, l'albumine des couches superficielles se coagule et fait obstacle à la pénétration de l'eau dans les couches profondes des tissus. Il en résulte une diminution sensible dans la proportion des éléments dissous et, partant, un bouillon moins savoureux ;

4° Il faut porter l'eau *très lentement* à une température un peu inférieure à 100°. Une ébullition violente et soutenue ne fait pas entrer plus de principes en dissolution et elle chasse ceux qui sont volatils. Pour ce motif, on prépare les bouillons dans des vases de terre plutôt que dans des vases métalliques, qui, meilleurs conducteurs de la chaleur, laissent la température s'élever plus rapidement. Gay recommandait de les faire tous au bain-marie. Cette précaution n'est pas indispensable ;

5° On enlève avec soin les *écumes*, formées par la coagulation de l'albumine de la chair. La présence de ces écumes annonce une opération bien conduite, car elles font à peu près défaut lorsque la chair a été saisie par l'eau bouillante.

On ajoute quelquefois aux bouillons des plantes aromatiques (*capillaire*, *légumes*, etc.) destinées à leur communiquer une saveur agréable. En général, ces substances n'ont pas besoin de subir une cuisson aussi prolongée que la chair musculaire ; une infusion suffit même, pour celles qui sont très aromatiques et de texture peu serrée.

Caractères. — Les bouillons sont des liquides peu colorés, légèrement acides et doués d'une saveur et d'une odeur propres. Leur composition chimique est extrêmement complexe ; l'analyse y a révélé les principes suivants :

Créatine $C^8H^9Az^3O^4$ [$C^4H^9Az^3O^2$].
Créatinine $C^8H^7Az^3O^2$ [$C^4H^7Az^3O$].
Sarcosine $C^6H^7AzO^4$ [$C^3H^7AzO^2$].
Sarcine $C^{10}H^4Az^4O^2$ [$C^5H^4Az^4O$].
Xanthine $C^{10}H^4Az^4O^4$ [$C^5H^4Az^4O^2$].
Taurine $C^4H^7AzS^2O^6$ [$C^2H^7AzSO^3$].
Urée $C^2H^4Az^2O^2$ [Az^2H^4CO].
Inosite $C^{12}H^{12}O^{12} + 2H^2O^2$ [$C^6H^{12}O^6 + 2H^2O$].
Gélatine.

Dextrine $C^{24}H^{20}O^{20}$ [$C^{12}H^{20}O^{10}$].
Glycogène $C^{24}H^{20}O^{20}$ [$C^{12}H^{20}O^{10}$].
Acide formique $C^2H^2O^4$ [CH^2O^2].
—   acétique $C^4H^4O^4$ [$C^2H^4O^2$].
—   butyrique $C^8H^8O^4$ [$C^4H^8O^2$].
—   sarcolactique $C^6H^6O^6$ [$C^3H^6O^3$].
—   inosique $C^{10}H^8Az^2O^{12}$ [$C^5H^8Az^2O^6$].
—   urique $C^{10}H^4Az^4O^6$ [$C^5H^4Az^4O^3$].
Graisse.
Sels minéraux.

La proportion de chacune de ces substances est très faible, car leur total n'atteint que 16^{gr},917 par litre de bouillon (*Chevreul*). Pour l'augmenter, Liebig a conseillé d'ajouter à chaque litre d'eau de 2 à 8 grammes d'acide chlorhydrique, qui favorise la dissolution des matières albuminoïdes et celle du phosphate calcaire. Mais il est à noter que la composition chimique du bouillon se trouve en même temps un peu modifiée, par suite de la transformation d'une partie de la fibrine de la chair musculaire en syntonine, et par la destruction de quelques principes amidés.

Au moment où commence la préparation d'un bouillon, la chair mise en contact avec l'eau froide la colore en rouge, par suite de la dissolution de l'hémoglobine. Cette coloration disparaît à mesure que la température s'élève ; l'albumine, en se coagulant, entraîne l'hémoglobine altérée par l'ébullition, ainsi que l'atteste la couleur brune des premières écumes.

Pharmacologie. — A l'exception des bouillons de veau et de poulet, ces médicaments sont peu employés aujourd'hui. Le Codex de 1884, les a tous rayés de sa nomenclature.

Ils ont des propriétés médicinales très discutables, et comme ils contiennent trop peu d'albuminoïdes pour pouvoir être considérés comme des aliments, ils offrent peu d'avantage sur les tisanes mucilagineuses. Ils ont même l'inconvénient de subir les fermentations acide et putride, beaucoup plus rapidement que les solutions végétales.

BOUILLON DE VEAU.

Rouelle de veau...............	120 gr.
Eau distillée.................	1000

On fait bouillir à une douce chaleur, dans un vase couvert, pendant 2 heures. On passe le liquide quand il est refroidi.

On prépare de la même manière les bouillons de :

Mou de veau,	Grenouille,
Poulet,	Tortue.

BOUILLON DE LIMAÇON.

Chair de limaçon de vigne.....	120 gr.

Eau distillée..................	1000 gr.
Capillaire du Canada..........	5

On jette les limaçons dans l'eau bouillante et on les maintient dans ce liquide, jusqu'à ce qu'ils puissent être facilement retirés de leur coquille. On rejette les intestins, on lave la chair avec un peu d'eau tiède et on la pèse. On la coupe ensuite par morceaux et on la fait cuire au bain-marie, pendant 2 heures, dans un vase couvert, avec la quantité d'eau prescrite. On ajoute le capillaire, on laisse infuser pendant un quart d'heure et on passe.

IV. — CATAPLASMES.

Les cataplasmes sont des médicaments de consistance de pâte molle, que l'on emploie seulement en qualité de topique. Ils représentent de véritables bains locaux prolongés. La plupart du temps, ils font l'office de simples réservoirs d'humidité ; quelquefois on y ajoute des substances actives (poudres, onguents, extraits, etc.), que l'on dépose alors de préférence à leur surface, car elles auraient moins d'efficacité si elles étaient disséminées dans la masse entière. Les cataplasmes préparés avec la farine de moutarde sont nommés *sinapismes*. D'une manière générale, on divise ces médicaments en *cataplasmes crus* et *cataplasmes cuits*.

Les *cataplasmes crus* sont ceux que l'on fait avec des pulpes de plantes (pommes de terre, carottes, oignons, etc.), ou avec des produits altérables par la chaleur, comme la moutarde. Lorsque ces produits sont pulvérulents, on les délaie dans la quantité d'eau froide nécessaire pour leur donner une consistance pâteuse. Les pulpes n'ont besoin d'aucune addition.

Les *cataplasmes cuits* peuvent également avoir pour base une pulpe végétale ; mais le plus souvent on les obtient en faisant chauffer avec l'eau des substances amylacées ou suffisamment mucilagineuses pour emprisonner une quantité assez considérable de ce liquide.

La farine de lin est la poudre la plus employée à la confection des cataplasmes ; elle est recherchée en raison de l'abondance du mucilage qu'elle contient (V. *page* 550).

Les farines de céréales, celle de froment entre autres, absorbent encore plus d'eau que la farine de lin ; elles sont préférées par quelques praticiens pour ce motif, et parce qu'elles subissent moins promptement peut-être la fermentation acide.

Depuis longtemps, on a cherché à simplifier la préparation des cataplasmes, en substituant aux poudres qui les fournissent des produits qu'il suffit d'humecter pour obtenir le même résultat. Les tourteaux de mauve et de guimauve, les éponges feutrées, les tissus épais de coton, la silice en gelée, ont été successivement proposés dans ce but et abandonnés.

Plus récemment, on est parvenu à fixer sur des toiles ou sur du papier la farine de lin privée d'huile (*Lailler*), les mucilages de guimauve, etc. Les tissus, ainsi imprégnés, se gonflent au contact de l'eau chaude et peuvent être appliqués en guise de cataplasmes ; mais, comme ils absorbent une quantité d'eau très limitée, il faut les recouvrir de taffetas imperméable, qui s'oppose à la vaporisation du liquide.

Le même perfectionnement a été réalisé pour les sinapismes, d'une manière très ingénieuse. Huraut, le premier, a mis en lumière l'activité considérable que manifeste la farine de moutarde dépouillée des 28 p. 100 d'huile fixe qu'elle contient. Presque aussitôt, Boggio tenta d'utiliser cette activité, en appliquant sur une feuille de papier enduite d'une solution épaisse de gomme, une couche de farine de moutarde sèche et déshuilée. L'invention ne prit pas faveur, la gomme était un agent adhésif défectueux. Rigollot, mieux inspiré, lui substitua une solution de caoutchouc dans du pétrole, et cette modification suffit pour assurer au produit un succès universel.

L'application de la moutarde en feuilles, est cuisante ; mais on peut modérer ses effets, en interposant une mousseline ou une feuille de papier de soie entre elle et l'épiderme.

Lebaigue est l'inventeur d'un autre genre de sinapismes, fondés sur la production de l'essence de moutarde. Ces sinapismes se composent de deux fragments de tissu, dont l'un est imprégné de myronate de potassium, et l'autre de myrosine. Lorsqu'on mouille les tissus et qu'on les met en contact, il s'y forme de l'huile volatile de moutarde ; ce couple fonctionne, dès lors, comme le papier de Rigollot.

Sous le nom de *sinapisme-éponge*, Richardson propose l'emploi d'éponges imprégnées d'une pâte molle faite avec de l'eau et de la farine de moutarde. On enferme l'éponge ainsi préparée dans une toile humide, que l'on réchauffe par immersion dans l'eau *tiède*, au moment de l'appliquer sur la peau. La même éponge peut servir trois ou quatre fois. On la remet à neuf en la lavant à l'eau chaude.

On a également tenté de mettre les sinapismes sous forme de *crayons*, dont il suffit de frotter la peau pour provoquer une révulsion locale. Les *crayons-sinapismes* ne peuvent être vraiment utiles, et encore bien faiblement, qu'aux malades obligés de voyager. Ils ne semblent pas appelés à beaucoup d'avenir.

Le Dr Lelièvre a proposé, depuis quelques temps, de remplacer le cataplasme de farine de lin par celui de *Fucus crispus*, obtenu en emprisonnant, entre deux feuilles de coton cardé, un mucilage épais de cette algue. Les avantages de ce cataplasme sont les suivants : Bien desséché, il jouit d'une conservation indéfinie; il absorbe et il retient une grande quantité de liquide, lorsqu'on le met en contact avec l'eau tiède; il est infermentescible; par suite, il n'irrite jamais la peau et il ne contracte aucune odeur. La légèreté, la facilité avec laquelle on peut le transporter et le tailler aux dimensions utiles, la propreté qu'il maintient aux plaies, sont encore des qualités qui doivent être portées à son actif.

CATAPLASME DE FARINE DE LIN.

Farine de lin................... Q. V.
Eau............................ Q. S.

On délaie la farine dans l'eau froide, de manière à faire une bouillie très claire, que l'on fait chauffer, en remuant continuellement, jusqu'à ce que la masse ait pris une consistance convenable.

Quand le cataplasme est destiné à servir d'excipient à quelque poudre active, il faut ajouter celle-ci à la surface du cataplasme et et au moment de l'appliquer (*Codex*).

On prépare de la même manière les cataplasmes de :

Poudre de guimauve,
Poudre émolliente.

CATAPLASME DE FÉCULE.

Fécule de pomme de terre.... 100 gr.
Eau............................ 1000

On met les huit dixièmes de l'eau sur le feu, dans un poêlon couvert, et, aussitôt qu'elle entre en ébullition, on la verse sur la fécule préalablement délayée dans le reste de l'eau froide. On fait bouillir pendant quelques instants, et on retire du feu en continuant à remuer la masse.

On prépare de même les cataplasmes de :

Poudre de riz,
 — amidon.

(*Codex*).

CATAPLASME MATURATIF.

Poudre émolliente.............. 100 gr.
Onguent basilicum.............. 20
Eau............................ Q. S.

On opère comme il a été dit pour le cataplasme de farine de lin, et, pendant que le cataplasme est encore chaud, on y mélange l'onguent basilicum (*Codex de 1866*).

CATAPLASME CALMANT.

Capsule de pavot blanc........ 25 gr.
Feuille sèche de jusquiame.... 50
Poudre émolliente.............. 100
Eau............................ 600

On coupe les têtes de pavot et les feuilles de jusquiame, et on les fait bouillir pendant quelques instants dans l'eau. On passe avec expression. On délaie la farine dans le produit de la décoction et on fait cuire en consistance de cataplasme.

Si l'on ajoute du laudanum à cette préparation, on ne doit pas le mélanger à la masse, mais en arroser seulement la surface du cataplasme (*Codex de 1866*).

CATAPLASME RUBÉFIANT.
Sinapisme.

Farine de moutarde........... 200 gr.
Eau tiède..................... Q. S.

On délaie la farine de moutarde dans l'eau nécessaire pour obtenir une masse de consistance de cataplasme (*Codex*).

Cette préparation doit être faite avec de l'eau froide ou à peine tiède, contrairement à l'usage habituel, qui consiste à se servir d'eau chaude et de vinaigre comme excipients : l'eau trop chaude et les acides ont la propriété de s'opposer à la formation de l'huile essentielle, qui constitue le principe âcre et rubéfiant de la moutarde.

SINAPISME EN FEUILLE.
Papier moutarde.

Pour préparer la moutarde en feuille, il faut :

1° Employer une farine de moutarde privée de toute matière grasse;

2° Prendre un liquide agglutinatif ne contenant ni eau, ni alcool, ni résine, ni matière grasse ou emplastique.

On débarrasse la farine de moutarde de sa matière grasse en la soumettant à une forte pression, puis en lessivant le résidu avec du sulfure de carbone ou de l'essence de pétrole.

Au moyen d'une brosse ou d'un appareil analogue au sparadrapier, on étend sur des bandes de papier une solution de 4 à 5 p. de caoutchouc dans 100 p. d'un mélange de sulfure de carbone et d'essence de pétrole. A mesure que le papier est enduit de ce liquide, on agite au-dessus un tamis contenant la poudre de moutarde préparée. On fait passer ensuite la feuille de papier entre deux rouleaux suffisamment rapprochés. La poudre est fixée par la viscosité du liquide et par la pression réalisée. On achève l'opération, en plaçant le papier dans une étuve modérément chauffée, pour hâter la vaporisation des dissolvants, puis on découpe les bandes en fragments de grandeur convenable (*Codex*).

V. — COLLYRES.

Le nom générique de collyres appartient à des médicaments de nature variée, servant au traitement des maladies des yeux et des paupières. On en distingue trois genres : *collyres secs, collyres liquides, collyres gazeux*. On appelle quelquefois *collyres mous* les pommades ophtalmiques, qui, tout en remplissant le même rôle, appartiennent à un groupe pharmaceutique différent.

Les *collyres secs* sont des poudres simples ou composées, réduites à un degré de ténuité extrême, que l'on projette sur l'œil par insufflation, à l'aide d'un petit tube ou d'un tuyau de plume. Ces poudres sont habituellement le sulfate de sodium effleuri, l'alun, l'oxyde de zinc, les sulfates de zinc et de cuivre et le calomel, auxquels on ajoute souvent du sucre. Le mélange doit être *très exact* et *porphyrisé avec le plus grand soin*.

Sous le nom de *collyres secs gradués*, Le Perdriel a proposé l'usage de papiers imprégnés de solutions médicamenteuses, puis désséchés. Les solutions étant titrées, et le papier offrant une surface définie, le dosage du médicament est basé sur l'étendue du carré de papier que l'on introduit dans l'œil. Ce dosage n'est pas toujours extrêmement rigoureux, néanmoins, les papiers collyres sont susceptibles de rendre des services à la médecine.

Hart préfère au papier la gélatine. Il mélange à une solution de cette substance celle du médicament et il sèche le produit, de manière à obtenir une lame mince, qu'il débite en disques d'un très petit diamètre, dont l'emploi est le même que celui des papiers de Le Perdriel. On met sous cette forme les agents très énergiques, tels que la strychnine, l'atropine, l'extrait de fève de Calabar, etc.

Les *collyres liquides* sont des solutions aqueuses, qui doivent avoir pour qualité essentielle une limpidité parfaite. Ils ont, tantôt pour excipient seulement, tantôt pour élément actif, des eaux distillées, des infusés ou des décoctés de plantes, dans lesquels on dissout des alcaloïdes, des sels, des extraits ou d'autres médicaments. La sécurité des malades exige qu'ils soient préparés avec de l'eau distillée soigneusement stérilisée, en observant les précautions indiquées à propos des injections hypodermiques.

Quant aux *collyres gazeux*, on les obtient en vaporisant, à la chaleur de la main, une petite quantité d'un liquide volatil ; on place alors les yeux assez près du liquide pour qu'ils aient le contact des vapeurs produites. Les alcoolats aromatiques, l'éther et l'ammoniaque sont fréquemment utilisés de cette façon.

COLLYRE ALUMINEUX.

	gr.
Alun cristallisé	0.50
Eau distillée de rose	100.00

COLLYRE SEC AMMONIACAL.
Poudre de Leayson.

Chaux éteinte	30 gr.

Sel ammoniac	4 gr.
Charbon végétal	1
Cannelle pulvérisée	1
Girofle en poudre	1
Bol d'Arménie	2

On place, au fond d'un flacon bouché à l'émeri, un mélange composé d'une partie de la chaux et d'une partie du charbon ; sur

ce mélange, on dépose des couches successives de sel ammoniac et de chaux mêlée de
charbon, puis les aromates et enfin le reste
de la chaux broyée avec le bol d'Arménie.
On arrose le tout avec une petite quantité
d'eau et on bouche exactement le flacon.

COLLYRE D'ANDERSON.

	gr.
Strychnine	0.10
Eau distillée	30.00
Acide acétique	Q. S.

COLLYRE ANTIMYDRIATIQUE.

Extrait de fève du Calabar	1 gr.
Eau distillée	100

(*Hóp. Paris.*)

COLLYRE CALMANT.

Eau distillée de rose	100 gr.
Teinture de safran	2
Laudanum de Sydenham	1

(*Guépin.*)

COLLYRE OPIACÉ.

	gr.
Extrait d'opium	0.20
Eau distillée de rose	100.00

On dissout l'extrait et on filtre.

VI. — CONSERVES, CHOCOLATS.

Les conserves sont des médicaments d'une consistance de pâte molle,
rarement solides, formés par un mélange de sucre et d'*une seule* substance
végétale.

Lorsque cette substance est le cacao, les conserves prennent le nom de
chocolats.

Elles ont été imaginées pour conserver les végétaux, pendant les saisons
où on ne peut les trouver à l'état vivant. Il s'en faut cependant qu'elles
atteignent ce but, car elles sont généralement très altérables. Les anciens
pharmacologistes avaient bien remarqué qu'elles fermentent, peu de temps
après leur préparation; mais ils pensaient que cette fermentation, loin
d'être nuisible, ne faisait que combiner plus intimement au sucre les
principes actifs des plantes. Baumé démontra, le premier, l'erreur de
cette supposition et il proposa de substituer, dans les conserves, les poudres sèches aux substances fraîches.

Préparation. — A l'origine, on obtenait les conserves en mêlant les
pulpes végétales à du sirop de sucre très cuit et encore chaud. Leurs modes
actuels de préparation sont différents et au nombre de quatre, dont deux
s'appliquent aux plantes fraîches et les autres aux plantes sèches.

A. *Conserves de plantes fraîches.*

1° *A froid.* Pour préparer à froid une conserve de plante verte, on contuse cette plante avec trois fois son poids de sucre blanc et, quand la
pulpe est bien homogène, on la passe à travers un tamis de crin n° 2.

Ce procédé est le seul qui convienne aux végétaux antiscorbutiques et
à tous ceux qui, sous l'influence de la chaleur, perdent une partie de leurs
principes actifs. Il est également applicable à toutes les substances succulentes, mais on y a rarement recours, car les produits qu'il fournit ne se
conservent pas,

2° *A chaud.* Lorsqu'on opère sur des fruits de consistance ferme, on les
fait macérer avec du sucre et on les chauffe doucement, jusqu'à ce que la

pulpe ait pris une consistance convenable. Le même moyen sert à préparer les conserves de casse et de tamarin.

B. *Conserves de plantes sèches.*

1° *A froid.* Pour faire à froid des conserves de plantes sèches, suivant le conseil donné par Baumé, on prend des poudres bien conservées, on les laisse macérer pendant quelques heures avec le double de leur poids d'eau pure, si elles sont inodores, et avec de l'eau distillée de la même substance, quand elles sont aromatiques. On y mélange ensuite le sucre, par une trituration prolongée.

Le Codex a fait choix de cette méthode, pour la préparation extemporanée de la conserve de rose rouge. Tous les pharmacologistes sont d'accord pour la recommander, lorsque la substance à traiter ne perd pas ses propriétés médicinales par la dessiccation.

2° *A chaud.* On préparait autrefois des conserves de racines sèches. Pour les obtenir, on soumettait les racines à l'ébullition, afin de pouvoir les pulper, puis on mélangeait la pulpe à du sirop de sucre cuit à la grande plume. Ce procédé, condamné par Baumé il y a déjà longtemps, est inusité aujourd'hui. C'est le plus défectueux de tous, en raison de la multiplicité des éléments fermentescibles qu'il introduit dans les conserves.

Pharmacologie. — Les conserves proprement dites sont de moins en moins employées en médecine. Le peu d'énergie des substances qui en font ordinairement la base et, dès lors, le volume qu'il faut administrer de ces médicaments, enfin et surtout la rapidité avec laquelle ils s'altèrent, justifient suffisamment leur abandon.

Les chocolats sont au contraire l'objet d'une faveur croissante, due principalement, il est vrai, à leurs propriétés alimentaires. On s'en sert fréquemment en pharmacie, pour dissimuler des médicaments variés (fer, magnésie, sublimé corrosif, calomel, santonine, salep, etc.).

CONSERVE DE COCHLÉARIA.

Feuilles fraîches de cochléaria.. 100 gr.
Sucre blanc.................. 300

On contuse la plante avec le sucre, dans un mortier de marbre, pour faire du tout une pulpe homogène, que l'on passe à travers un tamis de crin n° 2.

On prépare de même les conserves de toutes les *plantes fraîches (Codex).*

CONSERVE DE CYNORRHODON.

Cynorrhodons................ Q. V.
Sucre blanc.................. Q. S.

On récolte les cynorrhodons un peu avant leur maturité. On coupe le limbe du calice et l'extrémité renflée du pédoncule ; on rejette les akènes et les poils intérieurs. On place la chair dans un vase de faïence ou de porcelaine, on l'arrose avec un peu de vin blanc et on laisse macérer dans un lieu frais, en remuant de temps en temps. Quand la masse est uniformément ramollie, on l'épiste dans un mortier de marbre et on la pulpe sur un tamis de crin n° 2. On ajoute alors, à 2 p. de cette pulpe, 3 p. de sucre en poudre. On chauffe le mélange pendant quelques instants au bain-marie et, quand la conserve est refroidie, on l'enferme dans un pot (*Codex*).

CONSERVE DE ROSE.

Pétales de rose rouge pulvérisés. 10 gr.
Eau distillée de rose............ 20
Sucre en poudre............... 65
Glycérine officinale........... 5

On délaie la poudre de rose rouge dans l'eau distillée, puis on laisse en contact pendant 2 heures. On ajoute alors le sucre et la glycérine, et on triture pour obtenir un mélange exact (*Codex*).

CONSERVE DE TAMARIN.

Pulpe de tamarin................... 50 gr.
Eau distillée..................... 50
Sucre en poudre................. 125

On fait ramollir au bain-marie la pulpe de tamarin avec l'eau; lorsque le mélange est bien homogène, on y ajoute le sucre et on concentre le produit, jusqu'à ce qu'il pèse 200 grammes. On le renferme ensuite dans un pot de faïence ou de porcelaine.

Cette conserve représente le *quart* de son poids de pulpe de tamarin (*Codex*).

CHOCOLAT.

Chocolat simple, chocolat de santé.

Cacao caraque................ 3000 gr.
— maragnan.............. 3000
Sucre en poudre.............. 5000
Cannelle en poudre............ 30

On nettoie le cacao à la main, pour enlever toutes les matières étrangères et toutes les graines altérées. On le torréfie lentement dans un brûloir de tôle, sur un feu très doux, jusqu'à ce que les enveloppes se détachent aisément. On le brise ensuite en fragments et on le vanne pour en séparer les enveloppes. Enfin, on le monde à la main, avec le plus grand soin, pour en retirer les germes et les parties altérées.

Le cacao étant ainsi préparé, est mis dans un mortier de fer, préalablement chauffé, et contusé jusqu'à ce qu'il soit réduit en une pâte molle. On y ajoute les quatre cinquièmes du sucre et on continue à piler pour avoir un mélange uniforme. On broie ensuite la pâte, successivement et par petites portions, sur une pierre échauffée; on y incorpore la poudre de cannelle mélangée au reste du sucre pulvérisé et on repasse le tout sur la pierre. On divise la masse en portions de 125 ou de 250 gr. et on tasse chacune d'elles dans un moule de fer-blanc; puis on imprime au moule un mouvement de trépidation, que l'on prolonge jusqu'à ce que la surface du chocolat soit bien unie. On la laisse refroidir, on le détache ensuite des moules et on enveloppe chaque tablette dans une feuille d'étain·(*Codex*).

CHOCOLAT A LA VANILLE.

Chocolat sans cannelle....... 1000 gr.
Poudre de vanille............. 40

On ramollit le chocolat dans un mortier de fer chauffé, on ajoute la poudre de vanille, on la mélange exactement et on distribue la masse dans des moules, comme il a été dit précédemment (*Codex*).

CHOCOLAT AU LICHEN D'ISLANDE.

Chocolat... .... 1000 gr.
Saccharure de lichen.......... 100

On ramollit le chocolat dans un mortier de fer chauffé; on y incorpore exactement le saccharure de lichen et on distribue la masse dans des moules.

CHOCOLAT AU SALEP.

Chocolat.................... 1000 gr.
Salep en poudre............. 30

On ramollit le chocolat dans un mortier chauffé; on y incorpore exactement la poudre de salep et on distribue la masse dans des moules.

On prépare de la même manière le *chocolat à l'arrow-root*, au *tapioka* ou à toute autre fécule.

VII. — EAUX DISTILLÉES OU HYDROLATS.

Le Codex nomme eaux distillées, ou *hydrolats*, les eaux chargées, par distillation, des principes volatils des végétaux.

Préparation. — On prépare presque toujours ces médicaments avec des plantes fraîches; ils sont généralement plus suaves et plus limpides que ceux qui ont été faits avec des plantes sèches. Toutefois, les eaux distillées de tilleul, de valériane, de mélilot, de serpolet et quelques autres sont plus aromatiques, quand on les obtient avec les plantes sèches. L'opération se fait tantôt à *feu nu*, tantôt à la *vapeur ;* elle est simple, mais minutieuse, et les précautions dont on l'entoure ont une grande influence sur la qualité des produits.

Il faut, en premier lieu, choisir avec soin les végétaux à traiter. Les divers organes doivent être pris aux époques ci-après désignées : les racines, au moment où cesse la végétation ; les feuilles, au début de la floraison ; les fleurs, après entier épanouissement ; les fruits et les semences, à maturité complète.

On les monde exactement de toute parcelle défectueuse et on les divise le plus qu'il est possible. On râpe les tiges ligneuses, on coupe ou on contuse les racines, les écorces et quelquefois les feuilles et les fleurs. Les substances sèches, celles qui sont compactes et celles où ne préexiste pas l'huile volatile, que l'on en veut obtenir, exigent une macération préalable. Tel est le cas de la cannelle, de la valériane, des amandes amères, de la moutarde, etc.

On distille à feu nu les plantes inodores (*laitue*, *plantain*, etc.) et celles qui abandonnent difficilement leur principe aromatique, telles que les crucifères et généralement les *bois*, les *écorces* et les *racines*. A ces substances on pourrait ajouter les roses, dont les pétales contractent, sous l'influence de leur pression mutuelle, une adhérence assez forte pour en soustraire un grand nombre à l'action de la vapeur. Marais a remédié en partie à cet inconvénient, en humectant les fleurs avec leur poids d'eau froide, avant d'y faire passer la vapeur.

Lorsqu'on opère à feu nu, il est très important d'introduire dans l'alambic une quantité d'eau suffisante pour couvrir encore la substance végétale, à la fin de l'opération. Sans cette précaution, la plante brûlerait inévitablement et l'eau distillée contiendrait des produits empyreumatiques.

Dans le but de prévenir une semblable décomposition, on recommandait autrefois d'interposer, entre les plantes et le fond de la cucurbite, de la paille ou une claie d'osier. L'insuffisance évidente de ce moyen conduisit Henry à renfermer les végétaux dans un seau percé de trous qu'il laissait d'abord plonger dans le liquide et qu'ensuite il conseilla de maintenir au-dessus de l'eau.

Toutefois, le problème n'était pas complètement résolu ; les principes solubles des plantes se déposaient sur les parois de la cucurbite, à mesure que s'abaissait le niveau du liquide, et ils y subissaient encore l'action de la chaleur. Soubeiran ayant modifié l'alambic, de manière à ne mettre les plantes en contact qu'avec la vapeur d'eau, cette disposition fut généralement adoptée et l'on en revint, pour la distillation à feu nu, au simple mélange de l'eau et des substances végétales dans la cucurbite.

La plupart des plantes aromatiques doivent être distillées à la vapeur, dans l'alambic de Soubeiran. La cucurbite de cet alambic (*fig.* 120) porte un tube latéral qui pénètre dans le bain-marie, où il se recourbe trois fois, afin de conduire la vapeur d'eau à sa partie inférieure. A peu de distance de l'orifice de ce tube, se trouve un diaphragme percé de trous, sur lequel on tasse légèrement les plantes. Quand on chauffe l'eau contenue dans la cucurbite, elle se vaporise et se charge d'huile essentielle, en passant à travers le bain-marie. Elle se condense ensuite dans le serpentin et, comme elle est généralement accompagnée de plus d'essence qu'elle n'en peut dissoudre, on recueille celle-ci dans un récipient florentin, disposé à la suite de l'appareil.

Dans les deux procédés, l'opération demande à être conduite avec une vitesse moyenne. Si elle est trop lente, l'application prolongée de la chaleur altère le produit; lorsqu'elle est trop rapide, la proportion de l'essence qui distille est inférieure à celle que l'eau doit contenir. En outre, une distillation tumultueuse, faite à feu nu, peut projeter dans le serpentin une partie du liquide de la cucurbite, qui colore l'eau distillée et lui communique une saveur désagréable. On cesse de chauffer, dès que l'on a obtenu la quantité d'eau fixée par le Codex, pour chaque cas particulier. On mélange tous les produits, les premiers étant plus aromatiques

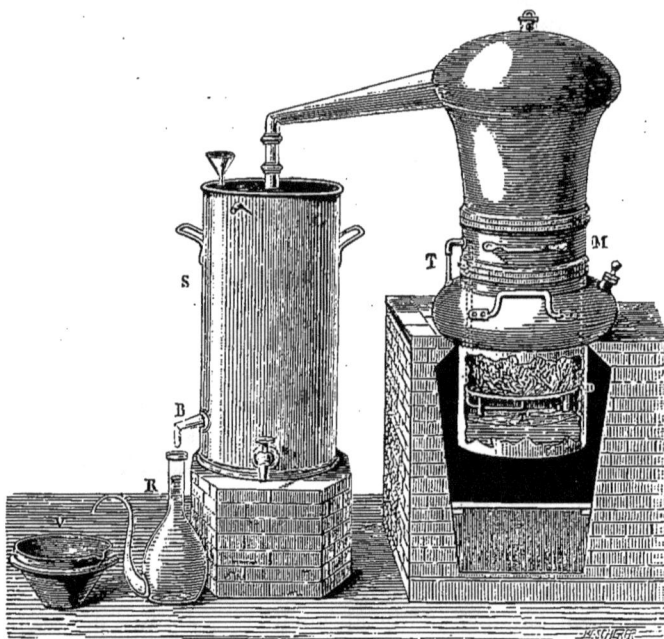

Fig. 120. — Appareil pour la préparation des eaux distillées (*).

que les derniers, et, s'ils sont opalescents, on les passe à travers un filtre *mouillé*, qui retient l'essence indissoute.

Là se bornent les méthodes aujourd'hui affectées à la préparation des eaux distillées. On a complètement abandonné la cohobation, recommandée par Deyeux et Clarion pour augmenter l'efficacité des eaux peu actives; cette pratique donne des médicaments plus chargés, mais aussi beaucoup plus altérables et de saveur moins agréable.

Encore moins faut-il recourir au procédé blâmable, encore suivi en Amérique, et qui consiste à triturer des essences avec du carbonate de magnésium et de l'eau. Les produits ainsi obtenus sont faiblement aromatiques. En outre, le composé magnésien introduit dans l'eau dédouble les sels des alcaloïdes. Pour éviter ce dernier inconvénient, on a proposé, comme agents diviseurs des essences, le verre, le kaolin, le silex, la pierre ponce, la craie, le charbon animal, finement pulvérisés ou la pâte de papier.

Tous ces moyens sont défectueux et la distillation seule doit servir à la préparation des hydrolats.

La proportion d'eau, que l'on recueille, n'est pas la même pour toutes les plantes ; la substance aromatique étant représentée par 1, l'eau varie de 1 à 1. 5, à 2 et à 4. Le tableau suivant résume ces différents rapports, pour les eaux distillées les plus employées :

a. Plante, 1. *Eau distillée*, 1.

Feuilles d'absinthe,	Feuilles de menthe,
— armoise,	— plantain,
— cochléaria,	— thym,
— cresson,	Fleurs de bleuet,
— hysope,	— coquelicot,
— laitue,	— rose.
— mélisse,	

b. Plante, 1. *Eau distillée*, 1, 5.
Feuilles de laurier-cerise.

c. Plante, 1. *Eau distillée*, 2.
Fleurs d'oranger.

d. Plante, 1. *Eau distillée*, 4.

Fruits d'anis,	Fruits de fenouil,
— de badiane,	Feuilles de matico,
Bourgeons de pin,	Sommités de mélilot,
Fleurs de camomille,	Fleurs de sureau,
Écorce de cannelle,	— de tilleul,
Feuilles d'eucalyptus,	Racine de valériane.

Caractères. — Les eaux distillées sont incolores et presque toutes limpides ; par exception, celles de cannelle et d'amande amère sont troublées par la présence d'une petite quantité d'essence tenue en suspension. Leur odeur et leur saveur sont généralement très prononcées et différentes pour chacune d'elles ; de plus, elles sont bien moins suaves, au moment où ces médicaments viennent d'être obtenus, qu'un certain temps après. Il faut, à la température ordinaire, plusieurs semaines ou même plusieurs mois, pour effacer d'une manière complète le goût désagréable que la chaleur communique aux eaux distillées. Mais on peut, suivant le conseil donné par Geoffroy et généralisé par Nachet, le faire disparaître plus promptement, par l'application soutenue d'une température voisine de 0°.

La composition chimique des eaux distillées est encore incomplètement connue. Leur élément principal est le plus souvent une huile essentielle, qui s'y trouve probablement à l'état libre, ou peut-être en combinaison avec l'eau. Mais on rencontre de l'*acide prussique* dans les eaux de laurier-cerise et d'amande amère, de l'*acide valérianique* dans celle de valériane, de l'*acide benzoïque* dans celle d'amande amère, de l'*acide cinnamique* dans celle de cannelle, de l'*ammoniaque* dans l'eau de poivre, et de l'*acide acétique* dans plusieurs autres. En dehors de ces principes, les eaux distillées contiennent encore des produits organiques, dont la nature et les propriétés sont trop peu connues, pour qu'on puisse les caractériser. Il n'est pas impossible même qu'une petite quantité de substances minérales ne passent avec elles à la distillation, par suite de ce phénomène d'entraînement mécanique, dont l'acide borique offre un exemple si remarquable.

Bien que la proportion des corps dissous dans les eaux distillées soit toujours faible, leur présence est facilement accusée par les réactifs. Ainsi ces liquides se troublent presque tous au contact de l'acétate de plomb, ils décomposent le nitrate d'argent, ils convertissent le chlorure mercurique en calomel et les sulfates métalliques en sulfures, ils absorbent l'iode avec facilité, etc.

Pharmacologie. — L'usage des eaux distillées remonte au VIIIᵉ siècle et vient des Arabes. Geber est regardé comme l'inventeur de la distillation, et l'on trouve dans les œuvres d'Actuarius et de Mesué les premières notions sur les eaux distillées de rose et d'absinthe. Outre quelques plantes médicinales, les anciens pharmacologistes soumettaient à la distillation une foule de substances animales (sang de bouc, fourmis, corbeaux, frai de grenouille, excréments de paon mâle, etc.). On reconnut enfin l'inutilité de semblables préparations et, depuis longtemps, on ne fait entrer dans les eaux distillées que des végétaux.

Au commencement de ce siècle, on partageait encore ces médicaments en *eaux essentielles* et en *eaux distillées* proprement dites. On obtenait les *eaux essentielles*, en distillant au bain-marie les plantes récemment cueillies et humectées avec une très petite quantité d'eau, quand elles n'étaient pas succulentes. Les premiers centimètres cubes du liquide condensé étaient mis à part, sous le nom d'*esprit recteur*. Pour Boerhaave et pour Baumé, l'esprit recteur était la partie la plus subtile de l'essence des végétaux ; on lui attribuait des propriétés médicinales si actives, que l'on n'osait pas en faire usage. En continuant ensuite l'opération, jusqu'à dessiccation complète de la substance placée dans le bain-marie, on recueillait l'eau essentielle. Les *eaux distillées* proprement dites ne différaient de celles qu'on prépare aujourd'hui, qu'en ce qu'elles étaient toujours faites à feu nu. Ce sont les seules que l'on emploie actuellement.

A part celles que fournissent le laurier-cerise, les amandes amères, la moutarde et quelques autres plantes, les eaux distillées sont des médicaments peu actifs. On les administre parfois en nature et à dose élevée, mais le plus souvent elles servent à préparer des sirops et des potions. Pour rendre leurs effets plus énergiques, on a proposé de les distiller à plusieurs reprises, soit sur les mêmes plantes, soit sur des plantes nouvelles. Guibourt s'est élevé contre cette cohobation ; d'après lui, elle ne peut qu'altérer le produit, et le seul moyen d'avoir des eaux plus chargées

45

que celles dont on fait habituellement usage, doit consister à employer plus de plante et à recueillir moins de liquide à chaque opération. Ce sujet appelle de nouvelles recherches.

Peu de temps après leur préparation, les eaux distillées, exposées à l'action de l'air et de la lumière, subissent une décomposition, qui frappe plus rapidement les eaux peu odorantes que les eaux aromatiques. Elles changent d'odeur, deviennent acides et laissent déposer des flocons légers, généralement incolores, quelquefois jaunes, bruns ou verts. L'acide qui s'y développe est fréquemment l'*acide acétique*. Quant aux flocons, ils sont formés par des végétaux microscopiques, dont la multiplication envahit peu à peu tout le liquide et le rend parfois filant comme du blanc d'œuf. Ces végétaux appartiennent à trois groupes : les *champignons*, les *bactéries*, les *algues*.

Les *algues* sont rares dans les eaux distillées. Elles sont représentées par les genres *Protococcus*, *Hæmatococcus* et *Coccochloris*. Elles ne peuvent se développer que sous l'influence de la lumière et elles ne sont ni la cause, ni le symptôme de l'altération du médicament.

Les *champignons* sont des mucédinées à formes conidiales bizarres, dites aquicoles par M. Barnouvin et déjà nommées *Hygrocrocis* par M. Biasoletto. M. Barnouvin les réunit sous la dénomination d'*Hygrocrocis hydrolatorum*. Ce sont eux qui envahissent tout d'abord les eaux distillées, surtout celles qui sont acides. Leur teinte est pâle au début et ensuite d'un brun noirâtre plus ou moins foncé. Lorsqu'ils ont pris cette dernière couleur, les hygrocrocis sont denses et ils indiquent une altération déjà ancienne.

Les *bactéries* relèvent des genres *Leptothrix*, *Micrococcus*, etc. Quelques-unes sont chromogènes ; on les rencontre exclusivement dans les hydrolats exposés à la radiation lumineuse. Toutes sont susceptibles de se multiplier immédiatement dans les eaux distillées neutres, et plus facilement encore dans celles qui sont alcalines. Elles ne peuvent exister, dans les eaux acides, qu'autant que l'acidité en a disparu presque complètement. Il en résulte, que leur présence dans les eaux distillées de cette dernière espèce indique forcément une décomposition ancienne et par conséquent avancée, tandis que leur existence dans les hydrolats neutres ou alcalins ne comporte la même conclusion qu'autant qu'elles y sont très nombreuses et surtout privées de vie (*Barnouvin*).

Quelques réactions colorées ont été proposées pour caractériser les diverses eaux distillées en usage. Elles perdent parfois leur valeur, par suite de la formation de pigments particuliers par les bactéries chromogènes ; il est cependant utile de les consulter. M. Viron a indiqué à cet effet deux réactifs généraux, qu'il prépare en dissolvant, *au moment du besoin*, $0^{gr},15$ de carbazol (*diphénylénimide*) dans 100 c. c. d'acide sulfurique pur ou d'acide acétique cristallisable.

Le réactif *sulfocarbazotique* est jaunâtre et légèrement fluorescent. Pour s'en servir, on en introduit 3 c. c. dans un tube bouché, puis on y mélange, goutte à goutte, 4 c. c. de l'hydrolat à vérifier. Certaines eaux sont

alors teintées d'une manière caractéristique. Ainsi, l'eau de cannelle prend
une belle coloration *rouge* et donne naissance à un précipité d'un rouge
ocreux; les eaux de menthe, de rose, d'hysope, de mélilot, de tilleul, forment seulement des précipités blanchâtres, brunissant un peu à l'air.
L'eau distillée d'anis vert prend une teinte *rouge* et abandonne un précipité
bleu verdâtre, tandis que l'eau de badiane développe une coloration *lilas*
et un précipité d'un *gris rose*. Les essences de badiane et d'anis vert se
comportant d'une manière différente avec le même réactif, il est évident
que les eaux distillées contiennent d'autres principes que des huiles essentielles. Les mêmes eaux, altérées, présentent des caractères distincts.
Celles qui renferment des dérivés nitrés fournissent des réactions *verdâtres*, indices de leur décomposition ou d'une préparation défectueuse.

Le réactif *acétocarbazotique* est incolore; on l'emploie de la manière
suivante : on chauffe doucement, jusqu'à l'ébullition, 2 c. c. de réactif,
2 c. c. d'eau et 2 c. c. d'acide chlorhydrique. Il produit les mêmes effets
que le réactif sulfocarbazotique.

Tous les deux peuvent être d'un grand secours, lorsqu'il s'agit de décider
si une eau aromatique a été préparée artificiellement avec une essence.
L'eau distillée d'amande amère, par exemple, devient *rouge* au contact des
réactifs carbazotiques; celle que l'on obtient en remplaçant la distillation
par une addition d'essence de mirbane ne se colore pas, mais elle forme
au bout de quelques instants un précipité d'un *vert grisâtre*, avec le réactif
sulfocarbazotique. Le réactif acétocarbazotique trouble le liquide sans
le colorer. Cette réaction peut servir également à distinguer l'une de l'autre
les essences d'amande amère et de mirbane.

Quand la préparation du médicament a consisté en la trituration d'une
essence avec du sucre et de l'eau, l'acide sulfocarbazatique colore le
liquide en *rouge foncé*, en formant un précipité *rouge lilas*, qui passe rapidement au violet. Le réactif acétocarbazotique lui communique seulement
une belle coloration *rose violacée*.

Si la trituration de l'essence a été opérée à l'aide de la magnésie, la
solution alcoolique de phénolphtaléine y provoque un précipité *rouge*,
tandis que, dans l'eau obtenue par distillation, le précipité est blanc
(*Viron*).

Comme conséquence des faits qui précèdent, il convient de ne pas enfermer les eaux distillées dans des vases métalliques, que les acides puissent attaquer. Il faut, de plus, les mettre soigneusement à l'abri de l'air
et de la lumière. Enfin, il est *indispensable de les stériliser*, lorsqu'elles
doivent servir à la préparation d'injections hypodermiques.

Pour corriger l'état visqueux communiqué par certains organismes, on a
conseillé de faire subir à l'eau altérée une nouvelle distillation. Le moyen
réussit, mais il enlève au produit une partie de son parfum. M. Carles
préfère ajouter à l'eau devenue filante, 2 ou 3 gr. de sous-nitrate de bismuth, par litre, et agiter vivement. En moins de deux minutes, l'eau a
repris sa fluidité normale. Mais, n'a-t-elle rien gardé du sel métallique
dont elle a eu le contact?

A l'époque où la chimie n'avait pas encore éclairé la composition de ces médicaments, on recommandait de les exposer pendant plusieurs jours au soleil, dans des flacons ouverts, afin de leur faire perdre leur *goût de feu*, et de boucher ensuite ces flacons avec un simple cornet de papier. Il était impossible de placer les eaux distillées dans des circonstances plus propres à les altérer. Mais s'il est à peine concevable que ce précepte ait pu être formulé au temps de Morelot, comment expliquer qu'il soit encore quelquefois suivi ? Guibourt a cependant attiré l'attention sur ce point; il a démontré par des expériences nombreuses, que les eaux distillées ne se gardent pas au contact de l'air, et que le meilleur moyen de les conserver est de les placer dans des flacons *bouchés à l'émeri*. Il s'est assuré que l'eau ne perd pas sensiblement ses qualités, même lorsque le flacon n'en est pas entièrement rempli. Ce procédé est donc infiniment préférable à l'emploi du parchemin, et à celui des bouchons recouverts d'une feuille d'étain ou enduits de cire ou de paraffine, qui ont été également proposés; il joint à la simplicité l'avantage d'atteindre toujours son but. Malgré l'autorité de ce savant, et en dépit des notions exactes que l'on possède sur les transformations des huiles volatiles, en présence de l'oxygène, le préjugé n'est pas tout à fait éteint.

Deux autres moyens ont été proposés pour remédier au défaut de conservation des eaux distillées. L'un d'eux consiste à mélanger à ces médicaments de l'alcool, soit pendant, soit après la distillation; le second prétend les remplacer par des solutions d'huiles essentielles dans l'eau distillée. Cette substitution est inadmissible; elle fournit des liqueurs plus suaves peut-être, mais de composition différente de celle des produits distillés. Quant à l'addition de l'alcool, on lui reproche de nuire à la volatilisation des essences, en abaissant le point d'ébullition de l'eau, lorsqu'on la fait dans l'alambic, et de hâter la fermentation acide des eaux distillées, dans les deux cas. Le dernier inconvénient est indiscutable, le premier n'est pas absolu; Soubeiran s'est assuré que l'eau distillée de cannelle est plus chargée d'essence, quand elle est obtenue avec le concours de l'alcool. Néanmoins cette pratique n'est pas usitée.

L'altération de ces médicaments étant due au développement de microorganismes spéciaux, il suffirait, pour les conserver, de stériliser le serpentin de l'alambic par un courant de vapeur d'eau surchauffée (1/2 heure), à la fin de chaque distillation, comme le conseille M. Viron. Un tampon d'ouate stérilisée, placé alors à chacune des extrémités du serpentin, le mettrait à l'abri de l'invasion des germes du dehors; l'appareil serait toujours prêt à fonctionner.

§ 1. EAU DISTILLÉE DE CANNELLE.

Préparation. — Pour obtenir l'eau de cannelle, on laisse macérer, pendant 12 heures, dans la cucurbite de l'alambic :

Cannelle de Ceylan concassée	100 gr.
Eau	Q. S.

On distille ensuite et on cesse l'opération, quand on a recueilli 4 litres d'eau condensée. Après 24 heures de repos, on filtre au papier mouillé.

On prépare de la même manière les eaux de *badiane, bourgeon de pin, valériane* (*Codex*).

Caractères. — L'eau distillée de cannelle est légèrement trouble, très aromatique et d'une saveur un peu sucrée. Elle laisse déposer peu à peu, sur les parois des flacons qui la contiennent, des cristaux d'acide cinnamique, en même temps que l'excès d'essence qui lui communique son opalinité. Lorsqu'on y ajoute une solution d'iode, faite au moyen de l'iodure de potassium, il se forme des aiguilles d'un rouge foncé à reflets éclatants, qui représentent une combinaison d'iode et d'essence (*Despan*). L'acide sulfocarbazotique lui communique une teinte *rouge pourpre* et y fait naître un précipité couleur de *rouille* (*Viron*).

Dans l'espoir d'améliorer ce produit, on ajoutait autrefois à la cannelle un fort décocté d'orge. Le mélange, abandonné à lui-même pendant trois jours, devenait légèrement alcoolique et fournissait, à la distillation, un liquide un peu moins nébuleux que l'eau de cannelle simple et que l'on nommait *eau de cannelle orgée*. D'autres pharmacopées prescrivaient de distiller la cannelle avec du vin blanc; l'*eau de cannelle vineuse*, que l'on obtenait ainsi, n'était pas plus limpide ni plus chargée que la précédente. Contrairement à ce qui se produit, en général, le moyen d'enlever à la cannelle une très forte proportion d'essence, est d'opérer au sein d'une liqueur alcoolique (*Soubeiran*). On n'a jamais recours à cette méthode.

§ 2. EAU DISTILLÉE DE LAURIER-CERISE.

Préparation. — On prépare cette eau distillée avec des feuilles de laurier-cerise recueillies de mai à septembre.

Feuilles de laurier-cerise récentes............... 1000 gr.
Eau.. 4000

On incise les feuilles, on les contuse dans un mortier de marbre et on les chauffe avec l'eau, à feu modéré, jusqu'à ce qu'on ait obtenu 1500 gr. de produit distillé.

Lorsque l'opération est terminée, on agite fortement l'eau distillée, pour obtenir une dissolution plus complète de l'huile volatile. On filtre ensuite, à travers un papier mouillé, afin de séparer l'excès de cette huile volatile, qui reste en suspension (*Codex*).

Marais a établi que l'on peut avantageusement distiller le laurier-cerise à la vapeur, en observant les précautions que voici : contuser les feuilles avec soin, l'incision ne suffit pas; ajouter aux feuilles contusées 3 fois au moins leur poids d'eau; enfin, élever lentement la température de l'eau, parce que l'essence du laurier-cerise se forme par la réaction de deux principes identiques ou tout au moins analogues à la synaptase et à l'amygdaline des amandes amères, et seulement au-dessous de 60°.

Le ferment qui opère cette genèse est très altérable; aussi doit-on se servir de feuilles récemment cueillies; celles qui sont depuis longtemps détachées de l'arbre fournissent un produit moins aromatique. Pour la même raison, il faut éviter de laisser macérer dans l'eau froide les feuilles une fois contusées; l'eau distillée, dans ces conditions, est d'autant moins chargée d'acide cyanhydrique que la macération a été plus prolongée.

Caractères. — L'eau de laurier cerise est limpide, un peu amère et très aromatique. Elle contient de l'acide cyanhydrique et une essence isomérique de l'essence d'amande amère $C^{14}H^6O^2[C^7H^6O]$; ces deux principes sont formés par l'action de la synaptase sur l'amygdaline contenues dans les feuilles du laurier-cerise (*Wicke*). Lorsqu'on mélange à ce liquide un excès d'ammoniaque, il s'y forme un précipité blanc d'*hydrobenzamide*, aux dépens de l'essence.

La proportion d'acide cyanhydrique fournie par les feuilles du laurier-cerise varie, pendant tout le cours de l'année, et elle atteint son maximum dans les mois de juillet et d'août (*Soubeiran*). De là la précaution, recommandée par le Codex, de distiller cette plante entre mai et septembre.

Il résulte toutefois des recherches de M. Léger, que, même préparée en hiver, cette eau distillée renferme plus d'acide prussique que n'en exige la pharmacopée légale. Ce fait diminue l'importance de la prescription officielle; cependant M. Léger n'a dosé qu'un seul des éléments de l'eau distillée de laurier-cerise, et il se peut que ce médicament soit plus chargé d'huile essentielle, quand on le prépare pendant l'été.

Marais ne le pense pas. Pour lui, la quantité d'huile volatile contenue dans les feuilles du laurier-cerise est en rapport direct avec celle de l'acide cyanhydrique fourni à la distillation. De plus, ce sont les plus jeunes feuilles qui donnent le plus d'acide cyanhydrique. Il admet du reste, que les proportions des générateurs des principes cyaniques varient considérablement d'un arbre à un autre, sous le même climat et dans le même terrain.

Quoi qu'il en soit, 100 grammes d'eau distillée de laurier-cerise doivent tenir en dissolution 50 milligrammes d'acide cyanhydrique. A ce degré de dilution, l'acide prussique reste très longtemps inaltéré; il n'est donc pas nécessaire d'y ajouter de l'acide sulfurique, pour le conserver, ainsi que l'a proposé Deschamps.

Essai. — D'après les travaux de M. Léger, le titre en acide cyanhydrique de l'eau distillée de laurier-cerise peut s'élever à $0^{gr},125$ $^0/_0$ en juillet, et descendre à $0^{gr},066$ $^0/_0$ en décembre. Marais indique pour l'eau préparée avec des feuilles naissantes, le titre de $0^{gr},150$ $^0/_0$, qui s'abaisse graduellement à $0^{gr},132$ en été, $0^{gr},120$ en hiver et $0^{gr},122$ au bout de deux ans.

Les exigences du Codex obligent le pharmacien à vérifier la richesse du produit qu'il a préparé, afin de le ramener exactement au titre de $0^{gr},05$ $^0/_0$, qu'il dépasse toujours. On exécute très rapidement cette analyse, au moyen du procédé indiqué par Buignet. Ce procédé consiste à verser, dans l'eau distillée de laurier-cerise rendue ammoniacale, une solution titrée de sulfate de cuivre. L'acide cyanhydrique, d'abord combiné à l'ammoniaque, s'empare du cuivre, avec lequel il forme un cyanure double de cuivre et d'ammonium; dès que la totalité se trouve engagée dans cette combinaison, le plus léger excès de sulfate de cuivre rencontrant de l'ammoniaque libre, ajoutée à dessein à la liqueur, communique à celle-ci une teinte bleue manifeste, qui témoigne de la saturation. Voici d'ailleurs comment on opère :

On prépare d'abord une dissolution de sulfate de cuivre cristallisé, contenant $23^{gr},09$ de ce sel pour 1000 cent. cubes. D'un autre côté, on verse, dans un vase à précipité, posé sur une feuille de papier blanc, 100 cent. cubes d'eau de laurier-cerise et 1 cent. cube d'ammoniaque; puis, à l'aide d'une burette divisée en dixièmes de centimètre cube, on ajoute graduellement et en agitant, la solution cuivrique, jusqu'à l'apparition d'une nuance bleue persistante. On lit alors, sur la burette, le nombre de divisions de cette liqueur que l'on a employées; il exprime très exactement, en milligrammes, la proportion d'acide cyanhydrique contenue dans l'eau soumise à l'expérience. Si donc pour 100 gr. de cette eau, on a versé 60 divisions de liqueur titrée, on peut en conclure qu'il s'y trouvait 60 milligr. d'acide cyanhydrique, c'est-à-dire une quantité trop forte.

Pour connaître la proportion d'eau pure qu'il faut ajouter à la précédente, il suffit de multiplier par 60 le poids de l'eau de laurier-cerise à diluer, soit 1000 gr. par exemple, et de diviser le produit par 50. Le quotient, 1200, représente le poids total d'eau de laurier-cerise que l'on doit obtenir après l'addition de l'eau distillée. On ajoute, en conséquence, 200 gr. d'eau distillée aux 1000 gr. d'eau de laurier-cerise; celle-ci titre alors $0^{gr},05$ $^{0}/_{0}$ d'acide cyanhydrique (Codex).

L'essai doit être fait très rapidement, sans quoi l'opalinité due à la formation de l'hydrobenzamide empêche d'apercevoir nettement la variation de teinte du liquide. Marais conseille d'ajouter 5 $^{0}/_{0}$ d'alcool à l'eau de laurier-cerise, pour éviter qu'elle ne se trouble au contact de l'ammoniaque.

Pharmacologie. — L'eau distillée de laurier-cerise est un calmant très fréquemment usité, soit en nature, soit dans une potion. Lorsqu'on y dissout un sel de morphine, l'alcaloïde forme avec l'acide cyanhydrique une combinaison insoluble, qui se dépose assez rapidement au fond du liquide. Le malade est par suite exposé à prendre, à un moment donné, un excès toxique de cyanhydrate de morphine. On ne peut empêcher ce dépôt de se former qu'en acidulant le médicament, ce qui n'est pas toujours permis, en raison de sa destination.

On a proposé de remplacer l'eau de laurier-cerise par une solution de cyanhydrate de chloral à 8,645 $^{0}/_{0}$. Cette substitution n'est pas admissible, les deux médicaments n'étant pas semblables.

§ 3. EAU DISTILLÉE DE FLEUR D'ORANGER.

Préparation. — On prend des fleurs d'oranger récemment cueillies

on les place, sans les tasser, sur un diaphragme perforé et disposé dans
la partie supérieure d'une cucurbite contenant la quantité d'eau nécessaire.
On monte l'alambic, on distille à la vapeur et on reçoit dans un récipient
florentin le liquide condensé, afin d'isoler l'huile essentielle, que l'eau n'a
pas pu dissoudre. On cesse l'opération, quand le poids du produit obtenu
est double de celui des fleurs employées (*Codex*).

Caractères. — Récemment préparée, l'eau de fleur d'oranger est
incolore et d'une odeur très suave. Quand on l'expose à l'action de l'air
et de la lumière, elle prend une teinte jaune, plus ou moins foncée, par
suite de l'altération de l'essence (*néroli*) qu'elle tient en dissolution.

L'eau de fleur d'oranger contient habituellement de l'acide acétique et,
par suite, de l'acétate de plomb, lorsqu'elle a séjourné dans des vases
métalliques étamés avec un alliage plombifère. L'acide sulfhydrique accuse
facilement cette impureté et peut servir à en mesurer l'importance, d'après
l'intensité de la coloration produite par l'eau distillée et par des solutions
titrées d'acétate de plomb (*Personne*).

La conservation de l'eau de fleur d'oranger est généralement facile;
quelquefois cependant, ce liquide se remplit de végétaux microscopiques
et devient filant. M. Perret a proposé de remédier à cet accident, en agitant
l'eau avec 1 ou 2 millièmes de tannin et en filtrant ensuite. D'autres
conseillent une addition d'alun. Ces méthodes sont mauvaises. Le meilleur
moyen de rendre à l'eau de fleur d'oranger ses qualités primitives, est de
la distiller avec précaution; le produit a perdu un peu de son parfum,
cependant il peut encore être employé. On peut aussi recourir à l'emploi
du sous-nitrate de bismuth, recommandé par M. Carles (V. *page* 707).

Quelques praticiens pensent que l'altération de ce médicament est imputable au procédé de préparation, et ils regardent la distillation à feu nu
comme préférable à la distillation à la vapeur, pour la stabilité du produit.
Cette opinion ne trouve que de rares défenseurs. L'eau de fleur d'oranger
distillée à la vapeur est plus suave que celle qui est préparée à feu nu et
elle jouit d'une aussi longue conservation que celle-ci.

Lorsqu'elle vient à se troubler, c'est qu'elle est envahie par des organismes parasites. Les flocons qu'elle dépose sont formés d'*Hygrocrocis* tantôt
opalins, tantôt *noirâtres;* d'autres fois ils sont constitués par le *Micrococcus*
luteus (*Barnouvin*). M. Viron en a isolé, en outre, des *diplocoques* et plusieurs bacilles chromogènes producteurs de pigments bruns, jaunes et
verts. Les trois pigments sont fixes. Le premier est soluble dans l'alcool
méthylique et colorable en jaune rougeâtre par les acides. Le deuxième
est soluble dans l'alcool éthylique et colorable en rouge par le réactif sulfocarbazotique. Le troisième est sans action sur les mêmes réactifs et ne se
dissout que dans l'eau.

M. Stan. Martin a remarqué que le chloroforme enlève à ce produit une
essence, dont l'odeur est infiniment plus agréable que celle du néroli condensé dans le récipient florentin. Cette essence est aussi plus légère et
moins colorée que le néroli; en outre, elle n'est pas solidifiée par le froid,
comme les essences de fleur d'oranger exotique.

Essai. — Le mélange de l'*eau de feuille* à l'eau de fleur d'oranger est pratiqué largement dans le commerce; la fraude va même jusqu'à substituer entièrement le premier de ces produits au second.

La recherche de ces falsifications a souvent préoccupé les chimistes, mais elle n'a pas encore reçu de solution satisfaisante. Ader a proposé de distinguer l'eau fournie par les fleurs, au moyen de l'acide azotique, qui lui communique une teinte rose très prononcée, tandis qu'elle ne colore pas l'eau de feuille d'oranger. Depuis, Gobley a remplacé ce réactif par un mélange composé de :

Acide azotique....................................	20 gr.
— sulfurique.................................	10
Eau...	30

Cette liqueur colore fortement en rose l'eau de fleur d'oranger, à laquelle on en ajoute les deux cinquièmes de son poids, et elle produit le même phénomène sur la même eau concentrée sous un petit volume. Mais elle ne colore pas l'eau de feuille d'oranger pure, et elle fait prendre une nuance *feuille morte* à celle qui a été réduite à un faible volume. L'emploi de ce moyen, aidé de la constatation des propriétés organoleptiques de l'eau suspectée, permet de reconnaître la substitution, quand elle est totale; il n'a plus de valeur lorsqu'il y a simple mélange. De plus, Perrin-Duval, Rabot et Icard ont reconnu que l'eau de fleur d'oranger, préparée depuis plus de deux ans, ne jouit plus de la faculté de se colorer en rose, au contact du réactif précité. Enfin, les recherches de M. Viron ont démontré que certains bacilles introduisent dans l'eau des pigments jaunes et bruns qui prennent les mêmes teintes que l'eau distillée de fleur d'oranger pure, au contact des réactifs d'Ader et de Gobley. La question en est donc encore presque à son point de départ.

EAU DISTILLÉE DE LAITUE.

Laitue fleurie privée des feuilles inférieures...............	1000 gr.
Eau..............................	2000

On contuse la laitue, on la met avec l'eau dans la curcurbite d'un alambic et on chauffe à feu modéré, jusqu'à ce qu'on ait obtenu :

Produit distillé...............	1000 gr.

On prépare de la même manière les eaux distillées de *bleuet*, de *plantain* et celles des autres *plantes non aromatiques* (Codex).

EAU DISTILLÉE DE MENTHE POIVRÉE.

Sommités récentes de menthe poivrée...................	1000 gr.
Eau.............................	Q. S.

On incise les sommités de menthe et on distille à la vapeur pour obtenir :

Produit distillé...............	1000 gr.

On prépare ainsi les eaux distillées de :

Absinthe,	Mélisse,
Hysope,	Thym. (*Codex*.)

EAU DISTILLÉE DE ROSE.

Pétales de rose pâle contusés..	1000 gr.
Eau........................	Q. S.

On distille à feu modéré, jusqu'à ce qu'on ait recueilli :

Produit distillé...............	1000 gr.

EAU DISTILLÉE DE TILLEUL.

Fleurs sèches de tilleul.......	1000 gr.
Eau........................	Q. S.

On distille à la vapeur et on recueille :

Produit distillé...............	4000 gr.

On prépare de la même manière les eaux distillées de :

Anis,
Camomille (fleur),
Eucalyptus (feuille),
Fenouil (fruit),
Matico (feuille),
Mélilot,
Sureau (fleur).

VIII. — ÉLECTUAIRES, CONFECTIONS, OPIATS.

On nomme électuaires, confections ou opiats, des mélanges complexes, d'une consistance de pâte molle, composés de poudres très ténues agglomérées au moyen d'un sirop, du miel ou d'une térébenthine. Autrefois, on appelait spécialement opiats les électuaires dans lesquels il entrait de l'opium ; on ne fait plus cette distinction aujourd'hui.

Préparation. — Pour préparer un électuaire, on fait d'abord, avec toutes les substances solides, une poudre composée, suivant les préceptes indiqués page 603.

Lorsqu'à cette poudre on doit incorporer des extraits ou d'autres produits mous, on les dissout dans un liquide approprié, si la formule comporte ce dissolvant ; dans le cas contraire, on les divise au moyen de la poudre composée ou de ses éléments.

D'un autre côté, on concentre les sirops ou les mellites, pour augmenter leur consistance, on y ajoute les solutions médicamenteuses, puis les pulpes et la poudre, que l'on fait passer par fraction à travers un tamis. On triture ensuite le mélange, jusqu'à ce qu'il soit parfaitement homogène.

La proportion d'excipient liquide, nécessaire pour donner aux différentes espèces de poudre la consistance d'un électuaire, n'est pas la même pour chacune d'elles. Il est utile de la connaître approximativement, quand on prépare un électuaire magistral : les poudres de tiges ligneuses, d'écorces, de plantes herbacées et de fleurs exigent *trois fois* leur poids de sirop, celles des gommes-résines n'en absorbent que *leur poids ;* les résines sèches en prennent *un peu moins* encore ; pour les poudres minérales insolubles il suffit de *la moitié* de leur poids, et il n'en faut qu'une quantité très faible pour les sels déliquescents. Ces proportions peuvent subir des variations importantes, lorsque des réactions prévues doivent s'accomplir dans les électuaires.

Pharmacologie. — Il n'est point de médicaments qui aient joui, dans l'antiquité, d'une plus grande réputation que les électuaires. Leur préparation était faite avec des soins minutieux et accompagnée de cérémonies publiques et bizarres. Le but que l'on se proposait, en y accumulant les substances les plus dissemblables, était de neutraliser les effets nuisibles des unes par les qualités des autres et d'arriver à former un mélange applicable à la guérison de toutes les maladies.

L'or, l'argent et les pierres précieuses en rehaussaient souvent le prix, sinon la valeur médicinale ; et pour mieux marquer leurs merveilleuses propriétés, on leur prodiguait les qualifications de délicieux, sublimes, universels, célestes, saints, immortalisants, etc. Ils sont bien déchus de cette antique renommée ; à l'exception de l'*électuaire diascordium* et de la *thériaque*, la médecine actuelle en fait rarement usage, sans doute à cause de l'impossibilité où l'on est généralement de préciser leur mode d'action.

Au moment où ils viennent d'être préparés, ils sont presque fluides, mais leur consistance augmente peu à peu, en raison du gonflement progressif des poudres végétales et animales et de la dessiccation partielle du mélange. On les regarde comme des produits susceptibles d'une longue conservation, surtout lorsqu'ils contiennent des substances résineuses ou aromatiques ; toutefois, ils sont le siège d'altérations inévitables. Le miel et les sirops fermentent assez promptement et la masse se soulève, par suite du dégagement d'acide carbonique, qui résulte de cette décomposition. En même temps, les divers principes qui s'y trouvent en contact réagissent les uns sur les autres et produisent des métamorphoses, pour la plupart peu connues. Quand le mouvement de fermentation semble terminé, on soumet l'électuaire à une trituration nouvelle et, pour mieux assurer son intégrité, on le met à l'abri de l'air, de la lumière et de l'humidité.

M. Schulze a proposé de remplacer, par de la glycérine, une partie du sirop simple contenu dans l'électuaire de séné de la pharmacopée germanique, en vue de prévenir la dessiccation du médicament. Cette pratique semble, à priori, mériter d'être généralisée dans la préparation des électuaires.

§ 1. ÉLECTUAIRE DIASCORDIUM.
Diascordium.

Préparation. — La préparation de cet électuaire consiste à incorporer une poudre composée, dite *poudre diascordium*, dans un mélange de mellite de rose rouge et de vin de Grenache opiacé :

Feuilles sèches de scordium........................	60 gr.
Pétales de rose rouge.............................	20
Racine de bistorte...............................	20
— gentiane................................	20
— tormentille.............................	20
Semences d'épine-vinette........................	20
Gingembre..	10
Poivre long.....................................	10
Cannelle de Ceylan..............................	40
Dictame de Crète................................	20
Benjoin en larmes...............................	20
Galbanum..	20
Gomme arabique..................................	20
Bol d'Arménie préparé...........................	80
Extrait d'opium.................................	10
Miel rosat......................................	1300
Vin de Grenache.................................	200

On fait évaporer le miel rosat, jusqu'à ce qu'il soit réduit au poids de 1000 grammes, et, tandis qu'il est encore chaud, on y ajoute l'extrait d'opium dissous dans le vin, puis, peu à peu, toutes les autres substances préalablement réduites en poudre fine. On épiste bien la masse, de manière à obtenir un mélange exact, et on conserve l'électuaire dans un vase fermé (*Codex*).

Pharmacologie. — Le diascordium est un électuaire mou, présentant une couleur rouge et une odeur aromatique particulière. Sa formule a été donnée par Fracastor.

Il contient, par gramme, environ 6 milligrammes d'extrait d'opium, correspondant à un peu plus d'un milligramme de morphine. C'est un astringent énergique et fréquemment employé.

Sa conservation paraît indéfinie; toutefois, il change de teinte en vieillissant; peu à peu il devient brun, puis noir, par suite de la combinaison du fer, que renferme le bol d'Arménie, avec le tannin des diverses poudres végétales. Lorsqu'on veut éviter ce changement d'aspect, il faut ne préparer qu'une petite quantité d'électuaire à la fois.

§ 2. THÉRIAQUE.

Préparation. — La partie importante de la préparation de la thériaque est la confection du mélange complexe et hétérogène nommé *poudre thériacale*. Le deuxième temps de l'opération consiste à incorporer cette poudre, à chaud, dans un liquide épais composé de miel, de térébenthine et de vin de Grenache.

POUDRE THÉRIACALE.

Racine de gingembre		60 gr.
—	iris de Florence	60
—	valériane sauvage	80
—	acore aromatique	30
—	quintefeuille	30
—	rhapontic	30
—	gentiane	20
—	meum	20
—	aristoloche clématite	10
—	asarum	10
Bois d'aloès		10
Cannelle de Ceylan		100
Squames de scille sèches		60
Dictame de Crète		30
Feuilles sèches de laurier commun		30
— — scordium		60
Sommités de calament		30
—	marrube blanc	30
—	pouliot de montagne	30
—	chamœdrys	20
—	chamœpitys	20
—	millepertuis	20
—	petite centaurée	10
Pétales de rose rouge		60
Fleurs de stœchas		30
Écorce sèche de citron		60
Safran		40
Fruits de poivre long		120
— — noir		60
—	persil	30
—	ammi official	20
—	anis	50
—	fenouil	20
—	séséli de Marseille	20
—	daucus de Crète	10

Semences d'ers............................	200 gr.
— navet sauvage..........................	60
— petit cardamome.......................	80
Agaric blanc................................	60
Opium officinal............................	120
Suc de réglisse............................	60
Cachou...................................	40
Gomme arabique...........................	20
Myrrhe..................................	40
Oliban..................................	30
Galbanum................................	30
Opopanax................................	10
Benjoin en larmes.........................	20
Castoréum...............................	10
Mie de pain desséchée......................	60
Terre sigillée.............................	20
Sulfate de fer desséché.....................	20
Bitume de Judée..........................	10

On contuse ensemble toutes ces substances et on les passe au tamis de soie n° 100, de manière à obtenir une poudre fine, en laissant le moins possible de résidu. C'est cette poudre que l'on désigne sous le nom de *poudre thériacale*.

On prend alors :

Poudre thériacale ci-dessus....................	1000 gr.
Térébenthine de Chio.........................	50
Miel blanc.................................	3500
Vin de Grenache............................	250

On met dans une bassine la térébenthine de Chio, on la liquéfie à une douce chaleur et on y ajoute assez de poudre thériacale pour la diviser exactement. D'autre part, on fait fondre le miel, on le verse encore chaud et peu à peu dans la bassine, pour délayer le premier mélange. On ajoute par petites quantités à la fois le reste des poudres et le vin de Grenache, qui devra donner à la masse la consistance d'une pâte un peu molle. Quand le mélange est bien homogène, on l'enferme dans un vase couvert. Au bout de quelques mois, on remet la thériaque dans un mortier, puis on la broie de nouveau, pour la bien diviser (*Codex*).

Pharmacologie. — La thériaque est un médicament très ancien, dont on attribue l'invention à Mithridate. Elle se composait, à l'origine, de 4 médicaments, dont le nombre fut porté peu à peu à 45, par son auteur. La formule de cet électuaire, précieusement recueillie par Pompée, après la défaite du roi de Pont, fut publiée en vers par Damocrate, sous le nom de *Mithridate*. Un siècle et demi plus tard environ, Andromachus, médecin de Néron, perfectionna le mithridate et à son tour il en décrivit la composition en vers, sous la dénomination de *galène (calmant)*. Le nom de thériaque lui a été donné en mémoire du médecin grec Nicandre, qui avait écrit, sur l'action du venin des animaux, deux poèmes intitulés *les Thériaques* et *les Alexipharmaques*.

La thériaque d'Andromaque contenait environ 150 substances, dont le nombre fut successivement réduit à 56, qu'elle compte aujourd'hui. Elle était tellement estimée au moyen âge, que Bordeu ne craint pas de dire qu'en la composant, Andromaque fit un chef-d'œuvre nécessaire à l'espèce humaine. S'appuyant sur les traditions arabes, les anciens pharmacologistes et Virey lui-même croyaient qu'elle n'a d'efficacité que cinq ans après sa préparation. L'opinion contraire prévaudrait plutôt aujourd'hui, s'il était possible de formuler une opinion absolue sur un électuaire aussi complexe.

4 gr. de thériaque contiennent environ 5 centigrammes d'opium brut, représentant 25 milligrammes d'extrait d'opium et 5 milligrammes de morphine.

ÉLECTUAIRE DE COPAHU COMPOSÉ.
Opiat de copahu composé.

Copahu .	100 gr.
Cubèbe pulvérisé	150
Cachou pulvérisé	50
Essence de menthe	3

On mêle exactement le copahu avec le cachou, on ajoute par parties le cubèbe et l'essence de menthe et on fait un électuaire bien homogène (Codex).

ÉLECTUAIRE DENTIFRICE.
Opiat dentifrice.

Poudre dentifrice acide	100 gr.
Miel blanc	75
Glycérine officinale	25

(Codex.)

ÉLECTUAIRE DIAPHŒNIX.

Pulpe de dattes	250 gr.
Amandes mondées	105
Poudre de gingembre	8
— poivre noir	8
— macis	8
— cannelle	8
— safran	30
— fenouil	8
— daucus	8
— rue	8
— turbith	125
— scammonée	45
— sucre	250
Miel dépuré	1000

ÉLECTUAIRE FÉBRIFUGE DE DESBOIS.
Opiat fébrifuge.

	gr.
Quinquina calisaya pulvérisé	30.00
Carbonate de potassium	4.00
Émétique	0.80
Sirop d'absinthe	Q. S.

On peut délayer cette masse dans un breuvage, ou la diviser en bols plus ou moins nombreux.

ÉLECTUAIRE DE RHUBARBE COMPOSÉ.
Electuaire catholicum.

Racines de polypode	80 gr.
— chicorée	20
Feuilles d'aigremoine	30 gr.
Feuilles de scolopendre	30 gr.
Sucre blanc	640
Pulpe de tamarin	40
— casse	40
Poudre de rhubarbe	40
— séné	40
— réglisse	10
— fruits de fenouil	15
— sem. de potiron	15
Eau distillée	1000

On fait une décoction des feuilles et des racines dans l'eau, sur un feu modéré, jusqu'à réduction d'un tiers, et on passe avec expression. On ajoute le sucre à la liqueur et on concentre, en consistance de sirop très cuit. On retire la bassine du feu et on délaie dans le sirop, d'abord les pulpes de casse et de tamarin, ensuite les autres substances pulvérisées. On en fait une masse homogène, que l'on conserve dans un pot de faïence couvert (Codex).

ÉLECTUAIRE DE SAFRAN COMPOSÉ.
Confection d'hyacinthe.

Terre sigillée préparée	80 gr.
Yeux d'écrevisse porphyrisés	80
Cannelle de Ceylan	30
Dictame de Crète	10
Santal citrin	10
— rouge	10
Myrrhe	10

On contuse ensemble toutes ces substances et on les passe au tamis n° 100, de manière à obtenir une poudre ténue. D'autre part, on prend :

Miel blanc	240 gr.
Sirop d'œillet	480
Safran pulvérisé	10

On dissout le miel dans le sirop, sur un feu très doux, on passe et, lorsque le mélange à demi refroidi, on y incorpore le safran. On laisse macérer pendant 12 heures et on mélange ensuite avec soin la poudre résultant de la première opération (Codex).

ÉLECTUAIRE DE SÉNÉ COMPOSÉ.
Electuaire lénitif.

Orge mondé	60 gr.
Racine de polypode de chêne	60

Feuilles fraîches de scolopendre.	45 gr.
— — mercuriale.....	120
Raisins secs de Malaga........	60
Jujubes.....................	45
Feuilles de séné.............	60
Sucre......................	1200
Pulpe de tamarin..... ..'....	200
— casse...............	200
— pruneaux.....	200
Poudre de follicules de séné..	150
— fenouil....	10 gr.
— anis.............	10
Eau distillée.................	Q. S.

On fait bouillir dans l'eau d'abord l'orge, jusqu'à ce qu'il soit crevé, ensuite le polypode, et enfin la racine de réglisse, les feuilles de scolopendre et de mercuriale et les fruits. On passe avec expression.

On fait séparément une légère décoction des feuilles de séné et l'on passe. On mêle les deux décoctions, puis on les fait évaporer, jusqu'à ce qu'elles soient réduites à 2500 grammes. On y ajoute le sucre et on fait un sirop cuit à 1,27, dans lequel on délaie les pulpes et ensuite les poudres de follicules de séné, de fenouil et d'anis (*Codex*).

IX. — ÉMULSIONS, LOOCHS.

Les émulsions sont des liquides laiteux, résultant de l'action de l'eau sur les semences huileuses. Elles doivent leur opacité à la division de l'huile en globules très ténus, division qui est pratiquée à la faveur de l'albumine des semences.

Par extension, on appelle souvent émulsions des liquides de même apparence que les précédents, contenant des huiles, des résines ou des gommes-résines tenues en suspension dans l'eau, à l'aide d'un *mucilage de gomme*, du *jaune d'œuf*, de la *saponine*, etc.

On réserve enfin le nom de *loochs* à des émulsions sucrées et très mucilagineuses, que l'on administre comme les potions. Dans le principe, les loochs avaient la consistance du miel; pour les prendre, on y trempait un fragment de racine de réglisse, effilé en forme de pinceau, que l'on suçait ensuite. On leur donne aujourd'hui une consistance moins épaisse; ils ne diffèrent des véritables émulsions que par la présence de la gomme et du sucre.

M. Graff explique la formation des émulsions, en admettant que chaque globule de matière grasse ou résineuse s'y trouve enveloppé dans une mince pellicule, formée par l'intermédiaire albumineux ou mucilagineux et qui le rend miscible à l'eau en toute proportion. Cette interprétation n'est pas plausible. Il est probable que la viscosité du véhicule suffit pour amener la substance insoluble à un état de division tel que la réunion des globules soit extrêmement lente. L'intervention d'un phénomène chimique paraît invraisemblable.

Préparation. — On obtient, par des procédés distincts, les émulsions de semences huileuses (*émulsions vraies*, *loochs*) et les émulsions d'huiles, de résines et de gommes-résines (*émulsions artificielles*).

Émulsions vraies. — Pour préparer une émulsion de semences huileuses, on enlève à ces semences leur épisperme. Lorsqu'on opère sur des amandes, par exemple, on les jette dans l'eau bouillante et, dès que, par la pression des doigts, elles se laissent dépouiller de leur enveloppe, on les monde, on les lave à l'eau froide et on les fait sécher.

On prend alors ces amandes, on les pulvérise grossièrement dans un mortier de marbre avec le sucre, si la formule de l'émulsion en comporte. On y ajoute ensuite un peu d'eau, pour prévenir la séparation de l'huile, et, quand les amandes sont convenablement broyées, on les délaie dans le reste de l'eau et on filtre le liquide à travers une étamine peu serrée, en exprimant légèrement.

Ces émulsions sont faciles à exécuter; l'albumine végétale qu'elles contiennent assure la division de l'huile dans le liquide, et la valeur du médicament dépend surtout du temps que l'on consacre à sa préparation.

Émulsions artificielles. — Il n'en est pas tout à fait de même des émulsions artificielles; celles-ci exigent une manipulation plus délicate et qui ne réussit parfaitement qu'entre des mains exercées. On les effectue au moyen de la gomme, du jaune d'œuf, ou des teintures de *Quillaya smegmadermos* D. C. (Rosacées) et de *Polygala senega* L. (Polygalées), par des procédés qui varient un peu, suivant que le médicament à émulsionner est une huile, une résine ou un corps gras solide. Elles contiennent, outre le médicament et la substance mucilagineuse, de l'eau et généralement un sirop.

La *gomme arabique* pulvérisée est l'agent le plus fréquemment employé à la préparation des émulsions; au dire de M. Gerrard, c'est aussi le meilleur.

Toutefois, la *gomme adragante* fournit, surtout lorsqu'on la prend entière, un mucilage beaucoup plus consistant et partant plus efficace que celui de gomme arabique. On y a rarement recours, parce qu'elle est moins commode à manier que celle-ci, à l'état pulvérulent, et que, si on l'additionne de sucre pour la délayer plus aisément, l'émulsion est notablement retardée, d'après Graff.

Le *jaune d'œuf* donne, plus facilement que les gommes, l'émulsion des substances visqueuses et des résines. Le *blanc d'œuf* est également susceptible de produire le même effet et les émulsions qu'il provoque sont plus stables que celles où l'agent diviseur est le jaune d'œuf. Dans les deux cas, le pouvoir émulsif doit être attribué aux principes albuminoïdes de l'œuf.

Les teintures de *Quillaya smegmadermos* et de *Polygala senega* agissent par la *saponine* qu'elles renferment. Leur énergie est très grande. Elles ont été proposées, la première par F. Lebeuf, en 1850, la seconde par H. Collier, en 1880.

Les *savons* émulsionnent aussi les corps gras, les *savons de résine* surtout (*Collin*); mais le produit offre le double inconvénient de n'être pas stable et d'avoir, dans tous les cas, une saveur qui empêche de l'introduire par la voie buccale. Ces intermédiaires sont à peu près inusités.

Pour émulsionner une *huile*, on se sert de l'un des moyens suivants :

1° On triture, dans un mortier, la gomme, le sirop et une petite quantité d'eau, de manière à faire un mucilage peu épais, auquel on ajoute l'huile peu à peu et en agitant très vivement. Quand l'huile est complètement divisée, on délaie le mélange dans le reste de l'eau, que l'on verse par fraction et toujours en agitant. Ce procédé était regardé, jusqu'à présent, comme le plus sûr de tous et comme étant celui qui permet d'émulsionner la plus grande proportion d'huile dans le même poids de liquide.

2° On place la gomme dans le mortier, on y ajoute alternativement l'huile et le sirop, puis le reste du liquide.

3° On mélange d'abord la gomme et l'huile, et l'on y incorpore peu à peu l'eau, que l'on ajoute par petite quantité à la fois, puis le sirop. Gerrard et Graff considèrent ce procédé comme le plus rapide et comme étant celui qui permet d'émulsionner la plus grande quantité d'huile avec la plus faible proportion de gomme possible.

4° On introduit en même temps dans le mortier, le sirop, la gomme et l'huile; quand le mélange est intime, on le délaie peu à peu dans l'eau. Cette méthode, conseillée par Overbeck, est suivant lui infaillible, si les éléments de l'émulsion sont dans les proportions ci-dessous :

Gomme..	2 part.
Eau..	3 —
Huile.:..	4 —

M. Regnauld fait judicieusement remarquer qu'avec un semblable poids de gomme, tous les procédés doivent être bons.

5° M. Nougaret recommande un autre moyen, plus simple que les précédents. On pèse dans un flacon bien sec :

Huile de ricin ou autre...............................	30 gr.
Gomme arabique pulvérisée.............................	5

On agite, pour opérer le mélange, et on ajoute :

Sirop d'orgeat........	30 gr.
Eau...	10

On agite fortement pendant 2 minutes, on met encore 10 grammes d'eau et on continue ainsi, jusqu'à ce que tout le liquide soit introduit dans l'émulsion. L'opération est très courte et, au dire de l'auteur, elle donne des résultats entièrement satisfaisants.

Si l'on doit émulsionner un *corps gras solide*, tel que le beurre de cacao, le blanc de baleine ou la cire, on prescrit habituellement de le pulvériser à l'aide de la gomme et du sucre, ou bien de le fondre et de le triturer aussitôt avec un mucilage préparé d'avance. Ces deux moyens entraînent de fréquents insuccès. On réussit beaucoup plus sûrement, en dissolvant le corps gras dans un peu d'huile; le produit offre alors une consistance demi-liquide, qui permet de le diviser facilement dans le véhicule mucilagineux.

L'émulsion des *résines* avec le sucre ou la gomme, exige une division préalable de ces substances et une certaine dextérité. On la réalise plus aisément au moyen du jaune d'œuf, dont le pouvoir émulsif est plus intense que celui de la gomme. S'il est peu employé, pour les émulsions destinées à être absorbées par la bouche, cela tient à la saveur peu agréable qu'il leur communique. Les teintures de quillaya et de polygala sont encore plus efficaces, ainsi que le prouvent les exemples suivants :

Émulsion huileuse.

	gr.
Huile	15.5
Teinture de polygala	0.3
Eau	15.5

La même quantité de teinture suffit pour 1^{cc},2 d'essence de térében-
thine, 5^{cc},2 de copahu, 1^{cc},77 d'extrait de fougère mâle, 0^{cc},6 de chloroforme.

Émulsion résineuse.

	cc.
Teinture de baume de Tolu	2.4
— Polygala senega	1.2
Eau	31.1

(*H. Collier.*)

Pharmacologie. — Les émulsions sont des médicaments essentiellement magistraux. Quel que soit le soin apporté à leur préparation, l'huile
s'en sépare au bout de peu de temps et vient nager à la surface du
liquide. En outre, elles fermentent très rapidement; pendant l'été, on ne
peut les conserver beaucoup au delà de 24 heures; c'est assez dire qu'on
ne doit les préparer qu'au moment du besoin.

Il faut éviter d'associer, à celles qui sont obtenues avec des semences
huileuses, des acides, des liqueurs alcooliques, du sublimé corrosif, ou
toute autre substance capable de coaguler l'albumine végétale et, par
suite, de détruire l'émulsion. La chaleur produirait le même effet sur les
émulsions artificielles que sur les autres.

ÉMULSION D'AMANDE.
Émulsion simple.

Amandes douces	50 gr.
Sucre blanc	50
Eau distillée	1000

On monde les amandes avec soin, on les pile avec le tiers du sucre et une
petite quantité d'eau, dans un mortier de marbre, de manière à obtenir
une pâte très divisée. On délaie cette pâte avec le reste de l'eau et on passe
avec expression, à travers une étamine.

On prépare de la même manière, les émulsions d'*amande amère*, de *chè-
nevis* et de *pistache* (*Codex*).

En Amérique, on emploie fréquemment l'émulsion d'amande sucrée et
concentrée, que donne la formule ci-après :

Amandes douces mondées	30 gr.
Sucre blanc	30
Glycérine	30
Poudre de gomme arabique	4
Eau	60

On fait avec le tout une pâte uniforme, on passe à travers une étamine et on évapore, à une température qui n'excède pas 60°, en consistance d'extrait presque solide.

En dissolvant cet extrait dans 3 fois son poids d'eau simple ou d'eau aromatique, on obtient instantanément une émulsion d'amandes (*Reynolds*).

LOOCH BLANC.
Potion émulsive gommée.

Amandes douces mondées................................	30 gr.
— amères mondées............................	2
Sucre blanc..	30
Gomme adragante pulvérisée.........................	0.50
Eau de fleur d'oranger..............................	10
Eau distillée...	120

On fait une émulsion avec les amandes, l'eau et la presque totalité du sucre; on passe. On triture la gomme adragante avec le reste du sucre, on délaie la poudre obtenue avec une petite quantité d'émulsion et l'on bat vivement et longtemps le mélange. On ajoute enfin peu à peu le reste de l'émulsion et l'eau de fleur d'oranger.

Le looch entier doit peser 150 grammes (*Codex*).

M. Vée a proposé, pour la préparation du looch blanc, l'usage d'une pâte d'amandes sucrée, préparée à l'avance et composée ainsi qu'il suit :

Amandes douces mondées............................	140 gr.
— amères mondées............................	60
Sucre blanc..	600
Eau de fleur d'oranger..............................	200

Il suffit de délayer 30 gr. de cette pâte dans l'eau, de passer et d'ajouter à l'émulsion du sucre et de la gomme adragante, pour avoir un looch.

Cette pâte est susceptible de rendre des services dans les hôpitaux et dans tous les établissements où l'on fait une importante consommation de looch; mais elle doit être bannie de l'officine du pharmacien, parce que l'émulsion qu'elle fournit ne présente ni la composition exacte, ni la saveur agréable de celle du Codex.

Il importe de ne pas oublier que l'acide cyanhydrique contenu dans le looch blanc transforme le calomel en chlorure mercurique (v. page 184) et peut-être en cyanure mercurique. Par conséquent, toutes les fois que cette association aura été prescrite par le médecin, le pharmacien devra supprimer de la formule du looch les amandes amères, qui sont le générateur de l'acide cyanhydrique.

ÉMULSION DE BAUME DE TOLU.

Baume de Tolu.........................	20 gr.
Alcool à 90°.............................	100
Teinture de bois de Panama....	100
Eau distillée chaude................	780

On dissout le baume dans l'alcool, on y mélange la teinture, puis l'eau, graduellement (*Codex*).

On prépare ainsi les émulsions de *copahu, huile de cade, goudron.*

ÉMULSION DE COALTAR.

Teinture de bois de Panama coaltarée...............................	1 p.
Eau distillée.............................	4

Cette émulsion au cinquième, est ordinairement étendue d'eau, dans une proportion plus ou moins grande, au moment du besoin.

La *teinture de bois de Panama coaltarée* est préparée de la manière suivante :

Goudron de houille............. 1 kil.
Teinture de bois de Panama..... 4

Dans un vase approprié, muni d'un couvercle, on place le goudron, que l'on maintient à l'état fluide, en opérant au bain-marie. On délaie alors le goudron dans la teinture, on ferme le vase et on le maintient au bain-marie, pendant une heure, en agitant fréquemment. On retire du feu et on continue d'agiter le mélange jusqu'à refroidissement, puis on le passe à travers une toile (*Codex*).

LOOCH HUILEUX.

Huile d'amande douce.......... 15 gr.
Gomme arabique pulv.......... 15
Sirop de gomme............... 30
Eau de fleur d'oranger........ 15
Eau distillée...... 100

On prépare un mucilage avec la gomme et 2 fois son poids d'eau ; on ajoute l'huile par parties, pour la diviser par une trituration prolongée, et on délaie le produit avec le reste des liquides.

Cette formule doit remplacer celle du looch blanc, lorsque le médicament est additionné de calomel, à moins qu'on ne supprime du looch blanc les amandes amères (*Codex*).

ÉMULSION PURGATIVE AVEC L'HUILE DE RICIN.

Huile de ricin...... .... 30 gr.
Gomme arabique pulvérisée..... 8
Eau de menthe poivrée..... 15
Eau distillée...... 60
Sirop de sucre................ 30

On met la gomme arabique, avec son poids d'eau, dans un mortier de marbre ; on en fait un mucilage, dans lequel on incorpore l'huile de ricin et, quand on a obtenu un mélange intime, on le délaie peu à peu avec le reste de l'eau et le sirop (*Codex de* 1866).

ÉMULSION D'HUILE DE CROTON.

Huile de croton............... 2 goutt.
Sucre blanc........ .... 10 gr.
Gomme arabique......... ... 10
Eau distillée de menthe..... 30

On émulsionne avec soin (*Cory*).

ÉMULSION PURGATIVE AVEC LA RÉSINE DE JALAP.

Résine de Jalap.............. gr. 0.50
Sucre blanc.................... 30.00
Eau de fleur d'oranger.......... 10.00
Eau distillée................... 120.00
Jaune d'œuf...... .... Nº 1/2

On triture la résine de jalap avec une petite partie du sucre, pour la réduire en poudre très ténue ; on y ajoute peu à peu le jaune d'œuf et on triture pendant longtemps, pour diviser parfaitement la résine ; alors on mélange le reste du sucre et l'eau par petites portions (*Codex de* 1866).

ÉMULSION DE RÉSINE DE JALAP.

Amandes mondées............ Nº 8
Sucre..... .... 32 gr.
Eau distillée................. 100

On fait, selon l'art, une émulsion. D'autre part, on prend :

Résine de jalap................ gr. 0.50
Sucre......................... 1.00
Gomme arabique en poudre....... 4.00
Amandes mondées.............. Nº 4

On triture la résine avec le sucre, on y ajoute les amandes et on épiste jusqu'à extrême division. Alors, on mélange la gomme et on délaie peu à peu la poudre avec l'émulsion. La résine est si bien divisée, qu'aucune portion ne s'en sépare (*Barateau*).

ÉMULSION PURGATIVE AVEC LA SCAMMONÉE.

Scammonée d'Alep............ 1 gr.
Lait de vache........... 120
Sucre blanc.................... 15
Eau de laurier-cerise.. 5

On triture dans un mortier de marbre la scammonée avec le sucre et, quand elle est bien divisée, on ajoute peu à peu le lait et l'eau de laurier-cerise.

On prépare de la même manière l'émulsion avec la résine de scammonée. Pour les mêmes proportions de lait, de sucre et d'eau de laurier-cerise, on emploie 50 centigr. de résine de scammonée décolorée par le charbon (*Codex de* 1866).

X. — EXTRAITS AQUEUX.

Les extraits, en général, sont des médicaments de consistance molle, ferme ou sèche, résultant de l'évaporation du suc d'une plante ou d'une solution obtenue en traitant une substance végétale par un dissolvant approprié : eau, alcool, éther, etc.

Par *extraits aqueux* on entend, dès lors, le produit de la concentration d'un suc ou d'une solution, par l'eau, des principes contenus dans les plantes.

Préparation. — La confection des extraits comprend trois opérations distinctes : le choix des plantes, la préparation des liqueurs et leur concentration.

1° *Choix des plantes.* — La première question qui se pose, dans la préparation d'un extrait, est le choix de la substance à traiter. A quel état prendre cette substance ? faut-il toujours la préférer fraîche, ou bien est-il indifférent de l'employer sèche ?

Dans l'état actuel de nos connaissances, il n'est pas facile de résoudre catégoriquement ce problème. Très certainement la plupart des plantes sont moins actives après leur dessiccation qu'avant; il est prouvé que l'ipécacuanha est beaucoup plus émétique au moment où il sort de terre, qu'en l'état où il arrive en Europe ; les végétaux aromatiques, les crucifères surtout, ne fournissent d'huile essentielle, que s'ils sont verts ; d'autres ont moitié moins d'énergie quand on les a desséchés : ciguë, aconit, etc., ou sont même tout à fait inertes, témoin l'anémone et le *rhus radicans*. Il semble donc, à priori, que la préférence doive être accordée aux plantes fraîches, pour la préparation des extraits.

Mais, d'un autre côté, ériger ce principe en règle inflexible, conduirait à renoncer aux extraits précieux, que fournissent les produits exotiques, tels que le quinquina, la rhubarbe, l'opium, etc. Et puis, parmi nos plantes indigènes, bon nombre ne paraissent pas éprouver d'altérations sérieuses, pendant la dessiccation. Bien mieux, le mélilot est beaucoup plus aromatique lorsqu'il est desséché, que lorsqu'il vient d'être cueilli ; la valériane, récemment arrachée, est dépourvue de propriétés médicinales, tandis que, si elle est abandonnée au contact de l'air, il s'y forme une essence à laquelle elle doit son efficacité.

En ce qui concerne l'état sous lequel on doit prendre les végétaux destinés à la préparation des extraits, on ne saurait donc établir de règle absolue; on les choisira tantôt secs, tantôt récents, suivant que l'imposeront la nécessité et les notions acquises sur leur composition chimique, dans les deux cas. Les précautions à observer, dans l'élection des uns et des autres, ayant été déjà indiquées (ch. XVII), il n'y a pas lieu de les répéter ici.

2° *Préparation des liqueurs.* — Lorsque la solution qui doit fournir un extrait est un suc naturel, sa préparation n'offre aucune difficulté. On l'exécute par les procédés indiqués pour l'obtention de ces sucs (*page* 612) et elle est complète, quand on a clarifié les liquides par l'intervention de la chaleur ou de la fermentation et, enfin, de la filtration.

Mais si l'on doit épuiser un végétal, au moyen de l'eau, l'opération est moins simple. On la réalise par diverses méthodes dont le choix est dicté par la nature des éléments à dissoudre. Quand les plantes sont susceptibles d'abandonner facilement leurs principes solubles, il faut les traiter par l'eau froide, c'est la meilleure méthode. On les soumet généralement à la *lixiviation*. Celles qui sont très mucilagineuses, comme la rhubarbe, ne se prêtent pas à cette opération ; elles se gonflent et ne laissent pas écouler le liquide ; on leur applique la *macération*, ou mieux encore la *méthode de*

Cadet (V. *page* 91). Enfin, on épuise par *infusion* ou par *décoction* les substances pour lesquelles les moyens ci-dessus sont insuffisants.

Quel que soit le procédé choisi, il faut l'employer de manière à obtenir des solutions *aussi concentrées que possible*. Il vaut mieux laisser aux plantes une partie de leurs éléments, que de les en retirer en faisant intervenir une trop grande quantité de liquide.

3° *Concentration*. — *a. A feu nu.* — A l'origine, on évaporait les solutions végétales *à feu nu;* il en résultait une altération et souvent même une carbonisation plus ou moins complète des extraits. On pourrait cependant, à la rigueur, se servir de cette méthode, en réglant soigneusement la température; mais elle fait toujours courir des risques, principalement à la fin de l'opération; aussi le Codex prescrit-il avec raison d'y renoncer. La concentration des liqueurs doit être faite au *bain-marie* ou dans le *vide*.

b. Au bain-marie. — Pour évaporer au *bain-marie*, on dispose sur une bassine ou sur la cucurbite d'un alambic une petite bassine en étain, de forme aplatie et peu profonde (fig. 118). On y verse la solution à concentrer,

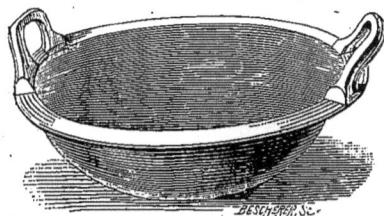

Fig. 121. — Bassine en étain pour la préparation des extraits à la vapeur.

puis on porte à l'ébullition l'eau renfermée dans le vase inférieur. La vapeur s'élève, échauffe la bassine en étain et s'échappe par une petite ouverture pratiquée sur un des côtés de l'appareil.

Pendant toute la durée de l'opération, il faut *agiter* constamment le liquide, pour activer sa vaporisation. Cette pratique semble, *à priori*, offrir un inconvénient grave, en ce qu'elle met en contact avec l'extrait une forte proportion d'oxygène. Mais l'expérience a démontré que cet inconvénient, réel il est vrai, n'est pas à mettre en parallèle avec celui qui serait la conséquence d'une concentration deux ou trois fois plus lente.

Lorsque la solution a été obtenue à l'aide de l'eau froide, elle contient des substances albuminoïdes, qui se coagulent sous l'influence de la chaleur et rendent l'extrait imparfaitement soluble. Il est important de séparer par la filtration ce coagulum, quand il est complètement formé. On remet ensuite au bain-marie le liquide filtré et on continue à chauffer, jusqu'à ce que l'extrait ait acquis la consistance convenable.

Il n'y a pas de moyen scientifique qui permette d'apprécier avec exactitude le moment où l'opération est terminée. Habituellement, on dépose une petite quantité d'extrait sur un fragment de marbre ou de porcelaine et on vérifie sa consistance, dès qu'il s'est refroidi. On admet aussi qu'un extrait est suffisamment rapproché, quand il ne mouille plus le papier sans colle.

Les extraits aqueux très chargés de résine deviennent grenus à la fin de l'opération, par suite de la séparation qui se fait entre les principes solubles dans l'eau et les principes résineux. Il est utile de les rendre homogènes, ce que l'on obtient en y ajoutant alors un peu d'alcool, suivant le conseil donné par Parmentier.

Si l'on doit dessécher totalement un extrait, on le tient au bain-marie, tant qu'il perd du poids; ou bien on le retire de la bassine, sitôt qu'il présente la consistance sirupeuse, on l'étend en couche mince sur des assiettes, ou mieux sur des plaques en fer-blanc, et on le sèche dans une étuve modérément chauffée. Ce dernier procédé est également appliqué à la préparation de quelques-uns des extraits fournis par les sucs végétaux.

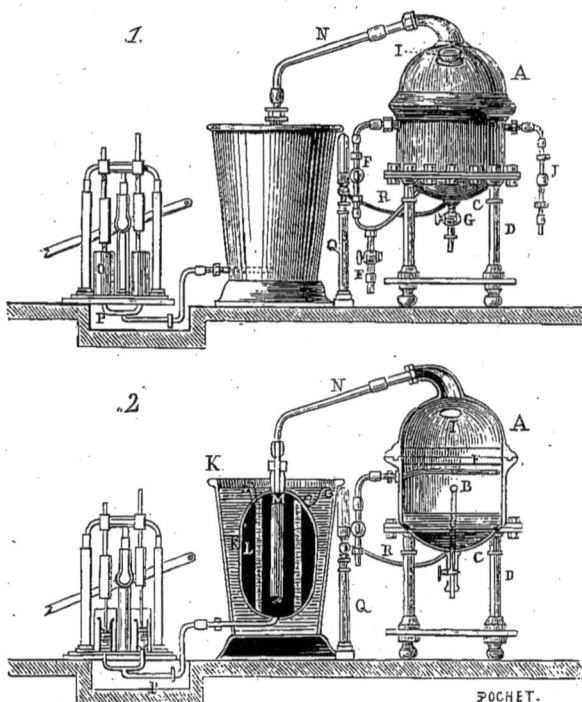

Fig. 122. — Appareil Berjot, pour la préparation des extraits dans le vide (*).

Dans ce cas particulier, il ne faut déposer sur les assiettes que la quantité de suc susceptible d'être desséchée en 24 heures; de cette façon, le produit est excellent; si le liquide était évaporé plus lentement, il pourrait entrer en fermentation avant d'être achevé.

c. *Dans le vide.* — L'évaporation dans le *vide* a été proposée au commencement de ce siècle par Janisch (1819), par de Barry (1820), par Virey (1823), pour la concentration de sucs de plantes vireuses. Virey abandonnait ces sucs sous la cloche de la machine pneumatique, à côté d'un vase contenant de l'acide sulfurique ou du chlorure de calcium sec,

(*) Fig. 1. Appareil monté. — Fig. 2. Coupe de l'appareil.
B Chaudière. C Double fond pour la vapeur. A Chapiteau. D Support de l'appareil. E Jointure du chapiteau et de la chaudière. F,F Tuyaux d'évacuation de la vapeur. G Tuyau pour vider le double fond. I Lucarne pour voir dans l'intérieur de l'appareil. J Tuyaux pour l'introduction du liquide. K Réfrigérant. L Serpentin, M Tuyau de conduite pour l'air. N Allonge du chapiteau. O Corps de pompe pour faire le vide dans la chaudière. P Tube de communication entre la chaudière et le corps de pompe. Q Manomètre.

près avoir fait le vide dans l'instrument. On réussit, par ce moyen, à préparer des extraits très actifs : mais l'opération est fort longue.

Elle est plus promptement effectuée dans l'un des appareils spéciaux inventés par Granval, Berjot, Soubeiran et Gobley. Ces appareils (fig. 119) se composent tous d'une chaudière, où l'on place le liquide à évaporer, et d'un récipient destiné à condenser les vapeurs produites. On fait le vide dans la chaudière, soit au moyen d'une pompe, soit en chassant, par un dégagement de vapeur d'eau, l'air qu'elle contient. On y introduit alors la solution à concentrer, puis on chauffe doucement la chaudière et on refroidit le récipient. Le liquide se vaporise avec une grande rapidité, au début de l'opération. A la fin, le liquide épaissi se recouvre d'une croûte peu perméable, qui laisse difficilement passer la vapeur d'eau ; on est alors obligé d'élever la température et on perd ainsi l'un des bénéfices de l'emploi du vide.

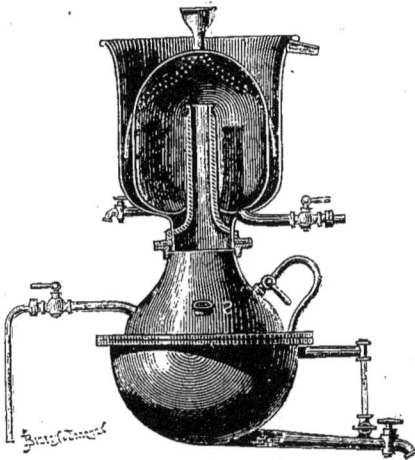

Fig. 123. — Appareil pour évaporer dans le vide, sans aspiration.

Pour obvier à cet inconvénient ainsi qu'à celui qui résulte, pour l'enlèvement du produit, de la profondeur de la chaudière évaporatoire, M. Adrian a imaginé un ingénieux appareil, dont l'évaporateur est cylindrique, à fond plat, quatre fois plus large que haut et animé d'un mouvement oscillatoire continu. Une double enveloppe permet de le chauffer avec de l'eau chaude en dessous, avec un jet de vapeur en dessus, à une température aussi basse que possible et parfaitement déterminée. Il donne d'excellents résultats.

Les praticiens, en général, ne peuvent disposer d'appareils de ce genre. L'industrie leur offre aujourd'hui des instruments plus maniables et moins onéreux, dans lesquels, par la condensation alternative des vapeurs produites, on obtient le vide sans aspiration, au moyen d'un simple jeu de robinets combiné à une réfrigération bien conduite. Tel est l'appareil de M. Palau représenté ci-contre (fig. 123).

d. Par congélation. — A ces divers modes de concentration, il faut ajouter celui qui remplace l'évaporation par la congélation des liquides extractifs. Il a été préconisé par Georges, pharmacien de Stockholm, en 1799, pour la conservation du suc de citron, et étendu par Mirabelli à la concentration du vinaigre et de toutes les solutions acides.

En 1877, M. Herrera conseille de soumettre à la *congélation* les sucs de plantes et les solutions extractives. La partie congelée est à peu près dépourvue de principes solubles ; à l'aide d'une forte pression, on la sépare de celle qui est demeurée liquide, puis on évapore celle-ci au soleil, ou dans une chambre chauffée à 30°, après l'avoir distribuée dans des vases à large surface. M. Herrera propose de donner à ces extraits le nom peu significatif et, partant peu nécessaire, d'*opopycnolés*.

Mieux que tous les autres, dit l'auteur, ce procédé conserve aux extraits les principes volatils ou altérables des végétaux; il est à noter aussi qu'il laisse à l'albumine sa solubilité primitive. L'extrait de ciguë, obtenu avec le suc, est remarquable par son odeur; celui de ratanhia est complètement soluble et, généralement, tous ceux qui contiennent du tannin sont de qualité supérieure; et cependant la dernière partie de l'opération est défectueuse.

En effet, les travaux de M. Adrian ont établi que trois congélations successives, réalisées dans les conditions où s'était placé M. Herrera, enlèvent tout au plus 60 p. 100 du liquide primitif; il en reste beaucoup trop pour qu'on puisse chasser le reste sans inconvénient, par les moyens lents ci-dessus recommandés. En second lieu, malgré l'intervention de la presse, la glace retient, interposée, 10 à 20 p. 100 de solution médicamenteuse.

Pour éviter ces inconvénients, M. Adrian refroidit la glace obtenue dans les liquides extractifs jusqu'à — 10°; il la réduit alors, dans une broyeuse particulière, en neige qu'il turbine à une grande vitesse, et il sépare du coup 75 p. 100 d'eau à peu près pure. Une seconde congélation effectuée à — 20°, suivie d'un broyage et d'un essorage, réduit le liquide extractif au sixième ou au huitième de son poids initial. Il n'y a plus qu'à l'évaporer dans le vide, à la température de 30° environ. Les extraits obtenus sont peu colorés, très solubles et bien supérieurs, au point de vue organoleptique, à ceux qui sont préparés par les autres méthodes.

M. Vée y apporte cependant encore un perfectionnement. Pour n'avoir pas à broyer la glace formée dans les liquides à congeler, il maintient ces liquides en mouvement, au moyen d'agitateurs placés à l'intérieur des cylindres qui les contiennent (fig. 124). Lorsque les glaçons forment une bouillie assez épaisse, on vide les cylindres dans une essoreuse, qui les isole du liquide extractif. On répète l'opération sur le même liquide, jusqu'à ce que le dernier produit renferme entre le quart et la moitié de son poids d'extrait. Pour terminer la préparation, M. Vée porte les solutions concentrées par le froid dans des appareils dessiccateurs, où l'on fait un vide suffisant et où se trouve soit de la chaux vive, soit de l'acide sulfurique. La consistance d'extrait est obtenue en deux ou trois jours, si l'épaisseur de la couche liquide ne dépasse pas 1 centimètre et si la température de l'appareil est voisine de + 20°.

Préparés par cette dernière méthode, les extraits doivent présenter au plus haut degré les propriétés des plantes qui les ont fournis. Ceux que donnent les sucs de fruits jouissent d'une inaltérabilité remarquable. Ceux des plantes narcotiques sont moins faciles à préserver de l'action nuisible de l'air et des microgermes. Enfin, l'acide cyanhydrique ne paraît pas susceptible d'être maintenu dans les liquides concentrés par le froid, peut-être parce qu'il forme un hydrate cristallisable à basse température (*Vée*).

Au nombre des avantages que présente la congélation, dans la prépara-tion les extraits, il faut placer l'élimination presque complète de certains principes qui se concrètent habituellement dans ces médicaments, au point de les rendre parfois grenus : nitrate et chlorure de potassium, tannin oxydé, asparagine, etc. Si quelques extraits n'obéissaient pas à cette règle générale, il serait facile de les améliorer en exposant pendant un jour, à une température voisine de 0°, les solutions fournies par la congélation. M. Adrian s'est assuré que ce délai est suffisant, dans tous

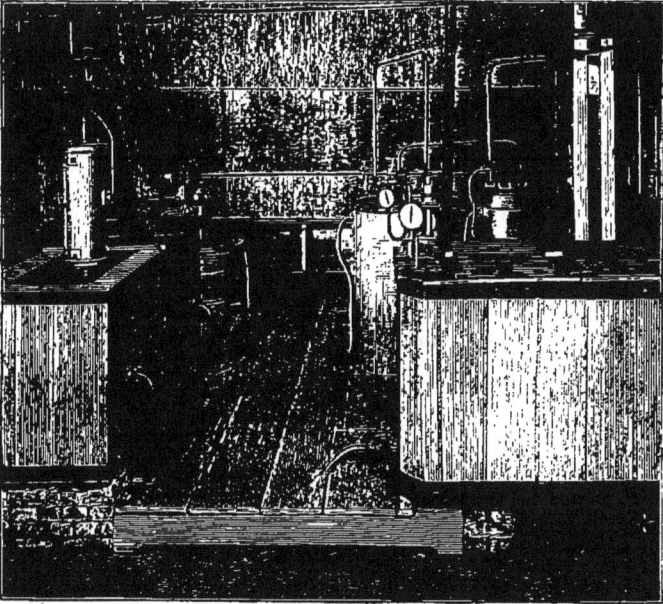

Fig. 124. — Appareil de M. Vée, pour la préparation des extraits (*).

les cas, pour précipiter complètement les principes dont il vient d'être question.

Caractères. — Les extraits aqueux bien préparés présentent, presque toujours, l'odeur et la saveur des substances qui les ont fournis. Ils sont à peu près entièrement solubles dans l'eau, à l'exception de ceux que l'on obtient par décoction.

Leur couleur est quelquefois spéciale : vu en lame mince, l'extrait de ratanhia est rouge, celui de digitale est verdâtre, celui de rhubarbe est jaune, etc. La teinte qui domine est le *brun foncé* ; elle ne devient *noire*, que si les extraits ont subi l'action d'une chaleur trop intense.

On retrouve, dans ces médicaments, le plus grand nombre des principes

(*) A droite, appareil réfrigérant à chlorure de méthyle servant à refroidir de — 12 à — 18° une solution de chlorure de calcium, qui est ensuite refoulée par une pompe dans la bâche de gauche. Dans cette bâche, des cylindres de cuivre nickelés et munis d'un agitateur à l'intérieur reçoivent le liquide à congeler et bai-gnent dans la solution de chlorure de calcium. L'un de ces cylindres est soulevé. L'essoreuse, placée au delà de la bâche, est elle-même refroidie par la solution calcique.

solubles des végétaux (gommes, sucres, acides, alcalis, tannins, etc.) et, depuis Fourcroy, on y admet la présence d'éléments particuliers nommés *principes extractifs* ou, plus simplement, *extractif*.

A la fin du siècle dernier, l'*extractif* était considéré comme un principe immédiat. Aujourd'hui, on en fait une collectivité embrassant des substances nombreuses et souvent indéterminées, qui varient avec chaque plante. Cette dénomination devrait disparaître du langage pharmaceutique, puisqu'elle ne sert qu'à dissimuler l'insuffisance actuelle de la science.

Malgré les précautions dont on entoure leur préparation, on ne peut défendre entièrement les extraits contre l'influence oxydante de l'air. Cette influence se manifeste, au début, par la coloration des liqueurs, par la formation d'eau et d'acide carbonique (*de Saussure*), et elle se poursuit jusqu'à la fin de l'opération. Elle détermine l'insolubilité d'une partie des matières extractives, qui forment peu à peu un précipité résinoïde (*extractif oxygéné*), auquel Berzélius donnait le nom d'*apothème*.

De son côté, la chaleur dissipe une fraction des principes volatils, coagule les substances albuminoïdes, convertit le tannin en acide gallique et en acide carbonique, le sucre de canne en glucose, etc. Ces transformations ne sont que partielles, pour la plupart, dans les extraits soigneusement préparés, et leur importance décroît avec la température à laquelle a été faite l'évaporation.

Dans la plupart de ces médicaments, il se forme, soit pendant la concentration, soit plus ou moins longtemps après, des cristaux dus à des sels minéraux : chlorure de sodium, azotate et sulfate de potassium, oxalate de calcium, à des alcaloïdes, à des amides (*asparagine*) et à d'autres principes encore peu étudiés. L'examen microscopique de ces cristallisations peut mener à la découverte de faits intéressants.

Consistance. — Leur *consistance* peut être *molle*, *ferme*, *pilulaire*, ou *sèche*. Le Codex admet ces quatre espèces d'extraits, qui n'ont pas la même valeur médicinale.

Les extraits *mous* coulent comme du miel épais. Ayant subi, moins longtemps que les autres, la double influence de la chaleur et de l'oxygène de l'air, ils sont moins altérés, plus sapides et plus odorants, conséquemment plus actifs. Les expériences de Christison, de Duroy, de Schaeuffèle, etc., mettent ce fait hors de doute. Il faut, toutefois, se garder d'exagérer leur fluidité, surtout lorsqu'ils sont hygrométriques ; la présence d'une trop grande quantité d'eau favoriserait, à leur surface, le développement des mucédinées et, par suite, la décomposition graduelle du médicament.

La consistance molle convient surtout aux extraits des plantes, dont les principes sont facilement altérables : aconit, belladone, ciguë, jusquiame, stramoine, valériane, etc. Elle est plus fréquemment prescrite que les autres par le Codex.

Les extraits *fermes* ne coulent pas, ou plutôt ils ne coulent qu'avec une lenteur très grande. Ils se rapprochent des extraits mous, par la solubilité, par les caractères organoleptiques et par l'intégrité des principes constituants.

Ceux dont la consistance est dite *pilulaire*, ne diffèrent pas beaucoup des précédents. Ils ont pour caractère de ne pas adhérer aux doigts et de pouvoir être divisés en pilules, sans addition de substance étrangère. L'extrait d'opium est le type de cette catégorie.

Les extraits *secs*, nommés autrefois *sels essentiels*, n'ont pas besoin d'être définis ; ils résultent de l'élimination complète de leur dissolvant. Si l'on excepte les extraits dans le vide, ils sont inférieurs aux premiers ; leur solubilité est incomplète, parce qu'ils ont été longtemps exposés à l'action de l'air à une haute température, et que la prolongation de cette action a modifié plus profondément certains de leur principes immédiats. Malgré cet inconvénient, l'usage est d'attribuer la consistance sèche aux extraits d'aloès, de cachou, de ratanhia et à un petit nombre d'autres.

Pharmacologie. — Les extraits sont des médicaments très actifs, en raison de la grande quantité de matière végétale, qu'ils représentent sous un poids très faible. Ils ont pour principaux avantages de faciliter l'emploi de certaines substances de saveur désagréable, et d'éliminer les éléments inutiles de toutes les plantes. La médecine en fait usage depuis très longtemps ; toutefois il faut dire que, sous ce nom, Rouelle, Baumé et la plupart des anciens pharmacologistes rangeaient les mucilages, les résines et d'autres produits végétaux.

On administre fréquemment les extraits en pilules, et quelquefois en poudre. Cette dernière forme nécessite leur dessiccation préalable et n'est pas aussi bonne que la première. Ils servent encore à préparer des sirops, des lotions, des gargarismes, des glycérés, des suppositoires, etc.

La facilité avec laquelle beaucoup d'entre eux absorbent l'humidité de l'air rend leur *conservation* difficile. Ils se liquéfient à la surface, et bientôt ils se couvrent de moisissures, qui envahissent la masse tout entière et en modifient notablement la composition. Pour prévenir cette altération, on les renferme dans des vases que l'on bouche avec soin, ou que l'on recouvre d'une feuille d'étain (*Redwood*) ou de caoutchouc. Berjot conseille de les tenir dans des flacons à l'émeri, dont le bouchon soit creux et garni de chaux vive. Ces divers moyens procurent d'assez bons résultats, mais ils ne dispensent pas d'une surveillance constante.

D'un autre côté, si la majorité des extraits tend à s'emparer de l'humidité de l'air, il en est qui se dessèchent incessamment, lorsqu'ils ne sont pas enfermés dans des vases hermétiquement clos. De ce nombre sont les extraits de quinquina, de noix vomique, de réglisse, d'opium, etc. Pour obvier à cet inconvénient, M. A. Martin conseille de placer le vase contenant l'extrait dans un autre plus grand et couvert, et de combler l'espace libre entre les deux avec du sulfate de sodium cristallisé, qui maintient, en s'effleurissant, une certaine humidité à l'atmosphère intérieure.

M. Perron a pensé que la présence de la *glycérine* pourrait aider à conserver les extraits, tout en leur communiquant une mollesse durable et une plus grande solubilité. M. Duquesnel a confirmé cette manière de voir, et il propose même de remplacer les extraits purement aqueux par d'autres, contenant la moitié de leur poids de glycérine, auxquels il donne le nom de *glycéro-extraits*.

Il est à remarquer que ces produits ne peuvent être substitués dans aucun cas aux extraits du Codex, la présence de la glycérine modifiant d'une manière grave la proportion et parfois le nombre de leurs principes constituants.

L'addition de la glycérine aux extraits a été préconisée également par M. Guichard, dans le but d'établir, entre chacune de ces préparations et la substance qui la fournit, un rapport invariable, qui serait aujourd'hui le chiffre du rendement inscrit au Codex, pour les diverses plantes médicinales. Cette uniformisation des extraits offre un intérêt évident et elle a déjà préoccupé plus d'un pharmacologiste ; mais elle ne paraît pas pratiquement réalisable, car le rendement des végétaux n'est pas constant, dans un même lieu, non plus que la proportion de leurs éléments actifs ; de plus, les variations de ces deux facteurs ne sont pas corrélatives.

Le pharmacien doit préparer lui-même tous les extraits qu'il emploie. Opérant sur une petite proportion de substance, il obtiendra des produits moins altérés par la chaleur que ceux de l'industrie ; en outre, il n'aura pas à se préoccuper de vérifier leur pureté, condition très importante, quand il s'agit de médicaments qui échappent souvent à l'analyse chimique.

Effectivement, la constatation de leurs caractères organoleptiques, suffisante parfois pour déterminer leur identité, ne peut en aucun cas témoigner absolument de leur valeur médicinale. Il en est de même de l'addition de 1/20 d'acide sulfurique à leur solution, proposée par Righini pour démontrer leur origine à l'aide de l'odorat. Cette addition exalte l'odeur de quelques extraits, principalement celle des extraits de plantes narcotiques, mais elle ne donne aucune certitude. Lorsque les extraits contiennent des alcaloïdes, on peut en vérifier l'existence en les dissolvant au moyen du chloroforme (*Gundermann*), ou mieux, en les éliminant par la dialyse (*Lepage*), les dosant et les caractérisant ensuite, par les réactions qui leur sont propres. Ces méthodes, tout exactes qu'elles soient, peuvent difficilement permettre de porter un jugement certain sur un extrait, en raison des altérations possibles, pendant la concentration du médicament. D'autre part, elles ne sont d'aucun secours, lorsqu'il s'agit d'apprécier un extrait, dont l'élément actif n'est pas cristallisable ou soluble dans le chloroforme. Il est donc de toute nécessité que le pharmacien ne confie qu'à lui seul le soin de faire les extraits dont il a besoin.

Mais à quel procédé de préparation devra-t-il donner la préférence? Du moment où la meilleure méthode d'évaporation est celle qui exige le temps le plus court et la température la plus basse, il est incontestable que l'évaporation dans le vide l'emporte sur l'évaporation au bain-marie. On la réalise à 30 ou 40°, au plus, et en présence d'une quantité d'air insignifiante; aussi donne-t-elle des extraits qui jouissent d'une solubilité complète et qui présentent, à un très haut degré, l'odeur et la saveur des

plantes d'où ils ont été retirés. Malheureusement, ces extraits sont excessivement hygrométriques, ce qui rend leur conservation difficile et leur
dosage inexact, dès qu'ils ont commencé à s'emparer de l'humidité de
l'air. Pour ce motif, et en raison des difficultés inhérentes à leur préparation, ils ne sont pas uniquement admis en pharmacie. La méthode de
M. Vée devra donner des médicaments plus parfaits encore. Mais elle
exige un outillage qui n'est pas à la portée de la plupart des praticiens.
Fort heureusement, les extraits faits avec soin, au bain-marie, ont une
efficacité très grande, ainsi qu'il ressort des essais institués à la demande
de Soubeiran. Joignant à cet avantage celui de pouvoir être préparés dans
le plus modeste laboratoire, ils doivent être regardés comme les véritables extraits officinaux.

On a proposé l'usage de quelques *extraits composés*, obtenus en traitant plusieurs substances simultanément. Ces médicaments ne se recommandent par aucune propriété spéciale ; ils sont fort peu employés.

Mais on se sert fréquemment d'*extraits fluides*, c'est-à-dire peu concentrés, qui depuis longtemps sont usuels en Angleterre et en Amérique.
Au point de vue purement théorique, on ne saurait condamner ces extraits
d'une manière absolue. Ils représentent des produits moins altérés, partant
plus complètement solubles et plus actifs que leurs similaires, si le raisonnement, universellement admis pour établir la supériorité des extraits
mous sur les extraits secs obtenus au bain-marie, est vrai. Dès lors, on ne
voit pas de motifs sérieux pour les exclure de l'officine. Ce que l'on peut
dire de plus exact à leur sujet, c'est que, d'une part, on ne doit les
employer qu'*après avoir déterminé rigoureusement là quantité d'extrait
ferme ou sec qu'ils contiennent*, et qu'en second lieu, ils ne peuvent prétendre à d'autres applications qu'à remplacer les solutions d'extraits plus
concentrés. Il serait blâmable de les faire servir à la préparation de vins
médicinaux et de sirops simples ou composés dont les éléments médicamenteux doivent être traités directement par une quantité irréductible ou
faiblement réductible d'un liquide donné. Mais rien ne s'oppose à ce qu'ils
soient affectés à la confection des solutions d'extraits en général, et en
particulier à celle des sirops que le Codex fait avec ces médicaments :
sirops d'opium, d'ipécacuanha, de ratanhia, etc. On doit, en un mot, les
considérer comme des solutions titrées d'extraits légaux et on peut les
utiliser à la place de ces dernières, lorsque les circonstances s'y prêtent.
Une bonne précaution est de les préparer de telle sorte que leur poids
corresponde exactement à celui du médicament qu'ils représentent, ce
médicament étant supposé sec et pulvérisé. Ce dosage est celui de la
pharmacopée allemande.

Le nombre des extraits aqueux est très considérable. On peut les répartir
en trois groupes, savoir :

Extraits de sucs de fruits,

Extraits de sucs de plantes,

Extraits aqueux proprement dits.

Lorsqu'on prépare, avec la même substance, un extrait aqueux et un extrait alcoolique, et que le médecin ne désigne pas celui qu'il entend prescrire, le Codex ordonne de *délivrer toujours l'extrait aqueux.*

Chaque plante fournit une proportion d'extrait qui lui est propre et qui varie suivant la nature du traitement employé pour l'obtenir. C'est ce qui ressort du tableau ci-après, emprunté au Codex de 1866.

Quantités d'extrait produites par 1 kilogramme des substances ci-après :

DÉNOMINATION.	PARTIES EMPLOYÉES.	VÉHICULES.	PRODUIT EN GRAMMES.
Absinthe	Sommités sèches...	Eau bouillante	190
Aconit............	Feuilles fraîches....	Suc	40
Anémone pulsatille.	Feuilles fraîches....	Suc	27
Armoise..........	Feuilles sèches.....	Eau bouillante......	200
Aunée............	Racine sèche.......	Eau froide.........	213
Bardane..........	Racine sèche.......	Eau froide........	350
Belladone.........	Feuilles fraîches....	Suc.............	20
Bistorte	Racine............	Eau froide........	175
Bourrache........	Feuilles sèches.....	Eau bouillante	95
Camomille.........	Fleurs sèches.......	Eau bouillante	225
Casse	Fruit.............	Eau froide.........	165
Centaurée........	Sommités sèches...	Eau bouillante	200
Chamœdrys........	Sommités sèches...	Eau bouillante	250
Chardon bénit	Feuilles sèches.....	Eau bouillante	190
Chicorée.........	Feuilles fraîches....	Suc.............	24
Chiendent.........	Racine sèche.......	Eau froide........	92
Ciguë............	Feuilles fraîches...	Suc dépuré	30
Digitale	Feuilles sèches.....	Eau bouillante	250
Douce-amère.......	Tiges sèches........	Eau froide........	160
Fumeterre	Feuilles fraîches....	Suc.............	28
Gaïac............	Bois râpé	Eau (*décoction*).....	32
Genièvre.........	Baies sèches	Eau tiède........	285
Gentiane.........	Racine............	Eau froide........	216
Jusquiame (*noire*)....	Feuilles fraîches....	Suc.............	24
Laitue vireuse......	Feuilles fraîches....	Suc.............	18
Laitue cultivée.....	Écorce de la tige...	Suc.............	16
Monésia..........	Écorce sèche.......	Eau froide	200
Nerprun..........	Baies	Suc.............	70
Opium	Suc épaissi........	Eau froide	490
Patience	Racine sèche.......	Eau froide	196
Pissenlit.........	Feuilles fraîches ...	Suc.............	26
Quassia amara......	Bois râpé.........	Eau froide.........	25
Quinquina calisaya.	Écorce...........	Alcool, puis eau...	154
Quinquina huanuco..	Écorce...........	Eau bouillante......	180
Ratanhia.........	Racine............	Eau froide	125
Réglisse	Racine sèche.......	Eau froide	200
Réglisse	Suc épaissi.......	Eau froide	630
Rhubarbe.........	Racine............	Eau froide	400
Rhus radicans......	Feuilles fraîches ...	Suc.............	28
Saponaire.........	Racine et tige......	Eau froide	300
Séné	Feuilles..........	Eau bouillante......	250
Stramoine.........	Feuilles fraîches....	Suc.............	20
Sureau...........	Baies	Suc.............	75
Trèfle d'eau	Feuilles fraîches....	Suc.............	22

I. — EXTRAITS DE SUCS DE FRUITS.

Les extraits de sucs de fruits sont presque abandonnés aujourd'hui. On les employait fréquemment autrefois, sous les dénominations de *robs*, *sapa*, etc.

Leur préparation est uniforme; elle consiste à faire évaporer, au bain-marie, les sucs préalablement clarifiés. Par exception, les sucs de sureau et de nerprun ont besoin d'une macération de 24 heures avec les rafles, pour être suffisamment colorés.

Les premiers pharmacologistes prescrivaient d'ajouter du *miel* à tous les robs. Le *rob diacaryon* de Galien et de Mesué était un médicament très renommé, que l'on préparait en évaporant, dans une capsule, un mélange de 1 p. de miel et de 2 p. de suc de brou de noix vertes. Quelques pharmacopées modernes ont substitué au miel le sucre cristallisable. Cet usage n'est pas général.

EXTRAIT DE BAIES DE NERPRUN.
Rob de Nerprun.

On écrase les baies de nerprun entre les mains; on les laisse pendant 24 heures en macération dans leur propre suc et on les soumet à la presse. Quand le suc a déposé, on le passe à travers un blanchet et on le fait évaporer au bain-marie, en consistance de miel épais.

On prépare de la même manière l'*extrait* ou *rob de sureau*.

Le rob de nerprun est quelquefois employé en pilules, à titre de purgatif. Sa composition est identique à celle du suc dont il est formé (p. 686).

II. — EXTRAITS DE SUCS DE PLANTES.

Ces extraits diffèrent entre eux, suivant qu'on les prépare avec ou sans clarification des sucs par la chaleur. On les nomme *extraits de sucs dépurés*, dans le premier cas, et *extraits de sucs non dépurés*, dans le second.

a. — EXTRAITS DE SUCS NON DÉPURÉS.

Les extraits de sucs non dépurés ne figurent point au Codex et n'offriront bientôt plus qu'un intérêt historique. Ils ont été préconisés par Storck, qui les obtenait en évaporant, sur un feu doux, les sucs non clarifiés des plantes vénéneuses (ciguë, belladone, stramoine, aconit, etc.). L'agitation continuelle entretenue pendant l'opération donnait au produit une supériorité marquée sur les autres extraits, que l'on préparait alors sans précautions suffisantes. A la vérité, ces extraits sont très odorants et leurs principes sont peu altérés; mais ils contiennent une forte proportion de chlorophylle et de parenchyme végétal, dont l'inertie diminue la puissance du médicament.

Lorsqu'on veut faire des extraits analogues à ceux de Storck, il est avantageux d'adopter le manuel opératoire suivant, proposé par Henry : On contuse les plantes, on les exprime et on filtre le suc à travers une toile serrée, pour séparer les débris végétaux qu'il tient en suspension. On le verse ensuite sur des assiettes, que l'on dispose dans une étuve chauffée entre 36 et 40°. Soubeiran ne recommande cette méthode que pour la préparation de l'extrait de rhus radicans, dont l'élément actif est très fugace ou très altérable par la chaleur. La congélation, suivie de l'évaporation dans le vide, à froid, serait préférable encore.

b. — EXTRAITS DE SUCS DÉPURÉS.

On appelle extraits de sucs dépurés, ceux que l'on obtient en faisant évaporer, au bain-marie, les sucs végétaux clarifiés à l'aide de la chaleur.

Ce procédé enlève aux sucs l'albumine et la chlorophylle qu'ils contiennent, en même temps qu'une faible quantité de principes médicamenteux précipités avec ces substances. La perte légère, portant sur ces derniers éléments, est largement compensée par la soustraction des premiers et l'on peut, malgré l'absence d'expériences précises, admettre cependant que les extraits de sucs dépurés sont plus actifs que les extraits de sucs non dépurés, bien qu'ils aient subi une plus haute température que ceux-ci.

Le Codex prescrit de préparer, avec les sucs dépurés, les extraits des plantes narcotiques, telles que la belladone, la jusquiame, la stramoine, l'aconit, et les extraits de chicorée, de fumeterre, de laitue, de ményanthe, etc. Il est probable que ces extraits offrent des propriétés médicinales supérieures à celles des extraits fournis par des plantes sèches. Toutefois, il serait utile de comparer ces médicaments, à l'aide d'analyses nombreuses et faites avec exactitude, car sur ce point la thérapeutique ne possède pas de documents sérieux.

M. Loret pense que les sucs par expression ne contiennent pas tous les principes actifs des plantes narcotiques. Aussi préfère-t-il préparer leurs extraits avec leurs alcoolatures. Il distille, pour séparer une quantité d'alcool telle que la chlorophylle se dépose, par refroidissement. Il filtre le liquide sur du noir animal lavé. D'autre part, il traite la matière verte précipitée par de l'alcool à 59°, à la température de 60°; il filtre la dissolution, il la réunit à la première et il évapore le mélange dans le vide, en consistance d'extrait. M. Loret a dosé, avec M. Calteaux, les alcalis organiques contenus dans les extraits d'alcoolatures, comparativement avec ceux qui existent dans les mêmes extraits obtenus par le procédé du Codex; les premiers se sont montrés constamment plus riches que les derniers. On ne peut approuver, toutefois, la filtration sur le noir animal, qui peut retenir une partie des éléments actifs des alcoolatures.

Sous le nom de *diœthéralyse*, Legrip a fait connaître une méthode d'extraction des sucs végétaux, que l'on pratique ainsi qu'il suit. La plante, convenablement divisée, est immergée dans l'éther pur, pendant un temps suffisant. L'éther dissout la chlorophylle, pendant qu'au-dessous de lui se réunit le suc disséminé dans les diverses cellules. Il n'y a qu'à le séparer mécaniquement du liquide éthéré. L'évaporation des sucs ainsi obtenus fournit peut-être des extraits actifs; mais il est impossible d'établir aujourd'hui leur valeur comparative, aucune analyse de ces produits n'ayant été faite.

§ 1. EXTRAIT DE BELLADONE.

Préparation. — On prend des feuilles de belladone, à l'époque de la floraison, on les contuse dans un mortier de marbre et on en exprime le suc à la presse. On soumet ce suc à l'action de la chaleur, jusqu'à ce que l'albumine coagulée forme, avec la chlorophylle, une écume complètement séparée. On passe, on évapore au bain-marie le suc ainsi clarifié, en l'agitant continuellement. Quand il est réduit au tiers de son volume, on le laisse refroidir et on le met à déposer pendant 12 heures. On sépare le dépôt et l'on achève l'opération au bain-marie, de manière à obtenir un extrait *mou* (*Codex*).

Caractères. — L'extrait de belladone est brun verdâtre, très odorant, d'une saveur amère et nauséeuse. Il contient la plupart des principes solubles renfermés dans les cellules de la belladone, entre autres l'atropine, l'hyoscyamine et l'hyoscine, qui en sont les éléments actifs et dont la proportion est supérieure à 2 %, dans les produits bien préparés. On y trouve, en outre, 1 % de choline et, 0,6 % d'acide succinique (*Kunz*).

Il doit être très lisse et très homogène. Lorsqu'il est grenu, à la fin de sa préparation, on y ajoute environ 10 % d'alcool à 60°, qui dissout la substance résinoïde séparée et la mélange intimement au reste de l'extrait. On chauffe de nouveau, pour chasser l'alcool et sans cesser d'agiter, afin d'éviter une nouvelle séparation.

Essai. — On peut apprécier, d'une manière approximative, la qualité d'un extrait de belladone, en y constatant la présence de l'atropine, au moyen du procédé suivant :

On dissout 1 gramme d'extrait dans 2 grammes d'eau distillée ; on introduit la solution dans un tube bouché et l'on y ajoute 25 à 30 centigrammes de bicarbonate de potassium pulvérisé. Quand toute effervescence a cessé, on verse sur le mélange 4 ou 5 fois son volume d'*éther pur* à 65° ; on bouche exactement le tube et on l'agite, pendant 2 ou 3 minutes, à trois reprises différentes. On laisse déposer, et quand l'éther est redevenu tout à fait limpide, on le décante dans une petite capsule où on le laisse s'évaporer spontanément. Il reste pour résidu quelques centigrammes d'une substance légèrement ambrée, que l'on dissout dans 8 grammes d'eau distillée aiguisée de 2 gouttes d'acide chlorhydrique. La solution est incolore et doit, si l'extrait est bon, posséder les caractères suivants :

1° Elle se trouble fortement au contact de quelques gouttes d'une solution d'iodure double de mercure et de potassium (1).

2° Elle donne un précipité floconneux avec la solution de tannin (2) (*Lepage*).

M. Kordes adopte, pour l'appréciation de cet extrait, la méthode de Dieterich. 2 grammes d'extrait sont triturés avec 3 grammes d'eau et 0gr,2 de chaux vive ; on ajoute ensuite au mélange 10 grammes de la même chaux et on épuise *immédiatement* par l'éther. La solution, additionnée de 1 C.C.

---

(1) Réactif de Mayer, page 373.

(2) Pour obtenir un précipité avec ce réactif, il est indispensable que la liqueur soit *bien neutre*. Dans le cas où la réaction ne se produit pas, on ajoute à la liqueur quelques gouttes d'une solution faible d'un bicarbonate alcalin, qui la rend immédiatement manifeste (*Lepage*).

d'eau, est évaporée à 30°, jusqu'à réduction à 1ᵍʳ,5. On y verse alors 0ᶜᶜ,5 d'alcool faible, puis 10 C.C. d'eau, et on titre les alcaloïdes avec l'acide sul-furique centinormal, en prenant pour indicateur la solution d'acide roso-lique au centième. En opérant ainsi, M. Kordes a trouvé, en moyenne :

Extrait de feuille......................... 2.20 p. 100 d'alcaloïdes.
—   de racine...... .... 2.70

Ces procédés sont applicables à l'essai des extraits d'aconit, de ciguë, de jusquiame, de stramoine, de nicotiane et, en général, à celui de tous les extraits qui contiennent un alcali végétal.

On prépare, comme l'extrait de belladone, les extraits de sucs dépurés de :

Ciguë (feuille),	Laitue vireuse (tige),
Jusquiame (feuille), .	Stramoine (feuille).

D'après M. Kordes, l'extrait de feuilles de jusquiame contient de 0,5 à 0,7 % d'alcaloïdes, et 0,3 % de choline (*Kunz*); il est, sous ce rapport, inférieur à celui des semences de la même plante, qui dose environ 1,35 % d'alcalis organiques. Il en est de même pour les extraits de stramoine, où l'on trouve : feuille 0,6 à 0,8 %, semences 1,68 à 2,57 % d'alcaloïdes, et pour ceux de ciguë, qui donnent : feuille 1,08 à 1,79 %, semences 2,49 à 3,25 % d'alcaloïdes (*Kordes*).

§ 2. EXTRAIT DE MUGUET (*avec le suc*).

Préparation. — Pour préparer cet extrait, on prend :

Feuilles fraîches de muguet........................ 1 partie.
Racines fraîches de muguet........ 1   —
Tiges et fleurs fraîches de muguet..., ... 3   —

On contuse les substances dans un mortier de marbre et on les exprime à la presse. On porte à l'ébullition le suc obtenu, pour en séparer l'albu-mine et la chlorophylle, on filtre et on évapore au bain-marie, en consis-tance d'extrait mou. On reprend ensuite cet extrait par de l'eau distillée, on filtre et on évapore au bain-marie, jusqu'à consistance d'extrait ferme (*Codex*).

Pharmacologie. — L'extrait de muguet est un succédané de celui de la digitale. Il ralentit les battements du cœur et augmente l'amplitude des pulsations, sans présenter comme la digitale une période dangereuse ca-ractérisée par un arrêt prolongé des contractions cardiaques. Il a pour principes actifs la convallarine et la convallamarine (V. *Poudre de muguet*, p. 552).

§ 3. EXTRAIT DE LAITUE CULTIVÉE.
Thridace.

Préparation. — On prend des écorces fraîches de tiges de laitue cul-tivée (*Lactuca sativa capitata* L., Synanthérées); on les contuse dans un mortier de marbre et on exprime fortement. On chauffe le suc, pour coaguler l'albumine qu'il renferme, on passe à travers un tissu de laine et on évapore au bain-marie, en consistance d'extrait *ferme* (*Codex*).

Pharmacologie. — La thridace est à peine aromatique et de couleur brune peu foncée. Elle offre une saveur amère et une composition analogue à celle du lactucarium. On la prépare quelquefois avec les tiges tout entières de la laitue, mais c'est à tort, car en mélangeant ainsi le suc laiteux et amer de l'écorce au suc insipide et inerte de l'axe végétal, on enlève à l'extrait le peu de propriétés médicinales qu'il peut avoir.

La thridace est toujours hygrométrique.

III. — EXTRAITS AQUEUX PROPREMENT DITS.

§ 1. ALOÈS.

Préparation. — L'aloès est le suc épaissi des feuilles de plusieurs plantes, appartenant au genre *Aloe* (*A. socotrina* Lam., *vulgaris* Lam., *ferox* Mill., etc., Liliacées), ou un extrait préparé avec les mêmes feuilles. On l'obtient par diverses méthodes :

1° On coupe les feuilles à leur naissance et on les place debout, dans de grands vases où l'on recueille le suc qui s'écoule.

2° On contuse les feuilles, on les exprime, on clarifie par le repos le suc obtenu et on le fait sécher au soleil.

3° On met dans des paniers d'osier les feuilles d'aloès, préalablement coupées en fragments ; on plonge ces paniers dans l'eau bouillante, jusqu'à ce que celle-ci soit saturée, puis on évapore à siccité.

4° On soumet les feuilles d'aloès à la décoction, on clarifie la liqueur par décantation ou par filtration et on la concentre à une douce chaleur.

Caractères. — L'aloès offre différents caractères, suivant son origine et son procédé de préparation. On en distingue trois sortes dans le commerce : *aloès socotrin, aloès Barbade* ou *de la Jamaïque, aloès du Cap.*

L'*aloès socotrin* ou *sucotrin* provient des contrées qui avoisinent l'île de Socotora. Il est sec ou mou, transparent (*aloès lucide*) ou opaque (*aloès hépatique*). Celui qui est sec est fragile, d'un rouge hyacinthe, s'il est transparent, de couleur de foie rougeâtre, s'il est opaque. L'odeur en est agréable et analogue à celle de la myrrhe ; sa saveur est très amère, sa cassure est unie et comme glacée. La poudre est d'un *jaune d'or*, complètement soluble dans l'alcool et soluble en partie dans l'eau. C'est le plus estimé, mais il est difficile à trouver dans le commerce.

L'*aloès Barbade* est solide, à peu près opaque, peu fragile et de couleur rougeâtre terne. Il devient presque noir à la longue ; sa cassure est terne et comme grenue. Il possède une odeur assez forte, ressemblant à celle de la myrrhe et tenant aussi de l'odeur d'iode. Il se dissout mieux que les autres dans l'eau froide. Sa poudre est d'un *jaune rougeâtre* sale et incomplètement soluble dans l'alcool. Lorsqu'on le dissout dans l'eau distillée, dans la proportion de 1/100 000, la liqueur prend instantanément une belle teinte d'un rose violet, au contact de la teinture d'iode et du chlorure d'or (*Marais*).

L'*aloès du Cap* est l'aloès officinal. Il vient des environs du Cap de Bonne-Espérance, en blocs d'un brun noir, avec reflet verdâtre, à la surface. Vu en masse, il paraît opaque ; mais il est transparent et d'un rouge foncé en lame mince. La cassure en est brillante et vitreuse, la saveur très amère. Son odeur est forte, toute spéciale et peu agréable ; sa poudre est d'un *jaune verdâtre*. Il est moins actif que les deux autres et doit être délivré habituellement, à moins de prescription contraire. L'iode et le chlorure d'or le colorent faiblement ou même pas du tout.

Les aloès Barbade et socotrin cèdent environ 60 °/$_0$ de principes solubles à l'eau froide. L'aloès du Cap n'en abandonne que 45 °/$_0$. Tous se dissolvent avec facilité dans l'alcool faible et semblent primitivement formés par une substance neutre, nommée *aloïne*, qui ne se trouve à l'état de pureté que dans la plante et dans l'aloès Barbade.

L'*aloïne* est un glucoside, qui cristallise en petits prismes jaunâtres, peu solubles dans l'eau froide, et un peu plus dans l'alcool froid, très solubles à chaud dans l'eau et dans l'alcool. Sa saveur, d'abord douce, est bientôt excessivement amère. Ses dissolutions aqueuses sont jaunes et deviennent d'un rouge orangé au contact des alcalis. Elles brunissent à froid, au bout de quelques jours, et en quelques minutes, à l'ébullition. L'acide acétique la dissout facilement ; le liquide ne change pas à l'air. Elle fond à 147°. Celle qui n'est pas bien sèche devient d'un rouge brun par exposition à l'air et à la lumière.

Anhydre, elle a pour formule probable $C^{32}H^{16}O^{14}[C^{16}H^{16}O^7]$ (*Grœnewold*), mais ses propriétés physiques et chimiques varient un peu dans les divers aloès.

Celle de l'aloès *socotrin* cristallise en petits prismes de couleur pâle, contenant 3 molécules d'eau : $C^{32}H^{16}O^{14} + 3H^2O^2[C^{16}H^{16}O^7 + 3H^2O]$. Elle fait la substitution avec le chlore et le brome. L'acide azotique la colore à peine, à froid ; à chaud, il la convertit en *acide chrysammique* $C^{14}H^2(AzO^4)^2O^4$ $[C^7H^2(AzO^2)^2O^2]$. On la nomme *socaloïne* ou *zanaloïne*.

Dans le produit des *Barbades*, elle prend le nom de *barbaloïne* et cristallise en prismes jaunes, avec une molécule d'eau seulement $C^{32}H^{16}O^{14} +$ $H^2O^2[C^{16}H^{16}O^7 + H^2O]$. Elle donne, avec le chlore et le brome, des produits analogues à ceux de la socaloïne, avec l'acide azotique, de l'*acide chrysammique*. Quand on la délaie dans un peu d'acide sulfurique et qu'on ajoute au mélange une goutte d'acide azotique, elle se teinte en *rouge cramoisi*.

On appelle, enfin, *nataloïne*, l'aloïne de l'aloès de *Natal* isolée par Flückiger en 1871. Celle-ci se distingue des deux autres, en ce qu'elle cristallise en écailles rectangulaires, d'un jaune pâle, *anhydres* et peu solubles dans l'alcool. Ses produits de substitution chlorés et bromés diffèrent des précédents et, lorsqu'on la traite par l'acide azotique, elle donne naissance aux acides *picrique* ou *oxalique*. Additionnée d'acide sulfurique, puis d'une goutte d'acide azotique, elle développe une belle coloration *bleue*. Elle a pour composition $C^{32}H^{19}O^{14}[C^{16}H^{19}O^7]$ (*Treumann*), ou $C^{48}H^{26}O^{20}[C^{24}H^{26}O^{10}]$ (*Grœnewold*). Elle ne fond qu'à 210° en se décomposant. Elle résiste mieux que les autres aloïnes à l'action des alcalis.

L'aloïne présente encore les réactions suivantes :

Une solution aqueuse d'aloïne diluée, mais paraissant encore colorée, prend avec le sulfate ou le chlorure de cuivre une teinte *jaune* prononcée.

Si à une solution aqueuse assez concentrée d'aloïne, on ajoute un sel de cuivre, puis de l'alcool, il se produit une coloration *rouge* intense; quand la solution est diluée, elle devient d'un *rouge violet*.

La solution d'aloïne traitée par le cuivre donne avec l'acide cyanhydrique *très dilué* une coloration *rouge cerise*.

L'aloïne et les solutions d'aloès, additionnées d'acide cyanhydrique, à chaud, prennent une couleur qui varie du *rouge vif* au *rouge violet* (*Klunge*).

Outre ce principe, les divers aloès contiennent encore : une *matière résineuse*, une *substance amère* soluble dans l'eau, une *huile essentielle*. Cette dernière est un liquide d'un jaune pâle, dont la densité est 0,863. Elle bout à 269-271°. Sa saveur et son odeur la rapprochent de l'essence de menthe (*W. Craig*).

Pharmacologie. — L'aloès est un purgatif énergique, que l'on administre généralement en pilules et sous forme de solution dans l'alcool. Il fait partie d'un très grand nombre de préparations, parmi lesquelles on peut citer : les *pilules ante-cibum, écossaises* ou d'*Anderson*, de *Bontius*, de *Morison* et de *Rufus*, les *grains de santé*, la *teinture d'aloès simple*, l'*élixir de propriété de Paracelse* et les *élixirs de Garus* et *de longue vie*.

Son principe actif est la substance amère que l'eau dissout et non pas l'aloïne. La partie résineuse est également inerte.

L'aloès le plus drastique est celui dont l'extrait aqueux donne, au contact du brome, le plus abondant précipité de *bromaloïne* et qui, également, précipite le plus par le tannin. Ce dernier caractère est d'une très grande valeur (*Kondracki*).

On a proposé l'usage de l'extrait aqueux d'aloès, préparé au moyen de l'eau bouillante. Ce médicament est complètement inutile, car l'aloès lui-même est généralement un extrait et, quand il est pur, il se dissout presque en totalité dans l'eau bouillante.

§ 2. EXTRAIT DE CACHOU.

Préparation. — Pour préparer cet extrait, on prend du cachou concassé, fourni par l'*acacia catechu* Wild. (*Légumineuses*), on le fait infuser, pendant 24 heures, dans 6 fois son poids d'eau bouillante, on passe la liqueur avec expression; on la filtre et on la concentre au bain-marie, jusqu'à consistance d'extrait.

Caractères. — L'extrait de cachou est brun rouge, inodore et d'une saveur faible. Il colore lentement la salive. Il contient, comme le cachou, un tannin particulier, nommé *acide cachoutannique*, de la *catéchine* et des principes bruns dérivés des premiers par altération.

L'*acide cachoutannique* est amorphe, jaunâtre, soluble dans l'eau, l'alcool et l'éther. Ses dissolutions rougissent promptement au contact de l'air ; elles ne précipitent pas l'émétique, mais elles forment un précipité gris verdâtre dans les solutions des sels ferriques.

La *catéchine* cristallise en aiguilles blanches, très déliées, neutres, solubles dans 2 ou 3 p. d'eau bouillante, dans 1133 p. d'eau froide, dans

6 p. d'alcool et dans 8 p. d'éther bouillant. Sa saveur est très faible. Exposées à l'air, en présence des alcalis ou des carbonates alcalins, ses solutions deviennent rouges et contiennent alors les *acides rubinique* et *japonique*. Elle fond à 217° et se décompose à une plus haute température, en produisant de la *pyrocatéchine* ou *acide oxyphénique* $C^{12}H^6O^4[C^6H^6O^2]$. Bouillie avec l'acide sulfurique dilué, elle se change en *catéchurétine*. La potasse fondante la dédouble en *phloroglucine* et en *acide protocatéchique*. Sa formule chimique n'est pas encore définitivement établie.

Pharmacologie. — L'extrait de cachou est un astringent plus actif que le kino. On le prescrit, à l'intérieur, en poudre, en pilules, en tablettes et sous forme de teinture et de sirop. Sa solution aqueuse est quelquefois employée comme topique.

Il offre beaucoup de ressemblance avec l'extrait de ratanhia, dont il se distingue par sa couleur d'un rouge moins vif; cette différence de teinte est plus sensible encore, quand on compare les solutions aqueuses des deux extraits. En outre, les acides minéraux produisent, dans la solution d'extrait de cachou, un précipité *peu volumineux* et la liqueur surnageante reste *trouble*.

§ 3. EXTRAIT DE DIGITALE.

Préparation. — On prépare par infusion l'extrait de digitale (*Digitalis purpurea* L., Scrophulariacées) :

Feuilles sèches de digitale........................	1000 gr.
Eau distillée bouillante........................	8000

On réduit les feuilles de digitale en poudre grossière, on les fait infuser pendant 12 heures dans 6 fois leur poids d'eau, on passe avec expression à travers une toile et on laisse déposer. On traite le marc de la même manière, avec le reste de l'eau. On concentre au bain-marie la première infusion, on ajoute la seconde, après l'avoir amenée à l'état sirupeux et on évapore en consistance d'extrait *mou (Codex)*.

Caractères. — Doué d'une couleur verdâtre et d'une saveur très amère, qui est encore sensible dans les solutions au millième, l'extrait de digitale est entièrement soluble dans l'eau. Son odeur est caractéristique. Soubeiran le regarde comme un médicament infidèle, en raison de l'altération que la chaleur fait éprouver à la digitale. Il conseille, en conséquence, d'employer à sa préparation des liqueurs très concentrées, afin d'abréger la durée de l'évaporation. Cet extrait contient les principes actifs de la poudre de digitale (V. *p.* 538).

On prépare de la même manière que l'extrait de digitale ceux de :

Absinthe,	Chardon bénit,
Aconit (feuille),	Chicorée (feuille),
Armoise (feuille),	Fumeterre,
Bourrache (feuille),	Pissenlit (feuille),
Camomille,	Séné (feuille),
Centaurée (petite),	Trèfle d'eau.
Chamœdrys,	(*Codex.*)

§ 4. EXTRAIT DE GAIAC.

Bois de gaïac râpé............................... 1000 gr.
Eau distillée.................................... 18000

On fait bouillir le gaïac, pendant 1 heure, dans la moitié de l'eau et on passe à travers une tôile. On soumet le résidu à une seconde décoction avec le reste de l'eau, on laisse déposer pendant 12 heures et on évapore au bain-marie les liquides décantés. Lorsque la solution extractive a pris une consistance molle, on y ajoute environ le huitième de son poids d'alcool à 80° ; on mélange exactement et on achève l'évaporation, jusqu'en consistance d'extrait ferme (*Codex*).

Pharmacologie. — L'extrait de gaïac est caractérisé par son odeur de vanille et par son peu de solubilité dans l'eau. Les oxydants lui communiquent les mêmes colorations qu'à la résine, dont il est principalement formé (V. *page* 638).

§ 5. EXTRAIT D'OPIUM.
Extrait thébaïque.

Préparation. — L'extrait d'opium doit être préparé à l'eau froide.

Opium officinal................................... 1000 gr.
Eau distillée froide.............................. 12000

On divise l'opium en tranches très minces, on le met en contact avec es deux tiers de l'eau et on agite souvent. On laisse macérer pendant 24 heures, on passe et on exprime. Sur le marc on verse le reste de l'eau prescrite, on agite et, après 12 heures de macération, on passe encore avec expression. On réunit les liqueurs, on les filtre et on les évapore au bain-marie, en consistance d'extrait.

On reprend cet extrait par 10 fois son poids d'eau froide ; on laisse reposer, pour séparer les parties insolubles, on filtre et on évapore de nouveau, en consistance *ferme* (*Codex*).

Ce procédé, donné par Cornet en 1781, a été adopté sans modification par les pharmacopées publiées depuis cette époque. L'emploi de l'eau froide, qu'il prescrit, a pour avantage d'éviter la dissolution d'une grande quantité de résine. Cette dissolution a lieu cependant, à la faveur des autres principes de l'opium, et c'est pour séparer la résine ainsi introduite dans l'extrait, qu'on soumet celui-ci à un deuxième traitement par l'eau froide. La séparation n'est pas encore complète après cette nouvelle dissolution, mais elle est considérée comme suffisante.

Ménière recommande de ne pas employer à cette opération d'autre eau que l'eau distillée. Il s'est assuré, que l'extrait d'opium préparé avec l'eau de la Loire laisse précipiter, avec ses éléments insolubles (alumine, sels calcaires, silice), une proportion notable de morphine, quand on le dissout dans l'alcool. Il estime que cette perte doit être plus forte, si l'on

.remplace l'eau relativement pûre d'un fleuve par celle des puits, qui est fréquemment séléniteuse,

M. Périer trouve même inutile la reprise de l'extrait par l'eau. Il a observé qu'après un quatrième traitement semblable, l'extrait contient encore des principes résineux. Les solutions aqueuses de l'extrait de première concentration ne donnent pas de précipité immédiat notable, si elles sont concentrées ; tandis qu'elles en fournissent, lorsqu'elles sont diluées, d'autant plus qu'elles contiennent plus d'eau. Comme il y a toujours de la morphine et de la codéine, dans le dépôt formé au contact de l'eau froide, M. Périer conclut à la suppression de la deuxième partie de la préparation prescrite par le Codex.

Lepage est du même avis. Il préfère laisser reposer, pendant 24 heures, le produit de la macération, après l'avoir évaporé *au quart de son volume primitif*. Le liquide filtré, est concentré définitivement au bain-marie.

Caractères. — L'extrait d'opium bien préparé offre une consistance presque pilulaire, une couleur brune et une élasticité particulière. Sa saveur est très amère ; son odeur est analogue à celle de l'opium. Il se dissout presque totalement dans l'eau froide et il contient sensiblement 20 p. 100 de morphine, sans préjudice des autres principes solubles de l'opium.

Essai. — Lepage a proposé le procédé suivant, qui est seulement qualitatif :

On met, dans un tube bouché, une solution de 5 centigr. d'extrait dans 4 gr. d'eau distillée, puis on y fait tomber 7 à 8 gouttes d'une solution d'acide iodique au huitième. La liqueur prend rapidement une teinte plus foncée ; au bout de quelques minutes, on y ajoute 2 gr. de sulfure de carbone exempt d'acide sulfhydrique, et on agite le mélange pendant quelques instants. On laisse déposer, on décante le liquide qui surnage le sulfure et on lave celui-ci à deux ou trois reprises avec de l'eau distillée. Le sulfure offre alors une couleur rose plus ou moins vive, due à la présence de l'iode mis en liberté par la morphine. On peut rendre l'iode plus sensible, en plongeant dans l'eau chaude le tube qui le renferme ; il se volatilise et vient communiquer une belle teinte bleue à une bande de papier humide et amidonné, que l'on a disposée à l'orifice du tube.

On peut également voir si sa dissolution est colorée en *rouge* par le sesquichlorure de fer (*acide méconique*) et en *bleu* par un mélange de ferricyanure de potassium et du même sel ferrique (*morphine*). Ces réactions qualitatives ne suffisent pas pour édifier sur sa valeur médicinale.

Le seul moyen d'apprécier la valeur d'un extrait d'opium consiste à doser la *morphine* qu'il contient. Cette analyse peut être effectuée exactement comme si l'on opérait sur l'opium lui-même (V. *page* 625).

Si l'on veut, en même temps, déterminer la proportion de la *narcotine*, on dissout 1 gr. d'extrait dans 20 c. c. d'eau. A la solution filtrée on ajoute, 10 gr. d'acétate de sodium pulvérisé, puis de l'éther. On agite le mélange ; on décante l'éther, on le renouvelle à plusieurs reprises et on fait évaporer les solutions réunies : la narcotine reste comme résidu et peut être pesée et caractérisée (*Kremel*).

Pharmacologie. — L'extrait d'opium, souvent désigné sous le nom d'*extrait thébaïque*, jouit de toutes les propriétés médicinales de l'opium et, comme lui, il entre dans la composition de médicaments très variés et très nombreux.

Les pharmacologistes anciens et même quelques modernes se sont préoccupés outre mesure de lui enlever ses principes résineux et excitants, ou supposés tels. Pour atteindre ce but, Josse malaxait l'opium sous un filet d'eau froide et rejetait la masse élastique qui lui restait entre les mains; Baumé faisait bouillir la solution d'opium pendant 6 *mois;* Limouzin-Lamothe prescrivait d'y ajouter de la poix-résine ; Langelot laissait fermenter l'opium durant 1 mois avec du suc de coings et Deyeux avec de la levure de bière; d'autres le torréfiaient, etc. Ces moyens, très défectueux, à l'exception de celui de Limouzin-Lamothe, parvenaient en effet à débarrasser l'opium de ses matières résineuses, mais ils lui enlevaient en même temps ses éléments utiles. Ils sont tombés dans l'oubli. Il en est de même de l'extrait privé de narcotine au moyen de l'éther, qui avait été recommandé par Magendie.

§ 6. EXTRAITS DE QUINQUINAS.

A. Extrait de quinquina gris
Extrait mou de quinquina.

Préparation. — 1° On obtient cet extrait par infusion.

Quinquina gris officinal	1000 gr.
Eau distillée bouillante	12000

On réduit le quinquina en poudre grossière et on le fait infuser, pendant 24 heures, dans les deux tiers de l'eau, en agitant le mélange de temps à autre. On passe le liquide à travers une toile, on laisse déposer et on verse sur le marc le tiers d'eau restant, préalablement porté à l'ébullition. On concentre au bain-marie la première infusion; on y ajoute la seconde, après l'avoir réduite séparément à l'état sirupeux et on évapore à consistance d'extrait *mou* (*Codex*).

2° Au lieu de traiter le quinquina gris directement par l'eau, Soubeiran préfère l'épuiser d'abord par l'alcool. Il conseille de dissoudre ensuite dans l'eau froide l'extrait alcoolique, de filtrer la liqueur et de l'évaporer au bain-marie. Ce procédé fournit un extrait plus riche en alcaloïdes que celui du Codex.

Caractères. — L'extrait de quinquina gris est brun, incomplètement soluble dans l'eau froide. Sa saveur est amère, astringente et aromatique; elle rappelle exactement, du reste, celle du quinquina Huanuco. Ce médicament renferme environ 2 p. 100 de quinine et de cinchonine (*Blondeau*), plus les acides quinique, quinovique et quinotannique et les autres principes du quinquina gris.

Sa solution aqueuse, additionnée de potasse et d'ammoniaque, prend une couleur *cramoisie* lorsqu'on la chauffe, en y introduisant de l'air par agitation (*Duroy*). Pour que cette coloration se produise, il faut employer une solution d'extrait faite à froid et filtrée ; la teinte qu'elle présente après l'expérience est plutôt d'un *rouge brun* que cramoisie (*Lepage*).

B. EXTRAIT SEC DE QUINQUINA.
Sel essentiel de la Garaye.

Préparation. — 1° On délaie, dans de l'eau distillée, l'extrait de quinquina Huanuco, de manière à lui donner la consistance d'un sirop épais ; puis on l'étend uniformément à l'aide d'un pinceau, sur des assiettes de porcelaine, que l'on porte à l'étuve. Aussitôt que l'extrait est parfaitement sec, on le détache des assiettes, dans l'étuve même, en se servant d'un couteau à lame tronquée. On l'enferme promptement dans des flacons de petite capacité, séchés à l'avance et que l'on bouche avec soin (*Codex*).

2° Soubeiran recourt encore à l'extrait alcoolique de quinquina gris, pour préparer l'extrait sec. Il dissout le premier dans le moins d'eau froide possible, il filtre la liqueur et il l'évapore au bain-marie, à consistance de sirop. Le reste de l'évaporation se fait comme ci-dessus.

Caractères. — L'extrait sec de quinquina est très hygrométrique et il offre, à la consistance près, les caractères de l'extrait mou de la même écorce. La composition chimique des deux médicaments est analogue ; si elle présentait quelque différence, ce serait à l'avantage de l'extrait mou, qui a subi moins longtemps que l'autre l'influence de la chaleur.

Le comte de la Garaye est le promoteur de l'usage médical de cet extrait. Il lui donnait le nom tout à fait impropre de *sel essentiel*, et il le préparait au moyen de l'eau froide. Ce procédé, blâmé par Geoffroy en 1738, et depuis par Guibourt et par Soubeiran, n'a pourtant été modifié au formulaire légal qu'en 1866.

C. EXTRAIT DE QUINQUINA CALISAYA.

Préparation. — Pour préparer l'extrait aqueux de quinquina calisaya, on emploie un procédé mixte, qui consiste à lessiver le quinquina avec de l'alcool faible et à traiter par l'eau cette solution préalablement distillée :

Quinquina calisaya en poudre demi-fine	1000 gr.
Alcool à 60°	6000
Eau distillée froide	1000

On épuise le quinquina par déplacement, au moyen de l'alcool ; on distille la liqueur au bain-marie, pour en retirer toute la partie spiritueuse. On verse l'eau froide sur le résidu de la distillation et on agite le mélange de temps en temps. Après 12 heures, on filtre le liquide et on évapore au bain-marie, en consistance *pilulaire* (*Codex*) (1).

Caractères. — Cet extrait est moins foncé que celui de quinquina gris, d'une saveur beaucoup plus amère et moins aromatique, et d'une

(1) On prépare de la même manière l'*extrait de quinquina rouge* (*Codex*).

astringence moins prononcée. Il se dissout presque totalement dans l'eau froide ; sa solution est précipitée par la solution iodée, par le tannin et, en général, par les réactifs des alcaloïdes. Soubeiran en a retiré 9,3 °/₀ de quinine et de cinchonine, quantité peu élevée, si l'on considère la faible proportion d'extrait que donne le quinquina calisaya. On y trouve, de plus, tous les autres éléments de cette écorce.

Essai. — On vérifie l'identité de l'extrait de quinquina calisaya, en dosant la quinine qu'il contient, par les méthodes employées pour la poudre de quinquina (V. *page* 558).

Si l'on veut seulement mettre cet alcali en évidence, on dissout, à froid, 1 gr. d'extrait dans 5 gr. d'eau distillée; on filtre la solution dans un tube, on y ajoute 20 à 30 centigrammes de bicarbonate de potassium, puis 7 à 8 fois son volume d'éther et on agite le mélange. L'éther, décanté, laisse pour résidu de son évaporation spontanée une substance qui, dissoute dans 3 gr. d'eau aiguisée d'acide sulfurique, précipite par l'ammoniaque et qui, traitée successivement par l'eau chlorée et par l'ammoniaque, prend une teinte *verte* très prononcée; c'est de la quinine (*Lepage*).

Pharmacologie. — Les quatre extraits de quinquina, inscrits au Codex, sont loin d'avoir la même valeur médicinale ; mais leurs propriétés respectives sont en harmonie avec celles des écorces qui les fournissent (V. *page* 562). L'extrait de quinquina calisaya renferme beaucoup plus de quinine que les autres, surtout que ceux de quinquina Huanuco ; l'extrait de quinquina rouge offre sans doute une composition intermédiaire à celle des précédents, mais, comme il est moins usité, il n'a pas été l'objet de recherches nombreuses.

Dans aucun de ces médicaments on ne trouve une proportion d'alcaloïdes correspondante à celle des poudres qui les ont fournis. D'après les analyses de M. Bretet, un quinquina gris très riche, cède à l'eau 25 °/₀ seulement, et à l'alcool à 60°, 40 °/₀ des alcalis qu'il contient. De plus, ces alcalis ont éprouvé une altération, car leur pouvoir rotatoire égal à + 231° dans la poudre, est tombé à + 207° en moyenne dans les extraits.

Le formulaire légal impose au pharmacien l'obligation d'avoir toujours dans son officine l'*extrait mou de quinquina gris* et celui de *quinquina calisaya;* mais il ne dit pas lequel des deux doit être délivré, en l'absence de désignation spéciale. Il semble, cependant, qu'en nommant le premier : *extrait de quinquina,* sans autre désignation, ses auteurs aient voulu le choisir pour l'extrait officinal. Dans le cas d'insuffisance de la prescription médicale, le pharmacien doit s'en rapporter au texte même du Codex et donner l'*extrait mou de quinquina Huanuco.*

Sous la dénomination d'*extrait* liquide *de quinquina,* M. de Vrij a préconisé un produit obtenu avec un quinquina quelconque, de préférence avec le quinquina rouge des Indes, traité par l'eau acidulée au moyen de l'acide chlorhydriqne. La solution, concentrée jusqu'à ce que son poids soit égal à celui du quinquina employé, doit constituer un médicament actif. Mais, sa composition différant notablement de celle des extraits du Codex, par suite de l'intervention de l'acide chlorhydrique, il n'est pas

possible de considérer cette solution comme un succédané des préparations légales.

M. Nanning a modifié comme il suit le procédé de M. de Vrij. A l'eau
acidulée il ajoute de la glycérine; il opère la lixiviation après une macération de 24 heures, et il distille dans le vide. Son extrait contient une
proportion d'alcaloïdes presque constante, toutes les substances actives
du quinquina y sont représentées, tandis que celles qui peuvent incom-
moder l'estomac (*cinchocérine*, etc.) en sont éliminées; enfin l'acide quinotannique n'y est pas altéré. Mais il a, comme le précédent, le défaut d'être
acide.

On en peut dire autant du produit obtenu par M. Redwood, en précipitant par la soude une solution chlorhydrique de quinquina rouge et en
isolant les alcalis impurs, au moyen de l'éther, pour les dissoudre ensuite
dans un mélange d'eau, d'alcool et de glycérine.

La pharmacopée américaine dénature moins le quinquina. Son extrait
fluide est obtenu en lessivant 100 gr. de quinquina jaune par un mélange
d'eau et d'alcool à 90° auquel on ajoute 25 gr. de glycérine, pour la première opération. On met à part les 75 gr. qui s'écoulent en premier lieu,
on distille le reste, pour en retirer l'alcool, et on évapore le résidu en consistance d'extrait mou. On dissout cet extrait dans les 75 gr. de liquide
réservés et on complète 100 gr. de produit avec de l'alcool à 90° étendu
du tiers de son poids d'eau.

Les extraits de quinquina ont pour incompatibles presque tous les
médicaments de nature métallique, à l'exception des sels alcalins. Parmi
ces derniers, toutefois, les borates et les salicylates ont aussi la propriété
de troubler leurs dissolutions (*Auger*, *Bourget*). Mais on peut empêcher la
précipitation occasionnée par le borax en dissolvant tout d'abord l'extrait
dans son poids, ou dans le double de son poids de glycérine (*Demandre*).

§ 7. EXTRAIT DE RATANHIA.

Préparation. — On prépare l'extrait de ratanhia par macération :

Racine de ratanhia................................. 1000 gr.
Eau distillée froide................................. 8000

On réduit en poudre grossière la racine de ratanhia et on l'humecte avec
6 fois son poids d'eau froide. Après 12 heures de contact, on passe avec
expression. Avec le résidu et le reste de l'eau, on fait une seconde macération. On réunit les liquides, on les laisse déposer, puis, après décantation, on les évapore au bain-marie, en consistance d'extrait mou (*Codex*).

Caractères. — L'extrait de ratanhia présente une couleur d'un rouge
brun très foncé; il est inodore et très astringent. Il colore instantanément
la salive et il se dissout presque complètement dans l'eau chaude, mais la
liqueur se trouble pendant le refroidissement. Cette solution, filtrée, est
d'un beau rouge; elle donne, avec les acides minéraux, un précipité pâle
et volumineux, qui se dépose seulement au bout de plusieurs heures et
sans décolorer entièrement le liquide (*Lepage*). Les sels ferriques forment

un précipité *verdâtre* caractéristique, avec le tannin qui s'y trouve contenu.

Le composé peu soluble, que l'eau ne peut maintenir en dissolution, est regardé comme un produit d'altération du tannin. Il se dissout avec une facilité remarquable dans la solution de sucre de canne et dans les liqueurs alcalines diluées.

M. Ruge a retiré de l'extrait de ratanhia importé d'Amérique une substance cristalline, qu'il nomme *ratanhine*. La ratanhine est peu soluble dans l'eau, insoluble dans l'alcool et dans l'éther. L'acide azoteux la colore en *violet*, l'azotate mercurique en *rose*. Elle se combine aux bases et aux acides et elle a pour formule $C^{20}H^{13}AzO^6[C^{10}H^{13}AzO^3]$.

Essai. — On substitue quelquefois à l'extrait de ratanhia ceux de *bistorte* et de *tormentille*, qui offrent avec lui des analogies marquées, tant au point de vue des caractères physiques que de la composition.

On reconnaît facilement la fraude au moyen des sels ferriques, qui précipitent en *bleu violet* les solutions d'extraits de tormentille et de bistorte. De plus, les acides minéraux ne troublent pas immédiatement ces liqueurs.

Lorsqu'on épuise 2 ou 3 gr. d'extrait par l'éther, on lui enlève un peu d'acide protocatéchique, qui colore en violet le perchlorure de fer. Il faut filtrer pour avoir une réaction nette.

L'incinération de l'extrait lui-même donne $2,3^o/_0$ de cendres, contenant $26,3^o/_0$ de carbonate de potassium (*Kremel*).

Pharmacologie. — L'extrait de ratanhia est un astringent très actif, que la thérapeutique emploie sous forme de sirop, de pilules, de suppositoires, de pommades, etc. Il est principalement réservé à l'usage interne.

On le préparait autrefois par décoction ; ce procédé éliminait une partie des principes astringents de la racine de ratanhia, qui se fixaient sur la partie ligneuse et fournissaient un produit peu soluble. Il a été remplacé par l'infusion, sur l'avis de Guibourt, et enfin par la lixiviation, qui est de beaucoup préférable. On a proposé l'usage d'un extrait alcoolique de ratanhia, qui n'a pas été adopté.

§ 8. EXTRAIT DE RHUBARBE.

Préparation. — On obtient cet extrait au moyen de la macération :

Rhubarbe choisie et coupée par morceaux............	1000 gr.
Eau distillée froide...................	8000

On fait macérer la rhubarbe, pendant 24 heures, dans 5 fois son poids d'eau et on passe avec expression. On filtre et on évapore immédiatement cette première liqueur, en consistance sirupeuse. On délaie le marc avec le reste de l'eau prescrite et on soumet à la presse. On filtre et on concentre le produit de cette seconde opération. On réunit les deux liqueurs et on les évapore en consistance d'extrait *mou* (*Codex*).

Caractères. — Vu en masse, l'extrait de rhubarbe est d'un brun noir ; mais il paraît jaune foncé par transparence. Il est extrêmement mucilagineux et *très élastique*. Il se dissout intégralement dans l'eau, en fournissant une liqueur, dont la teinte est d'un *jaune d'or*. Les alcalis et les acides concentrés font passer cette nuance au *rouge* foncé. Les acides précipitent de sa dissolution de l'acide chrysophanique.

Pharmacologie. — Les propriétés purgatives de cet extrait sont un peu plus faibles que celles de la poudre de rhubarbe. Pour se rendre compte de ce fait, il suffit de remarquer que les principes mucilagineux et inertes de la rhubarbe sont bien plus solubles dans l'eau que l'acide chrysophanique, qui est regardé comme la partie active de cette substance. D'un autre côté, la chaleur altère très rapidement cet extrait.

On ne prescrit l'extrait de rhubarbe que sous forme de pilules.

§ 9. EXTRAIT DE SUC DE RÉGLISSE.

On coupe en morceaux le suc de réglisse de Calabre ; on le met sur un diaphragme, dans un vase d'étain, et on ajoute assez d'eau froide pour qu'il en soit couvert. Quand le suc est tout à fait divisé, on soutire la liqueur, on la passe à l'étamine de laine et on évapore au bain-marie, en consistance d'extrait *mou*.

La glycyrrhizine, étant peu soluble dans l'eau froide, doit rester en partie indissoute dans l'opération précédente. On obtiendrait un extrait beaucoup plus sucré, en ajoutant de l'ammoniaque à l'eau chargée de dissoudre le suc de réglisse.

Caractères. — L'extrait de réglisse est noir et doué d'une saveur à la fois âcre et sucrée. Il contient une forte proportion de potasse, car le suc primitif en renferme 21° °/₀₀ (*de Luca*). Lorsque celui-ci est falsifié par addition de dextrine, ce principe se retrouve dans l'extrait et abaisse sa richesse en potasse et en glycyrrhizine. Il y a donc lieu d'analyser le suc de Calabre avant de l'employer.

M. Kremel procède au dosage de la glycyrrhizine en dissolvant 5 gr. d'extrait dans 50 c. c. d'eau ; on filtre, on ajoute 2 à 3 c. c. d'acide sulfurique dilué, puis on recueille sur un petit filtre la glycyrrhizine précipitée. On dissout sur le filtre avec de l'ammoniaque, on évapore la solution au bain-marie et on sèche à 100° le résidu, que l'on pèse aussitôt. L'extrait a fourni 25,5 °/₀ de glycyrrhizine et 10,41 °/₀ de cendres contenant 7,80 °/₀ de carbonate de potassium.

EXTRAIT DE CASSE.

Casse...................... 1000 gr.
Eau distillée froide.......... 1000

On ouvre les fruits et on enlève, au moyen d'une spatule, la pulpe, les semences et les cloisons intérieures. On délaie le tout dans l'eau froide et on passe sans expression à travers une étamine de laine. On lave avec un peu d'eau froide la substance restée sur l'étamine ; on réunit les liqueurs et on les fait évaporer au bain-marie, en consistance d'extrait (*Codex*).

Cet extrait offre une acidité agréable. Il est peu usité aujourd'hui.

EXTRAIT DE GENIÈVRE.

Baies de genièvre récemment
séchées................... 1000 gr.
Eau distillée, à 30°.......... 6000

On contuse légèrement les baies de genièvre dans un mortier de marbre, on les fait macérer dans la moitié de l'eau, pendant 24 heures, et on passe avec une légère expression. On verse la seconde moitié de l'eau sur le marc, on passe après 12 heures de macération et on filtre séparément les liqueurs à travers une étoffe de laine. On concentre au bain-marie la première solution ; on y ajoute la seconde, après l'avoir amenée à l'état sirupeux, et on évapore en consistance d'extrait *mou (Codex)*.

EXTRAIT DE GENTIANE.

Racine de gentiane............ 1000 gr.
Eau distillée................ 8000

On réduit la racine en poudre grossière, que l'on humecte avec 5 fois son poids d'eau. Après 12 heures de contact, on passe avec expression. On fait, avec le résidu et le reste de l'eau, une seconde macération ; on réunit les liquides, on les laisse déposer, on les décante, pour les évaporer ensuite au bain-marie, en consistance d'extrait *mou (Codex)*.

On prépare de la même manière les extraits de :

> Racine d'aunée,
> — bardane,
> — bistorte,
> — chiendent,
> — patience,
> — réglisse,
> — saponaire,
> Bois de quassia amara,
> Tige de douce-amère.

L'extrait de *gentiane* est dépourvu de réaction distinctive des autres extraits amers. M. Kremel propose de le caractériser par sa légère acidité (1 gr. correspond à 0gr,0172 d'acide sulfurique) et par le faible résidu qu'il laisse à l'incinération (3,3 p. 100 au lieu de 12 à 14 p. 100 dans les extraits de petite centaurée, etc.).

L'extrait de *quassia* n'offre pas non plus de réaction spéciale. On peut cependant, au microscope, y apercevoir de petits cristaux prismatiques de quassine. Il a, en outre, donné à M. Kremel 5,47 p. 100 de quassine et 28,80 p. 100 de cendres renfermant 7,19 p. 100 de carbonate de potassium.

EXTRAIT DE MUGUET *(aqueux)*.

Tiges et fleurs de muguet récemment récoltées et desséchées.... 3 p.
Feuilles et racines de muguet ãã.. 1 —

Les substances étant incisées sont mises à infuser pendant 12 heures dans 6 fois leur poids d'eau distillée. On exprime et on fait, de la même manière, une seconde infusion, dans une même quantité de liquide. On exprime à nouveau. Les liqueurs réunies sont évaporées en consistance d'extrait mou. On dissout cet extrait dans l'eau distillée froide, on filtre et on évapore, au bain-marie, en consistance d'extrait *ferme (Codex)*.

XI. — GARGARISMES, COLLUTOIRES.

On appelle gargarismes des solutions aqueuses, de nature très diverse, que l'on introduit, en qualité de topique, dans la bouche et dans l'arrière-bouche. On les rejette après un contact peu prolongé ; cette précaution est indispensable, surtout lorsque le gargarisme contient des médicaments actifs.

Le véhicule des gargarismes est presque toujours l'eau, quelquefois le lait, le vin ou le vinaigre. On y fait dissoudre fréquemment des sels ou des extraits, infuser des plantes émollientes ou astringentes. Puis on les édulcore avec du miel blanc, ou bien avec un sirop ou un mellite qui, tout en masquant la saveur désagréable du médicament, lui apporte son contingent de propriétés médicinales (*sirop de mûre, sirop d'opium, miel rosat*, etc.).

Les *collutoires* sont des gargarismes d'une consistance sirupeuse ou même plus ferme, dont on badigeonne la cavité buccale au moyen d'un pinceau. On évite, en général, de les avaler, ainsi que les gargarismes proprement dits.

GARGARISME ANTISCORBUTIQUE.

Espèces amères.............. 5 gr.
Eau bouillante.............. 250
Mellite simple.............. 60
Teinture antiscorbutique..... 30

On fait infuser les espèces amères pendant 1 heure ; on passe la liqueur à travers une étamine et on y ajoute le mellite et la teinture antiscorbutique (*Codex de* 1866).

GARGARISME ÉMOLLIENT.

Miel blanc.................. 50 p.
Orge mondé. .... 5 —
Eau distillée.... .... Q. S.

On fait bouillir l'orge, jusqu'à ce qu'il soit crevé, dans assez d'eau pour obtenir 250 gr. de décocté. On passe à l'étamine, on décante, on dissout le miel et on ajoute de l'eau pour compléter 300 gr. de gargarisme (*Codex*).

GARGARISME OPIACÉ.		
Teinture d'opium	1	gr.
Mellite simple	20	
Décocté de racine de guimauve.	100	
(*Form. hôp. milit.*)		

COLLUTOIRE ASTRINGENT.		
Alun pulvérisé	2	gr.
Miel rosat	30	

COLLUTOIRE OPIACÉ.		
Teinture d'opium	4	gr.
Miel blanc	30	

XII. — GELÉES.

On donne le nom de gelées à des médicaments demi-solides, composés de sucre et d'une substance gélatineuse, qui leur communique une consistance tremblante. Cette substance gélatineuse est tantôt d'origine végétale (*amidon*, *pectine*, *mucilage*) et tantôt d'origine animale (*gélatine*, *colle de poisson*).

Gelées végétales. — Les gelées végétales forment trois groupes distincts, suivant qu'elles ont pour base l'*amidon*, la *pectine* ou la *gélose*.

On prépare les premières, soit avec des matières purement *amylacées*, telles que le sagou et l'arrow-root, soit avec des plantes contenant un principe actif en même temps que l'amidon, telles que le lichen d'Islande, ou avec des produits mucilagineux comme le salep, le carragaheen et la mousse de Corse.

On fait bouillir ces substances dans une quantité d'eau proportionnée à la résistance qu'elles offrent à la dissolution, on y ajoute le sucre et on évapore le liquide en consistance convenable. Ces gelées sont, en général, un peu molles : elles se liquéfient au bout de peu de temps et elles deviennent acides. Le Codex les fait en dissolvant dans l'eau les saccharures, que l'on sucre et que l'on aromatise ensuite. Elles sont peu usitées.

Celles qui contiennent de la *pectine* sont plus fermes et beaucoup moins altérables que les précédentes. Lorsqu'on les prépare avec des fruits succulents (*framboises*, *groseilles*, etc.), on extrait le suc de ces fruits, en les exposant à une douce chaleur; on y dissout ensuite le sucre et on concentre rapidement. Si les fruits ont une texture compacte et ne renferment pas de pectine toute formée (*pommes*, *coings*, etc.), on les fait bouillir avec de l'eau, que l'on chasse ensuite par évaporation, comme on le fait pour les gelées amylacées. Dans les deux cas, l'opération doit être aussi courte que possible; en la prolongeant, on altère la pectine et on lui enlève la propriété de se prendre en gelée par le refroidissement.

Braconnot a donné le conseil de préparer les gelées en décomposant, au moyen d'un acide, des pectates solubles. Cette méthode n'est pas usitée. D'ailleurs, les gelées pectiques sont bien plutôt alimentaires que médicinales.

Quant à celles qui renferment de la *gélose*, elles ne font que commencer à être introduites dans l'alimentation et n'ont pas encore pénétré dans l'arsenal thérapeutique; mais elles pourront peut-être recevoir d'utiles applications.

La *gélose* est un principe mucilagineux, découvert par Payen, dans le *Gelelium corneum* et dans le *Phearia lichenoïdes* et qui existe vraisemblablement dans un certain nombre d'algues. Le commerce la vend, à l'état impur, sous les noms de *mousse de Chine*, de *thao* et de *colle du Japon* ou *algine*.

Elle est peu soluble dans l'eau froide, beaucoup plus soluble dans l'eau chaude, qui l'abandonne à l'état gélatineux, pendant le refroidissement. La solution aqueuse est lévogyre (— 4°,15), mais elle devient dextrogyre (+ 4°,10), sous l'influence de l'action des acides. L'acide nitrique étendu de la moitié de son poids d'eau la convertit en acides mucique et oxalique. Ces propriétés la rattachent aux gommes (*H. Morin*).

M. Porumbaru lui donne pour formule $C^{12}H^{10}O^{10}[C^6H^{10}O^5]$. Il a constaté que si on la chauffe à 150°, en vase clos et avec de l'eau, elle se transforme en un corps soluble, lévogyre, hygroscopique et infermentescible, dont la composition est représentée par $C^{12}H^{12}O^{12} + H^2O^2[C^6H^{12}O^6 + H^2O]$.

Gelées animales. — Ces préparations sont encore moins employées que les gelées végétales.

Pendant longtemps on ne s'est servi que de la *corne de cerf*, pour les produire. Cette substance offre l'avantage de ne pas contenir de corps gras et de fournir, conséquemment, une gélatine peu altérable; mais pour lui céder ce principe, elle exige une ébullition prolongée avec l'eau.

On obtient bien plus rapidement une gelée, au moyen de la gélatine pure, nommée *grénétine*, ou de la *colle de poisson* (*ichthyocolle*).

La *grénétine* est de la gélatine incolore, préparée soigneusement en faisant chauffer avec de l'eau, à 100°, des cartilages et des peaux de jeunes animaux. Elle est très soluble dans l'eau chaude, insoluble dans l'alcool, dans l'éther et dans l'eau froide, qui se borne à peu près à la gonfler. Son pouvoir rotatoire est 148°.

L'acide sulfurique dilué la convertit, à l'ébullition, en glycocolle $C^4H^5AzO^4[C^2H^5AzO^2]$, en leucine $C^{12}H^{13}AzO^4(C^6H^{13}AzO^2)$.

On lui a donné pour formule $C^{12}H^{10}Az^2O^4(C^6H^{10}Az^2O^2)$ (*Hunt*).

L'*ichthyocolle* représente la vessie aérienne de plusieurs esturgeons (*Acipenser huso, sturio, stellatus*), dépouillée de la membrane externe. Elle renferme environ 90 p. 100 de gélatine, qu'elle cède très facilement à l'eau tiède. L'eau froide la gonfle rapidement: additionnée de 1 à 2 millièmes d'acide chlorhydrique, elle la dissout avec facilité.

Il suffit de 2 ou 3 centièmes de colle de poisson, suivant la température atmosphérique, pour communiquer à l'eau la consistance d'une gelée.

On doit éviter de la faire bouillir avec l'eau, car alors elle perd sa consistance gélatineuse et elle prend une saveur désagréable.

On sucre et on aromatise les gelées animales comme les gelées végétales. Ces médicaments ont toujours une consistance très ferme; ils subissent assez promptement la fermentation putride; aussi ne peut-on les préparer qu'au moment du besoin.

Caillot et d'autres après lui ont conseillé de se servir des gelées comme d'excipient pour les médicaments de saveur repoussante, tels que l'huile de foie de morue, le copahu, etc. L'usage de ces gelées ne s'est pas généralisé; elles ne dissimulent qu'imparfaitement l'odeur et la saveur des substances, qu'on n'y peut d'ailleurs introduire qu'en faible proportion.

GELÉE DE CARRAGAHEEN.

Carragaheen..................	60 gr.
Sucre blanc..................	125
Eau de fleur d'oranger........	10
— distillée..............	Q. S.

Le carragaheen, soigneusement lavé à l'eau froide, est mis à bouillir, pendant une demi-heure, dans assez d'eau pour obtenir environ 250 gr. de liquide. On passe avec expression, à travers une étamine, on ajoute le sucre et on réduit à 250 gr. Après quelques instants, on enlève l'écume et on coule dans un pot, où on mélange la gelée avec l'eau de fleur d'oranger. On doit avoir ainsi 250 gr. de gelée (Codex).

GELÉE DE CORNE DE CERF.

Corne de cerf râpée...... ...	250 gr.
Eau......................	2000
Sucre blanc..............	125
Citron..................	Nº 1

On lave la corne de cerf à l'eau tiède et on la fait bouillir dans la quantité d'eau prescrite, jusqu'à ce que la liqueur soit réduite de moitié. On passe avec forte expression; on ajoute le sucre, le suc du citron exprimé, plus un blanc d'œuf battu avec un peu d'eau. On clarifie le liquide à chaud et on le concentre jusqu'à ce qu'il ait acquis assez de consistance pour se prendre en gelée par le refroidissement. On ajoute alors le reste du citron; après quelques instants on passe à travers une étamine et on reçoit le produit dans un pot de porcelaine, que l'on porte dans un lieu frais (Codex).

M. Ferrez recommande de laisser macérer d'abord la corne de cerf dans l'eau acidulée par l'acide chlorhydrique, pendant 10 minutes. Cette précaution réduit beaucoup la durée de l'ébullition et dispense de la clarification au blanc d'œuf.

GELÉE DE LICHEN D'ISLANDE.

Saccharure de lichen d'Islande.	75 gr.
Sucre blanc..............	75
Eau distillée.............	150
Eau de fleur d'oranger........	10

On mélange les trois premières substances et on les fait bouillir, pour réunir l'écume à la surface. On retire du feu et, lorsque l'écume a formé une couche assez résistante, on l'enlève et on coule la gelée dans un pot, où l'on a pesé d'avance l'eau de fleur d'oranger.

Les proportions indiquées ci-dessus doivent produire 250 gr. de gelée.

Quelquefois le médecin prescrit la gelée de lichen amère. On la prépare en faisant bouillir, pendant 5 minutes, 5 gr. de lichen non lavé, dans une quantité d'eau suffisante pour obtenir 150 gr. de décocté, que l'on substitue, dans la formule précédente, aux 150 gr. d'eau pure (Codex).

GELÉE DE LICHEN AU QUINQUINA.

Saccharure de lichen d'Islande.	75 gr.
Sirop de quinquina.........	110
Eau distillée.............	115

On opère comme il a été dit pour la gelée de lichen.

Les proportions ci-dessus donnent 250 gr. de gelée.

GELÉE DE MOUSSE DE CORSE.

Mousse de Corse.............	30 gr.
Sucre blanc..............	60
Vin blanc....	60
Colle de poisson.............	5

On lave rapidement la mousse de Corse à l'eau froide et on la fait bouillir pendant 1 heure, dans une quantité d'eau suffisante pour obtenir 200 gr. de liqueur, que l'on passe avec expression. On ajoute le sucre, le vin blanc et la colle de poisson, que l'on a préalablement ramollie, par macération dans 30 gr. d'eau froide. On fait cuire ensuite, en consistance de gelée, on passe à travers une étamine et on porte dans un lieu frais.

Les proportions indiquées ci-dessus doivent fournir 125 gr. de gelée (Codex).

XIII. — INJECTIONS, LAVEMENTS.

Les injections sont des médicaments destinés à être introduits à l'aide d'une seringue ou de tout autre appareil, soit dans une cavité du corps, soit sous la peau (injections hypodermiques). Celles qui doivent pénétrer dans l'intestin prennent le nom particulier de lavements.

On injecte parfois des gaz, par exemple de l'acide carbonique ou de l'hydrogène sulfuré. Le plus souvent on a recours à des liquides.

Les médicaments avec lesquels on prépare les injections sont presque toujours solubles dans l'eau, en tout ou en partie. Le précepte qui doit guider, dans la confection de ces médicaments, est de dissoudre intégralement la substance active. A cet effet, on la traite par le véhicule, soit à froid, soit par infusion ou par décoction, suivant sa solubilité. Parfois cependant, on y fait entrer le sous-nitrate de bismuth, l'amidon, les résines et d'autres produits insolubles. Dans quelques cas particuliers, on provoque même la formation d'un précipité, dont on veut utiliser les propriétés irritantes (*injection iodée*), ou l'effet calmant, en tant qu'enduit inerte (*injection de Ricord*), etc.

Les notions précises, que l'on possède aujourd'hui sur l'altération des médicaments par les microgermes et sur les dangers que fait courir aux malades la pénétration de ces infiniment petits, obligent à stériliser avec soin les liquides affectés à leur préparation. L'eau doit être distillée deux fois avec un mélange de 2 p. 100 de soude caustique et de permanganate de potassium (*Pohl*) ou, mieux, préparée dans un appareil stérilisateur tel que celui de M. Sorel (fig. 125), où la vapeur produite est surchauffée à haute température. L'eau stérilisée sera conservée dans des flacons chauffés à 150° dans une étuve sèche (fig. 126). Les solutions seront faites dans des mortiers flambés à l'alcool, ou portés à 150° pendant quelques secondes, puis filtrées sur des papiers stérilisés à la même température. Lorsqu'elles seront achevées, il sera nécessaire de les chauffer à l'autoclave (fig. 127) à 120°; elles seront alors susceptibles d'une conservation indéfinie. L'ouverture d'un flacon entraîne nécessairement une stérilisation nouvelle.

INJECTION DE MORELLE.

Feuilles sèches de morelle...	50 gr.
Eau bouillante..............	1000

On verse l'eau bouillante sur les feuilles, on laisse infuser pendant 1 heure et on passe la liqueur avec expression à travers une étamine (*Codex de 1866*).

On prépare de la même manière les injections de :

    Capsule de pavot blanc,
    Feuilles de belladone,
    —   ciguë,
    —   jusquiame,
    —   noyer.

LAVEMENT AVEC L'AMIDON.

Amidon........	15 gr.
Eau	500

On délaie l'amidon dans 100 gr. d'eau froide, on fait chauffer le reste du liquide et on y verse peu à peu le mélange de l'amidon et de l'eau, en agitant pendant quelques instants (*Codex*).

LAVEMENT D'ASA FŒTIDA.

Asa fœtida pulvérisé........	5 gr.
Décocté de guimauve........	250
Jaune d'œuf.....	N° 1

On divise l'asa fœtida au moyen du jaune d'œuf et on délaie le tout peu à peu avec le décocté de guimauve (*Bouchardat*).

LAVEMENT CAMPHRÉ.

Décocté de graine de lin......	500 gr.
Camphre..........	4
Jaune d'œuf.................	N° 1/2

On divise le camphre dans le jaune d'œuf et on émulsionne le tout avec le décocté de guimauve (*Soubeiran*).

LAVEMENT LAXATIF.

Mellite de mercuriale........	150 gr.
Eau......................	400
	(*Codex.*)

LAVEMENT LAUDANISÉ.

	gr.
Décocté de guimauve.........	250.00
Laudanum de Sydenham.......	0.60

En ajoutant au décocté de guimauve bouillant, 15 gr. d'amidon, préalablement délayé dans l'eau froide, on a le *lavement d'amidon laudanisé*.

LAVEMENT PURGATIF DES PEINTRES.

Électuaire diaphœnix.........	30 gr.
Poudre de jalap.............	4
Feuilles de séné...	8
Sirop de nerprun............	30
Eau bouillante...............	500

On fait infuser le séné et, à la liqueur, on ajoute les autres substances.

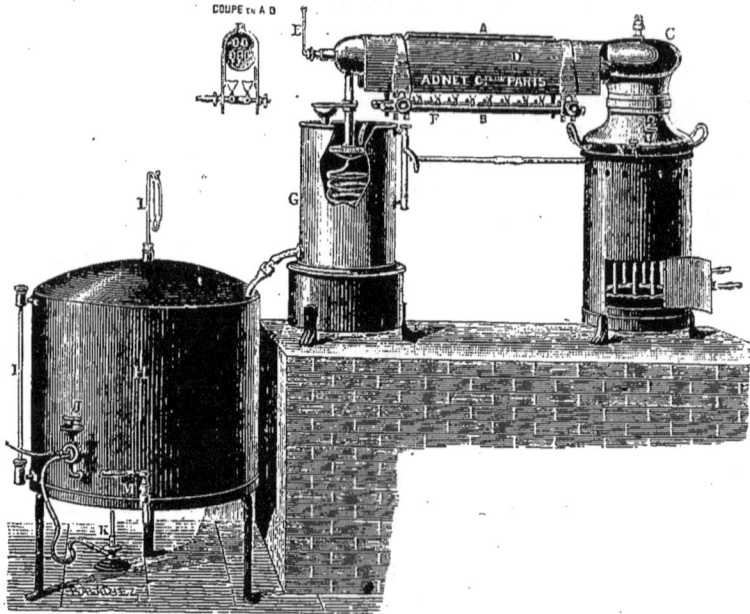

Fig. 125. — Alambic stérilisateur de Sorel.

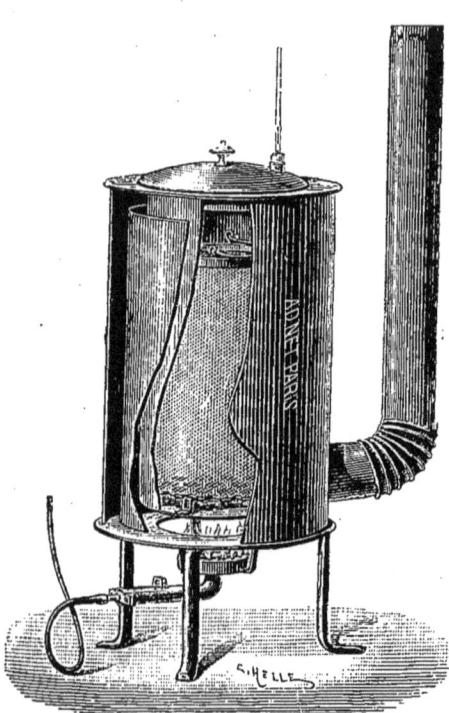

Fig. 126. — Four de M. Pasteur pour flamber
les ballons.

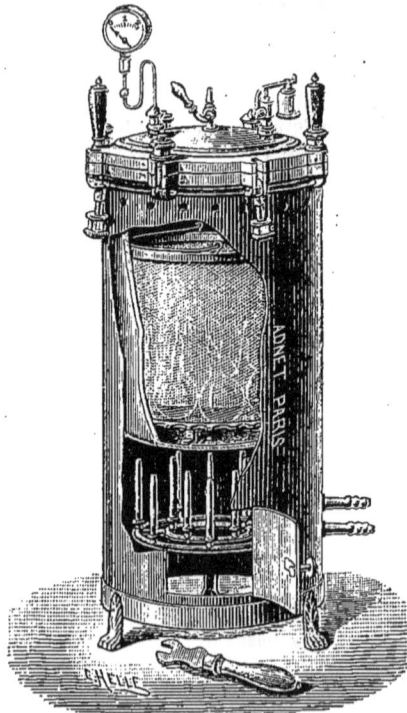

Fig. 127. — Autoclave de M. Chamberland pour
stérilisation des liquides dans la vapeur d'eau.

XIV. — LOTIONS, FOMENTATIONS.

La dénomination de lotions est incorrectement appliquée aux liquides avec lesquels on lave les surfaces malades. Ces médicaments ne séjournent pas sur les plaies, ce qui les distingue des fomentations, dont l'application se fait ordinairement à l'aide de compresses maintenues à demeure. A l'origine, les fomentations avaient pour objet de réchauffer les parties avec lesquelles on les mettait en contact; mais, depuis longtemps, on donne le même nom aux solutions froides, que l'on emploie d'une manière analogue. Il en résulte que les termes lotions et fomentations sont devenus à peu près synonymes.

Les lotions et les fomentations sont de nature extrêmement variée. On les prépare avec l'eau pure, avec le lait, avec l'eau vineuse, l'eau vinaigrée ou l'eau alcoolisée. Ces liquides servent à dissoudre des substances minérales ou à traiter par infusion ou par décoction des plantes de propriétés très diverses, et dont les proportions peuvent être modifiées à l'infini.

FOMENTATION AROMATIQUE.

Espèces aromatiques........... 30 gr.
Eau bouillante................ Q. S.

On fait infuser les espèces aromatiques, pendant une heure, dans une quantité d'eau suffisante pour donner 1 litre d'infusé. On passe et on exprime. On prépare de même la *fomentation avec la fleur de sureau* (*Codex*).

FOMENTATION ÉMOLLIENTE.

Espèces émollientes........... 50 gr.
Eau....................... Q. S.

On fait bouillir les espèces dans l'eau, pendant 10 minutes, en employant la quantité d'eau nécessaire pour qu'il reste 1 litre de décocté. On passe avec expression (*Codex*).

FOMENTATION NARCOTIQUE.

Espèces narcotiques......... 50 gr.
Eau bouillante.............. 4000

On laisse infuser pendant 1 heure et on passe à travers une étamine (*Codex de 1866*).

FOMENTATION VINEUSE.

Vin rouge du Midi.......... 1000 gr.
Miel blanc................ . 100
(*Codex de 1866*).

FOMENTATION VINAIGRÉE.

On prépare les fomentations vinaigrées, tantôt avec le vinaigre blanc, tantôt avec le vinaigre rosat ou le vinaigre aromatique, dans la proportion de 1 partie de vinaigre et de 4 parties d'eau (*Codex de 1866*).

XV. — MELLITES.

Les mellites sont des sirops dans lesquels on substitue le miel au sucre de canne.

Préparation. — On prépare les mellites comme les sirops, en observant quelques précautions particulières.

Le miel que l'on emploie doit être très blanc et très pur. Lorsqu'il est de qualité inférieure, il est acide et il contient généralement de la cire, qui trouble les préparations et qu'il est extrêmement difficile d'enlever ensuite par la clarification. On a proposé de le purifier en le faisant bouillir avec de la craie (*Thierry*), ou avec du carbonate de magnésium (*Sevin*). Deschamps recommande de le tenir au bain-marie, pendant deux heures, et d'en rejeter la partie superficielle et souvent celle qui adhère aux parois du vase où il est renfermé. Lepage croit utile de le faire bouillir avec un sixième de son poids d'eau, sur un feu doux et en écumant exactement, jusqu'à ce qu'il soit revenu à son poids primitif. Toutes ces manipulations peuvent être évitées, quand on choisit le miel avec soin ; Henry et Guibourt ont mis ce fait hors de doute.

La nature chimique des sucres qui composent le miel (V. *page* 599) exige que les mellites soient exposés le moins longtemps possible à une haute température et qu'ils soient préservés du contact des substances alcalines. Le meilleur moyen de les soustraire à l'influence de la chaleur consiste à les préparer avec des liqueurs suffisamment concentrées pour que l'opération s'achève par simple dissolution du miel. Suivant Deschamps, pour transformer en mellite 1 kilogr. de miel, il faut : 240 gr. de solution aqueuse, 290 gr. de solution acide et 320 gr. de solution vineuse ou alcoolique. Ces proportions n'ont rien d'absolu, mais elles sont utiles à connaître, à titre de renseignement.

La clarification des mellites est souvent exécutée sans intermédiaire. Lorsqu'elle exige le concours d'un agent spécial, le Codex prescrit de l'effectuer *exclusivement* à l'aide de la pâte de papier. On écume seulement au début et à la fin de l'opération ; autrement on enlèverait une grande partie du miel, sous forme d'écume. Enfin on concentre le produit, jusqu'à ce qu'il marque 1,24 ou 1,25 au densimètre ; la première densité est généralement celle des mellites dont le dissolvant est une liqueur aqueuse ; la seconde convient aux mellites préparés avec des liqueurs acides.

Caractères. — Les mellites offrent les plus grandes analogies avec les sirops. Ils ont pour caractères distinctifs leur saveur, qui trahit habituellement celle du miel, et la manière dont ils se comportent vis-à-vis des réactifs des principes sucrés. Ils brunissent à l'ébullition, en présence des alcalis ; ils réduisent abondamment la liqueur de Fehling ; ils subissent directement la fermentation alcoolique. Cette dernière propriété les rend plus altérables que les sirops.

On prépare les mellites avec des sucs de plantes, des infusés ou des décoctés. Lorsqu'ils ont pour véhicule le vinaigre de vin ou un vinaigre médicinal, ils prennent le nom d'*oxymellites* ou d'*oxymels*.

§ 1. MELLITE DE ROSE ROUGE.
Miel rosat.

Préparation. — 1° On prépare ce mellite par infusion :

Roses rouges récemment séchées et pulvérisées......	1000 gr.
Miel blanc...	6000
Alcool à 30°..	Q. S.

On tasse la poudre dans un appareil à déplacement et on la lessive avec l'alcool, de manière à recueillir 3 litres de teinture. On chasse l'alcool, par évaporation ou par distillation, et on réduit la liqueur à 1500 gr. A ce résidu on ajoute le miel, on porte à l'ébullition, on écume et on filtre au papier (*Codex*).

2° Lepage recommande le procédé suivant :

> Pétales de rose rouge............................ 1000 gr.
> Eau bouillante.................................... 5000

On fait infuser, pendant 12 heures, dans un vase couvert et on soumet le produit à la presse, pour obtenir 1500 gr. de liqueur, que l'on met filtrer dans un lieu frais. On verse sur le résidu 5000 gr. d'eau bouillante, on laisse encore infuser pendant 12 heures, on presse et on évapore ce second infusé au bain-marie, jusqu'à ce qu'il soit réduit à 500 gr. On filtre alors, on réunit les liqueurs et on y fait dissoudre 6000 gr. de miel despumé. Lorsque le mellite est sur le point d'entrer en ébullition, on le retire du feu, on enlève très exactement l'écume rassemblée à la surface et on le passe à travers un blanchet.

3° On prépare encore le mellite de rose par lixiviation avec l'eau bouillante. On sèche les roses à l'étuve, on les pulvérise grossièrement et on les humecte avec 6 fois leur poids d'eau bouillante. Au bout d'une demi-heure, on introduit le mélange, sans le tasser, dans un appareil à déplacement, on le recouvre d'un diaphragme et on l'épuise à l'aide de l'eau bouillante. On arrête l'opération, lorsque l'on a recueilli un poids de solution 7 fois plus fort que celui des roses employées.

Cette méthode, épuisant les roses beaucoup plus complètement que l'infusion, permet d'en diminuer la proportion d'un sixième (*Soubeiran*).

4° M. Yvon opère plus rapidement et obtient un produit très aromatique par la méthode suivante :

> Roses rouges .... 1000 gr
> Eau bouillante....... 2000

On laisse infuser, pendant 2 heures, dans un bain-marie d'étain couvert; le produit, fortement exprimé dans un linge, donne 5 à 600 gr. de liquide, qui est mis à part et filtré. Une deuxième et une troisième infusion, de 2 heures chacune, avec 1 kil. d'eau bouillante, suivies d'expression à la presse, donnent environ 1500 gr. de liquides, qui sont réunis et filtrés. On réduit ces liquides, par évaporation, à 900 ou 1000 gr., suivant le poids du premier infusé : on y dissout le miel, puis on ajoute, en terminant, l'infusé de la première opération. Le mellite est filtré à la chausse, ou mieux, au papier.

Tous ces procédés sont inférieurs à celui du Codex.

5° M. Silvio Plevani prépare le miel rosat avec les roses fraîches :

> Pétales de roses fraîches..................... 125 gr.
> Sucre blanc................................... 50

On contuse les roses avec le sucre, dans un mortier de marbre avec un pilon de bois, et on y ajoute :

> Miel blanc......... .... 350 gr.
> Eau 100
> Eau distillée de rose......................... 50

Le tout est chauffé au bain-marie, passé avec forte expression, laissé reposer, puis décanté. Le produit offre, dit l'auteur, tous les caractères du mellite de rose de bonne qualité.

Caractères. — Le miel rosat présente une couleur d'un rouge foncé, une agréable odeur de rose, et une saveur légèrement astringente due à la présence du tannin. Les acides avivent sa couleur ; les alcalis la font passer au jaune brunâtre et les sels ferriques au noir. Lorsqu'il est étendu d'eau, il est d'un jaune rougeâtre ; la liqueur mousse fortement par l'agitation ; elle est troublée par la gélatine et par tous les réactifs du tannin.

Essai. — On apprécie la qualité de ce médicament, d'après la consistance que lui communique l'acide sulfurique. On met, dans un flacon, 4 gr. de miel rosat et 4 gouttes d'acide sulfurique ; au bout de 2 minutes, le mélange forme une gelée ferme et transparente, de couleur de framboise, si le mellite a été préparé convenablement (*Patel*).

Cette modification tient à la présence d'un pectate (*Lepage*), que l'acide sulfurique décompose, en mettant l'acide pectique en liberté. Elle est moins complète avec l'acide chlorhydrique et nulle avec l'acide azotique, dans les limites ci-dessus indiquées.

§ 2. MELLITE DE MERCURIALE.
Miel de mercuriale.

Mercuriale sèche......	1000 gr.
Miel blanc,......	1000
Eau distillée......	1000

Préparation. — On fait infuser la plante pendant douze heures; on exprime, on passe et on laisse déposer. Avec le liquide décanté, on fait un mellite marquant 1,27 au densimètre. On le clarifie au papier et on passe (*Codex*).

Caractères. — La couleur du mellite de mercuriale non altéré est le brun verdâtre; sa saveur est légèrement amère. D'après Feneulle, ses propriétés laxatives paraissent dues à un principe amer, non défini.

Il contient également un alcali, nommé *mercurialine* par Reichardt, et qui n'est autre chose que de la *méthylamine*. Les recherches de MM. *E. Schmidt* et *C. Faass* ont mis ce fait hors de doute et tendent à laisser croire, en outre, que l'alcali existe, dans la plante, à l'état de *diméthylamine* et de *triméthylamine*.

§ 3. MELLITE DE SCILLE.
Miel scillitique.

Squames sèches de scille......	50 gr.
Eau bouillante......	300
Miel blanc......	600

Préparation. — La scille est employée à l'état sec, dans ce médicament. On la fait infuser dans l'eau, pendant 12 heures, on passe avec expression, on laisse déposer et on décante. Ensuite on ajoute le miel à la liqueur et on concentre, jusqu'à ce que le mellite bouillant marque 1,26 au densimètre (31° Baumé). On le clarifie à la pâte de papier et on le passe.

On prépare de même le *mellite de bulbe de colchique.*

Caractères. — Le mellite de scille est rosé, inodore, doué de la saveur âcre et amère de la plante qui le fournit.

Les analyses les plus récentes y font admettre la présence des principes immédiats suivants : *scillaïne, scillipicrine, scillitoxine, scilline* et *sinistrine* (1).

La *scillaïne* est un alcaloïde incolore, inodore, peu soluble dans l'eau, l'éther, le chloroforme, très soluble dans l'alcool. La chaleur la convertit en une masse résineuse très altérable. L'acide chlorhydrique concentré la

---

(1) La scillaïne, la scillipicrine, la scillitoxine et la scilline (*Merck*) doivent être des produits de dédoublement de la scillitine de Marais (v. p. 599).

dissout, en prenant une belle teinte *rose*, qui disparaît à chaud. L'acide sulfurique concentré la dissout également, en prenant une couleur *brune fluorescente*, passant au *rouge* par addition de bromure de potassium. Ses effets physiologiques sont identiques à ceux de la digitale (*Jarmested*).

La *scillipicrine* est blanche, amorphe et très soluble dans l'eau. Elle agit puissamment sur le cœur, diminuant ses battements, l'arrêtant en diastole (*Husemann* et *Moeller*).

La *scillitoxine* est amorphe, insoluble dans l'eau, dans l'éther, soluble dans l'alcool et un peu dans les solutions alcalines. Sa saveur est âcre et amère. Sa poudre irrite fortement la muqueuse nasale. Plus énergique que la scillipicrine, elle arrête le cœur en systole (*Husemann* et *Moeller*).

La scilline (*Merck*) est jaune, transparente, insipide, peu soluble dans l'eau, soluble dans l'alcool et dans l'éther bouillant, qui l'abandonne à l'état cristallin, par le refroidissement. Elle a peu d'action sur le cœur, mais elle est émétique (*Husemann* et *Moeller*).

Il ne faut pas confondre la scilline de Merck avec l'hydrate de carbone décrit, sous la même dénomination, par MM. Riche et Rémont (V. *page* 569). Cet hydrate a été également étudié par Schmiedeberg, qui lui a donné le nom de *sinistrine*. D'après ce chimiste, la sinistrine n'est pas convertie en sucre par la diastase, mais l'acide sulfurique dilué bouillant la transforme en lévulose, mélangé d'un peu de glucose inactif, fermentescible et réduisant l'oxyde de cuivre alcalin.

MELLITE SIMPLE.
Sirop de miel.

Miel blanc.................... 4000 gr.
Eau distillée................. 1000

On dissout le miel à l'aide de la chaleur et on s'assure, au premier bouillon, que le mellite marque 1,27 au densimètre. On écume alors, on clarifie à la pâte de papier et on passe à travers une étoffe de laine (*Codex*).

OXYMEL SIMPLE.
Mellite de vinaigre.

Vinaigre blanc............... 500 gr.
Miel blanc................... 2000

On met ces substances dans une bassine d'argent ou dans une capsule de porcelaine et on les chauffe jusqu'à ce que le mellite bouillant marque 1,26 au densimètre. On le clarifie ensuite à la pâte de papier et on le passe à travers une étamine (*Codex*).

OXYMEL SCILLITIQUE.

Vinaigre scillitique.......... 500 gr.
Miel blanc................... 2000

On opère comme pour l'oxymel simple.

On prépare de la même manière l'*oxymel de bulbe de colchique* et les autres oxymellites (*Codex*).

XVI. — MUCILAGES.

On appelle mucilages, des médicaments d'une consistance épaisse et quelquefois gélatiniforme. Ils doivent cette consistance à des principes *gommeux* ou *mucilagineux*, qui sont tantôt dissous, tantôt gonflés seulement par l'eau.

Suivant M. Giraud, ces principes se distinguent nettement des gommes proprement dites et de la gomme adragante; ils paraissent dus à des modifications plus ou moins profondes de la cellulose, qui affecterait alors des caractères variés.

Ainsi, le mucilage du *lin* précipite l'acétate neutre de plomb et contient 1,50 p. 100 d'azote. Eu égard au phosphate de calcium, que l'on trouve dans ses cendres, on pourrait le considérer comme résultant de l'union de ce phosphate avec une substance mucilagineuse jouant le rôle de principe albuminoïde. Il est insensible à l'action des alcalis concentrés et des acides étendus.

Le mucilage de *coing*, assimilé par Mulder à la pectine, serait un produit complexe, contenant 20 p. 100 de cellulose tenue en dissolution dans 60 p. 100 de cellulose transformée, dont la caractéristique est une dilatation considérable dans l'eau.

Le mucilage de *salep* paraît être dû à la conversion de la matière amylacée en une variété de dextrine susceptible de se gonfler dans l'eau. Cette opinion avait déjà été émise par Schmith.

Quant au mucilage de *fucus*, il a des propriétés chimiques analogues à celles de la gélose de Payen. A l'état de pureté, il ne contient pas d'azote. Maintenu à l'étuve, à 105°, il noircit complètement; la matière organique est carbonisée. Si l'on porte la température à 120°, il dégage 1,10 p. 100 d'acide chlorhydrique. Ce poids est équivalent à celui de la magnésie que renferment les acides et permet d'admettre dans le fucus la présence du chlorure de magnésium.

Les alcalis concentrés n'attaquent pas le mucilage de fucus. Mais les acides étendus le changent en glucose et en une dextrine particulière.

On emploie les mucilages, en médecine, en qualité d'adoucissants. Ceux qui sont à base de gomme servent, en pharmacie, à préparer les tablettes. Ils subissent tous, rapidement, la fermentation acide et ils deviennent fluides; aussi la durée de leur préparation doit être courte et leur emploi immédiat.

MUCILAGE DE GOMME ADRAGANTE.

Gomme adragante entière et mondée.................... 10 gr.
Eau distillée froide.................................... 90

On met la gomme dans un vase de faïence ou de porcelaine, avec la quantité d'eau prescrite. Quand elle est bien gonflée, on passe avec forte expression, à travers une toile serrée, puis on bat le mucilage dans un mortier de marbre, pour le rendre homogène dans toutes ses parties (*Codex*).

Lorsqu'on veut avoir un mucilage extemporané, on remplace la gomme entière par la gomme pulvérisée; mais il faut compter que le produit sera beaucoup moins consistant que celui du Codex, ainsi que l'a constaté Soubeiran. D'un autre côté, l'opération est difficile à réussir avec la gomme en poudre; quelle que soit la rapidité avec laquelle on l'agite dans l'eau, il se forme presque toujours des grumeaux, qu'on parvient malaisément à détruire ensuite. Le seul moyen d'éviter cet inconvénient consiste à mélanger à la poudre de gomme la poudre d'une substance non mucilagineuse, telle que le sucre par exemple. On a recours à cet artifice, quand on fait entrer le mucilage de gomme adragante dans un looch ou dans une potion.

La consistance des mucilages de gomme adragante est toujours beaucoup plus ferme que celle des mucilages de gomme arabique. Pour qu'elle soit maximum, il faut employer la gomme en plaques ; celle qui est vermiculée contient de la pectine et donne un produit plus mou (*Giraud*).

MUCILAGE DE COING.

Semences de coing.. .... 1 gr.
Eau distillée tiède........:.... 10

On laisse en contact pendant 6 heures, en agitant de temps en temps, et on passe avec expression.

On peut aussi le préparer de la manière suivante :

Mucilage de semences de coing desséché....................... 1 gr.
Eau distillée..... 100
(*Codex*).

Pour obtenir ce mucilage desséché, on prend :

Semences de coing... .... 100 gr.
Eau distillée............... 1500

On laisse macérer pendant 12 heures et on passe sans expression, à travers un linge peu serré. On étend le produit ainsi obtenu sur des assiettes, on le sèche complètement à l'étuve, à 50° au plus, et on l'enferme dans des flacons bien bouchés. Les doses ci-dessus donnent 10 gr. de mucilage sec.

On obtient de la même manière les mucilages de :

Semences de lin,
—   psyllium (*Codex*).

MUCILAGE ÉLASTIQUE.

Acide salicylique.............. 1 gr.
Alcool à 90°................... 20
Savon mou........... 3
Glycérine..................... 3

On mélange exactement et on ajoute au produit un mucilage composé de :

Gomme arabique.............. 93 gr.
Eau, environ. ....,............ 180

Ce mucilage peut être conservé longtemps ; en se desséchant, il devient élastique, mais non cassant.

MUCILAGE DE GOMME ARABIQUE.

Poudre de gomme arabique..... 100 gr·
Eau distillée froide........... 100

On divise exactement la gomme avec l'eau, dans un mortier de marbre (*Codex*).

On peut également obtenir ce mucilage avec la gomme entière, mais l'opération est alors beaucoup plus longue. Dans les deux cas, il est visqueux et filant et il n'offre pas beaucoup de cohésion. Il sert à préparer les *tablettes de kermès*.

XVII. — PATES.

Les pâtes sont des médicaments d'une consistance ferme et plastique telle qu'elles n'adhèrent pas aux doigts. Elles sont essentiellement composées de sucre et de gomme, dissous tantôt dans de l'eau simple ou aromatisée, tantôt dans de l'eau contenant des principes actifs.

Préparation. — Pour les préparer, on peut suivre deux méthodes différentes.

L'une consiste à dissoudre le sucre et la gomme dans l'eau ou dans le véhicule médicamenteux, et à concentrer la solution, en l'agitant sans cesse jusqu'à la fin de l'opération. Lorsque l'évaporation est terminée, on coule la pâte sur une table de marbre et on l'enferme dans une boîte, après refroidissement.

Dans l'autre procédé, on concentre les liqueurs sans les agiter ; quand elles ont pris une consistance suffisante, on les écume, on les coule dans des moules de fer-blanc et on achève leur dessiccation dans une étuve chauffée à 40°.

Pour prévenir l'adhérence avec le métal, on enduit souvent celui-ci d'une légère couche d'huile. Ce liquide a l'inconvénient de rancir promptement à la chaleur de l'étuve, et de communiquer une saveur désagréable aux parties avec lesquelles il se trouve en contact, si on ne prend la précaution de l'enlever ensuite avec beaucoup de soin. Robinet préférait recouvrir les moules d'une feuille de papier, qu'il détachait ensuite de la pâte, en l'humectant avec discrétion. M. Chaufard a conseillé d'amalgamer la surface des plaques avec un peu de mercure. Ces deux derniers moyens sont meilleurs que le premier.

Le Codex prescrit d'évaporer au bain-marie les solutions qui doivent fournir les pâtes. Ce procédé est le plus sûr, mais il est fort long. On peut, avec de l'habitude, chauffer les liquides à feu nu, en les surveillant

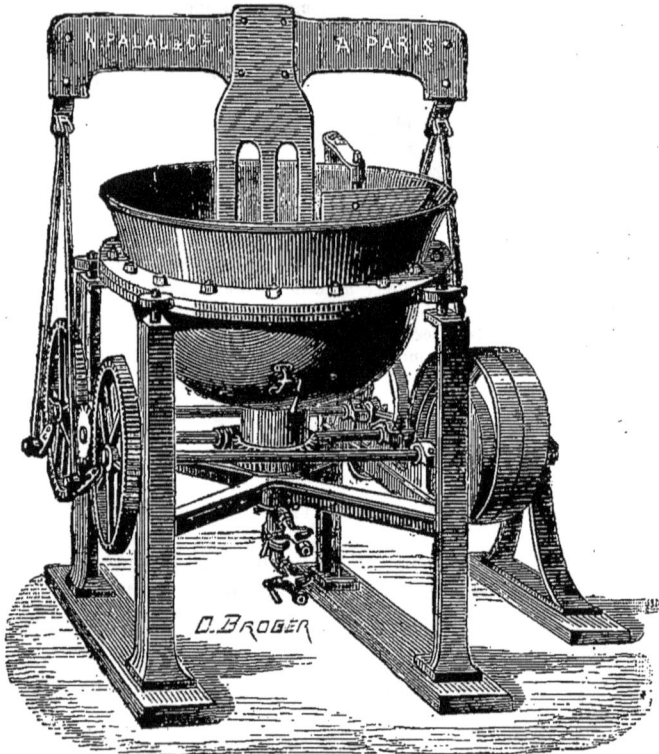

Fig. 128. — Machine à cuire les pâtes.

attentivement, pour éviter qu'ils ne brûlent. Au début de l'opération, et si l'ébullition n'est pas violente, la pâte est peu exposée; il n'en est pas de même à la fin, lorsque la solution est suffisamment épaissie pour adhérer facilement aux parois du vase qui la contient. A cet instant, l'opérateur doit modérer le feu et s'assurer sans cesse, avec la spatule, qu'il n'existe au fond de la bassine aucune portion de pâte en voie de carbonisation.

Il existe, dans l'industrie, des appareils perfectionnés chauffés à la vapeur et munis d'un agitateur mécanique, au moyen desquels on amène à concentration convenable les solutions gommeuses, sans courir le risque de les brûler. La figure 128 représente un bon modèle de ces appareils.

Lorsqu'on doit introduire dans les pâtes des médicaments ou des substances aromatiques, il est essentiel de ne les ajouter qu'à la fin de l'évaporation ; on empêche ainsi que la chaleur ne les altère ou ne les dissipe.

Caractères. — Les pâtes préparées par la première méthode sont opaques, en raison de l'air disséminé dans leur masse par l'agitation et, quelquefois aussi, par suite de la présence de l'albumine qu'on y ajoute. Elles sont transparentes, au contraire, quand elles ont été abandonnées à elles-mêmes pendant l'évaporation. Dans ce dernier cas, il faut se garder de les sécher dans une étuve fortement chauffée ; une trop haute

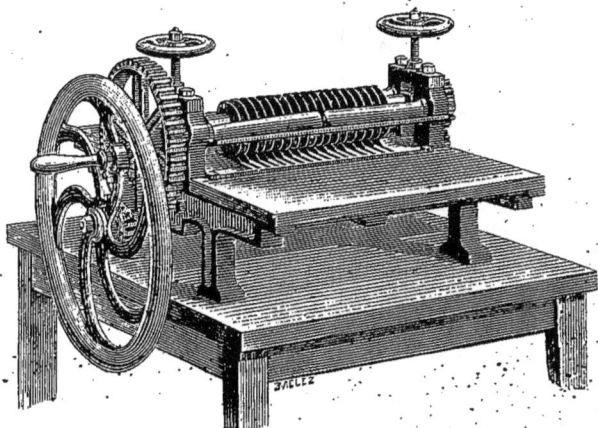

Fig. 129. — Machine à couper les pâtes.

température troublerait leur limpidité, en les remplissant de petites bulles de vapeur d'eau.

Ces médicaments peuvent être conservés indéfiniment, sans altération ; mais ils se dessèchent assez vite et se recouvrent d'une efflorescence blanchâtre, pendant l'été surtout. Pour leur maintenir une consistance molle, on y incorpore quelquefois du glucose ou de la glycérine. Dans le même but, on les entoure d'une croûte mince de sucre cristallisé ; elles prennent alors le nom de *pâtes au candi*.

La glycérine semble préférable aux autres agents préventifs de la dessiccation. M. F. Vigier conseille d'en ajouter 25 grammes par kilogramme de gomme employée. Cette dose suffit pour conserver de la souplesse aux pâtes, pendant près d'une année.

On délivre d'ordinaire ces médicaments divisés en rectangles ou en losanges de petites dimensions. Lorsqu'on en doit couper à l'avance une certaine quantité, il est commode de se servir d'une machine dans le genre de celle de la figure 129, dont le débit est considérable par rapport au travail de la main.

PATE DE GOMME ARABIQUE.
Pâte dite de guimauve.

Gomme arabique blanche.....	1000 gr.
Sucre très blanc.............	1000
Eau distillée ....,.........	1000
Eau de fleur d'oranger.......	100
Blancs d'œuf...............	No 12.

On sépare la gomme de toutes les impuretés qui peuvent adhérer à sa surface, on la lave à deux reprises et on la fait dissoudre dans l'eau, à la chaleur du bain-marie. On passe la dissolution à travers une toile serrée, on la remet sur le feu, on ajoute le sucre cassé et on fait évaporer, en agitant continuellement, jusqu'à consistance de miel très épais.

D'autre part, on bat les blancs d'œuf en neige avec l'eau de fleur d'oranger, on les ajoute par portions à la pâte, que l'on tient sur le feu et que l'on continue d'agiter très vivement, jusqu'à ce qu'elle soit arrivée à une consistance telle, qu'elle n'adhère plus à la main, sur laquelle on l'applique chaude, au moyen de la spatule. On la coule alors sur une table ou dans des boîtes saupoudrées d'amidon et on la conserve, dans un mélange de 3 p. d'amidon pour 1 de sucre (*Codex*).

PATE DE JUJUBES.

Jujubes......................	500 gr.
Gomme arabique.............	3000
Sucre blanc.................	2000
Eau distillée	3500
Eau de fleur d'oranger......	200

On fait infuser les jujubes dans la quantité d'eau prescrite, après les avoir incisées et privées des noyaux; on passe la liqueur sans expression.

D'un autre côté, on lave la gomme dans l'eau froide, à deux reprises; puis, après l'avoir égouttée, on la verse dans l'infusion de jujubes et on la fait dissoudre au bain-marie. On passe la solution à travers une toile serrée, on la remet au bain-marie, on ajoute le sucre cassé par morceaux et, lorsqu'il est dissous, on cesse de remuer. On mélange avec l'eau de fleur d'oranger et on entretient le bain-marie bouillant, pendant 12 heures. Au bout de ce temps, on enlève l'écume épaisse qui s'est formée et on coule la pâte dans des moules de fer-blanc, dont la surface est légèrement enduite d'huile d'olive.

On continue l'évaporation dans une étuve chauffée à 40°. On retourne la pâte dans les moules, aussitôt qu'elle est assez ferme, et on la laisse à l'étuve, jusqu'à ce qu'elle ait acquis la consistance convenable (*Codex*).

PATE DE LICHEN.

Lichen d'Islande privé d'amertume....................	500 gr.
Gomme arabique...........	2500
Sucre blanc................	2000
Extrait d'opium............	1
Eau distillée..............	Q. S.

On met le lichen bouillir dans l'eau, on rejette le liquide et on lave le végétal à plusieurs reprises. On le fait bouillir ensuite pendant 1 heure, avec une quantité d'eau suffisante pour obtenir 3000 gr. de décocté, dans lequel on dissout, à la chaleur du bain-marie, la gomme arabique lavée et concassée. On passe avec expression à travers une toile serrée, puis on laisse en repos jusqu'à ce que la liqueur soit presque froide. On décante, on ajoute le sucre d'abord et, vers la fin de l'opération, l'extrait d'opium dissous dans une petite quantité d'eau. On évapore, en agitant continuellement, en consistance de pâte très ferme, et l'on coule le produit sur un marbre légèrement huilé. Quand la pâte est refroidie, on l'essuie avec soin, pour enlever le peu d'huile qui lui adhère, et on l'enferme dans une boîte.

100 gr. de cette pâte contiennent environ 2 centigr. d'extrait d'opium (*Codex*).

PATE PECTORALE.

	gr.
Espèces pectorales...........	100.00
Eau.......................	3000.00
Gomme arabique...........	3000.00
Sucre blanc................	2000.00
Eau de laurier-cerise........	100.00
Extrait d'opium.............	1.50

On fait une infusion de fleurs pectorales dans l'eau; on se sert de la colature pour y dissoudre, au bain-marie, la gomme préalablement lavée et égouttée, puis on passe à travers une toile serrée. On ajoute le sucre et l'extrait d'opium dissous dans l'eau de laurier-cerise et on continue l'opération, comme il est dit pour la pâte de jujubes.

100 gr. de cette pâte contiennent environ 2 centigr. d'extrait d'opium (*Codex*).

PATE DE RÉGLISSE BRUNE.

	gr.
Suc de réglisse de Calabre....	100.00
Gomme arabique...........	1500.00
Sucre blanc................	1000.00
Eau	2500.00
Extrait d'opium...........	0.75

On traite le suc de réglisse par l'eau froide, on passe la liqueur au blanchet et y ajoute la gomme et le sucre, en se conformant aux indications données pour la pâte de lichen.

100 gr. de cette pâte contiennent environ 2 centigr. d'extrait d'opium (*Codex*).

PATE DE RÉGLISSE NOIRE.
Suc de réglisse gommé.

Suc de réglisse de Calabre...	500 gr.
Gomme arabique............	3000
Sucre blanc................	2000
Eau distillée	3500

On casse le suc de réglisse en petits fragments et on le traite par l'eau froide; on passe au blanchet, sans expression, et on

fait dissoudre dans la liqueur la gomme arabique concassée et lavée. On passe à travers
une toile serrée, on ajoute le sucre et on termine la pâte à la façon de la pâte de jujubes.

Lorsqu'elle est suffisamment consistante,
on la divise avec des ciseaux en bandes
minces et étroites, que l'on coupe ensuite
transversalement.

On peut à volonté aromatiser cette pâte
en incorporant dans la masse ci-dessus,
avant de la retirer du feu, 4 gr. de poudre
d'iris de Florence, ou en agitant dans un
flacon 1 kilogr. de pâte coupée en très petits
morceaux, avec 10 gouttes d'essence d'anis
étendues de 3 à 4 gr. d'alcool rectifié
(*Codex*).

XVIII. — POTIONS.

Les potions sont des préparations magistrales liquides et destinées à
l'usage interne, que l'on administre par cuillerées, à des intervalles plus
ou moins rapprochés. On y peut introduire presque tous les produits
pharmaceutiques.

Autrefois, on appelait spécialement *Juleps*, les potions dont aucune
substance insoluble n'altère la limpidité. Cette dénomination est tombée
en désuétude.

Préparation. — Les potions offrent une composition tellement variée,
qu'il est impossible de tracer des règles embrassant tous les cas de préparation. En général cependant, on y trouve trois éléments, savoir : un
véhicule liquide, un *sirop* et un *principe actif*. Chacun de ces éléments
peut être multiple ; d'autres fois le principe actif est le véhicule ou le
sirop, ce qui réduit alors à deux le nombre des composants.

Le *véhicule* est soit de l'eau pure, soit une eau distillée, un infusé, un
décocté, et quelquefois du vin ou de l'eau-de-vie. S'il est le produit d'une
infusion ou d'une décoction, le médecin indique habituellement la quantité
de médicament qu'il doit contenir. En l'absence de prescription spéciale,
le Codex fixe ainsi qu'il suit le rapport de la substance au dissolvant :

Feuilles et fleurs..................................... 2 %
Bois, tiges et racines................................. 4

Le *sirop* peut être destiné seulement à édulcorer la potion (*sirop de
sucre*), ou bien il est recherché pour son efficacité propre (*sirop d'éther,
d'opium de ratanhia*, etc.).

Quant au *principe actif*, il est susceptible d'appartenir à n'importe quel
groupe de médicaments. C'est tantôt une poudre, tantôt un sel, un extrait,
une teinture, un électuaire, etc.

S'il est *insoluble* dans le véhicule, on le réduit en poudre aussi ténue
que possible.

Lorsqu'il est totalement ou partiellement *soluble* dans le véhicule, on le
dissout et on filtre la liqueur, à moins qu'il n'y ait intérêt à y conserver
les parties insolubles du médicament. La dissolution doit être faite autant
que possible à froid, l'action de la chaleur communiquant une saveur
particulière à beaucoup de substances et pouvant altérer celles qui sont
aromatiques. Cette précaution est également utile, quand on opère sur des
extraits imparfaitement solubles, dont les éléments résinoïdes s'agrége-
raient sous l'impression de la chaleur et retiendraient dans leur masse une
fraction des principes solubles.

Pour faire une potion avec ces produits, on pèse d'abord la substance active et, si elle est soluble, on la dissout dans le véhicule ; on filtre la liqueur, à moins d'indication contraire, et on la mélange au sirop. Quand le médicament est insoluble, on le délaie, par trituration, dans le sirop, puis on y ajoute une partie du véhicule. On verse rapidement le contenu du mortier dans un flacon, on lave le mortier avec le reste du véhicule, employé en plusieurs fois, et on mélange le tout en agitant *doucement*, de manière à ne pas produire de mousse à la surface du liquide. Quelquefois on divise la poudre insoluble avec un peu de sucre, pour faciliter sa répartition dans la potion. Souvent aussi on y mélange de la gomme arabique pulvérisée, afin d'augmenter la viscosité du véhicule et de retarder la précipitation du médicament. On délaie dans le sirop d'abord, comme les poudres insolubles, les substances molles, telles que les *pulpes* et les *électuaires*, aussi les teintures chargées de résine. Enfin les produits volatils ne doivent être introduits dans la potion, qu'au moment où elle est terminée.

Les mêmes préceptes s'appliquent à la préparation des potions qui contiennent plusieurs véhicules, plusieurs sirops ou plusieurs médicaments. Quand elles ne se composent que des deux premiers éléments, il s'agit alors d'un simple mélange, que l'on peut sans inconvénient effectuer dans un ordre quelconque.

Les potions sont pour la plupart très altérables, les sirops, les extraits, les eaux distillées qu'elles renferment étant presque toujours fermentescibles. On ne les prépare qu'au moment du besoin.

Malgré cette précaution, il arrive parfois qu'elles deviennent rapidement filantes, en particulier quand elles contiennent de l'eau de fleur d'oranger. Le meilleur moyen de prévenir cette altération est d'introduire dans la potion un antiseptique, tel que le sirop de Tolu par exemple, qui s'oppose au développement des organismes qui rendent visqueuse l'eau de fleur d'oranger (*Vigier*).

POTION AROMATIQUE.

Sirop d'œillet................. 30 gr.
Alcoolat de cannelle........... 15
Confection d'hyacinthe......... 5
Eau de menthe poivrée........ 60
— fleur d'oranger........ 60

On mélange les eaux distillées, l'alcoolat et le sirop, puis on délaie la confection d'hyacinthe dans la liqueur (*Codex* de 1866).

POTION ASTRINGENTE.

Extrait de ratanhia............ 5 gr.
Eau......................... 100
Sirop de coing............... 50

On dissout l'extrait de ratanhia dans l'eau, on filtre et on ajoute le sirop.

La dissolution de l'extrait est bien plus complète, quand on la fait dans le mélange d'eau et de sirop.

POTION BÉCHIQUE.

Infusion d'espèces béchiques.. 120 gr.
Sirop de gomme.............. 30

POTION BALSAMIQUE.
Potion de Choppart.

Copahu..................... 50 gr.
Alcool à 80°................. 50
Sirop de baume de Tolu...... 50
Eau de menthe poivrée........ 100
Alcool nitrique.............. 8

On mélange d'abord l'alcool nitrique et l'alcool à 80° ; on y ajoute le copahu et ensuite le sirop et l'eau distillée (*Codex*).

Parisel a cherché à diminuer la saveur désagréable du copahu, en introduisant dans cette potion de l'eau et du sirop de goudron. Voici la formule qu'il a adoptée :

Copahu..................... 60 gr.
Sirop de goudron............ 60
Eau de goudron.............. 100
Gomme arabique pulvérisée... 15
Alcool nitrique.............. 5

On fait une émulsion avec le sirop, la gomme et le copahu, on la délaie dans l'eau dé goudron et on y ajoute en dernier lieu l'acide nitrique.

POTION CALMANTE.
Julep calmant.

Sirop d'opium	10 gr.
— fleur d'oranger	20
Eau distillée de tilleul	120
(*Codex.*)	

POTION CORDIALE.

Vin de Banyuls	110 gr.
Sirop d'éc. d'orange amère	40
Teinture de cannelle	10
(*Codex.*)	

POTION GOMMEUSE.
Julep gommeux.

Gomme arabique pulv	10 gr.
Sirop simple	30
Eau de fleur d'oranger	10
Eau distillée	100

On triture la gomme avec le sirop, dans un mortier de marbre, et on ajoute les autres substances (*Codex*).

POTION PECTORALE.

Infusé de fleurs pectorales	120 gr.
Sirop de gomme	30
(*Codex.*)	

POTION PURGATIVE DES PEINTRES.

Électuaire diaphœnix	30 gr.
Poudre de jalap	5

Sirop de nerprun	30 gr.
Séné	10
Eau bouillante	125

On fait infuser le séné dans une quantité d'eau suffisante pour obtenir 125 gr. de liqueur, dans laquelle on délaie les autres substances (*Formulaire des hôpitaux de Paris*).

POTION SCILLITIQUE.
Potion diurétique.

Oxymel scillitique	15 gr.
Eau distillée d'hysope	100
— menthe poivrée	30
Alcool nitrique	2

POTION SIMPLE.

Sirop simple	30 gr.
Eau de fleur d'oranger	20
— distillée	100
(*Codex.*)	

POTIO PURGANS ANGLORUM.
Potio nigra. — Black draught.
(*Pharm. Belg.*)

Feuilles de séné	15 gr.
Manne	34
Eau bouillante	125
Sulfate de magnésium	24
Eau distillée de cannelle	15
Teinture de séné composée	8
(*Codex* de 1866.)	

XIX. — SACCHARURES.

La dénomination de saccharures a été proposée par Béral, pour désigner des produits pulvérulents, que l'on prépare en évaporant une solution médicamenteuse préalablement additionnée de sucre.

La pharmacopée américaine donne le nom d'*abstraits* à des saccharures préparés comme il suit :

200 gr. de poudre végétale (aconit, belladone, ciguë, etc.), sont imprégnés avec 80 gr. d'alcool à 94° tenant en dissolution 2 gr. d'acide tartrique. On introduit le mélange dans un appareil à déplacement, on le recouvre d'un peu d'alcool et, quand le liquide commence à couler, on ferme le robinet et on laisse macérer pendant 48 heures. On épuise alors la poudre par déplacement, on met en réserve les 170 premiers grammes recueillis et on évapore le reste, de manière à le réduire à 30 grammes, à la température de 50° au plus. On réunit alors les deux liquides ; on y mélange 50 gr. de sucre de lait et on dessèche le produit à une température maximum de 50°. On y ajoute ensuite assez de sucre de lait pour obtenir 100 gr. de saccharure, que l'on pulvérise et que l'on conserve dans des flacons bien bouchés.

Les saccharures sont solubles dans l'eau et susceptibles d'un dosage rigoureux. Ils ne sont pas fréquemment employés, bien qu'ils offrent un moyen commode d'administrer certains médicaments.

Dannecy a proposé de se servir, pour préparer les tisanes, de saccharures obtenus en mélangeant à 1200 gr. de sucre, 100 gr. d'extrait dissous dans son poids d'eau. Une cuillerée à bouche de ces saccharures, convenablement desséchés, représente environ 1 gr. d'extrait.

Le même procédé a été appliqué par Dannecy à la préparation de saccharures destinés à remplacer les sirops fermentescibles et que, pour cette raison, il nomme *sirops saccharures* (V. *Sir. d'ipécacuanha*). Sous cette forme, le médicament jouit d'une conservation indéfinie et, pour en faire usage, il suffit de le dissoudre dans une petite quantité d'eau.

Suivant Dorvault, l'emploi des saccharures, dans la fabrication des tablettes, serait un utile perfectionnement. Le Codex prescrit ce procédé pour la préparation des tablettes de lichen.

SACCHARURE DE LICHEN.
Gelée de lichen sèche.

Lichen d'Islande.............	1000 gr.
Sucre blanc.................	1000
Eau distillée................	Q. S.

On lave le lichen, à plusieurs reprises, à l'eau froide, jusqu'à ce qu'il soit privé d'amertume. On le fait bouillir ensuite, pendant 1 heure, dans une quantité suffisante d'eau, puis on passe avec expression à travers une toile.

On laisse reposer pendant quelque temps, on décante, on ajoute le sucre et on évapore au bain-marie, en agitant continuellement, jusqu'à ce que la matière soit en consistance très ferme. On la distribue alors dans des assiettes et on achève sa dessiccation à l'étuve.

On réduit le produit en une poudre fine, que l'on conserve dans des flacons bien bouchés (*Codex*).

On prépare de la même manière, le *saccharure de Carragaheen*, en lavant seulement une fois le carragaheen à l'eau froide.

SACCHARURE D'ACONIT.

Teinture d'aconit.............	60 gr.
Sucre blanc en fragments......	500

On arrose le sucre avec la teinture, on le sèche à l'étuve et on le pulvérise (*Béral*).

On prépare au moyen du même procédé les saccharures de *belladone, cannelle, castoréum, jusquiame, muscade, myrrhe, quinquina, rhubarbe, safran*, etc.

SACCHARURE D'IPÉCACUANHA.

Extrait d'ipécacuanha repris par l'eau......................	13 gr.
Sucre blanc................	1200

On dissout l'extrait dans l'eau, on verse la solution sur le sucre, on sèche le produit et on le pulvérise.

Chaque cuillerée à bouche de saccharure, pesant 12 gr., renferme 14 centigr. d'extrait et forme, avec une proportion d'eau convenable, une cuillerée de sirop liquide (*Dannecy*).

XX. — SIROPS.

Les sirops sont des solutions médicamenteuses de consistance peu fluide contenant, en général, les deux tiers de leur poids de sucre.

Préparation. — Leur préparation se fait par des procédés très divers et comporte quatre opérations, savoir : la préparation du véhicule actif, la dissolution du sucre dans ce véhicule, la clarification et la cuite du sirop.

a. Préparation du dissolvant. — Les liquides qui forment la partie active des sirops sont tantôt des sucs végétaux, tantôt des eaux distillées, des émulsions ou des solutions d'extraits de plantes, de sels, d'acides, d'alcaloïdes, etc. Ces dernières pouvant être obtenues au moyen de l'eau, de l'alcool, du vin et du vinaigre, on voit quelle variété doivent offrir les procédés qui les fournissent et combien il est impossible de les envisager d'une manière générale. Il n'en est pas de même des autres parties de l'opération.

b. Dissolution du sucre. — Le sucre affecté à la préparation des sirops doit être exclusivement du sucre blanc.

On le dissout à froid ou à chaud. La première méthode est de beaucoup la meilleure, mais elle n'est pas toujours praticable. Lorsqu'on est obligé de faire intervenir la chaleur, il ne faut pas oublier que cet agent colore le sucre et le convertit partiellement en glucose, avec une certaine rapidité (V. *page* 481). En conséquence, lorsqu'on opère avec des liqueurs limpides, on n'élève leur température qu'autant qu'il est nécessaire pour produire la dissolution du sucre. Mais si ces liqueurs sont très chargées de matières extractives, on ne parvient à les dépouiller des substances qu'elles tiennent en suspension, qu'en clarifiant le sirop.

c. Clarification. — Cette opération est effectuée au moyen de la *filtration*, de l'*albumine*, ou de la *pâte de papier*.

L'*albumine* est l'agent le plus fréquemment employé. Pour s'en servir, le Codex prescrit de délayer du blanc d'œuf dans un peu d'eau et de le mélanger au sirop. On porte le tout à l'ébullition ; l'albumine, coagulée,

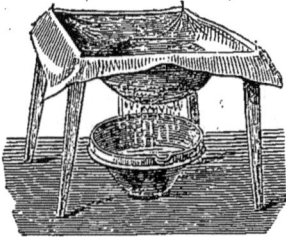

Fig. 130. — Étamine.   Fig. 131. — Chausse.

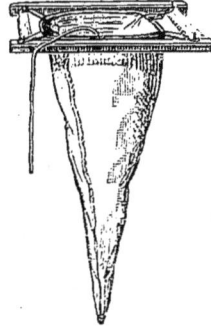

vient nager à la surface du liquide. On évite à ce moment une trop vive ébullition, qui diviserait l'écume dans toute la masse du sirop. Pour le même motif, on ne laisse pas séjourner très longtemps cette écume sur le médicament ; dès qu'elle a pris une consistance convenable, on l'enlève avec une écumoire et on la jette de côté. Enfin, pour isoler les parcelles d'albumine encore en suspension, on passe le sirop à l'étamine ou à la chausse (fig. 130 et 131), aussitôt qu'il est suffisamment rapproché.

Au lieu de mettre la solution d'albumine en contact avec les liqueurs froides, quelques praticiens préfèrent la verser, peu à peu et de haut, dans le sirop en ébullition. Ce moyen ne soutient pas la comparaison avec le précédent ; il produit une clarification lente ou très imparfaite, en raison de la rapidité avec laquelle l'albumine se trouve coagulée sans avoir pu être mélangée au liquide.

Salles conseille d'employer le blanc d'œuf de la manière suivante : on le mélange tout d'abord au liquide et au sucre et, quand le sirop est en ébullition, on l'agite avec l'écumoire, de manière à prévenir la réunion des écumes à sa surface. Celles-ci, constamment maintenues dans le liquide bouillant, acquièrent plus de densité et se déposent ensuite, pendant le refroidissement, au fond du sirop, dont on a soin de ne pas achever la concentration. On les sépare en décantant d'abord, puis en filtrant à la chausse les dernières parties du liquide, et on termine ensuite la préparation du sirop. Ce procédé, très critiquable, est à peu près inusité.

Quelle que soit la méthode employée, la clarification par l'albumine est défectueuse ; elle ne convient pas à la dépuration des sirops qui contiennent de l'alcool, du tannin, de la gomme, du vinaigre ou du miel ; elle laisse toujours dans le liquide une petite quantité d'albumine, qui peut nuire à sa conservation et surtout à sa limpidité ; elle entraîne enfin dans l'écume une partie des principes utiles du médicament. Comme preuve de ce dernier défaut, Magnes-Lahens a démontré, qu'elle enlève au sirop de lactucarium opiacé le *septième* du poids de l'extrait de lactucarium qu'il doit contenir.

« La *filtration au papier* donne des résultats bien meilleurs ; mais elle est très lente et ne peut être appliquée qu'aux sirops peu visqueux, tels que ceux que l'on obtient avec les eaux distillées par exemple.

La clarification à la *pâte de papier*, proposée par Desmarets, présente au contraire des avantages que n'affaiblit aucun inconvénient. Elle devrait être adoptée, en principe, pour le traitement de tous les sirops. Les conditions les plus favorables à son succès ont été résumées de la manière suivante par Magnes-Lahens, qui en a fait une étude toute spéciale :

« 1° La clarification par le procédé Desmarets ne peut être effectuée sur un blanchet, elle ne réussit bien que dans une chausse en molleton ;

« 2° La meilleure forme à donner à cette chausse est celle d'un pain de sucre renversé ;

« 3° Sa capacité doit représenter le tiers environ du volume du sirop à clarifier, soit une chausse de 1 litre, pour 3 litres de sirop ;

« 4° Une chausse de 1 litre exige, pour être convenablement feutrée, 3 grammes de papier sans colle ; 1 litre de sirop demande pour sa clarification 1 gr. de papier ;

« 5° Il convient d'employer du papier sans colle blanc et de belle qualité ; le meilleur moyen de le réduire en pâte est de l'agiter vivement, dans une bouteille, avec une partie du véhicule du sirop ;

« 6° La température du sirop à clarifier doit être portée à 35 ou 40° ; à froid, l'opération languit, surtout en hiver ; au voisinage de 100°, le passage du sirop à travers le molleton est si rapide, qu'on a de la peine à remplir la chausse jusqu'au haut ; le feutrage s'opère moins régulièrement et l'évaporation très abondante, qui se produit, change la concentration du médicament (1). Voici, du reste, de quelle manière la clarification doit être dirigée, dans son ensemble :

» Le papier étant divisé dans le sirop et celui-ci ayant une température de 35 à 50°, on dispose au-dessus d'un récipient convenable une chausse

_____

(1) On peut éviter cette évaporation, en introduisant la chausse dans un cylindre métallique, qui joint à cet avantage celui de retarder le refroidissement du liquide.

représentant, en capacité, le tiers environ du volume du liquide à filtrer ; on introduit rapidement le sirop dans la chausse, de manière à la remplir aussitôt que possible, et on la tient constamment pleine, jusqu'à ce qu'il n'y ait plus de sirop à verser. Lorsque celui-ci s'est écoulé en grande partie et que, par conséquent, le feutrage est à peu près complet (1), on remplit de nouveau la chausse avec le sirop déjà passé et, dès ce moment, on recueille le produit, qui ne laisse rien à désirer ; on maintient la chausse remplie la seconde comme la première fois. En y versant le sirop, on doit diriger le jet dans son centre et non sur ses parois, sous peine de déranger le feutre et de compromettre la réussite de l'opération. »

d. Cuite. — Il ne suffit pas qu'un sirop soit parfaitement clarifié, il faut encore qu'il possède le degré de concentration qui lui convient. En général, les sirops doivent être saturés de sucre, c'est-à-dire que le rapport de cette substance à son dissolvant doit être de 2 à 1 ; cependant, ceux dont le véhicule offre une certaine densité, comme les sucs acides et les liqueurs vineuses, n'en comportent qu'une proportion un peu plus faible.

Quand on les prépare à froid, rien de plus facile que d'établir leur composition d'une manière rigoureuse, le poids des éléments ne devant pas varier pendant l'opération. Mais s'il faut les porter à l'ébullition, afin de les clarifier ou de les concentrer, on est obligé de recourir à des moyens spéciaux, pour apprécier l'instant où leur préparation est terminée. Ces moyens reposent sur l'emploi de la *balance*, du *thermomètre* ou des *aréomètres*.

Le *thermomètre* doit marquer 105°, dans les sirops convenablement concentrés et bouillants. Cette vérification semble au premier abord plus facile qu'elle ne l'est en réalité. Elle exige l'emploi d'un instrument très long, dès lors peu maniable et dont il est difficile d'apercevoir la graduation, au mileu des vapeurs qui l'entourent. En outre, elle manque presque toujours d'exactitude ; l'écart de 5°, qui existe entre les points d'ébullition de l'eau et des sirops, est trop faible pour qu'une différence légère, dans la quantité d'eau que renferme ceux-ci, corresponde à une variation sensible de la température.

L'usage de la *balance* donne des résultats plus exacts. La plupart des sirops ont pour densité 1,26 à l'ébullition et 1,30 à froid (+ 15°). Par conséquent, 1 litre de sirop bouillant doit peser 1260 grammes, à 105°, et 1300 grammes, après son refroidissement. Cet essai offre dans le premier cas, qui est le seul pratique, des difficultés d'exécution, à raison des changements de densité corrélatifs à l'abaissement rapide de la température du liquide. Aussi n'est-il guère usité.

Les *aréomètres* conduisent plus vite et plus simplement au but. Le densimètre, recommandé par le Codex, doit marquer 1,26 dans les sirops bouillants et 1,30 dans les mêmes sirops froids. Pour le constater, on

_____

(1) Le feutrage est produit par le dépôt des parcelles très ténues du papier, que chaque gouttelette de sirop dépose contre les parois internes de la chausse, en filtrant à travers ses pores.

prend, dans une éprouvette, du sirop en pleine ébullition et on y plonge aussitôt l'instrument; le chiffre correspondant au point d'affleurement du liquide fait connaître la densité de celui-ci. Toutefois, cette indication n'est exacte qu'autant que la lecture est faite au-dessous du ménisque adhérent au densimètre, c'est-à-dire au niveau réel du liquide. En outre, il est utile de plonger l'instrument et l'éprouvette, pendant quelques secondes, dans le sirop bouillant, pour qu'ils n'augmentent pas sa densité, en abaissant sa température, au moment de l'épreuve.

L'aréomètre le plus employé en pharmacie est encore le pèse-sirop de Baumé. Son 34me degré équivaut à 1,26 du densimètre et son 36me degré à 1,318 du même instrument. On peut se servir de l'un ou de l'autre de ces aréomètres, mais le densimètre est bien préférable.

Malgré les précautions prises, souvent les sirops se trouvent trop concentrés, au moment où on les retire du feu. Pour les ramener à la densité voulue, on les dilue, par tâtonnements, et rarement on réussit du premier coup. Il en résulte une prolongation de cuisson toujours défavorable à la qualité du produit.

M. A. Baelde a remédié à cet inconvénient, en construisant un aréomètre dont voici la description. La tige de cet instrument porte trois graduations : la colonne centrale reproduit les degrés Baumé; de chaque côté se trouve une autre colonne, dont les chiffres, placés en regard de ces degrés, servent à les corriger, à froid ou à chaud, quand ils diffèrent de ceux que l'on veut obtenir. Pour cela, il suffit de multiplier le poids, en *kilogrammes*, du sirop à corriger, par le chiffre en regard du degré qu'il marque : le produit représente, en *grammes*, le poids de l'eau nécessaire pour le ramener à 35°.

Plus simplement encore, on peut prendre le nombre 30 comme point de départ en opérant ainsi : pour un degré en trop, on multiplie par 30 le poids du sirops en *kilogrammes* et l'on a, en grammes, celui de l'eau à ajouter. Pour 2 degrés, on multiplie par 2 fois 30; pour 3 degrés, par 3 fois 30, etc.

On peut également faire usage d'un aréomètre ordinaire et calculer la quantité d'eau nécessaire pour décuire un sirop, à l'aide de la formule : E = 0.033 × SD, dans laquelle E représente le poids de l'eau cherché, S celui du sirop, D le nombre de degrés en excès que marque le sirop à l'aréomètre et 0,033 une constante. Soit un sirop pesant 25 kilogrammes et cuit à 37° au lieu de 35; la formule devient, en remplaçant les lettres par les nombres correspondants :

$$E = 25 \times 0.033 \times 2 = 1^{kil},500.$$

Il faut ajouter au sirop 1^{kil},500 d'eau pour le ramener à 35° Baumé.

Lorsqu'il est nécessaire de cuire un sirop au delà de 34° Baumé (1,26), la viscosité du liquide devient rapidement telle, qu'il est impossible d'y introduire un aréomètre. On désigne alors les divers degrés de concentration du sirop, d'après la manière dont il coule d'une cuillère ou de l'écumoire, d'après la nature des bulles qu'il forme, quand on souffle à travers l'écumoire, et d'après la consistance qu'il prend, lorsqu'on le jette dans l'eau froide. On exprime ces différents états, en disant que le sirop est cuit à la *perle*, à la *pellicule*, au *lissé*, à la *nappe*, au *soufflé* ou à la *plume*, au *boulé* ou au *cassé*. Il est rare que le pharmacien ait à faire usage de sirops aussi concentrés et dans lesquels, d'ailleurs, le sucre est toujours plus ou moins altéré. Ces indications ne sont guère utiles qu'aux confiseurs.

Caractères. — Les sirops n'ont d'autre caractère commun que leur viscosité. A part le sucre, dont ils renferment toujours à peu près la même proportion, rien n'est plus varié que leur composition chimique et leurs propriétés organoleptiques, puisqu'on y fait entrer des médicaments empruntés aux trois règnes de la nature.

Lorsqu'ils ont été bien préparés, ils offrent une transparence parfaite, à l'exception de ceux qui contiennent une émulsion. Cette transparence n'est pas directement appréciable dans les sirops très chargés de principes végétaux, dont la teinte foncée ne livre pas passage à la lumière, mais elle doit être manifeste quand on délaie ces médicaments dans une petite quantité d'eau.

Pharmacologie. — Les sirops sont peut-être les préparations pharmaceutiques le plus employées. Ils doivent leur faveur à la propriété que possède le sucre, de masquer le goût désagréable d'un grand nombre de médicaments et d'aider à leur conservation. Plusieurs d'entre eux ont une action médicinale nulle ou douteuse ; d'autres, au contraire, sont très actifs et doivent représenter des solutions rigoureusement titrées.

Il est aussi très important que leur densité soit bien celle que prescrit le Codex ou, en d'autres termes, qu'ils contiennent exactement la quantité de sucre déjà indiquée. S'ils ont une densité plus faible, ils ne tardent pas à entrer en fermentation ; ils deviennent acides, dégagent de l'acide carbonique et se recouvrent de moisissures. Lorsque leur densité est trop forte, ils laissent cristalliser une proportion de sucre supérieure à l'excès qui s'y trouve dissous et, par suite, ils sont bientôt exposés aux mêmes altérations que les premiers.

Quand on s'aperçoit qu'ils commencent à se décomposer, on peut arrêter leur mouvement de fermentation, en les faisant bouillir pendant quelques instants ; on y ajoute alors une petite quantité d'eau, pour remplacer celle que dissipe l'ébullition. Mais il ne faut pas croire qu'on puisse ainsi faire disparaître les altérations déjà éprouvées par un sirop ; on en prévient seulement la continuation immédiate, ce qui atténue beaucoup l'utilité du moyen. Baumé croyait qu'un sirop ayant subi plusieurs fois cette opération a perdu toute aptitude à fermenter. Cette appréciation n'est pas très exacte ; ce qui est plus vrai, c'est que le médicament placé dans ces conditions a perdu tout ou partie de ses propriétés médicinales. On ne peut donc l'employer dans cet état.

Virey a proposé d'ajouter un peu d'alcool aux sirops qui fermentent, pour arrêter leur décomposition. Cette addition, insuffisante alors qu'un sirop est en voie d'altération, peut être plus efficace quand elle porte sur le même médicament récemment préparé. Elle est recommandée par plusieurs praticiens et pourtant elle modifie un peu les propriétés des sirops.

D'autres emploient, dans le même but, les teintures alcooliques des substances contenues dans les sirops (*Lahache*), ce qui est encore plus défectueux, puisque cette addition augmente l'énergie des médicaments, sans que le médecin soit prévenu de cette modification.

On peut aussi conserver ces liquides par la méthode d'Appert (*Deschamps*) ou, plus simplement, en les enfermant bouillants dans des bouteilles préalablement chauffées et que l'on bouche aussitôt (*Mialhe*).

Il n'est même pas besoin de ces précautions, pour les sirops que l'on ne garde pas pendant très longtemps; on peut se contenter de les introduire dans des flacons propres et bien secs, que l'on remplit le plus possible et que l'on bouche avec soin. Lorsqu'ils sont chauds, au moment de leur mise en bouteilles, ils dégagent un peu de vapeur d'eau, qui se condense sur le bouchon et sur les parois découvertes du goulot. Cette eau retombe ensuite sur le sirop, décuit sa surface et la prédispose au développement des végétaux microscopiques. Il est facile d'anéantir son influence, en agitant vivement les flacons, après l'entier refroidissement du sirop. Deschamps affirme même que cette agitation, renouvelée deux fois par mois, garantit radicalement les liqueurs de l'envahissement des moisissures.

Enfin, M. Lachambre donne comme certaine, dans ses résultats, la méthode qui consiste à coucher, pendant quelques heures, les bouteilles remplies de sirop, de manière à bien imprégner les bouchons du liquide sucré. On peut ensuite les redresser impunément; aucune altération ne se produit.

Mlle Popelin conseille de les enfermer, chauds, dans des fioles de 60 à 125 centimètres cubes au plus, que l'on remplit complètement, y compris l'espace habituellement réservé au bouchon. Sur le goulot, on dépose aussitôt une rondelle de papier filtre très épais et débordant légèrement le goulot. La rondelle s'imprègne de liquide et pénètre un peu dans l'intérieur du goulot, quand le sirop se refroidit. Une légère évaporation se produit à travers le papier et détermine la formation d'une couche solide de sucre cristallisé, qui oppose une barrière infranchissable aux germes de l'atmosphère. Au moment du besoin, on enlève avec un couteau la rondelle obturatrice.

Il est une altération des sirops contre laquelle on ne possède actuellement aucun remède; cette altération est la conversion graduelle du sucre de canne en glucose. Très rapide dans les sirops de sucs de fruits acides et dans le sirop antiscorbutique, cette conversion se fait lentement dans tous les autres. Hardy a constaté qu'un litre de sirop de sucre contenant 1^{gr},932 de glucose au moment de sa préparation, en renfermait 18^{gr},20 quinze jours plus tard; un litre de sirop de gomme, préparé depuis 6 mois, a fourni à l'analyse 34^{gr},02 de glucose; le sirop de violette en contenait encore davantage, de même que les sirops ayant éprouvé la fermentation.

Plusieurs pharmacologistes conseillent de donner aux sirops, pendant l'été, une densité plus forte, en raison de l'augmentation du pouvoir dissolvant de l'eau, par suite de l'élévation de la température. Cette pratique n'a pas de raison d'être, car on doit toujours conserver les sirops à la cave, c'est-à-dire dans un lieu dont la température soit à peu près invariable en toute saison.

On partage habituellement les sirops en deux classes : *Sirops simples*, *Sirops composés*, suivant qu'ils contiennent un ou plusieurs médicaments. Les premiers peuvent être subdivisés, d'après la nature de leur véhicule, en sirops avec : les *sucs*, les *macérés*, les *infusés*, les *digestés*, les *décoctés*, les *eaux distillées*, les *extraits*, les *émulsions*, l'*alcool*, les *teintures*, le *vin* et le *vinaigre*. On groupe les sirops composés, d'après le mode de leur préparation en : sirops par *infusion*, par *digestion* et par *distillation*. Enfin, on place en dehors de ces séries le sirop de sucre, qui ne renferme aucune substance médicinale.

Considérant que l'on administre presque toujours les sirops par cuillerées à bouche, le Codex a établi, sur cette mesure, les proportions de substances actives qu'il y fait entrer.

I. — SIROPS SIMPLES.

SIROP DE SUCRE.

Préparation. — 1° On obtient ce sirop par simple solution, à froid.

```
Sucre blanc........  .............................  1800 gr.
Eau distillée...........  ..  .....................  1000
```

On casse le sucre par morceaux, on le fait dissoudre à froid dans l'eau et on filtre le liquide au papier (*Codex*).

Le sirop marque 1,32 au densimètre.

Le meilleur moyen d'obtenir rapidement la dissolution du sucre consiste à le tenir à la surface de l'eau, sur un diaphragme perforé. Lorsqu'il a complètement disparu, on peut clarifier le sirop par le procédé Desmarets (V. page 773), qui donne des résultats très satisfaisants et beaucoup plus rapides que la filtration au papier. Le produit doit être incolore et entièrement dépourvu d'odeur et de saveur désagréables. Il contient, au moment de sa préparation, un peu de glucose (*Hardy*), dont la proportion augmente à la longue et surtout sous l'influence de la lumière (*Raoult*).

MM. Klein et Dethan ont imaginé un appareil très commode pour préparer rapidement le sirop de sucre à froid (fig. 132). Cet appareil est composé de deux cylindres concentriques; l'un extérieur, A, sert d'enveloppe et porte, vers son tiers inférieur, deux diaphragmes CC', entre lesquels on place de la pâte de papier destinée à clarifier le sirop; l'autre, B, percé de trous nombreux, reçoit le sucre et l'eau en proportions quelconques. Un tube à niveau D, muni d'un flotteur à densité E, indique la quantité de sirop clarifié (à 1,32) dont on peut disposer à un moment donné. On le soutire par le siphon F. On peut avoir toujours ainsi sous la main du sirop de sucre incolore, d'une densité exacte et ne contenant pas plus de glucose que le sucre avec lequel il a été préparé.

2° On peut également préparer le sirop de sucre avec le concours de la chaleur :

Sucre blanc.. 1700 gr.
Eau distillée.. 1000

On met, dans une bassine, l'eau et le sucre préalablement divisé; on porte à l'ébullition, on passe aussitôt et on filtre. Le sirop bouillant marque 1,26 au densimètre (*Codex*).

La pharmacopée légale a supprimé avec raison la clarification à l'albumine, plus nuisible qu'utile quand on emploie du sucre très blanc.

Caractères. — Obtenu avec le concours de la chaleur, le sirop de sucre est peu coloré et il présente une légère saveur, qu'on ne trouve pas au sirop de sucre incolore. Le glucose y existe, en proportion un peu plus forte que dans le sirop de sucre fait à froid, soit qu'il provienne du sucre avec lequel on l'a préparé, ou qu'il soit dû à l'action de la chaleur ou de la lumière sur cette substance.

Essai. — Le sirop de sucre est, dans le commerce, l'objet d'une fraude constante; on y mélange, on y substitue même du *sirop de fécule*.

Quand on recherche cette falsification, il ne faut pas oublier que le sirop de sucre pur contient presque toujours un peu de glucose. Cependant, en général, ce principe y est en si faible proportion, qu'il ne produit pas des réactions aussi intenses que le sirop de fé-

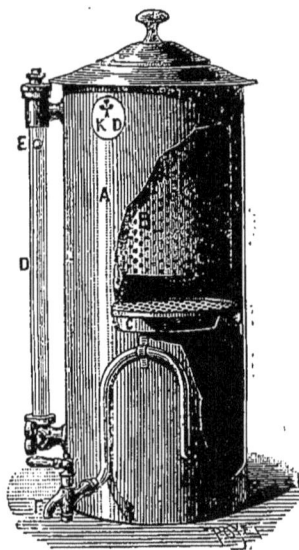

Fig. 13?. — Appareil Klein et Dethan pour la préparation continue du sirop de sucre, à froid.

cule. En outre, celui-ci est révélé d'une manière indubitable par la dextrine et par le sulfate de calcium qu'il tient en dissolution. On reconnaît la présence de ces divers éléments au moyen des essais suivants:

1° On fait bouillir quelques grammes de sirop suspect avec un peu de potasse caustique en dissolution. Le sirop pur demeure incolore, tandis qu'il devient d'un *brun foncé*, s'il est mélangé de glucose. Ce dernier principe peut, quand cela est nécessaire, être dosé au moyen de la liqueur cupro-potassique.

2° Quelques gouttes d'une solution d'iode dans l'iodure de potassium font prendre une teinte *jaune* au sirop de sucre pur et une teinte *rouge* à celui qui est glucosé. Cette dernière coloration tient à l'action de l'iode sur la *dextrine* du sirop de fécule;

3° On met encore la *dextrine* en évidence, en ajoutant au sirop un excès d'alcool à 90°, qui la coagule;

4° Lorsqu'on verse dans le sirop, préalablement dilué, une solution d'oxalate d'ammonium, il se forme un abondant précipité blanc d'oxalate calcaire, si la liqueur contient du *sulfate de calcium ;*

5° A ces réactifs, on peut joindre l'examen du pouvoir optique du sirop à essayer. Le sirop de sucre de canne dévie à droite la lumière polarisée; la déviation passe à gauche, quand on le traite par les acides, tandis qu'elle ne change pas pour le sirop de glucose.

Pharmacologie. — Le sirop de sucre sert fréquemment à édulcorer les tisanes et les potions, ainsi qu'à préparer un grand nombre de sirops médicamenteux. Pour ce dernier usage, on se sert généralement du sirop préparé à chaud. Il y aurait cependant tout avantage à le remplacer par le sirop fait à froid.

La conservation de ces deux sirops est également facile ; ils ne fermentent pas et, lorsqu'ils ont la densité réglementaire, ils ne sont le siège d'aucun développement cryptogamique.

a. — SIROPS AVEC LES SUCS.

Les sucs avec lesquels on prépare ces sirops appartiennent aux groupes des *sucs acides*, *extractifs*, *gommeux* et *résineux*. Les premiers donnent lieu à quelques observations pratiques, relatives à leur nature chimique et à leur densité.

La densité de ces liquides est telle, en effet, qu'elle ne permet pas le rapport de 2 à 1 entre le sucre et son dissolvant. Pour que le produit ne soit pas trop visqueux, Soubeiran conseille de réduire la proportion du sucre à 1,88, quand on prépare le sirop en vase clos, et à 1,80 lorsqu'on opère dans une bassine à large surface. Page et Leconte veulent plus de précision ; ils prennent la densité du suc à convertir en sirop et ils dissolvent un poids de sucre d'autant plus faible, que cette densité est plus élevée.

Le Codex de 1884 a consacré l'usage de cette précaution ; il indique pour les sirops de sucs de fruits acides (celui de nerprun excepté) les proportions de sucre à dissoudre dans les sucs de densité comprise entre 1,067 et 1075 (V. *Sirop de groseille*). Pour le sirop de nerprun, on prend parties égales des deux éléments et on concentre la liqueur, afin d'augmenter les propriétés purgatives du médicament.

M. Manche a constaté que les sucs de fruits contiennent une proportion notable d'acide carbonique, qu'il est utile de chasser par une ébullition préalable. On remplace alors par de l'eau distillée celle qui a été évaporée. Sans cette précaution, une partie du sirop peut être caramélisée, par suite du soulèvement produit par le dégagement de l'acide carbonique, au moment où la viscosité du liquide rend ce dégagement pénible.

Le saccharose contenu dans les sirops de sucs de fruits acides est transformé assez rapidement en glucose, pendant la conservation des sirops; quelquefois ce dernier cristallise et solidifie complètement la masse liquide. Soubeiran attribue cette métamorphose à l'action des acides. S'appuyant sur les observations de Thinus, il pense que la conversion, très lente à froid, devient manifeste à 60°, qu'elle augmente graduellement jusqu'à 90°, et qu'elle peut devenir complète, si on prolonge l'action de la chaleur. Il recommande, en conséquence, de ne pas chauffer beaucoup les sirops de fruits acides.

Germain et Guibourt professent une opinion contraire. Ils ont établi, expérimentalement, que le glucose se forme en abondance et cristallise presque toujours dans les sirops préparés à basse température, tandis que les mêmes sirops, portés à l'ébullition, sont à l'abri de cet accident. Guibourt a même vu du sirop de groseille un peu trop concentré déposer des cristaux de sucre de canne. Il déduit de ces faits, que la chaleur et les acides ne sont pas les seules causes de la transformation du sucre de canne, et que le rôle principal, dans cette action chimique, appartient à un ferment, que la chaleur peut rendre inactif. Les auteurs du Codex ont adopté ces conclusions, car ils font chauffer jusqu'à l'ébullition les sirops de sucs de fruits acides.

Deux autres procédés ont été proposés pour préparer ces sirops. Le premier s'applique aux fruits succulents, tels que les mûres, les groseilles, les framboises ; il consiste à en extraire le suc en les chauffant directement à feu nu, et à le convertir en sirop, soit immédiatement, soit après l'avoir clarifié par fermentation (*Robinet*). Le second procédé, donné par Mouchon, prescrit de faire macérer les fruits avec le tiers de leur poids de vin rouge, pendant un temps qui varie de 12 à 48 heures, avant d'y dissoudre le sucre. Dans ce dernier cas, l'addition du vin modifie la composition des médicaments ; en outre, les deux méthodes fournissent des produits visqueux et inférieurs à ceux que donne le manuel opératoire du Codex ; c'est donc avec raison que Guibourt et Soubeiran les ont condamnés.

Il faut éviter avec soin de préparer les sirops de sucs de fruits acides dans des vases étamés ; le contact de l'étain leur communiquerait une teinte *violacée* particulière. Les vases de verre ou d'argent conviennent mieux que tous les autres à cette opération ; mais les premiers n'ont pas toujours une capacité suffisante et les seconds se trouvent rarement entre les mains des praticiens. On peut sans inconvénient les remplacer par des bassines de cuivre, qui cèdent au produit trop peu de métal pour altérer sa saveur ou modifier ses propriétés.

§ 1. SIROP DE GOMME.

Préparation. — On prépare ce sirop avec une solution de gomme obtenue à froid.

Gomme blanche lavée	1000 gr.
Eau distillée	4300
Sucre blanc concassé	6700

On fait dissoudre la gomme dans l'eau froide en agitant de temps en temps jusqu'à dissolution. On ajoute le sucre et on fait, au bain-marie, un sirop que l'on passe au blanchet (*Codex*).

Ce sirop marque 1,33 au densimètre et contient le douzième de son poids de gomme.

Le lavage préalable de la gomme, conseillé par Robinet, et sa dissolution à froid, recommandée par Vaudin, sont deux précautions importantes à observer, si l'on veut obtenir un sirop très limpide et peu coloré. La suppression de la clarification au blanc d'œuf, autrefois pratiquée, a été provoquée par Magnes-Lahens, qui avait judicieusement observé le trouble qu'elle communique au sirop de gomme. La méthode adoptée par le Codex de 1884 est celle qui donne le plus beau produit.

Caractères. — Le sirop de gomme bien préparé doit être filant, très peu coloré, d'une saveur franche de gomme arabique. Mélangé avec 1/30 de son poids de teinture de gaïac, il se colore en *bleu indigo*, quand la gomme n'a pas été soumise à l'ébullition, et en *bleu de ciel*, lorsque la gomme a été traitée comme l'indique le Codex (*Lepage*). Si on y ajoute un volume d'alcool égal au sien, il se forme un précipité floconneux de gomme arabique, qui se redissout par agitation et qui devient insoluble en présence d'un excès d'alcool.

Essai. — On falsifie le sirop de gomme arabique avec la *gomme adragante* et avec le *sirop de glucose*. Quelquefois on se contente de diminuer la proportion de gomme qu'il doit contenir.

On peut y reconnaître la présence du *sirop de glucose* par les moyens indiqués à l'essai du sirop de sucre (page 779) et par le dosage de la gomme.

La *gomme adragante* peut être accusée soit par la teinture de gaïac, qui ne la colore pas, soit aussi par une analyse. La viscosité qu'elle communique aux liquides étant considérable, on n'en peut employer qu'une très petite quantité à la préparation du sirop; la faiblesse de cette proportion permet seulement de soupçonner la substitution, car elle peut tenir aussi à l'insuffisance du poids de la gomme arabique dissoute dans le médicament. La vérification de ces différentes fraudes entraîne donc le dosage de la gomme arabique.

Le meilleur moyen d'évaluer la quantité de gomme contenue dans le sirop est le suivant :

Dans un vase à saturation, d'une capacité de 150 c. c., on pèse 10 gr. de sirop de gomme, que l'on délaie peu à peu avec 100 c. c., d'alcool à 85°. On ajoute au mélange 20 gouttes d'acide acétique cristallisable et on agite vivement, avec une baguette de verre. La gomme est aussitôt précipitée. Après 2 ou 3 heures de repos, le liquide est jeté sur un filtre double taré; il doit filtrer complètement limpide. Quant à la gomme, elle forme un gâteau suffisamment cohérent pour être égoutté.

Lorsqu'elle ne laisse plus couler de liquide, on la dissout dans 7 ou 8 c. c. d'eau distillée, à laquelle on mélange ensuite 100 c. c. d'alcool à 85° et 20 gouttes d'acide acétique pur. On abandonne au repos pendant 2 ou 3 heures, on verse le liquide sur le filtre déjà employé, on lave la gomme avec de l'alcool pur, par décantation, puis on la fait tomber sur le filtre, qu'on lave à son tour avec le même alcool. Il n'y a plus qu'à sécher le filtre à l'étuve, puis à l'exposer à l'air libre pendant 24 heures, suivant le conseil de Soubeiran, enfin à le peser.

Cette méthode n'est pas applicable à l'analyse d'un sirop contenant à la fois de la gomme et du glucose du commerce. Mais elle peut servir à reconnaître la falsification du sirop de gomme par ce dernier produit. Quand la substitution a été pratiquée, le sirop se trouble au contact de l'alcool acidulé et laisse précipiter de la dextrine, qui perd en peu d'instants son aspect floconneux et recouvre les parois du vase d'un enduit poisseux caractéristique. La gomme reste toujours agrégée en une masse faiblement adhésive, qui ne change pas d'aspect, même après plusieurs jours.

Lorsque l'essai porte sur un sirop renfermant, en même temps que la gomme, de la dextrine (du sirop de glucose), on peut recourir au procédé suivant, donné par Roussin :

On précipite le sirop par 10 fois son volume d'alcool à 90°, on lave le coagulum, on le recueille et on le dessèche au bain-marie. On en dissout ensuite 1 gr. dans 10 cent. cubes d'eau distillée ; on introduit la liqueur dans un flacon à large ouverture, d'une capacité d'environ 60 cent. cubes, puis on y ajoute : 30 cent. cubes d'alcool à 56°, 4 gouttes de solution officinale de perchlorure de fer et quelques décigrammes de craie pulvérisée. Après une agitation vive de quelques instants, on débouche le flacon, pour donner issue à l'acide carbonique mis en liberté ; on laisse reposer le mélange pendant 3 ou 4 minutes et on le jette sur un filtre.

Si le sirop ne contient pas de dextrine, le liquide filtré ne se troublera pas par l'addition de 8 à 10 fois son volume d'alcool, toute la gomme étant restée sur le filtre, combinée au sesquioxyde de fer. Dans le cas contraire, l'alcool y fera naître un précipité d'autant plus abondant que le sirop renfermera plus de dextrine. On peut le peser.

Pour isoler la gomme de sa combinaison avec l'oxyde ferrique, on dissout dans l'eau aiguisée d'acide chlorhydrique le magma resté sur le filtre ; on précipite la gomme, au moyen de l'alcool à 95°, on la purifie par une dissolution et une précipitation nouvelles et finalement on la dessèche.

La solidification que produit le perchlorure ou le sulfate de sesquioxyde de fer, mis en contact avec le sirop de gomme, peut servir de moyen qualitatif, pour apprécier la pureté de ce dernier médicament. Un sirop qui, dans les conditions ci-dessus, ne devient pas gélatineux au bout de 5 minutes environ, ne contient pas la proportion de gomme nécessaire.

§ 2. SIROP DE BAUME DE TOLU.

Préparation. — 1° La préparation du sirop de baume de Tolu consiste en une digestion, suivie de la dissolution du sucre dans le digesté.

Baume de Tolu sec......................................	50 gr.
Eau......................................	1000
Sucre très blanc......................................	Q. S.

On fait digérer le baume avec la moitié de l'eau, pendant 2 heures, au bain-marie couvert et en ayant soin d'agiter fréquemment. Au bout de ce temps, la solution aqueuse, décantée, est remplacée par la seconde moitié de l'eau prescrite, que l'on fait digérer comme il vient d'être dit.

On réunit les produits des deux digestions, on laisse refroidir le mélange et on filtre au papier. On y ajoute ensuite le sucre, dans la proportion de 180 parties p. 100 de liqueur, et on fait, au bain-marie couvert, un sirop par simple solution, que l'on filtre au papier (*Codex*).

La quantité de baume de Tolu, prescrite par les anciennes pharmacopées, était beaucoup plus forte que celle qui est portée au Codex de 1884. On l'a réduite, sans nuire à la qualité du produit, d'après les observations de Deville, Guibourt et Soubeiran, basées sur la faible proportion des principes que l'eau enlève au baume de Tolu. D'autres ont cherché, par des moyens nouveaux, à diminuer encore le poids du baume employé, ou à mieux dissoudre ses éléments. Guibourt et Soubeiran préféraient le *modus faciendi* du Codex à ceux qu'ils ont pu lui comparer. Voici, du reste, afin qu'on puisse les juger théoriquement et pratiquement, les principaux procédés publiés jusqu'à ce jour :

2° Pour faciliter l'épuisement du baume, on a proposé de le triturer avec du sucre et de traiter le mélange par digestion dans l'eau (*Desaybats*) ou dans le sirop de sucre (*Marchand*). Cette méthode donne des résultats incomplets; le sucre se dissout promptement et les globules résineux se réunissent aussitôt.

3° *Procédé de M. Yvon.* — On divise d'abord du baume de Tolu à l'aide de sable fin et chaud :

Sable fin et lavé..	100 gr.
Baume de Tolu...	3

On chauffe le sable dans une capsule, jusqu'à ce qu'on ne puisse plus le tenir entre les doigts. On le verse alors dans un mortier, où se trouve le baume préalablement pulvérisé, puis on mélange vivement. Le baume fond et recouvre chaque grain de sable; il va sans dire que la température de celui-ci ne doit pas être assez élevée pour altérer le suc résineux, ou pour volatiliser son acide. Pour épuiser ce mélange, on le pulvérise après refroidissement, on le tamise et on le lessive dans une allonge, au moyen d'eau bouillante, que l'on fait passer deux ou trois fois de suite sur la poudre balsamique.

350 gr. de cette poudre suffisent pour préparer 1 litre d'eau aromatique, dont l'odeur et la saveur sont plus prononcées que celles de l'eau préparée par digestion.

4° *Procédé de M. Boussaguet.* — Au lieu de sable, M. Boussaguet prend comme agent diviseur la sciure de sapin, lavée à l'eau bouillante et séchée.

Baume de Tolu....................................	23 gr.
Alcool à 86°......................................	8 à 10
Sciure de sapin demi-fine.........................	100
Eau bouillante....................................	1250
Sucre blanc.......................................	Q. S.

Le baume étant dissous dans l'alcool, à l'aide d'une légère élévation de température, est ensuite mélangé à la sciure de sapin, au moyen du mortier. Le produit (*Tolu pulvérulent*) est traité par infusion de 6 à 8 heures en vase clos, filtré, puis converti en sirop par simple solution, que l'on filtre également au papier.

5° *Procédé de M. Malenfant.* — A l'imitation de Baumé, de Planche, de Frémy, etc., plusieurs particiens conseillent de dissoudre le tolu dans l'alcool et de mêler cette solution à de l'eau, avec ou sans évaporation de l'alcool. Ces procédés s'éloignent beaucoup de celui du Codex.

M. Malenfant affirme cependant, que l'intervention de l'alcool donne un excellent résultat, et il propose la formule suivante :

Teinture de Tolu..................................	250 gr.
Eau..	6 litres.
Sucre blanc......................................	10 kilogr.
Blanc d'œuf......................................	N° 1.

Le blanc d'œuf est battu dans une bassine avec 1 litre d'eau ; on y ajoute le sucre cassé en menus fragments ; sur le sucre, on verse la teinture, puis le reste de l'eau, on mélange et on fait cuire sur un *feu vif, le plus promptement possible*, à 1,24 faible. On passe au blanchet, sans écumer, et on filtre au papier. Il est essentiel que l'ébullition soit de courte durée, pour éviter la division de la résine. Ainsi préparé, le sirop se conserve indéfiniment, au dire de l'auteur.

6° *Procédé de M. Latour.* — Sous le nom de sirop *résino-balsamique* de Tolu, M. Latour désigne une préparation contenant le baume de Tolu *tout entier*, à l'état d'émulsion.

Baume de Tolu...................................... 100 gr.
Sucre blanc.. 300
Poudre de gomme du Sénégal......................... 100
Eau 600
Sirop de sucre..................................... 2400

On divise avec soin le baume de Tolu, en le triturant dans un mortier de porcelaine avec le sucre et la poudre de gomme. Lorsque le mélange est intime, on le met dans une bassine de cuivre étamé, préalablement chauffée à 100° ; on y ajoute un peu de sirop de sucre bouillant et décuit par la quantité d'eau indiquée, puis on triture avec soin, en continuant l'action de la chaleur. Quand le baume est fondu et convenablement émulsionné, on le délaie dans le reste du sirop de sucre bouillant, que l'on verse par fraction. On porte ensuite le mélange à l'ébullition et on le passe à travers une étamine, pour en séparer les impuretés et une petite quantité de résine non divisée.

Ce sirop marque, froid, 35° Baumé ; il contient 1 gr. de baume de Tolu par 30 gr. ; sa saveur est agréable ; il se mêle facilement à l'eau, à laquelle il communique l'aspect laiteux des émulsions. Il est peut-être plus actif que le sirop du Codex, mais il ne peut le suppléer, car il n'a pas la même composition.

7° M. Stephenson pense que le sirop peut être préparé à froid. Il prend :

Baume de Tolu...................................... 36 gr.
Sucre pulvérisé.................................... 900
Eau.. 453

Le baume, réduit en poudre par trituration avec 226 gram. de sucre, est mis macérer avec l'eau, pendant 48 heures, dans un flacon que l'on agite souvent. On filtre le liquide et on y dissout le reste du sucre par lixiviation ou autrement.

8° M. Kaspar professe la même opinion que M. Stephenson, mais il réduit beaucoup la proportion du baume :

Baume de Tolu...................................... 5 gr.
Sucre.. 650
Eau.. 400

Il triture le baume avec quelques fragments de sucre ; il ajoute le reste du sucre et l'eau, dans un flacon fermé, il agite de temps à autre et il filtre, au bout de 4 à 6 jours. La proportion du baume employée est, dit-il, dix fois plus grande que celle que le sirop peut dissoudre.

Caractères. — Le sirop de baume de Tolu doit être incolore, limpide et très aromatique. Sa saveur est douce et agréable. Il offre une réaction acide au tournesol, en raison de l'acide cinnamique dissous. Il contient tout au plus $0^{gr},05$ de baume pour 100 de sirop (*Kaspar*).

Pour le conserver, il faut le tenir dans des flacons pleins et exactement bouchés. Au contact de l'air, il acquiert assez promptement, pendant l'été surtout, une odeur qui rappelle celle de la benzine.

M. Malenfant attribue cette odeur à du styrolène, qui serait formé sous l'influence de la digestion prolongée du baume. De là, pour lui, la nécessité de soustraire le plus possible le baume de Tolu à l'action de la chaleur.

M. Lermigeaux a signalé la coloration jaune que prend le sirop de Tolu au contact de l'iodure de potassium; il l'attribue à l'action du carbonate de potassium contenu dans ce médicament. M. E. Ferrand s'est assuré que l'iodure *pur* produit le même effet et que l'acide cinnamique n'est pas l'agent de sa décomposition; il doit y avoir, dans la solution du baume, un autre principe beaucoup plus efficace à cet égard.

§ 3. SIROP DE GROSEILLE.

Préparation. — On prend :

Suc de groseille filtré.............................	1000 gr.
Sucre blanc......................................	Q. S.

On détermine la densité du suc au moyen du densimètre, puis on calcule la quantité de sucre nécessaire pour préparer le sirop, d'après les indications suivantes :

DENSITÉ DU SUC à + 15°.		POIDS DU SUCRE pour 1000 gr. de suc.
1.007	....	1746 gr.
1.014	....	1692
1.022	....	1638
1.029	....	1584
1.036	....	1530
1.044	....	1476
1 052	....	1422
1.060	....	1368
1.067	....	1314
1.075	....	1260

On fait, avec le suc et la quantité de sucre ainsi calculée, dans une bassine d'argent ou de cuivre non étamé, un sirop que l'on passe dès qu'il commence à bouillir (*Codex*).

Caractères. — Ce sirop est d'un rouge vif; il doit marquer, à froid, 1,33 au densimètre.

Il est souvent remplacé, dans le commerce, par du *sirop d'acide citrique* ou *d'acide tartrique*, coloré au moyen de la *fuchsine*, de l'*orseille* ou du *carmin*. On reconnaît ces substitutions à l'aide des moyens suivants.

Les alcalis communiquent une teinte *pourpre violacée* au véritable sirop de groseille, tandis qu'ils ne modifient pas la nuance du sirop teinté par la *fuchsine*.

Pour découvrir l'*orseille*, on met dans un tube bouché quelques grammes de sirop suspect, on y ajoute un excès de chlorure de sodium et on chauffe légèrement. On verse ensuite quelques gouttes d'acide acétique, puis un demi-volume d'éther acétique et l'on agite vivement, pendant quelques instants.

A ce mélange on ajoute alors un volume d'éther ordinaire égal à celui de l'éther acétique et l'on agite de nouveau. La couche éthérée est enlevée avec une pipette; le même traitement est renouvelé deux fois, sans omettre l'acidulation, puis on laisse reposer. La liqueur aqueuse, séparée des éthers et de l'excès de sel marin, est chauffée jusqu'à ce qu'elle soit limpide, et observée. Elle a conservé sa *couleur primitive*, si le sirop est

pur, l'éther ordinaire ayant précipité la matière colorante de la groseille, d'abord dissoute par l'éther acétique. Elle est *incolore*, ou à peu
près, dans le cas de coloration exclusive par l'*orseille*, tandis que les éthers
sont devenus d'un *rouge violacé*. Les deux liquides, enfin, offrent une couleur atténuée, lorsque le sirop était coloré par l'orseille et par la groseille
tout à la fois (*C. Tanret*).

On reconnaîtrait le *carmin*, en ajoutant au sirop un peu de carbonate
de sodium, puis un excès d'acétate de plomb basique : il se produit un
précipité d'un *rose rouge*, en présence du carmin, alors que le sirop pur
donne un précipité *gris ardoise* (*Labiche*).

Le sirop de groseille est incompatible avec les benzoates, dont il élimine l'acide benzoïque, qui cristallise alors dans le liquide. On est obligé,
pour dissoudre les cristaux, d'ajouter au médicament un peu de carbonate de sodium (*Raynaud*).

Tous les sirops de sucs de fruits acides opèrent la même décomposition.

Il est bon d'éviter cet inconvénient, la saturation modifiant sensiblement
la saveur des sirops acides.

On prépare comme le sirop de groseille ceux de :

Berberis,	Framboise,
Cerise,	Grenade,
Citron,	Mûre,
Coing,	Orange.

§ 4. SIROP DE NERPRUN.

Préparation. — Cette opération comporte l'évaporation d'une quantité
de suc presque égale à la moitié de celle qui est mise en œuvre :

Suc de nerprun......................................	1000 gr.
Sucre blanc...	1000

On fait chauffer le mélange, jusqu'à ce que liquide bouillant marque
1,27 au densimètre et l'on passe au blanchet (*Codex*).

Caractères. — Le sirop de nerprun offre une couleur violette tellement foncée, qu'il paraît noir. Étendu d'eau, il est d'un rouge pourpre,
encore sensible après dilution dans 200 parties de ce liquide. Sa saveur
est amère et désagréable, ce qui en restreint beaucoup l'usage. Pour l'atténuer, Soubeiran prescrivait de le donner sous forme de limonade, édulco-
rée à l'aide du sirop citrique, dans les proportions suivantes :

Sirop de nerprun...............................	30 à 60 gr.
— citrique................................	100
Eau...	900

Indépendamment de ses caractères physiques, on reconnaît ce médicament aux réactions que voici :

L'*ammoniaque* lui communique une teinte *verte*, assez accentuée pour
être perceptible dans le sirop étendu de 6000 fois son poids d'eau.

L'*acétate de plomb* et le *sulfate de cuivre* n'y déterminent aucun précipité ;
mais, en versant un peu d'ammoniaque dans le mélange, on fait, avec le

sel de *plomb*, un précipité *jaune verdâtre*, et un précipité *vert* avec le sel de *cuivre*.

SIROP DE POINTE D'ASPERGE.

Suc d'asperge clarifié à chaud. 1000 gr.
Sucre blanc.................. 1800

On fait un sirop par solution, au bain-marie couvert, et on le passe à travers une étamine.

On prépare, de la même manière, le *Sirop de cresson (Codex)*.

SIROP DE TÉRÉBENTHINE.

Térébenthine des Vosges..... 100 gr.
Sirop de sucre............... 1000

On met ces substances dans un pot de faïence couvert et on les fait digérer au bain-marie, pendant 2 heures, en remuant fréquemment avec une spatule. A la fin de l'opération, on ajoute au mélange une petite quantité d'eau, si cela est nécessaire pour rétablir le poids primitif. On laisse refroidir, afin de séparer plus facilement la térébenthine, et on filtre le sirop au papier (*Codex*).

b. — SIROPS AVEC LES MACÉRÉS.

§ 1. SIROP DE GOUDRON.

Préparation. — 1° Le Codex prescrit, pour ce sirop, une macération de goudron dans de l'eau à 60° :

Goudron végétal purifié............................. 10 gr.
Sciure de bois de sapin............................. 30
Eau distillée............................ 1000
Sucre blanc.. Q. S.

On divise le goudron avec la sciure de bois, on verse sur le mélange l'eau portée à la température de 60° et on agite de temps à autre. Après deux heures de contact, on filtre le liquide sur le sucre et on fait au bain-marie, en vase clos, un sirop contenant 180 gr. de sucre pour 100 gr. d'eau de goudron (*Codex*).

2° Soubeiran conseille de faire digérer le goudron dans du sirop de sucre :

Goudron de pin................................. 10 gr.
Sirop de sucre................................. 400

On introduit le tout dans un matras de verre, que l'on chauffe au bain-marie pendant 1 heure, en agitant de temps à autre. On laisse ensuite reposer, on décante pour séparer le sirop du goudron et on filtre.

3° M. Latour a donné récemment une formule de sirop dans laquelle on emploie le goudron *tout entier*, sous forme d'émulsion :

Goudron lavé à l'eau bouillante...................... 100 gr.
Sucre blanc.......... 600
Poudre de gomme du Sénégal.................... 100
Eau 400
Sirop de sucre 2000

On suit le même manuel opératoire que pour le sirop de baume de Tolu du même auteur (V. page 785). 30 grammes de ce sirop représentent 1 gramme de goudron.

Caractères. — Le sirop de goudron obtenu par le procédé du Codex est acide, aromatique et légèrement amer. L'ammoniaque le brunit un peu ; l'acide azotique lui communique d'abord une couleur *jaune foncée*, qui passe ensuite au *jaune clair* définitif (*Lepage*).

Le produit que donne le procédé de Soubeiran est un peu plus coloré et plus sapide que le précédent ; il doit être aussi plus actif.

Quant à celui de M. Latour, c'est une préparation spéciale, qui, par sa composition, s'éloigne du médicament du Codex et ne peut lui être substituée. M. Latour convient, du reste, qu'il n'est pas toujours toléré, s'il n'est mélangé de son poids de sirop de Tolu. Il conseille cependant de s'en servir pour la préparation instantanée de l'eau de goudron ; une cuillerée à café de ce sirop, pour un verre d'eau, ou mieux d'une infusion amère, qui masque parfaitement l'odeur et l'âcreté du goudron.

M. Bretet a proposé l'emploi du *sirop de goudron iodé*, préparé comme il suit :

Eau de goudron (*Lefort*)	1000 gr.
Sucre blanc	1800

On fait dissoudre, à froid, le sucre dans l'eau de goudron. On pèse, dans un matras, 1 kilogr. de ce sirop, puis on y ajoute, peu à peu et en agitant, 1 gr. d'iode dissous dans l'alcool. Le mélange est d'abord très brun ; il se décolore graduellement et, au bout de 4 à 5 jours, sa teinte n'est guère plus foncée que celle du sirop de goudron ordinaire ; on le filtre alors en vase clos. L'iode n'y est sensible ni au goût ni aux réactifs.

Mialhe, Lefort et M. Latour ont modifié le procédé de M. Bretet de la manière ci-après :

Iode	1 gr.
Sucre pulvérisé	600
Goudron lavé	33
Eau distillée à 80°	400

On triture l'iode rapidement avec le sucre ; on incorpore au mélange le goudron et on introduit le tout, avec l'eau, dans un flacon à large ouverture bouché à l'émeri. On agite fréquemment le flacon, jusqu'à refroidissement ; on passe le produit à travers une toile, puis on filtre au papier.

Ainsi préparé, le sirop de goudron iodé est limpide, très aromatique et faiblement ambré. Il ne laisse dégager aucune vapeur d'iode.

§ 2. SIROP DE CONSOUDE.

Préparation. — C'est par macération également, qu'il faut traiter la consoude.

Racine sèche de consoude	50 gr.
Eau	300
Sirop de sucre	1500

On laisse macérer la racine de consoude dans l'eau froide, pendant 12 heures, et on passe sans expression. On ajoute la liqueur au sirop de sucre, on fait évaporer jusqu'à ce que le mélange marque 1,25 au densimètre et on passe (*Codex*).

Il ne faut pas employer de sirop de sucre clarifié à l'albumine pour la préparation de ce médicament, car le tannin qu'il contient serait en partie précipité par l'albumine retenue dans le sirop.

Caractères. — Le sirop de consoude est légèrement *rose* et dénué de saveur propre. Il est mucilagineux, mais bien moins que s'il avait été préparé par infusion. Le tannin qu'il tient en dissolution donne un précipité *vert brunâtre* avec les sels ferriques. Les alcalis et les carbonates alcalins lui communiquent une teinte *jaune*. Ces deux réactions permettent de le caractériser.

SIROP DE GUIMAUVE.

Racine sèche de guimauve.... 50 gr.
Eau....................... 300
Sirop de sucre...... 1500

On fait macérer la racine de guimauve dans l'eau froide pendant 12 heures, et on passe sans expression. On ajoute la liqueur au sirop de sucre, on concentre le mélange jusqu'à ce qu'il marque 1,25 au densimètre (30° Baumé) et on passe à travers une étamine (*Codex*).

SIROP DE RHUBARBE.

Rhubarbe................... 100 gr.
Eau froide.................. 500
Sucre...................... Q. S.

On fait macérer la rhubarbe dans l'eau, pendant 12 heures, on passe avec expression et on filtre. On ajoute alors à 100 p. de liqueur 190 p. de sucre, que l'on fait dissoudre au bain-marie.

30 gr. de sirop contiennent les principes solubles de 2 gr. de rhubarbe.

c. — SIROPS AVEC LES INFUSÉS.

SIROP DE VIOLETTE.

Préparation. — 1° On prépare ce sirop par infusion, avec les pétales de violettes fraîches.

Pétales de violette récents et mondés............... 1000 gr.
Sucre blanc.. 3800
Eau distillée...................................... Q. S.

On jette les pétales sur un crible, afin d'en séparer le calice et les onglets. On les met ensuite dans un bain-marie d'étain fin, avec assez d'eau bouillante pour que l'ensemble des pétales et de l'eau pèse 3000 grammes.

Après 12 heures d'infusion, on passe et on exprime, de manière à obtenir 2120 gr. de liqueur. On laisse déposer celle-ci, on la décante, on y ajoute le sucre cassé par morceaux, et on en fait un sirop par simple solution au bain-marie couvert (*Codex*).

2° Le procédé qui précède offre l'inconvénient de ne pouvoir être appliqué que pendant une ou deux saisons. D'après M. Bouillon, on peut le remplacer par le suivant, qui permet d'opérer en tout temps et qui, dit-il, fournit un aussi bon produit :

                                                  gr.
Pétales de violettes séchés avec soin............... 20.00
Eau distillée...................................... 1000.00
Acide citrique..................................... 0.05

On fait infuser le tout pendant 4 heures ; on passe à travers une toile lavée à l'eau distillée, on verse un peu d'eau sur le résidu et on exprime, afin d'obtenir 1000 gr. de liquide, dans lequel on fait dissoudre à une douce chaleur 1800 gr. de sucre blanc.

Il ne faut recourir à cette méthode que dans les cas d'absolue nécessité.

Il résulte des observations de Guibourt, qu'il faut préférer les violettes cultivées aux fleurs sauvages, les simples aux doubles, et celles du printemps à celles de l'automne. Il est convenable aussi de les prendre au commencement de la saison ; leur nuance est alors plus vive.

Soubeiran recommande de les cribler, suivant le conseil de Blondeau, pour en séparer les onglets et les étamines. Mais il ne croit pas utile de les soumettre à un lavage préalable. On pensait, à l'origine, enlever au moyen de ce lavage une matière colorante verdâtre, dont la présence aurait affaibli la teinte bleue des violettes. Huraut ayant démontré que cette couleur est produite par l'action des carbonates terreux, dissous dans l'eau ordinaire, sur le principe bleu des fleurs, il n'y a plus lieu de s'en préoccuper, quand on emploie de l'eau distillée.

Pour la même raison, il est au contraire important de laver à l'eau distillée la toile destinée à filtrer le produit de l'infusion ; sans cette précaution, il peut y rester un peu de lessive alcaline, qui altérerait sensiblement la nuance du sirop.

L'étain semble jouir du pouvoir d'exalter la couleur des violettes ; aussi se sert-on de vases de ce métal pour préparer le sirop qu'elles fournissent. Huraut rattache ce phénomène à l'union d'une petite quantité d'oxyde d'étain avec la matière colorante. Guibourt a fait remarquer que la nature des instruments dans lesquels on opère est sans influence sur la qualité des produits, lorsque les violettes sont récoltées au moment le plus favorable.

Caractères. — Le sirop de violettes est d'un beau bleu violacé ; il possède une saveur et un parfum très prononcés, qui sont les meilleurs indices de sa bonne préparation. Il devient *rouge*, au contact des acides, et *vert* en présence des alcalis. Ces caractères le font employer comme réactif dans les laboratoires.

Il arrive quelquefois qu'il est peu coloré, au moment où l'on termine sa préparation. Pour remédier à cet inconvénient, Baumé prescrivait de l'agiter, après l'avoir laissé refroidir, le contact de l'air lui restituant toute la vivacité de sa couleur. Cette manœuvre, blâmée avec raison par Guibourt, prédispose le sirop à la fermentation ; l'influence de l'air s'exerce suffisamment, pendant le refroidissement du sirop et pendant son introduction dans les bouteilles.

SIROP DE COQUELICOT.

Pétales secs de coquelicot....	100 gr.
Eau bouillante..............	1500
Sucre blanc................	Q. S.

On verse l'eau bouillante sur les pétales, on laisse infuser pendant 6 heures en vase clos, on passe avec expression et on filtre. On ajoute ensuite le sucre, dans la proportion de 180 p. pour 100 de colature, on porte rapidement à l'ébullition et on passe (*Codex*).

On prépare de la même manière les sirops des substances suivantes :

Absinthe,
Camomille,
Capillaire du Canada,
Coca,
Douce-amère,
Eucalyptus,
Fumeterre,
Gentiane,
Houblon (cône),
Hysope,
Jaborandi,
Lierre terrestre,
OEillet rouge,
Pêcher,
Pensée sauvage (plante),
Polygala,
Saponaire (racine),
Sassafras,
Tussilage.

SIROP DE MOUSSE DE CORSE.

Mousse de Corse mondée.....	200 gr.
Sucre blanc.................	1000
Eau bouillante...............	Q. S.

On verse 500 gr. d'eau bouillante sur la mousse de Corse, on laisse infuser pendant 6 heures et on passe avec expression. On verse sur le marc une nouvelle quantité d'eau bouillante, capable de fournir, en y comprenant le produit de la première infusion, 530 gr. de colature filtrée, dans laquelle on dissout le sucre, au bain-marie couvert.

On peut éviter de filtrer l'infusé, en l'abandonnant au repos; on le décante ensuite et on le clarifie avec la pâte de papier (*Codex*).

d. — SIROPS AVEC LES DIGESTÉS.

SIROP DE SALSEPAREILLE.

Préparation. — 1° Le Codex prépare ce sirop avec le produit de la digestion de la salsepareille dans l'eau :

```
Racine de salsepareille............................  1000 gr.
Sucre blanc.......................................  2000
Eau ..............................................  Q. S.
```

On monde la salsepareille de ses souches, on fend les brins dans le sens de leur longueur, on les coupe en fragments de 2 à 3 centimètres, que l'on crible et dont on pèse 1000 gr.

On fait avec cette substance deux digestions successives et prolongées pendant 12 heures chacune, dans l'eau à 80°, employée en quantité suffisante pour recouvrir chaque fois la salsepareille. On passe le produit de chaque digestion à travers un tamis de crin, on laisse reposer et on décante; puis on fait évaporer les liqueurs, en commençant par la moins chargée de principes actifs.

Lorsque la totalité du liquide est réduite au poids de 1600 grammes, on clarifie au blanc d'œuf et on passe à travers une étamine de laine. Enfin, on ajoute le sucre et on fait, par coction et clarification, un sirop marquant bouillant 1,27 au densimètre (*Codex*).

Le traitement par digestion a été choisi pour les raisons indiquées à propos de la tisane de salsepareille (V. plus loin). Il est peut-être défectueux ici, en ce qu'il exige l'évaporation d'une assez forte proportion d'eau et, par suite, qu'il entraîne la perte d'une partie notable de la salseparine.

2° A ce procédé, Soubeiran préfère l'emploi de l'extrait alcoolique de salsepareille, proposé par Béral et adopté par le Codex de 1837, et qui donne un sirop plus chargé de salseparine :

```
Extrait alcoolique de salsepareille....................  1 gr.
Eau...................................................  10
Sucre.................................................  20
```

On dissout l'extrait dans l'eau, à la température du bain-marie; on filtre la liqueur bouillante, on ajoute le sucre et on prépare un sirop par simple solution.

Caractères. — Le sirop de salsepareille est d'un brun tellement foncé qu'il paraît noir. Il offre une odeur *sui generis*, une saveur âcre et amère.

Sa propriété caractéristique est de mousser fortement par l'agitation. Une goutte de ce sirop, agitée avec 100 cent. cubes d'eau, donne une mousse épaisse et persistante.

e. — SIROPS AVEC LES DÉCOCTÉS.

SIROP DE GAIAC.

Préparation. — On traite, par décoction, le bois de gaïac préalablement divisé :

Bois de gaïac râpé	300 gr.
Sucre blanc	1000
Eau	Q. S.

On fait bouillir le gaïac, à deux reprises et pendant 1 heure chaque fois, dans 3000 gr. d'eau, et l'on passe au travers d'une toile serrée. On réunit les liqueurs, on les concentre, jusqu'à ce qu'elles soient réduites à 600 grammes, et on les laisse refroidir. On filtre ensuite au papier, on ajoute le sucre et on passe lorsque le sirop marque bouillant 1,26 au densimètre (*Codex*).

Caractères. — Ce sirop est un peu trouble, aromatique et d'une saveur âcre très marquée. Il offre, d'ailleurs, les réactions de la résine de gaïac, dissoute à la faveur de la décoction.

SIROP DE LICHEN.

Lichen d'Islande mondé	30 gr.
Sucre blanc	1000
Eau	Q. S.

On lave le lichen à l'eau froide, on le fait bouillir dans l'eau pendant quelques minutes, pour le priver d'une partie de son amertume, et on rejette cette première décoction. On lave de nouveau le lichen à l'eau froide et on le remet sur le feu, avec environ 1 litre d'eau, que l'on maintient à l'ébullition pendant une demi-heure. On passe sans expression ; on ajoute le sucre, on clarifie au papier et on passe de nouveau lorsque le sirop pèse, bouillant, 1,26 au densimètre.

SIROP DE LIMAÇON.

Chair de limaçon des vignes	200 gr.
Eau	1000
Sucre blanc	1000

On prépare la chair des limaçons en les laissant plongés dans l'eau bouillante, jusqu'à ce qu'ils puissent être retirés facilement de leur coquille. On en rejette la partie noire. On coupe la chair, qu'il faut laver à l'eau froide et faire bouillir dans la quantité d'eau prescrite, jusqu'à évaporation du tiers environ du liquide. On passe, on ajoute le sucre et l'on fait, par coction et clarification, un sirop marquant 1,27 au densimètre (*Codex*).

f. — SIROPS AVEC LES EAUX DISTILLÉES.

SIROP DE FLEUR D'ORANGER.

Préparation. — On pèse séparément :

Eau distillée de fleur d'oranger	1000 gr.
Sucre blanc	1800

On concasse le sucre et on le fait dissoudre, à froid, dans l'eau aromatique. On filtre le sirop au papier (*Codex*).

On prépare de la même manière, avec les eaux distillées, les sirops de :

Anis vert,
Cannelle,

Laurier-cerise,
Menthe poivrée.

g. — SIROPS AVEC LES EXTRAITS.

§ 1. SIROP D'IPÉCACUANHA.

Préparation. — 1° Pour préparer ce sirop on prend :

Extrait d'ipécacuanha...............................	10 gr.
Alcool à 60°...	30
Sucre blanc..	630
Eau distillée..	340

On dissout l'extrait dans l'alcool, à une douce chaleur, on verse la solution et l'eau distillée sur le sucre concassé, placé dans un matras. On fait dissoudre au bain-marie et on filtre au papier, après refroidissement (*Codex*).

20 grammes de sirop contiennent 20 centigr. d'extrait d'ipécacuanha.

Ce procédé a été donné par Henry et Guibourt, pour remplacer la décoction prescrite par les anciennes pharmacopées. Outre la simplicité d'exécution, il offre encore l'avantage de fournir un sirop très actif, l'alcool épuisant mieux que l'eau la racine d'ipécacuanha. Malheureusement, le produit fermente assez facilement.

2° On obtient un sirop inaltérable en le faisant directement avec la solution alcoolique d'ipécacuanha :

Ipécacuanha en poudre demi-fine....................	100 gr.
Alcool à 60°...	500
Sucre blanc..	1600

On traite la poudre par l'alcool, dans un appareil à déplacement; on distille ensuite la liqueur, pour en retirer l'alcool, on filtre le résidu de la distillation et on y fait dissoudre le sucre à une douce chaleur. Le sirop ne se trouble pas par le refroidissement (*A. Bertault*).

Cette formule est bien conçue et elle donne un excellent produit.

M. Delage en a modifié légèrement le manuel opératoire en partant de ce principe, contesté, que la racine d'ipécacuanha fournit 12 % d'extrait. Il diminue beaucoup la proportion de l'alcool, tout en augmentant celle de l'ipécacuanha, et il laisse dans le sirop la teinture alcoolique obtenue. Il ne semble pas que ces changements correspondent à des avantages réels.

3° M. Dannecy s'affranchit de la fermentescibilité du sirop d'ipécacuanha, en le convertissant en saccharure. Voici sa formule :

Extrait d'ipécacuanha repris par l'eau...............	14 gr.
Sucre blanc..	1200

Chaque cuillerée de saccharure, pesant 12 gr., renferme 14 centigrammes d'extrait et forme au moment du besoin, avec une proportion d'eau convenable, une cuillerée de sirop toujours inaltéré.

Caractères. — Le sirop d'ipécacuanha du Codex est de couleur jaune foncée, inodore et un peu amer. Étendu de deux fois son volume d'eau, il donne avec le tannin un volumineux précipité de tannate d'émétine, qui se dépose lentement. Les sels ferriques lui communiquent une teinte d'un *brun verdâtre*.

Essai. — On substitue quelquefois à ce médicament du *sirop d'émétique*, coloré avec un peu de mélasse ou avec tout autre principe colorant.

On reconnaît déjà cette fraude à l'absence des caractères propres au sirop d'ipécacuanha. Mais pour plus de certitude, on délaie 50 gr. du sirop suspect dans 100 gr. d'eau et on y fait passer un courant d'acide sulfhydrique. Il se forme un précipité *jaune orangé* de sulfure d'antimoine, si le sirop contient de l'émétique, tandis qu'il ne se produit aucun trouble dans le sirop d'ipécacuanha pur. M. Yvon indique en outre les moyens analytiques suivants :

1° Dans un tube à essai, on met 5 ou 6 centim. cubes de sirop suspect, 5 à 6 gouttes d'acide chlorhydrique ou azotique et 6 centim. cubes d'eau. Un peu d'iodure de potassium dissous forme un précipité jaune d'iodure d'antimoine, s'il y a de l'émétique.

2° Quand on agite du sirop contenant de l'émétique avec son volume de solution à 1 p. 100 d'iodure d'amidon, l'iodure est *instantanément décoloré*, tandis qu'il faut 2 ou 3 minutes et parfois beaucoup plus longtemps au sirop d'ipécacuanha pur, pour produire cette décoloration.

§ 2. SIROP D'OPIUM.
Sirop thébaïque.

Préparation. — L'extrait d'opium exigeant peu d'eau pour se dissoudre, il suffit de mélanger sa solution au sirop du sucre, pour avoir le sirop d'opium :

Extrait d'opium....................................	2 gr.
Eau distillée......................................	8
Sirop de sucre....................................	990

On fait dissoudre, à froid, l'extrait dans l'eau distillée ; on filtre la liqueur et on mêle au sirop, par agitation (*Codex*).

20 gr. de sirop contiennent 4 centigrammes d'extrait d'opium et, conséquemment, 8 milligrammes de morphine.

Caractères. — Le sirop d'opium est d'un jaune rougeâtre et peu coloré.

Sa saveur amère et aromatique et son odeur spéciale rappellent celles de l'opium. Il subit assez facilement la fermentation, pendant l'été surtout ; aussi faut-il le conserver dans des flacons de petite capacité, que l'on bouche hermétiquement.

Lorsqu'il a été préparé avec de l'extrait d'opium titré, on doit pouvoir y constater facilement la présence de la morphine, soit au moyen des réactifs généraux des alcaloïdes (V. page 330), soit avec l'acide iodique, qu'elle réduit en mettant l'iode en liberté. Pour cette dernière réaction, Lepage conseille le manuel opératoire suivant :

On agite, avec 80 gr. de sirop d'opium, 8 gouttes d'une solution d'acide iodique au sixième. Le mélange acquiert peu à peu une teinte plus foncée. Au bout de 10 minutes, on y ajoute 30 gr. d'eau distillée et 5 gr. de sulfure de carbone bien exempt d'acide sulfhydrique. On secoue vivement le flacon, on décante le liquide, qui surnage le sulfure de carbone, et on lave celui-ci deux fois à l'eau distillée.

Le sulfure doit offrir une teinte légèrement *rose*, due à la présence de l'iode qu'il a dissous. On peut caractériser ce métalloïde, en chauffant le sulfure dans un petit tube, à l'orifice duquel on a placé un papier amidonné légèrement humide : l'iode se volatilise et colore le papier en *bleu foncé*, en se combinant à l'amidon.

Sous le nom de *sirop de Karabé*, Lémery a formulé un sirop d'opium et de succin, dont la composition a été modifiée successivement par toutes les pharmacopées. Le Codex le prépare en mélangeant à 100 gr. de sirop d'opium 50 centigr. de teinture de succin.

§ 3. SIROP DE RATANHIA.

Préparation. — Pour préparer ce médicament, Mouchon recommande d'épuiser la racine de ratanhia par lixiviation avec l'eau d'abord, puis avec l'alcool. Soubeiran et le Codex préfèrent l'emploi de l'extrait.

Extrait de ratanhia..................................	25 gr.
Sirop de sucre......................................	975

On fait dissoudre, à chaud, l'extrait de ratanhia dans le double de son poids d'eau et on ajoute la solution au sirop de sucre bouillant. On maintient le sirop sur le feu, jusqu'à ce qu'il soit ramené au poids de 1000 grammes, et on le passe (*Codex*).

20 grammes de sirop de ratanhia contiennent 50 centigrammes d'extrait.

Caractères. — Ce sirop présente une couleur d'un rouge brun très foncé ; il est inodore ; sa saveur est très astringente. Quelques gouttes suffisent pour communiquer une teinte marquée à une grande quantité d'eau. Les acides font naître dans cette solution un précipité *rouge* floconneux. Les alcalis avivent sa nuance. Les sels ferriques y déterminent un précipité *vert noirâtre*, caractéristique du tannin du ratanhia.

Le *sirop de cachou* peut être confondu avec celui de ratanhia. Il s'en distingue à sa couleur moins rouge, à sa saveur un peu moins astringente et, surtout, à ce qu'il ne fournit pas de précipité avec l'acide chlorhydrique (*Lepage*).

On prépare, comme le sirop de ratanhia, les *sirops de cachou* et *de thridace*.

SIROP DIACODE.

	gr.
Extrait d'opium................	0.5
Eau distillée..................	4.50
Sirop de sucre.................	995.00

On fait dissoudre l'extrait dans l'eau, on filtre la liqueur et on la mélange au sirop (*Codex*).

20 gr. de ce sirop contiennent 1 centigr. d'extrait d'opium.

Ce sirop remplace le sirop de pavot blanc du Codex de 1837, dont la composition chimique était beaucoup plus sujette à varier.

SIROP DE LACTUCARIUM OPIACÉ.

	gr.
Extrait alcoolique de lactucarium..................	1.50
Extrait d'opium..............	0.75
Sucre blanc..........	2000.00
Acide citrique..............	0.75
Eau de fleur d'oranger........	40.000
Eau distillée................	Q. S.

On dissout l'extrait d'opium dans l'eau de fleur d'oranger et on filtre.

D'autre part, on épuise l'extrait de lactucarium par l'eau distillée bouillante ; on laisse refroidir la solution et on la filtre au papier. On dissout le sucre, à chaud, dans cette liqueur, suffisamment étendue d'eau distillée ; on y ajoute l'acide citrique et en clarifie au blanc d'œuf, en ayant soin d'enlever les écumes à mesure qu'elles se produisent. On fait concentrer à 1,25 bouillant (30° Baumé) (*Codex*).

SIROP DE VALÉRIANE.

Extrait de valériane	40 gr.
Eau distillée de valériane	1000
Sucre blanc	1800

On dissout l'extrait dans l'eau distillée, on filtre et on fait avec le sucre un sirop par simple solution, en vase clos, au bain-marie *Codex*).

SIROP DE PAVOT BLANC.

| Extrait de pavot blanc | 10 gr. |

Alcool à 60°	30 gr.
Eau distillée	348
Sucre blanc	630

On dissout à une douce chaleur l'extrait dans l'alcool; on verse la solution et l'eau distillée sur le sucre préalablement introduit dans un ballon, on fait dissoudre au bain-marie et on filtre après refroidissement (*Codex*).

20 gr. de sirop contiennent 20 centigrammes d'extrait de pavot blanc.

h. — **SIROPS AVEC LES ÉMULSIONS.**

SIROP D'AMANDES.
Sirop d'orgeat.

Préparation. — On obtient ce sirop en dissolvant du sucre dans une émulsion d'amandes. Le Codex le prépare d'après la formule donnée par Boudet :

Amandes douces	500 gr.
— amères	150
Sucre blanc	3000
Eau	1625
Eau distillée de fleur d'oranger	250

On monde les amandes de leur pellicule et on en forme une pâte très fine, dans un mortier de marbre ou sur une pierre à chocolat, avec 750 gr. de sucre et 125 gr. d'eau. On délaie ensuite la pâte exactement dans les 1500 gr. d'eau restant et on passe avec expression, à travers une toile serrée. On ajoute à l'émulsion le reste du sucre grossièrement concassé, on le fait dissoudre au bain-marie, on y mélange l'eau de fleur d'oranger et on passe de nouveau à travers une toile. On laisse refroidir le sirop dans un vase couvert, puis on l'enferme dans des bouteilles bien sèches, que l'on bouche hermétiquement et que l'on tient couchées à la cave (*Codex*).

Plusieurs modifications ont été proposées à ce manuel opératoire, dans le but d'obtenir une division plus parfaite des amandes. Elles ont toutes été abandonnées, parce qu'elles fournissaient des produits fades et visqueux, en raison de la présence d'une forte proportion du parenchyme dans l'émulsion.

Il est très important de ne pas exposer le sirop d'orgeat à l'action d'une chaleur un peu intense, car il contient de l'albumine végétale qui serait promptement coagulée.

La préparation de la pâte d'amande est longue et pénible, lorsqu'on en fait une quantité un peu notable. On abrège beaucoup sa durée, en même temps qu'on assure son homogénéité, en se servant d'une broyeuse mécanique telle que celle de la figure ci-contre (fig. 133).

Pour de très petites quantités, l'instrument représenté figure 134 est suffisant. Les cylindres broyeurs sont en porcelaine-granit et peuvent servir à la préparation de tous les produits pâteux, aussi bien qu'à celle des masses pilulaires, des poudres de semences huileuses et à la granulation des sels métalliques et des corps cristallisés, en général.

Caractères. — Ce sirop est opaque, blanchâtre, légèrement aromatique et d'une saveur d'amandes très prononcée. Lorsqu'on y mélange de l'eau, il fournit un liquide laiteux bien plus blanc que le sirop lui-même. Il contient l'huile des amandes émulsionnée à la faveur de l'albumine qui s'y trouve associée, plus un peu d'essence et environ 3 centigrammes par litre d'acide cyanhydrique, formés aux dépens de l'amygdaline des amandes amères, en présence de l'eau et de la synaptase.

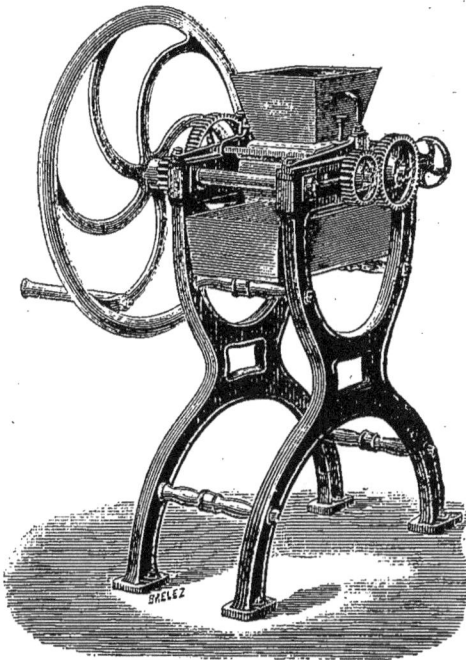

Fig. 133. — Broyeuse-mélangeuse pour la confection des produits pâteux.

Au bout d'un temps très court, il change d'aspect ; l'huile et le parenchyme se séparent du liquide et viennent se réunir à sa surface. On peut les diviser de nouveau, par agitation, mais l'émulsion n'est pas durable. Pour augmenter sa stabilité, Henry et Guibourt ont proposé de dissoudre, dans la quantité de sirop ci-dessus, 30 gr de gomme arabique pulvérisée. Cette proportion est insuffisante pour empêcher le départ de l'huile ; il n'y a pas lieu de la maintenir dans la formule du sirop. Mais il est utile de conserver celui-ci dans des bouteilles renversées, suivant le conseil donné par Germain ; la partie de l'émulsion, qui se sépare, se trouvant placée près du fond de la bouteille, y forme une couche moins épaisse que dans le goulot et peut être facilement mélangée au liquide.

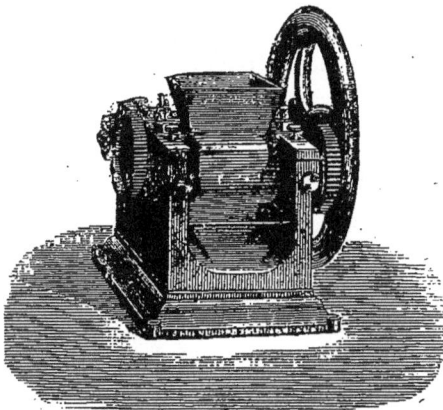

Fig. 134. — Autre broyeuse mélangeuse.

Essai. — Le sirop d'orgeat livré par le commerce est souvent préparé avec du *sirop de fécule* et ne contient pas autant d'amandes que le sirop du Codex.

Pour apprécier sa qualité, Lepage l'étend de neuf fois son volume d'eau et il examine le liquide au lactoscope (V. page 595). L'instrument doit marquer 43 degrés, quand le sirop est soigneusement fait.

Herbelin a donné une méthode plus sûre, qui vise à la fois les deux fraudes les plus fréquentes. Elle est basée sur le dosage de l'azote contenu, suivant une proportion de 3,55 p. 100, dans le mélange d'amandes employé pour préparer le sirop d'orgeat, et qui doit être dès lors de 40 milligrammes au moins pour 10 grammes de sirop.

Pour vérifier ce titre, on mélange à 20 gr. de sirop, dans une capsule de porcelaine, 5 gr. de plâtre en poudre cuit et bien sec, puis on dessèche le tout à une température de 100 à 105°. Le résidu doit peser 18 ou 19 gr.; il est opaque et facile à pulvériser, quand le sirop est pur; translucide et pâteux, lorsque le sirop est mélangé de *glucose*. On en prend ensuite un poids correspondant à 10 gr. de sirop, sur lequel on opère le dosage de l'azote.

ι. — SIROPS AVEC L'ALCOOL.

§ 1. SIROP D'ÉCORCE D'ORANGE AMÈRE.

Préparation. — 1° La préparation de ce sirop comporte une macération des écorces d'orange dans l'alcool, suivie d'une infusion :

Écorce sèche d'orange amère.........................	100 gr.
Alcool à 60°..	100
Eau distillée.........	1000
Sucre blanc....................................	Q. S.

On met les écorces d'orange en contact avec l'alcool pendant 12 heures; on verse dessus l'eau bouillante et on laisse infuser pendant 6 heures. On passe la liqueur avec une légère pression, on la filtre, on y ajoute le sucre dans la proportion de 100 parties pour 100 de colature et on le fait dissoudre, en vase clos, à la chaleur du bain-marie (*Codex*).

2° On obtient un produit infermentescible et offrant une grande analogie avec celui de Laroze, au moyen du procédé suivant :

On fait macérer dans l'alcool les écorces d'orange (1), comme le prescrit le Codex, mais, au lieu d'y verser de l'eau bouillante, on y mélange de l'eau froide et on distille, pour retirer l'alcool. Dans cet alcoolat on dissout, *à froid*, son poids de sucre. D'un autre côté, on filtre le résidu de la distillation et on y dissout le reste du sucre, à la chaleur du bain-marie. A ce sirop refroidi, on ajoute le sirop préparé avec l'alcoolat et on passe le tout à travers une étamine (*Lemesle*).

3° M. Yvon fait, séparément, une teinture alcoolique et un infusé; de plus il remplace 1/5 des écorces d'orange amère par autant d'écorces d'orange jaune :

Écorce d'orange amère (rubans).....................	400 gr.
Écorce d'orange jaune curaçao (rubans)...............	100

Le tout est concassé grossièrement et macéré, pendant 12 heures, dans 500 gr. d'alcool à 60°.

On retire ensuite la teinture ainsi obtenue, en exprimant légèrement dans un linge, et on la met en réserve (environ 200 gr.).

(1) Les proportions des substances employées dans ce procédé sont les mêmes que celles du Codex.

Sur le marc on verse 5 litres d'eau bouillante et on laisse infuser, en vase clos, environ 6 heures. Avec le liquide exprimé légèrement dans un linge, et 9,500 gr. de sucre, on fait, par simple solution en vase couvert, un sirop que l'on filtre au papier et auquel on ajoute la teinture aromatique préparée en premier lieu.

Si on le préfère, on peut chasser l'alcool, en ajoutant la teinture au sirop, pendant qu'il est encore sur le feu et au moment de le filtrer.

Caractères. — Le sirop d'écorce d'orange est de couleur jaune foncée, très amer et très aromatique. Il est mucilagineux, quand il a été préparé avec des écorces imparfaitement mondées. Il contient une notable proportion de tannin; aussi prend-il une teinte *noire*, au contact des sels ferriques. Les acides et les alcalis minéraux lui communiquent une nuance foncée.

Lorsqu'on mélange, à 10 gr. de sirop, 1 ou 2 gouttes d'acide chlorhydrique concentré, le liquide se prend *instantanément* en une masse gélatineuse assez consistante pour ne pas couler, au bout de quelques minutes. Ce caractère et la couleur intense communiquée par le perchlorure de fer permettent de distinguer le sirop préparé selon le Codex de celui qui, fait avec l'extrait fluide d'écorce d'orange, ne renferme pas de principe pectique solidifiable et dont le tannin est partiellement détruit (*Ch. Patrouillard*).

En raison de cette propriété, tous les acides et même les solutions de phosphate acide, de chlorhydrophosphate et de lactophosphate de chaux coagulent le sirop d'écorce d'orange et sont, par conséquent, incompatibles avec lui. Pour éviter cet inconvénient, M. Leprince recommande la préparation du sirop avec l'extrait alcoolique, et M. Boulanger avec l'eau seule, dont on distille un quart. Le produit distillé est converti, à froid, en sirop par simple solution, tandis que le reste du liquide sert à faire, au bain-marie, un sirop que l'on clarifie au papier.

Ces préparations peuvent avoir leur raison d'être, dans certain cas, mais elles ne peuvent remplacer celle du Codex, qui est de composition différente.

M. Manseau affirme que la dessiccation des écorces d'orange à 95°, pendant plusieurs jours, permet d'obtenir très rapidement par le procédé du Codex un sirop irréprochable et ne précipitant plus par les acides. La méthode est peut-être bonne, mais le produit est encore différent de celui du formulaire légal.

On prépare, comme ce sirop, celui de *bourgeon de pin (Codex)*.

§ 2. SIROP DE QUINQUINA.

Préparation. — 1° *Procédé de Soubeiran.* On lessive le quinquina Calisaya avec l'alcool faible, on distille et on se sert du résidu de la distillation pour préparer le sirop :

Quinquina Calisaya en poudre demi-fine.............	100 gr.
Alcool à 30°....................................	1000
Sucre blanc....................................	1000
Eau distillée..................................	Q. S.

On traite le quinquina par déplacement au moyen de l'alcool d'abord et ensuite avec l'eau, de manière à obtenir en tout 1000 gr. de colature. On distille au bain-marie, pour retirer l'alcool; on laisse refroidir, on filtre et on reçoit la liqueur sur le sucre concassé. On concentre le sirop à une douce chaleur, jusqu'à ce qu'il reste 1525 gr. de produit (*Codex*).

2° Procédé de M. de Beck.. — Ce procédé repose sur la lixiviation du quinquina à l'aide du sirop de sucre bouillant :

Quinquina en poudre demi-fine......	125 gr.
Sirop de sucre...................................	1000
Eau distillée..................	Q. S.

On délaie le quinquina dans 75 gr. d'eau distillée bouillante, et l'on introduit la pâte dans un appareil à déplacement bouché avec soin. Après 2 heures de macération, on verse sur la masse 350 gr. de sirop de sucre bouillant marquant 30°; on laisse macérer pendant 3 heures, en entourant l'appareil d'un bain de sable ou d'une autre source de chaleur susceptible de maintenir le sirop au voisinage de 100°. On laisse alors écouler le liquide, on le remplace, à deux reprises, par 325 gr. de sirop de sucre bouillant de même densité et, après 3 heures de macération nouvelle, on recueille le sirop. On épuise le résidu avec 400 gr. d'eau distillée bouillante, on réunit toutes les liqueurs et on les évapore à une douce chaleur, de manière à obtenir un sirop pesant 30° Baumé, à l'ébullition.

On peut remplacer les lixiviations par le même nombre de digestions en vase clos, à la température de 90° environ. Néanmoins, M. de Beck regarde la première opération comme la plus favorable. Elle donne un sirop rougeâtre, aromatique et d'une transparence parfaite.

3° Procédé de M. Saint-Plancat. — M. Saint-Plancat accuse le procédé du Codex de fournir un sirop contenant à peine le quart de la quinine qui devrait s'y trouver. Il estime que la poudre de quinquina, traitée par l'alcool à 30°, garde au moins le tiers de sa quinine, et que le dépôt séparé par le filtre, après la distillation, en retient encore davantage. Il indique la méthode suivante comme susceptible d'introduire dans le sirop tous les éléments actifs du quinquina :

Quinquina Calisaya pulvérisé.......................	100 gr.
Alcool à 50°.....................................	1000
Sucre blanc....................................	1000
Eau...	Q. S.

On épuise le quinquina par déplacement, au moyen de l'alcool d'abord, puis avec l'eau, de manière à obtenir 1000 gr. de colature, que l'on reçoit sur le sucre préalablement concassé et déposé dans le bain-marie d'un alambic. On distille, afin de séparer intégralement l'alcool; il reste dans l'alambic 1525 gr. de sirop, qui contient les éléments de $0^{gr},28^{0}/_{0}$ de sulfate de quinine, au lieu de 0,05 que donne celui du Codex. On filtre ce sirop, lorsqu'il se trouble après refroidissement.

Des observations analogues à celles qui ont servi de base au procédé ci-dessus ont été publiées par MM. Dorvault, Breton et Carles.

Caractères. — Le sirop de quinquina du Codex est peu coloré, jaune rougeâtre, et il présente, quand on l'examine par réflexion, le reflet bleu caractéristique de la quinine. Les alcalis caustiques avivent sa couleur. Il est aromatique et d'une amertume très prononcée. Lorsqu'il est dilué dans deux ou trois fois son volume d'eau, il fournit un précipité *noir* avec les sels ferriques et il se trouble au contact de la solution de tannin et des autres réactifs des alcaloïdes. Suivant Soubeiran, il contient par cuillerée à bouche, 12 centigr. d'alcaloïdes.

Ce médicament ayant une importance réelle, le pharmacien ne doit s'écarter du Codex, pour sa préparation, qu'autant qu'il est bien certain d'obtenir un meilleur produit par une autre méthode. Il faut, dans tous les cas, rejeter d'une manière absolue le sirop préparé avec l'extrait de quinquina, qui est loin de valoir le précédent. Cette infériorité a été démontrée par les analyses de Soubeiran ; elle pouvait d'ailleurs être déduite, *à priori*, des notions acquises sur la nature chimique des extraits. Il importe également d'*éviter* l'intervention des *acides*, qui enrichissent peut-être le sirop d'une plus forte proportion d'alcaloïdes, mais qui ont pour inconvénient d'altérer d'autres principes et de fournir un médicament très différent de celui du Codex.

On prépare le *sirop de quinquina gris Huanuco* comme celui de quinquina Calisaya, mais en employant une quantité double d'écorce, pour la même proportion des autres substances.

j. — SIROPS AVEC LES TEINTURES.

Le Codex a adopté pour les sirops préparés avec les plantes vireuses (aconit, solanées, digitale, etc.) le procédé recommandé par Guilliermond et Martin-Barbet, qui consiste à dissoudre les teintures alcooliques de ces plantes dans du sirop de sucre.

Les sirops obtenus par cette méthode ne fermentent pas, mais ils subissent une altération révélée par l'apparence nébuleuse qu'ils prennent au bout de quelque temps. Il s'en sépare alors une substance d'aspect résineux, que l'on suppose mêlée des éléments actifs des végétaux. M. J. Regnauld les condamne, en général.

SIROP D'ACONIT.

Alcoolature de racine d'aconit.	25 gr.
Sirop de sucre...............	975

On mélange l'alcoolature au sirop froid. 20 gr. de ce sirop contiennent 0gr,50 d'alcoolature de racine d'aconit (*Codex*).

SIROP DE DIGITALE.

Teinture de digitale...........	25 gr.
Sirop de sucre.......	975

20 gr. de ce sirop correspondent à 50 centigr. de teinture et à 33 milligr. d'extrait alcoolique de digitale.

Soubeiran préparait ce sirop avec une infusion aqueuse de digitale. M. J. Regnauld regarde ce procédé comme bien supérieur à celui du Codex, au point de vue de l'activité du produit. Je partage entièrement cette opinion. Le sirop fait par infusion est plus amer et plus odorant que le premier ; il prend, au contact de l'acide chlorhydrique, une teinte verte très marquée, au bout de 10 à 12 heures. Les sels ferriques le colorent en brun verdâtre (*Lepage*).

Le sirop préparé avec l'extrait de digitale est le moins bon de tous. On ne doit pas l'employer.

SIROP DE BELLADONE.

Teinture de belladone.........	75 gr.
Sirop de sucre.................	925

On prépare de la même manière les sirops de *jusquiame* et de *stramoine* (*Codex*).

k. — SIROPS AVEC LE VIN.

Les sirops contenus dans ce groupe sont peu nombreux et d'une utilité contestable. Pour les préparer, Mouchon recommande l'emploi des vins blancs alcoolisés ; il repousse d'une manière absolue les vins sucrés qui n'ont pas, selon lui, le même pouvoir dissolvant que les autres. Le fait peut être vrai, mais les arguments invoqués par Mouchon ne suffisent pas à le démontrer.

Deschamps admet l'usage de tous les vins blancs, pourvu qu'on les alcoolise de telle sorte qu'ils contiennent 14 p. 100 d'alcool.

Le Codex a fait choix du vin de Grenache, qui est suffisamment alcoolique pour n'avoir pas besoin d'être additionné. La proportion de sucre que l'on fait entrer dans ces sirops est encore plus faible que celle des sirops de fruits acides, en raison de la densité du véhicule et de la forte proportion d'alcool qu'il renferme.

SIROP DE QUINQUINA AU VIN.

Extrait mou de quinquina Calisaya................... 10 gr.
Vin de Grenache.................................... 430
Sucre blanc..... 560

On fait dissoudre l'extrait dans le vin ; on filtre la liqueur et on fait un sirop par simple solution en vase clos et au bain-marie. On passe le sirop lorsqu'il est refroidi (*Codex*). 20 grammes de sirop contiennent 20 centigrammes d'extrait de quinquina.

On prépare de la même manière, mais avec le double d'extrait, le *sirop de quinquina Huanuco au vin*.

SIROP DE QUINQUINA FERRUGINEUX.

Sirop de quinquina Huanuco au vin....................... 1000 gr·
Citrate de fer ammoniacal..... 10

On fait dissoudre le citrate de fer dans 2 fois son poids d'eau distillée, on filtre la solution et on la mélange au sirop de quinquina (*Codex*).

20 gr. de ce sirop renferment 20 centigr. de sel ferrique.

SIROP DE SAFRAN.

Safran .... 25 gr.

Vin de Grenache.............. 440
Sucre blanc....... 560

On incise le safran et on le fait macérer dans le vin, pendant 24 heures. On exprime ensuite et on traite le marc par une nouvelle quantité de vin suffisante pour produire, avec la colature déjà obtenue, 440 gr. de liquide filtré. Dans ce liquide on dissout le sucre au bain-marie et en vase clos. On passe le sirop lorsqu'il est refroidi (*Codex*).

20 gr. de sirop contiennent les éléments solubles de 50 centigr. de safran.

l. — SIROPS AVEC LE VINAIGRE.

Le nombre des sirops préparés avec le vinaigre est bien restreint aujourd'hui ; le *sirop de vinaigre simple* et le *sirop de vinaigre framboisé* ont seuls pris place au Codex.

Dans ces médicaments, le rapport du sucre à son dissolvant est 1,75 : 1. Les généralités relatives à la préparation et aux altérations de ces derniers, peuvent s'appliquer aux sirops qui contiennent du vinaigre.

SIROP DE VINAIGRE SIMPLE.

Vinaigre de vin.............. 1000 gr.
Sucre blanc................. 1750

On pulvérise grossièrement le sucre et on le fait dissoudre à une douce chaleur dans le vinaigre. On passe ensuite le sirop à l'étamine (*Codex*).

SIROP DE VINAIGRE FRAMBOISE.

Sirop de vinaigre............ 1000 gr.
Sirop de framboise.......... 1000
                              (*Codex.*)

II. SIROPS COMPOSÉS

a. — SIROPS PAR INFUSION.

§ 1. SIROP ANTISCORBUTIQUE DE PORTAL.

Préparation. — 1° Pour préparer le sirop de Portal, on mélange du suc de plantes antiscorbutiques avec un infusé de substances amères :

Racines fraîches de raifort................................	30 gr.
Feuilles de cochléaria...................................	100
— cresson..	100
Racines de gentiane.....................................	20
— garance..	10
Quinquina calisaya.....................................	5
Eau distillée...	550
Sucre blanc..	1180

On contuse, dans un mortier de marbre, le raifort et les autres plantes fraîches, on en exprime fortement le suc et on le filtre au papier dans un lieu frais.

D'autre part, on fait infuser pendant 12 heures, dans la quantité d'eau prescrite, les racines incisées et l'écorce de quinquina grossièrement pulvérisée. On passe la liqueur et on la filtre au papier.

On réunit 500 gr. de colature et 120 gr. de sucre filtré, on les place dans un bain-marie couvert, avec le sucre grossièrement pulvérisé, que l'on fait dissoudre à une douce chaleur. On passe le sirop lorsqu'il est refroidi (*Codex*).

2° M. Mordagne divise en deux opérations la préparation du sirop de Portal. La première fournit un sirop de plantes fraîches, destiné à remplacer le suc prescrit par le Codex; on ne peut l'exécuter qu'une fois dans l'année ; mais elle donne un produit d'une conservation indéfinie. L'autre opération peut être faite en tout temps; elle traite les plantes sèches. Le mélange des deux produits constitue le sirop de Portal. Voici le manuel opératoire :

A. — SIROP AROMATIQUE.

Cochléaria frais......................................	2 kil.
Cresson frais...	2
Racine fraîche de raifort..............................	600 gr.

Les trois substances, contusées dans un mortier de marbre, sont placées ensuite dans le bain-marie d'un alambic, avec 500 gr. d'alcool. On distille à feu modéré, pour recueillir 400 gr. de liqueur aromatique. On exprime à la presse le résidu, et on filtre le liquide au papier; il doit peser 2400 gr. Dans ce liquide, on fait dissoudre, au bain-marie couvert, 4000 gr. de sucre et, quand le sirop est refroidi, on y ajoute les 400 gr. de liqueur aromatique. Le sirop doit peser 7600 grammes.

B. — SIROP DE PLANTES SÈCHES.

Racine de gentiane....................................	20 gr.
— garance..	10
Quinquina calisaya....................................	5

On fait infuser, pendant 12 heures, dans assez d'eau bouillante pour obtenir 470 gr. d'infusé filtré, dans lequel on dissout, à chaud, 950 gr. de sucre concassé.

Pour terminer le sirop de Portal, on prend alors, au moment du besoin :

Sirop aromatique.....................................	380 gr.
— de plantes sèches...............................	1120

Le mélange représente le médicament formulé au Codex, en ce qui concerne les doses de ses constituants, mais il a une saveur plus forte, par suite de la distillation pratiquée dans la première partie de la préparation. Son avantage est de permettre de préparer, en toute saison, de petites quantités de sirop, et, par suite, d'éviter les pertes qui résultent parfois du défaut d'écoulement d'un produit, altérable lorsqu'il est fait selon les indications du formulaire légal.

Caractères. — Le sirop de Portal est rougeâtre, amer et aromatique. Il ne faut pas le confondre avec le sirop de raifort composé (*sirop antiscorbutique*), dont il diffère beaucoup. On le distingue facilement de ce dernier à sa saveur moins piquante, à l'absence du parfum de la cannelle et des écorces d'orange et à sa neutralité au tournesol.

La formule primitive de ce médicament contenait du sublimé corrosif, qui en a été retranché avec raison par le Codex. Au contact des essences et des principes extractifs du sirop, le chlorure mercurique est promptement sulfuré ou réduit, et par conséquent inerte.

§ 2. SIROP DE RHUBARBE COMPOSÉ.
Sirop de chicorée composé.

Préparation. — On préparait autrefois ce sirop avec la chicorée fraîche. Le Codex prescrit la plante sèche et il suit presque textuellement le manuel opératoire donné par Soubeiran :

Rhubarbe de Chine............................	200 gr.
Racine sèche de chicorée........................	200
Feuilles sèches de chicorée.....................	300]
— — fumeterre......................	100
— — scolopendre....................	100
Baies d'alkékenge...............................	50
Cannelle de Ceylan.............................	20
Santal citrin	20
Sucre blanc........., ...	3000
Eau distillée...................................	Q. S.

On verse 100 gr. d'eau à 80° sur la rhubarbe, la cannelle et le santal préalablement divisés, on laisse infuser pendant six heures. On passe avec expression ; le liquide est filtré au papier dans un endroit frais, et il sert à former un sirop, à froid, avec 150 gr. de sucre pour 100 de colature.

Au résidu de la première infusion on ajoute ensuite les autres substances convenablement divisées, on recouvre le tout de 5000 gr. d'eau bouillante et on laisse infuser pendant douze heures. Le produit est passé avec expression ; avec la solution et le reste du sucre on fait un sirop par coction, qui doit marquer, bouillant, 1,26 au densimètre. On y ajoute le premier sirop, on clarifie à la pâte de papier, puis on passe (*Codex*).

Caractères. — Le sirop de rhubarbe composé est brun, en masse, et jaune quand on le regarde sous une faible épaisseur. Il offre une odeur forte et nauséeuse et une saveur désagréable, dans lesquelles on distingue celles de la rhubarbe et du santal.

Dix gouttes de ce sirop, délayées dans 100 gr. d'eau distillée, donnent une liqueur légèrement jaune, que l'ammoniaque fait passer au *brun rougeâtre* (*Lepage*).

SIROP D'ESPÈCES PECTORALES.

Espèces pectorales...........	100 gr.	Sucre blanc.................	2000 gr.
Eau bouillante..............	1200	Eau dist. de fleur d'oranger...	50
		Extrait d'opium.............	0.50

On verse l'eau bouillante sur les fleurs et on laisse infuser pendant 6 heures en vase clos. On passe avec expression, de manière à recueillir 1000 gr. de colature et on filtre. On ajoute l'eau de fleur d'oranger, dans laquelle on a dissout l'extrait d'opium et on fait avec le sucre, au bain-marie couvert, un sirop par simple solution, que l'on passe à travers une étamine (*Codex*).

SIROP D'ESPÈCES BÉCHIQUES.

Espèces béchiques	100 gr.
Eau bouillante.	1200
Sucre blanc	2000
Eau distillée de laurier-cerise.	25

On opère comme pour le sirop d'espèces pectorales, mais sans addition d'extrait d'opium.

SIROP D'IPÉCACUANHA COMPOSÉ.
Sirop de Désessartz.

Ipécacuanha concassé	30 gr.
Feuilles de séné	100
Serpolet	30
Fleurs de coquelicot	125
Sulfate de magnésium	100
Vin blanc	750
Eau de fleur d'oranger	750
Eau distillée bouillante	3000
Sucre blanc	Q. S.

On fait macérer l'ipécacuanha et le séné dans le vin blanc pendant 12 heures; on passe avec expression et on filtre. On ajoute au résidu le serpolet et le coquelicot et on verse l'eau bouillante sur le tout. On laisse infuser pendant 6 heures, on passe avec expression, on ajoute à la liqueur le sulfate de magnésium et l'eau de fleur d'oranger, puis on filtre. On réunit la liqueur vineuse au produit de l'infusion et on dissout, au bain-marie, le sucre pris dans la proportion de 180 gr. pour 100 gr. de liqueur (*Codex*).

SIROP DES CINQ RACINES.
Sirop diurétique.

Racine d'ache	100 gr.
— asperge	100
— fenouil	100
— persil	100
— petit-houx	100
Eau distillée bouillante	3000
Sucre blanc	2000

On verse la moitié de l'eau bouillante sur les racines préalablement coupées et dépoudrées; on laisse infuser pendant 12 heures, en remuant de temps en temps. On passe sans expression et on filtre la liqueur au papier, dans un lieu frais. On fait une seconde infusion des racines avec le reste de l'eau, on passe et on exprime. Avec le produit de cette seconde opération et le sucre, on fait un sirop par coction et clarification. Lorsque le sirop marque bouillant 1.26 au densimètre, on le concentre d'une quantité égale au poids de la première infusion, on le ramène à 1,26 en y mélangeant celle-ci et on passe à travers un blanchet (*Codex*).

b. — SIROPS PAR DIGESTION.

SIROP DE SALSEPAREILLE COMPOSÉ.
Sirop de Cuisinier, Sirop sudorifique.

Préparation. — L'opération se compose de trois digestions successives de la salsepareille, au produit desquelles on ajoute un infusé de substances aromatiques et purgatives :

Salsepareille fendue et coupée	1000 gr.
Fleurs sèches de bourrache	60
— — rose pâle	60
Feuilles de séné	60
Fruits d'anis vert	60
Sucre blanc	1000
Miel blanc	1000
Eau distillée	Q. S.

On fait digérer la salsepareille pendant 6 heures, à trois reprises différentes; on emploie chaque fois de l'eau à 80°, en quantité suffisante pour recouvrir complètement la racine. On recueille à part le produit de la troisième digestion, on le porte à l'ébullition et on le jette sur les autres substances, qu'on laisse infuser pendant 12 heures.

D'autre part, on évapore les premières liqueurs et, lorsqu'elles sont réduites à 500 gr., on y ajoute la colature résultant de l'infusion des autres substances. On continue l'évaporation, jusqu'à ce que la liqueur ne représente plus qu'un poids égal à celui du sucre et du miel réunis (2000 p.), on la clarifie au moyen du blanc d'œuf et on la passe à l'étamine. On ajoute au liquide ainsi obtenu le sucre et le miel et on fait, par coction et clarification, un sirop marquant bouillant 1,23 au densimètre (*Codex*).

Caractères. — Le sirop de salsepareille composé est d'une couleur tellement foncée, qu'elle paraît noire. Sa consistance est plus épaisse que celle des autres sirops. Il offre une saveur aromatique et particulière, dont l'âcreté est due à la présence de la salseparine. Il doit être parfaitement limpide, s'il a été bien préparé, mais on ne peut s'en assurer qu'en le diluant dans un ou deux volumes d'eau. Son caractère distinctif, commun du reste à toutes les préparations de salsepareille, est de mousser fortement par l'agitation. Cette propriété est encore manifeste, quand il est étendu de 10000 fois son poids d'eau (*Soubeiran*).

SIROP DE MOU DE VEAU.

Mou de veau........	1000 gr.
Dattes....................	150
Jujubes....	150
Raisins secs................	150
Racine de consoude.........	50
— réglisse	50
Feuilles de pulmonaire.......	150
Eau.................... ..	2000
Sucre blanc............... ..	2000

On coupe par petits fragments les poumons de veau et on les lave dans l'eau froide. On les met avec les autres substances et la quantité d'eau prescrite dans un bain-marie couvert, que l'on tient dans l'eau bouillante, pendant 6 heures. On passe avec expression, on décante la liqueur, on la clarifie au blanc d'œuf, on y ajoute le sucre et on fait, par coction et clarification, un sirop marquant 1,27 au densimètre (*Codex*).

c. — SIROPS PAR DISTILLATION.

SIROP DE RAIFORT COMPOSÉ.
Sirop antiscorbutique.

Préparation. — 1° On distille du vin blanc sur des plantes de la famille des crucifères, auxquelles on ajoute comme aromates, des écorces d'orange et de la cannelle ; avec le résidu de la distillation, on fait un sirop, que l'on mélange à la liqueur distillée :

Feuilles récentes de cochléaria......................	1000 gr.
— — cresson......	1000
Racines récentes de raifort......	1000
Feuilles sèches de ményanthe.................. ..,.	100
Écorces d'orange amère....	200
Cannelle de Ceylan............................	50
Vin blanc.................:...................	4000
Sucre blanc...	5000

On contuse les feuilles de cochléaria et de cresson, on incise le raifort, les feuilles de ményanthe, les écorces d'orange amère et on concasse la cannelle. On fait macérer le tout dans le vin blanc, pendant 2 jours, et on distille au bain-marie, pour retirer 1000 gr. de liqueur aromatique, avec laquelle on fait un sirop en vase clos, au bain-marie (sucre 180 p. 100).

On sépare le liquide, par expression, des substances restées dans le bain-marie ; on laisse déposer jusqu'à refroidissement et on décante. On clarifie alors avec l'albumine et on passe au blanchet. Avec la liqueur claire et le reste du sucre on fait, par coction et clarification, un sirop marquant bouillant 1,27 au densimètre; on le passe au blanchet et on mélange à froid les deux sirops (*Codex*).

2° Guibourt a décrit un *modus faciendi* plus simple que celui du Codex et qui donne également un bon résultat.

Au lieu de faire séparément un sirop cuit au boulé, on concentre à 33° Baumé le sirop préparé avec le résidu de la distillation et, quand il est à moitié refroidi, on y mélange le produit distillé.

On peut même abréger la durée de l'évaporation du premier sirop, en ajoutant à la liqueur aromatique son poids de sucre, qui s'y dissout très facilement.

3° Pour éviter le trouble qui se produit inévitablement dans le sirop antiscorbutique du Codex, M. Ferrand conseille de réduire à 1800 gr., par évaporation, le liquide contenu dans le bain-marie; on y mêle ensuite le produit distillé, puis on abandonne le mélange au repos le plus prolongé possible. Quand la liqueur est claire, on la décante, on la filtre au papier et on y fait dissoudre le sucre à la chaleur du bain-marie.

Cette méthode élimine une partie des huiles essentielles, dont le sucre favorise la dissolution dans le procédé du Codex.

4° Dorvault, adoptant l'opinion de Baumé et de Mouchon, a proposé de préparer le sirop de raifort avec le suc des plantes fraîches. Il conserve les poids indiqués au Codex, sauf celui du vin, qu'il réduit à 1000 gr. Voici comment il opère :

On contuse les plantes fraîches, à l'exception du raifort, on soumet la pulpe à la presse et on filtre le suc à couvert. On contuse à nouveau le résidu de l'expression, en y ajoutant peu à peu le vin blanc, dans lequel on a fait macérer au préalable la cannelle et les écorces d'orange. On exprime le produit et on le filtre dans un entonnoir couvert, comme le premier.

D'autre part, on coupe le raifort en petits tronçons et on le contuse avec 2 fois son poids de sucre, dans un mortier muni de son couvercle.

On introduit dans un matras ce saccharure de raifort, on y ajoute le suc et l'œnolé après en avoir pris le poids, on le chauffe au bain-marie pour dissoudre le sucre et on passe rapidement avec expression. On remet le liquide dans le matras avec la quantité de sucre nécessaire pour compléter en poids le double du suc; on fait dissoudre à froid ou au bain-marie et l'on passe à couvert.

Le sirop que l'on obtient ainsi est moins aromatique que celui du Codex.

5° Magnes-Lahens supprime également la distillation et, de plus, il substitue au vin blanc de l'alcool à 15°. Méhu a fait observer avec raison qu'il n'est pas permis de faire subir aux procédés du Codex des modifications aussi radicales. La même remarque s'applique au modus faciendi conseillé par Chapoteaut et Dusart, qui remplacent la distillation par une macération dans l'alcool à 95°.

Caractères. — Le sirop antiscorbutique du Codex est *jaune rougeâtre*, quand on le voit par réfraction, et un peu *verdâtre*, lorsqu'on le regarde par réflexion. Il est très aromatique ; sa saveur est forte, amère et piquante ; on y distingue nettement le parfum de la cannelle et celui des écorces d'orange. Il offre, au tournesol, une réaction très acide. Peu de temps après sa préparation, il se trouble, par suite de la coagulation de principes encore indéterminés. En même temps, sa saveur devient moins désagréable.

Ce médicament doit, en grande partie, ses propriétés stimulantes à des essences sulfurées, qui ne préexistent pas dans les plantes, mais qui s'y forment pendant leur macération dans le vin. Au contact de l'alliage d'étain, qui couvre intérieurement l'alambic, et sous l'influence de la chaleur, elles se décomposent partiellement, en produisant des sulfures métalliques, qui donnent une teinte noire à l'appareil, mais qui ne se dissolvent pas dans le sirop (1).

La spéculation cherche depuis longtemps à introduire l'usage de l'extrait fluide antiscorbutique, pour la préparation du sirop correspondant. Cette tendance est on ne peut plus blâmable ; le sirop antiscorbutique obtenu de cette manière est très inférieur à celui du Codex. Le pharmacien consciencieux ne se permettra *jamais* une semblable substitution. Cette remarque s'applique à tous les sirops en général.

On a donné le nom de *sirop de raifort iodé* au produit que l'on obtient en ajoutant de l'iode au sirop antiscorbutique. Le Codex le prépare comme il suit :

Iode sublimé... 1 gr.
Alcool à 90°... 15
Sirop de raifort composé............................... 985

On fait dissoudre l'iode dans l'alcool ; on mélange la solution au sirop. La combinaison est complète au bout de 24 heures.

Au moment du mélange, le sirop est fortement coloré en brun ; il perd cette teinte graduellement, à froid, et très rapidement quand on le chauffe. L'iode y est entièrement insensible aux réactifs. 20 gr. de sirop contiennent 2 centigrammes d'iode.

SIROP D'ÉRYSIMUM COMPOSÉ.

Orge mondé.................... 75 gr.
Raisins secs 75
Racine de réglisse........... 75
Feuilles sèches de bourrache.. 100
— de chicorée..... 100
Érysimum frais............... 1500
Racines sèches d'aunée....... 100
Capillaire du Canada......... 25
Sommités sèches de romarin... 20
— stœchas.... 20
Anis vert.................... 25
Sucre blanc.................. 2000
Miel blanc................... 500
Eau distillée................ 6000

On fait bouillir l'orge mondé, dans l'eau, jusqu'à ce qu'il soit bien crevé ; on y ajoute les raisins, la racine de réglisse coupée, les feuilles de bourrache et de chicorée incisées, puis, après quelques instants d'ébullition, on passe et on exprime. On remet la liqueur sur le feu et on la verse bouillante dans un bain-marie d'étain contenant l'érysimum, que l'on a contusé dans un mortier de marbre, et les autres substances convenablement divisées. On laisse infuser pendant 24 heures et on distille à feu nu, pour retirer 250 gr. de liqueur aromatique.

D'autre part, on passe avec expression la liqueur restée dans la cucurbite et on la clarifie au blanc d'œuf. On y ajoute le sucre et le miel et on fait, par coction et clarification, un sirop marquant bouillant, 1,20 au densimètre. On laisse refroidir a moitié, on mélange la liqueur distillée et on passe (*Codex*).

SIROP D'ARMOISE COMPOSÉ.

Sommités fraîches d'armoise.. 200 gr.
— — cataire..... 200
— — pouliot..... 200
— — sabine..... 200
— — basilic..... 100
— — hysope..... 100
— — marjolaine.. 100
— — matricaire.. 100
— — rue....... 100
Racines fraîches d'aunée....... 20
— — fenouil........ 20
— — livèche........ 20
Anis vert.................... 25
Cannelle..................... 25
Sucre blanc.................. 2500
Eau.......................... 3000
Alcool à 90°................. 250
Sirop de miel................ 1250

(1) Le contact des essences sulfurées des crucifères noircit le serpentin et, de plus, la désinfection de l'alambic tout entier est fort longue, quand on l'effectue à l'aide de la vapeur d'eau seule. On obtient un résultat plus rapide et plus complet, en mettant, dans l'eau qui doit distiller, de 60 à 100 gr. de carbonate d'ammonium. Le nettoyage ne demande qu'une heure au plus (*Corles*).

On met, dans un bain-marie, les plantes convenablement divisées ; on y verse l'eau, à laquelle on a mêlé l'alcool, on laisse en contact pendant 24 heures et on distille au bain-marie, pour retirer 350 gr. de produit.

D'autre part, on soumet à la presse le résidu de la distillation, on clarifie les liqueurs au blanc d'œuf et on y ajoute le sucre. On fait alors, par coction et clarification, un sirop marquant bouillant 1,25 au densimètre (30° Baumé) ; on en prend le poids et on continue l'évaporation, jusqu'à ce qu'il ait perdu un poids d'eau égal à celui de la liqueur distillée. A ce moment, on ajoute le sirop de miel et, lorsque le sirop est en partie refroidi, on y mélange la liqueur distillée et on passe.

XXI. — TABLETTES, PASTILLES.

Les dénominations de tablettes et de pastilles s'appliquent à des médicaments secs et solides, formés de sucre et d'une petite quantité de substance médicamenteuse. Bien que souvent confondues, elles désignent cependant des préparations différentes.

I. — PASTILLES.

Les pastilles ont la forme d'hémisphères aplatis et ne sont composées que de sucre aromatisé avec une essence, avec une eau distillée, ou avec les deux substances à la fois.

Leur préparation est uniforme. Elle consiste à faire avec le sucre et la plus petite quantité d'eau possible une pâte ferme, à laquelle on ajoute l'essence et que l'on chauffe, par fraction et en agitant sans cesse, dans un poêlon à bec. Lorsque la masse est suffisamment ramollie, on la fait couler goutte à goutte sur une table de marbre ou sur une plaque métallique, où elle se fige instantanément.

Le Codex recommande d'employer à cette opération du sucre passé au tamis de crin n° 1 et soigneusement dépoudré au moyen du tamis de soie n° 100. Cette dernière précaution n'est pas absolument nécessaire.

Il est au contraire utile de ne soumettre à l'action de la chaleur qu'une petite quantité de pâte sucrée; si l'on en chauffait une masse un peu considérable, le sucre finirait par s'altérer et les pastilles seraient moins dures et moins opaques.

Les anciennes pharmacopées contiennent des formules de pastilles composées, dans lesquelles on faisait entrer des poudres végétales ou des sels solubles. On préparait ces pastilles, en incorporant les médicaments à du sirop de sucre très cuit et à moitié refroidi. Elles étaient très hygrométriques; ce défaut en a fait abandonner l'usage.

PASTILLES DE MENTHE.

Essence de menthe poivrée....   5 gr.
Sucre blanc.................   1000
Eau distillée..............   125

On pulvérise le sucre dans un mortier de marbre et on le passe au tamis de crin n° 1. On passe de nouveau le produit à travers un tamis de soie n° 100 et on n'emploie à la préparation des pastilles que la portion de sucre qui n'a pu traverser le dernier tissu; la quantité en doit être de 1000 grammes.

On mélange l'essence à cette quantité de sucre et on en fait une pâte ferme au moyen de l'eau. On prend cette pâte par quantité de 120 gr. environ et on la fait chauffer dans un poêlon à bec, en agitant continuellement. Quand la chaleur l'a suffisamment ramollie, on la divise par gouttes, en faisant tomber la matière, à l'aide d'une tige métallique, sur une feuille de fer-blanc. On enlève les pastilles, lorsqu'elles sont refroidies, et on achève leur dessiccation à l'étuve, à une douce chaleur (*Codex*).

II. — TABLETTES.

Les tablettes se distinguent des pastilles, en ce qu'elles sont complètement plates et qu'elles sont préparées à l'aide d'un mucilage de gomme.

Le mucilage de gomme adragante est le plus habituellement employé; il est plus ferme et par conséquent plus liant que celui de gomme arabique. Celui-ci est cependant préféré, pour les tablettes de kermès, qui prennent rapidement l'odeur d'acide sulfhydrique, au contact de la gomme adragante. Quelquefois on emploie le mélange des deux gommes.

Le Codex recommande de préparer le mucilage de gomme adragante avec la gomme entière, qu'on laisse macérer, pendant 24 heures, dans 9 fois son poids d'eau froide, en agitant de temps à autre. Soubeiran regardait le rapport de 1 à 8 comme le plus convenable.

Pour faire des tablettes, on prend de ce mucilage une proportion généralement égale au dixième du poids du sucre, mais qui peut varier dans des limites assez étendues, suivant la nature des médicaments qu'on y ajoute. On le passe, avec expression, à travers une toile un peu serrée, qui retient les impuretés de la gomme, et on le bat dans un mortier de marbre, pour le rendre plus homogène. On y incorpore peu à peu une partie du sucre, en continuant à battre le mélange.

D'un autre côté, on réduit en poudre très ténue les substances médicamenteuses et on les mêle à une petite quantité de sucre. On retire alors du mortier la pâte gommeuse encore molle, on la porte sur une table de marbre et on y introduit, *à la main*, le reste du sucre d'abord, et en dernier lieu la poudre composée. Il est important de procéder exactement de cette manière, surtout en ce qui concerne l'addition des substances solubles. Mélangées au mucilage, au début de l'opération, les poudres minérales solubles augmentent sa fluidité et rendent la pâte moins maniable; les poudres végétales se laissent dépouiller de leurs principes extractifs et fournissent, dans ces conditions, des tablettes beaucoup trop colorées.

L'opération du pétrissage est très importante; de sa perfection dépend l'aspect des tablettes. Elle est difficile à effectuer à la main, sur un poids un peu notable de pâte. On l'accélère considérablement, en même temps qu'on la rend irréprochable, en la confiant à l'une des machines inventées à cet effet. Celle qui est figurée p. 804 suffit à une fabrication peu importante. Pour la manipulation de grandes quantités de pâte, il est nécessaire de recourir à des instruments plus puissants, tels que celui de la fig. 135.

Lorsque la pâte est terminée et de consistance convenable, on en prend une partie, que l'on étend en couche mince, au moyen d'un cylindre de bois parfaitement uni, glissant sur deux règles de bois ou de métal, destinées à régulariser l'épaisseur des tablettes. Pour empêcher qu'elle n'adhère à la table, on recouvre celle-ci d'une couche mince d'amidon ou

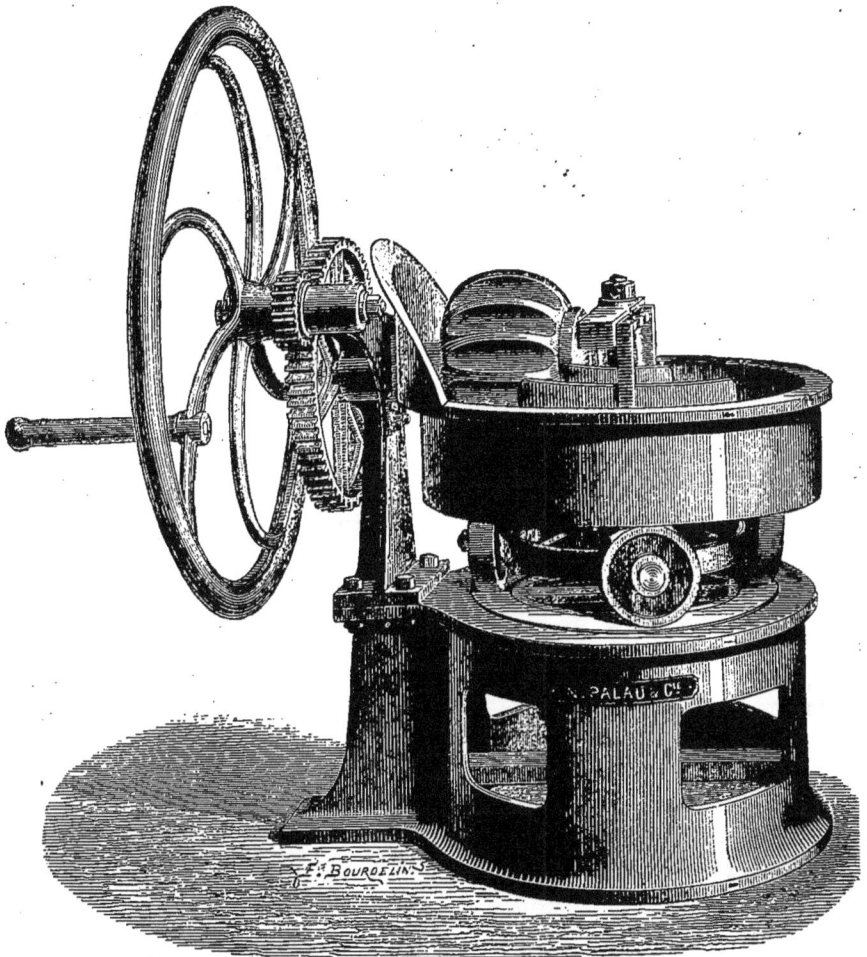

Fig. 135. — Machine à malaxer la pâte des tablettes.

mieux de sucre en poudre. On passe de même un peu de sucre à la surface de la pâte et, lorsqu'elle ne s'allonge plus sous l'effort du rouleau
poussé dans toutes les directions, on la
découpe avec un emporte-pièce de
forme ordinairement ronde ou ovale
(*fig.* 136).

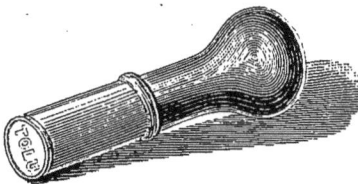

Fig. 136. — Emporte-pièces à tablettes.

Les emporte-pièces sont quelquefois formés seulement d'un cylindre
métallique un peu conique et coupant
à son extrémité la plus étroite. D'au-
tres fois, le cylindre renferme un cachet gravé, qui imprime en creux

ou en relief le nom de la substance contenue dans la tablette. Ces instruments ne marquent les tablettes que d'un seul côté. L'industrie dispose de machines ingénieuses, à l'aide desquelles on découpe rapidement un grand nombre de tablettes, imprimées des deux côtés à la fois. Ces appareils coûteux ne sont pas habituellement entre les mains des pharmaciens. cependant, lorsqu'on fabrique de grandes quantités de tablettes, il est avantageux de recourir à leur intervention. L'une d'elles (fig. 137), dite pastilleuse à pédale, timbre les deux faces du médicament et marche à une allure susceptible de fournir 10 kil. de tablettes par jour. Lorsqu'on a besoin d'une production plus importante, on a recours à des machines spéciales, dont le mécanisme, analogue du reste à celui du précédent instrument, est disposé de manière à multiplier le travail et à donner jusqu'à 300 kil. de tablettes dans la journée (fig. 138).

Lorsque les tablettes ont été découpées par l'un des moyens sus indiqués, elles sont ensuite disposées sur des claies ou sur des toiles fortement tendues entre des châssis et recouvertes de papier. On les abandonne à l'air libre pendant 13 à 24 heures, puis on achève leur dessiccation dans une étuve dont la température soit peu élevée. En les chauffant trop promptement et surtout trop fortement, on s'expose à les altérer.

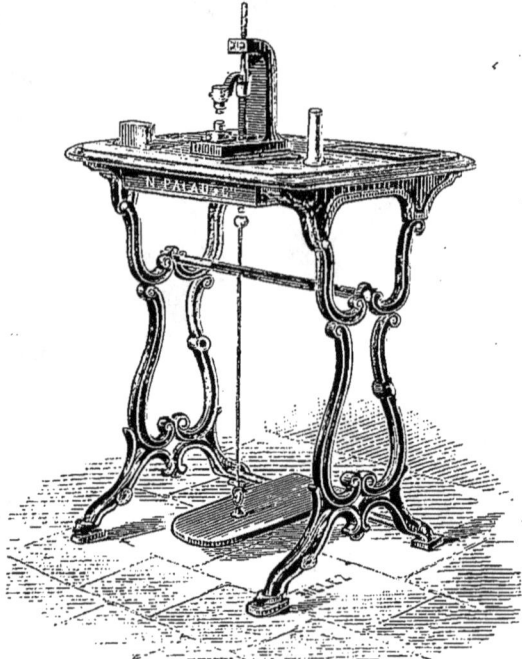

Fig. 137. — Pastilleuse à pédale.

Quelques praticiens ont conseillé d'ajouter un peu d'albumine à la masse des tablettes, pour augmenter leur transparence. Ce moyen produit le résultat désiré, mais il provoque la fermentation putride des tablettes, lorsque leur dessiccation languit. L'addition de la gomme arabique au mucilage de gomme adragante offre des avantages analogues et n'a pas le même inconvénient.

Presque toujours on aromatise les tablettes soit en préparant le mucilage avec une eau distillée odorante, soit en mélangeant une essence à la pâte.

Les proportions d'essences conseillées par le Codex sont les suivantes, pour 1000 gr. de tablettes :

Essence d'anis.. 1 gr.
 — de citron......................., ... 1
 — de menthe poivrée............................ 1
Teinture de vanille.. 10

Garot a cherché à faire revivre un procédé allemand, à l'aide duquel on peut, en une heure, communiquer aux tablettes les parfums les plus variés. Ce procédé consiste à introduire dans un flacon ces produits, bien secs, avec une petite quantité d'éther, dans lequel on a préalablement dissous des essences. On agite le flacon de temps en temps, puis on laisse

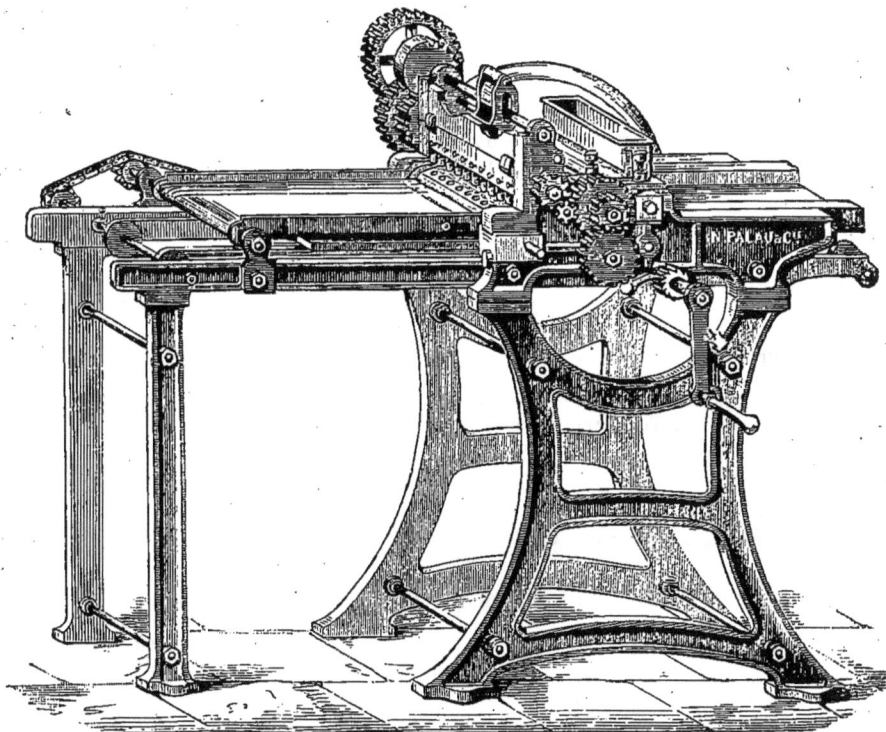

Fig. 138. — Machine à fabriquer les tablettes.

évaporer l'éther, par une courte exposition à l'air libre. Cette méthode est très défectueuse ; elle répartit inégalement sur les tablettes, et seulement à leur surface, les huiles essentielles, qu'elle place, en outre, dans les conditions les plus favorables à leur altération et à leur vaporisation.

Les tablettes peuvent être conservées très longtemps, lorsqu'on a soin de les préserver de l'humidité ; si l'on néglige cette précaution, elles présentent bientôt des points transparents, dus à la transformation du sucre de canne en sucre interverti. Cette altération se manifeste plus rapidement sur les tablettes qui contiennent des acides.

Le nom de *tabloïdes* a été donné récemment à des tablettes que l'on obtient en comprimant énergiquement les poudres minérales (V. p. 575).

Ces médicaments, très compacts, sont lentement solubles, ce qui est un inconvénient lorsqu'on les avale sans les dissoudre préalablement dans la bouche. M. Dieterich s'est préoccupé de ce défaut et il conseille, pour l'atténuer, de mêler du sucre en poudre à la substance à comprimer. Le moyen convient aux tabloïdes de sous-nitrate de bismuth, de carbonate de lithine ou de magnésie, de quinine et de salol. Il ne suffit pas pour l'acide salicylique, l'antifébrine, la phénacétine et le sulfonal, qui exigent une addition de 10 à 25 p. 100 de gomme adragante. Cette addition n'est même pas susceptible d'assurer la désagrégation des tabloïdes d'acide salicylique, dans lesquels il est bon de mettre encore 10 p. 100 de bicarbonate de sodium. Lorsqu'il s'agit de poudres végétales, on peut les comprimer seules ou mêlées d'un peu de gomme, à la condition qu'elles soient aussi ténues que possible.

A la gomme adragante, recommandée par M. Dieterich, il semble utile de substituer la gomme arabique, beaucoup plus facile à entraîner par les liquides du tube digestif.

TABLETTES DE BAUME DE TOLU.

Baume de Tolu.............:.. 50 gr.
Sucre pulvérisé.............. 1000
Gomme adragante............ 10
Eau distillée................ Q. S.

On fait digérer au bain-marie pendant 2 heures, le baume de Tolu avec le double de son poids d'eau, en ayant soin de remuer souvent. On filtre à chaud. 90 gr. de la liqueur aromatique servent à préparer le mucilage avec la gomme adragante.

On fait des tablettes du poids de 1 gr. (*Codex*).

TABLETTES DE CACHOU.

Cachou pulvérisé............. 50 gr.
Sucre pulvérisé............... 400
Mucilage de gomme adragante.. 50

On prépare avec ces substances des tablettes du poids de 1 gr., qui contiennent chacune 10 centigr. de cachou (*Codex*).

TABLETTES DE GOMME.

Gomme arabique pulvérisée.... 100 gr.
Sucre pulvérisé............... 900
Eau de fleur d'oranger........ 75

On fait un mucilage avec l'eau aromatique, 75 gr. de gomme arabique et autant de sucre. On ajoute le reste du sucre, que l'on a préalablement mêlé avec le reste de la gomme arabique, et on fait des tablettes du poids de 1 gr. (*Codex*).

TABLETTES DE GUIMAUVE.

Poudre de guimauve.......... 100 gr.
Sucre pulvérisé.............. 1000
Mucilage de gomme adragante. 100

On mélange la poudre de guimauve avec son poids de sucre et on passe au tamis de crin. Avec le mucilage et le reste du sucre, on fait une pâte à laquelle on ajoute le mélange précédent.

On fait des tablettes du poids de 1 gr. (*Codex*).

Ces tablettes sont un peu jaunâtres et elles ont la propriété de se colorer légèrement en jaune au contact des alcalis.

TABLETTES D'IPÉCACUANHA.

Ipécacuanha pulvérisé......... 10 gr.
Sucre pulvérisé............... 990
Gomme adragante............. 8
Eau de fleur d'oranger........ 60

On mélange la poudre d'ipécacuanha avec 4 fois son poids de sucre et on passe au tamis de crin. D'autre part, on fait avec la gomme adragante et l'eau de fleur d'oranger un mucilage, auquel on ajoute d'abord le reste du sucre, puis, sur la fin de l'opération, le mélange de sucre et d'ipécacuanha.

On divise la masse en tablettes du poids de 1 gramme, dont chacune contient 1 centigr. de poudre d'ipécacuanha (*Codex*).

Les tablettes d'ipécacuanha doivent avoir une teinte grise peu accusée. Lorsqu'on soupçonne qu'elles renferment de l'émétique au lieu d'ipécacuanha, on peut rechercher la fraude de la manière suivante :

On dissout plusieurs tablettes, dans un peu d'eau distillée ; on filtre la liqueur et on y ajoute un peu d'acide sulfhydrique ; elle fournit un précipité *orangé* de sulfure d'antimoine, si elle tient en dissolution de l'émétique, tandis qu'elle ne se trouble pas quand les tablettes ont été préparées avec l'ipécacuanha.

TABLETTES DE LICHEN.

Saccharure de lichen........ 500 gr.
Sucre pulvérisé.............. 1000
Gomme arabique pulvérisée....   .50
Eau distillée................ 150

On fait un mucilage avec l'eau et la gomme mélangée préalablement d'un peu de sucre. On y ajoute le saccharure, puis le reste du sucre et, lorsque la pâte est homogène, on la divise en tablettes du poids de 1 gramme (*Codex*).

TABLETTES DE MANNE.

Manne en larmes............. 200 gr.
Sucre pulvérisé:............. 750
Gomme arabique pulvérisée....   50
Eau de fleur d'oranger.........   75

On fait dissoudre à une douce chaleur la manne dans l'eau de fleur d'oranger, on passe la liqueur à travers un linge et on y ajoute la gomme préalablement mêlée à 2 fois son poids de sucre. On incorpore le reste du sucre et on fait des tablettes pesant 1 gramme.

Chaque tablette contient 15 centigr. de manne (*Codex*).

TABLETTES DE MENTHE POIVRÉE.

Tablettes de menthe anglaises.

Sucre pulvérisé.......... .... 1000 gr.
Essence de menthe rectifiée....   10
Mucilage de gomme adragante.. 100

On fait une pâte à la manière ordinaire, avec la précaution de n'ajouter qu'en dernier lieu l'huile essentielle préalablement mêlée à la dixième partie du sucre.

On divise la pâte en tablettes de 1 gr. (*Codex*).

TABLETTES DE RHUBARBE.

Rhubarbe pulvérisée..........   30 gr.
Sucre blanc.................. 330 gr.
Mucilage à l'eau de cannelle.... Q. S.

On divise en tablettes de 60 centigr. (*Codex*, 1837).

XXII. — TISANES.

On donne le nom de tisanes à des solutions aqueuses faiblement chargées de principes médicamenteux et que l'on donne comme boisson habituelle aux malades.

Préparation. — Pour préparer ces médicaments, on choisit, dans un état de conservation et de pureté convenables, la substance qui doit en faire la base et on la traite, au moyen d'un des procédés suivants, par de l'eau aussi peu calcaire que possible; l'eau distillée est même toujours préférable à la meilleure eau potable, c'est elle que prescrit avec raison le formulaire légal.

1° *Macération.* La chaleur dissipant ou altérant plus ou moins les composés organiques, il est de principe général qu'on doit éviter son intervention, lorsqu'elle n'est pas indispensable. Il y a certains avantages à faire macérer les produits qui cèdent facilement à l'eau leurs éléments utiles. Dans cette catégorie se trouvent : le quassia, la rhubarbe, le café, le goudron, les médicaments entièrement solubles, comme le miel et la gomme, ou mucilagineux, comme la guimauve, les semences de lin, de coing, etc. Il faut noter, toutefois, que la macération épuise imparfaitement les substances difficilement solubles et que, de plus, les liqueurs qu'elle fournit sont presque toujours très fermentescibles.

2° *Infusion.* Ce procédé est le plus employé. La température à laquelle il porte les médicaments (80° au plus) n'est pas assez élevée pour leur causer une altération profonde, étant donné surtout qu'elle décroît avec rapidité; mais elle est généralement suffisante pour leur enlever la presque totalité de leurs éléments solubles. Il convient à toutes les substances aromatiques, à celles qui sont aisément perméables à l'eau, telles que les feuilles, les fleurs et les écorces minces, enfin à celles qui contiennent, outre leurs principes actifs, des matières amylacées, que l'on veut éviter de dissoudre.

3° *Digestion*. On a rarement recours à cette opération. Les produits auxquels on peut l'appliquer sont ceux qui résistent à l'action dissolvante de l'infusion et qui, cependant, ne doivent pas être traités par décoction. Telle est la salsepareille. La digestion doit être effectuée à une température nécessairement inférieure à celle de l'ébullition de l'eau et, dès lors, les modifications qu'elle fait éprouver aux principes médicamenteux ne diffèrent pas beaucoup de celles que produit l'infusion. Elles sont seulement un peu plus étendues, par suite du maintien prolongé d'une température assez élevée.

4° *Décoction*. On réserve la décoction aux substances réfractaires aux autres modes de traitement. C'est, de toutes les méthodes, la plus défectueuse ; mais elle est inévitable pour les produits résineux, comme le gaïac et le jalap, ou amylacés, comme le gruau, l'orge, le riz, le lichen, etc. Elle s'impose encore pour la préparation des tisanes de chiendent, de canne, de mousse perlée, de fruits pectoraux et, en général, de tous les corps dont la texture est compacte. Il faut en excepter cependant les racines astringentes, telles que le ratanhia et la bistorte, dont le tannin forme des combinaisons insolubles avec les principes ligneux et amylacés, sous l'influence de l'ébullition.

Il suffit de l'un de ces procédés pour préparer une tisane avec un seul médicament ou avec plusieurs médicaments de même nature. Mais lorsqu'on veut y faire entrer des substances de composition chimique ou de texture très différente, on est obligé de recourir successivement à plusieurs moyens pour les épuiser. On traite d'abord les produits les moins attaquables, ceux qui exigent, par exemple, l'emploi de la décoction ou de la digestion ; avec la liqueur résultant de cette première opération, on fait une infusion des substances plus faciles à dépouiller de leurs principes solubles ; enfin, dans cette infusion on dissout, à froid, les composés minéraux et tous ceux qui sont très solubles ou qui pourraient agir chimiquement sur les autres principes, si on les faisait chauffer ensemble.

Lorsque les tisanes viennent d'être obtenues, par les méthodes ci-dessus indiquées, elles sont généralement troublées par la présence de débris végétaux et de précipités insolubles, formés pendant le refroidissement du liquide. Il est nécessaire de les clarifier. Pour cela on se borne, la plupart du temps, à les passer à travers une toile. Mais les tisanes d'arnica, de bourrache, de pied-de-chat, de tussilage, etc., ont besoin d'une filtration au papier, pour séparer les aigrettes ou les poils qu'elles tiennent en suspension.

La saveur de ces médicaments est ordinairement peu prononcée ; pourtant on cherche presque toujours à la masquer au moyen du sucre, du miel, des sirops, de la racine de réglisse ou de la glycyrrhyzine. Cette dernière substance offre, pour cette application, plusieurs avantages particuliers (V. *page* 389 et 564). On peut la remplacer par la glyzine.

Pharmacologie. — Les tisanes ont été employées en médecine de toute antiquité. Hippocrate ne prescrivait que la tisane d'orge ; mais depuis, le nombre de ces médicaments est devenu presque illimité ; on en prépare avec la majeure partie des produits simples de la matière médicale. Aussi leur composition est-elle très complexe et très variée. On y trouve tous les principes immédiats des végétaux : gomme, sucre, tannin, acides, alcaloïdes, matières albuminoïdes, amylacées et colorantes, essences, sels minéraux, etc. Cette constitution établit, entre les tisanes et les sucs aqueux, une analogie évidente, qui se poursuit jusque dans leurs altérations. Effectivement, à très peu d'exception près, les tisanes ne peuvent être conservées au delà d'un jour ou deux ; elles subissent les fermentations acide, visqueuse, putride, etc., suivant l'espèce des principes qui s'y trouvent dissous. On doit donc les préparer au moment de les employer.

a. — TISANES PAR MACÉRATION.

EAU DE GOUDRON.

Goudron végétal..	5 gr.
Sciure de bois de sapin...............................	15
Eau distillée..	1000

On divise le goudron avec la sciure de sapin et on laisse en contact, pendant 24 heures, en agitant de temps en temps, puis on filtre (*Codex*).

Il est très important de n'employer à cette préparation que de l'eau distillée ou de l'eau de pluie ; les eaux douces et particulièrement les eaux de puits sont fréquemment séléniteuses ; or, en présence du goudron, le sulfate de calcium de ces eaux se trouverait réduit et fournirait de l'hydrogène sulfuré. Il en résulterait une altération notable du médicament.

Guibourt prescrivait de laisser macérer le goudron pendant un mois avec 10 fois son poids d'eau, avant de faire usage du liquide. Cette macération est beaucoup trop prolongée; tous les pharmacologistes s'accordent à la réduire au moins au tiers.

Lefort conseille même de préparer cette solution en quelques heures, en agitant en vase clos, à plusieurs reprises et avec de l'eau à 60°, le goudron préalablement lavé à l'eau froide. Suivant l'auteur, ce procédé fournit de l'eau de goudron plus chargée que celle du Codex, très aromatique, et contenant environ 2/1000 de principes fixes.

Magnes-Lahens, le premier, a cherché à diminuer la quantité de goudron employée à cette préparation, tout en assurant et en augmentant même la proportion des principes dissous par l'eau. A cet effet, il proposa de diviser le goudron avec du sable blanc ou du charbon de bois pulvérisé, qu'il remplaça plus tard par la sciure de bois de sapin. Ce dernier mode a été adopté par le Codex de 1884.

M. A. Simon reproche à la sciure de sapin d'être d'une propreté douteuse et de communiquer à l'eau de goudron une saveur peu agréable; aux copeaux de sapin et à la sciure de gaïac recommandés pour remplacer la sciure de sapin, il conseille de substituer les poudres de quinquina épuisées. L'eau préparée avec le goudron au quinquina est parfaitement limpide et légèrement ambrée. Elle a la saveur du goudron, plus une faible amertume, qui modifie avantageusement le goût désagréable du produit. Quand on porte à 27 grammes par litre la proportion du goudron pulvérulent, on obtient une solution saturée de goudron, qui renferme alors 6 grammes p. 1000 d'extrait de goudron et qui ne peut être affectée qu'aux usages externes.

Quel que soit le procédé employé pour la préparer, l'eau de goudron doit être acide, aromatique et un peu amère. La proportion des éléments qu'elle tient en dissolution ne peut être inférieure à 30 centigrammes par litre. Parmi ces éléments, on remarque les acides, les phénols, les résines, l'essence de térébenthine altérée, etc., que contient le goudron. On emploie ce médicament en boisson, en lotion et en injection. Il sert aussi à préparer le sirop de goudron.

Lefort a constaté qu'il dissout environ 1/1000 de son poids d'iode ; la liqueur, rouge d'abord, devient jaune rougeâtre, au bout de 24 heures, et ne présente aucune des réactions caractéristiques de l'iode. Il y a là peut-être un moyen commode d'administrer ce dernier médicament.

Depuis quelques années, on a introduit dans la thérapeutique l'usage de liqueurs de goudron préparées par l'intermédiaire des carbonates alcalins, des alcalis hydratés et des acides. Ces liqueurs, plus chargées que celle du Codex, peuvent avoir des propriétés médicinales utiles, mais c'est une étrange prétention que de vouloir les assimiler au produit du formulaire légal. Leur composition chimique, totalement différente, ne permet pas ce rapprochement. S'il est avantageux de faire ingérer au malade la totalité du goudron, il faut émulsionner cette substance avec la saponine, comme le fait M. Le Bœuf, ou avec le jaune d'œuf, ainsi que l'a proposé M. Adrian. Dans ces conditions, la nature chimique du goudron n'est pas altérée, tandis qu'elle éprouve des modifications fondamentales de la part des acides et des alcalis.

Malheureusement, ces émulsions ont une saveur assez désagréable et ne jouissent pas toutes d'une longue conservation. Pour satisfaire au besoin de préparer extemporanément de l'eau de goudron, créé par la vulgarisation des solutions alcalines de ce médicament, Magnes-Lahens a proposé l'usage de la liqueur suivante, dans laquelle, si le goudron n'est pas intégralement dissous, au moins n'est-il pas dénaturé :

    Alcool à 67°...................................... 100 gr.
    Goudron des Landes.............................. 5
    Sucre.. 15

On broie ensemble le sucre et le goudron : on y ajoute peu à peu l'alcool, en agitant jusqu'à dissolution complète du sucre. Une cuillerée à café de cette solution contient 15 centigrammes d'extrait alcoolique de goudron et suffit pour préparer instantanément un verre d'eau de goudron.

Le Dr Saint-Marc a proposé l'usage de l'*eau distillée de goudron*, comme hémostatique. On chauffe dans l'alambic : 1 kil. de goudron, 2 kil. de sciure de bois et 12 litres d'eau. On retire 6 litres de produit seulement. Ce médicament est incolore, doué d'une saveur chaude et d'une odeur empyreumatique très prononcée. La dose utile serait de 60 gr. par 24 heures.

TISANE DE GENTIANE.

Racine de gentiane incisée....   5 gr.
Eau distillée froide...... 1000
On fait macérer pendant 4 heures et on filtre.
On prépare de la même manière les tisanes de :
Quassia amara, Simarouba
Rhubarbe.   (Codex.)

TISANE DE GOMME.

Gomme arabique concassée....   20 gr.
Eau distillée froide........... 1000
On lave d'abord la gomme, on la fait dissoudre à froid dans l'eau et on passe (Codex).

TISANE DE MIEL.

Miel blanc très pur...........   100 gr.
Eau distillée tiède...... 1000
On délaie le miel dans l'eau et on passe.

MACÉRÉ DE QUINQUINA.

Quinquina calisaya...........   15 gr.
Eau distillée froide........... 1000
On laisse macérer pendant 12 heures et on filtre. On peut obtenir une solution plus chargée, en substituant la lixiviation à la macération. Toutefois, la tisane de quinquina préparée à froid contient toujours peu de quinates de quinine et de cinchonine. Elle offre pourtant la teinte bleuâtre propre aux dissolutions des sels de quinine. Sa saveur amère et légèrement aromatique rappelle celle de la poudre de quinquina.

TISANE DE RÉGLISSE.

Réglisse ratissée et incisée....   10 gr.
Eau distillée froide........... 1000
On fait macérer pendant 6 heures et on passe.
On peut préparer instantanément cette tisane, en remplaçant la racine de réglisse par 0gr,50 de glyzine (glycyrrhizine ammoniacale) (Codex).

b. — TISANES PAR INFUSION.

TISANE DE FEUILLES DE BOURRACHE.

Feuilles sèches de bourrache..   10 gr.
Eau distillée bouillante........ 1000
On laisse infuser pendant une demi-heure et on passe.
On prépare de la même manière les tisanes de :
Anis vert,
Armoise,
Buchu,
Capillaire du Canada,
Centaurée (petite),
Chardon bénit,
Chicorée (feuille),
Coca,
Eucalyptus,
Fumeterre,
Guimauve (fleur),
Guimauve (racine),
Houblon (cône),
Jaborandi,
Lierre (terrestre),
Lin (semences),
Maïs (stigmates),
Mauve (fleur),
Pariétaire,
Pensée sauvage,
Polygala de Virginie,

Rose rouge,
Saponaire (feuille),
Scabieuse (feuille),
Thé,
Tilleul (fleur),
Uva ursi,
Valériane,
Violette.
                        (Codex.)
On retrouve dans l'infusé de houblon une petite quantité des trois résines contenues dans les cônes. Ces résines sont amères, acides et antiseptiques. Elles communiquent ces propriétés à la tisane (Hayduck).
L'infusé de semence de lin fait avec de l'eau très peu chaude, offre l'odeur très nette de l'acide cyanhydrique. Préparé avec de l'eau bouillante, il n'a pas cette odeur, le ferment qui provoque la formation de cet acide se trouvant coagulé.

LIMONADE COMMUNE.

Citrons... ....   No 2
Eau distillée bouillante........ 1000 gr.
Sucre........................   70
On verse l'eau bouillante sur les citrons coupés par tranches et privés de leurs semences ; on laisse infuser pendant 1 heure ; on ajoute le sucre et on passe (Codex).

TISANE D'ORANGER.

Fleur d'oranger............... 5 gr.
Eau distillée bouillante........ 1000
On fait infuser pendant une demi-heure et on passe.

On prépare de la même manière, les tisanes de :

Absinthe,
Bouillon-blanc (fleur),
Bourrache (fleur),
Camomille,
Coquelicot,
Fleurs pectorales,
Hysope,
Mélisse,
Menthe poivrée,
Sauge,
Sureau (fleur),
Tussilage.

Les tisanes d'arnica, de bouillon-blanc, de bourrache et de tussilage doivent être filtrées au papier (Codex).

TISANE DE SAFRAN.

gr.
Safran........................ 0.20
Eau distillée bouillante.......... 100.00
On fait infuser pendant une demi-heure et on passe (Codex).

TISANE DE SAPONAIRE.

Racine de saponaire incisée... 20 gr.
Eau distillée bouillante........ 1000
On fait infuser pendant 2 heures et on passe

On prépare, de la même manière, les tisanes de :

Asperge (racine),
Aunée,
Bardane,
Consoude,
Douce-amère,
Fraisier (racine),
Patience,
Pin (bourgeon),
Quinquina,
Ratanhia (Codex).

TISANE DE TAMARIN.

Pulpe brute de tamarin....... 20 gr.
Eau distillée bouillante........ 1000
On délaie la pulpe de tamarin dans l'eau bouillante, on laisse en contact pendant une heure et on passe à travers une étamine.

Il faut opérer dans un vase d'argent, de faïence ou de porcelaine.

On prépare de même la tisane de casse (Codex).

c. — TISANES PAR DIGESTION.

TISANE DE SALSEPAREILLE.

Racine de salsepareille fendue et coupée.............. 50 gr.
Eau......... .... Q. S.

On fait macérer la salsepareille dans un peu plus d'un litre d'eau froide, pendant 2 heures. On met ensuite le tout sur le feu et, dès que l'ébullition du liquide commence à se produire, on retire le vase et on laisse digérer, pendant 2 heures, dans un endroit chaud. On passe, on laisse déposer, puis on décante, pour avoir 1 litre de tisane (Codex).

On ne peut traiter la salsepareille autrement que par ce procédé ; l'infusion ne lui enlève tous ses principes solubles, qu'autant qu'on y emploie de grandes quantités de liquide ; quant à la décoction, elle dissout abondamment l'amidon contenu dans la plante et elle fait perdre une partie de la salseparine, qui se trouve entraînée par la vapeur de l'eau. Il résulte de ce double effet, que la tisane est trouble, visqueuse et pauvre en salseparine, tandis que, préparée par digestion, elle offre des qualités toutes contraires.

La tisane de salsepareille tient en dissolution tous les principes énumérés page 568 (V. Poudre de salsepareille).

d. — TISANES PAR DÉCOCTION.

PETIT-LAIT.

Lait de vache pur............................... 1000 gr.

On porte le lait à l'ébullition et on y ajoute, par petites portions, une quantité suffisante d'une dissolution faite avec 1 p. d'acide citrique et 8 parties d'eau. Quand le coagulum est bien formé, on passe sans expression. On remet le petit-lait sur le feu, avec un blanc d'œuf, que l'on a d'abord délayé, puis battu avec une petite quantité d'eau. On fait bouillir de nouveau; on verse un peu d'eau froide, pour baisser le bouillon et, dès que le liquide s'est éclairci, on le filtre sur un papier préalablement lavé à l'eau bouillante (*Codex*).

La préparation du petit-lait est une opération délicate et qui exige de nombreuses précautions, si l'on veut obtenir un produit d'aspect et de saveur irréprochables.

Il faut tout d'abord éviter l'emploi d'un excès d'acide, qui entraînerait un peu de caséine en solution incomplète et troublerait le médicament.

En second lieu, on doit se garder soigneusement d'exprimer le coagulum, que l'on sépare de la partie liquide. Puis, il est utile de laver préalablement à l'eau bouillante le filtre destiné à clarifier cette dernière partie.

Le choix de l'acide est également important. On rejette aujourd'hui le vinaigre, autrefois employé, parce qu'il donne au petit-lait son arome particulier; l'acide tartrique, parce qu'il provoque la précipitation d'un tartrate calcaire, qui trouble le liquide.

Aux acides on peut, du reste, substituer soit les fleurs du Cynara cardunculus (*Chardonnette*), soit la *présure*.

La *présure* est solide ou liquide.

Solide, c'est la caillette d'un jeune veau, séchée à l'air après avoir été salée et même quelquefois macérée dans la saumure. Quand on veut en faire usage, on en fait tremper un fragment dans 30 fois son poids d'eau tiède, pendant plusieurs heures. La coagulation d'un litre de lait exige environ 30 grammes de ce liquide, soit 1 gramme de présure solide.

La présure *liquide* est le produit que l'on obtient, en faisant macérer les caillettes dans de l'eau chargée de sel marin. Diverses formules ont été données pour sa préparation; en voici une, qui fournit un agent de coagulation extrêmement actif.

On prend des caillettes de veau séchées à l'air, dans le moins de temps possible et depuis au moins trois mois. De ces caillettes on enlève les parties dépourvues de plis et l'on pèse :

Caillette préparée................................. 1000 gr.
Eau pure... 1000
Sel marin... 50
Alcool à 90 p. 100................................. 100 à 110cc

Le mélange est laissé macérer pendant 5 jours, filtré, puis le liquide est porté au volume de 1 litre, par addition d'une solution contenant 10 p. 100 de sel marin et 8 à 9 p. 100 d'alcool.

Après deux mois de conservation, la présure ainsi préparée coagule 10,000 fois son volume de lait, en 40 minutes et à la température de 35°. 1 centimètre cube est donc plus que suffisant pour coaguler 1 litre de lait (*Soxhlet*).

On admettait autrefois que la coagulation du lait est due à la pepsine ; les travaux les plus récents ont démontré que la pepsine pure n'a point cette propriété.

Ce ne sont pas non plus les acides contenus dans la présure, qui réalisent la séparation de la caséine, car il a été prouvé par Selmi, que le sérum conserve la réaction alcaline jusqu'à la fin de l'opération. La coagulation est produite par un ferment soluble, nommé *chymosine* par Payen, et qui est très différent de la pepsine.

Caractères. — Le petit-lait doit être presque incolore, très limpide et dépourvu de saveur acide ou désagréable. Il contient : lactose, chlorures alcalins, phosphates alcalins, calcaire et magnésien, créatine, urée, lécithine, etc.

Celui qui a été préparé avec la présure renferme, en outre, de la caséine qui n'a pas été coagulée ; il est un peu plus coloré et plus riche en principes solides, que celui que l'on obtient avec l'intervention des acides.

TISANE DE CARRAGAHEEN.
Tisane de fucus ou de mousse perlée.

Carragaheen.................... 5 gr.
Eau distillée.................... Q. S.
On lave le fucus à l'eau froide, on le fait bouillir, pendant dix minutes, dans la quantité d'eau suffisante pour obtenir 1 litre de tisane. On passe (*Codex*).

TISANE DE CHIENDENT.

Chiendent coupé............... 20 gr.
Eau distillée.................... Q. S.
On fait bouillir le chiendent pendant une demi-heure, dans la quantité d'eau nécessaire pour fournir 1,000 gr. de tisane (*Codex*).
On prépare de même la tisane de *canne de Provence*.

TISANE DE FRUITS PECTORAUX.

Fruits pectoraux............... 50 gr.
Après avoir privé de leurs noyaux les dattes et les jujubes, on les fait bouillir en même temps que les autres fruits, pendant une demi-heure, dans une quantité d'eau distillée telle qu'il reste un litre de liquide. On passe à travers une étamine (*Codex*).

TISANE DE GAIAC.

Bois de gaïac râpé............. 50 gr.
Eau distillée.................... Q. S.
On fait bouillir le bois de gaïac pendant 1 heure, dans une quantité d'eau suffisante

pour obtenir 1,000 gr. de tisane. On passe, on laisse déposer et on décante (*Codex*).

TISANE DE LICHEN D'ISLANDE.

Lichen d'Islande............... 10 gr.
Eau............................. Q. V.
On met le lichen et l'eau dans une capsule et on porte à l'ébullition. On jette cette première décoction, qui renferme la presque totalité du principe amer, et on lave le lichen à l'eau froide. On le remet sur le feu avec une nouvelle quantité d'eau, on fait bouillir pendant une demi-heure, de manière à obtenir 1 litre de tisane, et on passe.
Si le médecin veut conserver le principe amer du lichen, il doit l'indiquer d'une manière spéciale (*Codex*).
La tisane de lichen d'Islande doit son amertume et ses propriétés stimulantes au *cétrarin* (*cétrarine* ou *acide cétrarique*). Ce principe est à peine soluble dans l'eau, plus soluble dans l'éther, mais surtout dans l'alcool.

TISANE D'ORGE.

Orge perlé lavé à l'eau froide... 20 gr.
On fait bouillir l'orge dans une quantité d'eau distillée suffisante, jusqu'à ce qu'il soit bien crevé et que le liquide soit réduit à 1 litre. On passe à travers une étamine claire.
On prépare de la même manière les tisanes de *gruau* et de *riz* (*Codex*).

Les produits pharmaceutiques obtenus au moyen de l'alcool sont peu nombreux, le pouvoir dissolvant de ce liquide étant relativement limité. On n'en forme que trois groupes, sous les dénominations de :

> Teintures alcooliques,
> Alcoolats,
> Extraits alcooliques.

I. — TEINTURES ALCOOLIQUES.

On appelle teintures alcooliques, ou *alcoolés*, des solutions médicamenteuses préparées à froid avec l'alcool.

Les substances qu'on y fait entrer sont généralement prises dans le règne végétal; quelques-unes cependant sont de nature animale ou minérale (*teintures* de *musc*, de *castoréum*, d'*iode*, etc.).

On distingue deux espèces de teintures, suivant qu'elles ont pour base des plantes fraîches ou des plantes sèches. Les premières ont gardé le nom d'*alcoolatures*, qui leur a été donné par Béral; les autres sont les *teintures* proprement dites.

I. — ALCOOLATURES.

Les alcoolatures ont une origine homœopathique. Hahnemann, leur inventeur, les obtenait en mélangeant au suc des plantes son poids d'alcool rectifié, et en filtrant le tout après 24 heures de macération. Cette méthode a été recommandée par Béral, le propagateur des alcoolatures en France, et par Deschamps. Le Codex a choisi celle de Soubeiran, qui consiste à faire macérer pendant 10 jours, avec l'alcool à 90°, les végétaux préalablement contusés.

Ces médicaments ont pour avantage d'être préparés avec des plantes exemptes de toute altération; toutefois, le nombre en est restreint. Soubeiran les croit moins actifs que les teintures de substances sèches; il leur reproche d'offrir un titre alcoolique faible et une composition variable comme la quantité d'eau contenue dans le végétal. Aussi conseille-t-il de préférer les teintures aux alcoolatures, toutes les fois que les plantes ne perdent pas leur efficacité par la dessiccation. Cette appréciation est peut-être vraie, mais elle n'est pas suffisamment étayée pour faire loi. L'analyse chimique seule pourrait en démontrer l'exactitude.

A part l'alcoolature du tubercule de colchique, le Codex de 1866 n'avait enregistré que des formules d'alcoolatures de feuilles et de fleurs. Celui de 1884 admet avec raison les alcoolatures de racines, souvent plus actives que les autres, pour certaines plantes déterminées.

ALCOOLATURE DE DIGITALE.

Feuilles fraîches de digitale pourprée, cueillies au moment de la floraison...................... 1000 gr.
Alcool à 90°...... 1000

Les feuilles de digitale sont contusées et mises à macérer, en vase clos, dans l'alcool. On agite de temps en temps. Après 10 jours de contact, on passe avec expression et on filtre.

On doit préparer de la même manière, les alcoolatures de :

Aconit (feuilles cueillies au moment de la floraison),
Aconit (racine récoltée après la floraison).
Anémone pulsatille (feuilles et fleurs),
Arnica (capitules),
Belladone (feuilles),
   —   (racine),
Bryone,
Ciguë (feuilles),
Colchique (bulbes récoltés pendant la floraison),
Colchique (fleurs),
Cresson de Para (capitules),
Drosera (plante entière),
Eucalyptus,
Jusquiame (feuilles),
Stramoine (feuilles).

(*Codex.*)

ALCOOLATURE VULNÉRAIRE.
Teinture vulnéraire, eau vulnéraire rouge.

Feuilles fraîches d'absinthe ...	100 gr.
—	d'angélique..	100
—	de basilic....	100
—	de calament.	100
—	de fenouil...	100
—	d'hysope	100
—	de marjolaine.	100
—	de mélisse...	100
—	de menthe poivrée.......	100
—	d'origan.....	100
—	de romarin..	100
—	de rue.......	100
—	de sarriette..	100
—	de sauge....	100
—	de serpolet..	100
—	de thym. ...	100
Sommités fraîches et fleuries d'hypericum	100
—	de lavande......	100
Alcool à 80°............	3000

On incise les plantes et on les fait macérer en vase clos dans l'alcool, pendant 10 jours, en agitant de temps en temps ; on passe avec expression et on filtre (*Codex*).

II. — TEINTURES.

Préparation. — Au dix-septième siècle et même encore au dix-huitième siècle, chaque praticien fixait, suivant son caprice, les proportions des substances qui entraient dans la composition des teintures. En 1818, le Codex prescrivit de les préparer toutes avec 4 parties d'alcool pour 1 partie de médicament, à l'exception des teintures d'opium, de succin et de cantharide, qui comportaient un titre plus faible. Ce rapport n'a été modifié qu'en 1866. Le formulaire légal de cette époque, adoptant les conclusions d'un important travail publié en 1845 par Personne, fait épuiser les substances médicamenteuses par 5 fois leur poids d'alcool. On augmente cette quantité pour les produits très solubles ou très actifs, tels que l'iode, le safran, le musc, le castoréum, etc. Mais, sauf dans l'emploi de ces substances, il y a tout avantage à ne pas trop diluer les teintures.

L'alcool destiné à leur préparation doit être très pur (V. *page* 426), mais non pas anhydre. Avant 1866, celui dont on se servait marquait 56, 80 ou 88 degrés centésimaux, suivant la nature des substances à traiter. Depuis cette époque, le Codex fait employer l'alcool à 60°, 80° et 90°. Le premier convient aux médicaments riches en matières extractives (*aloès, arnica, rhubarbe,* etc.), qu'il dissout avec facilité, et le second aux produits chargés d'alcaloïdes, d'huile essentielle, de résine ou de gomme-résine (*cannelle, benjoin, scammonée, noix vomique,* etc.). Quant à l'alcool à 90°, il est réservé aux substances difficilement attaquables par l'alcool faible, et à celles dont on veut dissoudre une forte proportion (*succin, camphre,* etc.).

D'un autre côté, on choisit dans un parfait état de conservation les médicaments qui forment la base des teintures, et on les divise le plus possible. On les épuise ensuite par des procédés appropriés à leur nature chimique.

A l'origine, on exposait au soleil les teintures en macération, afin d'augmenter le pouvoir dissolvant de l'alcool. On a depuis longtemps renoncé à toute intervention de la chaleur, qui prédispose le véhicule à l'acétification et qui en abaisse le titre. Cependant, comme il est d'observation que la nuance des teintures préparées en été est plus foncée que celle des mêmes produits faits pendant l'hiver, Deschamps a proposé d'opérer toujours à une température de + 15° au moins. Le traitement peut être fait par *solution,* par *macération,* par *digestion* ou par *lixiviation.*

a. Solution. — Ce premier procédé ne peut être appliqué qu'aux substances très solubles (*camphre, résines*); il est, par conséquent, peu généralisé.

b. Macération. — Des trois autres, celui-ci est le plus usité. La durée de la macération est fixée par le Codex à 10 jours, dans la plupart des cas. Ce terme est réduit à huit jours pour la teinture d'opium, et à 5 jours pour les teintures de substances facilement solubles, telles que l'aloès, le cachou, le kino, etc. Quelques praticiens croient utile de prolonger le contact du véhicule avec le médicament pendant 15 ou 30 jours, ou même indéfiniment. Ces opinions ne sont pas fondées sur des arguments sérieux.

Une précaution particulière est utile à prendre pour les substances résineuses qui, susceptibles de s'agréger en masse compacte, au fond des flacons, sont par suite exposées à n'être pas complètement dissoutes. Il est avantageux de les enfermer dans un nouet, que l'on suspend à la surface de l'alcool, de manière à l'immerger en partie seulement. La dissolution est alors intégrale et terminée en un temps très court (*A. Poirée* et *G. Trumel*).

c. Digestion. — En France, aucune teinture n'est préparée par digestion, mais ce procédé est en usage dans d'autres pays. M. Dieterich s'est assuré qu'il ne mérite pas d'être recommandé; les produits qu'il fournit ne sont pas plus chargés que ceux de la macération, ainsi qu'il ressort du tableau suivant, où sont consignés les poids spécifiques de quelques teintures obtenues par les deux méthodes :

	MACÉRATION.	DIGESTION.
Teinture d'absinthe	0.910	0.911
— d'écorce d'orange amère	0.920	0.920
— de safran	0.917	0.917
— de quinquina	0.907	0.908
— de quinquina composé	0.915	0.915
— de cascarille	0.906	0.906
— de cannelle	0.907	0.908
— de gentiane	0.923	0.924
— d'aconit	0.906	0.909
— de valériane	0.906	0.906

La macération, suivie d'une digestion convenablement prolongée, ne donne pas de résultats plus satisfaisants (*Dieterich*).

d. Lixiviation. — Soubeiran et M. J. Regnauld repoussent la lixiviation, sous prétexte des difficultés d'exécution qu'elle présente. Ils craignent qu'elle ne fournisse des teintures de composition variable et, pour justifier cette exclusion, ils font remarquer que la macération exige moins d'habileté et qu'elle donne des produits plus exactement comparables entre eux. A l'actif de la lixiviation, Buignet a noté la proportion plus forte des éléments dissous dans les teintures obtenues par cette méthode.

Pour amoindrir la valeur de ce fait, on a dit, non sans raison, qu'il importe peu qu'une teinture soit plus chargée qu'une autre, si elle ne contient pas plus de principes actifs. En outre, les teintures par lixiviation déposent, à la longue, bien plus que les teintures par macération, ce qui nivelle peut-être la différence initiale existant entre ces deux espèces de médicaments. Toutefois, ces motifs ne suffisent pas pour les juger en dernier ressort. Il faudrait pour cela, suivant une remarque faite bien des fois, comparer à l'aide de l'analyse chimique, avant et après la précipitation qui s'y accomplit, les teintures préparés par les deux procédés rivaux. Ce travail est à peine commencé.

Si le doute est encore permis, relativement à la supériorité de la macération sur la lixiviation, il n'en est pas de même pour les autres modes opératoires successivement proposés pour les remplacer. La *macération fractionnée* occasionne une déperdition notable d'alcool et donne des liqueurs qui se troublent rapidement. La *macération* précédant la *lixiviation* est une précaution inutile, qui n'ajoute rien à la valeur du produit. Enfin la *lixiviation sous pression*, recommandée par Signoret, est plutôt nuisible que favorable à la saturation du dissolvant.

Les préceptes qui précèdent s'appliquent à la préparation des teintures ayant pour base une seule substance médicinale. Lorsqu'on y fait entrer plusieurs médicaments, on ne les traite ensemble qu'autant qu'ils offrent une analogie marquée de texture ou de composition chimique. En dehors de ces conditions, on épuise d'abord par l'alcool les substances les plus réfractaires à son action dissolvante, et dans cette liqueur on introduit ensuite, en plusieurs fois, les produits de plus en plus solubles, suivant la règle commune à toutes les solutions composées.

Pharmacologie. — Les teintures alcooliques étaient fréquemment employées par les anciens médecins sous les dénominations de *Gouttes*, *Essences*, *Quintessences*, *Élixirs*, *Baumes*, etc. Elles sont encore très usitées aujourd'hui. Leur composition est extrêmement complexe et imparfaitement connue ; elles contiennent des huiles essentielles, des résines, des corps gras, des acides et des alcalis végétaux, des matières colorantes, du tannin, quelques sels, des produits extractifs, etc. La constitution des teintures composées est encore plus compliquée, en raison du plus grand nombre des éléments en présence, et des réactions qu'ils exercent les uns sur les autres.

A très peu d'exceptions près, les teintures sont fortement colorées. Elles deviennent généralement laiteuses, quand on les mélange avec l'eau, par suite de la précipitation des substances grasses et résineuses qu'elles tiennent en dissolution.

On les considère souvent, mais à tort, comme susceptibles d'une longue conservation. Elles sont, de même que toutes les liqueurs alcooliques, exposées à subir la fermentation acétique. De plus, elles changent de couleur, quand on les garde pendant quelques mois, et les métamorphoses éprouvées par leur principes colorants donnent lieu de croire, avec Filhol, que d'autres éléments sont aussi le siège d'altérations profondes. En conséquence, il est prudent de ne pas préparer une trop grande quantité de teintures à la fois, et de préserver ces médicaments de la lumière solaire, qui en activerait la décomposition.

Ch. Ménière, le premier, a étudié au microscope les sédiments qui se déposent dans les teintures alcooliques, et il a deviné l'influence des rayons lumineux sur leur formation. Voici quelques-uns des résultats qu'il a obtenus :

Teinture d'aloès : cristaux d'aloïne, résine jaune, amorphe, sur les parois latérales des flacons.

Teinture d'absinthe : amidon ovoïde, sulfate de calcium, matière grise résineuse.

Teinture de cantharide : matière grasse, cantharidine cristallisée, cristaux indéterminés.

Teinture de colchique : amidon orbiculaire, matière grasse jaune.

Teinture de digitale : matière grasse verte, quelques cristaux blancs en fer de lance, solubles dans un excès d'acide.

Teinture de houblon : précipité jaune, matière cristalline blanche en grande quantité, peut-être du malate de calcium.

Teinture d'ipécacuanha : précipité jaune, sulfate de calcium.

Teinture de jalap : amidon, matière blanche, en général amorphe.

Teinture de jusquiame : hyoscyamine cristallisée (?).

Teinture d'orange : précipité blanc sans amertume, cristaux blancs, aplatis, solubles dans une eau acidulée.

Teinture de pyrèthre : masse cristalline jaune, argentée, insipide, prismatique, colorée en jaune par l'iode ; inuline probablement.

Teinture de rhubarbe : précipité verdâtre, abondant, amidon en partie soluble dans l'alcool ; longues aiguilles, généralement en forme de losange.

Teinture de scille : précipité gris, rosé, très amer, âcre, formé de houppes soyeuses radiées; soluble en partie dans l'alcool.

Teinture de séné : amidon, lamelles affectant toutes les formes géométriques possibles; quelques cristaux blancs, sel de calcium.

Teinture de stramonium : daturine, en cristaux (?) incolores, tronqués, brillants, octaédriques ; fécule.

Teinture de valériane : précipité noir, très adhérent au filtre; amidon, matière jaune.

M. Gay a élargi le champ des recherches de ce genre, en ajoutant à l'emploi du microscope celui du spectroscope.

L'examen microscopique a été fait par lui sur des teintures amenées, par évaporation, à l'état sirupeux. Une goutte du produit, déposée sur une lame de verre et recouverte d'un couvre-objet, laisse cristalliser un certain nombre des principes immédiats qu'elle contient, en vingt-quatre ou quarante-huit heures. Dans ces conditions :

La *teinture d'opium* donne : du *sulfate de morphine*, en prismes aciculaires souvent radiés, agissant peu sur la lumière polarisée ; de la *narcotine*, en gros prismes à six pans terminés par une face plane ou, plus souvent, par deux faces obliques striées à leur surface, très actifs sur la lumière polarisée ; de la *codéine*, en prismes à quatre pans terminés par deux faces obliques non striées, peu actifs sur la lumière polarisée ; de la *narcéine*, en aiguilles déliées, sans action sur la lumière polarisée.

L'origine de l'opium employé à faire la teinture influe sensiblement sur le résultat de l'examen microscopique de ce dernier médicament; les teintures d'opium de Smyrne, d'Égypte et de France donnent surtout des cristaux de *morphine* et de *narcotine;* celle de l'opium de Perse, de la *narcotine* et de la *codéine;* celle de l'opium de Malwa, de la *narcéine* et de la *narcotine;* celle de l'opium de Patna, de la *codéine* et de la *narcotine.*

La *teinture d'aloès* abandonne de l'*aloïne* en aiguilles soyeuses, groupées en houppes radiées et en dendroïdes.

La *teinture de noix vomique* fournit, après un temps assez long, des aiguilles déliées de *strychnine*, disposées en touffes radiées ou sous forme d'arborisations. L'addition d'acide sulfurique accélère la cristallisation : vingt-quatre heures suffisent pour obtenir des prismes aiguillés de sulfate acide de strychnine ; avec l'acide azotique, on a des prismes terminés par deux faces obliques.

La *teinture de quinquina rouge,* évaporée seule, ne donne rien. Etendue d'eau et filtrée, puis additionnée d'acide chlorhydrique, elle laisse déposer, après concentration, de longues aiguilles, isolées ou groupées, et des tables rhombiques aplaties, rayonnant autour d'un centre ou disposées en croix et représentant les *chlorhydrates de quinine* et de *cinchonine.*

En étudiant, au microscope également, les sédiments spontanément abandonnés par les teintures, M. Gay a complété, comme il suit, les données précédemment fournies par Ménière :

Les *teintures d'arnica*, de *belladone*, de *ciguë*, de *jusquiame*, d'*aconit*, de *colchique*, de *scille*, de *valériane* et le *laudanum de Rousseau*, ne laissent déposer aucun principe actif;

La *teinture d'arnica* précipite des cristaux de *sels calcaires*, des grains de *pollen* échinulés et des *poils unicellulaires* rigides, provenant des fleurs de l'arnica ;

Le *laudanum de Rousseau* abandonne des cellules de *levure de bière* et des cristaux octaédriques ;

La *teinture de digitale* donne des aiguilles de *digitaline* et des *poils pluricellulaires* caractéristiques ;

La *teinture de girofle* laisse précipiter des aiguilles soyeuses de *caryophylline;*

Celle de *safran*, des lames rhombiques de *polychroïte;*

Celle de *cannabis*, des cristaux en forme de fer de flèche, unis en groupes étoilés ;

La *teinture d'opium* donne un dépôt amorphe *gommo-résineux;* des lames étroites, allongées, planes, atténuées à une extrémité, tronquées à l'autre, et parfois déchiquetées sur leurs bords. Ces deux dépôts sont caractéristiques, mais il n'a pas été possible d'en déterminer la nature.

Les recherches spectroscopiques, exécutées sur les mêmes médicaments, les ont fait classer en deux groupes, suivant qu'ils donnent ou qu'ils ne donnent pas le spectre de la chlorophylle.

A. *Teintures ne donnant pas le spectre de la chlorophylle.* Ce sont celles que fournissent les bois, les écorces, les racines, les résines et les animaux.

1. *Teintures à spectre continu :* teintures d'*aloès*, d'*arnica* (*fleur*), d'*asa fœtida*, de *benjoin*, de *cannelle de Chine*, de *gentiane*, de *girofle*, d'*iode*, de *jalap*, de *musc*, d'*opium*, de *quinquina*, de *rhubarbe*, de *safran*, de *scille*.

Elles se distinguent les unes des autres par l'étendue de leur spectre normal et par les modifications qu'il éprouve sous l'influence des réactifs (ammoniaque, perchlorure de fer).

Ainsi, sous une épaisseur de 5 millimètres, la *teinture de girofle* présente le même spectre que celle de *l'arnica* sous une épaisseur double.

La *teinture d'opium* offre un spectre différent suivant l'origine de l'opium. Celui de Smyrne donne la teinture la plus colorée. Vue sous une épaisseur de 1 centimètre, elle ne laisse passer que quelques radiations rouge orangé ; le spectre s'étend à mesure qu'on diminue l'épaisseur ; à 5 millimètres, le rouge, l'orangé, le jaune sont visibles ; l'obscurité commence à gauche de la zone E. Les opiums de l'Inde, de Perse, d'Égypte et indigène, fournissent, dans cet ordre, des spectres de plus en plus étendus. Quand on y ajoute quelques gouttes de perchlorure de fer, leur coloration augmente; étendues alors de cinq fois leur volume d'eau, elles présentent des spectres dont les dimensions sont inverses de celles qui viennent d'être citées, pour les mêmes opiums.

2. *Teintures à spectre présentant des bandes d'absorption.* Peu nombreuses; les principales sont les *teintures de valériane* et de *cannelle de Ceylan*. La première donne une bande obscure près de D; la seconde en présente une près de C, qui rappelle celle des teintures à chlorophylle.

B. *Teintures donnant le spectre de la chlorophylle.* Quelques-unes offrent toutes les bandes de la chlorophylle : *jusquiame, digitale, chanvre.* D'autres n'en donnent qu'une partie : *aconit, belladone, houblon, ciguë, séné.* Dans le premier groupe, on n'observe même toutes les bandes qu'avec des alcoolatures récemment préparées; l'alcoolature ancienne ne donne que la bande I. La teinture peut offrir toutes les bandes, si elle a été récemment préparée avec des feuilles sèches bien conservées; mais souvent on n'aperçoit que les bandes I et II; V, VI et VII sont presque toujours confondues en une large bande, qui était la partie le plus réfrangible du spectre (jusquiame). Les teintures et alcoolatures du deuxième groupe ne donnent jamais que la bande I et les bandes V, VI et VII confondues.

M. Cripp a repris l'examen des dépôts fournis par les teintures. Il y a trouvé les substances ci-après :

Teinture de colombo : granules d'amidon, sans trace de colombine.

Teinture de cardamome : tartrate de calcium.

Teinture de quinquina simple : 6,37 p. 100 d'alcaloïdes, dont 3 p. 100 de quinine.

Teinture de quinquina composée : 3,06 p. 100 d'alcaloïdes, principalement de la cinchonine.

Teinture de gentiane : amidon, sucre de gentiane.

Teinture de rhubarbe : acide chrysophanique et oxalate de calcium.

Teinture de girofle préparée depuis dix ans : plus de 1 p. 100 de cristaux de caryophylline.

On divise les teintures en *teintures simples* et en *teintures composées*, suivant qu'elles sont préparées avec un seul ou avec plusieurs médicaments.

a. — TEINTURES SIMPLES.

LAUDANUM DE ROUSSEAU.

Préparation. — 1° *Procédé de Baumé.* — On obtient cette teinture en faisant fermenter du miel en présence de l'opium.

Opium de Smyrne............................	200 gr.
Miel blanc..................................	600
Eau distillée...............................	3000
Levure de bière fraîche.....................	40
Alcool à 60°................................	200

On divise l'opium et on le délaie dans l'eau chauffée à 30 ou 40°; on y ajoute le miel, puis la levure de bière. On place le tout dans un matras, que l'on expose à une température constante de 25 à 30°, jusqu'à ce que la fermentation soit complète. On filtre alors la liqueur, on la concentre au bain-marie jusqu'à ce qu'elle soit réduite à 600 grammes, et on laisse refroidir. On y ajoute les 200 grammes d'alcool et on filtre de nouveau, après vingt-quatre heures (*Codex*).

Dans cette opération, le miel se trouve converti en alcool et en acide carbonique, au contact du ferment, et les principes de l'opium se dissolvent avec facilité dans la liqueur alcoolique. L'alcool ajouté au médicament, à la fin de la préparation, est destiné à remplacer celui qui a été chassé par la chaleur. La fermentation ne doit pas être trop prolongée, autrement le liquide se couvrirait de moisissures.

2° L'abbé Rousseau, médecin de Louis XIV et inventeur de ce médicament, distillait la solution fermentée ; il obtenait ainsi une liqueur aromatique, qu'il mélangeait ensuite au résidu de la distillation, convenablement concentré.

Le produit fourni par cette méthode est plus odorant que celui du Codex.

Caractères. — Le laudanum de Rousseau offre une couleur brune très foncée, une odeur spéciale et une saveur fortement amère. Il est très fluide quand la fermentation du miel a été totale ; lorsqu'il est plus ou moins visqueux, on peut être certain qu'il n'a pas été bien préparé.

1 gramme de cette teinture correspond à 25 centigrammes d'*opium*, à 125 milligrammes d'*extrait d'opium* et à 25 milligrammes de *morphine*, lorsqu'on a employé à sa préparation de l'opium au titre légal. Pour vérifier sa valeur médicamenteuse, on procède au dosage de la morphine, en recourant à l'un des moyens indiqués pour l'extraction de cet alcali (p. 351).

M. Hinsdale préfère se servir de la méthode colorimétrique. Il utilise l'action réductrice de la morphine sur le ferricyanure de potassium. A cet effet, il dissout 15 gouttes de perchlorure de fer et $0^{gr},4$ de ferricyanure de potassium dans 500 grammes d'eau. D'un autre côté, il prend du laudanum pur, et ses dilutions avec 25, 50 et 75 p. 100 d'alcool. A 12 centimètres cubes de chacun de ces liquides on ajoute 12 centimètres cubes d'alcool faible ; on a ainsi quatre solutions types. Dans autant de verres disposés sur du papier blanc, on fait tomber une goutte de chaque solution avec un tube effilé de 5 à 6 millimètres de diamètre. On y ajoute 5 centimètres cubes de la solution de ferricyanure puis, au bout d'une minute, 20 centimètres cubes d'eau et on observe *immédiatement* les colorations produites. En opérant de la même manière avec le laudanum à essayer et en comparant les teintes développées à celles des solutions types, on détermine approximativement la richesse du médicament en morphine. La présence du tannin gêne la réaction ; on élimine cet acide avec un sel de fer.

M. J. Regnauld regrette que le Codex n'ait pas substitué une teinture d'opium convenablement titrée à la bizarre préparation de l'abbé Rousseau. On ne peut qu'être de son avis.

ALCOOL CAMPHRÉ.
Teinture de camphre concentrée.

Camphre...................... 100 gr.
Alcool à 90°.................. 900
On fait dissoudre et on filtre (*Codex*).

EAU-DE-VIE CAMPHRÉE.
Teinture de camphre faible.

Camphre............ .... 100 gr.
Alcool à 60°.................. 3900
On dissout et on filtre (*Codex*).

TEINTURE DE CANNELLE.

Cannelle de Ceylan concassée... 100 gr.
Alcool à 80°.................. 500
On fait macérer en vase clos, pendant 10 jours, en agitant de temps en temps. On passe avec expression et on filtre.
On prépare ainsi les teintures de :
   Anis vert,
   Asa fœtida,
   Badiane,
   Baume de Tolu,

Benjoin,
Boldo,
Buchu,
Cascarille,
Cubèbe,
Eucalyptus,
Euphorbe,
Fève de Calabar,
Gingembre,
Girofle,
Gomme ammoniaque,
Hellébore blanc,
Iris,
Matico,
Myrrhe,
Noix vomique,
Orange amère (zeste),
Panama (bois),
Polygala de Virginie,
Pyrèthre (racine),
Résine de gaïac,
Scammonée.

TEINTURE DE CANTHARIDE.

Cantharides grossièrement pulvé-
risées.............. .... 10 gr.
Alcool à 80°..................,...... 100
On fait macérer en vase clos, pendant
10 jours, on passe avec expression et on
filtre.
On prépare de même les teintures de :
Ambre gris,
Castoréum,
Cochenille,
Musc,
Safran incisé,
Succin,
Vanille (incisée).
La teinture de safran doit être conservée
à l'abri de la lumière (Codex).

TEINTURE D'ESSENCE DE MENTHE.
Esprit de menthe.

Essence de menthe poivrée...... 2 gr.
Alcool à 90°:.................... 98
On prépare, aux mêmes doses, les tein-
tures d'essence de :
Anis vert et ombellifères,
Badiane,
Bergamote,
Cédrat,
Citron,

Genièvre,
Orange,
Oranger (néroli),
Romarin et labiées.
(*Codex.*)
Ces teintures sont fréquemment désignées
sous le nom d'*esprits*.

TEINTURE D'EXTRAIT D'OPIUM.

Extrait d'opium............... 10 gr.
Alcool à 60°.................. 120
On dissout l'extrait dans l'alcool, par une
macération suffisamment prolongée, et l'on
filtre (*Codex*).

TEINTURE DE GENTIANE.

Racine de gentiane .... 100 gr.
Alcool à 60°.................. 500
On fait macérer pendant 10 jours, on
passe avec expression et on filtre.
On prépare de même les teintures de :
Absinthe,
Aconit (feuilles),
  —   (racine),
Aloès,
Arnica (fleurs),
Belladone (feuilles),
Cachou,
Chanvre de l'Inde (sommités),
Ciguë (feuilles),
Coca,
Colchique (semences),
Colombo,
Digitale,
Gaïac (bois),
Ipécacuanha,
Jaborandi.
Jalap,
Jusquiame (feuilles),
Kino,
Lobélie enflée,
Noix de galle,
Quassia amara,
Quinquina gris,
  —   jaune,
  —   rouge,
Ratanhia,
Rhubarbe,
Scille,
Séné (feuilles),
Stramoine (feuilles),
Valériane.   (*Codex.*)

b. TEINTURES COMPOSÉES.

TEINTURE D'ABSINTHE COMPOSÉE.
Élixir stomachique de Stoughton.

Sommités sèches d'absinthe.,.. 25 gr.
  —   —   chamœdrys. 25
Racine de gentiane........... 25
Écorce d'orange amère........ 25
Rhubarbe choisie............ 25
Aloès du Cap................ 5

Cascarille.................. 5 gr.
Alcool à 60°................ 1000
On fait macérer pendant 10 jours, on
passe avec expression et on filtre (*Codex*).

TEINTURE D'ALOÈS COMPOSÉE.
Élixir de longue vie.

Aloès du Cap................ 40 gr.

Racine de gentiane............ 5 gr.
—   rhubarbe........... 5
—   zédoaire............ 5
Safran...................... 5
Agaric blanc................. 5
Thériaque................... 5
Alcool à 60°................. 2000

On verse l'alcool sur toutes les substances, convenablement divisées; on laisse macérer pendant 10 jours, on exprime et on filtre (*Codex*).

10 grammes de cette teinture contiennent 20 centigr. d'aloès.

TEINTURE BALSAMIQUE.
Baume du Commandeur de Permes.

Racine d'angélique............ 10 gr.
Sommités fleuries d'hypéricum. 20
. Alcool à 80°.................. 720

On verse l'alcool sur les substances convenablement divisées, on laisse en contact pendant 8 jours. On passe avec forte expression et on ajoute à la liqueur :

Aloès du Cap..... .... 10 gr.
Myrrhe........................ 10
Oliban........................ 10
Baume de Tolu................ 60
Benjoin...................... 60

On fait encore macérer pendant 10 jours et on filtre (*Codex*).

TEINTURE D'ESSENCE DE CITRON COMPOSÉE.
Eau de Cologne.

Essence de bergamote........ 10 gr.
—   Portugal.. 10
—   citron............ 10
—   fleur d'oranger.... 2
—   romarin.......... 2
Alcool à 90°.................. 1000

TEINTURE DE GENTIANE ALCALINE.
Élixir amer de Peyrilhe.

Racine de gentiane conc...... 100 gr.
Carbonate de sodium:......... 20
Alcool à 60°............. 3000

On fait macérer pendant 10 jours, on passe avec expression et on filtre (*Codex*).

GOUTTES AMÈRES DE BAUMÉ.

Fève Saint-Ignace râpée...... 500 gr.
Carbonate de potassium........ 5
Suie.... 1
Alcool à 60°......... 1000

On fait macérer pendant 10 jours, on passe avec expression et on filtre (*Codex*).

TEINTURE DE JALAP COMPOSÉE.
Eau-de-vie allemande.

Racine de jalap................ 80 gr.
—   turbith.............. 10
Scammonée d'Alep............. 20
Alcool à 60°.................. 960

On fait macérer pendant 10 jours et on filtre (*Codex*).

TEINTURE D'OPIUM CAMPHRÉE.
Élixir parégorique (pharm. de Dublin).

Extrait d'opium............... 3 gr.
Acide benzoïque.............. 3
Essence d'anis................ 3
Camphre...... 2
Alcool à 60°.................. 650

On laisse macérer pendant 8 jours et on filtre (*Codex*).

1 gr. de cette teinture contient 5 milligrammes d'extrait d'opium.

TEINTURE DE RAIFORT COMPOSÉE.
Teinture antiscorbutique.

Racine fraîche de raifort....... 200 gr.
Semence de moutarde noire.... 100
Chlorure d'ammonium......... 50
Alcool à 60°................. 400
Alcoolat de cochléaria composé. 400

On coupe la racine de raifort en tranches très minces, et on pulvérise la graine de moutarde et le chlorure d'ammonium. On fait macérer le tout dans les liquides alcooliques, pendant 10 jours, on passe avec expression et on filtre (*Codex*).

II. — ALCOOLATS.

Les alcoolats sont des solutions alcooliques obtenues par distillation. Ils ont porté d'abord, comme les teintures, les noms de *Gouttes*, *Baumes*, *Élixirs*, *Eaux*, *Quintessences*, *Esprits*, etc.

Préparation. — On les prépare toujours au bain-marie. Le titre de l'alcool qui leur sert de véhicule est calculé proportionnellement à la quantité d'huile essentielle à dissoudre. Il est de 80 degrés centésimaux, pour les alcoolats simples et pour le plus grand nombre des alcoolats composés; cependant le Codex prescrit l'alcool à 60° pour l'alcoolat vulnéraire.

Les substances médicinales sur lesquelles on fait agir ce liquide sont d'origine végétale, à très peu d'exceptions près. On les emploie fraîches ou sèches. Dans les deux cas, on les soumet à une division préalable, qui facilite l'action du dissolvant. On les place ensuite dans le bain-marie de l'alambic et on les laisse macérer pendant quelques jours avec l'alcool, avant de distiller. Cette précaution est surtout utile quand on opère sur des produits secs ; elle permet au liquide de les pénétrer et d'enlever la totalité de leurs principes volatils.

Pour les alcoolats simples, on ajoute souvent à l'alcool un hydrolat aromatique, dans le but de prévenir la dessiccation des médicaments que l'on distille et, par suite, d'augmenter la suavité du produit.

On a proposé de simplifier la préparation des alcoolats, en substituant aux plantes les essences qu'elles contiennent, prises dans des proportions convenables. Ce procédé est défectueux ; il ne donne pas d'alcoolats identiques à ceux du formulaire légal.

Caractères. — Les alcoolats sont tous incolores et aromatiques. Leur odeur varie suivant la nature des éléments qui les constituent ; en outre, elle est moins agréable au moment de la préparation que plus tard, et quand on a distillé à siccité que lorsqu'il est resté un peu de liquide dans l'alambic. Elle est généralement faible, et elle devient plus prononcée par l'addition de l'eau.

La composition de ces médicaments est plus simple que celle des eaux distillées, en raison de la température relativement basse qui suffit pour volatiliser leur véhicule. On n'y trouve guère que des essences dissoutes dans l'alcool ; toutefois, il existe du carbonate d'ammonium dans l'*esprit volatil aromatique de Sylvius*, de l'acide formique dans l'*eau de magnanimité*, etc.

Ceux qui contiennent peu d'essence (*alcoolats simples, alcoolat vulnéraire*) ne se troublent pas quand on y ajoute de l'eau ; ceux qui, au contraire, en sont très chargés, donnent avec l'eau un mélange laiteux (*alcoolat de mélisse*).

On range les alcoolats en deux groupes : on appelle *alcoolats simples* ceux qui ne renferment qu'une seule substance médicinale, et *alcoolats composés* ceux que l'on prépare avec plusieurs médicaments.

Les altérations qu'ils éprouvent tous, à la longue, résultent de l'action de l'air sur l'alcool et sur les essences (V. *ces médicaments*). On peut retarder leur oxydation en les enfermant dans des flacons pleins et hermétiquement bouchés, que l'on place à l'abri de la lumière.

a. — ALCOOLATS SIMPLES.

ALCOOLAT D'ANIS.
Esprit d'anis.

Fruits d'anis................. 1000 gr.
Alcool à 80°................. 8000

On laisse macérer pendant 2 jours et on distille au bain-marie, de manière à retirer la presque totalité de l'alcool employé (*Codex de 1866*).

On prépare de la même manière les alcoolats de :

Carvi,   Fenouil,
Coriandre,

et ceux des autres fruits d'Ombellifères.

ALCOOLAT DE CANNELLE.
Esprit de cannelle.

Cannelle de Ceylan.......... 1000 gr.
Alcool à 80°................. 8000

On réduit la cannelle en poudre grossière, on la fait macérer dans l'alcool pendant 4 jours et on distille au bain-marie, de manière à retirer toute la partie spiritueuse (*Codex de 1866*).

On prépare de la même manière les alcoolats de :

Badiane,   Girofle, etc.
Genièvre,

ALCOOLAT D'ÉCORCE D'ORANGE.
Esprit d'orange.

Zestes d'orange.............. 1000 gr.
Alcool à 80°................. 6000

On fait macérer pendant 2 jours et on distille au bain-marie, de manière à retirer toute la partie spiritueuse (*Codex de 1866*).

On prépare de même les alcoolats de :

Bergamote,   Citron,
Cédrat,   Fleur d'oranger.

ALCOOLAT DE ROMARIN.
Esprit de romarin.

Feuilles récentes de romarin.. 1000 gr.
Alcool à 80°................. 3000
Eau distillée de romarin...... 1000

On fait macérer pendant 4 jours et on distille au bain-marie, jusqu'à ce qu'on ait obtenu :

Alcoolat de romarin........ 2500 gr.

On prépare de la même manière les alcoolats de :

Lavande,   Menthe poivrée,

et ceux de toutes les autres Labiées (*Codex de 1866*).

b. — ALCOOLATS COMPOSÉS.

ALCOOLAT DE COCHLÉARIA.
Esprit ardent de cochléaria.

Feuilles fraîches de cochléaria. 3000 gr.
Racine fraîche de raifort...... 400
Alcool à 80°................. 3500

On contuse d'abord le cochléaria avec le raifort coupé en tranches très minces et on met le tout avec l'alcool dans un bain-marie.

On laisse macérer pendant 2 jours et on recueille, par distillation :

Alcoolat de cochléaria........ 3000 gr.

ALCOOLAT DE FIORAVANTI.
Alcoolat de térébenthine composé.
Baume de Fioravanti.

Térébenthine du mélèze....... 500 gr.
Résine élémi................. 100
   —   tacamaque.,.. 100
Succin...................... 100
Styrax liquide............... 100
Galbanum.............. .. .., 100
Myrrhe....... 100
Baie de laurier.............. 100
Aloès...................... . 50
Racine de galanga........... 50
   —   gingembre.......... 50
   —   zédoaire............. 50
Cannelle de Ceylan.......... 50
Girofle........... 50
Muscade.................... 50
Dictame de Crète............ 50
Alcool à 80°................. 3000

On réduit en poudre grossière les racines, ainsi que la cannelle, les girofles, les muscades et les baies de laurier; on laisse macérer pendant 4 jours dans l'alcool. On ajoute le succin pulvérisé, les résines, les gommes-résines, le styrax et la térébenthine; on laisse encore en contact pendant 2 jours et on distille au bain-marie, jusqu'à ce qu'on ait obtenu :

Alcoolat de Fioravanti........ 2500 gr.

ALCOOLAT DE GARUS.

Aloès..................... 5 gr.
Myrrhe.................... 2
Girofle.................... 5
Muscade...... 10
Cannelle de Ceylan... 20
Safran..... 5
Alcool à 80°............... 5000

On fait macérer dans l'alcool pendant 4 jours toutes les substances concassées. On filtre le produit de la macération, on ajoute 1 litre d'eau et on distille au bain-marie toute la partie spiritueuse.

Pour obtenir l'*Élixir de Garus*, on prend :

Alcoolat de Garus............ 1000 gr.
Vanille..................... 1
Safran..................... 0.50

On fait macérer pendant 2 jours. D'autre part on prend :

Capillaire du Canada.......... 20 gr.
Eau bouillante............... 500

On fait infuser pendant une demi-heure, on passe avec expression et on ajoute :

Eau de fleur d'oranger........ 200 gr.
Sucre blanc................. 1000

On fait un sirop que l'on mélange au macéré de safran et de vanille dans l'alcoolat, et on filtre au papier (*Codex*).

ALCOOLAT DE MÉLISSE.
Eau de mélisse des Carmes. Eau de mélisse spiritueuse.

Mélisse fraîche en fleur....... 900 gr.
Zeste frais de citron......... 150
Cannelle de Ceylan.......... 80

Girofle...................... ... 80 gr.
Muscade..................... 80
Coriandre................... 40
Racine d'angélique........... 40
Alcool à 80°.................. 5000

On coupe la mélisse et les zestes de citron, on concasse les autres substances, on fait macérer le tout dans l'alcool pendant 3 jours et on distille au bain-marie, pour retirer toute la partie spiritueuse.

On obtient l'*Eau de mélisse jaune* en ajoutant à 1000 gr. d'alcoolat de mélisse 5 gr. de teinture de safran (*Codex*).

La formule primitive et le manuel opératoire de ce médicament sont bien plus compliqués que ceux du formulaire légal actuel, d'après le Codex de 1828, dont voici les indications :

On prépare, séparément, des alcoolats de *substances sèches* : cannelle, girofle, muscade, fruits d'anis et de coriandre, écorce sèche de citron, en faisant macérer pendant 2 jours 96 p. de chacune de ces substances avec 1000 p. d'alcool bien pur à 22° Baumé.

D'un autre côté, on fait avec les *plantes vertes*, prises au moment où elles sont le plus aromatiques et dans la même proportion que les substances sèches, les alcoolats de : angélique (feuilles et racines), romarin, marjolaine, hysope, thym et sauge.

On distille enfin, toujours suivant les mêmes quantités, de l'alcool et des sommités de mélisse fraîche cueillies au mois de mai, avant la floraison, ou au mois de septembre.

On met ensuite les alcoolats dans trois récipients différents :

1° Alcoolats d'*aromates secs* :

Alcoolat de cannelle............... 3,5 p.
— girofle............. 3,0
— muscade............ 3,0
— anis................ 2,0
— coriandre 3,5
— citron............ . 0,25

2° Alcoolats de *plantes vertes* :

Alcoolat d'angélique............ 10,0 p.
— romarin............. 6,0
— marjolaine............ 7,0
— hysope.............. 8,0
— thym.............. 7,0
— sauge.............. 15,0

3° Alcoolat de *mélisse* seul.

Dans chacun des récipients on puise les quantités suivantes :

Alcoolats d'aromates secs......... 5 p.
— de plantes fraîches....... 5
— de mélisse simple....... 5,5

A leur mélange on ajoute 1/10 d'eau de fontaine et 1/80 de leur poids de sucre pulvérisé, puis on distille au bain-marie les 4/5 du liquide total. Le produit est très suave.

ALCOOLAT VULNÉRAIRE.
Eau vulnéraire spiritueuse.

Feuilles fraîches d'absinthe.... 100 gr.
— angélique.. 100
— basilic..... 100
— calament... 100
— fenouil..... 100
— hysope..... 100
— marjolaine.. 100
— mélisse..... 100
— menthe.... 100
— origan..... 100
— romarin.... 100
— rue........ 100
— sarriette ... 100
— sauge...... 100
— serpolet.... 100
— thym....,.. 100
Sommités fleuries d'hypéricum. 100
Fleurs de lavande............. 100
Alcool à 80°.................. 4500

On incise les plantes, on les fait macérer pendant 5 jours dans l'alcool et on distille, jusqu'à ce qu'on ait obtenu :

Alcoolat vulnéraire........... 3000 gr.

III. — EXTRAITS ALCOOLIQUES.

Préparation. — La préparation des extraits alcooliques comprend trois opérations, savoir : le traitement du médicament par l'alcool, la distillation de la liqueur alcoolique et la concentration du résidu.

a. Traitement par l'alcool. — L'alcool qui sert à préparer ces extraits doit être faible (60°) lorsque les substances à épuiser sont riches en principes extractifs (*digitale, ipécacuanha, quinquina, salsepareille, solanées,* etc.). On le prend au titre de 80° quand il s'agit de dissoudre presque exclusivement des alcaloïdes, des résines ou des essences (*noix vomique, fève du Calabar,* etc.).

Pour épuiser la substance médicamenteuse, on a généralement recours à la macération ou à la lixiviation ; toutefois, on traite par digestion les semences de colchique et de solanées ; la fève du Calabar exige une digestion suivie d'une lixiviation à l'alcool bouillant.

Lorsque la lixiviation est nécessaire, elle peut être effectuée dans l'appareil de Payen ou dans un de ceux qui ont été imaginés postérieurement par MM. Kopp, Maumené, Cazeneuve et Caillol, Barbier, Guérin, etc. (V. p. 11 et 13).

b. Distillation. — La liqueur alcoolique une fois obtenue est distillée ensuite, *au bain-marie*, pour éviter la perte du dissolvant. Cette opération offre, en outre, l'avantage de concentrer partiellement le liquide à l'abri de l'air.

c. Concentration. — Ce qui reste dans l'alambic est enfin évaporé au bain-marie, avec les précautions indiquées pour les extraits aqueux (*page 726*). Ce dernier liquide est toujours plus ou moins trouble, mais le Codex ne le fait pas filtrer avant la concentration, ce qui, du reste, changerait notablement la composition du produit.

Extraits aqueux repris par l'alcool. — On a conseillé de préparer les extraits alcooliques en traitant par l'alcool les extraits aqueux ; on élimine ainsi les principes qui ne sont solubles que dans l'eau, mais le produit ne ressemble pas à celui que fournit l'action directe de l'alcool sur le médicament. Il ne saurait avoir exactement la même composition, car les éléments solubles dans l'alcool ne peuvent être entraînés par l'eau qu'à la faveur des autres principes auxquels ils sont associés, c'est-à-dire dans une faible mesure. En outre, ce procédé est encore défectueux en ce qu'il livre l'extrait à deux évaporations successives.

La méthode inverse, qui consiste à reprendre par l'eau les extraits alcooliques, n'est en réalité qu'un mode de préparation des extraits aqueux. Comme la précédente, elle donne des extraits également solubles dans l'eau et dans l'alcool, mais elle a l'inconvénient de les exposer plus longtemps à l'influence décomposante de l'air et de la chaleur que les extraits alcooliques.

Extraits d'alcoolatures. — L'usage des extraits que laisse l'évaporation des alcoolatures a été proposé par Pache, de Vienne. Il ne s'est pas généralisé, bien que Schroff affirme que ces extraits sont deux fois plus actifs que les extraits alcooliques ordinaires.

Extraits alcooliques de sucs dépurés. — Enfin, pour préparer les extraits de plantes narcotiques, Fr. Mohr recommande de concentrer à consistance sirupeuse leur suc dépuré par la chaleur, d'y mélanger alors leur poids d'alcool anhydre et d'évaporer la liqueur, après l'avoir filtrée. Guibourt atteste l'efficacité des extraits obtenus par ce moyen.

Caractères. — Les extraits alcooliques sont un peu moins colorés et vraisemblablement moins altérés que les extraits aqueux. Ces qualités tiennent à ce que l'évaporation des liqueurs se fait en grande partie à l'abri de l'air, dans le bain-marie de l'alambic, et à une température plus basse que celle à laquelle ces derniers sont exposés.

Leur composition diffère de celle des extraits aqueux par la présence, en proportion plus élevée, des alcaloïdes, des résines, des essences et des corps gras, et par la diminution des principes extractifs, surtout lorsqu'ils sont préparés avec l'alcool à 80° (V. *Extraits aqueux*).

Pharmacologie. — L'idée d'appliquer l'alcool à la préparation des extraits a été inspirée par le double besoin d'épuiser plus complètement les médicaments de leurs substances actives, et d'éliminer des extraits les éléments plus ou moins inertes que l'eau dissout, tels que les matières extractives, gommeuses, amylacées, etc. Il résulte de ces effets, que les extraits alcooliques offrent, en général, une énergie plus considérable que celle des extraits aqueux. Ces deux espèces de médicaments ne peuvent donc pas se suppléer réciproquement, sous le même poids.

Il est presque toujours facile de conserver les extraits alcooliques ; ils prêtent moins à la fermentation que les extraits aqueux, en raison de leur composition chimique. Néanmoins, il est indispensable de les soustraire au contact de l'air et de l'humidité, aussi de s'assurer fréquemment qu'ils ne sont le siège d'aucun développement cryptogamique.

Le tableau ci-contre, puisé dans la pharmacopée légale de 1866, résume les proportions d'extrait alcoolique fourni par les plantes médicinales les plus importantes.

Quantités d'extrait produites par un kilogramme des substances ci-après :

DÉNOMINATION.	PARTIES EMPLOYÉES.	VÉHICULE.	PRODUIT EN GRAMMES.
ACONIT............	Feuille sèche.......	Alcool à 60°.......	225
AGARIC BLANC......	Substance sèche ...	— à 60	100
ANÉMONE PULSATILE..	Feuille sèche.......	— à 60	200
BELLADONE	Feuille sèche.......	— à 60	210
CAÏNÇA........... .	Racine............	— à 60	200
CANTHARIDE........	Insecte sec........	— à 60	200
CIGUE.............	Feuille sèche.......	— à 60	240
CIGUE.............	Semence..........	— à 60	110
COLCHIQUE.........	Semence......... .	— à 60	97
COLOMBO	Racine............	— à 60	162
COLOQUINTE........	Chair sèche.......	— à 60	150
DIGITALE	Feuille sèche.......	— à 60	300
FÈVE DU CALABAR ...	Semence...........	— à 80	30
GRENADIER..........	Éc. de racine sèche.	— à 60	180
HOUBLON	Cône sec..........	— à 60	200
IPÉCACUANHA	Racine............	— à 60	200
JALAP	Racine....,......	— à 90	90
JUSQUIAME (noire)...	Feuille sèche.......	— à 60	280
JUSQUIAME (noire)...	Semence..........	— à 60	160
NARCISSE DES PRÉS...	Fleur sèche.......	— à 60	200
NOIX VOMIQUE.......	Semence..........	— à 80	106
PAVOT BLANC........	Capsule sèche......	— à 60	150
POLYGALA	Racine............	— à 60	160
QUINQUINA CALISAYA.	Écorce............	— à 60	270
QUINQUINA HUANUCO..	Écorce............	— à 60	210
QUINQUINA (rouge)...	Écorce............	— à 60	250
RUE...............	Feuille sèche.......	— à 60	250
SABINE............	Feuille sèche.......	— à 60	190
SAFRAN...........	Stigmate sec.......	— à 60	500
SALSEPAREILLE	Racine............	— à 60	150
SCAMMONÉE........	Substance sèche....	— à 90	750
STRAMOINE...,.....	Feuille sèche.......	— à 60	210
STRAMOINE.........	Semence..........	— à 60	70
VALÉRIANE.	Racine sèche.......	— a 60	180

§ 1. EXTRAIT D'ERGOT DE SEIGLE.
Ergotine.

Préparation. — 1° *Procédé de M. Bonjean.*

Ergot de seigle broyé au moulin......................	1000 gr.
Eau distillée...	5000
Alcool à 90°...........	Q. S.

L'ergot est introduit dans un appareil à déplacement, avec le double de son poids d'eau. Après 12 heures de contact, on laisse écouler le liquide et on le chauffe au bain-marie, pour obtenir un coagulum que l'on rejette.

Le marc est ensuite épuisé par le reste de l'eau et on évapore ce liquide à consistance sirupeuse. On y ajoute alors la première solution et on met le tout dans un flacon de capacité double; on y verse de l'alcool à 90°, jusqu'à ce que le liquide commence à perdre sa transparence. On agite le mélange, on le décante et on évapore en consistance d'extrait mou (*Codex*).

2° *Procédé de M. Carles.* — La poudre demi-fine d'ergot de seigle préalablement desséché est traitée par *macération* dans l'eau froide. Le liquide obtenu est ensuite évaporé, jusqu'à ce qu'il marque 24° Baumé, à la température du bain-marie, ou 29° à froid, ou encore jusqu'à ce qu'il pèse le tiers de l'ergot mis en œuvre.

Cet extrait étant entièrement *refroidi* est additionné de 6 fois son poids d'alcool à 90°, et le mélange est abandonné au repos pendant 24 heures. On le jette alors sur un filtre et on concentre le liquide clair, de manière à n'y laisser que 9 à 10 p. 100 d'eau. Un kilogr. d'ergot fournit de 30 à 90 grammes d'extrait.

3° *Procédé de M. Catillon.* — M. Catillon épuise l'ergot par lixiviation, avec 5 fois son poids d'alcool à 72°, dont il chasse les dernières portions, en versant sur la poudre un poids d'eau égal au sien. Le liquide est distillé au bain-marie et le résidu, filtré après refroidissement, est concentré, à la vapeur, en consistance d'extrait ferme.

Le rendement est supérieur à celui des précédentes méthodes; il dépasse 10 p. 100 du poids de l'ergot.

4° *Procédé de M. Yvon. Extrait fluide.* — L'ergot de seigle étant grossièrement pulvérisé, on lui enlève son huile fixe par un lavage au sulfure de carbone. On le fait sécher à l'air et à l'abri de la lumière, jusqu'à disparition de l'odeur du dissolvant, et on l'épuise *à froid*, par déplacement, avec de l'eau distillée contenant 4 millièmes d'acide tartrique. Le liquide est chauffé, de façon à coaguler les matières albuminoïdes, et concentré au bain-marie, au tiers de son volume. On filtre, après refroidissement, et on fait digérer avec du carbonate de calcium récemment précipité, pour saturer l'acide tartrique. On filtre, on évapore en consistance sirupeuse et on précipite par l'alcool à 90°. Après filtration nouvelle, on décolore par le noir animal lavé, on filtre encore, on dissout une dernière fois dans l'eau distillée et on ajoute à la solution 0gr,15 d'acide salicylique par 100 grammes d'ergot. Avec de l'eau simple et de l'eau de laurier-cerise on complète un poids de liquide égal à celui de l'ergot employé. On laisse reposer pendant quelques jours, dans un endroit frais, et on enferme l'extrait dans de petits flacons.

Ce liquide correspond à son propre poids d'ergot. Il est inaltérable et commode pour les injections hypodermiques.

Caractères. — Cet extrait est beaucoup plus actif que celui qu'on prépare avec l'eau seulement. On le désigne habituellement sous le nom impropre d'*ergotine*, qui lui a été donné par Bonjean. Il a pour principe actif l'*ergotinine*, qui se trouve associée à une forte proportion de substances extractives et résineuses, dont la saveur amère et l'odeur de viande rôtie sont caractéristiques.

Sa couleur est le rouge plus ou moins vif. Il est *entièrement soluble dans l'alcool* à 70° et presque entièrement dans l'eau. La solution est rougeâtre, très acide et douée de l'odeur spécifique de l'ergot de seigle.

Pharmacologie. — L'extrait d'ergot de seigle est généralement administré en pilules, plus rarement sous forme de potion. Dissous dans un véhicule approprié, il sert encore à préparer des injections sous-cutanées. A cet effet, Bucquoy et Moutard-Martin le dissolvaient tout d'abord dans la glycérine. L'introduction de ce liquide sous la peau est douloureuse; Bonjean a proposé d'y substituer la solution suivante :

> Ergotine.. 1 partie.
> Eau distillée de laurier-cerise...................... 1 —

On fait dissoudre au bain-marie, on laisse reposer pendant 5 jours et on filtre avec soin, sans agiter. On ajoute au liquide un poids de charbon animal lavé égal à celui de l'ergotine employée ; après 24 heures de contact, on filtre et on conserve dans des flacons bouchés en verre. La solution équivaut sensiblement à son poids d'ergot de seigle ; elle se conserve indéfiniment.

Pour éviter cette longue manipulation, on peut recourir à l'extrait fluide de M. Yvon.

Les solutions aqueuses d'ergotine et l'ergotinine elle-même sont facilement envahies par des microgermes destructeurs et nuisibles aux malades. On ne peut prévenir cette altération qu'en stérilisant les vases où l'on conserve l'ergotine et l'eau dans laquelle on la dissout. L'eau distillée de laurier-cerise et tous les antiseptiques non irritants peuvent aider aussi à la conservation de ces médicaments,

M. Conrad prépare des *cylindres d'ergotine* portatifs, en fondant ensemble de la gélatine et l'extrait d'ergot de seigle. Il divise ensuite le mélange en petits pains contenant chacun 20 centigrammes d'ergotine. Au moment du besoin, on dissout un de ces pains dans la quantité d'eau nécessaire ; la chaleur fournie par la combustion d'une allumette suffit à déterminer la dissolutiou.

§ 2. EXTRAIT D'IPÉCACUANHA.

Préparation. — 1° Le Codex fait préparer cet extrait par lixiviation, au moyen d'alcool à 60°. Sur la poudre, modérément tassée dans l'appareil, on verse une quantité d'alcool suffisante pour assurer son imprégnation totale. Douze heures après, on lessive jusqu'à ce qu'on ait employé un poids d'alcool 6 fois plus fort que celui de l'ipécacuanha. Le liquide est distillé ensuite et le résidu est concentré en consistance d'extrait mou.

2° M. Patel a fait remarquer que le rendement de l'ipécacuanha n'est pas de 20 p. 100, comme l'indique le formulaire légal de 1866, mais de 28 à 30 p. 100, lorsqu'on suit le procédé officiel. Si l'on reprend par l'eau froide le produit alcoolique, on obtient alors le chiffre de 20 p. 100 d'extrait, par le fait de la soustraction de principes réputés inertes par l'auteur (1).

(1) M. Duboe-Dausse donne comme rendements maxima : pour l'alcool, 32 p. 100 et 16,50 p. 100 pour l'extrait repris par l'eau.

'En' conséquence et pour éviter des différences marquées dans l'énergie du médicament, M. Patel conseille de dissoudre dans l'eau froide l'extrait du Codex, de filtrer la solution et de l'évaporer en consistance convenable. Lorsqu'on emploiera cet extrait, pour préparer le sirop d'ipécacuanha, il sera nécessaire de réduire de 3 dixièmes la proportion portée au Codex.

. 3° *Éméline brune.* — Magendie a recommandé sous ce nom un extrait d'ipécacuanha préparé avec l'alcool à 90°, redissous dans l'eau et amené à l'état *sec*. Ce produit est à peu près abandonné. .

EXTRAIT DE BELLADONE (RACINE).

Racine de belladone.......... 1000 gr.
Alcool à 60°................. 6000
Eau distillée................. Q. S.

Les racines, réduites en poudre grossière, sont mises à digérer, à une douce chaleur, dans la moitié de l'alcool; on passe avec expression. Le marc est soumis à une deuxième digestion, dans la seconde moitié de l'alcool; on passe et on filtre les liquides réunis.

On retire l'alcool par distillation et on concentre le résidu au bain-marie. Le produit est ensuite dissous dans 4 fois son poids d'eau distillée froide; on filtre la solution et on l'évapore, au bain-marie, en consistance pilulaire.

On prépare, de la même manière, les extraits de :

    Ciguë (semence),
    Colchique (semence),
    Jusquiame (semence),
    Stramoine (semence).

              (*Codex.*)

C'est à tort que le Codex appelle ces médicaments : *extraits alcooliques;* ce sont de véritables *extraits aqueux.*

EXTRAIT ALCOOLIQUE DE DIGITALE.

Feuilles sèches de digitale.... 1000 gr.
Alcool à 60°................. 6000

On pulvérise les feuilles de digitale et on introduit la poudre dans un appareil à déplacement. On verse sur cette poudre, modérément tassée, la quantité d'alcool nécessaire pour qu'elle en soit pénétrée dans toutes ses parties; on ferme alors l'appareil et on laisse les deux substances en contact pendant 12 heures. Au bout de ce temps, on rend l'écoulement libre et on fait passer successivement sur la digitale la totalité de l'alcool prescrit.

On distille la liqueur alcoolique, pour en retirer toute la partie spiritueuse, et on concentre au bain-marie, en consistance d'extrait mou.

. On prépare de la même manière les extraits alcooliques de :

    Aconit (racine),
    Chanvre de l'Inde (sommités fleuries),
    Coça,
    Gelsemium sempervirens (racine),
    Grenadier (racine),

    Ipécacuanha,
    Jaborandi,
    Orme (écorce),
    Polygala,
    Quinquina gris,
       —   jaune,
       —   rouge,
    Rue,
    Sabine,
    Salseparcille,
    Valériane.

                  (*Codex.*)

EXTRAIT DE FÈVE DE CALABAR.

Fève de Calabar.............. 1000 gr.
Alcool à 80°................. 5000

On réduit les fèves en poudre très ténue; on fait digérer cette poudre avec 1 litre d'alcool, dans le bain-marie d'un alambic que l'on maintient à une douce chaleur pendant 2 heures environ. Après ce temps, on introduit le mélange dans le cylindre d'un appareil à déplacement. Lorsque le liquide résultant de cette digestion cesse de couler, on verse sur la poudre un deuxième litre d'alcool bouillant et on continue ainsi jusqu'à ce que le liquide passe à peine coloré.

On réunit les solutions et on les distille, de façon à recueillir tout l'alcool; on achève l'évaporation au bain-marie, en consistance d'extrait.

Il est nécessaire d'agiter sans cesse, vers la fin de l'opération, pour rendre le produit homogène.

1000 gr. de fèves de Calabar fournissent de 25 à 30 gr. d'extrait de consistance pilulaire (*Codex*).

EXTRAIT DE NOIX VOMIQUE.

Noix vomique .... 1000 gr.
Alcool à 80°......., ... 8000

On réduit la noix vomique en poudre grossière et on la fait macérer, pendant 2 ou 3 jours, dans les 3/4 de l'alcool. On passe avec expression et on filtre. On verse sur le marc le reste de l'alcool prescrit, on laisse macérer de nouveau, on passe, on exprime et on filtre. On réunit les deux liqueurs obtenues et on les soumet à la distillation, pour en retirer toute la partie spiritueuse. On concentre le résidu en consistance d'extrait (*Codex*).

EXTRAIT DE SCILLE.

Squames sèches de scille concassées...................... 1000 gr.
Alcool à 60°................. 8000

On fait macérer pendant 10 jours les squames de scille dans les 3/4 de l'alcool, on passe avec expression et on filtre. On verse sur le marc le reste de l'alcool et, après 3 jours, on exprime de nouveau et on filtre. On réunit les teintures, on les distille au bain-marie, pour en retirer toute la partie spiritueuse, et on évapore en consistance d'extrait mou.

On prépare de la même manière les extraits alcooliques de :

Cantharide,
Colombo,
Coloquinte,
Houblon (cône),
Lactucarium,
Pavot blanc (capsule),
Safran.   (Codex.)

M. Dieterich admet que les capsules du pavot blanc contiennent de la morphine, dans la proportion de $0^{gr},032$ p. 100 de leur poids, ce qui, au rendement de 15 p. 100, donne à l'extrait une richesse de $0^{gr},21$ p. 100 de morphine.

M. Hesse pense que l'alcaloïde du pavot blanc n'est pas la morphine ; c'est pour lui la *rhœadine*, qui se distingue de la première par son insolubilité dans la lessive de soude étendue et par la coloration *rouge* que sa dissolution acide prend sous l'influence de la chaleur.

QUINIUM.

Le quinium est un extrait alcoolique de quinquina, que l'on obtient de la manière suivante :

On réunit plusieurs espèces de quinquina, de telle sorte que leur mélange contienne deux fois plus de quinine que de cinchonine ; on ajoute à la poudre la moitié de son poids de chaux éteinte et on épuise le tout avec l'alcool à 90° bouillant. On distille la solution, pour en retirer la plus grande partie de l'alcool, et on évapore le reste à siccité au bain-marie.

Le quinium doit contenir environ 33 p. 100 d'alcaloïdes. Mais il ne renferme ni acide quinique, ni acide quinotannique, ni la totalité des principes résineux du quinquina. Sa composition ne représente donc pas exactement celle du quinquina, comme on l'a souvent répété.

M. Carles le regarde comme inférieur à l'extrait alcoolique ordinaire de quinquina ; il n'a pu en faire cristalliser les alcaloïdes, qui lui ont paru très altérés.

CHAPITRE XXIII

MÉDICAMENTS PRÉPARÉS AVEC LA GLYCÉRINE.

GLYCÉRÉS.

Les préparations pharmaceutiques dont l'excipient est la glycérine ont été introduites par Cap dans la pratique médicale, en 1853. Elles sont tantôt liquides et tantôt demi-solides. Cap nommait les premières *glycérolés* et les autres *glycérats*. Le Codex a conservé ces deux espèces de médicaments, mais il leur applique la dénomination commune de *glycérés*.

Préparation. — Les glycérés *liquides* sont des solutions ou des mélanges opérés avec la glycérine et une ou plusieurs substances médicamenteuses. Ils sont très nombreux et très usités. Leur inaltérabilité et la commodité de leur emploi justifient la faveur dont ils sont l'objet. On les prépare à froid ou à chaud, suivant la nature des produits à traiter.

Pour obtenir les glycérés *solides*, on fait chauffer d'abord la glycérine avec l'amidon, qui se gonfle peu à peu et communique au véhicule une consistance gélatineuse. On incorpore ensuite au glycéré d'amidon ainsi formé les substances actives, préalablement porphyrisées quand elles sont solides, ou dissoutes dans une petite quantité d'eau lorsqu'elles sont solubles.

La formation de l'empois d'amidon n'a pas lieu avec la glycérine anhydre, et elle est très lente avec la glycérine concentrée. Afin de la rendre prompte et certaine, il est utile de commencer par délayer l'amidon dans son poids d'eau, avant de le mélanger à la glycérine. On peut également se servir de glycérine hydratée, marquant par exemple 20° Baumé; l'opération réussit bien, mais elle est encore plus facile quand on humecte directement l'amidon.

Pharmacologie. — Les glycérés sont destinés à remplacer les médicaments employés comme topiques (pommades, liniments, collyres, collutoires, etc.). Ils ont, sur les produits dont le véhicule est un corps gras, l'avantage d'être solubles dans l'eau, condition favorable au nettoyage des plaies; de plus, ils sont généralement inaltérables. Toutefois, les glycérés à base d'amidon perdent graduellement leur consistance et finissent par se liquéfier tout à fait, si on les conserve un peu longtemps. Il faut noter aussi que la glycérine pure causant toujours une cuisson prononcée, quand on l'applique sur une surface dénudée, les glycérés participent tous de cette propriété.

Le nombre des formules de glycérés déjà proposées est considérable;

le Codex n en a inséré que quelques-unes. Elles doivent être considérées seulement comme des types, dont les proportions peuvent être modifiées suivant les besoins.

§ 1. GLYCÉRÉ D'AMIDON.

Préparation. — Ce médicament est préparé à chaud, avec :

Amidon pulvérisé....................................	10 gr.
Glycérine officinale..................	140

On mélange les deux substances, on les fait chauffer dans une capsule de porcelaine, à une chaleur ménagée, en remuant continuellement avec une spatule, jusqu'à ce que la masse commence à se prendre en gelée (*Codex*).

Le glycéré d'amidon est translucide et de consistance ferme, au moment où il vient d'être préparé. Peu à peu, il absorbe l'humidité atmosphérique, il se liquéfie partiellement et il acquiert une odeur peu agréable. Pour ce motif, on le prépare généralement au moment du besoin.

§ 2. GLYCÉRÉ CALCAIRE.

Chaux hydratée....................................	20 gr.
Glycérine...............................	100
Eau distillée....................................	1000

On agite fréquemment le mélange et on le filtre.

On peut, avec ce glycéré, préparer instantanément le liniment calcaire, suivant la formule ci-après :

Huile d'amande douce............................	100 gr.
Glycéré calcaire..................................	100

On obtient, en agitant ensemble ces deux liquides, un savon calcaire bien consistant, qui, même au bout de plusieurs semaines, n'a rien perdu de son homogénéité et ne s'est pas altéré (*Carles*).

§ 3. GLYCÉRÉ DE SUCRATE DE CHAUX.

Chaux hydratée....................................	200 gr.
Sucre pulvérisé....................................	300
Eau....................................	2000
Glycérine.......	400

On mélange intimement le sucre et la chaux dans un mortier, on y ajoute l'eau par petites portions et on introduit le mélange dans un flacon bouché, que l'on agite à plusieurs reprises. Après un contact de 24 heures, on filtre, on ajoute au sucrate de chaux la glycérine et on réduit le tout à 1 litre, par évaporation.

Le glycéré de sucrate de chaux, ainsi préparé, a pour densité 24,8 à + 15°. Il ne se coagule pas à l'ébullition, mais sa coagulation se produit, si on l'étend de 4 fois son volume d'eau. Quand on l'applique sur la peau, il y forme une sorte de vernis, que la transpiration détache en grumeaux. On le rend plus siccatif, en y dissolvant environ 5 p. 100 de gélatine.

Ce médicament peut servir à préparer le liniment calcaire. Pour cela on prend la solution ci-dessus et, sans la concentrer, on la mélange à une huile végétale dans les proportions suivantes :

> Huile d'arachide...................................... 200 gr.
> Glycéré de sucrate de chaux dilué................... 100

On agite le tout avec soin, dans un flacon à large ouverture (*Latour*).

GLYCÉRÉ D'EXTRAIT DE BELLADONE.

Extrait de belladone............ 10 gr.
Glycéré d'amidon.............. 90

GLYCÉRÉ DE GOUDRON.

Goudron purifié................. 10 gr.
Glycéré d'amidon.............. 30
Mêlez avec soin (*Codex*).

On ramollit l'extrait avec une très petite quantité de glycérine et on le mêle avec soin au glycéré d'amidon.

On prépare de la même manière les glycérés d'*extrait de ciguë*, de *jusquiame*, d'*opium*, etc. (*Codex*).

GLYCÉRÉ D'HUILE DE CADE.

Huile de cade.................. 50 gr.
Glycéré d'amidon.............. 45
Extrait fluide de bois de Panama. 5

On mélange intimement, dans un mortier, l'huile et l'extrait, puis on ajoute peu à peu le glycéré d'amidon, qui doit être de consistance assez épaisse. L'extrait de bois de Panama, dont la proportion doit varier avec celle de l'huile de cade, empêche la séparation de l'huile, qui est inévitable sans son intervention (*E. Lépinois*).

GLYCÉRÉ DE TANNIN.

Tannin....................... 10 gr.
Glycéré d'amidon.............. 50

CHAPITRE XXIV

MÉDICAMENTS PRÉPARÉS AVEC L'ÉTHER.

Le pouvoir dissolvant de l'éther étant limité à un petit nombre de substances, ce véhicule ne fournit à la thérapeutique que quelques *teintures* et quelques *extraits*.

En distillant l'éther sur des médicaments aromatiques, Cap préparait, sous le nom d'*éthérats*, des produits analogues aux eaux distillées et aux alcoolats. Guibourt a fait remarquer que l'éther, dont le point d'ébullition est peu élevé (34°,5), est impropre à se charger, par distillation, des essences, qui ne sont volatiles qu'à une température élevée. Aussi les éthérats, abandonnés par leur inventeur lui-même, n'ont-ils pas été maintenus dans la nomenclature pharmaceutique.

I. — TEINTURES ÉTHÉRÉES.

Éthérolés.

On donne ce nom aux solutions médicamenteuses obtenues au moyen de l'éther.

Préparation. — L'éther que l'on emploie à la préparation des teintures éthérées est l'éther ordinaire. Par exception, l'éther acétique sert à préparer la teinture de cantharide.

L'éther doit être soigneusement rectifié et avoir pour densité 0,758.

On prend, dans un état de siccité parfaite, les substances médicinales dont on veut faire des teintures, et on les épuise par une quantité de dissolvant, qui varie de 5 à 10 fois leur poids.

Le traitement de ces substances *est toujours effectué à froid* :

Par *simple solution*, lorsqu'elles sont très solubles (*camphre, chlorure de fer*, etc.) ;

Par *macération*, quand elles ne se dissolvent que partiellement (*mastic, résines, gommes-résines, castoréum*, etc.) ;

Et par *lixiviation*, lorsqu'on agit sur des poudres végétales, dont les principes offrent plus de résistance à l'action de l'éther (*digitale, ciguë, solanées*, etc.).

La lixiviation est particulièrement facile avec les liquides éthérés ; la poudre peut être fortement tassée, sans inconvénient, attendu qu'elle se gonfle à peine ; en outre, on peut chasser exactement l'éther à l'aide de l'eau, sans que les deux liquides se mélangent d'une manière bien sensible. L'appareil à déplacement doit être bouché à l'émeri.

L'opération est généralement rapide ; aussi le Codex recommande-t-il de la faire précéder d'une macération de 12 heures en vase clos, dans le but de mieux dépouiller les plantes de leurs éléments solubles.

Caractères. — Les principes médicamenteux contenus dans les teintures éthérées sont principalement les résines, les gommes-résines, les corps gras, les essences, les matières colorantes et quelques alcaloïdes. La chlorophylle communique une teinte d'un vert foncé à celles que l'on prépare avec les feuilles des végétaux. Cette teinte s'affaiblit graduellement, quand les teintures se trouvent exposées à la lumière ; si elles sont en même temps soumises au contact de l'air, l'éther est converti peu à peu en acide acétique.

On retarde cette double altération, en plaçant les teintures éthérées dans des flacons exactement pleins et bien bouchés, que l'on conserve à l'abri de la radiation solaire.

TEINTURE ÉTHÉRÉE D'ASA FŒTIDA.

Asa fœtida.................... 100 gr.
Éther alcoolisé à 0,753......... 500

On met ces deux substances dans un flacon à l'émeri ; on fait macérer pendant 10 jours, en ayant soin d'agiter le vase de temps en temps. On filtre ensuite dans un entonnoir couvert et on conserve pour l'usage.

On prépare ainsi la *teinture éthérée de baume de Tolu* et, en général, les teintures éthérées des résines et des gommes-résines (*Codex*).

TEINTURE ÉTHÉRÉE DE CAMPHRE.

Camphre..................... 10 gr.
Éther à 0,758................. 90

On place le tout dans un flacon ; la dissolution est très rapide (*Codex*).

TEINTURE ÉTHÉRÉE DE CANTHARIDE.

Cantharides pulvérisées........ 10 gr.
Éther acétique............... 100

On opère par lixiviation (*Codex*).

TEINTURE ÉTHÉRÉE DE CASTORÉUM.

Castoréum pulvérisé.......... 10 gr.
Éther à 0,758................. 100

On opère comme pour la teinture éthérée d'asa fœtida (*Codex*).

On prépare de la même manière les teintures éthérées de :

Ambre gris,
Musc.

TEINTURE ÉTHÉRÉE DE DIGITALE.

Poudre de feuilles de digitale.... 100 gr.
Éther à 0,758.................. 500

On traite la poudre de digitale par l'éther, dans un appareil à déplacement ; on renferme ensuite le produit dans un flacon bien bouché (*Codex*).

On prépare de la même manière les teintures éthérées de :

Belladone (feuille),
Ciguë (feuille),
Jusquiame (feuille),
Valériane.

TEINTURE ÉTHÉRÉE DE MASTIC.

Mastic en larmes.............. 100 gr.
Éther à 0,758................. Q. S.

On verse sur le mastic une quantité d'éther telle que le mastic y soit en excès. On décante, après quelques jours de contact, et on distribue le liquide épais dans des flacons à l'émeri à large ouverture et de petite capacité (*Codex de 1866*).

II. — EXTRAITS ÉTHÉRÉS.

L'éther ne peut pas être utilement appliqué à la préparation d'un grand nombre d'extraits, les principes qu'il est susceptible de dissoudre ne se rencontrant pas en proportion dominante dans tous les médicaments naturels. Les extraits éthérés de fougère mâle, de semen-contra, de garou et de cantharide sont les seuls qui aient été inscrits au Codex.

Pour préparer ces extraits, on épuise la substance, par lixiviation, à l'aide de l'éther pur, on distille au bain-marie, pour retirer la majeure partie du dissolvant, et on concentre le résidu à consistance convenable.

Le garou exige un traitement particulier : on en fait d'abord un extrait alcoolique, qu'on reprend ensuite par l'éther.

Les éléments dont se composent les extraits éthérés (corps gras, huiles volatiles, etc.) sont pour la plupart altérables, et ils communiquent cet inconvénient aux extraits eux-mêmes. En conséquence, on doit conserver ces médicaments à l'abri du contact de l'air, dans des flacons hermétiquement fermés.

EXTRAIT ÉTHÉRÉ DE FOUGÈRE MALE.

Rhizome de fougère mâle, mondé
des parties les plus anciennes
et récemment séché........ 1000 gr.
Éther rectifié du commerce.... 2000

On réduit les rhizomes en poudre demi-fine, on traite la poudre par déplacement, on recueille la liqueur et on la filtre en vase clos. On distille à une très douce chaleur, dans le bain-marie d'un alambic, en se conformant aux précautions indiquées pour la rectification de l'éther, afin d'éviter toute communication entre le feu et le récipient.

On verse le résidu de la distillation dans une capsule, que l'on maintient pendant quelque temps au bain-marie, en agitant continuellement, afin de volatiliser le reste de l'éther. On conserve le produit dans un flacon fermé.

On prépare de la même manière les extraits éthérés de :

Cantharide,
Semen-contra.

(Codex.)

EXTRAIT ÉTHÉRÉ DE GAROU.

Écorce de garou très divisée... 1000 gr.
Alcool à 80°................. 7000
Éther sulfurique............ 1000

On épuise le garou par déplacement au moyen de l'alcool, que l'on retire ensuite par distillation. On introduit, dans un flacon bouché l'émeri, le résidu, puis l'éther, et on agite souvent, pendant 24 heures. On décante la liqueur éthérée, on la soumet à la distillation avec les précautions indiquées pour la rectification de l'éther et on évapore le résidu au bain-marie, jusqu'à ce qu'il ait acquis la consistance d'extrait mou *(Codex)*.

CHAPITRE XXV

MÉDICAMENTS PRÉPARÉS AVEC LES CORPS GRAS.

Les huiles fixes et les corps gras solides servent d'excipient à des préparations pharmaceutiques très variées, que l'on peut ranger en huit groupes, sous les dénominations de :

Cérats,	Onguents,
Écussons,	Pommades,
Emplâtres,	Sparadraps, Papiers,
Huiles médicinales,	Suppositoires.

I. — CÉRATS.

On désigne sous le nom de cérats des médicaments demi-solides, principalement composés de cire et d'huile et contenant souvent, en outre, du blanc de baleine et divers produits pharmaceutiques (poudres, sels, eaux distillées, extraits, teintures, etc.).

Préparation. — La cire blanche et l'huile d'amande sont les éléments ordinaires des cérats. La cire jaune est quelquefois employée, mais par mesure d'économie seulement, car l'opinion qui tend à la considérer comme une substance plus pure que la cire blanche n'est pas fondée (V. *page* 588).

L'huile d'olive est celle dont se servaient les anciens pharmacologistes ; elle fournit des produits moins blancs, mais aussi moins altérables que les cérats obtenus avec l'huile d'amande.

La préparation de ces médicaments est différente, suivant qu'on l'exécute avec ou sans addition d'eau. Dans le premier cas, on fait dissoudre au bain-marie la cire dans l'huile, et on agite doucement le mélange, jusqu'à ce qu'il soit devenu pâteux.

L'opération est moins simple, quand elle comporte un mélange d'eau distillée. On chauffe alors l'huile et la cire avec une partie de l'eau et, quand la cire est dissoute, on verse le tout dans un mortier de marbre, où on l'agite sans cesse jusqu'à refroidissement complet. On incorpore ensuite le reste de l'eau, que l'on ajoute *peu à peu* et en continuant d'agiter sans interruption.

Les parties projetées par le mouvement du pilon sur les parois du mortier, se refroidissant très vite, prennent une consistance telle, qu'il devient ensuite difficile de les diviser exactement dans le reste de la substance ; elles forment de petits grumeaux, qu'une trituration prolongée parvient à peine à détruire.

Pour éviter cet inconvénient, on échauffe préalablement le mortier avec de l'eau bouillante et, à l'aide d'une spatule, on détache de temps en temps, pour les réincorporer au mélange avant qu'elles ne soient refroidies, les portions qui se déposent sur les parois. Il est plus sûr encore, surtout lorsqu'on manipule de fortes proportions de corps gras, d'opérer dans un vase métallique, dont la conductibilité pour la chaleur ne permet pas de refroidissement partiel.

Lorsqu'on doit introduire des substances actives dans le cérat simple, on les dissout dans une quantité d'eau aussi faible que possible et, quand elles sont insolubles, on les porphyrise avec soin. Souvent même on se borne à triturer avec le cérat celles qui sont très solubles (extraits, sels déliquescents) ; l'eau contenue dans le premier suffit à dissoudre celles-ci.

Caractères. — Les cérats sont principalement destinés à l'usage externe. Leur consistance est toujours molle.

Ils rancissent promptement, à raison de leur nature chimique et par suite de l'interposition de l'air dans leur masse, pendant la trituration. En éprouvant cette altération, ils deviennent irritants ; aussi doit-on n'en faire qu'une petite quantité à la fois et ne les conserver que pendant un temps assez court.

Ceux qui contiennent de l'eau ne restent homogènes que s'ils ont été préparés avec beaucoup de soin.

CÉRAT BELLADONÉ.

Extrait de belladone............ 10 gr.
Cérat de Galien................. 90

On mélange, par trituration, dans un mortier.

On prépare de la même manière le *cérat d'extrait de jusquiame.*

CÉRAT DE GALIEN.

Huile d'amande................. 400 gr.
Cire blanche................... 100
Eau distillée de rose.......... 800

On chauffe au bain-marie la cire et l'huile, jusqu'à ce que la cire soit liquéfiée. On coule dans un mortier de marbre chauffé, et l'on remue continuellement le mélange. Quand il est presque entièrement refroidi, on y incorpore l'eau de rose, que l'on introduit par petites parties, en agitant continuellement et vivement le cérat (*Codex*).

CÉRAT JAUNE.

Cire jaune..................... 100 gr.
Huile d'amande................. 350
Eau............................ 250

On opère comme il vient d'être dit pour le cérat de Galien (*Codex*).

CÉRAT LAUDANISÉ.

Laudanum de Sydenham.......... 10 gr.
Cérat de Galien............... 90
On mélange au mortier (*Codex*).

CÉRAT OPIACÉ.

Extrait d'opium................ 1 gr.
Eau distillée................., 1
Cérat de Galien............... 98

On dissout l'extrait dans l'eau et on mélange la solution au cérat dans un mortier.

CÉRAT A LA ROSE.
Pommade pour les lèvres.

	gr.
Huile d'amande............	100.00
Cire blanche..............	50.00
Carmin n° 40..............	0.50
Essence de rose...........	10 goutt.

On fait liquéfier la cire dans l'huile à une douce chaleur. Quand le mélange est à moitié refroidi, on ajoute le carmin préalablement délayé dans un peu d'huile et, en dernier lieu, l'essence de rose (*Codex*).

CÉRAT SIMPLE.

Huile d'amande................ 300 gr.
Cire blanche.................. 100

On fait liquéfier la cire dans l'huile, à la chaleur du bain-marie, on laisse refroidir en partie, en agitant continuellement, et on verse dans un pot (*Codex*).

COLD CREAM.

Huile d'amande................ 215 gr.
Blanc de baleine.............. 60
Cire blanche.................. 30

Eau distillée de rose.......... 60 gr.
Teinture de benjoin.......... 15
Essence de rose............. 10 goutt.

On fait liquéfier la cire et le blanc de baleine dans l'huile à une douce chaleur ; on coule dans un mortier de marbre chauffé, puis on triture jusqu'à refroidissement. On ajoute l'huile volatile de rose et on incorpore par petites doses le mélange de l'eau et de la teinture préalablement passé à travers un linge (*Codex*).

II. — ÉCUSSONS.

Les écussons sont des fragments de sparadrap, de peau blanche ou d'un tissu quelconque, recouverts d'un médicament adhésif, qui est ordinairement un emplâtre, et quelquefois un onguent, un extrait, un électuaire, etc. Ces derniers sont parfois appelés *épithèmes ;* tous portent le nom impropre d'*emplâtres*.

On les taille généralement en ellipse ou en rectangle, mais leur forme varie suivant qu'ils doivent être appliqués sur telle ou telle partie du corps.

Pour les façonner, on trace sur la peau ou sur le tissu le contour de l'écusson, ou bien on y applique un moule en métal, en carton ou en papier. On dépose ensuite, sur l'espace ainsi limité, l'emplâtre préalablement ramolli dans l'eau chaude et on l'étale avec la main ou avec une spatule spéciale. On égalise enfin la surface de l'écusson, avec le pouce où avec un cylindre légèrement mouillé ou huilé, puis on enlève le moule. On a soin qu'il reste toujours une marge libre autour de la substance active.

Quand on prépare un écusson avec un médicament dont l'adhérence est faible ou dont la consistance devient très fluide à la chaleur du corps, on entoure celui-ci d'un cordon étroit d'emplâtre diachylon, qui le maintient sur la peau et l'empêche de couler après son application.

S'il s'agit de faire un écusson d'extrait d'opium, Vidal conseille de dissoudre l'extrait dans la plus petite quantité d'eau possible, d'y ajouter le sixième de son poids de gomme arabique en poudre, et une goutte de glycérine pour chaque écusson. Le mélange est souple et reste tel fort longtemps. M. Ferrand trouve plus simple de faire un mélange à parties égales d'extrait d'opium et d'emplâtre diachylon.

La quantité d'emplâtre nécessaire pour faire un écusson n'est déterminée par aucun formulaire. M. Falières propose de la fixer à 20 centigrammes par centimètre carré, ce qui donne une couche d'une épaisseur moyenne de 2 millimètres.

On applique parfois sur les écussons une feuille de papier de soie imprégnée d'huile, destinée soit à empêcher l'emplâtre de s'attacher à la peau, soit à affaiblir son énergie. D'autres fois, on les saupoudre d'émétique ou de toute autre substance active, que l'on fait adhérer à la surface de l'emplâtre en la frottant sur celle-ci avec un peu d'huile ou d'alcool.

Les écussons les plus usités sont ceux que l'on prépare avec l'emplâtre vésicatoire, l'emplâtre de poix de Bourgogne, la thériaque [et l'extrait d'opium. On tend de plus en plus à les remplacer par des sparadraps, dont l'emploi offre cependant moins de sécurité. Les écussons ont, en effet, l'avantage d'être préparés au moment du besoin, avec des substances dont la conservation est plus facile que celle des sparadraps.

Pour éviter la sensation désagréable de rigidité qu'ils présentent habituellement, M. Morgan a proposé de se servir de feuilles minces de caoutchouc, pour y appliquer la masse emplastique. Ce moyen doit être avantageux.

III. — EMPLATRES.

On appelle emplâtres des médicaments solides, de composition variée, caractérisés par une consistance telle, qu'à la chaleur du corps ils se ramollissent sans couler.

Le Codex en distingue deux espèces : il nomme *emplâtres résineux* ceux qui sont formés de corps gras et de résine, et *emplâtres proprement dits* ceux qui ont pour base une combinaison d'oxyde de plomb avec les acides gras.

I. — EMPLATRES RÉSINEUX.

Onguents-emplâtres.

Ces emplâtres sont de véritables onguents, contenant une proportion de résine suffisante pour leur communiquer une grande fermeté. Guibourt les désignait sous le nom de *rétinolés solides*.

Préparation. — Leur préparation est identique à celle des onguents, à cela près qu'elle exige toujours l'intervention de la chaleur. On liquéfie les corps gras et les résines, on y ajoute les gommes-résines, puis les autres substances que comporte en outre la formule et, en dernier lieu, les térébenthines et tous les produits aromatiques, qui redoutent l'action prolongée de la chaleur.

Chaque médicament doit être incorporé dans un état de division et de pureté convenable : on dissout, dans la plus petite quantité possible d'un liquide approprié, ceux qui sont solubles ; on purifie les résines et les gommes-résines et on pulvérise les autres produits.

Pour répartir uniformément ces derniers dans la masse emplastique, on les fait passer doucement à travers un tamis et on agite vivement le mélange. Soubeiran fait remarquer qu'on ne peut introduire dans un emplâtre plus du huitième de son poids de substance pulvérulente, sans lui faire perdre l'élasticité qu'il doit conserver.

Lorsque le mélange est complet, on le coule dans un vase de faïence ou bien on le laisse refroidir un peu, on le malaxe avec les mains préalablement mouillées, puis on le divise en cylindres peu volumineux (*magdaléons*).

Suivant l'indication de Planche, on prépare aujourd'hui quelques emplâtres résineux, en mélangeant à des extraits le tiers de leur poids de cire et de résine élémi. Ces produits sont plus actifs que les emplâtres ordinaires.

Pharmacologie. — Les emplâtres résineux ont une consistance ferme, qui devient dure quand on les conserve longtemps. Ils se ramollissent au contact de la main ou sous l'impression d'une chaleur peu considérable.

Leur composition est variable à l'infini; mais les résines, dont ils contiennent toujours une proportion élevée, les mettent à l'abri de la plupart des altérations. Il en est cependant quelques-uns dont la surface est, à la longue, envahie par les cryptogames.

Pour les garantir contre cet inconvénient et contre l'action de l'air, si faible qu'elle soit, on les enveloppe d'une feuille d'étain, ou bien on les roule dans le talc ou dans le lycopode, et on renferme tous les magdaléons dans une boîte ou dans un vase de faïence. On les emploie, en général, comme succédanés des onguents.

EMPLATRE VÉSICATOIRE.

Résine élémi	100 gr.
Huile d'olive	40
Onguent basilicum	300
Cire jaune	400
Cantharides en poudre fine	420

On fait fondre la résine élémi dans l'huile d'olive, on ajoute l'onguent basilicum et la cire jaune et, lorsque la masse est fondue, on incorpore la poudre de cantharide et on agite jusqu'à ce qne l'emplâtre commence à se figer. On coule dans un pot et on conserve pour l'usage (*Codex*),

M. Lereboulet conseille de couler les substances fusibles sur les cantharides préalablement placées dans une bassine froide, afin d'éviter l'action de la chaleur sur la cantharidine.

Guibourt professe une opinion contraire. Il faut, dit-il, que le principe vésicant soit dissous dans le corps gras, pour que l'emplâtre ait son maximum d'énergie et, dès lors, on doit tenir le mélange en fusion pendant quelque temps, de manière à rendre certaine cette dissolution.

Dans le même but, Dieterich recommande d'employer toujours la cantharide en poudre très ténue.

EMPLATRE VÉSICATOIRE LIQUIDE.

Le Dr Boni préconise la formule suivante :

Camphre	20 gr.
Chloral hydraté	30
Cantharides pulvérisées	10

On fond ensemble, à 60°, le camphre et le chloral; on y ajoute les cantharides et on maintient le mélange pendant 1 heure entre 60 et 70°, en l'agitant fréquemment. On filtre le liquide et on le conserve dans des flacons à l'émeri. On emploie ce vésicatoire sous forme de compresse, ou bien on l'applique au pinceau sur l'épiderme.

EMPLATRE AGGLUTINATIF.
Emplâtre d'André de la Croix.

Poix blanche	200 gr.
Résine élémi	50
Térébenthine du mélèze	25
Huile de laurier	25

On fait fondre le tout à une douce chaleur, on passe à travers une toile et on coule dans un pot (*Codex*).

EMPLATRE DE CIGUE.

Galipot	940 gr.
Poix blanche	440
Cire jaune	640
Huile de ciguë	130
Feuilles vertes de ciguë	2000
Gomme ammoniaque	500

On liquéfie dans une bassine de cuivre, sur un feu doux, le galipot, la poix blanche, la cire et l'huile de ciguë; on ajoute les feuilles de ciguë contusées et on continue à chauffer jusqu'à ce que toute l'eau de végétation de la plante soit dissipée. On soumet la matière chaude à l'action d'une forte presse. On fait fondre de nouveau la masse emplastique et on la laisse refroidir lentement, pour donner le temps aux matières étrangères de se déposer et pour permettre de les séparer aisément. Cette séparation étant faite, on mélange la gomme ammoniaque à l'emplâtre, en les faisant fondre ensemble, et on coule dans des pots (*Codex*).

EMPLATRE D'EXTRAIT DE CIGUE.

Extrait de semence de ciguë..... 90 gr.
Résine élémi purifiée............ 10
Emplâtre diachylon gommé....... 20

On fait fondre la résine et l'emplâtre à une douce chaleur et on ajoute l'extrait de ciguë.

On prépare de la même manière les emplâtres avec les extraits de :

        Belladone (semence),
        Digitale (alcoolique),
        Stramoine (semence), etc.

On prépare aussi de la même manière l'emplâtre d'extrait d'opium avec l'extrait aqueux (*Codex*).

EMPLATRE DE GOMME AMMONIAQUE.

Cire jaune..................... 10 gr.
Poix résine.................... 10
Térébenthine du mélèze........ 10
Gomme ammoniaque.'.......... 20

On liquéfie le tout et on le coule dans un pot.

EMPLATRE DE POIX DE BOURGOGNE.

Cire jaune.................... 1000 gr.
Poix de Bourgogne........... 3000

On liquéfie à une douce chaleur et on passe à travers une toile (*Codex*).

II. — EMPLATRES PROPREMENT DITS.

Stéaratés.

Les emplâtres proprement dits sont des savons de plomb, auxquels on mélange des médicaments de nature variée.

Préparation. — L'oxyde de plomb qui sert à les préparer est la *litharge*. Le *massicot*, le *minium* et la *céruse* peuvent aussi être employés, mais leur action saponifiante est beaucoup moins rapide et ils donnent des produits plus mous.

Tous les corps gras ne sont pas également propres à la confection des emplâtres. Les huiles siccatives donnent des produits d'abord visqueux, qui ne tardent pas à se dessécher à leur surface. D'autres, comme l'huile de ricin, forment des emplâtres trop durs. L'axonge fournit, au contraire, un emplâtre très mou. Le mélange d'axonge et d'huile d'olive, à partie égale, ne présente aucun de ces défauts ; il a été adopté depuis long-temps, par le formulaire légal.

On peut effectuer la saponification *avec* ou *sans* l'intermédiaire de l'eau.

Dans le premier cas, la combinaison est lente. On la réalise, en chauffant pendant assez longtemps les corps gras avec l'oxyde métallique et de l'eau ; grâce à ce liquide, la température du mélange, ne dépassant pas 100°, ne provoque aucune altération des éléments en présence.

Dans le second cas, on porte les corps gras à une température élevée ; la chaleur les dédouble en glycérine et en acides, que l'on sature aussitôt par l'addition de la litharge. Les emplâtres que l'on obtient, dans ces conditions, diffèrent beaucoup des précédents, en raison de l'action décomposante exercée par la chaleur sur les produits du dédoublement des matières grasses. On leur donne le nom d'*emplâtres brûlés*.

Pharmacologie. — Indépendamment des substances qu'on y peut ajouter, les emplâtres proprement dits sont formés d'oléate, de stéarate et de palmitate de plomb, lorsqu'on les prépare avec le concours de l'eau.

Les emplâtres brûlés ont une composition beaucoup plus complexe (V. *Emplâtre brun*).

Tous ont une consistance plus ferme encore que celle des emplâtres résineux ; aussi adhérent-ils plus fortement à la peau que ceux-ci. Ces médicaments ont tenu une large place dans la thérapeutique ancienne; on en fait bien moins fréquemment usage aujourd'hui.

Pour les conserver, on les roule en magdaléons, comme les emplâtres résineux. Ils sont peu altérables, mais ils durcissent néanmoins à la longue, et il est utile de les placer dans des vases bien fermés.

Tous les médicaments ne sont pas susceptibles d'être incorporés aux emplâtres. L'acide pyrogallique, l'anthrarobine, la chrysarobine, l'acide chrysophanique, etc., décomposent les sels de plomb et ne peuvent y être associés. Pour leur donner la forme emplastique, M. L. Cavaillès mélange à de l'*oléate d'alumine* ceux qui ne sont pas irritants : acide borique, oxyde de zinc, etc. Pour les autres, il prépare un *emplâtre au caoutchouc*, dont voici la formule :

> Lanoline.. 60 gr.
> Solution benzénique de caoutchouc..................... 30

On fait fondre la lanoline, après y avoir intimement mélangé les principes actifs que l'on veut introduire dans l'emplâtre, on y ajoute ensuite la solution de caoutchouc et on chauffe, en agitant, jusqu'à vaporisation complète de la benzine (V. plus loin les formules des emplâtres à l'acide pyrogallique, etc.).

M. Grüning a donné, pour ces emplâtres, des formules beaucoup plus compliquées, dont font partie l'huile minérale et la cire du Japon et qui semblent inférieures à celle qui précède.

§ 1. EMPLATRE SIMPLE.

Préparation. — 1° On prépare cet emplâtre en saponifiant un mélange d'axonge et d'huile d'olive, en présence de l'eau.

> Litharge pulvérisée.. 1000 gr.
> Axonge.. 1000
> Huile d'olive... 1000
> Eau... 2000

On met dans une grande bassine de cuivre l'axonge, l'huile d'olive et l'eau. On fait liquéfier, on ajoute la litharge en la faisant passer à travers un tamis et l'on remue avec une grande spatule de bois, pour obtenir un mélange exact. On tient l'eau en ébullition, tout en agitant continuellement les matières avec la spatule, jusqu'à ce que l'oxyde de plomb ait tout à fait disparu et que la masse ait acquis une couleur blanche uniforme et une consistance solide, ce dont on s'assure en en jetant une petite quantité dans l'eau froide et en la pétrissant entre les doigts. On laisse alors refroidir l'emplâtre jusqu'à ce qu'il soit maniable et, tandis qu'il est encore chaud et mou, on le malaxe, pour en séparer l'eau, et on le roule en magdaléons (*Codex*).

Les métamorphoses chimiques qui s'accomplissent dans cette opération sont faciles à interpréter. Lorsqu'on mélange la litharge aux corps gras en fusion, ceux-ci absorbent de l'eau et se transforment en glycérine et en acides oléique, palmitique et stéarique ; les acides s'emparent aussitôt de l'oxyde de plomb, avec lequel ils forment un oléate, un palmitate et un stéarate métalliques ; la glycérine se dissout dans l'eau, et l'acide carbonique, que contient toujours la litharge, se dégage en produisant le boursouflement que l'on remarque au début. Ce dégagement et celui de la vapeur d'eau, qui persiste pendant toute la durée de l'opération, obligent à faire usage d'une bassine de capacité un peu considérable.

Il faut veiller avec grand soin à ne pas laisser l'eau manquer dans la bassine, autrement la température du mélange s'élèverait rapidement et amènerait sa décomposition. Lorsque cet accident se produit et qu'on s'en aperçoit à temps, on retire le vase du feu et on l'abandonne à un refroidissement partiel, afin d'y pouvoir introduire de l'eau ; sans cette précaution, la vaporisation subite du liquide pourrait causer une projection dangereuse.

2º On peut obtenir l'emplâtre simple en précipitant une solution de savon blanc par l'acétate neutre de plomb.

> Savon blanc.. 2 gr.
> Eau bouillante.. 80
> Acétate neutre de plomb............................. 1

On dissout séparément l'acétate et le savon dans l'eau bouillante, on mélange les liqueurs et on les agite jusqu'à ce qu'elles se soient éclaircies. On recueille le précipité qui s'est formé, on le lave à l'eau chaude et on le met en magdaléons (*Gélis*).

Caractères. — L'emplâtre simple, préparé avec des substances très pures et par le procédé du Codex, est blanc, ferme et bien lié. Il contient du stéarate, du palmitate et de l'oléate de plomb, de la glycérine et un peu d'oléine non saponifiée.

Suivant Soubeiran, la stéarine et la palmitine sont attaquées les premières par l'oxyde de plomb, et les sels neutres qu'elles fournissent dissolvant un excès de litharge, se convertissent en stéarate et en palmitate basiques. L'acide oléique agit ensuite sur ces composés et leur enlève une partie de leur base. Cette hypothèse permet de concevoir comment l'emplâtre peut être blanc, sans que la totalité des corps gras soit combinée à la litharge.

L'emplâtre obtenu par double décomposition est plus blanc que l'autre, mais il est sec et impropre aux usages pharmaceutiques. S'il était nécessaire de l'utiliser, il faudrait y mélanger un peu d'huile ou d'acide gras (*Gélis*).

L'emplâtre simple du Codex est peu employé seul, mais il sert à préparer tous les emplâtres, à l'exception de celui qu'on nomme improprement *onguent de la mère*.

§ 2. EMPLATRE BRUN.
Onguent de la mère Thècle.

Préparation. — On prépare cet emplâtre en saponifiant divers corps gras, sans l'intermédiaire de l'eau.

Huile d'olive...	1000 gr.
Axonge..	500
Beurre..	500
Cire jaune..	500
Suif de mouton...	500
Litharge en poudre.......................................	500
Poix noire purifiée......................................	100

On met toutes les matières grasses dans une grande bassine de cuivre et on les chauffe jusqu'à ce qu'elles dégagent des vapeurs. On ajoute alors par parties la litharge pulvérisée, en agitant continuellement avec une spatule de bois. On laisse le mélange sur le feu, en continuant d'agiter, jusqu'à ce qu'il ait pris une couleur d'un brun foncé ; alors on ajoute la poix noire purifiée. Quand l'emplâtre est presque refroidi, on le coule dans un pot ou dans des moules garnis de papier (*Codex*).

La saponification des corps gras, dans cette opération, est sollicitée par deux agents différents : la chaleur et la litharge. Il résulte, en effet, des recherches de Bussy et de Le Canu, qu'au moment où l'on fait intervenir l'oxyde de plomb, la chaleur a déjà dédoublé les graisses en acides et en glycérine. La formation du savon plombique est donc immédiate.

D'un autre côté, les acides des différents corps gras, se trouvant soumis à une température de 300° au moins, sont en partie décomposés ; ils fournissent de nombreux produits volatils : acide carbonique, acide acétique, acide butyrique, acide sébacique, eau, carbures d'hydrogène, etc. La glycérine donne également naissance à des dérivés, parmi lesquels l'*acroléine* se fait remarquer par l'action irritante qu'elle exerce sur les yeux.

Le dégagement de toutes ces vapeurs soulève la masse emplastique et l'expose à déborder de la bassine. On prévient cet accident en effectuant l'opération dans un vase de grande capacité. Il faut, en outre, éviter soigneusement d'approcher de la bassine un corps enflammé ; les carbures d'hydrogène qui s'échappent de celles-ci étant éminemment combustibles, prendraient feu au premier contact et détermineraient l'inflammation de la masse entière.

Caractères. — L'emplâtre brun, nommé à tort *onguent* de la mère, offre une consistance ferme et une couleur d'un brun foncé. Il est formé d'un grand nombre de sels de plomb : stéarate, palmitate, oléate, butyrate, acétate, etc. Il contient aussi les produits qui résultent de l'altération des corps gras et, lorsque l'addition de la litharge a été faite trop promptement, on y trouve du plomb métallique, provenant de la réduction de l'oxyde par les carbures d'hydrogène. Enfin, lorsqu'on n'a pas le soin de n'ajouter la poix noire qu'au moment où l'emplâtre est terminé, il se recouvre d'une efflorescence blanchâtre, que l'on suppose formée d'acétate de plomb.

Cet emplâtre est un topique populaire, dont on utilise les propriétés stimulantes. Il passe pour être moins actif que les onguents.

EMPLATRE A L'ACIDE PYROGALLIQUE.

Acide pyrogallique.................	10 gr.
— salicylique.................	5
Emplâtre au caoutchouc.........	85

(*Cavaillès.*)

EMPLATRE A L'ANTHRAROBINE.

Anthrarobine.................	10 gr.
Emplâtre au caoutchouc.........	90

(*Cavaillès.*)

EMPLATRE DIACHYLON GOMMÉ.

Litharge pulvérisée...........	620 gr.
Axonge.................	620
Huile d'olive.................	620
Eau.................	1250
Cire jaune.................	120
Poix blanche.................	120
Térébenthine du mélèze.......	120
Gomme ammoniaque.........	100
Galbanum.................	100
Essence de térébenthine.......	60

On prépare l'emplâtre simple avec la litharge, l'axonge, l'huile d'olive et l'eau, en ayant soin, à la fin de l'opération, de laisser évaporer la plus grande partie de l'eau, afin de conserver la glycérine.

D'autre part, on met au bain-marie, avec quatre fois leur poids d'eau, la gomme ammoniaque et le galbanum concassés, puis l'essence de térébenthine. On agite constamment, jusqu'à ce que les gommes-résines soient émulsionnées aussi complètement que possible, on passe à travers une toile. On fait évaporer cette émulsion, à feu nu, jusqu'à consistance de miel épais. On mélange ce produit à l'emplâtre simple, liquéfié à une douce chaleur, et on y ajoute, après les avoir fait fondre ensemble et passées à travers une toile, la cire jaune, la poix blanche et la térébenthine, en remuant jusqu'à ce que la masse emplastique soit convenablement refroidie. On divise ensuite en magdaléons (*Codex*).

EMPLATRE RÉSOLUTIF.
Emplâtre des quatre fondants.

Emplâtre diachylon gommé.....	100 gr.
— ciguë.................	100
— de savon.........	100
— mercuriel...........	100

On liquéfie ensemble ces emplâtres, à une douce chaleur, dans un vase de terre ou de fonte, et on mélange exactement par l'agitation (*Codex*).

EMPLATRE DE SAVON.

Emplâtre simple.............	2000 gr.
Cire blanche.................	100
Savon médicinal.............	125

On fait liquéfier l'emplâtre et la cire, on ajoute le savon, que l'on a préalablement divisé avec un couteau ou avec une râpe, et on incorpore par agitation (*Codex*).

EMPLATRE DE SAVON CAMPHRÉ.

Emplâtre de savon.............	100 gr.
Camphre pulvérisé...........	1

On mélange exactement (*Codex*).

IV. — HUILES MÉDICINALES.

Elæolés.

On appelle huiles médicinales les solutions que l'on obtient en traitant les médicaments par une huile végétale.

Préparation. — L'huile dont on se sert presque toujours est l'huile d'olive, l'une des moins altérables de celles que fournissent les plantes. Dans certains cas, on la remplace par l'huile d'amande, bien que celle-ci n'offre pas la même résistance à l'oxydation. L'une et l'autre doivent être choisies dans un état de pureté absolue (V. *pages* 649 et 652).

Les substances médicinales sur lesquelles on les fait agir sont employées soit à l'état *sec*, soit à l'état *frais*.

On épuise les premières par *solution*, par *macération* ou par *digestion*, suivant leur degré de solubilité.

Les autres ne peuvent être traitées que par *digestion ;* elles ne cèdent leurs principes qu'après avoir perdu, sous l'influence prolongée de la chaleur, l'eau de végétation qui s'oppose à la pénétration de l'huile dans leurs cellules.

La digestion des substances *sèches* doit être exécutée à une douce température ; on évite ainsi l'altération du véhicule.

Lorsqu'on opère avec des plantes *fraîches*, on peut sans crainte chauffer vivement tout d'abord. Tant qu'il reste de l'eau dans les tissus, ce liquide leur sert de bain-marie et ne permet pas à la température du mélange de s'élever au delà de 100°. Mais, quand approche le moment de la dessiccation, il est indispensable de modérer le feu, autrement le produit serait promptement décomposé. On reconnaît que la dessiccation est complète à la résistance et à la sonorité qu'offrent les végétaux quand on les frappe avec un instrument rigide, sur les parois de la bassine, et à l'absence de vapeur d'eau à la surface du liquide. On passe alors le tout à travers une toile, on exprime le résidu et on filtre l'huile au papier, après refroidissement. On facilite l'épuisement des plantes, en les contusant avant de les mettre en contact avec l'huile.

On est quelquefois obligé de remplacer les plantes fraîches par les plantes sèches, lorsque, par exemple, une huile médicinale fait défaut à une époque où les premières sont introuvables. La substitution n'offre pas de grands inconvénients ; elle donne même de beaux produits, quand, suivant le conseil d'Engelhart, on imprègne préalablement d'alcool les plantes que l'on doit faire digérer dans l'huile.

D'après les travaux de Lefort, le sulfure de carbone enlève aux végétaux tous les principes dont se chargent les corps gras, et l'on peut préparer rapidement les huiles médicinales, en dissolvant 1 gr. d'*extrait sulfocarbonique* dans 200 gr. d'huile d'olive. Depuis sa publication, cette méthode n'a été l'objet d'aucune observation nouvelle ; elle mérite cependant d'être étudiée.

Caractères. — Les huiles médicinales sont généralement odorantes et colorées, parce qu'elles contiennent des *essences*, de la *chlorophylle* et d'autres principes colorants. On y trouve, en outre, des *matières grasses* étrangères à l'huile elle-même, des *résines* et de petites quantités d'*alcaloïdes*.

La lumière les décolore peu à peu, et le contact de l'air les fait promptement rancir.

Si l'on n'a pas soin de préserver du froid celles qui sont à base d'huile d'olive, la palmitine qu'elles contiennent cristallise. Elle entraîne avec elle une partie de la matière colorante, qu'elle rend alors peu soluble, car on ne peut restituer à l'huile sa couleur primitive, en faisant fondre la margarine à l'aide d'une légère élévation de température.

Pour conserver intactes les huiles médicinales, il faut donc les garantir également de l'air, de la lumière et d'une température trop basse ou trop élevée. On doit, malgré ces précautions, renouveler chaque année celles que l'on ne peut préparer que pendant une saison.

La plupart de ces médicaments ne contiennent qu'une seule substance active ; cependant le *baume Tranquile* est une huile composée, dont l'usage est toujours fréquent.

BAUME TRANQUILE.
Baume du cordelier Tranquile.

Préparation. — 1° La préparation du baume Tranquile se composait autrefois d'une digestion de plantes fraîches, suivie d'une digestion de plantes sèches. Le Codex de 1884 a remplacé la dernière opération par une addition d'huiles essentielles, suivant les conseils de Ménier et de Deschamps :

	gr.
Feuilles fraîches de belladone	200.00
— — jusquiame	200.00
— — morelle	200.00
— — nicotiane	200.00
— — pavot	200.00
— — stramoine	200.00
Huile essentielle d'absinthe	0.50
— — hysope	0.50
— — marjolaine	0.50
— — menthe poivrée	0.50
— — romarin	0.50
— — sauge	0.60
— — thym	0.50
Huile d'olive	5000.00

On contuse les plantes vertes, on les met avec l'huile dans une bassine de cuivre et on fait cuire à feu doux, jusqu'à ce que l'eau de végétation soit presque entièrement dissipée. On ménage alors le feu et, quand l'huile a pris une belle couleur verte, on passe avec expression, on décante après repos convenable, on ajoute les huiles essentielles et on filtre (*Codex*).

2° Lorsqu'on est obligé de préparer du baume Tranquile, pendant les saisons où sommeille la végétation, on peut, suivant la proposition de Huraut-Moutillard, remplacer les plantes vertes par le quart de leur poids des mêmes plantes sèches. On les humecte avec 6 fois leur poids d'eau, on ajoute l'huile et on fait digérer comme dans le procédé du Codex.

Il est à remarquer que ce procédé convient également à la préparation de tous les médicaments comportant une digestion de plantes fraîches dans un corps gras.

3° Garot a proposé de traiter les plantes du baume Tranquile par la glycérine au lieu d'huile d'olive. Cette modification n'a pas été adoptée.

Caractères. — Le baume Tranquile est un liquide aromatique, d'un vert foncé, que la lumière décolore assez rapidement.

Il contient la chlorophylle, les matières grasses et les huiles volatiles des végétaux qui lui servent de base, plus une petite quantité d'alcaloïdes. La présence de ces derniers principes est à facile à constater; elle met à néant l'affirmation de Deschamps, qui prétend que le baume Tranquile est entièrement dénué de propriétés médicinales.

Essai. — Le baume Tranquile est quelquefois fraudé avec de l'huile colorée en vert au moyen de *l'acétate de cuivre*.

Pour reconnaître cette fraude, on agite le produit suspect avec de l'eau additionnée d'acide tartrique, on décante la liqueur aqueuse et on y verse quelques gouttes du réactif de Mayer (V. *page* 330) : il se produit un précipité dû à la présence des alcaloïdes, si le médicament est pur, tandis que la liqueur reste limpide dans le cas contraire.

On peut encore incinérer une petite quantité d'huile et chercher dans le résidu la présence du cuivre, au moyen des réactifs.

HUILE DE CAMOMILLE.

Fleurs sèches de camomille romaine	100 gr.
Huile d'olive	1000

On fait digérer pendant 2 heures dans un bain-marie couvert, en agitant de temps en temps. On passe avec expression et on filtre. On prépare ainsi les huiles de :

Absinthe,
Fenugrec,
Millepertuis,
Rose pâle. (*Codex.*)

HUILE DE CAMOMILLE CAMPHRÉE.

Camphre râpé	100 gr.
Huile de camomille	900

On dissout et on filtre (*Codex*).

HUILE CAMPHRÉE.

Camphre râpé	100 gr.
Huile d'olive	900

On divise le camphre peu à peu dans l'huile et on filtre, quand la dissolution est opérée (*Codex*).

HUILE DE CANTHARIDE.

Cantharides concassées	100 gr.
Huile d'olive	1000

On fait digérer au bain-marie, pendant 6 heures, dans un vase fermé, en remuant souvent. On passe avec expression et on filtre (*Codex*).

HUILE DE CIGUE.

Feuilles fraîches de ciguë	1000 gr.
Huile d'olive	2000

On contuse les feuilles de ciguë, on les mélange avec l'huile et on fait bouillir sur un feu doux, jusqu'à ce que l'eau de végétation de la plante soit presque entièrement dissipée. On retire du feu, on passe avec expression et on filtre.

On prépare de la même manière les huiles de feuilles de :

Belladone,
Morelle,
Stramoine. (*Codex.*)

HUILE DE JUSQUIAME.

Le Codex la prépare comme l'huile de ciguë.

M. Dieterich préfère la méthode suivante. On tasse, dans un appareil à déplacement :

Jusquiame pulvérisée	100 gr.

On l'imprègne avec un mélange composé de :

Éther	36 gr.
Alcool	10
Ammoniaque	4

Au bout d'une heure, on lessive avec de l'éther. A la solution éthérée on ajoute :

Huile d'olive	500 gr.

et on distille, pour retirer l'éther.

L'huile de jusquiame, ainsi obtenue, est d'un beau vert foncé, très odorante, et elle contient 0,158 d'alcaloïdes p. 100 de jusquiame employée; tandis que, d'après l'auteur, l'huile du Codex français ne renfermerait que 0,028 d'alcaloïdes pour le même poids de jusquiame.

V. — ONGUENTS.

Rétinolés.

Les onguents diffèrent des pommades en ce qu'ils contiennent une forte proportion de résine. C'est donc à tort que l'on donne ce nom aux pommades mercurielles, rosat, citrine, populéum, de laurier, etc., qui ne sont pas résineuses.

Quelques-uns d'entre eux ont reçu la dénomination de *baumes* (*Baume Chiron, Baume d'Arcæus*), qui est également donnée à des pommades (*Baume nerval*), à des teintures (*Baume du Commandeur*), à des alcoolats (*Baume de Fioravanti*), à des liniments (*Baume Opodeldoch*), etc. Cette confusion regrettable devrait disparaître, mais l'usage la maintient dans le langage pharmaceutique.

Préparation. — Les onguents sont composés de corps gras, de résines, et quelquefois de poudres non liquéfiables, qui doivent être alors aussi divisées que possible.

Lorsque ces substances sont facilement miscibles, on les mélange à froid, par trituration dans un mortier (*Onguent digestif, Onguent brun*).

Quand elles n'ont pas la même consistance, on les fond à une douce chaleur, ensemble ou séparément, suivant qu'elles ont des points de fusion voisins ou éloignés; ce cas est le plus général. On passe à travers une toile le produit liquide et on l'agite jusqu'à refroidissement, pour prévenir la séparation de la résine.

Les poudres non liquéfiables ne peuvent être ajoutées qu'à la fin de l'opération. Il en est de même de tous les produits aromatiques.

Pharmacologie. — La consistance des onguents est ordinairement plus ferme que celle des pommades. Leurs propriétés médicinales, dues à des substances presque identiques, sont tellement analogues, qu'on tend à réduire de plus en plus le nombre de ces médicaments. Ceux mêmes qui ont été conservés sont beaucoup moins employés aujourd'hui qu'autrefois.

On les applique sur les plaies, en qualité de stimulants. Ils jouissent d'une assez longue conservation; il est utile, cependant, de les préserver avec soin du contact de l'air, qui les durcit graduellement.

ONGUENT DE STYRAX.

Huile d'olive	150 gr.
Styrax liquide	100
Colophane	180
Résine élémi	100
Cire jaune	100

On liquéfie la colophane, la cire et la résine élémi, à une douce chaleur. On retire la bassine du feu, on ajoute le styrax, puis l'huile. On passe à travers une toile et on remue l'onguent, jusqu'à ce qu'il soit presque entièrement refroidi (*Codex*).

La formule ancienne de cet onguent prescrivait l'huile de noix au lieu de l'huile d'olive; il en résultait que ce médicament était siccatif et qu'on devait rejeter la croûte formée incessamment à sa surface. Le produit du Codex de 1866 n'offre pas cet inconvénient.

ONGUENT D'ALTHÆA.

Huile de fenugrec	800 gr.
Cire jaune	200
Résine jaune	100
Térébenthine du mélèze	100

On liquéfie à une douce chaleur la cire et la résine dans l'huile de fenugrec; on ajoute la térébenthine, on passe à travers une toile et on remue l'onguent jusqu'à ce qu'il soit presque entièrement refroidi (*Codex*).

ONGUENT D'ARCÆUS.
Baume d'Arcæus.

Suif de mouton	200 gr.
Térébenthine du mélèze	150
Résine élémi	150
Axonge	100

On fait liquéfier à une douce chaleur le suif, l'axonge et la résine, puis on ajoute la térébenthine. On passe à travers une toile et on remue le mélange jusqu'à ce qu'il soit presque entièrement refroidi (*Codex*).

ONGUENT BASILICUM.

Poix noire...................... 100 gr.
Colophane...................... 100
Cire jaune...................... 100
Huile d'olive.................. 400

On fait liquéfier à une douce chaleur la poix noire et la colophane; on ajoute ensuite la cire et l'huile. Quand le mélange est fondu, on le passe à travers une toile et on agite l'onguent jusqu'à ce qu'il soit presque entièrement refroidi (*Codex*).

BAUME CHIRON.

Huile d'olive.................. 300 gr.
Térébenthine................... 60
Cire jaune..................... 80
Orcanette...................... 15

On fait bouillir ensemble, on passe et on ajoute :

Baume du Pérou................ 10 gr.
Camphre....................... 0.6

On remue jusqu'à parfait refroidissement (*Dorvault*).

ONGUENT DIGESTIF SIMPLE.

Térébenthine du mélèze........ 40 gr.
Jaune d'œuf................... 20
Huile d'olive................. 10

On mélange dans un mortier le jaune d'œuf et la térébenthine, et on ajoute peu à peu l'huile d'olive (*Codex*).

ONGUENT DIGESTIF ANIMÉ.

Onguent digestif simple........ 100 gr.
Styrax liquide purifié.......... 100

On mélange exactement dans un mortier (*Codex de 1866*).

BAUME DE LABORDE.
Baume de Fourcroy.

Huile d'olive.................. 1000 gr.
Racine d'angélique............ 60
— de scorsonère......... 60
Fleurs de millepertuis........ 60
Baies de laurier.............. 60

On fait bouillir le tout pendant 12 à 14 heures, en remuant continuellement; on retire du feu et on laisse refroidir. Le lendemain on chauffe de nouveau, pendant 3 ou 4 heures, puis on ajoute, en éloignant du feu :

Thériaque..................... 8 gr.
Safran........................ 8
Extrait de genièvre........... 6
Aloès......................... 4

On fait encore bouillir, en remuant toujours, pendant 7 à 8 heures, et on passe à travers un linge; on remet sur le feu et on ajoute :

Térébenthine.................. 300 gr.

On chauffe jusqu'à ce que la fumée n'exhale plus l'odeur de térébenthine, on retire du feu et on ajoute encore :

Oliban pulvérisé.............. 6 gr.
Storax........................ 6
Benjoin....................... 6

On passe encore et on conserve (*Guibourt*).

VI. — POMMADES.

Liparolés.

On appelle pommades les préparations de consistance molle, que l'on obtient en mélangeant des substances médicamenteuses avec des corps gras. Il était d'usage autrefois, et c'est l'origine du terme *pommade*, d'ajouter du suc de pomme à quelques-unes d'entre elles.

On distingue trois espèces de pommades, suivant qu'elles constituent de *simples mélanges*, des *solutions* ou des *combinaisons chimiques*.

I. — POMMADES PAR SIMPLE MÉLANGE.

Préparation. — Tous les corps gras peuvent servir à la préparation de ces pommades et même tous les corps visqueux. L'*axonge* est l'excipient qu'on employait autrefois le plus souvent. Aujourd'hui, la vaseline et la lanoline partagent avec elle les faveurs des praticiens. La balance de leurs avantages et de leurs inconvénients n'est pas encore complètement établie.

Au lieu d'axonge simple, on prend, en général, de l'axonge chargée des principes résineux du benjoin ou des bourgeons du peuplier. L'axonge *benzoïnée* est la plus convenable, en raison de sa blancheur parfaite; l'axonge *populinée*, offrant une teinte verte, ne peut être introduite que dans les pommades colorées. Lorsqu'il est nécessaire d'augmenter la consistance de ces préparations, en été par exemple, on y dissout un peu de cire.

La règle à suivre pour l'addition des médicaments à l'excipient choisi est celle qui a été déjà indiquée à propos des cérats: on dissout, dans une quantité de liquide aussi faible qu'il est possible, ceux qui sont solubles, et on porphyrise les autres.

On mélange ensuite le tout, dans un mortier ou sur un porphyre. La trituration doit être très prolongée, pour que l'union soit intime; elle se fait ordinairement à froid; cependant, quand on prépare une grande quantité de pommade, on abrège la durée de l'opération en ramollissant l'axonge à l'aide de la chaleur.

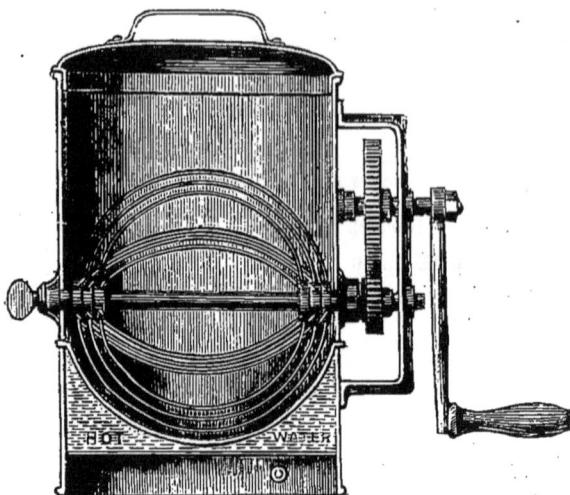

Fig. 139. — Machine américaine pour la préparation des pommades.

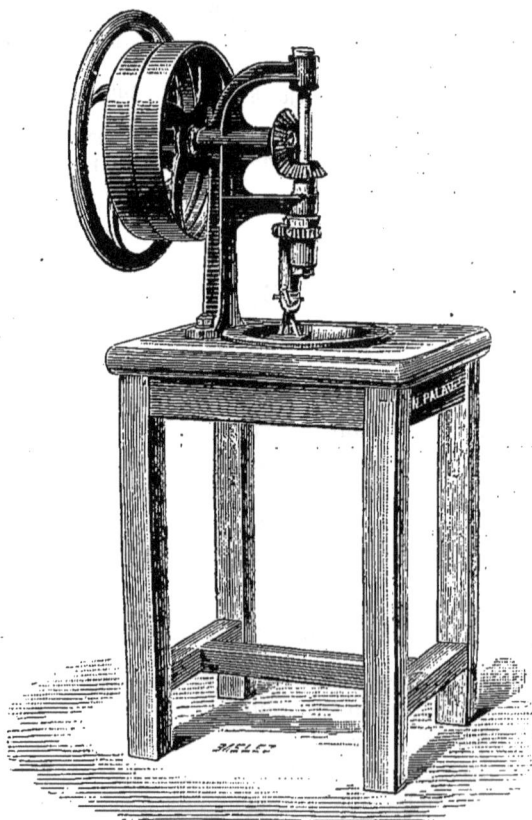

Fig. 140. — Mélangeur-batteur à pommades.

Dans ce dernier cas, il est avantageux de se servir de l'une des machines ci-contre (fig. 139 et 140), dont le fonctionnement n'a pas besoin d'explication. L'opération est considérablement accélérée par le mouvement rapide des agitateurs enfermés dans les appareils. Celui de la figure 139 est muni d'un double fond, dans lequel on peut introduire de l'eau chaude, et permet d'opérer à une température capable de maintenir les corps gras à l'état demi-fluide, ce qui favorise leur mélange avec les médicaments.

On réussit également bien avec le *véloporphyre* de M. Giraud, de Dijon. Cet appareil (fig. 141) est un cylindre creux en forme de couronne, s'ou-

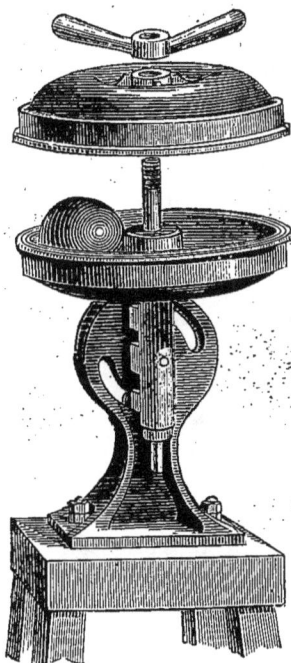

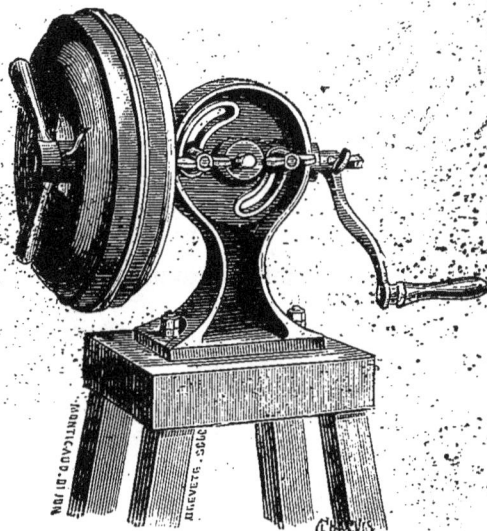

Fig. 141. — Véloporphyre de M. Giraud.   Fig. 142. — Véloporphyre en activité.

vrant en deux parties égales et porté à l'extrémité d'un axe que l'on peut diriger à volonté verticalement ou horizontalement. Une boule métallique pleine et lourde, dont le diamètre est de 4 millimètres plus faible que celui du cylindre, complète l'appareil. Pour le faire fonctionner, on met l'axe dans la position verticale; on verse dans la demi-couronne inférieure le mélange des corps gras liquéfiés, puis on y plonge la boule préalablement chauffée au bain-marie. La demi-couronne supérieure est alors ajustée et serrée avec une clé à vis. On fait basculer l'appareil, pour lui donner la position qu'il a dans la figure 142, et on le met en mouvement au moyen de la manivelle. Quand l'opération est terminée, on redresse le système et on ouvre la couronne, pour en retirer le médicament.

Pendant la rotation, le boulet exécute un double mouvement: l'un sur lui-même, très rapide et parallèle à celui de la couronne; l'autre, plus lent, est un mouvement d'oscillation alternative en avant et en arrière. L'intérêt de cet appareil, c'est que le boulet agit sur les substances par toute son étendue à la fois, tandis que dans les instruments ordinaires des laboratoires, le contact est réduit à un point ou à une faible surface du pilon chargé du mélange. Il en résulte une accélération considérable du travail, qui d'autre part est accompli dans des conditions de propreté très avantageuses. Le *véloporphyre* sera bientôt, dans les officines, l'auxiliaire indispensable de la préparation des pommades dont le mélange est long et pénible.

Pharmacologie. — Au moment de leur préparation, ces pommades contiennent à l'état de simple mélange tous les éléments qui les composent. Mais il arrive souvent que ces éléments réagissent les uns sur les autres, soit directement, soit après avoir été altérés par le contact de l'air.

C'est ainsi que la pommade iodurée, d'abord très blanche, devient jaune au bout de peu de temps, par suite de la décomposition de l'iodure de potassium et de la mise en liberté de l'iode par les acides que donne l'oxydation de la graisse.

C'est encore en vertu d'une action chimique, dépendant de celle de l'air, que la couleur jaune de la pommade au trisulfure de potassium disparaît graduellement, à mesure que le sulfure se transforme en hyposulfite et en sulfate.

Le Dr Unna, de Hambourg, a proposé de substituer aux pommades des toniques de consistance molle ou ferme, auxquels il donne le nom de *Colles médicamenteuses* et dont le but est de réduire la proportion de l'excipient au minimum possible. Ces colles ont pour composition :

	Colle molle.	Colle dure.
Gélatine	15 gr.	30 gr.
Glycérine	25	30
Eau	45	30
Oxyde de zinc	15	10

La colle molle sert à incorporer les médicaments insolubles (céruse, iodoforme, iodure de plomb, etc.), dans la proportion de 5 à 30 p. 100. La colle dure est préférée pour les substances qui mettent obstacle à la solidification de la gélatine (chloral, camphre, chlorure mercurique, etc.) et dont le quantum est toujours beaucoup moins élevé (1 à 2 p. 100).

On applique les colles médicamenteuses au pinceau, après les avoir fluidifiées au bain-marie. Elles forment des enduits faiblement adhésifs, utilisés dans le traitement des affections cutanées.

POMMADE MERCURIELLE.
Onguent mercuriel double, Onguent napolitain.

Préparation. — 1° On obtient cette pommade, en triturant ensemble des poids égaux de mercure et d'axonge.

Mercure métallique	500 gr.
Axonge benzoïnée	500

On fait liquéfier l'axonge, on en verse un tiers environ dans une marmite de fonte, que l'on expose à une température modérée, afin de maintenir le corps gras à l'état demi-fluide. On ajoute le mercure peu à peu, en agitant vivement avec un bistortier, jusqu'à ce que le métal soit complètement divisé, puis on ajoute le reste de l'axonge et on remue jusqu'à mélange parfait (*Codex*).

La préparation de la pommade mercurielle par cette méthode est longue et pénible et, depuis Baumé, un grand nombre de praticiens ont cherché à la rendre plus rapide. Voici les principaux procédés proposés dans ce but :

2° *Procédé de Guibourt.* — A l'époque où Guibourt écrivait sa pharmacopée, on avait déjà cherché à faciliter la division du mercure au moyen de l'*eau* (Dufilo), de l'*huile d'amande* (Dumesnil), de la *pommade oxygénée* (Bertrand), de la *chaleur* (Hernandez), de l'agitation dans une bouteille avec de la *graisse fondue* (Chevalier), du *miel* et du *jaune d'œuf* (Vivie), de la *graisse humide* (Simonin), de la *farine de lin* (Ledoyen), de l'*axonge rance* (Desmarets), du *suif* (Calloud), de la *cire* (Mouchon), de l'*huile de lin*, du *beurre de cacao*, de la *térébenthine*, du *styrax*, de l'*oxyde mercurique*, de la *pommade mercurielle ancienne* (Thiaville), etc,

Guibourt donne la préférence à ce dernier intermédiaire. Il conseille d'en prendre un seizième du poids de la pommade à préparer, d'y éteindre le mercure et de mélanger ensuite avec l'axonge. Pour expliquer la rapidité de l'opération, il suppose que, sous l'influence du frottement, la pommade ancienne, déjà oxydée, se charge d'électricité négative, que le mercure devient électro-positif, et que cette opposition électrique suffit pour accélérer l'extinction du métal.

3° *Procédé de M. Lebœuf.* — Ce procédé repose sur la division du mercure dans une teinture éthérée de benjoin, additionnée d'huile :

Benjoin.............. .... 20 gr.
Ether sulfurique........................ 40

On dissout le benjoin dans l'éther, on filtre la liqueur et on y ajoute :

Huile d'amande........................ 15 gr.

On pèse alors 1500 grammes de mercure dans un flacon à large ouverture solide, bouché à l'émeri et dont la capacité représente 4 à 5 fois le volume du mercure, puis on y introduit le liquide ci-dessus. On bouche le flacon et on l'agite vivement, en soulevant de temps à autre le bouchon, pour laisser échapper la vapeur d'éther qui s'est formée. Lorsque le mercure est réduit en poussière très ténue, on laisse reposer un instant, on décante la plus grande partie du liquide surnageant et on agite de nouveau le flacon.

On obtient ainsi une masse d'un gris cendré, ayant l'apparence et la consistance d'une pommade.

D'un autre côté, on liquéfie à une douce chaleur 1380 grammes d'axonge et 120 grammes de cire prescrits par le Codex. Le mélange étant refroidi, on en met à peu près la moitié dans un mortier de marbre; on y ajoute le mercure divisé, puis l'éther primitivement décanté, avec lequel on lave le flacon vide de mercure, et l'on procède à une trituration énergique.

Après 40 à 60 minutes, l'extinction du mercure est complète ; on mélange alors le reste de l'axonge, et 15 à 20 minutes suffisent pour achever l'opération.

La présence, dans la pommade, d'un corps aussi oxydable que l'éther, est une condition défectueuse.

4° *Procédé de Magnes-Lahens.* — Magnes-Lahens emploie, comme agents diviseurs, l'huile d'amande et le baume du Pérou :

Mercure............................... 1000 gr.
Axonge................................ 960
Huile d'amande.......:................ 20
Baume du Pérou........................ 20

On triture ensemble, dans un mortier ou dans un vase de fonte, le mercure, l'huile et le baume du Pérou. Le métal disparaît promptement. Dès que la masse est homogène, on y ajoute 500 grammes seulement d'axonge liquéfiée (1) et on triture jusqu'à ce que le mercure ait complètement disparu. Ce résultat est ordinairement atteint en moins d'une heure ; on incorpore ensuite à froid le reste de l'axonge, par un battage de quelques minutes.

Ce procédé n'a pas, comme les précédents, l'inconvénient d'introduire dans la pommade des substances déjà altérées, ou susceptibles de hâter son oxydation ; mais il n'est pas aussi efficace que le disait son auteur.

5° Ragot, de Melun, et Vallet, d'Amiens, ont conseillé de verser le mercure sur les corps gras refroidis, au moyen d'un entonnoir terminé par un tube capillaire. La trituration doit être vive et ininterrompue ; lorsqu'on est forcé de la suspendre, on cesse l'écoulement du mercure. De cette manière, on peut, en une heure et demie ou deux heures, préparer deux kilogrammes de pommade mercurielle irréprochable.

Ce procédé est très pratique.

6° Goddefroy indique la vaseline comme un excellent agent de division du mercure. M. Monnet, d'Alger, a confirmé cette assertion ; il emploie parties égales de métal et de vaseline. Son produit est inaltérable, mais il diffère de celui du Codex par sa composition.

7° On en peut dire autant de celui qu'a proposé M. Yvon et dans lequel l'axonge est remplacée par un poids égal de *savon mou*, noir ou blanc. Le savon provoque l'extinction rapide du mercure et donne un produit inaltérable ayant encore pour avantage d'être aussi ferme à 80° qu'à la température ordinaire et d'être facilement enlevé par un lavage à l'eau froide.

8° Moins critiquable est le procédé de M. Jacquemaire, qui consiste à dissoudre dans le mercure 1 millième de son poids de potassium. On verse cet alliage sur l'axonge, préalablement battue et on mélange, vivement. L'auteur affirme que l'extinction du mercure ne demande que 10 minutes.

9° M. Passerieux propose un moyen plus simple encore :

> Axonge benzoïnée.................................... 100 gr.
> Mercure.. 100
> Eau chargée d'oxygène..................... environ X gouttes

On met dans un mortier une petite quantité d'axonge avec le mercure, on y ajoute goutte à goutte la solution d'oxygène en remuant continuellement. Le mercure est rapidement éteint, on mélange alors peu à peu le reste du corps gras. Vingt minutes suffisent pour terminer l'opération. Il faut éviter d'ajouter une trop grande quantité de solution d'oxygène et incorporer l'axonge par petites quantités, autrement la pommade serait plus pâle que celle du Codex.

10° La lanoline a été également proposée pour la préparation de la pommade mercurielle, 25 grammes et 5 grammes de pommade ancienne suffiraient pour éteindre 100 grammes de mercure.

Caractères. — La pommade mercurielle est très dense (D = 1,32 à 1,34), terne et d'un gris foncé ; elle ne laisse apercevoir à la loupe aucun globule métallique, lorsqu'on l'examine soit directement, soit après l'avoir écrasée dans du papier sans colle. Celle qui est faite avec précipitation est brillante, quand on la triture dans l'obscurité (*Righini*), et de couleur plus pâle.

Suivant les recherches de Vogel, de Boullay, de Guibourt et de Soubeiran, le mercure s'y trouve presque totalement à l'état métallique ; la proportion de l'oxyde mercurique qu'on en peut isoler est si faible, que cet oxyde ne saurait être regardé comme son élément actif.

Essai. — La pommade mercurielle du commerce ne contient pas toujours la proportion de mercure exigée par le Codex ; quelquefois même le métal y est remplacé par de l'*ardoise* pulvérisée, de la *plombagine*, du *bioxyde de manganèse*, etc. L'incinération accuse immédiatement l'une quelconque de ces falsifications.

Pour s'assurer de la nature de la fraude, on traite 10 gr. de pommade

_____
(1) Une plus forte proportion d'axonge retarderait l'extinction du métal.

par un excès d'éther. Le résidu insoluble dans ce véhicule est le mercure ; il doit être liquide et du poids de 5 gr. environ. S'il est pulvérulent, on le soumet à l'analyse, pour apprécier la nature de la falsification.

L'eau bouillante ou la fusion ne séparent pas complètement le métal de la matière grasse qui l'enveloppe. Mais si l'on ajoute de l'acide sulfurique, au mercure qui reste divisé, et si l'on chauffe, le départ est immédiat.

La saponification par une solution alcoolique de potasse a été proposée par MM. Unger et Kremel. Elle doit isoler $3^{gr},3$ ou $3^{gr},4$ de mercure pour 10 gr. de pommade.

M. Dieterich préfère chauffer 1 gr. de pommade avec un mélange de 60 gr. d'éther, 5 gr. d'alcool et 6 à 8 gouttes d'acide chlorhydrique. Le résultat est également très bon.

On peut aussi se rendre compte, approximativement, de la pureté de cette pommade, en vérifiant sa densité. Lorsqu'elle est bien préparée, elle s'enfonce dans un mélange, refroidi, de 4 parties d'acide sulfurique à 1,84 et de 1 partie d'eau.

BAUME NERVAL.

Moelle de bœuf purifiée........	350 gr.
Huile d'amande................	100
— muscade..................	450
Essence de romarin............	30
— de girofle............	15
Camphre.....................	15
Baume de Tolu................	30
Alcool à 80°.................	60

On fait liquéfier à une douce chaleur la moelle de bœuf et l'huile de muscade dans l'huile d'amande, on passe à travers un linge, au-dessus d'un mortier de marbre chauffé. On triture jusqu'à ce que le mélange ait pris, par refroidissement, la consistance d'une huile épaisse. On ajoute les huiles volatiles, le camphre et la solution, préalablement filtrée, du baume de Tolu dans l'alcool. On mélange exactement (Codex).

POMMADE BELLADONÉE.

Extrait de belladone...........	4 gr.
Eau distillée..................	2
Axonge.......................	24

On délaie l'extrait dans l'eau distillée et on incorpore la solution dans l'axonge (Codex).

POMMADE ÉPISPASTIQUE VERTE.

Cantharides en poudre fine.....	10 gr.
Onguent populéum.............	280
Cire blanche..................	40

On liquéfie la cire à une douce chaleur avec l'onguent populéum ; on ajoute les cantharides et on agite jusqu'à ce que la pommade soit en partie refroidie (Codex).

POMMADE D'EXTRAIT DE RATANHIA.

Extrait de ratanhia.............	Q. S.
Vaseline ou axonge...,..........	—

On met l'extrait dans une capsule et on le recouvre de la quantité d'eau juste nécessaire pour obtenir un extrait miscible à l'excipient. On ajoute alors la vaseline et on fait chauffer. Quand l'extrait est entièrement fluide, ce qu'on voit très bien à travers la vaseline liquéfiée, on retire du feu, on laisse refroidir un instant et on mélange dans la capsule même avec une spatule, jusqu'à parfaite homogénéité.

On peut préparer de la même manière toutes les pommades avec les extraits (Pépy).

POMMADE DE GOUDRON.

Goudron végétal...............	10 gr.
Axonge.......................	90

On mélange au mortier (Codex).

POMMADE MERCURIELLE FAIBLE.
Onguent gris.

Pommade mercurielle..........	100 gr.
Axonge benzoïnée.............	300

On mélange avec soin dans un mortier (Codex).

II. — POMMADES PAR SOLUTION.

On range dans ce groupe les pommades dans lesquelles l'axonge est employée comme dissolvant.

Préparation. — On les prépare par simple solution (*p. phosphorée, p. camphrée*), par macération (*p. de concombre*), ou par digestion (*p. de garou, p. populéum, p. épispatique jaune*).

Les deux premiers procédés s'appliquent au traitement des substances aromatiques ou très solubles. Le dernier est réservé aux plantes fraîches, qui ne cèdent leurs principes actifs qu'après avoir perdu par la cuisson l'eau dont elles sont imprégnées. On exécute ces préparations avec les précautions indiquées *page 860.*

Pharmacologie. — Les pommades par solution ont la plus grande analogie avec les huiles médicinales. Elles ont les mêmes modes de préparation et une composition chimique semblable. Elles sont donc exposées aux mêmes genres d'altération.

On ne doit pas conserver au delà d'une année celles qui ont pour base les végétaux récents. Les autres rancissent plus rapidement encore, pour la plupart.

POMMADE CAMPHRÉE.

Camphre râpé....................	30 gr.
Cire blanche...................	10
Axonge........................	90

On liquéfie à une douce chaleur la graisse et la cire ; on y ajoute le camphre, puis on remue jusqu'à ce que celui-ci soit dissous et que la pommade soit en partie refroidie (*Codex*).

POMMADE DE CONCOMBRE.

Axonge......................	1000 gr.
Graisse de veau..............	600
Baume de Tolu...............	2
Eau distillée de rose..........	10
Suc de concombre............	1200

On fait fondre les graisses à la chaleur du bain-marie, en y ajoutant le baume de Tolu préalablement dissous dans un peu d'alcool, puis l'eau de rose. Lorsque la graisse est éclaircie, on la décante et on la verse dans une bassine étamée.

On y ajoute alors le premier tiers du suc de concombre, en ayant soin de remuer continuellement pendant 4 heures ; on retire ce premier suc de concombre, avant d'en remettre une nouvelle quantité. On recommence cette même opération avec le second, puis avec le troisième tiers du suc.

On sépare, autant que possible, la graisse du liquide ; on la fait fondre au bain-marie et, après un repos de quelques heures, on enlève l'écume. On retire la pommade, que l'on coule dans des pots, pour la conserver à la cave.

Pour terminer cette pommade, on la ramollit, sans la liquéfier entièrement, dans une bassine étamée ; on la bat avec une spatule de bois, jusqu'à ce qu'elle soit devenue assez légère pour que son volume soit presque doublé (*Codex*).

POMMADE ÉPISPASTIQUE AU GAROU.

Extrait éthéré de garou.........	40 gr.
Axonge.......................	900
Cire blanche..................	100
Alcool à 90°..................	90

On dissout l'extrait dans l'alcool, on ajoute la graisse et la cire et on chauffe modérément, en agitant continuellement, jusqu'à ce que l'alcool soit évaporé. On passe à travers une toile, on verse dans un pot et on remue, jusqu'à ce que la pommade soit en partie refroidie (*Codex*).

Il est important de cesser de chauffer quand l'alcool est complètement évaporé. On reconnaît ce terme à la belle couleur verte et à la limpidité que prend alors la pommade. En prolongeant l'action de la chaleur, on altère le médicament et on lui fait perdre une partie de sa couleur.

On substitue parfois à la pommade au garou un digesté de cantharide dans l'axonge, dans l'axonge populinée et verdie avec une plante verte quelconque, ou dans l'axonge ultérieurement additionnée de pommade populéum. On reconnaît ces falsifications aux caractères suivants.

La pommade au garou est verte et douée de l'odeur propre au garou. Triturée avec une lessive alcaline elle prend une couleur d'un *rouge orangé*; avec l'acétate basique de plomb une teinte d'un *jaune citron pâle.* Les mêmes réactifs ajoutés à sa solution éthérée donnent : les alcalis, une coloration *jaune orangée;* par le repos l'éther surnage avec une teinte *verte*, la couche inférieure est *orangée;* l'acétate basique de plomb, un mélange d'un *jaune pâle*, que le repos sépare en deux couches, dont l'inférieure est épaissie.

Le digesté de cantharide dans l'axonge

seule n'a aucun de ces caractères. Mêlé de pommade populéum, les alcalis lui communiquent des teintes moins vives, l'acétate de plomb une couleur plus foncée, allant jusqu'au jaune d'iodure de plomb (*Labiche*).

POMMADE ÉPISPASTIQUE JAUNE.

Cantharides concassées........	60 gr.
Axonge......................	840
Cire jaune...................	120
Curcuma pulvérisé............	4
Essence de citron............	4

On met l'axonge et les cantharides dans un bain-marie et l'on fait digérer pendant 4 heures, en remuant de temps en temps. On passe avec forte expression à travers une toile. On remet la pommade sur le feu avec la poudre de curcuma, on fait digérer pendant 1 heure et on filtre au papier, à la température de l'eau bouillante. On liquéfie ensuite la cire dans le produit, on agite le mélange jusqu'à ce qu'il soit en partie refroidi, et on y ajoute l'essence de citron (*Codex*).

POMMADE DE LAURIER.
Onguent de laurier.

Feuilles fraîches de laurier....	500 gr.
Baies de laurier	500
Axonge......................	1000

On contuse les feuilles et les baies de laurier, puis on les fait chauffer avec la graisse sur un feu modéré, jusqu'à ce que toute l'humidité soit dissipée. On passe avec forte expression, on laisse refroidir lentement et on sépare le dépôt. On liquéfie de nouveau la pommade et, quand elle est à moitié refroidie, on la coule dans un pot (*Codex*).

POMMADE POPULÉUM.
Onguent populéum.

Bourgeons de peuplier récemment séchés..............	800 gr.
Feuilles récentes de pavot.....	500

Feuilles récentes de belladone.		500 gr.
— — jusquiame...		500
— — morelle......		500
Axonge......................		4000

On contuse les plantes dans un mortier de marbre, on les met dans une bassine avec l'axonge et on fait digérer sur un feu doux, en agitant, jusqu'à ce que leur eau de végétation soit évaporée. On ajoute alors les bourgeons de peuplier concassés, que l'on fait digérer pendant 24 heures. On passe avec forte expression et on liquéfie de nouveau la pommade, pour la couler dans un pot (*Codex*).

Pour que la pommade soit d'un beau vert et qu'elle présente une odeur franche, Féret conseille d'*agiter le mélange sans interruption*, pendant toute la durée de l'opération. Grâce à cette précaution, qui est imposée par le peu de conductibilité des corps gras, l'eau contenue dans les végétaux est rapidement vaporisée; de plus on n'a pas à craindre la carbonisation de ces végétaux, bien que l'on maintienne un feu assez vif sous la bassine.

Il va sans dire que les mêmes recommandations s'appliquent également à la préparation de toutes les pommades et huiles médicinales, dans lesquelles on fait entrer des plantes vertes.

POMMADE ROSAT.
Onguent rosat.

Axonge......................	1000 gr.
Racine d'orcanette concassée...	30
Cire blanche................	8
Essence de rose.............	2

On fait digérer la racine dans l'axonge, au bain-marie, pendant une heure, et on passe à travers une toile. On ajoute la cire, on la liquéfie, et on remue la pommade jusqu'à ce qu'elle soit presque entièrement refroidie; on y mêle enfin l'huile volatile et on la coule dans un pot (*Codex de 1866*).

III. — POMMADES PAR COMBINAISON CHIMIQUE.

Les pommades ainsi nommées offrent toutes une décomposition plus ou moins profonde des corps gras qui leur servent d'excipient, par suite de l'action chimique exercée par la substance active, pendant la préparation. Elles sont peu nombreuses; les seules employées sont: la *pommade nitrique*, la *pommade citrine* et l'*onguent nutritum*.

§ 1. POMMADE NITRIQUE.
Pommade oxygénée.

Préparation. — On obtient cette pommade en faisant agir sur l'axonge, à une douce chaleur, l'acide nitrique officinal :

```
Axonge.............................................. 500 gr.
Acide nitrique à 1,42................................  60
```

On liquéfie l'axonge dans une capsule de porcelaine, on y ajoute l'acide nitrique et on continue de chauffer, en remuant continuellement avec une baguette de verre, jusqu'à ce qu'il commence à se dégager des bulles de gaz nitreux. On retire du feu, on continue d'agiter et, quand la pommade est à moitié refroidie, on la coule dans des moules de papier.

Au contact de l'axonge, l'acide azotique se trouve en partie réduit en hypoazotide, en acide azoteux et en bioxyde d'azote. Ces composés, réagissant sur le corps gras, le convertissent en *élaïdine* (V. *page* 474) ; il se forme en même temps de l'eau et des acides nombreux, parmi lesquels on peut citer ; les acides carbonique, stéarique, oléique, palmitique, acétique, butyrique, valérique, subérique, etc.

Caractères. — La pommade oxygénée est jaunâtre et d'une odeur nitreuse, quand elle est récemment préparée. La présence de l'élaïdine lui communique une consistance ferme qui augmente à la longue, par suite de l'action de l'acide nitrique non combiné tout d'abord. Lorsque cette action est totale, la pommade blanchit peu à peu et n'offre plus les mêmes propriétés. On doit, en conséquence, l'employer peu de temps après sa préparation.

§ 2. POMMADE CITRINE.
Onguent citrin.

Préparation. — Pour préparer la pommade citrine, on fait un mélange de solution azotique de mercure, d'axonge et d'huile d'olive.

```
Axonge............................................... 400 gr.
Huile d'olive........................................ 400
Mercure.............................................  40
Acide azotique officinal............................  80
```

On dissout le mercure, à froid, dans l'acide nitrique, puis on liquéfie la graisse dans l'huile, à une douce chaleur. Quand les corps gras sont à moitié refroidis, on y verse la solution mercurielle, on agite, pour avoir un mélange exact, et on coule la pommade dans des moules de papier (*Codex*).

La réaction qui se produit dans cette opération est très compliquée. Lorsqu'on verse le mercure dans l'acide nitrique, celui-ci est immédiatement réduit; l'oxygène qu'il fournit convertit le mercure en oxydes mercureux et mercurique, qui s'unissent à l'excès d'acide; il se dégage en même temps du bioxyde d'azote, que l'air transforme aussitôt en hypoazotide. La solution contient, en somme : azotate mercureux, azotate mercurique, acide nitrique libre, bioxyde d'azote, hypoazotide et peut-être azotite de mercure.

Quand on mélange cette liqueur aux corps gras, il se forme, aux dépens de ces derniers, de l'*élaïdine*, dont une partie se trouve saponifiée et donne de l'*acide élaïdique*, qui se combine à l'oxyde de mercure (*Boudet*). Il se produit, en outre, une matière colorante jaune particulière et tous les composés résultant de l'action de l'acide azotique sur les corps gras (Voy. *Pommade nitrique*). On admet aussi que le bioxyde d'azote et l'acide carbonique, engendrés dans cette réaction, réduisent l'azotate de mercure et le changent partiellement en *turbith nitreux*.

Pour que la pommade ait la consistance voulue, M. Prunier recommande avec raison de n'y pas introduire de l'huile dépouillée d'une partie de son oléine, comme l'est celle qui fond en dernier lieu après les froids de l'hiver. Celle-ci, riche en palmitine, ne se solidifie pas complètement. En second lieu, M. Prunier verse d'abord, dans la capsule, l'acide azotique, puis le mélange gras fondu et enfin le mercure. Cette manière de procéder évite la déperdition des corps nitreux et donne un produit régulier.

Caractères. — La pommade citrine est un mélange complexe et incomplètement connu, dans lequel se trouvent : de l'*élaïdine*, de l'*élaïdate* et des *azotates de mercure*, une *matière colorante jaune*, de l'*acide azotique libre*, des *produits nitreux*, de l'*huile* et de l'*axonge* non altérées.

Elle doit sa consistance solide à l'élaïdine, sa teinte jaune au turbith nitreux et au principe coloré qui se forme en même temps que l'élaïdine.

Sous l'influence de l'acide et des azotates métalliques qu'elle contient, elle est, longtemps encore après sa préparation, le siège de transformations analogues aux réactions initiales. Il s'y forme une nouvelle proportion d'élaïdine, et il s'échappe du bioxyde d'azote, probablement mélangé d'azote, suivant Boudet.

D'un autre côté, les corps gras poursuivent leur action réductrice sur les azotates mercuriels, puis le turbith nitreux est décomposé à son tour, et la pommade blanchit peu à peu ; elle devient enfin grise, parce que l'oxyde de mercure est réduit en mercure métallique. Avant d'arriver à ce degré d'altération, elle a déjà cessé d'être propre à l'usage médical ; on la rejette dès qu'elle commence à perdre sa couleur jaune.

Pour augmenter la durée de sa conservation, M. de Beck a conseillé de la renfermer dans des flacons de verre noir bouchés à l'émeri.

On emploie cette pommade seule ou mélangée à d'autres substances grasses. Dans ce dernier cas, elle devient grise, par suite de la réduction des sels mercuriels au contact des corps gras non oxydés.

VII. — SPARADRAPS.

Les sparadraps sont des tissus recouverts sur une de leurs faces, rarement sur les deux, d'une légère couche de substance emplastique. On les désigne sous le nom de *taffetas* ou de *papiers*, quand ils ont été préparés avec une étoffe de soie ou avec du papier.

Préparation. — Pour faire un sparadrap, on choisit un tissu bien uni et on le coupe en bandes beaucoup plus longues que larges, que l'on tend sur des baguettes hérissées de pointes. On verse à l'une des extrémités une petite quantité d'emplâtre liquéfié, que l'on étale le plus régulièrement possible avec un couteau légèrement chauffé. On dépose, de la même manière, une seconde couche d'emplâtre sur la première, et on enroule la bande après refroidissement.

Au lieu de couteau, on peut se servir d'un instrument nommé *sparadrapier*, dont il existe plusieurs modèles. Le plus simple se compose d'une table de bois dur portant quatre supports en fer, entre lesquels glisse une lame épaisse du même métal taillée en biseau. On engage la toile sous la lame de fer, que l'on a préalablement soulevée d'une quantité proportionnée à l'épaisseur à donner au sparadrap. Divers praticiens ont proposé de substituer au couteau une auge de capacité variable que l'on remplit d'emplâtre fondu (fig. 143).

On n'enduit ordinairement qu'un seul côté du tissu ; par exception, la *toile de mai* est couverte sur ses deux faces. Pour la préparer, on plonge des bandes de toile dans l'emplâtre liquéfié, puis on les fait passer entre deux règles de bois rapprochées, afin de les débarrasser de l'excès de substance adhérente.

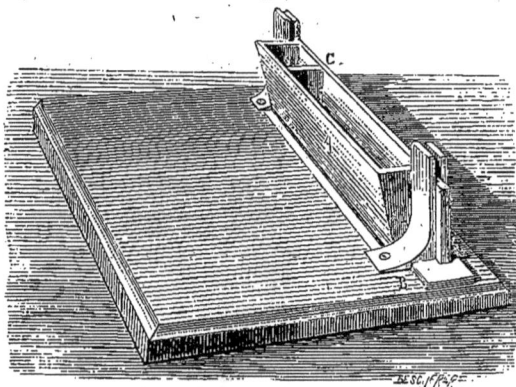

Fig. 143. — Sparadrapier.

On prépare les papiers comme les sparadraps, en employant, de préférence au couteau, le sparadrapier, qui réussit mieux dans ce cas spécial. Quelquefois on se borne à imprégner le papier en le passant à la surface du corps gras liquéfié.

Sur certains taffetas, on dépose une solution de colle de poisson au lieu d'emplâtre. On étend alors cette solution au pinceau, on laisse sécher et on recommence plusieurs fois la même opération.

Caractères. — Les sparadraps bien préparés doivent offrir une couche emplastique mince et d'égale épaisseur dans toute leur étendue. Cette couche doit adhérer fortement au tissu ; il faut, en outre, qu'elle ne soit pas assez molle pour s'attacher au revers de l'étoffe, quand on enroule le sparadrap.

On se sert fréquemment d'un grand nombre d'emplâtres, à l'état de sparadraps. L'usage se répand de plus en plus d'employer sous cette forme l'emplâtre vésicatoire. Il arrive cependant quelquefois que la toile vésicante se dessèche ou qu'elle est envahie par les moisissures (*Mycoderma atramenta*). Dans les deux cas, son énergie se trouve diminuée. Tous les sparadraps subissent le premier de ces accidents, quand on les conserve trop longtemps.

Lorsqu'on a besoin de mettre sous cette forme l'acide chrysophanique, l'acide pyrogallique et tous les médicaments irritants, de même que ceux qui sont susceptibles d'être volatilisés ou décomposés par la chaleur (aristol, iodoforme, etc.), M. Cavaillés conseille de les incorporer à l'emplâtre de caoutchouc. On délaie la substance active, bien pulvérisée, dans un peu d'huile et on la mélange à la masse de lanoline caoutchoutée, préalablement dissoute dans une quantité suffisante de benzine. On étend le produit avec le sparadrapier, puis on laisse évaporer le dissolvant, à l'air libre. Les sparadraps sont adhésifs et restent souples sans altération. S'il est nécessaire qu'ils soient imperméables à l'air atmosphérique, on les prépare avec de la mousseline antiseptique, sur laquelle on a fixé tout d'abord de la gutta-percha. L'emplâtre fait corps avec la gutta et ne se sépare pas du tissu, dont la souplesse ne laisse rien à désirer.

Ces sparadraps légers, préparés par une méthode différente, avaient reçu du Dʳ Unna le nom de *Mousselines-emplâtres*. M. Vigier en a modifié la composition, dans le but d'éviter qu'ils ne durcissent avec le temps. Il supprime la feuille de gutta appliquée sur la mousseline par le Dʳ Unna ; il incorpore le médicament dans un mélange de gutta, de caoutchouc, de vaseline et de benzine, qu'il coule ensuite sur un tissu imperméable rendu aseptique au moyen de la résorcine ou de l'acide borique. Le topique se conserve bien.

SPARADRAP DE DE CIRE.
Toile de mai.

Cire blanche...................	200 gr.
Huile d'amande................	100
Térébenthine du mélèze.......	25

On fait liquéfier les substances au bain-marie et on y plonge entièrement des bandes de toile fine, longues de 1 mètre environ et larges de 15 centimètres. On retire chacune de ces bandes en la saisissant par deux règles, qui font tomber l'excédent de la masse emplastique.

On lisse ensuite chaque bande au moyen du couteau à sparadrap chauffé (*Codex*).

SPARADRAP DE COLLE DE POISSON.
Taffetas d'Angleterre.

Colle de poisson..............	50 gr.
Eau.........................	400
Alcool à 60°..................	400

On coupe la colle de poisson en petits morceaux et on la laisse macérer dans la quantité d'eau prescrite, pendant 24 heures. On ajoute l'alcool et on chauffe au bain-marie, dans un vase couvert. Quand la dissolution est opérée, on passe à travers une toile.

D'autre part, on tend sur un châssis des bandes de taffetas noir, rose ou blanc, puis on les recouvre, au moyen d'un pinceau, d'une couche de la liqueur gélatineuse ci-dessus, maintenue à l'état liquide par une douce chaleur. On laisse sécher et on continue à mettre successivement plusieurs couches de la même dissolution, jusqu'à ce que le taffetas soit suffisamment chargé. Lorsqu'il est sec, on le coupe en petites bandes rectangulaires.

On prépare de même la *Baudruche gommée* (*Codex*).

SPARADRAP DIACHYLON GOMMÉ.

Emplâtre diachylon gommé.   Q. S.

On liquéfie l'emplâtre sur un feu doux et on l'étend sur des bandes de toile au moyen d'un couteau de fer ou d'un sparadrapier.

Ce sparadrap doit être renouvelé fréquemment (*Codex*).

La formule suivante, adoptée depuis de longues années dans les hôpitaux de Nantes, donne un sparadrap adhésif, très commode pour les pansements :

Emplâtre simple.............	1800 gr.
— diachylon............	360
Axonge......................	150
Térébenthine du mélèze......	150

On fait fondre à une douce chaleur et on étend le mélange sur des bandes de toile, comme il a été dit précédemment.

SPARADRAP DIAPALME.

Emplâtre diapalme............ 1200 gr.
Huile d'olive.................. 100
Cire blanche.................. 100
Térébenthine du mélèze....... 200

On fait fondre les trois premières substances à une douce chaleur, en agitant continuellement. On ajoute la térébenthine et on étend sous forme de sparadrap (*Codex*).

SPARADRAP MERCURIEL.

Emplâtre mercuriel............ 500 gr.
Huile d'olive.................. Q. S.

On fait fondre à une douce chaleur, en agitant continuellement, et on étend sur des bandes de toile.

L'addition de l'huile n'est nécessaire qu'autant que l'emplâtre n'est pas récemment préparé, ou que la température est très basse.

On prépare de la même manière les sparadraps avec les emplâtres de :

André de la Croix,
Ciguë,
Cire verte,
Minium ou de Nuremberg. (*Codex*.)

SPARADRAP RÉVULSIF DE THAPSIA.

Cire jaune.................... 420 gr.
Colophane.................... 150
Poix blanche.................. 150
Térébenthine cuite............ 150
— du mélèze........ 50
Glycérine.................... 50
Résine de thapsia............. 75

On fait fondre ensemble les 5 premières substances et on les passe à travers un linge. On les entretient liquides sur un feu très doux et on y ajoute la glycérine et la résine de thapsia, obtenue en consistance de miel. Lorsque le mélange est bien homogène, on l'étend sur des bandes de toile, comme on fait pour le sparadrap ordinaire (*Codex*).

SPARADRAP VÉSICANT.
Toile vésicante.

Cire jaune.................... 250 gr.
Poix noire.................... 250
Colophane.................... 250

On fait fondre à feu nu, on passe à travers une toile, on ajoute à la masse un peu refroidie :

Huile d'olive.................. 20 gr.
Glycérine.................... 40
Térébenthine du mélèze........ 40

et enfin, en remuant continuellement :

Cantharides en poudre demi-fine. 400 gr.

On met le tout au bain-marie, pendant une demi-heure environ, puis on étend cette masse emplastique soit au couteau, soit au sparadrapier, sur des bandes de toile cirée (*Codex*).

MOUCHES DE MILAN.

Poix blanche.................. 50 gr.
Cire jaune.................... 50

Cantharides pulvérisées......... 50 gr.
Térébenthine du mélèze....... 10
Essence de lavande............ 1
— de thym.............. 1

On fait fondre ensemble les deux premières substances; on met les cantharides et on fait digérer, pendant 2 heures, à la chaleur du bain-marie. On ajoute alors la térébenthine et, quand elle est fondue, on retire le vase du feu, en ayant soin de remuer continuellement, jusqu'à ce que la masse soit à demi refroidie. On l'aromatise avec les huiles volatiles.

A moins d'indications spéciales, on délivre la masse emplastique divisée par petites boules aplaties, du poids de 1 gramme, enveloppées dans un morceau de taffetas noir de 6 centimètres de diamètre, replié sur lui-même. On étend l'emplâtre à mesure du besoin (*Codex*).

PAPIER A CAUTÈRE.

Poix blanche.................. 450 gr.
Cire jaune.................... 600
Térébenthine du mélèze....... 100

On fait fondre la poix blanche et la cire; on ajoute la térébenthine. On passe, s'il est nécessaire, à travers un linge, et on étend sur des feuilles de papier à la manière du sparadrap.

On divise ensuite chaque bande en rectangles de 0m,10 sur 0,m06 (*Codex*).

PAPIER ÉPISPASTIQUE.

Suif de mouton................ 240 gr.
Axonge benzoïnée............. 360
Cantharides en poudre grossière. 100

On fait digérer, pendant deux jours, au bain-marie; on passe avec expression et on filtre à chaud. Cette pommade sert à préparer les trois papiers suivants :

Papier épispastique nº 1.

Pommade ci-dessus........... 300 gr.
Axonge benzoïnée............. 150
Suif de mouton................ 100
Cire blanche.................. 60

On fait fondre à une douce chaleur le suif et la cire, et on les mélange avec l'axonge et la pommade.

On prend ensuite des bandes de papier de dimensions convenables et on les enduit d'un seul côté, en les passant l'une après l'autre à la surface de la préparation tenue demi-fluide à l'aide d'une douce chaleur. On laisse refroidir ces bandes de papier préparées et on les divise en rectangles, comme il est dit pour le papier à cautère.

Papier épispastique nº 2.

Pommade ci-dessus........ 450
Axonge benzoïnée.......... . . 90
Suif de mouton................ 60

Cire blanche................... 60
On opère comme pour le papier n° 1.

Papier épispastique n° 3.

Pommade ci-dessus........... 600 gr.
Cire blanche.................,.. 60
On opère comme pour le papier n° 1.

PAPIER AU GAROU.

Cire blanche.............. ..... 240 gr.
Blanc de baleine.............. 90
Huile d'olive.................... 120
Térébenthine du mélèze......... 30
Extrait éthéré de garou........:.. 15
On fait dissoudre l'extrait de garou dans 50 gr. d'alcool à 90°.

On ajoute l'huile et les autres substances : on fait fondre et on chauffe, en agitant, jus-

qu'à l'évaporation complète de l'alcool. On passe à travers un linge.

On prépare ce papier comme il vient d'être dit pour le papier épispastique.

La formule ci-dessus fournit le papier n° 1. En portant à 20 gr. le poids de l'extrait éthéré de garou, on obtient le papier n° 2 (*Codex de* 1866).

PAPIER GOUDRONNÉ.
Emplâtre du pauvre homme.

Colophane.................... 200 gr.
Goudron végétal purifié........ 200
Cire jaune.................... 100
On fait fondre ensemble ces substances et on étend le mélange en couche mince sur des feuilles de papier, à la manière du sparadrap (*Codex*).

VIII. — SUPPOSITOIRES.

On nomme suppositoires des médicaments solides, de forme conique, que l'on fait pénétrer dans l'intestin.

On les prépare habituellement avec du *beurre de cacao*, du *suif* ou du *savon*, plus rarement avec du *miel* ou avec des *extraits*.

Pour faire des *suppositoires de savon*, on taille en cône, avec un canif, un fragment de savon blanc ou de savon médicinal.

Le *suif* et le *beurre de cacao* doivent être liquéfiés à une douce chaleur et coulés dans des moules de papier ou de carton léger, que l'on enfonce dans du sable ou dans toute autre poudre, afin d'éviter leur déformation. Lorsque les suppositoires sont refroidis, on les retire des moules et on les enveloppe dans une feuille d'étain.

Le *miel* et les *extraits* exigent une plus longue manipulation. Lorsqu'ils doivent être employés seuls, on les concentre au bain-marie, jusqu'à ce qu'ils aient acquis une consistance suffisante pour ne pas adhérer à la main, alors qu'ils sont encore chauds. A ce moment, on leur donne une forme olivaire, en les malaxant entre les doigts, ou bien on les coule dans des moules de papier huilé.

On introduit fréquemment dans les suppositoires des poudres, ou d'autres médicaments insolubles dans les corps gras. Pour les mélanger à ces derniers, on dissout dans le moins d'eau possible ceux qui sont solubles et on porphyrise les autres. On ajoute la poudre ou la solution au corps gras préalablement liquéfié; on agite vivement le tout dans une capsule ou dans un flacon, puis on le verse dans les moules, lorsqu'il commence à prendre une consistance demi-solide.

Nombre de substances médicamenteuses rendent pénible la préparation des suppositoires, notamment les extraits. Pour en faciliter l'exécution, M. Communeau recommande de dissoudre l'extrait dans un peu de glycérine, d'ajouter la solution au beurre de cacao fondu et d'agiter doucement, jusqu'à ce qu'on puisse couler le mélange.

M. Leboutte pulvérise le beurre de cacao, il y mélange par trituration l'extrait ou la poudre qui doit en constituer la partie active, puis une petite quantité de savon médicinal et quelques gouttes d'eau. Il obtient un mélange susceptible d'être manipulé comme une masse pilulaire et façonnée à la main avec une grande facilité. L'adoption de cette méthode suppose toutefois que la présence du savon soit exempte d'inconvénients.

M. Prothière opère également à froid, mais il ne fait intervenir que quelques gouttes d'huile, pour lier le médicament et le corps gras. Ce moyen est assurément préférable au précédent.

La lanoline aide beaucoup à l'introduction, dans les suppositoires, des extraits et de toutes les substances dissoutes au moyen de l'eau. Un

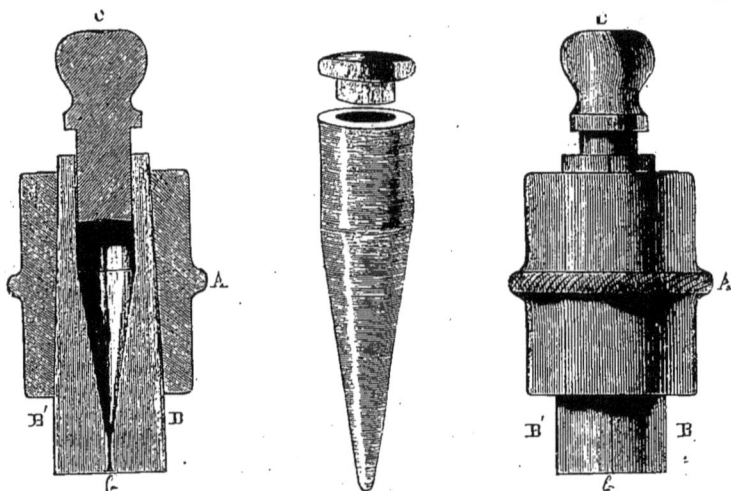

Fig. 144. — Moules à suppositoires de M. Berquier.

dixième de lanoline suffit pour communiquer au beurre de cacao la faculté d'absorber une forte proportion de liquide aqueux (*L. Broutin*).

Le poids ordinaire d'un suppositoire pour adulte est de 4 grammes, suivant le Codex. Ce chiffre peut être considéré comme un maximum, on le réduit souvent à 3 grammes; pour les enfants, il n'est que de 1 ou 2 grammes.

Pour donner à ces médicaments une forme très régulière et aussi pour les préparer sans recourir à la fusion, M. Berquier se sert d'un moule cylindro-conique, en bronze (fig. 144), dans lequel la masse du suppositoire, exactement mélangée d'avance, est comprimée par un piston actionné par une petite presse.

Un autre appareil, sorte de seau en fonte percé à sa partie inférieure et centrale d'un orifice cylindrique un peu plus étroit que le suppositoire et dans lequel peut descendre un piston sans tige, permet de convertir préalablement le mélange en un magdaléon cylindrique, facile à diviser en parties rigoureusement égales, au moyen d'un compas. Chacune de ces divisions, comprimée ensuite dans le moule conique, fournit un suppositoire d'un poids exact et d'un dosage précis, en admettant que la substance médicamenteuse ait été uniformément répartie dans la masse entière, ce qu'il est facile d'assurer. Dans le cas où l'élément actif est incolore, on peut y mélanger un peu de carmin; l'œil renseigne alors sur l'homogénéité de la masse et dissipe toute inquiétude.

Sous le nom de *suppositoires capsules*, M. Berquier prépare également, avec du beurre de cacao, des suppositoires creux, à couvercle, pouvant contenir 1 gramme et plus de matière active, solide ou liquide, que l'on introduit en nature ou mélangée à du beurre de cacao. On soude le couvercle, en le pressant sur la capsule, dans le moule précité.

L'usage des suppositoires creux s'est beaucoup généralisé en Angleterre

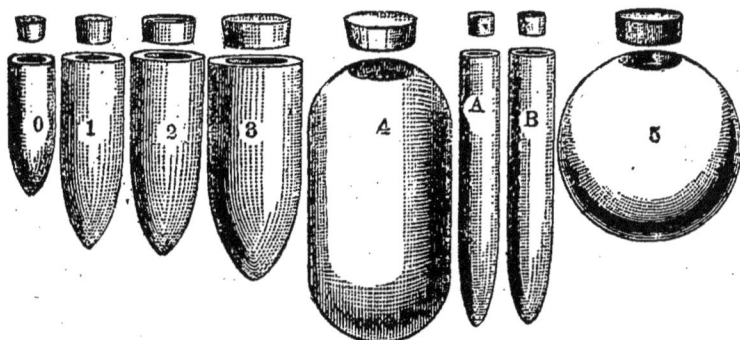

Fig. 145. — Suppositoires creux.

et en Amérique, autant pour l'administration des peptones, extraits de viande ou aliments concentrés, que pour celle des médicaments. Les modèles ci-contre (fig. 145), de grandeur naturelle, peuvent suffire à toutes les indications; ils sont fabriqués par MM. Hall et Buckel, de New-York, et Maw Son et Thompson, de Londres.

Le Dr Veslay Gadd administre les extraits de viande peptonisée, par la voie rectale, englobés dans un mélange de gélatine et de glycérine qu'il nomme *glycogélatine* et qu'il prépare en dissolvant au bain-marie, dans 100 grammes de glycérine, 20 grammes de gélatine et 30 grammes d'eau. Le mélange prend l'état solide en se refroidissant; on y incorpore la substance alimentaire par trituration; en général, 60 centigrammes d'extrait de viande par suppositoire.

SUPPOSITOIRE D'ALOÈS.

	gr.
Aloès en poudre très fine	0.50
Beurre de cacao	4.00

On opère comme pour le suppositoire de beurre de cacao et, lorsque la masse est suffisamment refroidie, on y mélange avec soin l'aloès pulvérisé (*Codex*).

Guibourt conseillait de diviser l'aloès dans deux ou trois fois son poids de lycopode, avant de l'incorporer au corps gras. On peut étendre ce procédé à d'autres substances pulvérulentes.

SUPPOSITOIRE DE BEURRE DE CACAO.

Beurre de cacao	4 gr.

On fait fondre le corps gras à une douce chaleur et, lorsqu'il est sur le point de se figer, on le coule dans un moule de papier ayant la forme d'un cône allongé.

Lorsque le médecin prescrit l'addition d'un extrait qui ne peut être pulvérisé, on délaie cet extrait avec une quantité d'eau suffisante pour lui donner la consistance sirupeuse et on l'ajoute au beurre de cacao convenablement refroidi. On mélange exactement au moment de couler dans le moule (*Codex*).

SUPPOSITOIRES DE GLYCÉRINE.

Glycérine..... .... 2 gr.
Beurre de cacao................ 4

On verse, goutte à goutte, la glycérine dans le beurre de cacao fondu et on agite jusqu'à ce que le mélange commence à se solidifier, puis on coule. La substitution de 1 gramme de cire blanche à autant de beurre de cacao donne des suppositoires d'une consistance irréprochable. Le savon, la lanoline et l'alcool, conseillés comme intermédiaires sont complètement inutiles.

(*A. Colombat.*)

Parfois on se borne à remplir de glycérine des suppositoires creux. Le moyen est bon, mais les suppositoires ainsi préparés sont très fragiles.

SUPPOSITOIRE D'EXTRAIT DE RATANHIA.

Extrait de ratanhia.............. 1 gr.
Beurre de cacao................. 3

Pour un suppositoire, préparé suivant le mode opératoire indiqué pour le suppositoire d'aloès (*Codex*).

CHAPITRE XXVI

MÉDICAMENTS PRÉPARÉS AVEC LES ESSENCES.

On prépare avec les huiles volatiles deux espèces de médicaments, nommés *myrolés* et *oléosaccharures*.

I. — MYROLÉS.

Henry et Guibourt ont donné le nom de *myrolés* aux solutions médicamenteuses que l'on peut obtenir au moyen des essences.

Ces médicaments sont très peu nombreux et rarement employés. Il n'en saurait être autrement, pour deux raisons : tout d'abord, les essences ont un pouvoir dissolvant limité à un très petit nombre de substances; en outre, leur activité propre s'oppose à ce qu'elles aient des usages variés. Les myrolés que l'on trouve inscrits dans les anciennes pharmacopées sont les suivants :

Baume de soufre térébenthiné, de Ruland; solution de soufre lavé dans l'essence de térébenthine;

Baume de soufre anisé, d'Adrien Mynsicht; solution de soufre lavé dans l'essence d'anis;

Baume de soufre benzoïné; solution de soufre dans l'huile empyreumatique odorante du benjoin;

Baume de soufre succiné; solution de soufre dans l'huile empyreumatique de succin;

Baume de soufre antimonié, de Lémery, que l'on obtient en chauffant du soufre doré d'antimoine avec de l'essence de térébenthine;

Baume de Vinceguère; solution d'ambre, de musc et de safran, dans un mélange d'huiles essentielles.

Pour les préparer, on fait digérer les médicaments dans les essences, à une douce chaleur, au bain de sable ou à l'étuve. L'opération est terminée quand le liquide a pris une couleur foncée.

La composition de ces produits n'est pas bien connue. Le Canu suppose, dans ceux qui sont à base de soufre, la présence de l'hydrogène sulfuré. Leur véhicule ayant été exposé pendant longtemps à l'action de la chaleur, doit avoir plus ou moins subi une altération qui ne peut qu'augmenter au contact de l'air; on doit, en conséquence, renouveler souvent les myrolés et les conserver dans des flacons pleins et bien bouchés.

BAUME DE SOUFRE ANISÉ.

Soufre lavé	10 gr.
Essence d'anis	48

On liquéfie le soufre, dans un matras, puis on le chauffe à 200°; quand il est devenu pâteux, on immerge le matras dans l'eau froide, on y introduit l'essence, puis on le porte dans l'eau bouillante, où on le maintient pendant une demi-heure. On abandonne ensuite le liquide au repos, pendant 24 heures, et on décante (*Robiquet*).

On peut aussi, mais ce procédé est moins bon, faire digérer le soufre dans l'essence, à la chaleur du bain de sable, jusqu'à ce que le liquide ait acquis une belle couleur rouge.

On prépare de même les autres myrolés de soufre.

II. — OLÉOSACCHARURES.

Les oléosaccharures sont des mélanges d'huile essentielle et de sucre pulvérisé.

On les prépare, généralement, en triturant ensemble ces deux substances jusqu'à parfait mélange.

Quand l'essence appartient aux fruits des aurantiacées, on frotte ces fruits avec des fragments de sucre, de manière à détacher entièrement le zeste, puis on pulvérise le sucre par une trituration prolongée. Ce procédé fournit un produit plus agréable que le simple mélange du sucre aux huiles volatiles.

Les oléosaccharures contiennent les essences à un état de division tel, qu'elles sont solubles ou faciles à suspendre dans l'eau. Il en résulte aussi que l'oxydation de ces principes est très prompte et que les oléosaccharures perdent leur suavité primitive, au bout de peu de temps. On doit les préparer au moment du besoin.

OLÉOSACCHARURE D'ANIS.

Essence d'anis................ 1 gr.
Sucre blanc................... 20

On triture le tout dans un mortier. On prépare de la même manière les oléosaccharures de *carvi*, *fenouil*, *menthe*, etc. (*Codex*).

OLÉOSACCHARURE DE CITRON.

Citron récent................. N° 1
Sucre blanc en morceaux ...... 10 gr.

On frotte le sucre contre la surface extérieure du citron, pour en détacher toute la partie jaune. On triture ensuite dans un mortier, pour avoir un mélange exact.

On prépare de même les *oléosaccharures de bergamote*, de *cédrat* et d'*orange* (*Codex*).

CHAPITRE XXVII

MÉDICAMENTS PRÉPARES AVEC LE VIN.

Le vin sert à préparer les solutions que l'on désigne sous le nom de *Vins médicinaux.*

Trois espèces de vin concourent à fournir ces médicaments ; ce sont : les *vins blancs*, les *vins rouges* et les *vins sucrés* ou *vins de liqueur*. Chacune de ces espèces présente des qualités particulières, qu'il importe de connaître, pour en faire une application raisonnée dans les opérations pharmaceutiques.

I. — VIN.

Préparation. — Pour faire du *vin blanc*, on exprime le raisin (blanc ou rouge), on reçoit le liquide (*moût*) dans des cuves, où le sucre qu'il contient subit la fermentation alcoolique. On soutire le vin avant l'entière métamorphose du sucre, pour éviter la conversion de l'alcool en acide acétique, et on l'enferme dans des tonneaux. La fermentation se poursuit pendant plusieurs mois encore et provoque le dépôt d'un mélange de crème de tartre, de ferment, de débris de tissus, etc. (*lie*). Quand elle est terminée, on soutire le vin de nouveau et on le soumet à la clarification (*collage*) au moyen de la colle de poisson.

La fabrication du *vin rouge* diffère de la précédente en ce qu'on laisse macérer les enveloppes du raisin avec le liquide fermenté. L'alcool produit dissout alors la matière colorante de l'enveloppe, sur laquelle le suc du fruit était à peu près sans action.

Quant aux *vins de liqueur*, on les prépare avec des raisins très sucrés et en arrêtant la fermentation lorsqu'il reste encore une forte proportion de sucre dans le liquide. Quelquefois on concentre, à l'aide de la chaleur, une partie du vin, que l'on mélange ensuite au reste, pour augmenter sa richesse saccharine.

Caractères. — *Vins blancs.* — Les vins blancs sont à peine colorés, faiblement aromatiques et d'une agréable acidité. Ils contiennent, comme éléments essentiels, en dissolution dans une grande quantité d'eau, de l'alcool et du *tartrate acide de potassium.*

On y trouve, en outre, de petites proportions des composés suivants : *aldéhydes, acides acétique, butyrique, succinique, malique* et *œnanthique, tannin, glycérine, chlorure de sodium, sulfate de potassium, tartrate de calcium, matière albuminoïde, matière colorante jaune, éthers œnanthique, caprylique, caprique, isobutylique* et *acétique, huile essentielle,* etc.

Vins rouges. — Les vins rouges se distinguent des vins blancs par leur saveur astringente et par leur coloration, qui est due à la présence d'une matière bleue nommée *œnocyanine* (*Maumené*). Ils renferment plus d'*alcool* et de *tannin* que les vins blancs et moins de *crème de tartre.*

Vins sucrés. — Le caractère distinctif des vins de cette catégorie est de tenir en dissolution une proportion notable de *sucre* que le ferment n'a pas métamorphosé. Ils sont aussi *plus alcooliques* que tous les autres et, par suite, très peu chargés de *crème de tartre*.

Essai. — Les vins destinés aux préparations pharmaceutiques doivent être naturels et d'une pureté irréprochable. On altère souvent ces produits en y mélangeant de l'eau, des vins de qualité inférieure, des matières colorantes, des substances minérales, du sucre, du cidre, etc. Leur essai doit en conséquence porter sur la proportion d'*alcool*, d'éléments fixes (*extrait*), de crème de tartre, etc., qu'ils renferment. Il comprend, en outre, la recherche des *matières colorantes* étrangères, des *produits minéraux*, du *sucre*, du *cidre,* etc.

a. Alcool. — On détermine rapidement la richesse alcoolique d'un vin en le distillant dans l'appareil de J. Salleron (fig. 146). On en remplit l'éprouvette *L* jusqu'au trait supérieur *a;* on le verse ensuite dans le ballon *B*. On place l'éprouvette sous le serpentin, puis on chauffe. Lorsque le volume du liquide condensé est égal à la moitié de celui qu'on a mis en expérience, on arrête l'opération.

Tout l'alcool se trouve alors dans l'éprouvette. Pour en apprécier la quantité, on complète avec de l'eau le volume primitivement occupé par le vin, et l'on prend, à l'aide d'un aréomètre, le titre alcoométrique du mélange, que l'on corrige ensuite de l'erreur relative à la température.

Bien que cette opération ne présente aucune difficulté pra-

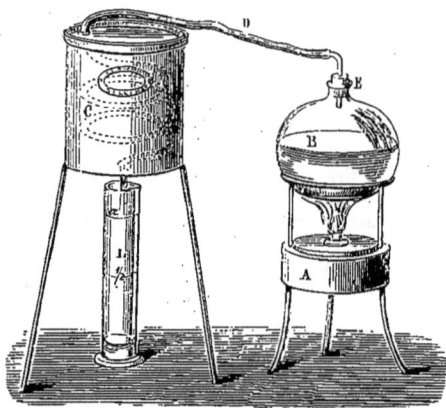

Fig. 146. — Alambic de J. Salleron pour l'essai des vins.

tique, elle tend à être abandonnée. Un appareil très simple, dont l'idée première appartient à Tabarié, de Montpellier, perfectionné par mademoiselle Vidal et par Malligand, sous le nom d'*ébullioscope*, est fréquemment appliqué aujourd'hui à la détermination du titre alcoolique des vins.

Cet appareil a pour but de remplacer la séparation de l'alcool, par l'observation de la température d'ébullition du liquide. La manœuvre est aisée, mais ses indications n'ont pas toute l'exactitude de celles que donne la distillation.

Effectivement, Salleron a démontré que l'ébullioscope accuse des richesses *trop faibles*, pour les mélanges d'*eau* et d'*alcool pur*, et *trop fortes* pour les *vins*, surtout pour ceux qui sont chargés de matières extractives. Il s'est alors appliqué à en éliminer les causes d'erreur, et il a construit, sur le même principe, un nouvel instrument, nommé *ébulliomètre* (fig. 147), perfectionné par M. Dujardin, et dont voici la description :

Une chaudière *AB*, contenant le liquide à titrer, est enfermée dans l'enveloppe *CD*. Dans la tubulure *T* passe un thermomètre divisé en dixièmes de degrés centigrades, depuis 85° jusqu'à 101°. Un condenseur EF, placé sur la chaudière, prévient la déperdition du liquide vaporisé. Le chauffage est effectué par une lampe L, disposée sous un prolongement horizontal *b* de la chaudière ; l'ébullition est obtenue en moins de sept minutes.

Pour convertir en richesse alcoolique les indications du thermomètre on se sert d'une règle à coulisse (fig. 148), composée d'une réglette médiane, mobile entre deux échelles fixes et reproduisant la graduation des thermomètres, depuis 85° jusqu'à 101°. Les deux échelles fixes sont graduées de 0° à 25°, l'une pour les mélanges d'*eau et d'alcool*, l'autre pour les *vins ordinaires*.

Quand on veut procéder à un essai ébulliométrique, on commence par déterminer la température d'ébullition de l'eau dans l'appareil, en ayant soin de plonger le réservoir

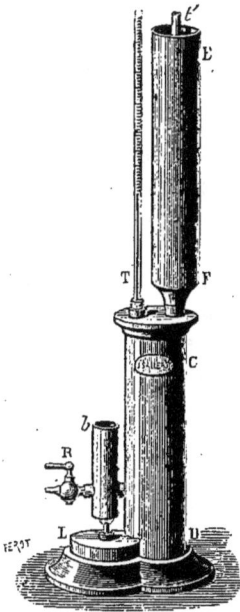

Fig. 147. — Ébulliomètre de J. Salleron.

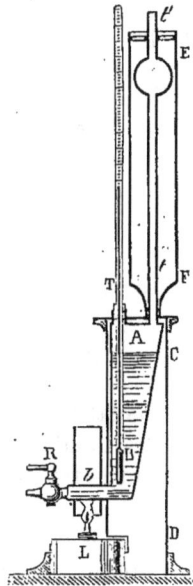

Fig. 148.
Règle à coulisse.

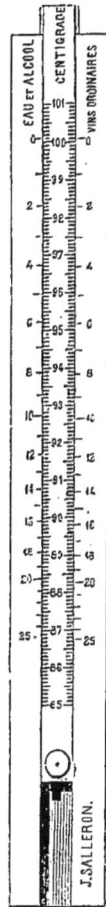

du thermomètre dans la vapeur. La température indiquée par ce dernier 100°,1 par exemple, est notée au moyen de la réglette mobile, dont on arrête la division 100,1 en face du trait 0 des échelles fixes, où elle peut être maintenue par l'intermédiaire d'un écrou.

Si l'essai porte sur un mélange d'eau et d'alcool et que le thermomètre marque 90°,7, il suffit de lire la division tracée sur l'échelle de gauche, en regard de 90°,7 ; on trouve 13°,8 pour la richesse alcoolique cherchée.

Dans le cas où le liquide en expérience est du vin, on relève l'indication portée sur l'échelle de droite, à la hauteur du même degré thermométrique 90°,7 : 13°,55 représentent le titre alcoolique du vin essayé.

Le même dosage peut être effectué au moyen du réfractomètre de M. Amagat. Les résultats sont précis et très rapidement obtenus.

Les vins blancs légers renferment généralement de 7 à 42 p. 100 d'alcool; les vins rouges de Bordeaux et de Bourgogne en contiennent de 8 à 14 p. 100 et, dans les vins sucrés, cette proportion peut s'élever jusqu'à 18 et 20 p. 100. On conçoit d'ailleurs que ces chiffres doivent varier, pour un même vin, suivant l'année qui le fournit et suivant le temps depuis lequel on le conserve.

b. Extrait. — Rien n'est plus variable aussi que la quantité d'éléments fixes tenus en dissolution dans les vins. On admet généralement qu'elle est comprise entre 16 et 22 p. 100. Cette approximation peut servir à déceler la fraude qui consiste à fabriquer du vin de toutes pièces avec de l'eau, de l'alcool, des matières colorantes, etc.

Pour savoir combien un vin peut fournir d'extrait, on en évapore 5 ou 10 grammes dans une capsule de platine tarée, puis on dessèche le résidu à 100°, jusqu'à ce qu'il ne perde plus de poids par une nouvelle exposition à l'étuve, et on le pèse.

Il est préférable de faire l'évaporation dans le vide; les éléments solides du vin ne sont pas altérés, la glycérine reste intégralement dans l'extrait et l'opération présente, par suite, plus de garanties d'exactitude. Elle est malheureusement fort longue et on s'est ingénié à la remplacer par des moyens plus rapides.

M. Houdard a construit un aréomètre spécial, nommé par lui *œnobaromètre*, dont les indications, combinées à celles d'un thermomètre et à la détermination du titre alcoolique du vin, donnent assez exactement, dans des tables dressées à cet effet, la proportion d'extrait séché à 100° contenu dans le vin en expérience.

Le réfractomètre de M. Amagat permet également le dosage du même élément, mais, ici, c'est l'extrait réalisé dans le vide qu'on obtient; il faut le multiplier par 0,8 si l'on veut le transformer en celui que donne l'étuve ou le bain-marie à 100°.

c. Crème de tartre. — Le meilleur procédé de dosage de ce principe, dans les vins non plâtrés, a été donné par MM. Berthelot et de Fleurieu. On ajoute à 10 cc. de vin, placés dans un petit matras, 20 cc. d'un mélange à volumes égaux d'alcool et d'éther; on laisse reposer pendant 48 heures. On décante alors le liquide sur un petit filtre, on laisse le précipité dans le matras, avec le liquide éthéro-alcoolique, jusqu'à ce que celui-ci ne soit plus acide; on jette tous les produits de lavage sur le filtre déjà employé. Cette opération terminée, on introduit le filtre dans le matras, on dissout la crème de tartre avec de l'eau chaude et on en détermine l'acidité avec une liqueur alcaline décinormale, après avoir coloré le liquide avec de la phtaléine ou du tournesol. Au chiffre de crème de tartre calculé, on ajoute 0gr,2 par litre, pour le sel entraîné par les lavages.

d. Matières colorantes. — Les substances qui servent à colorer artificiellement les vins rouges sont de plus en plus nombreuses. Les unes sont d'*origine végétale :* mauve, coquelicot, sureau, hièble, troène, phytolaque, orcanette, campêche, fernambouc, etc.

La cochenille est empruntée au *règne animal*. Les autres colorants sont des *dérivés du goudron de houille :* fuchsine, sels et acides sulfoconjugués de rosaniline, dérivés azoïques, phtaléines, etc. La recherche de ces matières colorantes est très délicate ; elle s'appuie sur des réactions souvent indécises, considérées isolément, mais qui, prises ensemble, donnent certaines garanties de certitude. Voici les moyens le plus souvent employés dans ces essais :

1° On sursature le vin avec l'*ammoniaque*, on y ajoute du *sulfure d'ammonium* et on filtre. Le vin naturel prend, au contact de ces réactifs, une teinte *verte ;* le vin fraudé garde une coloration *bleue, rouge* ou *violette* (*Filhol*).

2° On verse dans le vin suspect un léger excès d'*ammoniaque*, qui le colore en brun, puis on sature l'alcali avec une solution d'acide tartrique ; le vin naturel reste brun, celui qui renferme une couleur étrangère reprend sa nuance primitive, sous l'influence de l'acide tartrique (*Batilliat*).

3° Le *picrate de potassium* précipite le vin naturel et le colore en *brun sale*, tandis qu'il communique une teinte *pourpre* au vin coloré avec des fleurs de *mauve*, sans troubler sa transparence (*Müller*).

4° On prend des éponges *blanchies* et privées de chaux par l'acide chlorhydrique dilué, puis lavées avec soin ; on les trempe dans le vin ; on les lave ensuite 15 fois dans l'eau pure et on les fait sécher. Après cette manipulation, les éponges sont *incolores*, si le vin est pur, et plus ou moins *bleuâtres*, s'il est coloré avec la *mauve* ou les *baies de myrtille* (*Böttger*).

5° On dialyse un 1/2 litre de vin. Au bout de quelques heures, le liquide extérieur présente une coloration *rouge rose*, quand le vin est naturel, et *jaune* lorsqu'il est teint par les *bois de Campêche* ou de *Fernambouc* (*Romei* et *Sestini*).

6° La *fuchsine* est particulièrement facile à reconnaître. On agite, avec de l'éther, le vin préalablement additionné d'ammoniaque. La fuchsine se dissout dans l'éther, à l'état de combinaison incolore. Et si, dans cette solution, soigneusement décantée, on verse un excès d'acide acétique, le liquide se colore en rose ou en rouge, suivant la proportion de la fuchsine dissoute (*Falières*).

7° Pour rechercher les *dérivés basiques du goudron de houille*, on prend 150 cc. de vin, que l'on sature peu à peu par l'eau de baryte, jusqu'à ce que le précipité verdisse. On y ajoute alors 30 cc. d'alcool amylique ou d'éther acétique, on agite et on laisse reposer. Le liquide éthéré ou alcoolique est décanté, puis filtré. Il est coloré en *rose*, en *rouge*, en *jaune*, etc., en présence des dérivés de *rosaniline*, des *phtaléines*, des dérivés *azoïques*, de la *cochenille* et de l'*orseille*. Quelques dérivés sulfoconjugués de rosaniline et plusieurs composés azoïques ne colorent pas le dissolvant alcoolique ou éthéré.

Le dissolvant, coloré ou non, est alors divisé en deux parties.

La première est évaporée rapidement sur une floche de soie décreusée, qui est colorée en *rouge* plus ou moins vif par la *rosaniline* et la *safranine*.

La seconde partie est également évaporée dans une petite capsule de porcelaine. Le résidu, traité par 2 ou 3 gouttes d'acide sulfurique concentré, prend une teinte *jaune, verte, rouge, bleue* ou *violette*, quand elle contient des *dérivés azoïques* ou des *phtaléines* (1) (*Ch. Girard*).

8° L'*alun*, l'*azotate d'étain*, le *bichlorure d'étain*, l'*acétate de plomb* et d'autres réactifs communiquent aux vins rouges des nuances particulières, dont quelques-unes sont caractéristiques. (V. les traités d'analyse.)

e. Substances minérales. — Les composés minéraux, que l'on ajoute ordinairement au vin, dans le but de corriger ses qualités défectueuses, sont : les *carbonates alcalins*, le *plâtre*, l'*alun* et, plus rarement, la *litharge*.

Les *carbonates alcalins* sont destinés à effacer les traces de la fermentation acétique du vin. Ils forment, avec l'acide acétique, des combinaisons que l'on trouve dans le produit de l'évaporation du vin à siccité. On peut les en extraire au moyen de l'alcool qui les dissout, et les caractériser avec l'acide sulfurique, qui met leur acide en liberté, ou qui le convertit en éther acétique, suivant les conditions de l'expérience.

La recherche du *plâtre* consiste à mélanger 20 cent. cubes de vin et 10 cent. cubes d'une solution de chlorure de baryum contenant, par litre, 4^{gr},781 de chlorure de baryum et 4 gr. d'acide chlorhydrique. S'il précipite encore, par filtration, le vin contient plus de 2 gr. de sulfate de potassium par litre, on le considère comme plâtré. Il est à remarquer, toutefois, que cette supposition n'est fondée que dans le cas où l'analyse a démontré l'absence de l'alun dans le vin.

Pour découvrir l'*alun* on précipite, à l'aide de l'acétate de plomb, les acides tartrique, sulfurique et phosphorique, les matières colorantes, etc. On filtre, on élimine, avec un courant d'hydrogène sulfuré, le plomb resté dissous, on filtre à nouveau et on précipite l'alumine au moyen de l'ammoniaque.

Lorsqu'on veut rechercher la *litharge*, on évapore le vin à siccité, on incinère le produit, après y avoir ajouté un peu de nitre, et on traite le résidu par l'eau aiguisée d'acide azotique. Le plomb se dissout et peut être précipité de la liqueur par ses réactifs.

f. Sucre, mélasse. — On met facilement en évidence les additions de matières sucrées. Pour cela, on évapore une certaine quantité de vin, on épuise le résidu par l'alcool faible, qui dissout le sucre, et on chasse le liquide à la chaleur du bain-marie. On détermine ensuite la nature du résidu, en cherchant à y constater les réactions des sucres.

g. Acide salicylique. — On acidule 10 cc. de vin avec une goutte d'acide sulfurique ; on ajoute de l'éther et on agite vivement. On décante l'éther, on le lave plusieurs fois, par agitation avec de l'eau, on le filtre et on l'évapore à sec. Le résidu, délayé dans quelques gouttes d'une solution

---

(1) Consulter, pour les colorations propres à chaque dérivé, *Sophistication et analyse des vins*, par Armand Gautier, Paris, 1891.

très diluée de sesquichlorure de fer, développe une belle coloration violette, si le vin a été additionné d'acide salicylique.

h. Cidre. — Les vins auxquels on a mélangé du cidre de pomme ou de poire contiennent moins de crème de tartre et plus de tannin que les vins purs. Le dosage de ces deux principes permet donc de constater cette fraude, ou tout au moins de la soupçonner, car d'autres causes peuvent faire varier la proportion des éléments ci-dessus. Pour augmenter la certitude, on concentre le liquide en consistance sirupeuse ; on perçoit alors plus nettement la saveur du cidre et, si l'on chauffe davantage, il se développe une odeur de fruit cuit, qui est caractéristique.

Pharmacologie. — Les vins blancs, rouges et sucrés, sont des agents fréquemment utilisés par la médecine. Ils participent tous des propriétés de l'alcool ; en outre, l'influence de la crème de tartre se fait sentir dans les vins blancs, et celle du tannin dans les vins rouges.

Ces liquides ne peuvent être affectés aux usages médicaux ou pharmaceutiques qu'autant qu'ils jouissent d'une conservation parfaite. Cette condition est facile à réaliser avec les vins sucrés, qui ne subissent ni la fermentation acétique, ni l'envahissement des moisissures. Il en est tout autrement des vins blancs et rouges, qui sont exposés à des altérations multiples.

D'après les recherches de M. Pasteur, il faut attribuer toutes ces altérations au développement de végétaux microscopiques. On les prévient ordinairement, en soumettant les vins à des *collages* répétés. On clarifie les vins blancs avec la colle de poisson ou la gélatine, et les vins rouges avec le blanc d'œuf. L'alcool des premiers, le tannin des autres coagulent la colle et l'albumine et les précipitent, en même temps que les produits tenus en suspension dans le vin.

Cette opération ne suffit pas toujours à préserver les vins de toute fermentation. Pour les rendre inaltérables, M. de Vergnette-Lamotte a proposé de les exposer pendant quelques jours à un froid de — 9°.

M. Pasteur conseille de les porter à 65 ou 70°, pendant quelques minutes ; il croit même qu'une température de 45° est suffisante pour les stériliser et il regarde ce procédé comme susceptible d'assurer au vin une conservation indéfinie.

Dans certaines régions, on mélange, dans le même but, du plâtre au moût en fermentation. Le sel calcaire précipite l'acide tartrique à l'état de tartrate de calcium, les produits albuminoïdes et pectiques, et une partie des matières colorantes (*Chancel*). Il se forme en même temps du sulfate de potassium. Un peu de sulfate de calcium entre aussi en dissolution.

Au procédé du plâtrage, qui a pour défaut de modifier la composition du vin, M. Calmettes a proposé de substituer le *tartrage* et M. Hugounenq le *phosphatage*. Le tartrage consiste à mêler à la vendange, dans le pressoir, de l'acide tartrique et du carbonate de calcium, en proportion telle que l'acide soit en très léger excès. Le tartrate calcique formé par leur combinaison entraîne la précipitation des éléments organiques qui troublent le vin et assure sa clarification, sans toucher en rien à sa composition chimique. Le phosphatage opère d'une manière analogue, par l'inter-médiaire du phosphate de calcium. Il clarifie très bien le vin, tout en y introduisant un peu d'acide phosphorique. La pratique n'a pas encore prononcé entre ces deux méthodes.

II. — VINS MÉDICINAUX.

Œnolés.

On appelle vins médicinaux les solutions que l'on obtient en traitant par le vin des substances végétales on minérales.

Préparation. — La nature du vin avec lequel on prépare chacun d'eux n'est pas chose indifférente.

Le *vin rouge*, contenant beaucoup de tannin, ne convient pas au traite-ment des substances métalliques, non plus qu'à celui des plantes dont l'élément actif est un alcaloïde, car tous ces principes forment avec le tannin des composés insolubles.

Le *vin blanc* est préférable dans ces deux cas particuliers, parce qu'il est plus acide et moins astringent.

Enfin, les *vins sucrés*, moins altérables que les autres, sont naturellement indiqués pour épuiser les matières mucilagineuses et toutes celles dont la conservation est difficile.

Les vins blancs et rouges sont généralement peu alcooliques. Le Codex recommande qu'ils contiennent environ 10 p. 100 d'alcool et il en rehausse le titre en y ajoutant, par litre, 60 grammes d'alcool à 60°. Le vin sucré adopté par le formulaire légal est le vin de Grenache. Il doit contenir environ 15 p. 100 d'alcool.

Deschamps blâme l'addition d'une quantité fixe de ce liquide à des vins qui sont inégalement alcooliques. Il conseille de mélanger à ceux-ci un poids d'alcool pur tel, que chaque vin en renferme exactement 14 p. 100 et, pour aider à la conservation, il y dissout 10 p. 100 de sucre.

Les médicaments qui servent de base aux vins médicinaux ont presque tous une origine *végétale*. On y introduit quelquefois des combinaisons *minérales*, mais les substances *animales* en sont complètement bannies depuis longtemps.

A l'exception des plantes antiscorbutiques, que l'on doit employer *fraîches*, pour éviter la déperdition de leur huile volatile, on prend toutes les autres à l'état *sec*, parce que l'eau de végétation affaiblirait le titre alcoolique du vin et prédisposerait le produit à la fermentation.

Les substances doivent être d'autant plus divisées qu'elles sont moins solubles. On les met en contact, pendant 24 heures, avec l'alcool à 60°, on y ajoute ensuite le vin et on laisse macérer le tout pendant 10 jours. Lorsqu'on se sert de vin de Grenache, de Malaga ou de Madère, on n'a pas besoin de les additionner d'alcool.

Boullay a recommandé de remplacer la macération par la lixiviation. Cette méthode n'a pas été adoptée par les auteurs du formulaire légal. On peut y recourir lorsqu'il est nécessaire de préparer rapidement un vin avec une plante sèche et non mucilagineuse.

Les premiers pharmacologistes préparaient certains vins en faisant macérer des substances médicinales dans le moût du raisin en fermentation. Boinet a conseillé ce procédé pour le vin iodé, mais il n'a pas trouvé d'imitateurs.

Caractères. — Les vins médicinaux sont, pour la plupart, des médicaments de composition très complexe et imparfaitement connue. On y trouve des produits extractifs, sucrés et mucilagineux, des résines, des alcaloïdes, des huiles essentielles, des sels, etc., dissous à la faveur de l'eau, de l'alcool et des acides que contiennent les vins naturels.

Ceux qui ont pour véhicule le Grenache ou le Malaga sont presque inaltérables. Les autres, au contraire, subissent très promptement la fermentation acétique. Aussi est-il indispensable de les soustraire au contact de l'air, pendant et après leur préparation. On doit les enfermer dans des flacons exactement remplis et bien bouchés, que l'on conserve dans un lieu frais. Il s'y forme un dépôt, qui augmente pendant longtemps et dont la nature n'est pas déterminée.

Parmentier remédiait à l'altérabilité des vins médicinaux, en les préparant à mesure des besoins, par un simple mélange d'une teinture alcoolique à du vin naturel. Ce procédé est défectueux ; il donne des produits généralement inférieurs à ceux du Codex, le pouvoir dissolvant de l'alcool étant beaucoup moins étendu que celui du vin.

On range les vins médicinaux en deux groupes, suivant qu'ils sont *simples* ou *composés*.

I. — VINS MÉDICINAUX SIMPLES.

VIN DE QUINQUINA.

Préparation. — Le Codex donne, comme officinal, le vin préparé avec le quinquina gris :

Quinquina officinal........................	50 gr.
Alcool à 60°..............................	60
Vin rouge.................................	1000

On concasse le quinquina et on le met en contact avec l'alcool pendant 24 heures, dans un vase fermé. On ajoute le vin, on fait macérer pendant 10 jours, en agitant de temps en temps, on passe avec expression et on filtre.

On prépare de la même manière le *vin de quinquina jaune* et le vin de *quinquina rouge*, en employant 25 gr. de l'un ou de l'autre de ces quinquinas, pour les mêmes quantités d'alcool et de vin.

On peut, selon l'indication, substituer le vin blanc au vin rouge, avec les mêmes doses, mais sans addition d'alcool.

On prépare des vins de quinquina au *Grenache*, au *Lunel*, au *Malaga*, au *Madère* et autres vins de liqueur (*Codex*).

Caractères. — Le vin de quinquina offre une amertume prononcée, une saveur et une odeur qui rappellent celles de l'écorce avec laquelle on l'a préparé. Lorsqu'il est fait avec un vin rouge, sa nuance est toujours plus faible que celle du véhicule, dont la matière colorante s'est fixée en partie sur les fibres ligneuses. Il contient, dans tous les cas, des quinates de quinine et de cinchonine, des substances résineuses et extractives, et une petite quantité des autres principes du quinquina.

On admet, d'après les analyses de Garot, que le vin enlève à l'écorce les deux tiers des alcaloïdes qu'elle renferme. Cette proportion est probablement trop élevée, ainsi que M. Schlagdenhauffen l'a démontré pour les vins de quinquina gris. Le tableau suivant résume les faits observés par ce chimiste; les chiffres se rapportent à 1 litre de vin de quinquina :

NATURE DES VINS.	TITRE ALCOOMÉTRIQ.	EXTRAIT.	CENDRES.	ALCALOÏDES PURS.
Roussillon 1866...............	10.40	31 278	3.871	0.620
— 1869...............	10.10	28.635	1.965	0.589
Rouge d'Alsace 1869........	10.20	31.140	2.257	0.532
Saint-Julien Médoc.........	10.20	31.500	2.355	0.505
Blanc d'Alsace.............	10.30	28.514	2.514	0.420
—	9.00	26.185	2.285	0.390
Collioure	13.50	109.000	4.900	—

Le quinquina Huanuco avec lequel ont été préparés les vins ci-dessus, contenait 5 p. 100 d'alcaloïdes, soit une proportion de $2^{gr},5$ par litre de vin médicinal. Si l'on compare ce chiffre à celui des analyses de M. Schlagdenhauffen, on voit que le vin le plus riche en alcool n'a pu dissoudre que le quart des alcalis du quinquina, et que le vin blanc n'en a dissous que le sixième. Ce dernier résultat était inattendu ; le vin blanc semble plus propre que les autres à s'emparer des alcaloïdes, en raison de son acidité et de l'absence presque complète du tannin. Cette aptitude est constatée d'ailleurs par d'autres analyses exécutées sur des vins préparés avec le même quinquina, mais sans addition d'alcool :

Alcaloïdes
par litre.
gr.

Roussillon 1886..................................... 0.127
— 1869......... .... 0.111
Blanc d'Alsace 1846............................. 0.195

Il ressort de ces recherches, que le principal rôle appartient à l'alcool, dans la dissolution des alcaloïdes du quinquina, et que l'écorce contient encore les 4/5 environ de ces alcaloïdes, après une macération de 10 jours.

Essai. — Le vin de quinquina contenant de la quinine et de la cinchonine, doit se troubler immédiatement, ou au bout de quelques heures, lorsqu'on y ajoute un excès d'ammoniaque ou de tannin.

Pour doser ces alcaloïdes, on évapore à siccité 1 litre de vin, on ajoute au résidu de la chaux éteinte et on traite le mélange comme il a été dit à propos de l'essai du quinquina.

VIN D'ABSINTHE.

Feuilles sèches d'absinthe.... 30 gr.
Alcool à 60°.................. 60
Vin blanc................... 1000

On incise l'absinthe, on la fait macérer pendant 24 heures avec l'alcool, on ajoute le vin, et on laisse en contact pendant 10 jours, en agitant de temps en temps. On passe, on exprime et on filtre.

On prépare de la même manière le vin de *racine d'aunée (Codex)*.

VIN DE BULBE DE COLCHIQUE.

Bulbe frais de colchique....... 100 gr.
Vin de Grenache............ 1000

On incise les bulbes et on les fait macérer dans le vin, en vase clos, pendant 10 jours, en agitant de temps en temps. On passe avec expression et on filtre (*Codex*).

VIN DE COLOMBO.

Racine de colombo............ 30 gr.
Vin de Grenache............ 1000

On réduit la racine en poudre grossière, on la fait macérer dans le vin, en vase clos, pendant 10 jours, en agitant de temps en temps. On passe avec expression et on filtre.

On prépare de même, soit avec le vin blanc, soit avec les vins de liqueur, les vins de :

   Boldo,
   Buchu,
   Eucalyptus,
   Quassia amara.

(*Codex.*)

VIN DE GENTIANE.

Racine de gentiane.......... 30 gr.
Alcool à 60°................ 60
Vin rouge.................. 1000

On incise la racine, on la fait macérer pendant 24 heures dans l'alcool; on ajoute le vin, on laisse en contact pendant 10 jours en agitant de temps en temps. On passe avec expression et on filtre (*Codex*).

Ce vin se décolore rapidement et doit être récemment préparé.

Préparé avec le vin rouge, le vin de gentiane est presque toujours trouble, surtout lorsque le vin est jeune et que la gentiane a été concassée. Cet inconvénient ne se produit jamais avec le vin blanc, qui dès lors devrait être préféré. On peut clarifier le vin de gentiane trouble en l'agitant avec 1 gramme de carbonate de magnésie, par litre, et filtrant aussitôt. Le liquide filtré reste longtemps limpide.

VIN SCILLITIQUE.

Squames sèches de scille...... 60 gr.
Vin de Malaga............... 1000

On contuse les squames de scille, on les fait macérer pendant 10 jours dans le vin, en agitant de temps en temps. On passe avec expression et on filtre (*Codex*).

On prépare de même les vins de :

   Coca,
   Colchique (semence),
   Rhubarbe.

Le vin de coca peut aussi être préparé avec le vin rouge.

II. — VINS MÉDICINAUX COMPOSÉS.

LAUDANUM DE SYDENHAM.
Vin d'opium composé.

Préparation. — 1° On prépare le laudanum de Sydenham par macération :

Opium officinal divisé.......................... .... 200 gr.
Safran incisé.........................,................ 100
Cannelle de Ceylan concassée...................... 15
Girofles concassés....,........................... 15
Vin de Grenache..... 1600

On fait macérer le tout en vase clos pendant 15 jours, en agitant de temps en temps. On passe, on exprime fortement et on filtre.

Les quantités ci-dessus donnent environ 1500 grammes de produit (*Codex*).

2º Ce procédé fait macérer en même temps des substances de nature très différente; Guibourt conseille d'opérer méthodiquement, de la manière suivante :

On met macérer le girofle et la cannelle dans la moitié ou dans les trois quarts du vin prescrit, on y ajoute plus tard le safran et on exprime fortement après un contact suffisant. On traite le marc par le reste du vin, on exprime encore, on réunit les deux liqueurs et on y fait dissoudre l'opium. On épuise enfin le résidu de safran au moyen de 200 gr. de vin, dont on se sert ensuite pour laver le marc de l'opium, et pour compléter le poids de 1600 gr. de laudanum.

Cette méthode est très rationnelle; elle donne un produit plus chargé que celui du Codex.

Caractères. — Le laudanum de Sydenham est un liquide dense (D = 1,050 à 1,070), de couleur brune, quand on le voit en masse, jaune sous une faible épaisseur et lorsqu'on le dissout dans l'eau ; 1 p. de laudanum communique une teinte jaune manifeste à 50000 p. d'eau (*Soubeiran*). Il présente une saveur très amère et une odeur d'opium, au milieu de laquelle on distingue celle du safran. Il tient en dissolution tous les principes actifs de l'opium.

1 gramme de ce médicament correspond à 125 milligr. d'opium, à 62 milligr. d'extrait et à 12 milligr. de morphine.

Essai. — La valeur du laudanum de Sydenham dépend de la quantité de morphine qu'il contient. Pour l'apprécier, on dose cet alcaloïde par les méthodes que l'on emploie à la recherche du même principe dans l'opium, ou par la méthode colorimétrique de Hinsdale (*V. Laudanum de Rousseau*).

Lorsqu'on veut seulement constater dans ce médicament la présence de la morphine, on en met 24 ou 30 gouttes dans un tube bouché, avec 4 grammes d'eau distillée et 7 à 8 gouttes d'une solution d'acide iodique au 6ᵐᵉ. Au bout de 10 minutes, on ajoute 2 ou 3 grammes de sulfure de carbone et on agite vivement. En présence de la morphine, l'acide iodique se trouve réduit, et l'iode mis en liberté, se dissout dans le sulfure et le colore en rose (*Lepage*).

VIN ANTISCORBUTIQUE

Racine fraîche de raifort......	30 gr.
Feuilles fraîches de cochléaria incisées...........	15
— — cresson........	15
— — trèfle d'eau.....	3
Semence de moutarde........	15
Chlorure d'ammonium........	7
Alcoolat de cochléaria composé..............................	16
Vin blanc............:...........	1000

On coupe les racines de raifort en tranches minces, on monde et on incise les feuilles des autres plantes; on pulvérise les semences de moutarde et on met le tout avec le sel ammoniac dans un vase fermé. On ajoute le vin et l'alcoolat de cochléaria : on laisse macérer pendant 10 jours, en agitant de temps en temps, on passe avec expression et on filtre (*Codex*).

VIN AROMATIQUE.

Alcoolature vulnéraire........	125 gr.
Vin rouge...................	875
(*Codex.*)	

Ce médicament subit facilement la fermentation acétique et fournit des pansements adhérents aux plaies, après dessiccation. Pour obvier à ces deux inconvénients, M. Ferrand propose de remplacer une partie du vin par de la glycérine et d'opérer par déplacement :

Espèces aromatiques.........	1175 gr.
Alcool à 80°..............	1000
Glycérine.......	2625
Vin rouge.......	7375

On place les espèces aromatiques dans un appareil à déplacement, on les arrose de temps en temps avec l'alcool, qu'on laisse macérer pendant 5 jours. On lessive ensuite avec la glycérine additionnée de son poids de vin, puis avec le reste de vin pur; on exprime enfin et on filtre.

Le vin aromatique ainsi préparé se conserve beaucoup plus longtemps que le vin aromatique ordinaire.

VIN DE DIGITALE COMPOSÉ DE L'HOTEL-DIEU.
Vin diurétique de Trousseau.

	gr.
Squames de scille	7.50
Feuilles sèches de digitale	5.00
Baies de genièvre	75.00
Acétate de potassium sec	50.00
Alcool à 90°	100.00
Vin blanc	900.00

On divise les feuilles de digitale, les baies de genièvre et les squames de scille, on les fait macérer dans le vin additionné d'alcool. Après 10 jours de contact en vase clos, on jette sur une toile et on exprime le marc. On dissout ensuite l'acétate de potassium dans le liquide et on filtre au papier (*Codex*).

20 gr. de ce vin correspondent à environ 0gr,10 de digitale et à 1 gr. d'acétate de potassium.

VIN DIURÉTIQUE AMER DE LA CHARITÉ.
Vin amer scillitique.

Racine d'asclépiade	15 gr.
— d'angélique	15

Squames sèches de scille	15
Quinquina gris	60
Écorce de winter	60
Feuilles d'absinthe	30
— mélisse	30
Baies de genièvre	15
Macis	15
Écorce fraîche de citron	15
Alcool à 60°	200
Vin blanc	4000

On réduit en poudre grossière les racines, les écorces, les feuilles et le macis; on met le tout dans un matras avec le vin, on fait macérer pendant 10 jours, en agitant de temps en temps. On passe avec expression et on filtre (*Codex*).

VIN DE QUINQUINA COMPOSÉ.

Quinquina Calisaya	100 gr.
Écorce d'orange amère	10
Camomille	10
Alcool à 80°	100
Vin blanc généreux	900

On concasse le quinquina, on incise les écorces d'orange et on les fait macérer avec la camomille dans l'alcool et le vin, pendant 10 jours, en agitant de temps en temps. On passe ensuite et on filtre (*Codex* de 1866).

Cette formule est destinée à remplacer celle du *vin de Séguin*, qui est restée inconnue, mais don la réputation a résisté à l'épreuve du temps.

CHAPITRE XXVIII

MÉDICAMENTS PRÉPARÉS AVEC LE VINAIGRE.

On prépare avec le vinaigre des solutions qui portent le nom de *vinaigres médicinaux* ou d'*oxéolés*. Le vinaigre lui-même est employé comme médicament, soit à l'état naturel, soit après avoir été distillé.

I. — VINAIGRE.

Préparation. — On obtient le vinaigre, en exposant le vin à l'action de l'air et d'un ferment spécial (*mycoderma aceti*), dans des tonneaux incomplètement remplis et maintenus à une température de 30 à 35°. Sous l'influence du développement du mycoderme, l'alcool s'oxyde et se convertit en acide acétique (*Pasteur*).

Caractères. — Les *vinaigres de vin* sont seuls usités en médecine, et la préférence est accordée au *vinaigre blanc*. Ce liquide offre une saveur et une odeur caractéristiques, il est légèrement coloré en jaune. Sa composition chimique diffère de celle du vin, principalement en ce que l'alcool se trouve presque totalement converti en acide acétique.

Essai. — Le vinaigre est l'objet de fraudes multiples : on y ajoute de l'eau, de l'*acide chlorhydrique*, de l'*acide sulfurique*, de l'*acide azotique*, de l'*acide tartrique*, de l'*alcool amylique*, des *épices*, des *vinaigres de bière* ou *de cidre*.

Eau. — On reconnaît l'addition de l'eau à l'abaissement de la richesse acétique.

Pour évaluer la proportion de l'acide acétique, on a proposé l'usage d'aréomètres donnant le poids spécifique du liquide. Les indications de ces instruments sont souvent fautives, car des causes diverses peuvent faire varier la densité du vinaigre.

Soubeiran conseille la saturation par les carbonates alcalins. D'après ses essais, 100 gr. de vinaigre pur neutralisent 9 à 10 gr. de carbonate de potassium sec, ou 7 à 8 gr. de carbonate de sodium sec. Il est plus facile et plus rapide de faire un dosage acidimétrique du produit.

Sous le nom d'*acétimétrie*, J. Salleron et Reveil ont indiqué un moyen d'essai volumétrique très rapide, consistant à saturer l'acide acétique par une liqueur alcaline titrée, en présence du tournesol comme témoin. On prépare la solution alcaline (*liqueur acétimétrique*) avec les éléments ci-après :

Borate de sodium pur..............................	45 gr.
Soude caustique pure..............................	11
Eau distillée.....................................	1000

On colore la liqueur avec du tournesol et on la filtre. Elle se trouve titrée de telle sorte, que 4 cent. cubes de *liqueur alcalimétrique* de Gay-Lussac en neutralisent exactement 20 cent. cubes.

Pour faire l'essai, on mesure, à l'aide d'une pipette, 4 cent. cubes de vinaigre, que l'on introduit dans un tube gradué (fig. 149). On y verse ensuite goutte à goutte la liqueur acétimétrique, jusqu'à ce que le mélange ait pris une teinte violacée uniforme, indice de la saturation de l'acide. Le chiffre correspondant à l'affleurement du liquide dans l'acétimètre exprime, en centièmes, la richesse du vinaigre en acide acétique pur; c'est-à-dire que si le liquide est au niveau du degré 9, le vinaigre contient, par litre, 90 gr. d'acide acétique pur.

Acide chlorhydrique. — On recherche, au moyen de la distillation, la présence de cet acide. Lorsqu'il existe dans le vinaigre, il passe dans le récipient avec les premiers produits condensés; on le met en évidence en y ajoutant une solution de nitrate d'argent, qui donne naissance à un précipité blanc de chlorure d'argent, soluble dans l'ammoniaque et insoluble dans les acides.

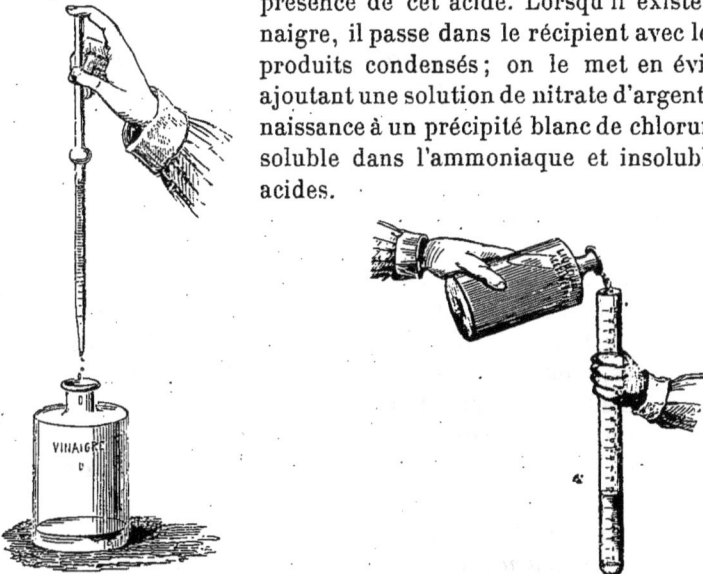

Fig. 149. — Acétimètre de J. Salleron et Reveil.

Acide sulfurique. — Plusieurs moyens permettent de découvrir l'acide sulfurique. Les suivants sont les plus simples :

On chauffe, dans une petite capsule de porcelaine, un peu de vinaigre avec du sucre blanc. Le sucre noircit, s'il y a de l'acide sulfurique (*Runge*).

On concentre le vinaigre à consistance sirupeuse, et on traite le résidu par l'alcool, qui s'empare de l'acide sulfurique libre sans dissoudre les sulfates que contient normalement le vinaigre. On constate l'identité de l'acide sulfurique au moyen d'un sel de baryum, avec lequel il forme un précipité blanc insoluble dans les acides.

Acide azotique. — On chauffe le vinaigre avec un peu d'indigo. S'il contient de l'acide azotique, l'indigo se décolore. On peut aussi saturer l'acide par le carbonate de potassium et évaporer le liquide à siccité. Le résidu fuse sur un charbon incandescent, s'il renferme du nitrate de potassium.

Acide tartrique. — Pour isoler l'acide tartrique, on concentre le vinaigre, on épuise l'extrait par l'alcool, on filtre et on mélange à la liqueur une solution de chlorure de potassium. Il se précipite, par l'agitation, du tartrate acide de potassium, s'il y a de l'acide tartrique libre.

Alcool amylique. — On le reconnaît en distillant le vinaigre préalablement neutralisé par un alcali. Quand il en a été mélangé au liquide mis en fermentation, il y a toujours formation d'acide valérique, dont l'odeur est caractéristique *(Held, Girard).*

Épices. — Dans le cas où une énergie factice aurait été communiquée au vinaigre au moyen du *poivre,* du *gingembre,* du *piment* ou de la *moutarde,* il suffit de saturer l'acide acétique par un alcali, pour reconnaître aussitôt la saveur propre à ces substances.

Vinaigre de bière et *de cidre.* — Ces vinaigres sont caractérisés par l'absence de la crème de tartre. En outre, le *vinaigre de cidre* donne un précipité d'un *vert jaunâtre* avec l'acétate de plomb *(Chevallier)*; le *vinaigre de bière* fournit presque toujours, quand on y mélange 2 fois son volume d'alcool à 90°, un précipité volumineux de dextrine, reconnaissable à la réduction qu'elle exerce sur la liqueur de Fehling.

Pharmacologie. — Le vinaigre faisait partie de la thérapeutique d'Hippocrate et de Galien. Dioscoride et bien d'autres après lui le regardaient comme un contrepoison de l'opium, de la ciguë et des plantes vénéneuses en général. Les Orientaux l'ont employé pendant longtemps dans le traitement de la peste. On lui prête encore quelquefois des propriétés désinfectantes, dont il est aussi dépourvu que des précédentes.

Les seuls effets médicinaux qu'il puisse produire sont imputables à l'acide acétique. Il est par conséquent diurétique, rafraîchissant, antiseptique et hémostatique. On en fait des tisanes, des lotions, des gargarismes, des mellites, etc.

On a cherché à l'appliquer à la préparation de quelques extraits *(extraits acétiques* d'*opium,* de *cantharide,* etc.), qui ont à peine marqué leur passage dans la matière médicale.

VINAIGRE DISTILLÉ.

Préparation. — Pour obtenir ce médicament, on distille du vinaigre de vin dans une cornue de verre chauffée au bain de sable. On reçoit le produit dans un matras de verre convenablement refroidi, et l'on cesse l'opération lorsqu'on a recueilli une quantité de liquide égale aux trois quarts du vinaigre employé.

On ne peut effectuer cette préparation dans un alambic en métal, qui serait attaqué par l'acide acétique.

Au moment où commence la distillation, les vapeurs qui se condensent sont formées d'eau, accompagnée d'une très faible quantité d'acide acétique. Peu à peu, la température s'élève, et l'acide se volatilise en proportion toujours croissante. On arrête l'opération avant d'avoir vaporisé tout le vinaigre; faute de cette précaution, la chaleur décompose les matières organiques contenues dans ce liquide, et le produit prend une odeur empyreumatique désagréable.

Stein a conseillé de mélanger au vinaigre, avant la distillation, le quart de son poids de sel marin. Le point d'ébullition du liquide s'élève et le produit qui se condense est plus riche en acide acétique.

Caractères. — Le vinaigre distillé est incolore et d'une odeur agréable, lorsqu'il a été bien préparé. Sa composition est simple ; il est formé d'eau, d'acide acétique, d'un peu d'éther acétique, et peut-être de quelques composés résultant de l'altération de l'acide par la chaleur.

Il était autrefois très employé, soit en nature, soit sous forme de vinaigre médicinal. Il sert à peu près uniquement aujourd'hui à préparer les *Gouttes noires.*

II. — VINAIGRES MÉDICINAUX.

Oxéolés.

On nomme vinaigres médicinaux les solutions dont le véhicule est le vinaigre de vin.

Préparation. — On prépare ces médicaments par *macération*, en observant les précautions indiquées pour les vins médicinaux. On n'emploie que des substances sèches et aussi divisées que possible, qu'on laisse pendant 10 jours en contact avec le dissolvant.

Caractères. — La composition des vinaigres médicinaux se rapproche de celle des œnolés, le pouvoir dissolvant de l'acide acétique ayant de nombreuses analogies avec celui de l'alcool. On y trouve, en effet, des matières extractives, des alcaloïdes, des résines, des essences, des sels, etc.

Ces médicaments jouissent, en général, d'une assez longue conservation. Quelques-uns, toutefois, sont exposés au développement des moisissures. On a proposé de prévenir cet accident au moyen d'une addition d'alcool concentré. Mais ce liquide s'oxyde à la longue, en produisant dans la liqueur des mouvements moléculaires qu'il est bon d'éviter. Il vaut mieux mélanger de suite aux vinaigres de l'acide acétique pur, qui les préserve plus sûrement de toute fermentation ultérieure.

GOUTTES NOIRES ANGLAISES.
Black drops.

Préparation. — Les gouttes noires représentent une solution d'opium dans l'acide acétique, à laquelle on ajoute du sucre, de la muscade et du safran :

Opium officinal..	100 gr.
Acide acétique à 1,060................................	60
Eau distillée..	540
Safran...	8
Muscade..	25
Sucre...	50

On divise l'opium, on pulvérise grossièrement les muscades et on incise le safran. On met le tout dans un ballon, avec les trois quarts de l'acide acétique dilué ; on fait macérer pendant 10 jours, en agitant de temps en temps. On chauffe au bain-marie pendant une demi-heure, on passe et on exprime fortement. On verse sur le marc le reste de l'acide et, après 24 heures de contact, on exprime de nouveau à la presse. On réunit le liquide écoulé au premier produit, on filtre, on ajoute le sucre et on fait évaporer au bain-marie, jusqu'à réduction à 200 gr. La liqueur refroidie doit marquer environ 1,25 au densimètre (28° Baumé) (*Codex*).

Caractères. — Les gouttes noires forment un liquide visqueux, de couleur noire et tachant en jaune les parois des flacons. Elles ont une légère odeur acétique, qui s'affaiblit graduellement.

1 gr. de ce médicament équivaut à 50 centigr. d'opium, à 25 centigr. d'extrait d'opium, à 5 centigr. de morphine, à 2 gr. de laudanum de Rousseau et à 4 gr. de laudanum de Sydenham.

VINAIGRE ANTISEPTIQUE.
Vinaigre des quatre voleurs.

Grande absinthe..............	15 gr.
Petite absinthe..............	15
Menthe poivrée..............	15
Romarin.....................	15
Rue.........................	15
Sauge.......................	15
Fleurs de lavande...........	15
Racine d'acore aromatique....	2
Cannelle....................	2
Girofles....................	2
Muscade.....................	2
Ail.........................	2
Camphre.....................	4
Acide acétique cristallisable...	15
Vinaigre blanc..............	1000

On fait macérer dans le vinaigre pendant 10 jours, toutes les substances convenablement divisées. On passe avec expression, on ajoute le camphre, que l'on a fait dissoudre dans l'acide acétique, et on filtre après quelques heures (*Codex*).

VINAIGRE AROMATIQUE.

Alcoolature vulnéraire.........	125 gr.
Vinaigre blanc................	875

(*Codex.*)

VINAIGRE CAMPHRÉ.

Camphre....................	10 gr
Acide acétique cristallisable....	10
Vinaigre blanc..............	400

On pulvérise le camphre dans un mortier de porcelaine, à l'aide d'un peu d'acide acétique concentré ; on ajoute le vinaigre peu à peu, on verse le tout dans un flacon bouchant à l'émeri et on agite. On filtre la liqueur après quelques jours de macération.

VINAIGRE DE COLCHIQUE.

Bulbe frais de colchique incisé.	200 gr.
Acide acétique cristallisable....	20
Vinaigre blanc..............	980

On fait macérer pendant 8 jours, dans un vase de verre bouché, les bulbes avec le vinaigre et l'acide acétique, en agitant de temps en temps. On passe avec expression et on filtre (*Codex*).

VINAIGRE FRAMBOISÉ.

Framboises mondées de leur calice....................	3000 gr.
Vinaigre blanc..............	2000

On fait macérer pendant 10 jours, on passe sans expression et on filtre.

On prépare de même les vinaigres médicinaux avec les autres fruits rouges (*Codex de 1866*).

VINAIGRE DE SCILLE.

Squames de scille sèche........	100 gr.
Acide acétique cristallisable....	20
Vinaigre blanc..............	980

On pulvérise grossièrement les squames de scille, on les met dans un matras avec le vinaigre et l'acide acétique et on fait macérer pendant 8 jours, en agitant de temps en temps. On passe avec expression et on filtre.

On prépare de même le *vinaigre de rose rouge* ou *vinaigre rosal* (*Codex*).

CHAPITRE XXIX

MÉDICAMENTS PRÉPARÉS AVEC LA BIÈRE.

La bière est un dissolvant dont la médecine fait de moins en moins usage. Mais elle peut, elle-même, être considérée presque comme un médicament. A ce titre, elle mérite d'être décrite, à côté des bières médicinales.

I. — BIÈRE.

Préparation. — 1° La fabrication de la bière comporte quatre opérations distinctes :

a. On humecte de l'orge, pour la faire germer ; le développement de l'embryon entraîne la formation d'un ferment nommé *diastase*. On limite la production de ce ferment, en desséchant l'orge progressivement vers 30 à 35° ; le produit, concassé ensuite, porte le nom de *malt*. On le chauffe à une température comprise entre 40 et 200°, suivant la coloration qu'on veut lui communiquer.

b. On délaie le malt dans de l'eau à 36°, dont on élève peu à peu la température à 60°. La diastase agit alors sur l'amidon de l'orge et le transforme en dextrine, puis en glucose.

c. On fait bouillir, avec du houblon, le *moût* résultant de la deuxième opération.

d. Enfin on ajoute au *moût* houblonné de la levure de bière, et on l'abandonne à la fermentation. Le glucose se dédouble en alcool et en acide carbonique. Lorsque toute effervescence a cessé, on clarifie la bière au moyen de la colle de poisson ou du carragaheen. La levure dite *basse* donne les meilleures bières.

2° M. Pasteur a fait récemment connaître un procédé de préparation qui fournit de la bière inaltérable. Ce procédé consiste, sommairement, à préserver le moût houblonné du contact de l'air et des germes qu'il charrie, puis à réaliser sa fermentation à l'aide de levain très pur. Pour obtenir ce levain, on sépare la levure de bière des ferments de maladie, par des procédés basés sur la différence d'action de l'oxygène sur ces divers ferments.

Caractères. — La bière est un mélange d'eau et d'alcool (2 à 4 p. %), contenant de l'acide carbonique, un peu d'acide acétique, de glucose, de dextrine, de substances albuminoïdes et le principe amer du houblon; en tout, environ 5 % d'éléments solides.

La présence d'un excès d'acide carbonique la rend mousseuse. Son odeur et sa saveur sont caractéristiques et participent de celles du houblon. Sa couleur est d'un jaune plus ou moins foncé suivant la proportion des éléments dissous, c'est-à-dire suivant le degré de concentration qu'on a fait subir au moût. Lorsqu'on la fait bouillir, après y avoir ajouté du sel marin, on perçoit bien plus nettement l'odeur du houblon (*Bolley*).

Ce liquide subit facilement la fermentation acétique. On reconnaît cette altération au goût et à l'aide du tournesol; pour employer ce réactif, il faut chauffer préalablement la bière, afin d'en chasser l'acide carbonique. Lorsque la fermentation alcoolique du moût n'a pas été suffisante, la bière contient du gluten, qui se décompose peu à peu et lui communique une saveur désagréable.

Pour la conserver longtemps, il faut la coller avec beaucoup de soin et l'enfermer dans des vases exactement bouchés, que l'on place dans un lieu frais.

Essai. — Quand on veut apprécier la qualité d'une bière, on recherche la proportion : d'*alcool*, d'*acide carbonique* et d'*extrait* qu'elle peut fournir, et on s'assure qu'elle ne contient aucune substance étrangère à sa composition normale.

Alcool. — Pour déterminer le titre alcoolique, on distille 1 litre de bière ; on recueille 400 gr. de liquide que l'on pèse au moyen de l'alcoomètre.

Acide carbonique. — On fait bouillir la bière dans un matras et on dirige les vapeurs dans une solution de chlorure de calcium ammoniacal. Il se forme un précipité de carbonate de calcium, qu'on lave avec soin et qu'on calcine ensuite à une chaleur modérée. Le poids du résidu donne, par le calcul, celui de l'acide carbonique.

Extrait. — On évapore à siccité, au bain-marie, 10 gr. de bière, dans une capsule de platine tarée. On desssèche l'extrait à 100° et on le pèse.

Substances étrangères. — La fraude substitue souvent au houblon la *strychnine*, la *salicine*, l'*acide picrique*, l'*écorce de buis*, l'*absinthe*, le *quassia*, la *gentiane* ou d'autres plantes amères. On ajoute parfois à la bière des *carbonates alcalins*, pour saturer l'acide acétique provenant de son altération. Enfin, on la colore artificiellement avec du *caramel*, du *suc de réglisse*, de la *chicorée torréfiée*, etc.

On reconnaît : la *salicine*, la *strychnine* et tous les *alcaloïdes*, en traitant l'extrait de bière par l'éther pur, en présence de la potasse caustique, évaporant la solution et faisant agir sur le résidu les réactifs convenables ;

L'*acide picrique*, avec la laine, qu'il teint en jaune, ou au moyen de l'acétate de plomb, qui décolore la bière normale et lui enlève son amertume, ce qu'il ne produit pas sur la bière additionnée d'acide picrique ;

Les *carbonates alcalins*, en incinérant l'extrait et recherchant, dans les cendres, la présence de ces composés ;

Le *caramel*, avec le tannin, qui ne modifie pas sa couleur, tandis qu'il précipite celle de la bière normale ;

L'*acide salicylique*, par le procédé décrit à propos du vin (v. p. 889).

II. — BIÈRES MÉDICINALES.

Brutolés.

On nomme bières médicinales les solutions dont le véhicule est la bière.

Préparation. — On les prépare en laissant macérer les substances dans un vase fermé, pendant trois ou quatre jours seulement, avec de la bière contenant au moins 5 p. % d'alcool.

On a proposé de mettre les médicaments en contact avec le moût en fermentation. Ce procédé mériterait d'être comparé au précédent, sous le rapport des résultats.

Caractères. — La composition des bières médicinales est moins complexe que celle des solutions vineuses ou vinaigrées. La bière étant peu alcoolique, dissout bien les matières mucilagineuses et extractives, et faiblement les alcaloïdes, les résines et les huiles essentielles.

On prépare ces médicaments à mesure du besoin, car il est impossible de conserver, au delà de quelques jours, ceux qui ont pour dissolvant les bières actuellement livrées par l'industrie.

Deschamps et plusieurs autres praticiens ont conseillé de les alcooliser, pour éloigner leur fermentation. Le Codex n'a pas admis cette addition, qui change notablement la nature du produit.

BIÈRE ANTISCORBUTIQUE.
Sopinette.

Bourgeons de sapin secs......	30 gr.
Feuilles récentes de chochléaria.	30
Racine fraîche de raifort......	60
Bière récente................	2000 gr.

On introduit le tout dans un matras et on laisse macérer pendant 4 jours, en agitant de temps en temps. On passe avec expression et on filtre (*Codex*).

CHAPITRE XXX

I. — PILULES.

Les pilules sont des médicaments de consistance demi-dure, caractérisés par leur forme sphérique. On en distingue quatre genres, sous les dénominations de *Pilules, Bols, Granules, Dragées.*

1. — PILULES, BOLS.

On nomme *pilules proprement dites* celles dont le volume est peu considérable ; leur poids maximum est environ de 50 centigrammes.

Les *bols* ne diffèrent des pilules que par un poids plus élevé. On est souvent obligé de leur donner une forme ovoïde, pour que le malade puisse les avaler plus aisément.

Préparation. — Une masse pilulaire se compose de deux éléments : la *substance active* et l'*excipient* destiné à lui donner la consistance convenable.

La *substance active* est un médicament quelconque (*poudre, sel, extrait, huile, essence,* etc.) ; cependant la forme pilulaire convient surtout aux produits insolubles et à ceux dont on cherche à dissimuler la saveur désagréable. Elle est défectueuse pour les sels déliquescents, qui tendent sans cesse à se liquéfier en absorbant l'humidité de l'air.

L'*excipient* est de nature variée, suivant le rôle qu'il doit jouer dans les pilules. On le prend *solide*, quand il faut durcir des substances molles ; on le choisit *liquide* ou *demi-liquide*, lorsqu'il s'agit de lier des substances pulvérulentes.

Les excipients *solides* le plus employés sont : les *poudres de guimauve* et de *réglisse*, l'*amidon*, la *gomme arabique*, la *gomme adragante*, la *mie de pain* et le *sucre*. Souvent on remplace ces produits inertes par des poudres douées de propriétés médicinales.

De tous ces excipients, la *poudre de guimauve* est celui qui absorbe le plus d'humidité ; mais elle a l'inconvénient de communiquer aux masses pilulaires une élasticité, qui rend leur division difficile. La *poudre de réglisse* est moins mucilagineuse et plus convenable, dans la plupart des cas. Quant aux *gommes*, on ne les emploie qu'en très petite quantité et le plus rarement possible ; les pilules qui en contiennent une forte proportion prennent, en séchant, une dureté très grande, qui nuit à leur division dans le tube digestif.

Quelques médicaments ont des excipients spéciaux : le *savon* est celui des corps gras et des résines, la *magnésie* celui des térébenthines (V. *Copahu*, p. 631) et, suivant Soubeiran, le *phosphate de calcium* est le meilleur excipient de la pommade mercurielle.

Parmi les excipients *liquides*, les *sirops*, le *miel*, la *glycérine*, les conserves et les *extraits* sont les plus usités.

Le *miel* doit être préféré à tous les autres ; le sucre incristallisable qu'il contient conserve aux pilules une certaine mollesse, qui facilite leur désagrégation dans l'estomac et, par suite, leur action médicinale.

Lorsqu'on le remplace par un *extrait*, il faut éviter d'introduire celui-ci en trop grande quantité dans les pilules, s'il possède une énergie un peu considérable.

La *glycérine* a été proposée à diverses reprises, pour préserver les pilules de la dessiccation. Quelques gouttes, ajoutées à une masse pilulaire, lui conservent indéfiniment la consistance qu'elle offrait au moment de sa préparation. M. Vigier, frappé des avantages qu'elle présente, a proposé d'en généraliser l'usage dans la confection des masses pilulaires.

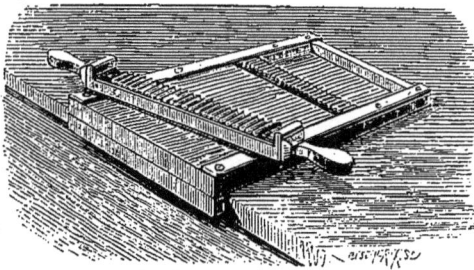

Fig. 150. — Pilulier.

On emploie encore l'*huile*, pour diviser le savon ; l'*alcool concentré* ou les *essences*, pour ramollir les résines ; l'*alcool faible* ou l'*eau chaude*, pour dissoudre les gommes-résines.

Pour préparer une masse pilulaire, on se sert d'un mortier de fer, lorsqu'on opère sur une grande quantité de substance et que celle-ci n'est pas susceptible d'attaquer le métal. On choisit un mortier de marbre ou de porcelaine dans les autres cas. On peut même manipuler sur une plaque de verre ou de marbre, avec une lame de fer, d'argent ou d'ivoire, lorsqu'il est utile de ne pas perdre une parcelle de médicament.

On mélange d'abord les substances actives, par une trituration prolongée, puis on y ajoute peu à peu l'excipient, jusqu'à ce que la masse offre une consistance ferme et n'adhère ni aux doigts ni au mortier. On l'épiste encore longtemps, pour être sûr qu'elle représente un mélange intime et, lorsque sa coupe est bien homogène, on la transforme aussitôt en pilules, ou bien on l'enferme dans un vase bouché avec soin, pour la conserver. Les machines à broyer représentées (fig. 133 et 134, p. 798), accélèrent considérablement la préparation des masses pilulaires.

La division de ces masses est effectuée au moyen d'un instrument spécial nommé nommé *pilulier* (fig. 150), qui se compose de deux pièces en bois portant chacune une lame métallique, dans laquelle on a creusé des cannelures égales et parallèles. On porte, sur la plus grande de ces deux pièces, une portion de la masse ; on en forme, en la faisant glisser sous la main, un cylindre aussi parfait que possible, que l'on coupe ensuite en parties exactement semblables, en le comprimant entre les deux plaques cannelées. Il ne reste plus qu'à rouler les pilules entre les doigts, pour leur donner la forme sphérique. On peut abréger cette dernière partie de l'opération, en arrondissant les pilules à l'aide du pilulier. Pour cela, on appuie légèrement la plaque mobile sur le cylindre de pâte

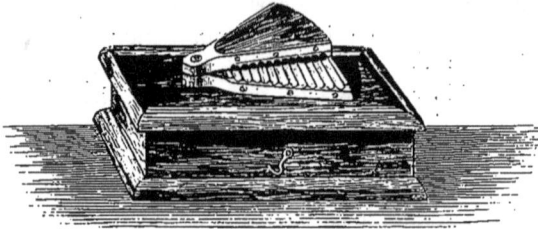

Fig. 151. — Pilulier Viel.

et on lui imprime un rapide mouvement de va-et-vient ; les pilules se trouvent ainsi coupées et roulées à la fois ; on perfectionne à la main celles dont la forme est un peu défectueuse.

Viel obtient le même résultat très promptement, au moyen d'un pilulier à cannelures circulaires (fig. 151), dont une moitié se meut sur l'autre moitié. Son appareil a été, depuis, imité et perfectionné ; on trouve aujourd'hui dans le commerce le modèle très commode représenté fig. 152.

Lorsqu'on veut donner aux pilules une grande régularité, on les fait tourner entre deux disques de bois, suivant la méthode indiquée par Giordano. Plusieurs appareils de ce genre ont été proposés. Celui de M. Vial s'applique aux pilules de toute

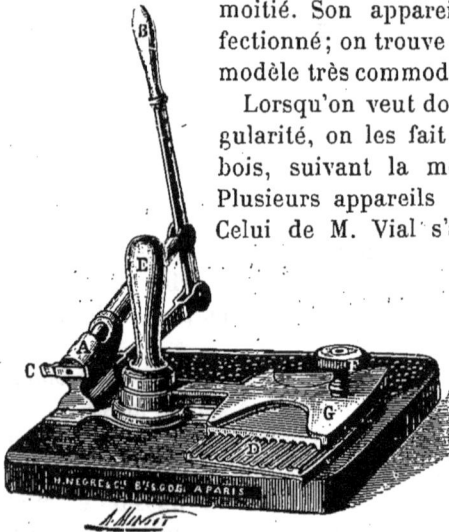

Fig. 152. — Pilulier automatique.

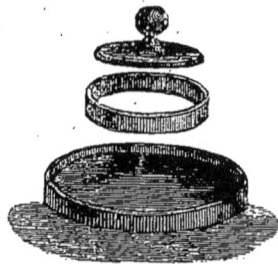

Fig. 153. — Disque à rouler les pilules, de M. Vial.

grosseur et fonctionne à la main. Il est formé d'un plateau de bois à bord élevé (fig. 153), sur lequel on dépose un anneau de même nature, destiné à recevoir les pilules. On presse légèrement sur celles-ci, avec un disque que l'on promène circulairement sur le plateau. En très peu de temps, on leur donne une forme sphérique irréprochable. Le travail offre plus de régularité quand on l'exécute avec un disque à mouvement automatique (fig. 154).

Les pilules, devant être généralement molles, ne tarderaient pas à se souder, si on ne plaçait, dans la boîte qui les contient, une poudre capable d'absorber l'humidité de leur surface, telle que l'amidon, la poudre de réglisse ou mieux encore le lycopode. Cette précaution ne suffit pas à préserver certaines pilules de l'influence des agents atmosphériques. Pour y parvenir et pour atténuer la saveur ou l'odeur désagréable de quelques-uns de ces médicaments on les recouvre d'une enveloppe plus ou moins imperméable, à l'aide d'un des moyens suivants.

Le premier procédé connu a été inventé par les Arabes. Il consiste à déposer, à la surface des pilules, une couche mince d'or ou d'argent. Pour l'exécuter, lorsqu'on opère sur un petit nombre de pilules, on les jette après les avoir enduites d'un peu de sirop si elles sont trop dures, dans une boîte sphérique en bois

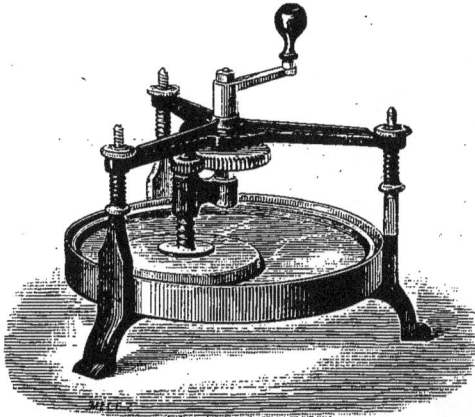

Fig. 154. — Disque mécanique pour rouler les pilules.

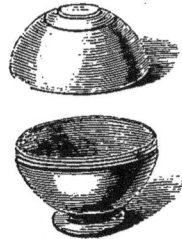

Fig. 155. — Boîte à argenter les pilules.

(fig. 155) contenant des feuilles d'or ou d'argent, puis on communique à la boîte un mouvement circulaire très rapide. L'enveloppe est d'autant plus brillante que les pilules sont plus dures et que la couche métallique est plus mince. Mais, quel que soit le soin apporté à sa confection, elle est toujours poreuse ; elle réussit bien à retarder la désagrégation des pilules dans les voies digestives, mais non à les protéger efficacement contre l'action de l'air. C'est, en somme, une pratique peu avantageuse.

On obtient un bien meilleur résultat en versant sur les pilules une solution éthérée de baume de Tolu (*Blancard*), ou de mastic (*Soubeiran*). On répartit uniformément le liquide, par l'agitation, et on laisse sécher les pilules à l'air libre, sur une assiette de porcelaine ou sur une plaque de fer-blanc amalgamé. La couche résineuse ne présente aucune solution de continuité, lorsque le liquide qui l'a fournie était peu concentré (1 p. de résine pour 3 p. d'éther).

Garot a préconisé un moyen peut-être supérieur encore au précédent, mais d'une plus longue exécution et dont voici le manuel opératoire : on dissout, au bain-marie, 100 gr. de gélatine dans 10 ou 12 gr. d'eau ; on plonge successivement, dans cette solution maintenue liquide, les pilules préalablement fixées sur des épingles de fer longues et déliées, puis on fait tourner vivement les épingles entre les doigts, jusqu'à ce que la gélatine soit en partie solidifiée. On enfonce alors l'extrémité libre de l'épingle dans une planche de liège et on laisse refroidir les pilules. Pour achever l'opération, on chauffe légèrement l'épingle en son milieu, à la flamme d'une lampe à alcool ou d'un petit bec de gaz ; la gélatine qui entoure la pointe de l'épingle se ramollit et comble le vide produit par le retrait de celle-ci. Si l'on juge que la première couche de gélatine soit insuffisante, on en met une seconde, de la même manière.

Ce travail peut être accompli beaucoup plus rapidement au moyen de l'instrument représenté ci-contre (fig. 156). Les pointes sur lesquelles on pique les pilules sont portées par un cylindre, mobile autour d'un axe

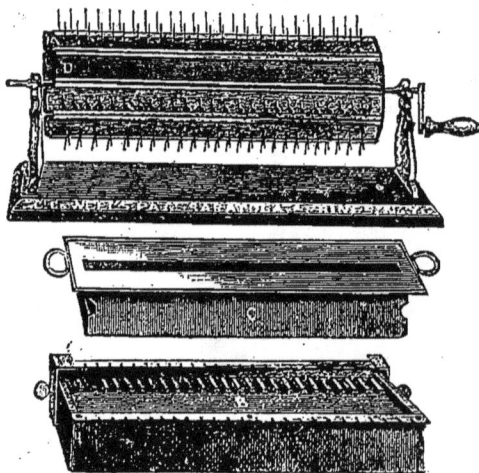

Fig. 156. — Appareil pour enrober les pilules.

horizontal. La solution destinée à les recouvrir est contenue dans un auget, que l'on peut plonger dans l'eau chaude s'il est nécessaire, afin de maintenir la solution suffisamment fluide. Il suffit de superposer l'auget et le cylindre et de faire faire à celui-ci une révolution complète pour immerger successivement toutes les pilules qu'il porte. On active ensuite la solidification de la couche protectrice en imprimant au cylindre un mouvement de rotation continu.

Au lieu de se servir d'épingles, Deschamps trouve plus commode de verser dans la main un peu de solution gélatineuse faiblement alcoolisée et d'y rouler les pilules, que l'on fait sécher ensuite dans une capsule de papier huilé ou de fer-blanc. D'autres praticiens ajoutent à la gélatine du savon et de la gomme arabique, qui augmentent sa solubilité.

On a proposé encore de recouvrir les pilules de collodion (*Durden*), de caséine dissoute dans l'ammoniaque (*Joseau*), de saccharure de lin (*Calloud*), etc. Ces moyens sont inférieurs aux précédents.

Le Dr Ceppi a fondé sur l'insolubilité du salol dans le suc gastrique un procédé d'enrobage destiné à protéger les pilules, jusqu'à leur arrivée dans l'intestin. Voici la formule donnée à cet effet par M. Yvon :

```
Salol.............................................  4 gr.
Tannin...........  ..............................   1
Éther à 56°...................................... 20
```

On vernit les pilules avec cette solution, dont on répète l'application autant de fois qu'il est nécessaire pour les garantir efficacement.

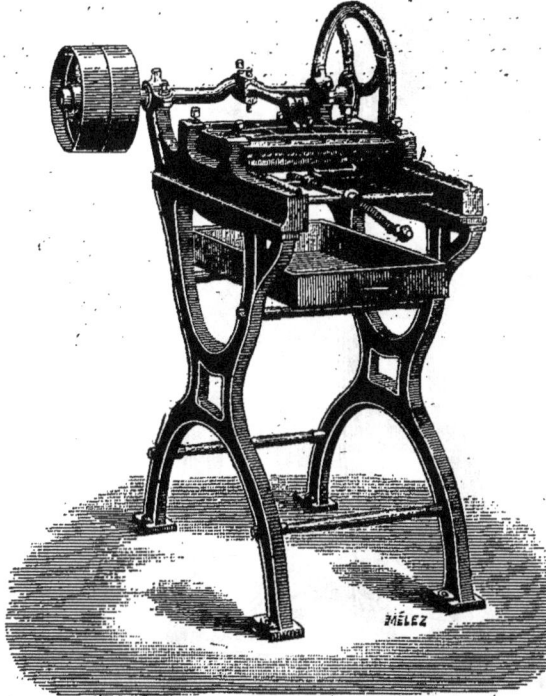

Fig. 157. — Machine Nègre à fabriquer les pilules.

Le beurre de cacao serait préférable. Pour en recouvrir les pilules, on le fait fondre à une douce chaleur, dans une capsule à fond plat ou dans une assiette; on y roule vivement les pilules, que l'on jette ensuite dans une assez grande quantité de poudre d'amidon. Il faut agiter et laisser refroidir dans ces conditions. Le beurre de cacao forme, à la surface des pilules, une couche imperméable, qui ne se gerce pas, même quand la pilule se déforme (*Ditten*).

Toutes les opérations ci-dessus décrites se font à la main, lorsqu'on ne prépare qu'une petite quantité de pilules. Mais il est nécessaire de recourir à des procédés plus expéditifs, quand il s'agit de satisfaire aux besoins d'une importante fabrication. Les machines ci-contre (fig. 157 et 158) résolvent ce problème d'une manière satisfaisante. Voici comment elles fonctionnent:

La masse pilulaire est fabriquée avec toutes les précautions indispensables pour qu'elle soit homogène. Lorsqu'elle est prête, l'ouvrier la convertit en galettes, à l'aide du rouleau de boulanger, puis il la découpe en morceaux rectangulaires. Les rectangles sont ensuite laminés entre

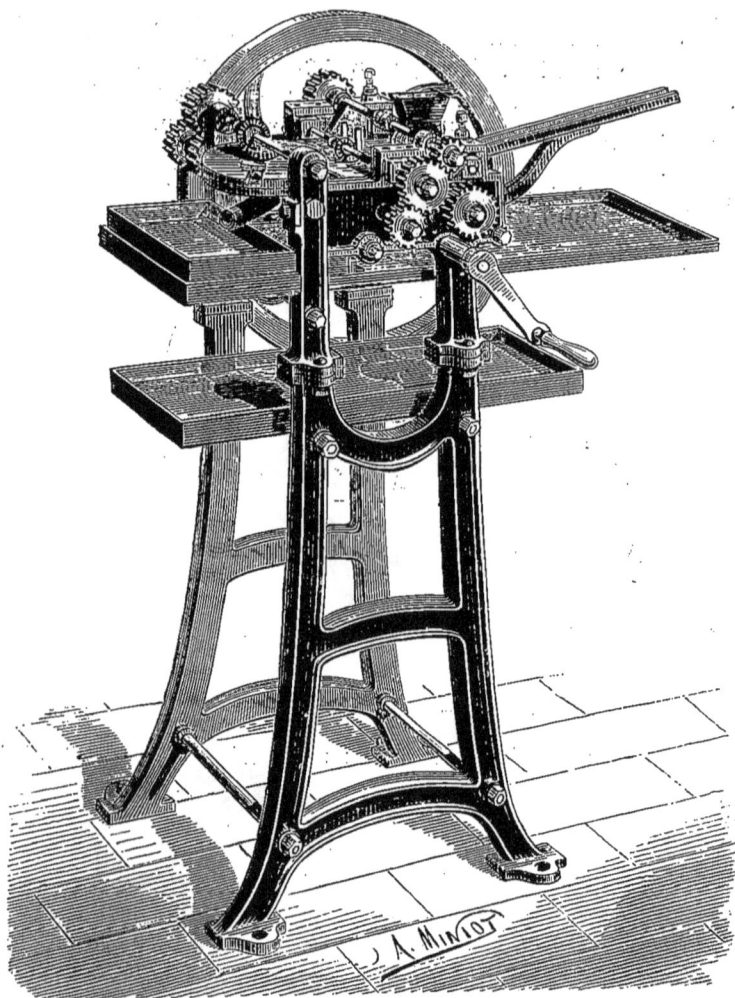

Fig. 158. — Machine Derriey à fabriquer les pilules.

deux cylindres cannelés ; ceux-ci, tournant sous l'action d'une manivelle, entraînent la pâte et la découpent en magdaléons longs et minces, qui sont aussitôt placés dans la poudre de lycopode, pour les préserver de toute adhérence entre eux.

L'ouvrier prend alors un de ces magdaléons et il l'engage dans une longue rainure. Emporté par la machine, le magdaléon est d'abord aplati sous forme de ruban, puis transformé de nouveau en cylindre, en passant entre deux galets horizontaux cannelés ; enfin, après avoir été découpé

en fragments de longueur toujours égale, il s'engage dans la partie principale de la machine.

Cette dernière pièce est formée de deux disques en cuivre portant, suivant la grosseur à donner à la pilule, huit ou douze cannelures hémisphériques, dont les parties pleines s'adaptent exactement les unes sur les
autres. Le disque inférieur est fixe, tandis que le supérieur, animé d'un
mouvement de rotation, découpe la portion de magdaléon engagée
entre les disques en huit ou douze petits morceaux qui, entraînés eux-
mêmes par la rotation du disque, sont roulés en pilules absolument
sphériques.

Les pilules terminées s'échappent de la machine par un orifice ménagé
dans le disque inférieur fixe. De grosseur et de poids constants, elles contiennent forcément la même quantité de principe actif. En outre, elles sont

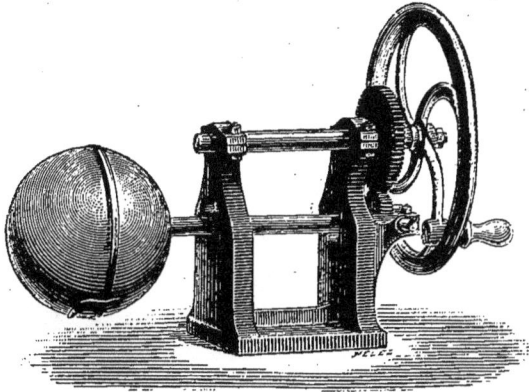

Fig. 159. — Machine à argenter les pilules.

préparées avec une rapidité extrême : un ouvrier habile peut fabriquer
de 80,000 à 100,000 pilules dans une journée.

Quand ce travail est achevé, on recouvre le noyau ainsi obtenu, soit
d'une légère couche d'argent, soit de sucre, soit d'un vernis quelconque,
pour le préserver de l'action de l'humidité de l'air.

L'*argenture* est obtenue dans des sphères creuses en verre ou en métal
poli nommées *argenteuses* (fig. 159). Les pilules, recouvertes d'une légère
couche de vernis gras, sont introduites dans l'argenteuse, en même temps
que des rognures d'argent. Sous l'influence des frottements et du mouvement régulier de rotation de l'appareil, elles prennent d'abord une couleur
mate, puis, peu à peu, un poli comparable à celui d'une glace. Il faut, en
moyenne, de 7 à 8 heures pour arriver à ce résultat, et 4 à 6 grammes d'argent suffisent pour argenter 1 kilogramme de pilules.

L'usage devient de plus en plus général d'imprimer sur les pilules le
nom du médicament essentiel qu'elles contiennent et, souvent, celui du
praticien qui les a préparées. Des machines très perfectionnées (fig. 160)
satisfont aisément à ce nouveau besoin. Elles impriment la surface des
pilules avec une grande netteté, mais seulement sur un enrobage spécial.

Plusieurs praticiens ont eu la pensée de séparer, dans les pilules, les divers éléments médicamenteux qui les composent, soit parce qu'ils sont incompatibles (*Le Couppey*), soit dans l'espoir de distribuer successivement à l'estomac et à l'intestin les substances qu'on y veut faire agir isolément (*Dr Granville*), ou pour réaliser dans l'estomac la formation de composés très altérables, dont l'intégrité préalable serait ainsi assurée (*Tisy*). Pour atteindre le but, on dispose les médicaments en couches concentriques, entre lesquelles on interpose une enveloppe de sucre. Ce modus faciendi peut rendre parfois des services.

On peut conserver pendant très longtemps les pilules dont les éléments ne semblent pas susceptibles d'agir les uns sur les autres. Toutefois, la chimie n'ayant pas toujours le secret des mouvements moléculaires

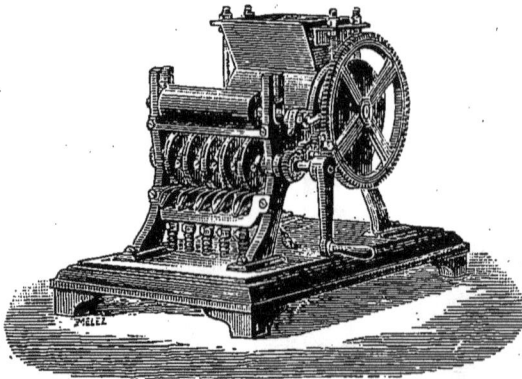

Fig. 160. — Machine à timbrer les pilules.

qu'éprouvent les médicaments en contact, il est prudent de renouveler de temps en temps ces préparations.

II. — GRANULES.

Sous la dénomination de granules, on désigne généralement des pilules d'un très petit volume, recouvertes d'un mélange de sucre et d'amidon.

L'industrie les prépare en arrosant avec une solution alcoolique médicinale des graines de pavot enrobées de sucre (*nonpareille*), que l'on fait sécher et que l'on enveloppe d'une nouvelle couche de sucre et d'amidon.

Ce procédé ne permet pas de répartir uniformément la substance active dans chaque granule, l'imprégnation de la nonpareille s'effectuant d'une manière très inégale. Il est condamné par tous les pharmacologistes et, néanmoins, il est toujours appliqué à la préparation d'un grand nombre de granules, dont l'emploi ne présente aucune sécurité.

A ces médicaments infidèles, le Codex substitue, sous le même nom, des pilules dont l'excipient est le sucre de lait. Cette méthode, bien exécutée, fournit des produits exactement titrés, condition très importante, puisqu'on n'y fait entrer que les substances les plus énergiques, les alcaloïdes en particulier.

Pour assurer la rigueur de leur dosage, deux moyens sont employés. Dans l'un, on pulvérise l'alcaloïde avec 1 ou 2 gr. de sucre de lait; lorsque le mélange est bien intime, on y ajoute peu à peu le reste du sucre, puis la gomme, et on triture longuement le produit. Le passage de la poudre à travers un tamis peu serré, réitéré deux fois, est le plus sûr moyen de répartir uniformément dans toute la masse la substance active. Une trace d'une matière colorante inoffensive, telle que le carmin, permet encore de juger du degré de perfection du mélange. Le second procédé consiste à dissoudre l'alcaloïde dans l'alcool et à verser la dissolution sur un peu de sucre de lait. On chauffe au bain-marie, pour chasser l'alcool; on fait tomber le produit dans un mortier de porcelaine et on procède à son mélange au reste de la poudre prescrite, en se conformant minutieusement aux précautions qui viennent d'être indiquées pour la première méthode. Il ne reste plus qu'à faire avec le sirop de sucre une pâte ferme, que l'on divise ensuite en granules très réguliers.

M. Sermant a donné une autre forme aux granules. Il dissout dans l'eau distillée, d'abord le principe actif, puis un mélange de gomme et de sucre, en proportion convenable pour communiquer au liquide une grande viscosité. Il introduit cette solution dans un appareil formé de tubes exactement calibrés, d'où elle s'échappe en gouttes du poids de 5 centigrammes. Au contact de l'air, ces gouttes se solidifient et prennent une forme globulaire légèrement aplatie (*gouttes perlées*).

III. — DRAGÉES.

Les dragées médicinales sont des pilules recouvertes de sucre par le moyen suivant :

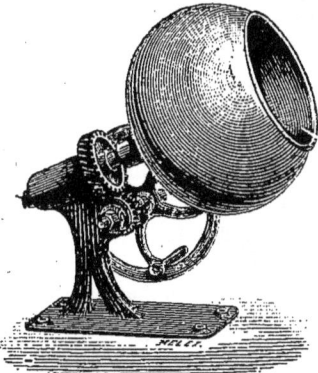

Fig. 161. — Bassine à dragéifier les pilules.

On place les pilules dans une large bassine étamée suspendue par ses anses, au moyen d'une corde ; on les humecte avec la plus petite quantité possible d'une solution faible de gomme, et on agite, pour les mouiller toutes de la même manière. On ajoute ensuite du sucre pulvérisé, on secoue de nouveau la bassine en divers sens, pour faire adhérer le sucre sur toute la surface des pilules et on dessèche la croûte ainsi obtenue, en plaçant les dragées dans une étuve chauffée à 25°. On répète trois ou quatre fois la même manipulation et, en dernier lieu, on agite les dragées très longtemps dans la bassine, pour les glacer extérieurement.

L'opération va plus vite, si l'on se sert d'une bassine sphérique en cuivre (fig. 161), tournant sur elle-même avec une vitesse de 50 à 60 tours et plus à la minute. On porte la bassine à la température de 60 à 70° en la chauffant à la vapeur ou à l'aide d'un bec de gaz, suivant les dimensions de l'appareil. On verse lentement sur les pilules, à divers intervalles et chaque fois en remuant le mélange avec la main, du sirop de sucre très concentré; l'eau du sirop s'évapore graduellement, abandonnant, sur chaque noyau, une couche mince de sucre, qui va sans cesse en augmentant et le convertit en dragée. Une disposition particulière (fig. 162) permet d'entretenir autour de la bassine une circulation de vapeur que l'on règle à volonté.

Le seul reproche que l'on puisse faire à ce procédé est de n'être pas à

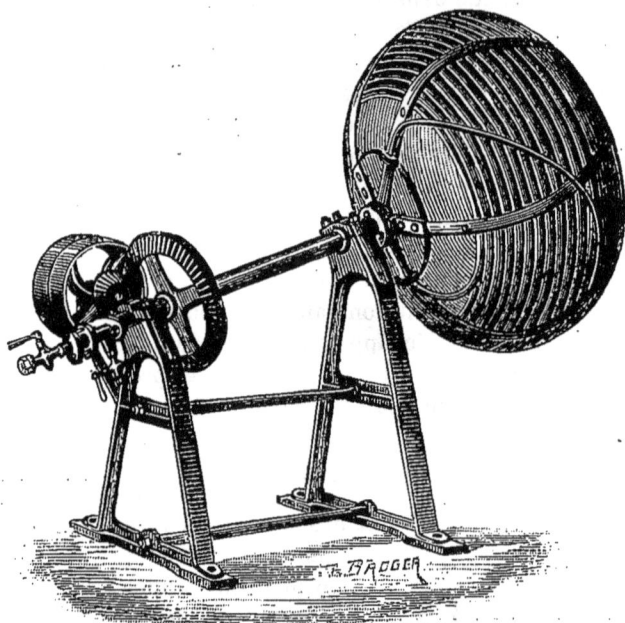

Fig. 162. — Nouvelle machine à dragéifier.

la portée de tous les praticiens, en ce qu'il n'est applicable que lorsqu'il s'agit de préparer une grande quantité de dragées (5 kilogr. au moins). Magnes-Lahens l'a modifié, de manière à le faire servir à l'enrobage d'un petit nombre de pilules. Voici son manuel opératoire :

On roule rapidement les pilules, à la main, dans un mucilage léger de gomme arabique, étendu en couche mince sur une soucoupe; dès qu'elles sont mouillées de toutes parts, on les fait glisser dans un moule à pâte saupoudré d'un mélange de 9 p. de sucre et de 1 p. de gomme arabique. On les agite, jusqu'à ce qu'elles soient complètement revêtues de poudre et on les chauffe, pendant 8 ou 10 minutes, d'abord doucement et plus vivement ensuite, en leur imprimant un mouvement circulaire continuel. Quand elles sont refroidies, on les soumet à un deuxième, puis à un troisième enrobage qui est généralement suffisant.

Le sucre, ainsi déposé à la surface des pilules, les protège très efficacement contre l'action de l'air atmosphérique. Aussi l'usage s'est-il répandu de mettre sous forme de dragées les pilules d'iodure ou de carbonate ferreux et toutes celles dont l'élément actif redoute le contact de l'oxygène.

PILULES D'ALOÈS.

Aloès pulvérisé................. 1 gr.
Miel...:...................... Q
Pour dix pilules (Codex).
Chaque pilule contient 10 centigrammes d'aloès.

PILULES D'ALOÈS ET DE GOMME-GUTTE.
Pilules écossaises. Pilules d'Anderson.

	gr.
Aloès pulvérisé..................	1.00
Gomme-gutte pulvérisée.........	1.00
Essence d'anis....................	0.10
Miel blanc......................	Q.S.

Pour 10 pilules. Chacune contient 10 centigr. d'aloès et autant de gomme-gutte (Codex).

PILULES D'ALOÈS ET DE SAVON.

Aloès pulvérisé................; 1 gr.
Savon médicinal 1
Pour 10 pilules contenant chacune 10 centigr. d'aloès (Codex).

PILULES ANTE CIBUM.

	gr.
Aloès pulvérisé..................	1.00
Extrait de quinquina............	0.50
Cannelle pulvérisée.............	0.20
Miel...........................	Q.S.

Pour 10 pilules (Codex).
Chaque pilule contient 10 centigrammes d'aloès et 5 centigr. d'extrait de quinquina.

PILULES BÉNITES DE FULLER.

Aloès.........................	8 gr.
Séné..........................	4
Asa fœtida......	2
Galbanum......................	2
Myrrhe...	2
Safran.........................	1
Macis.......................:..	1
Sulfate de fer	12
Huile de succin rectifiée....:...	1
Sirop d'armoise composé........	16

On mélange avec soin et on divise en pilules de 20 centigrammes.

PILULES DE BONTIUS.

Aloès pulvérisé..................	1 gr.
Gomme-gutte	1
Gomme ammoniaque............	4
Vinaigre blanc.................	6

On dissout dans le vinaigre, à l'aide de la chaleur, les trois premières substances, grossièrement pulvérisées. On passe avec expression, puis on évapore le mélange au bain-marie, en consistance pilulaire. On en fait ensuite des pilules du poids de 20 centigrammes (Codex).

PILULES DE COLOQUINTE COMPOSÉES.

	gr.
Aloès pulvérisé..................	0.50
Coloquinte pulvérisée...........	0.50
Scammonée pulvérisée...........	0.50
Essence de girofle	0.05
Miel...........................	Q.S.

Pour 10 pilules (Codex).
Ces pilules remplacent les anciennes *pilules catholiques de Rudius, panchymagogues, cochées mineures,* etc.

PILULES DE COPAHU.

Copahu.................... 10 gr.
Hydrocarbonate de magnésium.. Q.S.
On forme une masse homogène, que l'on divise en 40 pilules.
Ces pilules doivent être recouvertes d'une couche de gélatine, ou enrobées dans du sucre, sous forme de dragées (Codex).

PILULES DE CYNOGLOSSE.

Extrait d'opium.................	10 gr.
Poudre de sem. de jusquiame.....	10
— d'écorce de racine de cynoglosse	10
— de myrrhe..............	15
— d'oliban	12
— de safran	4
— de castoréum	4
Mellite simple..................	35

On dissout, au bain-marie, l'extrait d'opium dans le mellite, on y ajoute, dans un mortier de fer, toutes les poudres préalablement mélangées, et on forme du tout une masse homogène, que l'on conserve dans un vase fermé. On la divise ordinairement en pilules de 20 centigrammes (Codex).
Chaque pilule contient 2 centigr. d'extrait d'opium et autant de poudre de semence de jusquiame.

PILULES DE MORISON.
Pilules n° 1.

Aloès.........................	70 gr.
Crème de tartre................	35
Séné..........................	35

On fait avec un peu d'eau une masse que l'on divise en pilules de 15 centigrammes.

Pilules n° 2.

Aloès.......................... 40 gr.
Crème de tartre................. 20
Coloquinte..................... 30
Gomme-gutte......... 30
Jalap.......................... 20

On opère comme pour les précédentes et on divise en pilules de 15 centigrammes.

PILULES DE RUFUS.

Aloès.......................... 4 gr.
Myrrhe......................... 2
Safran 1
Sirop d'absinthe au vin d'Espagne. Q.S.

On forme une masse homogène, que l'on divise en pilules de 20 centigrammes.

PILULES DE SAVON.

Savon médicinal................. 20 gr.

On racle le savon, on l'épiste dans un mortier de marbre, jusqu'à ce qu'il soit également ramolli dans toute sa masse, et on le divise en 100 pilules, que l'on roule dans la poudre d'amidon.

Chaque pilule contient 20 centigr. de savon.

PILULES SAVONNEUSES NITRÉES.

Savon médicinal mou............ 20 gr.
Poudre de guimauve............. 3
— de nitrate de potassium.. 2

On bat le savon dans un mortier de marbre, on y ajoute les autres substances et on en forme une masse homogène, que l'on divise en 100 pilules. On les roule dans la poudre d'amidon.

Chaque pilule pèse 25 centigr. et contient 20 centigr. de savon et 2 centigr. de nitrate de potassium.

PILULES DE TÉRÉBENTHINE.

Térébenthine du sapin argenté.... 2 gr.
Hydrocarbonate de magnésium..... 2

On mélange exactement, on laisse en contact jusqu'à ce que la pâte ait pris une consistance pilulaire et on divise en 10 pilules (*Codex*).

Chaque pilule contient 20 centigr. de térébenthine.

PILULES DE TÉRÉBENTHINE CUITE.

Térébenthine du sapin argenté.. 100 gr.

On place la résine dans une bassine de cuivre bien étamé; on y ajoute 2 ou 3 litres d'eau pure et on fait bouillir, jusqu'à ce qu'une portion de substance, jetée dans l'eau froide, y prenne une consistance plastique dure. On conserve la térébenthine cuite dans un pot.

Pour la transformer en pilules, on la ramollit avec de l'eau chaude, et on en forme des pilules de 30 centigrammes, que l'on conserve sous l'eau ou roulées dans la poudre d'amidon (*Codex*).

PILULES TONIQUES DE BACHER.

Hellébore noir................. 30 gr.
Carbonate de potassium........ 10
Alcool à 60°................... 150
Vin blanc..................... 160

On fait digérer, pendant 12 heures, l'hellébore et le carbonate de potassium dans l'alcool. On verse sur le marc le vin blanc qu'on laisse macérer pendant 24 heures, on fait bouillir et on exprime. On filtre les deux solutions, on les mélange et on les évapore à consistance d'extrait. On prend alors:

Extrait ci-dessus .... 20 gr.
— de myrrhe............... 20
Poudre de chardon bénit........ 10

On en forme une masse homogène, que l'on divise en pilules de 5 centigrammes.

CHAPITRE XXXI

CAPSULES, CACHETS MÉDICAMENTEUX.

I. — CAPSULES.

Les capsules sont des enveloppes gélatineuses, ovoïdes, destinées à être remplies de médicaments liquides, dont on veut dissimuler l'odeur et la saveur. Lorsqu'on leur donne une forme sphérique, elles prennent le nom de *perles* ou de *globules*.

Préparation. — L'invention des capsules est due à Mothes et remonte à 1838. On les préparait d'abord avec de la baudruche enduite de gélatine; puis, la fabrication se perfectionnant, on les forma d'un mélange de gomme, de gélatine et de sucre, que l'on emploie encore actuellement. La composition de ce mélange est ordinairement la suivante :

Gélatine incolore	25 gr.
Glycérine	10
Sucre pulvérisé	8
Eau distillée	environ 45

On fait dissoudre toutes les substances dans l'eau, à la chaleur du bain-marie. On plonge dans cette solution de petites olives de fer étamé,

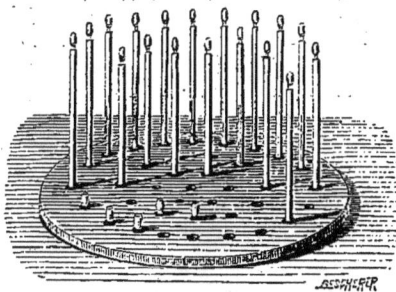

Fig. 163. — Mandrins métalliques pour la fabrication des capsules.

légèrement huilées et fixées sur un plateau au moyen d'une tige mince (fig. 163). Au bout de quelques instants, on retire le plateau et on lui imprime un mouvement circulaire en tous sens, jusqu'à ce que la matière gélatineuse soit un peu refroidie ; puis on porte le plateau dans une étuve très légèrement chauffée.

Lorsque la capsule est assez sèche, on la retire par un brusque mouvement de traction et on coupe avec des ciseaux tout ce qui excède l'olive.

Pour procéder au remplissage, on dispose les capsules sur des supports de bois percés de trous, et on y introduit le liquide avec une burette à bec effilé. Quand la substance offre une consistance très épaisse, comme le copahu par exemple, on la chauffe au bain-marie, pour la rendre plus fluide.

On ferme ensuite l'ouverture de chaque capsule, au moyen d'un pinceau de blaireau enduit de solution gélatineuse chaude ; puis, pour rendre plus unie la partie supérieure des capsules, on les plonge de nouveau, jusqu'au quart environ de leur longueur, dans la solution gélatineuse, et on les laisse sécher à l'air ou dans une étuve très légèrement chauffée (*Codex*).

On prépare les *perles* ou *globules* au moyen d'ingénieux appareils, don t le premier a été inventé par Viel et perfectionné, plus tard, par Thévenot. Dans ces appareils (fig. 164 et 166), on enferme les liquides entre deux

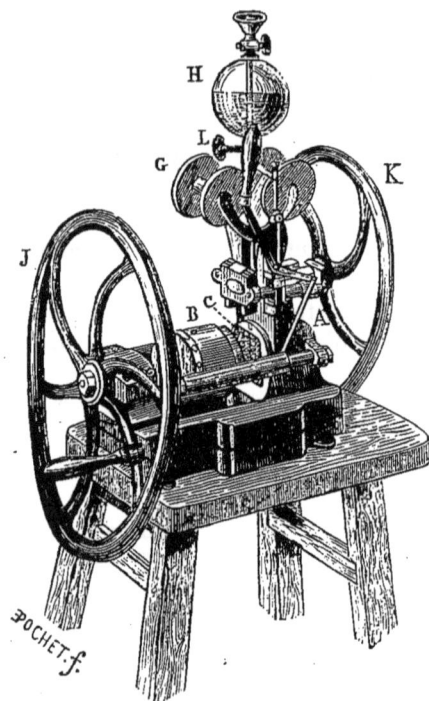

Fig. 164. — Capsulateur Viel (*).

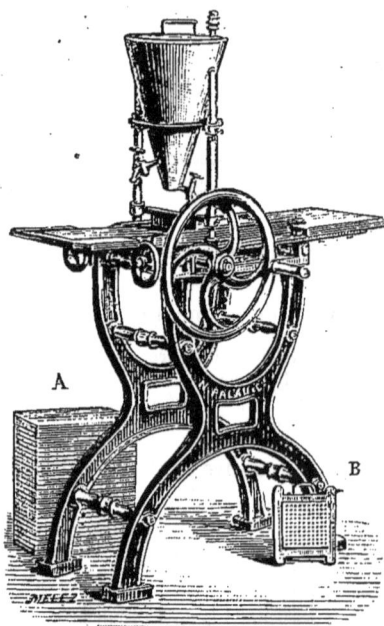

Fig. 165. — Machine à fabriquer les feuilles de gélatine pour perles et capsules.

bandes gélatineuses très minces, que l'on découpe et que l'on soude par leurs bords, en les comprimant fortement, au moyen de deux plaques métalliques creusées de cavités hémisphériques superposées.

Les feuilles de gélatine sont fabriquées avec une grande perfection dans l'appareil ci-contre (fig. 165). La solution gélatineuse, maintenue tiède dans un entonnoir à double enveloppe, tombe sur des plaques métalliques amalgamées et passe sous une râclette qui la transforme en une pellicule d'égalité mathématique.

MM. Lehuby et Mézery fabriquent, avec le mucilage de carragaheen, des étuis formés de deux pièces, qui s'emboîtent exactement l'une dans

(*) A, bâti en fonte servant de support. B, tiroir portant une plaque-moule à son extrémité. C, deuxième plaque-moule, placée en regard de la première. D E, soudeur destiné à souder les bandes de pâte par leurs bords. G G, bobines sur lesquelles on enroule les bandes de pâte. H, entonnoir fermé, en verre, contenant le liquide à capsuler. J K, volants à l'aide desquels on fait mouvoir les plaques-moules et le soudeur.

l'autre. On peut, avec ces capsules, administrer les médicaments solides

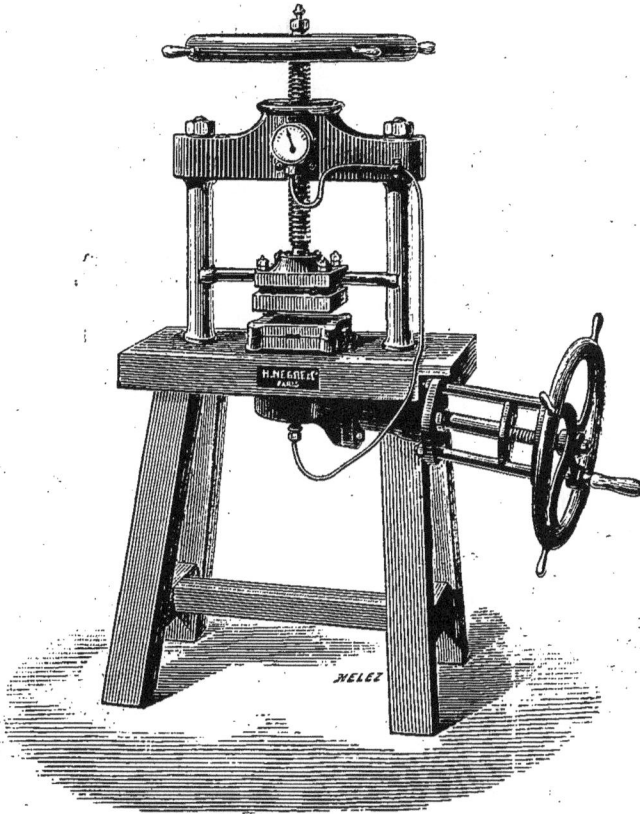

Fig. 166. — Presse pour la fabrication des perles.

aussi bien que ceux qui sont liquides. On les remplit au moment du besoin.

II. — CACHETS MÉDICAMENTEUX.

Depuis longtemps, on a pris l'habitude d'envelopper dans du pain azyme les médicaments dont la saveur est désagréable. Au début, on se bornait à ramollir avec de l'eau une feuille de pain azyme, dans laquelle on enfermait ensuite la poudre à dissimuler. Plus tard, quelques praticiens tentèrent de remplacer cette feuille, dans des cas particuliers, par deux disques de la même substance, dont les bords étaient collés au pinceau. C'était un premier pas dans une voie qui ne devait conduire que bien plus tard à un résultat pratique.

En 1853, A. Guilliermond réalisa un progrès réel sur les essais primitifs. Il proposa d'insérer les pilules, préalablement écrasées, entre deux rondelles de pain azyme, larges de 2 centimètres, creuses au centre et dont les bords aplatis étaient soudés par pression, après avoir été légèrement humectés. A cette nouvelle forme pharmaceutique il donna le nom d'*énazymes*.

Bien que susceptibles d'applications utiles et nombreuses, les énazymes ne se propagèrent point. Mais l'idée était lancée. Elle fut reprise, en 1872, par Limousin, qui la perfectionna, avec la collaboration de Toiray, et qui changea le nom d'énazymes en celui de *cachets médicamenteux*, dont l'usage s'est rapidement généralisé quelques années plus tard.

En 1876, M. Digne fit breveter sous le nom d'*expéditif* un instrument très commode pour la préparation des cachets médicamenteux.

L'*expéditif* (fig. 167, grandeur naturelle) se compose d'un raccord J, vissé sur une cloche B, à laquelle on peut substituer d'autres pièces semblables, mais de grandeur différente.

A est une cloche légère s'appuyant au-dessous contre la monture B, par un bord plat traversé par les pointes B'B'. Une tige K, surmontée d'un bouton D et terminée inférieurement par une embase E, glisse dans le raccord J.

L'embase porte sur un écrou I, à tête fendue, se vissant plus ou moins sur l'extrémité d'une tige C, implantée à vis sur la cloche A et autour de laquelle s'enroule un ressort à boudin H.

En appuyant sur le bouton D, la tige K pousse la tige C, par suite la cloche A dont le bord inférieur glisse le long des pointes B et leur fait lâcher ce qu'elles avaient saisi d'abord.

Les accessoires de l'appareil sont : des rondelles de caoutchouc et une cuvette contenant un feutre mouilleur.

Pour faire des cachets avec cet instrument, on place les capsules sur les rondelles de caoutchouc de la même dimension, leur face concave en dessus. On les remplit et on dispose en regard du côté convexe les capsules destinées à former couvercle.

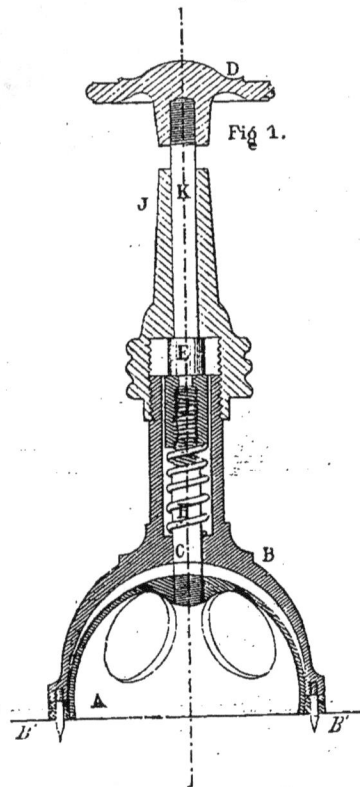

Fig. 167. — Expéditif de M. Digne.

On visse le raccord de l'appareil sur la cloche et, pour procéder à la capsulation, il faut opérer de la manière suivante :

1° Saisir l'appareil par la virole du milieu (fig. 168) et apposer l'embase de la cloche sur les capsules convexes, que l'on pique en appuyant légèrement.

2° Les porter, ainsi fixées, sur le mouilleur. Par la pression, sur la poignée de l'appareil, humecter les bords des capsules.

3° Prenant de nouveau l'instrument par la virole, enlever les capsules mouillées, en exécutant un petit mouvement tournant.

4° Les porter sur celles qui contiennent les médicaments à capsuler ; une pression sur la poignée (fig. 169) en collera solidement les bords.

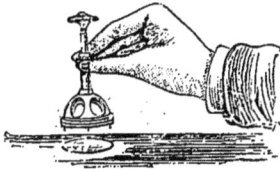

Fig. 168.

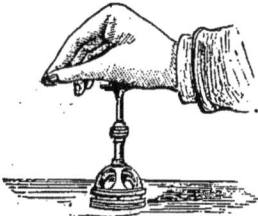

Fig. 169.

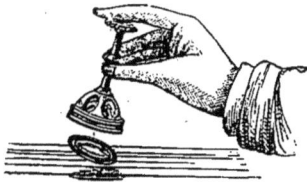

Fig. 170.

Fig. 168 à 170. — Expéditif Digne.

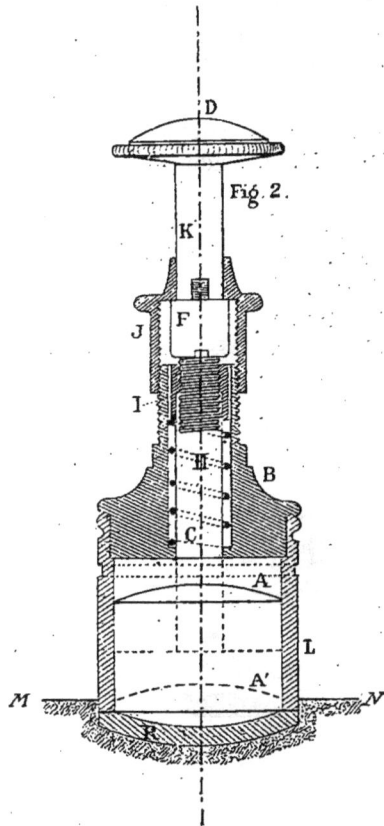

Fig. 171. — Compresso-doseur Digne.

5° Par la pression de l'index sur la poignée de l'expéditif (fig. 170), déposer à leur place les cachets achevés.

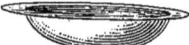

Fig. 172.

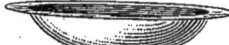

Fig. 173.

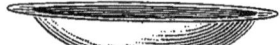

Fig. 174.

Fig. 175.

Fig. 176.

Fig. 177.

Fig. 178.

Fig. 172 à 178. — Cachets Digne.

Les capsules qui servaient primitivement à la préparation des cachets, au moyen de l'expéditif, étaient obtenues par estampage du pain azyme. Il résultait de cette méthode qu'elles ne pouvaient offrir qu'une concavité trèsfaible et que le centre de cette concavité se trouvait notablement aminci, ce qui présentait plus d'un inconvénient. M. Digne a réussi à corriger ce double défaut en coulant la pâte des azymes dans des moules spéciaux, qui peuvent recevoir dès lors toute la profondeur dont on a besoin. Les capsules ainsi fabriquées ont, en outre, plus de souplesse et d'élasticité que les premières. M. Digne désigne sous le nom de capsules souples concaves, celles qui ont une faible épaisseur (fig. 172 à 174), et sous le nom de capsules souples hyperconcaves, celles dont la contenance est deux fois plus considérable (fig. 175 à 178).

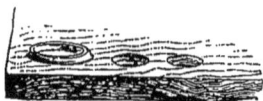

Fig. 179.

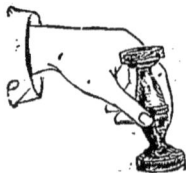

Fig. 180.

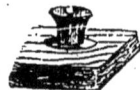

Fig. 181.

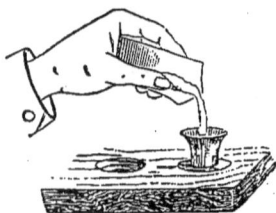

Fig. 182.

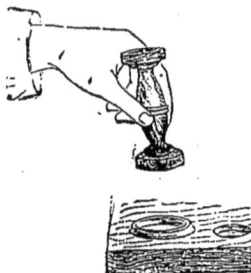

Fig. 183.

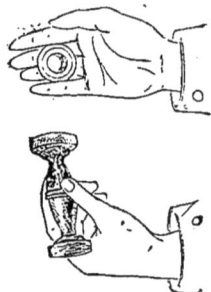

Fig. 184.

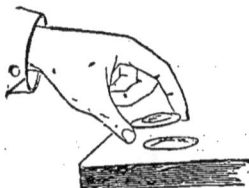

Fig. 185.

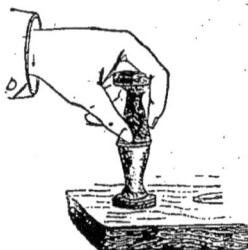

Fig. 186.

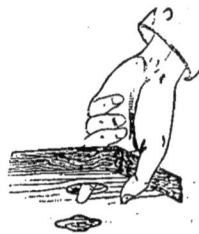

Fig. 187.

Fig. 179 à 187. — Cacheteur Limousin.

Pour doser les poudres et pour diminuer leur volume, M. Digne a construit un petit appareil, qu'il nomme *compresso-doseur* (fig. 171), et qui est principalement constitué par un cylindre L, lequel est mû par un piston A, placé sous la dépendance de la tige K. Le fonctionnement de cet appareil est analogue à celui de l'expéditif; on conçoit aisément qu'il transforme en une tablette de volume variable les poudres que l'on y soumet à la compression.

L'expéditif était à peine connu, qu'il fut copié en Allemagne, en France

et en Amérique. L'imitation qui eut le plus de succès, en France, fut celle
à laquelle Limousin donna le nom de *cacheteur*.

Le *cacheteur* se compose :

1° D'une planchette (fig. 179) portant plusieurs cavités circulaires, per-
cées au centre d'un trou également circulaire et présentant à leur pourtour
des parties plates, destinées à servir d'assise ou de point d'appui aux bords
des enveloppes de pain azyme ;

2° D'un système de deux cachets accolés (fig. 180), dont l'un en bois
noir ou en palissandre est destiné à mouiller les enveloppes, tandis que
l'autre, en bois blanc ou en buis, sert à les coller par pression ;

3° D'un petit entonnoir en étain (fig. 181), qui présente à sa base un
rebord intérieur circulaire, de même largeur que la partie sur laquelle

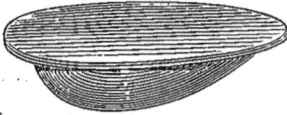

Fig. 188.

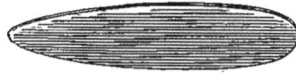

Fig. 189.

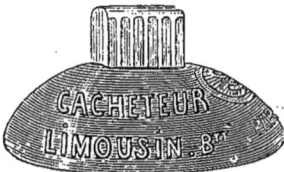

Fig. 190.

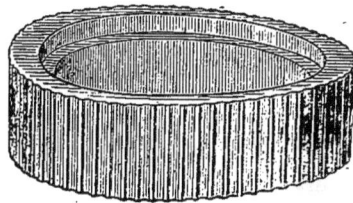

Fig. 191.

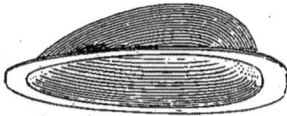

Fig. 192.

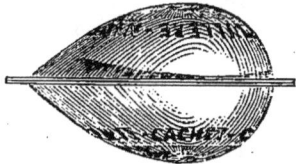

Fig. 193.

Fig. 188 à 193. — Cachets Limousin.

s'appuie la calotte destinée à recevoir la poudre. Grâce à cette disposition,
le médicament se trouve forcément déposé au centre du cachet, sans pouvoir s'éparpiller ;

4° D'un récipient en porcelaine, encastré dans la planchette et représenté à gauche dans la fig. 179. Ce godet offre une saillie intérieure, qui
retient un disque en feutre ou en drap, que l'on imprègne d'un peu d'eau.

Pour faire fonctionner l'instrument, on procède comme il suit :

1° Après avoir placé le cachet vide sur la portée d'une des cavités de la planchette, on y verse la poudre au moyen de l'entonnoir (fig. 182), dans lequel
on peut la tasser légèrement avec un petit cylindre en bois un peu concave.

2° On porte le cachet en palissandre, qui fait office de mouilleur, sur le
feutre imbibé d'eau (fig. 183) et, quand il est convenablement humecté, on
mouille les bords de la calotte qui doit servir de couvercle, en la mainte-

nant avec l'une des mains, tandis qu'avec l'autre on fait tourner légèrement l'instrument à la surface (fig. 184). Il faut faire en sorte qu'il n'y ait point excès d'humidité, pour obtenir un cachet à bord bien dressé.

3° On dépose cette calotte humectée dans la cavité de la planchette, sur celle qui contient la poudre (fig. 185).

4° On applique alors le cachet en buis dans cette cavité (fig. 186), et il suffit d'exercer une certaine pression, en le faisant tourner légèrement, pour souder immédiatement les deux enveloppes.

5° Enfin, on introduit l'index dans la partie perforée de la planchette, pour faire sortir le cachet terminé (fig. 187).

Outre les cachets ci-dessus décrits, Limousin fabriquait des *cachets-cuillère*, dont la forme ovale et les dimensions permettent de les employer à l'administration des huiles médicinales.

Ces cachets sont formés d'une calotte creuse (fig. 188), que l'on dépose dans le cacheteur représenté figure 191, pour la remplir du médicament. Un fragment ovale de pain azyme (fig. 189), humecté sur ses bords avec un pinceau, est déposé sur la calotte remplie d'huile, à laquelle on la soude par une pression légère du couvercle placé auprès (fig. 190), ce qui donne le cachet (fig. 193).

Ce couvercle est creux et de même capacité que le cacheteur, d'où le moyen de doubler le volume du cachet-cuillère. A cet effet, on dispose dans l'appareil une deuxième calotte creuse, que l'on remplit comme la première et que l'on ferme en y appliquant le bord plat d'un cachet déjà préparé comme il vient d'être dit (fig. 192, 193).

Pour ingurgiter le cachet-cuillère, il suffit de le tremper pendant quel-

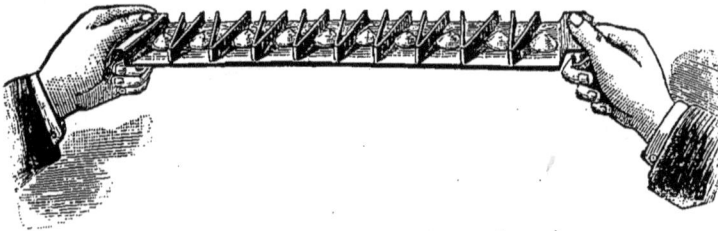

Fig. 194. — Appareil Ceyte servant à verser la poudre.

ques secondes dans un liquide quelconque et de l'avaler avec une gorgée de ce liquide.

On peut de cette manière prendre, sans percevoir leur goût, les huiles de ricin, de foie de morue, etc., aussi la viande crue et les poudres qu'il est nécessaire de prescrire à dose élevée.

M A. Ceyte a inventé un nouvel appareil cacheteur, le *rapide*, qui permet de faire 20 cachets en cinq minutes.

Cet appareil est de la plus grande simplicité, d'un maniement commode et surtout expéditif. Les cachets sont remplis de poudre par série de dix à la fois, au moyen d'une plaque métallique nickelée, partagée en 10 intervalles égaux, dans lesquels on divise la poudre aussi exactement qu'on le ferait pour confectionner des petits paquets (fig. 194). La poudre, versée ensuite dans les cachets, tombe toujours au milieu sans jamais se

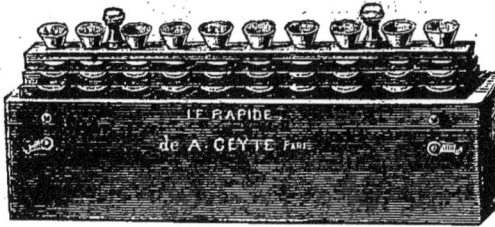

Fig. 195. — Appareil Ceyte disposé sur la boîte.

répandre sur les bords (fig. 195). Elle se tasse dans les 10 cachets à la fois et reste au milieu.

Le collage des cachets est opéré au moyen d'un tube spécial qui prend le cachet sur le caoutchouc

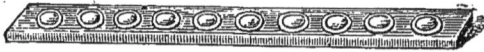

Fig. 196. — Caoutchouc servant à mouiller.

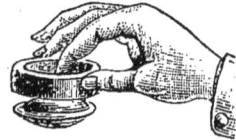

Fig. 197. — Tube spécial pour le collage des cachets.

(fig. 196) sans le piquer, l'y humecte d'eau et le colle avec précision sur celui qui contient la poudre (fig. 197).

Par ce procédé, il est impossible que le bord du cachet soit déformé.

CHAPITRE XXXII

LINIMENTS

On nomme liniments des médicaments généralement liquides, quelquefois de consistance ferme, dont on se sert on applications topiques sur la peau.

Préparation. — Le véhicule des liniments est presque toujours une huile médicinale ou une liqueur alcoolique. Dans ce véhicule on introduit, soit par dissolution, soit par simple mélange, des médicaments de toute nature (*extraits, poudres, sels, alcaloïdes*, etc.), qu'on traite à froid ou à chaud, suivant leurs propriétés.

Les substances insolubles dans le liquide s'en séparent plus ou moins rapidement après leur mélange. Deschamps a proposé de retarder leur précipitation, dans les liniments à base huileuse, en délayant dans l'huile un dixième de son poids de cérat simple. Cette addition a reçu l'approbation des auteurs du Codex de 1886. Elle est peu usitée.

LINIMENT EXCITANT.

Alcoolat de Fioravanti	40 gr.
Huile d'amande	40
Alcool camphré	15
Ammoniaque	5

LINIMENT NARCOTIQUE.
Liniment calmant.

Baume Tranquile	80 gr.
Cérat de Galien	10
Laudanum de Sydenham	10

On délaie le cérat dans le baume Tranquile et on y ajoute le laudanum.

LINIMENT DE ROSEN.

Beurre de muscade	5 gr.
Essence de girofle	5
Alcoolat de genièvre	90

On triture dans un mortier le beurre de muscade et l'essence de girofle ; on ajoute ensuite peu à peu l'alcool de genièvre (*Codex*).

La préparation de ce liniment, assez longue lorsqu'on suit ce modus faciendi, devient très facile, si l'on ajoute au mélange 1 gramme d'huile de ricin (*Vigier*).

LINIMENT SAVONNEUX.

Teinture de savon	50 gr.
Huile d'amande	5
Alcool à 80°	45

(*Codex.*)

LINIMENT SAVONNEUX CAMPHRÉ.

Teinture de savon	50 gr.
Huile d'amande	5
Alcoolat camphré	45

(*Codex.*)

LINIMENT SAVONNEUX OPIACÉ.

Huile d'amande	90 gr.
Savon pulvérisé	5
Teinture d'opium	5

On triture le savon avec l'huile d'amande ; on verse ce mélange dans un flacon contenant la teinture d'opium et on agite.

LINIMENT TÉRÉBENTHINÉ.

Huile de camomille	50 gr.
Essence de térébenthine	50

CHAPITRE XXXIII

FUMIGATIONS.

On entend par fumigation, la production d'un gaz ou d'une vapeur, que l'on utilise soit comme topique, soit comme agent destructeur des substances infectes ou des microgermes nuisibles.

Les fumigations désinfectantes sont principalement faites avec le *chlore* et les *acides nitreux* et *sulfureux*. Il a été dit, à propos de ces médicaments, comment on peut les préparer et quel est le degré de confiance qu'ils méritent, en tant que purificateurs de l'air.

Ces fumigations, destinées à servir de topique sur une partie du corps ou sur le corps tout entier, sont dites *sèches* ou *humides*.

On fait une fumigation *sèche*, toutes les fois qu'on projette sur une plaque métallique chauffée, ou sur un charbon incandescent, du sulfure de mercure, du benjoin, de l'encens, ou toute autre substance solide.

Pour obtenir une fumigation *humide*, on fait bouillir de l'eau, seule ou en présence de médicaments susceptibles de fournir des produits volatils, tels que les plantes aromatiques par exemple.

On désigne, sous le nom d'*inhalations*, les fumigations qui ont pour objet d'introduire un gaz ou une vapeur dans les voies pulmonaires. On les exécute facilement en plaçant la substance à volatiliser (*iode, goudron, alcool, éther, essence,* etc.) dans un flacon dont l'ouverture porte deux tubes (fig. 198). L'un de ces

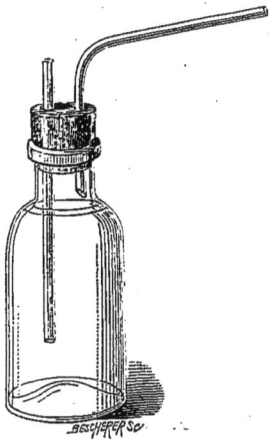

Fig. 198. — Flacon pour fumigations.

deux tubes est droit et destiné à laisser pénétrer l'air atmosphérique, l'autre est coudé, on le met dans la bouche pour aspirer l'air qui sort du flacon. Il est bon de tailler en biseau l'extrémité du dernier tube, afin d'empêcher les liquides qui s'y condensent de remonter dans la bouche, pendant l'aspiration.

Lorsque la substance dont on recherche les vapeurs est liquide, on y fait pénétrer le tube droit, pour mieux saturer l'air qui traverse le flacon. Quand elle est solide, on descend le tube soit à sa surface, soit au fond du flacon, suivant son degré de volatilité.

On a fréquemment recours aujourd'hui aux inhalations gazeuses, particulièrement à celle de l'oxygène. Ces inhalations sont rendues très faciles par l'emploi de l'*inhalateur gazomètre* de M. Perrouin, dont les figures 199 et 200 font suffisamment comprendre le mécanisme. Les principaux avantages de cet appareil sont de supprimer l'odeur et les poussières que donnent les poches de caoutchouc jusqu'ici employées au même usage : d'offrir une imperméabilité aussi bien qu'une solidité plus grandes ; d'as-

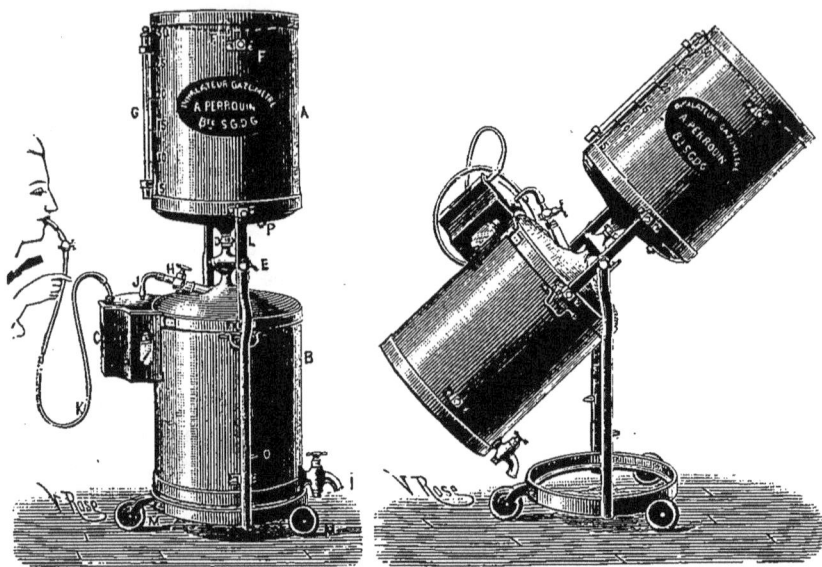

Fig. 199 et 200. — Inhalateur gazomètre de Perrouin.

surer le lavage parfait des gaz, leur dosage et la faculté de les mélanger dans des proportions rigoureusement déterminées.

On peut enfin considérer comme des fumigations les vapeurs que produit la combustion des cigarettes médicamenteuses, et les brouillards que l'on obtient en pulvérisant des solutions ou des eaux minérales (V. p. 110).

CLOUS FUMANTS.

Benjoin......................	80 gr.
Baume de Tolu...............	20
Santal citrin.................	20
Charbon végétal........	500
Nitrate de potassium...........	40
Mucilage de gomme adragante...	Q. S.

On réduit en poudre chacune des substances ; on les mélange exactement et on les transforme, au moyen du mucilage, en une pâte ferme, que l'on divise en petits cônes de 3 centimètres environ de hauteur, en donnant à leur base la forme d'un trépied (*Codex*).

CIGARETTES DE BELLADONE.

Feuilles sèches de belladone.... Q. V.

On incise les feuilles et on les introduit à l'aide d'un moule spécial, dans des enveloppes de papier à cigarettes.

Chaque cigarette doit contenir 1 gr. de feuille.

On prépare de la même manière les cigarettes de :

Digitale,
Eucalyptus,
Jusquiame,
Nicotiane,
Stramoine, etc. (*Codex.*)

TABLE ALPHABÉTIQUE

8205-90. — Corbeil. Imprimerie Crété.

LIBRAIRIE J.-B. BAILLIÈRE ET FILS

19, RUE HAUTEFEUILLE, PRÈS DU BOULEVARD SAINT-GERMAIN, PARIS.

BASTIDE (E.). **Les vins sophistiqués**, procédés simples pour reconnaître les sophistications les plus usuelles, par Étienne BASTIDE. 1 vol. in-16 de 160 pages, avec figures, (*Petite bibliothèque scientifique*).. 2 fr.

BEAUVISAGE (G.). **Les matières grasses**, caractères, falsifications et essais des huiles, beurres, graisses, suifs et cires, par G. BEAUVISAGE, professeur agrégé à la Faculté de médecine de Lyon. 1 vol. in-16 de 350 pages, avec figures (*Bibliothèque des connaissances utiles*).. 4 fr.

BONNET (V.). **Précis d'analyse microscopique des denrées alimentaires**, caractères, procédés d'examen, altérations et falsifications. Préface par L. GUIGNARD, professeur à l'École de pharmacie de Paris. 1890, 1 vol. in-18 de 200 pag., avec 163 fig., et 20 pl. en chromo-lithographie, cart... 6 fr.

BOUANT (E.). **Nouveau dictionnaire de chimie**, comprenant les applications aux sciences, aux arts, à l'agriculture et à l'industrie, avec une introduction par M. TROOST (de l'Institut). 1 vol. in-8 de 1,160 pages, avec 650 figures.................... 25 fr.

BRÉVANS (J. DE). **La fabrication des liqueurs et des conserves.** Préface par Ch. GIRARD, directeur du Laboratoire municipal. 1 vol. in-16 de 384 pag., avec 93 fig., cartonné (*Bibliothèque des connaissances utiles*)............................... 4 fr.

BROUARDEL (P.) et OGIER. **Le laboratoire de toxicologie**, méthodes d'expertises toxicologiques, par le professeur P. BROUARDEL, Doyen de la Faculté de médecine de Paris et J. OGIER, Directeur du Laboratoire de toxicologie. 1891, 1 vol. gr. in-8 de 240 pages, avec 30 figures...................................... 8 fr.

CAGNY (P.). **Précis de thérapeutique, de matière médicale et de pharmacie vétérinaires**, par Paul CAGNY, Président de la Société centrale de médecine vétérinaire ; préface de M. Peuch, professeur à l'École vétérinaire de Lyon. 1892, 1 vol. in-18 jésus de 676 pages, avec 186 figures, cartonné........................... 8 fr.

CAMBON (V.). **Le vin et l'art de la vinification.** 1892, 1 vol. in-16, 324 pages avec 72 fig. Cartonné (*Bibliothèque des connaissances utiles*)........................ 4 fr.

CAUVET (D.). **Nouveaux éléments d'histoire naturelle médicale.** 3e *édition.* 1885, 2 vol. in-18 jésus de 600 pages, avec 824 figures....................... 12 fr.

— **Nouveaux éléments de matière médicale.** 1886-1887, 2 vol. in-18 jésus, ensemble 1750 pages, avec 701 figures............................... 15 fr.

— **Procédés pratiques pour l'essai des farines**, caractères, altérations, falsifications. 1 vol. in-16, avec 74 figures (*Petite bibliothèque médicale*).............. 2 fr.

CHAPUIS (A.). **Précis de toxicologie.** 2e *édition.* 1889, 1 vol. in-18 jésus de 770 pages, avec 54 figures, cartonné.................................... 8 fr.

COUVREUR (ED.). **Le microscope et ses applications à l'étude des végétaux et des animaux.** 1 vol. in-16 de 352 pages, avec 112 figures............. 3 fr. 50

DELEFOSSE. **La pratique de l'analyse des urines et de la bactériologie urinaire.** 4e *édition.* 1 volume in-18 jésus de 212 p., avec 26 pl., comprenant 103 figures, cartonné... 4 fr.

DUBRAC. **Traité de jurisprudence médicale et pharmaceutique.** 1 vol. in-8 de 770 pages... 12 fr.

DUCLAUX. **Le lait**, par DUCLAUX. Professeur à la Faculté des sciences. 1 vol. in-16 de 336 pages, avec figures (*Bibliothèque scientifique contemporaine*)............ 3 fr. 60

DUJARDIN (J.). **L'essai commercial des vins et vinaigres.** 1892, 1 vol. in-16, 368 pages avec 66 figures, cartonné (*Bibliothèque des connaissances utiles*)...... 4 fr.

FERRAND (E.) et DELPECH (A.). **Premiers secours en cas d'accidents et d'indispositions subites.** 4e *édition.* 1 vol. in-16 de 340 pag., avec 106 fig. cartonné. 4 fr.

GAUTIER (A.). **Sophistication et analyse des vins**, par Armand GAUTIER, Membre de l'Institut, professeur à la Faculté de médecine. 4e *édition.* 1 vol. in-18 jésus de 356 pages, avec figures et 4 planches noires et coloriées, cartonné.................... 6 fr.

GAUTRELET (E.). **Urines, dépôts, sédiments, calculs.** 1890, 1 vol. in-18 jésus de 452 pages, avec 90 figures................................... 6 fr.

GIRARD (Ch.) et BRÉVANS (J. de). **La Margarine et le Beurre artificiel**, par Ch. Girard, directeur du laboratoire municipal de la préfecture de police, et J. de Brévans. 1 vol. in-16 de 172 pages (*Petite bibliothèque médicale*).......................... 2 fr.

GUBLER (A.). **Commentaires thérapeutiques du Codex medicamentarius**, par Adolphe Gubler, professeur de thérapeutique à la Faculté de médecine de Paris. 4e *édition*. 1891, 1 vol. in-8 de 1,061 pages................................ 16 fr.

HALPHEN (G.). **La pratique des essais commerciaux et industriels.** I. Matières minérales. — II. Matières organiques, par G. Halphen, chimiste au laboratoire du Ministère du Commerce, 1892, 2 vol. in-16, de chacun 350 p., avec figures. (*Bibliothèque des connaissances utiles*).Prix de chaque volume cartonné......... 4 fr.

HÉRAUD (A.). **Nouveau dictionnaire des plantes médicinales.** 2e *édition*. 1 vol. in-18 jésus de 621 pages, avec 273 figures, cartonné.......................... 6 fr.

LEFERT (Paul). **Aide-mémoire de thérapeutique**, de matière médicale et de pharmacologie. 2e *édition*. 1892, 1 vol. in-18 de 276 pages, cartonné............... 3 fr.

LEFÈVRE (J.). **Dictionnaire d'électricité et de magnétisme**, comprenant les applications scientifiques et industrielles. Introduction par E. Bouty, professeur à la Faculté des sciences de Paris. 1891, 1 vol. gr. in-8 de 1,050 pages, avec 1,125 figures. 25 fr.

MACÉ (E.). **Les substances alimentaires** étudiées au microscope, par E. Macé, professeur d'histoire naturelle à la Faculté de médecine de Nancy. 1891, 1 vol. in-8 de 500 pages avec 402 figures et 24 planches coloriées, dont 8 reproduites d'après les *Études sur le vin*, de M. L. Pasteur...................................... 14 fr.

— **Traité pratique de bactériologie.** 2e *édition*. 1892, 1 vol. in-8 de 744 pages, avec 200 figures.. 10 fr.

MANQUAT. **Traité élémentaire de thérapeutique, de matière médicale et de pharmacologie**, par Manquat, chargé de cours de thérapeutique à l'École de santé militaire de Lyon. 1892, 2 vol. in-8 de 700 pages chacun..................... 18 fr.

MONAVON (M.). **La coloration artificielle des vins.** 1 vol. in-16 de 160 pages, avec figures (*Petite bibliothèque médicale*).. 2 fr.

NOTHNAGEL et ROSSBACH. **Nouveaux éléments de matière médicale et de thérapeutique.** Introduction par Ch. Bouchard, professeur à la Faculté de médecine de Paris. 2e *édition*. 1889, 1 vol. gr. in 8 de 920 pages.......................... 16 fr.

PIESSE (S.). **Chimie des parfums et fabrication des savons**, par S. Piesse. *Édition française*, par F. Chardin-Hadancourt, H. Massignon et G. Halphen, 1890, 1 vol. in-16, de 360 pages, avec 80 figures, cartonné................................ 4 fr.

— **Histoire des parfums et hygiène de la toilette**, 1889, 1 vol. in-16 de 372 pages, avec 70 figures, cartonné... 4 fr.

RECLU (M.). **Manuel de l'herboriste**, comprenant la culture, la récolte, la conservation, les propriétés médicinales des plantes du commerce et un dictionnaire des maladies et des remèdes. 1 vol. in-16, avec 52 figures (*Petite bibliothèque scientifique*).... 2 fr.

RICHE (A.). **L'art de l'essayeur**, par A. Riche, professeur à l'École de pharmacie, directeur des essais à la Monnaie. 1 vol. in-16 de 384 pages, avec 94 figures, cartonné. 4 fr.

ROUX. **Précis d'analyse microbiologique des eaux**, par G. Roux, directeur du laboratoire d'hygiène de Lyon. 1892, 1 vol. in-18 jésus de 400 p., avec fig., cart. 5 fr.

SAPORTA (A. de). **Les théories et les notations de la chimie moderne.** Introduction par C. Friedel (de l'Institut). 1 vol. in-16 de XVI-336 pages, avec figures (*Bibliothèque scientifique contemporaine*).. 3 fr. 50

— **La chimie des vins**, les vins naturels, les vins manipulés et falsifiés. 1 vol. in-16 de 160 pages, avec figures (*Petite bibliothèque médicale*)...................... 2 fr.

SOUBEIRAN (L.). **Nouveau dictionnaire des falsifications**, par J.-Léon Soubeiran, professeur à l'École de pharmacie de Montpellier. 1 vol. grand in-8, 640 pages avec 218 figures.. 14 fr.

WUNDT (W.). **Traité élémentaire de physique médicale**, par A. Imbert, professeur à l'École de pharmacie de Montpellier. 2e *édition*, 1 vol. in-8 de 796 pages, avec 472 figures et une planche chromo-lithographiée................................ 12 fr.

NOUVEAUX ÉLÉMENTS

DE

PHARMACIE

PAR

A. ANDOUARD

PROFESSEUR A L'ÉCOLE DE PLEIN EXERCICE DE MÉDECINE ET DE PHARMACIE DE NANTES
CORRESPONDANT DE L'ACADÉMIE DE MÉDECINE

QUATRIÈME ÉDITION REVUE ET AUGMENTÉE

2ᵉ PARTIE
(Pages 641 à 950, avec figures 115 à 200)

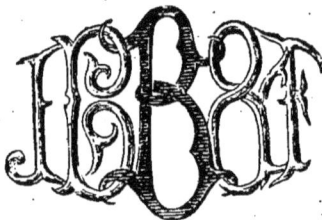

PARIS

LIBRAIRIE J.-B. BAILLIÈRE et FILS

19, rue Hautefeuille, près du boulevard Saint-Germain

1892

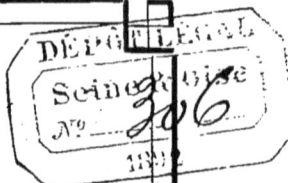

Cette 2ᵐᵉ partie doit être remise gratuitement aux souscripteurs

BIBLIOTHÈQUE DU PHARMACIEN
NOUVEAUTÉS — OUVRAGES PARUS EN 1889

URINES
DÉPÔTS. SÉDIMENTS. CALCULS
Applications de l'analyse urologique à la séméiologie médicale
Par E. GAUTRELET
Pharmacien de première classe, lauréat de l'École de pharmacie de Paris
Préface par le docteur LÉCORCHÉ
1 vol. in-18 jésus de 452 pages, avec 90 figures.................... 6 fr.

TRAITÉ PRATIQUE DE BACTÉRIOLOGIE
Par E. MACÉ
Professeur d'histoire naturelle médicale à la Faculté de médecine de Nancy
Ouvrage présenté avec éloge à l'Académie des sciences par M. Pasteur
1 vol. in-18 jésus de 714 pages, avec 173 figures... 8 fr.

PRÉCIS DE TOXICOLOGIE
Par le docteur A. CHAPUIS
Deuxième édition revue et augmentée
1 vol. in-18 jésus de 770 pages, avec 34 figures, cartonné............ 8 fr.

LES THÉORIES ET LES NOTATIONS
DE
LA CHIMIE MODERNE
Par Antoine de SAPORTA
Avec une Introduction par C. FRIEDEL, de l'Institut
1 vol. in-16 de XVI-336 pages, avec figures (*Bibl. scient. contemporaine*).... 3 fr. 50

NOUVEAUX ÉLÉMENTS D'HYGIÈNE
Par le docteur J. ARNOULD
Médecin inspecteur de l'armée
Professeur d'hygiène à la Faculté de médecine de Lille, membre correspondant de l'Académie de médecine
Deuxième édition mise au courant de la Science
1 vol. grand in-8 de 1404 pages, avec 272 figures, cartonné............ 20 fr.

L'ART DE L'ESSAYEUR
Par A. RICHE
Professeur de chimie minérale à l'École de pharmacie de Paris, Membre de l'Académie de médecine, Directeur des essais à la Monnaie
1 vol. in-16 de 384 pages, avec 94 figures, cartonné........ 4 fr.

MONNAIE, MÉDAILLES & BIJOUX
ESSAI ET CONTROLE DES OUVRAGES D'OR ET D'ARGENT
Par A. RICHE
1 vol. in-16 de 396 pages, avec 66 figures, cartonné........ 4 fr.

ENVOI FRANCO CONTRE UN MANDAT SUR LA POSTE.

NOUVEAU DICTIONNAIRE DE CHIMIE
Illustré de figures intercalées dans le texte
COMPRENANT
LES APPLICATIONS AUX SCIENCES, AUX ARTS, A L'AGRICULTURE ET A L'INDUSTRIE
A L'USAGE DES CHIMISTES, DES INDUSTRIELS, DES FABRICANTS DE PRODUITS CHIMIQUES,
DES AGRICULTEURS, DES MÉDECINS, DES PHARMACIENS,
DES LABORATOIRES MUNICIPAUX, DE L'ÉCOLE CENTRALE, DE L'ÉCOLE DES MINES,
DES ÉCOLES DE CHIMIE, ETC.

Par Émile BOUANT
Agrégé des sciences physiques, Professeur au lycée Charlemagne

Avec une Introduction par M. TROOST (de l'Institut)
OUVRAGE COMPLET
Un volume in-8 de 1,160 pages, avec 650 figures .... **25 fr.**

Sans négliger l'exposition des théories générales, dont on ne saurait se passer pour comprendre e coordonner les faits, l'auteur s'est astreint cependant à rester le plus possible sur le terrain de la chimie pratique. Les préparations, les propriétés, l'analyse des corps usuels sont indiquées avec tous les développements nécessaires. Les fabrications industrielles sont décrites de façon à donner une idée précise des méthodes et des appareils.

La difficulté était grande de condenser tous les faits chimiques en un seul volume. Il fallait, en outre, tout en restant rigoureusement scientifique, dégager les faits de l'effrayant cortège des termes trop spéciaux et des théories purement hypothétiques. L'auteur a surmonté ces deux difficultés. Le style est d'une élégante précision et tous les développements sont rigoureusement proportionnels à l'importance pratique du sujet traité. On trouvera là, à chaque page, sur les applications des divers corps, des renseignements q l'il faudrait chercher dans cent traités spéciaux qu'on a rarement sous la main.

Cet ouvrage a donc l'avantage de présenter un tableau complet de l'état actuel de la science.

MANIPULATIONS DE CHIMIE
GUIDE POUR LES TRAVAUX PRATIQUES DE CHIMIE
Par E. JUNGFLEISCH
Professeur à l'École supérieure de Pharmacie de Paris.

1 vol. grand in-8 de 1,248 pages, avec 272 figures, cart...... .... **27 fr.**

En écrivant ce livre, l'auteur s'est proposé de fournir à ceux qui commencent l'étude de la chimie, les renseignements techniques que ne peuvent leur donner les ouvrages ordinairement consacrés à l'exposé de la science. Se plaçant à un point de vue essentiellement expérimental, il a voulu faire un guide pour les travaux pratiques de chimie, indiquant les conditions dans lesquelles chaque expérience doit être réalisée, les difficultés qu'elle peut présenter, les moyens à employer pour en assurer le résultat. Les opérations les plus importantes relatives soit à l'analyse chimique, soit à la préparation ou à l'étude des éléments et de leurs composés, y sont passées en revue. En un mot, il a cherché à diminuer les difficultés auxquelles s'arrêtent trop souvent les personnes qui désirent se livrer à l'étude de la chimie expérimentale.

NOUVEAUX ÉLÉMENTS DE CHIMIE MÉDICALE
ET DE CHIMIE BIOLOGIQUE
AVEC LES APPLICATIONS A L'HYGIÈNE, A LA MÉDECINE LÉGALE ET A LA PHARMACIE

Par R. ENGEL
Professeur à la Faculté de Paris.
Troisième édition, revue et corrigée.

1888. 1 vol. in-18 jésus de 672 pages, avec 107 figures................... **9 fr.**

ENVOI FRANCO CONTRE UN MANDAT SUR LA POSTE

NOUVEAUX ÉLÉMENTS DE PHARMACIE

Par A. ANDOUARD

Professeur de chimie à l'École de médecine et de pharmacie de Nantes

Correspondant de l'Académie de médecine

Troisième édition, revue et augmentée

En concordance avec la nouvelle édition du Codex

1 vol. in-8 de 995 pages, avec 161 figures...................... **16 fr.**

L'auteur a accumulé dans ce livre le plus grand nombre possible de faits, concernant les *propriétés physiques* et *chimiques* des substances médicinales, les *altérations* et les *falsifications* dont elles peuvent être l'objet. La préparation est décrite avec la précision et la minutie de détails qu'elle comporte, de façon que le pharmacien puisse fabriquer lui-même les produits qu'il a le devoir de préparer, et qu'il n'ignore pas les méthodes qu'emploie l'industrie pour fabriquer les autres. Ce livre résume fidèlement les derniers progrès de la science ; il rendra de réels services, tant aux élèves qui préparent des examens ou des concours qu'aux pharmaciens qui pourront y puiser d'utiles renseignements.

AIDE-MÉMOIRE DE PHARMACIE

VADE-MECUM DU PHARMACIEN A L'OFFICINE ET AU LABORATOIRE

Par EUS. FERRAND

Pharmacien de 1re classe, rédacteur en chef de l'*Union pharmaceutique*

Quatrième édition

COMPRENANT

Les médicaments nouveaux et les formules nouvelles en concordance avec l'édition du Codex de 1884

1 vol. in-18 jésus de 816 pages, avec 188 figures, cartonné................ **7 fr.**

MANUEL DES ÉTUDIANTS EN PHARMACIE

Par L. JAMMES

Pharmacien de 1re classe

2 vol. in-18 jésus de 500 pages, avec 200 figures.......................... **10 fr.**

FORMULAIRE DE L'UNION MÉDICALE

DOUZE CENTS FORMULES FAVORITES

DES MÉDECINS FRANÇAIS ET ÉTRANGERS

Par le docteur N. GALLOIS

Quatrième édition, revue et augmentée

1888, 1 vol. in-32 de 640 pages, cartonné...................... **3 fr. 50**

FORMULAIRE OFFICINAL E T MAGISTRAL INTERNATIONAL

COMPRENANT ENVIRON QUATRE MILLE FORMULES

Tirées des pharmacopées légales de la France et de l'étranger,
ou empruntées à la pratique des thérapeutistes et des pharmacologistes,
avec les indications thérapeutiques, les doses des substances simples et composées,
le mode d'administration, l'emploi des médicaments nouveaux. etc. ;
suivi d'un mémorial thérapeutique,

Par J. JEANNEL	**Et M. JEANNEL**
Professeur à la Faculté de médecine de Bordeaux	Professeur à l'École de médecine de Toulouse

Quatrième édition, en concordance avec la nouvelle édition du Codex et du Formulaire des hôpitaux militaires

1 vol. in-18 de xcii-972 pages, cartonné...................... **6 fr. 50**

ENVOI FRANCO CONTRE UN MANDAT SUR LA POSTE

NOUVEAUX ÉLÉMENTS
DE MATIÈRE MÉDICALE ET DE THÉRAPEUTIQUE
EXPOSÉ DE L'ACTION PHYSIOLOGIQUE ET THÉRAPEUTIQUE DES MÉDICAMENTS

Par les Professeurs

NOTHNAGEL et ROSSBACH

Traduit sur la sixième édition et annoté par le docteur Alquier

Avec une introduction par Ch. **BOUCHARD**

Professeur de pathologie et de thérapeutique générales à la Faculté de médecine de Paris.

1889, 1 vol. grand in-8 de xxxii-913 pages............................ 16 fr.

COMMENTAIRES THÉRAPEUTIQUES DU CODEX MEDICAMENTARIUS
OU HISTOIRE DE L'ACTION PHYSIOLOGIQUE ET DES
EFFETS THÉRAPEUTIQUES DES MÉDICAMENTS INSCRITS DANS LA PHARMACOPÉE FRANÇAISE

Par Adolphe **GUBLER**

Professeur de thérapeutique à la Faculté de médecine de Paris.

3ᵉ édition, revue et augmentée en concordance avec l'édition du Codex de 1884.

Par Ernest Labbée, ancien interne des Hôpitaux.

1 vol. grand in-8 de xxiv-1,061 pages, cartonné........................ 16 fr.

DUBRAC. **Traité de jurisprudence médicale et pharmaceutique**, comprenant: la législation; les dispositions à titre gratuit; la responsabilité médicale; le secret professionnel; les expertises: les honoraires des médecins et les créances des pharmaciens; l'exercice illégal de la médecine; les contraventions aux lois sur la pharmacie; la police sanitaire; les eaux minérales et thermales, etc. 1882, 1 vol. in-8 de 770 pages........................ 12 fr.

FONSSAGRIVES. **Principes de thérapeutique générale**, 2ᵉ édition. 1884, 1 vol. in-8 de 590 pages........................ 9 fr.

GUBLER (A.). **Cours de thérapeutique** professé à la Faculté de médecine de Paris. 1880, 1 vol. in-8 de 568 pages........................ 9 fr.

GUIBOURT (J.-B.). **Manuel légal des pharmaciens et des élèves en pharmacie**, ou Recueil des lois, arrêtés, règlements et instructions concernant l'enseignement, les études et l'exercice de la pharmacie, et comprenant le programme des cours de l'École de pharmacie de Paris. 1 vol. in-12 de 230 pages......... 2 fr.

GUIBOURT (J.-B.) et HENRY (N.-E.). **Pharmacopée raisonnée** ou **Traité de pharmacie** pratique et théorique, 3ᵉ édition. 1 vol. in-8 de 800 pages à deux colonnes, avec 22 planches........................ 8 fr.

HUGHES. **Action des médicaments homœopathiques**, ou Manuel de pharmaco-dynamique. 1 vol. in-18 jésus de 648 pages........................ 6 fr.

— **Manuel de thérapeutique**, selon la méthode de Hahnemann. 1 vol. in-18 jésus de 668 pages........................ 6 fr.

JAUMES (A.). **Essai de pharmacologie** thérapeutique générale. 1 vol. in-8. 3 fr. 50

JOURDAN (A.-J.-L.). **Pharmacopée universelle**, ou Conspectus des pharmacopées. Ouvrage contenant les caractères essentiels et la synonymie de toutes les substances, avec l'indication, à chaque préparation, de ceux qui l'ont adoptée, des procédés divers recommandés pour l'exécution, des variantes qu'elle présente dans les différents formulaires, des noms officinaux sous lesquels on la désigne dans divers pays, et doses auxquelles on l'administre, 2ᵉ édition. 2 forts volumes in-8 à deux colonnes (25 fr.)........................ 15 fr.

LITTRÉ (de l'Institut). **Dictionnaire de médecine**, de chirurgie, de pharmacie, de l'art vétérinaire et des sciences qui s'y rapportent. Ouvrage contenant la synonymie grecque, latine, allemande, anglaise, italienne et espagnole, et le glossaire de ces diverses langues, 16ᵉ édition mise au courant des progrès des sciences médicales et biologiques, et de la pratique journalière. 1886, 1 vol. gr. in-8 de 1880 pages, à deux colonnes, illustré de 550 figures........................ 20 fr.

— Relié en demi-chagrin........................ 24 fr.

RÉVEIL (O.). **Formulaire raisonné des médicaments nouveaux et des médications nouvelles**, suivi de notions sur l'aérothérapie, l'hydrothérapie, l'électrothérapie, la kinésithérapie et l'hydrologie médicale, par O. Réveil, agrégé à la Faculté de médecine et à l'École de pharmacie, 2ᵉ édition. 1 vol. in-18 jésus, xii-696 pages, avec 48 figures........................ 6 fr.

TRAITÉ ÉLÉMENTAIRE DE PHYSIQUE MÉDICALE
Par W. WUNDT
Professeur à l'Université de Leipzig.

Traduit avec de nombreuses additions par Ferdinand MONNOYER, professeur
de physique médicale à la Faculté de Lyon.

Deuxième édition revue, avec additions nouvelles, par A. IMBERT, professeur
à l'École de pharmacie de Montpellier.

1 vol. in-8 de 796 p., avec 472 figures et une planche chromolithographiée.. 12 fr.

MANIPULATIONS DE PHYSIQUE
COURS DE TRAVAUX PRATIQUES
Par Henri BUIGNET
Professeur de physique à l'École supérieure de pharmacie de Paris.

1 vol. gr. in-8 de 788 pages, avec 265 fig. et pl. col., cartonné..... 16 fr.

LE MICROSCOPE
ET SES APPLICATIONS A L'ÉTUDE DES VÉGÉTAUX ET DES ANIMAUX
Par Ed. COUVREUR
Chef des travaux à la Faculté des sciences de Lyon.

1888, 1 vol. in-16 de 352 pages, avec 112 figures.............. 3 fr. 50

BOUANT. **La Galvanoplastie, le Nickelage, l'Argenture, la Dorure et l'Électro-métallurgie.** 1887, 1 vol. in-16 de 320 pages, avec figures. 3 fr. 50

BRUCKE. **Des couleurs,** au point de vue physique, physiologique, artistique et industriel. 1 vol. in-16 de 344 pages, avec 46 figures............ 3 fr. 50

CHARPENTIER (A.). **La lumière et les couleurs.** 1888, 1 v. in-16, avec fig. 3 fr. 50

CHEVREUL. **Des couleurs** et de leurs applications aux arts industriels, par E. Chevreul, directeur des teintures à la manufacture des Gobelins, membre de l'Institut. *2e édition.* 1888, 1 vol. in-folio, avec 27 planches coloriées, cartonné..... 40 fr.

CYON. **Principes d'électrothérapie.** 1 vol. in-8 de VIII-275 p., avec fig. 4 fr.

DE LA RIVE. **Traité d'électricité** 3 vol. in-8. avec 447 figures.......... 27 fr.

— **Cours de microscopie complémentaire des études médicales:** anatomie microscopique et physiologie des fluides de l'économie. 1 vol. in-8 de 500 pages....................................... 7 fr. 50

— **Atlas du Cours de microscopie,** 1 atlas in-folio de 20 pl. contenant 80 fig., avec un texte descriptif, cartonné..................... 30 fr.

DUVAL (Mathias). **Précis de technique microscopique et histologique,** ou introduction pratique à l'anatomie générale, par Mathias Duval, professeur à la Faculté de médecine de Paris. 1 vol. in-18 de 316 p., avec 43 fig........... 4 fr.

GORDON (J.-E.-H.). **Traité expérimental d'électricité et de magnétisme.** précédé d'une introduction par M. A. Cornu, membre de l'Institut. 2 vol. in-8, ensemble 1332 pages, avec 58 planches et 374 figures........... 35 fr.

HÉRAUD. **Les secrets de la science et de l'industrie.** Recettes, formules et procédés d'une utilité générale et d'une application journalière. 1888, 1 vol. in-16 jésus de X-354 pages, avec 163 figures, cartonné................. 4 fr.

— **Les secrets de l'économie domestique, à la ville et à la campagne.** 1889. 1 vol. in-16, avec 241 figures, cartonné........................ 4 fr.

LEFÈVRE (J.). **La photographie** et ses applications aux sciences, aux arts et aux industries. 1888, 1 vol. in-16 de 350 pages, avec 100 figures.......... 3 fr. 50

— **L'électricité à la maison.** 1889, 1 vol. in-16 de 350 pages, avec 120 figures, cartonné... 4 fr.

MOITESSIER. **La photographie** appliquée aux recherches micrographiques, par A. Moitessier, professeur à la Faculté de médecine de Montpellier. 1 vol. in-18 de 366 pages, avec 41 fig. et 3 planches photographiques.................. 7 fr.

MONTILLOT. **La télégraphie actuelle** par Montillot, directeur de télégraphie militaire. 1888, 1 vol. in-16 de 320 pages, avec 80 figures........... 3 fr. 50

ROBIN (Ch.). **Traité du microscope et des injections.** par Ch. Robin, professeur à la Faculté de médecine de Paris, membre de l'Institut, *2e édition.* 1877, 1 vol. in-8 de 1101 pages, avec 336 figures et 3 planches, cartonné............... 20 fr.

TRIPIER (A.). **Manuel d'électrothérapie.** 1 vol. in-18, 624 p., avec 100 fig. 6 fr.

ZUNE (A.). **Traité de microscopie médicale et pharmaceutique.** Description, choix, emploi et conservation du microscope et des appareils, réactifs microchimiques et colorants généraux, liquides d'examen, verreries et instruments divers. 1889, in-8, 136 pages, avec figures................... 3 fr.

ENVOI FRANCO CONTRE UN MANDAT SUR LA POSTE

TRAITÉ DE ZOOLOGIE MÉDICALE

Par Raphaël BLANCHARD

Professeur agrégé à la Faculté de médecine de Paris.

2 vol. in-8 de chacun 800 p., avec 1000 figures......................... 18 fr.

MANIPULATIONS DE ZOOLOGIE

GUIDE POUR LES TRAVAUX PRATIQUES DE DISSECTION. — ANIMAUX INVERTÉBRÉS

Par le docteur P. GIROD

Professeur à l'École de médecine et de pharmacie de Clermont-Ferrand.

1889, 1 vol. grand in-8 de 140 pages, avec 25 pl. en noir et en couleurs, cart. 10 fr.

BREHM. Les merveilles de la nature : l'homme et les animaux. Description populaire des races humaines et du règne animal. Caractères, mœurs, instincts, habitudes et régime, chasses, combats, captivité, domesticité, acclimatation, usage et produits. 9 vol. in-8 de chacun 800 pages, avec 6,000 figures et 176 planches sur papier teinté... 99 fr.
Chaque volume se vend séparément : broché, 11 fr. ; relié.................. 16 fr.
Mammifères, 2 vol. ; — *Oiseaux*, 2 vol. ; — *Reptiles*, 1 vol. ; — *Poissons et Crustacés*, 1 vol. ; — *Vers, Mollusques et Zoophytes*, 1 vol. ; — *Insectes*, 2 vol.

BROCCHI (P.). Traité de zoologie agricole et industrielle comprenant la pisciculture, l'ostréiculture, l'apiculture et la sériciculture, par P. Brocchi, maître de conférences à l'Institut agronomique. 1886, 1 vol. gr. in-8 de 984 pages, avec 603 figures, cartonné.. 18 fr.

BRONGNIART (Ch.). Tableaux d'histoire naturelle. Zoologie 3e *édition*. 1888, in-4... 3 fr. 50

CAPUS et DE ROCHEBRUNE. Guide du naturaliste préparateur et du voyageur scientifique, ou instructions pour la recherche, la préparation, le transport et la conservation des animaux, végétaux, minéraux, fossiles et organismes vivants, et pour les études histologiques et anthropologiques par G. Capus, docteur ès sciences naturelles. 2e *édition*, entièrement refondue, par le Dr A. T. de Rochebrune, aide naturaliste au Muséum, avec une introduction, par E. Perrier, professeur-administrateur au Muséum. 1883, 1 vol. in-18, xii-324 pages, avec 223 figures. Cart. 3 fr.

DAVAINE (C.). Traité des entozoaires et des maladies vermineuses, chez l'homme et les animaux domestiques, 2e *édition*. 1877, 1 vol. in-8 de 1003 pages, avec 110 figures... 14 fr.

GOBIN (A.). La pisciculture en eaux douces. 1889, 1 vol. in-18 jésus de 360 pages, avec 100 figures. Cartonné.. 4 fr.

KNER (R.). Zoologie médicale. In-18 jésus, 86 pages................. 1 fr. 50

LIVON (Ch.). Manuel des vivisections, par Ch. Livon, professeur à l'École de médecine de Marseille. 1882, 1 vol. in-8 de 343 pages, avec 117 figures noires et coloriées... 7 fr.

MONIEZ. Les parasites de l'homme, animaux et végétaux, par R. Moniez, professeur à la Faculté de médecine de Lille. 1888, 1 vol. in-16 de 370 pages, avec 50 figures. (*Bibliothèque scientifique contemporaine*)................... 3 fr. 50

PERRIER (Ed.). Le transformisme, par Ed. Perrier, professeur au Muséum d'histoire naturelle de Paris. 1888, 1 vol. in-16 de 320 pages, avec 100 figures. (*Bibliothèque scientifique contemporaine*)..................................... 3 fr. 50

SICARD (H.). Éléments de zoologie par Henri Sicard, professeur à la Faculté des sciences de Lyon. 1 vol. in-8 de xvi-842 pages, avec 758 fig. Cartonné...... 20 fr.

SIGNOL. Aide-mémoire du vétérinaire. Médecine, chirurgie, obstétrique, formules, police sanitaire et jurisprudence commerciale, par M. Signol, membre de la société centrale, vétérinaire de Paris. 1884, 1 vol. in-18 jésus de 543 pages, avec 395 figures. Cartonné... 6 fr.

ENVOI FRANCO CONTRE UN MANDAT SUR LA POSTE

ATLAS MANUEL DE BOTANIQUE
ILLUSTRATION DES FAMILLES ET DES GENRES
DE
PLANTES PHANÉROGAMES ET CRYPTOGAMES
Avec texte en regard
Par J. DENIKER
Docteur ès sciences, Bibliothécaire en chef du Muséum d'histoire naturelle
Dessins par RIOCREUX, CUSIN, NICOLET, CHEVRIER, CHEDIAC, etc.
Introduction par le professeur CAUVET
1 vol. in-4 de 400 pages, avec 200 planches in-4, comprenant 3,300 figures.
ÉDITION DE LUXE EN COULEURS
TIRAGE LIMITÉ A 500 EXEMPLAIRES
200 *planches coloriées au pinceau d'après les aquarelles de A. Millot*
L'ouvrage est publié en 5 fascicules, comprenant chacun 40 planches et paraissant tous les
mois depuis le 15 avril
Prix de chaque fascicule. . . . . **20 fr.**
Prix de la souscription à l'ouvrage complet. . . . . **100 fr.**
Il sera accordé une remise de 10 0/0 aux acheteurs qui souscriront avant le 1er septembre.
Aussitôt achèvement de l'ouvrage, le prix en sera augmenté
ÉDITION EN NOIR
Ouvrage complet, avec un cartonnage artistique en toile . . . . **30 fr.**

LA VIE DES PLANTES
Par sir John LUBBOCK
Membre de la Société royale de Londres, Vice-Président de la Société linnéenne de Londres
Ouvrage traduit et annoté par M. E. BORDAGE
1889, 1 vol. in-8 de 320 pages, avec 271 figures . . . . **6 fr.**

LE PETIT JARDIN
Culture et entretien, le jardin d'agrément, le jardin fruitier, le jardin potager
les travaux de chaque mois, les maladies des plantes et les animaux nuisibles
Par D. BOIS
Aide naturaliste au Muséum d'histoire naturelle
1889, 1 vol. in-18 jésus de 350 pages, avec 158 figures, cartonné . . . . **4 fr.**
(Bibliothèque des connaissances utiles)

LA BIOLOGIE VÉGÉTALE
Par P. VUILLEMIN
Chef des travaux d'histoire naturelle de la Faculté de Nancy
1 vol. in-16 de 380 p., 82 fig. (*Biblioth. scientifique contemporaine*) . . **3 fr. 50**

NOUVEAU DICTIONNAIRE DES PLANTES MÉDICINALES
Description, habitat et culture, récolte, conservation, parties usitées,
Composition chimique, formes pharmaceutiques et doses, action physiologique,
usages dans le traitement des maladies, étude générale sur les plantes médicinales au
point de vue botanique, pharmaceutique et médical, clef dichotomique et tableau
des propriétés médicales
Par le Pr A. HÉRAUD
Deuxième édition, revue et corrigée
1 vol. in-18 jésus de 621 pages, avec 273 figures, cartonné . . . . **6 fr.**

MANUEL DE L'HERBORISTE
Comprenant la culture, la récolte, la conservation, les propriétés médicinales des plantes
du commerce et un dictionnaire des maladies et des remèdes
Par le docteur M. RÉCLU
1889, 1 vol. in-16 de 160 p., avec 52 fig. (*Petite biblioth. scientifique*) . . . . **2 fr.**

LES PLANTES DES CHAMPS ET DES BOIS
Excursions botaniques — Printemps, Été, Automne, Hiver
Par Gaston BONNIER
Professeur de botanique à la Faculté des sciences de Paris
1887, 1 vol. in-8 de 600 pages, avec 873 figures dans le texte
Par BERGERON-HÉRINCQ, CLÉMENT, MILLOT, RIOCREUX, etc.
et 30 planches dont 8 en couleur, dessinées d'après nature par E. MESPLÈS
Broché . . . . . . **24 fr.** | Cartonné . . . . . . **26 fr.** | Relié . . . . . . **28 fr.**

ENVOI FRANCO CONTRE UN MANDAT SUR LA POSTE

BIBLIOTHÈQUE SCIENTIFIQUE CONTEMPORAINE

Nouvelle collection de volumes in-16, comprenant 300 à 400 pages, imprimés en caractères elzéviriens

Illustrés de figures intercalées dans le texte.

PRIX DE CHAQUE VOLUME : 3 FR. 50

70 VOLUMES SONT EN VENTE :

Phénomènes électriques de l'atmosphère, par G. Planté. 1 vol. in-16, avec 45 fig.............. 3 fr. 50

La prévision du temps et les prédictions météorologiques, par G. Dallet. 1 vol. in-16, avec 30 fig....... 3 fr. 50

Les merveilles du ciel, par G. Dallet. 1 vol. in-16, avec 70 fig... 3 fr. 50

Le microscope et ses applications à l'étude des animaux et des végétaux, par Ed. Couvreur. 1 vol. in-16, avec 120 fig.............. 3 fr. 50

La lumière et les couleurs, par Aug. Charpentier, prof. à la Fac. de Nancy. 1 vol. in-16, avec 21 fig. 3 fr. 50

Les anomalies de la vision, par Imbert, professeur à la Faculté de Montpellier. 1 vol. in-16, avec fig.. 3 fr. 50

Les couleurs au point de vue physique, physiologique et industriel, par E. Brucke. 1 vol. in-16, avec 46 fig. 3 fr. 50

Le lait, par Duclaux (de l'Institut), 1 vol. in-16, avec fig........ 3 fr. 50

Les théories et les notations de la chimie moderne, par A. de Saporta. Intr. par Friedel. 1 vol. in-16... 3 fr. 50

La coloration des vins, par P. Cazeneuve, professeur à la Faculté de Lyon. 1 vol. in-16, avec 1 pl....... 3 fr. 50

Ferments et fermentations, par Léon Garnier, professeur à la Faculté de Nancy. 1 vol. in-16, avec 65 fig. 3 fr. 50

Microbes et maladies, par le Dr J. Schmitt 1 vol. in-16, avec 24 fig. 3 fr. 50

Le cuivre et le plomb dans l'alimentation et l'industrie, par A Gautier, prof. à la Fac. de Paris. 1 vol. in-16 3 fr. 50

L'artillerie actuelle, canons, fusils, poudres et projectiles, par le colonel Gun. 1 vol. in-16, avec fig. 3 fr. 50

L'électricité appliquée à l'art militaire, par le colonel Gun. 1 vol. in-16, avec fig.............. 3 fr. 50

La vie du soldat, par le Dr Bavenez, médecin de l'Ecole de Saumur. 1 vol. in-16, de 320 p., avec 40 fig... 3 fr. 50

La photographie et ses applications aux sciences, aux arts et à l'industrie, par J. Lefèvre. 1 vol, in-16 avec 93 fig. et 4 photographies........... 3 fr. 50

La galvanoplastie, le nickelage, l'argenture, la dorure et l'électro-métallurgie, par E. Bonant. 1 vol. in-16, avec 34 fig................... 3 fr. 50

La navigation aérienne et les ballons dirigeables, par H. de Graffigny. 1 vol. in-16 avec 43 fig. 3 fr. 50

La télégraphie actuelle, par Montillot, directeur de télégraphie militaire. 1 vol. in-16 avec 80 fig...... 3 fr. 50

La lumière électrique, par Montillot. 1 vol. in-16, avec 200 fig. 3 fr. 50

La truffe, par le Dr Ferry de la Bellonne. 1 vol. in-16, avec 20 fig. 3 fr. 50

Les abeilles, par Maurice Girard. 1 vol. in-16, avec 30 fig, et 1 pl. col. 3 fr. 50

L'alcool au point de vue chimique, agricole et économique, par A. Larbalétrier. 1 vol. in-16, avec 62 fig. 3 fr. 50

La vigne et le raisin, par le Dr Herpin. 1 vol. in-16 de 400 p. 3 fr. 50

Les tremblements de terre, par Fouqué, de l'Institut. 1 vol. in-16, avec 16 fig................... 3 fr. 50

Les minéraux utiles et l'exploitation des mines, par Louis Knab. 1 vol. in-16. avec 74 fig...... 3 fr. 50

Les ancêtres de nos animaux, par Alb. Gaudry, membre de l'Institut. 1 vol. in-16 avec 49 fig..... 3 fr. 50

Les plantes fossiles, par B. Renault. 1 vol. in-16, avec 52 fig..... 3 fr. 50

L'origine des arbres cultivés, par G. de Saporta, correspondant de l'Institut. 1 vol. in-16, avec 44 fig. 3 fr. 50

Le préhistorique en Europe, congrès, musées, excursions, par G. Cotteau. 1 vol. in-16, avec 150 fig. 3 fr. 50

Les pygmées, par A. de Quatrefages, (de l'Institut). 1 vol. in-16. 31 fig. 3 fr. 50

Archéologie préhistorique, par J. de Baye. 1 vol. in-16. 51 fig. 3 fr. 50

L'homme avant l'histoire, par Ch. Debierre, professeur à la Faculté de Lille. 1 vol. in-16, avec 84 fig. 3 fr. 50

L'Egypte au temps des Pharaons, par Loret, à la Faculté de Lyon. 1 vol. in-16, avec 84 fig...... 3 fr. 50

La biologie végétale, par P. Vuillemin. 1 vol. in-16, avec 83 fig. 3 fr. 50

Les industries des animaux, par Houssay, maître de confér. à l'Ecole normale. 1 vol. in-16, avec 50 fig. 3 fr. 50

La lutte pour l'existence chez les animaux marins, par Léon Frédéricq. 1 vol. in-16, avec 50 fig. 3 fr. 50

Le transformisme, par Ed. Perrier. 1 vol. in-16, avec 87 fig. ... 3 fr. 50

Les végétaux et les animaux lumineux, par H. Gadeau de Kerville. 1 vol. in-16, avec fig...... 3 fr. 50

Les sens chez les animaux inférieurs, par E. Jourdan, prof. à la Fac. de Marseille. 1 vol. in-16, 50 fig. 3 fr. 50

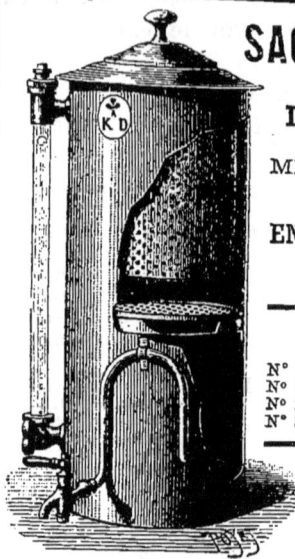

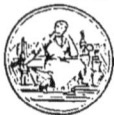
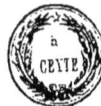
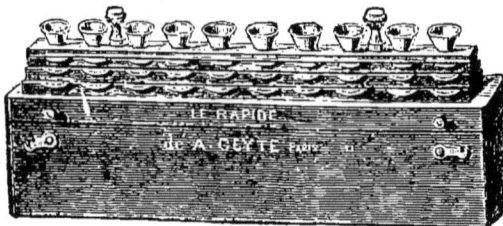
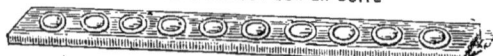
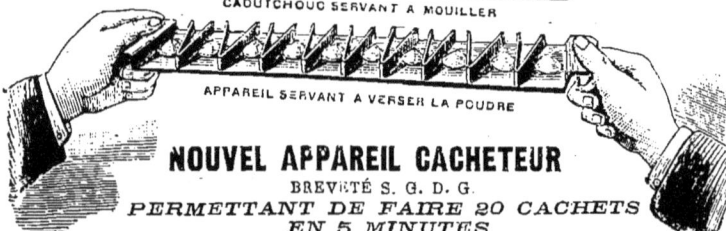
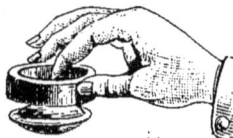

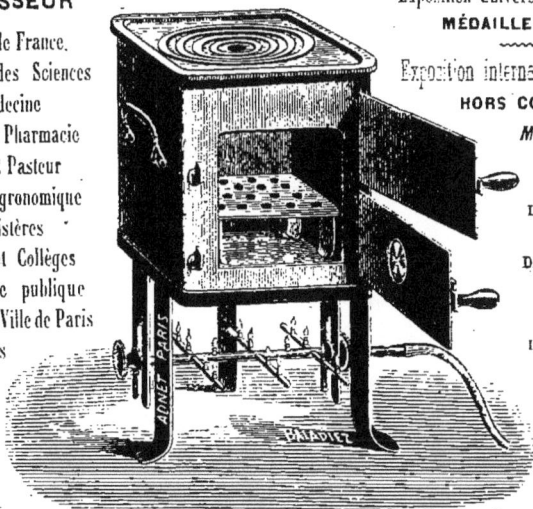

BOCQUILLON-LIMOUSIN. — **Formulaire des médicaments nouveaux** et des médications nouvelles. *Troisième édition.* 1892, 1 vol. in-16 de 308 pages, cartonné... 3 fr.

BOUANT. — **Dictionnaire de chimie,** comprenant les applications aux sciences, aux arts, à l'agriculture, à l'industrie, à l'usage des industriels, des fabricants de produits chimiques, des médecins, des pharmaciens, des laboratoires municipaux, etc., préface par M. TROOST (de l'Institut). 1888, 1 volume gr. in-8 de 1,100 pages, à 2 col., avec 600 fig.................... 25 fr.

BUIGNET. — **Manipulations de physique.** Cours de travaux pratiques, professé à l'Ecole de pharmacie de Paris, par H. BUIGNET, professeur à l'Ecole de pharmacie. 1 vol. in-8 de 800 pages, avec 265 fig. et 1 pl. col. Cart...... 16 fr.

CAUVET. — **Nouveaux éléments d'histoire naturelle médicale,** comprenant les notions générales sur la zoologie, la botanique et la minéralogie, l'histoire et les propriétés des animaux et des végétaux utiles ou nuisibles à l'homme, par D. CAUVET, professeur à la Faculté de médecine de Lyon. *Troisième édition.* 1885, 2 vol. in-18 jésus, avec 825 fig.................... 12 fr.

— **Nouveaux éléments de matière médicale.** 1886, 2 v.in-18 jés., fig. 15 fr.

ENGEL. — **Nouveaux éléments de chimie médicale et de chimie biologique,** par R. ENGEL, professeur à la Faculté de médecine de Montpellier. *Quatrième édition.* 1 vol. in-8 de VIII-770 pages avec 120 fig............. 9 fr.

FERRAND. — **Aide-mémoire de pharmacie,** vade-mecum du pharmacien à l'officine et au laboratoire. *Cinquième édition.* 1891, 1 vol. in-18 jésus de XII-816 pages, avec 188 fig., cart...................................... 8 fr.

FERRAND et DELPECH. — **Premiers secours en cas d'accidents et d'indispositions subites.** *Quatrième édit.* 1 vol. in-16, 342 p., avec 86 fig., cart. 4 fr.

GALLOIS. — **Formulaire de l'Union médicale. Douze cents formules** favorites des médecins français et étrangers. *Quatrième édition.* 1888, 1 vol. in-32 de 640 pages, cart... 3 fr. 50

GUBLER. — **Commentaires thérapeutiques du Codex medicamentarius,** ou Histoire de l'action physiologique et des effets thérapeutiques des médicaments, par Ad. GUBLER, professeur de thérapeutique à la Faculté de médecine de Paris. *Troisième édit.* 1891, 1 vol. gr. in-8, 1000 pages. Cartonné............ 16 fr.

GUIBOURT et PLANCHON. — **Histoire naturelle des drogues simples.** *Septième édition.* 4 vol. in-8, avec 1077 fig........................... 36 fr.

HÉRAIL et BONNET. — **Manipulations de botanique médicale et pharmaceutique.** Iconographie histologique des plantes médicinales. Préface par le professeur G. PLANCHON. 1891, 1 vol. gr. in-8 de 320 pages, avec 232 fig. et 36 planches coloriées, cartonné............................ 20 fr.

HÉRAUD. — **Nouveau Dictionnaire des plantes médicinales.** *Deuxième édition.* 1 vol. in-18 jésus de 621 pages, avec 273 fig., cart.............. 6 fr.

JAMMES (Ludovic). — **Manuel des étudiants en pharmacie.** 1892, 10 vol. in-18 avec figures. Cartonnés. Chaque volume......................... 3 fr.

JEANNEL (J.). — **Formulaire officinal et magistral international,** par J. JEANNEL, pharmacien inspecteur de l'armée. *Quatrième édition.* 1886, 1 vol. in-18, XXXVI-1000 pages, cart................................... 6 fr. 50

LEFEVRE (J.). — **Dictionnaire d'électricité** et de magnétisme, comprenant les applications scientifiques et industrielles. Introduction, par E. BOUTY, profes. à la Faculté des sciences de Paris. 1891, 1 vol. gr. in-8, 1,050 p., 1125 fig. 25 fr.

MANQUAT. — **Traité élémentaire de thérapeutique,** de matière médicale et de pharmacologie, par le Dr MANQUAT, chargé du cours de thérapeutique à l'Ecole du service de santé militaire de Lyon. 1892, 2 vol. in-8 de chacun 800 pages.. 18 fr.

NOTHNAGEL et ROSSBACH. — **Nouveaux éléments de matière médicale et de thérapeutique,** avec une introduction par Ch. BOUCHARD, professeur à la Faculté de médecine. *Deuxième édit.* 1889, 1 vol. in-8 de XXXII-860 p.. 16 fr.

RICHE. — **L'art de l'essayeur,** par A. RICHE, directeur des essais à la Monnaie de Paris. 1 vol. in-16 de 394 p., avec 94 fig., cart................ 4 fr.

SOUBEIRAN. — **Nouveau Dictionnaire des falsifications et des altérations** des substances alimentaires et médicamenteuses. 1 vol. in-8 de 614 pages, avec 217 fig... 14 fr.

8265-90. — CORBEIL. Imprimerie CRÉTÉ.